"十二五"国家重点图书出版规划项目

中华历代名医医案全库 上

鲁兆麟◎主编

北京科学技术出版社

图书在版编目（CIP）数据

中华历代名医医案全库/鲁兆麟主编．—北京：北京科学技术出版社，2015.10
（2022.11 重印）

ISBN 978 - 7 - 5304 - 7916 - 2

Ⅰ．①中…　Ⅱ．①鲁…　Ⅲ．①医案—汇编—中国　Ⅳ．①R249.1

中国版本图书馆 CIP 数据核字（2015）第 160769 号

策划编辑：章　健　侍　伟
责任编辑：唐晓波　夏　乐
责任校对：贾　荣
责任印制：李　茗
出 版 人：曾庆宇
出版发行：北京科学技术出版社
社　　址：北京西直门南大街 16 号
邮政编码：100035
电　　话：0086 - 10 - 66135495（总编室）　0086 - 10 - 66113227（发行部）
网　　址：www.bkydw.cn
经　　销：新华书店
印　　刷：北京捷迅佳彩印刷有限公司
开　　本：889 mm × 1 194 mm　1/16
字　　数：8 000 千字
印　　张：261.25
版　　次：2015 年 10 月第 1 版
印　　次：2022 年 11 月第 2 次印刷
ISBN 978 - 7 - 5304 - 7916 - 2

定　　价：2980.00 元（全三册）

《中华历代名医医案全库》
编写委员会

主 编

鲁兆麟

副主编

杨思澍　王新佩　严季澜

编　委

（以下按姓氏笔画排列）

于文明　王天芳　王云阁　王建华　王桐萍　王晓兰　王新佩　卞一明　孔雁楠　左智杰

史学军　包来发　朱　焱　伦踪启　刘燕玲　严季澜　严竞辛　李　凌　李　萍　李文泉

李永芝　杨连柱　杨思澍　杨晋翔　吴　青　何焕然　谷晓红　辛　瑛　张　冰　张军(女)

张光琴　张莉莎　张根腾　张鸿泰　陈宝贵　陈家旭　陈赞育　范光熙　林　毅　周计春

孟凡毅　赵铁良　徐　立　黄卫东　黄作阵　曹丽英　常　江　章　健　董　晔　韩　刚

焦　红　鲁兆麟　题兆魁

编　者

于　飞　于文明　习静东　马　明　马　琦　马谦(美)　马素云　王　忞　王　凌　王天成

王天芳　王云阁　王长艳　王凤梅　王江河　王明霞　王建华　王建福　王彦彬　王桐萍

王晓兰　王新佩　牛　欣　卞一明　孔军辉　孔雁楠　左智杰　石朝云　田晓英　史学军
白云海　包来发　冯淬灵　邢兆宏　吕秀花　朱　玲　朱　焱　朱勉生(法)　伦踪启　刘　平
刘　伟　刘　砚　刘　赞　刘骅萱　刘桐序　刘燕华　刘燕玲　江丹(英)　江翠津　阮金玉
阮淑萍　严季澜　严竞辛　苏　进　苏兴华　李　岩　李　凌　李　萍　李　深　李　瑞
李　樯　李文咏　李文泉　李永芝　李明瑞　李明霞　李春梅　李映琳　李炳汝　李晓林
李秩伦　李黎斌　杨亚晖　杨连柱　杨金洪　杨思澍　杨晋翔　杨晨光　杨惠敏　吴　青
吴振洪　何莲英　何焕然　谷晓红　辛　瑛　宋晓雯　宋铁玎　张　平　张　冰　张军(女)
张　军　张　纲　张　忠　张　剑　张　圆　张文荣　张立国　张永举　张光琴　张向群
张忠会　张参军　张莉莎　张根腾　张航向　张家玮　张鸿泰　张锦辉　张燕秋　陆　原
陈宝贵　陈家旭　陈赞育　范光熙　范翠敏　林　泓　林　毅　林彩霞　侍　伟　岳　燕
周计春　周宗英　周德英　郑伟华　孟　捷　孟凡毅　赵代鑫　赵江宁　赵丽平　赵铁良
柯志颖　查名宝　侯　丽　侯军峰　侯学群　俞国旭　莫成荣　贾明珠　钱　茵　徐　立
高　媛　郭　燕　郭霞珍　唐智君　展　锐　黄　安　黄海(新)　黄卫东　黄年斌　黄红势
黄作阵　曹　炜　曹　辉　曹　锐　曹丽英　常　江　康小梅　章　健　阎香凝　董　晔
蒋　莉　蒋龙岗　韩　刚　韩凤珍　嵇　波　程昭(加)　程红燕　程志军　程丽萍　焦　扬
焦　红　鲁　嵒　鲁兆麟　游能鸿　詹海洪　谭旭宏　樊丽萍　题兆魁　霍艳明　魏　民

前　　言

章太炎先生曾说："中医之成绩，医案最著。"清代名医方耕霞亦云："医之有方案，犹名法家之例案，文章家之有试读。"研习历代中医名家医案，不仅是学习先贤诸家临证法要之门径，更是医林后学切实提升诊疗水平之阶石。

中医医案的整理最早始于明代，江瓘父子用数年时间，整理明以前中医名家存世医案，集腋成裘，而成《名医类案》一书，开创了医案整理研究之先河。清代魏之琇又在江氏基础上，进一步整理成《续名医类案》一书。两部医案著作收集自战国至清代近8000则医案。有清一代中医名家医案佳作辈出，中医医案数量迅速增加，从而使再次系统整理中医医案工作的数量和难度大大增加，导致这一工作长期无人继续传承。

时至20世纪90年代，笔者与严季澜教授等人经十余年的工作，收集整理了《续名医类案》成书之后（即清代中叶）至中华人民共和国建国初期（1966年之前）的名医医案，也收录了部分《续名医类案》成书之前未收之医案。共收集医案专著200余部，选录医案15000余则，以《二续名医类案》为名，完成了出版工作。该书成为中医医案学科史上具有里程碑意义的一部著作。

2003年开始，笔者组织相关专家在《二续名医类案》的基础上，继续开展了中医医案的整理研究工作，进一步对中医医案进行遴选、甄别，使该书在原有基础上有所提升，整理完成了《中华历代名医医案全库》的编撰工作。2013年，《中华历代名医医案全库》一书，入选国家"十二五"重点图书项目，这是对本项工作的巨大肯定。

笔者长期从事中医临床、教学工作，深感中医医案对于中医学人的重要意义，在多年的坚持和努力下，中医医案学科已经建立，北京中医药大学等多所高校已经开设"中医医案学"课程。尽管笔者已经退休多年，但幸有严季澜、张家玮等优秀学者在中医医案学的教学领域继而为之。关注和从事中医医案的专家、学者日益增多，此为中医医案学科之幸、中医学人之幸、中医之幸。

"将赡才力，务在博见"，本套图书为广大读者提供各科疾病历代中医名家的真实医案，相信该书会为中医学人提高中医临证水平提供帮助。聊书杂感，广求指正。

乙未年夏

编 写 说 明

一、本书收集了历代中医名家医案，主要为清中晚期至中华人民共和国成立初期的名医医案。

二、为了准确地反映历代医家的学术思想，所收医案均摘自一手古籍和文献资料。

三、医案的排列，按各科疾病分类，各病之医案均按成书年代先后编排，系后人整理的医案则按医家卒年排入，以便对历代医家进行对照研究。

四、为保存各个医家学术原貌，本书中药物的计量单位均保持原书记述方式，未予统一。

五、部分医案后附有按语、注解等，均为原著中所有。

六、所录医案均注明出处，以供研究者参考。

目　录

上　册

伤寒温病卷

肺病卷

脾胃病卷

中　册

肾病卷

心病卷

肝胆病卷

血证卷

痿痹杂证卷

下　册

皮外骨科病卷

妇科病卷

儿科病卷

眼耳鼻喉病卷

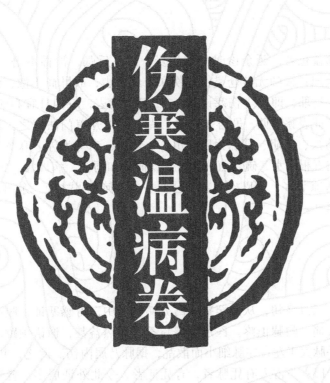

伤寒温病卷

第一章 伤寒

倪复贞

台山叶相国有孙讳益苞者，延余诊时身如灼炭，角弓反张，神昏不语。诊毕，相国问曰：脉散否？可救得否？余曰：太师无劳仓皇，此伤寒未经发表，故脉尚不散，疾势亦轻，可应手见效。相国曰：谈何容易耶，即以《伤寒论》，一二日可发表，三四日宜和解，今已十四日矣，安敢表乎？余曰：有表证表脉俱见，虽再多时日，尚不妨以开鬼门法解之。体若燔炭，一汗即散，遂以羌活为君，葛根、柴胡、升麻为臣，川芎、紫苏、赤芍为佐，麻黄为使，约一两五钱重鲜姜五片，连须葱白五根，水二碗，煎一碗。热饮而汗如雨注，病即瘳，无烦再药。公叹曰：前医误以为火证，服清凉剂多，所以疾愈甚，公仙乎也，何相见之晚。余曰：无甚奇，不过切脉不误，用药轻重适当耳。

《两都医案》

程从周

一人年三十余岁，三月终旬，从徽至扬，寓方鸿宇店中，得感寒证，腹中微痛，泄泻一日三五次，恶寒发热，头痛，腰腿俱疼。医用化滞胃苓，而热益甚，谵语烦躁。予脉之，两手战栗动摇而不可诊，右手脉大于左，左脉细小而散乱，据脉乃属内伤。询之，并无劳碌房事之类，但热甚，头痛不安。予曰："古人有凭脉者，有凭证者。今此外证居多，皆系寒邪，宜凭证为主，虽然作泻，亦乃协热而利，非关滞也。"用羌活冲和汤加紫苏、姜、葱。汗出身凉，头痛皆除，泻亦旋止。若执人迎气口之说，不无多误。

《程茂先医案》

郭右陶

余次女四月间头痛发热，属伤寒太阳经证。用羌活冲和汤加减治之，稍愈。至第四日，原照伤寒治之不应，更面赤身热，心胸闷闷不已，六脉洪大无伦。余曰："此伤寒兼犯痧证，当看痧筋刺之。"余女不信，至晚疾益甚，始欲放痧。在左腿弯下，刺青筋一针，流紫黑毒血，余更有细青筋不甚现。是缘不信，多缠绵一日，痧气壅阻，故痧筋有隐隐者尔。服必胜汤三。头服，稍觉身松，未愈。次日，指上痧筋复现，刺血九针，服药未愈。俟至夜，右腿弯复现青筋二条，刺出毒血，服圆红散乃少安。后又骤进饮食，复发热面赤，用山楂、卜子、柴胡、陈皮之类。饮之不应，脉仍洪大无伦。此因痧毒复发而然。刺两足十指青筋，去其毒血，用必胜汤稍冷服。二剂未已，偶饮稍温茶，立刻狂言。此痧未尽散，因温饮而复发也。用冷井水二碗饮之，更冷服药五剂，然后痧气乃清。但病久身虚发晕。服参汤而苏。后用十全大补汤加减治之，调理二月而痊。

车姓者，五月伤寒十四日，忽尔发昏沉重，卧不能转，延余诊之。余曰："此伤寒犯痧。若不先治其痧，余不敢任。"不信，延他医治之，益昏迷不醒。复求余，余曰："痧气冲心，故昏迷。痧毒入于血分经络间，故病不能转侧。若先治痧，尚有瘳日。"即求余治。先放痧，不愈。用宝花散、圆红散及防风胜金汤，俱微冷服。痧退后，治伤寒而痊。

以上出自《痧胀玉衡》

郑重光

仙柯族侄，秋杪内伤生冷，外感寒邪，形盛气虚，中宫素冷，即腹痛作泻，呕吐发热，里证多而表热微。余初作太阴治，用苍术、炮姜、桂枝、二陈、香砂之剂，畏余热药，易医用柴苓汤。至十日，寒邪直入少阴，渐变神昏不语，默默但寐，肠鸣下利，足冷自汗，筋惕肉瞤，复召治疗，病势已危。主用真武汤加人参、干姜，回阳固脱，众医议论不合。惟秦邮孙医以予不谬，令祖晓齐先生主持，坚托余医。遂以真武本方，加人参三钱、干姜二钱、附子三钱，日投三剂，汗泻稍宁。其时令岳母曰："药则效矣，奈热不退，何？"余曰："此证以身热为可治，若不热，则厥冷下利不止矣。故余留热医也。"照上药服至三十剂，历一旬始省人事，筋惕下利方止，询其前事，全然不知。后服理中汤匝月方起。盖少阴病以阳为主，热乃可治也。

赵宅寡居蒋氏，年四十外，五月得时疫伤寒，初医未辨时疫，概作伤寒正治，发表有汗而热不退，再用清热，即干呕吐蛔。七日后延余往治，脉弦数而无力，余曰："此时疫证，仍邪自里发于表，非若伤寒自表而传于里也。初因误汗，徒伤正气，清热必定寒中，以致干呕吐蛔，急宜温中安蛔，免邪入里。"即以小柴胡汤加炮姜，去黄芩。四剂呕止蛔安而经水适至，夜则谵语，即前方加当归、赤芍、红花，作热入血室施治。至十一日，乃大战汗出而解，已身凉脉静，一日一夜矣。忽复烦躁，面赤戴阳，渴欲冷饮，赤身跣足，或歌或哭，谵妄如狂。他医有谓汗后余热未尽，当用竹叶石膏汤者；有谓汗虽出而里未通，宜用承气者；又有谓余先误用炮姜热药贻患者，议论杂出。余答曰："皆不然。初因邪未出表而误汗，以伤阳气，致中寒干呕吐蛔，又值行经而伤阴血，气血两虚，故出战汗。幸战而有汗，邪方外解，若战而无汗，正属不治。今身不热而脉反大，乃真阳外越，不急用参、附，必再战而脱。"余主用四逆汤加人参，煎成而不敢服，瞬息间，病人索被恶寒，方信余言。即以前四逆乘冷灌之，面赤渐淡，就枕略睡片刻，醒则又躁，即急煎如前大剂，亦用冷饮，方熟寐一时，及醒，问前事全然不知，反倦卧于床，不能昂首矣。用参、术、炮姜，一月方瘥。

吕惟斗翁令眷，住居仪真，癸亥正月初旬，余自真州发郡，路遇令婿黄苍润兄价，执帖相招，至诊其脉，细数近疾，重取全无，舌卷焦黑，齿垢枯黄，卧床去被，露胸取凉。问其病源，初二日开窗梳头受寒。前医用麻黄汤发汗，汗出后即烦躁，因而又用石膏白虎汤，遂致如此。口索冷水，复不能咽，而房内又设火三炉，余曰："病人如此怕热，何须置火？"家人答以主母平素畏寒，日常所设。余曰："此乃阴极似阳，亡阳脱证。"辞不治。其时朱姓生翁在座，力嘱用药，勉以四逆加猪胆汁汤主之：生附子三钱，干姜二钱，人参三钱，甘草一钱，人尿、猪胆汁各五匙，煎成灌下一半，而人即昏沉不能咽，约一时许回苏，已离魂至江口，醒云扬州医生药好，复索余药，服后熟寐，次日回阳，齿舌润滑，如常畏寒矣。继用理中、生脉汤十数剂而愈。

魏虞成学博，壬申秋，得伤寒似疟，诸医皆以柴葛解肌，枳朴化滞，或作疟治，而寒热无定期，且无汗解。因热不退，又进大黄丸下之而不便。至十八日，招余诊视，脉来弦细而紧，三脉皆阴，舌黑而滑，干哕不休，频欲饮汤，甫咽，即呕出，而水倍之，当胸结硬，腹亦微痛，告之曰："余治法不类诸医，恐不相信也，此证已转虚寒，非温剂不效。舌黑而滑，肾水凌心，饮汤即吐，引水自救，皆属少阴。况已汗已下，而邪犹不解，反增呕哕，阴躁不眠，乃亡阳之机，常药不效。"遂立方，用生附子三钱、茯苓四钱、干姜二钱、甘草五分，乃茯苓四逆汤也。令其多迎高明参议，未敢奉药，惟图弘春首允，他皆不然。至暮，乞药于余，服二剂躁定，四剂舌退黑，六剂热除，八剂呕止，能进谷汤。照此药再加半夏，八九日后，粥食渐进而大便冷秘不通，兼服半硫丸五日，大便方通而病解。计服温药一月，甫能离床。

方纯石兄，五月初，两颐肿痛，先为疡科所医，外敷内服，不知何药。至八日见招，肿势将陷，寒热交作。余曰："此时行之蛤蟆瘟也。"用荆防败毒散两剂，表热随退，肿消大半。不虞少阳之邪，直入厥阴，脉变沉弦，喉痛厥冷，呕吐胸胀。改用当归四逆汤加附子、干姜、吴萸，坚服三四日，得微汗，喉不痛而呕止，脉起足温，尚有微肿，病家以为愈矣。次日往看，肿处尽消，但笑不休，问其所笑何事，答曰："我亦不知。"脉复沉细，舌有灰苔，已笑半日矣，追思初病，必服凉药，所以少阳传入厥阴，厥阴不解，又传入少阴。少阴寒水，上逼心火，心为水逼，发声为笑，不早治之，将亡阳谵语，不可治矣。幸孙、叶两医，以予言不谬，遂用大剂四逆汤加人参三钱，服后片时，略睡须臾醒，即笑止。一昼夜共服三剂，次日肿处复起，仍用当归四逆汤加附子、干姜。三四日肿处回阳发痒起皮而解。其时有不解事者，谓予多用姜、附而致狂。医难用药，有如此夫？

汪方伯潘姓纪纲，寒夜随赴席，食席余冷物，五鼓回家，即腹痛作泻，次日早晨，则喉音顿哑，外无他证，手足不冷，但脉沉细耳。《灵枢》曰：寒中少阴，猝然而哑。因腹痛泻利后随哑，脉又沉细，全属少阴无疑矣。初用麻黄附子细辛汤一剂，则有喘之意，其身不热，寒不在表，而全入于里。易用四逆汤加桔梗，服二日，脉方略起。计每日用附子七钱五分，至第四日，犹喘厥片时，醒得微汗，其音始出。黄成丸兄未出室之女，壬戌冬杪，小便后猝然而哑，予作少阴中寒，用麻黄附子细辛汤。其时某医畏热不用，后七八日竟至不救。附记。

方伦远兄族弟，年未二十，自歙到扬，秋杪伤寒，先为扬城某医所治，至八日迎余。诊得脉弦而细，身微热，足冷呕逆，胸满，咳嗽，喉痛而吐血水，腹痛下利，阴茎内痛而尿血，夜则谵语。此证阴阳错杂，寒热混淆，乃厥阴经病也。检前医之药，乃柴苓汤也。辞不治，病人泣曰："我孤子也，家有老母，乞怜而救之。"予曰："此厥阴经病，宜表里兼温，使邪外解，前医不识邪气内搏，故呕哕下利，厥阴主血，邪搏血，故上下皆出，用药与前医天渊，必须桂、附。如不效，必归怨于热药矣。"伦远答以大数决不归怨。遂用桂枝、细辛、当归、赤芍、干姜、附子、木通、桔梗、甘草，姜、枣为引，解肌温里，以治身热喉痛，腹疼下利；外用乌梅丸以治呕哕、吐血、尿血，而祛寒热混淆之邪。余以一念矜怜，遂忘旁议，不意竟以汤丸二药，坚治半月而获痊。病起方初冬，而病者日已围炉烘足，设以吐血、尿血为热证，岂不殆哉！

瓜镇侯公邻，深秋伤寒，始自以为疟。饮食如常，寒热渐甚，至七日方迎至，则阳明证矣。服药五日，渐变神昏谵语，胸腹满痛，舌干不饮水，小便清长，转为蓄血证。遂用桃仁承气汤，下黑血碗许，即热退神清。次日忽小便不通，犹有点滴可出，用五苓不效，乃太阳药也。病者素清癯，年过六十，脉细而涩，此蓄血暴下，阴气必虚。经曰：无阳则阴无以化。原病阳明蓄血，仍用阳明之猪苓汤，汤用阿胶，是滋阴血者也。以本方：猪苓、茯苓、泽泻、滑石、阿胶，加桂枝、芍药以和营血。甫一剂，小便如涌泉矣。

瓜镇赵姓，伤寒半月余，前医发表攻里俱备，已经两下，心下痞硬，肠鸣下利，干呕心烦，形容瘦削，六脉沉细，前医辞治，其母求救。予曰："胸痞硬而不痛，非结胸也，因两下胃虚而气逆，故痞硬。"惟温中泻实一法可施，以甘草泻心汤主之。用黄连、干姜、甘草、半夏、大枣，二剂知，六剂即效，盖前治之不如法，所以易效也。

邵子易兄四月间自江右回阳，素有中寒痰证，数日腹中微痛，渐次痛甚。先医者已用炮姜、附子、苍、朴温消，继用六君子加香砂，作太阴寒治，而痛益甚。迎余往诊，其脉沉细而紧，汗出沾衣，面赤腹痛，腹形胀大，干呕欲吐，小便频数，大便下利，少阴证全。此因前之苍朴耗气，继用白术闭气，是以不效也。但久痛伤气，须急扶阳，不宜疏气。以附子、干姜为君，肉桂、人参为臣，吴萸、甘草为佐。用生附子三钱，人参、干姜二钱，肉桂、吴萸、甘草一钱。日三剂，三日后减一剂，又三日痛止而愈。

续溪堪舆方于长，年将六旬，自徽初到维阳，为方宅卜地，时癸亥初冬，彼不知江北较冷，多啖海珍。盖覆单薄，夜受寒冷，因之头痛发热，忍隐不药而饮食又未节，迨传至阴经，干呕胸胀，舌黑干卷，脉细如丝，方求医治。因其脉证，诸医金云不治，宜迁别寓，而卜地主人，不忍使迁，最后招余以定去留。余诊脉望形，答以不死，其语者清响，身轻自能起卧，无烦躁、下利、厥逆等证，病脉似少阴，而实太阴也。因肥甘在胃，冷结不通，食压太阴，致脉不出，中宫壅滞，津液不能上输，致舌干齿燥，用四逆汤加人参，作太阴霍乱治法。干姜三钱，附子二钱，人参、甘草各一钱，陈皮二钱。服至六日，腹中肠鸣，冷食消化，大便畅解二次，脉出舌润，次日黑苔转黄，胸宽思食矣。此证内实似虚，冷证似热，若不以形证相参，几至不救。要之，阳气未伤，身轻不厥，为可治也。

又如君汪，庚申年在瓜镇，时九月杪得伤寒，初幼科医治，先发表，即大汗如水；继和解而汗不退，益增烦躁；再投白虎、凉膈，即神昏默睡，唤亦不醒，摇之，惟开目而已。病至十九日，自郡迎余至瓜镇，切其脉洪大无伦，重取则散，身重蜷卧，余曰："此因误治，寒入少阴矣。初必夹阴伤寒，宜用温经，误投表药，致魄汗淋漓。阳因汗越，益增烦躁，再服苦寒，阳气愈消，致耳聋昏睡，此少阴，非少阳也。脉反散大，乃真阳欲脱之机。"急投附子理中汤二剂，服后脉稍敛，欲小便，及就桶，小便已，即寒战口张欲脱，再以理中汤重加人参，连进二剂，方阳回苏醒，次日回郡，留理中汤方药调治，半月始痊。

黄兰孕翁令正，年五十外，壬午隆冬，病伤寒，初不知何经受病，至第八日请治。脉则细紧面弦，呕哕痰涎，神昏但寐，腹痛下利，足冷舌灰，时发谵语。先治之医，犹用苍朴柴苓汤，作协热下利治，指谵语为实热。余曰："病经八日，正阳尽入阴之时，已经发汗消导，而神昏下利，将至亡阳。"急用四逆汤以救其逆，安敢再肆疏削乎？撮附子、干姜、茯苓、半夏、甘草一剂而别。前医阻挠不决，置药不煎，至夜病剧，卜之龟神，神允余药，方敢煎服。服之即得寐，醒后神清。次日再招，相信委治，诊脉稍和，即以前药加人参一钱，日服二剂，至五日，哕利方止。继用附子理中汤，半月始愈。

杨紫澜兄，夜劳不寐者屡日，春杪犹寒，致受夜冷，直犯阴经，初以受寒就诊，脉则弦紧，恶寒身痛，但微热耳。用温经散寒药二剂，略减，自不为意，起居饮食如常，寒未外解。数日后，内搏于里，肛门坠痛，遂易疡科作痔医之，延数日，痔不溃。亦不为楚，即转痛于季肋之后，近腰软处，又作肝痛治之，遂夜发热、烦躁、作渴，通夜不寐，复迎余治。脉沉紧而细，两足厥冷，舌紫苔白。余辨曰："非痈也。"初病脉弦紧，原属夹阴，邪在表里之间，因不治疗，传至少阴，肛门坠而痛。盖少阴肾脏，开窍于二阴也。失之不温，今入肾之本位矣。且脉不数，痛处按之，内无硬形，外不作热，而痛肋反欲着席而卧，其无实肿可知，断非内痈，皆因失于温里，寒极于内，逼阳于外，所以夜热。阳既外越，里必虚寒，所以阴躁不寐，下冷必阳厥于上，所以渴而欲饮也。今已手足厥冷，脉已沉细，若不急温，必加下利，则难治矣。而杨兄素恶热药，奈病在厥、少二阴之本，非同阳证可以泛治，不得不肩任之。遂以官归、当归、赤芍、干姜、茯苓、甘草，暗投附子二钱，以防下利，夜服一剂，半夜安寝，烦躁惟一刻耳。次日又服二剂，则热退痛减，再二剂痛止踡卧，手足回温，肛亦不坠矣。如此药五日，即霍然而起，续以补药而痊。此证与三卷张紫山小便频数似痔之案相同。

君荣族叔居镇江，年三十外，夏月患伤寒，初不知何证。服京口医家药，发汗过多，即小便难出；又用五苓散，服下旋通旋闭，点滴难出，少腹胀满，头汗时出。迎余渡江，脉虚大而迟，坐不能卧，气微促，不小便者三日矣。余曰："此误汗亡阳，非大剂人参不能救。"时京口老医黄石仓适至，余与彼两议相同，遂用人参一两、茯苓三钱、附子一钱，服下合目片刻，略有尿意。又进一剂微滴，夜又一剂，五更则频频而出，遂不禁矣。次日再以理中汤加茯苓、益智仁，调治半月而康。后七年，中暑而病，尿又不通，力薄不能市参，终至不救。盖此人纵欲，肾气大虚，每病必撄此患。

又令眷隔十数日，两颐亦肿而不痛，若属少阳，则脉当弦数身热。今脉弦细，身不热，亦属厥阴，始终以当归四逆汤加附子、干姜治之，服至半月，方从外解。发热脉浮，身发瘾疹，作痒而愈。彼因未服凉药，故不致内陷呕吐逆冷，而传少阴发笑也。时行蛤蟆瘟一证，稽之前贤治法，皆主少阳而用辛凉，并无传经之说，然《虞天民医学正传》谓："喉痹证不可遂投凉剂，恐上热未除，中寒复生，变为发喘不休，将不可治。"又《陈若虚外科正宗》亦云："饥年毋攻时毒。"夫饥年指正气虚也。即此二说，则前贤之发明久矣。

吴隐南主政尊堂，因大劳后得时疫，初病但发热身痛，胸胀作呕，脉弦数，外无表证，此邪从内发，所谓混合三焦，难分经络者也。用芎苏饮疏解之，至第三日，两颐连颈肿痛，此邪由太、少二阳而出，正合败毒散证。服二剂，邪不外解，次日，反内陷而入少阴，变为胸胀呕哕，烦躁不寐，因病增剧。日请数医，皆用柴胡、苍朴、半夏、青、陈皮，枳壳。余虽日到而诊视者五人，药剂杂投，余不能肩任。至第九日，脉变细疾，烦躁下利，干呕胸满，令汗自出，遂直告隐南曰："病危矣，不知连日所服何药？已传少阴，将至亡阳。若不急救，明日即不可治。"遂立方立论，用茯苓四逆汤：茯苓三钱，附子二钱，干姜钱半，人参八分，甘草三分。留药为备巷，以俟众议，其日历医八位，皆曰不可服，延至二鼓，病人不躁，忽变为笑矣。隐南知笑为恶证，勉煎服半剂，即安睡，至四鼓醒，索余药尽剂服之，又熟睡至天明。再请不准服四逆之医，又云当服矣，但造议宜减附加参，病家崇信。减附一半，加参一倍，甫下咽，即烦躁干呕，急复相招，竟去人参而加附子，随即相安，盖寒邪在少阴，重在附子，其加人参，不过助正气耳。终竟去人参，以俟邪尽。六日后，方用人参理中汤加半夏，弥月乃安，病九日而传变三经。医不明经，何能治病？

方诞初孝廉，盛暑患咳嗽吐血，午后发热，腹痛作泻，病四五日，自以为虚损，觅广三七治吐血。招余参治，诊得脉弦细而紧，舌紫苔白，两足冰冷，咳嗽血涩。余曰："此厥阴伤寒，非虚也，乃恣食生冷，畏热贪凉，寒中肝经，肝主血，此厥气上逆而吐血涩，形寒饮冷则伤肺，肺寒则咳，冷饮注于下焦，则腹痛下利。"拟用桂枝、细辛、赤芍、附子、干姜、吴萸、半夏、茯苓、甘草。呈方令尊翁，未敢用药，因药太辛热，不合病状故也。幸其令岳主持，方敢投剂。服至三日，则得汗而热退。再四剂，咳泻亦宁，而阴茎内痛。兼服乌梅丸煎剂，减去吴萸，加当归、木通，合当归四逆汤。又两日，小便旋通，七日后，步行于途矣。

吴佩六兄由歙暑月到扬，路受风邪，脉浮弦滑，头疼身痛，寒热作呕。初一，医用桂枝、细辛、干姜、附子作厥阴治，失之过重。继余往诊，作风暑夹湿，以柴葛平胃投之，因而大汗，殊不知风暑之汗，不足畏也。浙医曰："汗多亡阳，误治之矣。"急用人参、黄芪敛汗，劝其进食。六七日邪不解，日晡寒热，又作疟治，用人参、何首乌截疟，复增泄泻矣。此景何翁之堂弟也，复招余治，云系代彼里中觅地，家中妻、子多人，倘不治，关系匪轻，切嘱甚力。余曰："此阳明病，须断饮食，方敢经手。"病家唯唯，复用十日前柴、葛、平胃等药，因服首乌而作泻，加入炮姜，寒热渐轻，五日后，积滞频下，七八日霍然而起，病者笑曰："省用人参银数两矣。"

吴景何翁素有痰饮吐证，每发不能纳药，例以吐尽自止，即医用药，亦置不煎。其年秋凉，夜饮受寒，归家呕吐，继即发寒热，相招诊视。余曰："非夙疾，乃新感寒也。"但本体虚冷，不同常人，治法用调中汤：桂枝、白芷、苍术、干姜、半夏、陈皮、甘草等药，温经散寒，虽日相招，竟不服药。延至五日，余激曰："今日再不服药，寒不外解，内搏于里，必下利不止矣。"犹然不信，迨至初更，腹大痛，遂下痢脓血，方以余信不谬。连夜再招，急请治痢，余曰："非痢疾，乃寒邪入里。"以桂枝、细辛、生姜解在表之邪，以干姜、附子、吴萸温里之冷，以当归、赤芍、红枣和厥阴之血，日投三剂，至第三日壮热半日，得通身大汗，随即热退而痢止。若误作痢治，身热而痢，岂不殆哉！

吴季履兄，庚午七月间得伤寒，初不知其病状，至半月后始延余治。诊其脉弦而紧，哕声越邻，舌苔灰黑，胸发紫斑，结硬而痛，脐旁动气，大便利水，询其何以至此？答云："初医说是伤寒，不效；又医说中暑，进香薷饮二剂，遂变至此。仍欲用化斑汤，未敢煎也。"余曰：

"此阴斑也。因冷极于内，逼其阳于外，法在不治。幸神气未昏，手足未厥，初剂用四逆汤加茯苓、半夏、吴萸，温里以治哕；次日加人参以培阳，六剂斑散、利止。惟呕哕、胸结不开，仍用前剂，不加增减。半月后胸开痛止，方用白术理中，计用参斤许，两月方起床。贻害至今，遇病必须姜附。"

方安止郡丞，素虚寒，脉本细小，丙子年初冬，因酒后盖覆不周，感寒呕吐，次日即发热恶寒，身痛脉浮，犹有表证。作太阴病治法，用桂枝、苍术、炮姜、二陈等药，温里解肌，旋入少阴，脉细如丝，舌黑下利，尿如煤水。因病重，又请一医参治，见舌黑而滑，作肾虚，用八味地黄汤加人参，甫一剂，即呕吐，半夜而增呃逆，因吐汗多，遂致亡阳，筋惕肉瞤，大便频下，神昏蹉卧。急以真武汤换干姜，每剂人参五钱、附子三钱，日服三剂，如此十日，未少间断，方得神清利止。幸天生胃气，能进粥食，计用人参三斤，姜、附二斤，医治两月，方获痊可。

又令媳汪宅，未出阁闺女，甲申春月，感寒喉痛，浙医称火，遂恣食水果，饮冷伤肺，致增咳嗽，因不温散，咳甚则吐血。又易一医，竟以阴虚，用生地黄、二冬、二母、元参等药，更加生藕汁半盅，令其冷服，服后即呕吐不止，气塞喉中，急以咳嗽吐血，求治于余。及诊其脉，沉弦而紧，搏手甚紧，余曰："岂愚我乎？此脉乃沉寒痼冷，未经温散，直入于里，其证必恶寒身痛，胸中阻塞，呕逆喉痛。"问之果然，诸证皆备，余曰："此当表里双温，逼寒外解。"遂用桂枝、细辛、赤芍、附子、干姜、吴萸、半夏、桔梗、甘草，二剂，喉不痛，亦不呕矣。如斯六日，寒邪出表，发寒战，微热微汗，邪从外解，胸塞咳嗽皆减，能食米汤矣。彼畏热药，遂中止。旬日后，因前汗未周，遍身疼转为痛痹。仍以前方去吴萸、桔梗，加当归、木通，服七八日，痛减未痊，又畏热药而止。半月后，余寒内搏，腹肋大痛，呻吟不绝。盖因吐血时值行经，服藕汁冷药，经因冷阻，故当经期，遂致大痛，复用前方加肉桂、五灵脂，去细辛、木通，六七日瘀血下而痛旋减，又畏热药中止，留痛经余证，至今未除。

又令郎年十五岁，因夏月食凉食冷，致仲秋发热腹痛。初幼科医治，十日不效。令余接医，诊脉弦紧，仍以童稚治法，用温中化滞，苍、朴、桂枝、炮姜，又四五日，亦不效。以手按其痛处，则在脐旁季肋之下，此少阴部络，且年已十五，不可作童子医矣。已经汗而热不退，每日大便而痛不减，渐增烦躁，此内真寒而外假热，少阴病也。用茯苓四逆汤，暗投附子，恐病家之疑畏也。初煎服下，即热退，再煎挤渣服，即安卧。次日直告明用附子，照前药，遵前方，加人参一钱，如此七日，热退痛除。即转咳嗽，前之季肋痛处，变为不能著席而卧。盖前痛乃外寒客于少阴。今之咳嗽，则因病而内虚寒，改用八味地黄汤加人参，十数剂咳止，方能侧卧。病后唾水，仍以八味地黄丸，两倍桂、附，水叠为丸，服年余，乃唾止。

江豫臣兄，戊辰夏病，初属周医治疗，五日后相招，脉则弦涩，身无大热，惟胸中饱胀，呕哕不息。前医用柴平汤不效，一医用枳实理中亦不效。余详辨之，病似太阴而多身热，又不下利，面目皆黄；又似阳明而尿不赤，脉不长，口不渴。盖弦脉属肝，涩主血，病夜则独语，胸腹皆痛，岂蓄血证乎？未敢遂投桃仁承气，先作厥阴蓄血。以桂枝、赤芍、炮姜、半夏、陈皮、甘草，日投三剂，胸中遂宽。至第三日，竟属厥阴，少腹急痛，不及登桶，便下紫黑血块半盆，随昏晕大汗，尊堂慌迫，以人参两许，煎汤灌下。余急往诊，脉则散大，此气随血脱矣。频以人参汤进之，方汗敛人清，立候前治周医，告之曰："伤寒蓄血已下，略去伤寒二字，惟有固气一法。"周医首允，复同验舌，则全黑。议用人参五钱，白术三钱，附子、炮姜各二钱，甘草一钱。不易方者半月，舌黑全退，饮食大进，幸血下之后，不复再便。议去附子者三日，舌复全黑，加入附子旋退。计服参附药匝月方瘥。

黄庶常翁令正，年近四十，于五月初旬，惟熟睡不醒，呼醒又睡，胸背胀痛，呕吐不能食，不知何病。招余诊视，脉沉细紧滑，恶寒足冷，以前病论之，此少阴中寒而兼痰饮也。经曰：少阴病，但欲寐。此证是已。诸阳受气于胸中，转行于背，今胸背胀者，寒痰冷气，上参于阳部，幸未厥逆，急以四逆汤加半夏、茯苓，日投三剂，计用附子七钱五分，服至七日，即霍然起矣。

吴非昨表侄，初夏喉痛，疡医不辨寒热，用黄连四剂，喉痛止而变呕吐，胁肋大痛，三四日不进米饮矣。令尊若翊兄急迫商之于余。诊其脉弦细而紧，此厥阴吐逆，外科谓之"过关喉痹"，因误用苦寒直折，痹下结于胃口矣。先用乌梅丸三十粒，以开其寒热格拒之邪，日进三服，至夜吐止而能纳食矣，即转腹痛，手不可按。此上焦之寒，下注于中焦。急用四逆汤加桂枝、人参，日进四剂，计服附子一两，如此六七日，腹大痛方止。尚微痛作泻。后乃若翊兄自行调治而愈。

乔揆文兄令眷，年近四十，夏月畏热喜凉，以水渍巾披身，瓜果无忌。初胃中胀痛，手足酸麻，作呕欲吐。余初诊脉，细紧无力，言系中寒停冷之病，因脉细紧，用六君子汤加桂枝、干姜。旁议盛暑安得用此热剂，易医服药，闻用苍、朴、二陈消导之药，治经九日，病剧复招。则寒直入少阴，干呕烦躁，脉紧近疾，腰痛似折，常以滚水渍巾熨之，冷则又易，气塞喉中，水饮不纳，甲紫舌黑，骨寒而痛，病势危笃。余曰："阴极似阳，阴阳格拒，若能纳药，方可治疗。"先以半硫丸一钱，开其格拒之寒，服下不吐。继以生附子、生干姜各三钱，半夏、茯苓二钱，吴萸一钱，频频灌之，方呕止躁定，遂换熟附减药，如斯九日，诸证皆退。遂改用理中汤加人参一钱，温补五日，忽然呕吐血水，病家虽不言，而意谓前之姜、附贻害也。余曰："始病太阴中寒，脉既无力，则宜温胃，误用消克，以致伤阳，阳消阴盛，致传少阴，少阴得温，转属厥阴，此由重致轻也。但厥阴寒热错杂，忽阴忽阳，缠绵时日耳。旁议疑信相半，遂多延众医。有医竟认阴虚而用地黄者；有医见余用桂枝、吴萸，遂收箱不用药而去者；惟孙其犹亦主厥阴，用当归四逆加附子、吴萸。于是病家不为他医所惑，余得尽心治之，皆以当归四逆汤，用桂枝、当归、赤芍、半夏、茯苓、吴萸、木通、甘草，姜、枣为引，兼以乌梅丸治其假热。如此半月，渐次呕止而血亦不吐矣。病愈多劳，遂脉转数，内热咳嗽而吐血，左胁不能卧，竟有阴虚咳嗽之机。盖厥阴风木，内藏相火，乙癸同源，暂用六味地黄汤以滋化源，且服辛热药一月有余，阴气不无受伤，不得不权机应变。服半月，热退嗽止，脉亦不数，虚热方退。而中寒复生，且值秋杪，霍乱吐泻大作，胸腹胀满，脉来细紧，温剂杂投，惟平调胃气，以俟其胜复，半月方平。再以参、术、归、芍、橘红、茯苓、丹皮、石斛，平补半月，气血稍充，余邪外解，周身发出瘾疹，作痒起皮。盖夏月水巾之寒邪，化热出表也。从前各证，至此方除。计治五阅月，足征厥阴病寒热混淆不一，邪气出入不常，若非病家信任之专，或从证，或从脉，随病变迁，图机施治，岂能获痊乎？

王汝振仆妇，年近三十。冬杪患头痛，以无发热恶寒表证，前医遂以火治之。至三日，痛益甚，头疼如裂，小便频出无度。予诊之，六脉弦紧而细，面赤如妆，此厥阴头痛也。三阴惟厥阴有头痛，以厥阴之络，络于巅顶也。检前方乃石膏、栀子，误用苦寒，至寒极于下，逼阳于上，面赤戴阳，头痛如破。且妇人厥阴之络，内络延孔，延孔者，尿孔之端也，寒客内络，故小便频数矣。幸未厥冷下利，邪犹在经，用桂枝、赤芍、细辛、生姜，以解经邪，用附子、干姜、吴萸、半夏，以温里冷。日服三剂，先出冷汗，后出热汗，头痛便频随止。此藜藿之人，里气不虚，故邪易解也。

吴南皋兄家人，年二十余，五月间得伤寒，初系他医所治，至八九日忽发狂谵语，躁欲坠楼，其妻拉住，挥拳击妇，致妇胎堕，数人不能制。用醋炭熏鼻，方能握手诊脉，脉则数大无伦，面赤戴阳，此误服凉药，亡阳谵语，瞬息即脱。众药陈几，有用白虎汤者，承气汤者，柴胡凉膈者。病家云："因服香薷凉药，大汗至此，故不敢再煎。"求余决之，余辞不治，主人力嘱，遂以真武汤本方易干姜，用生附子三钱，令其煎成冷饮。服后片刻，即登床就枕，略睡片刻，醒则再剂，加人参一钱，熟睡两时，即热退神清，询其前事，皆云不知。继用理中汤六七日而愈。其妇因击堕胎而反损。

郭元威学博令正，平素虚弱，正月杪夜发寒战，寒后发热。次日招诊，脉细紧而近于疾，其证发热头疼，左胁痛甚，上至臂，下至腰足，皆牵引而痛，干呕胸胀。因脉沉细，作厥阴病主治，用桂枝、细辛、赤芍、附子、干姜、半夏、茯苓、吴萸、木通、甘草，姜、枣为引。四剂上身微汗，痛减而下体痛甚。因向有脚气证，加独活。至第五日，有出少阳之机，以前剂稍加柴胡，令其微汗。不虞亲嘱覆以重裘，逼汗大出，虽热退半日，至夜即烦躁不寐，呻吟不绝，胸中大热，欲饮冷水。暮夜再诊，脉变数大无伦，重取近散，此汗多亡阳也。急以茯苓四逆汤救之。用人参三钱，茯苓四钱，附子二钱，干姜一钱，甘草五分。一剂稍安；二剂得寐；三剂，至天明热退而安。随增咳嗽，半身不能侧卧，此又属肝肾阴虚。伤寒病后，每多此证。若认少阳而用柴胡、二陈、苏杏，必致不救。仍以前厥阴为主病，用桂枝、当归、白芍、茯苓、附子、甘草、人参、五味子，姜、枣为引。十数剂咳止，可侧卧矣。半月后，紧脉退尽，方去桂、附，以归、芍、参、术、苓、草，平补而愈。

吴方平表侄，冬月夜饮归，睡后右胁作痛。初系浙医作少阳治法，以柴胡、白芍、青皮、贝母、香附等药治之，七八日痛愈甚，至夜坐不能卧者三日矣。招余往治，脉沉弦而紧，足冷畏寒，胸满不能食，胁肋皆痛，不能着席而卧，舌紫微喘。余告曰："此厥阴伤寒。厥气上逆，不得卧而喘，病关少阴，若增烦躁下利，则全属少阴，不可治矣。今并无少阳寒热头眩、口苦干呕、脉弦数等证，何得以少阳治之？"遂用官桂、赤芍、吴萸、附子、干姜、半夏、甘草，温经以下厥气。服至七日，方回什一，发热微汗，痛止喘定，就枕得卧而痊。若作少阳治法，不知作何景状也。

汪文年兄，冬月伤寒，初诊脉沉细紧，少腹、背皆痛，外证反发热头痛。余曰："此阳证阴脉，法当难治。应以脉为主，作厥阴病治法。不用表散，惟主温经。"用桂枝、细辛、赤芍、附子、干姜、吴萸、甘草、生姜，服三日，得微汗，头痛表热尽退，腹中尚隐隐而痛。如此六七日，胸中亦不饥，惟进清米饮，脉亦不甚起，正为可虑。盖以厥阴不回阳外解，邪搏于里，恐转少阴而变下利也。至夜果腹痛，下黑血数碗，即眩晕汗出。次日往诊，脉仍如前之细小，未因脱血散乱，幸前预用桂附温经，故不致气随血脱。彼之尊人，十数年前，夏月病此，医作暑疗，血下随脱，病人恐甚，急用真武汤日投三剂，每剂加人参四钱，附子三钱，茯苓、干姜、白术各二钱，赤芍一钱。幸下血之后，更不再便，如此大剂，七日后方减参、附，加甘草，合理中汤，调治一月而愈。

汪次履兄年逾二十，夜寝发寒战而醒，战后发热。次日迎诊，大热，肩背皆痛，但头不疼而面赤，脉亦浮大，惟重按无力，肠鸣欲便，知为夹阴伤寒。用桂枝、炮姜、苍术、赤芍、二陈，两剂。次日再诊，各证俱减，照前留药二剂，嘱其一日全服，勿进饮食。少年畏药，只服一剂，更因便通热退，遂食饭行走，两日不药。至三日，其病复作，大热身痛足冷，呻吟不息，胸中气塞，口中臭气逼人，自云吐痰亦臭，脉细沉紧，此乃病中不慎，复传少阴矣。盖气本于肾，脉既细紧，断非胃热，肾藏寒邪，逼真气上出于口。亢害之证，初病已汗已便，今病复作，何得旋有实热？此为少阴身热可知。用茯苓四逆汤加桂枝、半夏，温里解肌，如此六日，热退便通，口亦不臭。但里寒未解，腹痛便溏，不思饮食，仍用姜、附、桂、苓、人参、半夏、甘草，六七日方能起坐。计服参、附、桂、苓、理中汤三十六日。因事劳辍药一日，即寒战厥冷，倍用参、附方回，又温补半月乃健。若因口臭遂为胃热，不几大误耶？

汪象成兄令眷，年三十外，素有胁下脐旁寒积，每发必痛，吐痰饮，非一日矣。乙酉年初秋，复感外寒，而旧病同举，初不以为病，医者亦以姜、附轻剂治之。至第九日，病势沉重。路截邀治，则两尺脉全无，呕呃不已，手足厥冷，气塞喉中，耳聋神昏下利。予曰："病剧矣。此少阴证也，非重剂不能回生。"先以半硫丸治呃，继用生附子三钱，干姜、半夏、茯苓各二钱，吴茱萸五分，日投四剂，虽未变坏，阳总不回。如此三日，隔墙厨内烹雀，彼忽知之，急索欲食。予曰："此真阳飞越，将亡阳矣。"急用四逆加人参，药未熟，即大笑不止。随即服药，而狂呼挥拳乱殴犹甚，急服再剂，方宁而寐。次日问之，全然不知，若非知机急救，岂不亡阳而逝哉！继用四逆加人参、桂、苓、半夏，日投二剂，月余方阳回利止。复冷秘，吞半硫丸十日，大便乃通，皆稀溏粪水，因脐旁动气，始终皆属前方。若加白术理中汤，便胀痛不已，以动气禁用白术也。

汪其晖兄，秋夜深坐，游湖食冷，遂致胸腹不宽，日日大便，无寒热身痛诸证，自以为停食而前医犹用香薷。延至第三日，邀予便诊，虽不出门，犹堂前会客，其脉濡细带紧，此寒中太阴，宜温中断食。余用炮姜、桂枝、苍、朴、二陈等药，病人全不介意。日惟服药一剂，间日再诊，脉变弦紧，以危言告之，彼方不食，其夜则呕哕腹痛，身热大困矣。此太阴病不解，而传厥阴，改用桂枝、干姜、吴萸、赤芍、半夏、苓、草，立有厥阴病案，予言防下利，因前医用香薷，故未即投附子。其内亲吴焕若兄，密加附子入药，哕遂止，随腹痛下利脓血也。若作痢疾处治，而用香、槟，则不救矣。即以当归四逆汤本方，加干姜、熟附，日投二剂，每夜通身微汗，次日利即少减。如此七日，药不易方，七夜皆汗而利止矣。此厥阴外解证也。后以脉细紧未退，仍用前方。去干姜、吴萸，至十余日，大便方通，饮食可进而愈。

绥远族侄八月杪步至予家就诊，自称病疟求治，盖前医之言也。及诊脉，则沉弦紧而无力，予曰："何轻视之？此厥阴伤寒也。必手足微冷，寒而不热，少腹隐痛，腰腿冷疼。有是病否？"应曰："均有之。"视其舌色紫无苔，即投桂枝、细辛、赤芍、半夏、熟附子、干姜、甘草。次日往诊，则手回温，脉不沉而但弦紧，少腹隐痛，下利血水而增呕矣。此厥阴内搏之证，遂全用当归四逆加吴萸、附子。七日出表，发热烦躁，汗出而解，进粥食矣。被友拉出门巷，语多时，受冷而劳，次日脉反彰大，身热腹痛，下利足冷，胸满作呕。仍用前剂，则汗出脉陷，其细如丝，证转少阴。遂用四逆汤加人参、肉桂、茯苓。如此不易方者半月，方得利止，脉渐出，便实而愈。前汪病案，乃太阴传厥阴，里不甚虚，仍从外解，此初病即属厥阴，得温里法，亦外解矣。因劳而复里虚，遂传少阴，少阴无外解之理，所以直用温里而愈。此伤寒表里之大关也。

汪静夫兄五月初一真州得病，服过羌防柴葛药七剂，初四日回扬，扬医犹以真州套剂治之，皆前不效药也。令余婿朱与白相招诊，则脉沉而紧，两尺如丝，汗多而热不退，头疼身痛，呻吟不能转侧，烦躁欲席地而卧，干呕欲饮冷水，复不能饮，舌紫无苔，少腹硬痛，以《伤寒论》之阳证阴脉，法当不治。因有头痛，定属厥阴，又多烦躁，兼有少阴，须两经并治。用桂枝、赤芍、细辛、附子、干姜、茯苓、半夏、甘草八味投之，二剂躁定熟寐而身痛减半，又四剂脉起不呕，能食米饮矣。忽尿茎内痛，小便黄赤，乃厥阴阳回吉兆。而旁人遂谓余误用热药，劝进灯心汤，因停余药。延至午后，即腹痛下利，初硬后溏，抵暮复加阴躁，起床抱柱而立，此真武汤证撆地就实之状。因便后里虚亡阳之机已露，遂不从旁人之言，仍煎余药，服后躁定而安卧。至初七日清晨再诊，全属少阴证矣。脉沉细，手足冷汗不止，肠鸣下利，两腿筋惕，急用大剂真武汤一剂，至午厥回汗止，犹有利状，遂加人参，昼夜三剂。计用附子一两，人参六钱，方阳回利止。因有身热腰疼，远迎京口名家，犹谓表邪未解，里滞未清，药用柴葛、二陈，病人畏不敢煎，然终以身热为患。余告曰："少阴身热，乃为可治。若厥冷，则下利不止矣。余所以留热，以存阳也。"竟服真武汤五日，少阴病衰，余邪仍传厥阴，耳前时或一痛，夜则气上冲喉，渴而多饮，皆厥阴表证，恐致发颐，必怨热药。遂以当归四逆汤本方，不加姜、附，少入人参以助正气。二日四剂，周身微微似汗者一昼夜，邪尽外解，而口渴气冲、耳痛、茎痛痊愈矣。因旁议纷纷，除去姜、桂，甫五日，即腹痛作泻，复用桂枝人参汤五日，便实而痊。续用平补药十余日，因食苹果，又胸胀不食，胃本虚寒，岂余浪投辛热！今病已痊，而附子之谤不息，执肤浅之见，妄论是非。《内经》"不失人情"四字，医家诚戛戛乎难之矣。

吴西烁兄酷暑染病，身无大热，但称下体酸痛，多饥欲食，小便频出，下气频泄而不臭，口中反秽气逼人，舌紫苔白。自以为虚，又疑为暑。及诊脉则弦紧而细，皆阴脉也，无经络之可凭。若谓口臭多饥为阳明，而脉不长大，无恶寒发热头痛，全非阳证，且不腹满自利，断非太阴。今脉弦细而紧，心悬如病饥，腐气上逆，清气下泄，舌紫便频，皆属厥、少二阴之病。初病不暴者，邪从中发，其势未彰，乃时疫也。因脉细紧，用桂枝、赤芍、细辛、独活、半夏、干姜、赤苓、甘草，温里解肌，俾邪外出。二剂颇安，遂加附子，服后一刻，即周身皆麻，病者畏，停后剂。三日后，其邪乃发，遂头眩身热，烦躁作渴，身疼腹痛，脉仍细紧，全现厥阴经证。竟用前剂，得汗数身，邪气稍解，病者因夜烦躁，令去干姜，次日即下利呕哕，易以温里治法，用附子、干姜、茯苓、半夏、甘草四剂，则热退利止，渐次而愈。数日后，食鲜鸡海味，即发热腹痛，下利脓血，日夜十余次，脉复弦大而紧，自称痢疾。余曰："乃厥阴余邪，因复而下利脓血，非痢疾也。脉变弦大，宜从汗解。"复用厥阴之当归四逆汤，加干姜、附子以温里，二剂大汗，病遂减半，四剂热退利止。次日忽阴囊肿大如瓜，痛不能立，称旧疝复发，余曰："尚是厥阴余邪，甫离后阴。"又注："前阴，非疝也。"仍用前剂，疝亦旋消，因脉尚弦，知邪未尽，药不易方。二剂后，周身皆麻，如初服附子状，随即手足拘挛，颈项强直，俨如痉证，少刻大汗，通身痉麻皆定。余慰之曰："可不药矣。病者但称口渴，胸中热甚，此厥阴逆上之虚阳。"令吞乌梅丸二十粒，顷刻渴热皆除，脱然而解。病家因麻痉惊骇，延他医诊视。不识病，因但称附子毒而已。嗟乎！殊不知初服附子麻者，欲作汗也。若不畏而再剂，必大汗而解。失此汗机，使邪盘踞于表里之间，入脏则利，注经则疝，出表则麻，乃邪自里出表，其病实解，而反似危，因始终未用苦寒，里气得温，逼邪外解。病复五日而三变证，惟执厥阴一经，不为利疝所惑。此认经不认证也。

行九族弟夏月得伤寒，初医者不知何药。至第八日招诊，脉大而数，按则无力，身有微热，烦而不寐者三日矣。云已发汗、解肌、消导，皆不效。相商议下，余曰："脉大为病进，今八日已阳尽入阴之期，而汗和不解，脉反彰大，此虚阳伏阴，非温不效。"用茯苓四逆汤温里收阳，彼不肯服，延扬世医决之。彼云："脉大面红，口中大臭，乃阳明内实，非大凉大下不解。"见余四逆汤，摇手而去。又迎团弘春决之，弘春曰："阳气外越，里实虚寒，急服无疑。"犹不敢用。余因族谊，迂道复探，则席地而卧，烦躁不宁。余曰："病急矣，若再不药，必寒战大汗而亡阳矣。"令急煎药，坐视其下咽，片刻面白，合目欲卧，扶其登榻，再留二剂，通夜服完。次日脉敛热退，口亦不臭而手足反清，就枕便寐，全见少阴本证。如此温剂十日，继用理中汤，半月方愈。

黄迪人兄令眷，为方星垣兄之令爱也。夏月畏热贪凉，过餐生冷，八月初，患午后发热，腰疼腹痛，大便频泻，咳嗽带血，先医数位，皆主阴虚。病经半月，招余一诊，主以肺寒咳嗽，而用桂枝、炮姜，与诸医药不合，置而不用。逾半月病剧，又增呕哕喉痛，烦躁不寐，方宅令其复请。其脉弦紧，前病属厥阴，今病将入少阴矣，而病家素畏热药，病已至此，亦难顾忌，以桂枝、细辛、附子、干姜、赤芍、半夏、吴萸、木通、桔梗、甘草，姜、枣为引，表里兼温。服至六七日，喉全不痛，得卧躁宁。泻亦大减，少阴病衰，仍归厥阴。现寒热混淆之证，尚咳嗽而不吐血，或小便不痛而痛不可解，服厥阴之乌梅丸则通；或两乳肿痛欲裂，以当归四逆汤加柴胡，而乳消。如此上下游走而痛者，又半月，皆以当归四逆汤加附子、干姜、茯苓、半夏，兼用乌梅丸，以治诸错杂之邪。盖始病皆未以伤寒治之，致寒邪伏于厥阴，不能外解，计服桂枝、姜、附药四十日，里气方温，发出周身大疮，如豆累累然，痛楚不堪，计又半月，邪渐解而疮渐愈，医治两月，方能举筋而食。盖厥阴主血，经云：厥阴病不解，必发痈脓者，此证是也。

吴象采太学令堂，年近五十，春间得伤寒，初不知病状，经历四医，至四十日，始迎余治。诊得脉沉而紧，按之甚坚，全无和柔胃气，呕吐发呃，胸结如石，舌黑而滑，渴欲冷饮而滴水不能纳。询其治法，初则发表，继则解肌，皆不效。后浙医包治，先用黄连、枳实，后用大黄、芒硝，惟下粪水，反逆上而结于胸，幸不烦躁、下利、厥冷，犹为可治。以生附子、生干姜、半夏、茯苓、吴萸，大剂与之，始能下咽，亦不觉辛辣。如此五日，胸前稍软，而下痛于腹矣。余曰："此病必原胃冷，误投凉药，若阳病结胸，岂堪此大辛大热？所以黄连、大黄，益至坚冰，今得温剂，冰化为水，将必洞泄，勿谓热药致泻。乃前黄连、大黄未动也。倘利泻不止，仍属死证。"至七日，果大泻不禁，其家以余先言，竟备终事。急用人参二钱，合理中汤一剂，入腹片刻即止矣。续以理中汤调理一月而瘳。原籍山西，胃气本厚，病饿四十日，误治不伤，而人参一剂即应，所谓有胃气则生，此证足征矣。

叶奉宇媳丁氏，孕三月，恶寒呕吐，腹痛下利。前医作霍乱治，至第三日腹痛而厥者三次，回苏则喉无音而竟哑，前医辞不治。其母迎余诊，其脉尺寸皆伏，惟寸口尚应指，余曰："此少阴寒证，肾脉循喉咙，散舌本。"经云：肾气厥，不至舌。今寒极于下，阳气不升，致喉无音，惟救病人，不能顾胎矣。病家唯唯，遂以四逆汤加桔梗，大剂灌下，片刻音出，再剂痛止，手足回温，脉亦渐出。第五日果胎堕而产母无恙。若徘徊瞻顾，产母不救而胎何能独存乎？

许蔚南兄令眷，暑月因食瓜果，得太阴伤寒，至第七日，迎余往真州，时当酷暑。诊其脉，数大无伦，重取无力，乃虚阳伏阴之脉。烦躁席地而卧者五日矣，身发赤斑，目赤畏亮，口渴频欲冷饮，复不能饮。前医不识夹阴，误为中暑，投以香薷，以极阴极似阳。余因其怀孕六月，姜、附未敢即投，初用温中平剂，又属女病，不能亲视病容唇舌，脉大而虚，亦似暑证，恐热药伤胎，先以井底泥敷脐，以试其里之寒热，便投温剂。甫以泥沾腹皮，即叫冰冷入腹而痛，急令拭去。余曰："此真病状也。"遂用茯苓四逆汤：茯苓三钱，附子二钱，干姜、人参各一钱五分，甘草五分，令煎成冷饮，余方撮药，病家惊畏而哭，谓："人参、附子尽剂也，倘不效，奈何？有孕在怀，即药效，胎将奈何？"余曰："经云：有故无殒，有病则病受，不伤胎也。"正在迟疑，吴中壁兄曰："此，吾女也，年少可再孕。"接药加参，煎成立令服下，五日未寐之病人，得药便睡，醒则登床，再剂斑消热退，熟寐半夜，次日余辞曰："药效矣。"病未除也，尚须药六日，倘畏热，予告去矣。病家云："药虽效，而附子、干姜必致堕胎，汝去谁为先生任过耶。"因留七日，每日人参五钱，附子四钱，干姜、白术三钱，甘草一钱，服六日，胎不堕，而病回后，足月产一女，今成育。

吴云翼兄秋杪赴席，夜归已寐，半夜后寒战，呕吐汗多，次日微发热。他医作阳证伤寒，用汗法，汗后热愈甚，反增身痛腹疼。三日后就诊，脉细紧，身无大热，因思酒后已寐而病作，寒战不热，呕吐汗出，此病从中发，寒邪在里，不在表也。因药汗也，而身反疼，岂非误汗乎？初以桂枝理中汤解肌温里，二日不效，至阴即转少阴，而现亡阳烦躁，狂呼抚几而立，不能卧床，少腹急痛，肉瞤筋惕，两足厥冷。急用四逆汤加人参三钱，夜投三剂，至四鼓方躁定，登床得寐。次日，夫妇悲泣畏死，余慰曰："昨夜应死，今日不死矣。"改用真武汤加人参二钱。六日后，方能坐于床，后用理中汤加减调治，半月方愈。治病须意会表里阴阳，此寒霍乱，初治即当用理中汤者。

吴骏声大行令正，因经行半月不止、腹痛相召，至诊其脉，则弦紧也。予曰："此非血虚之脉，必因经血虚而寒袭之也。其证必头痛身疼，发热呕逆。"询之果然，初以桂枝、细辛、当归、赤芍、炮姜、二陈之列，不应。邪因药发，渐增寒热头痛，胸膈胀满，呕哕不食，脉犹弦紧，全见厥阴经病。用当归四逆汤，加干姜、附子、半夏，表里双温，续续微汗，表解。因经行既久，血海空虚，邪乘虚而入血室，夜则妄见谵言，寒热混淆，胸中热痛，口干作渴，小便涩痛，煎剂用当归、赤药、桂枝、木通、吴萸、附子、干姜、人参、甘草，兼服乌梅丸三十粒，以治烦热、便痛错杂之邪，随病机之寒热而圆活治之。两月后，经水再至，方脱然而愈。

戊寅年九月杪，余年六十一矣，又染时疫，初则巅顶微疼，夜则两腿酸痛，次日即呕哕，午后寒热似疟而无汗解，夜半热退，邪气混合三焦，难分经络。若六七日不得汗，势必要死。预召门人熊青选授以治法。而脉弦紧无常，寒则细，热则数，漫无专经，惟以初病巅疼，作厥阴病治。用桂枝、细辛、赤芍、半夏、姜、附、吴萸、人参、甘草解肌温里，如斯五日，病不减而增剧。至六日，中夜寒热不得汗，烦躁欲死，与门人商之，余非邪气实不得汗，乃正气虚不能汗也。以人参三钱，生姜三钱，仿露姜饮法试之，煎服颇安，渣再煎服，有欲睡之机，而胃中饥甚，索米饮，家人见热甚不与，余勉起床，取糕数片，索汤，家人不得已，与汤一碗，将糕泡化，尽食之。觉胸中泰然，就枕片刻，即汗出，自顶至踵，衣为之湿，至五更汗方敛，次日即全解矣。经云：汗生于谷，良不诬也。以此征之，时疫邪不传胃，不能尽绝谷气。

辛酉仲夏，予迁郡城之次年，其时疫气盛行。因看一贫人斗室之内，病方出汗，旋即大便，就床诊视，染其臭汗之气，此时遂觉身麻，而犹应酬如常。至第三日病发，头眩欲仆，身痛呕哕外，无大热，即腹痛下利，脉沉细而紧。盖本质屡弱，初病邪气即入少阴，脉证如斯，不得不用姜、附、人参以温里。如此六七日，里温利止而疫气遂彰，谵言狂妄，胸发赤斑数点，舌苔淡黄而生绿点，耳聋神昏，脉转弦数。此由阴而出阳，必须汗解之证也。病剧回真州，诸医束手不治，适山紫家叔来探问，数当不死。余忽清爽，细道病源，谓："非正伤寒，乃染时疫。缘本质虚寒，邪气直入少阴，服参、附里气得温，逼邪外发，但正气甚弱，不能作汗。今脉弦耳聋，邪在少阳，乞用小柴胡汤本方加人参三钱，必然取效。"山紫家叔遂照古方，一味不加增减，而入人参三钱，一剂得寐，再剂又熟寐，夜又进一剂，中夜遂大汗至五更，次日即霍然矣。继服人参半斤始健。

巴绣天主政，隆冬檐际脱裘，易近体之衣，觉受寒，尚不为困，本夜又梦遗，次日即寒战头痛，发热腰痛，脉反细紧。病属阳证阴脉，幸脉但细而不沉，犹有头痛身热，乃厥阴表证。用当归四逆汤温里散寒，以桂枝、细辛、赤芍、附子、干姜、半夏、茯苓、甘草，姜、枣为引，因有急务，遂昼夜四剂，三更得汗，五更即乘舆远出，自为无恙。次日即饮酒茹荤。三日回家，午后又寒战发热，更增呕吐痰涎，仍用前剂。夜半得汗，热退而解。次日又复乘船远出，于路寒战发热，吐泻腹痛而归，自称"疟疾"。余曰："非也。疟之为病，必受邪于半表，蓄久而发。此证先日受寒，次日即病，脉不浮弦，继非疟疾，乃厥阴表证而兼里病也。"仍用前剂，因增腹痛下利，脉变细紧无力，加人参以固里，则寒轻汗少。四剂，寒热下利皆减。如斯三四日，寒热顿止，呕泻皆宁，姜附药服至十二日，退用当归四逆汤本方，去细辛而加参术，温补匝月而康。

瓜镇卞祥生七月外感内伤，午后潮热，天明汗出而解，前医误认阴虚，更劝其加餐肉食，至七八日食塞胸中，药饮难下。招余往诊，其脉细数，俨似阴虚，重按则滑而有力，此外感轻而内伤重也。用仲景泻心汤法，以柴胡解外之晡热，以黄连、干姜、半夏、枳实泻胃中之湿热，但中宫胶固，恐发呃则难治。其夜果呃，次日更加干姜，七八日胸次方舒，食滞出胃，然后以小承气汤两下而愈。计断食十二日，盖此证脉细，乃食结中宫；下午发势，乃阳明内实；五更盗汗，乃湿热熏蒸。三证非虚而是实，若以脉细误认为虚，不以滑而有力为实热，岂不再误耶？

程靖宋兄就诊于亲家李宅，尚能强步，但称左胁痛甚，已四五日矣。诊其脉，弦紧而细，两手清冷，面色纯青，咳嗽则痛引头胁。此寒中厥阴肝经，须湿经散寒，痛方得止。用桂枝、细辛、当归、赤芍、吴萸、干姜、半夏、甘草，二剂痛减，再剂加附子，遂大汗而痛除。又二剂，又汗而痛全止，但少腹微痛，似动气之状，三四日通夜不寐。幸不烦躁，脉则细涩无力，此必两汗亡阳而不寐也。仿大青龙误汗法，用真武汤去白术，加人参、当归，易炮姜，加肉桂，收阴摄阳。如此五六日，方能熟寐而愈。此乃厥阴病，惟用桂枝、细辛，尚汗出亡阳，几至危殆。若少阴误汗，更当何如哉！

全椒胡子任寓王东木兄宅，二月上旬，舟中受寒，即中阴经。王兄知医，自以桂枝、姜、附治之，暂减。因无发热头痛，病者漫不为意，饮食不节，酒肉无忌，致邪不解，如此半月，坐食时忽不能起立，遂困卧于床，渐变神昏谵妄，舌黑而干。迎医治疗，不识寒邪入里，食满胃中，误以舌干谵妄，认为前服热药所致。因身有红影，遂作斑狂，初用生地黄、玄参、麦冬、石膏、升麻、黄连，不效。益加犀角、大黄，如斯三日，大便不动，而病愈笃。前医自逊不辨何证，易余诊视。脉则一息二至，似雀啄之象，证则舌干而黑，身痛不能转侧，口不能言，余辞不治，因告之曰："此水极似土，《内经》亢害之证也。今舌干不渴，阴也；脉只二至，阴也；谵妄声低，乃为郑声，阴也；身重痛，不能转侧，阴也；夜则谵妄，日则但寐，阴也。身有疹影，乃寒极于内，逼阳于外，阴斑也。具此六阴，其舌干黑者，乃寒极于下，逼阳于上，假热也。因一假热而弃六阴，悖谬殆甚。"王兄力嘱，勉用附子、人参、茯苓四逆汤，五日脉起三至，身轻能言，稍有生机，至六日真阳欲绝。夜汗三身，遂肉瞤筋惕，脉脱亡阳，乃苦寒结阴，大便冷秘，竟成脏结，药难下膈，又延六日而殒。前方于长舌干齿燥，用四逆汤而愈，以此证之，诚误治也。存为舌鉴。

余青岩广文令眷，年近三十，夏初得时疫伤寒，初起不恶寒，但发热、身痛、目赤，用败毒散，二日微汗而热不退，延至六七日，身发稠密赤斑，狂乱谵语，声变北音，发则不识人。似属阳明热证，但脉细如丝而弦紧，口虽干而不渴，有议用凉膈化斑者，余以脉为主，作时疫阴斑亡阳危证。幸程至飞团弘春，定议金同，主以真武理中合剂，重用参附者五日，阳回斑散，始克有生。此余致恭同道家媳，因自知医，故弗疑而治效也。

以上出自《素圃医案》

王三尊

梁妇，二十余岁，生产半月。夫患疫，即日夜服劳。夫方愈，便卧疫。一医见腹泻口渴，于止泻药中加黄连一钱。滞与疫俱闭愈甚。复延予治。见其面黄体弱，又兼产后劳碌，定属虚证，但胃口痛满欲吐，夜间恶寒无汗，此少阳风寒夹滞不出，而兼时疫也。脉在虚实之间，舌无苔，思热饮，以小柴胡汤合达原饮一帖，下稀粪四五遍，觉少快。又进一帖，恶寒止，汗渐出，但腹胀满终不愈。前方加枳、桂、青皮、熟军一帖，觉下一物，愈大半。又小其制一帖，觉全愈。服药四帖，共行二十余遍，并未用补收功。康僧子，年二十，未娶。素无痰，同时染疫，脉弱，舌润黄影，膈间微痞。于舍脉从证，以大柴胡汤微下之，自七日自汗，舌黄退，身仍热，不安静，身现隐隐红疹，脉愈弱。予思内外俱通，脉当出而愈小者，真虚脉也。身热疹现者，虚火炎也。再视小便已如象牙色，予令速进稀粥，渐愈。若断以先见，则梁妇决当虚，而康子决当实矣。孰知反是，是知无意无必，方为尽善之道也。

按：二证喜年少，故痊。梁妇未有不虚者，但虚少实多。因年少，犹能当消伐之药。实去而虚证未现，故愈。康子虚多实少，故实去而虚证即现。因年少，未至虚脱，幸辨之早，速进稀粥救之。二证若系老人，则亡阳而死矣。

予昔糊口海澨，时六月，渔船往海取鱼，适雷雨大作，渔人皆着单衣，感寒者十中八九。予舍时从证，尽以麻黄汤加减发汗。有周姓知医道。窃议之。见人人尽愈，诘予曰："六月用麻桂有本乎？"曰："医者，意也。仲景必因病立方，且随时定剂，有是病，便服是方，焉可执乎？盖汪洋万里，雷雨大作，寒气不异冬月。况着单衣，感寒为何如哉。故予尽以麻黄汤加减，取汗而愈者，意也，即本也。若必事事亲见，方为有本，则日亦不足矣。"

伤寒时疫舌苔黄者，胃实可下，燥者胃将干，急下之。黑者，胃已烂，不可治。姨兄徐芝三，屡食角黍复感寒，舌苔黑而厚，光如京墨。然不燥，犹能伸缩，脉滑数有力，人事清楚。论舌则不可治，论脉与人事则可治。遂以白虎汤合小承气汤治之。少顷自汗，继以大便而愈。胃既不烂，舌何以黑？妙在黑而光，且不燥，故胃未烂耳。此又舌苔之一奇也。细忆所验诸舌苔，或白、或黄、或黑、或灰色但厚者，皆系实证。稀而流者，虽实亦虚证也。润以茶水，虽干而能伸缩者可治；不能伸缩者，不可治也。舌干下后津夜不生者，亦死证也。虽然于不可把握之中，而实亦有把握之机在焉。若非阅历深久，何能知此？

先兄，痢初愈感寒。脉小数而弱，时恶寒热，微汗，予以为虚。时予初业医，不敢专，请他医兼视。先兄过饮香瓜汤，医视舌黄，误认为苔，惟以无参小柴胡汤，反复治之而毙。死之时，遗言请明，医方悔为虚证也。哀哉！

十三总族媳，感寒四日汗愈。会大风雨垣颓，复感寒，至八日方延予视。舌白干苔而短，谵语，唇裂，口内全无津液，不渴，胸下微痛而软，四五日不大便，小便尚有。左脉欲绝，右脉豁大。予思舌干当黄当渴，今反白而不思饮者，气虚液槁也。舌燥谵语，脉当沉数，反豁大者，亡阳之渐也。唇裂者，亦虚火泛溢也。虽小便尚有，本属虚证，无实火，不得以此断为可治之证。种种虚证，虽四五日不大便，胃口微痛，敢下乎？纵欲治之，亦系生脉散。凡遇贫而且愚之人，不可令其服参，予令彼另延高明，不二日而卒。

张妇，春初感寒，表未解。一医用三黄石膏汤四五帖，转增危困。至十二朝，方延予视。

左脉甚弱，右脉少强，皆微数无力。舌干无苔无刺，全似津液不生之虚干舌。接胃口微痛，不按则不痛。三日前曾食饭一碗，病初泻下数行。问其病情，耳聋不知。若以脉与舌断之，证属不治。然年少素无他疾，不当有此虚证，且神情不乱，予舍脉舌而断之以理，以小柴胡合小承气汤与之，未愈。转治于蒋天邑，天邑以予方加倍一服全愈。前潘国彩有此舌而下愈者，乃膏粱善饮之人，必有痰饮，故有此舌也。此乃藜藿之妇，疾饮何来？想因过服凉药，凝伏太甚，火气不能上达于舌耳。彼脉大而有力者，因误服热药；此脉小而无力者，因误服凉药。然外有寒热之殊，其内伏火则一，故皆脉数舌干，攻下而愈也。

　　缪端生，年五十余，季秋初旬感寒。自以三合汤解表，遂时时汗出。脉不数，重按全无。舌微白，微渴，人事清楚，矢气不臭。但胃口饱闷，咳吐胶痰。旧有头痛证，痛作无时，汗出则愈。然已过经，外感全无，乃痰厥头痛也。痰厥时，则经络壅塞。汗出，则经络少通而痰下，故愈。因其年高，且脉证皆虚，虽胃口饱闷，不敢用承气汤。予以平胃二陈如枳、桔、蒌仁、射干、熟大黄与之，数帖咳止，而饱闷如常。大便不通加玄明粉二帖，亦不通。改用滚痰丸四钱，下白物阔二指、长二指者两块。又服三钱，下痰滞甚多。但小便清晨仍赤，时欲昏去。恐虚脱，只得令进稀粥。然不大饿，大便复半月不通，腹中攻注，始终矢气不臭。导以蜜箭二条，出结粪十数枚。仍用熟大黄、槟榔、枳壳、玄明粉等，连服二帖。再导蜜箭，方下薄粪。腹中攻注终不清，复零进滚痰丸两许，下厚痰数碗。胃中尚有硬处。然痰无尽攻之理。以六君子汤合三子养亲汤重加花粉，直服至小便白，方用归芍六君子汤调理。平时尚有微汗，至十一月二十五日冬至时，已卧床八十天矣。于二十二日，忽大汗三昼夜不止，至冬至日方止。浑身俱发青点，大小不一，复延余视。予问食量并内证何如，彼云："一宿可食七顿，每顿食粥二小碗，余证并无。"予答不必服药，亦不必往视，当自愈。后果俱结薄痂而愈。此因正气已充，兼之天地一阳之气来复。而平时因痰壅滞之物自出，即前汗出头痛则愈之义也。共约用生熟军三两、元明粉一两、滚痰丸三两，下数十行，去胶痰结粪一大盆。此证脉证皆虚，惟胃口饱闷，腹中攻痛为实，总缘痰证多怪证怪脉也。然痰证每多人事不明，而此反清楚；久病大汗不止为亡阳，而此却发斑。青斑为胃烂，而此反属病愈。种种奥理则又非浅识所能解矣。

　　朱笠庵，感寒，屡用发表清里药不愈。脉乍大乍小，数而无力，谵语，舌黄燥，遗尿，大便秘，欲饮滚热茶。时予初习医，因脉虚热饮，不敢再进寒凉消伐之剂。远延两名医，一与以连理汤，一与以六君子汤，愈剧。后不服药，只频饮松萝热茶，数日后渐觉清明。自主以承气汤，下胶粪一遍，遂渐愈。是知脉虚者，屡用发表，中气虚也；思热饮者，滞化为痰，中气弱不能利痰，故借汤之暖，以运荡之也。遗尿者，心移热于小肠也。标虽虚而本却实。故现舌苔不黄，仍归攻下而愈也。

　　康华之，深秋感寒，首即呕吐，继而干呕数声，出黏涎一口。自用发表清里药一帖，汗后不解，至七朝方延予治。予诊右脉小数而弱，左脉差强，寒热往来，胃中微胀，身热无汗，少渴，舌白苔。予以小柴胡汤加枳、桔、蒌仁一帖。恶寒止，余证不减；前方加二苓、泽泻亦不效；去二苓、泽泻，加熟军、青皮、槟榔，服时暂快，药过如旧，亦下稀焦粪。因素无结粪故也。且又不合硝黄，予意乃善饮之人，胃中素有胶痰，非汤药所能下。初系瓜蒂散证，此时已不可吐，以滚痰丸三四钱，下胶物四遍，遂脉出，呕止，汗出而愈。按呕家有发表、利水、和解、攻下之不同。然攻下系汤剂，此证若泥古法，直待舌苔黄燥，方以硝黄涤荡，反成九死一生之证矣。

表侄缪丰城，夏月疟转感寒，服他医药数帖，不效。余诊六脉皆弱，舌黄燥苔，中一线已黑，犹寒热往来，时有谵语，胃脘不硬不疼。余以舌苔为凭，且年少，体健，未娶，舍脉从证，以大柴胡汤下之。所下薄粪二次，蛔数条而已，证犹不退。因脉下后仍小，不合白虎汤，以小柴胡汤加犀、连等，疟渐转轻。但疟来时，舌犹干燥，共食西瓜五六十枚。凡服凉药与西瓜则汗出，先自额鼻微汗，每日汗渐下出一次。十余天方汗至足而愈。此证想因误服麻、桂，以致津液干枯，证变阳明而少阳疟邪终不出也。病愈后，诊脉如前，方知乃先天弱脉也。

以上出自《医权初编》

陈念祖

病因发表过多，致津液内竭。血不荣筋则故手足拘挛而痛，大小便艰涩。拟用逍遥散加味。

柴胡一钱　大熟地三钱，炒　枸杞子一钱，炒　炙甘草八分　白术一钱，土炒　白芍一钱五分，酒炒
当归身一钱五分　黑山栀一钱　粉丹皮一钱　白茯苓一钱　钩藤一钱　煨姜五分　薄荷五分
水同煎服。

少阳为病，法有汗、吐、下三禁。今因误下之后心烦口渴不呕，胸胁满而微结，小便不利，兼有寒热往来，头汗出。是邪郁于经，不得外泄故也。表证未去，仍应汗之为宜。

柴胡四钱　桂枝一钱五分　黄芩一钱五分　炙甘草一钱　瓜蒌根二钱　干姜一钱　牡蛎一钱
水同煎服。

邪伤太阳，病在寒水之经。头痛项强，发热无汗，心下痞满，隐隐作痛，小便不利。乃膀胱气化不行，营卫失调。是以不能作汗，此为太阳变证，宜从下焦施治。

白术三钱　白芍三钱　白茯苓三钱　炙甘草二钱　生姜三片　大枣四枚
水同煎服。

病后气血多虚。因不慎房事，真气益损，余焰复炽，致头重不举，小腹拘急而痛，脉沉足冷，是名色复。证属匪轻，姑用当归四逆吴萸汤合剂，并加烧裈散主治。

当归身三钱　桂枝三钱　白芍药三钱　炙甘草二钱　细辛三钱　木通二钱　人参二钱　吴茱萸二钱
生姜三片　大枣三枚
上药水同煎服。另取妇人裈近前阴处，剪下烧灰为末，开水调服二钱。

两耳左右为少阴之部位，今耳后结核肿疼，系伤寒遗毒清解未尽，致邪结于少阳之经。兹用消散之剂加以补托之品，盖为病后气虚而设。

柴胡一钱　前胡一钱　白茯苓一钱　生甘草五分　连翘一钱五分　金银花一钱五分　当归身二钱　黄芪二钱　羌活一钱　独活一钱　川芎一钱　枳壳一钱，炒　桔梗一钱　赤芍药一钱　牛蒡子一钱　象贝母二钱　防风一钱　薄荷三分　生姜两片

水同煎服。

以上出自《南雅堂医案》

中神琴溪

一男子，太阳与阳明合病，下利。强汗之，流漓不禁，七八日，而四肢微冷，目中反如澍朱。或有知识者，来访之，则必琐琐口，演已之遭状，忽焉言天言，神恍惚如不从臆出者。医以为心虚，与真武汤。其夜耳聋舌强，病势弥逼矣。先生诊之沉迟，舌苔黑，腹燥屎，与之大承气汤。帖重六钱。未毕一帖，利反止，撮空妄言，烦热如烧，复与前方三帖。重同前。从亥至卯，不知因作生藕自然汁兼饮之，与前方。凡十余帖，下燥粪及黏黑物，且发汗浸衣被，而前证徐稳就睡。居十余日，诸证大退，唯心下烦满，食不进，更与小柴胡汤，三十又余日复故。

《生生堂治验》

程文囿

郑鹤鸣君平之流，冬月适患伤寒，初起寒热身痛，不以为意。延挨数日，陡然肢冷脉伏，肌肉青紫，面赤烦躁，呃逆频频。请同道曹肖岩翁诊视，询知系欲事后起病，以为少阴下亏，寒邪乘之，逼其真阳外越，与六味回阳饮，服之不应。势已濒危，邀予商酌。予曰："景岳回阳二方，皆能救急，其中尚有分别。夫寒中阴经，审其阴阳俱伤，而病尚缓者，则从阴阳两回之法。苟真阳飞越，重阴用事，须取单骑突入重围，搴旗树帜，使即散之阳，望帜争趋。若加合阴药，反牵制其雄入之势。"定方单用姜、附、参、草四味，煎令冷服。外用葱艾炒热熨脐，老姜附子皮煮汁蒸洗手足，于是一昼夜厥始回，脉始出。惟呃未止，每呃必至有声，知为肾气上冲，于前药中参以熟地、枸杞、五味、丁香，摄纳真元，诸恙渐减。改用右归饮，与服二日，口辣舌燥。投六味地黄汤，浮阳顿来。复为调理脾胃，及脾肾双补而起。

族兄奏韩，年逾四旬，外腠内亏，邪乘虚入，寒热咳嗽，头身疼痛，脉大无力。予初投温散不解，转用补中益气汤加姜、枣辅正托邪，语其侄曰："令叔病候不轻，慎勿泛视。"旁人以为病轻药重更医，漫不为意，迁延数日，势渐鸱张。延同道余朗亭先生诊治，不肯立方。既而曰："程某现在比邻，胡不邀来同议。"乃复相招。观其病状增剧，面红目赤，舌黑唇焦，神识昏乱，脉息豁大空虚，势欲内陷。因与余君商以壮中温托，仿六味回阳饮方法。无如渠家皆系女流，其侄少不谙医理，或谓烦热若此，再投姜附，必致逾墙上屋。故此迟疑，药不敢服。又复因循，病势更剧。再请余君不至，阖家仓皇。其侄偕鲍履平兄来舍恳治，并乞扎邀余君。予为作书，余君始至。宾朋交集，时金若融兄在座，私谓予曰："子可尽力举方，服药之事，吾能任之。"复与余君斟酌，仍用前方。融兄俟药煎熟，面督复下。次日神采稍回，脉象渐敛。方除炮姜，加枸杞、山萸，又服一剂，热退舌润。再将附子分两减半，加杜仲、山药。继进大补元煎，两月始康。

荔翁年逾强壮，冬月重感寒邪，诊脉细紧，见证寒热无汗，头疼体痛。初投附子理阴煎，汗发不出。复诊方加人参、麻黄。翁曰：麻黄性悍，驶不能御，吾质素弱，恐不可服。"予笑谓曰："他人之麻黄或不可服，予之麻黄放心服之，盖医当论方，不当论药，若以此加入表散药中，则诚驶不能御，今合补剂，有人参、熟地监制之，虽勇过孟贲，亦难肆强悍之性矣。古人用散法有皮毛肌肉血脉筋骨之殊，峻散平散温散凉散之异。至于阳根于阴、汗化于液、云腾致雨之妙，独景岳先生得之。其所制理阴煎，及麻桂饮、大温中饮数方，真可称长沙之功臣，而补其所未备也，况理阴煎方后有原加麻黄之法，又何疑耶？"翁信予言，一服汗出而解。

李某患伤寒发热，下体如冰，脉息沉细，饮沸汤犹不知热，阴寒脉证悉具，药当从温无疑。然视其舌色如朱，方书云：舌见纯红热蓄里，与证不符。因其病初起，凭脉用药，先与小剂理中汤，探之无碍，随用重剂六味回阳饮，数服病痊，舌色亦退。为详其故，殆所谓肾水凌心，逼其心阳外越者欤。

农人某，患伤寒数日，寒热交作，自汗如雨，就予诊治。脉虚神倦，视其舌苔白滑，分开两歧，宛如刀划，考《己任编》中有阴证误服凉药，舌见人字纹之语，阅前方果然，予辞不治。渠恳拯救，先与六味回阳饮服之有效。继进左、右二归饮数剂，舌苔渐退，诸恙续痊。

陈某子病愈后，其妇忧劳传染。初起头疼寒热。予与香苏饮，一服汗解。旋又劳复发热，口苦耳聋，兼值经期，恐其热入血室，酌以柴芩煎，加生地、赤芍、丹皮，热犹不退，更加面赤舌黄，谵语脉数。予曰："邪犯少阳、阳明也。"仿生生子小白汤，炒黄芩换生黄芩，加竹叶、灯心为引，并语某曰："予适有事他出，倘明日迟到，可请胡君商之，或照原方先服一渣亦可。"次日午刻予归，渠已着人相促数次。急造其庐，其泣曰："病大变矣。"问其何状，曰："昨日服尊剂，夜来烦热不眠，今早忽咬牙闭目，昏厥遗尿。已请胡君斟酌，并照原方煎服一渣，迄今不转奈何？"予曰："昨病虽重，然已加增药味，即不应验，亦不至此，岂更服他医药欤？"某曰："小儿病承救活，深为感佩。今且专心倚仗，曷敢易医。"胡君恍然曰："往日市药，吾未之阅，今早阅剂内生黄芩，药店错发生黄芪，比令换去，得无昨剂中误服黄芪耶？"因验昨倾之药渣，果然。予曰："此病受邪本重，前药悉力驱之，尚不能解，误服黄芪将邪热补住，内攻心包，迷塞窍隧，故致变若此。惟有急泻心包之热，通窍避邪，庶有生机。"拟导赤各半汤，除人参，加银花、金汁，外用紫雪点舌。饮药至暮，神采略回，连投四剂，浸有起色。惟神呆耳聋，时多妄语，易以服蛮煎，两服神明稍清。后用养阴定志之品，月余始平。是役也，使非胡君验明药误，在病家必归咎于医，而医亦不自知其故矣。识此，凡治重病，所市药剂，医须亲验，不可忽也。

董千云卖花为业，年逾四旬，外状丰腴。冬月患伤寒，脉沉细无力，证见寒热烦躁，头身疼痛，面红目赤，舌吐唇外数寸，病来势暴。询因房劳感受寒邪，逼其虚阳外露，即格阳证也。方定六味回阳饮，令其煎成冷服。无如饮药旋呕，并吐蛔虫，躁扰如故，甚为踌躇。其母跪求救治。勉取前药半盏，冲入猪胆汁数匙，试服不呕。良久又与半盏，夜间尽剂。晨诊躁象略安，舌收吐止，仍照原方再进。次易八味地黄汤。时届九朝，忽口噤不语。十一二日，又寒热如疟。有从外感起见者，予曰："温中即可以散邪，强主正所以逐寇。"力排众议，坚持数日，稍见转机。此后尚多枝节，极力扶住正气。守至两旬，寝食虽安，神采欠爽。因思前病重时，只图固正，未暇驱邪，温补药多，未免留邪闭窍。曾记方书论伤寒时疫，愈后神识不清，有属邪滞心包之语。与服蛮煎两剂，神明顿清，续为调理而痊。

许妪冬月病伤寒，寒热头痛。医投疏表和解不应，渐致昏谵口渴，更进芩、连清之亦不应，便秘经旬，用大黄亦不下。予初望其面赤烦躁，意属阳证。及切脉细涩又疑阳证阴脉，思维未决。因问其汗，自病起至今未出，扪之肤槁而枯。予曰："是矣。"且不立方，姑先与药剂，有验再商。幸彼农家，不谙药性，与药即服。次日往视，面红稍退，烦躁略平，肤腠微润，予曰："生矣。"疏方付之，乃大青龙汤也。又服一剂，更见起色，转为调理而安。渠族人佩之兄与予善，亦知医理。问曰："君治此病，殆有神助，不然如斯重候，何药之奇效之速也。"予曰："仲圣云，太阳病不罢，面色缘缘正赤者，此阳气怫郁在表，其人躁烦，不知痛处，但坐以汗出不彻，更发汗则愈。何以知之？脉涩故也。"子能参悟此篇，自知此病之治法矣。

以上出自《杏轩医案》

李炳

黄解元，承吉之叔父，病伤寒。有叶生者，治以姜、术而烦减。将服附子，翁诊曰："胃热敛于脾，故减耳。更温则脾烂矣。服大黄生，服附子死。"叶不能争，投以大承气，两目珠戴入于脑。翁曰："热纵也。"又下之，目珠出而颈软，头不能直。翁曰："热遁于足太阳。"加滑石、甘草，下之愈。叶生乃服。

江鹤亭之弟心培，病伤寒，烦甚。服清凉之品未已，医议下。翁诊曰："病为格阳，服附子生，服大黄死。"服附子，狂走，目眦溢血。他医悉谤翁。翁曰："寒竟也。"力任其治，倍附子，加人参。服之愈。

翁幼年从师学。师治一伤寒，曰身如负杖，阴证也。治以姜、附，不效。师辞不治。翁窃视之，治以大青龙汤。明日愈。

以上出自《李翁医记》

齐秉慧

曾治王卤臣感足太阳膀胱，足阳明胃两经合病。医家不知分经，用桂枝葛根以合解两经之邪，以通套方药，胡乱杂投，以致两经之病之邪，袭入手太阴肺经。肺主皮毛，统一身之气者也。气通则汗出，气闭则汗壅，是以气逆发喘，未得大下而兼发黄。且手太阴肺与手少阴心膜属相连。若药再误，其注肺经之邪直攻心脏，形如烟熏，发直头摇，竟成心绝之候。正如足太阳误用葛根，即领其邪入阳明之例耳。不然伤寒之邪，过经不解，蕴祟日久，不过袭入厥阴心包已耳，岂有直攻心脏之理哉！吾用柴胡清外邪，大黄荡内热，麻黄发肺邪，杏仁下肺气，甘草缓肺急，石膏清肺热。煎服一剂。得大下，喘止黄退，而思饮食。继以养营清补，调理两旬而安。

曾治王玉珏，未发谵语，外见头眩嗜卧，身重恶寒，便泄不渴，夜间发热，渐加大热，不恶寒转恶热。掀去衣被，扬手掷足，身渐出汗，渐至大汗，其势方解，明日亦复如是。医经半月无效，予细察之，果何证也？将谓阴盛格阳于外耶？亡阳之证无此大热。将谓三阳之表热耶？并无头项腰背骨节疼痛及耳聋口苦等证。且未见烦渴饮冷，白虎非所宜也。以此而论，定为热结旁流矣。不烦渴者，乃为结燥隐匿肠间，不在胃腑，故不能耗其在上之津液也。吾用黄芪、白术、炮姜、附子、半夏、故纸，重加大黄，一剂而下燥屎二三枚，是夜不发热矣。于是方中去大黄，数剂而全愈。

曾医继唐魏舅氏，善人也。身举孝廉，形体素丰，谦恭仁厚。自谓六十后，多食则胀闷。今年七十有三，目精不慧，近视不明六七年矣。乃一日午膳后，县尊请商公事，时当酷热，过劝绿豆粥一碗，是夜下利数十次，不能起床，起则眩晕。明早诊视，按之六脉沉细而微。其粪内带清水。愚曰："此太少二阴鹜溏之证，而兼陷暑邪也。虽有外邪，不可清解，法当大补中气，扶脾固肾，温经御邪，回阳止泄，方可无虞。"乃用芪、术、芡实、怀山各八钱，胡巴、故纸、苡仁、半夏各三钱，炮姜、附、桂各一钱，砂仁、白蔻各七分，连进五剂，而下利稍减，再进十剂仍然昏沉。又服十全大补汤十剂，病微退而精神渐爽，饮食亦进。但四肢无力难于转侧，利微下而卒不止。又与人参养荣汤十剂，虽然起床，不能久坐。但见皮肤光泽，身轻易于转侧。又与理脾涤饮十剂，是夜不安，烦闷之甚，愚意日久虽在下利，而未见粪。更见胀闷不安，以此察之，定为热结旁流矣。遂以参芪附子汤加桔梗一钱、大黄二钱，服之不安。又用麸面炒熨，夜半稍安，次早复作更甚，自觉腹中气壅，十分危急，其间予为舅氏调理五十余日，往返在二百余次，晨夕焦劳，又令前汤再进，炒麦面再熨。自云目中出火，其心欲落，急令扶起，挣下一物，其状如茄子，不软不硬，良久病去如失。自出中堂，即进饮食，言语如常，随即剃头，见须发内长出一层黑发，约长数分，公闻之而喜曰："我之病难望保余生耳。今何以病愈而长黑发，目睛复明，竟能视细字乎？神哉医也！此后之寿而康。皆赖吾甥之力也。"赐酒浆脯醢领谢，孔方十万却之。

曾治张太来之妻，寒热间作，口苦咽干，头痛两侧，默不欲食，眼中时见红影动。其家以为雷号，来寓备述，予曰："非也。此少阳腑邪溢于肝经。目为肝窍，热乘肝胆而目昏花也。"予用小柴胡和解少阳。加当归、香附宣通血分。羚羊角泻肝热而廓清目中。不数剂而愈。

曾治肖以德患阴寒，面白肤冷，青紫成团，见于足而足不能移，见于臂而手不能举，见于腮而口不能言，且牙龈冻冽溃烂。然时而心悸，昏眩欲绝，此为阳虚阴盛并见也。吾以生熟附子并用，更加参、芪、茸、术以固其脱。历两旬而愈。

曾治肖万有患伤寒发狂，弃衣而走，不避羞耻，登高而歌，遇岩而跳，詈骂呼号，终日惟思饮水。其友请治，以祛热生胃汤，用石膏三两、知母三钱、人参五钱、玄参三两、茯苓一两、麦冬三两、车前五钱，煎水十碗。一日灌完。是夜狂定，明日亦如前法一剂。明夜而口渴减半，又明日亦如前法一剂，而口渴方止，火亦顿息。乃改用四物汤，重用生地一两以保护元阴，滋养肝血而愈。前方妙在石膏，知母以泻胃火。人参以生胃气。玄参去浮游之焰。麦冬生肺中之阴。茯苓、车前引火下行于膀胱，从小便而出。且火盛者口必渴，口渴必多饮水。吾用茯苓、车前二味，以分消水湿，则水流而火自随水而散矣。方中泻火，又不伤气，较胜于白虎汤。予常以此治火热发狂，或汗如雨下，口渴舌燥，或起芒刺者，即奏奇功。但要知病之轻重，而斟酌乎用药之轻重，庶不致误耳。

曾治黄大元患伤寒，吐利交作，四肢逆冷，又加烦躁，饮食不进。来寓求治。予以奠安汤。用黄芪二两以代人参，白术二两，肉桂二钱，丁香二钱，故纸三钱。水煎灌之，立即救危。此方用黄芪以救胸中阳气之绝。白术以救脾胃之崩，实有致效。丁香止呕。肉桂温中又能止泄。故纸收固肾气，救中土之危亡，奠上下之变乱，转生机于顷刻，杜死祸于须臾。若有真正官参，十人可救九人活也。

曾治杨子宽患阴寒直中肾经，面青鼻黑，腹痛欲死，更加囊缩。促骑告急。予曰："死亡顷刻之证。治之少迟，必一身尽黑而死。"急与之救亡丹。用人参五钱，白术二两，附子一枚，干姜三钱，肉桂五钱。水煎急与之服。一剂而效。此证全是一团死气现于身之上下，若不用此等猛烈之大热重剂，又何以逐阴寒而追亡魂，驱毒气而夺阳魄哉？故人参少用而桂附不可不多用也。然而白术又何以多用之耶？不知白术最利腰脐腹痛欲死，非此不能通达，故多之以驱驾桂、附，以成其祛除扫荡之功，而奏返魂追魄之效耳。

曾治王尚贤患阴寒直中肾经，心痛欲死，呕吐不欲食，下利清水。其兄求治。予曰："乃弟病犯不治，寒邪犯心，脾胃立绝。此时药缓不济事，速以针刺一下于心窝穴，出紫血少许，然后用逐寒返魂汤救之，或可得生否。"予以黄芪一两，良姜三钱，附子五钱，茯苓五钱，白术三两，丁香一钱。煎服而苏。此方专逐心中之邪，返元阳于顷刻，心君定而诸邪退走，脾胃自安。不致上下之逆，庶可冀其重生，否则因循观望，有立死矣。

曾治陈会元患阴寒直中肾经，手足指甲尽青，两胁作痛，肾囊缩入，曳之不出，蹜曲而卧。其弟告急。予曰："此阴寒从肾气以入肝，而筋先受病。肝气欲绝，势在不可救之列。"夫肝木之绝，由于肾气先绝。今欲救肝，不得不先救肾。乃与之救肾活肝汤，用白术二两，当归一两，熟地一两，山萸肉五钱，附子三钱，肉桂二钱，人参五钱。连进三剂而安。此方祛寒之中仍用回阳之药，且加入熟地、山萸，则参、术无过资之益，附、桂无过燥之忧。肝得火而温，亦得水而养，自然筋活而青去，囊宽而缩解也。

曾治李映山亦患证如前，予诊之曰："险候也。"乃与荡寒汤。重用白术三两，以利腰脐之气。肉桂三钱，以温命门之火。丁香一钱止呕逆。吴萸一钱返厥逆，则寒邪无所匿藏。故能一剂阳回神清而气爽矣。予于五十年内经历此危证数十人，均以一剂回春，故敢告之同志。

以上出自《齐有堂医案》

黄凯钧

杨，二三，外感祛，头痛畏风除，其热未解，胸闷不纳，形弱气乏，病邪半入于里。
柴胡　防风　升麻　黄芩　半夏　橘皮　北沙参　甘草　姜皮
两服痊愈。

《肘后偶钞》

李文荣

李青原兄病伤寒，头痛项强背板，一身尽痛甚，恶寒而不甚发热。自服发散药，无汗。予诊之，见其脉浮而弦甚，知其素来阴虚而不能作汗，以九味羌活汤去生地、黄芩，加当归八钱，一服得透汗而解。方本景岳归柴饮，景岳用柴胡只治少阳证，不能治太阳证，特变而通之。陶节庵九味羌活汤治江南伤寒最好，江南无正伤寒，不能用麻黄汤也。或议其黄芩、生地不应见面用凉，然已见口渴欲饮，用之有效，否则不妨易之。予自治李青原后，每遇伤寒挟阴虚者，即以节庵、景岳法参用，去芩、地，加当归，少则五钱，多至一两，无不得汗而解。三载以来，取效不下数十人，然则此法亦殆可传也。

凡发散药太阳经居多，阳明经则白芷、葛根、升麻三味，少阳经则柴胡一味。仲景小柴胡汤为少阳证而设也，疟证不离乎少阳，今人用小柴胡汤治疟证，未尝不可，乃景岳五柴胡饮及正柴胡饮皆用柴胡，太阳伤寒恐不能散邪，而反引入少阳也。叶天士治疟证则又戒用柴胡，更不可解。今吴人患疟不敢稍用柴胡，以致缠绵日久，甚有死者，皆其遗祸也！景岳名家，叶氏亦医中翘楚，一则重用柴胡如此，一则弃柴胡如彼，岂非偏之为害哉！

《仿寓意草》

吴篪

制府倭泽圃自塞外回旗，感冒风邪，寒热往来，胃脘胀痛，治已半月无效。余视其舌苔黄厚，口干唇燥，肝脉弦数，脾部沉滑，由于其气衰弱，内停饮食，外感风寒，邪气客于少阳，宜用加味小柴胡汤和解之。服二剂甚效。惟胸满积滞痰盛，以原方加厚朴、青皮、白芥子，服数帖，诸证悉退，独大便闭结不通，以济川煎下燥粪少许，又加大黄、元明粉，服后大便欲下不下，烦躁腹疼甚急，以手按腹，则呻吟叫痛，方悟积滞已入广肠，缘津少难以传送，即用蜜煎导法，少顷，下黑粪长尺许。神气昏乱以独参汤灌之而苏。后以人参养荣汤、五福饮（人参、熟地、当归、白术、炙甘草）、六君子汤培补而安。

柳，伤寒，至六日下利不止，烦躁懊憹，治无效。有虑其久泻滑脱，当用香连丸。以固涩之药煎汤送下，余视其舌苔黄燥，六脉沉数，按其脐则痛，此协热自利，中有结粪也。即投小承气汤两剂，得燥粪数枚，诸证悉退。

席存濂说内人体素虚寒，前缘感冒发热、头痛、舌干、烦躁，时索水饮而不纳，服发散及凉解药均不应。余曰：神昏不语，额手俱冷，脉浮大无力，系经迟血滞，脾胃中虚，内阴寒而外假热，非伤寒热病也。速与附子、理阴煎（熟地、当归、炙甘草、干姜、或加肉桂）以温补阴分。伊骇曰："证见烦热，尚堪温补耶？"予云："温可立生，寒凉攻下必毙。"次日欣笑来云：昨惧温补，另延某诊；令服三黄石膏汤，与尊方大相霄壤，无所适从，遂将两方卜之，忽风起，将凉方飘去，即以温方煎服，甫及半日，病减能言矣。余复视，其神苏病退，六脉变为细弱，乃气血虚寒，更以六味回阳饮（人参、制附子、炮干姜、熟地、炙甘草、当归身）数帖而愈。

范，四肢发斑，细如蚊迹，舌燥苔黄，口渴唇焦，鼻如烟煤，脉浮大弦数，此伤寒当汗，失汗，表邪不解，热邪传里，里实表虚，以致阳毒发斑也。亟用清斑青黛饮（青黛、黄连、犀角、石膏、知母、元参、栀子、生地黄、柴胡、人参、甘草）去人参以解诸经郁热之毒，幸色淡而隐，且胸腹无斑，尚易痊耳。遂连服两剂，甚效。更以犀角地黄汤加黄芩、栀子、柴胡，通身即得大汗，热邪顿解，调理乃安。

大银台秦荻江，伤寒第二日，头痛发热，恶寒身痛，无汗而喘。诊脉浮紧，系风寒所伤，寒邪外束，正在太阳，宜用麻黄汤。伊戚云：年衰，恐麻黄猛烈，用荆防芎苏何如？予曰：冬令严寒，必须麻桂发汗，若服荆防，不但不得汗，即使得汗，必致传经变证。遂以麻黄汤热饮之，更于室内多笼火盆熏之，密覆厚被半日，即得透汗，次晨邪退神清。

相国戴莲士发热头痛，干呕烦躁。众皆以冬月伤寒，当用麻黄汤发汗。余曰：脉浮大而滑，此外感风邪，内停痰饮，且脉浮而不紧，邪尚轻浅，非伤寒邪甚而深也。宜进参苏饮去枣，加杏仁、葱白以解表和中，则邪散而痰消矣。次日，客邪悉退，脉静身凉，惟心部虚涩，乃思虑劳心，故虚烦不寐，易服归脾汤，数帖而愈。

以上出自《临证医案笔记》

方南薰

靖邑雅溪李谦恭先生念切济人。庚辰春，予游靖邑，萍踪契合，相与讲论医理，私心折服。时其族弟龙海首夏时，辍耕归卧，呼之不应，移时谵语，云：遍野大雪，满庭飞雀。其母仓皇，李君邀予往诊。六脉浮紧有力，面如醉人，张目疾视，鼻鼾气喘，四肢战动，两手紧握，小便自遗，似中风脱证。予思果系脱证，脉必沉散，何得浮紧？手必直撒，何能握固？由此推之，面如醉人者，阳气怫郁也；张目直视者，寒涩血也；鼻鼾气喘者，阴寒上蔽清道，呼吸为之不利也；四肢战栗者，诸寒收引，气血流行之道艰也；小便自遗者，膀胱为寒所逼也。况阴邪盛则见雨雪，目昏眩则见雀飞，正合太阳寒伤营证。用麻黄汤大剂灌之，汗出神清，但觉周身疼痛。予闻其素患失血，今被发汗，必血不荣筋，所以疼痛。改用驱风养血之药，二剂而安。病家以祈祷而归功于神，予谓药不爽证，其奏效之速，虽神力当不过是。

刘姓子，暑月患病，痰气上壅，充塞咽喉，口鼻出血，目闭不开，声如鼾睡，闵君文思延余诊治。六脉沉细微弱，四肢厥冷，余曰："此阴寒直中之证。寒客太阴，则痰蔽胸膈，神识昏迷；寒客少阴，阴火上冲，凝结喉间，颈筋粗大，逼血上溢。急宜真武汤大剂煎成冷饮，收龙雷之火，归其窟宅，厥疾可瘳。"其父疑此方不合时令，未敢遽服，余大声呼曰："救此逆证，如拯焚济溺，刻不容缓，若再踌躇，恐无及矣，余在此坐待，以壮君之胆。"督令灌之，一剂苏，二剂愈。

伤寒证有左右气痛之分。其人头痛，发热恶寒，而左胁、左乳气痛，是太阳而兼少阳，法宜发散风寒，桂枝汤去白芍，加柴胡、桔梗、苏梗、陈皮主之，此证最易转疟。若头痛，发热恶寒，而右胁、右乳气痛，是太阳、少阳而兼太阴痰滞，法宜桂枝汤去白芍，加柴胡、桔梗、苏梗、陈皮、半夏、砂仁、厚朴、神曲、楂肉以开痰导滞。若春温夏热，证兼左右气痛，则不宜于桂枝，以败毒散加减，热服汗出，无不愈矣。

义宁州余浪千由京回省，沿途感受寒滞，诸病丛生，其侄光六与予素好，嘱治于予。诊得人迎、气口脉俱浮大，察其恶寒发热，腹痛泄泻，证系寒滞为标，先宜发表导滞。光友见形骸骨立，恐表药伤元，余曰："《内经》云：有故无殒，表无妨也。"甫进二剂，泄泻止而寒热解，体健思食。越两日，忽浑身壮热，口渴，泄泻，舌上苔如白粉，六脉俱数，余曰："此因体气虚弱，前病方愈而复染时疫热证也。法宜柴葛解肌汤加高丽参以扶正气，效喻公用人参败毒散治瘟疫之义。但服药后必大汗淋漓，身冷如冰，脉细如发，幸勿惊怖。"至夜半，果汗出如浴，僵卧如尸，同伴者为记绝时，达旦乃苏，光友大恐。余曰："脉静身凉，此为愈兆。"续以生津理脾之药，数剂而愈。是证也，托伏邪于皮毛之外，挽元气于无何有之乡，苟非有知人之哲，曷能信吾言而中吾用也哉！

靖邑余廷献，新夏得病，恶寒发热，医药叠更不效。迄半月，大便闭结，耳聋目眩，彻夜不寐，如醉如痴，举室惶恐，延予与治。诊毕，汪某问曰："此证大惑。察其脉强有力，明明内火炽盛，医者投以犀角、知母、枳实、桃仁、大黄、芒硝三剂，全不下泻，何也？"予曰："左关虽强，浮而不沉，右关虽强，大而不数。病在三阳之表，未入阳明之里。神识昏迷者，胸有痰也；便闭者，腹有滞也。而服凉药，阴凝极而不化也，此为夹食伤寒之证，与桃仁承气汤，渺不相涉。"予以败毒散去独活，加橘红、厚朴、神曲、楂肉，进一剂，汗出热解，体倦安眠，达旦始醒，大呼其父曰："昨夜真好睡。"复以开痰导滞之药，调治数日，便通思食，其病若失。嗟夫！药能生人，亦能杀人，惟在司命者，详审其证，曲体其脉，参透其理，庶几不致误用耳。

刘某患伤寒病，延医治愈，而头为之倾，旋作天柱折治，反剧。余诊，脉尚浮紧，头项强硬，此太阳之邪未能尽解，因年老病久气弱，用六君子汤加麻黄、桂枝，热服三剂，透汗而愈。

以上出自《尚友堂医案》

抱灵居士

超群，四月头痛发热，口渴，舌微黄，脉浮洪，以三硝饮下溏粪二次；以小柴胡汤加枳、梗，作呕，以黄连解毒汤夜利二次；双解散去硝、黄一剂不应；以大柴胡汤不下；以小承气合解毒散下之，热不退；以柴葛解肌、小柴胡汤不应；以加减解毒汤，羌、防、柴、葛、芩、连、知、栀、蒡、归、地、参、草，热退而愈。

龙老，发热头痛，口渴，自利水七八次，此正承气证也。或以黄芩加半夏汤，泻二次；又以小柴胡汤加知、连，反剧。予诊左脉散，右脉弦濡，溺赤，舌芒刺，以凉膈散去硝，加滑石、生地、熟军一剂，泻四次，少恭，左脉滑，右脉弦，变滑数，间或一结，舌黑干厚；以小承气汤加熟地一剂，泻二次黄水，人倦，停药。食雪水，一日舌焦唇干，脉缓，大便三次不能出，或出一次绛恭，以凉膈散加黄连，用生军下之，更衣，调理而愈。

赵五，丙寅年，头痛发热，以荆防败毒散热退，太阳腰痛；以败毒散加细辛，腰右足底指皆痛；以二妙散加牛膝、萆薢、防己、防风、当归，以当归拈痛散数剂不效，脉结代；以导痰汤加川瓜、萆薢、防己一剂，呕痰二碗；以神通汤，不纳药；以指迷茯苓丸加木香、独活，二次不下，脉浮；以羌活导滞汤泻二次，痛在；以独活寄生汤不应，加以槟榔、苏叶、吴萸一剂不应；又以生地、归、芄、防、膝、瓜、胆、芩、草、荆、沥、前、仁一剂，下身痛好，上身手痛；以前方去生地、川瓜，加羌活、灵仙不效；以加味茯苓丸一斤，茯苓、半夏、陈皮、海桐、姜黄、风化硝、木瓜、甘草、白芍、黄芪、姜汁、竹沥为丸，一次一泻，痛止；以四物汤加胆、半、羌、芩、防、柏二剂全愈。数日又痛，口渴便秘，刺手足弯血，以羌活导滞汤一剂泻止；以指迷茯苓丸一料而愈。后食羊肉发，以潜行散四两、姜汁和丸一料而愈。后劳力发，以虎潜丸一料，间进消燥汤而愈。

邬三，五月恶寒发热，头痛，腰痛，便秘，溺清，脉浮洪，舌黄润，以人参败毒、柴葛解肌不应，太阳痛，右腕痛，鼻干目障；以九味羌活汤腰手痛好，右太阳痛甚，头总有汗，脉促。张以大承气汤加芎、芷、柴、苓利之，脉浮数；或以九味羌活，左太阳亦痛；以柴葛解肌、升柴芩连、六一散俱不应，无汗，面紫，脉促。予以双解散一剂，少时振振作战，此欲作战汗也，令伏被姜汤催之，大汗淋漓，热退，脉促变浮缓，胸满，舌黄，以清燥养荣汤加黄连、瓜霜一剂，心痞，便秘，身痒发斑，脉右结；以凉膈散去硝，加枳、朴、石膏、瓜、半一剂，下绛屎二次，脉涩，目花；以竹叶石膏汤加知母一剂，脉浮缓，胸吐气则快，手心有热，舌赤淡，黄苔，夜不眠；以竹叶石膏汤加地、归、芍、翘、栀、木通，山药代参、旋覆换半夏一剂，饮食渐进而愈。数日食肉劳力发热，舌黄口甘，以竹叶石膏汤加知母，花粉换法半一剂，恶风，晚以双解散去硝一剂，更衣，四逆，短气，汗多，脉浮；以白虎汤加广皮、寸冬，大汗淋漓，热退。次日微咳欲呕，鼻衄几点，以犀角地黄汤加广皮、寸冬一剂而愈。

邬开太，冬夜起解，受寒倒地，不热不痛，口苦耳聋，或以解表攻里括身之法，谵语。予诊脉濡，舌苔唇焦，有汗，便秘溺赤，不恶寒，人振战，以大柴胡汤用生军泻四次，滑弓，谵语更甚，作战，脉浮滑；以凉膈散去硝、黄，加柴胡、法半一剂，谵语正，进食，耳聋，人钝；以导赤泻心汤去犀一剂，好，脉长洪；以凉膈散去硝、黄，用熟军一次，头眩目花，太阳心痛，后颈酸，喜向火，此火去生风也。以大连翘饮去牛、蝉、车，加羌活一剂，头痛好，背恶寒，五更歌唱；以温胆汤加黄连、寸冬、柴胡一剂，谵语，与食则咽，不与不思，形如醉人，舌黄唇焦，畏寒足冷，以导赤泻心汤二剂而愈。

一少年，发热头痛，冷汗，身腰小腹痛，溺少，舌黄白，脉右浮紧，左浮弦缓，此厥阴兼太阳也。以当归四逆汤加吴萸、生姜主之，只剩小腹痛，宜再进前汤，以溺少而用五苓，以便坠而用桂枝大黄汤不应，反泻，加以冷水洗手，脉沉，四逆，以回阳救急汤痛止，二便秘，此又不可纯温矣，五苓则溺清，真武则手温痛减，莫非利水之效，何医不知？又进姜附、桂枝、归、草纯热之剂，泻数次，痰上涌矣，变证百出，尚有黄连汤、连理汤可救，其如无真参上桂何！

蔡坤，十月伤酒，呕吐数日。远行归，头痛发热，夜甚，咳嗽，口渴，便秘，溺赤，恶寒，肢倦，自汗。或以参苏饮加桑皮、杏仁不效。予诊脉浮缓微弦，左甚，舌白，此风伤卫也。以桂枝汤加芩、葛、桔一剂，更衣，渴止思食，胸胁肢节痛，左脉中缓，右脉弦长，此邪传少阳也。以小柴胡汤去参、芩，加羌、防、芎、归、桂枝一剂，痛减，五更出汗，右脉微弦；以前方加生芪、当归一剂，盗汗，夜热；以四物汤加柴胡、桂枝、白术、生芪、甘草一剂，热退，汗出，心慌，头晕，足酸痛；以逍遥散加桂枝、麻黄根、云神一剂而愈。

杨三，腹痛作呕，以藿香正气散一剂好。又以泻心汤一剂，寒热自汗，以小柴胡汤二剂，大柴胡利之，寒热止，脐腹大痛，口干裂，胸烦躁。又请予治，脉阳浮数，阴沉紧，上身有汗，下身无，此上热下寒也。以黄连汤，用黄连三钱，姜、桂各一钱半，其应如响，又渐减分两，二剂全好。头尚昏，脐微痛，以调中益气汤效。数日怒触，胸腹痛，以前方加香砂而愈。又以香砂六君子汤，精神大起，惟足无力，以独活寄生汤去秦艽、细辛全痊。

瑞官，伤寒误补，胸痞，谵语，便秘，渴喜热饮，昏倦，脉沉有力。以小承气合小陷胸汤一剂，更衣，进食，脉沉弦；以小柴胡汤加枳实、桔梗一剂，脉沉；以大柴胡汤加生地、归、芍二剂而愈，脉浮；以导赤散加当归、白芍、麦冬而愈。

谭二，头痛发热，二便如常，作呕，以藿香正气散，呕止，舌黄，脉浮，食肉夜大热，人倦甚，脉如鱼翔；以九味羌活汤二剂，热减，人安进食；以温胆汤加柴胡一剂好。间日口干燥，以柴胡清燥汤一剂、清燥养荣汤二剂而愈。十余日饮食，头汗，鼻孔热气，便黄，以地、归、芍、芪、术、草、麦冬一剂，汗止，鼻有血块；以地、归、芍、知、芩、麦、草三剂而痊。

接弟，冬月发热恶寒，口渴咽痛，目赤唇焦，以如圣汤一剂，咽痛亦减，作泻；用前方加葛根三钱、薄荷、黄芩、白芍一剂，泻止，发斑；前方去白芍一剂，又以竹叶石膏汤加元参、牛蒡一剂，咽痛在，痰多；以射干、元参、麦冬、石膏、瓜蒌、陈、甘、桔、蒡、芩一剂，又用二望散吹咽，痛止，痰多；以二陈汤加元参、瓜蒌一剂而愈。

蔡坤，八月恶寒发热，头遍身痛，舌白，以桂枝汤加羌、防、芎、芷一剂，便秘溺赤，舌苔，头晕；以羌、防、薄荷、芎、通、芩、草、陈、灯、姜一剂，反呕，脉弦长；以小柴胡汤加羌、防一剂，夜热谵语，溺赤舌黄，不恶寒，脉弦缓；以双解散去硝、黄、麻、薄、术加柴胡二剂，热退而愈。

余斗鳞，发热不恶寒，自汗口渴，舌微黄，头身痛，额昏，脉浮紧。以九味羌活汤去芩、地，用白术一剂，少减；又以此方加桂枝、姜、葱一剂，热退，四逆，额昏，人倦，脉濡；以黄芪建中汤加羌、防、芎、芷、姜、葱一剂，夜热恶寒，盗汗，尻痛，脉右弦长；以桂枝汤加羌、防、柴、归、生干姜、细辛一剂，热退而愈。惟子时一阵汗出，四逆，人倦，以大温中饮，炙归、芪、术、柴、防、熟地、干姜、肉桂一剂，热退尽，汗止，足肚胀；以人参养荣汤而愈。

超群，冷水浸足，潮热，先泻后秘，口渴舌净，头痛足热，恶寒甚；以荆防败毒、九味羌活、桂枝汤之类，不应，鼻衄几点，脉涩寸沉微，汗微咳，此阳不升也；以升阳散火汤一剂热退，自汗多，以补中益气汤加防风十剂而愈。

超群，畏寒，头痛口渴，溺黄，以葱白汤，人倦；以六一散发热；以九味羌活汤一剂而愈。数日咳嗽，恶寒发热；以败毒散一剂热退；以参苏饮不止泻，呕咳；以败毒散加连翘、法半不应，泻白色；以理苓汤一剂而愈。

上礼，食粑后恶风发热，胃痛，便黑，唇战，口和，以香苏散加桂皮、白芍、乌药、枝、仁、生姜一剂好。以分心气饮去桑皮一剂，又值出门，感寒恶风，作呕，后项痛，饱胀；以神术汤一剂减，呕在、胃痛，恭变黄色；以羌、苍、良生姜、香砂、桂皮、炙草，病皆愈。头尚晕，以川芎散三剂而愈。

陈五，伤寒七八日，邪热犯本，小腹痛，便秘，溺赤，误认夹阴而用四逆，以致自利烦渴。予诊，两尺甚，脉沉实，舌黄黑，以五苓合导赤散去术，用桂枝、灯心一剂，溺利痛止，泻水更甚；以四苓合阿胶汤一剂，泻止，大便难，喜冷饮；以四顺清凉饮加生地、枳壳、木通、栀子一剂，呕药，自汗；以小陷胸汤加枳壳、川朴，吞大黄三钱不下；以调胃承气汤加桃、麻仁、半、枳一剂，作呕，利微，溏便；以石膏、黄连、防风、竹茹、灶土一剂，呕止，泻硬屎三四枚；以黄连犀角散，口渴、不食，夜烦躁；以四物汤去芎，加贝母、木通、芦根渴止；以当归四逆汤加青皮、川楝、小茴痛减；以小茴、青皮、吴萸、故纸、木香、白芍、独活、五味三剂而愈。因食豆角发，小腹痛起块，心烦，舌黄，口渴，溺后痛，以前方不效；又用导赤、导气、八正、四苓等方，俱不效，脉滑数，便秘，溺赤，腹痛不可按，昼可夜剧，欲进桃核承气汤未果。或烦昏冒，汗出，大发赤斑，方安，日食生藕而愈。数日又发出斑，动气总有微痛，溺赤便秘，口干舌苔，夜甚，以六味地黄汤用生地，加沉香、牛膝一剂而愈。

张小三，春日发热，鼻扇作呕，舌黄，唇颐赤，口和，以香苏散加香砂一剂呕止，潮热，鼻塞扇；以败毒散一剂，夜烦躁；以香苏散一剂，夜安静，鼻塞扇，清涕，尿清，热退，咳嗽；以香苏散加薄荷、钩藤、枳壳、桔梗、牙皂、细辛、陈皮、茯苓一剂，鼻通不扇，腹胀清涕，青恭，舌黄，苔脱；以苏子降气汤用桂枝一剂，夜烦，足冷，腹胀，鼻又塞，作呃，以桂枝汤加厚朴、杏仁反剧；以二陈汤加紫胡、竹茹、枳实、厚朴一剂，呕止；以泻白汤加青皮、黄芩、枳实、桔梗二剂而愈。

张三，发热头痛，便秘，口渴，舌黄，脉中数，以双解散去麻、术、薄、硝，用熟军，泻一次，午热起，次早衄；用前方不下，热在，次早衄多，胸慌头昏；以犀角地黄汤一剂，便秘，心痛，热在；以凉膈散去硝，用熟军一剂，汗出热退，头温足冷，未时衄大至，心紧痛；以犀角地黄汤加生军、童便、木香，口渴饮冷，舌润身凉，冷汗三次，烦去衣被；以地、归、芍、苓、草、竹叶、陈皮一剂，夜安。早心慌，冷汗大出，恶风甚，泻一次；以止衄散不应；又以玉屏风散加枣仁、当归、炙草、煨姜，心微稳，冷汗，恶风甚，人倦；以归脾汤加桂枝、白芍、麻黄根二剂好。数日又发热，出热汗，心慌，热汗退，后作呃，以归脾汤三剂好。咽干胸热，前方加丹皮、栀子愈。寒热变化如此，临证可不活泼哉？

余斗林，夏月发热，夜甚，冷汗，恶风，头身痛，不渴，以疏邪实表汤，汗热，口渴，舌黄；以九味羌活汤，汗多，痛好，口麻，鼻衄；以凉膈散去硝，加枳壳、石膏一剂，泻二次，鼻衄，热退麻愈，头昏心悸；以柴胡四物汤加栀子，热退尽，汗多头昏，咽嗌尿赤，口渴鼻衄；以竹叶石膏汤加生地、知母一剂而全愈。

先开，季春，发热，鼻衄，太阳身痛，恶风自汗，口渴，人倦，舌淡黄，脉左浮滑，右沉滑有力，以九味羌活汤不应，泻巴恭，尿赤；以败毒散泻三次，脉沉滑，恭少；以双解散去硝黄不应，泻七次旁流而出，脉浮洪，口渴，舌根黄，谵语，人倦；以凉膈散去硝、用熟军一剂，泻七次，人倦，耳聋目昏，头身痛；以小柴胡汤加白芷、黄芩一剂，泻一次，头身痛好，调理而痊。

邬二弟，恶风潮热，手冷，舌净，咳腥便秘，溺黄。或以滋阴解表之剂不应。予以荆防败毒散一剂，便利；以华益散一剂，手温汗，人爽，热退，口干；以导赤合泻白散加麦冬、芩、陈一剂而愈，食晕发，咳嗽潮热；或以金水六君汤、小青龙汤、左归饮、丁香、肉桂、熟地之类不应，饱胀心悸，五心热，畏寒闷油。予以六君子汤加干姜、桂枝，热退；以逍遥散加木通、灯心一剂，鼻炎；以柴胡清肝汤，鼻内火平，五心热退；以八味逍遥散五剂而痊。后十日头昏火炎，以六味汤加麦冬三剂而愈。后月余，咳嗽，痰难出，牵右胸痛，以麦门冬汤屡效。遇发热头昏左胁痛，皮燥不出，八味逍遥用麦冬而愈。后以六味地黄汤加麦冬、五味、玉竹为丸。

超达，数日头昏，火气当脐痛，舌白，以调中饮去黄连、草果，加香砂一剂，外用盐熨，痛止。次日发热，头身咽痛，唇焦，舌苔黄黑，以九味羌活汤加翘、桔一剂，头身咽痛好，热减，次早衄血；以凉膈散去硝，用生军泻一次，热在，太阳腰痛，恶寒作呕，吐涎，溺赤，脉弦数；以双解散去硝、麻、术，加柴胡、生军泻四次，热退，泻不了了；以大柴胡汤用生军泻四次黄恭，溺清，热退，腹微痛，午潮热；以小柴胡汤加白芍而全愈。

罗五，肥盛，夏月恶寒发热，头身小腹痛，作呕，或以附子理中汤，鼻衄。予诊脉浮滑，尿赤，舌白厚，上身汗、下身无，以当归四逆汤加干姜一剂，痛减，呕涎恶风，身痛目赤，脉左濡右滑；以黄连汤一剂，呕止，热在，恶风，口干，腰头痛，舌黄白，脉浮滑，便秘三日；以九味羌活汤加青皮一剂，呕三次，泻一次，耳鸣鼻干，口渴饮热，腰如折，舌苔干黄；以小柴胡汤加枳、桔、羌、防、竹叶、花粉、川朴、熟军一剂，泻二次，热退，腰软好，小腹痛止，小便多，或以芩、连、栀子、竹叶、灯心一剂，热退尽。间二日食肉风吹，又恶风，头冷汗，口苦喜热，舌白厚，便秘尿清多，以桂枝汤加干姜、西砂、法半、防风一剂，汗减，昏睡，手心热；以四君子汤加益志、楂肉、防风、骨皮、柴胡、麦冬一剂，中时发热；以大柴胡下之，热退，烦躁，胸痞，右颧起黄粟疮；以荆、防、翘、牛、栀、芩、银花之类而愈。间日哭女发热，口干舌黄，头不能举，干呕便秘，脉浮滑，以大柴胡汤加羌、防，用熟军一剂，战汗，泻黑硬恭，热减，用前方去羌防而愈。

瑞廷，发热头痛，或以解表之药，大渴，饮极热汤甚频，肢温便秘。赵误以为阳虚上浮，用六味、八味愈剧，唇焦、舌黑、吐痰有血，改用解毒合调胃承气汤下三次黑硬恭，有血，热退，耳聋，渴未止，又以知、连、柴胡治之不应。予诊脉气口弦紧，人迎沉滑，以竹叶石膏汤加生地，渴止，痰血，便秘，以大柴胡汤用熟军不下；以小柴胡汤加生军，下一次黑恭，鼻孔出血，痰带血；以大柴胡汤用生军下二次金黄水，咳嗽痰滞，脉阴弦；以温胆汤加柴胡、麦冬、黄连、桔梗一剂，咳减，手指冷，面觉寒冷至胸，咳甚，半夜以人温之，咳止，盖此日暴寒下雪也。脉尺沉弦小，鼻孔微血，痰中无，以逍遥散加丹皮、桔梗一剂，又食肉汤米饮，进食，脉浮濡，微渴；加麦冬一剂，进食，咳嗽，伊欲止咳，不知食进胃气复则自止也。停药几日，咳亦止，大进食，半月余鼻衄，咳嗽应两太阳痛，脉数，以小柴胡汤，淮山代参，加枳实、桔梗三剂而愈。

吴四，发热恶风甚，口干不渴，吐涎，不头痛，便秘溺赤，或以小青龙、九味、小柴、地黄汤不应，停药热退，人倦不食。予诊脉弦滑，以荆防败毒散一剂，泻热恭，思食；以如圣合二陈汤二剂，人起进食。食肉发热甚，溺赤，恭热，饮冷，齿燥，吐沫，以如圣汤不应，脉弦滑数；以竹叶石膏汤加荆、防，五更衄流，汗出热退；以四物、小柴胡一剂，恶风盗汗；以四物温胆、导赤和麦冬一剂而愈。十余日，发热作呃，口干吐沫，不食，便秘，溺赤，以大柴胡汤用生军二剂，泻四次，热减；以双解散去硝、黄、麻、术六剂，振战，后大热，以小柴胡汤加砂仁而愈。

张裁，七月发热头身痛，溺涩，畏寒，口渴，舌黄，饱胀，泻痢赤白，以仓廪散一剂，寒热退，痛好；以芍药、当归、槟榔、甘草、栀子、生军一剂，泻减；以凉膈散去芩、硝、竹，加枳、朴、滑一剂，进食，溺赤不利；以芩、连、草、苓、滑石、厚朴、陈皮、白芍二剂而愈。

以上出自《李氏医案》

蒋宝素

自利，小便色白，少阴病形悉具。极寒反汗出，身冷如冰，加以痛呕不止，六脉皆伏。乃阳气闭塞，阴霾四翳，交通不表，寒中少阴危证。勉拟通脉四逆加减，力挽垂绝之阳，未识阳能回否。

制附子　炮姜　炙甘草　白通草　当归身　淡吴萸　肉桂　童子小便　猪胆汁

昨进通脉四逆，六脉微续，便是生机。腹内时疼，呕吐间作，真阳无剥尽之理。剥极则复。现在纯阴之月，尚有复剥之虑。无阳则阴无以生，无阴则阳无以化。再拟从阴引阳，从阳引阴，《医话》燮理汤为宜。

人参　冬白术　炙甘草　制附子　桂枝　炮姜　当归身　大生地

《问斋医案》

张大曦

表热九日，有汗不解，舌绛起刺，烦渴引饮，间作寒战之象，热甚下午，至夜神志时糊，脉洪无力。阳明经分之邪，又传少阳，阳明腑分之滞，灼伤津液，极似大柴胡证，而与脉情不符。细绎病情，正虚津竭。既非陷里之神糊，如何香开，致使内传。欲其腑滞能通，必俟津回液复。拟宗仲圣人参白虎汤意，参入景岳柴胡煎，庶与脉证符合。诸先生以为何如？

参须—钱　柴胡四分　石膏七钱　鲜石斛七钱　玄参—钱　竹叶三钱　麦冬—钱五分　黑山栀—钱五分　知母—钱五分

诒按：于虚实进退之间，惨淡经营，良工心苦。

再诊：汗热烦渴已减，舌绛淡而尖刺已少，津液稍回，正气较振，脉数未平，神志已爽。少阳、阳明之表分既清既泄，而腑分之滞尚待清润育阴而下也。切勿因滞而遽投荡涤。审证二字，其难其慎，临时应变，平日之工夫也。

生地四钱　知母—钱五分　银花—钱五分　赤芍—钱五分　麻仁三钱　瓜蒌仁三钱　花粉—钱五分　丹皮—钱五分　鲜霍石斛—两

诒按：此取增液以行宿滞之意。

发热恶寒，头项强痛，无汗胸痞，脉浮紧纽。证属正伤寒，南方所罕见。询系连朝营墓辛勤，届在严寒，又居旷野。太阳表证悉具，宗仲圣不汗出而烦躁者，大青龙汤主之。

麻黄五分　桂枝五分　防风—钱　杏仁三钱　甘草四分　羌活七分　生石膏三钱　生姜五分　大枣二枚

诒按：证在初起，似不必遽用石膏。就案中所述，乃麻黄汤的证。

再诊：病甫两日，太阳证未罢，而阳明、少阳证已悉具。可知南人禀赋柔弱，其传经之迅速若此。汗既未畅，拟三阳并泄。

麻黄四分　柴胡四分　白芷七分　葛根七分　羌活五分　杏仁三钱　连翘—钱五分　黑山栀—钱五分　姜渣五分　大枣三枚

三诊：汗畅热解，烦躁已除，脉转细小，形疲体酸，嗜卧而思纳谷矣。其发也凶悍，其传也迅速，其退也亦易易。究属质弱者，易感易达，不若北方风气刚劲，禀赋厚而腠理实，必至传遍六经乃已。是证若宗三时六气治之，势必淹缠几候耳。拟和营卫法。

桂枝四分　橘白—钱　姜渣三分　防风七分　茯苓三钱　桑枝五钱　秦艽—钱五分　大枣二枚

诒按：南方少正伤寒证。方案虽平浅，宜存之，以扩闻见。

得食则呕，已延月余。形神疲乏，宛如膈证。听其言，观其人，惟知明而动，晦而休，务农无怠者流。诊左关脉数，右关细软，舌白口苦，寒热往来，汗之有无，病者不知。盖少阳见证，原有呕恶，揆其病情，是任其呕逆，以致反胃厌谷，胃气日逆，似乎噎膈，实由邪蕴于少阳一经，胃被邪克，气不通达。据是脉证，宜先泄少阳之邪为要，拟小柴胡法，佐以辛通。

柴胡七分　制半夏—钱五分　制厚朴七分　苏叶七分　苏子—钱　炒川椒二分　橘皮—钱　青皮—钱　淡姜渣五分，后入。

诒按：治病不难，难在探取病情，能得真谛。

再诊：前方嘱服两剂，据述服后壮热大汗，湿透衣被，即思纳粥。因其效险，连服一剂，今已吃饭。惟力不充耳。诊其脉，左关已软，右脉尚细，续与和中。

党参三钱　归身—钱　续断—钱　白术—钱　茯苓三钱　陈皮—钱　炙甘草三分　前胡三分　煨木香三分

诒按：方中归身、续断，似非此证所宜。

以上出自《柳选四家医案》

张畹香

陶姓，年七十外，王鸿轩先生之母舅也。正月初，水泻无度，神愦不能起立，诊脉空大。是伤寒直中太阴，以附子理中而愈。

香粉巷俞策兄，十一月，渠店伙屠越兄邀诊。身热、舌黄、喉干、舌干、齿浮、脉浮大，患经五六日，予知为阳明证。甫诊毕，其家已延以伤寒名者至，尔时戚友趋拥入诊，开小柴胡杂以消导。盖此人只有小柴胡、达原、小承气，不论四时六气，舌苔有无黄白皆比。其新人耳目者，枳壳、枳实、麻子仁、大黄、滚痰丸、厚朴、神曲、五谷虫、蒌仁出入加减而已。予因言：此属阳明胃经，当用葛根汤。对曰：不特阳明，连太阳亦有。于方末加葛根一钱五分。予不觉喷饭。次日则用蒌仁、枳壳。十二三日，病不去，乃邀予治。其阳明经仍在，不传腑，为疏葛根汤两剂，身即凉。

会稽明府，耿修翁乃弟，十一月，水泻、痉厥、神呆、不省人事、脉沉弦小、舌净、身不热，已服过消导多多。予谓此直中太阴，未罢而传厥阴。用理中合人参吴茱萸汤一剂，水泻止，痉厥、神呆如故。次日再诊，脉浮弦小，身热，有微汗，自由厥阴转出少阳，当用小柴胡，领邪外出。两剂神清痉去，大便畅解。

以上出自《医病简要》

费伯雄

某。伤寒四肢倦怠，食少胸痞。加味神术汤主之。

茅白术各一钱　赤苓三钱　全当归二钱　佩兰叶二钱　半夏曲三钱　生苡仁三钱　荷叶一角　生姜一片

某。肾气厥逆，气喘汗出，手足厥冷，舌白脉细，大有亡阳汗出之患。姑拟全真一气汤加减。

潞党参　大麦冬　北五味　川郁金　厚杜仲　甘杞子　广皮白　制附子　淡干姜　上沉香　旋覆花

某。邪入少阳，湿蕴阳明，寒热月余，胸闷呕恶，头痛口干，脉弦滑而数，证势非轻。姑拟和解宣化。

前柴胡各四分　法半夏一钱　桑叶二钱　赤苓二钱　桔梗一钱　枳壳一钱　象贝三钱　佩兰一钱　姜竹茹二钱　鸡苏散三钱，包　鲜佛手一钱　荷叶一角　麦芽三钱

某。胸闷，不时寒热，邪滞郁结，结胸拒按。宜解表和中，兼以导滞。

豆豉三钱　藿梗一钱　连翘一钱五分　前胡一钱　瓜蒌仁三钱　川朴姜汁炒一钱　枳实一钱　川郁金二钱　赤茯苓三钱　大荸荠三枚

以上出自《费伯雄医案》

李铎

文庠黄思补庚兄，馆青泥分司署。秋月患伤寒，医不分经混治，以致壮热不已，头痛如裂，口渴嗜饮，状如温疟。自服西瓜数斛，病益甚。日晡召诊，脉沉微，手足微厥，视其舌苔灰白，自言腹中烧甚。按舌苔见黑，病人少阴多死，但苔润有液，此明是少阴之邪，从水化而为寒，然当下利清谷，何以便闭四日，小水赤而不能寐，此又兼厥阴见证。思陈氏所谓少阴病寒邪始传，是当无热，今以误治，而反发热为太阳之标阳外呈，脉沉为少阴之生气不升，恐阴阳内外，不相接续。当以熟附助太阳之表阳，而内合于少阴；麻、辛启少阴之水，而外合于太阳。仲景麻黄附子细辛汤是也。此非发汗法，乃交阴阳法也。病者闻进附子不敢尝，余转拟当归四逆汤，重加姜、茱以进，服药后烦躁顿解，熟睡二时许，醒则手足温和，头痛已减十六。侵晨用附子、细辛、生姜、苓、术、半夏甚效，下午改投真武尤效，继以附子理中数剂而健。

按：真阴证，本无热，反发热有似阳证者，当温之。古人谓：阴证似阳者，温之；阳证似阴者，下之。

《活人书》云：凡治伤寒，先须明经络，不识经络，触途冥行，鲜不误矣。

麻黄以治足太阳在表之邪，附、辛以治足少阴在里之邪。因病者恶附子，改用当归四逆，重加姜、茱，亦是复阳生阴，但此必兼见有厥阴证者，宜之于此，以知仲景一书，治伤寒最为切要。寿山

徐，四七，头痛身痛，恶寒发热，呕逆吐食，口不渴，舌中心苔白滑而厚，舌边绛赤，腹满自利。前医不明伤寒治法，混治经旬，杂投方药，沉困至剧，始延予诊。脉见沉细而迟，审其证，势成两感，太阳与少阴合病，治表里急，治里表急，经言莫治，仲景无方，为之扼腕，第不忍坐视，筹思半响，拟以白术三钱、干姜一钱五分、高丽参二钱、炒云连八分、桂枝一钱五分、茯苓三钱、泽泻一钱五分、木瓜一钱五分、炒甘草八分，煎服。晚间身热顿退，呕吐亦止，泄泻稍疏，继以前法加减而愈。

此黄连理中汤合五苓散，分理阴阳，兼治表里，捷效桴鼓，初以为偶中，后治多人皆验。但须辨明表里孰重，凡表重于里者，以里为主，稍解其表；里重于表者，纯治其里，虽属管窥之见，而以此法，活人多矣。甲子自识

熊树滋，年三十，脉见沉数，午后潮热，阳旦则止。面赤唇紫，舌苔黄，口微渴，不欲饮水，不思饮食，二便如常，是寒邪传入少阴变热之候，但少阴多寐，此反心烦不寐者，因传经之阳邪，阴气为热所灼也，治宜救阴泻热，拟仲景黄连阿胶汤。

黄连　阿胶　生芍　黄芩　麦冬　甘草　鸡子黄

又进救阴泻热法，寒热已退，脉见沉数有力，显是手少阴心见证。伤寒后，心下不硬，腹中不满，是病不在腑；目赤口干，渴欲热饮，舌苔黄，小便赤，或神昏不语，或谵语狂妄，形如醉人，乃热邪复传心经，心火上炎逼肺也。议导赤各半汤法，必有效也。

犀角　黄连　黄芩　麦冬　洋参　栀炭　知母　滑石　茯神　甘草　竹叶

水煎服，三剂而愈。

以上出自《医案偶存》

徐守愚

新昌西坑陈师岜妻年三十余，小产后偶然外感。延及一月，不能起床，有似怯证。邀余诊之，脉浮缓无力，每日午后恶寒发热，头亦时痛，四肢拘急，胃气全无。此太阳与少阳合病，因所感者轻，故仅牵延而不传变耳。用柴胡桂枝汤加半夏、茯苓、广皮兼顾阳明，一剂而寒热除，二剂而四肢舒，三剂而能食粥。后进潞党、茯苓、干姜、广皮、宣木瓜疏肝健脾之剂，调理旬日而愈。

其子家华，年甫七岁，体质柔脆，不耐风寒，平日倚骄任心，戏嬉吃力。忽一日发热头痛，饮食不进。医以柴胡、黄芩、生地、薄荷、神曲等味，冀其退热进食。服五六剂，热似退矣，而胃终不开，更加啼叫不止，夜间尤甚，如是者二十余日。形容枯槁，肌肉瘦削，疳病将成，不为无虑。按脉沉细带数。揣其病情，知阳气为寒凉郁遏，以至于斯。用桂枝汤加生谷芽一剂，而身热倍加，尽发于外，外虽热而内却爽快。三剂而热减六七，大进饮食，但午后微热尚有。遂用生黄芪为君，茯苓、广皮、生甘草为佐，日服日佳，至六七剂而脱然。此儿颇有知觉，自言："吃先生药后，心甚开舒，气力亦有。"其父在旁大笑曰："若早就先生医，不至牵延至今也。但前此小儿热未尽除，而先生遽用黄芪，何胆大如斯？"余据理答之曰："非胆大也。览《本经》黄芪有补虚以及小儿百病之训，所以用之得当耳。"

剡东杨邳丁福元令堂年逾花甲，自五月感时邪，大势退后延至九月未得全愈。邀余治之，按六脉涩滞，寒热交作，饮食不进，是营卫不调所致。且兼水气上凌，而不寐心悸、筋惕诸证生焉。治宜扶阳抑阴以和营卫。用桂枝、酒芍、茯苓、姜夏、生谷芽、冬桑叶合为一方。服二剂而脉亦流动，诸证皆减，可望脱然。但若阴霾肆空，饮邪盘踞，胃阳式微，不得遽安。昔张长沙谓饮邪当以温药和之，遂以小半夏汤加味主之，亦即温药和之之意，倘得饮涤胃开，便是进步。毋云渴家忌半夏也。

半夏　茯苓　桂枝　党参　广皮　甘草　生姜

以上出自《医案梦记》

王燕昌

一北方人，年七十，嗜酒，秋月感寒，汗后不能食，心不烦，眼垢，鼻干，口干而不苦，饮热而不饮冷，舌后半薄黄胎，脉沉不数，尿赤，大便闭。但据心不烦、口不苦、不欲饮冷、脉沉不数，知其脾蓄湿寒而衰阳不达于经络也。用红枣半斤、肉桂一两、生姜二两，共煮，陆续食之。二日复小汗，便利愈。

一仆人，二十七岁，冬月在京伤寒，头疼，身热，无汗，发之三日不解，六脉沉细。乃血盛、气弱，郁闭不能出也。以当归三两，煎服，煎愈。

按咸丰十年冬，大梁一行商，年三十余，伤寒，同此脉证，发汗不出，因用当归四两，得汗。

以上出自《王氏医存》

张仁锡

余表弟媳，冬月患恶寒，头痛如破，痛腰如折，周身骨节酸痛。怕冷异常，舌无苔，脉紧而细。五日绝不发热。询知平日饮食甚微，即夏月不离复衣。余曰："此正太阳寒伤营证，与张石顽治陆氏病无异。想因素体虚寒，不能发热，从来治法未有正发汗之理。"爰以景岳大温中饮去熟地、麻黄、肉桂，加桂枝，一剂而寒罢，二剂而热作。复诊从石顽用补中益气加熟附，数服而诸恙霍然。因知古人医案，皆足为后学法守，业医者奈何多口头滑过！

《清代名医医话精华》

魏树春

江北盐阜一带，地近海滨，居民感湿素重，若或受风寒，每发寒热如疟。两胯间必结核肿痛，或腹亦痛，俗呼为发寒湿，实即方书所谓类伤寒之一种。壬子春阜宁李辅忠知事邀予诊病，予留阜时，该处以证乞治者，日有数人，用柴胡桂枝汤合五苓加味，以散寒利湿，服之无不立效。考四方水土不同，所患之病亦各异，如江北之类伤寒，及江南之软脚病，皆其明证。此近今西医所以有易地疗养之说也。

《清代名医医话精华》

吴达

立春后五日，有宝邑人，在沪寓患病。诊得脉紧，无汗，恶寒发热，舌有薄白满布之苔，唇燥口渴，不欲饮水，咳嗽有痰。投以二陈汤，加薄荷、青蒿、浮萍、元参、杏仁、姜、枣，汗解而愈。余见征象，实系伤寒，无奈已交春令，木气正在发泄之时，唇燥口渴之象互见。又值岁气春寒逼人，外寒束缚，而内火必郁，郁则木火更炽，断不能拘于伤寒成法，用麻、桂之方。然拘于春温治法，而以养阴忌汗为治，又非所宜。

贡翁忽于三月望前召诊，余疑为偏枯之恙复作也。至则见其仰卧床席，发热汗出，胸脘不畅，身如束缚。询如夜半忽起大寒大热，举家惊骇，疑为重证。余诊脉象鼓指，汗已遍体，知系高年不避风邪，不善节劳所致。病情于将解之时，断不可重用发表攻里之味，宜以轻清和解，泄少阳而肃肺金，兼涤上焦陈腐。药进而病全瘳。数日后，乃郎骏甫兄因他事来寓，谈次，谓贡翁以余为着手成春云！

壬午仲冬十一日晚，顾容斋先生邀诊令侄倩张君书常兄之恙。诊脉数疾异常，右寸关更甚，发热无汗，喘急气粗，咽喉闭塞，右耳鲜红，口唇红肿，面罩黑如漆，痰中带血，间吐纯红，日泻四五次，粪水直喷，小便短赤，证情危险异常。容翁谓予曰：喉证有药水可保，内病如此沉重，须设法救之。予细究病情，随立方，用青萍以开汗孔，佐薄荷泄头面之火，用青蒿、前胡和解少阳甲木之火，丹皮清风逐瘀，疏泄厥阴乙木之火，佐侧柏叶凉降，并助肺金收敛之权，淡芩清其犯肺之火，生草泻火生津，元参清胃热，滑石理三焦下陷之火而利膀胱，川贝、杏仁以利肺气，云苓以和脾土。投剂后，诘朝往诊，汗出热退，喘急亦平，耳红者白矣，舌上现细碎湿黑之苔，邪已外达矣。午前容翁来，告以症状悉平。申刻又至，因见病人熟睡，以为可虑。至晚复诊，病人云：睡醒后觉身体舒畅。盖营卫不和，久已不能熟寐也。十三日早、晚两诊，十四日晚诊，知前方未服，因胃醒思食，喜进浊滞之品，证情反复，仍见发热气粗，用法施治。十五日早诊即平，自此连日皆用疏肝、清肺、养胃、降浊之药，红痰已净，二便如常，已能饱啖。至二十日，先余远迎之费君至矣。二十二日邀予同诊，阅费君第一方，与余相似，惟病人多饮药水，项下日渐肿起。费君以为火退气和，可以不成外证。予观其食饮无碍，按之则痛，乃火毒已结于皮里膜外，决其非溃脓不愈也。月杪费君去，仍服予方。至初三日，余按其肿处，痛甚而顶软，知已成脓。随书代刀散与之。病家以予决其有脓，另延外科，贴以膏药，以为三日可溃。岂意药上不及三时，而溃出之脓碗许。余随用排脓补托之品进之，敷贴之药，外科任之。予惟调其气血，得奏全功。

是月念一日，苏友吴调梅兄，邀诊其邻右周姓之恙，年甫成童，病已旬日。其症状与上案张君之恙略同，惟咽喉不肿，且烦躁而时尚恶寒。盖张君乃伤寒失表，火郁少阳；此则病入少阳、阳明，而太阳之证犹未罢也。余于表药亦用浮萍，越日晤调梅兄云：余方已将煎服，适病家有至戚某过之，见方有浮萍，坚执以为不可，另医用珠粉、犀角等味，服后热已轻减。余笑而颔之，不与辨也。越数日，再晤调翁云：已告毙矣。相与悼惜者久之。

夫浮萍，其性轻清，利于发表，凡内火既郁，外卫未解之证，投之无乎不宜。余已屡言及之，毋庸赘述。特观世俗之医，于荆、防、羌、独、豆卷、桂枝等，则肆意用之，以为发表，迨温燥既投，内火益炽，则又用寒凉以遏之，以至病变莫测。乃用者并不细审病因，见者亦毫不为怪。独于浮萍则畏之，以为同于麻黄，是诚不可解矣。

以上出自《医学求是》

雷丰

城中王某之女钢针辫时，偶觉头痛畏寒，身热无汗。延医调治，混称时证，遂用柴葛解肌，未效又更医治，妄谓春温伏气，用葳蕤汤又未中病。始来商治于丰，按其脉，人迎紧盛，舌白而浮，口不干渴。丰曰：春应温而反寒，寒气犯之，是为时行寒疫。前二方，未臻效者，实有碍乎膏、芩，幸同羌、葛用之，尚无大害。据愚意法当专用辛温，弗入苦寒自效。即以松峰苏羌饮加神曲、豆卷治之，令其轻煎温服，谨避风寒，复被安眠，待其汗解。服一煎，果有汗出，热势遂衰，继服一煎，诸疴尽却矣。

潋水姜某，禀体属阳，生平畏尝热药，一日腹中作痛。比丰诊之，两手之脉皆沉迟，舌根苔白。丰曰：此寒气中于太阴，理当热药祛寒。曰：素不受热药奈何？曰：既不任受，姑以温中化气为先，中机最妙，否则再商。即以豆蔻、砂仁、吴萸、乌药、木香、厚朴、苏梗、煨姜，服之未验。复诊其脉，益见沉迟，四肢逆冷更甚。丰曰：寒邪深入，诚恐痛厥，非姜、附不能效也。虽然阳脏，亦当先理其标。即用甘热祛寒法加肉桂、白芍治之，遂中病机，腹痛顿减，脉形渐起，手足回温，改用调中，始得安适。可见有病有药，毋拘禀体阴阳，但阳体中寒，辛热不宜过剂；阴质患热，寒凉不可过投；遵《内经》"衰其大半而止"最妥。

须江毛某，患伤寒之病，壮热不退，计半月来，前医当汗不汗，当下不下，调治失法，变为神昏谵语，循衣摸床，舌苔黄燥，脉来沉实，此伤寒误治之变证也。速宜攻下之剂，荡热保津，倘以硝、黄为砒鸩者，则不可救。即以大承气汤加生地、石膏，煎一大剂，午后服头煎，未见动静，薄暮服次煎，至四更时分，得硬屎数十枚，谵语渐少，手足渐定，肌肤微汗，身热退清，神识亦稍省矣。次日复邀丰诊，脉形仍实不柔，舌苔尚少津液，此余热未净也，当守原方，再服一帖。其兄恐药力太过。丰曰：必要脉象转柔，舌苔转润，里热始尽，否则余邪复聚，遂难治矣。复将原方煎服，服下又得硬屎数枚。其兄急来问曰：次煎可服否？丰曰：往诊再议。幸得脉转平缓，舌苔亦见有津，改用仲景炙甘草汤除去桂枝、姜、枣，加入柏子、茯神，连服数煎，得全瘥耳。

程曦曰：凡治病必以脉舌为主。若遇神昏谵语，循衣摸床之证，倘其脉见软弱者，舌淡苔微者，皆不可攻也。必须脉来沉实，或大有力，舌苔黄燥，或起芒刺，方可攻之。以上见证，有虚有实，或补或攻，当细别之，又不可执于承气一法也。

新定章某，患伤寒六七日来，身热如焚，前医初用辛散，继用苦寒，热仍不退，更加呕逆吐蛔，四末微冷，急来求治于丰。诊其脉，细小而沉，舌苔白薄。丰曰：此阴阳错乱之证，将成蛔厥之证。思先哲云：杂病吐蛔责于热，伤寒吐蛔责于寒。即用椒、姜以温其中，桂枝以透其表，参、附以扶其正，连、梅以安其蛔，更佐豆蔻和中止呕也。令服一剂，呕逆已定，四末转温，惟躯热未清。姑守旧方，除去姜、附，加入芩、柴，一服中机，后议数方并效，调理半月得安。

以上出自《时病论》

温载之

乙卯季春，余三子仁澍年甫志学，形体素壮。因处叠溪山中，该处阴气最盛，偶感寒邪。始而发热恶寒。诊其脉沉，知为少阴证。依法用麻黄附子细辛汤，以解其衣。服后两时许，其热稍减。惟云胸中胀满。遂尔大吐，须臾连吐三次，宿食概行吐出。吐后烦躁不宁，即用吴茱萸汤以温其中。服后其吐遂止，得睡片时。其气已顺，即解小便。溺甫毕，遂云大便坠胀。知其气因吐伤，中枢失权。倏尔，周身大汗，四肢发厥。自言心慌，人遂谵语，其势甚危。知其连吐数次，胃中空虚，是以中气不接。幸而熬有稀粥，予食一盏，其气稍接，其厥渐回。仍服前药。次日安贴。然一日之间，病变靡常。是知少阴之证最为险恶，非仲师之方曷能挽救？倘用药少差，立见消亡。幸是孺子肾气未亏，尚能支持。若果肾虚之人，恐有暴脱之患。医家若遇此等证候，用药可不以仲师为法哉！

余姻戚陈乐庄，冬日伤寒，沉迷谵语，时而烦躁。延渝城之素号名医者诊治，见其烦躁，谵语，认为热证。妄用知、柏、元、麦等药，其烦更甚。连服数剂，人事沉迷，已濒于危。举家惶恐，延余诊视。审其六脉沉细兼紧，乃少阴伤寒之证。《论》云：少阴之为病，脉微细但欲寐。《内经》云：少阴之上，君火主之。又云：阴中之阴肾也。此病寒入肾经，何得妄用寒凉之品？几殒其生，即用麻黄附子细辛汤。因误服凉药，略加干姜，以助附子之力。服药后，谵止，躁宁，神识清楚。若再稍迟，则无济矣。随用调理之药数剂而愈。

以上出自《温病浅说温氏医案》

学山公

业候令正，素多郁怒，因产后嗽咳未除，口干喜饮，至春夏之交，忽恶寒壮热，身重头疼。其上则时欲饮水，水入即吐；下则气痛泄泻，小水全无。所服皆柴胡、黄芩、桔梗、竹茹、泽泻、猪苓等药，外热似减，诸证转甚。予忝在相知，为越俎而代庖焉。诊脉两寸浮大，关尺弦数，且闻嗳气频加，并见上气难忍，不得不略陈一二，以辨证定治。大凡伤寒之来，始太阳而终厥阴，在一经则有一经之证，有一经之证，必有一经之脉，以符合之。虽其错综变化，自不可执，要不外乎？同中查异，所谓有者求之，无者求之是也，故有时上病不必治上，下病不必治下，从乎中治。有时上病而反治下，下病而反治上，运用存乎一心。夫当头痛治头，脚痛医脚，遂以毕神奇之用而称大方家哉！即今外显恶寒发热，头痛吐逆，是太阳表证未解也。喜饮汤水，仍不能饮，非热邪之人里，乃津液聚于胸中也。肺主气；水出高源，故经曰：膀胱者，州都之官，津液藏焉，气化则能出矣。胸中为津液结聚，兼以素多郁怒，遂使肺失其职，不能通调水道，下输膀胱，须开其水饮，达阳和，则上之口干不治自愈，而下之小便不利亦多矣。因请立方，遂以小青龙减麻黄、细辛、五味，加茯苓、前胡、紫朴、苏梗、广皮，一剂立效，嗳气未除，两寸尚浮，此气逆上气，再加益智、香附，服后向安，但下午微寒，寒过又热，至天明始退，如是者二日，此客病已去，本病犹存，因用调理脾胃、兼养血分之品，投之乃愈。壬寅初夏

桂枝　白芍　炮姜　炙草　半夏　茯苓　前胡　紫朴　苏梗　广皮

《龙砂八家医案》

孙御千

王仲良阳虚证。丁亥冬至前，王仲良患伤寒，宋朝宗用羌活中和汤二剂不效。戚向书诊之，身热脉沉而头不痛，曰："此少阴证，须服麻黄附子细辛汤。"发表温经，连进三服，亦无效，盖因其人生意操劳过甚，又多外宠，胃中有寒湿宿病蛰藏，与干健之阳，素已衰微不振，直宜少阴附子汤法。细辛、麻黄过于外散，尚非法也，次日再诊，其父缵臣初不为意，向书曰："脉中神情来往不续，病难收功。"举家惊惶无措，请体干曰："事虽急，速进大剂参附，犹可挽回。"用附子五钱，人参二钱，日夜各一服，不效，且神思散漫，口中白沫，勃勃上泛，进吴茱黄汤又不效，再拟方。

人参四钱　附子五钱　五味　龙骨　牡蛎　益智仁

连进二剂，脉象或断或续，竟无寸功，招予同王履安、姜体、干戚、向书四人共商，议用黑锡丹碾化，参汤调服，白沫始下，少顷复上，再服又止矣，煎剂仍以前方频服，无可更改，日夜服参三四钱，两日后，脉象来复，有向安之兆。伊新亲唐叔文，竟邀陈杏三来看，用六君子汤加减一剂，次日，脉右尺又断续，左关微弱如丝，涎沫又止，危证复见，仍守前法二日，脉续，涎沫可咽而疲倦不堪，反甚于病重时矣。此后，证屡增屡退，计服黑锡丹九钱，人参三两余。后改用八味，从阴恋阳，膏子以平调上下，立春前始能起身，犹腹痛胀闷，进真武汤而泄泻胀宽，再以参剂调补平安。是证也，赖有向书之先识，体干之主持，二人之功居多，而予与履安，商酌赞襄，他人不能生别议，方克起一生于九死，为无功之功也。

《龙砂八家医案》

陈虬

予友许小岳长而坚实，肝气素盛。患伤寒不解发热呕渴，绕脐冷痛，脉弦而浮。乃告之曰："此太阳伤寒而传厥阴肝木，名曰巡经得度传。"盖伤寒有六传也，东垣有其名而未详其法，特详绎之。六经之在人身也，犹阡陌然，各有其界限，而不能以遽越。故首巨阳，终厥阴，以次而传，此其常也。唯其人六经中有素病之经，或因误治而伤其经者，则邪在巨阳，即入而与其经合，病于是上下前后合邪矣。然此皆指病之在经者言也。故伤寒法，六经中皆可用麻桂二汤者，经病非脏病也。如此病，先因肝木过盛，后感风寒，故二经合病，即两感也。发热者，巨阳之表未解也；绕脐者，肝所络也；冷痛者，木盛则克土，土病则湿聚也；呕渴者，风性善消，故渴，木过疏泄，故呕。拟用麻黄二钱，先煎去上沫，桂枝八分、白芍二钱、瓜蒌三钱、炙甘一钱、细辛三分、茯苓三钱、白术二钱、生姜二钱，盖即小青龙去半夏、味也。麻、辛藉以散寒，桂、芍用以和肝，瓜蒌止渴，姜、草温中，加茯苓者，补土利水，取五苓散瘦人脐下有悸意也。一剂而愈，唯口吐涎沫，不甚了了，投以《内经》半夏秫米汤，如法煎服，覆杯而已。六传者，邪在太阳而渴，谓邪自入本，名曰传本。太阳传阳明胃土，名曰巡经传。太阳传少阳胆木者，名曰越经传。太阳传少阴肾水者，名曰表里传。太阳传太阴脾土者，名曰误下传。太阳传厥阴肝木者，名曰巡经得度传，东垣旧说也。时子初习医，吾乡医者不知伤寒为何物，闻六传之说，咸共惊骇，故汇志于此。小岳肝肾素足，六脉条长而和，年未四十，而有丈夫子六，证之于脉良验。

《蛰庐诊录》

朱增藉

门人筹斋之弟逸卿，体赢弱。去秋患矢血疾，愈后即新婚。今元旦患伤寒，筹以五积散与之。头身体痛恶寒俱证虽除，而疲困已极，势危急。初三日延余治。诊之，脉微数。呼吸短促，不入肝肾，口渴频索热汤，耳聋，两乳近胁处微痛，浑身热，手心尤甚。筹与其弟静斋预拟小柴胡汤，决于余。余曰："耳聋，近胁微痛，似柴胡证。而其脉微数，呼吸短促似喘，体疲困，口渴喜热，则系少阴虚寒。耳聋，乃少阴肾虚之征；发热，是肾气不足，不能托邪外一出。张景岳所谓夹虚伤寒也。主以参附理阴煎加西砂以疏滞气，易地黄以枸杞。纵胁微痛不无邪滞，当从末治，否则肾脱不救矣。"服三四剂诸证平。惟热与近胁痛，加柴胡二钱许，以透表。一服浑身津津有汗而解。后于本方去柴胡，加芪、术以复其体。

族兄岚暄于腊月十八日，为公务乘舆往宗祠。途次天变，栗烈雨雪，舆帘失备，浑身雪满。十九日归，体倦发热。二十日延余治。诊之，脉迟而弱，体困神昏，天柱已倒。其嗣翠峰已煎麻黄汤，俟余来与服。余曰："脉证若此，乃阴寒直中，麻黄决不可入口。"翠以为明系感寒，非麻黄不能治。余曰："若用麻黄必见害，余不任其咎也。"翠遂凭余用药。以附块、焦术、北芪各半斤，北姜四两，炙甘一两，人参四两，鹿茸二钱，浓煎频灌。一伏时服至三剂，至二十二日下午计服八剂。人事稍清，天柱已竖，颇能起立。二十三日陪余饮酒，则谈笑如常矣。厥后翠谓余曰："家严之恙，药止十剂，而资费二百余缗，分两之重，某所罕见，果何故？"余曰："尊公参、茸、芪、附，日日常服，当此大患临身之际，如艨艟巨舰，浮沉于大海之中，暴风骤至，势甚危急，非千钧之锚，不能镇定也。"翠叹服不已。

族兄嫂谭氏，年七十染疫。身热嗜卧，错语神昏，旬日不进食。延余治，偕门人匡子凤阁同诊，脉沉无力。余顾凤阁曰："此系何证?"曰："少阴寒化证。脉沉嗜卧，即《论》中少阴病提纲所云，脉沉细，但欲寐也。元阳不藏，故身热。元阳沦灭，心神不能主持，故神昏错语。"余不禁欣然喜曰："子可出论治矣。"医而能辨三阴，斯道其庶几乎? 主附子理中汤。顷间又延某至。诊毕谓余曰："此火证，当用下剂，主六一承气汤。"余不然之。主人信余甚坚，遵余主方，数剂而愈。

族伯岩七月中旬自省垣归染病，治经月余，医屡更而病愈进。至八月十七日延余治，诊得脉五至，左关寸有弦象。身热恶风，欲藉衣被盖覆。胸中空旷，得布帛束缚，其空尚不能耐。气撞头摇，巅顶痛，捧扶亦不能强止。满口痰涎，唾未已，旋覆生。胆怯心虚，目见无数小猴，蹲坐柜上，谛视之，实物也。默思病情，率是邪传厥阴，经脏同病。厥阴手脏，心包络也。前所服达原诸方，多伤胸中清空之气，是以包络空虚，邪传厥阴，随虚而化，则有中空不宁，目见猴物之象。足脏肝木也，风气主之，风木震动，故气撞头摇。挟胃上逆，故痰涌巅痛。遏郁不宣，故身热恶风，欲藉衣被盖覆。胆怯脉弦者，厥阴少阳相表里，连类及之也。法宜扶正疏风，主以六君合桂枝汤，加黄芪、北风、吴茱、明麻。方中陈皮用白，白膜似包络，以填实心主宫城，差得海上别传，服一剂病减。二剂皮肤发疹作痒，痒乃阳虚，方中加附子数剂，诸证平。后服四君加芪、附、杞、仲、山茱、归首、鹿胶辈，而体全复。

人参四钱　焦术八钱　茯神三钱　陈皮白三钱　黄芪一两，生　防风二钱　明天麻二钱，酒蒸　吴茱萸三钱　半夏三钱　桂枝三钱　白芍三钱　炙草二钱　姜　枣

友人刘星轩妻曾氏，病半载。六月初，延余治。入室见门帷窗帘严密，披裘烘火，犹恶风寒。诊之，口燥干，脉浮而数，按之有力。余汗流浃背，刻不忍坐，出问其原，云："自春感风寒，至夏初四末厥逆，故盛暑能著冬裘不可离火。现手足冷过肘膝，背亦怕寒。前医皆谓虚损，所服纯用温补，愈治愈甚。"余谛审其证，厥逆恶寒，乃厥阴经证。合参脉有力，口燥舌干，背虽畏寒，尚属厥阴热邪。《论》中所谓热深厥深是也。遂主以四逆散加葳蕤、当归、白薇、丹皮、生地、地骨皮、黄芩。一二服去火揭帘，三四服脱裘而服单矣。更用八味逍遥散，数剂全痊。后以平补复其体。

申寅茫抱病，诣余治。云初起发热、恶寒、身体痛。服表剂后，身痛稍减。现头颅箍闷，内腑挥霍撩乱，无可奈何。问其所苦，莫名其状，舌苔黄白。审的是疫，即主芦根方，兼口苦咳嗽，加柴胡、黄芩、桔根、花粉、麦冬。次日又诣余治，云病已愈。服一剂汗出，二剂五鼓时下黑血块极多，诸证皆除。今日请更方。余曰："不须更，再服二三剂，以散余毒，自然体复。"

从兄美成与余同时业医。九月二十一日抱病。至十月初一日，遣侄自外接余归。一见而泪频频下，云："兄弟自此分别不久矣!"余曰："如何?"曰："得病来发热微觉恶寒，头颅紧箍胀闷，脐腹壅滞，心中无有主持，自服羌活汤、麻桂败毒散之属七八剂，明系表证而汗不出，

更有何法?"诊之，脉中取带数，舌苔白黄而肿。余曰："是疫也，照光馥例治之自愈，何用忧为。"遂用芦根方，加羌活、红胡、葛根，提出三阳表分，洋参匡扶正气。令一伏时服二三剂，至夜必从汗解。次早诊之，舌苔减。云："服二剂，夜半微汗，病觉稍松。"余曰："病已松，原方更进三剂，今夜必大汗而解。"次早又诊之，云："昨天四鼓后下黑水甚多，倦卧少顷，濈然大汗，今日自觉诸病若失，但精神疲倦，奈何?"余曰："病解服调理之剂自愈。"乃以人参黄芪当归桂枝汤加防风托出余邪。后自服平补而体复。

族叔湘德之继配刘氏，染病月余，医退谢不治。请余至。诊之，脉虽细数，而浮部有力；身虽热，而微觉恶寒；神识不清，舌苔黄白，小便滴沥，室中秽气刺人鼻观；僵卧不起，频用布帛换帖。医作肾虚治之，服参、茸、归、地数十剂，愈治愈危。细审病证，脉浮恶寒，表未解也，表未解而口渴，小便滴沥，是邪陷膀胱，经腑同病。忆嘉言治痢，有逆流挽舟之法，虽前后二阴不同，可比例而得也。主以人参败毒散，提陷邪从表分而出。随令服莱菔汁数碗，一以解地黄之凝，一以止上消之渴。不日而肌表微似有汗，诸证皆除。

李谭氏家贫孀居，抚一子字喜五，年十八。春月患伤寒六七日，壮热谵语，人事昏沉，干咳引胸膈痛，小便短赤，前医力辞不治。延余治。诊得脉六七至，重按全无，舌薄微有白刺，口渴欲饮热汤。余曰："此少阴阴证伤寒也。阴寒入肾，则元阳遭其逼迫，飞越于外，外虽热而内实寒，所谓假热是也。寒盛凌心，心无所持，则语无伦次，所谓郑声是也。人事昏沉，正少阴之证，《论》云少阴病，但欲寐是也。阴寒射肺，故干咳。气不化精，故小便赤。脉六七至重按全无者，以元阳将脱离之际，故脉亦见欲脱欲离之象也。舌薄微有白刺，口渴欲饮热汤，明系阴病见证。"遂主通脉四逆汤，因脉无神无力，加洋参。是夜服二剂，热虽略减，而干咳更甚，且痰中带血。举家疑是姜、附致误，急延余至。余曰："阴病虽难以回阳，今痰中带血，正是阳回佳兆，以血体阴而用阳也，速进数服必效。"是夜又服二剂。至子丑值少阴主气之时，大汗而愈。善后用本方加芪、术之类，培补正气，不半月神完气足矣。

贺梅仙，余亲家德浦先生季子也。性聪颖，方成童时，道试场中，感不正之气，抱病归。医不知透发诊毒，辄用寒凉，变证蜂起，势在危急。延余至。诊之脉数无力，身热汗出，痰涌咳嗽，饮食不进，神昏错语。余以为寒凉过剂，剥削正气，邪入太少两脏，随阴而化。是日进四君子汤微扶阳气，次早诊之，确无疑义。即以大剂芪附六君进之，三四剂病少减，七八剂病证平。余归，嘱更服数剂少减分两。乃祖世俊公亦善后，后自以平剂复其体。尔时俊公谓余曰："是孙发愤自雄，力求上达，即值除元旦，亦书声不辍，谕令搏节，癖好难移，不无隐忧。"越二年，梅仙入泮。后竟以用心过度，得痨瘵疾不禄，伤哉!

族鼎卿之妻贺氏，病患虚损，屡经余治得安。己丑春，忽寒热咳嗽，胸满胁疼，势沉重，医作虚劳治之较剧。旋延其从侄锦堂至，锦主小柴胡汤，病小差。旬日乃延余。诊之，脉浮弦，舌黄带黑，验证系少阳经腑同病。小柴胡汤本属对方，而不收全效者，以方中少用黄芩耳。因谓锦曰："善哉方也，但宜君黄芩。盖正伤寒邪传少阳，入腑，舌黄。此舌黄带黑，未免夹疫，疫属热邪。君黄芩以清热，得柴胡以提之，其病自当立解。"果数剂而效。

辛卯春，族兄廷魁子染病，诣诊之。发热微恶寒，头两侧痛，呕逆食不入，内腑挥霍撩乱，口苦，气粗而臭，舌苔白焦，脉中取而数。细思诸证，若果系春温，必渴而不恶寒，今口苦而不渴，发热而恶寒，明是疫传少阳，经腑同病。沴气蕴蓄，游行少阳三焦，故内腑挥霍撩乱。挟少阳胆热上蒸，故口苦舌焦，气粗而臭。呕逆食不入，外溢少阳之经，故头两侧痛，发热恶寒。以脉论，在伤寒邪传少阳脉弦，此中取而数，确属疫耳。遂主小柴胡汤加蝉、蚕、银花，服一剂汗出证平。次日日晡，忽壮热烦渴自汗。复诊，舌苔微白，舌根黄焦，大便溏，小便热，脉数虚大。知沴邪得前方少阳之邪已解，而余邪传入阳明，随其王时而作，所以脉证若此。乃进人参白虎汤二剂立瘳。

从兄敬皇妻刘氏，患伤寒。发热恶寒，腰痛如折，经数日赶余归。诊之，脉沉细数，神识不清。余曰："此两感伤寒也。"进人参四逆汤数剂，诸证愈。过三四日忽日晡时微热，求更方。余曰："原方再进二三剂，看如何。"翼日观之，日晡热甚。余知少阴脏寒少退而太阳表邪入腑，用调胃承气汤微荡其热乃得。然犹不敢遽用，令再服原方。次日下午乃进调胃承气汤，甫半剂则便溏。再进则速下二三次，潮热顿已，仍令服原方以复其初。

以上出自《疫证治例》

许恩普

唐春卿阁部堂于壬辰秋患背寒如冰，难以转动月余矣。延余诊视，少阳弦紧、太阴紧急，知系两经外感，汗未解彻之伏邪，拟以柴平散加减以和解之。唐公以为体素虚弱，他医用参、芪、姜、附重剂尚不能愈。而以此和解，可乎？余曰："譬如盗贼伏于家中，不开门驱逐，害焉能除？请姑试之。"一服见效。唐曰："十日后天坛当差能否？"余曰："可！"复拟滋养之剂，数服大愈，果应差矣。

甲午冬，黄慎之殿撰伤寒，时医以为冬瘟，治以元参论两等寒药。二十余日，烦躁，不省人事，三日不能合眼。延余诊视，脉数不及，知为胃气欲绝之象。拟以人参汤加减引火归原之剂，一服遂眠，至次午方醒，请余道谢。复诊脉复，依方加减月余痊愈。

乙未，比部正郎欧阳伯春病伤寒，世医误以为瘟，治以苦寒之药。不眠者三日，谵语揭被，狂叫大热，舌苔黑刺。延余诊视，脉洪无力，知为虚热，以姜擦舌即白，的为伤寒，非瘟疫也。虚火上炎，内无实热。拟以人参竹叶汤加减引火归原之品。伊诸亲多不敢主，幸伊姑丈比部郭翰臣力主服之，遂安，四服痊愈。

以上出自《许氏医案》

陈菊生

霜降以后，寒邪直入三阴，谓之"直中伤寒"，治有温热一法。若由三阳传入三阴，谓之"传经伤寒"。在外为寒，入内为热，按经施治，宜散宜清，而且六经传变，厥名甚多，有循经传，有越经传，有首尾传，有表里传。其证以表里传为至重，即伤寒两感证也。一日太阳与少阴同病，二日阳明与太阴同病，三日少阳与厥阴同病。以其阴阳俱病，欲汗则有里证，欲下则有表证，来势极重，辨之不早，顷刻害人。故《内经》、仲景皆云必死，并不言所治法。愚窃谓两感证，外寒内热，即冬温证又感重寒而发者，随其邪之轻重，按证施治，未必绝无挽回。吴鹤皋曰："易老制大羌活汤，用羌活、独活、防风、防己、细辛、川芎、白芷、苍术、黄芩、黄连、知母、生地、生草。意为传经者皆为阳邪，一于升阳发散，滋阴养脏，则两感之浅者，尚或可乎？"所论与愚意颇合。至乙未冬，余客上海，有茶业王某患伤寒证，身热恶寒，头痛项强，口干烦渴，尿赤便燥，舌苔黄色，脉来浮举则紧，沉按则数，表有寒，里有热，内外邪俱盛，非太阳与少阴同病之两感证乎？余即师大羌活汤之意，用麻黄、紫苏、荆芥、防风以散外寒，用石膏、知母、元参、生地以清内热，又加枳壳、陈皮利其气而为之佐，重剂投之，两服而痊。可知伤寒两感证，即冬温感寒、外寒内热证，本无不治，其云必死者，为误治者言之，非谓概不可治也。其不言治法者，欲后人将六经条治之法融会贯通，权其表里寒热，分缓急而施治，故不复为赘言也。至六日死、三日死之说，亦谓证情危急，图治当速，迟则无及耳。岂真计日待死，绝无法治哉！方书此类正多，不可不思。

《诊余举隅录》

余听鸿

常熟署刑席沈鲁翁之仆人某，始因深冬受寒，猝然寒热身痛，某医与以消导发散药两剂后，即少腹气冲撞心，心中疼热，面红咽痛，夜间烦躁，呕吐痰涎黏腻，盈碗盈盆。据云已有六七日，腹痛上冲，即有欲厥之状。鲁翁邀余诊之，备述病情。余曰：厥阴伤寒无疑矣，无怪发表攻里俱罔效也。脉虽细弦，尚有微浮，兼有太阳未尽之表证。少腹气撞胸脘欲厥，呕吐黏涎甚多，心中疼热，咽痛面红烦躁，厥阴证已具，阳气被真寒外格。拟当归四逆汤加吴萸、生姜加味主之，立方当归三钱、桂枝钱半、白芍二钱、细辛四分、半夏二钱、姜川连四分、吴萸四分、炙草五分、通草一钱、大枣六枚，先煎化仲景乌梅丸三钱，连渣服下，以平肝安胃而止厥，再服前方汤药散其寒。照方服两剂，诸证悉减。再以仲景黄连汤法吞乌梅丸，加减出入三四剂，病去六七。后以小建中加参、椒、梅等加减，服十余剂而愈。此证若因咽痛、面红、烦躁而服清凉，必死。即浮泛不中病之方，亦难保全。柯氏云：有是病即有是方，洵不诬也。

《余听鸿医案》

方耕霞

浦。寒热起伏一候有余，解肌无效，脉数而弦，胸痞而呕，舌腻罩灰。频进苦寒之剂，致热阻阳明，怀麟之体，深虑邪逼胎元。宗仲景法以辛开苦降立方。

半夏泻心汤去参、草，加苏叶、豆豉、赤苓、泽泻。

再诊：泻心汤一服，不特痞开渴解，且汗出甚畅。舌灰退而润，呕又止。此仲景制方之妙，诚有不可思议者。奏效既速，再遵前法出入。

原方去泽泻，加青皮、蔻仁、生姜。

汪。厥阴之为病，消渴气上冲心，心中疼热。兹诊与《金匮》原文相合，惟病阳脉阴，阴津枯竭，实属可虑。读瞻翁先生方救阴化热，丝丝入扣，愚意去其散和之品，以病不在表，恐再伤津液也。拙见质之高明，以为可否？

王。脉濡无力，种种见端，皆属太阴少阴之证，但太阴有腹满而无便血，少阴有便血而不腹满，今便血而不腹满者，其少阴为病乎！证已棘手。姑宗仲景法治之。须转机乃吉，否则防脱。

人参　炙甘草　白芍　炮姜　于术　归须　制附子　川朴　杏仁　茯苓　新绛　桔梗

朱。寒水伤太阳之表。形寒无汗，脉紧。从太阳伤寒例治之。

麻黄　杏仁　甘草　茯苓　泽泻　羌活　豆豉　防风　黑栀　生姜

注：此方一服而愈。

钱某。寒热转疟，疟转为痢，病经两月，频进清补，究竟湿邪未去，阳气大伤，致渴不欲饮，舌白罩灰，痢下无度，六脉弦涩，病情重险，固不待言。所幸胃脉和缓，稍能纳谷，此为一线生机。姑进升阳益胃以提下陷之阳，附子理中以温中焦之气，转机乃吉。

附子理中汤　升麻　柴胡　独活　陈皮　半夏　伏龙肝　木香　茯苓

伍某。冷汗不止，此阳脱也。语言无序，此神脱也。脉左尺弦大无情，右按模糊不齐，乃阴阳俱竭之象。病虽属于湿温，凡有嗜好者，邪未及内陷，每每即见虚脱。当兹危险之秋，攻邪乎！扶正乎！熟审两者之间，还当亟亟扶正气。或能冀其万一。

大熟地八钱　肉桂四分，拌炒　人参三钱　制附子一钱半　白芍三钱　炙甘草一钱　大麦冬三钱，去心　茯苓三钱　归身一钱　牡蛎一两

再诊：冷汗渐收，阳回之象。言语清灵，神回之象。脉两手整齐，阴阳颇有来复之机矣。惟豁大不耐沉按，仍属肾中水火两亏之象。前方既见小效，且勿更其制。

照前方去白芍，加五味子。

梅。新寒束缚，里热不克疏化，痰与热结伏于肺胃，肺气不降，胃热愈甚，遂致郁咳无痰，阴气素虚，防热入肺络而成嗽血，脉细弦而涩，苔薄白中剥而绛。宜疏解表邪，宣化肺胃伏热。

大豆卷三钱　象贝母各钱半　射干七分　旋覆花钱半，绢包　冬桑叶钱半　大杏仁三钱　冬瓜子三钱云茯苓三钱　黑山栀三钱　淡芩钱半，酒炒　海蛤散三钱，包　南沙参三钱　姜竹茹钱半　大连翘三钱

自注：此方用射干麻黄汤意。

复诊：肺胃伏热渐化，惟咳仍不爽，痰不易出，防郁咳伤络，当用开泄化降法。

冬桑叶钱半　象贝母三钱　生枳壳钱半　粉前胡七分　杜苏子钱半　南沙参三钱　海蛤散五钱，绢包，先煎　云茯苓三钱　玉桔梗一钱　黑山栀三钱　大连翘三钱　大杏仁三钱　水炙竹茹钱半　生甘草二分

以上出自《倚云轩医话医案集》

张锡纯

天津张某某，年三十八岁，于冬季得伤寒证，且无脉。

病因：旬日前曾感冒风寒，经医治愈，继出门做事，又感风寒遂得斯病。

证候：内外俱觉寒凉，头疼，气息微喘，身体微形寒战，六脉皆无。

诊断：盖其身体素弱，又在重感之余，风寒深入阻塞经络，是以脉闭。拟治以麻黄汤，再重加补气之药，补其正气以逐邪外出，当可奏效。

处方：麻黄三钱　生箭芪一两　桂枝尖二钱　杏仁二钱，去皮　甘草二钱

先煎麻黄数沸，吹去浮沫，再入余药同煎汤一大盅，温服，被覆取微汗。

效果：服药后周身得汗，其脉即出，诸病皆愈。

说明：按此证或疑系少阴伤寒，因少阴伤寒脉原微细，微细之至可至于无也。而愚从太阳治者，因其头疼、微喘、寒战，皆为太阳经之现象，而无少阴证蜷卧、但欲寐之现象也。是以于麻黄汤中，重加生黄芪一两，以助麻、桂成功，此扶正即以逐邪也。

天津李某某，年三十二岁，于夏季得伤寒证。

病因：午间恣食瓜果，因夜间失眠，遂食余酣睡，值东风骤至，天气忽变寒凉，因而冻醒，其未醒之时又复梦中遗精，醒后遂觉周身寒凉抖战，腹中又复隐隐作疼，惧甚，遂急延为诊视。

证候：迨愚至为诊视时，其寒战腹疼益甚，其脉六部皆微细欲无，知其已成直中少阴之伤寒也。

诊断：按直中少阴伤寒为麻黄附子细辛汤证，而因在梦遗之后，腹中作疼，则寒凉之内侵者益深入也，是宜于麻黄附子细辛汤中再加温暖补益之品。

处方：麻黄二钱　乌附子三钱　细辛一钱　熟地黄一两　生怀山药五钱　净萸肉五钱　干姜三钱　公丁香十粒

煎汤一大盅，温服，温复取汗，勿令过度。

效果：将药服后，过一点钟，周身微汗，寒战与腹疼皆愈。

或问：麻黄附子细辛汤证，伤寒始得发热脉沉也，今斯证寒战脉沉细，夫寒战与发热迥异矣，何以亦用麻黄附子细辛汤乎？答曰：麻黄附子细辛汤证，是由太阳传少阴也，为其病传少阴是以脉沉，为其自太阳传少阴是以太阳有反应之力而发热。此证昼眠冻醒，是自太阳传少阴，又因恣食寒凉继而昼寝梦遗，其寒凉又直中少阴，内外寒凉夹攻，是以外寒战而内腹疼，太阳虽为表阳亦无反应之力也。方中用麻黄以逐表寒，用附子以解里寒，用细辛以通融表里，使表里之寒尽化；又因其少阴新虚，加熟地黄、萸肉、山药以补之，养正即以除邪也；又因其腹疼知寒侵太深，又加干姜、丁香助附子、细辛以除之，寒邪自无遁藏也。方中用意周匝，是以服之即效。至于麻黄发汗止二钱者，因当夏令也，若当冬令则此证必须用四钱方能出汗，此用药因时令而有异也。至若在南方虽当冬令用麻黄二钱亦能发汗，且南方又有麻黄不过钱之说，此又用药因地点而有异也。

盐山李某某，年六旬，于季冬患伤寒兼脑膜生炎。

病因：素有头昏证，每逢上焦有热，精神即不清爽，腊底偶冒风寒病传阳明，邪热内炽，则脑膜生炎，累及神明失其知觉。

证候：从前医者治不如法，初得时未能解表，遂致伤寒传里，阳明腑实，舌苔黄而带黑，其干如错，不能外伸，谵语不休，分毫不省人事，两目直视不瞬，诊其脉两手筋惕不安，脉象似有力而不实，一息五至，大便四日未行，小便则溺时不知。

诊断：此乃病实脉虚之证，其气血亏损难抗外邪，是以有种种危险之象。其舌苔黑而干者，阳明热实津液不上潮也；其两目直视不瞬者，肝火上冲而目发胀也；其两手筋惕不安者，肝热血耗而内风将动也；其谵语不省人事者，固有外感之邪热过盛，昏其神明，实亦由外感之邪热上蒸，致脑膜生炎，累及脑髓神经也。拟用白虎加人参汤，更辅以滋补真阴之品，庶可治愈。

处方：生石膏五两，捣细　生怀地黄二两　野台参八钱　天花粉八钱　北沙参八钱　知母六钱　生杭芍六钱　生怀山药六钱　甘草四钱　荷叶边一钱

共煎汤三盅，分三次温服下，每服一盅调入生鸡子黄两枚。方中不用粳米者，以生山药可代粳米和胃也；用生鸡子黄者，以其善熄肝风之内动也；用荷叶者，以善引诸凉药之力直达脑中以清脑膜之炎也。

再诊：将药如法煎服，翌晨下大便一次，舌苔干较愈，而仍无津液，精神较前明了而仍有谵语之时，其目已不直视而能瞬。诊其脉筋惕已愈强半，至数较前稍缓，其浮分不若从前有力，而重按却比从前有根底，此皆佳兆也，拟即前方略为加减，清其余热即以复其真阴，庶可全愈。

处方：生石膏四两，捣细　生怀地黄二钱　野台参八钱　大甘枸杞一两　生怀山药一两　天花粉八钱　北沙参八钱　知母六钱　生杭芍六钱　甘草四钱

共煎汤三盅，为其大便已通，俾分多次徐徐温饮下，一次只饮一大口。

效果：阅十点钟将药服完，精神清爽，诸病皆愈。

说明：按治脑膜炎证，羚羊角最佳，而以治筋惕不安亦羚羊角最效，以其上可清头脑下可熄肝风之萌动也。然此药价太昂，僻处药房又鲜真者，是以方中未用，且此证虽兼有脑膜炎病，实因脏腑之邪热上蒸，清其邪热则脑膜炎自愈，原不必注重于清脑也。

以上出自《医学衷中参西录》

马朴臣，年过五旬，业商，住奉天大西边门内。

病名：伤寒兼伏热。

原因：家本小康，因买卖外国银币票，赔钱数万元，家计顿窘，懊悔不已，致生内热。仲冬因受风，咳嗽声哑，有痰微喘，小便不利，周身漫肿，愚用越婢加半夏汤，再加凉润利水之药而愈。旬日之外，又重受外感。

证候：表里大热，烦躁不安，脑中胀疼，大便间日一行，似干燥，舌苔白厚，中心微黄。

诊断：脉极洪实，左右皆然，此乃阳明腑实之证。凡阳明腑实之脉，多偏见于右手，此脉左右皆洪实者，因其时常懊悔，心肝积有内热也。其脑中胀疼者，因心与肝胆之热，夹阳明之热上攻也。

疗法：当用大剂寒润，微带表散，清其阳明胃腑之热，兼以清其心肝之热。

处方：生石膏四两，不可煅，用煅则伤人　知母一两　甘草四钱　粳米五钱　青连翘三钱

煎至米熟，取清汤三茶盅，分三次温饮下，病愈后停服。

说明：此方即白虎汤加连翘也。白虎汤为伤寒病阳明腑热之正药，加连翘者，取其色青入肝，气轻入心，又能引白虎之力，达于心肝以清热也。

效果：一剂服完，其热稍退，翌日病复还原，连服五剂，生石膏加至八两，病仍如故，大便亦不滑泻。至第六剂，生石膏仍用八两，将汤药服后，又用生石膏细末二两，俾蘸梨片嚼服之，服至两半，其热全消，病遂愈。

廉按：和田东郭云：石膏非大剂则无效，故白虎汤、竹叶石膏汤，其他石膏诸方，其量过

于平剂。世医不知此意，为小剂用之，譬如一杯水救一车薪火，宜乎无效也。吾国善用石膏者，除长沙汉方外，明有缪氏仲淳、清有顾氏松园、余氏师愚、王氏孟英，皆以善治温热名。凡治阳明实热之证，无不重用石膏以奏功。今用石膏由四两加至八两，看似骇然，然连服五六剂，热仍如故，大便亦不滑泻，迨外加石膏细末用梨片蘸服又至两半，热始全消而病愈，可见石膏为凉药中纯良之品，世之畏石膏如虎者，可以放胆而不必怀疑矣。

王瑞亭，年四十余，京都贡士，住前门外西珠市口。

病名：伤寒戴阳。

原因：仲冬之时，感受风寒，两三日间，烦躁无汗，原是大青龙汤证，医者误投以桂枝汤，烦躁益甚。

证候：表里俱觉发热，头微觉疼，舌苔白而微黄。

诊断：脉象洪滑，两尺似不任重按，此乃伤寒成温，热入阳明之腑，而犹微兼表证也。

疗法：宜以大剂凉润之品，清其腑中之热，而少加表散之药辅之。

处方：生石膏三两，捣细，惟不可煅，用煅则伤人　玄参一两　青连翘三钱　粳米五钱

煎至米熟，取汤两茶杯，为其两尺脉象不实，嘱其分多次，徐徐温饮下，不欲其寒凉下侵，或致滑泻也。

效果：孰意病家忽愚所嘱，竟将其药顿饮之。药力直趋下焦，上焦之燥热未除，下焦之泄泻转增。半日之间，连泻数次，多带冷沫，面色红似火炙，鼻孔黑似烟熏，关前脉大于从前一倍，数至七至，其精神骚扰不安，知其已成戴阳险证。急用野台参一两，煎汤冲童便（须四岁以上童子）半茶盅，置药碗凉水盆中，候极冷顿饮下。又急用玄参、生地、知母各一两，煎汤一大碗备用。自服参后，屡诊其脉，过半点钟，脉象渐渐收敛，至数似又加数，遂急将备用之药熬极热，徐徐饮下，一次止饮一口，阅两点钟，将药服尽，周身微汗而愈。

廉按：伤寒戴阳，其人面赤烦躁，气息甚粗，脉象虽大，按之无力，又多寸盛尺虚，乃下焦虚寒，孤阳上越之危候。《伤寒论》少阴篇，用通脉四逆汤加减，收拾阳气归于下元，而加葱白透表，以散外邪，如法用之，每多速愈。今因大青龙证误投桂枝，虽同一烦躁，而面不姣红，尚属类似戴阳。方用仙露汤救误而多转折者，张氏原著谓："因病家不听所嘱，致服药有如此之失，幸而又愈，然亦险矣。"审是，则凡药宜作数次服者，慎勿顿服也。盖愚自临证以来，无论内伤外感，凡遇险证，皆煎一大剂，分多次服下。此以小心，行其放胆，乃万全之策，非孤注一掷也，其言甚是。

毛姓，年三十余，药肆经理，住盐山城东北张马村。

病名：伤寒夹痰。

原因：其人素有痰饮，曾患痰证甚剧。愚为治愈。隔数月又得伤寒证，经他医治愈两次，皆因饮食过度反复，医者再投以药不效，迎愚诊视。

证候：卧床眩晕不起，头微觉疼，面有火色，而畏食凉物，食梨一口，即觉凉甚，食石榴子一粒，心亦觉凉，视其舌苔淡而润，不觉燥渴。

诊断：脉洪长有力，右部尤甚，问其大便，数日未行，知其阳明腑热已实也。

疗法：愚舍证从脉，欲投以大剂白虎汤，前医者在座，疑而问曰："此证心中不渴不热，且舌苔白润，畏食寒凉，无实火可知，以余视之，虽清解药亦不宜用，果何所据而用大剂白

虎汤乎?"答曰:"其脉洪长有力,原系阳明实热之确征,投以白虎汤,洵为对证的方。"其不觉渴与热,且舌苔淡白而润者,以其素有痰饮,湿胜故也;其畏食寒凉者,因胃中痰饮,与外感之热,互相胶漆,致胃腑转从其化,与凉为敌也。病者之父,素晓医理,遂笃信愚言,促为疏方。

处方:生石膏细末_{四两} 知母_{一两} 清半夏 甘草_{各三钱} 粳米_{四钱}

俾煎汤一大碗,分三次温饮下。此方加半夏于白虎汤中者,因其素有痰饮也。

效果:两日夜间,右方略有加减,共服药四大剂,计用生石膏斤许,霍然全愈,愚亦旋里。隔两日仓猝复来迎愚,言病人陡然反复,形状异常,有危在顷刻之虞。因思此证治愈甚的,何遽如此反复。及至,见其痰涎壅盛,连连咳吐不竭,精神恍惚,言语错乱,身体颤动,诊其脉象平和,微嫌胃气不甚畅舒。愚恍然会悟,因谓其家人曰:"前者两次因饮食过度而病复,今则又因戒饮食过度而复也。"其家人果谓有鉴前失,每日所与饮食甚少。愚曰:"此次无须用药,饱食即可愈矣。"时已届晚八点钟,至明饮食三次,每次仍撙节与之,病若失。

廉按:此证初起,用越婢加半夏汤,为对证处方之常法。今侧重脉象,放胆重用膏、知,舍证从脉,别具卓识,非学验兼优者不办。

以上出自《全国名医验案类编》

巢渭芳

孙社川妻年未四旬,值四月中,伤寒两候,已成陷证,谵语,舌垢黄、中焦黑,便泄一夜三四次,目红胸痞,举家以为祟证,邀补山寺诸僧礼忏不应,又用女巫画朱符咒等法,迟误至三候矣。社川岳丈与渭本家,邀往诊之。两脉沉细而伏,目昏红,言语若癫状,此六急下证之一也,以大承气下之,两剂而痊。病退后面浮肢肿,用建中收功。

《巢渭芳医话》

孙采邻

李鸣山内人,似寒似热,头痛且重,呕恶痰涎,小溲赤痛,腹膨时疼,经水匝月未行,骨节酸疼,脉象沉小。病起数日,食饮不贪,乃风寒内蕴,兼之肝胃不和。法宜疏通,俾经行,庶乎渐安。

蔓荆子_{一钱半} 老苏梗_{一钱半} 广藿梗_{一钱半} 陈皮_{一钱} 小青皮_{一钱} 生香附_{二钱} 赤茯苓_{三钱} 川芎_{一钱} 制半夏_{一钱半} 秦艽_{一钱半}

加葱白二枚,临服入生姜汁三小匙冲。

二诊:服前方两剂,二便通利,头痛缓,惟干呕,小腹疼,经水未行。拟疏表和里法,冀其经转为安。

蔓荆子_{一钱半} 白池菊_{一钱半} 川芎_{一钱} 花粉_{一钱半} 瓜蒌仁_{三钱} 淡茱萸_{三分} 藿香_{一钱半} 木香_{八分,切片} 黑山栀_{一钱半} 生香附_{二钱} 半夏_{一钱,炒鸡内金二钱,炙}

服两剂经行,其余全愈。

《竹亭医案》

顾恕堂

朱某，寒邪伏于三阳，寒战，形凛皆从背而起，头痛、溺赤，脉紧数。用仲景阳旦法。

桂枝　白芍　防风　半夏　大枣　淡芩　生草　羌活　橘皮　生姜

又：寒热头痛减，而胸闷未已。

苏梗　桔梗　橘白　紫菀　兰草　川朴　半夏　茯苓　枳壳

《横山北墅医案》

费承祖

安徽孙唯斋，为吾乡小河司巡检，患发热头痛项强，自汗恶风，咳嗽苔白，脉浮缓。此太阳风伤卫，而兼犯手太阴肺经也。

桂枝一钱五分　甘草五分　生姜二片　川厚朴一钱　苦杏仁三钱

一剂汗出而愈。

江阴石少梅，患发热头痛，项强腰痛，恶寒无汗，烦躁苔白，脉来浮紧。此本有里热，为外来之风寒所束，营卫不通，里热无从外泄也。非发汗以通其营卫不可。

麻黄一钱　桂枝五分　杏仁三钱　甘草五分　石膏三钱

一剂即汗出、热退、躁止而安。余之用伤寒法而不泥伤寒方，类如此云。

上海王君佐才，恶寒发热，头项强痛，牵及腰背，无汗苔白，脉来浮紧，太阳经寒伤营证也。

麻黄一钱　桂枝一钱　酒炒羌活一钱　苦杏仁三钱　甘草一钱　生姜三片

一啜而病悉退。

广东郭君道斋，发热无汗，头痛如劈，至于如厕仆地，呼号不已。急延余诊，脉来浮弦而紧，亦太阳经寒伤营证也。先以藁本、川芎、羌活、防风各三钱，浓煎，纳面巾浸令透；即起绞干，乘热敷其头。巾仅两易，而痛顿止。更与酒炒羌活一钱五分、防风三钱、荆芥三钱、甘草八分，煎汤饮之，一剂即汗出热退，其病若失。其尊人仁山曰，病来甚急，而势甚险，先生治之，药甚轻而效甚速，能不令人倾倒？余曰，此本麻黄汤证，麻黄之效诚速，而执事未必敢用。以此等轻药重投代之，执事不疑，而效亦未尝不速也。

常州杨君廷选之夫人，发热头痛，恶寒无汗，呕吐泄泻，胸腹痛不可忍，舌苔白润，脉浮弦而缓。此内有寒湿，而外感风寒也。风寒非温散不解，其治在经；寒湿非温燥不化，其治在腑。乃参用麻桂平胃法。

酒炒羌活一钱　防风一钱五分　荆芥一钱五分　苏梗一钱五分　焦茅术一钱五分　川厚朴一钱　赤茯苓三钱　陈皮一钱　甘草五分　生姜三片

一剂，表里之证悉退而愈。

　　上海吴君仲祥之妻，患伤寒，先恶寒而后发热无汗，苔白头痛。医用寒凉药，即胸脘闭塞，呼吸之气难以出入，势濒于危。急延余诊，右手脉已不应指，左寸关尚浮弦。风寒已伤营卫，加以寒凉遏抑，引邪入里。伤及中阳，气道不通。向来阴虚痰重，不胜麻、桂。

　　防风二钱　荆芥一钱五分　苏梗二钱　葱白二钱　半夏一钱五分　橘红一钱　杏仁三钱　厚朴一钱
甘草五分

　　一剂，胸脘即舒，气道流通。再剂，汗出、热退而愈。

　　伤寒热入胃中，与糟粕相结，则为口渴引饮，谵语无伦；热入血室，则为昼则明了，暮则谵语，如见鬼状。温热湿温、阳明散漫之热，熏蒸心包，则为口渴引饮，谵语无伦，神识乍清乍昏。是凡见以上诸证，罔不由于热者也。温热湿温，固为热邪，即系伤寒，亦必在寒邪已化热之后，历古至今，几若印版文字矣。广东郭映堂少君之证，竟有不然者。郭君住南市杨家渡。其少君鋆益，年十三岁，丁未七月十五日，发热头痛，大便泄泻，八九日不退。驯至口渴引饮，神识乍轻乍昏，谵语无伦，入夜尤甚，始就治于余。诊其脉，仅浮弦，并不洪数。苔白滑润，满布至尖，舌并不绛。且病逾一候，尚点汗未得，断为外感风寒，失于温散所致。然风寒着人，人身中温暖之阳气，本有化邪为热之能力，且已发热至八九日，乃外显热象而内实未化者，必前手误用栀豉、银翘温热治法，遏抑其邪，邪不得越所致。凡寒邪所至之地，皆阳气不到之处。阳气不得行于营卫之间，而但周旋进退于脏腑之中，则是阴反在外，阳反在内。人身之有阳气，犹天之有日光。阳为阴掩，犹之日为云遮，其光不显，故神识乍清乍昏也。谵语无伦，入夜尤甚者，夜则营卫行于阴，阴盛则阳愈受梏，不与阴和，反与阴争也。渴而引饮者，凉药助其湿痰，湿痰碍其运行，浊饮不去，则津液不生也。病因于寒，邪不在里，但用辛温之剂，使遏抑之风寒外达，内停之痰湿渐消，则一切假热之证，皆能自退。

　　防风二钱　荆芥一钱五分　苏梗二钱　苍术一钱　厚朴一钱　半夏一钱五分　广皮一钱　茯苓二钱
甘草五分　葱白二钱，为引

　　两剂而泄泻即止，头痛口渴，神昏谵语皆减。惟汗出不畅，热退未清耳。前方加桂枝一钱、羌活一钱、生姜三片，又两剂而得畅汗，热退尽，神识清，谵语止，白苔化，风寒湿痰一律肃清。改用生津益气，善后而愈。此病下手，本当即用姜、桂，则凉药遏抑之寒邪，易于外解；以神昏谵语，且兼口渴，举世莫不以为热，虽用药者独具真知灼见，自信不谬，能保病家之不疑而他图乎！惟先用轻淡之品，使稍见功效，而后加重，则病家之心安，而吾辈救人之志遂矣。粗工不察，以为热证，治以寒凉，转遏转深，转深转郁，待郁久化热，则弄假成真，逼入心包。温之则劫阴，凉之则增遏，即用开达，亦多不及矣。余故尝曰，治病必先辨证，辨证须辨兼证。徐洄溪谓"有一证不具，即须审慎"者，固难为"见病治病、知常不知变者"道也。

　　孟河金奎官，发热，有汗不解，脘痞作痛，神昏谵语，时常痉厥，口干苔黄，中心灰黑厚腻。医皆束手无策，请余诊之，脉来沉实而滑，此阳明内热，非急下存阴，不能挽救。

　　酒炒大黄五钱　芒硝三钱　枳实一钱　厚朴一钱

　　一剂，大便畅行二次，热退神清，痉厥皆止。以粳米熬粥，缓缓与服。约两日，即知饥而瘥。

　　上海水果行吴君顺昌，大便水泄，肢冷如冰，头眩心悸，人事昏沉，舌苔后半节黄，前半节白。余诊其脉，迟缓细弦，断为暑湿内伏，外来暴寒直中太阴，脾土无砥柱之权，真阳有式微之危。苟先清暑湿，用寒凉之品，必致阳气更伤，转从外越，暑湿未去而阳先亡矣。治宜先用温药，祛其寒邪；俟寒去阳回，然后可以清内伏之暑湿。

别直参一钱　云茯苓三钱　白术一钱　甘草五分　干姜一钱五分　苏梗一钱

一剂，即肢温泄止，变为发热口干，周身赤疹满布。是中阳复辟，寒邪已解，暑湿外达，而胃津受铄。

牛蒡一钱五分　薄荷一钱　蝉衣一钱　桑叶一钱五分　银花三钱　甘草三钱　天花粉三钱　茯苓皮三钱　通草一钱　冬瓜子四钱　竹叶三钱

三剂，而汗出热退，赤疹皆消，内伏之暑湿，尽从外解。惟是气为寒伤，液被热劫，神倦心剂，口干不寐，所见皆不足之证。

别直参一钱　大麦冬三钱　杭白芍一钱五分　粉甘草三分　川石斛三钱　龙眼肉五枚

服四剂，霍然而愈。

南京邓小斋，骤患泄泻无度，肢冷如冰，头重不举，人事昏沉，舌苔前半节白，后半节黄，脉来沉细弦缓，势将不支。余谛审断为暑湿内伏，尚未发动，而外来暴寒，直中少阴，坎中一点真阳，转瞬即将失守，所幸头面无汗，阳虽欲越而根未离，尚可挽回。治法当先祛寒回阳，使少阴安固，真阳归窟，再看伏邪发动情形，而进清理，斯两不相妨，而危倾可定。

制附子二钱　炮姜炭二钱　粉甘草一钱　别直参一钱　荆芥穗一钱

一剂知，二剂即泄止肢温，神气清爽，一变而为壮热无汗，恶热，苔黄口干，周身红疹。此寒去阳回，正气用事，伏邪得鼓动之力，而尽发于外也。看似变证加病，而前乃邪胜正，此乃正胜邪，静躁不同，虚实迥昧。

薄荷叶一钱　冬桑叶一钱　牛蒡子一钱五分　净蝉衣一钱　净银花三钱　冬瓜子四钱　甘草五分　竹叶三钱

三剂而疹消热退，外证肃清。惟口干不止，心悸不寐，伏邪已去，而胃阴受伤，法宜益胃。

麦门冬三钱　大玉竹三钱　川石斛三钱　西洋参二钱　杭白芍一钱五分　粉甘草五分

甘酸濡润之口，连服六剂而愈，此则与吴顺昌之证浅深相同，而轻重不同也。

常州旧仆闻金兆，童时病发热神昏，肢厥不语，自丙子年除月初，迄明年元宵。幼科百方治之无效，请治于余。余奇其神昏发厥之证，而能延至四十日之久也。视之，倦卧向里，略无躁扰之象，按脉浮弦豁大而空。乃太阳、少阴两感之证，日久传入厥阴，外热里寒，寒极似热，热为假象，寒是真情，幸其头面无汗，有汗则早已亡阳而不可救矣。

制熟附子三钱　炮姜炭三钱　上肉桂一钱　党参三钱　白术一钱　炙甘草五分

覆杯即厥回神醒，口开能言。其父狂喜，走告以状。余曰：未也，趋再饮之，不尔将复厥。其父半信半疑，奔而视之，果又厥矣，急煎第二剂饮之，乃复醒，不再厥。正气既回，托邪有权，汗出热亦随退。以食养为调理，月余而康。

广东林君子钦，患感冒甫解，忽又受寒，壮热恶寒，脉盛而神气大惫不能支。盖前此邪退正虚，未及善后进补，复感新邪，邪气虽实，而正气已虚，凡泄邪必须散发，而欲宣布发散之药力，则全赖正气。今正气如此之虚，复何所恃以为宣布发散药力之具？然则，徒散既虑其正脱，纯补亦惧其邪锢，仲圣桂枝加人参法，一面散邪，即于散药之中，一面补正，此其治矣。

桂枝一钱　别直参一钱　杭白芍一钱　甘草一钱　生姜二片　大枣二枚

一剂，得汗热退，精神复振，不烦调理而愈。

以上出自《费绳甫医话医案》

吴鞠通

戊子正月十六日，史，三十二岁。脉浮洪而数，头痛身痛，恶寒有汗，此为太阳中风；但中风脉缓，今洪数有力，恐传经也，桂枝汤主之。

桂枝六钱　炙甘草三钱　大枣三枚，去核　白芍四钱　生姜五钱

煮两杯，先服一杯，即啜稀热粥一碗，复被令微汗佳。得汗止后服，不汗再服。

十七日：脉之洪大已减，头痛身热恶寒俱减，余邪陷入少阳，干呕口苦，与小柴胡汤；渴者，加天花粉。

柴胡三钱　姜半夏五钱　生姜三钱　黄芩三钱　天花粉一钱五分　广皮三钱　大枣二枚，去核　炙甘草一钱五分

煮二大杯，分二次服。

廿八日：脉静身凉，外感已解，惟舌上白浊，夹黄苔太甚，胃口不清，与宣通腑阳，切忌早食、多食。

姜半夏五钱　益智仁二钱　白蔻仁八分　云苓皮五钱　小枳实三钱　广陈皮三钱　杏仁泥三钱　炒神曲三钱　白通草八分

煮三杯，分三次服。二帖。

乙丑正月初五日，刘氏，五十余岁。太阳中风，耽延五日不解，冲气上动，宛若奔豚，腹满泄泻而渴，兼有少阴证矣。两层两感，太阳少阳并见，此一两感也。其人积怒内伤，又加外感，此二两感也。可畏之至。且先伐其冲气。

桂枝八钱　云苓块一两　川芎一钱五分　当归三钱　川椒炭三钱　生姜五大片

煮三杯，分三次服。

初六日：太阳少阳两感，冲气上动如奔豚，与苓、桂重伐肾邪，今日一齐俱解，脉静身凉，冲气寂然，可喜之至！微有痰饮咳嗽，当与和胃令能食。

云苓块六钱　桂枝三钱　生姜三片　姜半夏五钱　广皮三钱　大枣二枚，去核　焦白芍三钱

煮三杯，分三次服。

乙丑正月二十日，钱，三十四岁。太阳中风汗多，误与收涩，引入少阳，寒热往来，口苦脉弦，与小柴胡汤和法。其人向有痰饮喘证，加枳实、橘皮，去人参。

柴胡五钱　姜半夏六钱　生姜五钱　广皮五钱　小枳实四钱　大枣二枚，去核　炙甘草三钱　黄芩炭一钱五分

煮三杯，先服一杯；寒热止，止后服；尽剂不止，再作服。

廿三日：风入少阳，与小柴胡汤已解其半，仍须用和法；寒多热少，而口渴，较前方退柴胡，进黄芩，加天花粉。

姜半夏三钱　柴胡二钱　生姜三大片　天花粉三钱　炒黄芩三钱　大枣二枚，去核　炙甘草二钱

煮三杯，分三次服。

丁亥十一月十一日，某，四十余岁。头项强痛而恶寒，脉浮而紧，无汗，的系伤寒，法当发汗，何得妄为冬温而恣用凉药？

麻黄六钱，去节　杏仁四钱　甘草四钱　桂枝五钱

煮三杯，先服一杯，复被令微汗周身佳；得汗止后服，不汗再服。尽剂而汗始至足。

十二日：伤寒与麻黄汤，头项强痛已解，脉不浮紧，胃亦开，但受伤太重，阳虚体痛畏寒，与温通太阳经脉。

桂枝六钱　焦白芍四钱　甘草三钱　防己一钱　杏仁泥三钱　生姜五片　广皮四钱　熟附子三钱
大枣二枚，去核

煮三杯，分三次服。

十三日：脉证仍旧，阳未全复，照前方加附子，再服一帖，服药后不必啜粥。

十四日：痹证身痛大减，惟足痛甚，湿伤于下，仍归于下也。仍与温通太阳经络。

云苓皮六钱　桂枝六钱　熟附子五钱　生苡仁六钱　防己四钱　片姜黄三钱　杏仁泥四钱　甘草三钱
海桐皮三钱

煮四杯，分早、中、晚、夜四次服。

十五日：诸证向安，惟六脉阳微之极，仍以补阳为要；但去痹未远，宜通不宜守，俟三四日后毫无遗证，再议守补。

云苓块三钱　桂枝六钱　生苡仁二钱　熟附子三钱　草薢三钱　炙甘草三钱

煮三杯，分三次服。二帖。

十七日：脉沉细，背脊仍有畏寒之意，舌白滑，苔颇厚，寒湿未清，犹未敢呆补。

云苓皮五钱　桂枝八钱　川草薢四钱　生苡仁五钱　防己二钱　白通草一钱　姜半夏四钱　广皮二钱
炙甘草三钱　熟附子四钱

煮三杯，分三次服。

癸亥二月初二日，唐，五十八岁。太阳中风尚未十分清解。兼之湿痹髀痛。

茯苓皮五钱　桂枝四钱　片姜黄二钱　杏仁三钱　防己三钱　厚朴二钱　陈橘皮一钱五分　晚蚕沙三
钱　炙甘草一钱五分

煮三杯，分三次服。二帖。

初四日：行经络而和营卫，则风痹自止。

桂枝八钱　焦白芍四钱　生姜五片　防己六钱　生于术五钱　大枣二枚，去核　半夏五钱　炙甘草三钱

水八碗，煮取三碗，分三次服。头一次饮稀粥，令微汗佳，其二三次不必啜粥。

初五日：左脉沉紧，即于前方内加熟附子五钱。

初六日：脉洪大而数，经络痛虽解而未尽除，痹也；小便白而浊，湿也。

飞滑石五钱　桂枝三钱　生苡仁五钱　茯苓皮五钱　猪苓三钱　黄柏炭一钱　杏仁泥五钱　泽泻三
钱　白通草三钱

煮三碗，分三次服。

初七日：昨服开肺与大肠痹法，湿滞已下，小便已清，身热已退，但大便与痰中微有血迹，

证从寒湿化热而来，未便即用柔药以清血分，今日且与宣行腑阳，右脉仍见数大，可加苦药，如明日血分未清，再清血分未迟。

飞滑石五钱 半夏三钱 生苡仁五钱 杏仁泥三钱 厚朴二钱 黄柏炭一钱 黄芩炭二钱 广皮一钱五分 细苏梗一钱

头煎两杯，二煎一杯，分三次服。

初八日：舌苔仍有新白，衣被稍薄而畏寒，身热已退，阳虚湿气未净无疑。

姜半夏五钱 桂枝三钱 焦白芍二钱 生苡仁五钱 厚朴二钱 生茅术二钱 杏仁泥三钱 广皮一钱五分 全当归一钱五分

头煎两杯，二煎一杯，分三次服。二帖。

初十日：诸证向安，惟营气与卫不和，寐不实，寐后自觉身凉，以调和营卫为主。

桂枝三钱 茯苓块三钱 广皮一钱五分 白芍三钱 生苡仁五钱 生姜三片 半夏六钱 炙甘草二钱 大枣二枚，去核

头煎两杯，二煎一杯，分三次服。六帖。

十六日：营卫已和，即于前方内增白芍二钱，加胶饴三钱，服七帖而安。

癸亥二月十六日，唐氏，五十六岁。太阳中风漏汗，桂枝加附子汤主之。

桂枝六钱 焦白芍四钱 生姜三片 炙甘草三钱 熟附子三钱 大枣三枚，去核

煮三杯，分三次缓缓服。

十七日：中风漏汗，兼之肾水上凌心，心悸腹痛，昨用桂枝加附子汤，诸证悉退。今左脉沉缓，右脉滑数，表虽清而浊阴未退。议苓、桂伐肾邪，归、茴温冲脉，吴萸、半夏、生姜两和肝胃，白芍以收阴气，合桂枝而调营卫，加黄芩一以清风化之热，合诸药为苦辛通法，此外感之余，兼有下焦里证之治法也。

茯苓块五钱 桂枝四钱 淡吴萸三钱 姜半夏四钱 青皮一钱五分 全当归三钱，炒黑 小茴香三钱，炒黑 生姜三片 黄芩炭一钱 焦白芍二钱

甘澜水煮三杯，分三次服。

十九日：脉缓，浊阴久踞，兼有滞物续下。用药仍不外苦辛通法，稍加推荡之品，因其势而利导之，大意通补阳明之阳，正以驱浊阴之阴，若其人阳明本旺，胃阴自能下降，六腑通调，浊阴何以能聚？再胃旺自能坐镇中州，浊阴何能越胃而上攻心下？反复推求，病情自现。

桂枝尖四钱 厚朴三钱 焦白芍二钱 茯苓块三钱 青皮一钱五分 小枳实一钱五分 淡吴萸三钱 乌药二钱 广木香一钱 小茴香三钱，吴萸同炒黑 广皮一钱 黄芩炭一钱 川楝子二钱

煮三杯，分三次服。

廿二日：凡痛胀滞下，必用苦辛通降，兼护阳明，固不待言。前法业已见效，细询病情已十有余年，以半产后得之，误用壅补而成。按久病在络，再痛胀偏左，下至少腹板着，其中必有瘀滞，非纯用汤药所能成功。盖汤者荡也，涤荡肠胃，通和百脉。固其所长，至于细雕密镂，缓行攻络，是其所短，非兼用化癥回生丹缓通不可。且汤剂过重，有瘕散为蛊之虞，不得不思患预防也。

桂枝尖一钱 半夏三钱 广木香八分 炒白芍二钱 厚朴一钱 地榆炭一钱 降香末二钱 红花七分 炒桃仁一钱五分 川楝子二钱 小茴香二钱，炒黑 广郁金一钱 全当归一钱，炒黑 乌药一钱五分 两头尖二钱 黄芩炭一钱 黄连八分 广皮炭八分

甘澜水煎，前后四杯，日三夜一，分四次服。五帖。

昔李东垣用药有至三十余味者，张仲景鳖甲煎亦有三十几味。后人学问不到，妄生议论，不知治经治以急，急则用少而分量多，治络治以缓，缓则用多而分量少。治新则用急，治旧则用缓；治急可独用，治旧必用众；独则无推诿而一力成功，众则分功而互相调济，此又用药多寡之权衡也。兼服化癥回生丹一丸。

廿七日：宣络法兼两和肝胃。

炒白芍六钱　半夏三钱　炒丹皮三钱　制香附二钱　全当归三钱　川芎五分　炒蒺藜三钱　小茴香三钱，炒黑　炒青皮八分

煮三杯，分三次服。

廿八日：痹仍不实，于前方内加生苡仁六钱、半夏二钱，服三帖。

三月初一日：

姜半夏五钱　全当归三钱　制香附一钱五分　降香末二钱　良姜二钱　桃仁泥一钱五分　小茴香三钱　乌药二钱　广皮炭八分　干姜炭五分　青皮八分

煮三杯，分三次服。

初五日：络瘀多年，腹痛胀攻胃，食后膜胀。今搜去络中瘀滞，饥甚则如刀刮竹，络气虚也。与通补络法。

炒白芍六钱　丹参三钱　炒杞子一钱　白归身三钱　丹皮三钱　桂圆肉三钱　小茴香一钱

煮三杯，分三次服。九帖全愈。

甲子二月廿一日，吴氏，廿三岁。头项强痛而恶寒，脉缓有汗，太阳中风，主以桂枝汤。

桂枝三钱　炙甘草二钱　大枣二枚，去核　白芍二钱　生姜三钱

水五杯，煮二杯。头杯即啜稀热粥，令微汗佳；有汗二杯不必啜粥，无汗仍然。

廿四日：不解，于前方内加羌活五钱。

廿五日：服前方业已脉静身凉，不肯避风，因而复中，脉紧无汗，用麻黄汤法。

麻黄三钱，去节　白芍三钱　生姜三片　桂枝三钱　炙甘草二钱　羌活三钱　大枣二枚，去核

煮两杯，分两次服。

廿六日：服前药不知，身重疼痛，其人肥而阳气本虚，平素面色淡黄，舌白，湿气又重，非加助阳胜湿之品不可，于前方内加减。

麻黄八钱，去节　杏仁泥三钱　白术三钱　桂枝五钱　熟附子三钱　炙甘草一钱　生姜三钱

水五碗，先煮麻黄，去上沫，入诸药，取二碗，分二次服。

服一帖而汗出愈。

甲子三月十六日，唐，五十九岁。头风恶寒脉紧，言謇肢冷，舌色淡，太阳中风。虽系季春天气，不得看作春温，早间阴晦雨气甚寒，以桂枝二麻黄一法。

桂枝六钱　杏仁五钱　生姜六片　麻黄三钱，去节　炙甘草三钱　大枣二枚，去核

煮三杯，先服一杯，得微汗，止后服；不汗再服，再不汗，促役其间。

十七日：于原方倍麻黄，减桂枝，加附子三钱，一帖。

十八日：照原方服一帖。

十九日：诸证悉减，药当暂停以消息之。

二十日：中风表解后，言謇，减食则汗，头引痛，舌白滑，脉微紧。宜桂枝加附子汤除风、实表、护阳。

桂枝六钱　焦白芍四钱　生姜五片　附子三钱　炙甘草二钱　大枣二枚，去核

水五杯，煮二杯，分温二服。渣再煮一杯服。

廿一日：表解后复中，恶寒胸痞，舌苔厚而白，脉迟紧。里急。

桂枝六钱　茯苓块五钱　厚朴三钱　苡仁五钱　熟附子四钱　干姜三钱　茅术三钱　小枳实二钱　广皮二钱

日二帖。

廿二日：于前方内去茯苓，减苡仁，加炙甘草二钱、生姜二两，日二帖。

廿三日：诸证悉衰，当减其制，照前方日服一帖。

廿四日：中风表解后，余邪入里，舌黄身热胸痞，议泻心汤泻其痞。

半夏六钱　黄芩三钱，炒半黄　生姜五钱　干姜五钱　黄连二钱，炒半黄

头煎两杯，二煎一杯，分三次服。

某。先寒后热，胁痛腰痛，少阳证也。议从少阳领邪外出太阳法。

柴胡六钱　党参三钱　甘草三钱　桂枝四钱　黄芩三钱　羌活一钱五分　生姜三片　半夏一钱五分

煮三杯，分三次服。

又：热后，寒退热存，胁胀。

半夏五钱　广郁金二钱　生姜三钱　黄芩四钱　广皮炭一钱五分　香附三钱　大枣二枚，去核　生甘草一钱五分

煮三杯，分三次服。

廿五日，张。今年风木司天，现在寒水客气，故时近初夏，犹有太阳中风之证。按太阳中风，系伤寒门中第一关，最忌误下，时人不读晋唐以上之书，故不识证之所由来。仲景谓太阳至五六日，太阳证不罢者，仍从太阳驱去，宜桂枝汤。现在头与身仍微痛，既身热而又仍恶风寒，的是太阳未罢，理宜用桂枝汤；但其人素有湿热，不喜甘，又有微咳，议于桂枝汤内去甘药，加辛燥，服如桂枝汤法。

桂枝六钱　半夏四钱　广皮三钱　白芍四钱　杏仁三钱

水八杯，煮成三杯，先服一杯，即啜稀热粥令微汗佳；有汗二三杯，不必啜粥，无汗仍然。

廿六日：太阳中风误下，胸痞四五日，太阳证未罢，昨用太阳证仍在例之桂枝汤法，今日恶寒已罢，头目已清，惟胸痞特甚，不渴舌白而壮热，泄泻稀水频仍，仲景法云：病发于阳而误下之成胸痞者，泻心汤主之。今用其法。

再经谓脉不动数者，为不传经也。昨日以动数太甚，断无不传之理，可畏在此。

茯苓五钱，连皮　干姜五钱　生姜三片　半夏五钱　黄连三钱

煮三杯，分三次服。

廿七日：太阳中风误下，前日先与解外，昨日太阳证罢，即泻胸痞，今日胸痞解，惟自利不渴，舌灰白，脉沉数。经谓自利不可者，属太阴也。太阴宜温，但理中之人参、甘草恐不合拍，议用其法，而不用其方。

茯苓一两，连皮　苍术炭四钱　干姜五钱　半夏六钱　广皮炭二钱　生姜五钱

煮三杯，分三次服。

廿八日：太阳中风，先与解外，外解已，即与泻误下之胸痞，痞解而现自利不渴之太阴证，今日口不渴而利止，是由阴出阳也。脉亦顿小其半，古云脉小则病退；但仍沉数，身犹热，而气粗不寐，陷下之余邪不净。仲景伤寒论谓真阴已虚阳邪尚盛之不寐，用阿胶鸡子黄汤。按此汤重用黄芩、黄连，议用甘草泻心法。

半夏五钱　黄芩四钱　生姜三钱　云苓三钱　山连三钱　大枣二枚，去核　甘草三钱

煮三杯，分三次服。

廿九日：脉沉数，阴经热，阳经不热，是陷下之余邪在里也。气不伸而哕，哕者，伤寒门中之大忌也。皆误下之故。议少用丁香柿蒂汤法，加黄连以彻里热，疏逆气。

公丁香二钱　黄芩三钱　柿蒂九枚　真山连一钱　广皮二钱　姜汁三茶匙，冲

煮二杯，分二次服。

初一日：误下成胸痞自利，两用泻心，胸痞自利俱止；但陷下之邪，与受伤之胃气搏而成哕，昨用丁香柿蒂汤去人参加芩、连，方虽易，仍不外仲景先师苦辛通降之法，病者畏而不服。今日哕不止，而左脉加进，勉与仲景哕门中之橘皮竹茹汤，其力量减前方数等矣。所以如此用者，病多一日，则气虚一日，仲景于小柴胡汤中即用人参，况误下中虚者乎？

广皮六钱　半夏三钱　生姜五钱　竹茹五钱　炙甘草四钱　人参二钱，若无人参，以洋参代之　大枣四枚，去核

煮三杯，分三次服。

初二日：误下中虚气结成哕，昨与金匮橘皮竹茹汤，今日哕减过半。古谓效不更方，仍用前法；但微喘而舌苔白，仲景谓喘家加厚朴、杏子佳，议以前方内加厚朴、杏仁。

广皮六钱　老厚朴二钱　生姜三钱　竹茹五钱　杏仁泥三钱　大枣二枚，去核　洋参三钱　炙甘草五钱

煮三杯，分三次服。

初三日：于原方内加柿蒂三钱。

初四日：误下之陷证，哕而喘，昨连与金匮橘皮竹茹汤，一面补中，一面宣邪，兹已邪溃，诸恶候如失，脉亦渐平。但其人宗气受伤不浅，议与小建中汤加橘皮、半夏，小小建立中气，调和营卫，兼宣胃阳，令能进食安眠。

焦白芍六钱　桂枝四钱　生姜三片　新会皮一钱　半夏四钱　大枣三枚，去核　炙甘草三钱　胶饴一两（去渣后化入，搅令匀，再上火二三沸）

煮三杯，分三次服。

初五日：病解后，微有饮咳，议与小建中去胶饴，加半夏、广皮、茯苓、苡仁、蔻仁、杏仁。

桂枝四钱　炒白芍六钱　广皮三钱　半夏五钱　茯苓块三钱　生姜三片　苡仁五钱　白蔻仁一钱　大枣二枚，去核　杏仁二钱　炙甘草三钱

煮三杯，分三次服。

初六日：病后两服建中，胃阳已复，脾阳不醒，何以知之？安眠进食，是为胃阳复；舌起白滑苔，小便短，大便不解，脉作数，是脾阳未醒，而上蒸于肺也。议与宣利三焦法，以醒脾阳。

半夏五钱　小枳实三钱　苡仁五钱　益智仁一钱　广皮三钱　杏仁五钱　白通草一钱

煮三杯，分三次服。

初八日：大小便已利，脉仍洪数，舌白滑，苔未除。仍宜苦辛淡法，转运脾阳，宣行湿热。

茯苓皮五钱　半夏五钱　黄柏炭三钱　生苡仁五钱　杏仁三钱　苍术炭三钱　白蔻仁一钱五分　广皮一钱五分　黄芩炭三钱

煮三杯，分三次服。

十一日：脉仍沉数，舌苔反白滑，仍宜建中行湿，以除伏邪；湿最伤气，非湿去气不得健，与急劫湿法。

茯苓皮五钱　制苍术四钱　白蔻仁一钱五分　姜半夏五钱　生苡仁五钱　黄芩炭二钱　煨草果四钱　黄柏炭二钱　炒广皮一钱五分　杏仁泥三钱　益智仁二钱

煮三杯，周十二时服完。

乙酉十一月十二日，吴，五十六岁。内热外寒，兼发痰饮，喉哑咳嗽痰多，头痛恶寒，脉浮，与麻杏石甘汤加半夏、广皮、苦桔梗。

生石膏六两　麻黄五钱，去节　苦桔梗六钱　姜半夏一两　广皮四钱　炙甘草四钱　杏仁泥八钱

煮四杯，先服一杯，得汗即止，不汗再服。汗后避风。

十四日：肺脉独浮，去麻黄三钱。

十七日：脉浮，喉哑咳嗽痰多。

生石膏四两　麻黄三钱，去节　桔梗五钱　半夏六钱　广皮三钱　炙甘草二钱　杏仁六钱

煮三杯，先服一杯，得汗止后服。

廿三日：脉浮，喉哑咳嗽痰多，内饮招外风为病，与大青龙汤法。

麻黄五钱，去节　生石膏四两　广皮五钱　杏仁八钱　姜半夏八钱　生姜三钱　桔梗五钱　炙甘草三钱　大枣二枚，去核

煮二杯，先服一杯，得汗止后服，不汗再服。

廿四日：病减者减其制，去麻黄三钱、广皮、生姜、大枣，于原方加木通一钱，以小便短也。

廿七日：喉复哑，脉洪数，小便已长，照前方去木通，加生石膏二两。

以上出自《吴鞠通医案》

萧伯章

杨某，初患感冒，医治不效，久之，傍晚谵语见鬼，群疑为祟，遂绝药。专信僧巫符箓亦不验。一日其夫踵门求诊，余曰："毋庸往视，尔妻病起时，必值月事，试逆计之。"其夫曰："正当月经初来，以冷水洗漱即患寒热，屡变至此，何见之神也？"余曰："昼日明了，暮则谵语，为热入血室，仲景已有明训，吾从读书得来，并无他奇。"为疏小柴胡汤服之，三剂而瘥。

《通园医案》

金子久

初一晚先觉形寒头痛，旋即身体壮热，两手脉象沉细而迟，此少阴伤寒也，误投辛凉，逼

阳外越，致面赤如脂，汗泄如雨，四肢冷过肩膝，势已危乎其危，用通脉四逆辈，冀回阳气于万一。

人参　附子　桂枝　白芍　干姜　当归　茯苓　甘草

二诊：昨方连服二剂，肢体稍温，汗泄未已，面色虽淡，而红未退，脉象未起，两尺更沉不应指，仍用前法，参入敛汗。

川附　干姜　桂枝　白芍　芪皮　牡蛎　龙齿　甘草　浮麦

《金子久专辑》

丁泽周

封左，诊脉浮紧而弦，舌苔干白而腻，身热不扬，微有恶寒，咳嗽气逆，十四昼夜不能平卧，咽痛淡红不肿，两颧赤色，据述病起于夺精之后，寒邪由皮毛而入于肺，乘虚直入少阴之经，逼其水中之火飞越于上，书曰戴阳重证也。阅前方，始而疏解，前胡、薄荷、牛蒡、杏、贝之品，继则滋养，沙参、石斛、毛燕、川贝，不啻隔靴搔痒，扬汤止沸。夫用药如用兵，匪势凶猛，非勇悍之将，安能应敌也。拙拟小青龙合二加龙骨汤，一以温解寒邪，一以收摄浮阳，未识能挽回否？尚希明哲指教。

蜜炙麻黄五分　川桂枝八分　大白芍三钱　生甘草八分　熟附片一钱五分　牡蛎四钱，煅　花龙骨四钱　五味子一钱，干姜三分拌捣　光杏仁三钱　仙半夏三钱　水炙桑皮二钱　远志八分

服二剂后，气喘渐平，去麻黄，又服两剂，颧红退，即更方，改用平淡之剂调理，如杏、贝、甘、桔、茯神、桑皮、苡仁、冬瓜子、北秫米等，接服五六剂而痊。

狄右。伤寒两候，壮热无汗，谵语烦躁，舌焦无津，脉象沉数，肢反逆冷，五六日不更衣，此邪已化热，由阳明而传厥阴，阴液已伤，燥矢不下，有热深厥深之见象，风动痉厥，恐在目前。急拟生津清热，下则存阴，以望转机。

生石膏四钱　生甘草五分　肥知母一钱五分　鲜生地六钱　玄参三钱　鲜石斛三钱　郁李仁三钱，研　大麻仁四钱，研　天花粉三钱　茅芦根各一两　清宁丸三钱，包煎

二诊：昨进生津清热，下则存阴之剂，得便甚畅，壮热渐减，微汗蒸蒸，四肢转温，书所谓里气通而表自和之意。惟口干欲饮，尚有谵语，舌上干糙未润，少阴津液已伤，阳明伏热尚炽，脉数未静。仍宜滋少阴之阴，清阳明之热，冀其津生邪却，始得入于坦途。

生石膏四钱　肥知母一钱五分　生甘草五分　天花粉三钱　鲜生地六钱　鲜石斛三钱　玄参三钱　川贝二钱　冬桑叶二钱　粉丹皮二钱　北秫米三钱，包　茅芦根各一两

三诊：两进生津清热之剂，壮热大减，谵语亦止，舌糙黑未润，口干欲饮，脉数溲赤，阴液被热销铄，津无上承。再拟甘凉生津，以清邪热。

羚羊片五分　鲜生地八钱　鲜石斛五钱　生石膏四钱，打　冬桑叶二钱　玄参三钱　生甘草五分　肥知母一钱五分　粉丹皮二钱　大麦冬三钱　茅芦根各一两

四诊：表里之邪，均已大减，舌焦黑转为红绛，津液有来复之渐，邪热有退化之机，脉数较和。仍守甘凉生津，以清余焰。

西洋参一钱　鲜生地八钱　鲜石斛五钱　肥知母一钱五分　玄参三钱　大麦冬三钱　天花粉三钱　生甘草五分　桑叶二钱　粉丹皮三钱　川贝母二钱　北秫米三钱，包　茅芦根各一两

李左。伤寒挟滞，太阳阳明为病，身热十余日不解，脊背微寒，脉浮滑而数，口干不多饮，唇焦，苔薄腻而黄，五六日不更衣，太阳之邪未罢，阳明之热熏蒸，肠中浊垢，不得下达。拟桂枝白虎汤加减，疏太阳之邪，清阳明之热，助以通腑，盖阳明有胃实当下之条也。

川桂枝五分　生甘草五分　元明粉一钱五分　竹茹一钱五分　石膏三钱　瓜蒌三钱　川军三钱　半夏一钱五分　生姜两片　大枣三枚

姚左。伤寒两感，太阳少阴为病。太阳为寒水之经，本阴标阳，标阳郁遏，阳不通行，故发热恶寒而无汗；少阴为水火之脏，本热标寒，寒入少阴，阴盛火衰，完谷不化，故腹痛而洞泄。胸闷呕吐，舌苔白腻，食滞中宫，浊气上逆，脉象沉迟而细，仲圣云：脉沉细，反发热，为少阴病。与此吻合，挟阴挟食，显然无疑，证势非轻。姑宜温经达邪，和中消滞。

净麻黄四分　熟附子一钱　藿苏梗各一钱五分　制川朴一钱　枳实炭一钱　仙半夏二钱　赤苓三钱　白蔻仁八分，研　六神曲三钱　生姜一片　干荷叶一角

二诊：服温经达邪，和中消滞之剂，得微汗，恶寒发热较轻，而胸闷呕吐，腹痛泄泻，依然不止，苔腻不化，脉沉略起。太阳之经邪，虽有外解之势，少阴之伏邪未达，中焦之食滞互阻，太阴清气不升，阳明浊气不降也，恙势尚在重途，还虑增剧。仍守原法出入，击鼓而进取之。

荆芥一钱　防风一钱　淡豆豉三钱　熟附子一钱　藿苏梗各一钱五分　仙半夏二钱　生姜二片　枳实炭一钱　制川朴一钱　六神曲三钱　大腹皮二钱　酒炒黄芩一钱　干荷叶一角

三诊：脉沉已起，恶寒已而身热未退，泄泻止而呕恶胸闷。渴喜热饮，心烦少寐，舌转灰腻，少阴之邪，已转阳明之经，中焦之食滞，与素蕴之湿浊，互阻不化也，脉证参合，渐有转机。今拟透解阳明之邪，宣化中焦之湿滞。

粉葛根二钱　淡豆豉三钱　嫩前胡一钱五分　藿香梗一钱五分　炒黄芩一钱五分　仙半夏二钱　枳实炭一钱　炒竹茹一钱五分　六神曲三钱　大腹皮二钱　赤茯苓三钱，朱砂拌　干荷叶一角

四诊：得汗，表热大减，而里热尚炽，呕恶止而胸脘不舒，渴喜冷饮，心烦少寐，小溲短赤，舌边尖红绛碎痛，苔转薄黄，脉象濡数。良由寒已化热，热又伤阴，津少上承，心肝之火内炽，还虑劫液之变。今拟生津清解而降浮火，邪却津生，始得坦然。

天花粉三钱　生甘草五分　炒黄芩一钱五分　川雅连四分　连翘壳三钱　朱茯神三钱　江枳壳一钱　炒竹茹一钱五分　川贝母二钱　活芦根一尺

五诊：表里之热均减，渴喜冷饮，心烦少寐，小溲短赤，舌红绛碎痛，糜点已起，脉左弦数，右濡数。此阴液已伤，津乏上承，心肝之火内炽，伏热蕴湿交蒸，病情变化，正难预料。仍以滋液生津，引火下行。

西洋参一钱五分　生甘草五分　鲜生地四钱　川连五分　川通草八分　天花粉三钱　川贝二钱　连翘三钱　白薇一钱五分　北秫米三钱，包　鲜竹叶三十张　活芦根一尺，去节

六诊：热势渐退，舌糜亦化，佳兆也。而心烦少寐，渴喜冷饮，脉数不靖。阴液伤而难复，虚火旺而易升，邪热已解，余焰未清。仍守增液生津，引火下行，药既获效，毋庸更张。

原方加琥珀安寐丸一钱五分、野蔷薇花露半斤，入煎。

贺右。伤寒两感，挟滞交阻，太阳少阴同病。恶寒发热，头痛无汗，胸闷腹痛拒按，泛恶不能饮食，腰酸骨楚，苔白腻，脉象沉细而迟。病因经后房劳而得，下焦有蓄瘀也。虑其传经增剧。拟麻黄附子细辛汤加味，温经达邪，祛瘀导滞。

净麻黄四分　熟附片一钱五分　细辛三分　赤苓三钱　仙半夏三钱　枳实炭一钱　制川朴一钱　大砂仁八分　楂炭三钱　延胡索一钱　两头尖一钱五分，酒浸，包　生姜三片

二诊：昨投麻黄附子细辛汤，祛瘀导滞之剂，得畅汗，寒邪已得外达，发热渐退，腹痛亦减，惟头胀且痛，胸闷不思纳食，脉象沉迟，舌苔薄腻。余邪瘀滞未楚，阳气不通，脾胃健运失司。今制小其剂而转化之。

川桂枝五分　炒赤芍三钱　紫苏梗一钱五分　云苓三钱　仙半夏三钱　枳实炭一钱　金铃子二钱延胡索一钱　大砂仁八分　炒谷麦芽各三钱　生姜三片

杨右。脉象浮弦，汗多如雨，恶风发热不解，遍体骨楚，少腹痛拒按，舌苔薄而腻，病从房劳经后而得。风入太阳，皮毛开而经腧闭，蓄瘀积而气滞阻，即两感之重证也。亟宜温经达邪，祛瘀消滞，以冀应手乃吉。

川桂枝八分　白芍二钱　清炙草八分　熟附子二钱　云茯苓三钱　砂仁八分　焦楂炭三钱　五灵脂一钱　两头尖一钱五分，酒浸，包　生姜三片

此证一剂而愈，故录之。明日以桂枝汤加和胃之品调之。

马左。形寒畏冷，遍身骨楚，头项强痛，泛泛作恶，小溲短少，脉紧急，苔薄腻。太阳阳明两经同病，急与葛根汤散其寒邪，不致缠绵是幸。

粉葛根一钱五分　云苓三钱　炒谷芽三钱　川桂枝五分　姜半夏三钱　陈佩兰一钱五分　净麻黄五分陈广皮一钱五分　炒香豉三钱　煨姜两片

二诊：昨进葛根汤，得汗甚多，头项痛骨楚均舒，泛泛作恶已止。身热头眩，口干欲饮，脉象弦数，苔薄腻黄，舌质红。太阳之邪已解，阳明之热内炽，幸喜素体强盛，不致迁延。今与桂枝白虎，一以清阳明之热，一以肃太阳之邪。

川桂枝三分　赤苓三钱　炒谷芽三钱　生石膏三钱　江枳壳一钱五分　省头草一钱五分　天花粉三钱苦桔梗八分　炒竹茹一钱五分　干芦根五钱，去节

三诊：神志已清，头项强痛亦止，神疲欲卧，纳谷不香，脉濡细，苔薄腻。险岭已逾，可告无虞，再与清养之品，善后可矣。

冬桑叶三钱　朱茯神三钱　生谷芽三钱　甘菊花三钱　川贝母三钱　香佩兰一钱五分　生石决三钱天花粉三钱　生竹茹一钱五分　嫩钩尖三钱，后入　鲜竹叶三十张

以上出自《丁甘仁医案》

吴先生。伤寒两感，挟滞交阻，太阳少阴同病。昨投温经达邪消滞之剂，形寒怯冷渐减，而绕脐腹绞痛，不思饮食，苔薄腻，脉象弦紧，渴喜热饮。寒邪客于厥少两经，肝脾气滞，不通则痛。仍守原意，加入理气，望通则不痛之意。

川桂枝五分　炒赤芍一钱五分　熟附块一钱　制小朴一钱　赤茯苓三钱　枳实炭一钱　仙半夏二钱小茴香八分　福泽泻一钱五分　细青皮一钱　六神曲三钱　两头尖一钱五分　带壳砂仁八分　川郁金一钱五分

二诊：太阳少阴之邪能渐得外达，寒热较轻而未能尽退，少腹作痛，甚则上攻胸脘，小溲短赤，不思纳谷，舌苔布腻而黄，脉象弦紧而迟。客邪蕴湿挟滞互阻，厥气乘势横逆，阳明通降失可。再拟疏邪温通，泄肝化滞。

清水豆卷四钱　紫苏梗一钱五分　金铃子二钱　延胡索一钱　赤茯苓三钱　枳实炭一钱五分　制川朴一钱　川郁金一钱五分　福泽泻一钱五分　细青皮一钱　六神曲三钱　炙枸橘一钱　带壳砂仁八分　两头尖一钱五分，酒浸，包

以上出自《丁甘仁晚年出诊医案》

吴左。虚体受寒，太阳为病，形寒骨楚，有汗不解，胸闷纳少，肢节酸楚。宜解肌达邪。

川桂枝五分　炒赤芍二钱　生甘草四分　清水豆卷五钱　赤茯苓三钱　炒枳壳一钱　苦桔梗一钱　陈广皮一钱　紫苏梗钱半　炒谷麦芽各三钱　荷叶一角　炒荆芥一钱

任左。午后寒热，胸闷纳少，脉象弦滑带数。伏邪移于少阳，营卫循序失常，姑拟柴葛解肌汤加减。

软柴胡八分　粉葛根钱半　清水豆卷四钱　仙半夏二钱　赤茯苓三钱　炒枳壳一钱　苦桔梗一钱　藿香梗钱半　陈广皮一钱　炒谷麦芽各三钱　黑山栀皮钱半　白通草八分　姜竹茹钱半

杨右。阴虚质体，感受外邪，阳明为病，昨起寒热，头胀且痛，胸闷不思饮食，肢节酸痛。先宜疏邪治标。

荆芥穗钱半　淡豆豉三钱　象贝母三钱　薄荷叶八分　霜桑叶三钱　炒谷芽三钱　赤茯苓三钱　江枳壳一钱　甘菊花三钱　白通草八分　苦桔梗一钱　鲜荷叶一角　地枯萝三钱

丁右。伏邪痰湿逗留膜原，少阳阳明为病，寒热晚甚，胸闷泛恶，口干欲饮，咳嗽咯痰不爽，舌苔干腻，脉象弦滑带数。证势非轻，姑拟和解枢机，芳香化湿。

软柴胡一钱　仙半夏钱半　酒炒黄芩一钱　左金丸七分，包煎　赤茯苓三钱　白蔻壳八分　枳实炭一钱　炒谷麦芽各三钱　通草八分　藿香钱半　佩兰钱半　姜竹茹钱半　甘露消毒丹四钱，包煎

朱右。寒热夜半而作，清晨得汗而解，胸闷纳少，小溲短赤，四五日未更衣，舌质红，苔白腻而黄，脉象弦小而数。伏邪痰热蕴结，少阳少阴为病。今拟青蒿鳖甲汤合小柴胡汤加减，从阴引阳，而化痰湿。

青蒿梗钱半　炙鳖甲三钱　软柴胡八分　赤茯苓三钱，朱砂拌　仙半夏二钱　川象贝各二钱　通草八分　炒竹茹钱半　炒苡仁三钱　清水豆卷四钱　佩兰梗钱半　炒谷麦芽各三钱　甘露消毒丹四钱，包煎

许右。新寒外束，厥阳升腾，挟痰浊内阻，神明无以自主，战汗怯冷，心悸头眩，筋惕肉瞤，脉象弦小而滑。虑其增剧，姑拟调和营卫，安神涤痰。

川桂枝五分　大白芍二钱　左牡蛎四钱　花龙骨三钱　云茯苓三钱　仙半夏二钱　枳实炭一钱　煨天麻八分　炙远志一钱　炒枣仁三钱　九节石菖蒲八分　嫩钩钩三钱，后入　磁朱丸三钱，包煎

服药后一小时，当饮热粥汤。

姜小姐。伤寒十六天，邪已陷入三阴，厥阴不能藏血，太阴不能统血，血渗大肠，便血成升成斗，色紫黑，汗多肢冷，脉象微细。气随血脱，真阳外亡，脉证参合，危在旦夕。勉拟回阳驱阴，敛阳崇土，冀望真阳内返，脉起肢温，始有转机之幸，尚希明正。

　　别直参一钱　熟附子块一钱　炮姜炭八分　清炙草五分　抱茯神三钱　煅牡蛎四钱　花龙骨三钱　米炒于术钱半　陈广皮一钱　土炒白芍二钱　陈仓米一合，荷叶包，煎汤代水。

　　二诊：昨夜回阳驱阴，敛阳崇土之剂，真阳已得内返，脉起肢温，便血亦止，佳兆也。而口干欲饮，腹痛时作，舌苔干糙无津。阳回而阴液未复，津少上承，陷入厥阴之邪，未得外达，宿瘀留恋下焦，不通则痛。险岭虽逾，未入坦途，再宜回阳救阴，和解祛瘀，尚希明正。

　　吉林参须八分　熟附片五分　炮姜炭四分　抱茯神三钱　生甘草六分　生白术二钱　紫丹参二钱　炒赤芍二钱　焦楂炭三钱　陈广皮一钱　银柴胡一钱　嫩白薇钱半，炒　干荷叶一角　炒谷芽四钱

　　三诊：回阳后阴液已伤，厥少之邪已达少阳阳明，身热不退，口干欲饮，便血止，腹痛根株未除，舌苔灰糙无津，脉象左弦数右濡数。还虑津涸致变，今宜生津和解，冀伏邪能得从气分而解为幸。

　　天花粉三钱　生甘草六分　银州柴胡一钱　抱茯神三钱　炒扁豆衣三钱　银花炭三钱　赤芍药二钱　嫩白薇钱半　生谷芽三钱　干荷叶一角　通草八分

　　四诊：回阳后阴液已伤，津少上承，厥阴之邪已返少阳阳明之经。昨投生津和解之剂，身热渐轻，腹痛亦除，惟口干欲饮，舌苔糙黄，脉象濡数。既见效机，仍守原意出入，能得不增变化，可望入于坦途，尚希明正。

　　南沙参三钱　银柴胡一钱　生甘草五分　天花粉三钱　抱茯神三钱　生扁豆衣三钱　炒银花四钱　赤芍药二钱　嫩白薇钱半　通草八分　干芦根一两　生谷芽四钱

以上出自《丁甘仁医案续编》

高玉麟

　　杨子荣，年逾四十，黑龙江人，住省城。

　　病名：太阴伤寒。

　　原因：赴城外戚家助忙，事繁食少，中虚受寒。

　　证候：脘腹大痛，吐水不止，四肢厥逆，舌苔边白，中灰滑。

　　诊断：脉左手弦大，右关弦迟，脉证合参，断为太阴伤寒。伤寒论云："太阴之为病，腹满而吐，食不下，自利益甚，时腹自痛。"适合杨君之病状矣。

　　疗法：用附子理中汤加味，以附、姜、桂、椒、吴萸温寒降逆，人参、甘草补中益气，白术、云苓祛湿燥土，庶冰融土炽，中宫自无疼痛之虞矣。

　　处方：黑附块一两　炒干姜六钱　紫瑶桂三钱　炒川椒三钱　吴茱萸四钱　吉林参三钱　炙甘草五钱　云茯苓六钱　炒白术五钱

　　水煎服。

　　效果：服药二剂，厥疾顿瘳。

　　廉按：寒伤太阴，必其人脾阳素弱，故邪即直入阴经，对证处方，附子理中加味，固属正治，妙在姜、桂、椒、萸，善止寒吐冷痛，故能二剂而收功。

《全国名医验案类编》

韩梅村

　　徐王氏，年四十，早寡，寄住泰安城里。

病名：夹阴伤寒。

原因：房劳后即食西瓜，又以马齿苋为饼，食毕又饮冷茶，至十点即病。

证候：初发腹微痛，后遂疼不可支，其男摩之揣之，行至广肠，而痛益亟，且拒按。

诊断：诊时已夜一点，病者若疯状，身体不顾，遍地乱滚。见余至，以首叩地有声，执其手按脉，迟数无定，或三至一止，或五至七八至一止，皆弦劲有力，遂断为实寒之证，非峻攻温下不能急救。

疗法：一说攻下，不惟病者投机，即其男亦首肯者再，曰："非大黄二两不可。"余曰："嘻，此等寒结，有复寒下之理乎。"即热下而病在广肠，轻则不及病，重用之，上中焦无病之处，其能堪此乎，又诊其疼处，确在少腹之右端，状如西瓜之半，坚如石。乃喻之曰："勿急，余即返，为治方药，保尔无险。"

处方：巴豆霜二分　麝香一分　雄黄一钱五分　广郁金二钱

共捣为泥，入蜂蜡钱许，化合为丸，外又以广蜡三钱许包其外，取其不致骤化，及达病所，而猛药始发，庶专于病处有益。

效果：嘱分两次服之，每次如绿豆大者十五粒。病者求急效，一次而尽三十粒，红糖姜水送下，连饮数次，鸡鸣时已下三次如牛粪，而疼止，中气骤虚，即以十全大补汤峻补之，三剂而病遂失。

廉按：病因夹阴寒伤表，已为难治，寒伤里，更属难疗。今初用峻攻，继用大补，非经验宏富，胆识廉全者不办。妙在用和剂解毒雄黄丸加麝香，外用蜡匮，既能逐寒止痛，又不伤胃，直达病所，急而不烈，攻不嫌峻，为善用猛药之良法，较千金备急丸尤巧，然亦险矣。此案足为房劳后，不忌生冷者当头棒喝。

《全国名医验案类编》

丁佑之

方协恭，年五十三岁，皖人，住南通。

病名：伤寒夹湿。

原因：先伏湿邪，复伤于寒。

证候：恶寒发热，遍身疼痛，腰肢不举，不能转动。

诊断：脉象左浮右缓，浮乃伤寒之征，缓即蕴湿之候，脉证合参，此伤寒夹湿证也。

疗法：治宜寒湿兼顾，寒阴互病，闭塞不宣，势将凝涩，非辛温大剂不能胜任，拟麻黄汤加味。

处方：陈麻黄五分　川桂枝三钱　光杏仁三钱　宣木瓜二钱　薏苡仁三钱　丝瓜络三钱　福泽泻二钱　生甘草五钱　生姜二片

效果：初服微效，再服大效，三服全愈。

廉按：伤寒夹湿一证，江浙两省为最繁，通用五苓散加羌、防，为对证处方之常法。今用麻黄汤加味，辛散淡渗，方虽异而法则同，妙在桂枝与木瓜，辛酸并用，善能舒筋止痛，三服全愈，信然。惟薏苡仁一味，尚宜重用。

《全国名医验案类编》

曾月根

曾丽常，年三十四岁，兵营军需长，住广东五华文兴数。

病名：少阴伤寒。

原因：辛苦异常，日夜劳瘁，一经感寒，邪传少阴，即从火化。

证候：一身手足壮热，不能语言，舌黑且燥。

诊断：脉微细而数，论中微细为少阴病之提纲，数者热也。凡操劳者病入少阴，从热化者多，从寒化者少，今一身手足壮热，所谓火旺生风，风淫末疾也。少阴肾脉夹喉咙，荣于舌底，其火一升，故舌强不能言。舌黑者，现出火极似水之色也。

疗法：黄连阿胶汤主之。方用黄连、黄芩之大苦大寒以折之，白芍之苦平以降之，又取鸡子黄定离中之气，阿胶填坎中之精，俾气血有情之物交媾其水火，则壮热退而能言，热退而舌不黑矣。

处方：黄连四钱　黄芩一钱　白芍二钱　鸡子黄二枚　阿胶三钱

上四味先煮三味去滓，内阿胶烊化尽，后内鸡子黄，温服。

效果：初服二剂，病势渐平，再服一剂，诸证皆退。惟两脚拘挛，后服白芍五钱、甘草三钱，二剂而瘳。以芍药、甘草含有人参气味，血得补则筋有所养，筋舒则拘挛自除。

廉按：少阴伤寒有传经直中之分，直中者多从水化，浅则麻附细辛汤证，深则四逆汤证，传经者多从火化。今因津枯热炽，舌黑燥而不得语，急急以黄连阿胶汤泻南补北，确是对证处方。终用芍药、甘草苦甘化阴，养血舒筋，亦属长沙正法。

《全国名医验案类编》

黄仲权

刘氏妇，年三十岁，夫业机房，住本街。

病名：伤寒夹伏热。

原因：房后大意，衣被单薄，遂伤寒如冷痧，虽请数人针之，皆未见效。

证候：腹痛蜷卧，畏寒战栗，干呕不止，无热不渴，面青唇缩，手足厥冷过膝。

诊断：脉息三至，按之无力而时止，遂断为房后伤寒，决非急痧，切勿再针。

疗法：随立回阳急救汤加减，初服倾吐无余，又加姜汁冲服。

处方：西党参三钱　土炒白术三钱　云茯苓三钱　炙甘草一钱　法半夏三钱　老广皮二钱　淡干姜钱半　五味子八分　上肉桂二钱　熟附片钱半　淡吴萸六分　生姜汁二匙，分冲

次诊：服后腹痛虽止，而发热大作，脉息六至，口苦而渴，热象全现，谓此非热药过剂，实因病者先蓄内热，尚未发作，今寒从热化，脉数口渴，只得见证治证，转方用苦辛开透法。

淡枯芩二钱　黑山栀三钱　粉丹皮二钱　天花粉二钱　大连翘三钱　姜炒川连一钱　牛蒡子钱半　苏荷尖一钱

效果：服后异常舒泰，依方加减，再二帖即收全功。

廉按：寒夹伏热，江浙两省为最多，此因房劳之后，三分外感，七分内伤，不得不急进温补，回阳固脱，迨阳回则伏热大作，幸而转机敏捷，速为清透，再二剂即收全功，辛哉。否则

皆诋热药太过，贻人以口舌矣。

《全国名医验案类编》

王经邦

蒋尚宾妻，年六十二岁，住宁海东路蒋家。

病名：少阴伤寒。

原因：严冬之时，肾阳衰弱，不能御寒，致寒深入骨髓。

证候：头痛腰疼，身发热，恶寒甚剧，虽厚衣重被，其寒不减，舌苔黑润。

诊断：六脉沉细而紧，此古人名肾伤寒。伤寒论所谓"热在皮肤寒在骨髓"也。

疗法：宜麻黄附子细辛汤，以温下散寒。

处方：生麻黄一钱　淡附片一钱　北细辛七分

效果：一剂汗出至足，诸证即愈。昔医圣仲景，作此方以治"少阴病始得之，反发热脉沉者。"予屡治如前之脉证，非用此方不能瘳，故赘述之。

廉按：少阴伤寒，始得病即脉沉发热，略一蹉跎，势必至吐利厥逆，故乘其外有发热，一用麻黄治其外，一用附子治其内，然必佐细辛，从阴精中提出寒邪，使寒在骨髓者直从外解，有是病竟用是药，非精研伤寒论者不办。

刘铭彝，年二十八岁，天台县知县。

病名：阴证伤寒。

原因：腊月廿八日，去西乡白坭坦压回，即伤阴寒。

证候：恶寒甚剧，战栗动摇，烘以烈火，顷刻不离，舌苔边白中黑而滑。

诊断：脉沉而紧，沉紧为寒伤于里，伤寒论所谓无热恶寒者发于阴也。

疗法：初服麻黄汤不应，继用附子理中汤加味，温下理中以祛寒。

处方：高丽参一钱　炒白术二钱　淡附片钱半　炒川姜一钱　炙甘草一钱　葱白九枚　生姜二钱

效果：服一剂，即遍身大汗，寒邪悉退而愈。

廉按：阴证伤寒，多由于病者元阳素弱，不胜阴寒之侵逼，一伤寒即直入阴经，因其身不发热，故俗称阴证伤寒，其实是阴经伤寒也。麻黄汤专治寒伤阳经，宜其不效，幸而转机尚捷，改用附子理中加味，扶阳理中，辛温逐寒，一剂即汗出寒退，否则恐吐利厥逆，骤变虚脱之危候矣。

以上出自《全国名医验案类编》

燕庆祥

姜孔进，年近四旬，住江西永修北乡官塘区。

病名：伤寒夹阴。

原因：其人冒寒邪微热未除，入房耗精，更使寒邪乘虚直入前阴。

证候：大寒不止，少腹极疼，腰痛而堕，睾丸缩小，冷汗遍身，膝胫拘急。

诊断：两手尺脉非常沉细，按至骨乃有一毛之延，惟寸关稍和。以脉合证，此少阴伤寒兼夹阴也。伤寒浅注云：奇经冲任督三脉，皆行少腹之前，前阴受伤，故少腹痛，阴中拘挛，热上冲胸，膝胫拘急。盖由伤寒微热未除，男女交媾，邪从前阴而入也。是既感寒邪，又复耗精，宜其腰痛冷汗，阴茎拘急也。固属危证，然求医尚早，脉未尽绝，犹可于危中而得生全之路。

疗法：用黑附、黑姜为君，回阳益火以祛寒，用妇人裈裆烧灰为臣，取其能引邪仍由原路而去，肉桂为佐，俾虚火仍归原位，使以艾叶、甘草，引寒邪达外也。

处方：黑附钱半　黑姜一钱　肉桂八分　艾叶八分　甘草六分

以妇人裈裆烧灰，共水煎服。

效果：服一剂，阴茎头上微肿，病即减半。连服二剂，病全愈。后更用附桂地黄汤加败龟板，服四剂，月余复旧矣。

廉按：此证似阴阳易而实非，非女劳复而却是，今用四逆汤合裈裆散加味，方较程钟龄用人参三白汤，马良伯用五苓散合猬鼠矢汤，尤为周到，所引陈修园说发明病理，语亦精凿，真苦心孤诣之佳案也。

帅安民，年近二十，江西星子县人。

病名：伤寒兼泻。

原因：感冒寒邪，发为伤寒，时当七月，前医妄认伤寒为伤暑，误投以三物汤，加黄连、石膏、大黄，一剂，即大泄不止。

证候：始焉四肢厥冷，腰疼少腹痛，继则连连大泄，遍身尽冷，呼吸几似绝然。

诊断：两手脉寸关全无，惟尺脉按至骨尚有一毫之延，据其父母及妻所述从前之病情，与服凉药后之态度，以脉合参，盖少阴伤寒也。伤寒论曰：少阴从水化而为寒。该医生反视为热证，投以凉泻之品，是既寒又益其寒，犹人已落并而再投以石也，反致遍身厥冷而大泻，脉几欲绝者，不亦宜乎。今幸尺脉未绝，犹木之尚有本也，然亦危而险矣。

疗法：茯苓、白术为君，补土制水以建中；黑附、黑姜为臣，回阳益火以逐寒；芍药为佐，敛阳和营以止腹痛；吴茱萸为使，以止下利。

处方：黑附四钱　黑姜一钱，因本系寒证，又服凉药，恐辛热之品太轻无济　茯苓钱半　焦白术钱半　白芍八分　吴茱萸一钱

效果：前方煎服一剂，人即苏而遍身俱热，脉亦稍见，又减去姜、附一半再服。病愈后，服附桂地黄汤四剂，月余复原。

廉按：寒伤少阴，当以麻附细辛汤为正治，乃前医误认为伤暑，妄投凉泻，以致下利肢厥。方用真武汤加味以救药误，虽属惬当，然焦白术尚嫌用量太轻，吴茱萸亦当易以灶心黄土，庶能收补土制水之巨功。

以上出自《全国名医验案类编》

陈作仁

朱陈氏，年四十六岁，祖籍安徽，生长南昌省城。

病名：太阴伤寒。

原因：时当夏令，异常炎热，贪凉饮冷，感受阴寒。

证候：上吐下泻，腹痛异常，面青唇白，四肢逆冷，舌苔灰滑。

诊断：六脉沉迟似伏，脉证合参，显系阴经伤寒，但怀孕六月，得此阴寒危证，殊难措手。

疗法：此证非大剂附子理中，不及挽救，稍事迟延，恐误大事，岂能因六月之娠，而见危不救哉。兹特言明在先，急救其母为首要。遂重用黑附片、高丽参以升阳复脉为君，焦白术补土为臣，黑炮姜温中为佐，炙甘草和中为使，外加茯苓利水以分阴阳，木香、白芍行气和血，以助药力。

处方：黑附片四钱　高丽参三钱　焦白术三钱　炙甘草钱半　云茯苓四钱　杭白芍五钱　广木香八分

效果：此方连进二剂，吐泻腹痛，均已轻减，脉象亦起，病势幸有转机，原方将附片、炮姜均减半，加缩砂仁一钱，续进二剂，各证就痊。

廉按：此诚孕妇之急证，非重剂理中，复有何药可以救急。惟附子为坠胎百药冠，现今药肆所备，只有漂淡附片，其中有效成分，有名无实，不如易以吴茱萸，善能止吐除痛，且于胎前药忌歌亦无切禁之条，较附子为稳健。

周保善，四十一岁，江西新建人，住南昌城内。

病名：伤寒。

原因：初春积雪未消，晨起窗外闲步，偶感风寒，即伤太阳经。

证候：发热头痛，遍体酸疼，项强恶寒，蒙被数层，战栗无汗，病势甚暴。

诊断：左寸脉浮紧而数，右关尺两脉亦紧数，脉证合参，知系风寒两伤太阳之经证也。

疗法：仿仲景麻桂各半汤主之。盖初伤风寒，法宜发表，故以麻黄为君，杏仁为臣，桂枝解肌为佐，甘草、姜、枣和胃为使。又恐麻黄过猛伤阴，故加白芍以敛阴。

处方：净麻黄八分，先煎，去沫　桂枝尖一钱　光杏仁二钱，去皮尖　杭白芍二钱　生甘草一钱　鲜生姜三片　大红枣四枚

效果：服此药时，令食热稀粥一碗以助药力。始进一剂，得汗热减，各证均已小愈。惟口干思饮，大便不通，寒已化热，改以仲景人参白虎汤加味以逐余邪，原方加白芍、陈皮、薄荷者，亦取行气和血兼凉散之意。

又方：潞党参三钱　生石膏五钱，研细　肥知母二钱　生甘草钱半　白粳米一两，布包　杭白芍二钱　广陈皮一钱　苏薄荷六分

此方又接进二剂，七日内各证全愈。

廉按：风寒两伤太阳，用麻桂各半汤泄卫和营，固属长沙正法，即寒已化热，口干思饮，且大便秘，邪热已传阳明之候，白虎汤法亦属仲圣薪传，惟案中未曾叙明气虚，潞党参一味，未免用得太骤。

赵仰亭，四十二岁，江西南昌人，住进贤门外。

病名：伤寒失表。

原因：真伤寒证，迁延日久，寒化为热，津液受伤。

证候：头痛项强，大热无汗，口渴引饮，小便短赤，大便旬日不通，异常烦躁。

诊断：两关脉洪数鼓指，舌苔边白中黄，似此表证未除，里证又急，即仲景用大青龙汤之候也。

疗法：仿长沙圣法两解之，用麻黄发表为君，杏仁助麻黄为臣，以桂枝、甘草、姜、枣解肌为佐，以石膏质重泄热、气腥达表为使，又恐麻黄过猛，故加白芍、以敛阴津。

处方：净麻黄八分，先煎，去沫　光杏仁三钱，去皮尖　桂枝尖一钱　生石膏一两，研细　生甘草钱半　杭白芍二钱　鲜生姜三小片　大红枣五枚

次诊：连进二剂，得汗热减，病势已有转机，惟口渴烦躁未除，又仿仲景竹叶石膏汤加减续进。原方减去半夏者，为不呕也，加白芍、陈皮者，以行气活血，较原方稍灵活也。

次方：淡竹叶三钱　生石膏六钱，研细　潞党参三钱　杭寸冬三钱　生甘草钱半　白粳米一两，布包，同煎　杭白芍二钱　广陈皮八分　鲜生姜三片

效果：又叠进三剂，各证逐渐就痊。

廉按：伤寒失表，自以达表为首要，今仿大青龙法，轻用麻、桂，重用石膏，发表清里，双方并进，始能发辛凉解热之汗。服后得汗热减，病有转机固已。惟热伤津液，继用竹叶石膏汤法清热生津，颇为惬当，可谓深得仲景薪传矣。

以上出自《全国名医验案类编》

陈务斋

陈黎氏，年三十余岁，广西容县，住乡，体弱，业农。

病名：真寒假热。

原因：饮食不节，过食生冷，消化不良，肠胃蓄湿，凝寒积冷，正气衰弱。诱因夏月天气不和，水湿太盛，感受风寒，皮肤郁闭而病丛生。

证候：肢体困倦，食量日减，体中恶寒发热，头目晕痛，口渴咽干，清涎涌逆。继则食量全缺，肢体困极，软而无力，口更大渴，清涎更涌，常见体中潮热，头目更痛，不能起立，胸膈满胀，腰痛腹痛，心神烦躁，小便微黄，唇焦而燥，舌苔胶黄。绝食一月，危在旦夕。

诊断：脉左右浮数无力。以脉证合参，真寒假热证也。此证因过食生冷瓜果，消化不良，停留肠胃，蓄湿积寒，阻遏正气不畅，脾土不运，不能布津散精，以致气血两亏，脏腑皆弱，腠理不实，皮肤疏泄。适夏月乍寒乍热，暴风暴雨，气候不佳，感受风寒，皮肤闭塞，卫气不能外达，风动木摇，水寒土湿，湿气渐长，阳气渐消，肾水愈寒，肝木愈郁，抑遏清阳，遂致上焦热燥，浊阴不降，中下凝寒，至清涎泛溢，阴凝于内，阳越于外，则脉现浮数，体热唇焦，舌黄，烦躁渴饮，表面虽热，里实中寒。前医以风热证治之，则更现燥渴，又以阴虚治之，更见胀闷，反助其凝寒，伤其正气，则孤阴不生，独阳不长，中土已败，绝粒月余，而证势危急万分。今所幸者，脉未散乱，谅能救治。

疗法：汤剂用理中汤，壮阳降逆，取熟附、肉桂、法夏暖肾壮阳，升清降浊为君；干姜、白术理中扶土，温脾燥湿为臣；防党、五味、白芍、归身活血养肝，助气生津为佐；砂仁、陈皮、茯苓利水化气，和胃醒脾为使。一服后，燥渴减，清涎略少。五服后，燥渴已除，咽喉不燥，清涎更少，体中略和。惟口中味淡，以肉桂汤作常茶饮之。但百物不思，惟欲食白古月，每日需两许，食之白古月与药汤知甜不知辛辣，内寒已极，诊脉沉迟，每味加倍。再连五服后，略思饮食，即食白粥一小碗，立时胸中胀满，证复如前，诊脉浮数，又将方每味加倍。再连五服后，病脉皆退如前，又思饮食，用干姜煎汤，入炒焦白米煎粥食之，方能消化。又将方中附、姜、术每味倍至四两，再连五服后，食量已进，略能步履。误食李子数枚，即时胸膈胀满，而病复如前，又不思食，又将方中姜、附、术每味倍至八两，再连十余服后，始知辛辣，病证已退，食进气强。

处方：壮阳降逆理中汤方。

肉桂一钱　熟附五钱　干姜五钱　白术六钱，炒　半夏三钱　陈皮钱半　茯苓四钱　白芍三钱，炒
归身二钱　防党四钱，炒　五味二钱　砂仁二钱

煎服后，连日将各味倍重，姜、附、术每味倍至八两一服。

效果：二十日清升浊降，渴止体和。三十日食量略进，元气略复。四十日食量大进，元气复旧。

说明：起则燥渴，脉证皆热，服清凉而病更甚，燥渴不止，温中壮阳，服之竟不燥渴，且姜、附、桂、古月之辛辣，其食不知辣而知甜，可洞见脏腑之真寒，而姜、附、桂每味服去十余斤，始知辛辣，然后病除药止。愈后十余年，竟无一疾发生，常年健壮，可谓奇难之证矣。自古至今，真寒假热、真热假寒二证，不知误死者凡几。余诊治二十余年，已遇此二证数十人，皆奄奄一息，余定以真寒或真热，对证施方，皆能痊愈。特录真寒假热、真热假寒二证各一，以便研究。

廉按：前医认为风热阴虚，必用辛凉滋润之剂，致使寒凝湿聚，病自增重，方用附、桂、干姜以祛寒，苓、术、半夏以燥湿，所以见效，然非确有胆识者，不敢用此重量。

《全国名医验案类编》

庄虞卿

戴刘氏，年逾五稔，形肥，住西园庙弄。

病名：伤寒戴阳。

原因：平时气逆痰多，近日复感暴寒。

证候：初起发热恶寒，舌苔黑润，口虽渴而饮水不多，越三日气急痰鸣，头面嫩红，神昏不语，手足厥冷，大汗淋漓。

诊断：脉两寸浮滑而细，两尺豁大而空，脉证合参，此伤寒戴阳证也。寒邪激动水饮，以致水饮泛滥，故痰声漉漉，阴霾四布；真阳飞越，故面赤汗流，手足如冰，舌黑口渴者，乃真阳式微；如釜底无薪，津液不能升腾之象，病势至此，一发千钧，急救之法，其惟挽正回阳乎。

疗法：先用黑锡丹，以镇其上脱之阳，复用参、附、芪、术、炙草，以固其表里之衰，更加法夏、茯苓、生牡蛎，化痰收涩以为佐，俟其汗止阳回，手足温和，再加龟板、鳖甲、生芍、熟地之类以潜之，盖阳气以潜藏为贵，潜则弗亢，潜则可久，易道也。

处方：黑锡丹（炖）五钱，服五钱即止。

次方：西潞党三钱　附片二钱　炙黄芪三钱　生白术二钱　法夏二钱　清炙草一钱　茯苓三钱　生牡蛎五钱

每日二剂。

三方：前方加龟板八钱、炙鳖甲五钱、生白芍二钱、熟地四钱。

效果：黑锡丹服下，立刻痰平气顺，一日汗止能言，手足温和。惟神识未清，自言自笑，遍身搔痒，此心阳尚未复元之象，即于前方加炒枣仁二钱、红枣五枚。越三日，诸证悉退，月余康健如常矣。

廉按：伤寒戴阳。《份寒论》所谓"少阴病，手足厥逆，其人面色赤"是也。惟戴阳之面赤，嫩红带白，与面色缘缘正赤者不同，为最危急之虚脱证。先重用黑锡丹，以镇上越之虚阳，

固属急救之良法，继用参附、芪附、术附三方，合二陈，去广皮，加牡蛎，挽正回阳，蠲痰固脱，法亦细密周到，妙在终加龟、鳖、芍、地、枣仁、红枣潜镇摄纳，深得"阴平阳秘，精神乃治"之经旨，真精心结撰之佳案，吾无间然矣。

《全国名医验案类编》

郑震竺

陈永吉，年十八，住汕头。

病名：伤寒热厥。

原因：初夏勤劳过度，伏热体酸，勉从苦力运动，意欲因出汗而免药，至晚遂发头痛。医用石膏、生地、麦冬之类，越三日而病剧。

证候：手足厥冷，不省人事，耳若无闻，头不着枕，面色及唇皆白，惟指甲红活。

诊断：脉左右俱伏，切诊已无可考，寒热从何分别，况证属危急，热药非可轻试。即嘱其兄取冷水一大杯，扶之令饮，一服而尽。遂知其口渴伏热，热深厥深，误服阴凝之品，遏热之所致也。

疗法：达郁通阳，泄热宣痞，方用柴胡疏其木郁，芍药通其阴结，甘草和其中气，枳实泄其痞塞，木通宣其伏热，红花行血脉之瘀，黄芩清三焦之火，内解外达，血脉畅行，阳气舒畅，而热厥自愈矣。

处方：川柴胡钱半　杭白芍四钱　粉甘草八分　炒枳实二钱　汉木通钱半　苏黄芩二钱　藏红花七分

效果：一剂知，二剂已，静养三日，而能如常做事矣。

廉按：寒厥用四逆汤，热厥用四逆散，研究伤寒论者皆知之，所难者辨证耳，一经药误，寿可立倾。前哲成无已、喻嘉言、陆定圃辈，多所发明，爰为节述其说。成氏曰：凡厥若始得之，手足便厥而不温者，是阴经受邪，阳气不足，可用四逆汤；若手足自热而至温，从四逆而至厥者，传经之邪也，四逆散主之。喻氏曰：凡伤寒病初得发热，煎熬津液，鼻干口渴便秘，渐至发厥者，不问而知为热也，若阳证忽变阴厥者，万中无一，从古至今无一也。盖阴厥得之阴证，一起便直中真阴经，唇青面白，遍体冷汗，便利不渴，身倦多睡，醒则人事了了，与伤寒传经之热邪，转入转深，人事昏惑者，万万不同也。陆氏曰：厥有阴阳二证，李士材谓阴厥脉沉弱、指甲青而冷，阳厥脉沉滑、指甲红而温，余谓阴证似阳，未可以脉沉弱、指甲青冷为凭，凡证见烦躁欲裸形，或欲坐卧泥水中，舌苔淡黄，口燥齿浮，面赤如微醉，或两颧浅红，游移不定，言语无力，纳少胸闷，渴欲饮水，或咽喉痛而索水至前复不能饮，肌表虽大热而重按则不热，或反觉冷，或身热反欲得衣，且两足必冷，小便清白，下利清谷，脉沉细或浮数，按之欲散，亦有浮大满指，而按之则必无力，是宜温热之剂，药须凉服，从其类以求之也。似此辨别，至为精审，学者宜细观之。

《全国名医验案类编》

李伯鸿

俞金宝，年三十余，政界，住汕头。

病名：伤寒误遏。

原因：旅行遇雨，感冒发热，中医误用白虎汤，以致表邪内陷，寒热如疟，西医误以金鸡纳霜止疟，而病遂剧。

证候：啬啬恶寒，淅淅恶风，翕翕发热，鼻干口渴，头痛骨节痛，咳喘烦躁，小便热赤。

诊断：左寸浮紧，右尺洪实，脉证合参，乃太阳两伤风寒，邪从热化，内犯肺经也。

疗法：张氏冲和汤加减，以羌活治太阳肢节痛为主，兼以防风驱风寒；苍术去风湿；芷、芎除头痛；片芩清肺热；木通、赤苓导赤利水；甘草缓急。解表后，则治肺热，而咳当止矣。

处方：羌活二钱　防风钱半　苍术一钱　黄芩钱半　白芷钱半　川芎一钱　木通钱半　赤苓六钱

又方：葶苈三钱　牵牛二钱　桑白皮四钱　地骨皮四钱　桔梗一钱　紫菀三钱　苏子钱半　宋半夏二钱　赤苓六钱　天津红四枚

效果：翌日汗出痛止，咳仍未除，服后治肺方三剂而愈。

廉按：洁古九味羌活汤，本治风寒湿郁而化热之正方，今因表邪正盛，反被凉遏误截，致邪内陷而化热，酌选此方加减，用得惬当。后方用钱氏葶苈丸、泻白散法加味，亦有力量，非彼药塞责者可比。

《全国名医验案类编》

刘荣年

刘景熹，年三十余，织布厂经理，住省城。

病名：伤寒阴结。

原因：冬月伤寒，误服寒泻药而成。

证候：身体恶寒，腹胀满痛，不大便者二日。

诊断：脉浮大而缓，显系伤风寒中证，医家不察，误为阳明腑证，误用大黄、芒硝等药下之，殊不知有一分恶寒，即表证未罢，虽兼有里证，亦当先治其表，仲景之遗法具在。今因误用寒泻药，以致寒气凝结，上下不通，故不能大便，腹胀大而痛更甚也。幸尚在中年，体质强健，尚为易治。

疗法：用桂枝汤去芍药加附子以温行之，则所服硝、黄，得阳药运行，而反为我用也。

处方：桂枝尖一钱　黑附子一钱　炙甘草五分　生姜一钱　大枣二个，去核

效果：服药后，未及十分钟，即大泻两次，恶寒腹胀痛均除而痊。

廉按：桂枝附子汤，本治风湿相搏之寒证，今借以治误用寒泻之阴结，虽为救药误而设，然投之辄效，足见仲景经方之妙用无穷也。

《全国名医验案类编》

周镇

王子珊，年三十余，住沪南。

病名：夏月伤寒。

原因：丙午夏杪，感冒新凉，就他医服栀、豉、香薷、滑、苏等剂，纤毫无汗，而形寒可披绒衫。

证候：热不甚，口亦不渴，凛寒无汗。

诊断：脉濡苔白，此伤寒，非伤暑也。

疗法：但用外治。

处方：用浮萍、薄荷、苍术、苏叶、葱、姜各五钱大剂，使其避风煎沸浴之，复薄衾而卧。

效果：遍身汗出，凛寒遂解。

廉按：此为体实者而设，若虚者熏足复衣，亦可取汗。

《全国名医验案类编》

袁焯

骆达三，年四十余岁，住本镇。

病名：阳虚伤寒。

原因：素禀阳虚，新感外寒而发。

证候：头痛恶寒，饮食无味。

诊断：脉息小滑，舌苔滑白，病势方张，慎防变重。

疗法：姑用葱豉二陈汤加荆芥、紫苏，疏散风寒以表达之。

处方：鲜葱白四枚　淡豆豉三钱　荆芥穗钱半　紫苏叶钱半　姜半夏三钱　广橘皮一钱

次诊：此药服后，忽喘息不能卧，头脑中觉热气上升，小腹左偏作痛，呕吐痰水，畏寒，手指厥冷，脉息沉弱，盖阳虚受寒之病，得发散而阳气益虚也。其头脑中觉热气上升者，脑力素衰，寒气逼龙雷之火上越也。其喘息不能卧者，肺肾两虚，不能纳气也。其腹痛呕吐痰水者，寒气内扰，气血不能通调也。其畏寒手指作冷者，虚寒病之本相也。乃与理中汤合六君子汤加味。

次方：别直参一钱　炒白术二钱　黑炮姜一钱　炙甘草八分　云茯苓三钱　姜半夏二钱　广橘皮一钱　上瑶桂八分　东白芍三钱　五味子六分

三诊：服后喘吐俱平，腹痛亦止，能进稀粥半碗，但仍觉畏寒手冷，益信为阳虚矣。

三方：别直参一钱　炒白术二钱　黑炮姜一钱　炙甘草八分　姜半夏二钱

四诊：午后复诊，则汗止安睡，手足俱转温矣。仍以前方，又进一剂。

效果：自是遂能进粥，遂以六君子汤、资生丸等药，调养半月而瘥。

廉按：伤寒当行发表者，必察其人本气阴阳无亏，方可径用，若真阳素亏，平日恶寒喜热，惯服辛温，大便溏滑者，此为阴脏，宜加附子、炮姜、黄芪、白术于发表药中，助阳御表，庶免虚阳外越之弊。此案汗剂虽轻，几致虚阳上越，变证蜂起，幸而改用温补，得力在理中汤一方，能用仲景之方以去病根，获效所以神速，虽小有风波，而终归平静。

《全国名医验案类编》

毛凤冈

王珊卿，年三十二岁，住漕桥。

病名：热病化燥。

原因：立夏后多食米糕，食积化火，触动伏热而暴发，前医用消导药二剂，病势反剧。

证候：身灼热，汗自出，不恶寒，反恶热，口渴引饮，谵语发狂，便闭溺涩，苔厚焦黑。

诊断：脉洪数实而有力，脉证合参，此伏热化燥，《伤寒论》所谓"阳明之为病，胃家实""表里皆热，热结在里"是也。

疗法：仿喻西昌硝黄甘膏汤，急下存阴例，以救济之。

处方：元明粉三钱，后冲　生川军四钱　生石膏一两，研细　生甘草五分

次诊：一剂而略便燥矢，狂热渐减，再剂而燥便甚多，热退不渴，神疲嗜卧。醒后神识转清，舌红微干，脉虚数。改用吴氏五汁饮，养胃阴以善后。

次方：甘蔗汁　雅梨汁　鲜芦根汁各两大瓢　生荸荠汁　生藕汁各一大瓢

重汤炖温服。

效果：连服三日，诸证皆平而瘥。

廉按：热病者，纯热无寒之伏气也，发于春者为瘅热，发于夏者为热病。热化火，火就燥，理当急下存阴。方用喻氏硝、黄、甘、膏，药虽四味，泻火清燥，面面俱到，一击而中，此素有定见于中，乃不为临岐所炫。

《全国名医验案类编》

孔继菼

岳姓某病伤寒，积日不愈，汗出既多，沉睡不醒，昏不知人，脉之沉细，得六至，少阴证也。予以清热养阴之药，重加党参，兼加桂、附以愈之。彭姓某病伤寒，积日不愈，频经误下，厥逆畏寒，舌卷囊缩，脉之沉细，亦六至，厥阴证也。予以清热养阴之药，重用党参，多加芩、栀以愈之。识者谓予曰：岳姓昏不知人，明系热证；彭姓厥逆畏寒，确属寒因。以此二证，质之仲景《伤寒论》，岳宜攻邪清热，彭宜温经回阳，而君反之，卒以收效，何也？岂古法不尽可遵欤？抑别有说欤？予曰：岂不可遵予之治此二病，正是遵依古法。惟伸缩变化，别有斟酌于其间，此中合而不合，不合而实合之故，吾不明言，君亦不及察也。请为君道其详。考仲景之书，汗漏不止者，宜桂枝加附子汤。少阴病，口中和，背恶寒者，宜附子汤。又曰：热深厥亦深，热微厥亦微。又厥少两阴篇中，凡四肢厥逆、恶寒蜷卧等证，必兼下利不止，小便清白，乃为纯寒，用四逆汤。此仲景之法也。今岳姓昏不知人，未尝不是热证，然脉来沉数之中，无根无力，兼以头汗时出，满面浮光，衣被揭开，色辄惨变，是其为证也，邪热不浅，虚寒实深。盖其人素为遗精便浊之人，真阴之亏损已久，而其病又在大汗频仍之后，表阳之固护已疏，不用参、附，无以挽其外散之阳；不用归、地，何以其生垂绝之阴？至于此证之治，培本之意多，祛邪之意少。方中地黄、参、附多于清热之品，以其人本弱、脉之无力无根也。质之仲景汗漏加附子、恶寒宜附子之说，宁有殊乎？彭姓厥逆畏寒，未尝不是寒因，然其脉来沉数之中，鼓击有力，根脚亦固。兼之口苦耳聋，舌苔干厚。是其为证也，标寒犹假，本热属真。盖其人本非恬养安闲之人，筋骨之磨历先壮，而其病起于攻下迭用之后，荣身之阴液遂亏。阴亏液减，阳反内凑，故无正气以卫肢体，而厥逆畏寒之证现；内夹邪热以铄筋脉，而舌卷囊缩之证作。吾于此证之治，略举其外显之假寒，清其内陷之真热。方中虽用党参，第取其化气以生津，非用以培阳而壮表也。亦以其人之本强，脉之有根有力也。质之仲景热深厥深、热微厥微之说，又有异乎？夫吾人读古人之书、考古人之法，亦顾其大意何如耳？失其意而泥其迹，随处法古，实随处失古；得其意而善其用，无一是古，即无一非古，而何必规规于证治之纤悉以求似哉？识者乃大善予言。

　　客讯于予曰：邻妇有病者，头身疼痛，发热恶寒。延医治之，热已退矣，而胸满胁痛，妄见妄言，入夜尤甚。医用开胸理气药不效，更医用痰药加大黄攻下，亦不效。日益沉困，此为何病？予曰：其年几何？子女若干岁矣？曰：年未三十，一子不过再周。予曰：此必热入血室证也。血室者，妇人之血海，冲脉之大汇，肝所主也。其脉起于气街，上布胸中，又与阳明之脉相萦，故病则胸满胁痛也。妄言妄见者，心主血，热入其室，扰及神明，故主昏而谵妄也。以其主病在阴而不在阳，在血而不在气，故昼日阳气为政，虽病犹轻，入夜阴气用事，为病弥甚也。开胸理气诸药治不及血，安能取效？至用痰药攻下，则失之远矣，此古法所最禁，医家之大误也。曰：热入血室之病，曩亦闻之，其证云何？治之当用何药？予曰：仲景《伤寒论》中言之详矣。其得于经行已尽之后者，血室已空，热邪乘虚弥漫深入；其证胸胁下满，如结胸状而谵语；治法刺期门以泻其热，以其病内连脏腑也。其得于经行未尽之时者，热与血搏，血必为结，热亦被阻；其证往来寒热，发作有时如疟；治法用小柴胡汤和解，以其病在半表半里也。又有发热之时，经水适来，经已半结，热复大扰；其证或兼胸满呕逆，或兼往来寒热，昼犹明了，夜则谵语如见鬼状；治之无犯胃气及上二焦，盖亦不越和解一法。今开胸之药已伤上焦，攻下之药实夺胃气，古人所禁而今皆犯之，适以鲁莽增病耳，尚望愈乎？曰：热入血室止此数证乎？治法亦尚有通变否？曰：男子亦有此证。《伤寒论》云：阳明病下血谵语者，此为热入血室。但头汗出者，刺期门。盖男子本无血室之说，然血室属在冲脉，男子之冲脉与女子之冲脉同也。阳明之脉下乳夹脐，与冲脉会于气街，冲以血虚而受邪，自挟阳明之脉逆行上犯，故随阳明现证。其所以异于女子者，女子经来热入血室，则如结胸状而谵语，从阳明里也。男子下血热入血室，则但头汗出而谵语，从阳明表也。予平日数经此证，皆不在男而在女，而其证亦有异于古所云者，故治法少有变通，不尽如古也。一为姻戚家女，伤寒瘥后，饮食不进，胁胀胸满，入夜直言见鬼，指示鬼在何处，着何衣履，如何击我，如何扼我，甚则气闭声嘶不止，如见鬼也。其家以为祟。予询其父母，知其病时曾有经事。曰：病易为也。以小柴胡重加清热和血之品，数剂而愈。一为族间佃户之女，伤寒月余，屡经汗下，病转沉重。予见时，昏不知人，言动俱废矣。诊其脉，弦细涩数而不甚沉。予疑曰：证似少阴，脉似少阳，何也？且涩数并见，必有热搏血聚之虞。因问其母：此女能言动时，曾谵语见鬼否？经期过已几日？答言不知，但见其私衣有污处前，曾微微谵语，不闻见鬼也。子曰：是矣。亦以小柴胡重加清热和血之品加以宣导，再剂遂愈。又一妇产后伤寒，败血不行，痞结小腹，胁下痛甚，外证亦乍寒乍热，然休作无时不如疟，亦不谵语也。医以攻瘀破滞之药频治不效。予曰：此热入胞宫，外邪束之，当比热入血室例，先解外邪，不宜直攻也。亦以小柴胡汤加归、芍之属愈之。此外，经历颇多，不能遍述也，然筹之详矣。妇女伤寒及温热诸病，过期失治，往往淹滞旬月，岂有少年闺阁病愈多日而经事不行者？及热入而并见，又多夹在诸经证候之中，而医不能识。见其满痛如结胸也，则攻其胃中之热。见其胁痛而且呕也，则以为肝气上逆。见其昏狂如见鬼也，则以为痰入心窍。惟往来寒热，或者识为少阳之证，然与他证杂见，则又置少阳不论矣。夭枉人命，往往由此。予以问证加详，不忍遗其所讳，是以未蹈此弊。惜乎不谙针法，期门未敢用刺，亦临证之大憾也。然以甘寒佐和解之剂，亦可以由少阳而清及阳明，少退上炎之热势矣。客曰：尚有疑者，邻妇之病，热已退矣，更有何热入其血室？且血热既属冲脉而主于肝，治法反从少阳，何也？予曰：热果真退，何以复有此病？仲景论此，始言热除身凉，继以胸满谵语等证，正恐后人误认。盖表热全退之时，即里热全聚之时，惟其身体凉和，极似表解，乃致血室沸腾独受邪热也。至病属厥阴而治从少阳者，肝与胆连，其气相通，和此即所以解彼也。且厥阴居内主疏泄，其气直上而直下，从此祛热则用攻。少阳居外司开合，其气可内而可外，从此治热则宜和。和则热退而阴不伤，攻则邪去而正亦损。此中斟酌，胡可易言？客曰：善。邻妇之病当令延君治之。予亦允诺，乃书仲景之法，托客以达医，曰：善与医商，勿言吾意也。客乃去。

姻戚赵冬月伤寒，延往诊视，问病几日，其父兄曰：昨夕始病，头痛身疼，寒栗殊甚，夜间忽大烦躁，比晓差安而身热如火，手足难移，头着枕上分毫不能举动，恐非善兆也。予乃入诊，其脉浮大而数，重按全空。予曰：病甫一日，已传阳明矣，鼻干、眉棱骨疼乎？曰：然。予出，谓其父兄曰：此病来势甚暴，当用急治，迟则又传，转入转深，解散愈难矣，治之期以今宵愈，药凭吾用，不可畏多也。乃从阳明立治，清热解肌，引以太阳经而重加归、芍、地黄，各至两许，促令热服，遂复其渣，问：汗否？曰：汗矣，病亦少退。予视之，曰：未也，再与一剂，服复如前，汗渐多，诸证愈减。予视之，曰：未也，复与一剂如前急服。少顷，家人出曰：病人自觉病愈，但欲安眠，药祈少缓，来朝再服。盖半日之间，已进药六次，饮尽六升矣。予视之，曰：脉静身凉，病已全瘳，即来朝亦无须药。比来朝，病人果喜笑如常，汤粥频进矣。坐中阎姓，亦姻戚也，私问予曰：病殊易治，用药何必如此之急？予曰：凡风寒外因之病，皆宜如此急治。盖暴感之邪，来势本不可狎，受病之体，正气必先内亏，以内亏之气，当暴感之邪，岂可以备折冲，而供堵御？增以助正祛邪之药力，邪始不能胜矣。然心使其药力绵绵相续，息息相接，无可乘之暇，无不充之隙，有进无退，邪始进散而归于尽，若稍一不给，邪气有不乘而猖獗者哉？故今日一药，姑待明日，明日一剂，更俟来朝，此内伤养正之常法，非外感祛邪之正治也。且此证之来也猛，而其实为夹阴。吾视其脉，浮盛而沉空，浮盛者，阳也，阳非有余，外邪鼓之，则大有余；沉空者，明也，阴本不足，邪热吸之，则愈不足。阳旺阴亏，变寒化热，半日之间，历太阳而直走阳明，若不驱使急散，则破重垣而叩寝门，一旦夕间事耳。夫趋时不及饭，救急不暇衣，吾乘其邪未入阴之时，清其在经之热，先使病势不加，养其内亏之阴，并令化汗有借，复用开门驱盗一法，授以出路，则雨过云收，转眼清泰，较之纵邪深入，惶惶补救者，事半而功倍矣。而何以不急为哉？曰：世传夹阴伤寒，皆先有房事，复感寒邪，或已有外感，复犯房劳，治法皆用热药，今君恣用寒凉，何也？曰：俗医辨理不清，往往有此谬误。夫既以犯房劳、感外寒为夹阴，试问房劳之后，所亏者阳乎？阴乎？彼世之但有房劳而无外感者，将患其阳虚乎？抑患其阴虚乎？夫阳虚则寒，阴虚则热，不易之定理也。先犯房劳，必是阴虚，阴虚则阳气偏盛，身内已有热征，外邪入之，自然从阳化热。如此证始感太阳，遂传阳明。烦躁不宁，身热如火，阳盛之确征也。身体难移，头重不举，阴虚之明验也。盖内热与外热相引，故吸而易入，阳邪无真阴相制，故炽而愈亢，当此时复以热药助其势，如以济火，顷刻燎原，其犹可扑灭乎？夫夹阴原非夹寒之谓，谓夫外伤于寒，头身痛热之中，复夹见阴虚证耳。阴分之虚本于肾，肾虚病外感，其病较平人为更重，其热自较平人为倍热，何得复用热药？曰：世有因房事饮冷而死者，俗谓阴证，非阴寒之说乎？伤寒病中，又有表里皆寒者，岂非伤寒夹阴乎？曰：表里皆寒谓之纯阴，不为夹阴，此非阳气素弱，即因寒凉太过，如《伤寒论》内下利清谷，复胀满、身体疼痛者，此太阳之寒证也。腹内拘急、四肢疼、又大下利而厥逆者，此厥阴之寒证也。凡此之类，皆邪从阴化，表里皆寒，并无微阳少火之参错，谓之为夹，谁夹之乎？至于房事之后，饮冷致变，此真阴未复，阳虚在下，猝遇冷物，火为水束，遂成凝闭，谓之结火可，谓之中寒，亦无不可，即指为阴证，亦阴从外入而夹阳，非阳从外现而夹阴也。较之伤寒夹阴之证，一寒一热相去远矣，君以此为证，何拟之不以伦耶？阎姓乃不复诘。

丁巳新正，满表兄云衢以母病延予。比至，始知乃弟景华亦病。景华晚景不佳，心常郁郁，至是病甚暴，身热如火，面赤头晕，腰股疼甚，皮肤干燥，忽烦忽睡，六脉沉细至骨，数而无力。问：病几日？家人曰：连月以来，饮食减少，昨始健饭。一日至夕，忽大寒栗，燥渴索饮，立尽五六碗，夜来拥被围火，亦无点汗，茶亦不更索矣。问：小便何如？曰：自昨日以至今夕，点滴全无。予谓乃兄云衢曰：此少阴证也。既伤于寒，复染于疫，本是表里同病，以二兄向来体瘦身弱，阴分本亏，是以邪气甫感，遂入肾经。今六脉沉细而数，少阴脉也。面赤头晕，阴虚于下，阳聚于上也。腰股疼楚，邪入少阴，所部受伤也。忽烦忽静，忽渴忽不渴，少阴水火之脏，阴阳迭互现证也。若系阳明之烦渴，则掀衣揭被，饮多喜冷，岂复有不烦不渴时哉？惟身热是表证之常，然皮上无汗，固寒气之外闭，亦邪势之内侵。此病若不急治，更历二日，真阴下竭，邪阳上凑，必昏愦不复识人，此时无论治证难，即饮药亦不易矣。治之期以今夜瘥，勿令进药迟也。云翁诺。予遂书方，干地黄一两半，芍药、泽泻各一两，茯苓、丹皮各六钱，麦冬、木通各五钱，甘草三钱，令取三剂，一夜服尽，遂辞归。是时已有医在座，不敢任此证也。其夕，复有相识之医二人至，一云病轻，微药可瘥；一云病重，虽药难保。及睹予方，则同声以为不可用。云翁固信予，力主予方，一夜遂尽三剂。比次早，六脉俱起，小便再行。前言重者亦以为可治矣。复延予至，二医已书方以待，其一颇自高，仰面谓予曰：昨见君方，殊所不解，君既识为少阴伤寒兼染疫气，何以不用表药？予曰：病在少阴，则从少阴立治，膀胱一途，少阴之近路，即邪热之去路也，表药何为？强用表药引之使喘，迫之动血乎？仲景论伤寒曰：少阴证，息高者死。又曰：强发少阴汗，必动其血，未知从何道出？或从鼻口，或从目出者，是名下厥上竭，为难治。以病者之体瘦阴虚，本不可强责以汗，又兼病在少阴，表药少则提之不动，表药多则升腾上窜之品，竭力鼓荡，必至气涌而上，血随而升，大喘不止，则血溢上窍，是本解其病邪，反绝其生机矣。可乎？不可乎？医者面赤。予遂入诊，谓云翁曰：脉证俱转少阳，可无忧矣。医所定方，正少阳小柴胡汤加减，对证药也。但分量过轻，又无养阴之味，与阴虚之本证未协。吾出语之可也。出以语医，医唯唯，予遂辞归。越三日，夏使延予，则前医俱去，病复大作矣。噫！或云轻，或云重，而一从阴转阳之证尚不能瘥，医之为术可知矣。予既往视，因问：何不留医？曰：前日身热已退，医以为病愈，遂送之归。不料越日复热，入夜尤甚。予曰：病在少阴，邪入已深，岂能一时遽解？其暂时身凉者，内热从小便导去，外邪亦必从毛窍泄出。然皮肤之热解，肌肉之热犹未尽解，至肌肉之热泛动，则身又热矣。肌肉之热解，筋骨之热犹未尽解，至筋骨之热泛动，而身又热矣。此必频凉频热，而后渐次就瘥。所以然者，阴虚血少，津液无多，势不能酝酿大汗托底送邪以出，故止微微小潮，乃得徐徐热退。少阴之病情，与阴虚之本体，理势如此，吾经之屡矣，无足虑者。仍以养阴清热之药投之，四剂而瘥。

郭凝秀乃郎，仲秋病感，屡经误治，日益沉重，至仲冬，衣服衾褥俱备矣。延予往视，诊其脉细而不数，往来有神，许以可治，期之三剂愈。凝秀不信，固请缓期。比服药，一剂而效，果三剂而病退十之九，惟小腹尚余微痛耳。适以事返，数日复使延予。及至，问之，则又以误治，旧病复作矣。嗟乎！治之已好，又误如此乎？不可以不案。遂为案曰：此本伤寒证，始误于攻下太早，继误于改途谬治，终误于寒热杂投，攻不敢攻，补不敢补，以致病邪绵延，气血俱亏，直至今日三月之久，而病本不拔横生他证。此俗医之所以不识为何病，而治以增重也。盖此病之初起也，发热恶寒，肢体疼痛而无汗，明系伤寒外感。此时只宜温散解表，即有宿食不化，亦宜俟表解之后，再为消导。其胸膈烦闷，作痞作热者，乃寒邪外锢，阳气不宣，郁闭而现热征，仍表证也。误以为里实，而峻剂以攻之，一日洞下十二次，正气从此大亏，表邪因而内陷矣。此始治之误，攻下太早为之也。夫表邪内陷，从阴化寒则现寒证，从阳化热则现热证，此一定之病情也。此病误下之后，大烦大热，肌肤如蒸，明是邪从阳化。此时只宜清热兼以养阴之药，培护真阴，滋养血液，病邪犹可渐解。其日夕大寒，夜复太热者，乃少阳现证，未尽陷之表邪，与未尽亏之正气，进退乘除，更互相拒而致此也。误以为疟，而常山以损其正，草果以助其热，病势从此大坏，治法亦从此大乱矣。故枳、朴以消胀，胀未消而阴液愈涸；参、术以养正，正未复而阳邪愈增。此中治之误，改途谬治为之也。及乎留连日次，阴阳俱虚，病邪无气血之助，而表热里热乃尽聚而结于肠胃。此时皆知其可下也，而正虚已极则不敢下；皆知其可补也，而邪居于中则不敢补。于是且寒且热，半补半攻，多日不便则导以去之，苟以图目前之安，而缓以待后日之瘥。不知寒本伤荣，热复耗液，荣血与津液俱涸，其结聚之病万万不能遽下。强用攻药，不过从结旁冲开一路，药汁从此溜去，而病之结而不动者，仍如故也。用攻用导，徒伤脾肾之真气而滋其病耳。迄来热邪日退，病势愈增，此又终治之误，寒热杂投为之也。夫伤寒，主病也。伤寒误治，伤寒之坏病也。古人遇此，皆有成法。此证屡误再误不一误，遂令伤寒正病中无此病，伤寒坏病中亦无此证，纷纭错杂，疑寒疑热，似虚似实，而望俗医之识此证也，难矣。姑以现在之证言之，腹满、胁胀则似乎实，即或以久病疑虚，其呕吐之水何来乎？或酸或苦，动辄大呕，使膜胀皆无形之气，必不能化有质之水也明矣。以此为征，安得不从实治？不知实胀之脉，坚大以涩；病者六脉俱细，举之似弦，按之无力，乌得指为实胀？其所以支膈胀胁者，血亏而肝气横行，脾虚而中气不运，重以屡下伤阴，肾气不守，下焦之浊气，随肝气而上乘清道，安得不作膜作胀乎？至于呕吐之水，亦日饮之汤茶不能渗于膀胱，随逆气而冲突上泛，乃巨阳不能引精之故，非胃满而不能容也。此似实而非实，俗医之所不能识者也。下厥上冒，昏不知人，则指为热，即或以久病疑寒，乌有寒而昏冒者乎？且其舌苔纯黑，时而干涩，以此为征，安得不从热治？不知热邪之昏人，其先必见谵狂，其后必兼烦乱；寒邪之昏人，先时绝不愦妄，过时旋自清白。此证神识不变，语言如常，惟当脐一痛，上贯心腹，则目吊口噤，昏不知人耳。此正阴盛阳微，肾气凌心之验。夫肾，水脏，为阴中之阴；心，火脏，为阳中之阳。肾气凌心，水来克火，阳为阴掩，心中之神明全被浊阴覆被，安能知觉如故乎？其气上凌之极，遂从上窍越出，是以鼻口气凉，全现寒证。舌苔独黑者，火受水克，而从水化。要其色亦黑而间青，终不似阳热之舌苔，由白而黄，由黄而焦，由焦而后黑之比也。故时而干涩，不旋时而濡润矣，是津液枯涸之故，非热邪燔灼之为也，此似热而非热，俗医之所不能知者也。惟小便少，大便闭，绕脐疼痛，连腰及腹，忽鼓忽下，忽轻忽重，此寒热虚实杂错之证，不可归之一途，何也？屡下之后，下焦不能不虚，亦不能不寒。然而未尽之余滞，终属邪热结成；未尽之邪热，即是实滞尚在。将为其寒而温之，则余烬恐其复燃；将谓其热而凉之，则久冻不可加冰；将谓其虚而用补，补之则滞者愈滞，多日不行之大便，永无出路矣；将谓其实而用泻，泻之则虚处益虚，乘虚上凌之肾邪，倍益猖獗矣。于此言治，窘乎？微乎？又岂俗医之所能识也哉？然则奈何？曰：肝燥而为胀，则理气不如养血之为愈也。脾虚而作膜，则破滞不如益气之为得也。肾邪上而昏然无觉，则益坎宫之阳，水火相抱而气自平。结滞久而干涩难出，则润肠中之燥，血液少足而便自通。至于饮食不进，仍是脾虚为病，脾阳健运而中满除，则食不期进而自进矣。呕水不止，亦由肾邪上冲，肾气一降而小便利，则呕不期止而自止矣。故治失其法，则温凉俱非；药得其宜，则补泻皆当。立于无过之地而缓缓图之，何沉疴之不可起乎？特不可不与主此病者一商也。盖此病虽经数医，而主之者，凝秀所契厚也，居货于市，近在比邻，每医至，辄与面争，甚或私窃其方，惟予至则避不见。再至，再使延之，谆辞不至。嗟乎！天下固有畏人之医乎？乃书方，合理中、五苓为一剂，而重加归、芍以养其阴，兼佐半夏以降其逆。一剂再剂，奏效如前。复数剂，余滞得润自下，证遂霍然，不得虞治矣。

经曰：人之伤于寒也，则病为热，热虽甚不死；其两感于寒而病者，必不免于死。又曰：两感于寒者，病一日则巨阳与少阴俱病，则头痛口干而烦满；二日则阳明与太阴俱病，则腹满身热，不欲食谵语；三日则少阳与厥阴俱病，则耳聋囊缩而厥，水浆不入，不知人，六日死。两感之载于经也如此，洵可畏哉！然有元。张洁古制大羌活汤以治两感，是虽经言必死，古人未尝不治。所以然者，其为病，非感而遂死者也。自始病以至于死，犹须六日，则此六日之内，良药重剂频投不已，料所赖以全活者，亦不少矣。惟医家畏避不治，病家服药延缓，三日之后，脏腑不通，荣卫不行，虽有良药，不能下咽；即下咽，而药力不能独行，则万难为矣。予生平频经此证，大抵始病一日而治者，十全八九；二日而治者，十全五六；三日而治者，十全一二而已。三日以外，人事一毫不省，昏然直如死人，治亦无益也。从兄云柯，戊午之冬，病两感。始病而予适至，其脉不浮不沉，现于中部，数而且疾，重按全无，阴亏邪盛之证也。其状头痛身热，忽睡忽醒，乍静乍烦，时或自笑，目涩难开，太阳与少阴同病也。知其可治，而恐其惮于服药，缓不及事，故谓之曰：不可为也，速备后事。一家大哭，恳求拯救。予曰：若治，须以七八两之重剂，一夜服尽两剂，明日改方，再定生死。遂重用生地、白芍、当归、阿胶养阴之品，而以苦寒清其热，辛凉解其表，两剂而病退十之八九。次日，改用甘寒，疏荡余邪。谓之曰：可保得生无虞矣。其药遂不复服，绵延十余日乃愈。设当发病之始，语可以治，则前二剂必畏其重，而不敢服，服亦缓而不肯急，迁延犹豫之间，热邪愈盛，真阴愈衰，不旋踵而神明昏乱，经络闭塞，药入无用矣，尚望愈乎！

丁未季冬朔八日，予冒大风甚寒，赴召于姻戚家。其病为产后伤寒，表里同病，头痛脊强，腹疼欲绝。急治之，自夕至夜，连与重剂二，彼病全解，而予则病矣。为证头痛身疼，畏寒已甚，合眼则寝，梦则谵语，六脉沉细而紧。姻戚劝速药，予曰：药须用，在此则不可。吾病寒邪重，外伤太阳，内中少阴，两感证也，非麻黄附子不为功。服此之后，必须谨避风寒，在此岂能两便，速送吾归可也。曰：君方谵语，附子乌可用？予曰：此非君所知也。病至两感，太阳之寒自外而内侵，少阴之寒自下而上攻，反将身中自有之阳气，逼入胃腑，拥入心包，所以时而昏睡，时而谵语。是此时之谵语，乃阳气之郁闭为之，非阳明之邪热为之也。解去表里之寒，阳气一舒，谵语自止矣。但须及今即用，再愈两日，吾病昏沉，他人敢投此药乎？遂闭车门，驰而归。急取麻黄附子细辛汤，一剂而瘥，再剂而痊愈。其余两感之治，亦多类此。大约伤于寒而为寒，则酌加参、姜、桂、附；伤于寒而为热，则重用归、芍、地黄。所以然者，虚邪不能独伤人，必因身形之虚，而后客之。一日之感，由太阳遂入少阴，此固外邪之难防，亦实内守之先弱。惟阴虚于内，身中已有热征，而外邪之抵隙而来者，乃悉从阳化，顷刻而表里俱热。阳虚于中，坎宫亏其真火，而表寒之循俞而入者，乃肆行凌虐，俄顷而内外皆寒。夫阴虚而益以邪热，阴愈亏矣，不补其水，即苦寒并用，何以为化汗之资？阳虚而固以外寒，阳愈微矣，不益其火，即辛甘杂投，何以壮酿汗之用？故治此之法，培本急于祛邪。阳邪酷烈，则顾其阴；阴邪惨冱，则顾其阳。拯衰救微，其大较也。二三日之治，皆不逾此。此予所屡试而得效者，固理势之自然，亦古人之成法，非创获也。谨志其略，聊以见两感之证，非不可治，而尤不可不及时而急治云尔。

以上出自《孔氏医案》

范文甫

　　楼四牛。项强，头痛，背恶寒，太阳伤寒之的证。
　　桂枝4.5克　生白芍4.5克　炙甘草4.5克　生姜4.5克　红枣6枚　天花粉9克　姜半夏9克

　　柳奎士。伤于寒，胃不和而致头痛，身微热，邪在太阳。
　　桂枝4.5克　生白芍4.5克　炙甘草4.5克　生姜3克　红枣6枚　天花粉9克　姜半夏9克

　　一船老大。乘饥恣食，解衣捕虱，次日发热而无汗，胸膈不舒。柏令作伤食而下之，不利。鸿昌作解衣中风寒而汗之，又不应。后鸿昌又杂治数日，渐觉昏困，上喘息高。山舟轿班，代为求治。太阳病，下之微喘者，表未解故也，桂枝加厚朴杏子汤主之。此仲景法也。服药一剂而喘止，再剂热缓、微寒，至傍晚身凉而脉亦和矣。其神如此《伤寒论》可不熟读乎哉？

　　陈师母。发热恶风，身疼腰痛，病从风得。太阳经为寒邪所伤，则经气流行不畅，故骨节疼痛而脉浮紧，邪束于表则肤实无汗，内壅于肺，则喘大作矣。
　　麻黄6克　桂枝6克　杏仁9克　炙甘草3克
　　服药一剂，汗出热解。

　　邱隘某。发热头痛，心悸而烦，脉浮紧无力，尺部迟而弱，乡医皆以为麻黄证。余曰，仲景云：尺中迟者，营不足也，未可发汗，改为小建中汤，先调营分。至五日后，尺部方应，乃始投以麻黄汤二服。药后遂发狂，急召余，以为前是而后非也。余至伊处，病人已定，安然入睡，已得汗矣，信乎！医者当察其表里虚实，待其时日，循其次第，一有不当，虽暂时取效，方损五脏，以促寿命，岂不大伤阴骘。

　　张君。寒邪外袭，入于太阳，故头痛，发热，恶风，邪束于表，故无汗。无汗则邪不得从汗而解，下趋大肠而转入阳明，阳明失阖，必自下利，此二阳合病也。
　　葛根6克　麻黄3克　桂枝3克　生白芍4.5克　炙甘草3克　生姜4.5克　红枣6枚

　　孙果亚。脉紧舌淡，恶寒头痛，伤寒之轻证者，尚在太阳。
　　桂枝4.5克　麻黄3克　白芍6克　甘草3克　杏仁9克　生姜4.5克　红枣6克
　　服四剂而愈。

顾姑娘。伤寒不解，热结膀胱，神昏谵语，其人如狂。

桃仁 15克　生大黄 9克　桂枝 6克　炙甘草 3克　元明粉 6克

二诊：泻下数次，较昨日为瘥，神志清。

生大黄 9克　桃仁 9克　元明粉 3克　炙甘草 3克　桂枝 3克　白芍 4.5克　柴胡 9克

姚师母。血瘀膀胱，其人如狂。

桃仁 12克　生大黄 9克　元明粉 9克　归尾 9克　桂枝 6克　炙甘草 4.5克　白芍 6克

二诊：狂止，大瘥矣。

桂枝 4.5克　炒枳壳 9克　生白芍 9克　桃仁 9克　红花 6克　炙甘草 3克　归尾 9克　制香附 3克
生姜 4.5克　红枣 6枚

邵右。伤寒后，外邪未解，积热留于胸胃，则心烦腹满，卧起不安，身热不去，热结不解，变故多矣。

厚朴 6克　炒枳壳 6克　黑山栀 9克　淡豆豉 9克

戴师母。伤寒寒邪内郁未解，医者不察，反以凉药投之，奇矣。

厚附子 9克　桂枝 6克　生白芍 6克　炙甘草 6克　生姜 6克

二诊：手足厥冷见瘥，胸脘尚有隐痛。

厚附子 9克　桂枝 9克　炒冬术 9克　归身 6克　炙甘草 6克　生姜 9克　红枣 8枚

陈君。伤寒，热盛多汗，便秘谵语，舌黑中有裂纹，脉沉数，证殊不轻。

生大黄 9克　川朴 9克　枳实 9克　生地 24克　麦冬 9克

二诊：病势大减，大便得下，谵语止。

生地 24克　麦冬 9克　元参 9克

某妇人。有孕，病伤寒，大便不利，日晡大热，两手撮空，直视而喘，已更数医，邀余治之。余曰，此证九死一生者也。仲景虽有详论，而无治法，况前医已经吐下，用药更难矣。病家哀求。余曰，勉强施救之，若大便得通，脉能翻弦，或有可救。乃与小承气汤一剂，果大便利，诸恙渐瘥，脉亦渐弦。治之，半月而愈。

问曰，先生微下之而脉弦，决其可治，从何得之？余曰，仲景不是云乎，循衣摸床，惕而不安，微喘直视，脉弦者生，涩者死。微者但发热谵语，大承气汤主之。查钱仲阳《小儿直诀》云，手循衣领及捻物者，肝热也。此者仲景列在阳明病，盖阳明属胃，肝有热邪则犯于胃经。余以承气汤下之，以其已经下过，故用小承气汤微下之。果然下后而脉转弦，则肝平而胃不受克，故许其可治也。后愈，产一女孩。

汤女。伤寒内热炽盛，耳聋谵语，舌红脉数，唇干烦渴，阳明实热之证，故药不嫌凉。

生石膏 30克　知母 9克　鲜、小生地各 30克　粳米 1撮　炙甘草 3克

二诊：服药一剂，热势已瘥，舌红脉数。

生石膏 30克　知母 9克　粳米 1撮　炙甘草 3克　鲜、小生地各 30克　鲜芦根 45克

陈女孩。伤寒，内热蕴盛，不能外达，谵语耳聋，神识昏迷，脉细指冷，舌红唇干。

桂枝 3 克　生石膏 12 克　知母 9 克　清炙甘草 3 克　生米仁 24 克

二诊：昨药后热外达，壮热脉数。

桂枝 3 克　生石膏 12 克　知母 9 克　清炙甘草 3 克　生米仁 15 克

三诊：将愈，神清热退。

竹叶 9 克　生石膏 12 克　党参 9 克　麦冬 9 克　半夏 9 克　甘草 3 克

王品三。本为太阳伤寒，医者反以热药治之，以致传入阳明，热盛神昏，谵语遗尿，脉数急，苔渐黄，舌边尖皆红。一误再误，有进无退也，危险极巅，勉强遵令处方。

桂枝 3 克　石膏 24 克　知母 9 克　炙甘草 3 克　米仁 12 克　生地 12 克

二诊：热减神清，好得过快，还恐有变。

桂枝 3 克　生石膏 30 克　知母 9 克　甘草 4.5 克　生米仁 24 克　细生地 24 克　天花粉 9 克

三诊：大势已平，余邪未净。

麻黄 1.5 克　小生地 12 克　麦冬 9 克　杏仁 9 克　枇杷叶 9 克　甘草 3 克　鳖甲 9 克

林老翁。本起于太阳，传入阳明，壮热口渴，多语躁动，是热盛所致。论证尚不觉重，惟脉不归部，悬悬可虑。虑其高年体衰，元神大虚故也。

人参 3 克　生石膏 24 克　知母 6 克　炙甘草 3 克　生米仁 12 克

二诊：热已化出，脉翻洪数，舌苔转黄，脉象较昨日悬悬不归根者大有好转。气促不减，小便增多，面色油光而赤。尚有危险，不可大意，方以清凉存液为妥。

生石膏 24 克　炙甘草 3 克　麦冬 9 克　炙鳖甲 12 克　党参 12 克　米仁 12 克　大生地 12 克　牡蛎 30 克

冯乃千。身热，心烦喜呕，往来寒热，松馆以小柴胡汤与之，不除。余诊其脉，洪大而实。乃曰：热结在里，小柴胡汤安能去之？仲景曰，伤寒十余日，热结在里，复往来寒热，当与大柴胡汤。松老始则犹曰，读书不可死于字句。后又云，姑随汝处之，果服一贴瘥，三贴愈。

永年兄。寒邪外侵，中气不旺，己土不升，戊土不降，水寒土湿，凝聚为痰，腹满下利，昏昏欲睡，即是太阴虚寒之证；脉来沉滑，沉则为寒，滑则为痰。舌淡苔白，微兼灰色，亦是虚寒见证。

淡附子 3 克　冬术 9 克　茯苓 9 克　甘草 3 克　党参 9 克　半夏 9 克　陈皮 3 克

二诊：寸关两部较昨日调畅，痰滞稍化，下利亦减，但未净耳，元气素弱，一时难复也。

淡附子 6 克　冬术 9 克　甘草 3 克　党参 9 克　干姜 3 克

三诊：渐瘥。

淡附子 6 克　冬术 9 克　甘草 3 克　党参 9 克　炮姜 3 克

四诊：已将愈矣。前方可再服。

王右。腹痛下利，脉紧，舌胀而淡，寒邪直中于里。

桂枝 6 克　白芍 12 克　干姜 9 克　炙甘草 6 克　饴糖 2 匙

二诊：昨日药后见瘥。

桂枝6克　白芍12克　干姜9克　炙甘草6克　饴糖2匙　半夏9克

严姑。素有痰饮，遇寒加剧，腹痛下利，小便不利，心悸足肿，面色青，舌淡白，脉沉滑，危候也。

淡附子9克　白术9克　白芍9克　甘草3克　生姜6克

二诊：腹痛下利见瘥，尚需温化。

淡附子9克　白术9克　茯苓6克　甘草3克　生姜6克

按：素有痰饮，遇寒而腹痛下利，心悸足肿，小便不利，乃少阴阳虚水停之证也。论曰："少阴病，二三日不已，至四五日，腹痛，小便不利，四肢沉重疼痛，自下利者，此为有水气，其人或咳，或小便利，或下利，或呕者，真武汤主之。"方拟真武汤加减温阳化水，壮元阳以消阴翳，冀收全功。

王老婆婆。伤寒入少阴，已经灼液化燥，喉间咯咯有声，是燥气，非痰声也。脉来细而数，舌微灰而干，不得已急救其津。

炙甘草9克　陆水桂1.8克　炒麻仁12克　麦冬12克　生地24克　红枣12枚　生姜3克　阿胶4.5克　党参4.5克

按：少阴病，平素阳气衰者，其邪易从寒化；素来阴液亏者，其邪多从热化。本案为少阴阴亏热灼之证，舌干，喉间咯咯有声，正是热灼津伤，津液煎熬成痰所致。故先生特别强调"是燥气，非痰声也"。舌微灰干，脉来细数，也是阴虚内热之象。《圣济经》曰："津耗为枯，五脏萎弱，荣卫涸流，温剂所以润之。"故用炙甘草汤育阴复液，益津润燥。

以上出自《范文甫专辑》

魏长春

徐荣茂之母，年六十一岁，三月十二日诊。

病名：伤寒化燥。

原因：病久热陷，劫津伤阴。

证候：夜热早凉，盗汗，咳逆喘促，口渴引饮。

诊断：脉细，舌红糙，伤阴化燥证也。

疗法：育阴滋液，清肺化痰。

处方：西洋参一钱　原麦冬三钱　五味子一钱　茯苓四钱　旋覆花三钱,包煎　代赭石四钱　炒白芍三钱　原金钗一钱五分　川贝二钱　仙半夏二钱

次诊：三月十三日。便解寐安，咳逆气促未止。用扶元生津，降气化痰法治之。

次方：西洋参一钱　原麦冬三钱　五味子一钱　茯苓四钱　淮牛膝三钱　川贝二钱　仙半夏二钱　甜杏仁三钱　鹅管石四钱　款冬花三钱

三诊：三月十五日。热退胃呆，咳逆气促，舌红，脉细，渴差，心悸。用泻白散合生脉散加减，清肺滋液法。

三方：北沙参三钱　原麦冬三钱　五味子一钱　川贝二钱　茯苓五钱　原金钗二钱　桑白皮三钱

地骨皮三钱　竹茹三钱　米仁八钱　甜杏仁三钱

四诊：三月十七日。咳嗽未止，咯痰较爽。胃苏，病已渐痊，拟清养肺胃善后。

四方：北沙参三钱　原麦冬三钱　五味子一钱　川贝二钱　茯苓三钱　生谷芽八钱　米仁八钱　钗石斛钱半　紫菀三钱　款冬花三钱　紫石英八钱

效果：服药后，咳嗽止，身强，病痊。

炳按：肺胃热伤阴液，养阴清肺泄热，为正治之法。惟五味子，须左辛散，一散一收，相互为用。若重用五味，苟外邪未尽，则敛邪深锢不出，造成肺痨矣。学者，不可不知也。

王阿庆，年五十三岁。业农。

病名：伤寒夹饮。

原名：劳力之余，又伤于寒，引动痰饮。

证候：咳嗽痰白薄如蟹沫，气促心悸，形寒烦热，骨痛乏汗。

诊断：脉滑，舌红，苔白腻滑。伤寒夹饮证也。

疗法：小青龙汤加减，温散表里。

处方：炙麻黄一钱　桂枝三钱　苦杏仁三钱　炙甘草一钱　炒白芍三钱　制半夏三钱　款冬花三钱　五味子一钱　旋覆花三钱，包煎　干姜一钱　朱茯神四钱

次诊：二月十三日。咳而气喘，痰如蟹沫，心悸，舌淡，苔黄白腻，脉迟，农夫劳力之体。中气虚弱，寒饮内聚，用旋覆代赭汤，加纳气化痰之品治之。

次方：旋覆花三钱，包煎　代赭石八钱　西党参钱半　炙甘草一钱　制半夏三钱　生姜汁一小匙，冲　款冬花三钱　苦杏仁三钱　淮牛膝三钱，盐水炒　紫石英八钱

三诊：二月十六日。咳痰如蟹沫，气逆喘促，舌苔黄白腻腐，多汗，脉滑，胃呆，心悸。用清肺化痰法。

三方：橘红一钱　仙半夏三钱　茯苓四钱　炙甘草一钱　竹茹三钱　瓜蒌皮三钱　苦杏仁三钱　米仁四钱　旋覆花三钱，包煎　渐川贝各一钱五分　枇杷叶二钱，去毛

四诊：二月十九日。热退咳差，痰多汗减，心悸已止，胃气较展，稍思纳食，脉软，舌淡红，苔薄黄白滑，肢冷。用扶元补阳化饮法。

四方：吉林参须二钱　茯苓四钱　炙甘草一钱　淡附子一钱　煅牡蛎一两　款冬花三钱　干姜八分　五味子一钱　苦杏仁二钱　瑶桂五分　仙半夏二钱

效果：服药后，阳回、肢和、痰少，病痊停药。

炳按：古人干姜、五味子合用，一散寒邪，一敛真元，徐洄溪亦极称其妙，邹润庵更有发明，固可师，其他温阳化饮亦合，惟肝阳旺者，此方不宜。

任阿士，年四十四岁，十一月十九日诊。

病名：伤寒夹食。

原因：日夜操作积，弱已深，营卫既虚，更食油腻，感寒夹食，滞留中焦，成伤寒夹食证。

证候：形寒内热无汗，寒热往来，口渴欲呕，骨痛，咳嗽咯痰白黏，便闭溲少。

诊断：脉象沉数，舌红苔黄腻。邪热蕴伏，表证未解，里证尤急，乃少阳阳明证也。

疗法：用大柴胡汤加味，解表清里。

处方：柴胡三钱　黄芩三钱　枳实一钱　益元散四钱　生大黄三钱　生白芍四钱　制半夏三钱　生

姜一钱　红枣四个　苦杏仁三钱　瓜蒌皮三钱　元明粉三钱

次诊：十一月二十日。服药后，内热外达，目赤，咳嗽咯痰白黏，有汗，便解十余次，口渴欲呕，脉软，舌苔黄腻。用小柴胡汤加味，扶正达邪，清热化痰。

次方：柴胡三钱　黄芩三钱　西党参三钱　炙甘草一钱　制半夏三钱　生姜一钱　红枣四个　茯苓四钱　生米仁八钱　生白芍上钱　苦杏仁四钱　焦山栀四钱

三诊：十一月二十一日。昨夜壮热，起自未刻，至子时始退，汗出甚畅，遍体淋漓，邪从汗解则热减，痰得清化而咳差。溲长带赤，骨痛口渴微呕，脉软，舌苔薄黄。用竹叶石膏汤加减，清热润燥，和中涤痰。

三方：鲜淡竹叶二钱　生石膏八钱　原麦冬三钱　生甘草一钱　西党参三钱　生白芍四钱　制半夏三钱　苦杏仁四钱　生米仁八钱　黄芩三钱　天花粉三钱　瓜蒌皮三钱

四诊：十一月二十二日。热减咳差，溲长而赤，口渴胃呆，脉缓，舌红，苔灰。治宜桑丹温胆汤，润燥化湿。

四方：桑叶三钱　丹皮二钱　竹茹三钱　橘皮一钱　仙半夏三钱　茯苓四钱　益元散四钱　枳实一钱　全瓜蒌四钱　天花粉三钱　原麦冬四钱　黄芩三钱

五诊：十一月二十三日。热退身凉，咳嗽亦减，溲仍赤长，耳鸣，口干，痰黏，脉滑，舌红，苔灰。用竹叶石膏汤，合黄芩汤加减。

五方：竹茹三钱　原麦冬四钱　生石膏八钱　生甘草一钱　黄芩三钱　制半夏三钱　生白芍三钱　瓜蒌仁四钱　苦杏仁三钱　天花粉三钱　知母三钱　生米仁八钱

六诊：十一月二十五日。咳痰胶黏气逆，溲清，胃已得苏，口仍觉燥，脉滑，舌红。用泻白散加味，清肺润燥。

六方：南沙参三钱　苦杏仁四钱　炙甘草一钱　冬瓜子三钱　米仁八钱　马兜铃一钱　知母三钱　天花粉三钱　桑白皮三钱　地骨皮三钱　制半夏三钱

效果：服后痰化气平，继进清肺和中方善后，调理旬日，渐复旧状。

炳按：复诊时舌黄腻、欲呕、口渴，呕家忌甘，参、草、红枣宜去之，应加宣肺泄热之品，三诊竹叶石膏汤尚佳，惟参、草、芍宜少用，四诊方极佳，其得力在后数方也。

以上出自《慈溪魏氏验案类编初集》

沈绍九

头痛胁痛，寒热往来，呕吐口苦，舌红，苔黄，口渴，脉弦数，得之月经期间，入浴冒风。表邪未解，已见少阳证，当予和解，佐以祛风清热。

柴胡二钱　黄芩二钱　薄荷一钱五分　荆芥二钱　藿香三钱　橘红一钱五分　竹茹三钱　花粉三钱　丹皮二钱　栀子二钱

二诊：疼痛渐减，寒热亦微，小便短黄。拟清热和胃。

薄荷梗二钱　藿香三钱　鲜石斛四钱　陈皮一钱五分　竹茹三钱　淡竹叶二钱　木通一钱　山栀仁二钱　甘草梢一钱

三诊：寒热已罢，疼痛俱止，尚有微呕。再予和中降逆。

藿香三钱　茯苓三钱　陈皮二钱　半夏曲二钱　竹茹三钱　白蔻壳一钱　厚朴花二钱　炒扁豆二钱

《沈绍九医话》

曹颖甫

施右。初诊：寒热往来，每日七八度发，已两候矣。汗出，齐胸而还，经事淋漓。法当解表为先，以其心痛，加生地，倍甘草。

净麻黄一钱　川桂枝二钱　生甘草三钱　生苡仁一两　杏仁三钱　生白芍钱半　生地五钱　制川朴一钱　生姜二片　红枣六枚

二诊：昨进药后，汗出，遍身漐漐，心痛止，经事停，大便溏薄瘥，麻木减，仅自臂及指矣。黑苔渐退，口干渐和，夜中咳嗽得痰，并得矢气，是佳象。前方有效，不必更张。

净麻黄一钱　川桂枝钱半　生甘草二钱　生白芍钱半　大生地五钱　制小朴一钱　杏仁三钱　生姜二片　红枣六枚

三诊：寒热如疟渐除，大便已行，舌苔黑色亦淡，麻木仅在手指间。惟余咳嗽未楚，胸胁牵痛，有喘意。参桂枝加厚朴杏子法。

杏仁四钱　厚朴钱半　川桂枝二钱　生草三钱　白芍二钱　大生地六钱　丝瓜络四钱　生姜一片　红枣六枚

按：服此大佳，轻剂调理而安。

俞哲生。初诊：微觉恶寒，头痛，发热，脉浮小紧。宜麻黄汤。

净麻黄三钱　桂枝三钱　生草一钱　光杏仁三钱

二诊：汗出，热除，头痛恶寒止，惟大便三日不行，胸闷恶热，脉浮大。宜承气汤，所谓先解其表后攻其里也。

生川军三钱，后入　枳实四钱　川朴二钱　芒硝二钱，冲

拙巢注：服药后，下四次，病全愈。

徐柏生。初诊：微觉恶寒，头痛，腰脚酸，左脉甚平，右脉独见浮缓，饮暖水，微有汗，而表热不去。此风邪留于肌腠也，宜桂枝汤加浮萍。

川桂枝三钱　生白芍三钱　生草一钱　浮萍三钱　生姜三片　枣七枚

二诊：汗出身凉，大便不行。宜麻仁丸。

脾约麻仁丸三钱

芒硝泡汤送下。

拙巢注：药后大便行，愈矣。

姚左。发热，头痛，有汗，恶风，脉浮缓。名曰中风，桂枝汤加浮萍主之。

川桂枝三钱　生白芍三钱　生草钱半　浮萍三钱　生姜三片　大枣三枚

服药后进热粥一碗，汗出后，诸恙可愈。汗出热不除，服后方，热除不必服。

生川军三钱　枳实三钱　厚朴钱半　芒硝二钱，冲　生甘草钱半

冯蘅荪。始而恶寒，发热，无汗，一身尽痛。发热必在暮夜，其病属营，而恶寒发热无汗，则其病属卫，加以咳而咽痛，当由肺热为表寒所束，正以开表为宜。

净麻黄三钱　光杏仁四钱　生石膏五钱　青黛四分，同打　生甘草三钱　浮萍三钱

钟右。初诊：伤寒七日，发热无汗，微恶寒，一身尽疼，咯痰不畅，肺气闭塞使然也。痰色黄，中已化热，宜麻黄杏仁甘草石膏汤加浮萍。

净麻黄三钱　光杏仁五钱　生石膏四钱　青黛四分，同打　生草三钱　浮萍三钱

二诊：昨进麻杏甘石汤加浮萍，汗泄而热稍除，惟咳嗽咯痰不畅，引胸腹而俱痛，脉仍浮紧。仍宜前法以泄之。

净麻黄三钱五分　生甘草二钱　生石膏六钱　薄荷末一钱，同打　光杏仁四钱　苦桔梗五钱　生薏仁一两　中川朴二钱　苏叶五钱

我治一湖北人叶君，住霞飞路霞飞坊。大暑之夜，游大世界屋顶花园，披襟当风，兼进冷饮，当时甚为愉快。顷之，觉恶寒，头痛，急急回家，伏枕而睡。适有友人来访，乃强起坐中庭，相与周旋。夜阑客去，背益寒，头痛更甚，自作紫苏生姜服之，得微汗，但不解。次早乞诊，病者被扶至楼下，即急呼闭户，且吐绿色痰浊甚多，盖系冰饮酿成也，两手臂出汗，抚之潮，随疏方，用：

桂枝四钱　白芍三钱　甘草钱半　生姜五片　大枣七枚　浮萍三钱

加浮萍者，因其身无汗，头汗不多故也。次日，未请复诊。某夕，值于途，叶君拱手谢曰，前病承一诊而愈，先生之术，可谓神矣！

按：一病一证之成，其病因每不一而足。本案示"风"之外，更有"冷饮"，外为风袭，内为饮遏，故见证较前案多一"吐"字，可见病人之证随时变化，决不就吾医书之规范。而用药可加减，又岂非吾医者之权衡，观本方用生姜五片可知矣。

封姓缝匠，病恶寒，遍身无汗，循背脊之筋骨疼痛不能转侧，脉浮紧。余诊之曰：此外邪袭于皮毛，故恶寒无汗，况脉浮紧，证属麻黄，而项背强痛，因邪气已侵及背俞、经络，比之麻黄证更进一层，宜治以葛根汤。

葛根五钱　麻黄三钱　桂枝二钱　白芍三钱　甘草二钱　生姜四片　红枣四枚

方意系借葛根之升提，达水液至皮肤，更佐麻黄之力，推运至毛孔之外。两解肌表，虽与桂枝二麻黄一汤同意，而用却不同。服后顷刻，觉背内微热，再服，背汗遂出，次及周身，安睡一宵，病遂告差。

予友沈镜芙之房客某君，十二月起，即患伤寒。因贫无力延医，延至一月之久。沈先生伤其遇，乃代延余义务诊治。察其脉，浮紧，头痛，恶寒，发热不甚，据云初得病时即如是。因予：

麻黄二钱　桂枝二钱　杏仁三钱　甘草一钱

又因其病久胃气弱也，嘱自加生姜三片、红枣两枚，急煎热服，盖被而卧。果一刻后，其疾若失。按每年冬季气候严寒之日，患伤寒者特多，我率以麻黄汤一剂愈之，谁说江南无正伤寒哉？

黄汉栋。夜行风雪中，冒寒，因而恶寒，时欲呕，脉浮紧，宜麻黄汤。

生麻黄三钱　川桂枝三钱　光杏仁三钱　生甘草钱半

拙巢注：汉栋服后，汗出，继以桔梗五钱、生草三钱，泡汤饮之，愈。

庆孙。起病由于暴感风寒，大便不行，头顶痛，此为太阳阳明同病。自服救命丹，大便行，而头痛稍愈。今表证未尽，里证亦未尽，脉浮缓，身常有汗，宜桂枝加大黄汤。

川桂枝三钱　生白芍三钱　生草一钱　生川军三钱　生姜三片　红枣三枚

汤左。太阳，中风，发热，有汗，恶风，头痛，鼻寒，脉浮而缓，桂枝汤主之。

川桂枝三钱　生白芍三钱　生甘草钱半　生姜三片　红枣六枚

余尝于某年夏，治一同乡杨兆彭病。先，其人畏热，启窗而卧，周身热汗淋漓，风来适体，乃即睡去。夜半，觉冷，覆被再睡，其冷不减，反加甚。次日，诊之，病者头有汗，手足心有汗，背汗不多，周身汗亦不多，当予桂枝汤原方。

桂枝三钱　白芍三钱　甘草一钱　生姜三片　大枣三枚

又次日，未请复诊。后以他病来乞治，曰："前次服药后，汗出不少，病遂告瘥。药力何其峻也？"然安知此方乃吾之轻剂乎？

按：或谓仲圣之"脉证治法"似置病因、病原、病理等于不问，非不问也，第不详言耳。惟以其脉证治法之完备，吾人但循其道以治病，即已绰有余裕。故常有病已愈，而吾人尚莫明其所以愈者。

陆左。初诊：阳明病，十日不大便，恶气冲脑，则阙上痛，脑气昏，则夜中谵语，阳明燥气熏灼，则右髀牵掣，膝屈而不伸，右手亦拘挛，夜不安寐，当急下之，宜大承气汤。

生川军四钱，后入　枳实三钱　中朴一钱　芒硝三钱，冲服

续诊：此证自三月二十二日用大承气汤下后，两服凉营清胃之剂，不效。其家即延张衡山二次，不效中止。后于三十日闻其恶热渴饮，用白虎加人参汤，至一日战而汗出，意其愈矣。至四日，病家谓其右手足不伸，而酸痛，为之拟方用芍药甘草汤加味（赤白芍各一两、炙甘草五钱、炙乳没各三钱、丝瓜络三钱），手足乃伸。今日病家来云能食，但欲大便不得，小便赤，更为之拟方如下。

生川军一钱五分　芒硝一钱，冲　生甘草二钱

《伤寒论》曰："厥应下之，而反发汗者，必口伤烂赤。"按寒郁于外，热伏于里，则其证当俟阳热渐回而下之，俾热邪从下部宣泄，而病愈矣。若发其汗，则胃中液涸，胆火生燥，乃一转为阳明热证，为口伤烂赤所由来。此正与反汗出，而咽痛，喉痹者，同例。由其发之太过，而阳气上盛也。此证余向在四明医院亲见之。其始病，余未之见，及余往诊，已满口烂赤。检其前方，则为最轻分量之桂枝汤，案中则言恶寒。夫病在太阳而用桂枝，虽不能定其确当与否，然犹相去不远。既而病转阳明，连服白虎汤五剂，前医以为不治。老友周肖彭属余同诊。问其状，昼则明了，暮则壮热，彻夜不得眠。夫营气夜行于阳，日暮发热属血分，昼明夜昏与妇人热入血室同。热入血室用桃核承气，则此证实以厥阴而兼阳明燥化。病者言经西医用泻盐下大便一次，则中夜略能安睡。诊其脉，沉滑有力。余因用大承气汤，日一剂，五日而热退。肖彭以酸枣仁汤善其后，七日而瘥。

予昔在西门内中医专校授课，无暇为人治病，故出诊之日常少。光化眼镜公司有袁姓少年，

其岁八月，卧病四五日，昏不知人。其兄欲送之归，延予诊视以决之。余往诊，日将暮。病者卧榻在楼上，悄无声息。余就病榻询之，形无寒热，项背痛，不能自转侧。诊其脉，右三部弦紧而浮，左三部不见浮象，按之则紧，心虽知为太阳伤寒，而左脉不类。时其兄赴楼下取火，少顷至。予曰：乃弟沉溺于酒色者乎？其兄曰：否，惟春间在汕头一月，闻颇荒唐，宿某妓家，挥金且甚巨。予曰：此其是矣。今按其左脉不浮，是阴分不足，不能外应太阳也。然其舌苔必抽心，视之，果然。予用：

葛根二钱　桂枝一钱　麻黄八分　白芍二钱　炙草一钱　红枣五枚　生姜三片

予微语其兄曰：服后，微汗出，则愈。若不汗，则非予所敢知也。临行，予又恐其阴液不足，不能达汗于表，令其药中加粳米一酒杯，遂返寓。明早，其兄来，求复诊。予往应之，六脉俱和。询之，病者曰：五日不曾熟睡，昨服药得微汗，不觉睡去。比醒时，体甚舒展，亦不知病于何时去也。随请开调理方。予曰：不须也，静养二三日足矣。闻其人七日后，即往汉口经商云。

江阴缪姓女，予族侄子良妇也，自江阴来上海，居小西门寓所，偶受风寒，恶风自汗，脉浮，两太阳穴痛。投以轻剂桂枝汤，计桂枝二钱、芍药三钱、甘草一钱、生姜二片、大枣三枚。汗出，头痛差，寒热亦止。不料一日后，忽又发热，脉转大，身烦乱，因与白虎汤。

生石膏八钱　知母五钱　生草三钱　粳米一撮

服后，病如故。次日，又服白虎汤，孰知身热更高，烦躁更甚，大渴引饮，汗出如浆。又增重药量，为石膏二两、知母一两、生草五钱、粳米二杯，并加鲜生地二两，天花粉一两、大小蓟各五钱、丹皮五钱。令以大锅煎汁，口渴即饮。共饮三大碗，神志略清，头不痛，壮热退，并能自起大小便。尽剂后，烦躁亦安，口渴大减。翌日停服。至第三日，热又发，且加剧，周身骨节疼痛，思饮冰凉之品，夜中令其子取自来水饮之，尽一桶。因思此证乍发乍止，发则加剧，热又不退，证大可疑。适余子湘人在，曰：论证情，确系白虎，其势盛，则用药亦宜加重。第就白虎汤原方，加石膏至八两，余仍其旧。仍以大锅煎汁冷饮。服后，大汗如注，湿透衣襟，诸恙悉除，不复发。惟大便不行，用麻仁丸二钱，芒硝汤送下，一剂而瘥。

葛根汤方治取效之速，与麻黄汤略同。且此证兼有渴饮者。予近日在陕州治夏姓一妇见之。其证太阳穴剧痛，微恶寒，脉浮紧，口燥，予用：

葛根六钱　麻黄二钱　桂枝三钱　白芍三钱　生草一钱　天花粉四钱　枣七枚

按诊病时已在南归之前晚，亦未暇问其效否。及明日，其夫送至车站，谓夜得微汗，证已全愈矣。予盖因其燥渴，参用瓜蒌桂枝汤意。吾愿读经方者，皆当临证化裁也。

以上出自《经方实验录》

刘云湖

病者：武昌上新河恒心里二号，倪妇年四十余，青山人。

病因：与夫不睦，而有离居之感，不免胸怀抑郁。

证候：一日陡病伤寒，不寒热而心烦不寐，呕吐苦水，勺水不入，腹胀而痛，五六日来病不增减，延愚诊之。

诊断：脉沉而弱，此三阴虚寒证也。

疗法：与温肝泻心之剂。

处方：云苓四钱　潞党三钱　炒白术三钱　杭白芍三钱　灶心土二钱　旋覆花一钱五分　淮牛膝一钱五分　乌梅一钱五分　黄连一钱　甘草一钱　吴萸八分　生赭石八分

效果：一剂而轻，三剂全愈。

理论：病因胸怀抑郁，乃交感神经受其刺激，西医谓之依卜昆垤里病（译言忧思病），然交感神经，既受刺激即有虚怯种种不良之影响。伤寒者，亦毒素之感于外者也。人身不能保持自然调理之态度，则外界之毒素乘隙而入，不寒热已超过肌表矣。心烦不寐，已直入内部矣。夫伤寒病本应由表入里，今不寒热而呕吐心烦不寐。可知是交感神经失其抗御之力量，而毒素因而长驱直入也。呕吐为胃病。肝为神经系统，国医谓之为风脏，风动则炎生，故令胃中呕吐也。腹满而痛，腹满属脾病，国医所谓脾，盖指消化全部作用。凡病忧思抑郁者，每每多不喜食。古人所谓忧思伤脾，即木克土之义也。总之是交感神经受其刺激，系统本于肝，故曰厥阴之为病也。

方论：此方以扶脾安胃为主，温肝其次。故用参、术、苓、草、灶心土以扶脾而和胃。扶脾胃所以抑肝邪也。更以白芍营养肝气，即以安顿神经。然肝主疏泄，疏泄则炎生，蛔虫出必不内安。故以黄连、乌梅之一苦一酸，合吴萸之辛温以安之。肝气平，则胃气因之而降，其赖代赭石、旋覆、牛膝以下引之也。

病者：族弟考廷，年四旬矣。

病因：因打牌夜卧竹床而致感冒。

证候：初起时头痛、恶寒、发热、无汗。愚与羌活汤服之而病减，因在大成堤防处，自居副主任之职，不能回家息养，越月仍发如前。其弟廉清诊之未效，乃自吞仁丹两包，如是心烦大作，呕恶不止，迫而又求诊于愚。

诊断：愚入其室，见其妻抱其头，其侄其岳母环伺左右。一见愚来，乃自诉其病严重，恐无生望，现心中搅乱如麻，而寒仍不解，汗仍不出，不知是何恶证。愚诊六脉浮紧而数，舌苔灰黄而滑，面色微带发赤，乃谓之曰，此太阳伤寒烦躁也，亦兼有湿。舌灰黄而滑，可以概见。

疗法：宜加减大青龙汤。

处方：藿香梗三钱　法半夏三钱　云茯苓三钱　生石膏三钱　杏仁二钱　黄芩一钱五分　连翘一钱五分　苍术一钱　粉草一钱　生麻绒八分　桂枝尖八分　干姜一钱　生姜大片

效果：一服汗出热退，恶寒呕恶均愈，惟肛门硬痛，数日未便。拟吞燕易参补丸；愚曰：不可，妄用下药，恐伤元气。脉之，沉涩细硬。

复方：与桂枝加大黄汤。

效果：便通而愈。

理论：伤寒与感冒，不在形势上分轻重，实有病因、病理特殊之鉴别。自古人以伤寒为四时罕见之说法。后世遂制羌活、荆、防、苏、薄诸方，以为通治四时杂感之用。因视四时杂感之证，为即伤寒之证。金元以来，比比皆是。而陈修园独认识此点，力斥后人治感冒杂方为多事。可谓善读古书矣。今以此证观之，可知伤寒自是伤寒，与感冒究有霄壤之别。以感冒之法治伤寒，是不啻责婴儿以负千钧之重。以伤寒之病而作感冒，无异季氏而旅泰山之行，二者均不得其效果也。考廷本于打牌夜卧，寒袭甚盛，非寻常感冒可比，先以羌活汤治之，虽曰少有顺适，卒不免促成剧恶之真相，故二三日后恶寒发热无汗仍不解者，太阳伤寒之证已全俱也。烦躁面赤，呕恶懊恼，大便硬痛，太阳之腑证亦全俱也。兹时若再误认为时行，为感冒，为疟疾，稍一疏虞，难免不犁庭扫穴矣。故以大青龙为急务也。服后汗已大出，心烦呕恶悉除。惟大便硬痛，似乎为阳明证，然上午微有寒热，此余寒余热，虽似属转阳明，其实为太阳余证，故于桂枝汤而加以大黄也。

或问考廷之烦躁懊恼，多因吞仁丹二包之所致，非真烦躁也。答曰，太阳入腑，即有烦躁，胸中为太阳之腑。邪陷胸中，即可见烦躁之证，然非多吞仁丹，不致如此甚。以仁丹之辛窜太过，有以扰乱乎其中，表现乎其外者也。

方论：仲景大青龙汤麻黄原为六两，石膏只如鸡子大。其意重在驱寒，不重在化燥。今此病君石膏为三钱，麻黄、桂枝各八分，且黄芩、连翘各一钱五分，而又苍术、干姜各一钱，可知此病乘秋燥之后，内兼暑湿，外冒新寒，虽曰病情类似伤寒，其实为时令寒热夹杂之剧耳。变通在人，因病施药。医者幸勿为伤寒所印定也。

病者：木匠陈绪阶，年近四十。

病因：偶病伤寒。

证候：发热、恶寒无汗，然头不甚痛，项不强，但咳嗽多痰，痰如蛋白浓汁带绿色，且多臭气。

诊断：脉浮大而紧，舌白灰滑，此寒伤太阳之气，不定在太阳之经也。痰如蛋白汁带绿色而兼有臭气，此有伏疫在内也。

疗法：姑与加味麻黄汤主之。

处方：杏仁三钱　苡仁三钱　云苓三钱　藿梗二钱　羌活一钱五分　麻黄一钱五分　半夏一钱五分　砂仁一钱五分　桂枝一钱　粉草一钱　生姜大片　葱白三茎

效果：一剂而汗出热退。次日服香砂六君子汤而起。因往家支山处久坐，夜晚并食以猪油稀饭，次晚又发寒热，自汗如疟，乃请陈伯安诊之，因脉细如丝无力，伯安与参芪附片之类，当晚反复而又烦乱，几至脱绝。复又迫请伯安，伯安与平胃散加郁金之类，稍见安好，又次日请愚与伯安会诊，据伯安云，昨日脉细如丝，乃阳病见阴脉之证，论例法在不治。今不知脉象若何。愚乃诊脉左部仍细弱无力，右脉浮弦亦无力，两手如出两人，且两胁下咳刺痛，牵引胸背，此乃内伏疫邪，扰阴液，痰涎愈咳愈多，阴阳愈形离脱也。亟应营养津液，以安阴回阳。

疗法：仿复脉汤遗意。

接方：生白芍三钱　生山药三钱　生苡仁二钱　焦于术二钱　东阿胶二钱　叭哒杏一钱五分　云苓一钱五分　桔梗一钱五分　泽兰一钱五分　炙甘草一钱五分　桂圆肉一钱

效果：一剂而愈，再二剂而起。

理论：或问伤寒咳嗽痰多，在伤寒中为夹痰证。何以知其兼疫也。答曰：伤寒发热恶寒无汗，头痛项强，脉浮而紧，为伤寒太阳经正常病，一兼痰咳，乃内部发生变化，伤寒论无夹痰名义，俗医伪造之。《内经》曰：肺之令人咳何也，皮毛者肺之合也，皮毛先受寒气，以从其合也，其寒饮食入胃，从肺脉上行至于肺，肺寒则内外合邪，因而客之则为咳嗽者，是肺寒而咳也。伤寒论曰，伤寒表不解，心下有水气，干呕，发热而咳。又少阴病二三日不已至四五日，腹痛小便不利，四肢沉重，疼痛自下利者。此为有水气。其人或咳者。又伤寒中风，往来寒热，胸胁苦满，默默不欲饮食，烦心喜呕，或咳者，是皆水饮与表寒相合，必二三日后或三四日后始见，断无初起即见痰多咳嗽之理。此证初起，即见痰涎浓如蛋白汁，且多臭气，是其平日内伏疫毒，因寒邪发动也。不然初服麻黄汤，一汗而解。何以次日又寒热如疟，知为伏菌未除，足以扰乱其津液也。且此证前月余亦曾有发现者。南湖王仲保病伤寒，医与发散，后转为疟，痰涎壅盛，咳嗽不止，旋见两胁刺痛，彻夜不寐，虽严寒不欲近衣，面赤目直，竟日与人计算账务，以为必死，恐遗人手续不清者。愚诊脉细如丝，空豁无力，且无胃气，乃谓曰，此脱津证也。虽与人计算账务，终日不倦，乃虚阳上冗，顷刻昙花一现。即已了事。急与加味复脉汤，未识能否挽回，如是与生白芍、枣皮各六钱，生山药五钱，生龙牡、炙甘草各三钱等，一服而虚阳潜伏，转见恶寒，痰涎较少，胁肋刺痛亦愈，又变为头项沉痛，至于晕厥。次日与半夏、白术、天麻汤加参芪，卒不效而死。岂枣皮、龙牡之过敛欤，何以一服而虚阳潜伏，转为大寒，或必元阳已绝，无能转回耳。由是知痰涎咳嗽之证，为伤寒最险之候，况带绿色，且兼有臭气者乎。陈绪阶之不死，亦侥幸耳。

　　方论：加味麻黄汤，义详前案，惟接方加减复脉汤，以津液既已耗散，非用营养之法不克见功，故以生白芍平养肝液，生山药营养脾液，苡仁、于术、云苓扶脾阳而化脾湿，阿胶、叭哒杏滋养肺液而固肺气。其用桔梗者，因服伯安参附汤后，咽中微有作痛（正案遗失）恐动少阳虚火，桔梗与炙甘草并用，为甘桔汤，可疗少阴病咽痛者，其用泽兰，恐疫邪余毒未尽，用芳香以柔化之也。

　　病者：吾乡孙泽之之外甥，年二十七，寓武昌上新河春星里。

　　病因：因公由荆门州归，在船酷热，恣啖瓜果，且饮冷水。

　　证候：遂停于心下而痛不可忍，头眩闷亦痛，半月来无宁日矣，饮食少进，肢体软弱，肤出冷汗，先由少腹硬痛，渐而至于心下，自述心下一块，若有水荡荡然。

　　诊断：脉沉而紧，此中焦蓄水证。《金匮》谓之悬饮。

　　疗法：与十枣汤下之。

　　处方：芫花、大戟各一钱五分、甘遂一钱，上三味研极细末。先煮大枣拣肥者十枚，吞上末药一小方匙，得快利止后服。

　　效果：初服心如火烧，呕吐涎涎，继之下利清水，时半夜惧而着人问愚，愚曰，此药之瞑眩情况也，明日当自愈。次日痛止，啜以糜粥而安。

　　病者：李继顺，亦吾乡人，年四十，在裕华纱厂理纱间工作。

　　病因：渴饮未开之水，停于胸膈。

　　证候：隐隐作痛，头沉闷亦痛，肤出冷汗。

　　疗法：亦与十枣汤如前法。

　　效果：得快利，病亦霍然。

　　理论：《伤寒论》云，其人漐漐汗出，发作有时，头痛心下痞硬，引胁下痛，干呕短气等证，十枣汤主之。此证亦水蓄心下，与伤寒论所云无异，但伤寒中蓄水，由中风而得，此证为饮冷而得，所因不同也。水蓄心下，故痞硬，水液横流，故牵引胁膜及头项，半月来无宁日，以水停胸胁及各膜，水无出路，故胀痛而无休息，水停不去，影响胃体，故饮食少进，肢体软弱，水毒内拒，真液外泄，故肤出冷汗。少腹即膀胱部位，为津液之府，化源杜塞，故坚硬而痛，渐而上溢停潴，故化为水而荡荡然也。

《内经》谓三焦为决渎之官。《圣济总录》云，三焦者水谷之道路，气之所终始也。夫三焦为淋巴系统，三焦气塞，水道不通，是淋巴液之还流障碍。要知淋巴液出血浆，从毛细管渗出，以营养组织，毛细管渗出较多，而淋巴管之吸收还流，亦洪而亢盛，庶可维持平衡。若毛细管渗出甚多，而淋巴管不能尽量的吸收，则停潴于组织或体腔间，必起绝大的障碍，停于组织间者为水肿，停于腹腔胸膜者，为蓄水证也，蓄水证在膈下骨盆之上，西医谓之腹水。《金匮》谓之水走肠间，沥沥有声者是也。其膈上穿起之处，四周泛溢，西医谓之胸水。《金匮》谓水流胁下，咳唾引痛者是也。今此证心胸胀满而痛，牵引胁肋，以致头眩闷作痛，亦是水停膈上，泛滥清阳者也。治之者须辨别膈之上下而用药可也。

方论：柯韵伯云，十枣汤治太阳中风表解后，里气不和，下利呕逆，心下至肋，痞满硬痛，头痛短气，汗出不恶寒者，仲景利水之剂，种种不同，此其最峻者也。凡水气为患，或喘、或咳、或悸、或噎、或吐、或利，病在一处而止，此则水邪留结于中心腹肋下，痞满硬痛，三焦升降之气，阻隔难通，此时表邪已罢，非汗散之法所宜。里饮实盛，又非淡渗之品所能胜，非选逐水至峻之品以直折之，则中气不支，束手待毙矣。甘遂、芫花、大戟三味，皆辛苦气寒，而禀性最毒，并举而用之，气同味合，相须相济，决而大下，一举而水患可平矣。然邪之所凑，其气已虚，而毒药攻邪，脾胃必弱，使无健脾调胃之口，主宰其间，邪气尽而元气亦随之而尽，故选枣之大者肥者为君，预培脾土之虚，且制水势之横，又和诸药之毒，既不使邪气之盛而不制，又不使无气之虚而不支，此仲景立法之尽善也。

《金鉴》云，此药最毒至峻，参术之所不能君，甘草又与之反，故选十枣之大而肥者以君之，一以顾其脾胃，一以缓其峻毒，得快利后糜粥自养，一以使谷气内充，一以使邪不复作，此仲景用毒攻病之法，尽美尽善也。昧者惑于甘能中满之说，而不敢用，岂知承制之理乎。

云湖按：仲景十枣汤与小青龙汤，均为治水之剂，但小青龙汤主治发散表邪，使水气从毛窍而出。即《内经》所谓开鬼门法也。十枣汤驱逐里邪，使水气从大小便而出，即《内经》所谓洁净府去菀陈莝法也。夫十枣者，当然以大枣为君，芫花、大戟、甘遂均辛温有毒，用之以攻水毒，不免发生战斗，仲圣惧人身正气不支，故预以十枣抚助其自然疗能，得有战胜之地步。而水毒自不能存在。东医吉益氏谓大枣主治挛引强急，盖指其引痛之一方面，是未可以概大枣之功用也。

病者：武昌李衡卿，年三十二，住新河正街，以医药为营业。

病因：伤寒传少阳。

证候：初起发热恶寒，心中气偏左而痛，骨节酸痛，左半身重痛，自服羌活、防风、桂枝不效，继而寒热往来，入夕多汗。

诊断：脉两关尺沉数，又拟服杜仲、木瓜之属，愚立止之曰，此少阳伤寒证也，若设杜仲之属，则关门杀盗矣。

疗法：姑与小柴胡汤加减之。

处方：北柴胡三钱　云苓三钱　枯芩三钱　前仁三钱　楂炭三钱　生白芍二钱　桂枝一钱五分　枳壳一钱五分　砂仁一钱五分　甘草一钱　生姜大片　红枣三枚

效果：一剂而愈。

理论：衡卿以知医名，愚为拟小柴胡汤，衡卿曰，近时伤寒少温病多，予因腰痛恶寒，入夕发热汗出，似乎少阴虚证，故拟用杜仲、木瓜于发散药中，固肾而兼以发表也，岂果伤寒病乎，抑果少阳之伤寒病乎。愚曰，发热恶寒，身体重痛，非伤寒病而何。寒热往来，心气偏左而痛，左半身重痛，非伤寒少阳证而何。且表邪未去，遽用固剂，似非所宜，愚见夏云卿之兄病伤寒，医作肾虚，误用杜仲、故纸、熟地之类，变为哑证而死。又族兄孝移以知医名，悬壶汉上，六月病暑热多汗，自服龙骨、牡蛎，一药而不可挽救，可见固涩之药，不可轻投也。今此病初起为太阳证，故发热恶寒骨节酸痛。左半身重痛，盖卫阳不能抵御，有入里之趋向，乃见心痛在左也。丹溪云，左升主肝，肝与胆为表里，心气偏左而痛，皆油膜中受有寒滞，西人以此病为肋膜炎，然与太阳伤寒并见，其为太阳少阳并病无疑矣。又以脉搏征之，脉不浮紧而但沉数，是卫阳素虚，内有伏气，一服桂枝羌防之后，即变为寒热往来，入夕多汗者，以表寒未去而内热又起也。伤寒论云，伤寒中风，有柴胡证，但见一证便是，不必悉具。今寒热往来，心左而痛，皆小柴胡汤证也。入夕多汗，内有热也。仲景云，脉沉亦在里也，汗出为阳征，此有表复有里之证，故宜小柴胡汤加减之也。

衡卿又问少阳气化之理。答曰，少阳为半表半里，具开阖之枢机，出则为阳，入则为阴，其实质即胆与三焦。近来中央统一病名，谓少阳病为胆囊炎。章太炎、祝味菊谓三焦为淋巴系统，与唐容川所说连网油膜，王清任之水铃铛，名虽异而用则同也。考胆与三焦之生理，胆附于肝之小叶中，外通于胃，故胃之消化，赖胆汁之供给，称外界于阳者即此义也。胆之体舍于肝，胆为相火，肝为风木，风火相刑，气从其化，称内界于阴者即此义也。三焦为淋巴系统，人身肥肉之内为瘦肉，瘦肉之内为夹缝，即腠理，内含液体，是为三焦。三焦之根起于肾中，肾系贯脊通髓，名为命门，故曰三焦根于命门。从命门而发生油膜，是生胁下之两大板油，又生脐上网油，连大小肠而通于膀胱，入于丹田，其通于膀胱，是从此中有微丝管相通（唐容川原本曰细窍，今据生理上考察，即微丝管）。故曰肾合三焦膀胱也。三焦为决渎之官，水道出焉。其义本此。故少阳病居半表半里之界，然亦有在经在腑之分，邪入其间，寒热相搏，进退互拒，此际汗吐下具不可施，仲景所以特立和解一法，如和而不解，或药剂误投，从阴从阳，坏病百出。仲景如是又有救逆之法，此少阳气化之大概也。

方论：仲景小柴胡汤，为病在半表半里者立法。今此方只取柴胡、黄芩、甘草、姜、枣，其余均非小柴胡方中所有，盖亦因病证之所在而区别之也。不咳不得用半夏，不渴不得用瓜蒌，今加白芍合桂枝以和卫气，云苓、车前以利湿气，枳壳、砂仁、楂炭以消滞气，合之治此病为恰当矣。

病者：鄂城王扶虚夫人胡氏，年近五旬，寓武昌武胜门内。

病因：素有崩带等疾，一日偶病伤寒。

证候：无热恶寒，无汗而喘，身痛骨节疼痛。

诊断：脉细数而紧，舌苔白干而厚。

疗法：即应大发其汗，兼散其阴邪。加味麻黄汤主之。

处方：麻黄二钱　桂枝二钱　云苓二钱　半夏二钱　杏仁三钱　羌活一钱五分　砂仁一钱五分　陈皮八分　甘草八分　生姜大片　葱白三茎

效果：当未服药时，王君持方入市，药坊某谓羌活与麻、桂并用，未免过燥。王君信愚甚深，不为摇动，立命进服，逾时未汗而病退大半，稍能进食，次晨复诊病全退，惟口味不和，稍有呕恶。

接方：进香砂六君子汤愈。

理论：伤寒论曰，无热恶寒发于阴也。说者谓发于阴者即寒伤营。魏荔彤云，风伤卫，寒伤营，既在太阳，未有不发热者，但迟早不同耳。至于恶寒则同也。程桂生云，发于阴而不即热者，以阴行迟也。愚按，近今实验学说，阴盛必阳衰，是心机衰弱，血行无力，一时不能达到浅层，取抵抗作用，故无热恶寒也。然无热恶寒，其病又与少阴证同。少阴病脉沉而细，此则紧中兼细兼涩，似与少阴差别。一紧字形容脉之有力，细涩有寒气内伏意。可知是无热恶寒，乃暂时耳。太阳病脉多浮，并头项强痛，今不浮，亦不头项强痛，不浮，故无热。病不在上，故不头项强痛。以是推之，正陈修园所谓病太阳之气，则通体恶寒也。无热恶寒，是体温不能放散于外，体温之来源出于内脏，内脏之总领发于心机。心为血液循环，温度随血行以运于全身，达于肌表。若心机盛，血行畅旺，浅层血管有资，则为发热。心部贫血，血行衰弱，浅层血管无资，故无热而恶寒也。凡人体之寒热，关于血液之盛衰，近人身躯瘦弱四肢常厥冷者，动曰血脉不足，不知此乃先天禀受之差，其人少壮必多疾病。非惟多病，且不永年矣。可知非疾病之能弱人，亦先天禀受不足，有以招致疾病也。若外感之无热恶寒，乃一时心部贫血，不足以达于肌表，从事抵抗，必其人平日有他种疾患，减灭其自然良能之势力，最易招惹外界风寒乘袭，此乃人自弱之，必藉药力以助其弱，庶可转弱为强。若天造之弱，虽无外邪乘袭，亦终于寒怯而矣。

方论：仲景制麻黄汤，为太阳伤寒之总方。今加半夏、砂仁、陈皮者，以舌苔干厚，胃有积寒，砂仁、陈皮、半夏之辛香，能温胃消积。羌活之味厚而辛，专走肌络，使重浊之阴气，一齐从表而排出。盖麻黄专走表皮通汗腺。羌活直达真皮，横窜经络，得桂枝以助之，所以成功也。若有脉浮、头项强痛之证，则羌活不堪用矣。然虽见愈而汗不出者，因有云苓引之，从小便暗除也。凡服麻黄汤中加以利尿之药或冷服，多不发汗，愚亦屡验麻黄汤中加云苓、泽泻、车前、滑石等药不发汗，东医三浦博士云，麻黄冷服，颇得利尿之效，始终不见发汗，汗之与尿，固互为消长者也。此证或亦因其冷服已乎。

病者：家新甫，年二十一，愚弟子也。

病因：甫婚四月，琴瑟调和，一日偶病伤寒，头痛恶寒，壮热无汗，族兄孝移举用桂枝汤，汗不出，壮热加甚，乃延愚治。愚因鉴无汗不得用桂枝之戒，乃改用大青龙汤去桂枝，亦不效。孝移又用甘寒服栀子、生地、麦冬、竹叶、升麻之类。

证候：入夕发寒战壮热，烦躁面赤气粗，咳嗽不止，继之寒热往来。又请愚诊。

诊断：脉弦而紧，舌白而腻。

疗地：与双解表里。

处方：柴胡三钱　前仁四钱　薄荷二钱　牛子二钱　藿香二钱　枳壳一钱五分　白芷一钱五分　川贝一钱五分　化橘一钱五分　芥子一钱五分　云苓二钱　灯心九茎

效果：一剂而汗出，头痛止，寒热退，胸开痰化，再剂全愈。

理论：太阳伤寒，无汗用麻黄，有汗用桂枝，此正常之治法也。若无汗而误用桂枝汤，则汗终不出，反加烦躁，而壮热亦甚矣。昔人云，桂枝下咽，阳甚则毙。伤寒证虽非阳热，而内部之温度高，桂枝辛温，益助其温，当有熬灼津液之虞。外部之汗腺闭，水毒不去，又以甘寒凉润之药助之，亦当有咳嗽寒热往来之患矣。此过去之误也。脉弦而紧，舌白而腻，寒邪犹在，但寒邪从桂枝之温化，即变为烦热面赤气粗，从甘寒凉润之湿化，即变为寒热往来，痰涎咳嗽，此证寒热复杂，其方亦当治以内外分利之法。

方论：此病经过寒热杂治之后，湿化热化，积于胸中，故以薄荷、牛子、柴胡升阳而发表，云苓、前仁降浊而和阴，川贝、化橘、芥子利胸膈之痰，枳壳、白芷消中焦之滞，虽不用伤寒中方，亦仿内外双解之法也。

或问证本由伤寒而起，其变化为烦躁痰咳，面赤气粗，寒热往来，似乎太阳腑证，而兼有少阳之气化也。其不用伤寒中方者何义也。答曰，此证本由伤寒而误药，致成湿痰，湿横胸中，杜塞清明之府，湿为浊邪，阴阳升降之路痹塞，虽有麻黄、桂枝能散其寒，终不能化其湿。故只用柴胡、牛子、薄荷以升清阳，云苓、车前以利浊阴，川贝、化橘、芥子以祛膏浊之痰，得枳壳以导之下行，使其同云苓、车前由尿道而出，浊去而清白升，阴静而阳乃复，此亦辛淡化浊之剂，故无须于麻、桂也。

病者：汉川蔡姓女、年十四，寓武昌上新河明德里，向在震寰纱厂工作。

病因：偶感暴寒。

证候：头痛恶寒，发热无汗，通身骨节疼痛。

诊断：脉浮紧微数，舌白微黄而滑。

疗法：姑与羌活汤。

处方：羌活三钱　神曲三钱　云苓二钱五分　防风二钱　秦艽二钱　枳壳一钱五分　砂仁一钱五分　甘草一钱　生姜大片

效果：服后寒热身痛已解，又得汗出，惟口渴夜不能寐，乃寒已散而伏温内起，仿吴鞠通桑菊饮加减主之。

处方：活水芦根四钱　冬桑叶三钱　麦冬三钱　花粉三钱　连翘二钱　杏仁一钱五分　桔梗一钱五分　甘草一钱　灯心三茎

效果：一服而愈。

理论：昔人云，温病十有八九，伤寒百无一二。盖指单纯的伤寒立论。若四时杂感，亦得称为伤寒者。诚以太阳为寒水之经，乃人一身之门户。外感之证，先从此入。先伤太阳，故亦名伤寒也。然亦有因暴寒引动伏气而发者，在春则有寒疫兼温晚发等证；在夏则有霉湿挟热疠疫等证；在秋则有疟痢伏暑等证，不得谓温热湿暑疠疫疟痢，绝对无暴寒感受也。吾人临床问疾时，每见病湿热温暑疠疫疟痢诸证，其初起无不头痛恶寒发热，此暴寒相兼之明征。迨其后脱离太阳，现出各病之本相，始知为温热暑湿疠疫疟痢诸证也。若无头痛发热恶寒，是无外感，不得谓之伤寒也。故有外感相兼证，当以祛寒为标，清温泄热利湿清暑化疫为本也。

仲景《伤寒论》不专论伤寒，三百九十七法，一百一十三方，均可治杂病。其首立伤寒中风温病三大提纲，则外感之规模具矣。其后若五苓散可以治湿，栀子、黄芩、白虎承气可以治温热，则治外感之规模亦具矣。王朴庄云，本论凡冠以经病者，指即病中风伤寒也。但冠以伤寒二字，则温病、热病、湿病也。称合病者，亦温热湿之病也。即可知伤寒为广义之伤寒，岂仅冬月为伤寒乎。柯韵柏云，凡论中不冠以伤寒者，即与杂病同义，伤寒论可以治杂病，况四时杂感乎。独怪金之刘河间以为伤寒论只论伤寒，与温热无关。复引起叶天士、吴鞠通诸人，直欲脱离伤寒圈子，大失仲景本旨，无怪陆九芝为之辩驳也。

方论：或问同一伤寒也。前服麻黄汤，此何以用羌活汤乎。答曰，前服麻黄汤者，是冬时之正伤寒也。此服羌活汤者，乃春时之暴寒也。《金鉴》云，春应温而反寒，为之寒疫。张元素治感冒四时不正之气，统用九味羌活汤。然其中药味多有不合春时之证者。故愚加减用之，亦因时制宜耳。

此证初起，头痛恶寒，发热无汗，遍身骨节疼痛，宛似伤寒。然脉浮而数，舌微黄，可知内有伏温，故一服羌活汤后，即成温化也。雷少逸云，葱豉汤，乃肘后良方，用代麻黄，通治寒伤于表。此方以羌活、防风、秦艽代麻黄，以枳壳、砂仁开上中之气。其姑与者，盖探试之意，知非一剂所能成功也。待其温邪现出，津液不免为发汗所伤。故重用鲜芦根、麦冬、花粉以滋津养液，桑叶、竹叶、连翘以清心肺之热。必佐以杏仁、桔梗者，取其邪在上者因而越之之义也。

病者：族前辈年六十余，寓汉口帝主宫，以卖线为营业。

病因：晨起染线下冷水，受重寒湿，遂病伤寒。

证候：无热恶寒，遍身骨节疼痛，难以转侧，咳嗽多痰，水浆入口即呕。

诊断：脉浮紧而涩，舌白而滑。

疗法：以加味麻黄汤主之。

处方：羌独活各一钱五分　秦艽一钱五分　楂炭一钱五分　陈皮一钱五分　砂仁一钱五分　法半夏二钱　生麻黄一钱　桂枝八分　甘草一钱　生赭石三钱　生姜大片　葱白三茎

效果：一剂汗出如洗，而呕吐咳嗽犹未尽减，更腹部隐痛。

复诊：脉象缓涩。

疗法：与桂枝汤加味。

处方：云苓三钱　生赭石三钱　北条参二钱　白术二钱　桂枝一钱五分　腹毛一钱五分　砂仁一钱五分　半夏一钱五分　泽泻一钱五分　白芍一钱　粉草一钱　生姜大片　红枣三枚

效果：服二剂全安。

理论：伤寒夹湿，多得之藜藿劳动之体，因其人体质衰弱，受外界之风寒乘袭，更下冷水，侵其寒湿之气，因而病为伤寒，与单纯的伤寒稍有差别。单纯的伤寒，则头痛发热恶寒，无汗而喘，体痛身骨节痛，兼湿则体痛骨节疼痛较甚，多不发热不喘但恶寒，更呕吐咳嗽，涎饮狼藉。以伤寒本肺气闭郁。兼湿则不在肺而多属脾胃。是以呕吐咳嗽也。且伤寒病发甚急，一二日能使传经变化，兼湿则性缓，阻碍体温不得外放，故不发热而但恶寒。非发于阴寒伤营之可比也。腹痛体痛，乃寒湿滞碍之本性，临证者须认定伤寒，更宜分别伤寒夹湿也。

寒湿之邪，能减灭人体温度。壮健者足以抗御，衰老及不善调节者，一下冷水，使肤表之温度，逐渐退避，皮下血管及肌肉，均被收束，毛窍闭固。在伤寒则有全身体温，均奔集于表层，以事抗御，体温逾适当之量，遂为发热状态，湿邪沉着，阻碍津液流行，使体温不得外放，止于胸膜，与寒湿争，熬化成痰，止于胃口杜寒，胃气不得升降，而为呕吐。故寒湿多恶寒不发热也。然此种伤寒下冷水而成夹湿，在冬日正可归纳伤寒例。若四肢之寒湿，与发热之湿温。似又当别论也。

方论：治寒兼湿，与治伤寒略有不同，伤寒则用麻黄汤开其汗腺，直径逐邪外出，兼湿非用祛湿之剂，莫能治疗。以湿为重浊之气，其滞碍多在淋巴。古人治湿多用风药。以风能胜湿也。故此方子麻黄汤中加羌活、独活、秦艽以走深层、祛湿气、利水道；半夏、砂仁、陈皮、云苓以入中胃，逐痰饮；生赭石以降逆气也。

或问子于麻黄汤中而加以胜湿之药，治伤寒兼湿之证，法甚善矣。其用生赭石者，不虑引邪下陷乎，且伤寒初起，从无用赭石之例，使识者不能无疑。答曰，伤寒太阳病，本无用赭石之例，惟其兼湿，则有呕吐气上逆水浆不入之证，半夏本能降逆湿胃，然其质轻力薄，不能一时有效，非得赭石之重坠，引气下行，则虽有良药，不能入口。且赭石为铁氧化合而成，其结体虽坚，而层层如铁锈，即生服之，不伤脾胃，且能养气纯金（语见张锡纯《衷中参西录》）。况佐于羌独麻桂之中，而独虑其下陷乎。仲圣代赭旋覆汤可考也。近人张锡纯用生赭石，关于气逆等证，辄以一两至二两，使果损伐正气，而敢如此重用乎。

或又问此证与上证同为无热恶寒，均用加味麻黄汤，汤中均用云苓，此证复方更加泽泻，何以上证无汗而解，此证汗出如洗而不解，其中理由何在。答曰，此乃气化之学，其理甚深。仲景《伤寒论》，有非西医所有窥测者，全赖此气化之幽邃耳。气化之作用，在太阳一篇为全具。太阳居人身最外一层，风寒之来，太阳适当其冲，发热恶寒，有汗无汗，乃太阳气化之变幻。排泄与分泌，亦随气化为转移。前证无热恶寒，乃外界之风寒甚微，实体内之真阳不足，故体温不得放散，汗腺之闭郁，乃肤表无阳以运化。用麻桂畅太阳；云苓开分泌之路；表阳既充，些微之邪，亦必随分泌而下，是气化向下，故不必有汗也。此证寒湿两重，布满胸膈，麻桂羌尤，大开元府，故寒湿之邪，不随分泌下行，专走肤表，是气化由上而出。其有汗而不解者，以湿浊之邪杜塞中下也。兹再即以太阳气化之理，更参以科学之说而申论之。太阳病者，关于皮肤系统，及排泄功能障碍也。人体表皮之内为真皮，真皮之内为素肉（中医称为肌肉），素肉之内为脂肪（即腠理），脂肪即淋巴之所在，汗腺之毛根囊，亦赖淋巴为滋溢，而成太阳寒水之调节，此皮肤系统合于太阳者一也。淋巴为液体，近人谓淋巴液为三焦之作用（详见民国十八年，上海国医学院院刊，章太炎伤寒讲词），三焦源于命门中相火，故水由地中行，乃火由这蒸发，《内经》称卫气起于至阴，由下而上，复由上焦气化而下注于肾，以司分泌，此排泄功能亦合于太阳者又一也。故太阳之体，根于至阴（张令韶云，太阳根于至阴，是太阳之气，由至阴而上于胸膈，由胸膈而出于肌腠，由肌腠而达于皮毛，外于三阳，内行于三阴者也），处极下之地位，而其用则化气于极上极外之地位，人体构造，属于外者为阳，属于上者为阳，属于背者为阳，属于气分者为阳，故释太阳者曰最外、曰大表也。欲知太阳之病理，须先明经气府血两层之气化。经指足太阳经脉，起目内眦，上额交巅，夹脊抵腰等处，生理上为神经分丽之所，此种神经，根于脑神经，在腰脊间最高最外之处，《内经》以此位为风府，故一触风寒，即形麻痹而为头项强痛也。气者、卫气也。卫气布于周身，在脉管外，内与营气相连属，外与空气相呼应，故卫气强者表必强，六淫不能乘袭，细菌不能传染，卫外而为固也。卫气弱者，腠理必虚，邪来凑之也。盖卫气之发源，本于下焦，由膀胱津液，受肾水元阳与胞室血热之蒸发，化气含热，出气海，上气街，循冲脉，行于肠胃之油膜，内蕴于胸膺而为宗气，上供于肺以司呼吸，下注于肠胃以司消化。故曰气化能出也。府血者，府亦有二，有水府，有火府，水府指膀胱，膀胱为寒水之府，以司人周身之水。称为寒水者，以水之性原寒。而又名曰太阳经者，以水中化气，上行外达故也。水本在地，得弥空之阳气，运行于肤表，润泽于皮毛，是液体化为气体矣。水气既上腾，随呼气出口鼻，得肺金之锻炼，合三焦之溶化，必变为雨露，其精者充实津液，一部分由毛窍而出是为汗，即西医所谓碳酸气之类；一部分下输于膀胱而为尿液，即西医所谓老废物之类，是又气体为液体矣。火府、即小肠也。小肠为心之府，何以亦称太阳，以其能导心火下交，水气上应。且小肠具有吸收、消化、分泌种种作用。如天之养物，地之生物，诚为天地交泰水火既济之义。唐容川云，天日下交，而大地之水化气上腾；心火下交，而膀胱之水亦化气上达；心火之所以能下交者，则以小肠为心之府，导心火下交于膀胱也。设膀胱之水不足，或误治太阳而伤其津液。则水不足以制火。心中血液，受火熬煎，火固不戢自焚，胞室亦被其销灼，刺激神经，则见脑症状而发狂，结聚少腹，则尿血而满痛，故谓之府血者也。此太阳经气府血气化之原理也。

病者：蕲水李兴发，年四十二，寓武昌中新河，以挑码头为生活。

病因：偶因劳动脱衣，遂病伤寒太阳证。

证候：头痛剧，发热恶寒无汗，骨节疼痛，不可转侧，足冷。

诊断：脉浮而紧，舌白而滑。

疗法：以加味麻黄汤主之。

处方：生麻黄二钱　秦艽二钱　云苓二钱五分　杏仁二钱五分　桂枝一钱五分　陈皮一钱五分　枳壳一钱五分　甘草一钱　生姜大片　葱白三茎

效果：一剂汗出而愈，次日仍往码头挑力，第三日病复发，比前较甚。

复诊：脉浮而数，舌干口渴，心胸烦闷，面赤气粗，腰痛不可转侧，此劳复证也。

疗法：以桂枝汤加味。

接方：桂枝三钱　白芍三钱　薄荷二钱　杏仁二钱　前胡二钱　甘草一钱　生姜大片　红枣四枚

服后啜热稀粥以助药力。

效果：一服热退，腰痛止，心烦面赤亦平，汗出如洗，再服香砂六君子汤，静养而安。

理论：凡病已愈而再发者谓之复。因劳心劳力而发者为劳复。因食物停滞而发者为食复。因不慎房事而发者谓之女劳复。总之皆复感证也。西医谓之再归病。此病因初愈后，元气未复，强之挑担，凡挑担人之体力咸集于上部，下必空虚，必于息肩之候，风寒乘袭，再发为复感也。其心胸闷烦，面赤气粗，腰空痛，恶寒足冷，皆上实下虚之证。人之真气上冲。服必下聚，故足冷也。

方论：初服麻黄汤，加秦艽者，因骨节疼痛不可转侧、足冷故也。麻黄汤专于发汗，此证身痛不可转侧足冷，阴寒更重，故加秦艽以疏骨节之风寒，陈皮、枳壳以利胃之滞气也。

《伤寒论》曰，伤寒发汗已解，半日许复烦，脉浮数者，可更发汗，宜桂枝汤主之。《金鉴》云，是表邪未尽退而复集也。其不用麻黄汤，以其津液前已为发汗所伤，不堪再任麻黄，宜桂枝汤更汗可也。柯韶伯云，麻黄汤纯阳之剂，不可以治烦，桂枝汤内配芍药，正以治烦也。今此证心烦面赤，烦证具矣。更又舌干口渴，将从热化。气粗是气上冲之先兆、邪有外出之势，亦即正气抵抗疾病之现象。故宜因其势而驱邪外出。桂枝汤为对证药也。其加前胡、杏仁者，利肺气即所以调正气也。

病者：蕲水周林氏，年四十九，住武昌上新河武显庙，以纱厂工作为生活。

病因：偶病伤寒。

证候：胸气痹痛，恶风寒甚。

诊断：送愚诊之，愚因他事甚忙，仓促间见胸膈气痛，遂与瓜蒌、半夏、薤白汤，加厚朴之类。下午即变证下利，恶寒甚，更兼腹痛。再诊脉仍弦紧，恶寒证犹在，邪有外散之机。

疗法：遂与桂枝加葛根汤。

处方：葛根三钱　黄芩二钱　桂枝一钱五分　杭芍一钱五分　杏仁一钱五分　砂仁一钱五分　陈皮一钱　甘草一钱　麻黄八分　生姜大片　红枣三枚

效果：一剂汗出痛止，脉现和缓，利亦不作矣。接服香砂六君子汤，尽剂而安。

理论：伤寒阳邪下陷而利，俗语谓之漏底。实因太阳证未罢，医者误用下药，以致表邪内陷，是为下后坏病，伤寒论曰，太阳病桂枝证，医反下之，利遂不止。脉促者表未解也。喘而汗出者，葛根黄连黄芩汤主之。此言中风误下，非言伤寒也。风为阳邪，故下后喘而汗出，内有热也。以葛根升下陷之阳气，芩连清内部之热毒，此系伤寒误下，亦必以葛根升阳，必佐以麻桂解表，其不用黄连者，因内热不重也。

或谓下之为逆，因用承气汤过早，乃为坏病。今未用承气汤，而瓜蒌、半夏、薤白、厚朴亦能为坏乎。答曰，伤寒表未解，寒气积于胸中，而为痹痛。瓜蒌、半夏、薤白、厚朴为陷胸之剂，均皆下气之药。夫人之正气，本应上冲，以抵抗病毒，今抑之下降，其邪不乘虚内陷而为利乎。故凡初病伤寒者，总以升散为主。若兼降气之品，未有不败者也。

方论：或又谓仲景云，下之为逆，欲解外者宜桂枝汤。仲景桂枝汤原为治下后虚证而表未解者立法，今参用麻黄，不虑发汗过峻乎。答曰，凡病先汗而表未解，仍复下之，病未能除，此为坏病，用桂枝汤以和解之，乃定法也。若表邪既未经发汗，卒用下剂，寒邪全入于胸，仅用桂枝，提出肌肉，而不使达之肤表，病何能除，故以麻黄开汗腺透肤表为要。且麻黄之用，有桂权以监之，芍药以敛之，姜枣以和之，何具其力量过峻乎。仲景之法，千头万绪，活用在人，医者宜化裁之。

以上出自《临床实验录》

周镇

王子珊，沪南。丙午夏杪凛寒，热不甚，无汗。脉濡，苔白。就他医，服栀、豉、香薷、滑、苏等剂，纤毫无汗，而形寒可披绒衫。余用浮萍、薄荷、苍术、苏叶、葱、姜大剂，嘱其避风，煎沸浴之，覆薄衾而卧。遍身汗出，凛寒遂解。此人实体，故可用此。虚者熏足覆衣取汗。

荣葵生，丙辰冬奇寒，不用溺器，每赤身下床，渐有寒热暮发。至丁巳二月，来诊。热不退清，依然形寒，暮发身热，面黄溲赤。脉濡数，舌有白苔，口臭。人云童损，尚是寒邪内郁而成热。即疏栀、豉、苏、郁、荆芥、前胡、薏、杏、青蒿、苍耳子、葱白。三剂。热较轻，去栀、豉，加柴胡、淡芩、防风，以提郁伏之邪。三剂。寒热移早至下午而发，似疟而不退清。又数剂。辍药之后，并不节食，既减复剧。复投秦艽、青蒿、山栀、淡芩、柴胡、薏苡、连皮苓、使君子、胡连、地骨皮、桑枝、保和丸之类，出入为方。热退十之八，即予丸方，常服而愈。黄精、甘草、连皮苓、使君子、谷麦芽、鸡内金、秦艽、胡连、川楝、山栀仁、地骨皮、青蒿子，猪肚洗净，入楂肉、糯米蒸捣糊丸。

孙观澜，年三十四岁，住西河头孙思泉香作。己巳十一月廿三日诊：素体阳虚多痰。己巳冬至，寒暑表华氏廿一度。当日入房，下虚。先数日自办龟板胶，每日化服，且食荤腻，便解溏薄。寒热仅二日，寐中糊言。四肢厥而不热，神情颓唐。脉紧左大，苔略干，微焰（嗜鸦片烟）。阳虚伤寒兼房劳，兼有伏痰食积。当时其岳母磨成四磨一盅，欲温服，余谓忌用，亟止服。拟温经达邪，涤痰化积，益元安神。桂枝五分、白芍二钱、北细辛三分、宋半夏三钱、陈皮盐水（炒）一钱、远志八分、抱木茯神三钱、采芸曲二钱、制附片五分、淡秋石二分、别直参四分、生姜两片。服药后，半夜解痰积，清晨再解，糊言即减，出汗觉冷而热退。外治用肉桂二分、麝香三厘放脐内，膏贴。廿四日诊：去生姜，北细辛改用二分，加于术三钱、煨木香一钱、煨姜一片。全愈。劝其将剩余龟板胶止服，另疏扶元振阳、奠中化痰之膏方，预后乃康。

以上出自《周小农医案》

张汝伟

施左，年二十四，南汇。恶寒发热，头项强痛，胸痞腰酸，面垢如刷红油，大便不通，小溲短少，神志少清；热高达百点五，脉形滑数，此太阳阳明并病证也。防有热狂之变，宜彻表化滞，内外两解。

淡豆豉 葱白三个，同打 炒牛蒡三钱 姜山栀三钱 焦枳实三钱 大连翘三钱 细菖蒲一钱 广郁金钱半 炒防风钱半 炒广皮钱半 姜竹茹钱半 薄荷叶八分，后下

二诊：表热略退，至百点三，面垢较淡未净，咳窒胁痛，渴不多饮，苔白腻，脉滑数。痰滞正在鸱张，尚有变端，拟再从前意立方，加入肃肺化痰之品。

清水豆卷三钱 淡豆豉三钱 杜苏子三钱，炒 连翘壳三钱 光杏仁三钱 天花粉三钱 姜汁炒山栀三钱 赤茯苓三钱 仙半夏二钱 炒广皮钱半 广郁金钱半 姜竹茹钱半 粉前胡一钱

三诊：表热全退，头痛等证悉除，已能稍进米饮，今惟咳则胁痛，大便已更，小便仍短而赤，苔转黄腻。肝肺之热犹炽，拟再清肺调肝，以化痰热。

旋覆花钱半，包 橘白络钱半，炒 炙紫菀钱半 丝瓜络钱半 仙半夏二钱 象贝母二钱 光杏仁三钱 猪赤苓三钱 益元散三钱，包 青蛤散三钱，包

本证始末：此病初起，即由久大灰行主贾少岩介绍往诊，病热严重，幸年轻力壮，仅二服而痊愈，前后不过五日耳。

方义说明，此证恶寒发热，头项强痛，仲景《伤寒论》太阳病第一条之证。此方不用麻黄汤正方，而用栀豉汤加减者，因面垢如油，神志少清，阳明病征象已见，故用菖蒲清心宣窍，以防其邪入之路，所以一服而热略退，第二方，虽仍用豆卷、豆豉之表其邪，已转入乎太阴肺，而见咳甚，故方中多用宽肺化痰之品，此与正伤寒证不同处。第三诊，用旋覆花盐润柔肝疏气，半贝、杏化痰，柴、菀肃肺，猪赤苓、益元散利小便，青蛤散能清肝热，所以一服而诸证均愈矣。

《临证一得》

施今墨

张某某，男，57岁。身发寒热已二十余日，曾服药发汗，汗出又复畏风，全身倦怠无力，不思饮食，小便黄，量甚少。舌苔薄黄质红，脉弦数。

辨证立法：病已二十余日，邪正互争，寒热时作，病在半表半里之间，故服药虽汗出，而邪仍不得解。小便黄少，苔黄舌红而脉弦数。说明兼有里热，拟和表里，清内热，通利膀胱水道之法治之。

处方：赤白芍各6克 川桂枝1.5克 柴胡4.5克，同炒 旋覆花6克 炒半夏曲10克，同布包 炒香豉6克 炒知母6克 川厚朴4.5克 炒山栀10克 煨草果4.5克 白通草4.5克 白芦根12克 酒

黄芩 10 克　赤茯苓 10 克　白茅根 12 克　酒黄连 4.5 克　赤小豆 10 克　炙甘草 3 克

二诊：药服四剂，寒热大为减轻，周身舒畅，二十余日以来无此佳象。尿量增多，食欲稍好。

处方：赤白芍各 6 克　银柴胡 3 克　桂枝 1.5 克，同炒　旋覆花 6 克　炒半夏曲 10 克，同布包　车前草 6 克　赤茯苓 12 克　冬瓜子 12 克　车前子 6 克　赤小豆 12 克　冬葵子 12 克　白芦根 18 克　炒黄连 4.5 克　炙草梢 3 克　焙内金 10 克　炒谷芽 10 克　炒麦芽 10 克

《施今墨临床经验》

第二章　温病

程从周

方子延年二十七岁，六月间患时热证，势甚沉重，口干舌燥，大便不通数日矣。予适赴真州茂桓家弟之请，其尊人方丹实延医调治，不效，而热转剧，狂躁转甚，丹实欲求通大便药，医云："七日方可下，今仅五日，可轻下耶？"予适回扬，丹实趋而告急，及过诊时，见舌已黑，速用大承气汤一剂，下数行而热已除，惟口干舌黑未全退，再以益元散相继而服，热退身凉。后因多食，又复发热，乃用大柴胡汤下之数次，逐渐而愈。噫！治病如用兵，又云临机应变。变考，非常之谓也。应者，应其变也。有变而不应，何以兵喻为？设使七八日间大便不实，亦可下乎？五六日间表证犹存，不可汗乎？计日而治病，不顾病深，留病以待日，执其俗说，若而人者，何其庸谬之甚也！

周郁吾江右疡医也，得时疫热证，原兼停滞而起，因新娶，即寄居秦氏叔岳家，就近延医。渐致沉重，身目俱黄如柏，遍身紫斑点如蚊迹之状，目无所见，耳无所闻，呼亦不应，乃叔岳已代备衣棺，闻予医愈其乡人何云从之弟，乃迎余过诊一决。见其舌上黄苔，问之，数日未更衣，而脉已散乱，问还可救否，余曰："论脉无起色，但伤寒有凭证不凭脉者，今用背水一阵，或侥幸于万一，如再迟延，非余所知也。"乃以大承气汤，倍加硝黄灌下，一时许腹中作响，缘昏沉不能起来，因而秽污满床，大行数次，便开目能认人，调治月余而愈。

以上出自《程茂先医案》

王三尊

钱守国妻病疫，服他医药数帖不效。余视虽年少体壮，诊脉甚弱，日夜泻数次，舌无苔，不大思饮，时微汗，胃不硬痛。余以补中益气汤当归换白芍，数帖而愈。若谓温疫无补法则杀人矣。

《温疫论》有屡下，用大黄至十二两者。予于周开周妻验之。其人年十九，未至生育，体健，兼之胃有宿积，下后半日，舌复干燥，又以承气汤下之，一医委之而去。余因年少，体健，舌干，故放胆屡下之。共计用生熟大黄五六两，芒硝将一两，佐以花粉、芩、连、膏、母、蒌仁、枳、朴、青、槟等甚伙，热犹不退，复发疹，又发颐，犹出厚脓，收口甚速而愈。其脉不复记矣。

以上出自《医权初编》

永富凤

赤关一医生病疫，恶寒发热，颈项强，头痛如割，脉洪数，心下痞塞，请余。余曰："是疫兼气，数日之后大便难通，须先吐。"医生心不服。于葛根汤方加枳实五分，日服五帖，汗出如流，不解，脉数，痞塞愈甚，完谷不下，日夜烦躁，不能睡。余曰："脉数，痞塞益甚，大便不通经数日，虽以大承气汤无益。今虽屎不定硬，须先其时下之。"医生可，乃作大承气汤与之，医生以为余言如此，恐难起，呼亲故嘱后事，苦思万端，气郁结，故经数刻药气不行；医生心又认为，虽行大承气汤便不下，病危甚，以白茶盏服新汲水五盏，猝然而厥。家人狂躁，频来呼余。余方食，吐饭行，既到其家，则厥已复。它医生先到者三四辈，围绕而坐。医生视余写承气汤与新汲水并行，大便下三行，最后见血少许。医生病数日，视听不正，以少许为许多，又以为血下如此，决不得起，恐惧发狂。它医生皆以为疫毒转传入里，余曰："疫已解，狂自狂而已。虽狂依疫而发，易为也，勿惊。待数日后腹气复，津液调，治之可也。"而旁议纷纷不止，别延一医生来，医生曰："是非疫，狂也，以大剂白虎汤，则一掷可治。"加石膏十二钱进之。余曰："腹候未复，攻之过峻，则恐变生，请待三五日进。"一医生心不服，余辞去，其翌黎明，急来叩门，曰："服白虎汤二帖，卒厥而绝，请来急诊。"余直到诊，则四肢冷厥，机转悉绝，只心下一寸有微暖一块逼鸠尾。它医生先到者执熊胆灌之数次，益不可。余曰："是九脏失位置，开阖将绝，不堪熊胆之惨苦。"乃以手摩块，气息微宛宛，乃煎朝鲜人参五分灌之，顷刻苏，再作人参汤进二帖，每帖参五分，日暮省人事，数十日而痊愈。

《漫游杂记》

陈念祖

寒热头痛，口中大渴，胸满，时吐黄涎。乃四时不正之气由口鼻而入，与邪伤经络者不同。宜以芳香解秽为主。

藿香一钱五分　紫苏一钱五分　白茯苓一钱五分　甘草一钱　香白芷一钱五分　大腹皮一钱五分　白术一钱五分　厚朴一钱　半夏曲一钱　桔梗一钱　陈皮一钱　生姜两片

势减，邪势甫退，咽喉反腐，虚火又从而附之。总由阴虚火亢，热焰将有复炽之势。今若专事消导，难免脾胃受戕；若遂进滋补，又虑余邪留恋。拟先以甘凉调和肺胃，冀得上焦清肃，余恙自平。

羚羊角五分　川贝母一钱五分　元参二钱　生甘草五分　鲜石斛二钱　梨汁二盏　粉丹皮一钱五分　沙参一钱五分　白扁豆二钱　稽豆皮二钱

时疫来势甚暴，目赤口渴，壮热无汗，斑疹隐约未透，烦躁不已，脘腹按之作痛，大小便闭涩。热毒内炽，邪势不能外达，防有内陷昏喘之变。考诸《内经·病机》："暴注下迫，皆属于热"，长沙方论急下一法亦正为存阴而设。兹拟仿凉膈法，并加味酌治。俾热从外出，火从下泄，冀其邪去正复，得有转机。

连翘三钱　大黄一钱五分，酒炒　芒硝一钱五分　牛蒡子一钱五分　枳实一钱　栀子八分，炒黑　甘草一钱五分　淡黄芩八分　薄荷八分　竹叶一钱　生白蜜半盏

以上出自《南雅堂医案》

程文囿

汪氏妇患热病，壮热不退，目赤唇干，舌黑起刺，便闭溲赤。诊脉弦数有力，应用清剂无

疑。试问："渴乎?"曰："不甚渴。惟喜饮沸汤,数口稍凉,即不思饮。"如此热证,当渴饮水,何反嗜饮沸汤?若以此一端而从阴治,似乎不可。偶忆律云,二罪俱犯,以重者论。今脉证均属阳热,乌可以喜饮沸汤一事为疑。先与小白汤,病状仿佛。知其药不胜病,乃进大剂白虎汤,石膏重用四两。因其胃热上冲,呕恶不食,更加芦根、竹茹为引。另取元明粉蜜拌涂舌,以润其燥。如此寒凉叠进,阅十四朝,始得热退神清,便通舌润。使拘古法,以喜热从阴而投温药,不几抱薪救火乎。孟子云:"尽信书则不如无书",斯言可证矣。

时疫十朝,正虚挟邪,证见神倦耳聋,热发不退,脉息沉细无力。凭脉用药,理应壮中温托,阅方曾服理阴煎三剂,病情日增,前法似难再进。夫阳证阴脉,原属不宜,方书有时疫邪伏于里,脉多沉细,不同伤寒,邪自外来,脉多浮大,语属可参。仿赵氏六味汤加柴胡一法。复诊脉仍虚细,神形倦怠,唇齿干枯,舌苔黄燥变黑。夫邪热最为直阴之贼,高年肾阴本亏,热甚津液更耗。《已任编》所谓感证始终以存津液为第一义,盖阳明燥土,全赖少阴肾水以滋养之。如旱田侧有井泉,犹可供其灌溉之资,倘若井泉干涸,燥土炎蒸,则苗槁矣。宗甘露饮。

以上出自《杏轩医案》

黄凯钧

庄,三四,发热十日,神昏谵语,唇焦口臭,烦躁呻吟,脉反沉细,此热邪已入血分,证非轻浅,拟桃仁承气下之。

大黄三钱　芒硝一钱　桃仁一钱五分　黄芩一钱五分　知母一钱五分　滑石二钱　甘草四分　石膏一两

服下旋即如圊,数回解下燥粪两块,浊秽甚多,热退神清,舌苔退淡,古称阳证见阴脉者死。未尽然也。盖邪气结于阳明,血无不燥,营行脉中,卫行脉外,营卫热结不交,其脉多现沉细阴脉,此段与古人翻案,学者审之,余热未尽,只消清养胃阴。

鲜生地　鲜石斛　知母　麦冬　花粉　甘草

朱,二九,温邪内炽,自汗便涩,发热欲呕,当清内彻邪。

石膏五钱　柴胡八分　淡芩一钱五分　半夏一钱五分　橘皮一钱　滑石二钱　甘草三分

两服愈。

张,十五,仲夏倏寒倏热,脉浮大自汗,舌白便赤,头重肢软,病在上焦,清疏为宜。

杏仁　淡豆豉　橘红　通草　连翘　黄芩　薄荷　甘草

一服起咳嗽,再剂身起红点,连服而愈。前证温邪客于肺,所以邪欲泄而现咳嗽发疹也。

以上出自《肘后偶钞》

王九峰

肝肾阴亏,中虚湿痰不化。左胁痞硬年余。前日触不正之邪,寒热叠作,旋即自汗肢冷。前师投以参附,汗止阳回。讵知邪乘虚陷于阳明,与浊痰交并胃中,内热、神识明寐不清,溲赤便秘,胸痞。舌苔灰黑,四肢指节蠕动。阴伤热炽,风木鸱张。虑其转入心包,有神昏痉厥之变。议用苦降辛开，兼育阴以回护心包，速退乃佳，当延高明酌裁。

黄连　干姜　半夏　黄芩　郁金　北沙参　麦冬　蒌仁　青皮　枳实　竹茹

二诊：昨用苦降合清营之法，内热稍缓，苔亦较化，脉亦较和，惟脘痞格拒，腑气不通，日晡热甚。阳明之滞未下，火邪劫烁阴津。虑阴液消亡，发为陷证。议甘寒泄热，佐和中润下治之。

北沙参　麦冬　郁金　青皮　蒌皮　半夏　丹皮　川贝　茯苓　鲜石斛　海蜇　白荸

三诊：神识渐清，胸痞渐解。舌苔虽化，惟午后觉躁，心烦时动。虑风火相扇，痉厥再至，则为患非浅，似以甘寒润导，兼泄汗热。

生地　蒌皮　青皮　川贝　柏子仁　茯苓　麻仁　天麦冬　鲜斛　海蜇　荸荠

四诊：恙势较退，滞气已出胃腑，是属佳兆。惟脉来细数，脏阴营液俱亏。若得腑气宣通，阴气来复，方保无虞。

生地　蒌皮　青皮　川贝　柏子仁　茯苓　麻仁　天麦冬　川斛　鲜梨　阿胶

《王九峰医案》

李文荣

镇江北门外蔡姓，世出时医，今其子孙虽不及其祖父，而业此者甚多。友人戴半山，蔡氏婿也，一日诣予曰："有舍舅病重，请兄一诊。"时予虽知医，而并不行道，辞之曰："蔡家医生不知凡几，争代人家看病，岂自家病证不能治，而反需予不行医者乎？予断不去。"半山曰："其证诸蔡皆看过，皆回不治。惟予叔岳欲以附子、肉桂扳之，不能决，请兄决耳。"予曰："设至其家，而群相诧异，奈何？"半山曰："舍亲在我金珠店管事，现在惟我作主，不必过虑。"随唤舆逼予同往。至其室，审其证，乃时邪，十一日矣。所服之方大抵姜、防、柴、桂、枳实、楂炭、厚朴、苍术、草果、炮姜之类；其证则燥热非常，人事昏沉，耳无闻，目无见，舌卷囊缩，死象已具。其脉弦劲疾数，不辨至数，唯按之尚未无根。病中从未大解。诊毕，半山问曰："桂、附可服否？"予曰："桂、附万无服理。然此人误已深，实属难治。姑请伊母出来商议。"其母出见，予问曰："汝家看此到底是死是活？"其母曰："先生何出此言？"予曰："汝家若以为未死，则予不敢多事；恐药不能救，归过于予，何为来担此恶名哉？若汝家以为必死，则予尚觉有一线生路。"其母曰："吾家诸医皆已回绝，先生若能施治，生死不忘。"予乃曰："时邪热证，治以辛凉；非比伤寒，治以辛温。且伤寒下不厌迟，时邪不下厌早，三五日内，热重便闭，即当用下存阴。今时邪误服伤寒药，佐以温燥，意在推滞，不知愈燥愈结火愈炽，而真阴耗矣！真阴根于肝肾，肾开窍于耳，肝开窍于目，肾脉挟舌本，肝脉络阴器。今目瞆耳聋，舌卷囊缩，大热伤阴可知也！证本不治，而予谓有一线生路者，幸脉尚有根。非证重至此，药误实多。为今之计，仍非下之不可。然古人急下存阴，阴未伤也。今下已迟，阴已伤矣，宜用玉烛散法养其阴以用下。"于是用生地一两、当归五钱，加大黄三钱、芒硝二钱、甘草一钱与服。夜下黑粪，次日热退，诸证皆退，仍进养阴清热。又次日往诊，半山出迎曰："舍亲又复发狂，奈何？"予入诊，见其骂詈不避亲疏，果有狂象。予曰："无妨！仲景云：下后发狂，再下则愈。一下未尽故也。"仍以前方与服。明日往诊，据其家云：昨日更多，几半净桶，后继以血。予疑此方不应动血，及见原方，有人添桃仁三钱。予曰："此无怪乎有血矣！伤寒有蓄血证，其人如狂；下其血则愈，重则用抵当汤，轻则用桃仁承气汤。今下后发狂，并非如狂，何用桃仁动其血分？所幸脉静神安，证已无妨，惟养血药要多服数帖耳。"后代立方，总以地黄、阿胶为主，幸无复参议者，而其疾乃瘳。

《仿寓意草》

吴篪

贺部吴黻亭夫人，头痛壮热，心烦躁乱，舌燥口渴，时欲饮水，按脉洪大而长，此感春瘟时疫，失于凉解，误服复燥之剂，致热伤肺胃，邪毒炽盛，津液内烁。亟用白虎汤加花粉、淡竹叶以清肺胃实热，服之稍效。以原方重用石膏加麦冬、山栀、黄芩，越日，烦渴减而目赤唇裂，胸膈不利，易用凉膈散，服二剂，诸证渐退。惟大便闭结、更以承气养荣汤（知母、当归、生地、芍药、大黄、枳实、厚朴），下胶滞甚多，旋用清燥养营汤（知母、天花粉、当归身、地黄汁、白芍、陈皮、甘草、灯心）数帖而瘥。

松农部患时疫七日，壮热大渴，治不得汗，反加烦躁发斑。诊脉洪紧数，此温热毒盛，邪留血分，里气壅闭，则伏邪不得外透而为斑。急投三黄石膏汤（石膏、黄芩、黄柏、黄连、栀子、麻黄、豆豉）以发表清里，使内外一通，则营卫疏畅，而斑毒邪热亦从而外解矣。

阿少寇头痛身痛，憎寒发热，诊脉紧洪数，此感春瘟时气疫邪，客于伏脊之前，肠胃之后，盘踞膜原而然，当进达原饮以除伏邪而清燥热，所喜舌上白胎甚薄，热亦不重，可以不致传里，服两剂自解。

以上出自《临证医案笔记》

何书田

右，三十四岁。证自十一日始，寒热如疟，每晚必至，渐致神思昏乱，连次发厥。现在心志稍清，而耳不聪听，懒言目瞪；舌苔黄而带黑，脉象弦大不摄。此温邪由少阳而传入厥、少二阴矣，势颇棘手。且在怀妊之体，尤可惧也。且晚防其痉厥，此方勉拟。十一月廿七日诊。

犀角五分，磨冲 鲜生地七钱 黄芩钱半 石决明七钱 川连四分 黑山栀钱半 丹皮二钱 石菖蒲钱半 生草四分 赤茯苓三钱 橘红八分 茅根 竹心

复诊：前用清心泻热之法，夜间疟势稍轻，神志略觉清楚，舌根黑色未退，脘闷烦躁；脉右大于左，而不甚数。可见时邪尚盛，阳明宿垢未得通达，转而为呃逆、昏愦，不可不防。姑照前方略添承气法，未知效否。廿九日诊。

犀角尖四分 鲜生地六钱 柴胡梢五分 石决明六钱 川连四分 黑山栀钱半 肥知母钱半 生甘草四分 赤苓三钱 牡丹皮二钱 青麟丸钱半，研冲

又复：昨用清通之法，宿垢已下，神思渐清，似属转机。但温邪尚盛，舌黑色退而未净，安危尚未定也。再与清热滋润，以图渐添佳境为幸。

犀角四分 鲜生地六钱 肥知母钱半 生苡仁三钱 羚羊角一钱 牡丹皮二钱 天花粉二钱 赤茯苓三钱 白归身二钱 芦根五钱

三复：日来热势渐退，夜间疟疾已止，舌黑十去其七八，此佳兆也。但时邪去而真阴内亏，

神志躁烦，晚卧不安，脉形弦大。此属三阴证之见象，不可以小效遂视为稳境也。

原生地　炙龟甲　白归身　麦冬　知母　茯苓　羚羊片　牡丹皮　京玄参　鲜斛　花粉　枣仁　竹心

初患阳明挟邪停滞，迭投承气之剂而渐解；现在舌苔仍黄，口中秽热之气颇盛，咳痰带红，膈次满闷不舒。此属肺胃郁火内燔，娇脏被伤所致，所以右脉沉弦而滞，二便不利。延久必成肺痿之候，难期速效也。

炒川连　淡黄芩　瓜蒌霜　生苡仁　赤苓　广橘红　黑山栀　白杏仁　生石膏　芦根

复诊：昨用三黄加减法，大小便已通，而不甚爽利，舌苔仍带黄色，脉象弦而不数。所嫌湿热下注，昨晚遗泄一次。胃气终不贪纳，阳明之郁热未清，气机无由舒快。久恐延为阳疸之候，殊难速效。再拟化热利便养胃法，以冀得谷为妙。

炒黄芩　丹皮　炒黄柏　瓜蒌霜　苡仁　香粳米　黑山栀　知母　鲜石斛　甜杏仁　赤苓　芦根

又复：舌黄渐退，秽热之气稍减。惟膈次不快，右寸关弦数有力，此属上中焦郁火未泄。再拟清通一法，得下窍润利为妙。

炒川连　黑山栀　杏仁　生苡仁　橘红　淡黄芩　瓜蒌仁　通草　赤茯苓　青麟丸研冲

三复：迭投清通苦泄之剂，积垢积湿俱已清彻。惟脉形细软，胃气未旺。从此静养，可冀痊安也。

细生地　肥知母　鲜石斛　赤茯苓　橘红　石决明　甜杏仁　天花粉　水梨肉

气郁食郁，兼感时温。身微热而脘次窒闷，时吐痰沫；脉象弦细而数。势颇淹缠，若得阳明之气通达，可冀全愈。

炒中朴　全瓜蒌　川郁金　赤茯苓　陈皮　炒枳实　法半夏　炒竹茹　黑山栀　生草

复诊：照前方去郁金、竹茹，加煨木香、莱菔子。

始起恶寒，现在寒微热盛；舌苔白而中间微带黄色，耳不聪而鼻扇，神气倦怠。此少阳阳明感受温邪所致，非小恙也。防发昏谵语。

软柴胡　炒厚朴　草果仁　淡黄芩　赤茯苓　煨葛根　尖槟榔　炒枳壳　瓜蒌皮　生甘草

阳明挟食，少阳感邪，恐有热炽神昏之变。

炒柴胡　炒黄芩　炒中朴　瓜蒌仁　赤茯苓　煨葛根　炒山栀　炒枳实　法半夏　广橘红　生甘草　鲜荷叶

时邪热结于阳明，身热脉数，脘闷便闭。用白虎合承气法。

生石膏　炒枳实　生锦纹　风化硝　鲜生地　炒小朴　全瓜蒌　炒知母　生甘草　天花粉

阳明少阳蕴热挟食，六脉沉微。防谵语发狂。

柴胡梢　炒黄芩　炒枳实　法半夏　生甘草　煨葛根　炒小朴　全瓜蒌　赤茯苓　炒山栀

复诊：温邪渐解，治以清理二阳之火为主。

炒黄芩　炒山栀　甜杏霜　生苡仁　赤苓　净连翘　湖丹皮　天花粉　生甘草　橘红

肺家温热内蕴，兼之木火铄金，但热不寒，多痰舌张；脉来沉细而数。已入少阳之经，防谵语神错，不可忽视。

羚羊片　牡丹皮　光杏仁　川贝母　花粉　黑山栀　石决明　肥知母　鲜石斛　橘红

复诊：温热已解，神志亦清，可用清凉甘润之剂。

羚羊角　牡丹皮　黄芩　知母　鲜石斛　天花粉　根生地　黑山栀　石膏　麦冬　人中黄
竹叶心

初患阳明热结，得下始安；继则小便短缩，赤淋血痢，脏腑之受病颇深。现在两便均调，精神疲倦，纳食不贪，舌绛而滑；六脉沉微无力，夜卧不适。此由时邪内伤，阴液久而不复，以致淹缠而见大虚之象也。急须峻补真水，兼扶元气。然六秩高年，难许全吉。

台人参　炙龟板　五味　炒归身　茯神　桂圆肉　炒熟地　陈阿胶　麦冬　料豆皮　枣仁

复诊：证由时疾后气阴两亏，致虚象迭现。前服滋补之剂，而胃气不增，大便溏薄，殊难措手。再拟摄纳肾阴，兼理脾阳法。未知有效否。

台人参　炙龟板　山药　炒枣仁　金石斛　莲子　熟地砂仁末炒　炙五味　茯神　炙甘草
桂圆肉

十日前夜卧不谨，感冒寒热，饮食不进。近三日来壮热，不寒，连得大汗，而热仍不退；口渴喜饮，舌尖红而根蒂白，神倦懒言，手足忽冷忽热，汗出不干；脉形滑大，右关空弦。此由阴虚挟邪，阳明蕴热未得透泄，而元气已散，大危之候也。姑拟生脉合白虎法，以图转机。

台人参　炙五味　肥知母　鲜生地　白茯苓　麦冬肉　生石膏　生甘草　藿石斛　白粳米

以上出自《簳山草堂医案》

王孟英

蒋君寅昉太夫人患恙，适余游武林，专丁招往。病已七日，龈糜颐肿，寒热时形，脘闷头疼，不眠不食，苔黄便秘，脉数而弦。是冬令伏邪发为温病，血虚肝旺，禀赋使然。以枳、桔、羚、翘、栀、菖、葱头、兜铃、射干为前茅，三剂而热退肿消，以小陷胸汤合栀豉，加菖、苓、竹茹、雪羹开中坚，亦三剂而便畅胸舒，渐啜糜粥；以西洋参、肉苁蓉、麦冬、石斛、川贝母、竹茹、归身、知母、黄连为后劲，渐安眠食而痊。其庶祖母年八十六岁，患胸闷便秘，少腹瘕痛，夜分凛寒，两日更冷，不饮不食，口苦息粗，咸以高年为虑。按脉弦数而涩，此肝气素滞，食阻上焦，升降并愆，故脉涩而息不调也，岂可误以为正气之衰乎？进枳、桔、蒌、薤、菖、菀、苏、连、橘核、旋覆之方，投匕而瘥。次年春病复如是而较甚，余亦以此法瘥之。寅昉曾于去冬患血溢，与清舒肝胆而安。惟久患不眠，臂冷食少，自云服补心丹及知柏八味丸甚合。余曰：脉至弦细而缓，因赋质阴亏，心多思虑，五火内炽，铄液成痰，阻碍气机，故脉证如是。滋腻之药，不可再投。用沙参、丹参、丝瓜络、茅根、旋覆、橘、半、菖、苓，服十余剂而愈。

汉军王爵字大封，博通今古，不求进取，而工医，能起死回生，危疾遇之罔不活。某军有大贵人，举家数百口皆疫，疫且将死，延之治，王逐一视脉投剂，皆立起。惟贵人不与疗，强之再，乃开方，大书云：砒霜三钱，火酒四两，煎服。贵人愕然，谓之曰："若是者不速死耶？"王正色曰："若贵人者，不速死何俟？"贵人曰："我何罪而至是耶？"王曰："贵人身为大臣，不思致君泽民，乃以货利为心，横求苛索，八旗军士，痛恨入骨，一旦圣明知之，赐死西市，身首异处，家财籍没，妻孥入官，不若速饮余之砒酒，庶几完其头领，保全家口，此真良药也，宁以为毒而却之乎？"于是贵人悚然受教，卒改其行。

以上出自《归砚录》

翁嘉顺之母，染温病。孟英诊曰："高年阴气太亏，邪气偏盛"，《玉版论要》云："温病虚甚死"。言人之真阴甚虚，曷足以御邪热而息燎原？可虞在两候之期，至十四日果殒。

金禄卿室，沈裕昆之少女也。患温，顾听泉连进轻清凉解而病不减。气逆无寐，咳吐黏痰，舌绛咽干，耳聋谵语，旬日外，始延孟英诊焉。曰：体瘦脉细数，尺中更乱，竟是阴气先伤，阴气独发，所谓"伤寒偏死下虚人"。譬之火患将临，既无池井，缸贮又空，纵竭心力，曷能有济？再四研诘，乃知发病前一日，徒然带下如崩，是真液早经漏泄矣。否则药治未讹，胡忽燎原益炽？痉厥之变，不须旋踵。禄卿坚恳勉图。孟英以西洋参、生地、二冬、二至、元参、犀角、黄连、鸡子黄、知母为方，另用石斛、龟板、鳖甲各四两，左牡蛎一斤，煮汤代水煎药，顾听泉又加阿胶，且云：我侪用此育阴镇阳，充液熄风大剂，焉能津枯风动，痉厥陡生乎？服二剂，果不能减，后惑旁言，而祷签药，附、桂、干姜，罔知顾忌，径至四肢拘挛而逝。是误药速增其毙而增其惨也。继而裕昆患湿温，亦犯重暍而亡。

吴忻山子，素察虚怯，滋补颇投。医不察其患温发热，佥谓阴虚，竟投腻滞培元之剂，乃至舌黑卷短，唇焦溺赤。孟英一诊，即云不救。顾听泉竭力图维，终不能愈，按虚人受感，每蹈此辙，特录以为戒。

以上出自《王氏医案》

林佩琴

张氏。疫证投补，壮热烦冤，齿焦唇血，舌芒刺，昏谵，循衣撮空，颔颤手战，脉小数，此热邪深陷，液涸风生，已显痉象。速用生地六钱，鲜斛、天冬各四钱，赤芍、元参各三钱，连翘、栀子、知母各一钱，鲜藕二两，石菖蒲汁（冲服）。唇舌稍润，躁扰渐来。三服神识清爽，调理得痊。

冷。高年染疫，脉右大于左，由邪从口鼻吸受，客于夹脊，溢自膜原，见证头痛，胸中怫郁，务彻其邪，使速离膜原。仿达原饮，用黄芩、知母、花粉、厚朴、枳壳、赤芍、豆豉，汗出热退，间日前证仍作，恶热，更加谵妄。诊时扬手掷足，揭去衣被，卧不安席，此欲战汗也。顷之，臂胫冷，身振战，逾一炊时，肢温汗透，脉静身凉。

白。甲戌春大疫，初病渴烦，五日后液复神苏。毗陵医按伤寒论治，拘定日数，谓邪入阳明之腑。予言疫邪始伏膜原，继乃表里分传，不比风寒自表传里，治法必分彻表里之热，方不逆入心包，变现痉厥。今邪有转机，再与透解营热，则不虞内陷矣。乃用鲜生地、石斛、丹皮、知母、麦冬、竹茹、甘蔗、参须。一剂神识清，洪脉退，加青蒿、地骨皮。汗津津而热退。

冷。时邪伤肺，逆传膻中，由卫入营，酿毒发疹，密入云片，竟至神昏遗溺，是邪方张，而阴气已亏也。用沙参、麦冬以保肺阴，牛蒡、连翘从泄疹毒，生地、五味以固肾气，丹皮、鲜藕引入血分，菖蒲、郁金开心窍，降热痰。二服疹消，加减证平。

本。疫邪传胃，舌黄，脉洪数，汗渴。白虎汤，一服热退。明午复烦，恐散漫之邪虽去，已成里结也。用苦辛寒方：人中黄、元明粉、黄芩、知母、枳壳、槟榔。三服脉证俱平。用蜜煎导粪下而解。

贡氏妹。时疫秋发，传染必深，初起寒热，耳后结核，头眩胫冷，疹出便泻，宜从少阴透热泄湿，表里分解。医虑其体素阴虚，早投阿胶、熟地、鸡子黄滋腻，致壅气分之邪，脉来沉数，热势深陷，必难汗解，姑用清里彻热法：黄芩、羚羊角、人中黄、栀皮、连翘、滑石、通草、灯心。日再服，头汗剂颈，热犹蒸湿，思欲清扫弥漫，虽核消疹退，泻止胫温，而舌心已干，邪劫胃液，随用鲜地黄、石斛、麦冬、沙参、花粉、白芦根。舌已强，光燥无津，脉更促数，用透营滋液，犀角尖磨汁、鲜地黄、藕汁、天冬、西瓜翠衣、芦根、淡竹叶、栀心、知母。舌犹干黑而缩，目暝多睡，三焦受邪，幸前药浸透心包，膻中不为热痰蒸蔽，然机窍不灵，仍用昨犀角方，加水甜梨肉二服，即以梨片安舌上，咀其凉润，越宿，舌津黑蜕，汗出热解。

张氏。据述病经旬余，仍头晕脘闷，热烦汗潮，今夏迁境沴疫，皆湿土郁蒸致病，节交处暑，炎熇未除，必是时气晚发，胆火上冒，湿热交搏，灼及心营，神呆液涸，撮空齿嗍，热极生风，遂成痉厥，速宜透邪救液，遥拟一方：生地、犀角、羚羊角、元参、赤芍、鲜梨、麦冬、蒌仁、连翘、芦根。三服证平。

肖。体微热而虚烦，不渴不寐，是疫证已退，脉虚大按之如无，此禁谷而胃虚也。经云：胃不和则卧不安，得胃阴一复，烦热自除。用潞参、玉竹、白芍、归身、麦冬、茯神、枣仁、石斛、半夏曲、甘草、香稻叶。数服全瘳。

眭女。热渴脘闷，舌苔里黄尖赤，头痛未解，手心如烙，湿邪搏热，僭踞上中焦，速速透解，毋俾出入膜原，酿成陷里重证。枯芩（酒炒）、豆豉、枳壳、蒌霜、栀皮、薄荷、杏仁、荷叶边，二服汗出热减，去豆豉、荷叶边，加连翘、牛蒡子、丹皮。预防入营发疹，忽咳而衄，此蕴热迫血，直犯清道，为疫毒将解之兆，用黑山栀、鲜生地、杏仁、大贝母、花粉、沙参、芦根、蔗汁。数服愈。

眭女。口鼻吸入疠邪，头晕脘痞，烦热面红，适值经行，连小腹亦胀闷，脉右小数，左模糊，乃湿热与气血混并，治宜上下分解。栀皮、嫩桑叶、枳壳、瓜蒌霜、郁金、杏仁、薄荷、人参、丹皮、赤芍、桃仁。日二服。头晕腹胀已减，但热烦，中脘微痛，犹是热蒸湿痰阻气，且烦出于肺，防其变现斑疹。用宣通法：枳壳、瓜蒌霜、白蔻壳、大贝母、杏仁、丹皮、赤芍、牛蒡子、连翘、灯心。二服汗出未彻，红疹稀疏，邪已外透，渴不多饮，而溺赤便溏，胸仍不宽，脉仍小数，温热尚炽。法用辛凉透热于表，甘淡渗湿于里，薄荷、豆豉、通草、牛蒡子、杏仁、贝母、瓜蒌、枳壳、赤苓、滑石、车前子、灯心。数服诸证渐平，但口燥、饥不思食，乃病后胃津未复，法宜凉润调养胃阴。麦冬、石斛、玉竹、白芍、沙参、薏仁、茯神、蔗汁。数服而瘳。

王氏。初春感疫，寒热不时，头胀面肿，此鼻吸疠邪，袭入窍络，目闭项痛，失治则结核溃脓，急须解散。仿普济消毒饮，升麻、柴胡、桔梗、薄荷、陈皮、连翘、甘草，加山栀、荆芥、冬桑叶。三服而消。

赵氏。疫疠用五积散，烦渴，昏谵不寐，舌缩唇黑。又误进麻黄汤，肢搐鼻衄，脉数无度，窃谓五积散治伤寒恶寒，方在姜、桂、苍、朴皆热燥，疫证本不恶寒，服此营液愈涸，邪焰益炽，是抱薪救焚，再服麻桂，强汗劫津，更伤表气，与内陷热邪风马不及，势必痉厥衄红矣。勉用鲜生地、石斛各五钱，天冬、麦冬各二钱，山栀、知母、赤芍、连翘各钱半，犀角（磨汁）七分，蔗汁（冲服）一杯，即安睡，醒而神苏。

曹氏。病起头晕欲呕，是秽邪从口鼻吸入，壮热肢冷，昏谵多寐，邪已熏灼心包，神明蒙蔽，急宜开解，勿令窍闭。羚羊角八分，人中黄一钱，豆豉二钱，栀心、连翘心各钱半，薄荷一钱，竹叶心五钱，菖蒲根汁五匙。一服神苏，汗出而解。

贡。据述时疫脉数，热渴晕闷，误用苍芷劫液，柴葛升阳，遂至躁烦谵妄，舌黑齿焦，循衣撮空，此邪热入营，将变昏痉，为棘手重证。遥拟透营宣窍救液法，用犀角（磨汁）五分，鲜生地五钱，干生地三钱，山栀、连翘、赤芍各二钱，鲜石菖蒲四钱，鲜藕、西瓜翠衣各二两。两剂神清舌润，去犀角、鲜生地、菖蒲、西瓜翠衣，加茯苓二钱、灯心八分、六一散六分，冲服。彻热渗湿而平。

侄。热渴呕眩而烦，舌苔黄腻，牙垢唇燥，疫邪作热，由膜原分布上中焦，阅所服方，未能透邪，势必表里分传，宜急急宣解为要。淡豆豉、人中黄、黄芩、枳壳、栀皮、连翘、半夏、牛蒡子、嫩桑叶。二服烦眩呕渴俱止，舌苔黄腻亦消，脉来虚大，数象较退，邪留气分，不难透解。原方去人中黄、枳壳、连翘、半夏、桑叶，加薄荷、青蒿、麦冬、赤苓、蔗汁。一服微汗，未彻，两寸脉仍大，舌心灰尖绛，火邪劫营。用透热救阴，鲜生地、花粉、石斛、麦冬、知母、元参、丹皮、赤芍、蔗汁。一服汗至胸项而还，邪犹未彻，舌心黑燥边绛干，心胃火燔，清营热以透表。犀角尖汁、鲜生地、丹皮、花粉、元参、滑石、麦冬、苏梗、灯心、蔗汁、甘草。一服汗周热解。

潘。疫热挟胆火上升，头痛如裂，旬日外出热减，渴烦震眩不解，脉虚面垢，此疫邪兼暑也。用羚羊角、天麻、嫩桑叶、薄荷、香薷、山栀、麦冬、花粉、石斛、灯心。日二服，诸证悉平。唯液涸口燥，不思纳食，宜调肺胃之阴。麦冬、沙参、玉竹、白芍、生地、扁豆。一服而思食米味，得服平，为过二三日可以全愈。

族某。疫后感暑，舌光薄而干，渴饮肢厥，脉右缓左微，便溏语谵，仍理三焦在里湿热。元参、麦冬、花粉、石斛、赤苓、车前、薏米、知母。二服肢和舌润，去元参、车前、知母，加沙参、玉竹、大麦仁。数服而安。

族某。温邪内郁，头眩热渴，手心似烙，舌苔淡黄，寸脉浮大而数，是邪留上焦，宜肃清太阴气分。用黄芩（酒炒）、川贝母、杏仁、瓜蒌仁、麦冬、嫩桑叶、荷叶边，煎汤，一啜眩渴稍定。原方去芩、栀、加鲜石斛、元参、花粉、蔗汁（冲），二服愈。此温邪上受，治从气分得解者。

韦氏。邪由鼻吸，伏于膜原，发则头晕痛，口渴饮，热烦呕闷，溺痛带下，邪踞上中焦，主以葱豉汤散邪，佐以清泄胆火。豆豉、葱白、山栀、羚羊角、嫩桑叶、薄荷、银花、花粉、滑石。二服汗出热解。此乍发，散邪得解者。

何。气粗目赤，舌绛疹红，神机不发，脉洪数，宵烦无寐，邪已入营。急宜清透，若再消导劫津，必至液涸成痉。犀角汁、鲜生地、天冬、麦冬、元参、赤芍、丹皮、连翘、藕汁、菖蒲。日三服，汗澈热退，神识亦清，但右脉长大，胃火犹燔。用石膏、白芍、黄芩、知母、甘草。大便数次，脉较平，寐中手指微搐，乃液虚风动，欲成痉也。用阿胶（烊化）、生地、钩藤、当归、白芍、石斛、枣仁。数剂证平。此营虚用滋液熄风得愈者。

族某。温邪逆入心包，神识忽明忽昧，舌干，津润全无，谵狂不近衣被。欲扫热痰熏灼，急用芳香解秽。犀角尖八分，鲜生地一两，元参、麦冬各五钱，连翘、山栀、郁金各二钱，梨、蔗汁（冲）各一杯，再加至宝丹一丸，日再服。诸证立退。此大剂救液开闭得解者。

余于丙复，因诊视时邪染恙，寒热，脉浮大。服栀豉葱白汤，胸背汗，三日后热甚，渴烦少寐，舌苔黄变黑。服犀角、羚羊角、竹叶、芦根、藕、蔗诸汁，热稍平。逾夕，复壮热谵语神昏，服至宝丹分半，鲜菖蒲根汁下，神稍清。又用前各汁；加洋参、鲜生地、象贝、龟板、青蒿、连翘、滑石，清营滋液，专驱痰热，兼泻三焦，舌黑颇淡，但汗出微凉，汗收仍热，脉数气粗，烦扰竟夕。又服至宝丹分半，神未定，直视气促。再服前丹二分半，昏睡。进洋参汤，汗出热退，但舌心干，用石膏煎清胃，加梨、藕汁，稍津润。逾日，目赤，舌再灰黑，神再烦扰。改服牛黄清心丸二分，橘红汤下，得寐。专服洋参、藕、蔗汁、麦冬、橘红汤，寐熟，热轻。再啜洋参汤，汗出凉解。越五宿，欲大便，以蜜煎导，当夜感寒复热，舌苔如粉，吐痰欲呕，此为复感。用半夏曲、杏仁、茯苓、紫苏、薄荷、佩兰叶加姜。热未退，口燥脉数，烦扰不寐。再服牛黄清心丸五分、犀角（磨汁冲服）。逾日大汗如雨，乃凉，然已兼旬外矣。此案芝本日记，附志之，见热邪之劫铄津液甚炽也。忆是夏坐卧楼窗，吸受暑暍，更加传染，病中苦热，见曦炎出，如膏自焚。口占七绝，日十余首，有"自笑吴牛喘明月，檐稍怕见石榴红"之句。左氏谓明淫心疾，良不予欺。

侄。少阴伏邪内发，壮热烦冤，头目如蒙，耳聋，舌尖绛，唇紫口干，手心如烙，脉浮洪溢指外，右尤甚，交巳午刻证重。初用辛凉以泄卫热，如薄荷露、甘菊、竹叶、杏仁、栀皮、豆豉之属，头目略清，微汗不彻，脘痞痰沫。用疏利以渗痰湿，如枳壳、大贝、蒌霜、通草、芦根、灯心之属，痰稀溺爽，而臂膊红疹隐现，胸背全无。再加清透之品，如赤芍、丹皮、连翘、牛蒡、青蒿、麦冬之属，疹虽淡而舌心灰腻，舌尖红晕，必心胃火燔。用导赤散加石膏，午前服。向晚防其邪入心营。用透营救液法，如犀角尖（磨汁）、鲜生地、鲜石斛、元参、花粉、丹皮、沙参之属。舌色未退，转益干燥，脉洪长，防其入腑。急用凉膈散，芒硝改元明粉，去甘草、大枣。得便二次，里结乍通，热势较退，而神迷昏寐，脉数谵语，乃热心包，虑其蒸痰内闭。用犀角汁下至宝丹及牛黄清心丸，以宣窍驱热，数脉减。再用清镇神明，佐豁痰通络。如血珀、石决明、茯神、羚羊角、象贝、杏仁、竹茹、夜交藤、通草之属，神识稍清，脉仍浮大，巳午为甚，额颧疹现，喜其邪从外解。再与清透，用茅根、梨、藕汁服。明早浮脉稍敛，灰舌转润，决其阳极于午，必俟夏至阴生阳退，乃冀转机，且舌尖晕痕未消，溺后色变浑浊。用黄连、人中黄、山栀、赤芍、麦冬之属，加六一散冲服，微汗脉平，身始凉解。乃用燕窝汤及粥饮调理，渐次培养胃阴得安。此证乃热兼疫邪。

以上出自《类证治裁》

方南薰

庚寅辛卯，连年水灾，大饥之后，继以疫证，余同居患病者二十余人，皆发热口渴，面赤唇焦，便闭烦躁，医者不识何证，寒热互投，舍药而亡者五六人，亲族不敢过问。内子张亦染此病，迭经医治，月余不减，形骸骨立，耳无闻，目无见，儿媳惶惶，治棺以待。遣人赴省告余，余归，投以生地、麦冬、天冬、洋参、玉竹、龟板，大剂煎服，调治半用，乃获生还，亦大幸也。

梁某病瘟疫，恶寒发热，咳嗽，目红面赤，口渴烦躁，六脉似浮非浮，似数非数，重按无根，余曰："此证大难。初服药轻病反重，再服重病即危，必三服后，乃得由重转轻。"第恐信不真，而酿成莫救，勿谓言之不早也。初用葛根汤加苏梗、桔梗、川芎、秦艽、前胡、甘草服之，遂卧床不起；次用柴葛解肌汤加麦冬、贝母、花粉、泽泻服之，意神识不清；末用真元饮合生脉散服之，乃得汗出热解，诸病一一如扫。

以上出自《尚友堂医案》

何世仁

陈某，女，二十四岁。证自十一日始，寒热如疟，每晚必至，渐致神思昏乱，连次发厥。现在心志稍清，而耳不聪听，懒言目瞪，舌苔黄而带黑，脉象弦。此温邪由少阳而传入厥、少二阴，今势颇棘手，且在怀妊之体，尤可慎也，旦晚防痉厥，此方勉拟。

犀角　黄芩　山栀　赤苓　石决　生草　川连　鲜地　丹皮　广红　菖蒲　竹心

复。昨用清心泻热之法，夜间热势稍轻，神志略觉清楚，舌根黑色未退，脘闷烦躁，脉象右大于左，而不甚数。可见时邪尚盛，阳明宿垢未得通达，转而为呃，逆昏不可不防。姑照前方略参承气，未知效否？

川连　赤苓　知母　柴胡　生草　犀角　鲜地　石决　丹皮　青麟

复。昨用清通之法，宿垢已下，神思渐清，似属转机，但温邪尚盛，未退未净，安危尚难决也。再与清润法，以图渐入佳境为幸。

犀尖　鲜地　生苡仁　花粉　丹皮　羚羊　知母　生归身　赤苓　芦根

复。日来热势渐退，疟疾已止，舌黑十去八九，此佳兆也。但时邪去而真阴内亏，神志烦躁而夜卧不安，脉形弦大，此属三阴证之见象，不可以小效遂视为稳境也。

原地　羚羊　知母　枣仁　茯苓　竹心　龟板　麦冬　鲜斛　元参　丹皮

《清代名医何元长医案》

蒋宝素

伏邪，乃冬伤于寒，春必病温，夏必病热。邪从中发，表里分传，即数月后化热之伤寒，非正伤寒数日后化热可比。即从热化，从无寒证，以溲赤为据。今第三日苔黄，溲赤，神烦不寐，身热，有汗不透，六脉皆数。显是伏邪化热伤阴，有神糊、呃逆之虑。《医话》双解饮为宜。

羌活　柴胡根　甘葛　黄芩　炙甘草　鸡心　槟榔　川厚朴　枳壳　苦桔梗　赤芍药
生姜

第四日，进双解饮得大汗，热退不静，舌苔转黑起刺，溲更浑赤，大便未解，夜烦谵语，邪入阳明胃腑，热极亡阴之象。速宜下结存津，不至呃逆、神昏为吉。

柴胡根　黄芩　赤芍　枳实　制半夏　生大黄　元明粉　炙甘草

第五日，服下结存津法，大解三次，色如败酱，夜寐稍安，苔刺稍软。谵语虽止，神志未清，心下反觉拒按，伏邪传胃，化之不尽。宜复下之。

黑山栀　薄荷　连翘　黄芩　生大黄　元明粉　炙甘草

第六日，复下，夜来大解颇多，中带痰涎汁沫，遂得大汗发背沾衣，诸证如失。然脉犹带数，余氛未靖，养阴涤热主之。

犀角片　大生地　粉皮　白芍　黄芩　薄荷　黑山栀　连翘

第七日，进养阴涤热之剂，数脉已缓，胃气亦醒，溲色澄清。

伏邪化疟未著，热退不静，时觉憎寒，胸满不食，舌苔不腐，溲赤便秘，痰带血缕。脏阴营液受戕，膜原隐伏之邪化之不尽，延今二十四日，正气难支，虑生歧变。

银州柴胡　黄芩　大生地　当归身　赤芍　杏仁泥　炙甘草　瓜蒌仁　桃仁泥　五行丹

昨药后，寒热较减，胸次渐开，舌后之苔转为沉香之色。口内反觉无津，痰中仍带血缕，大便虽行不畅，小便仍红，数脉未缓。再拟扶阴化邪为主。

大生地　犀角尖　粉丹皮　白芍药　当归身　薄荷　连翘　银柴胡　黄芩　五行丹

昨进扶阴化邪之剂，大解二次，色如败酱，中有痰涎、汁沫，寒热俱平，老黄近黑之苔亦腐，浑赤之溲亦淡，数脉亦缓，痰中血缕亦无，口中亦润。邪退正复，佳征。惟身动则振寒，乃表虚。卫气不能卫护于外，非外感也。

大生地　东洋参　怀山药　炙甘草　当归身　陈橘皮　银柴胡　绿升麻　云茯苓　制半夏
生姜　大枣

以上出自《问斋医案》

张大曦

壮热神糊，陡然而发，脉数大而昏糊无序，舌垢腻而层迭厚布，矢气频转，小溲自遗，脘腹痞硬，气粗痰鸣，既非寻常六气所感，亦非直中、类中之证。观其濈濈自汗，汗热而不黏指，转侧自如，四体无强直之态，舌能伸缩，断非中风；设使外感，何至一发便剧，而安能自汗。倘守伤寒先表后里，下不嫌迟之例，是坐待其毙矣。亦曾读吴又可先里后表，急下存阴之论否？盖是证也。一见兰斑，则胃已烂，而包络已陷，迅速异常。盍早议下，尚可侥幸，诸同学以为然否？

厚朴一钱　大黄八钱　黄芩一钱　枳实一钱　槟榔一钱　草果四分　知母一钱五分　陈皮一钱

诒按：论证明确，方亦老当，绝无帮贴肤凑之弊。

再诊：神志得清，表热自汗，腹犹拒按，矢气尚频，便下黏腻极秽者未畅，小水点滴如油，脉数略有次序，舌苔层布垢浊。胃中秽浊蒸蕴之势。尚形燔灼。必须再下，俟里滞渐楚，然后退就于表。吴又可治疫之论，阐发前人所未备。甚至有三四下，而后退走表分者。若作寻常发热论治，岂不谬乎！

大黄五钱　枳实一钱五分　银花二钱　知母一钱五分　细川连五分　丹皮一钱五分　滑石三钱　玄明粉一钱五分　厚朴一钱

诒按：此等证，有下至三四次而后清者，必须有胆有识，方能奏功。后二方亦层次井井，的是老手。

三诊：大腑畅通，悉是如酱如饴极秽之物，腹已软而神已爽，表热壮而汗反艰。舌苔半化，脉数较缓，渴喜热饮，小水稍多。此际腑中之蒸变乍平，病已退出表分。当从表分疏通，先里后表之论，信不诬也。

柴胡五分　枳实一钱　通草一钱　紫厚朴七分　法半夏一钱五分　橘皮一钱　赤苓三钱　大腹皮一钱五分　藿香一钱

四诊：表热随汗就和，舌苔又化一层，脉转细矣，神亦倦矣。病去正虚之际，当主以和养中气，佐轻泄以涤余热，守糜粥以俟胃醒。慎勿以虚而早投补剂，补之则反复立至也。

桑叶一钱五分　石斛三钱　扁豆三钱　神曲一钱五分　丹皮一钱五分　豆卷三钱　甘草三分　橘白一钱　薏仁三钱　半夏曲一钱五分

《柳选四家医案》

何平子

四月间癸期寒热，营分必挟温邪，少阳邪未清彻，以致少腹结瘕，便艰嗳气，舌本黄垢，烦躁少寐。病经百日，虽是元虚，然里结势未解，补剂难进，兹拟疏润苦泄法。

川连　广藿　郁金　赤苓　姜皮作半夏　全当归　泽泻　橘红　大麦芽

复诊：肝脾郁结，胸腹不利，忽冷忽热。亦属营卫不调，所以二便不畅，脉象动静无常，只宜通补。

于术　郁金　姜皮　白芍　茯神　谷芽　石斛　木香　山栀　猪苓　橘叶

二复：二便稍利，胸腹仍未能宽松，右脉弦大模糊。可见上焦清气未宣，补剂尚早。

川石斛　茯神　姜皮作半夏　紫石英　泽泻　炒白芍　枣仁　全当归　大麦芽　郁金　橘叶

接方：去半夏、紫石英、麦芽，加于术、木香。

又复：据近日胸腹间胀痛，月事不通，想见肝血不足，脾失健运使然。以疏厥阴培土，自然安痊。

于术　白芍　菟丝子　郁金　木香　茯神　当归　山萸肉　泽泻　橘叶

丸方：党参、茯苓、茺蔚子、白芍、砂仁末、橘叶、香附、于术、归身、肉桂，以石斛汤法丸。

身热不得汗解，舌色黄中带黑，并有芒刺，脉象模糊，神色时清时浊，昏昏欲睡。此伏邪郁滞少阳，不能宣达于外。恐传变阴经，勿可轻视，暂用解肌达表，以望转关。

柴胡　葛根　淡豆豉　赤苓　瓜蒌皮　郁金　广皮　杏仁　半夏　省头草

复诊：得汗后，遍体复热，心烦膈闷，谅表邪已泄，少阳热结未舒。宜育阳兼苦泄法。

川连　麦冬　花粉　橘红　鲜石斛　苏子　生草　川贝　大麦仁

再复：神色较前稍清，而热势未减，舌苔干燥，脉象软数。总由阴分亏而温邪伏郁三焦，以致缠绵不退，仍用育阴清热法。

鲜石斛　青蒿　花粉　麦冬　连翘　川贝母　广皮　郁金　灯心

病经月余，潮热不止。咽膈间不时梗塞，屡欲呕恶，并舌本红大，心烦口渴，频泄自汗。乃表虚少阳邪未清彻，以致二便不利，胃气不开。当用和肝胃化风法，自然安适。

青蒿　夏曲　广藿　金沸草　黑山栀　瓜蒌皮　块苓　川楝皮　石决明　鲜佛手　青荷梗

接方：生芪皮　金石斛　广藿　夏曲　茯神　制首乌　炒白芍　新会麦冬

以上出自《壶春丹房医案》

曹存心

庙前洪。无阴则阳无以化，所以大剂清凉，病势依然不改也。

细生地　犀角　牛膝　肥知母　鲜石斛　石膏　麦冬　南花粉　粉丹皮　金斛

复诊：进少阴不足阳明有余法。身热渐缓，大便亦通。岂非寒之不寒，责在无水之一验乎？然病虽衰而阴亏留热尚不能平。脉数，溺疼，苔黄，口燥，自汗，神疲。多所反复时也，岂容藐视。仍宜昨法守之。

照前方用中加生地、蔗汁。

《延陵弟子纪要》

张畹香

又治一人，黄昏大躁，尽去衣服，忽作冷，穿衣盖被，复大战如作疟状，至天明大汗淋漓，衣服如水中捞起。下午诊脉尚浮数，身尚热，舌苔尚有白薄者，予谓邪未净，尚有汗，用滋肺汤。寐中又盗汗两三夜，邪始净。

大坊口赵妇，产三日后，患瘟邪。予遵张石顽先生论，凡遇胎前产后，所患不拘何病，总以胎产为本，以病为标。名病为产后患温邪，产后当理血分，以根生地凉其血，赤芍、川芎通其血，以薄荷、桔梗、川连、甘草辛凉其肺，而黄芩、白芍产后所禁不用。不过四剂乃愈。

大坊口赵，患温邪三日，其两脚大痛不能起立，予谓《说疫》中所云瓜瓤瘟、疙瘩瘟、大头瘟皆有方。又有极重者，谓之软脚瘟，患必死，无方也。然予思总由肾水之虚，肝家血分之热，用张石顽先生下焦肝痛方，加炒小茴香一钱五分、川楝子三钱、酒延胡一钱五分于黄芩汤中。三剂后，足痛去，温邪亦渐瘥。嗣后无论男妇，遇软脚瘟，用此法俱效。

昌安街，董，五月，病瘟五六日，舌鲜红，呃逆，脉沉小弦数，神昏，口舌燥，不饮水。予谓邪在血分，将发斑也。用玉女煎，石膏加至一两，麦冬五钱，根生地一两，犀角一钱五分，磨冲羚角三钱，复大青以托斑，柿蒂以除呃，两剂斑出神清。

螺蛳桥一人，前一日诊脉沉小，予谓明日当战汗，若体厥，切勿惊扰，次日，汗后奄奄一息，脉静小，疏大剂滋肺汤。甫出门，其家又延一有名者至，以予药为补，用承气汤，服之即死。

范可斋，四月间，上焦温邪，用辛凉法，战汗，体冷如冰，人不能支，又可所谓体厥也。诊脉静小，余嘱其家勿惊扰，疏沙参、麦冬、根生地、花粉等滋肺而愈。盖书以汗后脉如蛇者死，若沉部似有似无亦当死。又云脉不为汗下减者死。上城隍庙道士，温邪，舌黄，脉沉小无力。予谓明日当战汗，脉太弱恐战而不得汗也。次日果作战，不汗而死。

教场沿商，病温多日，舌白薄，神识昏迷，口不渴，脉伏小。予谓邪在上焦，将欲作汗，须领邪外出。黄芩汤加薄荷、大力、羚角、石膏、甘桔，一剂。次日，大汗、大渴、饮水无度、胸腹胀满、小便不通。用白虎汤加瓜蒌皮一两，带皮茯苓一两，一剂。小溲如注而解。

孙府孙，病十余日，舌白薄，脉浮数，所服初则达原，继则承气。余谓此属上焦证，误用中焦，故不效。用辛凉法，加生石膏、羚角，大汗而愈。

府桥，泥水匠钟大成，舌鲜红，呃逆，脉洪数，面红气盛，是邪在心肺上焦。黄芩汤加大力、甘桔、根生地一两，生石膏二两，麦冬五钱，犀角、羚羊角、柿蒂，两剂，呃除身凉。

以上出自《医病简要》

身热七日，凉后舌苔微黄，胃不开，鼻间有红，小溲黄，诊右手尤弦，有数意。是余邪化热之候，当清凉肺胃。

北沙参五钱　天花粉三钱　连翘三钱　陈皮八分　麦冬三钱　山茶花三钱　象贝三钱　炒丹皮三钱
焦栀子四钱　茯苓三钱　竹叶卅片

身热出汗，小溲赤短，头痛目眩，两足滞；诊脉浮弦数，已有三日。尚渴，身上不怕冷而热，舌上无苔微白。书以无苔者邪在肺，身热有汗者属风，头尚痛者邪未争，头眩者湿痰，两足滞、两手木者亦属湿痰。拟祛肺分之风热温痰。

苏薄荷叶一钱半　冬桑叶一钱　生苡仁八钱　酒黄芩五钱　炒大力子三钱　矾半夏三钱　连翘三钱
苦杏仁三钱　陈皮八分　桔梗一钱半　丝瓜叶三片　荷叶一角

下午发热，不作冷，汗不透彻，脉数弦，舌黄，口不渴，小便赤，已有两三天；当属伏邪之轻者。当用上中焦法，五日可望解，十天可已。

苏薄荷叶一钱半　连翘三钱　通草一钱半　半夏曲二钱　杏仁三钱　厚朴一钱　焦栀子三钱　酒炒黄芩一钱半　滑石三钱　陈皮八分　荷叶一角

以上出自《张畹香医案》

李铎

丁某子，年十九，病头面项喉俱肿大，恶寒，胸痞不食，二便俱闭。医作风痰治，罔效。余诊之，脉浮数，按之弦数，忆《名医类案》翁橘井治一人时毒似伤寒者，此证似之。丹溪曰：五日不治，杀人。急以败毒散加连翘、牛子、人中黄、大黄下之，三日果愈。

王某，三二，春月病温，误治旬余，酿成危证。壮热不退，谵语无伦，烦躁不寐，舌干唇紫，二便略通，半渴不渴，头面疙瘩肿盛。阅从前诸医所用之药，皆是表散、攻下、和解之法。余曰：此大头瘟证，诸医何昧昧至此？喻嘉言曰：此证宜从头上躯壳分表里，要知脑之自为一脏，而专力攻之，思过半矣。余前治熊树滋诸案，效验素著，径用前法，数剂而愈。

高文林之妻，年逾五十，患葡萄疫。周身发出，形如葡萄，三五攒簇，四六相连，颈项皆肿，咽喉闭塞，憎寒发热。医者不识何病，谓是梅疮外毒，幸其所有荆防败毒二剂无碍。此证本属凶恶，所喜形色红活，若再迟一二日，形色一变紫黑，则不治矣。余用芩连消毒饮加元参、漏芦、僵蚕、蓝靛叶数帖；兼进僵黄丸数颗而愈。

黄连　黄芩　柴胡　桔梗　牛子　射干　防风　荆芥　僵蚕　枳壳　连翘　元参　漏芦
大青叶
僵黄丸原方无人中黄，余制加之
白僵蚕一两，人中黄一两，锦纹大黄二两，为末，姜汁和丸，弹子大，每服一丸，井水化服。
歌曰：人间治疫有仙方，一两僵蚕二大黄，姜汁和丸弹子大，井华水调便清凉。易老
是证学问未到，识见未到，何能晓此？宜乎时医不识。寿山

临川车春生，同治甲子初夏，贩麻来甘，避乱于赤面寨，病瘟疫。初起恶寒发热，越二日，但热而无寒，医作伤寒治，先失于表，辄用小柴胡加元参、石斛、黄连、山栀。更医又投黄连解毒。连请数医，俱是类聚寒凉，专务清热，旬日来，不惟潮热不退，而病日见加重，以致耳聋，谵语，烦躁不眠，入暮尤甚。延余诊视，脉沉紧，面赤，舌上白苔粉积，满布无隙，询其病候，昏昏无所知，惟同伴言：口渴，溺清，便溏。余知瘟邪尚在表，而未入里，用达原饮去知母、白芍，加苍术、防风，合神术散意，又加杏仁解表降气，此驱邪兼发表之法。连服二帖，

夜卧颇安静，次早复诊，视其舌苔未变，两手微厥，人亦模糊，未敢议下，改进温胆加黄芩、瓜蒌根、菖蒲、杏仁、连翘，入络以清邪热，无效。午间躁剧，呻吟不绝。复诊，脉数七至，唇燥皮起，舌苔变黄，以大承气下之，先下燥矢，继下垢秽血水，不次则安神熟睡，不谵语矣。十九日，下后厥回，脉仍实，舌上黄苔差退，见白砂苔如刺，是伏邪未溃，应再下。用瓜蒌实三钱、枳实一钱五分、生大黄三钱、元明粉二钱、人中黄二钱、甘草八分，连下血水数行，始知胸闷，腹内难过，头如裹扎，周身酸痛，喜人擦胸捶背。此病原是邪伏膜原，故胸膈痞满；邪热浮越于经，故头裹身痛。所喜下后人事稍清，能知病状，并能进粥食，惟肢体尚有微热未退，脉沉数，口渴，常发躁烦。以竹叶石膏汤合人参白虎汤二帖，脉静身凉。后用清燥养荣法、参芪养荣法而全愈。此亦一生九死之证，若治不得法，必致偾事，可见医者辨证不可不明，用药不可不慎也。

　　邪尚在表，竟类聚寒凉，专清其热，则邪愈固结络膜而不可解，自必下之，诸证方能暂除。
寿山

以上出自《医案偶存》

浅田惟常

　　一人年四十余，病瘟疫下血后，身重难转侧，四肢不收，口眼开脱，语言不出，其状如塑人。脉滑，舌上生芒刺，似欲冷饮。余以为下证悉具，即投以大承气汤服之。一帖，眼睛活动，语言少生，续服前方全愈。

《先哲医话》

王廷俊

　　内弟陈惺源燕辟废学，淫朋烟友，日事游荡，无病时已形销骨立，面目黧黑，屡劝不听，付之无可如何矣。癸丑三月病温，所延之医，似亦读过吴又可《瘟疫论》者，按图索骥，初不审其人之虚实，达原饮，三消饮，服过不退，又从景岳五柴胡饮选方。不应，乃疑其虚，舍表而补，令服六味地黄汤，辗转十三日，不但水浆不入口，即鸦烟亦不能吸，乃觉其危。其时岳母年已七十五岁，遣人请予云有要事相商。至，方知惺源病剧，痛恨之余，又见老人可怜之色，为之一诊，脉极细数无可处方，乃询其病状，云通体如火之燎，口干不能合，耳内鸣如钟撞，心烦，目不交睫，强睡则神惊，更为难过。细思其故，又将前服之方逐一细观，知少阴枯槁，恐非药能奏效，计惟黄连阿胶汤，与证相符，告其妇曰："效则彼数自不当尽，不效亦彼自作之孽，不得谓我速之死。"盖至亲烦难，较他人更甚也。次日往询，妇告我云："服药后起坐数次，目若瞑，手足不动，宛然死矣。候至两三刻，鼻准涓涓有汗，渐而满面皆汗，周身亦汗，其热乃退。"诊之，细数尚未尽解，又与栀子豉汤，连服四剂，数始退尽，稍稍有气，未进饮食，又思烟吸矣。吸后，烦热复作，且增呕吐，以竹叶石膏汤与之，自云不吸烟发瘾难受，吸则病死，将奈何？乃令以烟数粒，入药中作引，为两全之计，呕止胃开，病亦渐愈。愈后，耳竟聋矣，知胃气将绝也，因循两年，仍以温病死，年甫三十六岁。

　　黄连阿胶汤

　　黄连四钱　阿胶三钱　黄芩一钱　白芍二钱　鸡子黄二枚，敲匀，每次用一半用水先煮芩、连、芍，去渣，纳胶化尽，俟微冷，入鸡子黄，搅令相合，温服。

陈灵石曰：少阴病，以"但欲寐"为提纲，此节云：心中烦，不得卧。是但欲寐之病情，而变为心中烦，可知水阴之气，不能上交于君火也，心烦之极，而为不得卧，可知君火之气，不能下交于水阴也，此为少阴热化之证，方中用黄连、黄芩之苦寒以折之，芍药之苦平以降之，又以鸡子黄补离中之气，阿胶补坎中之精，俾气血有情之物交媾其水火，斯心烦止而得卧矣，此回天手段。

栀子豉汤

栀子十四枚　淡豆豉四钱

用水先煮栀子，后煮豆豉，去渣温服。

陈灵石曰：栀子色赤象心，味苦属火，性，寒导火热之下行；豆豉象肾，色黑入肾，制造为豉，轻浮引水液之上升，阴阳和，水火济，而烦热懊恼结痛等证俱解矣。

竹叶石膏汤

洋参三钱　甘草二钱　石膏一两六钱　粳米六钱　制半夏三钱　竹叶六钱　麦冬三钱，不去心

徐灵胎曰：此仲圣治伤寒愈后调养之方也，其法专于滋养肺胃之阴气，以复津液，盖伤寒虽六经传遍，而汗、吐、下三者，皆肺胃当之，又《内经》云：人之伤于寒也，则为病热，故滋养肺胃，岐黄以至仲景，不易之法也。后之庸医，则用温热之药，峻补脾肾，而千圣相传之经义，消亡尽矣。

吴鞠通《温病条辨》解《内经》"冬不藏精，春必病温"二句，精字不专主房劳说，实从欧阳子《秋声赋》"有动乎中，必摇其精"得来，义精理圆，实能发前人所未发，而近日之伤精者，鸦片烟为尤甚。惺源既因于此，而又病温，医者开手，懵然不察，即用达原饮以为直透膜原，使邪速溃，不知吴鞠通谓此方槟榔苦辛，草果臭烈大热，厚朴苦温，知母、黄芩苦燥，皆中下焦药，岂有上焦温病，首用中下苦温雄烈劫夺之品，先夺少阴津液之理？况又有羌活、葛根、柴胡走窜三阴，耗阴更甚，三消饮加入大黄、芒硝，更伤阳明胃阴，宜其服之，而成少阴心烦不得卧重证也。此时若无黄连阿胶肠，心肾垂绝之阴气，无所禀承，不旋踵死矣。栀子豉汤，为交接心肾大药，高明如柯韵伯，亦移入阳明篇，谓能涌吐，致俗医不敢用，予屡用之，实无一人涌吐者。竹叶石膏汤，为病后大生津液法，半夏，生当夏半，得一阴之气，引水液上升，亦非燥药，其功不止能降逆涤饮也。张隐庵论之最详，故《伤寒论》以此方养津液，要其成温病，亦可借此方，益水源，救其败，惜其人伤损太过，二年后仍以温病死，亦可见《五常政大论》"阴精上奉，其人寿"一语，为养生家真诀也。

《寿芝医案》

徐守愚

剡北孙凝夏长媳，中年寡妇，体质怯弱，忽病瘟疫，医者咸谓时当秋后，证属晚发，俗名秋呆子，乃以吴鞠通《条辨》中套法施治，十余日而病加重。治锋系凝夏堂弟，托伊作札邀余诊。脉沉实有力，右关更甚。身壮热，舌焦红，神昏谵语，齿龋脚挛，大便闭，小便赤，显系阳明胃腑病，下之可愈。余用大承气汤加人中黄方。其家翁凝夏行医有年，不知瘟疫治法，见而骇之，即携前方以示余曰："小媳阴分多亏，服养阴清热之剂尚不能愈，投此峻剂，毋乃不可乎？"余视其方，乃复脉去姜桂，暑湿证中育阴套法耳！胡可治病？于是余正色相告曰："古人

谓釜中扬沸，不如釜底抽薪。余方抽薪法，较之育阴润燥，因循误事，以蹈扬沸之弊者，相去远矣，病势至斯，何可姑待？"维时治锋在座，见余论证处方，声声称善，奈何其兄凝夏尚然踌躇莫决，弥深顾虑者，乃复晓之曰："余所不惮山路崎岖来斯一诊者，一则应治锋雅招，一则图令媳复苏，如服此方则病不愈，罚银百两，愈则分文不取。"余言激切至此。凝夏乃放胆命服。果药一下咽，遂得熟睡。至天明泻出黑粪无数，再剂而病脱然。次朝凝夏趋余前而揖曰："先生真良医也，弟昨晚不免犹豫者，非敢致疑，实以谨疾耳。自贱荆亡后，家内事尽委此媳，关系匪浅，病几危笃，安得不致慎重耶？然服药迁就，终属慢师，跪求恕罪，夫复何言。"余起而辞之曰："令弟治锋与余交好，今治阁下媳如治治锋媳也，何敢介意？"拱别而归，因并记此，以知时医世界，无往不然，可发一叹。

《医案梦记》

王燕昌

一营弁，二十余岁，肥而善啖，染疫十余日，连服大黄、芒硝而大便不通。诊其六脉洪数，右关、寸滑甚。用贝母一两、当归一两、柴胡三钱、竹沥三钱、苎麻根三钱，服之大泻而愈。

一村农，三十岁，疫甚，乱后无药，十七八日但饮冷水，不食。雨后自汗、便利而愈。每日卧不能起，闻村中有杀犬者，匍匐拾犬肠煮食，遂起。

一妇，温疫十六日，汗不出，六脉沉弦，乃卫气滞塞，木郁克土也。问得欲食酸橘，亟与一枚，小嚼未咽，即大汗解。

以上出自《王氏医存》

张仁锡

程姓子，病瘟热旬余，身热不退，舌黑生刺，鼻如烟煤，神志昏乱，手足微厥，六脉沉细。此必承气证而误服白虎也。白虎无破结之能，徒戕胃气，反郁其阳，致令脉道不利，腑热壅闭难解。遂与大承气，连与两剂，大便得通，下后脉见浮数。余谓家人曰："邪达于表，汗将大至。"连煎白虎加人参汤灌之，覆杯，果汗至如雨。

《清代名医医话精华》

魏树春

东门外木商黄姓，温病误表不得汗，邪热郁于肌表血分，周身遍发锦斑。继起脓疱，破流脓水，躁烦大渴，舌干红无津，咽痛便秘，脉见洪数。此名阳毒，予进化斑汤合犀角地黄汤，加竹叶煎服。服二帖，诸证均减。脓疱亦渐次收敛。再加姜皮三钱，大便亦通，继用养阴调理之品，未旬日而愈。查此证患者甚少。先严百泉公临证数十年，仅见阳毒一次，予年六十余，亦始治黄姓阳毒病，此虽不经见之证，然治之稍不如法，辄有生命之虞，可不慎诸？

表侄季景江，温病愈后，顽疾填塞心窍。暗不能言。用蜜陀僧一钱，研细末，清茶调服，入口即能言。去秋儿子宏炎治舆夫某甲，因观剧庙中，小台忽倒，几被压伤，致惊气入心，亦暗不能言，仍服前方而愈。

按：密陀僧一物，能镇惊祛痰，凡病痰迷心窍，及惊气入心致暗不能言者，服此无不立效。

以上出自《清代名医医话精华》

吴达

俞惠斋，癸未四月来诊。右寸关滑数，舌苔薄白满布，舌本边红尖赤，头胀畏寒，发热多汗，口燥面红。证因外感风邪，病于春末夏初之时，内有木火相应，实为温热，是以脉见浮滑洪大，毫无紧象也。议用凉营泄卫法。方用薄荷清在上之风邪，青蒿、前胡和解少阳内郁之火，佐白芍平木而和中土之阴；元参、连翘、麦冬清上火而保肺胃，盖温热之邪，无不犯及肺胃也；丹皮清木火而熄风，生草和协诸味；引用姜泄其卫，枣镇于中。服之旋愈。

《医学求是》

雷丰

山阴沈某，发热经旬，口渴喜冷，脉来洪大之象，舌苔黄燥而焦。丰曰：此温病也。由伏气自内而出，宜用清凉透邪法，去淡豉、竹叶、绿豆衣，加杏仁、蒌壳、花粉、甘草治之。服一剂，未中肯綮，更加谵语神昏，脉转实大有力，此温邪炽盛，胃有燥屎昭然，改用润下救津法，加杏霜、枳壳治之。午前服下，至薄暮腹内微疼，先得矢气数下，交子夜始得更衣，有坚燥黑屎十数枚，继下溏粪，色如败酱，臭不可近，少顷遂熟寐矣，鼾声如昔，肤热渐平，至次日辰牌方醒，醒来腹内觉饥，啜薄粥一碗，复脉转为小软，舌苔已化，津液亦生。丰曰：病全愈矣，当进清养胃阴之药。服数剂，精神日复耳。

程曦曰：斯二证皆是温病，见证似乎相仿，一得人参之力，一得承气之助，可见学医宜参脉证。一加呃逆，脉转洪形，便知其为胃气之虚；一加谵语，脉转实大，便知其为胃气之实。论其常证，相去不远，见其变证，虚实攸分，临证之秋，苟不审其孰虚孰实，焉能迎刃而解耶！

《时病论》

杨毓斌

蔡仲举大令，日晡蕴蕴作热，头汗至颈而还，胸闷，神昏，呕恶，面㿠白，舌苔白腻，脉右软滑，左尤弱而无神。误服凉润，抑邪内结。暂用和阳导湿，以消息之。

桂心　白芍　炙草　黄郁金　茯苓　陈皮　姜夏　谷芽

舌苔化为光绛，湿热伤营。阴分素弱，桂不中与，头有微汗，防逆陷。

桑叶　防风　茯神　枇杷叶　赤芍　橘络　南沙参　甘草　麦芽

汗退，热平，午后复热，神识若蒙，四肢蠕动，耳聋，舌淡白。化疟不真，仍防昏陷。

醋炒柴胡　牡蛎　大贝　防风　生芪皮　陈皮　南沙参　夜交藤　荷叶包　生谷芽

有汗热退，无汗热起，神识若蒙，大便溏，脉虚软浮滑。

生芪　牡蛎　夜交藤　朱茯神　醋半夏　沙参　白薇　炙草　扁豆衣

诸证大减，神识清，唇紫润，舌薄白。湿郁上熏，气弱，用扶正化邪为治。

黄芪　太子参　土炒白术　茯神　醋半夏　夜交藤　牡蛎　川朴　陈皮　谷芽

证愈，脉和，腹泄，不思食。

用六君子汤去半夏，加六曲、扁豆衣、谷芽。

愈后四五日，下利红白。气虚不摄，用升固法，两服愈。

太子参　绵芪　白术　陈皮　醋炒当归炭　龙骨　御米壳　炙草　煨葛梗　升麻

百劳水煎。

徐明经慰农三令郎，病后失调，留热营分。杂治经月，反增壮火食气。饮食加平日数倍，而四肢无力，周身疲软，浸成食㑊重证。时觉一股热气循脊而上，颐红，绕颈作热，舌苔光黑满布。慰农惶急速予往诊。

按：太阳与督脉循脊上巅，为多气多血之经，与少阴相表里，久病未有不伤及少阴者。少阴伤，则水不足涵木，而雷龙之火不潜，挟少阳相火上僭，内灼胃腑。胃腑不清，颐红，绕颈热者，少阳阳明经病也。少阴病，厥阴亦不能条畅。三阳三阴同病，头绪纷繁，诚不易治，无怪医家无所措手，模糊影响，疑为痨怯。姑从营分导热下行，执简驭繁，当无大谬。时甲午十一月杪。

茜草一钱五分　炒枯芩一钱五分　大生地三钱　龙齿二钱　牡蛎五钱　桑根白皮二钱　生草一钱　元参二钱　朱茯神三钱　秋石二分

初一日，证略减，多汗。加沙参二钱、浮小麦三钱、生芪三钱。

初三日，诸恙减半，惟觉气结，腹微急，乃木气贼土。

前方去茜草、枯芩，加白薇三钱、炒川贝一钱五分、土炒白芍一钱五分。

初五日，证愈六七，肺胃脉微弦数，上鱼际。易方两服全愈。

瓜蒌根二钱　霜桑叶一钱五分　白芍二钱　五味子三分　炒白薇一钱五分　龙骨二钱　牡蛎四钱　首乌藤三钱　生芪三钱　生炙甘草各一钱　炒牛膝一钱五分　北沙参三钱　须谷芽一两，先煎水入药

以上出自《治验论案》

温载之

癸酉三月，邑侯李听翁之外甥刘辑五得染温病，被医误治。遂成烦躁不眠，两目直视，大小便闭，津液枯涸，舌起芒刺，危在顷刻。延医满座，各出心裁，或议温补，或议攻下，纷纷不决。延余往视，因各医议论不同，取决于余。诊其六脉，浮洪兼数，重按无力。所现各证皆因前医误用温散，助其蕴热，耗干津液，已成坏证。此时再用温补，定成亡阴之证，并非实火，攻下不宜。余即拟用人参白虎汤，外加元参、麦冬、生地、连翘、前仁、花粉滋润之品，生其津液。幸听翁平日信任之，专照方煎服。服后酣眠。次日往，前证俱减大半，仍照原方再服，而热退津回，大小便俱通。随用清润之品调理月余，始瘳。然此病入脏最深，拔去匪易，是以需日甚久也。后因马养斋大令之胞弟仲容亦患此病，与前证大略相同，余依用前法而瘳。

余姻侄世职马荣升，年十六龄。于夏初陡患温病，身热如火，头晕，鼻衄，即延余诊视。审其脉洪数。余告之曰："此名温病，证实凶猛。若见发热，误认为寒，辛温一投，危亡立至。"谊属至亲力任其役，但请余治，不可另延他医，恐其错误，厥咎谁归。况马氏一门仅此一子，宗祧所关。余不忍漠视，故力肩重任。幸伊孀母知余有素，见余治温病屡获奇效，畀余治疗。余始用清凉散二剂，散其表热，衄止头轻。随现口渴便闭，继用白虎汤加元参、生地、枳桔等味，以荡其内热。服两剂，忽而寒战，继之以大汗淋漓，湿透重衣，汗后酣然大睡，四肢冰凉。其母惶灰，恐其气脱，赶余往视。余询其出汗情状，见其脉静身凉，因晓之曰："此汗系服凉药而出，并非发出之汗，乃大吉之征，非脱象也。任其熟眠，不可惊觉。"果然酣睡一夜。次日晨早，大便已通，泻出稀屎，其热臭非常。调理至十四日之久，复行发热，前证俱作，较先略轻。其母深怪自不谨慎致有此变。余曰："此乃温病之常，不足怪也。"仍用前法增减治疗。又复战汗而解。至二十余日，又复发热，余曰："因病深重，此三反也。"仍前调治，复汗而解，随用清润之品以善其后，缠绵直至两月之久，始能扶杖而行。此次若非病家信任之专，余何能尽其挚爱之忱。修园曰："医本无权，而任医之人有权。"同患此病，死者数人。其母深感再造，余亦乐不可支。

友人李茂春之子染患温病，发热，不恶寒而渴。诊其六脉沉细，与证不合。然温病脉象应洪数，今反沉细，仍当以证为凭，舍脉从证。徐灵胎先生《医论》云：以脉为可凭，而脉亦有时不足凭。以脉不可凭，而凿凿乎其可凭。况病之名有万端，而脉之象不过数十种。且一病而数十种之脉，无不可见，必以望、闻、问三者合而参观之，亦百不失一矣。余仍用辛凉甘寒治温之法，治之数剂而愈。夫证者，证也，最为可凭，脉象不过参阅耳。然亦有舍证从脉者。总在医家会通经学，更深思有得，则无所不验矣。

涪州少牧娄尧廷之太姻母姚姓者，年六十余，染患温病，被医误用辛温发散，已成危证。延余诊治，见其两目直视，对烛不见其光，舌起芒刺，昏不知人，身热如火。诊其脉，洪大无伦，重按无力。论法：温病目盲者死，俱为不治之证。医乃活人之术，一息未断，岂忍坐视病家，力求挽救，余即慨然自任。即用人参白虎汤，重加元参、二冬、生地、银花、连翘、花粉、车前仁等味，令其浓煎频服。旁有一人请用承气汤以下之，余晓之曰："承气汤系泻阳明实火。此为温病，乃热邪布散于上焦，宜辛凉润剂以泄其上焦之热。若用下药，必然气脱而死。"次日延视，入门见其欣欣然，有喜色，云："服此药两碗即得安眠，今日目能见物，并知人事矣。"余随用前方加减出入。次日，泻出黑水，其热如汤。调理月余方瘥。此病若遇庸手，一下必脱，是温病之不可轻于议下也。

蹇观察子和由黔江勾当公事，折回渝城，陡患温证。已更数医，均不见效。观察姚公镇军联公会商命余往视。见其舌苔如去油猪腰，面赤，津干，诊其大脉，洪数不伦。皆由内蕴之热，灼干阴液，又兼积劳所致。余复命曰："病为不治之证。"未便主方。问："尚可延缓否？"余曰："恐晚间亥子之交，水不济火，必然阴脱。"当即专差限日至遵义，赶其家属。果于是夜三更而卒。

以上出自《温病浅说温氏医案》

孙御千

毛禹谟时疫证。丁亥五月，长泾镇毛禹谟患时疫证。本镇医家，以三阳经药发表，苦寒药清火杂治。自余汗后，热不衰，神昏默沉，偏身似斑非斑，时复躁扰狂越，谵语片响方定，胸腹按之痞满，咽噎多痰，舌苔色白中央黄，诊脉皆数大，此时行疫邪，横连膜原，不易解散，遵吴又可法，用达原饮疏利之。

槟榔　厚朴　芍药　草果仁　知母　黄芩　甘草

二剂后，证减二三，但暂时有如狂之状，欲殴人，大便闭结，于前方中加生大黄三钱利之，所谓三消饮也，其病遂不劳余力而愈矣。

《龙砂八家医案》

汪廷元

吴风山兄病温，身热，不恶寒，耳微聋，口干舌苔，医药未退。予切其脉，虚数不能应指。所云前证虽在，而加昏愦汗泄。或且以为邪热传里。予晓诸同人曰："此君色晦少神，虚烦无主，脉气夺，凶兆见矣。当大补其正气，何暇驱除邪热耶？盖证有虚实，治有补泻，不能审察，多致祸败如斯。证实少虚多，前此泻而不补，故根本亏而势将脱。今即宜顾其正气，正气可回则邪热当退。设有余邪未尽，治之亦甚易易。故事当权其大小、缓急，如汲暗开仓，发粟赈贫民，不问河内火灾是也。"人参、黄芪、茯神、白术、浮麦、枣仁、牡蛎等三剂，正复病退。续耳后微肿而红，此余邪也，出些少脓水即愈。

《广陵医案摘录》

陈虬

己卯秋试，场后十八日，五弟叔和在省偶患时热，头疼而体温，脉皆数濡，饮以吴氏银翘散，啜半觉愈，遂彻后服。次早寓友招予游吴山，弟亦随往，至则脚重头晕，若不自支，遂早时先回，归则热复作。次早出江头，未刻开船，入夜身遂大热，舌光口渴，咬牙谵语，喃喃皆场屋语，脉亦数实。时行箧中独少犀角，任其炎铄而已。比廿三至兰溪，则已神昏妄语，痉厥诸恶候迭见矣。连日舟车伶俜，不能猛意用药，仅得与病浮沉。廿八晚至缙云，适天晴酷热，口愈大渴，腹痛，燥满热溏异常。因以大承气汤下之，大便下如胶漆甚多，而奇臭，内热少减。廿九上簰，时值阴雨，病热略轻，呻吟之声犹与欸乃相互答。未刻至厦河，换一小舟，飞驶前行。九月初一午刻，至青田，口复大渴，舌焦而短，睛停搦搐，危急之候，不堪名状。急起入城市添缺药，遂以生地五两、连心麦冬三两、竹叶两半、元参三两、大青八钱、竹茹六钱，浓煎三大樽，恣饮过半，色泽始微有润意。初二到郡，随觅小舟，于申刻回舍，回家数日，接服养心和肝之剂，觉脉渐见浮数而驶，疑其作战，乃再加以搜邪之品，如龟甲、桑叶、羚羊、菊花之类，再剂而左耳后侧结一核，盖邪已得提外出也。初七，喉间觉痰声漉漉，知邪气挟痰而行，乃改投化气行水之剂，以生牡蛎一两，龙骨、茯苓各四钱，桂心五分，炙草一钱，再服而痰愈。初九早起，四肢微厥，睛停不语，瞳仁散大欲脱，乃急以高丽一钱，益智一钱，附子二分，桂心一分，枣仁、远志各六分，九节菖蒲二分，茯神钱半，炙草四分，连进四剂，而目动光敛，厥回能语，改用大剂，以东洋五钱，炙芪八钱，茯神三钱，姜炭一钱，归身一钱，蒸术三钱，甘菊、炙草各一钱。盖场屋劳神，心阳被耗，今阴液既足，阳气愈见衰微，斯时一线之阳，正在将脱未脱之际，当先以温通宣补小剂，招纳微阳，俟心阳归舍，方可施以重剂。苦先时误施重药，厥虑有二：一则心脏空虚，复济以热剂，恐宫城有自焚之患；一则心阳既已外铄，猝得补火之品，未免横飞旁肆，重致口糜舌烂之灾，此实宣纳心阳之要旨也。服补托剂将近旬日，身热谵语渐愈，但耳后终未溃散。乃加防风、柴胡各八分，羌活四分，角刺七分，和前药中，二剂。而十五日大便溏泄数次，皆黑如败酱，下后神气昏倦。继于前方中去风药，加鹿胶二钱，大熟地四钱，淡附片一钱，另以淮山四钱杵粉和服，十六日泄止，而肿处竟皮晕大软，嘱疡医以铍针针入五分，脓随针出，乃以养阴护阳活血清火之药相间而服。十月朔，结喉旁又结一核，视前略小，仍如前调理十三日，针而始溃。月晦，二处始结疤痕，调息三月余，始步履如常人。此证自九月初七以前，计服冬、地、元参三味约五斤余，后则服东洋、芪、术亦不下四斤余，众口哓哓，或议阴药过剂，致成颐肿；或议投补太早，致颐毒迭出，其实皆非探本之论也。此病由于试务劳心所致，故终日刺刺，皆举业事，内伤之基已伏，初起证本极轻，若得银翘散终剂自当霍然。乃余邪未尽旋即鼓勇登山，以致热邪乘虚而陷，故不二日，而即上窜心包，然斯时若得大剂犀角地黄汤，亦不难一鼓而下，失此不治，则如晋之怀愍，宋之徽钦，君主失职，宫城被焚，而寇氛四扇，于是海内遂无一安土矣。耳后结毒者，凡时邪乘虚内陷，总俟液足始能托邪外出，或从战汗而解，或发结毒而解，此实定法，非误药也。况冬地之误，神必去明而即昏，便必始坚而后溏，甚则滑泄不禁，吾见亦多矣。从未有阴柔滞邪之品，而反能引邪外出者，况此证便溏一夜已在服阳药旬日之后，其实致溏之故别有机窍，试约言其旨。盖毒气过甚，反拥室而不能外达，猝得风药鼓其气机，故得下而肿处反皮晕而光软。盖里气得通，邪气始能外达，此理人鲜知者。费建中颇窥此义，用以著《救偏琐言》，遂诚独得之秘。若谓时毒连出辄疑过补，亦属一貉之见，不知足少阳之脉，下耳后，下加颊车，而循喉咙，余邪未尽，故上行极而下也。其后纯用阳药者，盖阴虚之人，阳气虽亏，不见其少，迨阴液得补而足。而些少之阳，不足于运之，于是寒中之证蜂起矣。况溃疡之后。即壮盛者易变虚寒，况其为卧床久病者哉？众皆称善，因笔之以俟海内方家正之。

舅氏邱寿臬，太孺人嫡弟也。身肥嗜饮，而性躁急，突患热证，予适他往，医治罔效。始以危急促予归，至则身热谵语，目赤面红，口渴气粗，舌黄而燥，六脉洪滑无伦。予命急取雪水半碗，令时时小饮之，病者得水一饮而干。乃授以犀角地黄汤，生犀角（磨水）三钱、生白芍五钱、湖丹皮三钱、地黄汁四钱，另用枳椇子（杵细入雪水）八钱，先煎代水一剂而减，再剂而谵语目赤顿息。唯胸膈微觉痞闷，此痰闭也。

葛花五钱　清炒水连二钱　炒黄芩二钱　郁金八分　瓜蒌根二钱

三服而胸痞亦愈。但小便短赤而疼，此湿已下行也，复授以甘露饮，仍用枳椇子煎汤代水，覆杯而病若失。嗣于调理善后方中，皆约入解酒之品，一月全愈。因告之曰，凡素嗜鸦片果酒，及一切肥甘之人，积久皆能成病，或因他病而牵动本病，或因本病而招引他病，医者当正其标本，求其所属以治之。所谓伏其所主，而先其所因也。盖人中气有权，枢机自转，一切饮食之物，皆听其转输，清升浊降，原无留滞于中。然脏腑经络之间，自有一种精微之气，涵濡击涘于其际，此实以相养，而非以为病也。夙有偏嗜之人则不然，饮食入内，日积月累，气化俱偏，而所谓精微之气者，亦遂如市沽之酒，减色之银，庞杂搅乱，而不能出于纯。但平人脏气充实，故此气退处而不敢窃出。病则正虚邪聚，气遂渐出，而与病气混为一家，医者但知见病治病，而不知尚有所以病病者，未见其能治也。此意从未经人道，故特详论之，众皆额首称善。然此证得愈，抑亦天幸焉，舅氏心直口快，性虽躁急，然颇乐于为善，亲串中有以贫卖其寡媳者，已得洋蚨三十元，舅氏闻故，概还原数，俾姑媳复得完聚焉，去腊事也。殆所谓善人自获天佑，聊假手于仆耶？是可为为善者劝。

杨剃匠某患瘟疫，旬日不解，妻亦继病，家贫店小，秽气触人，戚好无过问者，恃邻谊求诊，予入脉之，见夫妇同卧一床，呻吟之声惨不忍闻，证皆身热口渴，神昏妄语，齿垢唇干，舌燥黑而有断纹，腹皆痛而拒按。虽患证均同，而诊脉，夫则沉实有力，妻虽实而按之如石，疑其真脏脉见，但不审腹疼何以亦能拒按？因问之曰："比有所食否？"曰："曾食番茄丝，遂尔腹痛。"曰："是矣，此一虚一实证也。夫宜攻而妻则宜补。"或问故，乃语之曰："腹痛拒按者，一邪聚，一食积也。妄语者，实则谵语，虚则郑声也。身热口渴，齿垢唇干，舌黑而纹裂者，一则邪火盛而阴伤，法当攻邪，所谓祛邪所以保正也。一则真阴亏而火亢，法当养阴，所谓养正所以逐邪也。但阴虚之人，齿虽垢而舌多光而无苔，今黑裂而仍断为阴虚者，以饮食不洁，积垢所成，上虽有苔，而根自鲜红，前曾挖视也。"乃以大剂承气汤授其夫，三下之，始作战汗而解。盖里气得和，而外邪自解也。妻则投以吴氏增液汤，麦冬、生地、元参，加枳实一钱五分、麦芽一钱、石斛一钱、西洋八分，养胃化食，一剂而得下，痛愈，乃改投吴氏加减复脉汤，仍加东洋，六剂而各候均愈。唯身热未除，乃于前方加桂枝六分、人乳拌生芪钱半、羚羊钱半，再剂，得微汗而解。盖营卫和而汗自出也。凡外邪自外入者，终当从汗而解，医者不可不知。世医于邪正攻补之机茫无分晓，特详绎之。盖治病必求其本，本者何？致病之本也。病由邪盛而致，则去邪所以保正，虽正气素虚，但求其犹可一战者，便可放胆攻之。盖邪一日不去，则正一日不复，盗贼蜂起，而犹欲施弦歌俎豆之化，未有不养虎贻患者也。病由正虚而致，则养正即以逐邪，虽邪气尚盛，但求其系失补者，便当放胆补之。盖正一日不复，则邪一日不去。饥馑荐臻，而犹欲行征诛放伐之事，未有不绝粮偾事者也。冒昧之徒，各守其一偏之法，以应无穷之病，其偶有中者，则援为定法，而于其所不效者，则诿为他人妄补妄攻之故，岂知其病不知本所致哉？不然，何以河间戴人之书，有攻无补；长洲景岳之案，攻少补多，亦可以知其偏矣。世医慕其长而忘其偏，其不至于夭人长命者几希矣！世有好学深思之士，于四家之书钩稽互考，究其指归，于患病之家，庶有济乎？予实践予望之。

以上出自《蛰庐诊录》

朱增藩

族瑾泉之次子棣志，体素羸弱，经余治乃成立。庚寅五月十二日在宝郡染时疫，发表清里不应。十八日归，十九日延余治。浑身厥冷，喜笑，舌苔黄黑，牙根腐烂，齿黑唇晦，小便黄，大便微溏，神明欠清，呻言热气冲上溜下，无可奈何。其脉中取四至，谛思良久，病重若此，而脉不浮不沉不迟不数，必是疫邪横据膜原，剿之为要。唇舌乃邪气熏蒸，不可以小便黄一证，认作里热。厥冷乃邪信正诎，不可以大便溏一端，误作阴寒。其心神瞀乱喜笑者，渗邪上干膻中，疫病常情，不足为怪。仿吴氏达原饮，取草果之臭，与疫同气，直达病所；槟榔、厚朴直捣中坚；甘草解毒；去知、芍、黄芩，无使淹留阳气，不得外达；加人参扶其正气；羌活、葛根、柴胡提出三阳表分；俟阳信厥解，再为处治。服二剂，次日诊之，果厥解而神明稍清。自知一团热气，无有定所，时而冲于心胸，时而溜于脐腹，时而注于喉关肩臂，时而游于背膂䯒腘。一至其处，初按之在是，细审之却又不在是。其烦热不可名状。细端病情，与吴氏所论邪据膜原不同。此是渗气从口鼻而入，直干肺胃气道，邪正混合，随气升降周流躯壳，所以上下无常，往来不定。欲出不出，外不干经；欲入不入，内不干腑。草果、槟榔徒耗清空之气，恐致变生不测。忆前岁因小儿光馥病疫，悟出芦根方，证虽殊而治大同。遂用其方，径清疫热，提邪外出，使邪干血分则从斑解，邪干气分则从汗解，听其自然。服一剂果斑出，三四剂诸证皆除。瑾喜曰："病愈矣！"余曰："未也。"渗气蕴蓄，余邪虽尽，方内须加参芪防风归地辈，力行拖解，使余邪皆从外出。服至五六剂，脉数口渴发热，热极时，反觉恶寒，欲得衣被盖覆，促令再服一剂，口更渴，热更甚。瑾以热茶数碗与之，助其气液，郁蒸大汗而解。翼日热退身凉，四肢如在井泉中出，身体尚津津汗出，随用人参黄芪当归桂枝汤，加芦根等味以复其体。

壬辰二月，房兄巨卿妻邓氏，因月初巨在宝郡染疫归，服侍旬日，巨愈而氏染之。发表温补不应，月杪，延馥治。诊之，脉弱数，口苦，舌苔黑滑。发热呕逆，满口白涎，唾之不已，耳聋嗜卧，少气懒言，头颅倾倒，大便旬日未通。势危迫。细审病情，乃是疫传少阴，里寒外热证也。肾阳衰微，邪入随而化寒，迫阳外越，故发热。即《内经》所谓重寒则热也。呕而口吐白涎不已，即嘉言所谓浊阴上逆也。耳聋嗜卧，少气懒言，头颅倾倒，明系少阴见证。惟此阴霾惨烈，而口苦一证，殊有不可解者。《论》中口苦乃少阳胆热不溢，岂阴气内盛，而胆尚热乎？《内经》：心热则口苦。兹舌苔黑滑，水凌火位，而心尚热乎？静思良久，乃元阳沦丧，所致三阳不升，三阴不降，而心胆虚热伴阴寒上逆。大便旬日未通，正升降失职，中枢不运使然。法宜扶阳建极，厥疾自瘳矣。主以附块三两、术、芪各四两、北姜二两、炙草八钱、人参四钱、半夏四钱、砂仁三钱。顷间又延某至。诊毕，以柴胡双解饮。议决于馥，馥曰："凡证当阴阳难辨之外，贵于公共证中，寻出专证来，庶有把握。若此发热，耳聋，口苦，呕逆，便秘，似少阳阳明病。而参以脉弱数，舌苔黑滑，嗜卧少气，头颅倾倒，其里寒外热，确有明征。当此阳消阴长之时，不速以大剂猛进，真阳亡在顷刻矣。"某遂称馥主方为善。进一剂。次早诊之，大有起色。馥归，嘱令服原方二三剂后，分两减半。又数剂而全愈。

族石峰其长孙体仁，于辛卯七月初八日在宝郡染疫。十五日舆归，二十四日延余治。诊之，壮热无汗，微觉恶寒，其热入暮更甚，错语神昏，舌苔黑焦，耳聋，僵卧，旬日不食，六脉浮空，势危急，万能措手。时伊戚杜君逊成在座，亦善医。述用发表、和解、清里剂均不应。余谛审病证，乃是渗邪蕴蒸，欲出表而不能，提邪外出，得汗出热解，方是活法。然六脉浮空，不顾正气，即提邪透表，恐致汗脱莫救，与杜君议用芦根、薄荷、银草，直解渗毒，人参、葳蕤、归、地、白芍，养液以助汗源。因咳嗽加贝母、陈皮，用柴胡一味，轻轻提之。服二剂，果大汗，热退身凉，神识清朗，舌黑渐润，大便旬日未解，用苎根导法，顷下秽恶，小便短赤，用育阴利水之剂。服三剂，小便清长，六脉有神，舌转红润，议用养阴之剂。余归。渠家速求复体，方内加芪、术，服数剂，忽日晡发热，狂妄谵语，复延余。余以服芪、术太早，助其余邪，与杜君议用二阴煎去木通，易黄连以莲心，更加石斛清阳明虚热，龙骨、牡蛎交媾心肾，柴胡、白芍养血提邪。一剂狂定热除。善后仍议养阴之剂，得杜君调理而安。

朱君筠轩，素禀阴脏，常服温补。庚寅春染病，证类伤寒，治经半月，延余诊之。脉洪大而松，精神疲倦，入暮厥热，神昏错语，舌苔浮黑，势危急。默思此系疹邪传入厥阴少阴随阴而化，法宜补气扶阳，否则厥深热退不为矣。吾友李君融峰与吾同见，遂议参术茸附辈大剂进二三服。忽夜半便溏一二次，浑身汗出。举家仓皇。余曰："中气有权，秽腐当去，加之汗出，表气又通，病当解。"次日果有起色。越二日，余归。李君接服平补想已痊可。不料愈近半月，入暮发热如故，舌苔黄黑。是乃正气未复，而余邪不服。当清补兼投。复延余，议用洋参、麦冬、枸杞、山药、生甘草辈，俟邪诎正信，随证调理以冀全愈。

李年友之妻某氏，病体厥，床下置火盆二，重衾盖覆，犹欲其子覆卧被上，以通暖气。诊之，脉紧数，舌苔白焦如积粉，口臭气粗，喷热如火。余思此乃疫病，火郁于内，阳气不达肤表，外虽若冰，而内若炭也。主吴氏三消饮，芩知硝黄以荡内热，羌葛柴胡透发火郁。服四五剂体厥解，内热亦轻，本方减硝黄又数剂而愈。

以上出自《疫证治例》

陈菊生

夏至以后，炎暑司令。相火用事，其人伏邪久郁，适随时气暑热，一朝勃发，名曰热病。及早清之，本无大害，特恐拘守六经分证，仍用伤寒法治，势必转重转危。庚寅夏，余客天津，金陵张君卧楼患病二旬，来延余诊。脉浮细而疾，面赤舌赤，目呆耳聋，神昏谵语，身热汗出，烦躁不寐者八日，米饮不进者六日，小便短赤，大便先溏后结，令人按其脘腹，拒不欲按，至少腹，更不能按。明是大热之证，中有结粪，非急为清下不可。因合白虎、承气，去川朴、粳米，加元参、花粉、竹叶、芦根为方，并告其什曰："服药外，恣饮西瓜水。"余去，又有医至，虑病久正亏，所药过峻，不敢与服，改用牛黄清心丸法，入夜，猝起发狂，越户，仆地，举室骇然。其仆记予临去时，有"恣饮西瓜水"一语，即用西瓜取水饮之，神稍定，扶而入。比明，又延余往，见证较昨益危，询知其故，因告之曰："釜底抽薪之法，古人正为此等热证设也。不通下窍，则上中二焦火，清亦无功。余岂不揣病情，轻以猛药与人者，实因势已垂危，不如此则不救。迫于弗得已也。"仍用前方加小生地、麦冬，饮药一时许，即安睡，至夜大便一次，明晨又大便一次，神识俱清，能进粥饮。即日又诊，比余至，时刚午刻，神识又昏，人谓此必病退正虚之兆，余曰："不然，面色尚赤，脉象尚数，按至少腹，尚有欲拒之状，见证仍实而不虚，神识复昏，实缘巳午二时，阳气极盛，外火引动内火，相因而识故也。"今再服前药一剂，服后，睡如昨，便亦如昨，从此神清，不复昏矣。后去生军、芒硝，专服石膏、生地等药，至六十余剂，每剂膏、地必用两许，并饮西瓜至三石而后痊。夫此证起于五月，重于六月，其为热病明矣。古人治热病，以白虎汤为主。后贤刘河间创议分三焦投药，以苦辛寒为主，治法具在。乃俗工不知早为之所，致兆焚如，迨势已垂危，又欲救车薪以杯水，名为慎重，实则因循。幸而气血尚充，稍延时日，否则火性至暴，顷刻燎原，虽有卢扁，其及抽薪于釜底耶？

《诊余举隅录》

王旭高

黄。舌干而绛，齿燥唇焦，痰气喘粗，脉象细数。无形邪热熏蒸于膻中，有形痰浊阻塞于肺胃，而又津枯液燥，正气内亏，恐有厥脱之变。拟化痰涤热治其标，扶正生津救其本。必得痰喘平，神气清，庶几可图。

羚羊角　旋覆花　葶苈　杏仁　川贝　鲜石斛　元参　茅根　竹油　沉香　代赭石　苏子　姜汁　枇杷叶　滚痰丸三钱，人参汤送下

又：头汗淋沥，痰喘不止，脉形洪大，面色青晦，舌红干㿠，齿板唇焦。此少阴阴津不足，阳明邪火有余，火载气而上逆，肺失降而为喘，证势危险，深虑厥脱。勉拟救少阴之津，清阳明之火，益气以敛其汗，保肺以定其喘，转辗图维，冀其应手乃妙。

大生地海浮石拌捣　洋参　牛膝　五味子　石膏　桑皮　川贝　炙甘草人参一钱，另煎，冲

陈粳米煎汤代水。

渊按：脉形洪大，合之头汗面青，上实下虚大著。从补下纳气之中，想出清热救津之法。故能应手。人参、石膏、粳米，救阴清热，亦所以救肾也。

又：汗稍收，喘稍平，脉大稍软。但气仍急促，心中烦躁，舌红干㿠，齿垢唇焦。津液犹未回，虚阳犹未息，上逆之气犹未平，虽逾险岭，未涉坦途。今少腹似有透瘰之象，是亦邪之出路也。仍拟救少阴，清阳明，再望转机。

大生地蛤粉炒　洋参　沙参　元参　麦冬　鲜生地　牛膝　通草　豆卷　五味子　竹叶　枇杷叶

陈粳米煎汤代水。

渊按：前方应手，此即头头是道。通草、豆卷，淡渗泄表。恐其耗津。不必虑邪之不去，津气回而邪自不容矣。

又：阴津稍回，气火未平。仍宜步步小心，勿致变端为幸。

大生地　洋参　沙参　元参　泽泻　麦冬　天竺黄　鲜石斛　石决明　茯神　芦根

张。温邪两候不解，脉形洪大中空；神昏蒙而如醉，舌淡红而无苔。与汤亦不却，不与亦不讨；呓语如呢喃，叮咛重复道。昨日用芳开，神情略觉好。然凭证而论之，乃津枯而液燥。是必甘寒润燥生津液，俾得气化津回方保吉。聊立方法以备参，候高明以商夺。

大生地　鲜石斛　沙参　茯苓　麦冬　羚羊角　鲜生地　竺黄　甘蔗汁　芦根尖

渊按：按语清华，方法简洁，非学识兼到者不能。

许。温邪内蕴，痰浊上泛。壮热无汗，神识模糊，气逆痰多，舌腻尖红，大便不通。势防厥脱。

羚羊角　葶苈　杏仁　川贝　竺黄　黑山栀　蒌仁　枳实　豆豉　菖蒲

滚痰丸三钱。此方效。

渊按：实热夹痰，滚痰丸甚合，煎方亦好。

秦。温邪十二日，斑疹遍透，神识仍糊，大便屡行，齿垢未脱。舌尖红，中心焦，阴津灼也。左脉大，右脉小，元气弱也。昨投清泄芳开，是从邪面著笔；今诊脉神委顿，当从元气推求。要知温属阳邪，始终务存津液；胃为阳土，到底宜济甘凉。所虑液涸动风，易生痉厥之变；胃虚气逆，每致呃忒之虞耳！

羚羊角　沙参　生草　竺黄　菖蒲　鲜石斛　犀角　元参　洋参　泽泻　茯神　芦根

蔗汁

另用濂珠粉三分，上血珀末三分，开水调服。

又：昨用甘寒生津扶正，病势无增无减。然小便得通，亦气化津回之兆也。证交十三日，是谓过经，乃邪正胜负关头。从此津液渐回，神气渐清，便是邪退之机；从此而津液不回，神糊益甚，便是邪进之局。正胜邪则生，邪胜正则重。仍以生津救液，冀其应手。

羚羊角　鲜斛　沙参　洋参　麦冬　泽泻　赤苓　元参　蔗汁　芦根　珠黄散

又加知母、川贝。

又：甘寒清润，固足生津，亦能滋湿。向之舌绛干焦者，今转白腻，口多白沫，是胃浊上泛也。小便由于气化，湿滞中焦，气机不畅，三焦失于输化，故不饥、不思纳、小便不利也。法宜宣畅三焦。

豆卷　赤苓　猪苓　泽泻　生苡仁　杏仁　通草　竹茹　陈皮　半夏曲　谷芽　血珀五分，研末，冲服

渊按：帆随湘转，妙于转环。脾肾阳气素虚，阳邪一化，阴湿即来。在脉神委顿时早防之，庶免此日波变。然不料其变之如是速耳。古方大豆卷治筋挛湿痹，苏地用麻黄汤浸，借以发汗，与此证总不相宜。

又：瘀热蓄于下焦，膀胱气痹不化，少腹硬满，小溲不利。下既不通，必反上逆，恐生喘呃之变。开上、疏中、渗下，俾得三焦宣畅，决渎流通。

紫菀　杏仁　桔梗　川朴　陈皮　赤苓　猪苓　泽泻　苏梗　血珀　通草

又照方加参须五分，煎汤调下血珀五分。外用田螺二枚，葱白一握，桃仁三钱，曲少许，麝香五厘，肉桂五分，合打烂，炖温，敷脐下关元穴。

又：温邪甫退，少腹板硬，膀胱气化无权。昨议疏泄三焦，小便仍不畅。今少腹硬满过脐，其大如盘，按之不痛，脉沉小，舌白腻，身无热，口不渴，所谓上热方除中寒复起是也。夫膀胱与肾相表里，膀胱气化赖肾中阳气蒸腾。肾阳不足，膀胱水气凝而为瘕，须防犯胃冲心呃厥等变。急急温肾通阳泄水，犹恐莫及。

肉桂五苓散，送下金匮肾气丸三钱。

渊按：须此方解下焦之围，再佐葱、盐按摩更妙。

又：通阳泄水，与病相投，虽未大减已奏小效。腹中觉冷，中阳衰弱显然。

照方加木香、炮姜。

华。温邪八日，神识模糊，斑色红紫，脘腹拒按，结热旁流，舌红干燥，目赤唇焦，而又肤冷汗出，脉伏如无。邪热内逼，阴津外泄，颇有内闭外脱之虑。勉进黄龙汤法。

大生地　参须　生军　枳实　连翘　天竺黄　元参　菖蒲　鲜斛

渊按：肤冷、汗出、脉伏，非虚象，乃闭象也。从斑色红紫上看出。参须可斟酌。

严。病后元气未复，温邪乘虚窃发。初起即壮热神糊，舌干，肩膊胁肋疼痛。今方二日，邪未宣达，已见津涸之象，其为重候可知。当此论治，是宜达邪以解其表。然叶氏云：初起舌即干，神略糊者，宜急养正，微加透邪之药。若昏愦而后救里，有措手不及之虞矣。

北沙参一两　牛蒡三钱　杏仁三钱　焦曲三钱　黑山栀钱半　豆豉三钱　连翘三钱　竺黄一钱　枳壳一钱　茅根一两　鲜薄荷根五钱

渊按：深得叶氏心传。

沈。阴虚之体，感受温邪，反复。今交九日，神识时迷，舌满碎腐，脉象渐沉。防其昏厥。备方候济慎先生哂正。

犀角四分，磨冲　连翘三钱　丹皮钱半　瓜蒌仁三钱　鲜生地五钱　元参三钱　竺黄钱半　鲜薄荷根一两

另：珠子三分，血珀四分，研细末，芦根汤送下。

又：照前方去蒌仁，加大生地、生洋参、沙参、麦冬。

又：阴津大亏，痰火炽盛，内风暗动，痉厥将至。煎药不肯沾唇，姑以汤方备试。

参须一钱　川贝二钱　石决明八钱　杏仁三钱　芦根一两　竹油三十匙，冲　麦冬三钱　羚羊角钱半，先煎　雪梨汁一杯，冲　蔗汁一杯，冲

又：病势稍转机。仍候济慎先生裁正。

羚羊角　鲜生地　大生地　天冬　麦冬　鲜石斛　北沙参　石决明　西洋参　钩钩　芦根　竹油　茯神　蔗汁　梨汁　淡姜汁　草济慎先生加　元参济慎先生加

渊按：数方养阴则有余，泻火尚不足，致有下文邪热逗留之弊。

又：照前方加元精石，备候济慎先生裁正。

大生地　川贝　鲜石斛　石决明　元参　丹皮　麦冬　生洋参　北沙参　芦根　甘蔗汁　元精石

又：腑气不通，阳火不降，阴津不升。元气虽虚，不得不通其腑。

大生地八钱　鲜石斛五分　北沙参一两　元参三钱　知母钱半　生大黄三钱　当归三钱　生洋参三钱　麦冬三钱　芦根一两

幼。阳明热邪充盛，遍体发出紫斑，鼻血龈碎。急与清解，防内陷。

犀角　石膏　薄荷　茜草　丹皮　鲜生地　连翘　紫草　元参　茅芦根

以上出自《王旭高临证医案》

姚龙光

方家湾有凌姓者，家小康，无子，以内侄为嗣，已带养媳，吉期择在十月，而九月初忽病温证，医治罔效。至八日，病势热极，神昏谵语，烦躁不安，叫喊发狂，家人以雪水灌之，便神识昏迷，不省人事，仰卧如尸，手脚僵直，口张手撒。适余下乡觅地，托一薛姓者恳余为诊。其时已僵卧一日，呼吸甚微，脉象微细如丝，不受重按，面色夭白，绝无热象，脉证均无温病情状，惟舌本深紫，干燥无苔，上有皱纹，如猪腰风燥者，然予思阴邪断无此舌，坐筹久之，悟此病必温邪陷入血分，时医治未中窍，血热盛极，致发狂烦躁；及灌以雪水，与病虽不相当，而热势稍杀，邪正俱衰，致仰卧如尸，而成虚惫；阴血为热邪所灼，血枯阴绝，经脉无血以丽之，故脉来微弱；心主血脉，心经无血以养之，故心神莫主，魂无所依，必至昏迷不醒，而手足不为所用，此病刘河间论之极详极当，诚万世之师也。用党参、黄芪各二两，鲜生地、麦门冬、天门冬各四两，白芍药三两，当归、炙甘草各五钱，酸枣仁八钱，石菖蒲三钱，秋石六钱，化水和服，以养血滋阴，令用铜锅多水熬煎，时时灌之，服一夜，至天明目转动，午刻能言语，

身能反侧，十月完姻行礼，履步如常。

　　秀才尤小亭之四令弟，夏患温病，头痛身痛，发热无汗，口渴而不欲饮，大便略通，小便黄少，两脉俱弦数，两尺洪实，舌本淡紫，无苔。余曰：此伏邪证也，病不易透，势难遽解，毋望速效，幸耐之。为用辛凉清热之剂，以透其邪，连服四帖，脉已渐平，已有解势。第六日申刻，予往复诊，见其面色大变，皮肤僵硬，四肢冰冷，卧床烦躁，反复辗转，而人事不知，百呼莫应，两脉则沉小而疾，余思比病不应有此变局，实因天时亢热，所居房屋狭小，内热外暑，两相胶结，成此危险之痧证。夫人身津管、血管通行周身，而津血之中俱有咸味，则俱有卤气，故汗与小便其味皆咸，是其征也。若经气隧道为暑邪壅闭，阳气郁而成火，煎熬津血，其中卤气结为砂子，塞于管内，则周身气血不行，故肢厥身冷，色变肉僵，心主血脉，血结为砂，则心血阻滞，神不安舍，故痧证无不烦躁者，重则昏迷，轻则清醒，故针刺透其络气可愈也，芳香开其心窍亦可愈也。冬季寒气闭窍亦成痧证，但治之稍异耳。今此病伏热未解，加之外暑逼迫，焉得不成极重之痧证，令先召康老针刺出血，吾急取药磨汁以灌，两时许，人事大清，气平安静，又得大便一次，去积垢甚多，明日热势复炽，脉仍弦数浮起，为用甘寒重剂，两帖而愈。吾见痧证极多，时医讳言之，不知何故，因此伤身者，不可胜记，病家志之。

　　丁酉四月，有蔡姓父子开杂货铺于郡城内，其子二十余岁，素有腿患，发则针刺紫筋数处，出血便瘥。此次刺而不应，针眼翻开如翻花状，逾二日，大发寒热。请医诊治，服九叶羌活汤两帖，热势加重，易医而用银翘加桑白皮等，又服两帖则势转危笃，举室仓皇。病者之叔岳萧佑延，余契友也。为迓予治，入室见病已热极。离床二三尺便觉热气袭人，神昏躁扰，舌向唇外舔咂，所异者满面红光，油积一二分许，以白纸拂拭，满纸皆油，若自油内拽出者，然小便六日不解，大便则日夜百数十次，始而粪，继而水，继而皆白沫，左腿上有大白水泡百余，根盘皆红，左旁微有润气，余均干热而燥，脉皆洪大而数，右寸尤甚，诊毕问起病之由及所服之药，此等重证，曾未闻见，书亦无考。独坐沉思约一时许，乃忽悟曰：此本伏邪温证，热积下焦已久，得九味羌活汤温升重剂，鼓动积热上升，胸膈适当其冲，故心肺如焚，势成焦痿，后服桑白皮、枳壳等，重伤肺气，肺热无处宣泄，其上半身之真精由肺逼而上出于面。故面有油积，其下半身之津液由肺逼而下出于腿，肺主皮毛，且肺在右，气行于左，得高屋建瓴之势，故左腿水泡皆由津管逼出者出也。左旁则位高气膈，津气难道，故仅有润气耳，肺有上窍，无下窍，膀胱有下窍，无上窍，一有降力，一有吸力，两脏时相感应，肺气绝则膀胱不化，故小便不通。肺与大肠相表里，肺热极则逼迫水谷下行，故始而粪，是肠中宿垢皆下也。继而水，是肠中垢去，胃中蓄水皆下也。又继而白沫，是肠胃皆空，肺脏之沫亦皆下也。病势至此亦云极矣。惟声音尚朗，脉尚有力，是一线生机尚未全绝，但非大剂养阴不能回其枯槁之势。乃用杭鲜生地绞汁八两，渣入药煎，沙参二两、麦门冬四两、天门冬四两、元参四两、知母五钱、黄芩五钱、秋石五钱，化水，与前汁另存和服，令药入大砂锅内，贮满河水，用炭火煎熬，数沸后，便以小茶杯装药，频频与服，毋急进，毋间断，仅一日夜全行服下，亦莫断火，药煎至无汁为度，肺位最高，药入易过病所，惟缓缓进之，而用浸灌之法最为得力。明日复诊，果油敛泡瘥，神清脉转，大便亦少，连服三剂，人事安妥，便止溺行，改方调理一月，始能扶杖出门。逾年而生子，肥白可爱。

陆家有女子，年二十余，嫁于夏家湾之夏氏，夫死，产一遗腹子，八日而病，为医所误，势颇危剧，陆姓求治于余，余怜其孤而贫，且恐母死子必不保，因往诊焉。房中秽气熏人，不堪立足，见其喘急气促，呼长吸短，言不能成声，食不能入口，日夜危坐，苦楚万状，汗大如雨，一诊脉时，二毛巾皆温，如由水内拽起，舌本青紫，苔全剥落，绝粒已经三日，脉两手浮大滑急，重按坚数，前所服药，均四物等类。余曰：此本温病，医者不知辛凉解散，而反用阴滞之药，壅塞隧道，致有此内闭外脱之候，若不开其闭，必不能固其脱也。以磨槟榔汁二钱，磨枳壳汁二钱，绞萝卜、生姜汁各半酒杯，另用桑白皮、苦桔梗、苦杏仁、金苏子、赤芍、元胡索、生甘草、飞滑石煎出，兑汁和服，一帖喘汗皆减，二贴喘汗皆止，大小便通畅，易方调理，共服八帖而痊，母子安好，现子已五岁，肥壮可爱矣。

以上出自《崇实堂医案》

柳宝诒

李。伏邪由少阳外达，未及胃腑，先犯厥阴。前数日神昏谵语，风动不已，即其征也。刻下舌苔渐见灰厚，邪热有入胃之兆。然大解溏泄稀水，胃气借此分泄，而不能崇聚。因此阴分留伏之邪，未能一起托出。神情脉象均躁扰不静。此三日间，势必渐燔及胃，始可与下。姑先托邪外达，候热势外扬再议。

鲜生地豆豉打　带心翘　元参　银花　丹皮　知母　羚羊角片　黑山栀　枳实　鲜石斛　茅根　竹叶心各

二诊：便泄水多，而无渣滓，是热结旁流之候。病已及旬，邪势渐聚于胃。舌苔干黄，唇焦齿燥，脉象数实，晡热神糊，均属腑实可下之证。拟用承气法而小其制。缘一路溏泄，骤用重下，恐不能得力也。

锦纹　蒌仁元明粉炒　鲜生地豆豉打　枳实　鲜石斛　陈皮　甘草　郁金　带心翘　淡芩　茅根　淡竹叶

三诊：伏温之邪暂平复剧。刻下神昏错语，便泄多水，脉象弦数，舌苔灰浊近干，底边红绛，唇齿均燥。热邪渐聚于胃，其内蕴于阴者，尚未一律外透，惟腑热已急。姑与疏泄腑浊，俾得邪从外泄为佳。

生军　枳实　郁金　元参　赤芩　蒌仁元明粉炒　鲜石斛　丹皮　鲜生地豆豉打　带心翘　犀角尖　黑山栀　竹叶心各

左。伏温初起，热势郁而未达。适当肝气挟发，多饮酸酢，因致小水不通者数日，耳聋神躁，足冷无汗，肢节痛强，时复昏倦。脉细弱不鼓，温邪伏于少阴，欲达不达，势恐内溃于阴，易生变动。刻下诸窍皆闭，而小便尤急。姑与助阴托邪，佐以导赤疏腑，冀有松机再议。

大生地制附子四钱，煎汁，拌炒干　元参　桂枝　淡芩酒炒　西洋参生切　鲜生地豆豉同打　羚羊角先煎　川独活　生枳实姜汁拌炒干　细川连姜汁炒　竹二青姜汁炒

二诊：伏温发于少阴，在肾脏先虚之人，不能托邪外达。病发之初，不见三阳热象，其邪留滞阴分，每每乘脏气之虚，窜入厥阴，即成险候。此证发作数日，而表热不扬。前与透邪导腑，小便畅行，足冷转温。里气似有通达之机，而热象仍伏。腰痛脊强，脉象沉细不数，是邪机内郁，尚未化热也。其气逆作呕，舌苔灰燥，神情昏倦模糊，时或痉瘈，里伏之热已窜阳明

厥阴之象。盖肾阴亏则不能鼓邪；肝火盛则易于引入。设热势蒸郁，而遗于少阴，陷于厥阴，则危候迭出，即难措手。此时邪正相搏，正当吃紧关头，所难者用透发之剂，恐邪不外达，而转助其焰；若用养阴清化，则循题敷衍，难以平稳，而药不能胜病。且恐邪机得清凉而愈形郁伏，均非策之善者也。考伏温治法，自金元以来，诸家所论，虽各有见地，而总未能源流贯彻，惟喻氏《尚论后篇》，于未化热者，有温经托邪一法；已化热者，有养阴托邪一法。此证在已化未化之间，则温经养阴，固当兼用。况厥阴已为热扰，胃气逆而不降，虽属标病，亦宜兼顾。再《伤寒论》本有少阴病二三日口燥咽干者急下之例。盖诚恐热燔阴铄，少阴真水有立涸之势，故此证于救阴托邪中；宜兼泄热存阴之意，乃为周密。兹拟依喻氏托邪为主，参入清肝泄热之品，望其热邪外达，乃可着手。

大生地切薄片，用大附块煎汁，煎好去附　元参　豆豉　西洋参切片　广皮　鲜石斛　小枳实元明粉化水拌磨，冲　锦纹大黄　鲜竹茹姜汁炒　参须另煎代茶

三诊：今诊两尺较大，尺肤热，少阴伏邪有外出之机，惟热势不盛，舌心干板微灰。此属阴热外熏，尚非腑热自燔之象。凡伏温之热，能出三阳即属松象。此证有由阴达阳之机，而不见三阳确证，尚无把握。拟从少阴温托伏邪，佐以清肝导腑。

大生地切薄片，用大附块煎汁，制好去附　元参　豆豉　丹皮酒炒　黑山栀　左牡蛎生打　瓜蒌皮元明粉化水拌　小枳实生切　西洋参生切　鲜石斛　茅根肉

四诊：少阴温托，欲达不达，热势不扬，而腰脊板窒不舒，肾俞之气不通也。自觉烘热头晕，此髓热乘风木而上浮也。邪热伏于至深之处，非寻常汗下之法可解。唇齿干板，舌苔灰而不燥，大解不行。热之标见于胃，热之本仍不离乎肾也。昨方从少阴托邪，今日热势不增，脉象亦不加数，是肾气先馁，邪不速化之象。兹拟仍依温化少阴之法，参入疏营达邪之意，冀得伏邪外出为佳。

大生地附块煎汁拌炒　左牡蛎生打　归须炒　桂枝　东白芍　元参　丹皮炒黑　白薇　淡芩酒炒生甘草　西洋参生切　豆豉　茅根肉　童便

五诊：伏温得战汗而解。兼得大便畅行，腑热亦泄。表里两通，于病机最为顺境。今诊脉象平软，是病退之象。惟舌上浊苔罩灰，唇齿尚干，胃中余热未能一律清泄。凡病退之后，本宜养阴为主。兹值胃热未清，尤宜滋养与清泄兼用，即为善后张本。

鲜石斛　西洋参生切　瓜蒌皮仁各　生枳实　甘蔗　南花粉　青蒿　淡芩酒炒　广皮　薇茅根

陈。舌绛苔黄而干，神昏错语。热邪内陷，心营受灼。用清宫法，佐以泄热存阴。

犀角尖　鲜生地　炒丹皮　连翘心　元参心　朱茯神　大麦冬　生大黄　竹叶心各

另：安宫牛黄丸，用鲜石菖蒲打汁化服。

方。温热燔灼，半月不解，心脾肺胃，均被其铄。肺有喘汗鼻扇之势；胃有阴涸液枯之虑；心有蒙闭之险；肝有痉厥之变。昨与清泄，热势不解，转有燎原之象，其郁伏之邪热，有不可扑灭者矣。姑拟犀角、羚羊以凉营熄风，沙参、麦冬以养阴清热，再用大黄、枳实引导下行，冀其热从下泄，得有转机，是为至幸。

鲜生地　鲜石斛　鲜沙参　羚羊角　麦冬　生枳实　犀角尖　生川军

童。温邪化热，燔灼阳明，津液被劫。神识昏蒙，肢指痉挈。邪热陷于厥阴。舌苔焦黄而干，舌质干红起刺，脉弦大数急。热势燎原，不可向迩。惟急下救阴一法。苟得阴液不涸，即是生机。

鲜生地薄荷同打　鲜石斛　鲜沙参　西洋参　京元参　犀角尖　西赤芍　炒丹皮　大黄绞汁冲　枳实　瓜蒌皮元明粉化水拌炒　鲜芦根

另：吴氏安宫牛黄丸，鲜石菖蒲打汁化服。

李。伏邪由内而发，其从阴从阳，入腑入脏，或因经气之虚而袭入，或因素有之病挟发，初无一定法程。此证因向有肝气宿痰，其发也亦从胁痛而起，病邪与肝火相合，侵入营分，营受热熏，则经水不期而至。惟病在初起，寒热无汗，表气尚未松达，未便骤与清营；而舌质鲜红，营热已甚，设不从营分疏泄，恐其即从厥阴陷入，其势又不可缓。斟酌于二者之间，只可疏表清营，兼通血络，俾邪机速达，不致内滞，即属佳象。

柴胡　南薄荷　丹皮　归须　赤芍　鲜生地豆豉同打　泽兰叶　佩兰叶　旋覆花红花同包　橘络　郁金　枳实　茅根肉

二诊：邪机入于少阳厥阴之络，络气不能，邪不外达。腰腹攻痛，热势不扬。拟方疏通络气，宣达邪机。

鲜生地豆豉同打　归须　橘络　金铃子酒炒　延胡索醋炒　青皮醋炒　苏梗　柴胡　淡黄芩酒炒　丹皮　赤芍　茅根肉　益母草

三诊：伏邪挟瘀阻于肝脾部分。痛引牵挈，呼吸不利。拟用疏瘀导热和络之法，取偏师以制胜，庶不致迂远无功。

归尾　橘络　牛膝梢　制香附童便炒　青广木香各　益母草

另：血珀　酒炙大黄炭　炙甲片　乳没药各　红花

上药六味为细末，药汁送下。

四诊：里热因下泄得松，而郁伏之邪，尚未外达。邪热上蒸，目眩耳聋，有热入血室之虑。

鲜生地薄荷、生姜同打　青蒿　丹皮炒　白薇　泽佩兰叶各　长牛膝红花煎汁，拌炒　赤芍　丹参　归尾　稽豆衣　杭菊花　石决明　茅根肉

五诊：伏温缠绵两旬，向晚热甚，邪恋营阴。屡投清化法，热不能解。兼以肝火浮扰，时作眩聋。脉右手略松，舌苔中心微黄。正虚邪恋。拟清营熄肝。

青蒿　淡黄芩酒炒　丹皮炒　白薇　赤芍　枳实　黑山栀　川连酒炒　青皮醋炒　制香附　小生地　竹叶　竹茹

尤。喻西昌《尚论后篇》，专论伏气发温，而证不多见，读者忽之。此证先患呕吐，吐止后曾进滋补。近日热势不扬，昏昧神糊，与少阴欲寐之条，证情恰合。脉象歇止不数，右手沉取独硬。热邪初入于胃。强纳谷食，故脘闷而坚。大解旁流，热难下泄。而热之游溢于阴经者，渐见两厥之证。舌质润绛，苔灰中光根浊。胃中积热，痰浊蒸蕴已深，自当急以胃腑为出路。所虑者，少阴根气先伤，即使便畅，而深伏之邪，尚有未经化热者，以后周折正多，势不能一鼓荡平也。

豆豉　鲜生地　丹皮炒　郁金　黄芩酒炒　羚羊角　胆星　生大黄酒润烘　生甘草　枳实　鲜石菖蒲根汁冲

朱。形寒里热，汗出不爽，此邪机郁伏之象。咳逆痰红，胸胁极痛，邪热壅遏，肝肺络脉不舒。先与和络疏邪，勿令留恋为要。

鲜生地豆豉打　鲜沙参　前胡　旋覆花包　桑白皮　苏梗　木通　郁金　归身　橘红　青蒿　茅根　枇杷叶　上红花

陶。病起晚热盗汗。近日热重于午后，两足酸痛。此邪机深伏阴经，渐有外达之象。唇齿干焦，舌苔黄腻而带灰，前半渐有化燥之形，而阴经伏邪，尚未尽达于胃。拟方内托伏邪为本，清泄阳明为标。俾得尽能化燥，则一鼓而下也。

鲜生地豆豉打　苏梗　枳实　黄芩　楂炭　金石斛　牛膝桂枝炒　菱皮　茅根　竹二青

二诊：舌苔干燥而灰，唇焦齿板。其少阴伏邪，涉于阳明者，当属十之二三。以其倦卧、耳聋，故知其伏邪未尽达于胃也。拟方总以清透伏邪为主。已到胃者，宜清泄。

鲜生地豆豉打　生地　元参　丹皮　枳实　佩兰　菱皮　鲜石斛　锦纹　茅根肉

三诊：伏邪从阳分而透，而不爽达。壮热无汗，红疹隐现，舌中焦灰，底色干绛，唇齿焦黑。里热燔于胃者已重。而耳聋足酸，邪热尚深伏于阴分。拟方清营透邪，疏腑导热。

鲜生地豆豉打　小枳实　带心翘　鲜石斛　黑山栀　菱皮元明粉炒　元参丹皮　细生地　楂炭　茅根　竹叶

马。发热夜重，舌红根浊，头痛当巅，腰脊酸痛。温邪内发于阴，湿积阻窒于气。病已六七日，而邪机未能外达。拟方从阴透阳，疏中化气，俾得速达，免致生变。

鲜生地豆豉打　苏叶　葛根　淡芩　赤苓　枳实　白薇　白蔻仁　川通　茅根　生姜

二诊：伏邪深入于阴，不得外透。神色萎黄，舌绛而晦，脉象沉细而数，已经旬日，而外热不扬，病势非轻。急当疏达。

鲜生地豆豉打　当归　川芎　桂枝　柴胡　生姜　连叶　苏梗　郁金　杏仁　丹皮炭　山栀　茅根　葱白头

郭。伏温内发，三阳受病；形寒壮热，有汗不解，小便梗痛，太阳病也；寒热往来，每日数次，目眩头痛，少阳病也；舌苔中一块干燥起刺，根苔带浊，腹痛拒按，阳明病也。惟口渴便闭，积热燔灼，胃津已伤，而湿热尚未化尽。三阳之病，阳明为重。拟方先从阳明清泄，二经兼参可也。

川朴　川石斛　知母　黑山栀　鲜生地豆豉打　锦纹　枳实　木通　茅根

二诊：原方去大黄，加郁金、菖蒲。

孙。伏温之邪，深郁血分，外泄于肺，壮热七八日无汗，咳嗽气促，胁痛吐血。幸大便屡出瘀黑紫水，其血分郁邪得有外达之势。所嫌舌质深绛而嫩，脉象细数不畅，时有谵语。恐其内陷厥阴，有痉蒙之险；上铄肺金，有喘逆之变。当清营透邪，清降肺金，冀其透达为幸。

鲜生地豆豉打　丹皮　沙参　紫蛤壳　金银花　赤芍　川贝　郁金　淡芩　苡仁　杏仁　芦根　茅根肉

李。伏温之邪，由少阴而及太阴。左半头先肿胀，复由额渐及巅项。半月以来，发热不解，汗便两窒，邪机无从透达。刻诊脉象细数，舌干红无苔。阴气先虚，不能托邪。久郁热蒸，而津液亦伤矣。姑仿普济法，佐以养阴泄热，俾得汗便两通乃可。

鲜生地豆豉打 鲜石斛 元参 桔梗 丹皮 大力子 银花 杭菊 青皮 山栀 生甘草 薄荷 生锦纹

阮。热邪经月不退，先曾呕恶。刻下神情呆木，脉数，两关浮大，舌苔干浊不红，此由热邪流入阴经，痰浊弥漫胸脘，故久恋不退。唯正气受伤，有不克支持之虑。姑与清阴退邪，化痰清神，冀其得松为幸！

青蒿 白薇 丹皮 连翘 细川连 生枳实 瓜蒌皮 盐半夏 广郁金 石菖蒲 羚羊角 竹二青

许。伏邪由少阳阳明而发，形寒壮热，气促神烦。病起时，兼挟积滞，幸大解通畅，粪色溏黑，积热有下行之路，不致热壅内熏。脉象浮数，而左关独大，热燔于肝胆可知也。唇色深红干肿，脾脏有郁热也。舌苔糙白而边尖红色，内侵郁热之势将发也。小溲赤色而痛，火腑不通也。此证热在肺胃，而脉象见于肝胆，阴液先伤，恐其热重劫阴，有内蒙之虑。议从肺胃清化，兼佐导赤阴之意，冀其下泄为顺。

铁皮石斛 青蒿 淡芩 黑山栀 杏仁 飞滑石包 鲜生地薄荷同打 潼木通 生草梢 生枳实 山楂炭 瓜蒌皮仁各 细川连盐水炒 茅根肉

林。始由伏邪夹积，缠绵不退，燔热化燥，已阅两旬，曾经下泄，而积垢未净，仍复烦躁渴饮，舌色干红，根苔灰黄未退，胸前红疹遍发，热势尚盛。脉象右手软浮而数，左手虚弦。推其病情，积热固未清泄，而邪热之燔于营分者，亦未清透，此所以淹留不解也。刻下却有正虚邪实之虞矣。然营热与腑热两燔，苟非兼与清解，则热灼而内陷，势心昏痉并至也。拟方仿气血两燔之治法，望其营热外达，积热下泄，方可许其无妨。

鲜生地豆豉同打 丹皮 玉泉散 麦冬 花粉 元参 枳实 连翘心 银花 黑山栀 瓜蒌皮 茅根 芦根 竹叶心各
二诊：前方去玉泉散，加鲜沙参、杏仁

柳。热邪为浊阴所遏，不得疏越。红疹发于两胁，烦绞干呕，舌干浊渴饮。邪热蕴于肝胆，侵于肺胃。上开下泄，势当两意并用，防其热窜致剧。

豆豉卷各 黑山栀 枳实 郁金 川连 半夏 佩兰叶 滑石 淡芩杏仁 丹皮 赤茯苓 通草 茅根 竹二青
二诊：舌尖干红起刺，郁热燔于上中两部。当以疏透，佐以清泄。

鲜生地薄荷叶同打 元参 连翘 麦冬 豆豉 郁金 川连盐水炒 杏仁银花 凉膈散绢包 益元散 竹叶
三诊：原方去杏仁加犀角（冲）。
四诊：热炽头汗，时有谵语，甚于阳明之证，而颧红不散，舌尖干绛。伏温之邪尚有未经外透者，屡经下泄，热不为减，其邪之重可知。右脉弦硬搏急，热邪在气分熏灼。拟与清凉泄热，佐以凉膈透邪。

豆豉 黑山栀 玉泉散 元参 银花 凉膈散 鲜生地 知母 麦冬 胆星 茯神 芦根 竹茹

五诊：剑兄同议：汗多面赤，属阳明证。热邪已伤营，谵语口渴，舌尖干绛。阳明气血两燔，依古法以玉女煎为正治，参以平肝化痰之意，望其渐从里化为佳。

细生地 鲜生地 元参辰砂拌 牛膝 郁金 玉泉散 川贝 丹皮 牡蛎 白芍 茯苓 竹二青

六诊：原方去白芍、郁金，加西洋参、鲜石斛、麦冬、枳实。

七诊：冠表兄同议：蠲痰泄热，平肝清营，以冀其大有转机。

川连盐水炒 朱茯神 盐半夏 橘红 胆星 枳实 瓜蒌皮元明粉化水拌烘 羚羊角 鲜石斛 橘络 丹皮 石菖蒲 竹沥冲服

另：万氏牛黄清心丸（竹沥化服）。

八诊：邪得热减，惟舌苔黄浊。痰热之留恋上中者，尚未全见肃清。拟用清热化痰法，以泄余焰。

鲜石斛 菖蒲 橘络 鲜生地 元参 连翘 瓜蒌皮元明粉化水拌烘 郁金 川贝 丝瓜络 竹二青

九诊：里热已得下泄，而痰热之郁于上部者，未得下行。咽间鲠痛，两颊微肿，右部脉犹觉浮大数拥。理当开痰泄热，专治其上。

鲜生地 僵蚕 川贝 黑山栀 前胡 元参 瓜蒌皮元明粉化水拌烘 银花 连翘 生甘草 海浮石 黛蛤散 竹叶

十诊：鲜生地 大生地 丹参 元参 犀角尖 丹皮 银花 赤芍 竹叶心各

另：朱砂安神丸。

十一诊：咽间胀痛较减，舌蹇亦和，年蕴之痰热渐能清澈。舌上多浊涎，右关脉数大不静，阳明浊热未净，所谓火虽熄而器犹热也。用甘凉清胃为主，佐以化痰泄热。

鲜生地 鲜石斛 僵蚕 淡芩 知母 川贝 元参 丹皮 麦冬 橘红 益元散 竹叶

十二诊：舌中黄灰底绛。胃中浊热尚有留恋未净者，仍当清泄甘凉，以泄余焰。

鲜生地 瓜蒌皮元明粉拌烘 花粉 元参 丹皮 麦冬 淡芩 川贝 枳实 黑山栀 滑石 竹叶

十三诊：舌上腻浊，口角流涎。虽有余热，而为痰浊所遏，不易清解。于清养中佐以疏化。

鲜生地 盐半夏 陈皮 茯苓 薏仁 瓜蒌皮 滑石 淡芩 枳实 通草 菖蒲 僵蚕 竹茹 丝瓜络

十四诊：痰涎出于廉泉，舌蹇不和，痰热内郁于包络。神思不清，语言谵错，痰与伏热在里。当从包络宣泄。

鲜生地薄荷同打 丹皮 丹参 郁金 胆星 川贝 元参 连翘 黑山栀 牡蛎 橘红 菖蒲根 犀角尖 竹叶心各

另：万氏牛黄清心丸化服

十五诊：热象已解，痰火亦平。拟用清养胃阴之法。

鲜石斛 麦冬 川贝 橘白 黑山栀 益元散 丹皮 郁金 茯神 淡芩 元参心 竹叶心各 西瓜翠衣

十六诊：热病愈后，气液两亏。滋药防其生痰，于清养中仍合二陈之意。

洋参　石斛　陈皮　盐半夏　茯苓　郁金　麦冬　于术　生熟神曲各　荷叶

十七诊：原方去洋参，加砂仁、太子参、益智仁。

十八诊：气分中余热未净，用清养法。

金石斛　青蒿　淡芩　橘红　花粉　北沙参　益元散　茯苓　砂仁　白扁豆　竹叶　荷叶

赵。发热作午后，盛于夜间，衰于寅卯，此邪机郁于阴分。缘阴气不充，不能托邪外达。四五日来，未得畅汗。舌红而不绛。苔白而不燥，口干而不渴，但觉腰酸头晕，热甚则烦躁谵语。此温邪深伏少阴，尚未外达气分。治法宜从阴经疏达，不可拘执外感风寒，而温散其表也。录方候商。

鲜生地豆豉打　荆芥炒　带心翘　青蒿　赤芩　白前　广郁金　菊花　茅根肉　朱灯心

二诊：伏温之邪由少阴而发。邪机已深，不能外达，总由少阴阴阳两弱，不能鼓邪所致。脉象左手细数弱，尺脉弱不应指。腰脊酸板，耳聋不聪，发热夜盛，神情不爽。病经五六日，汗泄未畅，大便日解，或溏或泄，而病势依然不增不减，此病之机关，在目下不系于汗便之通窒，而系乎少阴经气之盛衰。尝读喻嘉言《尚论后篇》少阴温病：凡正虚不能托邪者，必用麻附细辛汤，以温经托邪。其用意仍不免偏于伤寒一面。但寒伤人之阳，温病铄人之阴，而其为正虚邪陷则一也。仲景既立助阳托邪之法，以治伤寒；从对面推想，岂不可用助阴托邪之法，以治温病乎？惟但助其阴，而不鼓动其阴中之阳，恐邪机仍深伏而不出。拟于大剂养阴托邪之中，佐以鼓荡阳气之意，俾邪机得外达三阳，方可着手图治。

生地附片汁拌　鲜生地豆豉打　元参　桂枝　白前　归身　淡芩　白芍　茅根肉　童便

三诊：昨养正达邪，以托少阴之法。腰板得和，热势较盛，口燥渴饮，邪渐有外达之象。左手脉象，亦见稍畅。惟尺脉尚未弦数，少阴之得补托而渐透。然少阴之虚不能遽复，即邪势不能遽平也。拟方从前法而小其制，再进一层，以观动静。

生地　鲜生地豆豉打　鲜石斛　元参　淡芩　归身　黑山栀　西洋参　白前　茅根肉

四诊：伏气发温，本由少阴外出，而肾气虚馁，不能托邪。初起腰膝酸强，邪窒于阴络也。神糊耳聋，热溃于阴经也。缠绵一候，曾经清托，邪机渐得外达。刻诊左脉弦数，尺部浮动，右脉虚数，尺寸细弱。今日热象外扬，而大便溏泄，热亦随之下泄。舌色嫩红无苔。鼻煤气促。肺胃津液先亏，恐不胜里热之燔灼。似宜一面托邪，一面清化，虚实兼顾，庶不致因虚生幻也。

鲜生地豆豉打　西洋参　大生地　白前　带心翘　淡芩　牡蛎　元参　茅根肉

五诊：脉象调畅。小溲通利。得汗后腰脊松动，热势转入阳分，是属佳境。惟两日来大解之溏泄较减，胃腑之浊热渐有融化之意。今视舌苔由白转黄，即其候也。足踝一节，独不发热，足三阴尚有未尽疏通之处。早晨热来时烦躁不静，神糊指蠕，此由内蕴之邪热，欲达不达，而内溃于厥阴之界也。刻当疏达阴分之邪。俾得渐达于阳明，勿内溃于阴分。候腑热既聚，冀得一下而净，乃为顺手。

鲜生地豆豉打　鲜石斛　羚羊角　西洋参　知母　丹皮　黑山栀　带心翘　淡芩　净钩钩　牡蛎　茅根

六诊：今日外达之热势较平。惟终日倦卧，不知所苦，手指蠕动。此少阴虚弱，不能托邪外达于阳，反有陷入厥阴之势。即稍有波涉阳明者，则因大便溏泄，胃气下陷，热气随之下泄，不能透达，此病所以缠绵不得爽快也。惟病已及旬，而病邪仍伏于阴，津液日渐干涸，病之危紧者全在乎此。拟方仍以养阴托邪为本，余则随证兼治可也。

鲜生地_{豆豉打} 鲜石斛 西洋参 白前 黑山栀 羚羊角 淡芩 生枳实 归身 鲜芦根

七诊：热势时发时平，每发则神情有昏谵之象，此邪热本蕴于营，营者心之所主，热蒙于心，故谵语神昏也。近数日内，大便所下黏腻臭垢颇多。其气分之热势，所以不重者，未始不由乎此。刻诊两手脉象和平，舌上苔净，昏倦嗜卧，此系营分热郁，阳气不能并入与营气调和所致。然而治法仍不外养阴托邪一法。至于大便溏泄，亦可听其自然，固不必攻下，亦不必止涩，候其热达于胃，舌苔见灰厚，然后可下也。

鲜生地_{豆豉打} 元参 鲜石斛 西洋参 郁金 白前 生地 连翘 银花炭 丹皮 山栀 茅根

八诊：昨日连得大解四五次，其色瘀黑，热势渐松，神情渐爽。此缘邪热久郁营分，营血蕴而为瘀。今既如此畅通，阴分之伏热得以外达矣。惟舌苔黄色未化，唇焦齿板，中焦瘀热尚觉留恋未清。病久正伤，扶正泄邪，必须两面兼顾。今拟滋养营阴，佐以疏导瘀热。

鲜生地_{豆豉打} 鲜石斛 西洋参 归须 元参 羚羊角片 丹皮 麦冬 锦纹 丹参 桃仁 鲜藕_{煎汤代水}

九诊：大便瘀黑，畅通数次。神情已得爽朗。脉象左手稍软，右手较前浮大。此阴分之热，随下泄而减，而肺胃之热，转因松动而愈甚也。苔灰未化，耳聋不减，皆里热未清之征。拟方仍以疏泄余垢，佐以清化气热。

蒌仁_{元明粉炒} 鲜石斛 淡芩 知母 锦纹 竹茹 丹皮炭 滁菊 西洋参 青蒿 鲜生地_{薄荷打} 黑山栀 茅根

十诊：齿板舌浊，小溲短赤，皆里热未能清泄之象。耳聋未减，久寐初醒，神识尚糊，是内而厥阴之脏，外而少阳之路，均有余热熏蒸。拟方通上澈下，随处清泄，俾热邪无再留恋为要。

鲜生地_{薄荷打} 鲜石斛 豆卷 黑山栀 枳实 木通 青蒿 元参 丹皮 西洋参 蒌皮 滑石 淡竹心 夏枯草

十一诊：阴分之热，渐次疏达，由两便而解，此伏温病自然之出路也。刻诊右脉较大，苔灰，溲赤，耳聋，是胃腑、三焦、营络三处，均有蕴伏之热，留遗之净。就此逐层清泄，庶几渐入坦途。

鲜生地_{薄荷打} 鲜石斛 豆卷 知母 黑山栀 枳实 蒌皮 淡芩 丹皮 西洋参 滑石 夏枯草 竹叶心_各 姜竹茹

十二诊：浊热聚于脘膈之间。多眠少醒，热势蒸闷不解。用凉膈法，佐以清营泄浊。

带心翘 黑山栀 淡芩 橘红 西洋参 郁金 蒌皮仁_{各，元明粉炒} 生军_{酒制} 鲜生地_{薄荷打} 生枳实 竹茹

十三诊：昨进清泄腑热之法，大解畅行三四次。内郁之热，渐次松动。今诊脉象右手浮数而大，是邪热燔于阳明气分之象。惟热来则多睡少醒，仍属热蒙阴分之见证。拟清胃凉营，两法兼施。

鲜生地_{薄荷打} 犀角尖 西洋参 知母 丹皮炭 元参 生石膏 生地 蒌皮 川贝 鲜菖蒲 郁金 竹叶心_各 茅根

十四诊：旬日来，迭进清泄腑热之剂，所下垢腻已多，而中焦蕴热未能清泄无余。每大解必迟至一二日不通，热势即蒸郁渐甚。多寐少醒，有昏沉之象。考昏沉一证，在温病中无大实，即大虚。此证表里两通，热势渐平，断无纯属实热；而每日大解，即觉清醒，则又无纯虚可知。

想缘平昔肾之阴气先亏，中焦浊热乘虚内蒙所致，此虚实兼见之象。刻诊脉象软数，右浮。大便周时未行。唇齿有干板之象。拟方清营养液，导泄余热，亦以虚实兼顾法治之。

鲜生地　生地　西洋参　鲜石斛　青蒿　淡芩　橘红　郁金　蒌皮仁各　元明粉　知母　枳实　黑山栀　竹叶心各

十五诊：邪热在皮肤筋骨间者，由汗而泄，已能一律肃清；其内着于脏腑者，由大小便而出，虽经清泄，而隐微曲折之处，不无有宿痰瘀热留恋其间。刻下里热未清，小溲短赤而浑，神情又不能爽朗，即其征也。拟方导腑泄热。

西洋参　鲜石斛　蒌皮　车前子　麦冬　川贝　川柏　黑山栀　川连　郁金

另：犀角　川连　琥珀屑　川贝　胆星　郁金　白矾　黑山栀

同研末调服。

十六诊：热象表里俱澈，两便通调。伏邪由内而出者，至此可云肃清。惟气液因病而伤，不能旦夕复原。当此大患初平，必须格外慎调，勿令再生波折，是为至嘱。立法用气阴双补之意。

人参须　霍石斛　青蒿　生地　砂仁　白芍　野于术　新会皮　川贝　红枣煨

十七诊：改方加淡子芩、南花粉。

以上出自《柳宝诒医案》

沈祖复

西门张巷张仲若长媳怀妊六月，夏日多啖西瓜，至九月重九前，寒热交作，未得畅汗，湿遏热郁，已服开泄芳香表散等剂，并有见退，反谵语，风动痉厥，胸闷，循衣摸床。两旬后，延先生诊治，脉左弦数，右尺不应，舌苔揩，黑润而带青灰，语謇而不能抵齿，神情时迷，呼之目微张，顷又似睡，面色㿠白，淡黄稍有齿垢。先生曰："此邪热遏伏，痰浊蒙闭，内陷之象也。幸脉不沉细。有娠用药，殊形棘手，若因碍胎而不用，恐难保其生命。"方用皂荚子、制胆星、省头草、竹黄、川贝母、煅石决明、钩钩、郁金、藿梗、苏梗、荷蒂，另制胆星、石菖蒲、礞石、伽楠香研末。服后下转矢气，胸膈顿宽，神情清楚，不似前日之似睡，苔亦稍化，略能分嘱家务。明日加茅术，川朴，生、熟薏米，鲜佩兰，而舌苔更化，唯仍潮，而浮黑更觉蔓延。先生以为湿松热欲外达，仍为湿遏之象也。再加重制茅术，佐以芳香泄化渗温等品，渠翁亦知医，调理而愈。

《医验随笔》

方耕霞

徐。温邪几及两候，神蒙好睡，齿黑舌缩，左关尺数大无伦，种种见证，俱属邪入厥少阴津告竭之象，危险已甚。惟思外邪入里，阳明为冲要之区，少阴将涸，阳明胃土必裂，少阴更虚，阳明更旺，此必然之势也。欲救少阴之阴，不得不先清阳明之势。勉拟景岳玉女煎合犀角地黄汤出入，以冀万一。

生石膏一两　丹皮二钱　山栀三钱　大生地一两二钱　翘心三钱　杏仁二钱　大麦冬六钱　赤芍四钱　元参六钱　磨犀角一钱　生草二钱五分　鲜沙参一两

二诊：舌略润，脉稍敛，证情似有转机。然厥少阴之津告匮，譬之赤地千里，时雨一过，未可恃也。诊得斑疹欲透不透，矢气频转，以胃家实热蕴遏，邪气欲达不能，昨方更易，今参以釜底抽薪，未识有当否！

照前方去杏仁、沙参，加凉膈散六钱，大青叶三钱。

三诊：舌缩得伸，津液渐润，神情颇见爽朗，证交两候，似有转机。唯脉虽敛而仍数，液虽回而仍燥，识热减而未尽，亟亟乘胜进攻，勿以小效而忽诸。

大生地　麦冬　羚羊　薄荷叶　赤芍　甘草　知母　生石膏　山栀　大青叶　丹皮　连翘心　淡芩

四诊：阴津回而未足，便下黑垢甚多。热滞得寻路而出，大是善候。诊两脉仍数大，温邪未熄，尚未坦途也。温病总以存阴泄热为主，阴津存得一分，即得一分生机，宗之立方，谅能应手。

大生地五钱　麦冬四钱　羚羊一钱五分　枳实二钱　山栀三钱　鲜石斛两　丹参一钱五分　瓜蒌皮四钱　连翘三钱　茅芦根六钱

五诊：里热较昨渐退，知饥思纳，胃气已有醒机矣。余热尚盛，仍以养阴熄热为主。

大生地　元参　丹皮　鲜石斛　连翘　洋参　鲜沙参　火麻仁　薄荷叶　玉泉散　黑山栀　茅芦根

六诊：诊两尺仍弦大有力，里热化之甚迟。昨亦良兄所谓灰中之火未熄耳。夫尺属下焦部分，热化之迟。无乃下焦之热垢未尽乎！存阴泄热之中，参以调胃通腑之法。

细生地四钱　丹皮二钱　元明粉三钱，冲　鲜石斛一两　连翘三钱　制军三钱　薄荷叶八分　山栀三钱　麦冬三钱　生草一钱　芦根一两

钱。嗜好之体，肺肾两虚，一受温邪，最易劫津伤阴。刻诊表热退清，脉数急者，胃阴涸而舌焦裂，太阴竭而胁痛气喘，邪热挟木火内燔，阴伤津液两铄，危险在迩。当兹之际，惟有顾其根本，亟亟阴阳并补，或能侥幸于万一。

大熟地一两　山药四钱　泽泻三钱　麦冬四钱　五味子二钱　淡苁蓉二钱　阿胶二钱　山萸肉二钱　丹皮一钱半　杞子四钱　麻仁二钱　炙草二钱　紫石英二钱

二诊：从左归复脉汤出入，舌津略润，气逆胁痛大平，病情似有转机。但脉仍数急无情，郑声撮空，忌象迭见。良由阴精阳气消耗难复，杯水车薪之效，未能有恃无恐也。仍拟峻补阴阳，收拾元气，冀其根本有所依赖，不至喘脱为幸。

大熟地一两　归身三钱　炙草一钱　洋参三钱　麦冬四钱　五味子一钱半　阿胶一钱半　杞子四钱　苁蓉四钱　杏仁四钱

三诊：连进纯甘壮水之品，挽回精气，稍有把握。但舌灰不退，脉仍数急无情，未为稳当，王太仆云：寒之不寒，是无水也。阅从前所服诸方，治以清火撤邪之不应者，以其水亏耳。壮水以制阳光，为虚者合。治既与病相宜，仍从此意，更佐以清养肺阴。

原方去阿胶、紫石英、杏仁，加元参、川贝、蒌皮、鲜沙参。

四诊：舌灰垢大化，脉数急渐和，病机大有生色矣。经谓精不足者补之以味，形不足者补之以气。而张氏又谓气因精而虚者，宜补精以化气，其法似殊而其意即《内经》求本之意也。治虚无速效，王道无近功，仍守其法。

贞元饮　生脉散　加杞子　元参　川贝　鲜沙参　海浮石　燕窝屑

五诊：面赤戴阳，下虚故也。神倦意弱，皆属不足之象。大病而逢节候，宜其如此。拟纳养之中参以潜阳救液，扶过冬至不尉，方许一阳来复。

大熟地八钱　龟板五钱　萸肉一钱半　炙草一钱　五味一钱　麦冬四钱　枸杞四钱　鲜沙参七钱　鲜石斛七钱　川贝三钱　麻仁三钱　沉香汁二分

六诊：戴阳已退，脉急亦和，知饥思纳，休美叠臻，昨议既合，宗之加减。

照前方去石斛、麦冬，加茯苓、元参。

七诊：舌润津回，脉急大缓，临崖勒马，已入坦途。拟补养金水，醒胃调元。

西洋参　大熟地　麦冬　炙草　五味　杞子　金石斛　鲜沙参　鲜橘皮　谷芽

某。温邪内伏，气弱不能透化，挟痰热而蕴于肺胃，咳痰不爽，略见红色，是热伤肺络所致，脉两部均弦，肝木不能条达，反侮肺金，每以午后寒战而热，热甚口干，是阴伤而阳独发也。已成春疟，与夏秋湿疟异治。

南沙参三钱　冬桑叶钱半　炙紫菀七分　山栀仁三钱，打　粉丹皮钱半　海蛤散六钱，绢包，先煎　冬瓜仁三钱，打　瓜蒌仁三钱，打　竹半夏钱半　川贝母钱半，去心，打　薄橘红一钱，盐水炒　水炙竹沥钱半　青蒿　枇杷叶露各一两，冲

自注：春疟不易治，由肝肾阴伤，木火偏旺，上犯肺金，其本在肝胆与肾，其末在肺胃而木气不能达，又不可用柴胡以泻肝。仅用青蒿、枇杷叶露轻清疏泄，阴虚治法如此。

二诊：春疟化热有汗，大便已解，苔化薄白，脉弦滑而数，右尺略浮而温，左尺虚细而弱，里热未解，阴虚木旺，痰热伏于肺胃，咳嗽不爽，宜清肝养阴，解肺胃伏热。

南沙参三钱　冬桑叶钱半　肥知母钱半，盐水炒　川石斛三钱　炙紫菀七分　川贝母二钱　粉丹皮钱半　云茯苓三钱　京玄参三钱　竹半夏钱半　青蛤散八钱，玉泉散四钱，山栀仁钱半，同打，绢包　竹叶二十片　老芦根一两，去节

自注：此竹叶石膏合双解法也，河间用凉膈益之合方为双解，非如今人表里为双解，余仿其意，以玉泉散清肺胃，青蛤清肝肾，山栀有清心通三焦之功，中用半贝以化痰热，桑丹以清肝火，菀开肺络，沙清肺热，元参以清肾热而养阴，知母以泄火，川石斛养胃生津，茯苓泄水，竹叶、芦根令伏热从大小肠而下趋也。此为轻清灵方。

怀孙。温邪伏于营分，外触春寒，引动伏热，致寒热后透发赤疹，但见于下体。寒热未止，脉弦苔腻，尚宜气营并清，微用疏达，令伏热透化为要。

炒荆芥钱半　粉丹皮钱半　大杏仁三钱　焦栀皮三钱　冬桑叶钱半　西赤芍钱半　象贝母三钱　赤苓四钱　薄荷叶七分，后下　青蛤散五钱，绢包，先煎　大连翘三钱　生甘草二分　竹叶二十片　薄橘红一钱，盐水炒

自注：服此药后赤疹反干透，惟苔化白而质绛，知痰热内结肺胃，咳而不爽，转方即化痰热。

二诊：服表剂，大汗淋漓而无赤疹，脉转细数而不滑，苔霉尖绛，心神烦躁，里热挟痰湿蕴积于中，不可再汗，用泻心导赤各半法治之。

姜川连三分　黑山栀三钱　炒香豉钱半　竹半夏钱半　生枳壳钱半　广郁金钱半　象川贝钱半，打研　赤茯苓四钱　大杏仁三钱，打　益元散三钱，包　薄橘红一钱，盐水炒　竹叶二十片　朱灯心二十茎　川通草五分

三诊：昨投泻心法，夜得安寐，脉数亦减，汗泄太多，津液被灼，苔灰中黄，脉右关略实，明是湿痰挟积化热，少腹痛欲大便而不得，拟从前法并化痰滞，润下而保液，守而后战之法也。

川连三分，姜汁炒　竹半夏钱半　冬瓜子三钱　生牡蛎六钱，先煎　广郁金钱半，明矾水拌炒　炒莱菔三钱　稆豆衣一钱　山栀三钱，姜汁炒　朱翘心三钱　生枳壳钱半，风化硝，同打　元明粉钱半，全瓜蒌五钱同打　甘草一分，煎汁炒京白芍钱半　水炙竹茹钱半　沉香曲三钱，绢包　芦根一两，去节

自注：服此方后大便行，色黑而溏，小溲赤，苔灰化薄，边尖绛，吐痰咳嗽，下体透发白痦甚多，仍用此方，必须再解黑粪，小溲大畅，口中吐出胶痰。不用生地石膏者，恐清滋则湿不行也。

四诊：痰热渐化，便解溏泄，小溲赤短，夜寐略安，口不甚干，苔灰减，根刺而薄，边尖绛，右脉显扬，左细弦而弱，略有咳嗽，未见厚痰，仍从大小便泄化，佐以化痰清热。

川连姜汁炒　朱翘心三钱　竹沥钱半　半夏钱半　全瓜蒌四钱，元明粉钱半，同打　生枳壳钱半，风化硝少许，同打　冬桑叶钱半　冬瓜子三钱　金银花三钱　粉丹皮钱半　茯苓神各三钱　生莱菔子三钱　竹叶一钱　生牡蛎六钱，先煎　甘草一分，煎汁炒京白芍，钱半　稆豆衣一钱　芦根一两，去节

五诊：大便续行，小溲亦行，中下二焦气化流行，痰热得以渐解，吐出黏腻胶痰，苔化薄白尖刺质红，里热未化，右脉滑数，左细弦，仍不欲饮，痰湿阻也，清滋尚属不合，仍用前法宣气分之热。

黑山栀三钱　炒枳壳钱半　川贝母二钱　石决明八钱　粉丹皮二钱　竹沥钱半　半夏钱半　莱菔子三钱　京白芍钱半，甘草一分，煎汁炒　冬桑叶钱半　瓜蒌皮五钱　肥知母钱半，盐水炒　稆豆衣一钱　金银花三钱　淡竹叶一钱　朱茯苓三钱　芦根一两，去节

自注：如此清泄，痰浊一开，胃气即醒，若用滋阴，恐反生湿，是以不可用石膏、生地等药，须知此等"类湿温证"，只须清解，而不用香燥，是为治疗之秘旨。

六诊：温邪化后，余热恋肺胃，多汗，脉左弦数，尺弱，心阴与肾阴交亏，木火易旺，咯痰尚未浓厚，苔白根刺，湿中伏热，甘寒恐滋湿，拟化阴火而生胃液，佐清肺化痰，血分滋药缓投。

南沙参三钱　川石斛二钱，先煎　淡天冬钱半　京白芍钱半，甘草二分，煎汁炒　甜杏仁三钱　炒川贝钱半　青蛤散五钱，包　冬桑叶钱半　粉丹皮钱半　山栀子三钱，辰拌　鳖甲尖六钱，先煎　生牡蛎六钱，先煎　水炙竹茹钱半　广橘白络一钱，盐水炒　生苡仁四钱

毛。温邪挟痰蕴伏中脘，热为温阻，苔见微灰，服表剂后大汗出，头面赤疹隐约，脉右浮弦数，左部细弦而郁，右尺大，阴弱也。勿再汗，治以泄化。

炒香豉三钱　象贝母一钱半　姜汁瓜蒌仁三钱　黑山栀三钱，姜汁炒　广郁金钱半　炒莱菔三钱　竹半夏一钱半　生枳壳钱半　薄橘红一钱，盐水炒　赤苓四钱　带心翘五钱　川通草五分　姜竹茹钱半　朱灯心二十茎

自注：初起略见赤疹者，为汗所劫，热伤液，口干而苔不绛不干，中虚而湿又扰之也。今岁此证甚多，视为温热入营，必不切证。

复诊：昨投栀豉宣化，大汗渐止，惟痰热蕴结肺胃气分，头面透发白痦，右脉浮弦而数，尺部独大，左部软弱而弦，苔霉中剥，边尖淡红有刺，湿热留恋气分，不能即解，宜从前法增减。

炒香豉三钱　广藿梗钱半，小川连三分煎汁炒，去连　炒莱菔三钱　姜汁山栀三钱　生枳壳钱半　瓜蒌

皮三钱　半夏曲二钱　朱翘心三钱　赤茯苓四钱　薄荷梗五分，去叶不用，后下　芦茅根各五钱，去心节　潼木通一钱　淡竹叶一钱　象川贝钱半，打　益元散三钱，包

自注：此证阴分先伤，冬温内伏，由营达气，深伏骨髓，投麻杏甘桔，大汗不止，两尺左弱右强尺大，心神不安，投前方后汗敛，苔灰中剥，面透白㾦，气分之虚可见，方义从大小便化解，治气而不及营，盖痰热未化，且挟湿滞，略用通气泄湿，化痰不用香燥。六一法也。

　　姚。温邪之后，阴伤未复，入夜形寒发热，脉浮弦，苔白根尖刺，此里热未清也，已见鼻红，宜养肝肾之阴，清肺胃之热。

　　北沙参三钱　黑山栀三钱　川贝母三钱　桑白皮钱半，盐水炒　细生地三钱　京元参二钱　甜杏仁三钱　生蛤壳五钱，先煎　玉泉散四钱，包　云茯神三钱　粉丹皮二钱　生白芍一钱半　竹茹一钱半，水炙　薄荷梗七分，盐水炒，后下

　　自注：人参白虎汤本以治虚体伏热，此证苔不厚，脉不沉郁，即有形寒，亦由痰热，不用正方者，恐痰得寒而瘀也。

　　又注：此竹叶石膏合清燥小剂证也，后宜化痰热，再以调胃。

　　二诊：痰气稍平，寒热即止，进食太早，阳明未化之邪热得其佑助，鼓动肝阳，寒热复来，较前为甚，盖表邪虽化，里热未清，痰火得食化风甚易，不得不用泄降之法，冀其痰化热解为妥。

　　竹半夏一钱半　生枳壳一钱半　玉桔梗一钱　冬桑叶一钱半　炙紫菀七分　广郁金一钱半，明矾水炙　生甘草二分　象川贝一钱半　大杏仁三钱　青蛤散五钱，绢包　薄橘红一钱，盐水炒　炒莱菔子三钱　薄荷七分，后下　钩藤七分，后下

　　另：礞石滚痰丸一钱半、保和丸（绢包）一钱先煎，冲入竹沥一两、生莱菔汁一杯先饮。

　　三诊：下后阴伤，痰热未化，神倦懒言，渴饮口泛甜味，舌质绛尖刺中黄，脉右浮数，左细弦，中脘痞闷，仿下的清解法，以祛热化痰，俾心气下降，小溲得畅，湿热自化，用黄连泻心合导赤意治之。

　　姜汁川连三分　竹沥一钱半　半夏一钱半　元参三钱　炒香豉一钱半　玉泉散四钱，包　川贝母三钱　带心翘三钱　潼木通一钱　细生地三钱　黑山栀三钱　肥知母一钱半　益元散四钱，绢包，先煎　朱茯神三钱　广郁金一钱半　竹茹钱半，水炙

　　自注：香豉一味，成方后添入，痞闷之证不可不用。

　　又注：此证初起即见光红剥苔，脉阳部浮大，服药后即转薄白口干，渴欲热饮，湿痰阻中也。自投补丸通腑，得便甚畅，即见光红尖刺中黄质绛苔，脉左细弦而弱，右部弦细而浮，痰湿阻中，仍复渴饮喜热，精神倦乏，因以栀豉泄化，连通清伏热，白虎清阳明，参地走肝肾保阴，导赤泄心与小肠之火，半贝化痰热，此不轻不重之方，于下后清化后正当而稳妥也。

　　四诊：营气前通，溲便皆畅，惟从未得汗，口中精津不充，挟痰热而燥聚为渴，苔中黄依然，脉软数，阴分虽弱胃中浊饮未化，清滋究不相宜，仍用苦降，复入甘寒，以和胃生津化痰清气。

　　旋覆花一钱半，绢包　酒炒黄芩一钱半　京玄参三钱　广郁金一钱半　代赭石三钱，先煎　玉泉散五钱，绢包　知母一钱半，盐水炒　姜汁川连三分　川石斛三钱　大杏仁三钱　炒枳壳一钱半　川贝母三钱　姜竹茹一钱半　建兰叶三片　云茯神三钱，辰砂拌

以上出自《倚云轩医话医案集》

张锡纯

天津范姓媪，年过五旬，得温病兼下痢证。

病因：家务劳心，恒动肝火，时当夏初，肝阳正旺，其热下迫，遂患痢证。因夜间屡次入厕，又受感冒兼发生温病。

证候：表里皆觉发热，时或作渴，心中烦躁，腹中疼甚剧，恒作呻吟。昼夜下痢十余次，旬日之后系纯白痢，其舌苔厚欲黄，屡次延医服药，但知治痢且用开降之品，致身体虚弱，卧不能起，其脉左右皆弦而有力，重按不实，搏近五至。

诊断：此病因肝火甚盛，兼有外感之热已入阳明，所以脉象弦而有力。其按之不实者，因从前服开降之药过多也。其腹疼甚剧者，因弦原主疼，兹则弦而且有力，致腹中气化不和故疼甚剧也。其烦躁者，因下久阴虚，肾气不能上达与心相济，遂不耐肝火温热之灼耗，故觉烦躁也。宜治以清温凉肝之品，而以滋阴补正之药辅之。

处方：生杭芍一两　滑石一两　生怀山药一两　天花粉五钱　山楂片四钱连翘三钱　甘草三钱

共煎汤一大盅，温服。

复诊：将药煎服一剂，温热已愈强半，下痢腹疼皆愈，脉象亦见和缓，拟再用凉润滋阴之剂，以清其余热。

处方：生怀山药一两　生杭芍六钱　天花粉五钱　生怀地黄五钱　玄参五钱　山楂片三钱　连翘二钱　甘草二钱

共煎汤一大盅，温服。

效果：将药连服两剂，病遂全愈。惟口中津液短少，恒作渴，运动乏力，俾用生怀山药细末煮作茶汤，兑以鲜梨自然汁，当点心服之，日两次，浃辰之间当即可复原矣。盖山药原善滋阴，而其补益之力又能培养气化之虚耗。惟其性微温，恐与病后有余热者稍有不宜，借鲜梨自然汁之凉润以相济为用，则为益多矣。

天津舒某某，年四十五岁，于仲夏得温病兼痧疹。

病因：舒某某原精医术，当温疹流行之时，屡次出门为人诊病，受其传染因得斯病。

证候：其前数日皆系自治，屡次服表疹清热之药，疹已遍身出齐，面热仍不退，因求愚为诊治。其表里俱觉发热，且又烦躁异常，无片时宁静，而其脉则微弱不起，舌苔薄而微黄，大便日行一次不干不溏，小便赤涩短少。

诊断：此证当先有伏气化热，因受外感之传染而激发，缘三焦脂膜窜入少阴遏抑肾气，不能上与心火相济，是以舌苔已黄，小便短赤，阳明腑热已实，而其脉仍然无力也。其烦躁异常者，亦因水火之气不相交也。此虽温病，实与少阴伤寒之热者无异，故其脉亦与少阴伤寒之脉同。当治以白虎加人参汤，将原方少为变通，而再加托表疹毒之品辅之。

处方：生石膏二两,捣细　大潞参四钱　天花粉八钱　生怀山药八钱　鲜茅根四钱　甘草二钱

共煎汤两盅，分两次温服下。

方解：此方即白虎加人参汤以花粉代知母，生山药代粳米，而又加鲜茅根也。花粉与知母，皆能清热，而花粉于清热之外又善解毒，山药与粳米皆能和胃，而山药于和胃之外又能滋肾。方中之义，用白虎汤以治外感实热，如此变通则兼能清其虚热解其疹毒，且又助以人参更可治证实脉虚之热，引以鲜茅根并可治温病下陷之热也。

复诊：将药煎服一剂，热退强半，烦躁亦大轻减，可安睡片时。至翌日过午，发热烦躁又如旧，脉象仍然无力，因将生石膏改用三两，潞参改用五钱，俾煎汤三盅，分三次温饮下。每饮一次，调入生鸡子黄一枚。服后其病亦见愈，旋又反复，且其大便一日两次，知此寒凉之药不可再服。乃此时愚恍然会悟，得治此证之的方矣。

处方：鲜白茅根六两，切碎

添凉水五盅，在炉上煎一沸，即将药罐离开炉眼，约隔三寸许，迟十分钟再煎一沸，又离开炉眼，再迟十分钟，视其茅根皆沉水底其汤即成。若茅根不沉水底，可再煎一沸，约可取清汤三盅，乘热顿饮之以得微汗方佳。

效果：此方如法服两剂，其病脱然愈矣。

说明：按此证其伏气之化热，固在三焦，而毒菌之传染，实先受于上焦，于斯毒热相并随上焦之如雾而弥漫于全身之脏腑经络不分界限。茅根凉而能散，又能通达经络脏腑无微不至。惟性甚平和，非多用不能奏效。是以一剂重用至六两，其凉散之力，能将脏腑经络间之毒热尽数排出（茅根能微汗利小便，皆其排出之道路），毒热清肃，烦躁自除矣。愚临证五十年，用白虎加人参汤时不知凡几，约皆随手奏效。今此证两次用之无效，而竟以鲜白茅根收其功，此非愚所素知，乃因一时会悟后则屡次用之皆效，故特详之以为治温疹者开一法门也。若其脉象洪滑甚实者，仍须重用石膏清之，或石膏、茅根并用亦可。又按：白茅根必须用鲜者，且必如此煎法方效。但依之成功多用可至十两，少用亦须至四两，不然此证前两方中皆有茅根四钱未见效验，其宜多用可知矣。又药房中若无鲜者，可自向洼中剖之，随处皆有。若剖多不能一时皆用，以湿土埋之永久不坏。

天津马某某，年二十八岁，于季秋得温病兼喉痧痰喘证。

病因：初因外出受风感冒甚微，医者用热药发之，陡成温病，而喉病喘病遂同时发现。

证候：表里俱壮热，喘逆咳嗽，时吐痰涎，咽喉左边红肿作疼（即西人所谓扁桃体炎）。其外边项左侧亦肿胀，呼吸皆有窒碍。为其病喉且兼喘逆，则吸气尤形困难，必十分努力始能将气吸入。其舌苔白而薄，中心微黄。小便赤涩，大便四日未行。其脉左右皆弦长，右部重诊有力，一分钟九十六至。

诊断：此乃外感之热已入阳明之腑，而冲气又挟胃气肝火上冲也。为其外感之热已入阳明之腑，是以右脉之力胜于左脉，为其冲气挟胃气肝火上冲，是以左右脉皆弦长。病现喘逆及咽喉肿疼，其肿痛偏左者，正当肝火上升之路也。拟治以麻杏甘石汤，兼加镇冲降胃纳气利痰之品以辅之，又宜兼用针刺放血以救目前之急。

处方：麻黄一钱 生石膏二两，捣细 生赭石一两，轧细 生怀山药八钱 杏仁三钱，去皮炒捣 连翘三钱 牛蒡子三钱，捣碎 射干二钱 甘草一钱

共煎汤两盅，分两次温服。

又于未服药之前，用三棱针刺其两手少商出血，用有尖小刀刺其咽喉肿处，开两小口令其出血，且用硼砂、西药氯化钾，溶以三十倍水，俾其含漱。又于两手合谷处为之行针。其咽喉肿处骤然轻减，然后服药。

复诊：将药服后，其喘顿愈强半，呼吸似无妨碍，表里之热亦愈强半。脉象亦较前平和，其右部仍然有力。胸膈似觉郁闷，有时觉气上冲，仍然咳嗽，大便犹未通下。似再治以开郁降气清热理嗽之剂。

处方：糖瓜蒌二两，切碎　生石膏一两，捣细　生赭石　生杭芍三钱　川贝母三钱　碎竹茹三钱
牛蒡子三钱，捣碎

共煎汤一大盅，温服。

效果：将药煎服一剂，大便通下，诸病皆愈。唯一日之间犹偶有咳嗽之时，俾用川贝母细末和梨蒸食之以善其后。

说明：凡用古人成方治病，其药味或可不动，然必细审其药之分量或加或减，俾与病机相宜。如麻杏甘石汤原方，石膏之分量仅为麻黄之两倍，而此证所用麻杏甘石汤由石膏之分量二十倍于麻黄矣。盖《伤寒论》之麻杏甘石汤原非为治喉证而设，今借之以治喉证。原用麻黄以散风定喘，又因此证之喉肿太甚，有碍呼吸，而方中犹用麻黄，原为行险之道，故麻黄仅用一钱，而又用生石膏二两以监制之。且于临服药时先用刀开其患处，用针刺其少商与合谷，此所以于险中求稳也。尝闻友人杨某言，有一名医深于《伤寒论》，自著有《注解伤寒论》之书行世，偶患喉证，自服麻杏甘石汤竟至不起，使其用麻杏甘石汤时，亦若愚所用者如此加减，又何患喉证不愈乎？纵使服药不能即愈，又何至竟不起乎？由此知非古人之方误人。麻杏甘石汤，原为发汗后及下后汗出而喘无大热者之方，原未言及治喉证也。而欲借之以治喉证，能勿将药味之分量为之加减乎？尝总核《伤寒论》诸方用于今日，大抵多稍偏于热，此非仲景之不善制方也。自汉季至今，上下相隔已一千六百余年，其天地之气化，人生之禀赋，必有不同之处，是以欲用古方皆宜细为斟酌也。

奉天郑某某，年五十二岁，于季春得温病，兼冲气自下上冲。

病因：其人素有痰饮，偶有怫意之事，肝火内动，其冲气即挟痰饮上涌，连连呕吐痰水。季春之时，因受感冒成温病。温热内传，触动冲气又复上冲。

证候：表里俱壮热，嗜饮凉水，痰涎上泛，屡屡咳吐，呃逆哕气，连连不除，两胁作胀。舌苔白厚，而中心微黄。大便三日未行。其脉左部弦硬而长，右部洪滑而长，皆重按有力。此温病之热，已入阳明之腑，又兼肝火挟冲气上冲也。是以其左脉弦硬为肝火炽盛，其弦硬而长即为冲脉上冲之现象也；其右脉洪滑，为温热已入阳明胃腑，其洪滑而长，亦冲气上冲之现象也。因冲脉虽居于上，而与阳明厥阴皆有连带之关系也。欲治此证，当重用白虎汤以清阳明之热，而以泻肝降冲理痰之品辅之。

处方：生石膏三两，捣细　生赭石一两，轧细　生龙骨八钱，捣碎　生牡蛎八钱，捣碎　白知母八钱
生杭芍六钱　清半夏三钱　厚朴钱半　甘草二钱　粳米四钱

共煎汤三盅，分三次温饮下。

效果：将药分三次服完，热退气平，痰涎亦减十之七八，脉象亦近平和。其大便犹未通下，遂即原方将石膏、龙骨、牡蛎各减半，再煎服一剂，大便通下，病全愈。

说明：方书用石膏未能与赭石并用者，即愚生平用石膏亦未尝与赭石并用，恐其寒凉之性与赭石之重坠者并用，而直趋下焦也。然遇有当用之病则病当之，非人当之。有如此证，不重用石膏则阳明之大热不除，不重用赭石则上逆之冲气莫制，此所以并用之而无妨碍也。设若此证，但阳明热实而无冲气上逆，服此药后其大便当即通下，或更至于滑泻。而阳明胃腑之热转难尽消，为其兼有冲气上逆，故心俟服之第二剂大便始能通下，此正所谓病当之，非人当之之明征也。

龙骨、牡蛎之性，皆善镇肝敛冲，以之治痰原非所长，而陈修园谓龙骨、牡蛎同用，能引

逆上之火、泛滥之水下归其宅，为治痰之神品。其所谓痰，皆逆上之火、泛滥之水所成，即此证之冲气上冲痰饮上泛者是也。是以方中龙骨、牡蛎各重用八钱，辅翼赭石以成降逆消痰之功，而非可泛以之治痰也。至于二药必生用者，非但取其生则性凉能清热也，《伤寒论》太阳篇用龙骨、牡蛎者三方，皆表证未罢，后世解者谓，龙骨、牡蛎敛正气而不敛邪气，是以仲师于表证未罢者亦用之。然三方中之龙骨、牡蛎下皆未注有煅字，其生用可知，虽其性敛正气不敛邪气，若煅之则其性过涩，亦必于外感有碍也。且煅之则其气轻浮不能沉重下达以镇肝敛冲，更可知矣。

族侄某，年五十三岁，于仲春下旬得温病兼吐泻，腿筋抽缩作疼。

病因：素为腿筋抽疼病，犯时即卧床不能起，一日在铺中，旧病陡发，急乘车回寓，因腿疼出汗在路受风，遂成温病，继又吐泻交作。

证候：表里俱壮热，呕吐连连不止，饮水少许亦吐出，一日夜泻十余次。得病已三日，小便滴沥全无，腿疼剧时恒作号呼，其脉左部浮弦似有力，按之不实。右部则弦长有力，重按甚硬，一息逾五至。

诊断：此证因阴分素亏血不荣筋，是以腿筋抽疼。今又加以外感之壮热，传入阳明以灼耗其阴分，是以其脉象不为洪滑有力而为弦硬有力，此乃火盛阴亏之现象也。其作呕吐者，因其右脉弦硬且长，当有冲气上冲，因致胃气不下行而上逆也。其小便不利大便滑泻者，因阴虚肾亏不能漉水，水归大肠是以下焦之气化不能固摄也。当用拙拟滋阴宣解汤以清热、滋阴、调理二便，再加止呕吐及舒筋定疼之品辅之。

处方：生怀山药一两　滑石一两　生杭药一两　清半夏四钱，温水淘三次　碎竹茹三钱　净青黛二钱　连翘钱半　蝉退钱半　甘草三钱　全蜈蚣大者一条，为末

药共十味，将前九味煎汤一大盅，送服蜈蚣细末，防其呕吐俾分三次温服，蜈蚣末亦分三次送服，服后口含生姜片以防恶心。

方解：方中用蝉退者，不但因其能托邪外出，因蝉之为物饮而不食，有小便无大便，是以其蜕亦有利小便固大便之力也。用蜈蚣者，因其原善理脑髓神经、腿筋之抽疼，固由于肝血虚损不能荣筋，而与神经之分支在腿者，实有关系，有蜈蚣以理之，则神经不至于妄行也。

复诊：将药服后呕吐未止，幸三次所服之药皆未吐出，小便通下两次，大便之泻全止，腿疼已愈强半，表里仍壮热，脉象仍弦长有力。为其滑泻已愈，拟放胆用重剂以清阳明之热，阳明胃之热清，则呕吐当自止矣。

处方：生石膏三两，捣细　生怀山药两半　生怀地黄一两　生杭芍五钱　滑石五钱　碎竹茹三钱　甘草三钱

共煎汤一大碗，分四次温饮下。

方解：按用白虎汤之定例，凡在汗下后当加人参。此方中以生地黄代知母，生山药代粳米，与石膏、甘草同用，斯亦白虎汤也。而不加人参者，以其吐犹未止，加之恐助胃气上升，于斯变通其方，重用生山药至两半，其冲和稠黏之液，既可代粳米和胃，其培脾滋肾之功，又可代人参补益气血也。至于用白虎汤而复用滑石、芍药者，因二药皆善通利小便，防其水饮仍归大肠也。且芍药与甘草同用名甘草芍药汤，仲圣用以复真阴，前方之小便得通，实芍药之功居多（阴虚小便不利者，必重用芍药始能奏效），翙弦为肝脉，此证之脉象弦硬，肝经心有炽盛之热，而芍药能生肝血、退肝热，为柔肝之要药，即为治脉象弦硬之要药也。

三诊：将药分四次服完，表里之热退强半，腿疼全愈，脉象亦较前缓和，惟呕吐未能全愈，犹恶心懒进饮食，幸其大便犹固。俾先用生赭石细末两半，煎汤一盅半，分三次温饮下，饮至第二次后，觉胃脘开通，恶心全无，遂将赭石停饮，进稀米粥一大瓯，遂又为疏方以清余热。

处方：生石膏一两，捣细　生怀山药一两　生怀地黄一两　生杭芍六钱　甘草二钱

共煎汤两盅，分两次温服下。

效果：将药两次服完，表里之热全消，大便通下一次，病遂脱然全愈。惟其脉一息犹五至，知其真阴未尽复也。俾用生怀山药轧细过罗，每用七八钱或两许，煮粥调以蔗糖，当点心服之。若服久或觉发闷，可以送服西药百布圣五分，若无西药处，可生鸡内金细末三分代之。

刘某某，二十五岁，于季春得温病。

病因：自正二月间，心中恒觉发热，懒于饮食，喜坐房阴乘凉，薄受外感，遂成温病。

证候：初得病时，延近处医者诊治，阅七八日病势益剧，精神昏愦，闭目踡卧，似睡非睡，懒于言语，咽喉微疼，口唇干裂，舌干而缩，薄有黄苔欲黑，频频饮水不少濡润，饮食懒进，一日之间，惟强饮米汤瓯许，自言心中热而且干，周身酸软无力，抚其肌肤不甚发热，体温37.8℃，其脉六部皆微弱而沉，左部又兼细，至数如常，大便四日未行，小便短少赤涩。

诊断：此伏气触发于外，感而成温，因肾脏虚损而窜入少阴也。《内经》谓："冬伤于寒，春必病温"，此言冬时所受之寒甚轻，不能即时成为伤寒，恒伏于三焦脂膜之中，阻塞气化之升降，暗生内热，至春阳萌动之时，其所生之热恒激于春阳而成温。然此等温病未必入少阴也。《内经》又谓："冬不藏精，春必病温"，此言冬不藏精之人，因阴虚多生内热，至春令阳回其内热益加增，略为外感激发，即可成温病。而此等温病亦未必入少阴也。唯其人冬伤于寒又兼冬不藏精，其所伤之寒伏于三焦，随春阳而化热，恒因其素不藏精乘虚而窜入少阴，此等证若未至春令即化热窜入少阴，则为少阴伤寒，即伤寒少阴证二三日以上，宜用黄连阿胶汤者也。若已至春令始化热窜入少阴，当可名为少阴温病，即温病中内有实热，脉转微细者也。诚以脉生于心，必肾阴上潮与心阳相济，而后其跳动始有力。盖此证因温邪窜入少阴，俾心肾不能相济，是以内虽蕴有实热，而脉转微细。其咽喉疼者，因少阴之脉上通咽喉，其热邪循经上逆也。其唇裂舌干而缩者，肾中真阴为邪热遏抑不能上潮，而心中之亢阳益妄动上升以铄耗其津液也。至于心中发热且发干，以及大便燥结小便赤涩，亦无非阴亏阳亢之所致。为其肾阴心阳不能相济为功，是以精神昏愦，闭目踡卧，烦人言语，此乃热邪深陷气化隔阂之候，在温病中最为险证。正不可因其脉象无火，身不甚热，而视为易治之证也。愚向拟有坎离互根汤可为治此病的方，今将其方略为加减俾与病候相宜。

处方：生石膏三两，轧细　野台参四钱　生怀地黄一两　生怀山药八钱　玄参五钱　辽沙参五钱　甘草三钱　鲜茅根五钱

药共八味，先将前七味煎十余沸，再入鲜茅根煎七八沸，其汤即成。取清汤三盅，分三次温服下，每服一次调入生鸡子黄一枚。此方若无鲜茅根，可用干茅根两半，水煮数沸，取其汤代水煎药。

方解：温病之实热，非生石膏莫解，辅以人参并能解邪实正虚之热，再辅以地黄、山药诸滋阴之品，更能解肾亏阴虚之热。且人参与滋阴之品同用，又能助肾阴上潮以解上焦之燥热。用鸡子黄者，化学家谓鸡子黄中含有副肾髓质之分泌素，为滋补肾脏最要之品也。用茅根者，其凉而能散，用之作引，能使深入下陷之邪热上出外散以消解无余也。

复诊：将药三次服完，周身之热度增高，脉象较前有力，似近洪滑，诸病皆见轻减，精神已振。惟心中仍觉有余热，大便犹未通下，宜再以大剂凉润之药清之，而少佐以补气之品。

处方：生石膏—两，轧细　大潞参三钱　生怀地黄—两　玄参八钱　辽沙参八钱　大甘枸杞六钱　甘草二钱　鲜茅根四钱

药共八味，先将前七味煎十余沸，再入茅根煎七八沸，其汤即成。取清汤两大盅，分两次温服下，每服一次调入生鸡子黄一枚。

效果：将药连服两剂，大便通下，病遂全愈。

说明：此证之脉象沉细，是肾气不能上潮于心，而心肾不交也。迨服药之后，脉近洪滑，是肾气已能上潮于心而心肾相交也。为其心肾相交，是以诸病皆见轻减，非若寻常温病其脉洪大为增剧也。

天津杨姓媪，年过五旬，于季春得温病兼呕吐。

病因：家庭勃溪，激动肝胆之火，继因汗出受风，遂得此证。

证候：表里壮热，呕吐甚剧，不能服药，少进饮食亦皆吐出。舌苔白厚，中心微黄。大便三日未行。其脉左部弦长，右部洪长，重按皆实。

诊断：此少阳阳明合病也。为其外感之热已入阳明胃腑，是以表里俱壮热。而舌苔已黄，为其激动之火积于少阳肝胆，是以其火上冲频作呕吐。治此证者欲其受药不吐，当变汤剂为散，且又分毫无药味，庶可奏效。

处方：生石膏—两，细末　鲜梨两大个

将梨去皮，切片，蘸石膏末，细细嚼服。

复诊：将梨片与石膏末嚼服一强半未吐，迟两点钟又将所余者服完，自此不复呕吐，可进饮食，大便通下一次。诊其脉犹有余热，问其心中亦仍觉热，而较前则大轻减矣。拟改用汤剂以清其未尽之热。

处方：生石膏—两，捣细　生杭芍八钱　玄参三钱　沙参三钱　连翘二钱　甘草二钱　鲜白茅根三钱

药共七味，先将前六味水煎十余沸，入鲜白茅根再煎三四沸，取汤一大盅，温服。

效果：将药如法煎服一剂，热又减退若干，脉象已近和平，遂即原方将石膏改用六钱，芍药改用四钱，又服一剂，病遂全愈。

或问：石膏为清阳明之主药，此证原阳明少阳均有实热，何以用石膏但清阳明之热而病即可愈？答曰：凡药服下，原随气血流行无处不到。石膏虽善清阳明之热，究之，凡脏腑间蕴有实热，石膏皆能清之。且凡呕吐者皆气也上逆也，石膏末服，其石质之重坠大能折其上逆之气使之下行，又有梨片之甘凉开胃者以辅之，所以奏效甚捷也。若当秋夏之交无鲜梨时，可以西瓜代之。

天津陈姓童子，年十五岁，于仲秋得温病，兼衄血便血。

病因：初因周身发热出有斑点，有似麻疹。医用凉药清之，斑点即回，连服凉药数剂，周身热已退，而心中时觉烦躁。逾旬日因薄受外感，其热陡然反复。

证候：表里壮热，衄血两次，小便时或带血。呕吐不受饮食，服药亦多吐出。心中自觉为热所灼，怔忡莫支。其脉摇摇而动，数逾五至，左右皆有力，而重按不实。舌苔白而欲黄，大便三日未行。本拟投以白虎加人参汤，恐其服后作呕。

处方：生石膏三两，细末　生怀山药二两

共煎汤一大碗，俾徐徐温饮下。为防其呕吐，一次只饮一大口，限定四小时将药服完。

方解：凡呕吐之证，饮汤则吐，服粥恒可不吐。生山药二两煎取浓汁与粥无异，且无药味，服后其黏滞之力自能留恋于胃中。且其温补之性，又能固摄下焦以止便血，培养心气以治怔忡也。而以治此温而兼虚之证，与石膏相伍为方，以石膏清其温，以山药补其虚，虽非白虎加人参汤，而亦不啻白虎加人参汤矣。

复诊：翌日复诊，热退十之七八，心中亦不怔忡，少进饮食亦不呕吐，衄血便血皆愈。脉象力减，至数仍数。

处方：玄参二两　潞参五钱　连翘五钱

效果：仍煎汤一大碗，徐徐温饮下，尽剂而愈，大便亦即通下。

方解：盖其大热已退而脉仍数者，以其有阴虚之热也。玄参、潞参并用，原善退阴虚作热，而犹恐其伏有疹毒，故又加连翘以托之外出也。

说明：此证若能服药不吐，投以大剂白虎加人参汤，大热退后其脉即可不数。乃因其服药呕吐，遂变通其方，重用生山药二两与生石膏同煎服。因山药能健脾滋肾，其补益之力虽不如人参，实有近于人参处也。至大热退后，脉象犹数，遂重用玄参二两以代石膏，取其能滋真阴兼能清外感余热，而又伍以潞参、连翘各五钱。潞参即古之人参。此由白虎加人参之义化裁而出，故虚热易退，而连翘又能助玄参凉润之力外透肌肤，则余热亦易清也。

天津姚姓媪，年六旬有二，于孟秋得温病兼下痢。

病因：孟秋天气犹热，且自觉心中有火，多食瓜果，又喜当风乘凉，遂致病温兼下痢。

证候：周身灼热，心中热且渴，连连呻吟不止，一日夜下痢十二三次，赤白参半，后重腹疼，饮食懒进，恶心欲呕，其脉左部弦而兼硬，右部似有力而重按不实，数近六至。延医治疗近旬日，病益加剧。

诊断：其左脉弦而兼硬者，肝血虚而胆火盛也。其右脉似有力而重按不实者，因其下痢久而气化已伤。外感之热又侵入阳明之腑也。其数六至者，缘外感之热灼耗已久，而其真阴大有亏损也。证脉合参，此乃邪实正虚之候。拟用拙定通变白虎加人参汤，及通变白头翁汤二方相并治之。

处方：生石膏二两，捣细　野台参四钱　生怀山药一两　生杭芍一两　白头翁四钱　金银花四钱　秦皮二钱　生地榆二钱　甘草二钱　广三七二钱，轧细　鸦胆子成实者五十粒，去皮

共药十一味，先用白糖水送用三七、鸦胆子各一半，再将余药煎汤两盅，分两次温服下。至煎渣再服时，亦先服所余之三七、鸦胆子。

复诊：将药煎服日进一剂，服两日表里之热皆退，痢变为泻，仍稍带痢，泻时仍觉腹疼后重而较前轻减，其脉象已近平和，此宜以大剂温补止其泄泻，再少辅以治痢之品。

处方：生怀山药一两　炒怀山药一两　龙眼肉一两　大云苓片三钱　生杭芍三钱　金银花三钱　甘草二钱

共煎汤一大盅，温服。

效果：将药煎服两剂，痢已净尽而泻未全愈，遂即原方去金银花、芍药，加白术三钱，服两剂其泻亦愈。

袁姓妇，年三十六岁，得温病兼下痢证。

病因：仲秋乘火车赴保定归母家省视，往来辛苦，路间又兼受风，遂得温病兼患下痢。

证候：周身壮热，心中热而且渴，下痢赤多白少，后重腹疼，一昼夜十余次。舌苔白厚，中心微黄，其脉左部弦硬，右部洪实，一息五至。

诊断：此风温之热已入阳明之腑，是以右脉洪实，其炽盛之肝火在肠中作痢，是以左脉弦硬。夫阳明脉实而渴者，宜用白虎加人参汤，因其肝热甚盛，证兼下痢，又宜以生山药代粳米以固下焦气化，更辅以凉肝调气之品，是温与痢庶可并愈。

处方：生石膏三两，捣细　野党参四钱　生怀山药一两　生杭芍一两　知母六钱　白头翁五钱　生麦芽四钱　甘草四钱

将药煎汤三盅，分三次温饮下。

复诊：将药分三次服完，温热已退强半，痢疾已愈十之七八，腹已不疼，脉象亦较前和平，遂即原方略为加减，俾再服之。

处方：生石膏二两，捣细　野台参三钱　生怀山药八钱　生杭芍六钱　知母五钱　白头翁五钱　秦皮三钱　甘草三钱

共煎汤两盅，分两次温服下。

效果：将药煎服两剂，诸病皆愈，惟脉象似仍有余热，胃中似不开通，懒于饮食。俾用鲜梨、鲜藕、莱菔三者等份，切片煮汁，送服益元散三钱许，日服两次，至三次则喜进饮食，脉亦和平如常矣。

说明：凡温而兼痢之证，最为难治。盖温随下痢深陷而永无出路，即痢为温热所灼而益加疼坠，惟石膏与人参并用，能升举下陷之温邪，使之徐徐上升外散。而方中生山药一味，在白虎汤中能代粳米以和胃，在治痢药中又能固摄下焦气化，协同芍药、白头翁诸药以润肝滋肾，从容以奏肤功也。至于麦芽炒用之为消食之品，生用之不但消食实能舒发肝气，宣散肝火，而痢病之后重可除也。至后方加秦皮者，取其性本苦寒，力善收涩，借之以清热补虚，原为痢病将愈最宜之品。是以《伤寒论》白头翁汤中亦借之以清厥阴热痢也。

天津李某某，年三十八岁，于孟冬上旬得温病。

病因：其妻于秋间病故，子女皆幼，处处须自经管，伤心又兼劳心，遂致暗生内热，薄受外感，遽成温病。

证候：初得时，即表里俱热，医者治以薄荷、连翘、菊花诸药，服后微见汗，病稍见轻。至再诊时，病人自觉呼吸短气，此气郁不舒也，医者误以为气虚，遂于清热药中加党参以补其气，服后右胁下陡然作疼，彻夜不能卧，亦不能眠，心中发热，舌苔白厚，大便四日未行，其左右脉皆弦，右部尤弦而有力，一分钟八十二至。

诊断：凡脉象弦者主疼，又主血液短少，此证之右胁非常疼痛，原为证脉相符，而其伤心劳心以致暗生内热者，其血液必然伤损，此亦证脉相符也。其右脉弦而有力者，外感之热已入阳明之腑也。拟治以白虎汤而辅以开郁滋阴之品。

处方：生石膏二两，轧细　知母八钱　玄参八钱　天冬八钱　川楝子五钱，捣碎　生莱菔子五钱，捣碎　连翘三钱　甘草二钱　粳米三钱

共煎汤两大盅，分两次温服下。

复诊：将药服完，热退强半，胁疼已愈三分之二，脉象变为浮弦，惟胸膈似觉郁闷，大便

犹未通下。再治以宽胸清热润燥之剂，为其脉浮有还表之象，宜再少加透表之药以引之外出，其病当由汗而解。

处方：糖瓜蒌二两，切碎　生石膏一两，捣细　知母五钱　玄参五钱　连翘三钱　川楝子四钱，捣碎　甘草二钱

共煎汤两盅，分二次温服下。其服完两次之后，迟一点钟再服西药阿司匹林一瓦。温覆以取微汗。

效果：如法将药服完，果周身皆得微汗，病若失，其大便亦通下矣。

天津刘某某，年三十二岁，于季夏得温热病，兼呕吐不受饮食。

病因：因在校中宿卧，一日因校中无人，其衾褥被人窃去，追之不及，因努力奔跑，周身出汗，乘凉歇息，遂得斯病。

证候：心中烦热，周身时时汗出，自第二日，呕吐不受饮食。今已四日，屡次服药亦皆吐出，即渴时饮水亦恒吐出。舌苔白厚，大便四日未行。其脉左部弦硬，右部弦长有力，一息五至。

诊断：其脉左部弦硬者，肝胆之火炽盛也。右部弦长者，冲气挟胃气上冲也。弦长而兼有力者，外感之热已入阳明之腑也。此证因被盗怒动肝气，肝火上冲，并激动冲气挟胃气亦上冲，而外感之热又复炽盛于胃中以相助为虐，是以烦热汗出不受饮食而吐药吐水也。此当投以清热镇逆之剂。

处方：生石膏二两，细末　生赭石六钱，细末　镜面朱砂五钱，细末

和匀分作五包，先送服一包，过两点钟再送服一包，病愈即停服，不必尽剂。方用散剂不用汤剂者，止呕吐之药丸散优于汤剂也。

效果：服至两包，呕吐已愈，心中犹觉烦热。服至四包，烦热全愈，大便亦通下矣。

说明：石膏为石质之药，本重坠且又寒凉，是以白虎汤中以石膏为主，而以甘草缓之，以粳米和之，欲其服后留恋于胃中，不至速于下行。故用石膏者，忌再与重坠之药并用，恐其寒凉侵下焦也，并不可与开破之药同用，因开破之药力原下行也。乃今因肝气胆火相并上冲，更激动冲气挟胃气上冲，且更有外感之热助之上冲，因致脏腑之气化有升无降，是以饮食与药至胃中皆不能存留，此但恃石膏之寒凉重坠原不能胜任，故特用赭石之最有压力者以辅之。此所以旋转脏腑中之气化，而使之归于常也。设非遇此等证脉，则石膏原不可与赭石并用也。

邑中王某某之女，年十五岁，于仲春得温病久不愈。

病因：仲春上旬，感受风温，医者诊治失宜，迁延旬余，病益增剧，医者诿为不治，始延愚为诊视。

证候：心下胀满甚剧，喘不能卧，自言心中干甚，似难支持。其舌苔白而微黄。小便赤少，大便从前滑泻，此时虽不滑泻，然仍每日下行。脉搏一息五至强，左部弦而有力，右部似大而有力，然皆不任重按。

诊断：此其温病之热，本不甚剧。因病久真阴亏损致小便不利，所饮之水停于肠胃则胀满，迫于心下则作喘。其心中自觉干甚，固系温病之热未清，亦足征其真阴亏损阴精不能上奉也（《内经》谓阴精上奉，其人寿）。当滋其真阴，利其小便，真阴足则以水济火，而心中自然不干；小便利则水从下消，而胀满喘促自愈。至于些些温病之余热，亦可皆随小便泻出而不治自

愈矣。

处方：鲜白茅根去净皮及节间细根（锉碎）六两用水三大碗，煎一沸，俟半点钟，视其茅根若不沉水底，再煎一沸，至茅根皆沉水底其汤即成。去渣当茶，徐徐温饮之。

效果：如法煎饮茅根两日，其病霍然全愈。盖白茅根凉润滋阴，又善治肝肾有热，小便不利，且具有发表之性，能透温病之热外出。一药而三善备，故单用之而能立建奇功也。然必剖取鲜者用之，且复如此煎法（过煎则无效），方能有效。

凡药之性，能利水者多不能滋阴，能下降者多不能上升，能清里者多不能过表。惟茅根既善滋阴，又善利水；既善引水气下行，又善助肾阴上升；且内清脏腑之热，外托肌表之邪，而尤善清肺利痰定其喘逆。

邑城东刘氏女，年十五岁，于季春患温病久不愈。

病因：因天气渐热，犹勤纺织，劳力之余出外乘凉，有汗被风遂成温病。

证候：初得周身发热，原宜辛凉解肌，医者竟用热药发之，汗未出而热益甚，心中亦热而且渴。此时若用大剂白虎加人参汤清之，病亦可愈，而又小心不敢用。惟些些投以凉润小剂，迁延二十余日，外感之热似渐退。然午前稍轻而午后则仍然灼热，且多日不能饮，形体异常消瘦。左脉弦细无根，右部关脉稍实，一息六至。舌苔薄而微黄，毫无津液。大便四五日一行，颇干燥。

诊断：此因病久耗阴，阴虚生热，又兼外感之热留滞于阳明之腑未尽消也。当以清外感之热为主，而以滋补真阴之药辅之。

处方：生石膏一两，捣细　野党参三钱　生怀地黄一两　生怀山药一两　生杭芍四钱　滑石三钱　甘草三钱

共煎汤一大盅，分两次温服下。

复诊：将药煎服两剂后，外感之热已退，右关脉已平和，惟过午犹微发热，此其阴分犹虚也。当再滋补其阴分。

处方：玄参一两　生怀山药一两　甘枸杞五钱，大者　生杭芍五钱　滑石二钱　熟地黄一两　生鸡内金一钱，黄色的捣　甘草二钱

共煎一大盅，分两次温服。

效果：日服药一剂，连服三日，灼热全愈。

说明：按此方于大队滋阴药中犹少加滑石者，恐外感之热邪未尽，引之自小便出也。愚凡治外感之热兼有虚热者，恒生山药与滑石并用，泻热补虚一举两行。至上有外感燥热而下焦复滑泻者，用之以清热止泻（宜各用一两），尤屡次奏效。二药相伍，原有化合之妙用，若再加芍药、甘草，即拙拟之滋阴清燥汤，可参观也。

沧州，吴姓媪，年过七旬，偶得温病兼患吐血。

病因：年岁虽高，家庭事务仍自操劳，因劳心过度，心常发热，时当季春，有汗受风，遂得温病，且兼吐血。

证候：三四日间表里俱壮热，心中热极之时恒吐血一两口，急饮新汲井泉水其血即止。舌苔白厚欲黄，大便三日未行。脉象左部弦长，右部洪长，一息五至。

诊断：此证因家务劳心过度，心肝先有蕴热，又兼外感之热传入阳明之腑。两热相并，逼

血妄行，所以吐血。然其脉象火热虽盛，而正犹不虚，虽在高年，知犹可治。其治法当以清胃腑之热为主，而兼清其心肝之热，俾内伤处感之热俱清，血自不吐矣。

处方：生石膏三两，轧细　生怀地黄一两五钱　生怀山药一两　生杭芍一两　知母三钱　甘草三钱　乌犀角一钱五分　广三七二钱，轧细

药共八味，将前六味煎汤三盅，犀角另煎汤半盅和匀，分三次温服下。每服药一次，即送服三七末三分之一。

效果：将药三次服完，血止热退，脉亦平和，大便犹未通下，俾煎渣再服，犀角亦煎渣取汤，和于汤药中服之，大便通下全愈。

说明：愚平素用白虎汤，凡年过六旬者必加人参，此证年过七旬而不加人参者，以其证兼吐血也。为不用人参，所以重用生山药一两，取其既能代粳米和胃，又可代人参稍补益其正气也。

天津胡某某，年五十四岁，于仲秋感受温病兼喉疼证。

病因：劳心过度，暗生内热。且日饮牛乳两次作点心，亦能助热，内热上潮，遂觉咽喉不利，至仲秋感受风温，陡觉咽喉作疼。

证候：表里俱觉发热，咽喉疼痛，妨碍饮食。心中之热时觉上冲，则咽喉之疼即因之益甚。周身酸懒无力，大便干燥，脉象浮滑而长，右关尤重按有力，舌上白苔满布。

诊断：此证脉象犹浮，舌苔犹白，盖得病甫二日，表证犹未罢也。而右关重按有力，且时觉有热上冲咽喉者，是内伤外感相并而为病也。宜用重剂清其胃腑之热，而少佐以解表之品，表解里清，喉之疼痛当自愈矣。

处方：生石膏四两，捣细　西药阿司匹林一瓦

单将生石膏煎汤一大盅，乘热将阿司匹林融化其中服之。因阿司匹林实为酸凉解肌之妙药，与大量之石膏并用，服后须臾其内伤外感相并之热，自能化汗而解也。

效果：服后约半点钟，其上半身微似有汗，而未能遍身透出，迟一点钟，觉心中之热不复上冲，咽喉疼痛轻减。时在下午一点钟，至晚间临睡时，仍照原方再服一剂，周身皆得透汗，安睡一夜，翌晨，诸病若失矣。

山西高某某，年二十八岁，客居天津，于仲秋得温病。

病因：朋友招饮，饮酒过度，又多喝热茶，周身出汗，出外受风。

证候：周身骨节作疼，身热39.4℃，心中热而且渴，舌苔薄而微黄。大便干燥，小便短赤，时或干嗽，身体酸软殊甚，动则眩晕。脉数逾五至，浮弦无力。自始病至此已四十日矣，屡次延医服药无效。

诊断：此证乃薄受外感，并非难治之证。因治疗失宜，已逾月而外表未解，内热自不能清。病则懒食，又兼热久耗阴，遂由外感之实热，酿成内伤之虚热。二热相并，则愈难治矣。斯当以大滋真阴之药为主，而以解表泻热之佐之。

处方：生怀山药一两　生怀地黄一两　玄参一两　沙参六钱　生杭芍六钱　大甘枸杞五钱　天冬五钱　天花粉五钱　滑石三钱　甘草三钱

共煎汤一大碗，分三次温饮下，其初饮一次时，先用白糖水送服西药阿司匹林半瓦，然后服汤药。

复诊：初服药一次后，周身得汗，骨节已不觉疼，二次、三次继续服完，热退强半，小便通畅，脉已不浮弦，跳动稍有力，遂即原方略为加减，俾再服之。

处方：生怀山药一两　生怀地黄八钱　玄参六钱　沙参六钱　大甘枸杞六钱　天门冬六钱　滑石三钱　甘草二钱　真阿胶三钱，捣碎

药共九味，先将前八味煎汤两大盅，去渣入阿胶融化，分两次温服。其服初次时，仍先用白糖水送服阿司匹林三分之一瓦。此方中加阿胶者，以其既善滋阴，又善润大便之干燥也。

效果：将药先服一次，周身又得微汗，继将二分服下，口已不渴，其日大便亦通下，便下之后，顿觉精神清爽，灼热全无，病遂从此愈矣。

说明：方中重用大队凉润之品，滋真阴即以退虚热，而复以阿司匹林解肌、滑石利小便者，所以开实热之出路也。至于服阿司匹林半瓦，即遍身汗者，因体虚者其汗易出，而心有燥热之人，得凉药之濡润亦恒自出汗。

李姓媪，年八旬有三，于孟夏得温病，兼项后作疼。

病因：饭后头面有汗，忽隔窗纱透入凉风，其汗遂闭，因得斯证。

证候：项疼不能转侧，并不能俯仰，周身发灼热，心中亦热，思凉物，脉象左部弦而长，右部则弦硬有力，大便干燥，小便短少。

诊断：此因汗出腠理不闭，风袭风池、风府，是以项疼，因而成风温也。高年之脉，大抵弦细，因其气虚所以无甚起伏，因其血液短少，是以细而不濡，至于弦硬而长有力，是显有温热之现象也。此当清其实热而辅以补正兼解表之品。

处方：生石膏一两，轧细　野台参三钱　生怀地黄一两　生怀山药五钱　玄参三钱　沙参三钱　连翘二钱

西药阿司匹林一瓦，先半阿司匹林用白糖水送下，继将中药煎汤一大盅，至甫出汗时，即将汤药乘热服下。

效果：如法将药服下后，周身得汗，表里之热皆退，项之疼大减，而仍未脱然。俾每日用阿司匹林瓦一强约三分，分三次用白糖水送下，隔四点钟服一次。若初次服后微见汗者，后两次宜少服，如此两日，项疼全愈。盖阿司匹林不但能发汗去热，且能为热性关节疼痛之最妙药之。

邻村高某某，年二十五岁，于仲夏得温病。

病因：仲夏上旬，麦秋将至，远出办事，又欲急回收麦，长途趋行于烈日之中。辛苦殊甚，因得温病。其叔父高某某与其表叔毛某某皆邑中名医，又皆善治温病。二人共治旬日无效，盖因其劳力过甚，体虚不能托病外出也。

证候：愚诊视时，其两目清白，意无所见，两手循衣摸床，乱动不休，谵语无伦，分毫不省人事。其大便从前滑泻，此时虽不滑泻，每日仍溏便一两次，脉象浮而无力，右寸之浮尤甚，两尺按之即无，一分钟数至一百二十至。舌苔薄黄，中心干而微黑。

诊断：此证两目清白无火，而竟无所见者，肾阴将竭也。其两手乱动不休者，肝风已动也。病势至此，危险已至极点。幸喜脉浮为病还在太阳，右寸浮尤甚，又为将汗之兆。其所以将汗而不汗者，人身之有汗，如天地之有雨，天地阴阳和而后雨，人身亦阴阳和而后汗。此证两尺脉甚弱，阳升而阴不应，是以不能作汗。当用大滋真阴之品，济阴以应其阳必能自汗，汗出则

病愈矣。然非强发其汗也，强发其汗则汗出必脱。调济阴阳以听其自汗，是以汗出必愈也。

处方：熟怀地黄二两　生怀山药一两　玄参一两　大甘枸杞一两　甘草三钱　真阿胶四钱

药共六味，将前五味煎汤一大碗去渣，入阿胶融化，徐徐分数次温饮下。

效果：时当上午十点钟，将药煎服至下午两点钟将药服完。形状较前安静，再诊其脉颇有起色。俾再用原方煎汤一大碗，陆续服之，至秉烛时遍身得透汗，其病霍然愈矣。此案曾载于《全国名医验案类编》，何廉臣对于此案似有疑意，以为诚如案中所述病况，实为不可挽救之证也。故今将此案又登斯编，以征此案之事实。

说明：尝实验天地之气化，恒数十年而一变，医者临证用药，即宜随气化而转移，因病者所得之病已先随气转移也。愚未习医时，见医者治伤寒温病，皆喜用下药，见热已传里其大便稍实者，用承气汤下之则愈，如此者约二十年。及愚习医学时，其如此治法者则恒多偾事，而愚所阅之医书，又皆系赵氏《医贯》、《景岳全书》、《冯氏锦囊》诸喜用熟地之书，即外感证亦多喜用之。愚之治愈此证，实得力于诸书之讲究。而此证之外，又有重用熟地治愈寒温之坏证，诸多验案（地黄解后载有数案可参观）。此乃用药适与时会，故用之有效也。且自治愈此证之后，毛某某、高某某深与愚相契，亦仿用愚方治愈若干外感之虚证，而一变其从前之用药矣。后至愚年过四旬，觉天地之气化又变，病者多系气分不足，或气分下陷，外感中亦多兼见此证，即用白虎汤时多宜加人参方效。其初得外感应发表时，亦恒为加黄芪方效。如是者又有年。乃自1921年以来，病多亢阳，宜用大剂凉润之药济阴以配其阳，其外感实热之证，多宜用大剂白虎汤，更佐以凉润之品，且人脏腑之气化多有升无降，或脑部充血，或夜眠不寐，此皆气化过升之故，亦即阳亢无制之故。治之者宜镇安其气化，潜藏其阳分，再重用凉润之药辅之，而病始可治。此诚以天地之气化又有转移，人所生之病即随之转移，而医者之用药自不得不随之转移也。由此悟自古名医所著之书，多有所偏者非偏也，其所逢之时气化不同也。愚为滥竽医界者已五十年，故能举生平之所经历而细细陈之也。

武清县孙某某，年三十三岁，于孟秋时得温病。

病因：未病之前，心中常觉发热，继因饭后有汗，未暇休息陡有急事冒风出门，致得温病。

证候：表里俱觉壮热，嗜饮凉水、食凉物，舌苔白厚，中心已黄，大便干燥，小便短赤，脉象洪长有力，左右皆然，一分钟七十八至。

诊断：此因未病之先已有伏气化热，或有暑气之热内伏，略为外感所致，即表里陡发壮热，一两日间阳明腑热已实，其脉之洪长有力是明征也。拟投以大剂白虎汤，再少佐以宣散之品。

处方：生石膏四两，捣细　知母一两　鲜茅根六钱　青连翘三钱　甘草三钱粳米三钱

共煎汤三盅，分三次温服下。

复诊：将药分三次服完，表里之热分毫未减，脉象之洪长有力亦仍旧，大便亦未通下。此非药不对证，乃药轻病重，药不胜病也。夫石膏之性《神农本草经》原谓其微寒，若遇阳明大热之证，当放胆用之。拟即原方去连翘加天花粉，再将石膏加重。

处方：生石膏六两　知母一两　天花粉一两　鲜茅根六钱　甘草四钱　粳米四钱

共煎汤三大盅，分三次温服下。

复诊：将药分三次服完，下燥粪数枚，其表里之热仍然不退，脉象亦仍有力。愚谓孙某某曰：余生平治寒温实热证，若屡次治以大剂白虎汤而其热不退者，恒将方中石膏研极细，将余药煎汤送服即可奏效。今此证正宜用此方，孙某某亦以为然。

处方：生石膏二两，研极细　生怀山药二两　甘草六钱

将山药、甘草煎汤一大碗，分多次温服。每次送服石膏末二钱许，热退无须尽剂，即其热未尽退，若其大便再通下一次者，亦宜将药停服。

效果：分六次将汤药饮完，将石膏送服强半，热犹未退，大便亦未通下，又煎渣取汤两盅，分数次送服石膏末，甫完，陡觉表里热势大增。时当夜深，不便延医。孙某某自持其脉弦硬异常，因常阅《衷中参西录》，知脉虽有力而无洪滑之象者，用白虎汤时皆宜加人参，遂急买高丽参五钱，煮汤顿饮下，其脉渐渐和缓，热亦渐退，至黎明其病霍然全愈矣。

说明：按伤寒定例，凡用白虎汤若在汗吐下后及渴者，皆宜加人参。细询此证之经过始知曾发大汗一次，此次所服之药虽非白虎汤原方，实以山药代粳米，又以石膏如此服法，其力之大，可以不用知母，是其方亦白虎汤也。若早加党参数钱，与山药、甘草同煎汤以送服石膏，当即安然病愈，乃因一时疏忽，并未见及，犹幸病者自知医理以挽回于末路。此虽白虎汤与人参前后分用之，仍不啻同时并用之也。

此证加人参于白虎汤中其益有三。发汗之后人之正气多虚，人参大能补助正气，俾正气壮旺自能运化药力以胜邪，其为益一也。又发汗易伤津液，津液伤则人之阴分恒因之亏损。人参与石膏并用，能于邪热炽盛之时滋津液以复真阴，液滋阴复则邪热易退，其为益二也。又用药之法，恒热因凉用、凉因热用，《内经》所谓"伏其所因"也。此证用山药、甘草煎汤送服石膏之后，病则纯热，药则纯凉，势若冰炭不相容，是以其热益激发而暴动。加人参之性温者以为之作引，此即凉因热用之义，为凉药中有热药引之消热，而后热不格拒转与化合，热与凉药化合则热即消矣，此其为益三也。统此三益观之，可晓然于此病之所以愈，益叹仲圣制方之妙。即约略用之，亦可挽回至险之证也。

以上出自《医学衷中参西录》

病者：于君，年四十余，住邑北境于常庄。

病名：热病兼寒。

原因：伏热初起，为风寒所束，不得汗。医者治以苏子降气汤，兼散风清火之品，数剂病益进，改延予诊。

证候：壮热无汗，胸中烦热，又兼喘促，口渴喜饮，头犹觉疼，周身犹有拘束之意。

诊断：脉洪滑而浮，舌苔白滑微黄，此外寒束内热也。

疗法：投以拙拟寒解汤，处方毕，或问此汤为发表之剂，而重用石膏、知母，微用连翘、蝉退，何以能得汗？答曰：用此方者，特恐其诊脉不真，审证不确耳。果能真确，则服之覆杯可汗，毋庸虑此方之不效也。

处方：生石膏一两，捣细　肥知母八钱　青连翘钱半　蝉退钱半，去足土

效果：连服两剂后，须臾上半身即出汗，又须臾觉药力下行，其下焦及腿亦皆出汗，其病若失。

廉按：伏气热病，为时邪引动而发者，当看其兼挟之邪轻重如何，轻者可以兼治，重者即当在初起时着意先撤新邪，俟新邪既解，再治伏邪，方不碍手，此须权其轻重缓急，以定其治法，不可豫设成见也。此案热病兼寒，方中重用石膏、知母以清胃腑之热，而复少用连翘、蝉蜕之善达表者，引胃中化而欲散之热，仍还太阳作汗而解。斯乃调剂阴阳，听其自汗，非强发其汗也，虽非强发其汗，而覆杯之顷，须臾汗出而愈。审是则寒解汤，不但宜于热病，即春温

现此脉证者，投之亦必效也。

病者：高姓，年二十五六岁，业农，住盐山城东北张马村。

病名：肾虚温病。

原因：仲夏初旬，麦秋将至，远出办事，又欲急回收麦，长途趋行烈日之中，辛苦殊甚。因得温病。其叔高鲁轩，及其表叔毛仙阁皆医士，又皆善治温病，二人共治旬日无效。盖因其劳力过甚，体虚不能托病外出也。

证候：愚诊视时，其两目清白，竟无所见，两手循衣摸床，乱动不休，谵语无伦，分毫不省人事，其大便从前滑泻，此时虽不滑泻，每日仍溏便一两次。

诊断：脉象浮而无力，右寸之浮尤甚。两尺按之即无，一分钟数至一百二十至，舌苔薄黄，中心干而微黑。细思此证，其两目清白无见者，肾阴将竭也。其两手乱动不休者，肝风已动也。病势至此，危险已至极点。幸喜脉浮为病还太阳，右寸浮尤甚，有将汗之势。其所以将汗而不汗者，人身之有汗，如天地之有雨，天地阴阳和而后雨，人身亦阴阳和而后汗，此证尺脉甚弱，阳升而阴不应是以不能作汗也。

疗法：此证若欲其出汗，不可分毫用发汗之药，当用大润之品，峻补其真阴，济阴以应其阳，必能自汗，汗解则病愈矣。

处方：大怀熟地二两　生怀山药三钱　玄参一两　甘枸杞一两　真阿胶四钱，烊冲　甘草三钱

煎汤一大碗，徐徐分数次，温饮下。

效果：上方如法煎服，一日连进二剂，汗出通体而愈。

廉按：《内经》谓温病虚甚死，此证诚虚极矣。方用大剂滋补，一日两剂，通体汗出而愈，幸哉！若骤疑其伪，张君为信用卓著之名医，著有《衷中参西录》三集行世，非闭门造车、出门合辙者比，若竟信其真，则阴竭动风，往往一厥即脱，迫不及救。即使因病致虚，虚属骤变，药虽对证，恐无如此速愈之理。惟方药极有力量，爰为选录，以待后来之实验。

病者：王义源之女，年十四五，住盐山城东牛留里。

病名：温病。

原因：仲春中旬，感受春温。医者诊治失宜，迁延十余日，病益增剧，医者诿为不治。

证候：心下胀满甚剧，喘不能卧，自言心中干甚，似难支持，其舌苔白而微黄，小便赤少，大便从前滑泻，此时虽不滑泻，仍每日下行。

诊断：脉搏一呼吸五至，左脉似弦而有力，右脉似大而有力，然皆不堪重按，知其温病之热，本不甚剧，因病久真阴亏损，致小便不利，所饮之水，停于肠胃则胀满，迫于心下则作喘，其心中干甚亦真阴亏损之征也。

疗法：当滋其真阴，利其小便，阴足则心不觉干，便利则胀消，而喘亦可定，至于些些温病之余热，亦不治自愈也。

处方：鲜白茅根（去净皮与节间细根剉碎）六两，用水三大碗煎一沸，俟半点钟，视其茅根，若不沉水底，再煎一沸，至茅根皆沉水底，其汤即成。去渣当茶，数次温饮之。

效果：饮茅根汤两日，其病霍然全愈。盖白茅根凉润滋阴，又善治肾阴有热，小便不利，且具有发表之性，能透温病之热外出，一药而三善备，故单用之而能立建奇功也。然必剉取鲜者用之，且复如此煎法（过煎则性变），方能有效。

廉按：发明茅根功用，较徐洄溪尤为详明，方虽简单，药用周到，可谓温病善后之一种简效法。惟证既喘不得卧，拟仿外台法，再加鲜枇杷叶二两，轻降肺气何如？

病者：胡珍簋，年五十四岁，原籍云南，寓天津。

病名：温病兼喉疼。

原因：建筑楼房十余所，自初春开工，一切事务，皆自经管，费心劳神，暗生内热。又日饮牛乳两次作点心，亦能助热。内热上潮，遂觉咽喉不利，至仲秋又感受温病，其咽喉陡然作疼。

证候：表里俱觉发热，咽喉疼痛，妨碍饮食，心中之热，时觉上冲，则咽喉之疼痛益甚，周身酸懒无力，大便干燥。

诊断：脉象浮滑而长，右关尤重按有力，舌上白苔满布，此温病之热已入阳明，与内伤之热相并而为病也。

疗法：此证原初得两日，表证未罢，因内有蕴热，所以阳明之腑热已实，而脉象犹浮，舌苔犹白也。宜用重剂清其胃腑之热，而少佐以解表之品，表解里清，喉疼亦当自愈。

处方：生石膏细末四两，煎汤一大盅，乘热将西药阿司匹林三分弱，融化其中服之。因阿司匹林之原质，存于杨柳皮液之中，实为辛凉解肌之妙品也。服后若得微汗，诸病自退。

效果：服药后约半点钟，肌肤似欲汗而未能透出，迟一点钟，觉心中之热不复上冲，咽喉疼痛轻减，时在下午一点钟。至晚间临睡时，仍照原方再服一剂，周身皆得透汗，安睡一夜，翌晨诸病若失矣。

廉按：温病兼喉疼，多属胃家燥热，上蒸咽喉，故重用善清咽喉之石膏，清凉解热，配以阿司匹林者，以其性最善发汗又善透痧疹，使伏热从表外达也。方法虽新，仍是清凉解热之旧例。

病者：郑伯恕，年五十二岁，奉天裕盛铭印书局经理。

病名：温病兼冲气上冲。

原因：其人素有痰饮，偶有怫意之事，肝火内动，其冲气即挟痰饮上涌，连连呕吐痰水。季春之时，因受感冒成温病，温热内传，触动冲气，又复上冲。

证候：表里壮热，渴嗜饮水，痰水上泛，屡屡咳吐，呃逆哕气，连连不除，两胁作胀，大便三日未行。

诊断：脉象左部弦长，右部洪滑而长，重按皆甚实，舌苔白厚，中心微黄，此温病之热，已入阳明之腑，又兼肝火挟冲气上冲也。

疗法：当重用白虎汤以清阳明之热，而以降冲兼镇肝之品辅之。

处方：生石膏三两，研细　生赭石一两，研细　生龙骨八钱　生牡蛎八钱　白知母八钱　生杭芍六钱　清半夏三钱　厚朴钱半　甘草二钱

煎汤三茶盅，分三次温饮下。

效果：将药三次服完后，热退气平，脉亦较前和平。其大便仍未通下，遂将石膏、龙骨、牡蛎各减半，再煎服一剂，大便通下全愈。

说明：医家用石膏，未有与赭石并用者。即愚生平用石膏，亦未尝与赭石并用，恐其寒凉之性，直侵下焦也。然遇有当用之病而用之，则病当之，非人当之。如此证，不重用石膏，则

阳明之大热不除；不重用赭石，则上逆之冲气莫制，此所以并用之而无妨碍也。

廉按：冲属于胃，又隶于肝，凡有痰饮者，每兼肝郁，肝火内动，挟冲气上冲，势必连呕痰水，甚则呃逆噫气，若感温病，其势更甚。此案方用清降潜镇，确是对证下药，案后说明，理亦充足。

以上出自《全国名医验案类编》

巢渭芳

辛丑年四月中旬，敝乡孙川之妻巢氏，年将三十，得温病旬余，神昏谵语，胸腹拒按，苔黄而腻，脉细右弦实，大便时溏。其公婆视为祟病，不可医药，延越两日，送居补山寺避养。神气日益不支，呻吟不安，延他医治之，进鲜生地、石膏，病势益甚。随邀余诊，诊脉视舌如前，即行大承气汤两剂，霍然而退。余曰：此非祟也，乃邪结胃腑，再迟三日无救矣。其父母信佩之至。凡用承气汤，必需脉实证实，否则不能轻用。再则服承气汤后，病人中阳必伤，须加意调养，否则虚羔丛生，变端百出。

《巢渭芳医话》

陈莲舫

刘。身热较淡，仍耳聋神迷，口渴喜饮，脉息弦细，治以清养。

羚羊角　鲜石斛　连翘心　抱茯神　川郁金　净银花　芦根　西洋参　元生地　牡丹皮　生白芍　细菖蒲　新会皮　白木耳

复方：伏邪劫津，津阴不复，身热较淡，舌复灰干，神迷耳聋，脉息细涩，拟存阴回液以解热。

乌犀角　鲜石斛　细生地　连翘心　光杏仁　白茯苓　西洋参　寸麦冬　牡丹皮　生白芍　川郁金　生甘草　芦根

王。温病消铄阴液，阳虚不能转运，阴虚无由灌溉，致脾胃干燥，神呆耳聋，不食二十余天，脉息细弦，治以滋阴调中。

西洋参　黑料豆　抱茯神　生白芍　银柴胡　广橘红　川石斛　柔白薇　远志肉　炒丹皮　生谷芽　灯心青黛拌

练塘，佩卿兄。身热无寒，日晡较甚，大便通而秽黑，神烦口渴，气喘汗多，一定发痦。若不发痦，仍防昏痉。

冬桑叶　鲜石斛　连翘心　川郁金　淡竹叶　益元散　羚羊片　柔白薇　光杏仁　环粟子　川通草　荷叶

刘。热势虽淡，胃纳不开，神志如醉如迷，耳聋口烂，瘟疫余波，气阴销铄，拟扶原化邪。

西洋参　柔白薇　抱茯神　制丹参　制胆星　生甘草　川石斛　生白芍　远志肉　黑料豆　广陈皮　灯心青黛拌

包。身热旬余，出汗淋漓，气粗咳呛，腰痛，口渴，体属脱力，无力送邪，并无疹瘰。脉两尺模糊不应指，余软细濡数。即防脱变，拟用清燥泄邪。

西洋参　肥知母　光杏仁　川郁金　抱茯神　沉香汁　生石膏　生甘草　川贝母　粉前胡　广橘红　芦根　竹沥姜汁炒

以上出自《莲舫秘旨》

顾雨棠

张郎亭，三旬。液衰温邪未尽，留恋于半表半里，所以脉见弦大，寒热午后更甚也。脉证见此，法当和阴以清彻少阳为主。

鳖血炒柴胡　制首乌　丹皮　新会　茯神木　炒黑山栀　生洋参　川斛　谷芽　淡秋石

《顾雨堂医案》

何长治

左。外热解而内火尚炽，口渴舌燥，左寸关脉数不驯。营液亏，心肝失润也。拟凉化，以觇进止。

犀角尖四分，磨冲　真川连三分　京元参三钱　炒山栀钱半　生黄芪二钱　生草四钱　鲜生地三钱　肥知母钱半　天花粉三钱　建泽泻钱半　怀牛膝三钱　陈皮八分　真廉珠四分，研末冲　细桑枝五钱

《何鸿舫医案》

王仲奇

刘姑，忆定盘路，二月廿七日。温热入营，头痛体酸，热甚烦躁，颧赤唇绛，或有呓语，脉弦数，舌绛赤无苔，有芒刺如杨梅，据云刺头上出血，色见焦黄，此温热将化为毒之征兆，勿谓寻常感证也。

连翘三钱　银花三钱　紫地丁三钱　紫草一钱　丹皮半钱，炒　天花粉三钱　夏枯草二钱　川郁金二钱　茯苓三钱　香白薇二钱，炒　白茅根肉五钱

二诊：三月初四日，燥屎已下，郁热下行，颧红、唇绛、舌赤均已退淡，芒刺亦软，惟午后稍觉烦躁，入夜犹欠清爽，盖营分余邪未尽也，脉已软静，守原意小其制可矣。

银花三钱　连翘二钱　香白薇二钱，炒　川贝母去心，钱半　海蛤粉包，三钱　川郁金钱半　茯苓三钱　夏枯草三钱　杏仁二钱，去皮尖　丹皮钱半，炒　紫菀钱半　冬桑叶二钱

《王仲奇医案》

王堉

余舅母王氏，守节三十年，苦而益笃，经纪家政，今已抱孙。体素弱而不甚服药。壬戌夏，忽得热证，烦躁不安，浑身如火。初请其族婿董某治之。董固寡术，以为风也。用小柴胡汤发之。次日，则热几如狂，时而昏不识人。表弟以农忙无暇顾，遣人告余，急往视之。则全家惊惧。诊之则两手沉数无他象，惟舌苔焦黑，语近謇涩，而心甚清。因告曰：此热病也。董以温

治，故错。此时必膈间胀闷，咽干口渴，大便秘，小便黄赤。幸血分尚清，无斑疹等类，形证虽危，尚易治也。因问思凉水否？曰思甚。乃命取新汲水两碗满饮之，顷刻间觉头目俱清，进以三黄解毒煎合犀角地黄汤。两服而热退。又以归芍地黄汤连进而清其血。五日后又视之，则病全清，惟思食过甚。乃告表弟曰，此时胃气初升，食难化之物，最易反复，宜节之，虽得罪，亦断不可任其多食也。

吾里中有口头语，见卧病者，则曰伤寒热病，医者来，则曰汗证也。而不知伤寒与热病二者大相反。盖伤寒，则真伤于寒，须用热散，仲景之法是也。热病，则外而风寒暑热，内而饮食嗜欲，皆能致之。一或不慎，杀人易于反手。春温夏热，河间之法最善。至饮食嗜欲，则合东垣、丹溪之法，参而通之，无遗蕴矣。

长媳初入门十余日，得温病。呻吟叫号，反侧不安。因新妇，急告其父。其父延一医来，则吾里中丙午茂才也。幼尝同考试，其人玩世不恭，乡党薄之，颇落拓。虽通医理，而所读不知何书，每治病，药寥寥三四味，皆以分计，故获效甚少。请视长媳，出告余曰，疹也。宜服犀角解毒汤。尚觉近理，急服之，疹未出而热如故。又易一医，乃河南武安药侩也，初解药性，立方字常误，胸无墨水，而治病颇有一二效者。适为邻治病，延之来。诊脉不一刻，即出曰，此是疹证，又兼胃寒，故胸烦作呕耳，须用温散。请其方，则平胃散也。余不欲令服，而家中人皆曰，时医常以误效，请一试之。药入口则热几如狂，昼夜不安，实无可处。余乃入诊之，脉极沉极数，而外证甚险。告其父曰，以弟愚见，当是阴虚血热。此热证，非疹证也。如是疹，流连将十日，何无一点发耶。此虽新来，乃弟儿妇，当以私意治之，倘有误，亲家亦相谅也。其父诺。乃以大剂地黄汤易生地，合三黄汤满饮之。二更许沉沉睡矣。又恐余热未清，加蝉蜕、灯心，四服而热止，病始安。令常服麦味地黄丸，半月痊愈。

以上出自《醉花窗医案》

红杏村人

徐左，伏邪挟湿挟滞，甫交一候，身热汗少，胸痞咳嗽，大便自溏，神烦昼夜不宁，脉弦数，舌苔根糙尖红，渴饮不解。阳明邪火不从外泄，而有下趋之势，昏闭之险叵测。

葛根　黄芩　栀　豉　杏仁　川朴　楂炭　赤苓　滑石

又复：昨晚得汗甚畅，身热仍不退解，疹点止现，颈项余部尚未透达。便溏虽减，肠鸣不已，烦渴少寐，脉象仍属弦数，苔转微黄。病情方在鸱张之际，昏闭堪虞。

青蒿　淡芩　栀　杏仁　翘　蒡　楂肉　赤苓　通草

《医案》

袁焯

张兆魁君室人，年约三旬，体质瘦小，发热谵语，口渴心烦，欲食冷物，胸闷溲热，舌苔黄腻不燥，两脉俱数。与小陷胸汤加柴胡、黄芩不效，烧热益甚，遂改用凉膈散，大黄、元明粉各用三钱，服后得下两次，并得战汗，而热全退，惟精神萎弱，懒于言动，复以党参、麦冬、枸杞子、干地黄、黄芪、炙甘草等补养气血之药，两剂而起居饮食如常矣。

　　金峙生君令堂，年近五旬，发热身痛，舌苔白腻，溲热胸闷，脉滑，予初以三仁汤加连翘、山栀接服两剂，热愈甚，口渴心烦，舌苔转燥，脉亦转数，盖伏邪病热邪蕴伏甚重，遂易方以黄芩、瓜蒌、地骨皮、青蒿各三钱，连翘、知母各四钱，木通一钱，银柴胡二钱，芦根、茅根、鲜生地各一两，梨汁一酒盅和服。一剂热稍平，二剂后，病人忽战栗恶寒，震动床帐，盖欲作战汗也。病家误会，谓药之误，议延他医，幸其弟陶骏声君来告，速予往救。予谓此战汗也。病退之机，不可妄动。乃予至其家，则战汗已止，身出大汗而脉静身凉，神气亦甚安静，但觉疲倦而已，遂用薄粥汤与饮，以扶胃气，并以沙参、麦冬、百合、苡仁、石斛、花粉、甘草、茯苓等调养两日而瘥。

　　庚戌四月，广安祥糖栈袁尧宽君，患温病。初由章绥卿君诊治，服药数剂，病未大减。嗣章君往江北放赈，转荐予治，壮热谵语，见人则笑，口渴溲赤，每日只能进薄粥汤少许，舌苔黄薄而干燥无津，体胖脉息滑数，右部尤甚。盖温病也，热邪蕴伏日久，蓄之久而发之暴，故病情危重若是。治法当以解热为主，而佐以豁痰润燥，方用三黄石膏汤合小陷胸汤去麻黄、豆豉、半夏，加贝母、连翘、青蒿、梨汁。接服二日，热未大退，至第三剂后，乃作战汗而解，但余热未清，复以前方去石膏、芩、连、瓜蒌，加苡仁、滑石、芦根、花粉、沙参等清化余邪，数剂而瘥。凡温病之解多从战汗。刘河间、吴又可发之于前，叶天士、王九峰畅之于后。证以予所经历，洵精确不易之学说也。盖前人于此，皆从经验中得来，惟必俟服药多剂，始能奏功。而作汗之时，必先战栗，其状可骇。医家当此，何可无定识定力耶？

　　德兴衣庄潘某，年约三旬，发热恶寒，头疼身痛，胸闷不思饮食，握其手臂，其热灼手，知其病重，非寻常之感冒也。然当时尚未现有热证。姑以葱豉汤合二陈汤，加连翘、枳壳、桔梗以待之。服后恶寒退，而心烦不得寐，胸闷作恶，脉滑舌燥，数日不大便。踌躇久之，乃毅然以大柴胡汤，大黄用三钱。下稀粪水五六次，前证尽退，但不思食而已。越两日复发热谵语，烦躁不宁，舌苔黄，脉滑唇红，口内破裂，大便溏，复以小陷胸汤加大黄三钱。翌日复诊，则胸部、脊背、手臂等处，均发现斑疹，其色红赤，烦躁定，神识清，咳嗽多痰，舌苔黄燥，大便溏泻，脉不数。遂改用小陷胸汤去半夏，加贝母、知母等平剂以治之。接服两日，赤斑发现愈多，手足、胸背均满布，而脊背中尤为稠密，其色红赤鲜明，言语时清时乱，目赤唇红兼有呃逆。仍以原方接服一剂。次复诊，则神昏不能识人，谵语呃逆舌苔黑燥，脉息滑数，头汗出，时或手动唇动。盖伏热尚重，病势正在凶猛之时，仍当清凉攻下，双方并进，庶足以杀其凶猛之势。幸病家坚信不疑，得以放手用药，乃以白虎汤、小承气汤、小陷胸汤三方合用，去厚朴，加梨汁。此药服后，神气转清，呃逆、谵语亦渐定，遂以前方去大黄、石膏，接服三剂，病大退乃以清凉和平之方，调理半月而瘳。大凡温病之重者，多从斑解，而尤必藉大黄之力。盖腑气通，则伏邪始能外发也。

以上出自《丛桂草堂医案》

　　病者：史汉泉，年约三十余岁，住本镇。
　　病名：温病。
　　原因：庚戌四月，吸受温热，病已多日，病家出前医之方示予，盖皆不出银翘散、三仁汤、增液汤之范围，病势日渐增剧。

证候：昏沉不语，面垢目赤，鼻孔如烟煤，壮热铄手，汗漐漐然，手臂搐搦，溲赤。

诊断：两手脉数疾，舌苔黑燥。问不能言几日矣？曰：昨犹谵语，今始不能言，然大声唤之，犹瞠目视人，问近日大便通否？曰：始病曾泄泻，今不大便已三日矣。予谓此热病未用清药，阳明热极，胃家实之病也，非下不可。

疗法：与调胃承气汤合三黄石膏汤加味。

处方：生锦纹三钱　元明粉三钱　炙甘草八分　瓜蒌仁四钱　焦山栀三钱　黑犀角一钱　淡黄芩二钱　小川连一钱　生川柏一钱　生石膏一两

次诊：接服两剂，竟未得下，惟矢气极臭，溲色若血，神识较清，而身热舌黑如故。

次方：瓜蒌仁六钱，杵　焦山栀三钱　淡黄芩二钱　小川连一钱　生川柏一钱　黑犀角一钱　生石膏一两，研细　炙甘草八分　鲜生地一两　雅梨汁一两　莱菔汁五钱，同冲

三诊：热减神清，黑苔渐退，脉息亦较平，时吐黏痰，目睛转黄，遂改用小陷胸汤加芦根、菖蒲等芳香清洌之品，以分消膈中痰热。

三方：瓜蒌仁四钱　小川连六分　仙露夏二钱　淡竹茹二钱　冬瓜仁四钱　全青蒿钱半　川贝母二钱，去心　石菖蒲钱半　汉木通一钱　鲜茅根一两，去衣　活水芦根二两后

二味，煎汤代水。

四诊：接服四剂，胸部颈项间遍出白㾦，如水晶珠，腹部腿畔亦发白㾦，于是身热全清，知饥进粥，但精神疲弱耳。

四方：西洋参钱半　原麦冬二钱　鲜石斛三钱　生苡仁三钱　川贝母钱半，去心　淡竹茹二钱　鲜枇杷叶三片，去毛，抽筋

效果：调养数日，始解黑燥屎数次，当时两进大黄而不下者，盖其戚友中有知医者，潜将大黄减去一钱，每剂只用二钱，故但有解毒之功，而无攻下之力，而奏效亦较缓也。然究胜于粗工之滥用硝黄而偾事者矣。

廉按：此为温病实证，治法初用寒泻，继用清润，终用清养，选药处方，层次一丝不乱，药皆极有力量，似此佳案，堪为后学之师范。

病者：袁尧宽，忘其年，住本镇。

病名：温病。

原因：庚戌四月患温病，初由章绥卿君诊治，服药数剂，病未大减。嗣章君往江北放赈，转荐予治。

证候：壮热谵语，见人则笑，口渴溲赤，体胖多湿，每日只能进薄粥汤少许。

诊断：脉息滑数，右部尤甚，舌苔黄薄，而干燥无津，盖温病也。热邪蕴伏日久，蓄之久而发之暴，故病情危重若是。

疗法：当以解热为主，而佐以豁痰润燥，方用三黄石膏汤合小陷胸汤加减。

处方：青子芩二钱　小川连一钱　生川柏一钱　生石膏一两，研细　焦栀子三钱　瓜蒌仁四钱，杵　细芽茶一撮　川贝母三钱　青连翘三钱　全青蒿二钱　梨头汁一两，冲

次诊：接服二日，热未大退，至第三剂后，乃作战汗而解。但余热未清，复以前方去石膏、芩、连、瓜蒌等品。

次方：焦栀子三钱　青连翘三钱　全青蒿二钱　川贝母三钱　细芽茶一撮　生川柏一钱　生苡仁三钱　天花粉三钱　北沙参三钱　飞滑石六钱，包煎　活水芦根二两　雅梨汁一两，冲

效果：连服数剂，清化余邪，热清胃健而瘥。

说明：凡温病之解，多从战汗，刘河间、吴又可发之于前，叶天士、王九峰畅之于后。证以予所经历，洵精确不易之学说也。盖前人于此，皆从经验中得来，唯必俟服药多剂始能奏功，而作汗之时，必先战栗，其状可骇，医家当此，何可无定识定力耶。

廉按：伏气温病，其邪始终在气分流连者，多从战汗而解。若在血分盘踞者，或从疹斑而解，或从疮疡而解。唯将欲战汗之时，其人或四肢厥冷，或爪甲青紫，脉象忽然双伏，或单伏，此时非但病家彷徨，即医家每为病所欺，无所措手矣。且汗解之后，胃气空虚，当肤冷一昼夜，待气还自温暖如常矣。盖战汗而解，邪退正虚，阳从汗泄，故肤渐冷，未必即成脱证。此时宜令病者安舒静卧，以养阳气来复，旁人切勿惊惶，频频呼唤，扰其元神，使其烦躁。但诊其脉，若虚软和缓，虽蹉卧不语，汗出肤冷，却非脱证；若脉急疾，躁扰不卧，肤冷汗出，便为气脱之证矣。故医必从几经阅历，乃有定见于平时，始有定识于俄顷。此案大剂清解，竟得热达腠开，邪从战汗而解，尚属温病之实证。若病久胃虚，不能送邪外达，必须补托，而伏邪始从战汗而出者，亦不可不知。昔王九峰治一人，年及中衰，体素羸弱，始得病，不恶寒，惟发热而渴，溲赤不痊，发表消导，汗不出，热不退，延至四十余日，形容枯削，肢体振掉，苔色灰黑，前后大解共三十次，酱黑色，逐次渐淡至于黄，溲亦浑黄不赤，昼夜进数十粒薄粥四五次，夜来倏寐倏醒，力不能转侧，言不足以听，脉微数，按之不鼓，用扶阴敛气，辅正驱邪法，以生地、人参、麦冬、五味、当归、茯神、枣仁、远志、芦根为剂，服后竟得战汗。寒战逾时，厥回身热，汗出如浴，从朝至暮，寝汗不收，鼻息几无，真元几脱。王仍以前方连进二服，汗收证退，调理而安。

病者：潘君，年约三十岁，住本镇。

病名：温病发斑。

原因：暮春伏气内发，新凉外束，然当时尚未现有热证。

证候：发热恶寒，头疼身痛，胸闷不思饮食，握其手臂，其热铄手。

诊断：脉右浮滑，左弦紧，舌边尖红，苔薄白滑，知其病重，非寻常之感冒也。

疗法：姑以葱豉汤合二陈汤加蒡、翘、枳、桔等，先行疏解新邪。

处方：鲜葱白三枚　淡香豉三钱　仙半夏钱半　广橘红一钱　生枳壳钱半　苦桔梗一钱　青连翘三钱　炒牛蒡二钱

次诊：服后恶寒退，而心烦不得寐，胸闷作恶，脉滑舌燥，数日不大便，踌躇久之，乃毅然以大柴胡汤，重用大黄急下之。

次方：川柴胡一钱　淡黄芩钱半　仙半夏二钱　小枳实二钱　生锦纹三钱　生白芍二钱　鲜生姜二片　大红枣二枚

三诊：服后，下稀粪水五六次，前证尽退，但不思食而已。越两日，复发热谵语，烦躁不宁，舌苔黄，脉滑，唇红，口内破裂，大便溏，复以小陷胸汤加大黄下之。

三方：瓜蒌仁四钱，杵　小川连六分　仙半夏二钱　生锦纹三钱

四诊：翌日复诊，则胸部脊背手臂等处均发现斑疹，其色红赤，烦躁定，神识清，咳嗽多痰，舌苔黄燥，大便溏泻，脉不数。遂改用小陷胸汤去半夏，加贝母等平剂以治之。

四方：瓜蒌仁四钱，杵　小川连六分　川贝母二钱，去心　白知母三钱

五诊：接服两日，赤斑发现愈多，手足胸背均满布，而脊背中尤为稠密，其色红赤鲜明，

言语时清时乱，目赤唇红，兼有呃逆。仍以原方接服一剂，以觇进退。

六诊：讵次日复诊，则神昏不能识人，谵语呃逆，舌苔黑燥，脉息滑数，头汗出时，或手动唇动，盖伏热尚重，病势正在凶猛之时，仍当清凉攻下，双方并进，庶足以杀其凶猛之势，幸病家坚信不疑，得以放手用药，乃以白虎、小承气、小陷胸三方合用，去厚朴，加梨汁以清降之。

六方：生石膏一两，研细　肥知母四钱　生粳米一撮　生甘草五分　生锦纹三钱　小枳实二钱　瓜蒌仁四钱，杵　仙半夏二钱　小川连六分　雅梨汁一两，分冲

效果：此药服后，神气转清，呃逆谵语亦渐定，遂以前方去大黄、石膏，接服三剂，病大退。乃以清凉和平之方，调理半月而瘳。

说明：大凡温病之重者，多从斑解，而尤必借大黄之力，盖腑气通，则伏邪始能外发也。

廉按：伏温之邪，由春夏温热之气蒸动而出，此其常也。亦有当春夏之间，感冒风寒，邪郁营卫而为寒热，因寒热而引动伏气，初起一二日，第见新感之象，意其一汗即解，乃得汗后，表证略减而里热转甚，昧者眩其病状，几若无可把握，不知此新邪引动伏邪之证，随时皆有，治之者须审其伏邪与新感孰轻孰重。若新感重者，先撤新邪，兼顾伏邪；伏邪重者，则专治伏邪，而新感自解。若中焦挟有形食积浊痰，则邪热蒸蕴，每每乘机入胃，热结于中，而为可攻之证。盖胃为五脏六腑之海，位居中焦，最善容纳，邪热入胃，则不复他传，故温热病结胃腑，得攻下而解者，十居六七，陆九芝谓温病热自内燔，其最重者，只有阳明经腑两证，经证用白虎汤，腑证用承气汤，有此两法，无不可治之温病矣。其意专重阳明，若温病决不涉及别经者，其言亦未免太偏。总之温病邪热蒸郁，入于阳明者居多，热在于经，犹属无形之热，其证烦渴多汗，狂谵脉洪，此白虎证也。若热结于腑，则齿垢，唇焦，晡热，舌苔焦黄，神昏谵语，脉沉实，此承气证也。只要认证清楚，确系热在于胃，则白虎承气，依法投之，可以取效反掌。切勿因疑生怯，反致因循贻误也，即温病发斑之际，用清营透络，解毒化斑，而斑仍不透，往往用攻下逐毒，腑气一通，而斑始大透。伏邪从斑而解者，亦常见之。此案初用肘后葱豉汤加味，辛散发表，使新感先从外解，继即审定温病实证，叠用寒泻，直攻胃结，逐次发斑，而伏邪始得肃清，所用药品，皆用汉方以奏效，学古有获，确是佳案。

以上出自《全国名医验案类编》

费承祖

贵州刘子贞太守，发热咳嗽，痰黄口干，舌苔黄腻，溲赤便结，心烦懊恼，难以名状，已经一候不解，势甚可危。请余诊之，脉来浮弦滑大。此邪热销铄津液，必须生津泄邪，令津液宣布，托邪尽泄于外。

冬桑叶一钱　薄荷叶一钱　银花三钱　连翘一钱五分　山栀一钱五分　香豆豉二钱　象贝母三钱　天花粉三钱　生甘草五分　冬瓜仁四钱　鲜竹茹一钱五分　牛蒡子一钱五分　鲜芦根四两

进一剂，汗出一昼夜不止。病家骇甚，恐汗脱难救，请用止汗之法。余慰之曰：邪热非汗不解，现汗出热退，邪从汗泄，此汗多正是病之出路，断不可止。且脉息业已安静，决无汗脱之虞。宜进粥以和胃气，候邪尽，汗自止。明日果如所言，汗止而热退尽，心烦懊恼、咳嗽口干皆止。

石斛三钱　南沙参四钱　川贝母三钱　天花粉三钱　生甘草三分　冬瓜子四钱

二剂而康。

镇江严紫澄，发热烦躁，口渴苔黄，彻夜不寐。余诊脉弦数，此邪热灼津。

石斛三钱　花粉三钱　豆豉三钱　山栀一钱五分　银花三钱　连翘一钱五分　甘草五分　薄荷一钱　牛蒡子一钱五分　象贝母三钱　冬瓜子四钱　竹叶三钱　芦根二两

一剂热退，再剂痉安。

南京沙聚东之弟，发热肢瘛，神昏谵语，诊脉弦滑而数。此邪热不从外泄，内陷包络。牛黄丸一钱，开水化服。神识即清，谵语亦止。惟发热口干，络邪已退，邪热仍灼肺津。

牛蒡子一钱五分　薄荷一钱　冬桑叶一钱　净连翘一钱五分　净银花三钱　川贝母三钱　天花粉三钱　鲜竹茹一钱五分　鲜芦根二两

连服二剂，汗出热退而安。

处州镇台班馥斋军门之子缉卿，发热，有汗不解。医用发散消导，遂壮热便泄，口渴引饮，苔黄耳聋，头眩肢瘛，势甚可危，乃延余诊。脉来洪大滑数，此邪热灼津，津伤液耗，倘肝风内动，即有痉厥之虞。

石膏八钱　银花三钱　连翘三钱　桑叶一钱　天花粉三钱　石斛三钱　甘草五分　冬瓜子四钱　竹叶三钱　芦根四两

连进二剂，热退泻止，头眩肢瘛皆减。邪热已解，而津液内损，宣布无权，口干耳聋。前方去石膏、银花、连翘，加南沙参四钱、川贝母三钱、麦门冬三钱。服五剂，全愈。

江宁马月樵之夫人，发热有汗不解。医误认为伤寒，用桂枝、麻黄、葛根、柴胡等类，病转剧，口渴引饮，大便溏泄。更医误认为暑湿，用香薷、藿香、青蒿、厚朴等类，势转危。咳嗽咯血，间或神昏谵语，乃邀余诊。脉弦数洪大。此温邪犯肺，津液受灼，邪热不从外泄，内蒸包络，幸未传入，尚可设法。

银花三钱　连翘三钱　酒炒黄芩一钱五分　酒炒黄连三分　薄荷一钱　桑叶一钱　丹皮二钱　甘草三分　天花粉三钱　石斛三钱　冬瓜子四钱　芦根四两

连进两剂，汗出热退，神识清楚。再进二剂，咳血皆止。大便亦调，惟口干不思饮食，夜寐不甚酣畅。此邪热清而胃阴虚也。

南沙参四钱　麦冬三钱　石斛三钱　白芍一钱五分　甘草三分

连进三剂，眠食俱佳而康。

常州王禹臣之长女，发热神昏，口噤发厥，来势颇险。诊脉浮弦洪大。邪热从肺逆传心包。用紫雪丹五分，开水化服。热退神清，厥止能言，惟脘懑作恶，大便不通。络邪已泄，而阳明邪滞交阻。用黄连（酒炒）三分、竹茹一钱、法半夏一钱五分、瓜蒌仁三钱、苦杏仁三钱。大便畅行，胸脘宽舒，阳明邪滞皆清，而余邪留恋少阳，寒热往来。继进柴胡一钱、酒炒黄芩一钱、法半夏一钱五分、甘草三分、天花粉三钱，寒热即止而愈。

苏州王子箴之室，发热神昏，口噤不语，红疹满布，脉来弦大。此邪热不从外泄，内陷包络，非用芳香宣窍，安能通其内闭。用至宝丹一钱，开水化服。汗出热退，神清能言，红疹仍发，口渴引饮。络邪外透，余邪留恋，销铄津液。

冬桑叶一钱　薄荷一钱　蝉衣一钱　牡丹皮二钱　牛蒡子一钱五分　净银花三钱　天花粉三钱　生甘草五分　冬瓜子四钱　光杏仁三钱　川通草五分　鲜竹茹一钱五分

两剂而安。

上海丁顺兴之室，病发热鼻衄，作恶呕吐，咳嗽口甜，饮食不进，脉来细弦，势濒于危。痰热内蕴，风邪外袭，肺胃肃降无权，法当表里并解。

荆芥一钱　白茅根三钱　酒炒黄连二分　吴萸一分　象贝母三钱　佩兰叶一钱　川石斛三钱　鲜竹茹一钱　冬瓜子四钱　生熟谷芽各四钱

服二剂，汗出热退，鼻衄止，口甜呕吐皆减。照前方去荆芥、茅根，加南沙参四钱、甜杏仁三钱、薄橘红五分，连服六剂而安。

上海王荣生，发热汗出不解，口渴引饮，苔黄溺赤，目赤流泪，余诊其脉弦滑洪数，邪热灼津，津伤热炽。

生石膏八钱　薄荷叶一钱　银花三钱　连翘一钱五分　酒炒黄芩一钱五分　酒炒黄连三分　牛蒡子一钱五分　丹皮二钱　天花粉三钱　象贝母三钱　冬桑叶一钱五分　生甘草五分　竹叶三钱　芦根四两

连进三剂，汗出热退而痊。

以上出自《费绳甫医话医案》

曹沧洲

某左。初诊：伏邪病延四候，阴损在先，无力托邪外达。音低语少，红㾦初布，气滞略闷，头晕，口干不欲饮，便闭，脐下结硬如块，痰腻而厚，口糜遍满，正不敌邪，厥脱堪虞，强挽颇不易也。

西洋参三钱，生切另煎代茶　原生地七钱，用蔷薇花露二两浸研绞汁冲入　鲜霍斛六钱，打　生鳖甲心七钱，打先煎　生紫贝齿一两半，打先煎　抱木茯神四钱，朱拌桑叶二钱　丹皮二钱　赤芍三钱　白杏仁四钱　带心连翘三钱，朱拌　车前子四钱，包　枇杷叶四钱，去毛　白茅根二两，去心

后因神情烦躁，小溲窒涩不利，加用羚羊角（镑煎）七分、血珀（研末）四分另服。

又外治敷方：两头尖七钱　川楝子四钱　延胡索四钱　广木香四钱　枳实三钱　莱菔子一两　干菖蒲四钱

上药包，河水浓煎，再用布绞，敷脐腹硬结外。

复诊：脉伏幸得畅，不调之象渐解，转为弦数，是邪有外达之机，脐下坚结亦得渐消，口糜大退，舌干，质紫绛少津液，疹㾦满布，较能安寐。病延四候，阴夺在先，邪恋正乏，风波未定，尚在险途，弗以小效为恃，姑再勉力图治。

西洋参三钱　京玄参四钱　原生地七钱，研绞汁冲　鲜霍斛一两，打　生鳖甲一两　生石决明一两　丹皮三钱　赤芍三钱　带心连翘三钱　知母三钱　车前子五钱　白杏仁四钱　枇杷叶四钱　芦根尖二两

某左。但热不寒，口干畏风，汗少，心中热，烦躁，舌黄，其势不轻，勿忽。

淡豆豉　青蒿　枳壳　滑石　黑山栀　牛蒡子　竹茹　六曲　赤芍　连翘　紫贝齿　泽泻

某左。吸受秽邪，自口鼻而入，遂致清浊失常，吐泻交作。今虽渐止，而邪未尽出，头胀重，胸闷腹膨大，脉微数，肢冷，病方外达，急当乘势而透达表邪，以防转重。

苏梗一钱半　枳壳一钱半　白蒺藜四钱，去刺　滑石五钱　藿梗三钱　橘红一钱　六曲四钱　泽泻三钱　陈香薷五分　法半夏一钱半　楂炭三钱　鲜芦根一两

以上出自《吴门曹氏三代医验集》

曹南笙

某左。吸入温邪，鼻通脉络，逆传心包络中，震动君主，神欲迷，弥漫之邪，攻之不解。清窍既蒙，络内亦痹，幼科不解，投以豁痰降火理气毫无一效，忆病脉篇清邪中上，肺位最高，既入包络，气血交阻，逐秽利窍须藉芳香，议用局方至宝丹。

某右。高年热病八九日，舌燥烦渴，谵语，邪入心包络中，深怕液涸神昏。当滋清去邪，兼进牛黄丸驱热利窍。

竹叶心　鲜生地　连翘心　玄参　犀角　石菖蒲　牛黄丸

某左。久患虚损，原寝食安舒，自服阴柔腻补，不但减食不寐，脘中常闷，渴欲凉饮，此口鼻吸入温邪，先干于肺，误补则邪愈炽，气机阻塞，弱质不敢开泄，援引轻扬肃上，兼以威喜丸淡以利气，上焦得行，可进养胃法。

白沙参　苡仁　天花粉　桑叶　郁金

兼服威喜丸。

某右。腹满已久，非是暴证。近日面颔肿胀，牙关紧闭，先用寒热，随现是象。诊脉右搏数左小，乃温邪触自口鼻，上焦先受，气血与热胶固，致清窍不利，倏有痹塞之变。理当先治新邪，况头面咽喉结邪，必辛凉轻剂以宣通，若药味重浊徒攻肠胃矣，仿东垣普济消毒意。

连翘　牛蒡子　马勃　射干　滑石　夏枯草　金银花露　金汁

某左。仲景云阴气先伤，阳邪独发，不寒瘅热，令人销铄肌肉。条例下不注方，但曰以饮食消息之，后贤谓甘寒生津，解烦热是矣。今脉数舌紫，渴饮，气分热邪未去，渐次转入血分，期甘寒清气热中必佐存阴，为法中之法。

生地　石膏　生草　知母　粳米　白芍　竹叶心

某右。一诊：舌绛裂纹，面色枯槁，全无淖泽形象，畏冷，心中热焚，邪深竟入厥阴，正气已经虚极，勉拟仲景复脉汤，合乎邪少虚多治法。

复脉去参、姜，加甘蔗汁代水煎。

二诊：热病误投表散消导，正气受伤，神昏舌强，势如燎原，前进复脉法略有转机，宜遵前方去桂，加参，以扶正气为主。复脉去桂，加人参、甘蔗汁代水煎。

以上出自《吴门曹氏三代医验集》

杜钟骏

　　江都周颖之妾某氏，进门未久，屡发肝厥，厥愈之后，一日，梳妆毕，默默不语，面上发赤，自啮其肉而不知痛，对镜吐舌，问人曰：如此好看否？常向天井探视，一若有所见者，自歌俚词，旁若无人，又欲自缢。家人以为祟，符咒祈禳，僧道齐醮，乡傩退送，一一遍试而无效。予诊其脉，滑数有力，以为痰火也，用涤痰、滚痰、凉膈等法无效，以为邪祟也，用苏合香丸，亦无效。忽忆《松峰说疫》，载有扣头瘟一证，与此情形颇多相似，乃与病家言：此证若防闲不疏，断无死理，拟仿扣头瘟立法，开其膈中驱其疫邪，即或不效，与病者无损也。盖膻中为臣使之官，喜乐出焉，疫邪客之，则膈中气郁，有忧愁而无喜乐。用活人败毒散加鬼箭羽、斧凿柄等味，药具将进之际，病人自言曰：此药不可服，服之必死。不似从前见药即服之状，家人以为奇，乃强灌之，即昏然睡去良久。睡醒身大汗而头发热，自述头痛及肌肉咬伤之处痛楚，家人告以自咬、歌唱之事，茫然不知，问其初病情形，但云先觉头痛心烦，既而昏不自觉。连服四剂，诸病悉失。一月后又发一次，情状如前，仍用前方，两帖而愈，不复发矣。

《药园医案》

陈良夫

　　朱男。初诊：风邪上受，首先犯肺，始起恶风发热，近则身热蒸蒸，咳呛痰黏，头痛口干，气逆神倦，便下不行，脉滑带数，苔糙色黄。古云，痰与热胶则黏腻而失达，热与痰合则郁遏而不宣。此为温热夹痰之证，目前证情，表里之气失宣而尚未松达。拟宣化清泄，冀其痰豁便行，庶无津伤风动之虑也。

　　豆豉　山栀　桑叶　薄荷　白前　杏仁　贝母　枳实　厚朴　瓜蒌　石斛　滚痰丸

　　二诊：温热夹痰之证，须求表里两通，故宣上通下为不易之治法。顷进宣化清泄方，汗已通体，便仍未落，咳痰黏腻，口干气粗，间有妄语，脉滑数，苔糙黄，稍有裂纹。痰热颇盛，蒸迫心神，气机失宣，证势正在紧要，再从前方出入，不致津伤风动为妙。

　　豆豉　山栀　枳壳　郁金　杏仁　连翘心　海浮石　黄芩　川象贝　鲜石斛　滚痰丸　燕制补丸

　　三诊：温邪为病，须防内陷，治之之法，不离乎汗、下、清三者而已。进宣达方，汗出溱溱，便下亦畅，原属表里两通之候。惟咳痰黏而不爽，神志似蒙，手指稍有搐搦，脉滑数，苔糙裂。痰热内滞，蒸迫心神，不克速从外出，势尚未妥，姑以清心涤痰，参保津熄风为治，应手为佳。

　　鲜菖蒲　陈胆星　川象贝　广郁金　大连翘　花粉　通草　甘中黄　生石决　鲜石斛　清心丸　滚痰丸

　　四诊：温邪不从外达，最易内陷而动津，津伤则风阳翔动，是自然之理也。进宣达清化方，咯痰渐豁，蒙昧渐清，但语言易错，口干唇燥，脉滑数，苔糙尖剥。拙见温热之邪，依然内滞，不克从咯痰而尽出，且拟清涤痰热，参保津为治，必得神清痰豁，庶无内陷之虑。

　　鲜石斛　连翘心　川象贝　广郁金　天竺黄　黛蛤散　钩藤　鲜菖蒲　天花粉　牛黄清心丸　礞石滚痰丸

　　五诊：温热为无形之气，必依附于有形之痰，始能猖獗，戴麟效是以有急去留痰之说。叠从此意主治，咯痰渐爽。言语已清，惟口干唇燥仍有，脉来滑数，苔黄尖剥。痰热之邪虽得开泄，然津液尚未来复，当以清润保津为治，冀其痰热递去，津液来复，始为稳妥也。

　　鲜石斛　真川贝　北沙参　连翘心　天花粉　甘中黄　光杏仁　石决明　石菖蒲　枯芩　西洋参

　　六诊：连进清润保津化痰之剂，诸恙悉安，唯口干时欲饮水，苔薄尖剥，脉来细软，时邪之后，津液大伤，当再以甘寒清润治之。

　　西洋参　石斛　天花粉　川贝母　玄参　麦门冬　米仁　橘白　谷芽　茯苓神　沙参

《陈良夫专辑》

萧伯章

　　醴陵郭君小纯，一日忽头痛而晕，不能起床，自云如被酒醉，神思不甚清爽，身如寒无寒，如热无热，两足间形顽麻，干咳欲呕，身无汗，舌无苔，尖微露红点，夜不成寐，口中涎沫多，间露苦及甜味，小舌曲而偏右，时觉梗塞，脉模糊不清，细察病情，知系冬温，而脉证不甚明了，皆由温邪侵袭经络，游行肌腠，尚未内犯，故口不甚渴，舌亦无苔，兼之脉象模糊，犹是云遮雾隐时也。为疏辛凉平剂，加入轻清宣泄之品，每日两帖。至三日，身微汗，头痛顿减，诸证亦退，苔微现黄白色，舌尖仍露红点，脉转滑数，旋覆胸膈满不舒，欲呕不呕，为温邪由腠理侵入膈膜，兼挟热痰使然，乃用旋覆代赭石合小陷胸并加薤白、栀子等药，三帖。胸膈宽，正拟进善后方，讵意余火循肺系上熏而喉痛，沿胃经逆行而上下牙龈亦肿胀且痛，用玉女煎以元参易熟地，一帖而喉恙除，龈肿亦消大半。阅日又忽胸痞，因取前旋覆代赭汤再加石膏、知母，连进七八帖，如获全愈。上证缘病者体气素蓄湿热，故温邪袭入，以类相从，不免助桀为虐，辨证所以驳杂，相机用药，未可以寻常温病例视也。

《逼园医案》

徐渡渔

　　湿热蒸于内，暑气侵于外，蒸灼三候有余，舌绛无苔，嗌干渴饮，脉细弦数。阳明热深且炽矣。宜乎甘寒化解。

　　大生地　肥知母　淡竹叶　大麦冬　川贝母　粳米　生石膏　净连翘　藕汁　枇杷叶　蔗浆

《徐渡渔先生医案》

丁泽周

　　王老先生。温毒渐愈，潮热亦退，咳嗽欠爽，小溲不清，舌质红，微有苔意。阴液有来复之渐，厥阳易于升腾，余湿痰热尚未清澈，肺胃宣化未能如常也。今拟养胃生津，清肺化痰，去疾务尽之意。

　　川石斛三钱　天花粉二钱　生石决六钱　朱茯神三钱　忍冬藤三钱　连翘壳三钱　生赤芍二钱　碧玉散三钱　鲜竹茹一钱五分　滁菊花三钱　川象贝各二钱通草八分　枇杷叶露四两，后下二诊：温毒已愈，阴分已伤，虚火易于上升，口角破疮，耳鸣，小溲不清，鼻柱微痛，舌质光红，脉濡小带数。再拟育阴生津，清热化痰。

西洋参三钱　京玄参—钱五分　生石决六钱　鲜石斛三钱　朱茯神三钱　冬桑叶三钱　滁菊花二钱　通草八钱　生甘草六分　生赤芍二钱　冬瓜子三钱　川象贝各二钱　活芦根—尺　枇杷叶露四两，后下

三诊：温毒渐愈，复受新风，少阳余邪未楚，荣卫循序失常。形寒微热，渐即得汗而解，舌尖碎痛，小溲短赤。阴液已伤，虚火上升，寐不安宁，心神不得交通，舌光红，脉濡小带数。再拟生津和解，清肺安神。

鲜石斛三钱　天花粉三钱　京玄参—钱五分　连翘壳三钱　生石决八钱　朱茯神三钱　银柴胡—钱　鸡苏散三钱　生赤芍—钱五分　金银花三钱　通草八分　炒荆芥炭八分　川象贝各二钱　活芦根—尺　枇杷叶露四两，后下　白菊花露四两，后下

四诊：温毒已愈，形寒微热已除，惟阴分已伤，肝阳易于上升，耳鸣少寐，咯痰不爽，小溲不清，舌光无苔，脉濡小带数。再拟生津清肝，清肺化痰。

川石斛三钱　京玄参—钱五分　生石决六钱　滁菊花三钱　朱茯神三钱　银柴胡八分　碧玉散三钱　生赤芍二钱　川象贝各三钱　通草八分　活芦根—尺　枇杷叶露四两，后入

《丁甘仁晚年出诊医案》

翁左。伏温三候，邪不外达而陷入三阴，神识模糊，表热不扬而里热尚炽，自汗频频，舌干糙无津，脉数而乱，手指蠕动，曾经循衣摸床，内闭外脱，危在旦夕间矣。勉拟一方，尽人事以冀天眷，尚希明正。

西洋参钱半　银柴胡钱半　左牡蛎三钱　花龙骨三钱　朱茯神三钱　川象贝各二钱　天竺黄钱半　水炙远志钱半　鲜石菖蒲八分　嫩钩钩三钱，后入　淡竹沥—两，冲服　至宝丹—粒，去壳研末服

二诊：伏温化热，由气入营，伤津劫液，厥少之火内炽，鼻衄甚多，白疹布于胸膺颈项之间，舌糙无津，脉弦数，左甚于右，还虑痉厥之变。今宜犀角地黄汤合白虎汤，生津增液，清营凉气。

犀角尖五分，另煎汁冲服　鲜生地八钱　西洋参三钱　天竺黄二钱　鲜铁皮石斛三钱　熟石膏三钱　朱茯神三钱　石菖蒲八分　天花粉三钱　益元散三钱，包　京元参二钱　川象贝各二钱　冬桑叶三钱　粉丹皮二钱　活芦根—尺，去节　卷心竹叶三十张　紫雪丹五分，吞服

李右。身热三候余，朝轻暮重，口干欲饮，腑行溏薄，夜不安寐，舌质红绛，脉象濡数。津液已伤，伏温内恋，太阴阳明为病。还虑增剧，宜生津和解。

川石斛三钱　天花粉三钱　嫩白薇钱半，炒　朱茯神三钱　金银花四钱　银柴胡—钱　粉葛根—钱　酒炒黄芩—钱　益元散三钱，包　川象贝各二钱　生苡仁四钱　生谷芽四钱　白茅根两扎，去心　鲜荷叶—角

罗左。昨投养正和解、安神化痰之剂。梦语谵语已见减轻，稍能安睡，惟身热不退，咳嗽咯痰不爽，口干欲饮，唇燥苔薄腻而黄，脉象虚红而数。阴液已伤，伏温内蕴，不得外解，少阳阳明表里为病，宜原意出入。

南沙参三钱　银柴胡—钱　嫩白薇钱半　朱茯神三钱　紫贝齿三钱　益元散三钱，包　川象贝各二钱　连翘壳三钱　天花粉三钱　粉葛根钱半　银花炭三钱　嫩钩钩三钱，后入　白茅根二扎　干荷叶—角

萧先生。身热不退，神志时明时昧，**梦语谵**语，夜不安寐，口干不多饮，舌苔薄腻微黄，脉象濡滑而数，伏温未楚，痰浊蒙蔽清窍，神明无以自主。还虑缠绵增剧，宜清温涤痰而安神志。

清水豆卷四钱　霜桑叶三钱　象贝母三钱　朱茯神三钱　竹沥半夏二钱　炒竹茹二钱　枳实炭一钱　益元散三钱，包　水炙远志一钱　九节石菖蒲七分　紫贝齿三钱　天竺黄二钱　川郁金钱半　金器一具，入煎

萧先生。身热十五天，有汗，热势较轻而不能退，口干欲饮，甚则咯血，舌质红、苔黄，脉象濡数。伏温化热，蕴蒸阳明之里，阳络损伤则血上溢，书曰红汗，宜生津清温、清肺化痰。

冬桑叶三钱　粉丹皮二钱　天花粉三钱　金银花四钱　连翘壳三钱　益元散三钱，包　朱茯神三钱　光杏仁三钱　象贝母三钱　通草八分　嫩钩钩三钱，后入　鲜竹茹二钱　茅芦根各一两

陈左。伏温由营及气，引动肝火上升，阳络受损则血上溢，吐血身热，脉象芤数。证势非轻，姑拟清营凉气、祛瘀生新。

霜桑叶三钱　粉丹皮三钱　生石决八钱　茜草根三钱　侧柏炭二钱　金银花六钱　连翘壳三钱　仙鹤草三钱　鲜竹茹三钱　川象贝各二钱　轻马勃八分　白茅根两扎，去心　白茅花钱半，包

另参三七三分、鲜藕汁二两，炖温，同冲服。

二诊：吐血渐减，咳呛咯痰不爽，身热未退，脉象芤数，伏温由营及气、阳络损伤，肺失清肃，还虑增剧，再宜清营凉气，祛瘀生新。

霜桑叶二钱　粉丹皮钱半　金银花三钱　连翘壳三钱　茜草根钱半　侧柏炭二钱　瓜蒌皮三钱　川象贝各二钱　轻马勃八分　仙鹤草三钱　生石决五钱　鲜竹茹钱半　白茅根二扎，去心　白茅花钱半，包　蚕豆花露　枇杷叶露各四两，后入

陈左。伏温挟痰滞交阻，阳明为病，肺失清肃，寒热七天，入夜更甚，咳嗽胸闷，舌苔薄腻而黄，脉象濡滑而数。邪势正在鸱张，虑其增剧，姑拟清解伏温、宣肺化痰。

淡豆豉三钱　黑山栀二钱　嫩前胡钱半　粉葛根钱半　薄荷叶八分　枳实炭一钱　苦桔梗一钱　地枯萝三钱　光杏仁三钱　象贝母三钱　连翘壳三钱　冬瓜子三钱　朱茯神三钱　炒竹茹钱半

以上出自《丁甘仁医案续编》

严绍岐

病者：薛三二，年三十五岁，住松林。

病名：软脚瘟。

原因：素患湿热脚气，时愈时发，今春染时行温邪而发。

证候：一起即两脚大痛，不能起立，立即足软欲仆，身发壮热。

诊断：脉两关尺弦数，左甚于右，舌紫赤。脉证合参，此《松峰说疫》所谓软脚瘟也。总由肾水先亏，不能养肝，肝经血分之湿热，下注两足。余遂断之曰：此为险证，今因素患脚气，病在壮年，犹可挽回。

疗法：以芩、芍、川楝直清肝热为君；二妙化湿滋水，以治脚软为臣；佐以延胡、小茴、淡竹根，清通其络以止痛；使以碧玉散，导其湿热从小便而泄也。

处方：青子芩二钱　生赤芍五钱　川楝子三钱　酒炒延胡钱半　二妙丸钱半　拌碧玉散三钱，包煎　炒小茴香五分　淡竹根三钱

效果：两剂，足痛轻减。原方加炒香桑枝二两、青松针一两，煎汤代水。再进两剂，足痛既除，温邪亦渐瘥。嗣以竹根、桑枝、松针、丝瓜络煎汤代茶，调理四日而痊。

廉按：喻氏嘉言谓："软脚瘟者，便清泄白，足重难移者"是也。刘氏《松峰说疫》谓："病因湿瘟，宜苍术白虎汤"。此案病名同，而因证不同，断非直抄苍术白虎汤可愈。辨证从肾水先亏，不能养肝，肝经血分湿热，下注两足而断，颇有见地，故另选对证之药以奏功。可见医者临证，必以探源审证为首要。

病者：王氏妇，年三十余，住昌安门外。

病名：温病发斑。

原因：素因血虚肝旺，适五月间病温，五日后始延予诊。

证候：面红热盛，神昏烦躁，口虽干，不喜饮，间有呃逆。

诊断：脉沉小数，舌鲜红无苔，予断为邪在血分，将发斑也。

疗法：以犀、羚、生地、大青清营透斑为君，桑、丹、芦、竹、杷叶宣络达邪为臣，佐二蒂以止呃也。

处方：犀角片五分，先煎　鲜生地八钱　冬桑叶二钱　鲜竹茹三钱　羚角片一钱，先煎　鲜大青五钱　丹皮钱半　真柿蒂三十个

先用　鲜水芦根一两　青箬蒂十个　鲜枇杷叶一两，去毛，抽筋　鲜竹叶心四钱

四味，煎汤代水。

效果：两剂斑出神清，呃除身凉。继以鲜石斛三钱、鲜生地五钱、甜梨肉一两、青甘蔗一两、佛手片一钱、金橘脯两枚，养胃阴而醒胃气，三服即胃动而痊。

廉按：血分病温斑未出，而神昏呃逆，病势已危，犀羚五鲜汤加味，虽属正治，然近今犀羚价昂，贫者不易购服，可用生玳瑁三钱、草犀三钱以代犀角，羚羊角一钱（俗称黑羚羊）以代羚角，功用亦大致相同，请医者一试便知，当信迂叟之言，非妄谈以欺同道也。

以上出自《全国名医验案类编》

陈务斋

病者：陈典常，年二十九岁，广西容县。

病名：伤风时疫证。

原因：素因过食生冷果实，以致脾难运化，蓄湿生热，诱因风疫流行，菌毒由口鼻吸入，直接传染。

证候：初起恶寒发热，头目俱痛，腰脊硬疼，四肢痛倦，咳嗽气喘，咽干口燥，痰涎胶黏，咯则困难，间或咯血。继则全体大热，昼夜不休，烦躁已极，痰涎上壅，咯更困难，声破而嗄，不能语言，神识乍醒乍昏，面色紧黑，目白现赤血丝，唇赤黑肿，便结数日不行，溺短赤涩。

诊断：左寸关尺沉伏，右寸浮大而促，关尺洪滑数有力，舌卷苔黑燥，深红起刺，脉证合参，此伤风时疫之危证也。由天时不正，夏应热而反凉，秋应凉而反热。实非其时而有其气，疠疫为殃，长幼如是，互相传染。是年仲夏，雨水太盛，湿气最旺，仲秋丽日太炎，燥气最猛，

疫气一触，即如暴发。检阅前医诸方，皆用风药，耗津助火，证殊危险，幸右关尺尚存不散，或可救治。

疗法：先用羚犀杏石解毒汤，取杏仁、石膏、知母、桑皮、花粉、钗斛、竹沥润肺降逆、化痰生津为君，羚角、磨犀清心平肝、凉透伏火为臣，中白、银花、红花凉血败毒、去瘀生新为佐，芦笋、茅根清宣透解为使，连进三服，体热略退，形容略润，日则醒而不昏，夜仍谵语昏迷，诊脉数而有力。继用大承气汤，加黄柏、桃仁、红花、生地、石膏、莲心、花粉、麦冬等，取其荡涤胃肠，清其燥以救津。再进三服，始下燥粪数次，人事已醒，昼夜不昏，谵语已除，津液已复，舌苔黑退，转为粗涩。惟咳嗽声破尚不能除，脉数无力，又用百合固金汤，加石膏、知母、钗斛、洋参取其润肺生津，活血助气，清肺平胃，滋阴降火，连进二十余服，咳嗽已减，声清不破，略能进食，诊脉微见燥涩，用补肺阿胶汤，加生脉散，取其润燥生津、助气活血、补肺化痰、滋降虚火。

处方：羚犀杏石解毒汤。

羚羊角三钱，先煎　犀角尖二钱，磨冲　北杏仁五钱　生石膏二两，研细　肥知母六钱　鲜钗斛四钱
金银花四钱　生桑皮五钱　人中白四钱　天花粉五钱　西红花二钱

先用活水芦笋四两、鲜茅根三两煎汤代水，煎成，加竹沥一杯，冲服。

次方：大承气汤加减方。

生大黄五钱　小枳实四钱　生石膏一两，研细　川黄柏五钱　芒硝三钱　天花粉六钱　西红花二钱
莲子心四钱　原桃仁三钱

水煎服。

三方：百合固金汤加减方。

野百合二钱　大玄参五钱　川贝母三钱，去心　大生地四钱　津桔梗一钱　破麦冬三钱　生白芍四钱
生石膏四钱，研细　肥知母三钱　粉甘草一钱　西洋参钱半　鲜钗斛三钱　当归身钱半　熟地露十两　枇
杷露六两

后二味代水煎药。

四方：补肺阿胶汤加生脉散。

贡阿胶三钱，烊冲　马兜铃钱半　炒牛蒡钱半　北杏仁四钱　粉甘草一钱　东西洋参各钱半　破麦
冬三钱　北五味三分　陈糯米三钱

水煎服。

效果：五日热退体和，谵语已除，人事亦醒。直至三十日，咳嗽始减，声清不破，食量略进。四十日，咳嗽全除，食量大进，元气恢复而痊。

说明：是年戊午秋末冬初，气候温燥，乡村市镇，时疫大为流行，各家长幼，互相传染者，十之八九，几至路无行人，医药不效，死亡甚内，惨不可忍。余是役诊治数千人，其证大略相同，药方俱照案内，按证之轻重，用药之加减，倘年老及幼孩，或标本不同，用量须加详察，胎前产后，尤当酌量调治。经余手者，十愈七八，特录数证，就正有道。

廉按：疫必有毒，毒必有菌，菌毒吸自口鼻，由气管达于血管，将血气凝结，壅塞津门（即淋巴腺总汇管之口），津郁为痰，阻滞气机，故见种种肺病；内陷心包，以致心筋质炎，故见种种神经病。此案初方，使疫毒由血分转出气分，妙在犀羚合西藏红花，透解血毒，行散血瘀，膏、知、桑皮，合芦、茅二根清宣气热，使其速转出气分而解。第二方，使疫毒瘀积，由胃肠排泄而出。三方、四方，辛凉合甘寒法，清滋互用，为风燥热疫善后之正法。非素有经验，

能负重任者不办。

病者：陈梁氏，年二十五岁，广西容县。

病名：温疫内陷。

原因：素因食物不节，消化不良，宿滞化热。诱因温疫流行，传染菌毒而发，又因药误而内陷。

证候：初起恶寒发热，头痛项强，腰脊疼胀，肢倦口渴，由午至西，起立即仆，不省人事，牙关紧闭，肢冷至肘，脘腹灼热，气粗喘急，唇缩而焦，齿黑而干，目赤面青，经昼夜不醒。

诊断：左右脉伏，舌紫而苔罩白腻，此吴又可所谓体厥、脉厥也。由疫毒将发，新凉外束，伏邪欲达而不能遽达，逐致脉伏不见，热极而厥，厥深热亦深。故前医叠用辛散通关方法，竟一昼夜不效。病势甚凶，危在顷刻，惟脉伏多系实证，虽见昏厥，开达得法，或可挽救于十一。

疗法：初用竹沥合童便，重加紫雪一钱，频频灌下，以豁痰宣窍、清热降火。服后神识略醒，再用刘氏双解散，去防、术、芎、归、芍等，加红花、中白、牙皂、磨犀，取荆、薄、麻黄速解肌表，以辛散外寒；犀角、翘、栀速透上焦，以清宣里热；硝黄、芩、膏荡涤肠胃，以凉泻伏火。然病至内陷昏厥，必有有形之痰火瘀热，蒙闭心与脑神气出入之清窍，故用牙皂、桔梗以开痰，红花、中白以涤瘀。君臣佐既经配合，而使以益元散者，解热毒以调和诸药也。一服后，则肢表厥减，面唇略润，诊脉略见沉弦数。再二服后，人事略醒，牙关缓软，四肢厥除，惟手足麻挛，口甚燥渴，体中发热，心常惊悸，起卧无常，诊脉起而洪弦数。又用犀羚钩藤汤加人中白，取其直清心肝，泻火熄风，泄热通络，化痰利水。一服后，热退体和，肢表麻挛已除，惟咽干口渴，烦躁不眠，诊脉弦数略减。又用人参白虎合犀角地黄汤，双清气血两燔，润津燥以救阴液。

处方：防风通圣散加减方。

荆芥穗一钱　苏薄荷一钱　带节麻黄三分　生大黄四钱　生山栀三钱　犀角尖二钱,磨冲　净朴硝三钱,冲　益元散三钱,包煎　西红花二钱　人中白二钱　生石膏六钱,研细　青连翘四钱　青子芩三钱　小牙皂一钱　津桔梗一钱

次方：犀羚钩藤汤加人中白方。

犀角尖一钱,磨冲　羚羊角二钱,先煎　钩藤钩五钱　人中白三钱　牙皂角一钱　生石膏六钱　知母三钱　莲子心四钱　川木瓜三钱　龙胆草二钱　淮木通二钱

三方：人参白虎合犀角地黄汤。

西洋参三钱　生石膏三钱　肥知母四钱　粉甘草一钱　陈粳米六钱　黑犀角三钱　鲜生地四钱　生赤芍三钱　牡丹皮钱半

水煎服。

效果：五日牙关不闭，四肢厥除，人事已醒。十日热退体和，食量略进。二十日烦躁已除，食量大进，元气回复而痊。

廉按：凡疫病目赤面青，昏厥如尸，四肢逆冷，六脉沉伏者，此为闷疫。闷疫者，疫毒深伏于内而不能发越于外也。渐伏渐深，入脏而死，不俟终日也。至于急救之法，先刺少商、中冲、曲池、委中等穴，以宣泄其血毒，再灌以紫雪合玉枢丹，清透伏邪，使其外达，或可挽回。此案方法，大旨近是，唯少一刺法，则未免缺点矣。

以上出自《全国名医验案类编》

钟翊乾

病者：戴女，年十五岁，住清泰乡。

病名：时疫温毒。

原因：冬寒潜伏膜原，至首夏外感时毒而发。

证候：身热口渴，两足酸痛，不能起立，神昏谵语，面青晦浊。

诊断：脉沉细似伏，由病机遏不能达，故阳证而见阴脉，刘河间所谓蓄热内甚。脉道不利，反致沉细欲绝也。

疗法：泄热解毒，以两石、芩、连、山栀为君，银花、连翘为臣，但清凉无涤秽之功，故佐以玉枢丹芳香辟秽，陈金汁以浊泄浊，使以茹、络、冬藤，疏通脉络。

处方：生石膏五钱，研细　飞滑石四钱，包煎　焦山栀二钱　银花三钱　连翘三钱　淡黄芩钱半，酒炒　小川连四分，酒炒　淡竹茹三钱　丝瓜络三钱　金汁一两，冲　鲜忍冬藤四钱　玉枢丹五粒，研细，药汤调下

效果：初方连服二剂，足痛瘥，谵语减。于原方减石膏、金汁，加番泻叶钱半、人中黄二钱、板蓝根二钱。服后便溏，色黑如酱，头面反肿，口不能开，咽微痛。又将番泻叶加足三钱、鲜大青叶五钱、鲜生地六钱、金果榄二钱，服后再解黑溏粪颇多，夹有燥矢，病遂愈。

廉按：断语引证确凿，处方清芬灵通，妙在玉枢丹善解温毒，惟人中黄一味，不如仍用金汁为是。

《全国名医验案类编》

周镇

病者：陈席珍，年六十余，住无锡。

病名：温病。

原因：素体液亏无苔，花甲之年，倒账折阅，郁气不舒，肝失调畅为内因，丙午夏病温为外因。

证候：身热自汗，渴不恶寒，神烦恶热，时时懊㑁。

诊断：脉左小数，右洪搏数，舌红而绛，遂断为温邪郁火交蒸，最防热盛动风，骤变痉厥。

疗法：用栀、翘、芦、竹、知、茹、郁、桔急疏清解为君，兼顾胃津，花粉、石斛以佐之。

处方：黑山栀三钱　青连翘三钱　广郁金三钱，生打　桔梗一钱　淡竹茹三钱　天花粉三钱　肥知母四钱　鲜石斛三钱

先用水芦根二两、鲜淡竹叶四钱，煎汤代水。

复诊：病势不衰，陈素信乩方，云：年周花甲，元阳大亏，若再投凉剂，必致生机骤绝。乩示附子理中汤，高丽参、炮姜、附子均重用，陈不敢服。至三候遍发黑紫斑，大显温热明证，热恋阴伤，舌至绛紫而干。始同意复诊，因议大剂化斑，双清气营。

复方：生石膏一两，研细　肥知母五钱　生甘草八节　生粳米三钱，荷叶包　元参五钱　犀角粉一钱，药汤调下

效果：继以甘凉频投，如吴氏五汁饮之类，至四候热退净而愈，然亦险矣。噫，治病最虞有人中伤，若假神妄评，更为阴刻也。

廉按：此治伏气温病之正法，凡温病有汗者，清热兼保胃津，当然之理，然犹病势不衰，必须大剂化斑清营，频投甘凉生津，至四候热退而愈。可见伏气温病，与新感风温，其病势之轻重，治法之难易，迥不相同，但用银翘桑菊两方者，焉能济事，势必耽误而贻人夭殃也。噫！

《全国名医验案类编》

过允文

病者：潘伯石令郎，年十四岁，住宜兴南大街。

病名：温病晚发。

原因：素质阴亏，冬伤于寒，潜伏至春未发，夏初乃发。

证候：壮热无汗，神昏谵语，便泄溺赤，舌干懊憹。

诊断：脉浮数沉滑，沉滑为伏温将发，浮数乃邪已外溃，惟时已初交夏令，故断为伏温晚发。

疗法：生津托邪，使邪透汗出为首要。

处方：黑膏一两　前胡二钱　连翘三钱　天冬三钱　薄荷钱半，后入　知母三钱　玄参五钱　赤芍一钱　银花五钱　白茅根四两，去心，煎汤代水　东垣凉膈散三钱，开水先下

服三剂，接服后方。

二方：淡豆豉拌捣鲜生地二两　知母三钱　前胡二钱　生石膏一两，研细　玄参五钱　鲜竹叶三十片　薄荷头二钱，与石膏同打　天冬五钱　银花五钱　鲜茅根四两，去心，煎汤代水

五剂，便泄止而汗不出。接服后方。

三方：冬桑叶二钱　川贝母三钱　川石斛三钱　前胡二钱　鲜枇杷叶五片，刷净　北沙参三钱　苏薄荷钱半，蔻仁五分同打，后入　豆豉五钱　旋覆花钱半，包煎　白茅根四两，去心，煎汤代水

效果：服三剂，得战汗而解。

廉按：前后三方，均属生津托邪法，于伏气温病，大致亦合，拟去凉膈散，再加活水芦笋之清透，则见效当更速矣。

《全国名医验案类编》

何绍彭

病者：淦祖照，年二十余岁，耕种为业，住廖坊区。

病名：温病咳血。

原因：温邪劫伤肺络，咳血已经半月，后因初夏劳力，病乃愈甚。

证候：不时咳血，甚则呕血，身热脘痞。

诊断：舌边尖红，苔薄白，脉浮数微弦。此由邪伤肺络，肺气失于清肃，致阳络伤，血从上溢也。劳力病甚者，有所用力，则气血之行疾，而上涌愈甚也。及失血过多，则虚而生热，是以又有身热脘痞之证也。

疗法：以桑叶、白茅花、米仁畅肺分之气，百草霜、黑姜、紫菀理肺分之血，皆有宁络之功，生地、芝麻、西参、阿胶补络损以平虚热。

处方：白茅花钱半　冬桑叶钱半　生米仁三钱　百草霜一钱　黑炮姜二分　鲜生地三钱　黑芝麻钱

半　毛西参一钱二分　陈阿胶一钱二分　紫菀钱半

效果：四剂热退血少，于前方去炮姜、桑叶，加生白芍，又六剂而血止。仍于方内去白茅花、百草霜，加霍斛、杞子各一钱，调理而痊。

廉按：咳血较吐血为难治，方用清肺宁络，参以濡血，亦属寻常疗法，妙在白茅花、百草霜二味，气清质轻，善止肺血，炮姜亦反佐得力，使诸药无阴凝之流弊也。

《全国名医验案类编》

姜德清

病者：官忠学，年五十岁，住平度城北花园。

病名：温疫昏厥。

原因：辛酉年八月染疫，前医叠次攻下而无效。

证候：初起恶寒头痛，四肢酸疼，叠经误治，遂致舌胀满口，不能言语，昏不识人，呼之不应，小便自遗，便闭，旬余大小腹胀，按之板硬。

诊断：六脉洪大，齿垢紫如干漆，脉证合参，此极重之温疫昏厥也。医者不明病源，发表数次，大耗其液，温补药多，更助其火，火炽液伤，上蒸心脑，下铄胃肠，病之所以酿成坏象也。

疗法：汤丸并进，因重用生石膏直清阳明，使其敷布十二经，退其淫热为君；犀角、川连、黄芩、连翘泄心肺之火为臣；元参、生地、知母抑阳扶阴，泄其亢甚之火，而救欲绝之水为佐；丹皮、赤芍、栀子泄肝经之火为使。令其先用利便糖衣丸五粒，接服蓖麻油一两，服后约一时许，大便自下，大小腹俱软，速进汤药两剂头煎，调服安宫牛黄丸两颗。

处方：生石膏八钱，研细　真犀角四钱　小川连四钱　黄芩四钱　青连翘三钱　元参一两　鲜生地一两　知母八钱　丹皮三钱　赤芍三钱　焦栀子三钱　生绿豆二钱　鲜竹叶五钱，煎汤代水

安宫牛黄丸方：犀角末一两　小川连一两　黄芩一两　焦栀子一两　广郁金一两，生打　明雄黄一两　飞辰砂一两　珍珠五钱　台麝香二钱半　真梅片二钱半

共为细末，炼蜜为丸，赤金为衣，每丸重三分，金银花、薄荷煎水送。

次诊：六脉和而略大，齿垢净尽，舌尚干，能言语，惟昏谵未净除，是余热未清。原方减其用量，再进两服，间用安宫牛黄丸一颗，药汤调服。

次方：生石膏四两，研细　真犀角二钱　小川连二钱　黄芩二钱　青连翘三钱　元参六钱　鲜生地八钱　知母六钱　粉丹皮三钱　赤芍二钱　焦山栀三钱　生绿豆一两　鲜竹叶三钱　安宫牛黄丸一颗，研细，药汤调服

三诊：六脉和平，舌苔退而微干，时有错语，仿增液汤意，令其连进两剂，间用万氏牛黄丸一颗，研细，药汤调下。

三方：仿增液汤意。

生石膏二两，研细　细生地八钱　知母六钱　连心麦冬四钱　万氏牛黄丸一颗，研细，药汤调下。

万氏牛黄丸方：西牛黄五分　小川连一两　黄芩二钱　广郁金四钱　生山栀六钱　飞辰砂三钱

共为细末，神曲糊丸。

效果：八日即能起坐，旬余胃健而愈。

廉按：病则温疫昏厥，药则中西并进，方则从余氏师愚、吴氏鞠通两家择用，清矫雄健，

卓尔不群，真胆识兼全之验案也。

丁佑之

病者：赵大兴，年四十二岁。

病名：温疫闭证。

原因：疫毒内伏血分。

证候：面色清淡，四肢逆冷，呕泻兼作，昏愦如迷。

诊断：六脉细数沉伏，舌色紫赤，良由热伏于内而不发露于外，渐伏渐深，入脏即死，不俟终日，此温疫之最烈者。

疗法：宜内外兼治，先刺曲池、委中，以泄营分之毒，再以紫雪清透伏邪，使其外越。

处方：紫雪丹五分

新汲水调下。

效果：一剂知，二剂效。如斯大证，不十日而瘳。后治多人，均应手而愈，虽不敢夸验案，然亦不敢自秘。

廉按：仿孟英治闷疫例，却是救急之捷法，妙在先用刺法放血，使疫毒从血分排泄，然后用紫雪使穿经入脏之疫毒，从内达外而消解，故其效如神。

胡剑华

病者：孙云山，年三十一岁。

病名：温疫发斑。

原因：夏历八月，斑证流行，平素嗜酒，起居不慎，故易于传染。

证候：面部浮肿，四肢酥麻，恶寒发热，脊强无汗，口渴嗜茶，腹内不安，荐骨痛甚，斑发隐隐。

诊断：舌根淡黄少津，脉浮而数，浮为外越之象，数主高热之征。脉证合参，断为阳明热郁发斑之候。

疗法：斑宜外达，必汗先泄而斑随之出，故用麻杏甘石汤鼓其外出，仍虑力薄，复加防风、独活，助其发汗排泄之力也。

处方：净麻黄八分　防风一钱　生甘草六分　生石膏八钱　独活八分　苦杏仁二钱

效果：服一剂，汗出而寒热退，二剂身痒斑出，三剂荐骨痛止，四剂全愈。

廉按：麻杏甘石汤开表清里，却为透发斑疹之良剂，惟时当夏月，麻黄宜易香薷，李氏时珍所谓夏月之用香薷，犹冬月之用麻黄也。仿其法，勿热其药，是亦化而裁之之妙用欤。

曾月根

病者：张少卿，年二十二岁。

病名：温毒发斑。

原因：感染温毒时行而发。

证候：面赤唇红，一身手足壮热，血毒外渍，神烦而躁，发出红斑。

诊断：六脉洪大，右甚于左，舌鲜红，阳明血热无疑。血为阴，气为阳，阳盛则铄血，血热则发斑矣。

疗法：凉血解毒，以泄络热，故以生地、犀角之大寒为君，以清君火；佐以芍药、丹皮之微寒，以平相火，火熄则斑黄阳毒皆净尽矣。

外方：鲜生地一两　犀角尖二钱　赤芍药六钱　丹皮二钱五分

效果：一服热清斑透，继用清养法调理而痊。

廉按：温毒发斑，犀角地黄汤却是正治。故千金古方，平时不可不研究也。

《全国名医验案类编》

陈在山

王振九，读书用功，素劳心神，偶染温疫，身痛头晕，口渴腹痛，脉来浮数有力，面色红，不饮食，以清里达表为主。

双花　薄荷　寸冬　粉丹　甘草　茯神　香附　车前　川朴　生地　生芍　竹茹　枳壳　薏米　竹叶

服前方，表邪都解，惟腹痛不轻，稍觉头晕，再用开通脾气之剂。

茯神　潞参　香附　莲肉　茅术　木香　薄荷　粉草　菊花炒　仁米　广皮　生地　枣仁　丹参　生姜

病者：郭麟阁之子，二十三岁，奉天牛庄城住。

病名：温病阳毒似阴。

原因：素多房欲，兼有烟癖，气血亏乏，体瘦如柴，自觉肾水枯竭，时有潮热之虞。

证候：骤然咽喉肿痛，气喘声哑，舌黄口渴，皮肤暴热，头项刺痛，小水黄涩，大便燥结，心烦谵语，乃温毒也。

诊断：似此阳邪现象之候，六脉反为沉细无力，不可认为阴证，竟脉证不相投，乃似阴而非阴之定案也。盖嗜好烟色之人，必然津枯血燥，房欲伤精，烟毒耗气，阳气损伤，阴血不足，更有龙雷之火动于内，而温热之邪袭于外，则内外交相为患，内火不得泻，外泻不得散，故血络滞塞，表里不通；又现似阴非阴之脉，理应舍脉从证，用大剂滋阴退热、宣通气血之药以医之。是乃临证审辨，不为脉理所泥之方也。

疗法：重用大生地，养阴宣血为君，寸冬、花粉生津止渴为臣，薄荷、双花、犀角退热鲜毒为佐，枳壳、蒌仁疏散肺邪、开通气分为使，加豆根、牛子清利咽膈，天水散、竹叶渗利水道，引热下行也。

处方：大生地八钱　寸冬四钱　花粉四钱　双花三钱　牛子三钱　薄荷二钱　犀角二钱　枳壳二钱　蒌仁钱半　山豆根三钱

又方：大生地五钱　寸冬三钱　花粉三钱　双花三钱　枳壳三钱　天水散二钱　犀角钱半　竹叶一钱

结果：服前方一剂，表证解有大半，咽喉清亮，稍进饮食，惟内热未退，又服第二方两剂，热退身爽而愈。

陈永芳之妻杨氏，偶染时令，吐泻甚，呕而渴，周身发热如火，有时恶寒，脉来浮数而紧，此温病之阳邪也，用大剂银花连翘汤加伏龙肝，一剂全愈。

以上出自《云深处医案》

曹惕寅

紫粉弄李福山之甥女，归宁父母，忽形寒壮热，头痛如劈。其舅之友绍一西医，头部用冰冷罩法，腹部用热汤焐，谓病情重要，名脑膜炎。始则神识清楚，渐至狂躁不宁，糊语直喊，弃衣登高，其力之大，虽藏获辈莫能制之。病已五日，忽深夜叩门，急邀诊治，并谓：君之用药，素信实在，请急以石膏重剂拯之。余云：用药方针，诊后再定。及闻其语音之响，察其神色之暴，脉搏沉郁，舌苔白腻，一派体实病实，欲达不得之象。断不能迎合尊意，遽用凉药。欲停西药，则其友强执不能。并服中药，则恐有药力相反之处。为一时权宜之计，令其中西药石一律暂停，及头上之冰冷罩，腹部之热水，亦撤去不用，专以热烧酒和飞面滚擦胸部。翌晨神志较清，狂躁略定，即令用牛黄清心丸一粒，分两次服。并以牛蒡、夕利、紫菀、杏仁、象贝、枳壳、郁金、干菖蒲、莱菔子、紫贝、连翘、车前、泽泻、枇杷叶等付之。药后神识大清，热度大减。复诊又值经至，乃用荆芥、夕利、赤芍、杏仁、象贝、枳壳、丹参、延胡索、茺蔚、泽泻、枇杷叶。连服两剂，诸恙安和。病者忽私食粽子两枚，又致壮热，腹痛如绞，乃用苏梗、牛蒡、赤芍、夕利、象贝、半夏、青皮、槟榔、莱菔子、赤苓、泽泻。连服数剂，宿垢畅下，热亦和淡。忽又邀诊，谓前为西医烫伤腹肌，巨腐成片，痛不可言，转辗床褥。良以重病之后，经此剧痛，阴液大伤。外用白膏药、生肌散，内服鲜金斛、桑叶、丹皮、银花、连翘、土贝、石决明、茯神、通草、芦根，旬余日始得完口。原此病之肇端，温邪郁渴，痰滞交阻，在初起时可从透表导滞而解。彼仅以头痛过甚，目为脑膜炎，强以冰冷块抑渴，乃致邪不外泄，而酿成剧变。幸青年正气充足，尚能胜任耳。

真风斛甘淡微寒，退热生津。西洋参苦寒微甘，清肺补阴。二味合和炖服，退虚热留恋，大有功也。范生寿萱之妹病温邪证，以重表过甚，身如燔炭，鼻衄大作，神思疲惫，面色㿠黄，医均谓危病之后。阴伤火炎，难以复原。深恐转入怯途，又虑液涸动风，脉来细弦，少寐舌光，便行极艰，溲赤如血。即付以洋参、鳖甲、地骨、川贝、元参、知母、白芍、料豆衣、黑栀、紫贝、连翘、车前、芦根、糯稻根须如法服八剂。其病若释，唯虚热迄不能解，即令服参斛汤。未及兼旬，即见神复肌和，一切如常。与在沪时所诊大昌当友张君达夫病证相同，亦以虚热纠缠。服此二味而瘥。故余对于种种虚热之证，必令服之，每获奇效。

以上出自《翠竹山房诊暇录稿》

傅松元

绍兴张定方，生义烛号之学徒也。初秋伤暑兼之饮食不节，变成热证，屡进凉解，如水投石。生义之经理曰金裕昆，明于医，见其病日甚一日，继之以昏妄谵语，邀余诊而告曰："此三房合一之子，不计药资，只求其生，望先生注意。如先生有命，无不敬从。"余诊其脉，甚至弦数不伦，身热微汗，而紫红色斑，如锦纹如蚊迹者稠密，舌绛唇焦，渴饮无度，便溺自通，惟不食不寐已五月。乃相与定犀角地黄合白虎、解毒，三方并进，热仍不退。明日即加寒水石、板蓝根、胆星又不效。第三方用犀羚二角、鲜石斛、元精石、大青亦不验。余只得告辞。裕昆及谢把作等，重申前意，皆云，且莫辞，此儿有失，三房之香火无继，方药贵重，皆所不计，请毋辞。余思凉药之最重无比者，莫如元精石；泻火之最猛者，莫如大黄，即用此二味，合以犀羚二角、鲜地、鲜斛、连、柏、枳、翘、大青等十一味，加濂珠三分、西黄一分，研细调服，煎药用雪水，并以雪水代饮。午前服之，至黄昏而神乱如前，毫无善状。只得照前方再配一剂，仍用濂珠、西黄调服，雪水代饮，并以井水浸发。至天明，身热乃退，妄言亦定，神体略安，舌绛已淡，脉已柔缓。即改用安神和胃之药，日渐向安。惟仍耳聋发痦，乍热乍凉。又延月余，乃使人送回浙绍调养。十一月底，始复原，重至生义烛号。

顾凤歧者，乡图董也。以事冗心烦，兼感时邪，始则神倦食减，乍寒乍热。延八九乡医诊治罔效，乃荐余诊。见其颈红如丹痧，尺肤不甚热，而脉弦数颇急，舌苔糙燥。使其解衣，视膺乳胁腋肩膊背项，赤肿如顽癣，皮肤麻木不仁。问其红肿几日？答云："自觉约已四五日"。余曰："险矣。此赤膈之重证，幸未至心胸。"急令砭去恶血。恶血者，紫色之毒血也，边际约二百针。乃进以黄连解毒汤，调入西牛黄一分。明日砭处红已退，重亦已消。惟未砭处，仍木肿不仁。遂令再砭百五十针，照前方加板蓝根、银花、辰砂、麦冬，仍入西牛黄一分。而赤退肿消身凉，自觉神静。盖赤膈之为病，是热毒壅瘀于皮肤分肉之间，不砭则毒不散，不散则毒随营分归于心，医家不可忽也。

以上出自《医案摘奇》

俞道生

奚女。温邪内传肝肾，逼铄真阴，脉变红细微数，舌黑唇焦，阴涸阳脱，其在指顾间矣。勉拟一方，聊以塞责。

乌犀角1.2克，磨冲　鲜生地12克　鲜石斛12克　西洋参4.5克　连翘心9克　净银花9克　湖丹皮4.5克　生石膏12克　生白芍4.5克　生甘草1.5克　引鲜竹茹4.5克

晚进大承气汤一剂，生川军9克、制川朴4.5克、焦枳壳3克、元明粉6克。

复诊：温邪化火，灼铄阴津，热势燎原，神糊谵语，发痉发厥危象毕呈，昨投犀角地黄汤以清营泄热。继进承气汤急下存阴，夜半神识较清，而齿垢唇焦，舌边尖干绛如故，脉沉细数，病情尚在险途，忌其尤有传变。

乌犀尖1.2克，磨冲　鲜生地12克　西洋参4.5克　天花粉6克　湖丹皮4.5克　朱磁石12克　真川连1.5克　潼木通4.5克　生锦纹9克　元明粉6克　人中黄1.5克　引鲜芦根24克　真川贝6克

《俞道生医案》

孔继菼

壬子之春，温病颇多，间有夹痧者，证亦温证，脉亦温脉也，而各证之中颇有异，治少缓，

则不救，予初未之知也。于近村遇一人，病甫起，脉证皆温，惟胁下痛甚，以温法治之，一药遂愈。次日，饮冷水，病复作，仍用前药，殊不复效，越日死矣。又遇一人，病甫起，脉证皆温，惟心下痛甚，以温法治之不效，三日遂死。又遇一妇人，病甫起，脉证皆温，胁下痛尤甚，予踌思无法，不复治，亦三日死。其后又有病者，介满君烂章以求予，比诊视，脉证亦温也，而头痛特甚。予曰：此证予未得法，不能治也。病者之父，年八十矣，止此子，跪而哭求，予不能辞，心甚急，忽思目：岂夹痧乎？仍用温法，加荜茇、雄黄、川椒，引以藁本、羌活之属，一剂遂霍然愈。是后凡遇温证，其中有结疼独甚、迥异寻常者，即于治温药中，加入痧药，引至其处，无不随手奏效。间有温病未即解，而结疼之处无不解者，再治其温，亦无不愈。乃知前三人亦皆可生之证，以辨未精切，用法不圆，遂听其宛转哀呼，以至于死。惜哉！或曰：温证夹痧，古人谅有论之者，亦必著有治法，子岂未之闻耶？曰：有。仲景著《金匮》，有阴阳毒证，其书云：阳毒之为病，面赤，斑斑如锦纹，咽喉痛，唾脓血；阴毒之为病，面目青，身疼如被杖，咽喉痛。皆五日可治，七日不可治。以其方有雄黄、蜀椒、升麻、鳖甲等，注者谓即痧证也。后世论痧尤详，渐至专成一书。其叙证有大满、大胀、心腹绞痛、呕吐、泄泻、肢冷、甲青等说，然至混入温中，疼结一处，而其证亦温中所有之证，其疼独异于温中诸处之疼，则予未见此说也。故存此以志予见闻之陋。予又尝闻乡先达云：南方瘴气盛，痧证尤多，病者切勿食，服药即愈之，后三日乃食，早则病复发。予尝一日治二妇人，皆暴病，呕吐、膜疼、胀满、昏不知人，渐就死矣，投以痧药皆愈。其愈之夜，皆思食，皆食粥二碗，食后皆复病，皆于鸡鸣之后死。乃知老成阅历，片语胜于药石，真可补古人之未备也。并存此以告世之卫生者。

张太史叔举，同榜兄弟也。病温甚重，予适在都，往候之。见所服方，多养阴之品，而地黄为尤多。入视其证，脉大甚热，大渴引饮，烦愦不宁，阳明证也。出谓乃郎贡教维垣曰：尊翁此证，不宜地黄。为书白虎汤，并立案付之。维垣竟进前药，其夜躁不能卧，痰涎壅盛，急延予至，重用清解数剂乃愈。青州黄某客于京，亦病温，屡医无效，胸膈满甚，喘息不利。以同乡之谊，遣人延予。视所服方，亦与张等，重予清解，二剂乃瘥。客谓予曰：古人温热之治，首要在于顾阴，以温本阳邪，阴先受伤也。君独不用地黄，何哉？予曰：此有两解，诸君自不察耳。其在高年之人，精血已匮，又或久病之体，津液无多，一旦病温，虽有清热胜火之药，而真阴告竭，外无从化汗而解表，内无以润肠而去邪，不与生津化液，则坐而毙耳，故治法莫急于顾阴。顾阴者，阴本处于不足也。若壮人病此，其营卫之气血、脏腑之津液，皆足以敷传送药力祛邪胜病之用，所患者治之不速，热邪愈入而愈深耳。夫血盛则气亦盛，气盛则热邪借势沸腾，亦无往而不胜。故在表则表实，而汗不易出，入里则里实，而便不宜下。此时不急于疏表清里，而更用滞腻之阴药滋其阴津，不适以阻宣通之机而碍病邪之去路乎？且夫血气俱盛之人，不患津液不足，而患痰涎过盛。痰之结也，热为之；痰之生也，则液化之耳。热盛液多，方虑灼而为痰，结而增病，而复以纯阴之地黄扬其波而助其润，则气因以不利，而烦躁痞满之证俱起矣。张公之躁不得卧，黄君之闷不得息，正是地黄滞腻增痰聚液之故。吾取气味极清之药，煎之取其多，则散布易周；澄之极其清，则流行甚顺。俾解表者速达于外，清里者不留于内，凡一切滋润不灵之品，犹且摒而不用，而何以地黄之滞腻为哉！客曰：善。

有温病者，延予求救，李姓而名不传。其人依壁坐，肉枯皮燥，瘦面如柴削，与之言，直视而不答，旁人代白：是病逾三月矣。两耳石聋，出语不清，亦莫知其中之所苦。令与粥能吸能咽，而余米于口。问其小便，仅有而无多也。诊其脉沉细欲绝。予为书方，老仆私禀曰：此直一人干耳，治将奚为？予笑咄之，为书地黄两许，加归、芍、麦冬、阿胶之属，而少用党参以领其气，兼佐陈皮以防其壅。一剂辄有起色；再剂皮肉活动，能听能言，饮食大进矣，遂微汗而愈。又黄姓女，年可十六七，病温百余日，气息微甚，其母扶使就诊。甫坐起，昏然倒矣，定醒逾时始诊之。其脉细而无力，不浮不沉，重与地黄、归、芍养阴之药，佐以党参，少加柴、葛以领之。一剂微汗，再剂逐大汗解矣。此二证之愈也，皆以地黄之力。客谓予曰：君在京都，治张、黄二君之病，皆不用地黄，兹何用之多也？予曰：前固言之矣。病久阴亏，则先顾阴，正治也，何可执一？请为君更详其说。经曰：汗生于谷，谷生于精。久病之人，谷养不续，胃口天真之气，不绝如缕，犹能化汗以病乎？汗不化，病卒不可胜，而又非病之本不可胜也，无胜病之具，则虽以衰弱易胜之病，而亦蔑以胜之矣，如此二证是也。夫此二证，非温中之大证也。温热之杀人，只在六七日、十余日之间，何待缠绵数月之久？病至数月，其为病也本不重，则其为热也必不深，徒以治失其宜，至令积月累日，人困欲绝耳。夫人之一身，阳为易生而阴最难复者也。此二证者，阴阳俱属两竭，而不助其阳，谁与领邪以返表？不滋其阴，谁与载邪以出里？然使阳药与阴药平用，则阴未复而阳将骤长，又恐其扇已熄之焰，而燃未烬之灰矣。故地黄之于温热不相宜之品，而久病虚羸则不可以不用。盖阳微欲绝之时，既不患蒸液以生痰，而阴竭不续之会，亟取其补水以生津。津液一滋，脏气潜通，肌肤腠理之间皆有交通互贯之势，而皮之枯燥不润者，乃隐隐有欲汗之机矣。经曰：味归形，形归气，气归精，精归化。岂能作而强致也哉？且夫汗与津液，一表一里，一别名也。非津液不能为汗，非谷精不能为津液；而积久不愈之温病，但有余热以耗液，岂能强食以化津，不借资于纯阴之药力，则病之解也无从矣。借阴以化汗，借药以养阴，增痰腻膈之地黄，至此遂为大宝，顾可弃而不用耶？经言治病必察形之肥瘠，正谓此也。既以语于客，因类叙而并志之。

从姊丈春月病感，夜使延予。予适以积痨嗽血，兼冒风寒，谢不能往。比明，延者复至，知其病之亟也，强往视之。其脉浮而大，数而不急，头疼身疼，发热有汗，胁下疼甚且填胸膈，咽喉肿疼，喘息不顺，小便短赤而热。前夕始病，夜已昏沉二次矣。出见医在客座，迎予问曰：病系何证？予曰：温证也。曰：吾固谓是温证，方已书，专待君来商。予曰：此虽温证，亦犹有辨。其脉浮大而数极，是温病之脉，但数而不甚，其为病也，亦非潮高浪涌凶猛险恶之证。只头痛身疼，发热有汗，足以尽此病，符此脉矣，其胁下疼痛诸症何来乎？夫胁下疼为少阳现证，此证一见，必兼见少阳弦细而长之脉。咽疼者，为少阴现证，此证一见，必兼见少阴沉细而短之脉。今此二脉不见，而胁下之疼，结而上攻，并胸膈而为之逆满；咽喉之疼，肿而内闭，并喘息而为之不顺，此非温之一证所能概也明矣。且此病脉不甚数，热必不甚，不应始病而即见昏沉；病才半日，邪未入腑，不应便少而兼见赤热。此皆可疑之处，不可以温病论，即不可以温病治之也。曰：君以为何病？曰：此温病夹痧证也。痧之名不载于经，仲景谓之阴阳毒，世俗谓之痧瘴，亦曰瘴气，天地不正之邪气也。此病定是感温之时，兼感此气，以其气由鼻口入，咽喉先受其毒，故疼而且肿。胁下疼甚者，春令木旺，肝气用事，故邪气适合于肝气而结于胁下也。肝主疏泄，邪气乘之，其气横溢而上窜，故胸膈俱填，填甚则喘矣，且喘且膜，肺气亦不下降，小便失其化源，故短而赤热也。神识之昏沉，亦是此病所致。若不急治此病，而但与清热解表，温与痧夹，岂能独退？即幸而退，而痧之为害，岂不更烈于温病哉？其杀人只在三四日之间，不可不早图也。医曰：是矣。吾乡近有病温者，以温法治之多不愈，大都三四日死。噫！即此病乎？予曰：决是此病。以经考之，温非杀人之证，其两感者，犹能六日。夫病至两感，温热之极重者也。一日而病两经，至三日而六经俱病矣，脏腑不通，荣卫不行，昏不知人矣。而阳明一经气血俱盛，不能遽就枯灭，必俟再历三日，阳明气尽而后死。阳明一丝不尽，人犹未遽死也。病温而死于三四日之间，不兼痧瘴，何为害之疾速若此？医乃请予立方，予以清热解肌之药治其温，合入紫金丹，以治其痧，一剂而痧证解，再剂而温病退，三剂而脉静身凉，病全瘳矣。

张姓某者，德州人，年二十许，病温于舟，同伴为之求予。予曰：昨犹见之，且饮且歌，今日遽病乎？曰：病甚。昏迷不醒，呼之不应，与之水则饮，不与之不索也，便溺皆不自知。予过其舟，令异出舱外。视之，面油然渥赤，闭目不言，手足亦不能自动，舌微苔而紫胀，脉数甚，可七八至。曰：此大危证。彼无亲人，不如勿药。舟人固求，有田姓者颇知医，问予曰：始病即昏迷，何也？予曰：温热疫疠之证不同伤寒，往往于发热之始表里同病。其但见阳经证者，太阳为表，阳明为里，病虽重犹可治，为其邪尚在躯壳也；其兼见阴经证者，三阳为表，三阴为里，病甫见即属危候，为其邪深入脏腑也。如此证身热如火，面赤饮冷，阳明太阳病也。闭目不语，手足不移，少阴证也。此已阴阳同病，法在不治，而尤危不可为者，又在昏迷不醒、便尿不觉与舌色紫胀之三证。此虽热盛神昏，终是心包受邪，心为君主，病甫起而邪已乘之，安得不危？曰：若然，可用犀角地黄汤。予曰：不可。此证本属不治，即用药亦不可直泻心经，古人于此往往失于审理，吾为君悉言其义。夫心有包络，位于膻中，心君之外廓，内护之禁垣也。心无受邪之理，此热入心包，气血沸腾，神明为之昏乱矣。故古人遇此，遂有泻心、导赤诸汤剂，其实并非泻心，乃泻其经，泻其包络也。然已逼近紫阃，震动内庭矣。泻心不已，能保天君常泰乎？且夫病岂一言所可概，亦顾其大小轻重何如耳。若只心包有热，他经无病，一泻心而天君安谧，若之何不泻？今此一证，外而阳明、太阳，内而少阴、太阴，膈之上，膈之下，皮里腹中，无非热邪弥漫，而先用犀角以泻其心，心之热一减，心之气必虚，他经之热邪复乘其虚而注之，不且如火益烈乎？更将何以善其后？夫泻热而热复，非治之善者也。再泻而再益其虚，热将更注；再热而再用其泻，虚将焉支？变证必从此加甚，危亡亦因而愈急矣。喻嘉言谓犀角率领热邪直攻心脏，正谓此也。吾为斟酌其间，心包有热且勿泻心，先泻其膈上之热，勿俾上而下移；再泻其腹中之热，勿俾自下而上蒸。百脉皆心所合，从肌表以透其汗，勿俾外邪寻隙而内侵。小肠与心相表里，从膀胱以开其窍，勿俾内邪欲退而无门。上下四旁热势一减，膻中包络之热自徐徐而退移于他经，更于他经行其泻，则逐寇郊原，任我攻击，不至犯至尊之驾，而天君坐享清平矣。较之排阃入宫、破壁取贼者，其安危得失何如哉？特此证为至凶极险之候，即用此法，亦难保一定得生耳。田姓曰：此真高见，知出古人之上，余今日乃闻所未闻矣。遂祈予书方。予用川连、黄芩、栀子凉其上，芍药、石膏、花粉清其中，滑石、木通、泽泻理其下，而重加柴、葛、薄荷以透其表，重逾六两，令多煎而急服。一剂得汗，神气少清；再剂，大汗淋漓，病遂如失。此固借有天幸，亦其病才一日，气血未亏故也。若再逾二日，则决难为矣。

王姓某病温失治，卧床两月，奄奄一息，转侧俱废，语言不能，瘦骨锋棱，形如烟熏，无生理矣。予适过之，诊其脉，许以可治，其家迟疑未敢信。书方促令市药，曰：止此一方，服二三剂，必以汗解无疑也。此病若死，天下无不死之病矣。越三日，复过其居，问之。曰：愈矣。服一剂即转动能言，频进汤粥；再剂微汗，自觉无病，今日已能坐起矣。问：此病待尽二十余日，唯一息未绝，求医卜神，皆言必死，君何以知为可治？予曰：此理在脉，难以明言，前曾下过否？目：下过数次，日益沉重。予曰：此病之所以久而不愈，今日之所以可愈也。盖凡温病之起，轻者表热先见，重者表里俱热，究之表热重而里热轻，治以重用清解，驱使汗散，俟表邪既尽；而里有不尽之邪，稍稍攻之，无不愈矣。近来病家喜受泻药，医家又惯于用下，表邪不清，递攻其里，里邪虽去，表邪乘虚内凑，反致病势弥漫，正日虚而邪日盛，此病之所以久不愈也。岂惟不愈，结胸痞满之变，恒从此起。此病之所以不为痞、不为结胸者，热以下减，气以下衰，血以下亏，津液痰涎亦以下匮。表邪入里，无所依以为盘踞之地，无所借以为团结之资也。然已破关直入，岂能不惩自退？故余烬一燃，虚炎四炽，神明为之俱乱，血液为之俱枯，焚灼至今而得不死者，盖亦借有天幸，亦以肾元未竭，真阴尚存一线，故言动业以尽废，两目犹能见物也。夫天气十五日一变，病气亦十五日一移，邪在人身，岂能常常如一，热无内助又安得不渐渐就杀？吾昨见其脉来浮数无力，知邪已退舍，去表不远，正以阳微阴竭，津液全干，不能酝酿以作汗，故流连不解耳。吾因其势而利导之，微从肌表开一汗路，而重用养阴清热之药，复其阴液，阴液一复，邪热愈轻，轻者日退，复者自充，自从肌表送出邪气，化汗而解矣。盖其邪为已衰之邪，而其正为新复之正，久旱一雨，枯槁全苏，此病至今日之所以可愈，岂别有回天之术而移人命哉？病家唯唯，予遂去。

丁姓某酒客也，耽饮成疾，复病温热，咳嗽吐血，昏不知人，循衣摸床，危证俱见。延予往视，适有投以大承气汤者，比予至，药已服矣。予询其证，入诊其脉，出谓病人兄弟曰：下之太早，误矣。此三阳合病，法当用白虎汤。硝黄入腹，势必增变，危益加危矣，当仍以下药救之。书方用栝楼、枳实、橘红、贝母、芩、栀之属，而加柴、葛以解其肌，大黄以开其结。乃兄讶曰：适言大黄之误，何以又用大黄？予曰：君知医者，此仲景之法，顾不识乎？《伤寒论》凡误下成结胸者，例用大小陷胸汤，今病人素以耽酒，湿热中蕴，近因咳嗽，痰聚膈上，度其胶结壅瘀之势，即利痰开胸，犹恐不胜，而适间所用之药，又舍上焦而泻肠胃，中气一虚，外邪内陷，膈上之湿热痰涎，有不搏聚而为结胸者乎？夫审机期于未著，消患贵于未萌。今病机已著，其患已萌矣，及其犹未成也，先开其胸中之痰，而以大黄领之使下，俟外邪内陷之时，虽有结聚，亦不甚大为害矣。况又有表药领邪外散乎？盖前之大黄所以为误者，以随芒硝之咸寒，直走下部，适以诛伐无过，而伤其正也。后之大黄所以必用者，以协楼、贝之辛润，横行膈上，实以开荡浊邪，而散其结也。君但用之，时至来朝，姑留半日一夜之隙，俟前药泻尽，此药可服矣。曰：下而又下，病人能支乎？予曰：予岂不知虑此？舍此别无法也。以其痰之上在胸膈也，莫如吐剂，然病人前曾嗽血，今犹未止，投以瓜蒂、栀、豉之涌吐，逆气上奔，血随痰溢，是求生而转促其生也。以其痰之多且稠黏也，莫如大陷胸，然病人血从何处出，阳络必伤，投以甘遂之峻烈，毒气内伐，摧残愈深，是治病而反其病也。不得已，故用大黄之熟者，合同痰药，从容搜涤，此亦不能不亏损正气，而较之结成以后，大攻大下，则有殊矣。且其脉来有神，肾元尚壮，是则危险之中，所可恃以无恐者。夫十围之木，千寻之干，岂一斧再斧之斫能拔其根哉？君请勿疑，此病吾任其无他。及予去，而病人兄弟竟不敢用予方，以是日服承气后，大泻六七次故也。逾二日，病人胸膈高胀，气道闭塞，喘促欲绝，乃兄脉之，以为无复生之理，遂取予方为一掷之计，服下，胸膈稍平，喘息渐止，再进一剂，泻痰一二次，病人乃徐苏，饮食微进矣。复延予，立清解之方，服七八剂，病遂全愈，愈后数日，而其室乃病。

　　丁姓之室某氏，以夫病焦劳月余，眠食尽废，得病之始，便苦昏沉，数日后，人事茫然矣。时其夫犹惫不能起，夫兄代主其事，惩前病，不轻投药，取予前案所立清解方，姑试一二剂，不知前治其夫于久病之后，解邪兼以养正，以正复而余邪易去也。此治其妻，于方病之始，清热不宜养阴，以阴盛而痰涎愈充也。治法既误，病遂日重，缠绵二十余日，奄奄一息，呼吸垂绝。适予过其门，邀入诊视，其脉沉细而涩，仅足四至，欲观其舌，口开舌已缩。予细询其始末诸证，盖不言不动者，已数日矣。予出，诸丁问何如，予曰：此下证也。前证以用下药太早，几至不救，此证以失下日久，又将不救矣。过与不及，为害正同，虽然，此证不下，不复得三日延。其老人曰：病势危迫如此，何敢议下？且不食二十余日，肠中尚有物乎？予曰：人之胃与大小肠，盘叠腹中，其路甚迂，其藏贮亦甚广，自非洞泻多日，决无空无一物之理，至于病势危迫，正以失下之故，非过下而至此也。何所惮不敢议下？盖此证之可下者四：脉沉而涩，中必有结，一可下也；大便久废，余滞何往？二可下也；舌苔干厚，胃有实热，三可下也；鼻孔色黑，大肠燥结，四可下也。推脉仅足四至，气息奄奄，不言不动，此处最易惑人，吾为诸君悉言其故。夫热邪之病人，其令人谵狂、昏乱者，亦借人之气血津液以助其势，如一夫夜呼，百室沸腾，声闻遐迩，震耳骇心。非尽倡乱者之威，亦惧乱者之形情张之也。此病方盛之时，脉势且勿深论，只其谵言妄动，烦躁不宁之数象，岂非有耳所共闻哉？前已见热，岂能不清而自变？热已内袭，岂能不解而自平？然而热盛之极，渐渐耗其气血，渐渐损其津液，渐渐而气血为之不给，渐渐津液为之尽亏，若使失今不治，且将日消日涸，奄然枯僵以归于尽，而犹望其脉形两壮，气高声扬，而现热征，必不得之事矣。是故阴极似阳，阳极似阴，非真似也。赤釜沸水，水竭而釜亦不鸣；烈火焚薪，薪尽而火亦无炎。吾于此证，不以其脉四至为断，而以其脉之沉涩为断；不以其形气不足为凭，而以其神识不清为凭。盖以外现之阳邪，既以灼阴而蚀气，内陷之真热，料必焦胃而枯肠。清之恐其不及，润之恐其不周，惟于攻下之中，佐以清润，庶几人不伤而病可解，然非一味直泻，强以难任也。诸君何畏焉？丁姓长幼皆唯唯。乃以地黄、归、芍、郁李仁之属，佐大承气汤，服下一日夜之久，始下结滞二三升，肢体活动，饮食渐进，人事总未甚醒，其家走问于予，欲再服前药。予曰：此病去而精神未复，当静俟之，此药胡可再也？逾数日，予复过其居，其夫匍匐仅能起，道谢不甚成辞。入视病者，则精神爽亮，日进四餐矣。

以上出自《孔氏医案》

贺季衡

　　徐男。时邪挟湿滞交犯阳明，壮热或恶寒，汗不透，延今候外，脘闷烦扰，口渴下利，脉滑数，舌苔苍黄满布。表里同病，化燥在迩也。先从表里双解为治。

　　姜川连八分　粉葛根二钱　藿香二钱　黑山栀三钱　大杏仁三钱　正滑石五钱　淡子芩二钱　青蒿二钱

　　二诊：昨用连葛双解，表热虽减，里热未清，谵妄，自利，脘中板闷，口渴，脉虽滑数，久取沉分似欠了了。邪热痰滞正酝酿化热之候，化燥固在迩，且防内陷神迷。

　　姜川连八分　黑山栀三钱　炒枳实二钱　炒竹茹一钱五分　净连翘三钱　淡子芩二钱　大杏仁三钱　川郁金二钱　全瓜蒌五钱，杵　正滑石五钱　凉膈散五钱，包

　　三诊：昨时凉膈散加味，表里之热俱减，烦扰呕恶亦折，脘中板闷亦展，脉沉分亦觉明了，

惟仍滑数，舌苔糙黄，自利口渴。邪热及痰滞尚在酝酿化热之候。守原方服数剂，不致内陷为顺。

　　鲜石斛四钱　姜川连八分　全瓜蒌五钱，杵　炒枳实二钱　川郁金二钱　黑山栀三钱　大杏仁三钱净连翘三钱　酒子芩二钱　正滑石五钱　炒竹茹一钱五分　凉膈散五钱，包

　　任男。温邪三候，表热未从汗解，里蕴渐从燥化，神迷谵妄，协热自利，当脐拒按，两脉模糊，舌苔灰黄，舌尖绛赤。邪热渐入心包，有内陷生风之虑，证殊险要。

　　上川连八分　粉葛根三钱　黑山栀三钱　酒子芩二钱　净连翘三钱　南花粉四钱　大杏仁三钱　炒枳实一钱　生竹茹一钱五分　鲜石斛四钱，杵　梨皮一钱

　　二诊：昨进连葛双解表里法，协热自利虽减，谵语神迷如故，咳而无痰，两脉模糊，舌尖红绛，扪之触手无津。邪热侵入心包，胃阴日伤之候，仍在畏途，姑为泄热存阴。

　　鲜生地一两，切　鲜石斛四钱，杵　南花粉四钱　净连翘三钱　大杏仁三钱　瓜蒌皮四钱　乌玄参四钱　肥知母二钱　正滑石五钱　淡子芩二钱　枇杷叶三钱　梨皮四钱

　　三诊：泄热存阴，舌质之红绛津液已回，舌根灰黄亦退，自利亦止，而入夜尚神昏谵语，咳不爽，左脉尚模糊。余邪未透，仍虑再生枝节。

　　鲜石斛四钱，杵　南花粉四钱　瓜蒌皮四钱　肥知母二钱　大杏仁三钱　净连翘三钱　象贝三钱川郁金二钱　云苓三钱　枇杷叶三钱　炒竹茹一钱五分　梨皮四钱

　　四诊：昨缘舌黑已退，且有津润，大剂之泄热存阴略为减折，而今日舌根复黑，且少津润，咳不爽，谵妄沉睡，左脉仍未了了。邪热未能外达，有内陷之虑，再当泄热存阴，兼肃肺气。

　　鲜生地一两，切　鲜石斛四钱，杵　瓜蒌皮四钱　南花粉四钱　大杏仁三钱　净连翘三钱　酒子芩三钱　象贝母四钱　黑山栀三钱　益元散五钱，包　生竹茹一钱五分　梨皮四钱

　　五诊：选投泄热存阴，下利转为燥粪，是热结旁流可知，舌黑虽退，舌前尚少津润，咳而不爽，谵妄虽少，而仍沉睡，左脉未能了了。胃阴已伤，邪热未罢，仍防内陷，犹在险途，勿泛视之。

　　鲜生地一两，切　鲜石斛五钱，杵　大麦冬三钱　南花粉四钱　净连翘三钱　黑山栀三钱　大杏仁三钱　瓜蒌皮四钱　淡子芩三钱　肥知母二钱　云苓神各四钱　卷心竹叶廿片

　　朱男。表热虽从汗减，肢冷未和，脘闷呕恶，合目则谵语，舌苔黄腻，脉小数。伏邪痰滞尚重，势防延绵，亟为宣导。

　　上川朴八分　益元散四钱，包　炒枳实一钱五分　大杏仁三钱　半夏曲二钱　酒子芩一钱五分　云神三钱　黑山栀二钱　香豆豉四钱　藿香一钱五分　炒竹茹一钱五分　鲜姜皮四分

　　改方：加葛根二钱。

　　二诊：日来表热渐退，肢冷渐和，而谵语如故，神志间或不清，舌苔黄腻转灰，右脉不起。势有内陷生风之害。

　　上川连五分，姜水炒　黑山栀二钱　大杏仁三钱　净连翘二钱　炒枳实一钱五分　全瓜蒌五钱，杵正滑石五钱　酒子芩二钱　云神四钱　炒竹茹一钱五分　灯心十茎

　　三诊：今日表热更减，谵语亦少，神识亦渐清，舌苔灰黄亦较化，而右脉仍欠清了。里蕴之邪热未清，犹虑再生枝节，亟为清涤余氛。

　　上川连四分　大杏仁三钱　连翘心二钱　云神四钱　炒枳实二钱　香白薇四钱　黑山栀二钱　全瓜

蒌五钱，杵　益元散四钱，包　炒竹茹一钱五分　灯心十茎

四诊：热退后，足部复清冷不和，间有谵语，舌苔灰黄少津，右脉仍欠清了。可见中焦邪热未尽，防再化燥，仍未可履坦途。

鲜石斛四钱，杵　全瓜蒌六钱，杵　净连翘二钱，朱拌　黑山栀二钱　香白薇三钱　大杏仁三钱　炒枳实一钱五分　法半夏一钱五分　云神三钱　炒竹茹一钱五分　灯心十茎，朱染

五诊：今日神识复又迷昧不清，间有谵语，胸部发生红点，隐约未透布，表分复热，舌苔更形灰垢，右脉渐清了，久按则至数不清。伏邪为痰热所困，仍防内陷生风。

香白薇三钱　上银花四钱　大杏仁三钱　炒枳实二钱　瓜蒌皮四钱　鲜石斛四钱，杵　净连翘二钱　云神四钱　薄荷一钱　炒竹茹一钱五分　白茅根四钱，去心

六诊：今晨神识复清，午后复得畅汗，表热遂清，胸部红点因之透布，脉渐清了，舌苔尚灰黑少津。伏邪痰热尚未尽，犹虑再生枝节也。

鲜石斛四钱，杵　南花粉四钱　云神四钱　净连翘三钱　大杏仁三钱　黑山栀二钱　炒枳实一钱五分　正滑石五钱　香白薇三钱　炒竹茹一钱五分　青荷叶一角

七诊：风涛已定，化险为夷，神清热退，舌黑转黄，右脉亦清了，独大腑尚未通调。当再清营和中，涤其余热为事。

大麦冬二钱　云神四钱　陈橘白一钱　炒枳实一钱五分　鲜石斛四钱，杵　大杏仁三钱　益元散四钱，包　肥知母一钱五分　焦谷芽四钱　生竹茹一钱五分　青荷叶一角

改方：加全瓜蒌杵六钱。

八诊：经治后，热退神清，谵妄已止，舌苔灰黑转黄，寐爽，尚口槁少津，今午四肢又忽清冷不和，脉沉小左滑。邪去正伤，气运未利，尚宜慎重，毋令再生波折为要。

川石斛四钱　云苓神各二钱　大麦冬二钱　益元散四钱，包　炒枳实一钱五分　瓜蒌仁四钱，杵　肥知母一钱五分　焦麦芽四钱　陈橘白一钱　炒竹茹一钱五分　荸荠三个

九诊：日来四末清冷已和，口舌亦起津润，舌之根端尚厚垢不脱，大腑旬外不通，切脉沉滑无力，重取则小数，呛咳痰尚多。据此见象，邪热未清，痰涕未楚，当和中通下。

瓜蒌皮四钱　白苏子二钱　大麦冬二钱　法半夏一钱五分　大杏仁三钱　炒枳实二钱　火麻仁四钱　象贝三钱　焦谷芽四钱　云神四钱　大荸荠四个，杵　陈海蜇八钱

以上出自《贺季衡医案》

赵文魁

蔡左，28岁。温疹一涌而发，面红身热，口干心烦，皮肤斑疹甚密，六脉洪滑而数。温邪蕴热深入营血，热将神昏致厥。甘寒育阴，凉血泄热。荤腥油腻皆忌，防其增重。

细生地八钱　元参八钱　知母三钱　麦门冬三钱　僵蚕三钱　蝉衣一钱　杏仁三钱　生石膏八钱　连翘三钱　忍冬花三钱　花粉三钱　犀角一钱，煎汤兑　紫草三钱

按：本案属于外感温邪，卫气营血俱病，外发斑疹之证。斑与疹均为肌肤表面之红色皮疹。其点大成片，不高出皮肤，扪之不碍手，压之不退色者为斑；形如粟米，高出皮肤，扪之碍手，压之退色者为疹。斑之形成，乃血气两燔所致。外感温邪，阳明受病，气分热炽，内迫于血，气血两燔，邪热迫血妄行，灼伤血络，使血溢于脉外，瘀阻于肌肤而成斑。疹之所成，乃卫营合邪。温邪外袭，表气不畅，肺卫失宣，邪热内窜营分，鼓动气血外行于表，使血瘀滞于肤表

血络之中而成疹。章虚谷说：“热闭营中，故易成斑疹，斑从肌肉而出属胃，疹从血络而出属肺”（《医门棒喝》）。陆子贤说：“斑为阳明热毒，疹为太阴风热”。本案患者，感受温邪，肺胃同病，入营迫血，热毒深重，闭遏于里，鼓动气血，故见斑疹一涌而发，密布于肌肤。热盛于里，故身热。阳明之经经行于面部，阳明里热蒸于上，则面红。热伤阴津，则口干。病偏于卫气，则口干欲饮。病偏于营血，则口干反不欲饮。脉洪滑且数，为气热沸腾之象。心主血脉，营血通于心，营血热炽，上攻于心，则心烦。若温邪蕴热，久郁不解，上闭心窍，则神昏谵语。热闭于里，阴阳气不相顺接，则发为四肢厥逆。病势深重，治疗刻不容缓。陆子贤指出：“斑宜清化，勿宜提透；疹宜透发，勿宜补气”（《六因条辨·斑痧疹瘰辨论》），即指治斑宜清胃泄热，凉血化斑，治疹宜宣肺达邪、清营透疹。若斑疹同见，当以化斑为主，兼以透疹，不可妄用升提和滋补，否则必助长热势或致邪热内闭，发为吐血、衄血、神昏、痉厥之证。本证虽卫气郁闭，亦不可辛温发散，恐其伤阴助热；气热虽炽，亦不可苦寒攻下，恐其伤阳导致邪陷。只可宣肺泄卫，清热泄火，甘寒育阴，凉血化斑。胆欲大而心欲细，孟浪不得。

方中蝉衣、僵蚕开肺气，散风热，透疹外出。杏仁宣通肺气，助气机之流转。连翘、忍冬花清热解毒，轻宣疏散，透热外达。石膏味辛甘而气大寒，入肺胃经，能内清肺胃之火，外解肌肤之热，并能生津止渴除烦。知母味甘苦而气寒，清三焦之火而润燥养阴，与石膏相配，名曰白虎，有金飙退热之势，大清肺胃气分之热而保津液。花粉、麦门甘寒育阴，清热润肺。生地、玄参甘苦而寒，清热凉血，养阴增液解毒。犀角苦咸性寒，入胃经而清热，入心肝而凉血止血，安神定惊，善解血分之热毒。紫草甘寒，归心、肝经，专入血分而凉血活血，解毒透疹，兼滑肠道。诸药相配，两清气血，宣肺透邪，使邪热退，则血自止而斑可化，气机调，营卫通而疹可透。

辛辣荤腥油腻之品，能助火敛邪，壅塞胃肠之气，使邪毒内闭不得外透，故均在所忌，防其加重病势，可服食清淡流质易消化之品，以助生津退热。

《赵文魁医案选》

张山雷

尤左。病起十多日，咳痰不滑。昨日大汗神昏，手舞咬牙，脉中候滑大有力，齿垢舌燥，阳明热盛，将有动风瘈疭之变。

瓜蒌皮仁各9克　生石膏24克　肥知母9克　象贝9克　胆星4.5克　枳实1.8克　郁金4.5　马兜铃3克　黄芩4.5克　黄连2.4克　大力子4.5克　紫雪丹1.2克，吞

张左。昨夜二进白虎大剂加味，今早神志尚未恢复。此刻小溲畅行，渐渐了解人事，语言尚算清晰。曾纳米饮，午后诊脉未免三五不调，顷诊左手弦中带涩，右手尚觉不调，舌苔滑腻，又发身热，但不甚炽，目有赤色，大便未行。拟宜仍守昨意而减其量，参以宽中抑降，再觇进步。

生打石膏18克　生玄胡索6克　陈枳壳1.8克　制半夏4.5克　生打代赭6克　苏木屑6克　新会橘皮4.5克　川黄连1.2克　淡吴萸0.6克　白前6克　广郁金4.5克　片竹黄4.5克　干竹茹4.5克　苦桔梗3克

二诊：昨夜寐已安澜，稍能进粥。刻诊脉象尚形弦大，左手略小，舌仍白垢，唯小便仅下

午一行，大腑未通，而有矢气，身无发热。此宜清降，展肺润肠，庶几二便通调，即是善后之能事。

生打石膏15克　象贝6克　怀牛膝4.5克　杜兜铃2.4克　九孔子1.2克，去刺　枳壳2.4克　神曲6克　桔梗4.5克　生大黄2.4克　元明粉2.1克，冲　新会橘皮4.5克

三诊：昨晚眠食均安，大便已行，不甚舒畅，余无所苦，至此可谓已登彼岸矣。诊脉稍带弦搏，舌苔白垢，口有热疡，喉关殷红，蒂丁悬赤。显见阳明痰热未楚，仍清阳明为主。

生打石膏18克　象贝6克　片竹黄4.5克　枳壳1.8克，打　玄参9克　黄射干3克　银花6克　藏青果1.5克，打　竹茹4.5克　连翘壳6克　生锦纹1.8克　元明粉1.8克　生白芍9克

王右。病起前月，大寒大热，继至渴饮舌黑，曾服大柴胡加味，大便已通，嗣后每餐食粥碗许，外热渐淡，舌焦亦化。又延十二天，大腑不行，渴喜热饮，忽于昨午呓语不知人，彻夜不眠，喃喃无停晷。诊脉两寸不起，两关尺沉而涩滞，目赤颧红，牙关紧闭，撬开分许见舌胖而尖边不红，中心白腻甚厚，齿干唇燥。昨医用牛黄丸、石菖蒲等不应，询其夫手按腹部并不坚硬，然能食而不能便，积滞可知。且转气频仍，燥矢确证，经期匝月未见，证情危急，非急下何以存阴，爰议桃仁承气。

瓜蒌皮9克　桃仁9克　生大黄6克　延胡4.5克　当归尾4.5克　青皮4.5克　枳实2.4克　槟榔3克　胆星4.5克　元明粉4.5克，冲

二诊：昨方服后，居然安睡，两度呓语顿已，但人事昏沉，不动不言。诊脉涩滞顿起，颇见滑大，但两寸仍不起，腹中漉漉有声，矢气更多，此机括已动，但未水到渠成耳。两目直瞪，面目俱赤，有升无降，苟得地道一通，当有转泰之象。

全瓜蒌12克　桃仁9克　生大黄9克　枳实3克　六神曲9克　槟榔4.5克　乌药4.5克　厚朴2.4克　元明粉4.5克，冲　郁金4.5克　象贝母9克　陈皮4.5克

三诊：昨方一服，神识稍醒而不清楚，饲以粥饮亦能受。昨夜二鼓服二煎，自知欲解，即出燥矢，干结深黑者五枚，且无溏粪，继之乃言语清明，手颤已定，面赤亦减，今晨得睡。午后一时诊脉，六部滑利，大而有力，重按不挠，则燥矢未尽，始见阳明大实之脉。牙关尚紧，两颊车不利，舌不能全见，而前半白腻颇厚，并不燥，边尖亦不红绛。痰热互阻，尚在阻塞之候，仍以前方小减其制。

瓜蒌皮9克　象贝6克　生大黄4.5克　杏仁泥9克　胆星4.5克　枳实3克　元明粉3克，冲　郁金4.5克　青陈皮各4.5克　六神曲9克　炙鸡金4.5克　知母6克

以上出自《张山雷专辑》

朱应征

鄞左，身热七日，口渴不多饮，倦卧不思食，苔黄，左关弦，右数，白㾦布现胸腹不密，伏温渐达，未能尽宣，宜从清化。

清宁丸　玄明粉　霜桑叶　牛蒡子　青蒿梗　银花炭　带心翘　广郁金　活芦根　茅苍术

复诊：白㾦已透，苔黄渐退，脉弦数均平，前方已效，似从清化兼和解。

瓜蒌霜　霜桑叶　赤芍药　茯神　南沙参　象贝母　冬瓜子　鲜石斛　橘白络　丹皮炭

季右。伏温在内，腑气不宣，以致病状延覆，身疼头重，中秋之候，衣棉犹寒，证之脉息左弱，右关涩寸虚。宜桂枝汤加味，宜解以冀流通。

桂枝尖　大苏梗　荷梗　赤白芍　香青蒿橘白络　白方通　草豆蔻　甘草梢

二诊：前方服后，气体稍舒，惟不思食，食后不化，而头部大见清爽，左脉细滑，右关渐调，宜从根本治之，和血养血，俾督任调达，庶月事以时下矣，佛手散加味。

秦归身　桂枝尖　北防风　川芎　白芍　延索　红柴胡　赤苓　广郁金　保和丸　鲜荷叶

以上出自《淞滨实验录》

范文甫

唐师母。天行疫毒，伏于血分，壮热不退，扬手掷足，人事不省。元气虚损，不能外托，故化热。治者见热而用寒凉之剂，因用凉药未免过性，反致欲达不达，中途阻滞。今日满面发疹，亦是邪无出路，而行于肌肤之间，发亦不透，且致便血，间或吐血。久郁生火，理所固然。今日思治，惟有解毒活血兼以疏肌之药，仿"火郁发之"之意。是否请高明酌夺。

桃仁24克　连翘9克　柴胡6克　大生地15克　红花15克　赤芍9克　归尾9克　炒枳壳9克　生甘草6克　葛根6克　麻黄1.8克　地丁草12克

二诊：疹透，热减，均是好事。

桃仁24克　连翘9克　柴胡6克　大生地30克　红花15克　赤芍9克　归尾9克　炒枳壳9克　生甘草6克　葛根9克

景鸿兄。疫痘，其子亦然。

桃仁24克　红花12克　赤芍9克　炙山甲12克　皂刺6克　连翘9克　地龙6克　生鳖甲9克　升麻3克　归尾3克　生甘草3克　炒枳壳3克

二诊：景鸿父子俱瘥矣。

生黄芪12克　生甘草4.5克　当归6克　赤芍6克　川芎3克　红花9克　桃仁15克　小生地12克　元参6克　柴胡3克　炒枳壳9克　生鳖甲9克

三诊：又瘥。

上方加莱菔子。

袁静芳。温病之后，神疲气馁，液耗津脱，温温欲吐，卧之将起，昏昏不爽，正气不复。有此之据，正是贼去城空之候也。

炙甘草1.5克　党参3克　生姜1.5克　桂枝1.5克　麦冬3克　生地6克　麻仁6克　大枣2枚　阿胶3克

二诊：稍稍瘥些。恐虚不受补也，药量宜轻。

炙甘草3克　党参6克　桂枝2.4克　麦冬6克　生地9克　麻仁6克　大枣4枚　阿胶6克　生姜3克

以上出自《范文甫专辑》

魏长春

史仁乔，年二十一岁。民国二十年十二月十三日诊。

病名：温病热陷。

原因：温病一月，因家贫无力延医，杂服仙方，燥药动津，形容羸瘦，犹似劳瘵，因余适在其邻叶姓诊病，坚邀诊视，以决吉凶。

证候：干咳气促无痰，大便溏薄，形瘦如柴，肌肤甲错，耳聋。

诊断：脉数垂入尺泽，舌干糙脱液，肺津被燥药所耗，肾阴因久病而伤，少阴不足，阳明有余证也。

疗法：清热润燥，景岳玉女煎加味，清阳明而益少阴。

处方：大生地一两　原麦冬八钱　生石膏一两,打碎先煎　知母五钱　淮牛膝五钱　鲜石斛三钱　天花粉一两　生龟板一两,先煎

二诊：十二月十五日来调改方，服药二剂，热退便溏，咽喉干燥，舌根苔厚腻微黄。伏邪逗留未化，悬拟柴胡桂枝汤扶元达邪。

二方：柴胡二钱　黄芩二钱　西党参三钱　炙甘草一钱　制半夏三钱　生姜一钱　红枣四枚　桂枝五分　生白芍一两

效果：服药后，湿化苔退，胃苏便实，停药渐愈。

炳按：先用清滋以救阴液，继用温中以扶元达邪，待液复而后达邪，亦是一法也。

俞诵庆君，年二十四岁。民国二十年一月二十七日诊。

病名：温热夹痰。

原因：肺蕴伏热，吸受温邪。灼液成痰。

证候：咳嗽痰白胶黏，牵引胁痛，壮热无汗，口干渴饮。

诊断：脉数，舌尖红绛苔黄厚，伏气温病。阳明经证。

疗法：用辛凉清热，滑润化痰。千金苇茎汤加味。

处方：活水芦根八钱,去节　冬瓜仁三钱　桃仁三钱　生米仁八钱　全瓜蒌五钱　牛蒡子三钱　银花三钱　连翘三钱　竹茹三钱　川贝钱半　玄参三钱　薄荷一钱　苦杏仁三钱

次诊：一月二十八日。汗出热减。舌尖稍润，脉滑，舌根苔黄，咳嗽喉痒咽干，拟清解肺胃痰热。

次方：活水芦根八钱　玄参五钱　天花粉五钱　原麦冬三钱　桑白皮三钱　地骨皮三钱　生甘草一钱　淡豆豉三钱　鲜生地五钱　牛蒡子三钱　知母三钱　黄芩三钱

三诊：一月二十九日。昨夜壮热谵语。咳痰腻黏，便解酱色，溲赤渴饮。脉数大，舌红润，苔黄薄带灰，伏温外达，壮热昏谵，邪热下注，因而溏泻，再拟清解痰热。

三方：淡豆豉三钱　前胡一钱　葛根三钱　川连一钱　黄芩三钱　银花三钱　连翘三钱　淡竹沥一两冲　牛蒡子三钱　天花粉五钱　玉泉散六钱

四诊：二月一日。神清，潮热未退，口干，舌红苔黄。咳剧气促喉痒。咯痰胶黏。便下酱粪，溲赤，脉数尺大，仍宜清解肺胃。

四方：炙麻黄五分　苦杏仁四钱　玉泉散八钱　活水芦根一两,去节　冬瓜仁四钱　玄参五钱　鲜生地五钱　瓜蒌仁五钱　肺露一两,冲　天花粉八钱

五诊：二月二日。咳痰胶黏而韧，舌尖红苔黄，脉滑，尺泽脉敛转静。便实溲长，再清肺胃热痰。

五方：炙麻黄五分　苦杏仁四钱　玉泉散八钱　天花粉八钱　活水芦根八钱,支节　川贝二钱

枇杷叶五片，去毛　桑白皮三钱　鲜生地八钱　瓜蒌仁八钱 射干一钱　马兜铃二钱　黄芩三钱　肺露二两，冲

六诊：二月三日。热退，痰少渴差，脉缓，舌红根苔黄，便闭溲长，用育肺阴清胃热法。

六方：北沙参三钱　杏仁三钱　桑白皮三钱　淡竹茹三钱　天花粉三钱　米仁八钱　紫菀三钱　瓜蒌皮三钱　玉泉散八钱　知母三钱

七诊：二月四日。热虽退，有盗汗，咳痰稍薄，便实溲长，脉缓，舌红根苔薄，目睛黄色，神倦形瘦。热退余湿未尽也。

七方：北沙参三钱　杏仁三钱　生米仁八钱　桑白皮三钱　绵茵陈四钱　大腹皮三钱　车前子三钱　泽泻三钱　丹皮二钱　地骨皮三钱　浮小麦一两

八诊：二月五日。热退汗敛，溲长，胃苏。咳痰目睛黄，脉缓，宜清气分湿邪。

八方：北沙参三钱　杏仁三钱　米仁八钱　淮牛膝三钱　桑白皮三钱　白前三钱　杜百合三钱　真柿霜三钱　橘白一钱　泽泻二钱

九诊：二月六日。热退气平，痰少咳差。脉软，舌红苔薄，病虽欲愈，精神未复。宜少食多餐。独眠静养，病虽欲愈。精神未复。宜少食多餐。独眠静养，防其劳复食复。

九方：北沙参三钱　杏仁三钱　茯苓三钱　丹皮二钱　桑叶三钱　霍石斛一钱　天花粉三钱　米仁八钱　生白芍三钱　夜交藤四钱　黑豆衣三钱　淮牛膝三钱

十诊：二月八日。咳差而气上逆，心悸，舌红苔薄黄，胃苏痰薄，湿化痰消。用清养肺胃药善后。

十方：北沙参三钱　原麦冬三钱　五味子一钱　桑白皮三钱　生米仁八钱　紫石英八钱　地骨皮三钱　生白芍三钱　淮牛膝四钱　炙甘草一钱　真柿霜三钱

效果：服药后气平肺润，精神渐强。

炳按：本案前后十诊，至调养止，按步用药，四面周到，方方有法。可为后学之楷模。不越叶薛之范围治温热者，宜注意之也。

《慈溪魏氏验案类编初集》

沈绍九

温病发热十余日，午后为甚，头昏耳鸣，心烦不宁，舌绛而干，脉象细数，数则为热，细为阴虚，热邪内犯营分，阴液大伤，急予养阴清热。

玄参五钱　生地四钱　麦冬四钱，存心　鲜石斛四钱　花粉三钱　芍药三钱　银花三钱　连翘三钱，存心　莲子心一钱　竹叶心一钱　甘草一钱

二诊：热势稍缓，舌已转润，继用前法。

玄参四钱　生地三钱　麦冬三钱，存心　沙参四钱　炒玉竹三钱　鲜石斛五钱　花粉三钱　银花三钱　连翘三钱，存心　莲子心一钱　芍药三钱　甘草一钱

三诊：热退烦减，气短神疲，邪去正虚，应予扶正。

太子参三钱　沙参五钱　炒玉竹三钱　鲜石斛五钱　生地三钱　玄参三钱　麦冬三钱　芍药三钱　甘草一钱　牡蛎四钱

四诊：诸证向愈，议进益气养阴，以善其后。

太子参三钱　沙参五钱　炒玉竹三钱　石斛五钱　麦冬三钱　炒菟丝五钱　旱莲草四钱　制女贞子

四钱　苟药三钱　甘草一钱

《沈绍九医话》

刘云湖

病者：南湖喻学川之父，年近七旬。

病因：下冷水过多，病湿温，医不知其治以淡渗佐以苦温之理，概用辛温，变成脑膜炎证，后延医谓脉太数急，证甚危险，主治甚难，不敢下药，乃请愚治。

证候：头剧痛项强，牵引遍身亦痛，恶风壮热自汗，胸闷咳嗽，痰涎直涌，气极臭秽，两足酸痛，时发神昏谵语，小便红赤。

诊断：六脉洪数，舌苔灰滑，此湿温极重之证也。

疗法：清解兼用淡渗。

处方：香青蒿一两　连翘五钱　银花四钱　黄芩四钱　川贝三钱　云苓三钱　郁金三钱　鲜毛根三钱　蒌壳二钱　人中黄一钱五分

效果：一剂热退，冷汁不止，胸闷亦开，痰涎亦少，次诊脉较平缓。

接方：于前方去蒌壳、郁金，加泽兰叶三钱，二剂后诸病悉退，惟身软如绵，逾数日能食饭二三碗，喜食汤肉，调理半月而起。

理论：病理前已论明，毋庸复赘。

方论：或问凡关于火热之脑膜炎证者，多用生石膏，何此证不用耶？答曰：此证偏于湿，虽头项强痛不甚剧，而涎液涌出成渠，其毒热混于湿中。石膏为甘凉药，虽能清热。究与湿邪不宜。今重用青蒿，凉而不滞。能升散少阳邪热，清头脑之风毒，较石膏为妥也。

病者：家祝封年二十余，以商立业。

病因：其父二月病疫死，因而传染其母其姊，而祝封则尤甚焉。

证候：先是寒热不时，状类湿证，愚以苦温淡渗，服药数剂而愈。旬日后不免又有房劳之患，陡发热烦渴，至晚忽大下血成盆，内有紫黑块，顷之四肢转冷，足挛卷，谵语耳聋，舌苔干燥，又请愚诊之，脉极七八至，趺阳无脉，乃辞不与方。次日请龙范之以犀角地黄汤加味，药甫入口，即见晕厥，瘛疭失溲，尿红如血。目瞑不识人，迫极又请愚治。

诊断：六脉仍洪大无伦，彼拟进范之药，愚立止之曰："此非大热证，乃下血多而亡阴证"。

疗法：黄连、阿胶合炙甘草加二甲汤。

处方：精熟地六钱　阿胶五钱　麻仁五钱　炙甘草五钱　黄连三钱　生龙骨三钱　生牡蛎二钱　鸡子黄一个

效果：一剂得平静，夜忽放寒战栗。愚曰此战汗，药有效也，今晚宜进三服，次日病大减轻。

接方：于前方加白芍、麦冬各三钱，加熟地、阿胶八钱，童便一大杯。

效果：连服三剂后，时有寒热，调理半月始能起坐，然枯瘦发尽壳矣。

理论：病起二三月，况乘其父疫死之后，为传染病无疑，但传染病不免有细菌淆乱，然识证候而用药，病愈而菌毒自减，是药之治病，不徒愈病，且可杀菌。此乃国医之特长，毋庸琐述者也。惟既愈之也，亚尔加里之性（即正气）未能恢复，遽犯房事以竭其精，不独亚尔加里性为之败坏。而斯丕尔明（即精髓）亦从而消灭矣。所以菌毒亦渐繁殖，杂于血液中以为患。其大下血者有紫块者，是菌毒与血球疲惫而出也。然菌毒虽出，而血液亦已告匮。邪出正虚，血脱阴亡，元阳无主，所以气口之脉洪大无伦，而趺阳之脉绝无一息也。阴既亡，阳无主，所以晕厥、瘛疭、目瞑、失溲，此正仲圣所谓一逆尚引日。若再以范之之大苦大寒以诛伐无过，不亦成为再逆哉。

要之脱血之后，虽有热毒，亦当随血脱而解。所虑者血脱阴亡，真火无制，有阳亢不入于阴，阴虚不受阳纳之虞。若此时竟用苦寒，则余烬之火，悉为扑减矣，可不惧哉。范之之药，愚所以劝其勿服也。

方法：此方乃复脉汤合黄连阿胶汤，又兼以救逆汤之加减也。大下血后，菌毒随血而去，血既下，则阴已亡。阴既亡，则阳无附，所以少火上冲而无制，顷刻有阳飞阴竭之虞矣。故以熟地、阿胶、麻仁大养其阴，炙草以抚其正，龙骨、牡蛎以潜其阳固其脱，鸡子黄为血肉有情之物，具生生不已之性，为奠安中焦之圣品也。阳之亢而不遽下，咸得力于童便引之以下趋也。二方加白芍、麦冬以助胶地，亦甘润存阴之义也。

病者：武昌中新河，裕华里，理发店张新记学徒，年十六，黄安人。

病因：初起本温热之证，一误于认作伤寒，再误于神鬼之延搁。

证候：以致热邪无制，历肺胃而少阴厥阴，将一身之津液，熬灼殆尽，神识不清，耳聋目瞑，口哑鼻干，气促，舌卷而焦黑，手痉足扬，壮热无汗，入夜尤甚。

诊断：脉弦细无力，时或代涩，真阴告竭矣。仲景所谓再逆促命期之候也。

疗法：黄连阿胶汤合炙甘草汤加减。

处方：生龟板六钱　精熟地三钱五分　杏仁三钱　麻仁三钱　阿胶三钱　蚕沙三钱　豆卷三钱　石菖蒲二钱五分　川贝二钱　郁金一钱五分　黄连一钱五分　人中黄一钱　竹叶卷心十五皮　光化安宫牛黄丸一粒

效果：此药进一匙后，逾一句钟之久，目微动，稍有声息，再进一小杯，舌上蜕一黑壳，内现嫩红肉，药毕病稍减轻。

二诊：脉现沉数弦有力，是脉有根蒂也。神识稍清，已能认人，舌上蜕出黑皮如壳，内现红肉，是证有转机之候也，前方有起死回生之力，真出乎意料之外者。现在目仍昏暗，壮热发痉，入夜谵语，大渴求饮。据云已饮冷水二盏，而渴犹不止，其津液之枯，邪热之盛，可想而知，急求滋润之法以救枯槁。

疗法：仿吴鞠通增液汤加减。

接方：鲜生地五钱　杭寸冬五钱　花粉五钱　连翘心五钱　蚕沙五钱　飞滑石四钱　黄芩四钱　芒硝四钱　元参三钱　人中黄一钱　卷心竹叶十五皮

效果：诸证悉退，脉亦平静，微有滑意，口渴思得凉饮，此余热未清，仍以前方加减。

三方：前方去芒硝、蚕沙、卷心竹叶，加淡竹叶、鲜石斛、蔗汁各三钱。

效果：潮热仍未退，口渴欲冷，时谵语，入夜热甚，此热伏阴络。拟用青蒿鳖甲汤加减。

四方：香青蒿四钱　鳖甲四钱　生地三钱　连翘三钱　竹茹三钱　黄芩三钱　鲜石斛二钱五分　滑石二钱五分　人中黄一钱　梨汁大匙

效果：热退口渴亦解，惟食入即呕，口味不和，胃有余热，仍主凉解，与竹叶石膏汤加减。

五方：生石膏四钱　淡竹叶四钱　南沙参三钱　杭寸冬三钱　鲜石斛三钱　生谷芽三钱　知母二钱

炙草—钱　粳米—撮

　　效果：服二剂而愈。

　　理论：此证不外热淫所胜、阴液消亡，致成危急间不容发之候也。盖阴消阳灼，不独肺胃所滋濡，即神经中枢，已乏营养，尚安问运动知觉之事乎。此固幼年自然之疗能犹在，若中年以后，早已不可救药矣。病理前案均有发明。无须多赘，惟脉弦细无力，时或代涩，似与热证不合，有阳病见阴脉之险。其实此种脉象，合之病情，极易明了。热淫太甚，阴液消亡，此时阴阳均有灭竭之险，无论少火壮火，均有将熄之虞，安问脉之洪旺与沉涩哉。

　　方论：此病用黄连阿胶、复脉增液、青蒿鳖甲诸方，乃正常之办法。惟其中加蚕沙、豆卷，似与病情不合，盖幼处之自然疗能，有能耐力，小有错误，亦必随而掩过，况有大剂甘寒相兼乎。病虽见愈，药宜再用修正，以为他日之鉴。

　　病者：族侄伯常之子海希，年九岁。

　　病因：往下巴河姑母家，偶患热病，请该处医生某治之，与桑菊饮加柴胡，一服即见壮热谵语，旋即送归。

　　证候：转见谵语不寐，壮热昏不识人，手足发痉，循衣摸床，撮空理线，待毙而已。

　　诊断：时当半夜，叩求愚治，脉沉细而涩，舌苔干黑，谓之曰：此温热逆传心包证也。

　　疗法：芳香逐秽，苦寒泄热。

　　处方：生龟板—两　石菖蒲三钱　郁金三钱　天竺黄三钱　黄芩二钱　元明粉五钱　尖川贝—钱五分　人中黄—钱　上梅片　茄楠沉—分　当门子—厘　竹沥大匙

　　效果：一剂谵语平，痉止，惟静睡壮热，内闭虽开，表邪尚未尽散，与加味麻杏甘石汤。

　　二方：生石膏六钱　元明粉六钱　石菖蒲三钱　郁金三钱　杏仁三钱　飞滑石三钱　连翘心三钱　天竺黄—钱五分　生麻黄—钱　粉甘草—钱　竹叶卷心十五皮

　　效果：一剂后背微似有汗，而壮热仍未退。

　　三诊：脉仍沉细，但欲寐恶烦喜静，此少阴证，与麻黄附子细辛汤。

　　三方：杏仁二钱　生白芍—钱五分　熟附片—钱　生麻黄—钱　甘草—钱　细辛三分　葱白三茎　生姜大片

　　效果：仍壮热竟日，至晚得大汗而热退，思食，明日仍有微热不大便，此微热仍在大肠，与调胃承气汤加减。

　　四方：生大黄六钱　枳实三钱　黄芩三钱　火麻仁三钱　粉草—钱

　　效果：一剂得通热退，调理而安。

　　理论：此病本暑热内伏，得秋金之寒气外袭皮毛，因而发为寒温闭郁证也。若早服麻杏甘石汤，可以一剂而解，奈该处医士不明病之原理，竟与桑菊饮，与深热无关，再升之以柴胡，将热毒引至上升，表闭又不能出，所以逆传心包而为痉哑诸证也。热病变化多端，在人深思考虑耳。

　　治病须根据病因，细审病情，方能得手。手厥阴之温病，亦有因寒而发者，必细询初起时发热恶寒，此由表邪传入也。于芳香开窍中加以透表药，薄荷是也。开窍后仍壮热无汗，即用麻杏甘石汤亦可。若见脉沉细壮热，但欲寐，此少阴之窍未开，非麻黄附子细辛汤不可。仍温病之内传，与伤寒之直中不同，温病内传，即见谵语狂乱、发痉、循衣摸床，或声喑、不识人、舌黑、面赤壮热，伤寒直中，亦有声哑、不识人者。其证候多不壮热、发痉、面赤，只欲寐、脉细沉耳，久历其境者，自能分辨也。

方论：首先因热逼心包，故以石蒲、郁金、沉香、麝香、梅片、天竺黄以开窍而逐秽。黄芩、川贝、元明粉、竹沥等清热而化痰，龟板通络而解痉，人中黄解热也。内闭既开，表邪未散，而热势总在，故以麻杏甘石分解其在表之寒热。同时又以滑石、元明粉分利其伏暑。盖初剂服后，虽心窍开张，而热浊之余邪总在，乃用连翘心以清心包之余热，石蒲、郁金以化未尽之余浊，庶内外可翼肃清。然犹有寒迫少阴尽遽未出者，三方即用麻黄附子细辛汤，以散少阴未尽之寒，加白芍以防其过烈。寒去后余热不免又起，四方再用调胃承气汤，并加火麻仁以增液，俾热毒易于外出也。

病者：家之美之弟年九岁。

病因：始因寒热，不甚注意。

证候：至晚忽然声哑发痉，壮热无汗。

诊断：时近二更，迫而叩请愚治，愚诊断沉而细数，谓之曰：此温热逆传心包证也。

疗法：芳香开窍，仿紫雪牛黄至宝之遗意。

处方：生龟甲五钱　元明粉四钱　生赭石四钱　蒌壳三钱　石菖蒲二钱　广郁金一钱五分　天竺黄一钱　茄楠沉一分　上梅片一分　当门子一厘　竹沥半杯，冲

效果：一剂而苏，吐亦止，惟壮热未退，此内闭已开，表热未除。

接方：黄芩三钱　前仁三钱　飞滑石三钱　竹茹三钱　黑山栀二钱　白芷二钱　蒌壳二钱　杏仁二钱　楂炭二钱　连翘二钱　薄荷一钱五分　人中黄一钱五分　灯心草一扎

效果：一剂而安。

理论：温热逆传心包，其感受原因，当分两种，一直接的，一间接的。直接的原因，由人本气过虚，温热之毒，长驱直入，内犯心包，是非芳香逐秽，不足以驱除病毒，本证是也。间接的原因，由医误用升散，如柴胡、升麻及过辛之味，将浊邪引入心包，下证是也，亦当以芳香化浊，苦寒逐热。明此两种意义，则治逆传不难矣。

方论：首方以石菖蒲、郁金、蒌壳、天竺黄开心窍逐恶血，沉香、冰片、麝香之香窜，逐秽通诸窍，元明粉之咸寒保肾水而安心体，生赭石镇诸逆而勿使恶毒上攻，竹沥化燥痰而清虚热，生龟板通筋而定痉也。次方以清热解毒为主，故不用芳香，亦不用镇定，只取蒌壳、杏仁以开心胸，连翘、滑石、竹茹、灯心以清余热，人中黄以解余毒，薄荷以散表邪，楂炭以消内滞，均面面俱到也。

古方紫雪丹牛黄丸、至宝丹，用犀角、羚羊、金箔衣重贵之品，制以金锅。而乡间贫苦者，不易购买。愚问世三十余年，犀角、羚羊用时绝少，以乡肆中无此真品也，古方俱在，变通在人，岂无犀角、羚羊，即不能愈病哉。

病者：家和清，年二十余。

病因：病温热，医与五苓散，五服而病发狂谵不能起，危甚。

证候：频求热饮，二便不约，谵语，昏睡，善哭。

诊断：请愚诊之，六脉洪大无伦，舌无苔，纯红嫩薄，以手扪之，宛如风干猪肝状，此亡阴证也。

疗法：加减复脉汤。

处方：元参四钱　生地三钱　寸冬三钱　黄柏三钱　火麻仁三钱　当归二钱　阿胶二钱　鲜石斛一钱五分　炙草一钱　冰糖二钱　大红枣三枚

效果：一剂恬然安睡，彻夜不醒，次日脉仍如前，惟舌边稍有润色。

接方：去黄柏、当归加龟板四钱、生牡蛎二钱、杭芍一钱五分、梨汁大匙。

三方：去牡蛎、元参、生地，加肉苁蓉四钱，羚羊角三钱，冬术、知母各二钱，杜仲一钱。

效果：服至四剂，而舌上津回，饮食始进，稍能起坐。但脉仍洪大无伦，谵语不减，善哭，状类痴愚，其父母忧之，恐成废疾。愚曰：此神经过受刺激，已无营养，一时不能平静，必稍调养时日，方可告痊。哭者，肺声为哭，肺气虚也，与四君子合元麦地黄汤，加龙齿、辰砂而愈。

理论：此证本属温热，医者误作湿治，数用五苓散，利其固有之阴津。扬其已盛之邪热，阳愈亢而阴愈消，遂现频求热饮，二便不禁之阳极似阴之一种反应。夫热病何以反求热饮，因阴液不夺，阳无营养，故求类我者为依附。取同气相求之义，舌干薄无液，是阴液不能上潮，是二便下夺为下竭上厥之预兆。愚曾在孙镇视龙人久痢亡阴证，舌亦干萎无津，与此舌同类。其时冯尧臣先生力求愚方，愚以阴液告竭，必无生理。甫一出门，其人即死，可见此舌固亦危甚之征象也。

发狂谵语撮空，有虚实之分，实者必盛气凌人，或詈骂不避亲疏，或脱衣径走，或逾通上壁，在伤寒阳明腑证多有之。温热入胃（吴鞠通为中焦温病）亦多见此证，乃大实之候也。此时肠中必有燥矢，二便必结涩不通，三承气汤可选用之，此证虽谵语撮空，而卧床不能起，语言荒唐无力，或昏睡善哭，二便溏利而不禁，可断为亡津而非实证也，津亡而神经无所营养，虚热荡漾，故现神识昏昧，而谵语撮空也。

或问谵语发狂，凡热病多有之，何以病愈旬日，能起坐饮食，仍谵语不休也，答曰：此脑神经关系也。人之知觉运动，悉出于脑神经、神经中枢，即属延髓，今延髓中之灵敏营养素，始为温邪炽灼。既为五苓渗利，其延髓中无水上滋，内形枯涸，故神经失其知觉作用。今服药后，各官能、各组织得其营养而复旧，惟延髓在最高之部，仍未得到润濡，故虽他病全愈，而神经仍恍惚也，必待他部营养充足，而后精液方溢于脑。庶脑液得养而神明始出矣。

方论：此病为亡阴证，阴亡而阳无所附，故亢于上而为谵语撮空，非实热也。阴亡者当益其阴以配阳，庶阳不亢越，阴亦不下脱也。元参、生地、麦冬之甘寒，所以救阴液而滋涸竭之阳也。黄柏苦寒，泄肾火。当归、阿胶养阴液而保肺，所以治善哭也。石斛、麻仁滋润胃液，吸取余津上潮，则舌自润耳，此即加味复脉汤。治阴虚阳旺欲致脱绝，舍此无他法也。

次方加龟板、牡蛎介类潜阳固阴，亦二甲汤之遗。夫阳亢于上而见谵语撮空，阴陷于下而见二便溏利，又舌干无津，虽有元麦、地斛之甘润存阴。若无固涩之药以撮合之，则飞者自飞，陷者自陷矣，故二甲不可少也。

以上出自《临床实验录》

汪逢春

靳右：三十七岁，一月八日。

头晕，形寒身热，呕吐，咽关红肿发干，且有白腐，一身抽痛。舌苔粉绛，大便秘结，两脉细弦滑数。营虚之体，温邪上犯，递传肺胃。其势甚重，亟以清解化毒，防转白喉。

薄荷叶五分,后下　川贝母三钱,去心　甘中黄三钱　杜牛膝三钱　水炒竹茹三钱　鲜金斛一两,先煎　连翘三钱　板蓝根三钱　赤芍二钱　鲜枇杷叶三钱,布包　京元参三钱,盐水炒　忍冬藤五钱　真郁金三钱　全瓜蒌五钱　香犀角一分　紫雪丹五分

二味同研,匀两次冲服。

二诊:一月十一日。

表邪已解,咽关红肿白腐均退。头痛阵作,中脘发热,胃不思纳,大便通而不畅,两脉弦滑。温邪渐解,余热未清。拟再以清泄通腑。

薄荷细梗五分,后下　鲜枇杷叶四钱,布包　全瓜蒌一两　枳壳一钱,同打　粉丹皮二钱,盐水炒　鲜芦根一两,去节　真郁金钱五　青蒿梗一钱　鲜竹茹三钱　朱连翘三钱　霜桑叶二钱　忍冬藤五钱　方通草钱五　香犀角一分　紫雪丹五分

两味同研,匀两次冲服。

《泊庐医案》

周镇

屠采道,年四十余,纱厂机匠。嗜汾酒与再造丸。丙寅三月患温病,身热。张医进辛凉清透,如翘、栀、蒡、蝉、鲜薄荷等,渐发斑疹,而未清营分。延至三候,胸前斑点未泯,嗳气频作,少腹作痛,热在腹部。询知向有肝胃病,湿浊阻窒,气不肃降,脉象数滑,苔如饭粒嚼糜,寐醒自觉舌干欲饮。盖胃为交通之道,湿浊气积窒塞,营络亦痹,故嗳气不饥,二便均秘也。拟降胃通枢,宣痹化湿法。瓜蒌皮四钱、黑山栀三钱、片郁金三钱、豆卷三钱、生薏仁四钱、通草一钱、光杏仁三钱、淡竹叶三钱、益元散五钱、旋覆花(包)三钱、降香五分、霍石斛四钱、丹皮三钱、丹参二钱、木通(辰砂拌)一钱、绿豆三钱、更衣丸三钱、蜜汤吞下。另九节菖蒲二分、绿血珀四分,研末,蜜调,开水送服。

复诊:服药后,向之停阻脘间者已降,得便如酱,气秽,溲色甚赤,胸斑犹绽,腹右隐隐板痛,左脉弦数,苔如饭糜。温邪由血络而出,痹而不通,厥气亦有阻窒,以致胃失通降。再清肝降胃,宣气分之热,通血络之痹,参以泄浊。全瓜蒌四钱、山栀三钱、广郁金三钱、泡射干一钱、橘核络各一钱、新绛八分、旋覆花(包)三钱、生香附二钱、降香五分、代赭石四钱、金铃子三钱、瓦楞子七钱、丹参二钱、丹皮二钱、紫菀二钱、碧玉散(包)六钱、另玳瑁六分、藏红花一分、沉香五分、黑白丑各二分,研末,蜜汤调服。

三诊:续得便解如酱,右腹之隐痛已减,纳食已能下行,腹部之热未清,斑点之红较淡。脉数未静,苔如饭糜。伏热留恋血络,有松懈之象,而糟粕浊物留滞于肠。再降胃通痹,清热涤浊。瓜蒌皮三钱、川楝子三钱、山栀仁(炒黑)三钱、丹皮三钱、丹参二钱、泡射干一钱、通草一钱五分、秦艽三钱、生薏仁五钱、橘核一钱五分、橘叶一钱、瓦楞子五钱、银花五钱、碧玉散五钱、晚蚕沙五钱、降香六分、鲜大青叶五片,另保和丸一钱五分、五香丸五分、苦参子去壳取不碎者五十粒,蜜汤送。

四诊:昨日得便,水分多,右腹之隐痛已止,热势亦轻,而腹灼未泯。脉犹弦数,苔如饭糜。温邪挟浊,消铄气阴。再养气液,退热化湿,清肝涤浊。霍石斛三钱、甜杏仁三钱、竹茹三钱、丹皮二钱、丹参二钱、金铃子三钱、薏仁五钱、射干(泡)一钱、旋覆花(包)三钱、杭白芍三钱、车前子四钱、白薇二钱、娑罗子五钱、鸡内(炙)金二钱、野蔷薇花一钱五分、

荸荠五枚，另小温中丸三钱，加苦参子四十粒，去壳取不碎者，开水送服。翌日改方：苔如欲蜕，上腭布糜。服丸有不适意。去小温中丸、苦参子，加化毒丹四分冲服，另以一分搽于糜处。

五诊：舌糜如蜕，上腭犹腐。略进米饮，脘间不舒，腹灼未平，大便酱秽，小溲亦少。脉搏弦而少敛。再清养气阴，导赤增液，化浊退糜。西洋参一钱、金石斛五钱、鲜生地七钱、木通（辰砂拌）一钱、生甘草梢七分、淡竹叶三钱、白芍五钱、元参三钱、丹皮二钱、丹参二钱、茯苓三钱、泽泻三钱、金铃子五钱、鲜首乌一两、鲜大青五片、泻叶五分、野蔷薇花一钱、建兰叶一钱、另上廉珠二分、西血珀五分、川贝母五分、玳瑁四分，研细，蜜汤送服。改方：得便。去泻叶，加小温中丸三钱。

六诊：上腭白糜未净，舌绛而碎。里热不轻，故肚灼有疮，大便颇艰。脉弦，少柔和。藏阴为伏热所灼，险关未过。再清养气阴，通腑制炎，化糜生肌。西洋参一钱、鲜石斛七钱、淡天冬四钱、鲜生地一两、黑元参三钱、川楝子三钱、炒槐花二钱、全瓜蒌六钱、生甘草梢七分、火麻仁三钱、川黄柏二钱、竹茹三钱、鲜首乌一两、鲜地骨皮一两、甘蔗汁三匙。另上廉珠二分、川贝母五分、玳瑁五分，研细末，开水冲服。翌日，因昨服药后如欲泛恶，辍药，觅西宅喉科药吹之。余嘱以地龙、吴萸研末，同面粉调涂足心，布包，引热下行。

七诊：上腭之糜已减，舌绛转淡，已布新苔。溲转黄，大便尚艰，腹灼又淡，脉弦不柔。脏阴不充，里热未清。再宜润养，清肝化浊。川石斛四钱、生山药三钱、鲜首乌一两、苁蓉三钱、生谷芽三钱、更衣丸一钱五分，蜜汤送服。服后知饥，粥食加餐。嘱常食黑木耳酱麻油拌。渐愈。

蒋生林，年廿余岁，赘婿惠山。素多抑郁，甲子四月初旬，在沪患身热，热甚吐血，于二候时归，轮中得战汗而解。以失于调治，略食咸粥，复以迁居劳顿，大怒食复，廿六日身热复发。越数日延诊：腹胀不可名状，溲便俱闭。进栀、豉、青蒿、滑石、川楝、丹皮、青皮、车前、郁金、乌药、大腹槟、苏梗、全瓜蒌。另西珀、蝼蛄、伽楠香，研末服。溲便俱解。

复诊：寒热无序，前方出入，去蝼、珀。会有按摩某君，亦为处方。证变：但热不眠，烦躁谵语。龙船浜某巫，谓系夹阴，处方：陈皮、防风、导滞丸、紫雪丹。证变：口渴气上，右胁有形攻动。端午延诊：寒热无序者，近三日变为但热无寒，烦闷口燥，连宵不寐，有时谵语，腹左瘕作痛，气逆。脉数左盛，苔转煤黑。此次食复怒复仅旬日（询知三月廿八日往沪，四月初八日得病，巫言系夹阴，无此病理），实是上次寒热吐衄，战汗方减，而伏温未清，故又反复。温邪挟肝火，有化火伤阴之象，深恐阴津一涸，有昏痉之险，鲜沙参、鲜石斛、竹茹、益元散、鲜生地与豆豉同打、元参心、丹皮、丹参、川楝、黄芩、生雅连、花粉、郁金、连翘、鲜薄荷、竹叶、茅根、枇杷叶。另犀角、犀黄、九节菖蒲、风化硝，研细末，灯心汤送服。

初六日诊：昨日服药，热势略挫，夜能安眠，煤苔稍退；而瘕块攻痛，气逆烦渴，鼻燥有血，目干觉暗。上次吐衄伤阴，此次气忿动肝，肝气横逆，阴液欲涸，还防痉厥。鲜沙参、鲜生地、鲜薄荷同打、麦冬、鲜石斛、珍珠母、玳瑁、益元散、连心翘、丹皮、竹茹、木通、川楝、白芍、雅连、竹叶、茅芦根。另犀尖、郁金、川贝母，研末服。代茶用霍石斛、灯心。

初七日诊：目暗已明，鼻燥已润，热减安寐，黑煤之苔全蜕。惟腹左瘕气未敛，转身作痛，不时布汗。脉弦少柔，阴津渐复，肝体因气忿受伤，故气失归宿也。恐再变端，续予存阴熄肝，以清营分蕴热。辰麦冬、北沙参、川楝、丹皮、元参、丹参、石斛、珍珠母、白芍、鲜生地、细生地、牡蛎、瓦楞子、夏枯草、香附、小麦、枇杷叶、芦根。另川贝母、郁金、木蝴蝶、龙涎香，研末服。

初八日诊：瘕气未平，遍发疹瘰作痒。脉左弦右数，苔已润。再清养气阴，柔肝，泄营络之热。石斛、麦冬、沙参、元参、丹参、鲜生地、细生地、川楝、瓦楞子、青蛤散、丹皮、白芍、忍冬藤、白薇、野蔷薇花、糯稻根等，渐愈。

袁柏生，西里，戊午十八岁。二月中寒热，孙君诊时，有鼻灼、心悸、气短、脘阻、脐板滞。其药初，豆卷、通草、槟榔、青皮。及苔黄，进半夏泻心法。屡愈屡发。至五月，因服参须，身热，苔复黄。乃延余诊，脉左数右濡大，便艰。予清湿泄热，外用更衣丸。热止便通，浊降苔化。

续诊：运滞少寐，温胆保和两方加减。另用朱砂安神丸。其尊甫属定丸方调补，余思夏令湿热盛，仅可通补，仿资生丸方出入予之。丸方云：春仲寒热，有心悸、脘阻、脐旁板滞、苔浊腻黄之证，既愈复作。至仲夏，热减不楚，脉右带数，苔根尚黄。脾胃升降消化失职，气滞则浊湿阻室，寒热乃作。欲善其后，在斡旋中宫着想，从缪氏法。党参、于术、茯苓、芡实、川连、楂肉、橘红、淮山药、泽泻、远志、薏苡、麦芽、藿香、蔻仁、猪胆汁、炒枣仁，研细，用神曲糊丸，嘱饭后服。一料后，加猪肚一具，蒸捣为丸。面黄退净，清晨加服六味地黄丸。

刘长生，江阴籍，十四岁。丁巳四月初旬凛寒，厚被覆盖。迨壮热昏糊，仆于床下。扶起肢强而厥，口噤，至黎明稍苏，则谵语渴饮，扬手掷足，咳痰不爽。脉之濡数不甚显，苔白，舌质不甚红。按其腹脐则呼痛。是温邪由卫而内窜，中挟痰积，故纤毫无汗。即拟栀、豉、枳实、桔梗、薄荷、滑石、通草、郁金、菖蒲、竹茹、竹黄、竹叶、芦根、枇杷叶。至清心一层，因有痰滞，用制雄精和万氏牛黄清心丸研服。外以栀子仁、豆豉、皮硝、葱须和酒糟打，敷脐中。投剂后，神识即清，扬手掷足亦定，咳痰已爽，大便稍解，脐腹犹痛，小溲转红，脉数较显，苔白薄，渴饮，痰黏气逆。温邪挟痰由肺卫而心营，犹恐复剧。拟栀、豉、桔梗、兜铃、连翘、薄荷、滑石、银花、淡芩、枇杷叶、枳实、竹茹、竹叶、通草、芦根。另广郁金、菖蒲、雄精、竹黄，研末。服后得汗得便，胸布红疹，热大减，各恙均退。续清气营而愈。

张赞卿母，七十二岁，西水关。庚申五月中旬患寒热，但热胸痞，咳嗽痰腻，苔揩。汪医谓邪痰与气火合病，与桑、菊、杏、前、薄、桔、蒡、贝、郁、蒌、风化销、竹叶、灯心、玉枢丹之类，四方，不应。渐至晡后热重，神迷不清。廿一日延余诊，以吐为快。此次热经旬有八日，晡后热甚昏谵，自汗黏腻，脘痞，呛咳痰不爽利。脉左数右濡，苔浊而干。脐腹拒按作痛。温邪挟气湿痰积交阻，有胃实之征。但古稀之年，难于攻击耳。拟小陷胸汤加减，取居高建瓴之义。瓜蒌三钱、半夏二钱、枳实一钱、川连六分、生薏仁三钱、苦杏仁三钱、金石斛五钱、蓬莪术三钱、大腹皮二钱、金沸草二钱、青蒿三钱、荷梗尺许。用萝卜三两、灯心一把煎汤代水。另广郁金三分、川贝母三分、伽楠香八厘、风化硝三分，研服。

廿二日复诊：昨诊热沉迷已减，腻汗止，大便先痰浊，后干结如栗，甚畅，腹满即松，按之尚疼，咳痰白黏较爽，自觉大腹热灼。脉数，苔白。温邪挟痰积气湿尚多，恰交三候，势防转变。川连七分、枳实一钱、杏仁三钱、白蔻花六分、生薏仁五钱、炒红曲三钱、秦艽三钱、川楝子二钱、青蒿三钱、佩兰叶十片。另以萝卜三两、茅根一两、海蛇二两、地栗五枚，煎代水。另制雄精二分、广郁金五分、川贝母一钱、菖蒲二分，夜间灯心汤下。

廿四日诊：热发夜半势减，无烦懊昏糊等证，咳痰由多而少，由黏而黄。按脘腹尚痛，自觉攻动矢气。脉数，苔揩微黄。述知昨日曾有微呃，邪积挟痰犹盛。川连七分、金石斛五钱、厚朴花七分、瓜蒌皮三钱、枳实一钱、射干二钱、新会皮一钱、云苓五钱、瓜瓣一两、青蒿三钱、生薏仁七钱、枯芩二钱、建泻叶六分、枇杷叶七张、冬瓜肉一两五钱，煎代水。另西月石二分、川贝母二钱、风化硝四分、郁金三分，研末，冲服。外治方：京三棱莪术各钱半，白芥子十四粒，研，水调敷脘中。又炒红曲三钱、皮硝五钱、木香导滞丸四钱，研细，加干面，鸡子白打饼，清晨烘热，敷脐中布扎（此未照用）。

廿五日诊：痰浊宿积下行甚畅，夜热颇轻，脉象转靖，苔犹揩浊，腹犹稍痛。邪积留恋，湿热依附，恐尚有变。生薏仁五钱、紫菀二钱、冬瓜子二钱、瓜蒌皮三钱、杏仁三钱、郁金三钱、枳实一钱、竹茹一钱、川连五分、青蒿三钱、云苓三钱、金石斛四钱、金沸草三钱、莪术三钱。另半贝丸钱半，先服。风化硝二分，冲汤。

廿六日改方：去莪术、枳实、风化硝，加泡射干八分、陈皮一钱、枇杷叶五张。以病势旋衰，辍药数日。犹因平时肝病，每进戒烟丸，日服多数，并服烟泡等，又转热炽神糊，亲女不识，后事齐备矣。

三十日又延予诊：热届四候，恋而未清。今晨热炽神糊，妄言，口渴，遍发斑疹。脉数左弦，苔转灰黑。温热挟痰，内窜营络，恐其内陷厥阴而致昏痉。金石斛八钱、鲜沙参八钱、丹皮三钱、鲜生地七钱、鲜薄荷七钱、同打，牛蒡子三钱、银花二钱、绿豆衣七钱、竹茹一钱、竹黄三钱、石菖蒲八分、玉泉散三钱、荷叶（包）、生蛤壳一两、辰麦冬三钱，外用鲜竹叶三十片、白茅根二两、冬瓜三两、萝卜二两，煎代水。另万氏牛黄清心丸一粒、犀角尖一分、川贝母五分，研另服。

六月初一日诊：斑疹又透，且有汗达，热未复盛，痰干转润。脉数略缓，苔煤减，边布白。津液既生，声低骤亮。热邪由营络泄肌表而透，总期不再波澜，方有生机。金石斛五钱、鲜沙参六钱、丹皮二钱、鲜生地六钱、鲜薄荷五钱，同打，生白芍五钱、辰麦冬三钱、青蛤散七钱、竹茹一钱、竹黄三钱、淡芩二钱、牛蒡子三钱、玉泉散二钱、荷叶（包）、连心翘三钱、石菖蒲五分、野蔷薇花一钱、另玳瑁三分、犀角尖八厘、川贝母四分、制雄精二分、研服。

初二日诊：斑疹尚未尽回，汗略少，热未退，头晕，脘觉不舒，当脐按之作痛，风米略食未舒。脉数较和，苔霉未尽蜕，边较白腻。津液一复，蕴湿痰积又见。古稀难于攻动，恐再变幻。益元散三钱、丹皮钱半、瓜蒌皮二钱、杏仁三钱、牛蒡二钱、石斛四钱、淡芩钱半、竹茹钱半、竹黄二钱、青蛤散七钱、滁菊钱半、青蒿三钱、白薇二钱、秦艽二钱、另川贝母七分、制雄精二分、石菖蒲一分、娑罗子五分、研冲。

初三日诊：夜热较炽，觉神识沉迷。脉濡数无力，苔煤黑又满，尚润。中脘大腹按之甚痛。病轻四十余日，高年正虚，气积未化，即欲达下，亦属不易，姑拟缓导，兼扶正气。北沙参三钱、金石斛六钱、辰麦冬钱半、生白芍四钱、甜杏仁三钱、青蒿梗三钱、牛蒡子三钱、辰滑石四钱、竹茹一钱、竹黄钱半、郁金、瓜蒌皮各三钱、枳实六分、石菖蒲五分、白荷花七分。另川贝母五分、伽楠香一分、保赤丹五厘、风化硝四分，共研，另服。外治用京三棱三钱，莪术三钱、白芥子三钱、萝卜子三钱、橘皮钱半，研末，加白酒糟，葱白头、生姜、鸡子白、面粉打和，烘热，敷脘腹。

初五日诊：前吐出与大解痰浊约有四碗，脘间尚窒闷，腹部灼然，便解之痰积甚秽。述知中虚少运，略有臊味，口干。将近五候，邪薮不清，正虚不克支持为虑。姑再扶助正气，轻涤痰滞。青盐半夏三钱、化橘红八分、云茯苓四钱、金沸草三钱、杭白芍五钱、生白术三钱、金石斛五钱、北沙参三钱、枳实一钱、制香附二钱、甜杏仁三钱、紫菀三钱、娑罗子五钱、萝卜一两、黄土一两，雪羹汤代水。另晚服半贝丸钱半，朝吞苦参子去壳三十五粒。

初六日诊：脘部窒痛，腹热未清，溲少，呕吐痰涎，饮入觉胀。中虚痰浊交阻，余热因此不撤。痰滞已去者甚多，总由土衰不运，无彻底澄清之象，舍半扶半消别无善法。金沸草三钱、杏仁霜二钱、化橘红八分、云茯苓五钱、生薏仁三钱、青蒿三钱、紫菀肉二钱、枳实一钱、白芍三钱、北沙参二钱、莪术钱半、娑罗子五钱、炒红曲一钱，风米汤煎药。另鸡内金五分、瓦楞子五分、半贝丸一钱、白蔻仁二分、公子香一分、研末，分二服。二剂后，嘱少食风米粥，半煮萝卜佐食，化其余痰余积。用保和丸一钱，一日分二三次服。渐以告痊。

惠左，阳明乡。丁已五月初旬诊，寒热数日，暮甚，谵语少寐，溲红，汗少，胸闷，脉数，苔腻微黄。温邪内蕴，气机不宣，恐其内传，姑先宣达。豆豉、郁金、杏仁、山栀、通草、连翘、辰滑石、薄荷、竹茹、茅芦根、鼠粘子、灯心、玉枢丹，二剂。红疹白痦均透，身热大退。夜寐未安，溲红、微咳。气营之邪虽透，犹恐再变。连心翘、黑山栀、郁金、杏仁、竹茹、赤苓神、兜铃、蝉衣、通草、银花、野蔷薇花、芦根、灯心、枇杷叶。

二剂。热止，仅汗多少寐。进连翘、黑山栀、辰木通、莲子青心、灯心、赤苓神、生薏仁、竹茹、淡芩、地骨皮、瓜蒌、朱砂安神丸。得寐，汗止。越七日，因多食。寒热复作，乃食复也。讵意舟行遇雷雨，寒湿刺激。乡间失治，竟致不起，惜哉！

陈席珍，位中堂董。素体液亏无苔。花甲之年倒账折阅，郁气不舒，肝失调畅。丙午夏，温病，身热，有汗不解。舌红而绛。余一诊即疏清散，且顾胃津。如连翘、黑山栀、竹茹、花粉、郁金、桔梗、知母、石斛、竹叶、芦根之属。温邪郁火交蒸，病势不衰。陈素信乩方，云系花甲之外，元阳大亏，若再投凉剂，必致生机骤绝。乩示附子理中汤，首味高丽参、炮姜、附子，均重用。幸陈未服。至三候，遍发黑紫斑，始显温热明证。热恋阴伤，舌至绛紫而干。予大剂化斑清气营，继以甘凉频投，至四候热退净而愈。信乩方者从此打消，然亦险矣。

以上出自《周小农医案》

丁叔度

患者某某，女，48岁。仰卧床上，目赤上翻，喘促有痰，以竹筷撬牙，见舌苔黑干而裂，齿枯唇紫，全身已由温而渐凉，皮肤深红色，脉沉数模糊，扬手掷足，烦躁不安，险象丛生。证属阴液将竭，乃用大剂增液汤加豁痰透表药。

处方：元参30克　麦冬24克　生地24克　瓜蒌15克　竹茹15克　牛蒡子9克　葛根15克　蝉蜕9克　薄荷叶9克

水煎服。

外用方：芫荽（即香菜）、黄酒、热水擦前胸、后背及四肢。连治两天，目稍可转动，神智略清醒，遍身出红疹白痦，喘亦略定，舌渐润，热亦渐退。又经上药治疗及调养，7～8天后身体已辗转自如，饮食如常。

章成之

袁男。热度高张，不得汗，亦不得便，胸中烦闷殊甚，予柴葛达原饮。

柴胡9克　黄芩9克　肥知母9克　葛根9克　煨草果2.4克　杭白芍9克　海南片6克　川朴4.5克　太乙丹1粒

二诊：去冬曾病疟，用外治法而愈。此番高热，有匍行疹，脾不肿大，不更衣五日，先下之。

郁李仁12克　海南片9克　净连翘12克　生枳实9克　草决明9克　广玉金4.5克　黄芩9克　全瓜蒌12克　六一散12克,包

张男。热高日晡，病势已入阳明阶段。吴鞠通以为温病当论三焦，不可循六经，谬矣。

寒水石24克　淡子芩3克　青蒿12克　粉草3克　广郁金末3克,分3次吞　生石膏24克　知母15克　苍术6克　粳米1酒杯　鲜石菖蒲6克

沈女。肌热恶寒，旬日不解，清晨忽然战栗。凡战栗得汗则解者，名为战汗；不解者，乃高热之前驱。不更衣六日，先予凉膈散。

薄荷6克　山栀9克　黄芩9克　连翘9克　竹叶6克　元明粉9克　制川军9克　甘草3克

施女。热九日不退，舌中厚腻，边尖红绛，周身有淡紫色血点密布。此温邪入营之候，宜其神烦不宁。治疗当用大剂清营解毒。

细生地15克　麦冬9克　玄参9克　银花12克　连翘9克　地骨皮9克　紫花地丁12克　绿豆衣9克　白茅根1扎　神犀丹1粒,化服

陈男。体弱之人，而病极严重之温邪，缠绵时日，正气更伤。今两候终了，转入极期，高热不退、耳聋、谵语，脉微欲绝，此生死之关键系焉。夫正气旺盛则生，衰竭则死。纯用清温开泄，祸不旋踵。昔张景岳治京师一少年，舌焦神惯，以大剂温补回生，其书犹在。

炮附块9克　连翘15克　郁金4克　鲜石菖蒲9克　鲜生地30克　党参12克　麦冬15克　五味子9克　黑大豆30克,煎汤代水

张男。病热四周之久，最近数日，更见耳聋、谵语、小溲刺痛淋漓，一派温邪燔灼之象。甘寒以滋之、苦寒以清之。

小生地12克　知母9克　鲜石斛9克　白薇9克　卷心竹叶9克　苦参片6克　黄柏9克　寒水石18克　泽泻9克　琥珀屑2.4克,分2次吞

丁男。身热第四日，胸前、两臂散布红点，七日热也。

牛子9克　连翘9克　赤苓9克　紫草茸9克　白茅根1扎　浮萍6克　蝉衣3克　西河柳9克　胡

莨子9克　草决明9克

二诊：一周后，脉静身凉，诸恙消失而倦怠，默默不欲食。此最为流行证习见者。

香白芷9克　枳实9克　酒炒桑枝12克　佛手9克　薤白头12克　木瓜9克　仙鹤草12克　豨莶草9克　左金丸2.4克

洪女。高热猝然而起，屡次得汗而热不大挫，此温邪也；大便溏而臭，时欲呕。予葛根芩连汤。

葛根12克　川连1.5克　淡黄芩6克　晚蚕沙12克，包　连翘6克　赤苓6克　金银花12克　姜竹茹6克　荠菜花炭12克

另：六一散30克，代茶

钱男。苔如积粉，不更衣五日，渴喜冷饮。白虎合凉膈散。

生石膏30克　粳米1杯　元明粉12克　黄芩9克　知母12克　甘草2.4克　生川军9克　山栀9克　连翘9克　薄荷6克　淡竹叶30片　白蜜30克

二诊：虽然两药皆吐，而得畅便者三，壮热下挫，苔如积粉者，转为松黄潮润。

冬桑叶9克　杭菊花9克　连翘9克　江枳实6克　冬瓜子12克　黄芩9克　滑石12克　竹叶30片

三诊：两进清解之剂，热退脉静，精神较倦，胃纳欠香。予下方善其后。

太子参9克　白术9克　陈皮6克　粉草3克　茯苓9克　炒谷麦芽9克

汪女。流行之七日热，少有前驱证者。违和五六日，骤有高热，面色潮红，两目充血，则七日热正式开始，而以往是感冒之类也。

元明粉12克　黑山栀9克　黄芩9克　竹叶30片　制锦纹9克　净连翘12克　薄荷叶4.5克　粉甘草3克

王女。最近本地流行"七日热"。初起恶寒骨楚，数日后，周身透布散在之红点，亦有神识模糊者，最迟两周可以恢复。今腹痛甚剧，七日仅更衣一次而不畅，治疗之关键在此。

生熟锦纹6克　生枳实9克　五灵脂9克　莱菔子12克　海南片9克　郁李仁15打　小青皮6克　元明粉12克　糖炒山楂18克　六神曲12克　杭白芍9克

二诊：温度下挫，尚作惊厥，当然是毒素之刺激。排泄之，无非通利二便。今便通，改予清泄、开窍。

嫩白薇9克　嫩紫草9克　荠菜花炭12克　净连翘12克　黄芩炭9克　炒银花12克　广郁金6克　石菖蒲9克　泽泻9克　赤苓9克

金男。流行病并发脚气，其实脚气蕴伏已久，因猝病之热消耗更甚，故其面容暗淡有如此。上见鼻衄，下见便血，不能纯用辛温，予全真一气汤。

炮附子9克　五味子9克　潞党参9克　白术9克　葫芦瓢30克　熟地黄24克　麦冬12克　淮牛膝15克　杜赤豆30克

蒋男。大致是发疹伤寒。此证之预后，一在脉，二在精神症状。未满一旬，尚难言之。

升麻 6 克　青蒿子 9 克　连翘 12 克　玉枢丹 1 粒　鳖甲 12 克　广郁金 9 克　地丁 12 克　银花 12 克　大青叶 9 克　碧玉散 9 克　白茅根 30 克

张男。秋温侵入血分，面部胸部皮肤焮红如丹，两臂散布红点，咽头红痛。清其热、凉其血。

净连翘 9 克　白薇 12 克　小蓟 9 克　紫草茸 6 克　芦根 3 尺，去节　金银花 12 克　黄芩 6 克　丹皮 9 克　绿豆衣 12 克　射干 6 克

二诊：古人以望疹之色，定治疗之法，亦自有其见地。如疹红者，属热、属血分、属有余之进行性。仍当解热、凉血，平其过胜，为必然矣。

杭菊花 9 克　赤芍 9 克　金银花 15 克　川雅连 1.5 克　全瓜蒌 12 克　嫩白薇 12 克　紫草茸 4.5 克　射干 9 克　紫花地丁 9 克　赤苓 9 克

徐男。清代医家所谓秋温，包括感冒、胃肠炎、轻型之副伤寒三者。病者从无大病，面垢脉软，苔虽腻而白滑，须防上述之第三者。

清水豆卷 12 克　北柴胡 24 克　姜半夏 9 克　江枳实 9 克　浮萍草 6 克　黄芩 6 克　全瓜蒌 12 克　煨草果 4.5 克　佩兰梗 9 克　赤苓 9 克　粉甘草 3 克　太乙丹 1 粒，分二次吞

二诊：热虽较减，面垢苔腻亦见减退。前方轻其制。

清水豆卷 12 克　北柴胡 12 克　姜半夏 6 克　枳实 9 克　黄芩 9 克　佩兰梗 9 克　赤苓 9 克　全瓜蒌 9 克　粉甘草 3 克

以上出自《章次公医案》

冉雪峰

邓茹香。秋月病温，外感触动伏邪，初起外寒尚未化热，口不渴，发热兼恶寒，伏邪未溃，脉亦不显洪数。医者死守仲景太阳病"发热不恶寒而口渴者名曰温病"，见恶寒口不渴，即认为伤寒；又死守"少阴之为病，脉微细"，见微细之脉，即认为少阴病，麻桂姜附恣投，服后大烦渴，谵语神昏，显出温病本象。更医，从湿温救治，用清解法，但不免杂入苍、芷、苓、半，重耗津液，病经十余日，液涸神昏，舌上津少，内窍闭塞，逆传厥阴。事急，乃延予诊。方用大剂犀角地黄汤及清宫汤合裁加减，兼服至宝丹，因病者知觉全失，渴不知饮，并嘱以梨汁代茶，频频灌润，半日一夜，服至宝丹二粒、生地二两、犀角二钱、梨汁半斤许，得微似汗，身热渐去，神识渐清，危而复安者一。越日，日晡所复热，神识复昏，又加呃逆，液枯便结，内有燥屎，邪实不可不下，而液枯又在禁下之列，用时贤黄龙汤以意消息，得燥屎数枚及如败酱色之稠粪，呃逆止，神志大清，危而复安者二。再二日，呃逆又作，神志欲昏，复微热，前病在厥阴，用芳香清透而愈；嗣病在阳明，用润下存阴而愈，现病经三变，颇难用药。予曰：此病现注重呃逆，如呃逆属虚，下之不应得燥屎；如实中夹虚，得燥屎后，应呃逆不止，诸证加剧，何以下后诸证渐愈，呃逆全止，又经日始复发耶？但因呃逆而用下，下后仍复呃逆，是否燥屎未尽，仍当用下；抑或余邪由膜原透出胸膈，前者去而后者来，阻塞营卫道路，当清透余邪，俾由膜原出胸膈者，复由胸膈出腠理，因定清解少阳法，服之余邪透，诸证悉去，危而复安者三。后以清养肺胃，甘润滋培，缓调收功。此病随逆救治，三危三安，颇非寻常。柴胡证

下之后，柴胡证不罢者仍用柴胡，见伤寒里而再表，前者去而后者来，见《温疫论》，两两可以印证。

马某，女，妇科医生。病温，自为治疗，羁迟多日，过经不解，秽浊内干，清窍蒙蔽，气逆神昏，烦乱谵妄，乃请予诊治。脉弦数劲疾，苔黄而灰，底绛，舌上津少，盖邪热既炽，阴液复伤。拟清宫汤加减，卷心竹叶四十九片，莲子心八分，元参四钱，连心麦冬、连翘心各三钱，犀角尖六分磨汁，鲜芦根八钱，六味同煎，冲入犀角汁。外至宝丹一粒，先用银花露一两，温开水半杯化服，续服煎剂二剂，热渐减，神渐清。

复诊：煎剂如上，改至宝丹为安宫牛黄丸，又一剂，得大便一次，通身漐漐有汗，热退气平神清，病已向愈，以归地养营加减善后。逾一星期，证象甚佳，无残余留邪状况。然当病方愈未大愈时，即与其爱人同宿，因之复热，昏顿谵妄。查温病表而再表，里而再里，前者去而后者来，如剥蕉叶，有清下至十余次而始愈者，但此病前此愈时，得大便，得周身汗出，内外之气俱通，必不至无端自复，询知确为劳复。舌如胭脂，津涸，因顿昏瞀，与前此热炽纯为动象有别，乃阴竭阳亢，余烬复燃，虚风上巅，较前次治疗，更费周折。拟方：鲜生地汁一雨，青蒿露、地骨皮露各五钱，元参心、连心麦冬各三钱，犀角尖磨汁四分，白薇三钱，鳖甲四钱，鲜菖蒲八分，青木香二钱。三剂病减，五剂热退病除，再以归地养营加覆盆子、菟丝子、女贞子收功。此病治疗不难于前此之热入心包，而难于后此之犯房劳复，不得不清，不敢过清，不得不补，不敢过补，以补为清，以清作补，安其所因，随其所宜。

以上出自《冉雪峰医案》

施今墨

马某某，男，61 岁。

病已四月，反复发热不退，曾自购成药服用，未见效果。体温在 39℃ 左右，头痛如裂而晕，口渴多饮，大便稀溏灼热，小便短赤，烦躁不安，时发谵语。舌质红，苔黄厚，脉数。

辨证立法：温邪内伏，蕴结不解，所以历久发热不退。当以清热为主，佐以透邪，基本以七清三解法治之。

处方：白苇根12克　金银花10克　桑叶6克　白茅根12克　金银藤10克　桑枝20克　煨葛根6克　酒黄连4.5克　赤芍10克　酒黄芩6克　赤茯苓10克　薄荷4.5克　炒香豉12克　炒山枝6克　草梢3克　龙胆草6克,酒炒　蔓荆子4.5克,炒

二诊：服药二剂，汗出头痛减，大便泄泻已止，小便量增多，色深黄，口渴多饮，体温38℃，仍作谵语，咳嗽气促，舌红苔垢。防转肺炎，拟清凉透邪，佐以止咳化痰为治。

处方：白苇根15克　酒黄芩10克　炙前胡4.5克　白茅根15克　酒黄连4.5克　炙白前4.5克　生石膏15克　炙紫菀4.5克　桑叶6克　肥知母6克　炙化红4.5克　桑枝18克　淡竹叶10克　蔓荆子6克,炒,布包　赤芍10克　节菖蒲4.5克　赤茯苓10克　粳米100粒,布包

三诊：服二剂，发热渐退，体温不及38℃，口渴多次，小便短赤，热出如蒸，神识清楚，但仍烦躁，舌红，苔黄已不厚，脉稍数。温邪初退，不宜汗解，应导之由小溲而去。

处方：赤茯苓12克　朱寸冬6克　冬瓜子12克　赤小豆12克　朱茯神6克　冬葵子12克　淡竹叶10克　炒远志10克　白通草4.5克　车前草10克　金石斛6克　瓜蒌根10克　车前子10克　鲜石斛

6克　瓜蒌皮10克　节菖蒲4.5克　炙草梢3克

四诊：热退至常温，神识清楚，除觉体倦无力及食欲不振外，余无他证。拟养阴开胃作善后处理。

处方：北沙参10克　鲜生地10克　鲜石斛10克　朱茯神10克　淡竹叶10克　冬瓜子10克　朱寸冬10克　佩兰叶10克　冬葵子10克　旋覆花6克，布包节菖蒲6克　炒远志10克　半夏曲10克　炙草梢3克

《施今墨临床经验集》

第三章　风温

顾文炬

先形寒肢冷，昏昏嗜卧而后蒸热，体痛胸痞闷。此积劳阳伤，风温与湿相搏，舌绛苔白，将恐化而为热，且从表分达泄。

豆豉　枇杷叶　枳壳　连翘　葱头　杏仁　桔梗　麦芽

《顾西畴城南诊治》

陈念祖

温邪内炽，身热，口大渴。津液被劫，真阴虑将耗涸，清热存阴是为正治。拟用白虎汤主之。

石膏八钱　知母三钱　生甘草一钱五分　白粳米四钱

阴津稍回，气火未平。仍以养阴滋液，冀可徐图全功，尤须薄味调养，免致反复为妥。方拟列于后：

生地三钱　大沙参二钱　麦门冬二钱　元参一钱　鲜石斛二钱　白茯苓一钱　泽泻一钱　石决明二钱　天竺黄八分　苇根三钱

水同煎服。

面色青晦，头汗淋漓，痰喘不止，齿垢唇焦，脉形洪大。系少阴真津不足，阳明邪火有余，气火上逆而为喘。证候已属危险，防有厥脱之变，宜急救少阴以清阳明，必俟汗止喘定方佳。拟用玉女煎，生脉散合剂。

大生地三钱，炒　人参二钱　石膏二钱　五味子五钱　麦门冬二钱　桑白皮一钱五分　川贝母一钱五分　炙甘草八分　牛膝一钱

上药用陈粳米一撮，煮汤代水煎服。

气粗痰喘，舌干色绛，齿燥唇干，脉形细数。无形邪热熏蒸于膻中，有形浊痰阻塞于肺胃，兼之正气内虚，津液枯涸。恐有闭厥之变，亟宜消热化痰以治其标，扶正存阴以救其本，倘能喘平神清，庶有转机。

羚羊角五分　杏仁二钱　元参二钱　代赭石三钱　鲜生地二钱　川贝母二钱　竹沥一杯　葶苈子五分　枇杷叶二钱　茅根三钱　沉香五分　姜汁两匙

上药水同煎服，另服滚痰丸二钱。

以上出自《南雅堂医案》

黄凯钧

李氏，二八。脉浮而数，头痛恶风，发热咽痛，防发疹子，此风温犯肺之症状也。与轻清宣上法。

薄荷一钱五分　杏仁二钱　牛蒡子二钱　连翘一钱五分　橘红八分　桔梗一钱　辽参叶五分　生甘草四分

又，一剂，咽痛止，肤见红点，再剂知为发疹，着手了无痕迹，此系疹发不透，故腹痛呕吐，胸闷兼作。惟其邪气不外泄，必致内陷，急投以凉泻法，使邪从下出。

酒炒锦纹二钱　枳实一钱五分　黄连一钱　石膏五钱　瓜蒌皮二钱　广橘皮一钱五分　赤芍一钱五分　生甘草四分

又，服后解下腥秽多，腹痛胸满顿除，皮腠忽然皱揭，此为皮肤被邪气冲突，如水薄堤松之理。疹邪不达皮毛而内迫，观此愈明，今大势已定，自可无忧，虽尚有微热微呕，但用轻剂足矣。

半夏一钱五分　川连六分　川斛三钱　茯苓一钱五分　橘皮一钱　麦冬一钱五分　甘草三分

又，两服，热呕全愈，惟瘥不成寐，长夜转侧，一见黄昏灯火，辄生忧闷，至天明心始安，他无所苦，但求夜卧安枕。思《经》云：胃不和则卧不安。议和阴阳以安神，神静自然得寐矣。

半夏一钱五分，和胃通阳阳为君　细生地三钱　生白芍一钱五分　归身一钱五分，以上三味补血润胃为臣　茯神一钱五分　北秫米三钱，包煎　枣仁二钱，以上二味安神宁志为佐　橘皮八分　炙草四分　龙眼肉三分，以上辛甘和阳以纳阴为使

申时煎服，酣眠彻夜，精神顿复。

某。头痛发热，咳嗽喘促，脉左浮数，风温上受，用清解法。

薄荷六分　光杏仁三钱　连翘五钱　象贝二钱　广橘红八分　桑叶五钱　生甘草三分　枇杷叶三大片，去毛净

又，两服，头痛发热顿除，惟略有喘嗽，前方去薄荷、连翘，加瓜蒌皮、紫菀、白前各一钱五分，两服即痊。

以上出自《肘后偶钞》

王九峰

风温不可发汗，而亦宜微汗，否则邪从何出。大抵风温之邪从上有，风温从阳，温化热。上焦近肺，肺先受邪，肺为娇脏，两阳熏灼，津液受劫。古方有葳蕤汤，玉竹之甘润滋柔之品以保胃液。俗医辄投羌活、柴、葛以发汗劫津，共其旨矣。当与辛凉轻剂，清解为先，议栀豉合凉膈方法。

黑栀　豆豉　蒌皮　薄荷　连翘　黄芩　象贝母　杏仁　橘红　桑叶　梨

《王九峰医案》

张千里

善连杨。前投清肺化邪、清心安神方，诸恙渐退，胃纳亦增，复因烦劳伤阳，风温乘隙而

入，微寒而热，咳嗽又甚，痰多色黄，中夹粉红，气急，头汗，溺尿，舌白，脉濡数弦。明属复感，所以诸恙皆来，急宜清热化邪，毋使喘汗复盛。

西洋参二钱　杏仁二钱　牛蒡子一钱五分　羚羊角一钱五分　川贝母二钱　丹皮一钱五分　桑白皮一钱五分　枇杷叶两片　天竺黄二钱　茅根四钱　地骨皮一钱五分

又，肠腑已通，所下宿矢颇多，肠通则胃和，而肺亦降，今寝食俱安，热退痰少，耳聪目明，舌边红，苔薄白，脉虚小和缓，证情已臻安善矣，而感证之后，食复劳复，最宜谨慎，治法不宜骤补，清养肺胃，大肠以通为补，俾寐食渐复其常，即是不补之补。

西洋参二钱　陈皮一钱五分　鲜生地三钱　米仁三钱　金石斛三钱　茯苓二钱　丹皮一钱五分　炙草四分　川贝母二钱　枇杷叶两片

《千里医案》

王孟英

陈赤堂令正，患感，面赤不眠，烦躁谵语，口甘渴腻，溲涩而痛。顾听泉多剂清解未应。孟英切其脉，左弦洪而数，右滑而溢，胸次痞结，大解未行，肝阳上浮，肺气不降，痰热阻痹，邪乃逗留。与小陷胸（汤）合温胆（汤）雪羹，加旋（覆）、薤（白）投之，胸结渐开。乃去半（夏）、薤（白），送（服）当归龙荟丸，谵语止，且能眠。参以通幽汤下其黑矢，三次后，始进养阴和胃而痊。

周光远令堂，患温邪，痰嗽，脘闷，汗多。孟英投石膏、竹茹、知母、花粉、旋覆、贝母、蒌仁、紫菀等药三十剂而愈。

俞博泉令郎，患感，即兼腹痛而胀。胡某投以温散，二便不行，昏谵大渴，舌苔黑刺。孟英以犀（角）、（连）翘、楝（实）、薄（荷）、（黄）连、花粉、元参、大黄服之，便下神清。为（乃）去犀角，加丹皮，二帖，苔化热退。惟少腹硬胀，不甚知饥。改投（山）栀、（黄）连、楝（实）、蒺（藜）、延胡、橘核、苁蓉、花粉、制军诸药，连解黑矢，渐以向安。正欲养阴之际，而惑于旁言，另招金某，服大剂温补药，以图元气骤复。不知余烬内燔，营受灼而血上溢，液被铄而肌消瘦，犹谓吐血宜补，形瘦为虚，竟竭力补死而后已。

钱闻远仲郎，患感。汤某进桂、朴、姜、柴等药，而血频咯，神瞀耳聋，谵语便溏，不饥大渴，苔黑溲少，彻夜无眠。范应枢、顾听泉叠进轻清，黑苔渐退，舌绛无津，外证依然，不能措手。孟英诊之，脉皆细数，乃真阴素亏，营液受铄，不必以便溏不食而畏滋腻也。授以西洋参、生地、二至（丸）、二冬、龟板、燕窝、（竹）茹、贝（母）、银花、藕汁、梨汁、葳蕤、百合等药，二剂，咯血渐止，痰出甚多，渐进稀糜，夜能稍寐。五剂，热退泻止，渴始减，脉渐和。旬日后，解燥屎而痊。

王炳华之子，患感。叶某用温散药，而气逆碍卧。四明老医王秉衡作肾虚不能纳气治，连服大剂温补，喘嗽益剧，面浮跗肿，抬肩自汗，大渴胁痛。乞治于孟英，已半月不交睫矣。诊其脉，右部弦大而强，舌根黑苔如煤者，两条，面黧形瘦，幸而大解溏泻，得能消受许多误药。

径予旋（覆）、（代）赭石、黄连、枳实、瓜蒌、苏子、杏仁、莱菔汁、紫菀、（生）石膏，六大剂，始能就枕，而大渴不止，脘腹反形痞胀，按之坚痛。乃去旋（覆）、（代）赭石，少加白芥子、半夏、薤白，兼令日啖北梨数十枚。

服旬日，胸腹皆舒，苔色尽退，唯嗽未已。改用西洋参、杏（仁）、贝（母）、芦根、知母、冬瓜子、（枇）杷叶、花粉、柿霜、竹沥，十许剂。嗽止，而跗肿、渴、泻，亦皆霍然矣。凡啖梨三百余斤，闻者莫不诧异。

韩组林，年近古稀，孟冬患肢厥头肿，谵语遗尿。包某作虚风类中，进以温补，势益剧。孟英脉之，左弦数，右滑溢。乃痰热内阻，风温外侵。予羚（羊角）、贝（母）、（竹）茹、栀（子）、（连）翘、（白）薇、桑（叶）、菊（花）、花粉、丹皮、旋覆，以芦菔汤煎服而愈。

程燮庭乃郎芷香，今春病温，而精关不固。旬日后，陡然茎缩寒战，自问不支。人皆谓其为虚疟，欲投参、附。孟英曰：非疟也。平日体丰多湿，厚味酿痰，是以苔腻不渴，善噫易吐，而吸受风温，即以痰湿为山险，乘其阴虚阳扰，流入厥阴甚易，岂容再投温补，以劫液锢邪而速其痉厥耶？伊家以六代单传，父母深忧之，坚求良治。孟英曰：吾虽洞识其证，而病情胶葛，纵有妙剂，难许速功。治法稍乘，亦防延误。虽主人笃信，我有坚持，恐病不即瘳，必招物议，中途歧惑，有过谁归？倘信吾言，当邀顾听泉会诊。匡余之不逮，即以杜人之妄议。程深然之。于是，王、顾熟筹。午后，进肃清肺胃方以解客邪，蠲痰湿而斡旋枢机。早晨，投凉肾舒肝法，以靖浮越，搜隧络而守关键，病果递减。奈善生嗔怒、易招外感。不甘淡泊，反复多次。每复发必茎缩寒战，甚至齿缝见紫血瓣，指甲有微红色，溺短而浑黑极臭。孟英曰：幸上焦已清，中枢已运，亟宜填补肾阴，清除肝热。以西洋参、二冬、二地、苁蓉、花粉、知（母）、（黄）柏、（黄）连、（川）楝、（石）斛、（白）芍、石英、牡蛎、龟板、鳖甲、阿胶、鸡子黄之类，相迭为方，大剂连投二十余帖，各恙渐退，继以此药熬膏晨病服，午进缪氏资生方，备品不炒，皆生晒研末，竹沥为丸，枇杷叶汤送下。服至入秋，始得康健。孟英曰：古人丸药皆用蜜，最属无谓。宜各因其证而变通之，此其一法也。

沈裕昆妻，偶发脘痛。范某予逍遥法，痛颇止，而发热咽痛，邀顾听泉诊视之，知感温邪，予清散法，痛已止而热不退。七日后，目闭鼻塞、耳聋肢搐、不言语、不饮食。顾疑险证，愿质之孟英。而沈之两郎，皆从王瘦石学（医），因请决于师。瘦石亦谓孟英识超，我当为汝致之。时已薄暮，乃飞刺追邀。比孟英亲视：其外候如是，而左手诊毕即缩去，随以右手出之。遽曰：非神昏也。继挖牙关，察其苔色白滑。询知大解未行。曰：病是风温，然不逆传膻中，而顺传胃腑。证无可恐。听泉学问胜我，知证有疑窦，而虚心下问，岂非胸襟过人处！但温传胃，世所常有，而此证如此骇人，乃素有痰饮盘踞胃中，外邪入之，得以凭藉，苔色之不形黄燥者，亦此故耳。不可误认夫温为热邪，脉象既形弦滑以数，但令痰饮一降，苔必转黄。此殆"云遮雾隐"之时，须具温太真燃犀之照，庶不为病所欺。昔人于温证，仅言逆传不言顺传，后世遂误执伤寒在足经，温热在手经，不知经络贯通，岂容界限？喻氏嘉言，谓伤寒亦传手经，但足经先受之耳。吾谓温热亦传足经，吾谓温热亦传足经，但手经先受之耳。一隅三反，既有其逆。岂无其顺？盖自肺之心包，病机渐进而内陷，故曰逆。自肺之胃腑，病机欲出而下行，故曰顺。今邪虽顺传，欲出未能，所谓"胃病则九窍不和"，与逆传神昏之犀角地黄汤证大相径庭。郭云台云：胃实不和，投滚痰而非峻。可谓治斯疾之真诠。遂书小陷胸合蠲饮六神汤加枳（实）、（厚）朴，以芦菔煮水煎药，和入竹沥一杯，送下礞石滚痰丸四钱。沈嫌药峻，似有难色。孟英曰：既患骇人之病，必服骇人之药。药不瞑眩，厥疾勿瘳，盍再质之瘦石、听泉乎？沈颔之。王、顾阅方，佥以为是。且云：如畏剂重，陆续徐投可也。

翌日，孟英与听泉会诊，脉证不甚减。询知昨药分数次而服。孟英曰：是因势分力缓之故也。今可释疑急进，病必转机。听泉深然之。黎明，果解出胶韧痰秽数升，各恙即减，略吐言语，稍啜稀粥，苔转黄燥，药改轻清，渐以向安，嗣与育阴柔肝而愈。

以上出自《王氏医案》

林佩琴

王氏七旬有三，风温伤肺，头晕目瞑，舌缩无津，身痛肢厥，口干不饮，昏昧鼻鼾，语言难出，寸脉大。证属痰热阻窍，先清气分热邪。杏仁、象贝、花粉、羚羊角、沙参、嫩桑叶、竹茹、山栀。一服，证减肢和，但舌心黑而尖绛，乃心胃火燔，惧其入营劫液。用鲜生地、犀角汁、元参、丹皮、麦冬、阿胶（煨化）、蔗汁。三服，舌润神苏，身凉脉静，但大便未通，不嗜粥饮。乃灼热伤阴，津液未复，继与调养胃阴，兼佐醒脾，旬日霍然。

《类证治裁》

张畹香

水沟营冯朴园姻兄，二月间在诸暨幕中，身热，咳喘，病如伏寒。路间又感风雨，至家则诸筋络掣痛，矢红，脉弦数，舌黄薄，是肺卫心营皆感，然营较卫为重，当先治其红。用根生地一两，麦冬、银花、羚角、山茶花、丝瓜络、元参、赤芍、丹桑，两剂红止。再以凉解卫分风热，身凉而愈。

道光年间，钱友三三月间患风温十余日，始邀予。舌干红起皱，按之无液，与喉唇皆燥难忍，不寐，身灼热，无汗，咳痰不出，脉小数。予谓此属上焦证，由过服消导发散所致。用根生地两许，元参、麦冬、玉竹、沙参、丹皮、桑叶、蔗浆。七八剂而愈。

同治甲子二月，偏门谢患风温十余日，身热，舌鲜红，咳痰不出，呕吐不得食，脉浮洪大。是邪在上焦，误服小承气与调胃承气，正合《伤寒论》不应下而下之，致成结胸，用泻心汤。用生姜泻心汤先除其呕，继用黄芩、葳蕤等加减而愈。

以上出自《医病简要》

费伯雄

某。风邪夹滞，发热头痛，胸中饱闷，干咳，舌苔白腻，防延春温转惊。先拟透邪导滞治之。

荆芥一钱　姜半夏一钱半　豆卷三钱　前胡一钱　青陈皮各一钱　枳实一钱防风一钱　焦山楂三钱

粉葛根二钱　白茅根四钱，去壳

某。肺受风热，邪从其合，移于大肠，以致作咳作泻。宜表里同治。

嫩桔梗一钱　江枳壳一钱　赤苓二钱　嫩前胡一钱　生熟苡仁各三钱　淡酒芩一钱　统车前三钱

某。有汗而热不解，名曰风温，脉来弦数。治当清解。

青蒿一钱半　黄芩一钱半　赤苓二钱　川朴一钱　抑青丸四分　葛根一钱半　枳实一钱　陈皮一钱
丹皮二钱　通草四分　佩兰一钱　竹茹二钱

以上出自《费伯雄医案》

张希白

丁家栅朱姓，年四旬外，平昔气阴本亏，三月初得风温证，医投辛凉疏解之剂颇应。越旬余，身热复作，乍轻乍重，体倦神烦。医因其原虚，改用滋阴药十余帖，身热更炽，昏愦日出。时余适往其地，伊友见而招之，诊得脉形沉数，谓其友曰："体虽虚而邪未达，张介宾云阳邪独亢，阴气不至，而虚中有热者，殆即是此退也欤？"因留犀角地黄汤加黄芩、麦冬一方。半月后，始知此方连服三剂，诸证渐痊。

《清代名医医话精华》

雷丰

南乡梅某，望七之年，素来康健，微热咳嗽，患有数朝，时逢农事方兴，犹是勤耕绿野，加冒春雨，则发热忽炽，咳嗽频频，口渴不甚引饮，身痛便泻。有谓春温时感，有言漏底伤寒，所进之方，佥未应手。延丰诊治，按其脉，濡数之形，舌苔黄且腻，前恙未除，尤加胸闷溺赤，此系风温夹湿之证。上宜清畅其肺，中宜温化其脾，以辛凉解表法，去蒌壳，加葛根、苍术、神曲、陈皮治之。服二剂，身痛已除，便泻亦止，惟发热咳嗽，口渴喜凉，似乎客湿已解，温热未清。当步原章，除去苍术、神曲，加入绍贝、蒌根、芦根、甘草。迭进三剂，则咳嗽渐疏，身热退净。复诊数次，诸恙若失矣。

云岫孙某，平素清癯，吸烟弱质，患咳嗽热渴，计半月矣。前医皆以为阴虚肺损，所服之药，非地、味、阿胶，即沙参、款、麦，愈治愈剧，始来求治于丰，按其脉，搏大有力，重取滑数，舌绛苔黄，热渴咳嗽，此明是风温之邪，盘踞肺胃。前方尽是滋腻，益使气机闭塞，致邪不能达解，当畅其肺，清其胃，用辛凉解表法，加芦根、花粉治之。服两剂，胸次略宽，咳亦畅快，气分似获稍开，复诊其脉稍缓，但沉分依然，舌苔化燥而灰，身热如火，口渴不寐，此温邪之势未衰，津液被其所劫也。姑守旧法，减去薄荷，加入石膏、知母。服至第三剂，则肌肤微微汗润，体热退清，舌上津回，脉转缓怠，继以调补，日渐而安。

里人范某，患风温时病，药石杂投，久延未愈。请丰诊视，视其形容憔悴，舌苔尖白根黄，脉来左弱右强，发热缠绵不已，咳嗽勤甚，痰中偶有鲜血，此乃赋禀素亏，风温时气未罄，久化为火，刑金劫络，理当先治其标，缓治其本，逐以银翘散，去荆芥、桔、豉，加川贝、兜、蝉，此虽治标，实不碍本，倘见血治血，难免不入虚途。病者信补不服，复请原医，仍用滋阴凉血补肺之方，另服人参、燕窝。不知温邪得补，益不能解，日累日深，竟成不起。呜呼！医不明标本缓急，误人性命，固所不免矣。

以上出自《时病论》

张乃修

徐右。咳剧身热，痰稠，头目昏晕，胁痛，神烦不寐，脉数弦滑。此风温袭肺，化热内灼。适值经来，有暴喘之虞。

连翘三钱　天花粉二钱　桑叶一钱　光杏仁三钱，打　广郁金一钱五分　山栀三钱　川贝母二钱　甘菊花一钱五分　丝瓜子三钱，打　丹皮炭二钱　枇杷叶四片，去毛，炙

二诊：咳嗽大减，而仍凛寒身热，汗不多达，痰色黄厚，脉数带滑，苔白心黄。邪热郁于肺胃。夹经未净，还恐神昏气喘之变。

炙麻黄四分，后下　光杏仁三钱　丝瓜子四钱，研　连翘三钱　枳壳一钱　煨石膏四钱　生甘草二分　紫丹参二钱　桔梗一钱　郁金一钱五分

贾左。证起四日，壮热无汗，肢体烦痛，头胀作疼，痰多口腻，脉数右部浮大。夫热重而至炙手，自必懊憹烦闷，此时尚无烦懊，其热尚在肌表，显然可见。考太阳为六经之首，主皮肤而统卫气，今风邪在表，阳气屈曲不伸，故发热头痛，其所以不能作汗者，良由湿痰素盛，内壅不宣，则表邪难达。吴又可先生所谓水注闭其后窍，则前窍涓滴，此正发汗之义也。肢体之痛，左胁为甚，肝脏居左，风气通于肝也。拟于疏解之中，参入化痰，必得汗泄，方能推散，然不易也。

荆芥穗一钱五分　霜桑叶一钱五分　羌活一钱　广郁金六分，磨冲　旋覆花二钱，绢包　制半夏一钱五分　橘红一钱　赤白苓各二钱　光杏仁三钱　真猩绛六分　枳实一钱五分　竹茹一钱　桔梗一钱

改方去羌活、猩绛，加香附、橘络、秦艽。

二诊：汗出，肌表之邪，由此外达，热势大退，遍体烦疼亦止，神情亦觉爽适。但脉仍带数，热退未楚，偏左瘕积阻滞，气道失宣，气短脓痛。脉数微滑，邪势渐去，湿热未清。再舍其标而治其本。

杏仁三钱　蔻仁三粒　橘红一钱　豆卷三钱　制半夏一钱五分　云茯苓四钱　广郁金一钱五分　薏仁四钱　炒枳壳一钱　炒蒌皮三钱　炒苏子三钱

谢右。辛凉疏泄，汗未畅达，热仍不解，头胀耳鸣，脉数右大。风温袭于肺胃，不能外达，三日正炽。

淡豆豉三钱　薄荷一钱　连翘二钱　池菊花二钱　枳壳一钱，炒　牛蒡子三钱　桔梗一钱　桑叶一钱五分　光杏仁三钱　广郁金一钱五分　宋半夏一钱五分

二诊：疏泄肺胃，得汗甚畅，邪从汗解，热势大减，胀痛渐松。苔黄较化，脉亦略缓。然炉烟虽熄，余烬未消，身热尚未尽退。还宜疏泄余邪。

桑叶一钱五分　杏仁三钱　郁金一钱五分　山栀二钱　池菊花一钱五分　粉前胡一钱　苦桔梗一钱

连翘壳三钱　枳壳一钱　雪梨一两，切片入煎　象贝母二钱

　　包左。温邪将及二候，上焦之热，移入大肠，发热便泄，懊烦不寐，频喝欲饮，耳窍失听。舌光无苔，干燥无津，脉左大，重按无力。邪热不从外达，灼铄于内，阴津损伤，往往有液劫而神昏者，不可不知。拟养津泄热。

　　鲜石斛六钱　连翘三钱　黑栀皮三钱　香豉三钱　淡黄芩一钱五分　鲜生地六钱　滑石三钱　桔梗一钱　桑叶一钱五分　芦根一两

　　二诊：便泄已止，热势虽不甚盛，而仍神烦少寐，口渴欲饮，舌燥无津，既干且腻，右目红赤作痛，脉数左大。风温夹湿化热，由大肠还于肺胃，气燥津伤。拟流湿润燥，开泄风热。

　　桑叶　薄荷　荆芥　连翘壳　朱茯神　桔梗　甘菊花　鲜石斛　晚蚕沙　辰灯心　蔻仁末三分，另用鲜芦根二两打汁调服

　　锦翁。咳嗽咽痛，而致身热不解，汗出不能透渥，胸闷神烦少寐，脉象数滑，舌红苔白质腻。此风热之邪，与湿相合，蒸腾于肺胃之前。证属风温，恐其化热。

　　泡射干七分　郁金一钱五分　黑山栀三钱　连翘三钱　范志曲二钱，炒　光杏仁三钱　枳实一钱　马勃一钱　桔梗一钱　莱菔子三钱，生研　大力子三钱　冬桑叶一钱五分

　　二诊：热势大减，苔亦稍化，然仍咳嗽不爽。湿邪留恋肺胃，再为疏化。

　　光杏仁三钱，打　郁金一钱五分　桔梗一钱　枳壳一钱　赤白苓各二钱　生薏仁四钱　粉胡一钱　薄橘红一钱　炒蒌皮三钱　滑石三钱　枇杷叶四片，去毛

以上出自《张聿青医案》

王旭高

　　杨。胸闷头痛，寒热往来。邪在少阳，有汗而热不解，是伤于风也。舌薄白，边色干红。阴亏之体，邪未外达，而津液暗伤，渐有化燥之象。证交七日，中脘拒按，似欲大便而不得出，少阳之邪传及阳明，胃家将燥实矣。防其谵语，拟少阳、阳明两解法。

　　柴胡　淡芩　半夏　枳实　甘草　香豉　黑栀　蒌仁　桔梗　滚痰丸钱半

　　渊按：从大柴胡、陷胸变化，不用大黄、黄连，以阴亏液伤，拒按在中脘，不在大腹也。借滚痰丸以微通之，心灵手敏。

　　又：得汗得便，邪有松机，是以胸闷、心跳、烦躁等证悉除，而头痛略减也。虽自觉虚馁，未便多进谷食，亦未可就进补剂，但和其胃、化其邪可耳。

　　香豉　豆卷　半夏　川贝　赤苓　陈皮　郁金　川斛　通草　竹茹

　　又：用和胃化邪法，一剂颇安，二剂反剧。良以畏虚多进谷食，留恋其邪，不能宣化，郁于心胸之间，湿蕴生痰，热蒸灼液，烦躁、恶心、错语。两手寸关脉细滑数，两尺少神，舌边干红，心苔黄腻，皆将燥未燥，将陷未陷之象。拟导赤泻心各半法，生津化浊，和胃清心。

　　犀角　川连　鲜斛　枳实　半夏　赤苓　连翘　黑栀　橘红　生甘草　通草　郁金　竹茹　芦根

　　万氏牛黄清心丸五分

　　渊按：阳明痰热未清，遽进谷食，致有下文如是大变。宜仿仲景食复法，佐大黄以微下之。

又：证交十三日，身热不扬，神昏，舌短苔霉。邪入膻中，闭而不达。急急清泄芳开，希冀转机。

犀角　连翘　枳实　竺黄　芦根　菖蒲　黑膏　牛蒡　元参　薄荷根　郁金　鲜斛

紫雪丹五分，另调服。

又：神情呼唤稍清，语仍不出，邪欲达而不达。胸胁红点稍现，迹稀不显，斑欲透而不透。口臭便秘，时觉矢气，阳明燥实复聚。舌短心焦边绛，膻中之火方炽。芳开清泄之中，参以生津荡实。

前方加沙参、细生地、磨大黄。

又：口臭喷人，胃火极盛，斑疹虽见，透而未足。目赤神糊，脉洪口渴。急急化斑为要。古法化斑，以白虎为主。今仍参以犀地清营解毒，再复存阴玉女煎。

犀角　黑膏　麦冬　竺黄　大生地　知母　沙参　洋参　菖蒲　人中黄　芦根　石膏_{薄荷打}

渊按：前方未知下否？若未通，可再下之，所谓急下以存阴也。有犀地、白虎清营救液，见证有实无虚，不妨放胆。

又：目能识人，舌能出口，渐有生机。当大剂存阴，冀其津回乃吉。

大生地　鲜石斛　麦冬　洋参　元参　生甘草　鲜生地　石膏　犀角　沙参　蔗汁

又：黑苔剥落，舌质深红，阴津大伤，燥火未退，左脉细小，右脉洪大，是其征也。际此阴伤火旺，少阴不足，阳明有余，惟景岳玉女煎最合。一面存阴，一面泻火，守过三候，其阴当复。

鲜生地　生石膏　元参　洋参　大生地　黑山栀　生甘草　知母　沙参　连翘　芦根

渊按：右脉洪大，阳明热结夹滞显然。

又：频转矢气，咽喉干燥，燥则语不出声。此阳明火势熏蒸，津不上承。重救其阴，兼通其腑，再商。

大生地　鲜生地　麦冬　生军　海参　北沙参　生甘草　元参　元明粉

渊按：从前欠下，尚是实热见象，海参嫌腻膈。

又：下后液未回，急当养阴醒胃。

生洋参　茯苓　橘红　麦冬　蔗皮　大生地　石斛　沙参　元参　谷芽

又：耳聋无闻，舌干难掯，阴津大伤。用复脉法。

大生地　麦冬　元参　洋参　阿胶_{川连三分，拌炒}　生甘草　鸡子黄

又：迭进滋阴大剂，生津则有余，泻火则不足。今交三候，齿垢退而复起，神识已清，非阴之不复，乃燥火未清耳。今当法取轻灵。

洋参　枳壳　川贝　橘红　赤苓　枣仁_{猪胆汁炒}　川连

雪羹汤煎。

又：诸恙向安。每啜稀粥，必汗沾濡，非虚也，乃津液复而营气敷布周流也。小溲涩痛，余火未清，惟宜清化。

冬瓜子　鲜石斛　通草　黑栀　生谷芽　甜杏仁　甘草梢

又：病退。日间安静，至夜发热神昏，乃余热留于营分也。小溲热痛，心火下趋小肠。仿病后遗热例，用百合知母滑石汤合导赤散。

木通　草梢　竹叶　知母　鲜生地　滑石　百合

泉水煎服。

洪。温邪初起，胸闷头痛，发热有汗。先宜凉解。

牛蒡子　豆豉　黑山栀　连翘　桔梗　橘红　荆芥　杏仁　薄荷　芦根

孙。温邪袭肺，肺失清肃，湿夹热而生痰，火载气而逆上。喘息痰嘶，舌干口腻。昨日之脉据云弦硬，现诊脉象小而涩数，阴津暗伤，元气渐馁，颇有喘汗厥脱之虑。夫温邪为病，隶乎于经，肺胃位高，治宜清肃。痰随气涌，化痰以降气为先；气因火逆，降气以清肃为要。姑拟一方，备候高明酌夺。

鲜石斛　射干　杏仁　象贝　沙参　苏子　桑皮　沉香　芦根　竹油冲服　冬瓜子　枇杷叶姜汁

渊按：议论明晰，最宜学步。方中沉香易黄芩则善矣。盖热化肺清，不患不降。凡诸清肺药皆能降气，沉香属木，降肝不降肺耳。

以上出自《王旭高临证医案》

张锡纯

邑北境赵某某，年近三旬，于孟秋得风温病。

病因：孟秋下旬，农人忙甚，因劳力出汗过多，复在树阴乘凉过度，遂得风温病。

证候：胃热气逆，服药多呕吐。因此屡次延医服药，旬余无效。及愚诊视，见其周身壮热，心中亦甚觉热，五六日间饮食分毫不进，大便数日未行。问何不少进饮食？自言有时亦思饮食，然一切食物闻之皆臭恶异常，强食之即呕吐，所以不能食也。诊其脉弦长有力，右部微有洪象，一息五至。

诊断：即此证脉相参，知其阳明腑热已实，又挟冲气上冲，所以不能进食，服药亦多呕也。欲治此证当以清胃之药为主，而以降冲之药辅之，则冲气不上冲，胃气亦必随之下降，而呕吐能止即可以受药进食矣。

处方：生石膏三两，捣细　生赭石一两，轧细　知母八钱　潞党参四钱　粳米三钱　甘草二钱

共煎汤一大碗，分三次温服下。

方解：此方乃白虎加人参汤又加赭石，为其胃腑热实故用白虎汤，为其呕吐已久，故加人参；为其冲胃上逆，故又加赭石也。

效果：将药三次服完，呕吐即止，次日减去赭石，又服一剂，大便通下，热退强半。至第三日减去石膏一两，加玄参六钱，服一剂，脉静身凉，而仍分毫不能饮食，憎其臭味如前。愚晓其家人曰：此病已愈，无须用药，所以仍不饮食者，其胃气不开也。胃之食物莫如莱菔，可用鲜莱菔切丝香油炒半熟，而以葱酱作汤勿过熟，少调以绿豆粉俾服之。至汤作熟时，病人仍不肯服，迫令尝少许，始知香美，须臾服尽两碗，从此饮食复常。病人谓其家人曰：吾从前服药十余剂，病未见愈，今因服莱菔汤而霍然全愈，若早知莱菔汤能如此治病，则吾之病不早愈乎？其家人不觉失笑。

附记：曾记弱冠时，比邻有病外感痰喘者，延邑中老医皮某某，投以小青龙汤一剂喘即愈，然觉胸中似有雾气弥漫不能进食。皮某某曰：此乃湿气充盛，是以胃气不开也，此当投以开胃之剂，为疏方，用《金匮》苓桂术甘汤，煎服后未半刻，陡觉胸中阴霾顿开，毫无障碍，遂能进食，见者皆惊其用药之神奇。夫皮君能如此用药，诚无愧名医之目。而益叹经方之神妙，诚

有不可令人思议者矣。此因一用莱菔，一用古方，均开胃于顷刻之间，故附志之。

天津陈某某，年四十六岁，得风温兼伏气化热病。

病因：因有事乘京奉车北上时，当仲夏归途受风，致成温热病。

证候：其得病之翌日，即延为诊视，起居如常，惟觉咽喉之间有热上冲，咳嗽吐痰，音微哑，周身似拘束酸软。脉象浮而微滑，右关重按甚实，知其证虽感风成温，而其热气之上冲咽喉，实有伏气化热内动也。若投以拙拟寒解汤原可一汗而愈。然当此病之初起而遽投以石膏重剂，彼将疑而不肯服矣。遂迁就为之拟方。盖医以救人为目的，正不妨委曲以行其道也。

处方：薄荷叶三钱　青连翘三钱　蝉蜕二钱　知母六钱　玄参六钱　天花粉六钱　甘草二钱

共煎汤一大盅，温服。

复诊：翌日复延为诊视，言服药后周身得微汗，而表里反大热，咳嗽音哑益甚，何以服如此凉药而热更增加，将毋不易治乎？言之若甚恐惧者。诊其脉洪大而实，左右皆然，知非重用石膏不可。因谓之曰：此病乃伏气化热，又兼有新感之热，虽在初得亦必须用石膏清之方能治愈。若果能用生石膏四两，今日必愈，吾能保险也。问石膏四两一次全服乎？答曰：非也。可分作数次服，病愈则停服耳。为出方，盖因其有恐惧之心，故可使相信耳。

处方：生石膏四两，捣细　粳米六钱

共煎汤至米熟，取汤四盅，分四次徐徐温饮下。病愈不必尽剂，饮至热退而止。大便若有滑泻，尤宜将药急停服。

复诊：翌日又延为诊视，相迎而笑曰：我今热果全消矣，惟喉间似微觉疼，先生可再为治之。问药四盅全服乎？答曰：全服矣。当服至三盅后，心犹觉稍热，是以全服，且服后并无大便滑泻之病，石膏真良药也。再诊其脉已平和如常，原无须服药，问其大便，三日犹未下行。为开滋阴润便之方，谓服至大便通后，喉疼亦必自愈，即可停药勿服矣。

以上出自《医学衷中参西录》

病者：赵印龙，年近三旬，业农，住盐山城北许孝子庄。

病名：风温。

原因：孟秋下旬，农成忙甚，因劳力出汗甚多，复在树阴乘凉过度，遂得风温病。

证候：胃热气逆，服药多呕吐。因此屡次延医，服药旬余无效，及愚诊视。见其周身壮热，心中亦甚觉热，舌苔黄厚，五六日间饮食分毫不进，大便数日未行。问何不少进饮食？自言有时亦思饮食，然一切食物闻之，皆臭恶异常，强食之即呕吐，所以不能食也。

诊断：其脉弦长有力，右部微有洪象，知其阳明腑热已实，又挟冲气上冲，所以不能进食，服药亦多呕吐也。

疗法：欲治此证，当以清胃之药为主，而以降冲之药辅之，则冲气不上，胃气亦必随之下降而呕吐能止，即可以受药进食矣。

处方：生石膏三两，细末　代赭石一两，细末　知母八钱　潞党参四钱　粳米三钱　甘草二钱　煎汤一大碗，分三次温服下。

此方乃白虎加人参汤，又加赭石也。为其胃腑热实，故用白虎汤；为其呕吐已久，故加人参；为其冲胃上逆，故又加赭石。

效果：服药尽一剂，呕吐即止。次日减去赭石，又服一剂，大便通下，热退强半。至第三日减去石膏一两，加玄参六钱，服一剂，脉静身凉，而仍分毫不能饮，憎其臭味如前。愚晓其家人曰：此病已愈，无须用药，所以仍不饮食者，其胃气不开也。夫开胃之物莫如莱菔，可用鲜莱菔切丝，香油炒半熟，加以葱酱煮汤煮过熟，少调以绿豆粉俾服之。至作熟时，病人仍不肯服，迫令尝少许，始知香美，须臾服尽两碗，从此饮食复常。

廉按：热盛冲逆，用白虎汤加赭石清热镇冲方极稳健。惟潞党参宜易西洋参，孟英谓西参与古时人参味苦微寒者相同，故案中人参白虎汤每用洋参，良有以也。

病者：陈百生将军，年四十六岁。

病名：风温兼伏气化热。

原因：因有事乘京奉车北上，时当仲夏，归途受风，致成温热病。

证候：其得证之翌日，即延为诊视。起居如常，惟觉咽喉之间有热上冲，咳嗽吐痰，音微哑，周身似拘束酸软。

诊断：脉象浮而微滑，右关重按甚实，舌苔白色，知此证虽感风成温，而其热气之上冲咽喉，实有伏气化热内动也。

疗法：病在初起，热虽不剧，而伏气之发动，必继有大热在后，宜少用表药解肌，重用凉药清里，石膏在所必需也。然膏粱之人其身体倍自郑重，当此病之初起而遽投以石膏重剂，彼将疑而不肯服矣，斯不得不先为开清解之剂也。

处方：薄荷叶三钱　连翘三钱　蝉蜕二钱　知母六钱　玄参六钱　天花粉六钱　生甘草四钱
煎汤服。

效果：翌日复诊，言服药后，周身得微汗，而表里反大热，咳嗽音哑益甚。言之似甚恐惧。诊其脉洪大而实，左右皆然。愚曰：君欲速愈乎？能听我用药，甚非难事，但重用生石膏四两，加粳米三钱，煎汤四茶盅，分四次徐徐温饮下，尽剂必愈，此事我能保险也。陈君闻之，欣然听从。遂命人向药房购整块生石膏（药房预轧细者恐混有煅石膏）一斤，自轧细，秤准四两，加粳米三钱，煮至米熟，取清汤四盅，先温服一盅，后两点钟服一次，果尽剂而愈。

廉按：风温为新感，叶天士所谓"温邪上受，首先犯肺"是也。伏气化热为伏热，张路玉所谓"凡病伤寒而成温，发于夏至以后者为热病"是也。方用表里双解周身得微汗，而诸证反益甚者，胃家燥热上蒸故也。故用重量生石膏清燥解热，妙在将石膏同粳米煎汤乘热饮之，俾石膏寒凉之性，随热汤发散之力，化为汗液，尽达于外，所以人欲发汗者，饮热茶不如饮热稀粥也。然必尽一斤而始愈，可见石膏为凉药中极纯良之品矣。

以上出自《全国名医验案类编》

巢渭芳

潭某子。风温夹痰，内窜心包，发热头汗，时厥时清，舌干燥中无津液。用川贝、连翘心、生苡仁、桑叶、瓜蒌皮、川石斛、生竹茹、山栀仁、橘络、肥知母、荸荠汁冲二两、朱砂拌灯心。数剂而安。

《巢渭芳医话》

王仲奇

胡，陈士安桥。劳顿感风，引动伏湿，肺胃二气相迫，发热壮盛，哕逆呃忒，连声紧促，夜眠不安，脉弦数。速以宣泄，陷胸、泻心之属。

法半夏　全瓜蒌　川黄连姜汁炒　陈枳壳炒　旋覆花包　佩兰　前胡　杏仁去皮尖　广皮　茯苓　二青竹茹水炙　箬叶蒂

二诊：哕逆已平，热亦稍杀，大便仍秘，时转矢气，脉濡弦数，舌苔黄糙。病有转机，守原意小其制可也。

法半夏　全瓜蒌　陈枳壳炒　条芩炒　杏仁去皮尖　茯苓　连翘　通草　新会皮　前胡　青蒿　二青竹茹姜汁炙

三诊：哕逆既平，热亦见退，大便已行，舌苔黄糙化薄，肌肤搔痒，脉弦滑而濡。再以清和，祛其萌蘖。

法半夏　全瓜蒌　陈枳壳炒　通草　杏仁去皮尖　野茯苓　白蒺藜　白鲜皮　忍冬藤　佩兰　新会皮　陈大麦炒去粗皮

《王仲奇医案》

曹沧洲

某左。往来寒热，头痛，咳嗽，胸痛，连日鼻衄，舌少苔，咽关红。风温互郁、最易转重。

淡豆豉三钱　鲜生地五钱，二味同打　连翘三钱　白杏仁四钱，去尖　赤芍一钱半　白蒺藜四钱，去刺　黑山栀四钱　象贝五钱　丝瓜络一钱半　枳壳一钱半　竹茹一钱半　通草一钱

某右。热六日，痰鸣如曳锯，气急鼻扇、咳不出，脉弦数，溲少，口干舌垢。温邪痰热熏蒸肺胃，极易痰升喘变，势实吃重之至。

牛黄抱龙丸一粒，去蜡壳先研末　细叶菖蒲四钱，加冷水少许打汁一匙　鲜竹沥一两，将丸末及蒲汁共炖温先服　甜葶苈五分，焙去油　象贝五钱，去心　连翘三钱　白前一钱半　桑叶三钱　生石决明一两　白杏仁四钱，去尖　丹皮三钱　生紫贝齿一两　钩藤三钱

某右。风温客肺，肺气上逆，不能安卧，脉数。最防伤肺动营，须加意静养为要。

蜜炒前胡一钱半　象贝四钱　粉甘草三分　川石斛四钱　白前一钱半　冬瓜子一两　丝瓜络三钱　生蛤壳一两　白杏仁四钱　橘白一钱　茯苓四钱　枇杷露一两

以上出自《吴门曹氏三代医验集》

曹南笙

某左。风温喘急是肺痹险证，未及周岁，脏腑柔嫩，故温邪内陷易结。前用苇茎汤两通太阴气血颇验，仍以轻药入肺，昼夜竖抱，勿令横卧为要，用泻白散法。

桑白皮　地骨皮　苡仁　冬瓜仁　芦根汁　竹沥

《吴门曹氏三代医验集》

凌履之

王小姐。胎前吐泻频频，中土已伤，肺之生源大急，况临蓐又艰，气营更为消耗，产后八朝，即劳烦悲哭，且受外邪，以致寒热自汗，咳呛音哑，四肢酸楚，麻木颇似痿痹。曾服和营通络，辛温泄肺之品，自汗更多，诸恙如故。今据脉象，虚细滑数，寸口稍大，舌苔淡白。时或燥渴，痰咯白沫。论此脉证，显属肺气大虚，不克敷布津液，以营养四末故也，势颇淹缠，调治非易。

高丽参须2.4克　炒归身9克　炒川断9克　叭杏仁9克　佛手柑2.4克　炒蒌仁9克　蜜炙苏子4.5克　阿胶珠9克　炙黄芪9克　云茯苓9克　川贝母4.5克　败叫子2只

复诊：肺胃风温内伏将发，适为食积所阻，互于胶结，不得外达，内陷逼近心包，卒致神明昏乱，狂妄谵语，不食不寝，已二晨夕矣。身热鼻衄，燥渴，嗳恶，痰咯色赤，似血非血，脉洪滑而数，舌苔黄腻，此邪食深踞。化热伤营，即不内闭，亦恐酿成疹点，急与辛凉，以泄其表，芳香以开其中。

大豆卷9克　荆芥4.5克　炒枳壳2.4克　赤茯苓9克　焦麦芽9克　蔗浆1瓢　焦山栀9克　杏仁9克　炒瓜蒌仁9克　桑叶4.5克　菖蒲汁1瓢

三诊：汗后，脉象较昨稍平，舌苔更黄，神志虽得略清，而烦躁未静，此邪食似已分解，余热尚甚，犹深踞于手厥阴之界，而神志未得内安其位，故郁火上冲即躁动不宁，再与清开，以泄郁热。

黑山栀　净连翘　淡竹叶　焦瓜蒌　薄荷梗　赤苓　肥知母　光杏仁　梗通草
至宝丹半粒，以菖蒲汁服。

四诊：风温外从汗泄，食滞内由便达，邪食分解，郁热亦清，神明得以内守，烦躁呓语渐除，但营阴暗耗，未能骤复，尚觉燥渴，体倦，脉象细数，舌苔根微黄，再与清养。以免余波续出。

玄参心9克　川石斛9克　云茯神9克　剖麦冬9克　梗通2.4克　凉川贝4.5克　炒知母4.5克　谷芽9克　莲子肉12克　广白3克

五诊：脉仍滑数而数，舌光绛根部黄苔，带焦黄，便难，口燥，咳呛痰多。此肺胃阴津，为热邪所劫，一时未易恢复，故燎原之势难熄。而余焰犹内炽也，欲蠲其痰，必先制火，欲制其火，需在复阴。盖痰为郁火炼液而成，而火实生于阴不足耳。

西洋参　知母　蒌实　真川贝　蜜炙橘红　麦冬　石斛　云神　叭杏仁　白茅根

炳炎兄。初起时壮热，脉大，烦渴，神昏，颇有风温发疹之象。自投辛解，发汗尚多，表分风温，得以外达，而暑湿黏腻之邪，依然羁留肺胃，未能骤出，复因情怀失畅，窒塞气机，其邪更为所遏，是以寒热仍作，胃纳仍呆，声重不扬，痰黏不豁，颈项胸前湿瘔微现，脉象尚带滑数。舌苔黄腻，值此阴未伤，亟宜达其郁邪，毋使元气拖虚，酿成棘手之证。

杏仁　野郁金　生苡仁　炒枳壳　浙贝母　佩兰叶　豆卷　霜桑叶　鲜佛手　炒瓜蒌　梗通　炒竹茹

复诊：湿热蕴蓄已久，欲达不达，留恋肺胃，弥漫三焦，身热频仍，神志昏呓，胃钝不纳，痰多且黏，前投辛泄，白瘔已布，郁邪似有向外之机，然因循多日，正气拖虚，故身热虽退，神志虽清，然稍或劳动，即汗泄淋漓，呃逆频作，脉象较昨略静，舌苔转白，中有黑影，防正不胜邪，或生虚变，未敢泛称无事也，勉拟扶正达邪一法，即候高明酌进。

淡豆豉　吉林参须　焦瓜蒌　桑叶　仙半夏　公丁香　杏仁　竹茹　焦栀子　生绵芪　京川贝　广橘红　赤白苓　柿蒂

谢右。始由脘痛复发，投以降火平肝，其痛顿差，无如身热渐灼，嗜卧神迷，微咳痰黏，入夜更渴，脉来浮大滑数，舌色淡黄，似属内有风温，不独厥阴气滞也。

霜桑叶　光杏仁　片郁金　炒蒌皮　赤茯苓　薄荷梗　广陈皮　象贝

二诊：脉浮，身热，风温渐有发泄之机，故投以辛凉，病状愈现，再守前法，以泄伏邪。

黄防风　光杏仁　薄荷　片郁金　荆芥　霜桑叶　蒌皮　赤苓

三诊：风温之为病，灼热自汗，六脉皆浮，身重多眠，语言难出，今身热口渴，嗜睡懒言，脉大而数，舌黄见证，悉与风温相合，惟自汗不多，可知邪发于里，犹未全达于表，再拟辛凉，以透泄之。

大豆卷　霜桑叶　荆芥　瓜蒌皮　连翘壳　焦山栀　薄荷　光杏仁　赤苓　荷叶

四诊：自汗较多，风温渐达，身热口渴，均得见轻。然外风去，而内风潜升，鼓动浊阴，上干清道，致肺壅，则痰不爽，气闭，则耳聋不聪。脉浮大虽减，而滑数依然，舌苔稍淡，再拟消痰，以熄风木，清热以降浊阴。

池菊　霜桑叶　前胡　赤苓　川通　石决　光杏仁　蒌皮　广红

五诊：热势已退，而痰咳未止，耳聋未聪，且胃气未和，卧不安寐，脉尚带滑数，舌色微黄。总之，肝也，肺也，胃也，皆以降为顺者也，不降则诸恙集矣，当求其所以不降而降之。

光杏仁　白滁菊　焦山栀　云茯神　广橘红　瓜蒌皮　石斛　决明　霜桑叶　竹茹　柏子仁

六诊：风渐曾解，继因肝阳不熄，湿火随蒸，水谷精华易成痰饮，痰火交助为虐，直犯阳明，阳明之脉上络于心，故又身热谵语，耳聋肉瞤消渴，呕吐，痰咳颇黏，脉来较大于前，舌色又黄，余烬复燃，其势尤急，急与凉降以折痰火上腾之威。

羚羊角片　川石斛　焦山栀　陈胆星　钩藤　竹沥　霜桑叶　白杏仁　广橘红　赤苓　焦瓜蒌　芦根

徐大兄。风温虽解，继又纳食发物，升动余邪，新寒入肺脏，太阴气化遏而不宣，复致咳呛痰艰，喘息奔迫，甚则呕逆，间有形寒，胃钝纳呆，嗌干口燥，脉来弦滑，舌苔薄白尖绛。古称暴喘在肺，肺邪不达，降令所以失司也，暂拟开泄，以平喘逆。

水炙麻黄　桑白皮　炙冬花　焦瓜蒌　佛手　川贝　象贝　炙苏子　广橘红　光杏仁　银杏肉　块苓

复诊：前以定喘汤加减，喘逆似得略平，痰饮依然不豁，纳物作噫，自汗口干，脉转滑数，舌苔黄尖红。此余邪化热，肺气尚失清肃之司，再拟开降。

炙麻黄　生石膏　焦全瓜蒌　块茯苓　广橘红　莱菔子　银杏肉　光杏仁　生桑皮　川贝　象贝　白前胡

以上出自《云间凌履之医案及药性赋》

陈良夫

张男。初诊：温热之为病也，要不离乎肺胃两经。盖肺主皮毛，胃主肌肉，邪从外受者，必由肺以及胃；邪从内发者，必自胃而传肺。据述形寒身热，循环而作，头或疼而胸或闷，咳痰欠豁，甚则带红，咽痛神烦，易见鼻衄，便下未能通畅，脉来弦细滑，右手滑数，苔糙薄黄。此阳明胃经素有伏热，兼之外束风邪，肺气失肃，遂致表里同病，发为温病。考温邪以外达为轻，下行为顺。若郁而失达，必有耗气劫津之变。今舌色红而稍有芒刺，气液已有劫损，苔糙色黄，伏热依然内盛。顾正势必滞邪，祛邪恐其损正，不得不予为留意也。昔吴又可治温病，以汗下清为大法，叶氏专重保津，孟英有阳明之邪，当假大肠为去路之说。拙拟参用诸法，投以宣肺清胃、保津泄热，分达其蕴结之邪，急救其已伤之液，务使正胜邪却，庶无液涸风动神蒙之虑。

淡豆豉　黑山栀　杏仁　杭菊花　象贝母　桑叶皮　连翘　银花　牛蒡子　天花粉　蒌皮　鲜石斛

二诊：前从风温痰热劫损津液议治，身热依然间作，咳痰欠豁，便下如酱，入夜略能安寐，神疲肢软，脉来弦细滑数，舌苔糙黄根厚，舌色仍红，刺仍未退。良由肺经留痰与胃经伏热，郁遏熏蒸。痰得热而愈黏，热得痰而愈炽，已损之津液，未无速复，欲求松达痊可，势必尚须时日也。况津伤热逗，证情易多反复，必得加意静摄，庶几稳妥。目前征象，务其表热渐和，咳痰频吐，津液复而苔渐化，斯可日臻佳境。仍拟宣肺化痰，清胃泄热，参入保津之品，祛其邪以顾其正，能得徐生效力为佳。

豆豉　山栀　杭菊　桑叶皮　大连翘　金银花　象贝母　枳壳　杏仁　天花粉　瓜蒌皮　鲜石斛

三诊：身热渐和而咳痰亦豁，纳可神愈，便通又涩，腹常鸣响，脉来弦滑，苔色糙黄。肺经痰热未能遽楚，治宜清宣化降，徐图效力。

桑叶皮　山栀　光杏仁　冬瓜子　全瓜蒌　川象贝　天花粉　炒枳壳　黛蛤散　鲜石斛　香谷芽

孙妻。初诊：身热不退，头痛肢酸，神志时清时昧，脘痞太息，鼻塞唇燥，脉弦细数，苔糙黄浮灰，舌尖色绛。此属温邪入营之候，不得宣达，有津伤风动之虑，势欠稳妥，姑拟宣达清泄为治。

犀角　连翘　川贝母　广郁金　鲜菖蒲　豆豉　瓜蒌皮　鲜石斛　山栀　杏仁　清心丸

二诊：温邪不从外达，势必内结。昨进清泄之剂，神志依然时清时昧，鼻塞气粗，耳听欠聪，便下失达，脉细滑数，左手兼弦，苔黄浮灰，舌绛起刺。温邪内结，津液耗损而神明被蒙，证势仍欠稳妥，拟清心达邪之法，应手则吉。

犀角　淡豆豉　山栀　大连翘　玄参　广郁金　菖蒲　川贝　石决明　石斛　玄明粉　至宝丹

三诊：阳明之邪，本当假大肠为去路，昔人是以釜底抽薪之法。进清心达邪方，神志稍慧，腑气通畅，脘闷口渴，苔灰舌刺，脉细滑数。燥矢虽去，伏热尚盛，津液受劫而神明被扰，险途依然未出，再以清心化热，参保津为治。

犀角　郁金　知母　石膏　山栀　玄参　连翘心　生地　川贝　石决明　鲜石斛　天花粉

四诊：温病以津液为至宝，留得一分津液，方有一分生机。连进清心泄热方，热象徐退，神识渐清，仍或泛恶，脉细滑数，苔黄起刺，舌本色绛。温邪未能尽退，津液受劫，再从清泄，参保津为治。

犀角　竹茹　玄参　鲜石斛　生石决　知母　瓜蒌皮　桑皮　广郁金　天花粉　地骨皮
灯心

五诊：温邪须顾津液，百病胃气为本。前进保津泄热之法，苔已退而舌色转红，刺尚未平，精神疲乏，脉来濡细带数。肺胃津液未克递复，后天生生之机尚未勃发，当易甘平养阴之法，徐图效力。

洋参　生石决　广郁金　鲜石斛　制女贞　玄参　泽泻　茯神　花粉　灯心　谷芽

六诊：肝为风木之脏，高巅之上，惟风可到。昨因哭泣，旋即头痛，体复灼热，神烦妄语，脉弦细数，舌红苔花。津液未复，余邪未清，复得肝郁化火，风阳旋扰，当从清热保津，参以熄风为治。

羚羊　石决明　知母　鲜石斛　连翘心　白蒺藜　天花粉　钩藤　广郁金　茯神　滁菊
竹叶卷心

七诊：火郁则生风，理固然也。前进保津泄热熄风之剂，头痛虽未止而幸能间断，口干善饮，精神疲乏，不时烘热，便秘不通，脉细滑数，舌红苔微。证由津液未复，胃热肝阳互相冲扰，当仍以前法为治。

羚羊角　肥知母　鲜石斛　玄参　瓜蒌皮　滁菊　石决明　枳壳　麻仁　广郁金　天花粉
鲜生地

八诊：伏热久逗，津液与水饮皆能炼而为痰，胸膈为清气流行之部，亦属积痰受盛之区。叠进保津泄热之剂，便下溏而色如酱，伏热之邪，当从下达，无如身热不净，至夜尤灼，神情烦躁，胸膈如窒，口干舌红，脉细滑数。肺胃之阴津未克速复，心肝之阳遂亢而无制，阴虚不复则余热难泄，再拟清热保津，标本两顾治之。

羚羊角　西洋参　鲜石斛　鲜生地　地骨皮　肥知母　天花粉　炒蒌皮　川贝母　石决明
制丹参　炒枳

九诊：津与液皆属阴，是阴中之阳也，所以充身泽毛，润养百脉者也。前方连服数剂，今诸疴徐退，惟肌肤觉燥，口干欲饮，头痛隐隐，大便少解，脉细数，苔干黄。时邪之后，津液大伤，余热已净，法宜培养后天，仿吴氏增液汤加味为治。

原金斛　鲜生地　京玄参　麦冬　炙鳖甲　肥知母　制女贞　桑皮　麻仁　阿胶珠　谷芽
滁菊

李男。初诊：温邪有兼夹，吴又可言之也，身热不从汗解，痰鸣气喘，甚则狂厥，即又可所谓夹痰证是也。脘痞如窒，二便色赤，神烦少寐，略有谵语，脉象滑数兼弦，苔黄腻，尖有红点，口干喜饮。拙见温热之邪被留痰郁遏，不得宣达，津受劫而风阳翕然相从，证势正在鸱张，姑拟开痰透热，参熄肝风为治。

羚羊角　钩藤　香豆豉　山栀　青礞石　杏仁　连翘心　枳壳　广郁金　辰灯心　鲜石斛
牛黄清心丸一粒，以菖蒲、竹沥水送服。
另加竹茹、桑叶、枇杷叶、芦根煎汤代水。
二诊：温邪夹痰之证，据吴又可立论，当先去其有形之痰，庶无形之温热易于清散。昨进大剂开痰透邪方，咯痰不多，仍有晕厥，形寒身热，脘闷神烦，间有谵语，便艰溲热，脉数兼弦，舌苔糙而淡黄。痰热遏抑，不得透达，肺胃热盛，肝阳翕从，证情如斯，再以宣泄凉解主治，能得咯痰爽利，庶无变迁。

羚羊角　陈胆星　光杏仁　钩藤　熟蒡子　广郁金　山栀　石决明　连翘心　枳壳　大豆卷　鲜石斛

另用牛黄清心丸、滚痰丸各一粒，竹沥及鲜菖蒲水送服。

三诊：伏邪之为病也，必得新邪以引动，熏蒸出表则为寒热，凝结于里则为痰饮。两进开痰达邪方，便下黏腻，此留痰下达之象也。形寒身热渐解，脘闷头痛亦减，痉厥已定，胸次稀见汗疹，脉象滑而带数，苔黄腻。温邪留痰已有分达之机，而证势渐趋平静，再以宣化清理余邪。然起居尚宜注意。

桑叶皮　紫菀　杏仁　熟蒡子　炒枳壳　瓜蒌皮　广郁金　川象贝　鲜石斛　炒橘皮　炒竹茹　块滑石

以上出自《陈良夫专辑》

金子久

风温由皮毛而入肺，秽浊从口鼻而入胃，前用辛凉透皮毛以解风温，芳香宣阳气以逐秽浊，汗泄蒸蒸，在表之风温渐从汗衰，大便频频，在里之秽渐从下夺，而舌苔仍形黄腻，其中尚有浊邪，诊脉象依然数大，上焦犹有风热。风为阳邪，鼓荡肝阳，阳升于上，耳窍为鸣，风淫末疾，指节为酸，阳动则心烦，热炽则唇燥，胃气尚窒，纳谷未增，病邪专在气分，气郁渐从火化，大旨似宜前辙，以芳香轻扬法。

羚羊角　连翘　山栀　钩钩　鲜石斛　滁菊　丝瓜络　橘红　佩兰叶　瓜蒌皮　郁金　桑叶

咳呛已有一旬，身热亦见七日，表邪有余，终日热不离体，阴分不足，统夜热甚于肢，每日咳呛有一二十声，每夜身热无片刻之凉，胃纳较昔减去一半，隔时热中又见畏寒，左脉浮数而大，右脉滑弦而数，舌苔薄白，唇口干红，表中之风非辛凉不解，里中之热非甘凉不泄，调治法程，姑仿其旨。

连翘　玄参　桑皮　丹皮　杏仁　蛤壳　川石斛　山栀　薄荷　菊花　橘红　竹茹

二诊：身热已有退舍，咳呛未见减去，有声有痰，肺燥脾湿，口舌唇红，湿蒸热腾，胃纳仍然减退，更衣依然通利。左部脉象搏指而大，一由肝火有余，一由肾水不足；右部脉象弦滑而数，半由肺金多燥，半由胃土多湿。燥火上炎为咳逆，湿热中焦为嗽痰，夏令湿火用事，治法务在潜火，气火一降，咳逆日缓。

铁皮石斛　菊花　秋石　玄参　杏仁　芦根　冬桑叶　苡仁　丹皮　橘红　地骨皮

三诊：预拟廓清肺胃标病，藉以潜育肝肾本病。

粉沙参　青蛤壳　知母　玄参　丹皮　茅根　川贝母　铁皮石斛　橘红　秋石　菊花　甘草

时感风温，逗留肺胃，外达皮毛，发现斑痧，内郁气分，酝酿痰热，痰阻清肃，时或咳逆，热入肝窍，目眶癞痒，稚阴不足，病热晡剧，脉象浮数而滑，当用轻清宣泄。

羚羊角　连翘　黑山栀　钩钩　川通草　橘红　瓜蒌皮　象贝　忍冬藤　滁菊　白杏仁　竹茹

大衍余年，阴液始衰，风温病将经月，咳逆反复缠绵。痰黏艰略，肺气无肃化之权，唇焦齿干，胃液有枯槁之象，纳谷渐减则生机更耗也，大便窒滞是液燥使然也。五六日前一经大汗，真元已从外耗，脉象虽不空乏，重按均无神韵，舌中虽腻边尖光绛，证颇棘手，延防涸脱，虚多邪实，调治极幻。亟宜润燥生津以涤痰，存液执中平妥治之，未卜应否。

西洋参　粉沙参　玄参　旋覆花　天冬　川贝母　麦冬　枇杷叶　浮海石　燕窝根　糯稻根　橘红

以上出自《金子久专辑》

丁泽周

汪左。诊脉沉细而数，苔薄黄，表热不扬，而里热甚炽，神识昏糊，谵语妄言，甚则逾垣上屋，角弓反张，唇焦，渴不知饮，此温邪伏营，逆传膻中。温郁化火，火灼津液为痰，痰随火升，蒙蔽心包，神明无主，肝风骤起，风乘火势，火借风威，所以见证如是之猖狂也。脉不洪数，非阳明里热可比，厥闭之险，势恐难免。亟拟清温熄风，清神涤痰以救涸辙而滋化源，是否有当，质之高明。

鲜石斛三钱　犀角片五分　薄荷八分　朱茯神三钱　川贝三钱　花粉三钱　羚羊片三分　连翘一钱五分　江枳实一钱　竹茹一钱五分　天竺黄一钱五分　石菖蒲八分　竹沥二两，冲　紫雪丹四分，冲

两剂，风平神清，表热转盛，去紫雪、犀、羚，加芩、豉，重用银、翘，数剂而安，伏温由营达气而解。

董左。初起风温为病，身热有汗不解，咳嗽痰多，夹有红点，气急胸闷，渴喜热饮，大便溏泄。前师叠投辛凉清解、润肺化痰之剂，似亦近理，然汗多不忌豆豉，泄泻不忌山栀，汗多伤阳，泻多伤脾，其邪不得从阳明而解，而反陷入少阴，神不守舍，痰浊用事，蒙蔽清阳，气机堵塞。今见神识模糊，谵语郑声，汗多肢冷，脉已沉细，太溪、跌阳两脉亦觉模糊，喉有痰声，嗜寐神迷，与邪热逆传厥阴者，迥然不同。当此危急存亡之秋，阴阳脱离即在目前矣，急拟回阳敛阳，肃肺涤痰，冀望真阳内返，痰浊下降，始有出险入夷之幸，然乎否乎，质之高明。

吉林参八分　熟附片八分　左牡蛎三钱　花龙骨三钱　朱茯神三钱　炙远志一钱　仙半夏一钱五分　川象贝各二钱　水炙桑叶皮各一钱五分　炒扁豆衣三钱　生薏仁四钱　冬瓜子三钱　淡竹沥一两，生姜汁两滴同冲服　真猴枣粉二分

二诊：前方服后，肢渐温，汗渐收，脉略起，原方加光杏仁三钱。

三诊：肢温汗收，脉亦渐起，阳气已得内返，神识渐清，谵语郑声亦止，惟咳嗽痰多，夹有血点，气逆喉有痰鸣，舌苔薄腻转黄，伏温客邪已有外达之机，痰浊逗留肺胃，肃降之令失司。今拟清彻余温，宣肺化痰。

桑叶一钱五分　桑皮一钱五分　光杏仁三钱　川象贝各一钱五分　朱茯神三钱　炙远志一钱　炙兜铃一钱　生薏仁三钱　冬瓜子三钱　淡竹油一两　猴枣粉二分，冲服　鲜枇杷叶三钱，去毛，包

四诊：服两剂后，咳嗽气逆痰鸣，均已大减，咽喉干燥，痰内带红，舌边绛，苔薄黄，神疲肢倦，脉濡小而数，是肺阴暗伤，痰热未楚。今拟清燥救肺，化痰通络。

蛤粉炒阿胶一钱五分　南沙参三钱　侧柏炭一钱　竹茹二钱　藕节两枚　桑皮叶各一钱五分　粉丹皮二钱五分　甜光杏三钱　川象贝各二钱　瓜蒌皮二钱　蜜炙兜铃一钱　冬瓜子三钱　干芦根一两，去节　猴枣粉二分　竹沥一两，冲　枇杷叶露煎药

二三剂渐次告愈。

原按：风温冬温，参、附、龙、牡等，是治其变证，非常法也，盖人之禀赋各异，病之虚实寒热不一，伤寒可以化热，温病亦能化寒，皆随六经之气化而定。是证初在肺胃，继传少阴，真阳素亏，阳热变为阴寒，追阳既回，而真阴又伤，故先后方法两殊，如此之重证，得以挽回，若犹拘执温邪化热，不投温剂，仍用辛凉清解，如连翘、芩、连、竺黄、菖蒲、至宝、紫雪等类，必当不起矣，故录之以备一格。

张左。发热十二天，有汗不解，头痛如劈，神识时明时昧，心烦不寐，即或假寐，梦语如谵，咽痛微咳，口干欲饮，舌质红，苔黄，脉弦滑而数。风温伏邪，蕴袭肺胃，引动厥阳升腾，扰犯清空，阳升则痰热随之，蒙蔽灵窍，颇虑痉厥之变。亟拟清疏风温，以熄厥阳，清化痰热而通神明，如能应后，庶可转危为安。

羚羊片五分　银花三钱　朱茯神三钱　川象贝各一钱五分　菊花三钱　竹茹一钱五分　桑叶三钱　带心连翘一钱五分　枳实一钱五分　天竺黄二钱　山栀一钱五分　茅根五钱，去心　鲜石菖蒲五分　珠黄散二分，冲服　淡竹沥一两，冲服

二诊：神识已清，头痛亦减，惟身热未退，咽痛焮红，咽饮不利，口干溲赤，咳痰不爽，脉滑数，舌质红，苔黄。风为阳邪，温为热气，火为痰之本，痰为火之标。仍从辛凉解温，清火涤痰。

桑叶三钱　薄荷八分　连翘一钱五分　川象贝各一钱五分　天竺黄二钱　桔梗八分　菊花三钱　银花三钱　山栀一钱分　轻马勃八分　生甘草八分　竹茹二钱，枳实拌炒　活芦根一两，去节　淡竹沥五钱，冲

雷右，身热一候，有汗不解，咳嗽气逆，但欲寐，谵语郑声，口渴不知饮，舌光红干涸无津，脉细小而数，右寸微浮而滑，此风温伏邪，始在肺胃，继则传入少阴，阴液已伤，津乏上承，热灼津液为痰，痰热弥漫心包，灵机堵塞，肺炎叶枯有化源告竭之虞，势已入危险之途。勉拟黄连阿胶汤合清燥救肺汤加减，滋化源以清温，清神明而涤痰，未识能挽回否。

蛤粉炒阿胶三钱　天花粉三钱　鲜生地三钱　天竺黄二钱　川雅连五分　冬桑叶三钱　鲜石斛三钱　光杏仁三钱　川贝三钱　淡竹沥五钱，冲　冬瓜子三钱　芦根一两，去节　银花露一两　枇杷叶露二两，煎药

另饮去油清鸭汤，佐生阴液。

二诊：昨进黄连阿胶汤合清燥救肺汤之剂，津液有来复之渐。舌干涸转有润色，神色较清，迷睡亦减，而里热依然，咳嗽气逆，咯痰艰出，口干欲饮，脉息如昨，数象较和。伏温燥痰，互阻肺胃，如胶似漆，肺金无以施化，小溲不通，职是故也。昨法既见效机，仍守原意出入。

蛤粉炒阿胶三钱　桑叶三钱　鲜生地三钱　鲜石斛三钱　川贝三钱　光杏仁三钱　天花粉三钱　天竺黄二钱　生甘草五分　活芦根一两，去节　冬瓜子三钱　知母一钱五分　竹沥五钱，冲　银花露一两　枇杷叶露二两，煎药

三诊：投药两剂，神识已清，舌转光红，身热较退，咳痰艰出，口干欲饮，脉细滑带数。阴液伤而难复，肝火旺而易升，木叩金鸣，火铄津液为痰，所以痰稠如胶，而咳逆难平也。仍拟生津清温，润肺化痰，俾能精胜邪却，自可渐入坦途。

原方去知母、天竺黄，加青蒿梗三钱、嫩白薇三钱。

吴右。风温秋燥之邪，蕴袭肺胃两经。肺主一身之气，胃为十二经之长，肺病则气机窒塞，清肃之令不行，胃病则输纳无权，通降之职失司，故肌热不退，业经旬余，咳嗽痰多，胁肋牵痛，口渴唇燥，谷食无味，十余日未更衣，至夜半咳尤甚，不能安卧，像似迷睡。子丑乃肝胆旺候，木火乘势升腾，扰犯肺金，肺炎叶举，故咳嗽胁痛肋痛，若斯之甚也。脉象左尺细数，左寸关浮弦而滑，右尺软数，右寸关滑数不扬，阴分素亏，邪火充斥，显然可见。据述起病至今，未曾得汗，一因邪郁气闭，一因阴液亏耗，无蒸汗之资料。脉证参合，证非轻浅，若进用汗法，则阴液素伤，若不用汗法，则邪无出路，顾此失彼，棘手之至，辗转思维，用药如用兵，无粮之师，利在速战。急宜生津达邪，清肺化痰，祛邪所以养正，除暴所以安良，然乎否乎？质之高明。

天花粉三钱　光杏仁三钱　金银花三钱　冬桑叶三钱　生甘草八分　川象贝各二钱　连翘壳二钱　淡豆豉三钱　嫩前胡二钱　薄荷叶一钱　冬瓜子三钱　黑山栀一钱五分　广郁金一钱　活芦根一两，去节　枇杷叶露二两

二诊：风燥外受，温从内发，蕴蒸肺胃两经，以致肌热旬余不退，咳嗽痰多，胁肋牵痛，不便转侧，口渴溲赤，夜半咳甚气逆，直至天明稍安。夜半乃肝胆旺时，木火乘势升腾，扰犯于肺。加之燥痰恋肺，肺炎叶举，清肃之令不能下行，谷食衰少，十天不更衣，胃内空虚，肠中干燥可知。唇焦，舌不红绛，但干而微腻，脉象两尺濡数，两寸关滑数无力。经云：尺肤热甚为病温，脉数者曰温。皆是伏温熏蒸之见象，平素阴液亏损温病最易化热伤阴，是阴液愈伤，而风温燥痰为患愈烈也。欲清其热，必解其温，欲化其痰，必清其火。昨进生津解温，清肺化痰之剂，胁痛潮热虽则略平，余恙依然，尚不足恃，颇虑喘逆变迁。今仍原意去表加清，清其温即所以保其阴，清其燥即所以救其肺，未识能出险入夷否？鄙见若斯，拟方于后。

天花粉三钱　甘菊花三钱　冬桑叶三钱　川象贝各二钱　山栀一钱五分　生甘草八分　银花三钱　连翘一钱五分　光杏仁三钱　竹茹一钱五分　丝瓜络一钱五分　芦根一两，去节　竹油一两　枇杷叶露二两

三诊：两进清解伏温，清化燥痰之剂，昨日申刻得汗不畅，伏温有外达之势，肌热较轻，而未尽退，咳嗽胁痛气逆亦觉轻减二三，固属佳兆。无如阴液亏耗之体，木火易炽，津少上承，肺失输化之权，燥痰胶结难解，口干欲饮，唇燥溲赤，脉象寸关滑数不靖，尺部无力，舌苔化而复薄腻，王孟英先生称第二层之伏邪，有类乎斯，真阴如此之亏，温邪若斯之重，安有不肌肉消瘦，皮毛憔悴者乎！所虑正不胜邪，虚则多变，尚未敢轻许无妨也。昨方既获效机，仍守原意出入。

天花粉三钱　薄荷叶八分　光杏仁三钱　鲜竹茹一钱五分　芦根一两，去节　生甘草八分　金银花三钱　通草一钱　川象贝各一钱五分　淡竹油一两　冬桑叶三钱　连翘壳一钱五分　冬瓜子三钱　黑山栀一钱五分　枇杷叶三张，去毛，包

四诊：连进清解伏温，清燥化痰之剂。午后申刻得汗两次，伏温有外解之象。仲景云：阳明病欲解时，从申至戌上是也。温热已去其七，咳嗽气逆亦去其半，惟形神衰弱，唇燥口干，睡则惊悸，小溲未清，右脉滑数较和，左脉弦数不靖，舌苔化而未净。此气液素亏，肝热内炽，

肺胃两经，受其摧残，安能输化津液，灌溉于五脏，洒陈于六腑哉？脉证参合，险关已逾，循序渐进，势将入坦途，仍议清余焰以化痰热，生津液而滋化源。虽不更衣，多日不食，胃中空虚，肠中干燥，虽有燥屎，勿亟亟于下也，即请方正。

天花粉三钱　光杏仁三钱　鲜竹茹一钱五分　黑山栀一钱五分　淡竹油一两　生甘草五分　川象贝各一钱五分　金银花三钱　知母一钱五分　活芦根一尺，去节　冬桑叶三钱　朱茯神三钱　连翘壳一钱五分　通草一钱　枇杷叶三张，去毛，包

五诊：身热已去七八，咳嗽亦减五六，咳时喉有燥痒，鼻孔烘热，口干唇燥，舌苔化而未净，肺金之风燥，尚未清澈，余热留恋，燥字从火，火灼津液为痰，书所谓火为痰之本，痰为火之标也，右脉滑数较和，左脉弦数不静。阴液亏耗，肝火易炽，胃气未醒，纳谷减少，脉证参合渐有转机之象，倘能不生枝节，可望渐入坦途。前方既见效机，仍守轻可去实，去疾务尽之义，若早进滋阴，恐有留邪之弊，拙见如此，既请明正。

净蝉衣八分　光杏仁三钱　金银花三钱　花粉三钱　炙兜铃一钱五分　轻马勃八分　川象贝各一钱五分　连翘一钱五分　生草五分　枇杷叶三张，去毛，包　冬桑叶三钱　瓜蒌皮三钱　黑山栀一钱五分　竹茹一钱五分　芦根一尺，去节

六诊：病有标本之分，治有先后之别，证生于本者，治其本，证生于标者，治其标。今治标以来，伏邪已解，肺炎亦消，咳嗽痰鸣亦减六七。惟阴分本亏，津少上承，余焰留恋气分，肺金输布无权，厥阳易于升腾，口干唇燥，头眩且痛，形神衰弱，小溲带黄，舌苔化而未净，皆系余燥为患。燥字从火，火灼津液为痰，有一分之燥，则有一分之痰，不能清澈也。左脉弦数已缓，右脉滑数亦和，恙已转机，循序渐进，自能恢复原状。再清余燥以化痰热，生津液以滋化源，俾得津液来复，则燥去阴生矣。

净蝉衣八分　生甘草五分　生石决五钱　桑叶三钱　活芦根一尺，去节　轻马勃八分　光杏仁三钱　鲜竹茹一钱五分　冬瓜子三钱　枇杷叶三张，去毛、包　天花粉三钱　川象贝各一钱五分　炙兜铃一钱五分　钩藤三钱

陆左。风温伏邪，挟痰交阻，肺胃不宣，少阳不和，寒热往来，咳嗽胸闷，甚则泛恶。脉象弦滑，舌前半无苔，中后薄腻。和解枢机，宣肺化痰治之。

前柴胡各五分　光杏仁三钱　炒谷麦芽各二钱　象贝三钱　苦桔梗一钱　橘红一钱　冬桑叶三钱　枳实炭三钱　半夏一钱五分　炒竹茹一钱五分　冬瓜子三钱

二诊：寒热轻减，咳嗽痰多，口干欲饮，五六日未更衣。舌前半光绛，中后腻黄，脉数不静，阴液已伤，阳明腑垢不得下达。今拟存阴通腑，清肺化痰。

天花粉三钱　生草六分　象贝三钱　生枳实一钱五分　杏仁三钱　元明粉一钱五分　川军三钱　冬瓜子三钱　炒枳壳三钱　干芦根一两，去节

以上出自《丁甘仁医案》

朱先生。风温之邪，挟湿热内蕴阳明为病，肺失宣化之权，身热六天，朝轻暮重，有汗不解，咳痰不爽，胸闷不思饮食，小溲短赤，舌苔粉白而腻，脉象濡滑而数，书云：汗出而热不解者，非风即湿。又曰：湿为黏腻之邪，最难骤化，所以身热而不易退也。再拟疏解温邪，宣肺淡渗。

炒豆豉三钱　黑栀皮一钱五分　鸡苏散三钱，包　福泽泻一钱五分　赤苓三钱　江枳壳一钱　苦桔梗

一钱　连翘三钱　净蝉衣八分　光杏仁三钱　大贝母三钱　熟牛蒡二钱　甘露消毒丹四钱，包煎

二诊：风温之邪，挟湿热内蕴阳明为病，肺失宣化，身热七天，早轻暮重，汗泄不畅，咳痰不爽，胸闷不思饮食，口干不多饮，小溲短赤，三日未更衣，舌苔薄腻，脉象濡滑而数。仍拟解肌达邪，宣肺化痰，冀望风温之邪，由从气分而解。

炒豆豉三钱　粉葛根一钱五分　净蝉衣八分　薄荷叶八分　熟大力子一钱五分　江枳壳一钱　苦桔梗一钱　嫩前胡一钱五分　光杏仁三钱　大贝母三钱　通草八分　冬瓜子三钱　连翘壳三钱

余太太。风温之邪，挟湿痰逗留少阳阳明为病，畏风身热，得汗不畅，咳嗽不爽，胁肋牵痛，稍有泛恶，项强转侧不利，口干不多饮，舌质红，苔薄腻，脉象濡滑而数。阳明经邪不得外达，痰湿逗留肺络，气机不宣，还虑缠绵增剧。再拟疏解少阳之经邪，宣化肺胃之痰湿，尚希明正。

粉葛根一钱五分　银柴胡一钱　炒豆豉三钱　黑山栀皮一钱五分　竹沥半夏一钱五分　炒竹茹一钱五分，枳实一钱同炒　光杏仁三钱　象贝母三钱　连翘壳三钱　炒荆芥一钱　冬瓜子二钱　通草八分

二诊：得汗表热渐退，而里热不清，口渴不多饮，咳嗽呕恶，夜不安寐，舌苔薄腻，脉象濡滑。风温之邪，挟痰滞交阻肺胃为病，胃不和则卧不安也。再拟祛风宣肺，和胃化痰。

清水豆卷三钱　净蝉衣八分　嫩前胡一钱五分　霜桑叶三钱　朱茯神三钱　竹沥　半夏一钱五分　枳实炭一钱　炙远志一钱　光杏仁三钱　大贝母三钱　通草八分　炒竹茹一钱五分　冬瓜子二钱　鲜枇杷叶三张，去毛，包

刘小姐。风温之邪，挟痰热逗留肺胃，移于少阳，身热四候，朝轻暮重，咳嗽痰多，口干欲饮，舌前半淡红，中后薄腻，脉象濡滑而数，胸闷不思饮食。阴液暗伤，津少上承，证势非轻。姑拟生津达邪，清肺化痰。

天花粉二钱　银柴胡一钱　青蒿梗一钱五分　嫩白薇一钱五分　赤茯苓三钱　象贝母三钱　冬桑叶二钱　银花炭三钱　清水豆卷四钱　焦楂炭四钱　粉葛根一钱　冬瓜子三钱　连翘壳三钱

二诊：寒热大减，咳嗽痰多，胸痹不能饮食，大便溏薄不爽，口干不多饮，脉象濡数。阴液暗伤，燥邪痰热逗留肺胃，太阴清气不升，还虑正不胜邪，致生变迁。人以胃气为本，今拟和胃化痰，清肃肺气。

水炙桑叶皮各一钱五分　川象贝各二钱　稽豆衣三钱　抱茯神三钱　远志一钱　炒扁豆衣三钱　焦楂炭二钱　银花炭三钱　冬瓜子三钱　生熟谷芽各三钱　干芦根一两　干荷叶一两

三诊：寒热已退，便溏亦止，惟咳嗽痰多，胸痹不能饮食，白疹隐隐布于胸腹之间，左脉细弱，右脉濡数无力。肺之阴已伤，燥邪痰热留恋，还虑正不胜邪，致生变迁，再宜养正、和胃、清肺、化痰。

南沙参三钱　水炙桑叶二钱　抱茯神三钱　炒淮山药三钱　川象贝各二钱　生苡仁四钱　冬瓜子三钱　生熟谷芽各三钱　远志一钱　炒扁豆衣三钱　浮小麦四钱　干荷叶一角

以上出自《丁甘仁晚年出诊医案》

钱苏斋

病者：吴吉人，年四十九岁。

病名：风温夹食。

原因：素体瘦弱，食积易停，温邪由口鼻吸入肺胃，与痰滞胶结而发。

证候：初起表热，一日即解，能食而不大便，痰嗽气逆。病届五日，曾陡作胀闷、喘急欲绝，旋即平复。迄十一日晨，始行大便一次，登厕方毕，腹中疠痛不止，冷汗如雨，气促脉微，昏谵痰嘶，面色晦暗，呼号欲绝。自晨迄晚，连易五医，俱言不治，或仅书生脉散方以固其正。余审其龈腭间有糜腐，与之语神识尚清，中气未夺，按其腹并不拒，但言绕脐剧痛，矢气臭秽而极多，量其热度，止九十八度。

诊断：脉甚细弱，而舌苔焦黄垢腻厚浊，此温邪与痰滞交结阻塞肠胃间，欲下而不得下，故有此剧烈之腹痛也。冷汗频流，此痛汗非脱汗也。脉虽微细，身虽无热，其人阳气素弱，邪亦不甚，但积滞太多，非一下所能愈者。兹当舍脉从证，先与急下之剂，不可误认为正虚欲脱之证，致犯实实之戒，反致不救也。

疗法：下法宜用汤，汤之言荡也。惟痰热宿滞，皆胶黏之物，瘀积既久而又多，非一下即能荡涤无余者。观其满口糜腐，矢气叠转，胃将败而生机未绝，攻下之中又宜相度缓急，分数次以行之。

处方：礞石滚痰丸七钱，包煎　焦六曲三钱　莱菔子三钱　广橘红一钱　海蛤粉四钱　陈胆星一钱　制半夏三钱　炒枳壳一钱　瓜蒌实六钱　光杏仁三钱　山楂炭三钱　芒硝一钱，冲

又方：川连七分　楂炭三钱　枳实钱半　制半夏三钱　白杏仁三钱　乌药钱半　苏梗钱半　六曲三钱　槟榔钱半　全瓜蒌七钱　川郁金钱半　大腹绒钱半

三方：枳实导滞丸七钱，包煎　广橘红一钱　制半夏三钱　莱菔子三钱　白杏仁三钱　苏子三钱　瓜蒌实五钱

效果：服第一方后，下宿垢甚多，腹痛缓，自觉未畅，矢气尚多。与第二方，又解一次，痛止痰平，但自言腹中宿垢尚多。再服第三方，又畅下宿垢甚多，糜腐去而舌苔脱去大半，下露淡红新肉。乃用石斛等养胃法，调理旬余而痊。

廉按：风温夹食，食积化火酿痰，数见不鲜。此案诊断既明，方亦稳健可法。

《全国名医验案类编》

贺季衡

吴男。风温五日，壮热少汗，咳嗽痰鸣，痰色或红或黑，左胁痛，谵妄神迷，少腹拒按，脉滑数，右部不楚，舌苔腻黄。表里同病，有化燥生风之虑。

麻黄八分，后入　大杏仁三钱　净连翘三钱　川通草八分　炒枳实二钱　生石膏八钱，先煎　象贝三钱　青皮二钱　橘红一钱五分　淡子芩二钱　生竹茹一钱五分　鲜芦根一两

孙男。风温热退之后，未能得汗，心烦谵语，气逆呛咳，舌起黄苔，便闭，脉小数。其邪将从内陷，仍防化燥。

麻黄八分　生石膏八钱，先煎　前胡二钱　橘红一钱五分　黑山栀三钱　炙甘草五分　净连翘三钱　炒枳实二钱　川通草八分　梨皮四钱

二诊：进麻黄石膏汤，热从汗解，谵妄亦清，呛咳未已，便结未通，舌苔黄。邪去滞存之证。

瓜蒌皮四钱　川通草八分　大杏仁三钱　薄橘红一钱五分　炒六曲四钱　炒枳实二钱　苡仁五钱　谷芽四钱　竹茹一钱五分　荸荠三个，打

黄男。风温五日，内外灼热，得汗不解，热从内陷，神迷谵妄，循衣摸床，协热自利，咳不爽，痰鸣，脉小数，左手不了了，舌尖红干，苔黄且厚。据此现象，势有化燥生风之害，证属险要。

鲜石斛四钱，杵　淡子芩一钱五分　大杏仁三钱　净连翘二钱　粉葛根二钱　益元散五钱，包　香白薇四钱　云神四钱　半夏曲二钱　炒竹茹一钱五分　灯心十茎，朱染

另：神犀丹一小锭，温开水磨服。

改方：去葛根，加黑山栀二钱。

以上出自《贺季衡医案》

范文甫

王右。温邪有升无降，经腑气机交逆，营卫失其常度，为热邪所迫，津液日耗，则渴饮不饥。温邪本先犯肺，今兼头痛，舌红而苔白，宜辛凉宣泄。

麻黄6克　杏仁9克　甘草3克　生石膏30克

二诊：身热得汗而解，咳嗽阵作，尚需清宣。

麻黄3克　杏仁9克　甘草3克　生石膏12克　象贝9克

陈师母。风温内热，干于经络，面部浮肿，通体疼痛，热迫下利。

炙鳖甲9克　麻仁9克　杏仁9克　桃仁9克　生石膏24克　小生地24克　生甘草2克　鲜水芦根24克

沈师母。风温，咳嗽痰红，热结旁流，身热入晚尤甚，耳聋谵语，舌干绛而裂，其中血迹斑斑，脉细而数，证势危殆，不得已下之。泄其热，存其津。

鲜大生地各30克　元参24克　麦冬24克　生大黄9克　玄明粉9克

二诊：此证譬如屋宇失火，任其焚烧，而救火车不到，可乎？服昨药已得下，瘕来有限，理当再下。但元虚太甚，姑缓一日。仍旧可危之至。

鲜大生地各30克　元参24克　麦冬24克　甘草3克　象贝9克　杏仁9克

三诊：已瘕多，神清，血亦止。再稍稍下之泻其余热。

鲜大生地各30克　元参24克　麦冬12克　炒枳壳4.5克　生大黄6克　杏仁9克

以上出自《范文甫专辑》

魏长春

俞仰左君，年六十一岁。民国二十二年四月八日诊。

病名：风温夹痰火。

原因：劳心不寐，感受风温，引动宿疾痰火，病起五日。

证候：内热颇炽，无汗，咳逆气短息促，痰黄韧，口不渴，便下酱粪，溲臭色赤，神倦欲寐。

诊断：脉沉滑数，舌焦黑无津。风温夹痰火，热炽肺炎。

疗法：用清肺化痰泄热法。

处方：牛蒡子三钱　川贝二钱　淡竹沥一两，冲　全瓜蒌九钱　天花粉三钱　益元散五钱　淡豆豉三钱　焦山栀三钱　冬瓜子三钱　生米仁四钱　活水芦根八钱，去节

次诊：四月九日。脉象弦滑，舌红苔灰黑。微渴欲饮，热减痰色白，溲赤便解。拟千金苇茎汤及钱氏泻白散法。

次方：活水芦根八钱，去节　冬瓜仁三钱　米仁八钱　桃仁三钱　川贝二钱　桑白皮三钱　地骨皮三钱　牛蒡子三钱　瓜蒌皮三钱　苦杏仁三钱　淡竹沥一两，冲　制半夏三钱　黄芩二钱

三诊：四月十日。咳逆气促痰白，小溲浑浊，脉滑数，舌红糙起刺，苔薄焦黑。内热未尽，治用清燥救肺汤合雪羹汤加减。

三方：桑叶三钱　枇杷叶二钱，去毛　玄参五钱　生甘草一钱　生石膏八钱　海蜇一钱　地栗七枚　川贝二钱　天花粉五钱　瓜蒌皮三钱　牛蒡子三钱

四诊：四月十一日。昨日发热甚炽，伏邪渐得外达，舌尖红，根苔白厚腻铺。口气秽臭，便解黑粪，小溲浑浊，脉象弦滑，用清降痰火法。

四方：炙麻黄五分　苦杏仁二钱　生石膏八钱　炙甘草一钱　全瓜蒌五钱　制半夏三钱　川连八分　陈海蜇一两，洗　地栗七枚　牛蒡子三钱　礞石滚痰丸三钱，吞　天花粉五钱

五诊：四月十二日。昨解大便五次，小溲仍浊，咳痰白薄，口气秽臭已清，内热已减，夜寐不酣，脉象弦滑，舌红剥，根苔白厚。治宜清化。

五方：桑白皮三钱　地骨皮三钱　生米仁八钱　玄参五钱　生石膏八钱　知母三钱　黄芩二钱　瓜蒌皮三钱　海蜇两漂　地栗七枚　天花粉五钱　制半夏三钱　川连八分

六诊：四月十三日。舌色红润，苔渐化薄，溲清稍长，便下黑粪，脉弦滑，咳痰白薄。胃醒思纳，治用清肺化湿。

六方：绵茵陈八钱　枇杷叶二钱，去毛　连翘三钱　黄芩三钱　地骨皮三钱　桑白皮三钱　知母三钱　瓜蒌皮三钱　生石膏八钱　生甘草一钱　川石斛三钱

七诊：四月十四日。舌苔已化，质红润，脉滑溲长。身热未退，治宜清肺化饮。

七方：炙麻黄三分　生石膏五钱　生姜一钱　红枣四枚　炙甘草一钱　制半夏五钱　射干二钱　紫菀三钱　马兜铃三钱　款冬花三钱　苦杏仁三钱　茯苓三钱

八诊：四月十五日。舌红润苔退，脉滑。余热未尽，咳而多痰，治宜清肺化痰。

八方：射干三钱　马兜铃三钱　款冬花三钱　苦杏仁三钱　橘白一钱　海石五钱　瓜蒌皮三钱　冬瓜仁三钱　桑白皮三钱　旋覆花三钱，包煎　生牡蛎五钱

九诊：四月十九日。脉软舌淡，胃气未复，拟旋覆代赭汤加减。

九方：旋覆花三钱，包煎　代赭石五钱　西党参一钱　竹茹三钱　制半夏三钱　瓜蒌皮三钱　海石四钱　桑白皮三钱　苦杏仁三钱　紫菀三钱

十诊：四月二十一日。热退尽，舌红润，二便通调，脉缓。咳痰气逆未已，仍宗前法。

十方：旋覆花三钱，包煎　代赭石五钱　西党参一钱　炙甘草一钱　制半夏三钱　款冬花三钱　苏子三钱　苦杏仁三钱　远志一钱　米仁八钱　枳实一钱

效果：服后，胃苏气平，病愈。

炳按：风温挟痰火，散风清热法，合雪羹汤，本属对证之法，如半夏性温而燥、甘草甜腻满中，实为美中不足耳。

冯肃惠君太夫人，年六十九岁，民国十八年四月十三日诊。

病名：风温化燥。

原因：素有痰火，新感风温，恶寒发热，胁痛，服西医泻剂，热陷转剧。

证候：壮热头汗，胁肋疼痛，咳痰白韧，神昏沉眠。

诊断：脉弦滑数，舌红中剥，干裂强硬，苔黄厚，温邪犯肺，热蒸心包，因而神昏，势非轻浅，恐热痰内闭，喘脱堪虞。

疗法：扶元养液，清热化痰闭窍。

处方：鲜石斛五钱　鲜生地八钱　水芦根二两，去节　淡竹沥一两，冲　西洋参三钱　万氏牛黄清心丸二粒，去壳研灌

次诊：四月十四日。热势减低，神清口干，咳差，痰白胶韧，头汗未止，肠鸣便实，脉象滑数，舌柔润泽，苔黄滑腻。温邪在肺，用清润法。

次方：西洋参一钱　鲜石斛三钱　鲜生地五钱　淡竹沥一两，冲　水芦根一两　冬瓜仁四钱　生米仁八钱　苦杏仁三钱　瓜蒌皮三钱　制半夏二钱

三诊：四月十五日。身热退尽，神识已清，便解咳瘥，痰白黏，胃思纳，自汗津津脉缓，舌尖红中剥脱液，舌质柔软，苔黄厚腻。拟滋阴安神敛汗。

三方：西洋参一钱　原麦冬三钱　五味子三分　桑叶二钱　枇杷叶五片，去毛　钗石斛二钱　朱茯神四钱　川贝二钱　旋覆花三钱，包煎　化龙骨三钱　生牡蛎四钱

四诊：四月十六日。胃气较展，自汗未敛，夜眠欠安，脉软弱，舌红润，苔化未尽。用宁神敛汗法。

四方：稽豆衣三钱　桑叶三钱　淮小麦三钱　生白芍三钱　炙甘草一钱　川石斛三钱　原麦冬三钱　远志二钱　朱茯神四钱　甘杞子三钱　酸枣仁三钱

五诊：四月十七日。自汗未敛，胃苏寐安，脉软弱，舌苔黄腻。用扶元敛汗和中法，善后。

五方：化龙骨三钱　生牡蛎三钱　生白芍三钱　炙甘草五分　朱茯神四钱　生米仁八钱　西党参钱半　淮山三钱　木瓜一钱　谷芽八钱　绿梅花一钱

效果：服药后，舌苔化，汗敛便调寐安，拟养胃阴法善后。

炳按：是案救液祛邪，扶元调胃，步步为营，使邪无藏身之所，元气有御敌之力，则邪自去矣。

以上出自《慈溪魏氏验案类编初集》

张玉书

风温挟温滞交阻，壮热，神昏谵语，手舞足蹈，二便不利，六脉沉数，舌不出关，内闭不达之象，证属棘手。后交春分大节，防痉厥不测。

羚羊角一钱五分　天竺黄一钱五分　杏仁三钱　黑豆卷三钱　川郁金一钱五分　通草一钱　黑山栀二钱　冬桑叶一钱五分　枳实一钱五分　生熟军各二钱　连翘心二钱

先服玉雪救苦丹一粒，再进至宝丹一粒，俱用鲜石菖蒲一钱、蝉衣一钱、老姜三片，煎汤

送服。

复诊：壮热得汗而减，二便俱利，神志转清，舌根腻微白。

《近代中医流派经验选集》

章成之

周男。体温39.5℃，谵语见于病起之第三日，在肠伤寒殊为少见。呼吸紧张，时有痰凝于喉间，咯吐不爽，此温邪首先犯肺之候。

桑白皮9克　地骨皮9克　连翘12克　知母9克　杏苡仁各9克　葶苈子9克　地龙9克　远志肉4.5克　瓜蒌仁9克，玄明粉9克同捣　生甘草2.4克

二诊：气略平，入夜两颧发赤。如见神蒙，便是逆传心包之候。

生麻黄2.4克　生石膏30克　光杏仁9克　粉草3克　淡黄芩9克　地龙9克　桑白皮9克　远志肉4.5克　陈胆星2.4克　石菖蒲9克

顾男。身热自汗出而不能解者，是为风温。病五日，从未得便。凡温邪皆下不嫌早。

粉葛根9克　淡黄芩9克　地枯萝12克　春柴胡9克　连翘9克　望江南30克　黑山栀9克　菊花9克　赤苓9克　郁李仁12克

以上出自《章次公医案》

第四章 春温

李用粹

准右章公克，壬寅春客游海邑，患温病发热，邪气再传，壮热神昏，濈濈自汗，眼红面赤，口渴舌黑，胸膈满闷，势甚危殆。医者泛用清热轻剂，以冀幸免。余曰：春温之温邪伏藏于冬，一触发于春，随天气化寒郁为热，此时令之热也。脉来洪大，舌黑口干，灼热汗流，神思昏愦，此脉证之热也。当速煎甘寒大剂清彻里邪，庶不使胃热腐化，若徒任芩、连诸药，恐一杯之水难救车薪之火，热必自焚矣。立方用石膏五钱，麦冬二钱，知母、花粉各一钱五分，山栀一钱，甘草五分，加竹叶、粳米、灯心为引，二剂而神爽热除。

《旧德堂医案》

程文囿

道友曹肖岩翁，故居杨村，侨寓岩镇。乾隆甲寅春，初病寒热头痛，自服温散不解。又因胸膈胀闷，疑夹食滞，加用消导药不效。直至七朝，热发不退，精神恍惚。予视之曰："病由冬不藏精，又伤于寒，邪伏少阴，乘时触发，即春温两感证也"。渠虑客中不便乃归。诘朝延诊，势渐加重，神昏脉大，面赤舌黑。方仿理阴煎，补中托邪。渠师仇心谷先生见方称善。次早复诊，予告仇公曰："此病全是真元内亏，邪伏于里，猝难驱逐。吾料其热烦过二候，始能退去，热退神自清耳。"复订六味回阳饮与之。越日再视，热盛舌干，烦躁脉数，因易左归饮，令服两剂，其届二候，果汗出热退。守至两旬，饮食大进，日啜糜粥十余碗，便犹未圊。其昆季问故，予曰："胃中常留水谷三斗五升，每日入五升，出五升。缘病中全不能食，胃中水谷，久经告竭，今虽日啜糜粥，不足弥缝其阙，并未有余，焉能骤便。予阅方书，案载一人病后纳食颇多，并不欲便，亦无胀楚，众疑之。医曰：胃津亏耗，燥火有事，所进之食即消熔，其渣滓须待津回燥润，方能便利如常，阅月余便始通。今才两旬，何虑为？"后至三十余日便通，病亦全却。

《杏轩医案》

王孟英

余侄森伯，患发热面赤，渴而微汗。孟英视之曰：春温也。乘其初犯，邪尚在肺，是以右寸之脉洪大，宜令其下行，由腑而出，则可霍然。投知母、花粉、冬瓜子、桑叶、枇杷（叶）、黄芩、苇茎、栀子等药，果大便连泄极热之水二次，而脉静身凉，知饥啜粥，遂痊。设他人治之，初感总用汗药，势必酿成大证。

濮树堂室，怀妊五月，患春温。口渴善呕，壮热无汗。旬日后，始浼孟英视之。见其烦躁谵语，苔黄不燥，曰：痰热阻气也。病不传营，血药禁用。试令按其胸次，果然坚痛。而大解仍行，法当开上。用小陷胸汤加石菖蒲、枳实、杏（仁）、贝（母）、（竹）茹、郁（金）、栀（子）、（连）翘等药，芦菔汤煎服。服二剂，神情即安。四帖后，心下豁然。然心腹如烙，呕吐不纳。改投大剂甘寒，加乌梅，频啜渐康。秋间得子亦无恙。

姚令舆室，素患喘嗽，而病春温。医知其本元久亏，投以温补，痉厥神昏，耳聋谵语，面青舌绛，痰喘不眠，皆束手矣！延孟英诊之，脉犹弦滑。曰：证虽危险，生机未绝，遽尔轻弃，毋乃太忍。与犀角、羚羊（角）、元参、沙参、知母、花粉、石膏以清热熄风，救阴生液。佐苁蓉、石英、鳖甲、金铃、旋覆、贝母、竹沥以潜阳镇逆，通络蠲痰。三剂而平。继去犀（角）、羚（羊角）、石膏，加生地黄，服旬日而愈。仲秋，令舆病，竟误服温补，数日而殒，岂非命耶？

许芷卿，亦精于医，偶患外感，即服清散之药，而证不减。或疑其非春温也，邀孟英质之，诊脉迟涩，二便皆行，筋掣不眠。畏寒能食，喉舌皆赤。予大剂清营药。数服而瘥。
迨夏，两腿患疥，外科治之，久而不愈。孟英谓：（因）其平昔善饮，蕴热深沉，疡科药亟宜概屏，令以雪羹汤送（服）当归龙荟丸，果得渐瘳。

陈建周令郎，患春温，初起即神气躁乱，惊惧不眠，两脉甚数。孟英谓：温邪直入营分也。与神犀丹佐紫雪，两剂而瘥。夏间，吴守旃暨高若舟令郎，胡秋纫四令嫒，患温，初起即肢瘈妄言，神情瞀乱。孟英皆用此法，寻即霍然。
孟英曰：世人每执汗解之法，为初感之治。孰知病无定体，药贵得宜，无如具眼人稀，以致夭枉载道。归诸天数，岂尽然哉？

王皱石广文令弟，患春温，始则谵语发狂，连服清解大剂，遂昏沉不语，肢冷如冰，目闭不开，遗溺不饮，医皆束手。孟英诊其脉，弦大而缓滑，黄腻之苔满布，秽气直喷。投承气汤加银花、石斛、黄芩、竹茹、元参、石菖蒲，下胶黑粪甚多。而神识稍清，略进汤饮。
次日，去（芒）硝、（大）黄，加海蛇、芦菔、黄连、石膏，服二剂而战解肢和，苔退进粥，不劳余力而愈。
继有张镜江邀（孟英）治叶某，又钱希敏之妹丈李某，孟英咸一下而瘳。惟吴守旃之室，暨郑又侨，皆下至十余次始痊。今年时疫盛行，医多失手，孟英随机应变，治法无穷，救活独多，不胜缕载。

翁嘉顺，亦染温病，初发热，即舌赤而渴，脉数且涩。孟英曰：非善证也。盖阴虚有素，值此忧劳哀痛之余，五志内燔，温邪外迫，不必由卫及气，自气而营。急予清营，继投凉血，病不稍减。且家无主药之人，旁议哗然，幸其旧工人陈七，颇有胆识，力恳手援。孟英曰：我（心）肠最热，奈病来颇恶，治虽合法，势必转重。若初起不先觑破，果已殆矣。吾若畏难推诿，恐他手虽识其证，亦无如此大剂，车薪杯水，何益于事。吾且肩劳任怨，殚心尽力图之。病果日重，昏瞀耳聋，自利红水，目赤妄言。孟英惟以晋三犀角地黄汤加银花、石膏、知母、石斛、栀（子）、贝（母）、花粉、兰草、菖蒲、竹沥、竹茹、竹叶、凫茈、海蛇等，出入互用，至十余剂，舌上忽布秽浊垢苔，口气喷出，臭难向迩，手冷如冰，头面自汗，咸谓绝矣。孟英曰：生机也。阴虚而热邪深入，余一以清营凉卫（血）之法。服已俞旬，始得营阴渐振，推邪外出，乃现此苔。惟本元素弱，不能战解，故显肢冷，而汗仅于头面，非阳虚欲脱也。复予甘寒频灌，越三日，汗收热退，苔化肢温。此病自始迄终，犀角共服三两许，未犯一毫相悖之药，且赖陈七恪诚，始克起九死于一生，继以滋阴善后而康。

以上出自《王氏医案》

林佩琴

李。寒热微汗，口渴呛嗽，脉浮洪。乃春温犯肺。用辛凉轻剂，为手太阴治法。山栀、淡豉、桔梗、花粉、杏仁、象贝、桑皮（蜜炙）、薄荷、蔗汁（冲）。二服嗽减。去栀、豉、桔、粉，加瓜蒌、橘红、前胡服愈。此邪干肺，从卫分得解者。

房师午园张公，高年上盛下虚，案牍劳神，冬春不寐，感温呛咳，晕仆，两寸脉洪大，由平昔阳不交阴，内风上冒，兼引温邪，表里扇动。证见眩仆，喉痛声哑，舌如煤熏。夫心为君主，义不受邪，因春温伤肺，逆传心包，神明俱为振动，且素饵桂附，致炎阳独亢，营液内劫。此怔忡无寐根由，师言昔病足痹，徽医用祛风药兼桂附得效，近三年矣。遇谓风药多燥，况桂附乎，以脉证参时令，宜辛凉轻剂，于熄风润燥中，佐以滋阴安神。不过一剂，当夜自能成寐，再剂呛嗽除，悸眩止矣。初剂：鲜生地三钱，沙参、麦冬、淡竹叶、瓜蒌仁、甘菊炒、山栀、茯神各二钱，贝母、甜杏仁（炒研）余钱半，枣仁八分，蔗汁一杯，诸品清轻凉润，能除上焦弥漫之邪，兼入空窍熄风火，除悸眩、清音平嗽，若重浊便无效。再剂：前方加天冬、玉竹、百合，减蒌仁，六七服，诸证平，舌色复故。后用膏方：三才膏加五味、核桃、牛膝、茯神、枣仁、柏子仁、白芍、玉竹、杞子熬膏，白蜜收，白汤化服。诸品能交心肾，安神志，利腰膝，兼使金水相涵，阴阳和平，自无上盛下虚之患矣。

以上出自《类证治裁》

费伯雄

某。风邪内郁肺胃，遂成春温。旬日热盛，其咳不爽，气急烦躁，胸腹痞痛，鼻衄，幼孩当此，势非轻浅。

豆卷三钱　丹皮一钱半　前胡一钱　炙桑皮二钱　葛根一钱半　杏仁三钱，打　枳壳一钱　车前子三钱　半夏二钱　防风一钱　茯神三钱　茅根四钱　姜汁炒竹茹二钱

某。春温夹湿，证延五朝。热盛烦躁，口极渴而所饮不多，自胸脘至少腹皆拒按，呕恶，面色暗滞，舌苔糙白，吴氏所谓白砂苔，热极不变黄色者。脉左浑数，右手沉滑。温邪夹痰夹滞，滞阻三焦，表里之气不通，酷似伤寒大结胸证。殊属棘手，拟方候裁。

薤白头一钱半　淡豆豉三钱　枳实一钱　旋覆花一钱半，包煎　葱白头五寸　枇杷叶二片　鲜石菖蒲一钱　瓜蒌果三钱　花粉四钱　鲜竹叶三十张　大荸荠三枚　淡海蜇一两，漂淡后入煎

某。热邪内陷，神昏谵语，大便不通。宜表里并解。

酒川连四分　黑栀三钱　连翘二钱　前胡一钱　薄荷一钱　瓜蒌仁四钱　淡酒芩一钱　法半夏三钱，梨汁炒　江枳壳一钱　川朴一钱　鲜竹叶三十张　大荸荠三钱

以上出自《费伯雄医案》

雷丰

海昌张某，于暮春之初，突然壮热而渴，曾延医治，胥未中机。邀丰诊之，脉驶而躁，舌黑而焦，述服柴葛解肌及银翘散，毫无应验。推其脉证，温病显然，刻今热势炎炎，津液被祛，神识模糊，似有逆传之局，急用石膏、知母，以祛其热；麦冬、鲜斛，以保其津；连翘、竹叶，以清其心；甘草、粳米，以调其中。服之虽有微汗，然其体热未衰，神识略清，舌苔稍润，无如又加呃逆，脉转来盛去衰，斯温邪未清，胃气又虚竭矣。照前方增入东洋参、刀豆壳，服下似不龃龉，遍体微微有汗，热势渐轻，呃逆亦疏，脉形稍缓。继以原法，服一煎诸恙遂退，后用金匮麦门冬汤为主，调理匝月而安。

城东章某，得春温时病，前医不识，遂谓伤寒，辄用荆、防、羌、独等药，一剂得汗，身热退清，次剂罔灵，复热如火，大渴饮冷，其势如狂。更医治之，谓为火证，竟以三黄解毒为君，不但热势不平，更变神昏瘛疭。急来商治于丰，诊其脉，弦滑有力，视其舌，黄燥无津。丰曰：此春温病也。初起本宜发汗，解其在表之寒，所以热从汗解，惜乎继服原方，过汗遂化为燥，又如苦寒遏其邪热，以致诸变丛生，当从邪入心包、肝风内动治之。急以祛热宣窍法，加羚羊、钩藤。服一剂，瘛疭稍定，神识亦清，惟津液未回，唇舌尚燥，守旧法，除去至宝、菖蒲，加入沙参、鲜地、连尝三剂，诸恙咸安。

三湘刘某之子，忽患春温，热渴不解，计有二十朝来，始延丰诊，脉象洪大鼓指，舌苔灰燥而干，既以凉解里热法治之。次日黎明，复来邀诊，诣其处，见几上先有药方二纸，一补正回阳，一保元敛汗。刘曰：昨宵变证，故延二医酌治，未识那方中肯？即请示之。丰曰：先诊其脉再议。刘某伴至寝所，见病者复被而卧，神气尚清，汗出淋漓，身凉如水，六脉安静，呼吸调匀。丰曰：公弗惧，非脱汗也，乃解汗也。曰：何以知之？曰：脉静身凉，故知之也。倘今见汗防脱，投以温补，必阻其既解之邪，变证再加，遂难治矣。乔梓仍信丰言，遂请疏方，思邪方解之秋，最难用药，补散温凉，概不可施，姑以菱皮畅其气分，俾其余邪达表；绿豆衣以皮行皮，使其尽透肌肤；盖汗为心之液，过多必损乎心，再以柏子、茯神养其心也；加沙参以保其津，细地以滋其液，米仁甘草调养中州；更以浮小麦养心敛汗。连服二剂，肢体回温，汗亦收住。调治半月，起居如昔矣。

或问曰：先生尝谓凡学时病，必先读仲景之书。曾见《伤寒论》中，漏汗不止，而用附子。今见大汗身凉，而用沙参、细地，能不令人骇然？请详其理。答曰：用附子者，其原必寒，其阳必虚。今用沙、地者，其原乃温，其阴乃伤。一寒一温，当明辨之。又问：春温之病，因寒触动，岂无寒乎？曰：子何迂也！须知温在内，寒在外。今大汗淋漓，即有在外之寒，亦当透解，故不用附子以固其阳，而截其既解温邪之路，用沙、地以滋津液，而保其既伤肺肾之阴。若执固阳之法，必使既散之邪复聚，子知是理乎？

以上出自《时病论》

陈莲舫

西张港，顾兰田。触发温邪，春受夏发。久弱之体，不得从疹瘟泄化。而营卫已为偏胜，营争为寒，卫争为热。经月未解，或一日一阵，或一日两阵。遂至肾不摄而为喘逆，肺不降而为咳嗽。痰胶艰出，咽响气促。脉左细滑，右浮弦，重按皆不应指下。舌光如镜，余邪虽有逗留，而气与阴销铄太过。节令热势方张，最宜护持。拟协营卫而退寒热，摄肺肾而平喘咳候政。

吉林须　蛤蚧尾　银柴胡　川贝母　嫩白薇　广橘红　枇杷叶　陈阿胶　光杏仁　川石斛　盆秋石　生白芍　白茯苓　鲜竹茹

《莲舫秘旨》

袁焯

庚戌四月，史汉泉君患温病。昏沉不语，面垢目赤，鼻孔若烟煤壮热灼手，汗渍渍然，舌苔黑燥，手臂搐搦，两手脉数疾，溲赤，问不能言几日矣。曰："昨犹谵语，今始不能言，然，大声唤之，犹瞠目可视人。"问近日大便通否。曰："始病曾泄泻，今日不大便已三日矣。"问服何药，则取前医之方示予，盖皆不出银翘散、三仁汤、增液汤之范围。予谓此热病未用清药。阳明热极，胃家实之病也，非下不可，乃与调胃承气汤合三黄石膏汤去麻黄、豆豉，加犀角、蒌仁，接服两剂，竟未得下。惟矢气极臭，溲色如血，神识较清而身热舌黑如故。原方去元明粉、大黄，加鲜生地，并令恣饮梨汁、莱菔汁，于是热减神清，黑苔渐退，脉息亦较平，时吐黏痰，目睛转黄，遂改用小陷胸汤加芦根、茅根、青蒿、菖蒲、竹茹、贝母、冬瓜仁、木通等芳香清冽之品，以分消膈中痰热。接服四剂，胸部颈项间遍出白㾦，如水晶珠，腹部腿畔亦发白㾦，于是身热全清，知饥进粥，但精神疲弱耳，复以西洋参、麦冬、石斛、苡仁、贝母、竹茹、枇杷叶等调养数日，始解黑燥屎数次。当时两进大黄而不下者，盖其戚友中有知医者，潜将大黄减去一钱，每剂只用二钱，故但有解毒之功，而无攻下之力，而奏效亦较缓也。然究胜于粗工之滥用硝黄而偾事者矣。

《丛桂草堂医案》

费承祖

安徽蒯光辅之室，患春温，咳嗽发热，热盛时神昏谵语，口渴引饮，苔黄溺赤，脉来弦数。邪热灼津，从肺熏蒸包络，与邪入包络迥殊。芳香宣窍，万不可投。

黄连三分　黄芩一钱　山栀一钱五分　豆豉三钱　薄荷一钱　蝉衣一钱　川石斛三钱　生甘草八分　鲜竹茹一钱五分　银花三钱　连翘一钱五分　杏仁三钱

连进两剂，汗出热退，咳止神清，惟心悸头眩，眼花神倦，邪退阴虚已著。

西洋参一钱五分　川石斛三钱　生甘草八分　天花粉三钱　川贝母三钱　鲜竹茹一钱　桑叶一钱　生谷芽四钱

连服三剂而愈。

广东陈君荫堂，病春温，发热头痛，口渴引饮，咳嗽苔黄，胸腹作痛，食难下咽，小便赤色，夜不成寐。予往诊之，脉极弦细，津液已伤，邪热阻气灼阴，肺金清肃无权，胃气流行失职。治宜生津清热，苦降辛通。

石斛三钱　天花粉三钱　黄连三分　吴萸一分　桑叶一钱五分　蝉衣一钱　甘草五分　竹茹一钱五分　冬瓜子四钱　生熟谷芽各四钱　光杏仁三钱

进一剂，汗出热退，头痛腹疼皆止。照前方去蝉衣，加南沙参四钱、甘蔗二两。连服三剂，苔黄已退，口渴引饮亦止，饮食渐进而痊。

以上出自《费绳甫医话医案》

曹沧洲

吴左。初诊：壮热六日，胸闷气急咳逆，脉不畅，温邪郁于肺胃，正在鸥张，弗泛视之。

淡豆豉三钱　干浮萍一钱半　前胡一钱半　牛蒡子三钱　白蒺藜四钱　赤芍三钱　生紫菀一钱半　白杏仁四钱　枳壳一钱半　神曲四钱　青皮一钱半　泽泻三钱　通草七分

二诊：春温一候，咳嗽，胸未舒，舌黄，脉数，防余邪反复。

前胡一钱半　牛蒡子三钱　赤芍三钱　白杏仁四钱　象贝四钱　六曲四钱　楂炭四钱　枳壳一钱半　青皮一钱半　米仁四钱　赤苓三钱　泽泻三钱

三诊：春寒后，天气骤温，劳倦感邪，寒热旬余，脉数，夜则糊语，邪滞蒸热，防化燥昏陷。

淡豆豉三钱　牛蒡子三钱　赤芍三钱　川石斛三钱　象贝四钱　紫菀一钱半　楂炭四钱　枳壳一钱半　竹茹三钱　紫贝齿一两　连翘三钱　枇杷叶四钱

四诊：春温病十三日，昨得汗腑通，尚是脉数热壮，舌苔黄垢，仍防化燥昏陷。

淡豆豉三钱　牛蒡子三钱　赤芍三钱　蝉衣七分　杏仁四钱　象贝四钱　枳壳一钱半　竹茹三钱　胆星一钱半　紫菀一钱半　连翘三钱　泽泻三钱　枇杷叶四钱

五诊：春温病十六日，夜咳渐畅，白㾦细，午后作寒，界限不清，舌黄嗜卧，糊语，脉数。正气已乏，邪热痰滞深重，极易变迁，未可忽视。

干霍斛四钱　淡豆豉三钱　青蒿三钱　前胡一钱半　牛蒡子三钱　赤芍三钱　石决明一两　竺黄三钱　胆星一钱半　枳壳一钱半　赤苓三钱　泽泻三钱　枇杷叶四钱

六诊：春温病十八日，正虚邪恋，脉数舌黄，大势渐定，仍易变迁，弗以小效为恃。

青蒿子三钱　牛蒡子一钱半　赤芍三钱　川石斛四钱　杏仁四钱　象贝四钱　竹茹三钱　胆星一钱半　竺黄三钱　石决明一两　连翘三钱　泽泻三钱　枇杷叶四钱

《吴门曹氏三代医验集》

曹南笙

某右。初诊：先寒后热咳呛，是春温肺疾。风为阳邪，温渐化热，客气着人即曰时气。怀妊九月，足少阴肾脉养胎，上气热气，肺痹喘急，消渴满闷，便溺不爽，皆肺与大肠为表里之现证。议以清肺之急，润肺之燥，俾胎得凉则安，祛病身安，自为不补之补，古人先治其实者邪也。

泡淡黄芩　知母　鲜生地　花粉　阿胶　天冬

二诊：喘热减半，四肢微冷，腹中不和，胎气有上冲之虑。昨进清润之方，漐漐有汗，可见辛燥耗血便是助热。今烦渴既止，问初病由悲哀惊恐之伤，养肝阴滋肾液，稳保胎元，病体可调。

复脉去桂、姜、枣，加天冬、知母、子芩。

《吴门曹氏三代医验集》

陈良夫

张男。初诊：昔人云："伏邪以出表为轻，下行为顺"。据述身热不解，已经一候，脘痞口干，神烦寐少，大便五日未行，脉弦滑数，苔糙腻。拙见阳明伏热熏蒸，不得宣达，而通降因之失职，治宜宣解清泄，分达其邪，觇其进止。

香豆豉　焦山栀　光杏仁　辰滑石　炒枳实　赤苓　大连翘　瓜蒌仁　天花粉　斛石　炒竹茹　番泻叶

二诊：进宣表通里方，身热已从汗解，便下亦通，原属松象，但苔仍糙腻，口干且苦，脘痞寐少，脉弦数。伏邪尚盛，逗于阳明，虑其热势之复炽也。姑以清解为治，再觇进止。

大豆卷　鲜石斛　广郁金　焦山栀　大连翘　辰滑石　光杏仁　竹茹　辰灯心　炒枳壳　天花粉　赤苓

三诊：伏气为病，正如抽蕉剥茧，去一层又见一层。身热得和而复炽，神烦不寐，脘膈作疼，渴喜热饮，脉滑数，苔糙腻。湿热伏邪，虽达未透，阳明之气不宣，当以宣达清化为治。

淡豆豉　连翘心　鲜石斛　辰滑石　鲜菖蒲　桑叶　焦山栀　广郁金　光杏仁　炒枳壳　炒枯芩　粉丹皮

四诊：身热曾从汗解，昨见白㾦，当属气分之邪，自里出表。今晨鼻衄过多，身热复炽，神烦不寐，又见紫斑蓝斑，营分伏热，郁久化毒，昔人所谓阳毒发斑是也。脉弦滑数，苔糙黄而舌光起刺。法当清解毒邪，参保津为治，必得身热递和为佳。

犀角尖　鲜生地　鲜石斛　广郁金　大青叶　大连翘　天花粉　西赤芍　紫草茸　焦山栀　银花　霜桑叶

五诊：斑色紫蓝，都属阳明温毒。进犀角地黄汤加味，斑点较昨天更多，鼻衄牙宣，龈腐口干，身热和而不净，脉象滑数兼弦，苔薄糙，舌光起刺。温邪化毒，未尽外达，阴液受劫，势尚未稳，姑以前法加减主之。

犀角尖　生石膏　鲜石斛　鲜生地　嫩白薇　紫草　桑叶　甘中黄

六诊：温热余邪，留恋营分，两进清营泄热方，斑衄略见松象而时有体热，脉弦数，苔糙起刺，再以凉解为宜。

鲜生地　肥知母　玄参　地骨皮　生石膏　嫩白薇　鲜石斛　桑叶　制女贞　墨旱莲　天花粉　淮牛膝炭

原按：此证后以人参白虎汤扶正清邪而收全功。

宋男。叶香岩云：疹子为邪热外露之象，见后宜热退神清，方为外解里和，若斑疹出而热势不解，或其色不晶莹者皆是邪虽出而气液虚也。孟英谓温邪须顾津液，留得一分津液便有一分生理。鞠通云温病之不大便者不外乎津干、热结两端。此皆先贤之明训，而为后人所取法也。

初起即壮热口渴，旋见疹点，神烦，舌刺，更衣不行，手指撍搦。本属春温伏邪，充斥气营，津受劫而神被扰，风阳从而暗动，已非浅候。急进气营两清之法，便下稍通，内伏之邪虽得清泄，然身热入夜尤灼，疹点日多。延又旬余，便复秘结，神志时有恍惚，耳欠聪而时鸣，口干纳少，舌本光绛，根苔干糙，顷诊脉来弦数，不甚有力。合参苔脉证因，拙见是春温伏邪尚未尽去，而气液已大受劫损，阳明失于清润，腑气因之秘结，心肝之阳，复化风而上扰清窍。目前证象，有正不能支之虑，勉拟救正为主，化邪为佐，仿吴氏增液汤加味，从标本两顾，以免流弊，未识诸同道以为然否？

细生地　麦冬心_{辰拌}　辰茯神　大连翘　肥知母　火麻仁　粉丹皮　玄参心　西洋参　生石决明　天花粉　玄明粉

另用猪胆汁灌入肛门，以润肠通便。西洋参、枫斗石斛煎汤代茶，随时饮之。

王男。初诊：肺主皮毛，胃主肌肉，六气着人，首先犯肺，次传于胃。感而即发，则为头疼身热，是表分病也。若肺不即病，传袭于胃，郁久而发，便成伏气也。据述自觉感风，旋即不寒身热，头痛异常，曾经汗解，顷转壮热，此属新感表邪，引动伏气。神烦寐少，甚则气粗若逆，左手振动，盖表邪即解，里分伏热，乘机勃发，自里蒸表，正如抽蕉剥茧，层出不穷。气液受其劫损，风阳因而翔动，深虑热愈炽，正愈伤，而有内陷动风之变。且热盛生痰，冲扰肺金，而肺气又失肃降，故热时又增咳呛，复有气粗之状。诊得脉来滑数带弦，苔色薄糙而花，舌尖光绛。目前证象，治之之法，计维轻清宣达，佐以保养气液，顾其正，化其邪，庶无热盛生风之虑，然必得热势递缓为顺。

豆豉　连翘　天花粉　光杏仁　陈胆星　石决明　铁石斛　枯芩　山栀　桑叶　川贝　钩藤

二诊：邪正二字，本相对峙，邪盛则正伤，邪却则正胜。所谓正者，气阴是也。气也者，所以完我之神者也；阴也者，所以造我之形者也。温热之邪，最易耗气伤阴，然更有气中之阴，阴中之气，尧封谓津与液皆属阴，实气中之阴也。初起不寒身热，顷转壮热，曾从汗解，屡发不已，迄今旬日，神倦嗜卧，寤时多而寐时少，气怯而粗，口干唇燥，喉间似有痰声，形瘦神乏，便下失达，苔花糙，舌尖色绛，脉象六部滑数，左手稍大。合参苔脉证因，气阴已形告乏，邪热依然留恋，肺气既失其展布，胃阴复失于涵濡，殊有正不胜邪之势。考《内经》论逐邪之法，一则曰衰其大半而止；再则曰无使过之，过则伤其正焉。孟英谓留得一分津液，便有一分生理。此证正虚邪逗，补正恐其碍邪，祛邪又虑损正。今与少伯翁两先生会商，议得先从救阴补液为急，并以釜底抽薪，冀其气阴来复，热从下达，斯精神日见振刷，余剩之邪，不击而自退，庶无风动神迷之变。未识有当否，录方候正。

吉林参须　生地　通草　生石决　连翘　枫斗石斛　天花粉　甘中黄　麦冬　钩藤　玄参　玄明粉

另西洋参煎汤代茶。

以上自出《陈良夫专辑》

严执中

张东楼之妹，年十九岁，住常州陈巷。

病名：春温。

原因：去岁暮略受寒邪，寒郁化热，至今春复新感风寒而发。前医令服解表药数帖，汗出而热不退。

证候：初病头疼身痛，胸闷食少，口渴引饮，晚间热重，时或呢喃。一星期后，经行忽停，因而少腹疼痛，连夜谵语，咳嗽黏痰，用力而不得出，齿焦舌刺，索茶而不多饮，屈指已廿七日。

诊断：六脉弦数，尺部细候则促，证属春温而邪入阴分，蓄血胞宫也明矣。幸喜二九之年，真阴尚未销铄，如急救得法，犹可转危为安。

疗法：治病必求于本，故重用黑原参、原麦冬、鲜生地、肥知母、粉丹皮滋阴清热为主，川贝母、牛蒡子、广陈皮理气豁痰为辅。又思蓄血下焦，大便燥结，扬汤止沸，莫若釜底抽薪，因用桃仁泥、广箱黄，前后通行合治，而丹皮佐桃仁，甘草佐大黄，意在一则防缓，一则恐急。余若芦根、茅根、银翘、川贝、牛蒡等，不过邪由外入者，仍使之由外而出，所以吴鞠通、叶天士、陈平伯、王孟英诸先生谓为温邪发表之要药也。

处方：肥知母三钱　川贝母三钱　桃仁泥三钱　生甘草五分　净连翘三钱　黑元参五钱　粉丹皮三钱　广箱黄三钱　金银花三钱　广陈皮一钱　鲜生地五钱　原麦冬三钱　牛蒡子二钱　鲜芦根三钱　鲜茅根一两，去衣

后味先煎代水。

效果：予方一出，当时诸医议论纷纷，谓死期将临，尚用大黄三钱，怂恿病家莫服。予见胶柱派反对，乃大声曰：倘病者服余方而死，余愿出大银百元，为之棺椁丧葬。于是病家使病者连服两煎，果月信复来，腥臭难闻，夜不谵语，日不糊涂，身热亦退，颇思饮食。延余复诊，苔腻黄已化，脉弦数已缓，惟咳嗽稠痰，比前尤多。予乃于前方去大黄、桃仁泥，加全瓜蒌，连服四剂痊愈。

廉按：病属冲任伏热，桃仁承气加减，正合病机，然非素有胆识者，不敢担任。

《全国名医验案类编》

孔继菼

丙辰春，邑尊张明府病，闻予在党应远家，延往诊视。入见邑尊，便服坐床上，面赤有汗，喘息微促。问所苦，曰：小患伤风，度一发散，即可愈，无大害也，及诊脉，沉细短数，可八九至，无根无力，且无神。予惊曰：此非伤风证，万万不可发散。公曰：何病？予曰：春温证也。阴气将竭，阳无所恋，浮越于上，即《伤寒论》，中所谓戴阳证也。非急顾其阴气不可。公曰：吾熟读《伤寒论》，家居时常以此道活人，特不能自医耳。然每病辄不受补，君为我开竹叶石膏汤。予曰：不可。此病必主地黄。公曰：地黄素所不受也。君能识吾病，乌能知吾性？予曰：然。然石膏必不可用。白芍、阿胶何如？将尽之阴，无以续之，则绝矣。公诺。予即对面书方，既见芍药太重，又议减。予曰：顷闻父台小便全无，一日夜才得涓滴。色红如血，沥下甚痛，此为阴不足乎？阳不足乎？曰：阴不足。然则养阴之药何为去之？公首肯。予乃辞去。公亲戚问曰：何如？予曰：甚重。以脉言之，凶多吉少。次早，复延予往，则大喘且呕，脉大坏矣。然座谈烺烺如前。问予曰：脉何如？予曰：脉已坏，细小无伦，即至数已不辨，为十至、十一至、十二至矣。公惊曰：坏矣。奈何？当用何药？予曰：药亦无益。不得已，可用贞元饮。

公曰：吾性不宜地黄。然则旋覆代赭人参汤，喻嘉言常用以治此等证，有回天之力。公曰：吾性不宜人参。予默然。时有他医在座。复进诊曰：太爷之脉，特以喘呕不宁静耳？何尝有此至数。公曰：然。吾病不应至是。予拂衣出。谓其人曰：奈何而言若是？曰：太爷面前，不得不然。其实据脉当飞走去矣。予谓众官亲曰：诸公请听此言是何意思。有李姓者，邑尊妹夫也。曰：舍亲自来是坏脉，甚不足凭，先生但书方，吾保其无妨。予曰：凭脉断证，吾知其常，不知其变，请他人为之。前医曰：见证治证，平稳小剂，吾所能也。然方自我出，笔须操之先生，太爷方信。予诺。书方持入。藿香、半夏、陈皮、杏仁等两许也。邑尊深以为好。予出，谓相识曰：县尊之病，难以为矣。欲归，请者又至。再入见。邑尊曰：顷服药，呕吐全止，病大愈矣。再求一方，能喘止，吾明日就可出堂理事。比诊脉，则更坏矣。敦辞不能治。众官亲挽就客位，曰：贵县公自来性执，先生勿听渠言，但率己意立方，用与不用，听之可也。予曰：难为矣。乃书案曰：此本春温证，来势亦不甚重，何以至此？当由词讼纷纭，差务繁杂，日夜劳心，损精耗神，正气先已内亏，故一病遂至不支。今六脉沉细短数，若有若无，几不可辨，正虚极矣。邪复内凑，何以回春？而觇之外证，又属阴阳两亡之证。何也？喘息气促，肺不降气，肾不纳气也；呕哕不止，脾阳已败，胃阳上越也。而邪热煎灼，小便点滴全无，肾阴大败可知。惟阴气已绝于下，故孤阳遂越于上。首面浮赤，汗出津津，阳气之败亡者，业已不少。少顷，一身大汗，不可言矣。凡温病必先顾阴，此时此病，无可应顾，当急挽其未绝之阳。宜用人参三五分，地黄一两许，各煎浓汁，引以旋覆、代赭，镇坠参力，从血分下降，直入肾经根本之地，以回阳气。若元阳不绝，真阴犹可复生，或者邀天之幸，少冀万一。外此则非所敢知矣。谨留此以质高明。时已赴滋阳，请徐半半将到故也。官亲见案曰：人参、地黄，彼所不用，先生能保必效，吾侪当设法务令服之尽剂。予曰：此犹无路中之一路耳。病势至此，如何言保？遂辞去。谓车夫曰：速驾，少迟则又请，不能走矣。相识骇问。予曰：县尊之病，万不能支至明晨，时日将落矣。遂归。其夜，徐半半至，县尊汗已大出，半半进诊，脉不可见，欲观其舌，口开而气遂绝。

史国华，年五十余。久病虚痨，时常吐血。丙辰春，连药不效，病势弥留。二子为治木，已绝望矣。闻予在党应远家，介于党以求诊。予随之往。入室，见其色晦甚，问病几日？喘息曰：近一月矣。虚弱之躯，复经此番烦热躁扰，殆不可遏，今病势已极，予亦不复望好，但求指示此为何病，死亦甘心。言讫复喘。予乃进诊。见脉沉细短数，谓党君曰：此病与前日县尊之病正同。同一阴虚之极，故邪气易得入里。目下太少两阴俱病，正气不支，殆矣。党君问尚有路否？曰：介在生死之间。病人闻之，立恳疏方。予曰：方自我出，药须君饮，分量不可减也。曰：诺。及见方，骇曰：生地二两，白芍两半，阿胶、知母、麦冬皆两许，从未经见。且予虚痨半生，连、芩自不入口，今用黄芩一两、黄连三钱，何可当也？予曰：君虚痨之体，不任攻下，病已入里，又难从汗解。若使邪热留恋脏腑，久而不去，势必铄尽血液，肠胃之间成一枯燥干涩之境，大病永无出路矣。及今小便尚有些许，阴气未绝于下，速以大队阴药，续其生机。又以苦寒之品，折内攻之热，热减，即不伤阴；阴生，便可敌热，渐渐邪正相当，渐渐正胜邪，将使大病从二便而去。而如沸如羹之气血，仍是君家奉身之宝，乃畏此而不用乎？病者久病知医，闻之色喜。予归。令二子市药，每味只取其半。饮下，心稍宁，急令再取一半，煎甫成，妻误触其铫，铫覆，药尽倾。大怒，躁热复作，复令取一半来，二子密商，药必对证，遂全剂取之，诡言一半。饮之，喘躁俱止。次日，再请往视，脉已和矣，婉言求去芩、连。予曰：热已大减，芩、连尽可不用，地黄不可少也。仍以大队阴药投之。服二剂，小便大利，大便下如胶饴之物，约二三升，病遂愈。其后十余日，柴丈新周病，专舆求予，数日子始至。见脉证恰类史。急用阴药，竟不能起。盖柴丈恃其壮健，连用大黄推泻过多故也。噫！前后一月之间，温病亦多，而脉证俱同者三人。县尊自谓知医，良言不用，动辄掣肘，无可为已。若史与柴，皆任人者也。柴之信予较史尤专。然予与史无半面识，而能起之于垂死之余。与柴为忘形交，而不及图之于未危之始。恨矣！亦重愧矣！

以上出自《孔氏医案》

范文甫

水老先生。患春温，前医不识，始认为是感冒风寒，遂用荆、防辛温之剂发之。一剂汗出伤津，再剂化燥生热，复炽如焚。更医治之，继而又用西药大发其汗，渐至神识昏迷，谵语肢厥，病家不得已，出院而归。今晨大便溏，小便赤，舌质红而绛，苔白薄而干，咳嗽痰稠，右脉细数，不归其部，大非佳兆，左手尚觉洪数，此温热之邪内攻也。何以知之？大便溏薄，热结旁流也；小便赤涩，热从膀胱出也；神识昏蒙，热扰心神也；舌质红绛，脉细数均是邪损营阴之明据。就脉证而论，右手不归其部，大有败象；左手还有些希望。总之，花甲老翁。得此重证，实在可虑也。素有痰疾不及顾虑，所谓先治新病，余当在后。方请章先生教正再服。

炙鳖甲 15 克　生石膏 24 克　大生地 15 克　麦冬 9 克　元参 9 克　炙甘草 3 克　枇杷叶 9 克　紫雪丹 1.5 克，开水吞服

二诊：舌润不少，两手脉归本体，内热已瘥，神识亦清，见效不少，但嫌好得太速，恐见反复。

炙鳖甲 15 克　生牡蛎 30 克　麦冬 12 克　生地 18 克　元参 9 克　真阿胶 9 克　炙甘草 3 克　麻仁 9 克　桑叶 9 克　枇杷叶 9 克

三诊：病邪已去大半，脉仍弦数，见于尺部，是内热壅结也，宜以调胃承气汤下之。但年六十有余，津液太亏，姑缓图之。增液似固其本，加生大黄以助推荡之力，得下即止，防其虚损之难复也。

大生地 24 克　西党参 9 克　炙甘草 3 克　麦冬 9 克　淡竹叶 60 片　桑叶 9 克　枳壳 3 克　生大黄 9 克

四诊：将愈，阴液未复，尚需调治。

大生地 24 克　元参 12 克　麦冬 12 克　西党参 9 克　甘草 3 克

齐金生。温热犯肺，热极劫津，咳嗽气喘，烦躁脉数，证情极重。

生石膏 30 克　炙鳖甲 9 克　小生地 24 克　炒麻仁 24 克　炙甘草 3 克　杏仁 9 克　麦冬 9 克　鲜水芦根 30 克　肺露 500 克　枇杷叶露 500 克，代水煎药

二诊：生大黄 9 克　元明粉 12 克　川朴 3 克　大生地 30 克　元参 30 克　麦冬 4 克

三诊：生石膏 30 克　知母 9 克　鲜小生地各 24 克　麦冬 24 克　姜半夏 9 克　元参 15 克

四诊：昨日服药后，热气复甚。

生大黄 9 克　炒枳壳 6 克　川朴 4.5 克　元明粉 9 克　鲜小生地各 30 克　元参 24 克　麦冬 24 克

五诊：又瘥矣，谵语亦除。

鲜小生地各24克　麦冬24克　元参24克　生大黄9克　清甘草3克　鲜芦根30克　炒枳壳3克

六诊：白虎汤加生地、元参、麦冬。

陈君。温热日久内陷，身热神错，谵语烦躁，涩脉见于关下，细按之觉沉数。唇焦，牙齿缝中出血，舌黑而焦，有横裂纹起芒刺，鼻血出多量。热结旁流，下利清水，又有宿粪。奈何？惟有急下以存津，以希生机。

炒枳壳6克　川朴6克　生大黄9克　元明粉9克　麦冬12克　大生地24克　元参12克

二诊：服前方此刻得下三次，脉象已出不少，唇亦转红，颇有生机。但邪热内陷，一时不能解，仍当守法。如稍胆小，则大势去矣。

生大黄9克　枳壳9克　川朴9克　麦冬12克　鲜大生地各12克　水芦根30克　桃仁9克

三诊：唇舌黑焦已去，似不可再下。惟满口有血，谵语未除，宿屎未见，仍是当下之候。

生大黄9克　元明粉9克　炒枳壳9克　桃仁24克　红花9克　鲜大生地各30克　元参各30克　麦冬18克

四诊：见瘆，身热退，谵语除。

清燥救肺汤

以上出自《范文甫专辑》

魏长春

王孝仰，年二十八岁，民国二十一年二月十六日诊。

病名：温热坏证。

原因：冬伤于寒，伏气至春病温，始服辛温麻桂发汗，继进甘、黏、地、斛清热，药不对证而病变剧。

证候：神昏泄泻，呃忒长声不绝，气喘鼻扇，面白头汗，肢冷内热。

诊断：脉数尺大，舌红绛苔黄。医治不善，阳明之邪，内陷少阴，已成坏证，例属不治。

疗法：宗经方二加龙骨牡蛎汤法，合紫雪强壮心理，开闭达邪；参葛根芩连汤，提陷止泻，合成清热强神之剂，未卜能奏效否。

处方：化龙骨五钱　生牡蛎八钱，二味先煎　生白芍五钱　白薇三钱　炙甘草一钱　葛根三钱　川连一钱　黄芩三钱　紫雪丹五分，开水先灌

次诊：二月十七日。呃止，神识忽明忽昧，气促鼻扇，面色青暗，便解酱色。脉滑数大，舌红苔黄白，痰韧。证系元虚邪陷，热炽肺炎，勉拟壮神清肺化痰法。

次方：紫雪丹三分，灌　化龙骨四钱，先煎　生牡蛎四钱，先煎　生白芍四钱　炙甘草一钱　川贝钱半　原麦冬三钱　制半夏三钱　淡竹沥一两，冲　天花粉五钱

三诊：二月十八日。伏邪外达，真元渐强，身温肢和，面转红润，气喘虽平，咳逆痰黏，鼻扇未止，脉缓，舌红苔黄白腻。用化痰扶元养液法。

三方：淡竹沥一两，冲　川贝二钱　叭杏仁三钱　冬瓜仁三钱　生米仁八钱　茯苓四钱　牛黄抱龙丸一粒，去腊壳研细灌　吉林参须一钱　原麦冬三钱

四诊：二月十九日。神清热减，便解黄色，咳嗽痰黏，气逆较平，鼻扇已止，脉滑，舌红润苔滑腻。用扶元生液化痰法善后。

四方：旋覆花三钱，包煎　代赭石五钱　川贝钱半　吉林参须一钱　北沙参三钱　炙甘草一钱　制半夏三钱　原麦冬三钱　款冬花三钱　淡竹沥一两，冲　牛黄抱龙丸一粒，去腊壳研末开水灌

效果：服药后，痰化胃苏，停药渐强。

炳按：鼻扇乃肺热动风，初中方，宜去甘草，加清肺宣气之药，如枇杷叶、苦杏仁等味，则更效矣。

《慈溪魏氏验案类编初集》

沈绍九

尹某，感受温邪，头痛，鼻衄，身热，微咳，迭进辛凉苦寒之剂，身热不退。舌质微赤而瘦，少苔乏液，小便黄，大便微燥量少，脉细而数，久候乏力。此温热伤阴，当滋阴养液为主，须阴液渐充，热方能退。

处方：沙参　玉竹　甜杏仁　生地　白芍　麦冬　石斛　芝麻　龟板　潼蒺藜　甘草

上方服第五剂时，病者身发斑疹。改用：沙参、麦冬、玉竹、生地、石斛、莲子心、龟板、朱茯神、白芍、杭菊花、桑叶、连翘、甘草、甜梨肉、鲜藕等出入加减，身热逐渐减退而愈。

皮某，系下元素亏之体质，春天偶感温邪，头痛发热，口渴，微恶寒，因服附片、细辛等辛热之药，误发少阴之汗，病势增重。诊视时，神识昏迷，高热，舌绛而干，两脉虚数，乃温病热炽伤阴之象，先用甘寒养阴之剂。

处方：沙参一两　玄参五钱　石斛六钱　玉竹五钱　竹茹五钱　白芍四钱　鲜藕二两　甘草二钱　海蜇皮二两　荸荠一两　夜交藤五钱

二诊：仍高热昏迷，舌绛液干，脉虚数。

处方：洋参须五钱　玉竹五钱　生地四钱　朱茯苓三钱　金钗石斛四钱　枸杞四钱　旱莲草五钱　白芍四钱　沙参五钱　鲜藕二两　谷芽五钱　甘草二钱

三诊：烧热大减，已能识人，舌亦转润，微赤，两脉微数无无，五日未解大便。

处方：洋参须八钱　白术三钱　茯苓三钱　菟丝子五钱　枸杞五钱　秦当归三钱　淡苁蓉三钱　牡蛎五钱　蔻壳三钱　谷芽五钱

四诊：前方服二剂，热已全退，神识清楚，舌润，大便亦通，惟两尺脉无力。

处方：洋参须一钱　白术三钱　茯神四钱　补骨脂三钱　秦当归三钱　淫羊藿五钱　砂仁三钱　菟丝子五钱　桂心一钱五分　炙甘草一钱五分

五诊：新感外邪，头昏畏冷，舌苔白滑，脉象缓和，正虚邪少，宜补正托邪。

处方：洋参须一钱五分　白术三钱　茯神三钱　桂心一钱五分　明天麻三钱　防风三钱　砂仁一钱五分　秦当归三钱　炒白芍四钱　淫羊藿四钱　杜仲五钱　炙甘草一钱

六诊：昨日因感冒发寒热，出战汗二次，乃邪气外达之候，嘱服独参汤以助正气。病人两脉微数，尺部重按尚有力，舌苔薄白，中心较厚，食差。中焦运化有呆滞之象，当重胃气，用药不宜过补，饮食宜进甘淡养胃之物，忌食滋腻之品。

处方：洋参须一钱五分　防风三钱　南藿香三钱　淫羊藿一钱　蔻壳三钱　菟丝子三钱　竹茹三钱　明天麻三钱　夜交藤四钱　枸杞三钱　生谷芽五钱　白芍三钱　甘草一钱五分

七诊：大病将愈之时，忽因感冒复病，寒热往来。拟主和解透邪。

处方：洋参须三钱　南藿香三钱　黄芩二钱　银柴胡二钱　竹茹三钱　半夏曲二钱　炒白芍三钱　厚朴一钱五分　生谷芽五钱　防风三钱　橘红一钱五分　生甘草一钱

此方服后，寒热退尽，惟形体较弱，以培补脾肾之剂调理而愈。

曾某，女性，高热谵语，发干呕，身体强硬，舌质绛，苔黄而腻，脉弦数，溲短黄，大便泻黄水。前医先用苦寒泻下之剂，病不解，继又使用温补，病益甚。此为温邪入营，兼有秽浊之邪。用橘红、竹茹、生地、莲子心、竹叶心、鲜藿香、青蒿、花粉、薄荷、甘草等以养阴解秽透邪。服后病势大减，继予调理而愈。

以上出自《沈绍九医话》

张骧云

初诊：遗泄后感受寒邪，自毛窍而入，引动少阴伏气，发为春温。身热微微，过经不解，神志时清时昏，多笑，目赤，烦躁，渴不多饮，得温而安，腹中乍疼，寤寐不宁。红疹渐现，尚未透足。二便均行。脉象左寸紧，关尺弦细，右寸关滑数，尺细；舌色边白，中央淡黄腻。势属非轻，防其内闭外脱之虞，拟温解清托。

川桂枝四分，泡汤炒黄芩一钱　苏梗二钱　姜山栀二钱　淡豆豉四钱　前胡二钱　桑叶二钱　牛蒡子三钱　川贝二钱　全瓜蒌四钱，炒　北细辛三分　广橘络二钱　朱灯心二十寸　姜竹茹二钱　佛手一钱　附子理中丸八分，包

复诊：遗泄后受寒，引动伏邪，发为春温，病经九日，热不外扬，四肢乍冷，神志时清时昏，谵语多笑，渴不欲欲，目赤唇干，红疹隐约未透。脉象细数，舌色淡黄根腻。防其风动痉厥不测。

川桂枝三分，淡黄芩一钱五分同炒　粉葛根一钱　橘络二钱　净柴胡六分　净蝉衣一钱五分　淡豆豉三钱　老苏梗二钱　朱连翘一钱五分　牛蒡子三钱　姜山栀二钱　姜竹茹二钱　附子理中丸一钱，包

三诊：春温挟温，病经旬日，身热略扬，四肢渐温，寤寐少安，神志虽清，多言多笑，口渴不喜饮，红疹肌布，四肢未足，骨楚唇燥，溲少便秘。此由邪伏三焦，势属非轻，明当大节，慎防变迁，饮食起居，诸宜谨慎。拟清解疏里之法。

淡豆豉三钱　细生地五钱同打　朱连翘一钱五分　瓜蒌子三钱，炒　姜山栀二钱　橘络二钱　前胡二钱　炒陈皮一钱　桑叶一钱五分　熟牛蒡三钱　竹茹二钱，姜汁炒　佛手一钱

四诊：诊脉左寸关弦滑，右寸关滑数少神，两尺皆细；苔色淡黄尖绛。春温逾旬，湿蕴化热，谵语虽减，神烦多笑，寤寐渐安，红疹未化，现发白㾦，口腻。证势非轻，防其痉厥，宜清解治之。

大豆黄卷三钱　仙露半夏一钱五分　象贝三钱，去心　青黛三分，拌润玄参三钱　新会皮一钱五分，盐水炒　陈蒿子一钱五分　黄郁金一钱　纯钩钩三钱，后入　鲜竹茹二钱

注：青黛拌玄参，有滋肾清肝之效。

五诊：温邪十二天，表热虽有解意，里邪达而未楚，红疹已现而显，肺气稍利，见有晶㾦，神志时清，疲倦少力，口黏。脉象弦数带促数，舌淡黄浊腻尖绛。欲图滋腻，深虑邪湿胶固；再谋功托，恐致营阴耗竭。勿敢偏执，聊以清化。

黑豆卷三钱，炒　姜山栀一钱五分　青蒿梗一钱五分　铁皮石斛三钱　姜斗夏一钱五分　带心连翘一

钱五分，朱砂拌　炒黄川贝二钱　新会皮一钱五分，盐水炒泡　黄郁金一钱　牛蒡子三钱，勿打　二青竹茹二钱，姜水炒　佛手柑一钱

六诊：温邪十三天，表热虽淡，里气未和，腹鸣，大便未畅，疹瘔略化，肌痒。脉象滑数，舌浊腻。邪未清彻，明当两候，防其战汗致变。予清化痰湿。

陈蒿梗一钱五分　姜半夏一钱五分　通草一钱　生枳壳六分　新会皮一钱五分，盐水炒　赤苓三钱　炒黄川贝二钱　朱连翘一钱五分　采云曲二钱　橘络二钱　竹茹二钱，姜汁炒　佛手柑八分　藿香正气丸一钱五分，包

七诊：表热虽解，里气未和，腑气仍然未通，口黏，神疲乏力，疹瘔略化。脉滑而促数，苔糙。温邪两候，湿热弥漫，防有转变，宜清里隔。

黑豆卷三钱　姜山栀二钱　朱茯神三钱　全瓜蒌四钱，炒　炒枳实一钱五分　朱连翘二钱　鲜石斛四钱　青蒿梗一钱五分　前胡二钱　焦薏仁三钱　竹茹二钱，姜汁炒

八诊：温邪半月，热势已退，余湿未楚，大便行而未畅，神疲乏力，胃纳少思，疹化，瘔点半收。脉软滑数，舌腻稍化，苔微白。慎防反复，宜清里治之。

陈蒿梗一钱五分　仙露半夏一钱五分　川郁金一钱　片通草一钱　赤茯神三钱　川贝二钱　姜山栀一钱五分　泽泻一钱五分　炒陈皮一钱五分　香谷牙四钱　佛手柑一钱　扁金斛三钱

九诊：里邪解而未楚。昨晚便行时，误披冷衣，复受寒邪，以致身热又盛，口腻溲少，疹化，晶瘔半收，汗出首面。脉软滑数，舌腻满布色白。病逾半月，余邪未楚，复受新感，证势重笃，防其内传，先予温泄治之。

清炙桂枝三分　炒枳壳一钱五分　青蒿一钱五分　炙柴胡六分　姜山栀一钱五分　橘络二钱　炒香豆豉三钱　全瓜蒌四钱，炒　姜半夏一钱五分　炒陈皮一钱五分　姜竹茹二钱　凉膈散一钱，包

十诊：昨投温通之剂，服后肌热略淡未退，大便虽行不畅，神倦乏力，胃不思纳，口淡，渴不饮浆，小溲短少，红疹虽化，晶瘔半收。脉软而数，舌白稍退，根腻尖绛。新邪虽有解意，三焦依旧不利。病延半月余，势属非轻，慎防再发瘔疹，变迁不测，勉拟表里兼施之法。

黑豆卷三钱　姜山栀二钱　苏梗一钱五分　川桂枝三分，拌炒　青蒿梗一钱五分　全瓜蒌四钱，炒　佛手柑八分　川连三分，拌佩兰叶一钱　橘络二钱　姜竹茹二钱　炒牛蒡三钱　带心连翘一钱五分，朱砂拌

先服碧雪丹五分，白开水调送。

注：桂枝炒青蒿，川连拌佩兰，表里兼施，亦属我家创法。春末夏初季节，每取桂枝拌炒青蒿治外感风邪、内蕴湿热的病例，服后得微衄，则可冀迅获邪衰热退之效。碧雪出《局方》，芒硝、青黛、石膏、寒水石、朴硝、甘草、马牙硝各等份。

十一诊：昨投两顾之法，大便依然未更，汗泄不调，唇干齿燥。脉细虚数，舌糙少液。证势甚险，防其昏脱。

黑豆卷二钱　京赤芍一钱五分　知母二钱　铁皮石斛四钱　朱连翘二钱　牛蒡子三钱，炒　纯钩钩五钱，后入　黑山栀二钱　丹皮一钱五分　南花粉一钱五分　鲜竹茹二钱　川郁金一钱

十二诊：连战两晚，战后有汗，大便虽行，色如败酱，神疲乏力，胃纳略思，两目仍赤，晶瘔大如绿豆。脉数，两尺皆滑软。病经两旬，体虚邪不肯清，尚虑虚脱不测，勉宜清化。

鲜石斛四钱　生山栀一钱　知母一钱五分，盐水炒　纯钩钩四钱，后入　川郁金一钱　牛蒡子一钱五分，炒　朱连翘二钱　南花粉一钱五分　炒黄川贝二钱　朱灯心二十寸　姜竹茹二钱　活水芦根五钱

十三诊：脉静身凉，虞防再复。

焦白术一钱五分　仙露半夏一钱五分　炒枳壳一钱五分　川石斛四钱　炒陈皮一钱五分　陈蒿子一钱

五分　赤茯神三钱　炒黄川贝二钱　佛手柑一钱　黄郁金一钱　泽泻一钱五分，盐水炒　焦谷芽三钱

注：以后八诊略，共二十一诊全愈。

《近代中医流派经验选集》

冉雪峰

　　武昌箍桶街某姓男子，年约二十，患春温，失治，温毒袭人营分发痘，六日后始发点，诊时届十五朝，一身赤肿，点粒攒簇，蒙头盖面，锁喉贯胸，点粒二十或三十相连成一大粒，浆半灌，多抓破，一身稀烂，面间，浆之与血相混模糊，咽喉肿，气粗，痰声漉漉，躁烦，神识欲昏，病象颇堪惊骇。名医杨某见之谓无法救治，病者之父求予往一诊视，予询查经过，曰：此温毒发痘，并非正痘，现时市间颇有此证，不过病者温毒太重。拟方甘凉化毒，清托清提，搜剔幽隐，防止塌陷。盖痘皮抓破，毒虽外泄而不外化，防其内陷生变，所冀堆痧发臭，缓缓渡过，结痂收靥，犹望成功。方用神犀丹一粒，先用银花露化服，煎方：鲜生地一雨、连翘壳三钱、升麻一钱五分、佩兰叶一钱五分、鲜石菖蒲八分、天竺黄三钱、生苡仁六钱、白茅根四钱、犀角磨汁五分。翌日复诊，热毒略杀，证象安稳，服原方；再越日复诊，赤肿渐消，神请气平，前方去神犀丹，煎剂去石菖蒲、天竺黄、犀角、升麻，加银花三钱、土茯苓五钱、蒲公英四钱；再三日，病象甚佳，结痂收靥，去苡仁加知母、瓜蒌根各三钱，守服六剂痂落全愈。此病初诊，知其可救者，因年轻体健，证象只是热毒险重，神未全昏，内陷机势不大，又已达十五朝，已至终期，所差仅结痂收靥，见之真，认之确，故愈之速。

《冉雪峰医案》

叶熙春

　　蒋，男，十八岁。三月。余杭。春温壮热一候未解，烦躁不安，渴喜多饮，面赤口臭，舌唇焦燥，时有谵语，不思纳谷，大便八日未落，曾服辛凉之剂未效。脉象滑数，舌苔黄糙而燥，阳明腑实之证毕现，拟凉膈散化裁，以符清上泄下之意。

　　青连翘9克　黑栀9克　淡子芩6克　知母12克　生锦纹6克　元明粉5克，冲　全瓜蒌9克　炒枳壳5克　花粉6克　生甘草2.4克　原干扁斛9克，劈，先煎

　　二诊：前方服后，今晨便下燥矢甚多，壮热略减，已能安寐，唇舌之燥不若前甚。脉数苔黄，阳明腑实虽清，而经热未解，久热阴液被劫，再拟养阴清热继之。

　　生石膏30克，杵，先煎　知母9克　西洋参6克，先煎　原干扁斛9克，劈，先煎　天花粉9克　鲜生地24克　青连翘9克　淡芩5克　生甘草2.4克　川贝9克　全瓜蒌12克

　　三诊：服人参白虎加减，身热顿减，渐思纳谷，舌薄黄，脉见小数，伏邪已得外达，再拟清养胃阴，以撤余邪。

　　太子参6克，先煎　原干扁斛9克，劈，先煎　知母12克　生石膏24克，杵，先煎　鲜生地24克　淡子芩5克　青连翘9克　生甘草1.5克　冬瓜仁12克　川贝5克　云苓9克

　　前进方二剂，身热尽退，后以原方去淡芩、石膏，加麦芽，续服二三剂，渐次而愈。

　　毕，男，四十五岁。二月。昌化。禀体素虚，且有淋患，肝肾之阴先伤，又得春温。初时

微寒，以后壮热无汗，烦躁不安，耳聋目糊，口渴喜饮。昨夜起神识昏迷，手足瘛疭，颧红面赤，脉来细数，似丝无神，舌紫绛，苔燥黑如龟壳，齿龈衄血。病及伏邪不得从阳分而解，内陷厥少二经，阴液涸竭，虚阳浮越。温病以此，既笃且极矣。亟拟养阴潜阳，宣窍达邪。

吉林人参 5 克，先煎　麦冬 12 克　元参心 12 克　大生地 24 克　紫丹参 24 克　阿胶 24 克　生白芍 6 克　生龟板 24 克，先煎　鳖甲 24 克，先煎　生牡蛎 18 克，杵，先煎　川贝 9 克　人中黄 6 克　陈胆星 2.4 克　鲜竹茹 12 克　鲜菖蒲汁 1 匙，和药冲　至宝丹 2 粒，先化吞

二诊：温邪深扰厥少二经，灼耗津液，大有吸尽西江之势。昨投扶正祛邪，营热犹炽，神昏如故；风阳未清，瘛疭难定；金受火铄，气鼻扇。证势虽笃，所幸脉象稍见有神，生机尚未绝望。

吉林人参 5 克，先煎　天麦二冬各 12 克　犀角尖 3 克，先煎　大生地 24 克　粉丹皮 5 克　生白芍 5 克　元参 12 克　丹参 9 克　蛤粉炒阿胶 12 克　人中黄 5 克　天花粉 6 克　生龟板 24 克，先煎　鳖甲 24 克，先煎　生牡蛎 24 克，杵，先煎　至宝丹 2 粒，先化吞

三诊：今日衄血已止，鼻扇亦定，舌苔黑壳渐落，舌本干燥起有芒刺，神识时昧时清，瘛疭未已。再以原法出入。

吉林人参 5 克，先煎　天麦二冬各 12 克　元参 12 克　细生地 24 克　阿胶 9 克　川贝 9 克　天花粉 8 克　粉丹皮 6 克　青蛤散 12 克，包煎　杏仁 9 克，杵　生龟板 24 克，先煎　生鳖甲 24 克，先煎　灯心 50 支

四诊：营热未清，变幻多端，神明仍为所蔽。明液大伤，内风鸱张，两手颤动，舌绛且糙，脉见沉细。证属正虚邪实，当拟大定风珠加减。

别直参 5 克，先煎　西洋参 5 克，先煎　霍石斛 6 克，先煎　犀角尖 1.5 克，先煎　阿胶 9 克　大生地 24 克　生白芍 6 克　川贝 6 克　生牡蛎 24 克，杵，先煎　天竺黄 5 克　甘菊 6 克　鸡子黄 1 枚，打匀，冲

五诊：昨进大定风珠，诸恙已十去七八，风定则不扬焰，热退则不劫阴，神识已清，瘛疭亦定。胃气初见来复，稍思饮食；元神散而复敛，自能醋睐，惟唇舌尚燥，脉细无力，大势虽已由逆转顺，调护仍须在在留意。再拟养阴扶正，以清余邪。

别直参 5 克，先煎　西洋参 5 克，先煎　麦冬 12 克　元参心 12 克　蛤粉炒阿胶 9 克　炙甘草 2.4 克　生白芍 12 克　生牡蛎 24 克，杵，先煎　川贝 9 克　茯神 12 克

以上出自《叶熙春专辑》

第五章　暑温

秦昌遇

一乡人姓严，余不知其号，但其族严瑞之患热证，时值六七月光景，身体壮热，不觉饥饿，异常作渴，数日不解。邀余诊之，急令其下，发躁发热，仍前不减。进黄连、知母等剂而痊。其严姓之人，即居瑞之后，患热证，亦邀余治。予至，见其面色甚不好看，胸前按之痛极，一口不能言，但一气出入而已，身后事尽备。但诊其脉，未为无救者，细询其妻致病狼狈之由，知二日前进食大饮之故。急令煎大柴胡汤，起口而入之。一剂而口开，再剂而热退，三剂蹶然而起矣。

《医验大成》

郑重光

程姓，同舟之人也。盛暑在船，忽大吐泻，吐止即头汗如雨，草枕皆透，水泻不禁，任其下流，周身抽搐，证类转筋，又或有时麻木，如是者半日。诊其脉，则浮弦有力，且头汗身热，断非虚寒。《经》云：暴注下迫，皆属于热，此暑风证也。余未携药裹，舟至丹徒镇，市药用香薷、葛根、防风、厚朴、扁豆、赤苓、木瓜、泽泻、甘草。煎服得卧片刻，反周身大汗，遂热退泻止，晚至京口，即可步行登岸矣。

扬州太守如夫人年及三十，平素虚弱，参术汤丸不辍。盛暑忽身疼发热，呕吐痰水，犹以平日之虚，召用补剂。及诊其脉，浮弦而细，对以非平常之虚，乃暑热伤气，复受风邪暑风证也。须先治风，以葛根、藿香、二陈、砂仁、厚朴、生姜。一剂即汗出发热身痛皆愈，少刻手足挛搐，目珠上视，喘喝遗尿，身僵不语矣。暑中惊畏，急复再召，脉则不浮，但弦细耳，神昏僵卧，但能咽药，因脉之细，乃气虚伤暑而卒中也，面垢遗尿，皆属暑病而非脱证，用古方消暑丸三钱，温胃涤痰，服药时许，即目开能语，续以香砂六君子汤，二剂而愈。

以上出自《素圃医案》

陈念祖

暑为熏蒸之气，湿乃重浊之邪，暑必挟湿，二者皆伤气分。其邪从上吸受，肺经必先受伤，肺主一身周行之气，其位最高，故长沙于伤寒分为六经；河间于温热究及三焦。据述病起之初面赤足冷，上脘痞塞不爽，是显然上焦为病也。今病已两旬，舌红赤，不甚渴饮，又无汗出。是气分壅窒日久，热邪已侵入营中。湿热相搏于内，上则咯痰带血，下则挟热下利。上焦不解，遂至蔓延中下，此固一定之理。急宜清理三焦，勿再迁延增剧。

石膏三钱，生用　杏仁二钱　寒水石二钱　飞滑石三钱　淡竹茹二钱　金银花露两盏，冲　通草一钱阴分素亏，而雨湿秽浊之气由口鼻吸受。无形无质之为病，原非发散消攻所能去。兼体弱正气多虚，秽浊内受，势遂蔓延，充斥三焦。上则咳痰不饥，下则二便短涩，暮晚口渴喜饮，真液消乏可知。总由上焦清肃不行，气分被邪所致，拟先宣通上焦为主。

桑叶二钱　　生苡仁三钱　　白茯苓三钱　　通草一钱　　鲜枇杷叶二钱　　芦根五寸　　白蔻仁七分，末冲

病已两旬有余，神识不甚清朗，耳聋如故，咳嗽痰黏。乃暑温热气内郁，又复感受新凉，引动伏邪。法以轻清解理三焦，当可望其却病。不谓医者误以攻散消导见施，致胃津被耗，真阴愈涸。齿燥，舌边绛，是其明征。邪势留恋营分，久而不愈，防有内闭厥逆之虑。脉右手小数，左涩弱，热在于里可知。然真阴久伤，下之恐犯亡阴之戒。邪阻气血不主流行，上蒙清窍，致有种种见证。一切苦寒重剂岂宜再行妄投，兹姑拟方列后。

犀角一钱，磨冲　　连翘三钱　　元参二钱　　橘红一钱　　川贝母一钱五分　　山栀皮二钱，炒黑　　鲜石菖蒲一钱，用根　　竹沥一杯　　黄郁金一钱

用水半碗煎数沸即倾服，勿过煎。

以上出自《南雅堂医案》

程文囿

陈某子，年十六岁，夏月患感证，壮热神昏，面赤烦渴，唇燥舌焦，口鼻牙根出血，俱属热象。惟脉息沉细，四肢厥冷，诸医不效。时届九朝，延予商之。予曰："此非阴证，乃阳证也。今日本应重用凉药，恐汝家畏而不服，姑以柴胡汤去半夏、人参，加生地、花粉、山栀、丹皮试之。"无如歙俗以为吃坏热药有救，凉药无救。因见方有凉药果畏不服。三日后势更剧，复来迓予，予辞不往，乃浼友人胡君景三代请。予曰："救病如救焚，彼病已重，况复迁延，恐难治矣。"胡君曰："试往一决，可治则治之。"至诊其脉，前之沉细者，今竟绝无，扪其肢，则冷过肘膝，更加腹痛拒按，欲便不解，惊狂不定。予曰："疾急矣，非承气汤下之不可。"疏方讫，胡君私叩予曰：从来伤寒阴阳二证，凭脉用药，不拘浮沉大小，总以有力无力分之。有力为阳，无力为阴，今按脉全无，四肢冷甚，恐属阴证，奈何！予曰："此乃阳极似阴，证载吴又可《瘟疫论》中，所谓有体脉二厥也。"归检书与阅，胡君以为然，竟服下剂，夜间便行二次，比晓厥回脉出。改用甘露饮，后易生脉地黄汤，匝月而痊。

汪木工年二旬有余，夏间患感证，初起寒热呕泻，自汗头痛。他医与疏表和中药，呕泻虽止，发热不退，汗多口渴，形倦懒言，望色青白不泽，舌苔微黄而润，诊脉虚细。经云："脉虚身热，得之伤暑"，因拟清暑益气汤加减。服药一剂，夜热更甚，谵狂不安。次早复诊，其脉更细，疑为阳证阴脉，及视舌苔，与昨大异，色紫肉碎，凝有血痕，渴嗜冷饮。予思此必内有热邪，蕴伏未透，当舍脉从证，改用白虎汤，加生地、丹皮、黑栀、黄芩、竹茹、灯心。下午人来请云："服煎药后，周身汗出，谵狂虽定，神呆肢冷，不识何故？"予往扪其手足，果冰冷异常，按脉至骨不见。阖目不省人事，知为热厥。命再进药，旁议以为体脉如此，怕系阴证，前药恐未合宜。予曰："此非阴证，乃阳极似阴耳。若误投热剂则殆，否则今晚勿药，明日不看何如。"众然之。次日神呆略回，体脉如故。视其舌苔，又与昨异，形短而厚，满舌俱起紫泡，大如葡萄，并有青黄黑绿杂色，腻苔罩于其上。予甚惊异，辞以不治。其母哀恳拯救，予悯之，

揣摩再四，令其紫雪蜜调涂舌，于前方内加入犀角、黄连、元参以清热，金汁、人中黄、银花、绿豆以解毒，另用雪水煎药。翌日再诊，厥回脉出。观其泡，舌消苔退，仅干紫耳。再剂，热净神清，舌色如常。是役也，予虽能审其阳证似阴于后，然未能察其实证类虚于前。自咎学力未到，但生平历治伤寒瘟疫诸候，曾未见此舌苔之异。且诊视五日，变幻如出五人。前贤诸书，亦鲜言及，真匪夷所思也。谚云：读尽王叔和，不如临证多。询非妄语。

以上出自《杏轩医案》

许珔

马姓妇。夏月患气喘呕吐，头汗如雨，粒食不进，已二日矣。乃邀余诊。其脉洪大而数，舌苔微白，中心黄而四旁带赤。余曰："此暑邪充斥肺胃，气失肃降而喘。"乃以葶苈子、知母、南花粉、枇杷叶、碧玉散、川连，一剂而愈。

冯某，年四十余。素质本虚。更患暑邪。脉极虚大而数，近八至。舌绛目赤，面色戴阳，头汗淋漓，目直视而神昏。余曰：病原暑邪未透，但真元虚极，医甚棘手，当先固其元。急用四逆加人参汤，益以龙骨、牡蛎，佐以胆汁、童溺，用地浆水一杯为引。浓煎候冷，徐徐投之。服下一时许，汗敛神定，目能转动，但大渴舌燥，暑象毕呈。令食西瓜，神气顿觉清爽。次日再诊，脉象稍敛，有根而数，减去一至。为立竹叶石膏汤，服二剂。身能起而口能言，但觉困倦少食，此由胃津已耗，余烬未熄之故。乃以沙参、麦冬、石斛、知母、生甘草、银花、生扁豆等，滋养肺胃而清余热。数剂即安。徐洄溪惯用此法，用之颇不易也。盖此证象白虎，开手即用白虎，用则必死。何以辨之？全在脉之虚实而已。

宁郡乐姓女，年及笄。夏秋之交，患腹胀痛，瞀闷呕逆，水谷不入，肢冷汗出，身热口渴，脉之浮部洪数，沉部弦劲。是为暑秽之邪，从口鼻吸受，直趋中道，入于膜原，挟少阳胆火而上冲，故胸腹痛而呕逆也。方用荸荠汁、藕汁、西瓜汁、莱菔汁各一杯；磨郁金、枳实、木香、槟榔，各五分；投之而瘳。

宁波提标，湖南弁勇，患暑热证。初微恶寒，旋即发热。彼地医士喜用温药，以桂枝、吴萸、苍术、厚朴等燥热之药服之，身热如炽，口大渴，喜饮凉水，小便涓滴俱无。邀余诊之，脉洪大而数，曰："此暑热证，误服温燥之所致也。"乃用白虎汤加芦根、花粉、麦冬、银花、鲜石斛、鲜竹叶、金汁水、滑石。大剂煎成，候冷饮之，一剂即瘳。次日扶行至寓，诊之热势甚微，小便已通，脉象已和，口舌濡润，诸恙均瘳。乃照前方增减之。去金汁、知母、鲜斛，加西洋参、荷叶、川斛，服两剂而愈。盖省分虽分南北，而六淫之邪，感人则一。总须审体质之强弱，辨脉证之寒热，不可固执成见以施治耳。

以上出自《清代名医医话精华》

何世仁

身热不得汗解，舌色黄中带黑，并有芒刺，脉象模糊，神色时清时浊，昏昏欲睡。此伏邪郁滞少阳，不能宣达于外，恐传变阴经，勿可轻视。暂用解肌达表，以望转关。

柴胡　葛根　郁金　省头草　杏仁　淡豆豉　赤苓　姜皮　半夏　广皮

复诊：得汗后遍体复热，心烦膈闷，谅表邪已泄，少阳热结未舒。宜育阴兼苦泄法，能开里结，标本兼治。

川连　花粉　鲜斛　大麦芽　麦冬　川贝　苏子　生甘草

又诊：神色较前稍安，而热势犹然，舌苔干燥，脉象欠数。总由阴分亏而温邪伏郁三焦，以致缠绵不退。仍用济阴清热法。

鲜斛　麦冬　郁金　青蒿　川贝　连翘　花粉　灯心

《清代名医何元长医案》

李文荣

龚玉屏子椿官体本瘦弱，十六岁自在扬管店务，当事亦太早。忽受暑而归，发热头眩，倦怠少气，心烦渴饮，天柱倾欹欲倒。予用人参白虎汤，其家以时证用参为疑，予曰："先天气弱，暑又伤气，脉象数而甚虚，非参不可，且必佳参。汝等不信，多请先生斟酌，当可决疑。"再三叮嘱而去。是时天气炎热，病证甚多，予至晚回家，则其叔守园坐等已久。予一见即问："尔侄服药何知？"曰："尚未。"问："何以不服？"曰："君教我多请先生斟酌，我连请七人矣。"问："伊等云何？"曰："止钱谨扬先生欲改用党参，徐寿东先生以为君当不错，其余皆以为不可用参。内有焦医尤以为不可，曰：'时邪用参，如吃红矾，入腹必死。'众言如此，不得不疑。而寒家素服君药，无有不效，又不敢服他人之药，特再候教。"予曰："予只道此法平常，医者当无不解。今若此，更何言？但令侄今日不服此药，明日即不救，子速回府制药与服，倘有不测，予当偿命！"送至门，又嘱曰："予愿偿命，君或不肯。此方参一钱，银三十两，倘有不测，予当罚出；君纵不要，听凭散与穷苦，予决不食言。若不服，至不救，其责在子！"次日大早往视，已一药而愈矣。嗟乎！医道之不明也，竟至于是耶！经云：热伤气。又云：壮火食气。盛夏酷热，铄石流金，未有不伤气分者，故治之必顾气分。孙真人生脉散，东垣清暑益气汤，丹溪十味香薷饮，皆人人共见之方，未有不用参者。至人参白虎汤乃《金匮》中暍门专主之方，《金匮》乃医圣仲景之书，是不足法，更何法也？且夫椿官之证乃中暑，非时邪也。时邪者，春当暖反凉，夏当热反寒，秋当凉反暖，冬当寒反温，为四时不正之气，感而病者，谓之时邪。至风、寒、暑、湿、燥、火，此六气者，应时而至，本天地之正气，人或不慎，感之而病，直谓之中寒、中暑而已，不得混谓时邪也！今椿官当暑中暑，而混指为时邪，证且不知何，竟谤予用药哉！论椿官之虚弱，清暑益气可用，因其大渴欲饮，恐黄芪、二术过于温补而燥，故用人参白虎。予本细心斟酌，尚几为若辈所误！椿官幸免矣，而当世之冤魂何可胜数哉！

《仿寓意草》

张千里

濮县吕，暑湿阻气，郁而为热，汗出不解，邪迫心包，目赤耳聋，神昏谵语，幸得咳嗽疹出，诸证渐退，迄今两月，稍得安寐，纳谷。惟气火蒸胜，干咳未罢，目眦赤，脉象濡滞，是暑退而湿未化，宜甘平淡渗，以清气化湿，若小心调养，不致食复劳复，则愈期亦不至迁延也。

西洋参一钱五分　川贝母二钱　鲜石斛三钱　飞滑石三钱　杏仁二钱　天竺黄二钱　米仁三钱　竹叶十五片　橘红一钱五分　炒山栀一钱五分　通草八分　芦根八寸

又：感证后诸恙皆平，惟舌苔犹腻，耳目失清，背易恶寒，汗出即解，此皆阳虚湿胜，蒸郁气分，尚须平剂清化。

西洋参一钱五分　泽泻一钱五分　川石斛三钱　半夏八分　丹皮一钱五分　茯苓二钱　广藿香一钱五分　荷梗尺许　橘皮一钱五分　米仁三钱　夏枯草一钱八分

《千里医案》

王孟英

姚禄皆，在金陵，适遇大水，继而回杭，途次酷热，患感。顾某诊为湿邪，与桂枝、葛根药三帖，病乃剧。赵笛楼知其误治，连用清解，因见蓝癍，不肯承手。逆孟英视之，脉细数而体瘦，乃平昔阴亏，热邪藉风药而披猖，营液得温燥而干涸，癍色既绀，危险万分。勉投大剂石膏、知母、白薇、栀子、青蒿、丹皮、竹叶、竹沥、童溲之药，调以神犀丹。三服，大解下如胶漆，癍色渐退，而昏狂遗溺，大渴不已。仍与前方，调以紫雪，数剂，热退神清，而言出无伦，犹如梦呓，或虑其成癫。孟英曰：痰留包络也。与犀角、菖蒲、元参、鳖甲、花粉、竹茹、黄连、生地、木通、甘草为方，调以珍珠、牛黄，始得渐安。改授存阴，调理而愈。

栖流所司药陈芝田，于仲夏患感，诸医投以温散，延至旬日，神昏谵妄，肢瘛耳聋，舌黑唇焦，囊缩溺滴，胸口隐隐微癍，一望而知其危矣。转邀孟英诊之，脉细数而促。曰：阴亏热炽，液将涸矣。遂用西洋参、元参、生地、二冬、知（母）、（黄）柏、楝实、石斛、白芍、甘草梢、银花、木通、犀角、石菖蒲，大剂投之。

次日复诊，其家人云：七八日来小溲不过涓滴，昨服药六七个时辰后，解得小溲半杯。孟英曰：此即转机也。然阴气枯竭，甘凉濡润不厌其多，于前方再加龟板、鳖甲、百合、花粉，大锅煎之，频灌勿歇。如是者八日，神气始清，诸恙悉退，纯用滋阴之药，调治匝月而瘳。予谓孟英学识过人，热肠独具，凡遇危险之候，从不轻弃，最肯出心任怨以图之。如此案八日后神气始清，若经别手，纵使治法不错，而一二帖不甚起色，必规避坚辞，致病家惑乱，谋及道旁，虽不死于病，亦必死于药矣。此在医者之识老心坚，又须病家之善于贤而任之专也，谈何易耶？又闻孟英尝云：温热液涸神昏，有投犀角地黄等药至十余剂始得神清液复者，因温热案最伙，不暇详录，姑识此以告司人之命者。

李德昌之母，仲夏患感，医诊为湿，辄与燥剂，大便反泻，遂疑高年气陷，改用补土，驯至气逆神昏，汗多舌缩，已办后事。始乞诊于孟英，脉洪数无伦，右尺更甚。与大剂犀角、石膏、黄芩、黄连、黄柏、知母、花粉、栀子、石斛、竹叶、莲心、元参、生地之药，另以冷雪水调紫雪丹。一昼夜，舌即出齿，而喉舌赤腐，咽水甚痛。乃去三黄（黄连、黄柏、黄芩），加银花、射干、豆根，并吹以锡类散，三日后，脉证渐和，稀糜渐受。改授甘凉缓剂，旬日后，得解坚黑矢而愈。

壬寅夏，（某）感受暑湿，误投温散，以致谵语神昏，势濒于危。而肛前囊后之间，溃出腥脓，疮口深大。疡科以为悬痈也。敷治罔效。孟英诊曰：悬痈乃损怯证，成之以渐，今病来迅速，腥秽异常，是身中久蕴厚味湿热之毒，挟外受之暑邪，无所宣泄，下注而为此证，切勿敷药，以遏其外走之势。但舌强而紫赤，脉细而滑数，客邪炽盛，伏热蕴隆，阴分甚亏，深虞津涸。先予清营之剂，三投而神气渐清，次以凉润阳明，便畅而热蠲脓净，改用甘柔滋养，月余溃处肌平。善后参入参、芪，竟得康强如昔。

金晓耕，发热两旬，医予表散，竟无汗泄。嗣投温补，而大解泄泻，小水不行，口干肌削，势濒于危。胡纫秋荐孟英诊之。右寸独见沉数。曰：暑热锢于肺经耳。予白虎（汤）、苇茎（汤）、天水（散）加（茯）苓、桔（梗）、杏（仁）、贝（母）为方，服后，头面瘖疹遍发，密无针缝，明如水晶光，人皆危之。孟英曰：此肺邪得泄也。果肌润热退，泻止知饥。又服甘凉濡润二十余剂，瘖疹始愈。亦仅见之证也。

仲夏，淫雨匝月，泛滥为灾。季夏，酷暑如焚，人多热病。沈小园者，患病于越，医者但知湿甚，而不知化热，投以平胃散数帖，壮热昏狂，证极危殆。返杭日，渠居停吴仲庄浼孟英视之，脉滑实而数，大渴溲赤，稀水旁流，与石膏大黄，数下之而愈。仲庄欲施药济人，托孟英定一善法。孟英曰：余不敢（以）师心自用，考古惟叶天士甘露消毒丹、神犀丹二方，为湿温暑疫最妥之药。一治气分，一治营分，规模已具。即有兼证，尚可通融，司天在泉，不必拘泥。今岁奇荒，明年恐有奇疫。但"甘露"二字，人必疑为大寒之药，"消毒"二字，世人或作外证之方。因易其名曰：普济解疫丹，吴君与诸好善之家，依方合送，救活不知若干人也。

濮东明令孙女，素禀阴虚，时发夜热，少餐不寐。仲夏患感，发疹，汛不当期而至。孟英用犀（角）、羚（羊角）、知（母）、贝（母）、石膏、生地、栀（子）、（连）翘、花粉、甘草、竹叶、芦根等药，疹透神清，唯鼻燥异常，吸气入喉，辣痛难忍，甚至肢冷。复于方中加元参、竹茹、菊叶、荷梗，各患始减，而心忡、吐沫，彻夜不瞑，渴、汗、便黑，改投西洋参、生地、麦冬、小麦、竹叶、黄连、珍珠、百合、贝母、石斛、牡蛎、龟板、蔗汁诸药而愈。季秋适姚益斋为室。

许少卿室，故医陈启先生之从女也。夏初患感，何新之十进清解，病不略减，因邀诊于孟英。脉至弦洪豁大，右手为尤，大渴大汗，能食妄言，面赤足冷，彻夜不瞑。孟英曰：证虽属温，而真阴素亏，久伤思虑，心阳外越，内风鸱张。幸遇明手，未投温散，尚可无恐。与龙（骨）、牡（蛎）、犀（角）、（珍）珠、龟板、鳖甲、贝母、竹沥、竹叶、辰砂、小麦、元（参）、丹参、生地、麦（冬），为大剂投之。外以烧铁淬醋，令吸其气；（牡）蛎粉扑止其汗；捣生附子贴涌泉穴。甫服一剂，所亲荐胡某往视，大斥王议为非，而主透疹之法。病家惑之，即煎胡药进焉！病者神气昏瞀，忽见世父启东扼其喉，使药不能下咽。且嘱云：宜服王先生药。少卿闻之大骇，专服王药，渐以向愈。而阴不易复，频灌甘柔滋镇，月余始能起榻。

潘红茶方伯之孙翼廷，馆于许双南家，酷热之时，啜冷石花（汤）一碗，遂至心下痞闷，四肢渐冷，上过肘膝，脉伏自汗。方某谓：阳虚阴暑。脱陷在即，疏大剂姜、附、丁、桂以回阳。（而）双南在苏，其三郎李书，骇难主药，邀族人许芷卿诊而决之。芷卿云：此药断不可投。第证极危急，须逆孟英商之。时已夜半，孟英往视，曰：既受暑热，复为冷饮冰伏胸中，大气不能转旋，是以肢冷脉伏，二便不行。速取六一散一两，以淡盐汤搅之，澄去滓，调下紫雪丹一钱。

翌日再诊：脉见，胸舒，溺行，肢热，口干，舌绛，暑象毕呈，化而为疟。予多剂白虎汤而愈。丙午（岁），举于乡。

仲秋久雨，吴汾伯于乡试后患恙，自言坐于水号，浸及于膝。人皆以为寒湿之病。孟英切脉，甚数，溲赤苔黄，口干燥呛，因谓其尊人酝香曰：病由暑湿，而体极阴亏，已从热化。不可以便泻而稍犯温燥之药。先与轻清肃解，继用甘凉撤热，渐能安谷。半月后，热始退尽，而寝汗不眠。投以大剂滋填潜摄之药，兼吞五味子、磁朱丸数十帖，乃得康复。

此证误治即败，少谬亦必成损。苟非诚信于平日，焉能诚服于斯时。闻其寐汗不收，夜不成寐之间，旁言啧啧。孟英恐其动摇主意，必致前功尽弃，嘱其邀顾听泉，许芷卿质证，而顾、许咸是孟英议。于是，主人之意甚坚，而大病乃痊。吁！谈何易耶。

以上出自《王氏医案》

林佩琴

李。暑证，用伤寒六经治法，致壮热烦悗，头目重胀，喉梗气窒，呼吸不利，舌白不饥。夫暑喝所伤，必脉虚少气，自汗面垢，纵有兼证，大异伤寒浮紧脉象，岂堪例治。迨失治而证加重，本证尚自显然。何者？暑入心，故烦悗；暑挟湿，故重胀；暑犯肺，故气窒不利。叶氏所谓暑由鼻吸，必伤上焦气分，每引经义云：自上受者治其上，法宜辛凉微苦，廓清上焦气分，自愈。黄芩（酒炒）八分，黑山栀、橘白、郁金（磨汁）各一钱，瓜蒌仁（麸炒）、赤苓各二钱，薄荷梗八分，沙参、薏仁各三钱，新荷梗五钱。二服头清咽爽，烦热大减。去黄芩、郁金，加麦冬、鲜藕，渴热退而思食矣。

张。暑热作劳，汗泄面垢，初起吐蛔，厥阴受病，已非浅恙。消导表散，延至谵妄神昏，舌心灰而尖绛，齿燥鼻煤，津液告涸，脉虚细涩数，邪陷营络。治者徒知下焦火亢，用黄柏、知母苦寒直降，与心包袭入暑邪全不相涉。更医，用羚羊角、陈海蛇，泄胆热而降肺火。究竟治不中病，使热邪漫布，神明渐昏。昔人治邪入心包，每用芳香宣窍逐秽，如至宝丹之类。若得痰热净扫，如清风捲雾，神识稍开，方不至内闭外脱。然证险难挽，姑据理论治而已。犀角尖（磨汁冲）、连翘心、赤芍、丹皮、佩兰叶、琥珀、石菖蒲（捣汁冲）、鲜荷梗煎服。明晨颇觉神气清爽，更酌加梨皮、灯心、麦冬、银花。煎送至宝丹，乃穷乡一时竟同返魂香，无觅处矣。

族某。禀赋素弱，中年暑热伤气，神倦嗜卧，食少肢麻，闻腥欲呕，脉右虚左促。按东垣论长夏湿热损伤元气，肢倦神少，足痿软，早晚发寒厥，日午热如火，乃阴阳气血俱不足也。此证虽未至甚，然热伤元气，久则水不胜火，发为骨痿。先服清暑益气汤，苍术改生白术，去泽泻、升麻、干葛，加归、芍、半夏、石斛、茯神。后服生脉散，又服大补元煎，加橘络、桑枝膏，丸服而安。

以上出自《类证治裁》

费伯雄

某。暑湿内阻，气痹不宣，寒热胸痞，腹满便溏，头疼眩晕。

陈香薷八分　薄荷八分　猪茯苓各二钱　川朴一钱,姜汁炒　酒木通八分　泽泻二钱　川郁金三钱　煨葛根二钱　煨木香五分　炒苡仁三钱　白蔻仁四分　南沙参四钱　鲜荷叶一钱　荷梗一尺　生姜一片

某。暑湿发热。

豆卷三钱　苏藿梗各一钱　陈皮一钱　法夏一钱半　赤白苓各二钱　枳壳一钱　光杏仁三钱　佩兰一钱　白通草五分　桑叶一钱半　荷叶一角

某。动劳伤阳，暑热伤气，遂致寒热不分，脉来浮虚而数。宜清暑和解。

葛根二钱　抑青丸四分　桔梗一钱　青皮一钱半　枳壳一钱　益元散三钱,包　酒芩一钱　赤苓三钱　丹皮二钱　通草八分　赤芍一钱半　生甘草五分　鲜竹叶三十张　荷叶一角

以上出自《费伯雄医案》

张畹香

暑湿已，余热去，小溲长，胃渐开，是邪当净。述左手沉部有力且数，大凡左手属血，是血分之热矣。第初时杂有肝痛，大抵素属肝热耳。

生地五钱　归身一钱半　生白芍三钱　川续断三钱　川石斛三钱　新会皮八分　生谷芽四钱　川郁金一钱　柏子仁三钱　炒丹皮一钱半　干荷叶一角

暑湿七日，尚未通阳，头痛汗不得出，尚有寒，舌苔甚薄，当在上焦。惟胸闷稍加中焦药，至腹中流走作痛，必夹有肝气。嗜卧是湿邪，拟上中焦法，兼以舒肝。

苏薄荷叶一钱半　连翘三钱　桔梗一钱半　川郁金一钱半　白蔻壳一钱半　六一散四钱　半夏曲二钱　杏仁三钱　厚朴一钱　陈皮八分　丝瓜叶三片　竹叶卅片

头痛身热十余曰，大便泻，舌黄，口渴，咳嗽，是上焦暑湿夹风。

薄荷一钱半　生苡仁五钱　象贝三钱　茯苓三钱　杏仁三钱　连翘三钱　桔梗三钱　陈皮一钱　六一散四钱　川郁金一钱半　冬桑叶一钱半　竹叶卅片

以上出自《张畹香医案》

吴达

六月初九日午后，赵君寅桥，请诊恒人里友人之病。至则见其居室湫隘，床前垂布幔，病人身着夹衣，脉象洪大无根，舌燥唇焦，面目俱赤而神呆。吾谓时正酷暑，病人何堪受此大热？曰：前医谆嘱，斑未发透，不可受寒也。解视其胸，红斑殆遍，且起瘰而灌浆。问其如此酷热，汗出如何？云前日汗出淋漓，今日已无汗矣。且前日口渴异常而溺赤，今日口不渴而溺白矣。缘病已两候，服沪城世医之方，豆卷、生地已十余剂。以热治热，豆卷发其暑火也；以湿治湿，

生地助其暑湿也。前日口渴汗多时，急救其阴，尚可挽回，今则内液尽涸，阳已离根，是以汗不见、口不渴、溺不赤，而神呆不语矣。际此酷暑炎蒸。犹畏其受寒，而蔽以幔、衣以衣，不愧为专治伤寒发斑之世医也！

绍兴友杨廷兰，六月初求诊。病已三日，发热，恶寒，少汗，头重，脘闷，咳呛有痰，大便直泻，小便短赤，脉象濡涩，右大左小。方用薄荷、柴胡、淡芩、砂仁、杏仁、陈皮、半夏、苓皮、苡仁、滑石、秦皮、黄柏、浮萍。两剂诸恙悉平，尚有微咳，易方清肺而全。

大凡脉之右大左小者，无不由于少阳相火熏蒸肺胃也。遇痰喘之证，其象必见浮滑，火升不得降也。惟暑邪之证，每见濡涩，暑必夹湿也。

吴有君，青浦人也，七月下旬就诊。脉象模糊，舌苔白腻，询其平素，不喜茶饮，口淡无味少纳，本太阴湿郁之体，客岁九秋，忽患衄血齿血。此乃深秋燥气外侵，卫闭营郁，内有暑湿积中，阻塞相火下纳之路，火克肺金则衄血，火扰膻中则齿血。延医一派滋凉，遂至浊邪愈结，而上升之火愈不得降，故至期年未瘳也。兹届新秋，酷暑犹复炎蒸，必用清暑渗湿以治其本，和火逐瘀以治其标，中气和而疾可愈矣。即以苓、苡、斛、滑、半夏、橘皮、元参、白芍、丹皮、麦冬、茅根、柏叶投之而愈。

以上出自《医学求是》

雷丰

西乡吴某，偶患暑温，半月余矣。前医认证无差，惜乎过用寒剂，非但邪不通透，而反深陷于里，竟致身热如火，四末如冰。复邀其诊，乃云热厥，仍照旧方，添入膏、知、犀角等药，服之益剧，始来求治于丰。诊其左右之脉，举按不应指，沉取则滑数。丰曰：邪已深陷于里也。其兄曰：此何证也？曰：暑温证也。曰：前医亦云是证，治之无效何？曰：暑温减暑热一等，盖暑温之势缓，缠绵而愈迟；暑热之势暴，凉之而愈速。前医小题大做，不用清透之方，恣用大寒之药，致气机得寒益闭，暑温之邪，陷而不透，非其认证不明，实系寒凉过度。刻下厥冷过乎肘膝，舌苔灰黑而腻，倘或痰声一起，即有仓扁之巧，亦莫如何！明知证属暑温，不宜热药，今被寒凉所压，寒气在外在上，而暑气在里在下，暂当以热药破其寒凉，非治病也，乃治药也。得能手足转温，仍当清凉养阴以收功，遂用大顺散加附子、老蔻。服一帖，手足渐转为温，继服之，舌苔仍化为燥，通身大热，此寒气化也，暑气出也，当变其法。乃用清凉透邪法去淡豉，加细地、麦冬、蝉衣、荷叶，一日连服二剂，周身得汗，而热始退尽矣。后拟之法，皆养肺胃之阴，调治匝月而愈。

程曦曰：学医知常为易，知变为难。病有千变，而药亦有千变。即如是证，过服寒凉，热证未去，而寒证又生，此病一变也。暂用温热之剂，先破寒凉之气，此药一变也。服之肢体回温，舌苔仍燥，此病又一变也。即舍热药，转用凉剂收功，此药又一变也。不知通变之医，反谓朝秦暮楚，侥幸图功耳。

城西陈某，年近五旬，倏然昏倒，人事无知，手足抽掣。一医作中暑论治，虽不中亦不远矣；一医辄称中风，反驳前医有误，敢以小续命汤试之，更加搐搦，身热大汗，迓丰商治。诊其脉，洪大而数，牙关紧闭，舌不能出，但见唇焦齿燥。丰曰：此暑风证也。称中风之医，亦在座中，遂曰：子不观《指南医案》，常有暑风，何得有搐搦之证？曰：香岩之案，谓暑风系暑月所感之风，非热极生风之内风也。丰今所谓乃暑热内燃，金被火铄，木无所制，致发内风之证也。理当清其暑热，兼平风木。遂用清离定巽法加石膏、甘草、橘格、扁豆花治之。彼医似为不然，病家咸信于丰，即使人拣来煎服，幸喜法中病机，抽搐稍定，神识亦省，继服二帖，得全愈矣。

江诚曰：今之医者，每见夏月有头痛发热，而无昏倒肢抽，皆批为暑风之证，大概亦得香岩之皮毛，而未得其骨髓，此耳听之学，非神听之学可知。

以上出自《时病论》

朱增藉

李鸿书夏月抱病，咳嗽烦满，身热汗出，夜则神昏错语，口干，小便短。医作虚劳，治经月余转剧。求治于余。诊之，六脉虚数，舌色深赤，知系暑病。咳嗽烦满，身热汗出，夜则神昏错语，即经所谓因于暑，汗，烦则喘喝，静则多言，体若燔炭是也。口干、尿短、舌色深赤，正暑热内淫之征。然六脉虚数，正气已伤，第清解暑热，而不滋补气液，恐致变生不测。遂主生脉合天水散加辰砂。一服神清，三四服病已。

《疫证治例》

张乃修

李右。每至下午，辄凛寒而热，热势不扬于外，而甚于里，胸闷中脘痞阻，恶心呕吐，渴不多饮，少腹作痛。脉数沉郁不扬，咳嗽痰多，苔黄质腻。暑邪夹湿，郁阻气分，肺胃之气，不克下行，开合因而失度。证起旬日，病邪方盛，恐再转剧。姑开泄气机，以通三焦而致开合。即请商裁。

制半夏一钱五分　炒枳实一钱　上广皮一钱　白蔻仁五分　竹茹一钱　粉前胡一钱　淡干姜二分　广郁金一钱五分　川连三分　杏仁三钱　鲜佛手一钱

二诊：中脘痞阻已舒，恶心亦减，凛热退轻，咳亦稍松，故气逆因而大定。然下午仍有微寒，痰多胶腻。脉象稍扬，而带糊滑，舌红苔白不匀。上焦微通，而湿蕴成痰，弥漫肺胃。再参清化。

香青蒿一钱五分　杏仁三钱　杜苏子三钱　冬瓜子三钱　云茯苓三钱　竹沥半夏一钱五分　瓜蒌皮一钱五分　旋覆花一钱五分　竹茹一钱五分　枇杷叶三片，去毛

三诊：似疟已止，中州亦舒，咳嗽亦减。然仍痰多黏腻，痰气秽浊。舌苔前半稍化，后半尚觉白腻。少阳阳明之邪，早经泄化，而湿热熏蒸于肺胃之间，浊酿成痰，肺胃少降。拟降肺化痰。

甜葶苈　制半夏　冬瓜子　炒竹茹　生薏仁　炒苏子　瓜蒌仁　橘红　茯苓　枇杷叶

《张聿青医案》

王旭高

温。暑邪挟积，身热腹痛，先与疏达。

香薷　川朴　花槟榔　砂仁　藿梗　苏梗　赤苓　焦六曲　陈皮　通草

又：腹痛拒按，当脐有块，壮热无汗，舌苔黄腻，气升烦懊。防其发厥。法以表里两解。

柴胡　淡芩　枳实　赤苓　赤芍　半夏　元明粉　生大黄

又：投大柴胡汤法，下出碎块溏粪两次。腹痛不减，烦懊不安，气升呕逆，舌苔黄燥。食积填塞阳明，暑邪内走厥阴。防其昏厥，拟以泄厥阴，通阳明。

川连吴萸炒　楂炭　淡豆豉　黑山栀　瓜蒌仁　当归龙荟丸三钱，绢包煎　枳实　苏梗　木香三味磨冲

外敷方：葱一把　盐一杯　丁香一钱　飞面三钱

打烂，敷痛处。

此四磨饮合小陷胸、栀豉、左金合剂。疏通气分，泻肝化积。再用外敷法，其气有不通行者乎！

渊按：暑必挟湿，湿为阴邪，最能阻碍阳气。故暑湿病多脘腹痞痛，积滞内阻，暑湿之不化，实由气机之不能。下而痛仍不减，乃未得辛通之药，中焦痞滞未去耳。

丁。暑乃郁蒸之热，湿为濡滞之邪。暑雨地湿，湿淫热郁，惟虚者受其邪，亦素有湿热者感其气。如体肥多湿之人，暑即寓于湿之内；劳心气虚之体，热即伏于气之中。于是气逆不达，三焦失宣，身热不扬，小溲不利，头额独热，心胸痞闷，舌苔黄腻，底绛尖红，种种皆为湿遏热伏之征。邪蕴于中，不能外达，亦不下行，颇虑内闭之变。拟以栀豉上下宣泄之，鸡苏表里分消之，二陈从中以和之，芳香宣窍以达之，冀其三焦宣畅，未识能奏功否。

淡豆豉　黑山栀　通草　半夏　菖蒲　鲜荷叶　六一散　薄荷　赤苓　竹茹　蔻仁研，后下

吴。劳碌之人，中气必虚。暑湿热秽浊之气，自口鼻吸入气道，满布三焦，虽舌苔满布，而胸无痞闷，非邪伏膜原之比。重浊之药，徒伤中气，与湿热弥漫之邪无益。今交五日，神气似清而浑，恐其过候有耳聋、神迷、呃逆等变。为治之法，且以芳香理气逐秽再议。

刀豆子　郁金　泽泻　石菖蒲　杏仁　瓜蒌仁　陈皮　滑石　香薷　桔梗　北沙参　赤苓　藿香　佛手　鲜荷叶　鲜佩兰叶

丁。咳嗽已久，近患时温之后，元气未复，又感暑风，闭其汗孔，身复发热。法当先理暑风，用轻剂宣上。

桑皮　苏便　杏仁　川贝　橘红　茯苓　冬瓜子　竹茹

此虚而挟邪，暂用轻扬表法，未便着手。

蒋。三疟日久，又感暑风，咳呛痰血，热势变乱。且以解暑，清肃肺胃。

香薷一钱　北沙参五钱　冬瓜皮三钱　六一散四钱　神曲三钱　青蒿钱半　杏仁三钱　丹皮钱半　桑叶钱半　白扁豆三钱　枇杷叶二片

渊按：咳呛痰血，肺阴、肺气已伤，虽有表邪，香薷用宜斟酌。

李。暑邪内闭，恶寒发热，脉象不达，口不能言，先有咳嗽，此肺气闭塞。拟开而达之。

射干五分　桔梗一钱　连翘三钱　豆豉三钱　杏仁三钱　象贝三钱　香薷一钱　橘红一钱　菖蒲五分

竹茹一钱　　牛蒡子二钱　　玉枢丹四分，磨冲

安。连日烦劳忧虑深，暑邪伤气易归心。神昏脉数细而沉，病危甚！邪闷心包，如火如焚。舌色干黄唇齿燥，耳聋便泄津枯！三焦皆病须分晓，究治疗，河间热论宜参考。

鲜石斛　竺黄　连翘　菖蒲　赤苓　北沙参　通草　益元散　茉莉花　竹茹　薄荷叶　芦根　鲜荷叶

紫雪丹，另调服。

李。暑湿阴分之气，从口鼻肌表而入，寒热，便泄，头胀。拟芬芳逐秽，分消湿热。

藿香　川朴　焦六曲　半夏　茯苓　陈皮　泽泻　大腹皮　砂仁　通草

以上出自《王旭高临证医案》

余听鸿

人言医不认错。医岂有不错之理，错而合于理，情犹可恕；错而不合于理，不徒不自知其错，反自信其不错，斯终身陷于错中而不悟，其罪尚可问乎。余治常熟水北门叶姓妇，素有肝气胸痹。发时脘痛，屡进瓜蒌、薤白、半夏、枳实，一剂更衣即平，屡治屡验。是年夏杪，此妇雇船下乡，回城受暑湿而见寒热，胸脘阻格作呕。戴姓医进以胃苓汤，加藿香、苏梗。此方亦属不错，而服之反甚。邀余诊之，脉滞而沉，汗冷作哕，脘中作硬，按之甚痛而拒按。余视此证乃热邪挟湿内陷，为小陷胸证无疑，进小陷胸汤法一剂，明日更重。诊脉仍滞不起，舌灰润，作哕频频，汤液不入，胸中格如两截，拒按作痛，且谵语言涩不出，汗冷撮空。余竟不解，问病家曰：大便何如。曰：大便已溏数日。余思小陷胸汤已错，又属太阴证矣，即进四逆加人参。余思此证下利虚痞，作哕肢寒，显然浊阴上犯，虽不中病，谅亦不远，即将此方与服。余归即细心思之，因忆《温病条辨》下焦篇中，有暑邪深入厥阴，舌灰，心下板实，呕恶，寒热下痢，声音不出，上下格拒者，有椒梅汤法，此证颇切。黄昏病家至寓云：服药似乎肢温汗少，神识仍蒙，作哕，便溏不止。余曰：将二次药煎好，以仲景乌梅丸四钱，将药汁煎化灌之。服后胸膈渐开，利止哕平，而能安寐。明午复诊，神清言爽。余即将乌梅丸原方改作小剂，服两剂痊愈。医学一道，岂易谈哉。戴姓之胃苓汤，似未必错，胸中拒按，余之小陷胸，亦切病情，乃皆不合。四逆加参，似错而反不远，合以乌梅丸，竟克两剂而痊。药不中病，百剂徒然，药能中病，一剂而安，仲景书岂可不读哉。

暑温、风温热病，最忌大汗伤阴、苦温伤液、温补助热，俱可化火，为害最烈。叶天士曰：温邪伤液，急则变为痉厥，缓则变为虚劳。前辈屡试之言，洵不诬也。余见一某姓子，平素阴虚内热，是年壬午，君火司天，温邪极甚，六月间得热病。琴川有一四时风寒通套之方，豆豉、牛蒡、山栀、厚朴、枳壳、连翘、陈皮、山楂、半夏、赤苓、通草、蝉衣、杏仁之类，热甚者加入鲜石斛、鲜生地等品，不大便则加瓜蒌仁、元明粉，或加凉膈散两许，无论四时六气，皆从此方加减。某医即以此方加减进之。然暑必夹湿，燥则化火，凉则湿凝，而甘淡微苦之法，全然不知。以致病人津干舌绛，脘阻便溏汗多。见其因表致虚，某又进参、芪、熟地、杞子、杜仲等温补之品。不知补则碍气助热，聚湿填中，病在垂危。延月余，邀余诊之，脉虚细而芤，

舌绛如猪肝，汗出气促，不得平卧，手指战振，灼热津干不渴，咳嗽痰多，溲涩，已有缓变虚劳之势。余曰：此证古人云不服药为中医，若再服药，危矣。病家曰：此不治之证耶。余曰：非也。暑为阳邪，湿为阴邪，天地之气也。清邪先中于上，肺先受之，暑湿交阻，蒸化为热。用药若凉，则依湿一面而化为寒，必转便溏痞满冷汗。用药若温，则依暑一面而化为火，必转唇焦舌黑痉厥等证。故前辈治暑邪之方，最难着笔，要清热而不碍湿，化湿而不碍热者，惟有刘河间之天水散、三石汤，吴鞠通之清络饮、三仁汤，如补而不助热、不聚湿，则孙真人之生脉散，此诸方皆暑证之要方也。虽然平淡，却能消息于无形之间，以轻能去实也。又以甘凉淡渗、清热存阴、微苦泄热等轻剂，服五六十剂。之后病家问曰：若专于清轻之剂，病人正气，恐难支持，亦可服大补否。余曰：人之养生，最冲和者，莫如谷食。既然热清胃苏，饮食大增，不必拘于温补。然热病不服温补，断不能收全功，直至十一月，方能服异功散、归脾汤之类而愈。

以上出自《余听鸿医案》

柳宝诒

胡。寒热呕恶无汗，五六日来，不得大便，邪机无外泄之路。面黄两目赤肿，暑湿蒸蕴中宫，热并于上也。拟方宜表里两解。

豆豉卷各　黑山栀　姜川连　淡酒芩　枳实　半夏　制川朴　茵陈　瓜蒌皮　桔梗　茯苓
橘红　薄荷

另：青麟丸

二诊：前与疏化湿热，中焦之湿较减，惟里热仍恋，目赤生翳，浊热仍未清泄。再与辛凉疏化。

豆卷　黑山栀　茵陈　黄柏　广陈皮　连皮苓　木通　车前　滑石　鲜生地薄荷打　淡黄芩
二稻叶

项。寒热少汗，此暑湿而兼新凉也；脘中痛闷，便溏不爽，中焦有湿积蕴阻也。防其内外合邪，转为滞痢之病。拟方用表里两解法。

败毒散　江枳壳　苏叶　煨木香　川朴　薄荷　六神曲　块滑石　砂仁　通草　海南子
瓜蒌皮

另：香砂枳术丸

黄。向患疝气痛坠，肝肾之气窒而不和。刻下色黄，内热脘闷不纳。现有暑湿之邪，中阻不化。凡病有新旧挟发者，古人谓先治新者，况宿病未即发乎？与和中清暑。

豆卷　藿梗　苏叶　川朴　赤茯苓　陈皮　黄芩　砂仁　生熟神曲各　滑石　通草　佩兰
稻叶露　青蒿露

左。尊体脾气先伤，暑湿之邪易于留伏。近因冒寒受惊，里蕴之邪化热于内，新受之邪郁遏于表。刻下内热脘闷，小便赤浊不畅，此里蕴之热也。形寒恶风，此表气之窒也。脉象弦数，右关尤觉浮硬，暑湿蕴热甚于中焦。舌质偏红，苔色黄浊。表里相较，里热甚于表寒。即以邪之浅深论，亦新邪易去而伏邪难彻。调治之法，当疏畅气机，俾里热有外达之机，佐以疏达表邪，俾新邪由表出。冀其内外分解，三焦通彻，不致内外合病，乃免淹重。拟方呈请采择。

杏仁　豆卷　川朴　茯苓皮　广皮　蔻仁　苡仁　滑石　黄芩酒炒　车前子　木通　通草　淡竹叶　薄荷叶　鲜荷叶

以上出自《柳宝诒医案》

马文植

某。夏令时疫证，因乎暑湿。湿为地之阴浊，暑乃天之阳气，人在气交之中，必从口鼻而入。口窍开胃，鼻窍开肺，是以古人治法，必权暑湿轻重，而有辛凉辛温之分。今证恰交九日，好寐神昏谵语，已经三朝。热势熏蒸于内，冷汗淋漓于外，六脉糊数，舌苔微霉，面色尚不红油，唇齿亦无干燥，呼之虽觉，问之不答，欲咳不扬，稍见哕恶。暑热虽甚，湿痰遏伏，上中之气，皆属闭室，清空之窍，悉被迷蒙，是名内陷。危笃若此，本无方法，勉拟辛芳微苦之属，以尽治者之心，惟冀彼苍默佑耳。

射干　苦参　杏仁　菱皮　紫菀　佛手　竺黄　郁金　藿香　香薷　滑石　佩兰露冲入　荷花露冲入

二诊：前因暑为湿遏，热之熏蒸之气，湿之弥漫之邪，不得外达，转而内走。已见好寐昏沉，神糊谵语，热反内炽，汗出肢冷，六脉闷数，舌霉渐见，面不红油，唇不干燥，呼之虽应，问之不答，稍有咳嗽，微见哕恶。两用辛芳微苦之品，诸象并减什六，诚快事也。无如暑湿既经陷里，所谓进之极易，退之难速。苔色化半而根尚霉黄，脉形虽扬而常带濡数，热退不清，溲犹未楚，明是暑湿余留气分。再用苦辛泄化，芳淡分利，俾得热净身凉，苔清脉缓，方为向愈之象。然时疫证反复，不因于劳，即因于食，古之圣贤，三复此语，诚至言也，余故琐及之！

川连　半夏　黄芩　枳实壳　佛手柑　郁金　豆卷　姜渣　赤茯苓　通草　滑石辰砂拌　桔梗

三诊：转方去雅连、桔梗、姜渣，加鲜竹叶。

《务存精要》

赵廷玉

秋温三日，苔腻舌尖红中沟，脉左弦数右濡数，神迷胸痞，身热汗少。肝火暑湿，新凉相搏，防痉厥要紧。

豆豉　苏荷　连翘　郁金　花粉　秫秫根　牛子　桔梗　赤苓　通草　桑叶　金橘皮

《医案》

沈祖复

先生之媳钱世嫂怀妊五月，病暑邪，壮热烦躁，抛手掷足，神识昏糊，目定直视。热时身如炭炙，赤身卧地者累日；不热则身冷如冰，面色青灰；人中掀起，舌苔黄㿠而腻，腹中作痛，号呼不已。请诸道长诊视，均不敢立方。先生嘱极热时用井底泥贴其胸腹，泥为热沸。先服西瓜与薄荷绞汁数碗，继服川连、佩兰、黑山栀、连翘、子芩、郁金、菖蒲、鲜荷叶蒂、薄荷及牛黄清心丸，前后共透红白瘔九次，枯皮满榻。西瓜汁共服二十余个，热势稍衰，尚难把握。先生子亦苏世兄，私与服枳实槟榔丸三钱，恐病不起而胎在腹中也。从此妊未足七月而呱呱坠地。产后又变为五色痢，日夜无度，七日不减。先生以为生机绝望矣。与服桃仁承气，略见小效；并以鸦片灰泡汤服之，而痢渐稀，调理月余始安。

周师季梅长孙病后狂食，神色自若。某医谓是佳兆，与食可也。西医亦云无妨。先生诊其脉沉细欲绝，谓为除中，决其不起，后果然。其母因痛子情切，时时抑郁。于甲子五月，身热胸闷，两耳、发尖、遍体肌肤皆痛。请先生诊视，曰："此气郁化火生风也。并有伏热挟湿、挟积。"用开郁化湿之品：藿香、佩兰、枳实、槟榔、玉枢丹、石菖蒲等，一剂而气机畅达，二剂热退积下，再诊诸恙均退，而遍体肉瞤。先生曰："古书论肉瞤，血虚者多，此非也！乃气火流行于肌肤之间耳。"仍用解郁清热而愈。

东大街某君年十八岁，其母寡孀，只此一子，病暑邪，寒热起伏，已历三候而仍不解，骨瘦支离。延先生诊视，脉细数，苔薄腻。曰："此邪湿未清也。"用薄荷、牛蒡、佩兰、郁金、藿梗、滑石、猪苓、佛手、荷叶等。至廿七日始透白瘔，细粒密布，色如枯骨。古人谓气液已竭，先生以为久病初透而未足也。再宗前法，加茅根、芦根、蝉衣服之，遍体透足，粒粒晶珠，热势渐退，二三日而能食粥矣。

以上出自《医验随笔》

方耕霞

张。暑湿病两候，屡经汗下，仍然渴不多饮，胸痞不寐，脉弦左小，尺部更细，此中气大虚邪恋不化也。正虚邪实，极为棘手，姑拟仲景泻心法，以冀弋获。

姜汁炒黄连　干姜　半夏　炙草　黄芩　陈皮　茯苓　蔻仁　枳壳　姜竹茹

再诊：进泻心法夜稍得寐，热势略和。然舌仍罩灰，脉仍弦小。暑湿之邪恋而未化，尚在险途。

照前方去陈皮、蔻仁，加杏仁、桔梗、荷梗。

孙。暑湿内侵，易于化燥，证现舌焦谵语，幸得畅汗，而外热虽解，津液难回。舌尚黄厚，口仍干渴，此表热退而里热未退也。诊右脉濡软，足征年高而根底尚深，但暑湿化燥之后，阴液大伤，二肠为之燥涩，大便旬外不行，此时骤投通腑，正恐中气受伤，窃思暑属阳邪，始终务存津液，胃为阳土，到底宜济甘凉。若能肺胃一清，不特天气降而地气自通，且金风荐爽，玉露濡枯，其非暑湿也何耶。

鲜南沙参　鲜霍石斛　花粉　黑山栀　西洋参　生甘草　杏仁　蛤粉　阿胶　宋半夏　丹皮　芦根　火麻仁　枇杷叶

方。洞泻而舌白腻，腹鼓胀且见鼻塞，风伤表，暑伤里也。

苏法　藿香　腹皮　杏仁　川朴　枳壳　白术　青皮　木香　赤苓　车前子　砂仁　鲜荷叶

某。发热五日，神迷三日，医投芳开凉解不应。诊舌白而垢，脉尺数寸伏，齿虽板而唇不焦，此不特暑中心包，必有痰阻关窍也。夫痰为阴物，得火即张，苟其闭塞灵明，即神昏不语，如在烟雾之中，医但知清热，不解化痰，无怪病之不退耳。亟亟清暑化痰，否则风动厥脱矣。

辰拌川连　川贝　蒌皮　橘红　桔梗　益元散　枳实　胆星　杏仁　姜竹茹

二诊：神识已清，语言已出，病已得生，但暑热未退，痰滞未清。再与凉解。

辰拌川连　山栀　薄荷　桔梗　胆星　益元散　川贝　枳实　杏仁　瓜蒌　连翘　姜竹茹

三诊：神清后腹痛头痛不已。按尺脉弦大而数，痰滞与热互壅阻于手足阳明之腑，故腹痛。蒸热上逼，故头痛。今与通腑泄热法。

川连　桑叶　川贝　枳实　菊花　青蒿　杏仁　连翘　益元散　凉膈散

四诊：伤寒下不嫌迟，须待其热邪结于胃腑，然后下之，斯上下表里之邪齐解。今大便两行，知饥神倦，邪退正虚之象。切勿进补，恐灰中之烬未熄耳。

桑叶　枳壳　青蒿　石斛　益元散　川贝　前胡　杏仁　连翘　西瓜翠衣

以上出自《倚云轩医话医案集》

张锡纯

天津俞某某，年过四旬，于孟夏得温病。

病因：与人动气争闹，头面出汗为风所袭，遂成温病。

证候：表里俱发热，胸膈满闷有似结胸，呼吸甚觉不利，夜不能寐，其脉左右皆浮弦有力，舌苔白厚，大便三日未行。

诊断：此病系在太阳而连及阳明、少阳也。为其病在太阳，所以脉浮；为其连及阳明，所以按之有力；为其更连及少阳，是以脉浮有力而又兼弦也。其胸膈满闷呼吸不利者，因其怒气溢于胸中，挟风邪痰饮凝结于太阳部位也。宜外解太阳之表，内清阳明之热，兼和解其少阳，更开荡其胸膈，方为完全之策。

处方：生石膏二两，捣细　蒌仁二两，炒捣　生莱菔子八钱，捣碎　天花粉六钱　苏子三钱，炒捣　连翘三钱　薄荷叶二钱　茵陈二钱　龙胆草二钱　甘草二钱

共煎汤一大盅，温服后，复衾取微汗。

效果：服药后阅一小时，遍身得汗，胸次豁然，温热全消，夜能安睡，脉已和平如常。惟大便犹未通下，俾但用西药旃那叶一钱，开水浸服两次，大便遂通下。

《医学衷中参西录》

友人朱贡九君之哲嗣文治，年五岁，住奉天北关。

病名：夏热瘟疹。

原因：素有心下作疼之病，于庚申立夏后，因传染而出疹，贪食鲜果。

证候：周身壮热，疹甚稠密，咳嗽喘逆，气粗喉疼。

诊断：脉甚洪数，舌苔白厚，知其疹而兼瘟也。

疗法：因前一日犹觉作痛，不敢投以重剂，姑用辛凉轻剂以清解之。

处方：生石膏六钱，捣细　元参六钱　薄荷叶一钱　青连翘二钱　蝉蜕一钱

二诊：晚间服药，至翌日午后视之，其热益甚，喉疼，气息甚粗，鼻翼扇动，且自鼻中出血少许，有烦躁不安之意。不得已，重用石膏为君，仍佐以发表诸药。

二方：生石膏三两，捣细　玄参四钱　原麦冬四钱　薄荷叶一钱　青连翘三钱

三诊：翌日视之，则诸证皆轻减矣。然余热犹炽，其大便虽下一次，仍系燥粪。询其心犹烦热，脉仍有力，遂于前方凉解药中，仍用生石膏一两。

效果：连服两剂，壮热始退，继用凉润清解之剂，调之全愈。

说明：疹证多在小儿，想小儿脏腑间原有此毒，又外感时令之毒气而发，一发则表里俱热。若温病初得之剧者，其阳明经腑之间，皆为热毒所弥漫，故治此证，始则辛凉发表，继则清解，其有实热者，皆宜用石膏。至喉疼声哑者，尤为热毒上冲，石膏更宜放胆多用。惟大便滑泻者，石膏知母皆不宜用，可去此二药，加滑石一两、甘草三钱。盖即滑泻亦非凉证，因燥渴饮水过多，脾胃不能运化故也。故加滑石以利其小便，甘草以和其脾胃，以缓水饮下趋之势。若其滑泻之甚者，可用拙拟滋阴宣解汤，滑石（包煎）一两、甘草三钱、连翘三钱、蝉蜕（去足土）三钱、生杭芍四钱、淮山药（生打）六钱，既可止泻，又可表疹外出也。然此证最忌滑泻，恐其毒因滑泻内陷，即无力托毒外出矣。是以愚用大剂寒凉治此等证时，必分三四次徐徐温饮下，俾其药长在上焦，及行至下焦，其寒凉之性已为内热所化，自无泄泻之弊也。而始终又须以表散之药辅之，若薄荷、连翘、蝉蜕、僵蚕之类。如清疹汤，生石膏（捣细）一两、知母六钱、羚羊角二钱、金钱重楼（切片）三钱、薄荷叶二钱、青连翘二钱、蝉蜕（去足土）钱半、僵蚕二钱、鲜苇根（活水中者更佳）四两先煎代水，则火消毒净，疹愈之后，亦断无他患矣。至若升麻、羌活之药，概不敢用。

廉按：张氏自述云：此证初次投以生石膏、玄参各六钱，其热不但不退，而转见增加，则石膏之性原和平，确非大凉可知也。至其证现种种危象，而放胆投以生石膏三两，又立能挽回，则石膏对于有外感实热诸证，直胜金丹可知。若因心下素有痛病，稍涉游移，并石膏、玄参亦不敢用。再认定疹毒宜托之外出，而多发表之品，则翌日现证之危象，必更加剧，即后投以大剂凉药，亦不易挽回也。目睹耳闻，知孺子罹瘟疹之毒，为俗医药误者甚多，故于记此案时，而再四群为申明，愿任救人之责者，尚其深思愚言哉。观此，则凡属瘟疹，皆由口鼻感染疫气，熏蒸肺胃，故当以清解瘟毒为君，发表透疹为辅，如张氏清疹汤一方，为治瘟疹之良法。案后说明，语多精确，堪为后学师范。

《全国名医验案类编》

陈莲舫

松江，某。暑湿伏而不宣，转挟食滞身热，旬日后较重。从未解清，渐至脘满腹痛，溏稀秽浊，汗多口糜。表里通达，而邪势仍然未去。脉象左右皆弦数，舌灰底罩黄。少津伏邪着滞，充斥三焦，有昏厥之势。恐从表泄出白㾦，从里走变痢。拟辛凉其表，苦降其里。未审瑛如先生为然否，候政。

淡豆豉　上川连元米炒　川郁金野蔷薇露摩冲　益元散　方通草　芦根　霍石斛　淡黄芩姜汁炒

连翘心　淡竹茹　淡竹叶　洋佩兰

秦。暑湿未清，形寒晡热，五心燔灼，必得凉风扫尽。

西芪皮　香青蒿　生白术　焦米仁　环粟子　广橘红　黄防风　淡黄芩　川石斛　炒泽泻
生白芍　干佩兰

青浦，稻翁。暑湿之邪，著留气分，脘胀反复，气攻背胁，五心燔灼，胖体属痰，痰与伏邪互郁中州，瘟疹勿透，大便不爽，青里不主分邪，邪势随触随发，中气膹郁，则肝乃乘之，不是真肝气证也。脉迟而滑，舌黄。拟解三焦，而通表里候政。

炒瓜蒌　制小朴　淡黄芩　霍石斛　光杏仁　姜竹茹　佩兰　法半夏　鸡苏散　肥知母
川郁金　环粟子　方通草　荷梗

练塘，佩卿兄。风邪挟食触发内伏，暑湿勃起，寒热，呕逆，迁延数日，热不甚扬，有汗津津。神识恍惚，卧着更衣，转有红水，肛门气附。似有形之邪已去，而无形熏蒸之邪逗留未解。邪欲出来，有汗而不瘟，邪欲达里，溏稀而无积。表里通而不通，一派氤氲之邪弥漫三焦，无有出路。得脉右寸关浮弦，且重按亦实。舌质不甚红，微灰微黄。面㿠白，渴不多饮。所难在体质本虚，无力送邪。总核病机，若不将邪由里出表，布达疹瘩，恐变生不测。拟表里分解，以清三焦录方候政。

羚羊片　鲜石斛　连翘心　川郁金　蔷薇露　淡竹叶　益元散　冬桑叶　大豆卷　厚朴花
炒谷芽　方通草　荷梗　丹皮

以上出自《连舫秘旨》

也是山人

董。右脉短数，左脉细数，寤而少寐，身凉而有寒热，时作气喘，脘闷舌白。此属热邪内陷，大为重候。姑拟清泄少阴之里，与解少阳之表合方。候高明正。

霜桑叶　鲜生地　黑山栀　香犀角　嫩元参　川贝　连翘心　粉丹皮茅根

又。昨进清提方法，脉数已缓，气急已退，得汗安寐，邪解之象，内陷无从再虑。前方可以渐愈。

香犀角六分　草郁金一钱　川贝一钱五分，去心研　鲜生地五钱　连翘心一钱五分　黑山栀一钱五分
霜桑叶一钱　粉丹皮一钱五分　茅根五钱　荷叶一角

又。脘痞噫嗳稍舒。拟疏肝泄肺，以理余邪。

紫菀一钱　泡白杏仁二钱　草郁金一钱　炒香淡豉一钱五分　栝楼皮一钱五分　黑山栀一钱五分　羚羊角一钱　桔梗八分

《也是山人医案》

王仲奇

籽禾兄，五月廿六日。在天为暑，在地为热，但暑必挟湿，以湿居热下也。暑湿本秽浊熏

蒸之邪，其中人也，大都由口鼻接触而入，与藜藿之躬耕南亩，曝于烈日，自表入里者迥乎不同。然暑湿所感亦不区别，如湿而兼暑，是谓湿温，湿温仅伤气分；若暑则先入心，血分之见证则层见叠出矣。今病起十有七日，内热炽甚，四肢尚凉，心胸烦闷，呼吸不畅，似属气分有阻，邪不外达之征。旁流粪汁，亦热中有湿之象。但唇吻干燥，舌苔后半截焦黑，前半截则绛赤，芒刺形同杨梅，且苔衣已剥，暑热迫入营分亦可窥见一斑矣。况两耳聋聩，神识则或清或聩，或有梦呓，恐为入膻神昏瘈疭之先声。脉数而濡。是为暑温。急予清暑逐秽，以护宫城，必舌津稍回，绛赤退淡，呼吸较畅，方许乐观也。

鲜菖蒲八分，连叶　连翘三钱　银花三钱　寒水石四钱　石膏三钱，煎药炉内煅赤后入　天花粉三钱　川郁金四匙，磨汁冲　鲜兰草二钱　丝瓜叶三钱　嫩竹叶八分　西瓜翠衣三钱　枇杷叶一片，去毛布包　紫雪丹二分，用以涂舌　粳米一撮，煎水煎药

二诊：五月廿七日辰刻。暑兼湿热，先伤气分，既逾旬日，未尝透解，行将入营，烦闷气抑，两耳聋聩，神识则或清或聩，舌苔后半截焦黑，前则绛赤干涸而有芒刺，颇有燎原之势。昨处清暑护膻之方，仅用银翘菖郁二石二冬而不与玄地者，仍冀入营之热从气分达解，盖由是门入还是由门出也。先哲有言，入营后方言血，今方欲入营，若投滋腻，则如火著膏，益见烈焰燔灼矣，用紫雪者，取其润而回津之速也。前日旁流粪汁，昨啖西瓜后未尝再泄，可知热盛于湿也，昨夕尚能安眠，惟偶有呓语，殆因于暴静则多言之说耳。今诊烦闷气抑较舒，神识亦清，舌燥较润，绛赤稍淡，芒刺似软，有转机之希望，应守原意贾其余勇，以冀廓清诸邪可也。

鲜菖蒲八分，连叶　鲜佩兰三钱　曲节草一钱　川郁金钱半　寒水石三钱　石膏三钱，煎药炉内煅赤乘热淬入　金银花三钱　连翘三钱　天花粉三钱　茯苓三钱　丝瓜叶三钱　西瓜翠衣三钱

三诊：五月廿七日申刻。脉数略减，濡弱如旧，热已缓和，四末亦温，舌前半截之绛赤燥刺既润且淡，而苔之灰积则须逐渐见退也，神识已清，疲倦欲眠，皆病机欲解之征。仍拟原意小其制。

鲜菖蒲六分，连叶　鲜佩兰三钱　曲节草八分　益元散三钱，鲜荷叶包煎　寒水石三钱　金银花三钱　连翘二钱　天花粉二钱　茯苓三钱　鲜丝瓜叶三钱　鲜荷叶杆五寸

明日即照廿七日申刻方，如口渴仍照原方服，若不渴或苔又润些，即减去花粉再服一剂，后日花粉定可减去。如积苔已退少许再减去寒水石一钱，积苔如退去不少，绛赤之色淡如常，寒水石一味亦可不用矣。设仍未思食，即加糯稻根须五钱。

《王仲奇医案》

袁焯

马姓女，年三十岁，今年七月患暑病。初由幼科某君诊治，用青蒿、六一散、栝楼、贝母等药三剂，又用大黄等药二剂，大便虽通，而病不退。幼科仍主张用大黄，病家不敢从，乃延予治。病人午后发热，胸闷不舒，口燥溲热，膈间热较他处为甚，舌苔黄薄有裂痕，脉滑兼数。盖暑湿蕴伏，肺胃病在上焦，攻下只通肠胃，与肺无涉也。治宜轻清开化上焦，则病自愈。拟方用杏仁、沙参、贝母、蒌皮各二钱，桔梗一钱，石菖蒲六分，佩兰一钱五分，连翘三钱，黄芩、麦冬各二钱，鲜石斛三钱，枇杷叶一片，煎服。明日复诊，述昨药服后，夜间能睡，热通，胸闷亦除。但觉饥而欲食耳。遂以原方去菖蒲、蒌、贝、桔梗、黄芩、杏仁，加丝瓜络、天花

粉、甘草，两剂而安。凡病在上焦，皆不可用重药。叶天士言之最详。此即《素问》所谓："其高者，因而越之"之义，盖不仅指吐法言也。

丁姓妇，年逾六旬。病延多日，由其婿金峙生君延予治。胸次闷塞不舒，饮食不进，身不发热，惟胸部一片热，溲热口干，舌苔薄腻，脉弦小滑，此暑湿痰滞郁结上焦不通。先宜宣开上焦，然后再议调补。方用石菖蒲三分，香橼皮、佛手、佩兰、枳壳、桔梗各一钱，麦冬、杏仁各一钱五分，连翘二钱。接服两剂，胸闷松，稍能进粥汤，惟心悸怔忡，头晕汗多，盖病退而气血虚也。遂易方用北沙参、白芍、干地黄各二钱，黄芪一钱，枣仁、柏子仁各三钱，香橼皮八分，麦冬一钱五分，甘草五分。接服四剂，诸恙悉除矣。

以上出自《丛桂草堂医案》

潘锦文子，两岁，住本镇。
病名：暑湿挟痰。
原因：泄利数日，经幼科医治之无效，遂延予治。
证候：手冷汗多，精神疲惫，时作嗳气。
诊断：脉息软滑，舌苔薄腻，此暑湿痰滞之病。治不得法，而胃气受伤也。
疗法：宜先固正气，用理中汤加味。
处方：潞党参二钱　生于术二钱　淡干姜五分　清炙芪八分　广木香五分
二诊：服后汗渐少，手转温。接服一剂，汗全止，但泄泻，发热，口渴欲饮，入暮热甚，舌苔转为黄腻。遂易方，以清暑利湿药消息之。
二方：全青蒿二钱　淡黄芩一钱　苏佩兰一钱　桔梗一钱　生枳壳钱半　生苡仁三钱　飞滑石二钱，包煎　天花粉一钱　焦山栀三钱　赤茯苓三钱
三诊：接服两剂，渴稍平，泄泻止，惟夜仍发热，舌苔厚腻而黄，舌尖红，目睛黄，小便清。盖湿热痰滞，蕴结上焦，病在上而不在下也。仍宜清轻开化。
三方：旋覆花五分，包煎　石菖蒲三分　生苡仁三钱　桔梗八分　生枳壳钱半　青连翘二钱　赤茯苓二钱　西茵陈二钱　白茅根四钱　六一散三钱，包煎
四诊：服后热较轻，舌苔亦退，二便通利，仍以前方增损之。
四方：生苡仁三钱　生枳壳钱半　桔梗八分　西茵陈二钱　白茅根四钱　青连翘二钱　川贝母钱半，去心　焦山栀三钱　丝瓜络三钱　青蒿露一两，分冲　北沙参钱半　鲜枇杷叶两片，去毛筋净
效果：接服两剂，热全退。遂改用沙参、麦冬、百合、花粉、茅根、扁豆、苡仁、茵陈、石斛等，三日而安
说明：凡小儿之病，易虚易实，此病本由暑湿乳滞，蕴结上中二焦，致泄泻发热。徒以幼科医家，不知此理，犯叶天士之戒，妄以山楂、神曲、黄芩、防风、葛根、枳实等，消导升散之剂，致胃气受伤，故现汗多手冷，得理中汤，而胃气回冷汗止，然病究未去，故复转热渴，而舌上现黄厚苔。得轻清开化之药，则病去而热退。步骤井然，不可稍差铢黍。其舌苔转黄厚，与热渴大作者，实理中汤有以促成之。然非舌苔黄厚，既热且渴，则清化之品，亦胡可浪投，相违适相成也。又小儿之病，幼科多严禁乳食，不知乳食过饱，固足增病，而过饥亦能伤胃。此病当热渴苔厚之时，则暂禁乳食，热轻苔退，及出冷汗之时，则渐与乳饮，但勿使其过饱耳。饮食起居，为看护病人之紧要关键，小儿为尤要焉。盖襁褓之儿，饥饱皆不能自言，医家病家，

尤宜体贴周至也。

廉按：此案病理原因，说明发挥尽致。初方用理中加减，以救药误，次方肃清暑湿，三方消化痰滞，皆属对证发药，药随病变之方法。

《全国名医验案类编》

费承祖

佚名。初诊，风邪化热，自气入营，气分之邪未解，血分之热已炽。日晡潮热，入夜尤甚，早起略退，已达三候。口渴引饮，舌绛苔灰，唇口蠕动，大便溏泄，神倦力乏，颈有白㾦。阴液已虚，邪热内蕴，无从宣泄，诚恐引动肝风，即有痉厥之虞。脉来右关细弦，左寸关沉弱，脉证细参，正不胜邪，邪陷于里。叶天士每用益阴生津，托邪外泄，是危中求安之良法。姑拟甘平培养阴液，兼从营透卫法，以望转机。

洋参一钱　麦冬三钱　川石斛三钱　粉甘草五分　川贝母三钱　天花粉三钱　粉丹皮二钱　冬桑叶一钱五分　鲜竹茹一钱　白茯苓三钱　冬瓜子四钱　生谷芽四钱

二诊，昨进培阴液、兼清营透卫法，邪热向外，日晡潮热至夜达早，较前已减，舌绛较淡，精神略好，惟口干苔灰，鼻涕及痰皆带血，小溲色黄。血分之热未清，气分之邪尚恋，阴液不堪销铄。养正托邪，于津伤邪恋病情，最合机宜，叶氏论之已详。脉来左寸关沉弱之象已转流动，右关仍细弦。病情似有转机，其势尚未出险，宜宗前法进治。

西洋参一钱　玄参一钱　细生地三钱　麦门冬三钱　川石斛三钱　川贝母三钱　天花粉三钱　粉甘草五分　牡丹皮二钱　冬桑叶一钱五分　鲜竹茹一钱　冬瓜子四钱　生谷芽四钱

三诊，血分之热，虽解未清，气分之邪，虽泄未尽。发热苔灰，较前轻减，尚未退尽。口干舌痛，鼻涕及痰带血，小溲色黄，阴液已伤，不能濡润诸经。阴液属有形之质，亏耗甚易，生长则难，必俟默长潜滋，方有康复之望。脉来左寸关已流动，右关仍细弦。血分之热已外达气分，气分之邪亦势欲达表。病情似有转机，其势尚未出险，必得阴液来复，大局方能稳定。宜再益阴生津，清泄邪热。

西洋参一钱　玄参一钱　大生地三钱　麦门冬三钱　川石斛三钱　粉甘草五分　川贝母三钱　天花粉三钱　牡丹皮二钱　冬桑叶一钱　黑山栀一钱五分　鲜竹茹一钱　女贞子三钱　生谷芽四钱　雪梨肉五片

四诊，鼻涕及痰带血已止，入夜发热，虽退未净，苔灰转薄，口干舌痛，向外起泡。血分之热已解，气分之火尚炽，销铄阴液，不敷分布。脉转弦滑。阴虚火盛，虚中有实。叶氏甘凉益阴生津，参以微苦清热，半虚半实治法，最为合拍。

西洋参一钱　玄参一钱　麦门冬三钱　大生地三钱　川石斛三钱　粉甘草五分　川贝母三钱　天花粉三钱　冬桑叶一钱　牡丹皮二钱　芦根二尺　茅根三钱　生谷芽四钱　冬瓜子四钱　鲜竹茹一钱　雪梨五片

五诊，发热口干，涕痰带红，舌痛溲黄，睡中呓语大致已退。血分之热已清，再得气分之热完全从表而解；向愈之功，计日可待。

西洋参一钱　玄参一钱　大生地三钱　石斛三钱　川贝母三钱　天花粉三钱　粉甘草五分　冬桑叶一钱　淡竹叶三钱　竹茹一钱　鲜芦根二支　白茅根三钱　荷梗一尺　生谷芽四钱　冬瓜子四钱

六诊，血分之热，外达于气，气分之热，外出于表。从苔灰舌痛、涕痰带血，转为咳而有痰，腿足软弱，脉象弦滑。肺合皮毛，治在肺经。

西洋参一钱　玄参一钱　麦门冬三钱　大生地三钱　川石斛三钱　粉甘草五分　川贝母三钱　天花粉三钱　净蝉蜕一钱五分　牡丹皮二钱　芦根二支　白茅根三钱　淡竹叶三钱　鲜竹茹一钱　生谷芽四钱　冬瓜子四钱　雪梨肉五片

七诊，阴液未充，余热未清，手足欠暖，脾胃未健。拟生津泄余邪，甘润顾脾胃。

西洋参一钱　麦门冬三钱　甘草五分　天花粉三钱　橘白八分　生谷芽四钱　淡豆豉三钱　云茯苓三钱　川贝母三钱　冬瓜子四钱　淡竹茹一钱　川石斛三钱　杏仁泥三钱

常州盛揆臣之长子，发热甚重。辛温解表，汗虽出而热不减，辛凉泄邪，汗虽出而热仍不减。终日鼾睡，呼之不醒，睡目露睛，夜间自醒，食粥半碗即睡着；至黎明白醒，食粥半碗又睡着。舌绛无苔，脉来弦数。邪热入营，伤液耗气，清营热必兼滋液益气。

犀解尖八分，磨冲　玄参三钱　鲜生地四钱　牡丹皮二钱　西洋参二钱　吉林参一钱　川石斛四钱　麦门冬三钱　川贝母二钱　粉甘草五分

进两剂，汗出热退而愈。

以上出自《费绳甫医话医案》

吴鞠通

壬戌七月十四日，周，五十二岁。世人悉以羌防柴葛治四时杂感，竟谓天地有冬而无夏，不亦冤哉！以致暑邪不解，深入血分成厥，衄血不止，夜间烦躁，势已胶锢难解，焉得速功。

飞滑石三钱　犀角三钱　冬桑叶三钱　羚羊角三钱　元参五钱　鲜芦根一两　细生地五钱　丹皮五钱　鲜荷叶边一张　杏仁泥三钱

今晚一帖，明早一帖。

十五日：厥与热似乎稍缓，据云夜间烦躁亦减，是其佳处；但脉弦细沉数，非痉厥所宜，急育阴而敛阳，复咸以制厥法。

生地六钱　生鳖甲六钱　犀角三钱　元参六钱　羚羊角三钱　丹皮三钱　麦冬八钱，连心　生白芍四钱　桑叶三钱

日服二帖。

十六日：脉之弦刚者大觉和缓，沉者已起，是为起色；但热病本属伤阴，况医者误以伤寒温燥药五六帖之多，无怪乎舌苔燥如草也。议启肾液法。

元参一两　天冬三钱　丹皮五钱　沙参三钱　麦冬五钱　银花三钱　犀角三钱　鳖甲八钱　桑叶二钱

日服三帖。

十七日：即于前方内加细生地六钱、连翘一钱五分、鲜荷叶边三钱。再按：暑热之邪，深入下焦血分。身半以下，地气主之。热来甚于上焦，岂非热邪深入之明征乎？必借芳香以为搜邪之用。不然，恐日久胶锢之邪，一时难解也。一日热邪不解，则真阴正气日亏一日矣，此紫雪丹之必不可少也。紫雪丹一钱五分，分三次服。

十八日：厥已回，面赤，舌苔干黑芒刺，脉沉数有力，十余日不大便，皆下证也。人虽虚，然亦可以调胃承气汤小和之。

大黄五钱，生　元明粉三钱，冲　甘草三钱，生

先用一半煎一茶杯，缓缓服，俟夜间不便再服下半剂。服前方半剂，即解黑大便许多。

便后用此方：

麦冬一两　大生地一两　鳖甲一两　白芍六钱

十九日：大下宿粪若许，舌苔化而未滋润，脉仍洪数，微有潮热，除存阴无二法。

沙参三钱　大生地一两　鳖甲五钱　麦冬六钱　生白芍六钱　牡蛎五钱　天冬三钱　炙甘草三钱　丹皮四钱

日服二帖。

廿一日：小便短而赤甚，微咳，面微赤，尺脉仍有动数之象，议甘润益下，以治虚热，少复苦味，以治不尽之实邪。且甘苦合，化阴气而利小便也。按甘苦合化阴气利小便法，举世不知，在温热门中诚为利小便之上上妙法。盖热伤阴液，小便无由而生，故以甘润益水之源；小肠火腑，非苦不通，为邪热所阻，故以苦药泻小肠而退邪热。甘得苦则不呆滞，苦得甘则不刚燥，合而成功也。

生鳖甲八钱　元参五钱　麦冬六钱，连心　生白芍六钱　沙参三钱　麻仁三钱　古勇连一钱　阿胶三钱　丹皮三钱　炙甘草四钱

日服二帖。

廿二日：已得效，仍服前方二帖。

廿三日：复脉复苦法，清下焦血分之阴热。

元参五钱　鳖甲五钱，生　阿胶三钱，化冲　白芍六钱，生　天冬二钱　丹皮三钱　麻仁五钱　麦冬五钱，连心　甘草五钱，炙

日服二帖。

癸亥六月初八日，马，三十八岁。暑热本易伤阴，误用消导攻伐，重伤阴气，致令头中耳中鸣无止时，此系肝风内动，若不急救肝肾之阴，瘛疭热厥立至矣。

大生地六钱　麦冬五钱　生牡蛎五钱　炒白芍六钱　丹皮三钱　菊花炭二钱　生鳖甲五钱　桑叶一钱五分　炙甘草三钱，大便太稀去此　火麻仁二钱

煮三杯，分三次服。

十二日：外邪虽退，无奈平素劳伤太过，虚不肯复，六脉无神，非参不可。

沙参三钱　大生地六钱　阿胶三钱　元参六钱　生鳖甲六钱　丹皮三钱　麦冬六钱　火麻仁三钱　甘草四钱，炙　白芍六钱，生

煮三杯，分三次服。

得大便后，去元参，加牡蛎六钱、人参三钱、桂枝一钱、大枣（去核）二枚、生姜一片。

七月初六日：病后饮食不调，又兼暑湿着里，腹中绞痛，痛极便溏，脉微数，欲作滞下，议芩芍法，夺其滞下之源。

焦白芍一钱五分　厚朴二钱　广木香一钱　黄芩炭一钱二分　枳实一钱　小茴炭八分　南楂炭一钱五分　广皮一钱五分，炒　云连炭八分　神曲炭二钱

一二帖后腹痛除，仍服复脉汤。

乙丑六月十三日，富氏，廿二岁。暑伤足太阳，发为膜胀，渴不欲饮，饮则呕，身微热，舌白滑，肢逆，二便闭塞，病在中焦居多，以香开腑浊为主。

杏仁泥三钱　半夏五钱　小枳实三钱　旋覆花三钱，包　厚朴四钱　广郁金二钱　生苡仁三钱　香附三钱　白蔻仁二钱　藿香梗三钱　广皮二钱　煮两杯，分二次服。今日一帖，明日服二帖。

乙丑闰六月初六日，孙，四十五岁。头痛，左关独高，责之少阳内风掀动，最有损一目之弊。若以为外感风寒，则远甚矣。议清少阳胆络法。再此证除左关独高，余脉皆缓，所谓通体皆寒，一隅偏热，故先清一隅之热。《金匮》谓先治新病，旧病当后治也。

羚羊角二钱　丹皮一钱五分　茶菊花一钱五分　苦桔梗二钱　生甘草一钱　薄荷六分　刺蒺藜一钱　桑叶一钱五分　鲜荷叶半张，去蒂　钩藤钩一钱

煮两杯服。今日一帖，明日两帖。

初八日：前日左关独浮而弦，系少阳头痛，因暑而发，用清胆络法；兹关左已平其半，但缓甚，舌苔白厚而滑，胸中痞闷。暑中之热已解，而湿尚存也。议先宜上焦气分之湿。

生苡仁五钱　飞滑石六钱　藿香梗三钱　杏仁泥五钱　半夏五钱　广郁金三钱　旋覆花三钱，包　广皮三钱　白通草一钱　茯苓皮三钱　白蔻仁二钱，连皮

煮两杯，今日服；渣再煮一杯，明早服。

初九日：诸证俱减，舌白未除，中湿尚多，议进法于前方内，加生苍术三钱、草果炒一钱。

乙丑闰六月初三日，王，廿八岁。暑伤两太阴，手太阴之证为多，一以化肺气为主。

飞滑石八钱　连翘三钱　白通草一钱　杏仁泥五钱　金银花三钱　白扁豆花一枝　生苡仁五钱　厚朴三钱　鲜荷叶一张，去蒂　藿香叶一钱　白蔻仁二钱，连皮

煮两杯，分两次服。今晚明早各一帖。

初四日：两太阴之暑证，昨用冷香合辛凉，暑中之热已退其半，但里湿与热未克即除，故大便红水，胸中痞闷。

飞滑石六钱　猪苓五钱　藿香梗三钱　杏仁泥三钱　泽泻五钱　广郁金二钱　茯苓皮三钱　生苡仁五钱　白通草二钱　白蔻仁一钱五分　厚朴三钱

煮三杯服。今晚明日各一帖。

初五日：舌苔白厚，腹甚不和，肠鸣泄泻，聚湿尚多，急宜分泄，以免延拖。

飞滑石六钱　半夏五钱　藿香梗三钱　茯苓皮六钱　泽泻五钱　南苍术三钱　生苡仁六钱　椒目五钱　白蔻仁三钱　老厚朴三钱　广皮三钱

水八碗，煮取三碗，分三次服，渣再煮一碗服。

乙丑十月廿二日，广，廿四岁。六脉洪大之极，左手更甚，目斜视，怒气可畏，两臂两手卷曲而瘛疭，舌邪向不语三四日，面赤身热，舌苔中黄边白，暑入心包胆络，以清心胆之邪为要，先与紫雪丹。

连翘五钱，连心　羚羊角三钱　竹茹三钱　金银花五钱　暹罗犀角三钱　丹皮三钱　麦冬五钱　细生地五钱　桑叶三钱　天冬三钱　鲜荷叶一张，去蒂

煮四杯，分四次服。又碧雪丹一两，每服三钱，凉开水调服。以神清热退为度，现在热厥。

廿三日：肝热之极，加天冬凉肝于前方内。

加天冬三钱，其碧雪丹仍照前常服。

廿四日：暑入心胆两经，与清心络之伏热，已见小效，仍用前法而进之。

乌犀角五钱　连翘四钱，连心　粉丹皮五钱　羚羊角三钱　银花三钱　茶菊花三钱　细生地五钱　麦冬五钱，连心　冬桑叶三钱

煮四杯，分四次服。

廿五日：加黄芩三钱　白扁豆花一枚　山连一钱五分　鲜荷花叶一枚

廿六日：暑入心胆两经，屡清两经之邪，业已见效。今日饮水过多，水入微呕。盖暑必夹湿，议于前方内去柔药，加淡渗。

茯苓皮五钱　银花三钱　黄柏炭二钱　生苡仁五钱　连翘三钱，连心　真川连一钱　羚羊角三钱　犀角二钱　冬桑叶三钱　黑山栀三钱　茵陈三钱　荷叶边二枚

煮三杯，分三次服。

廿七日：暑热退后，呕水，身微黄，热退湿存。

云苓块五钱，连皮　银花三钱　白蔻皮二钱　生苡仁五钱　连翘三钱　黄柏炭二钱　杏仁泥三钱　茵陈三钱　白通草一钱　黑山栀三钱

煮三杯，分三次服。

廿九日：热未尽退，舌起新白苔，胸痞。暑兼湿热，不能纯治一边。

飞滑石六钱　银花三钱　藿香梗三钱　云苓皮五钱　连翘三钱，不去心　真山连一钱五分　杏仁泥五钱　白蔻一钱五分，打碎　白通草一钱　生苡仁五钱

煮三杯，分三次服。

八月初二日：暑热已退七八，惟十余日不大便，微有谵语，脉沉。可与轻通阳明，与增液承气法。

细生地六钱　元参八钱　麦冬六钱，不去心　生大黄四钱

煮成三杯，先服一杯；约二时不大便，再服第二杯；明早得大便，止后服；否则服第三杯。

初三日：温病下后，宜养阴；暑温下后，宜兼和胃。盖暑必夹湿，而舌苔白滑故也。脉缓，与外台茯苓饮意。

云苓块五钱　麦冬五钱，不去心　广郁金一钱　生苡仁五钱　半夏三钱　白蔻皮一钱五分　藿香梗三钱　厚朴二钱

煮三杯，分三次服。

初五日：暑温热退湿存，故呕，腹不和，而舌有白苔，与三仁汤宜刚法。

杏仁五钱　益智仁一钱　苡仁五钱　半夏五钱　藿香梗三钱　黄芩三钱　厚朴二钱　白蔻仁一钱五分　生姜三片

煮三杯，分三次服。

丁卯六月十五日，王，三十八岁。暑温误表，汗如暴雨直流，有不可猝遏之势，脉洪芤，气短，与白虎人参汤。

生石膏八两　知母二两　粳米一合　炙甘草一两　洋参八两

煮四碗，一时许服一碗，以汗止为度，不止再作服。

十六日：汗势减，照前方服半剂。

十七日：脉静身凉汗止，与三才汤三帖，全愈。

丁亥闰五月廿二日，某。暑温误表，致有谵语，邪侵心包，热重面赤，脉洪数，手太阴证

为多。宜辛凉芳香，以清肺热，开心包。阳有汗，阴无汗，及颈而还，极大证也。

生石膏一两　连翘三钱，连心　丹皮三钱　飞滑石六钱　银花三钱　桑叶三钱　细生地五钱　知母三钱，炒　甘草二钱　苦桔梗三钱

煮三大杯，分三次服，外服紫雪丹五分。

廿三日：脉之洪数者少减，热亦少退，舌心黑滑，大便频溏。暑必夹湿，况体厚本身湿痰过重者乎？议两清湿热。

云苓皮五钱　连翘三钱，连心　藿香梗三钱　生苡仁五钱　银花四钱　六一散三钱　姜半夏三钱　黄芩三钱　白蔻仁一钱

煮三杯，分三次服。外服紫雪丹五分。

廿四日：脉洪大又减，但沉数有力，伏邪未净，舌中黑滑，耳聋，大便仍频溏。

云苓皮六钱　苡仁五钱　黄芩三钱　姜半夏五钱　连翘三钱　银花三钱　雅连一钱，姜汁炒　六一散六钱　竹叶三钱

煮三杯，分三次服。外服紫雪丹五分。

廿五日：即于前方内，连翘、银花加至五钱，苡仁加至八钱，紫雪丹仍服五分。

廿六日：热渐退而未尽，脉渐小而仍数，面赤减，大便频数亦少，余邪未尽。

连翘四钱　飞滑石六钱　黄芩三钱　银花四钱　云苓皮六钱　雅连一钱　苡仁五钱　姜半夏五钱　甘草一钱　白蔻一钱，连皮

煮四杯，分四次服。

廿七日：照前方仍服一帖。

廿八日：即于前方内加桑叶三钱，目白睛赤缕故也。

廿九日：大热虽退，余焰尚存，耳聋，与苦淡法。

银花五钱　飞滑石六钱　丹皮三钱　连翘三钱，连心　云苓皮六钱　苡仁六钱　雅连炒，一钱　苦丁茶三钱　牡蛎五钱　龙胆草一钱五分

煮四杯，分四次服。

六月初一日：脉静身凉，热已退矣。舌有新白滑苔，湿犹有存者。与三仁汤宣化三焦，通调水道。

云苓块六钱，连皮　苡仁五钱　晚蚕沙三钱　杏仁泥三钱　泽泻二钱　益智仁一钱五分　姜半夏三钱　白蔻仁一钱五分　黄芩炭一钱五分　藿香梗三钱　通草一钱

煮三杯，分三次服。

庚寅六月廿一日，吴，二十岁。暑兼湿热，暑温不比春温之但热无湿，可用酸甘化阴、咸以补肾等法，且无形无质之热邪，每借有形有质之湿邪以为依附。此证一月有余，金用大剂纯柔补阴退热法，热总未减，而中宫痞塞，得食则痛胀，非抹不可，显系暑中之湿邪盘踞不解，再得柔腻胶固之阴药与邪相搏，业已喘满，势甚重大。勉与通宣三焦法，仍以肺气为主，盖肺主化气，气化则湿热俱化。六脉弦细而沉洪。

苡仁五钱　生石膏二两　厚朴三钱　杏仁四钱　云苓皮五钱　青蒿二钱　连翘三钱　藿香梗三钱　白蔻仁一钱五分　银花三钱　鲜荷叶边一片　煮四杯，分四次服。两帖。

廿三日：暑湿误用阴柔药，致月余热不退，胸膈痞闷。前与通宣三焦，今日热减，脉已减，但痞满如故，喘仍未定，舌有白苔。犹为棘手。

生石膏—两　厚朴三钱　藿香梗三钱　飞滑石四钱　连翘三钱　小枳实二钱　云苓皮三钱　广皮三钱　白蔻仁二钱　生苡仁五钱

煮三杯，分三次服。二帖。

廿五日：热退喘减，脉已稍平，惟仍痞，且泄泻，皆阴柔之累，姑行湿止泻。

滑石五钱　姜半夏三钱　黄芩二钱，炒　猪苓三钱　云苓皮五钱　广郁金二钱　泽泻三钱　藿香梗三钱　通草—钱　苡仁五钱

煮三杯，分三次服。二帖。

廿七日：喘止，胸痞亦开，热虽减而未退，泻未止。

生石膏—两　泽泻三钱　姜半夏五钱　飞滑石六钱　黄芩三钱　藿香梗三钱　云苓皮六钱

煮三杯，分三次服。二帖。

廿九日：诸证俱减，惟微热，大便溏，调理饮食为要。

云苓块五钱，连皮　猪苓三钱　藿香梗三钱　生苡仁五钱　泽泻三钱　炒黄芩三钱　姜半夏三钱　苏梗二钱　白蔻仁—钱　杏仁泥二钱

煮三杯，分三次服。四帖。

以上出自《吴鞠通医案》

曹沧洲

某左。暑湿蕴蒸阳明，表热一侯，烦热不寐，气急口干，脉数不畅，邪热不达，深防化燥风动昏陷，重证勿忽。

鲜生地　淡豆豉　花粉　石决明　茯神　丹皮　芦根　鲜霍斛　连翘　知母　滑石　竹茹　银花

如有汗去豆豉，加桑叶；如胸闷发疹痦，去花粉、知母，加牛蒡、赤芍；如烦躁热极糊语，去豆豉，加羚羊角；如大便溏，去鲜生地、花粉、知母、豆豉，加桑叶、扁豆衣、川通草。

某右。一诊：坐起头目不清，热势式微，渴不多饮，痰气易于升塞，脉软带滑，腹中微痛，大便欲解不果，溲热，暑湿阻痹升降之气。

青蒿梗　淡黄芩　煅瓦楞壳　盐半夏　白杏仁　象贝　枳壳　竹茹　辰茯苓　辰连翘　飞滑石　鲜竹沥

二诊：热势不动，坐起头重，口干，痰气易于升塞，脉濡微滑，腹中攻动，大便仍未得通，溲少，暑湿滞交阻，气火多升少降，当宗河间三焦分治法。

青蒿梗　淡黄芩　甘菊炭　青盐半夏　象贝　辰连翘　枳壳元明粉—钱，泡汤磨　竹茹　瓜蒌皮　飞滑石　鲜芦根　鲜竹沥

三诊：便已通，腹中和，多饮似觉膨胀，溲少，脉濡，左带弦，口干，热势不净，心嘈，饮食有味，两臂晶痦不少，留邪渐有出路，经水止而复来，法当两顾立方。

青蒿　丹皮　淡芩　金石斛　盐半夏　象贝　枳壳　竹茹　辰连翘　鲜芦根　鲜荷叶

四诊：口淡，饮食不多，嗳气，痰易堵，脉濡滑，晶痦尚多未回，腹易胀，前日大便续下不少，久坐遍体少力，一派湿邪逗留、气失宣畅之象，且湿性黏滞，最易滞气，气能流通，积湿亦可由渐解散。

鲜金斛　白蔻仁　生米仁　桑叶　丹皮　石决明　辰茯神　辰连翘　沉香曲　炒谷芽

某左。初诊：暑湿病十一日，表已解，里热与痰湿盘踞肠胃，头晕，舌黄垢腻，口苦干而碎，喉痛，胸闷，脉细小带弦数，脘腹拒按，大便旁流，溲赤少，病势凶险，深虑内传厥少，骤然增变。

干桑叶　丹皮　淡黄芩　鲜金斛　枳壳　竹茹　连翘　银花　石决明　紫贝齿　辰茯神　滑石　芦根

二诊：病十二日，热重于里，头晕至甚，舌黄根垢，口舌均碎，喉痛，烦热少寐梦语，脘腹拒按，大便旁流，溲色深黄，脉濡小微弦，暑湿痰滞交蒸，与气相持，不得外达、亦并不下行，深恐热甚厥变，两候将届，势实可虑。

干桑叶　丹皮　鲜金斛　鲜生地　牛蒡子　辰连翘　枳壳　竹茹　竺黄片　紫贝齿　石决明　花粉　滑石　芦根

三诊：病十三日，表里俱热，头晕，舌黄质绛碎，中根黄垢，易恶，喉痛口干，胸闷，神思疲倦，脉细小带弦，腹部拒按，梦语，大便旁流，宿积盘踞于中，小溲深黄，暑湿痰滞因元气虚乏不克解散，明交两候，盖出入关头也。

鲜金斛　鲜生地　丹皮　青蒿　淡黄芩　白蒺藜　旋覆花_包　代赭石　辰连翘　枳实　竺黄片　紫贝齿　芦根

四诊：病半月，头晕耳鸣，舌灰黄中根尤垢，作泛，顷间吐痰涎酸水，胸闷，脉至数极迟且少力，晶痦透而不多，脘腹拒按，昨宵寐中梦语，大便溏泄，溲少，无形之邪与有形之滞相持不解，正气已乏，病势不支，正吃紧关头。

鲜石斛　淡黄芩　丹皮　石决明　旋覆花_包　代赭石　青橘皮　竹茹　辰茯神　滑石　生米仁　芦根　枳壳末

五诊：病十六日，阴气之亏不待言也，热势盛衰不定，头晕耳鸣如故，舌苔灰黄根垢，胸次烦热似闷，脉右至数较大，左濡数，晶痦惟胸次独少，脘部拒按，虽有矢气而宿积仍盘踞于中，小溲赤少，正气日乏，阳火蒸蒸，虽得安寐，断不足恃。

羚羊角　淡芩　丹皮　鲜石斛　元参　连翘　旋覆花_包　代赭石　黑山栀　滑石　芦根

枳壳一枚、生军一枚，开水磨汁服，如臭矢气多，停一二点再服。

六诊：药后宿垢连得，其色极深，惜所得不多。身热较昨略和，躁则出汗，舌光质红少津，中根灰垢，脉左三部较流利，晶痦仍胸部独少，脘脐均不适，不耐手按，梦语似觉略减，邪与食得从下行。病经十七日，阴气已损，病势尚在险途，虽表里之邪渐有出路，而不虞荐至实意中事也。

羚羊角　丹皮　淡黄芩　鲜石斛　元参　瓜蒌皮　橘白　竹茹　旋覆花　代赭石　黑山栀　火麻仁泥　荷梗

七诊：病经十八日，连得大便溏腻，宿垢尚未全化，溲短赤而热，舌灰色较淡，边尖绛中根黄垢厚，烦闷作躁，口唇干燥，脉细弦滑数，腹膨硬略缓，仍不耐按，身热尚甚，暑湿痰滞互结不化，阴气已亏，变端可虑。

羚羊角　鲜石斛　元参　瓜蒌皮　白杏仁泥　生山栀　淡黄芩　丹皮　竹茹　鸡金_{一钱}　枳壳_{五分}　大黄末五分，_{煎汤调服}

八诊：身热未退，舌仍灰黄腻，头晕耳鸣随气火为盛衰，口渴烦闷，脉细弦数，右手较流利，近虽连得大便而腹部仍属拒按，其为宿垢未尽化自不待言，溲极少，邪滞交结，阴气重损，病延两候余，不虞之变，在在可虑。

羚羊角粉　鲜石斛　元参　淡黄芩　银花　连翘　花粉　知母　生山栀　鲜芦根　碧玉散　凉膈散

某右。初诊：反复病缠已有三月，阴气大损，舌光红，口干腻带淡，阳火偏升，头晕跳痛，左耳鸣，心中不时躁热，气不内敛，攻窜无定所，左肋下胀甚，冲动胃浊，辄易作呕，腹膨鸣响作泻，泻时肛口觉热，溲赤少，近感暑邪，身热有汗不解，形肉消瘦，脉细软带弦，因虚致病，因病更虚，用药殊难措置。

青蒿子　橘白　辰连翘　干桑叶　竹茹　辰茯神　丹皮　茯苓　淡黄芩　飞滑石　车前子　鲜荷梗

二诊：病三月，肺津胃液俱乏，舌光红，口淡腻作干，自咽至脘均有腻痰堵塞，不时呕吐干恶，胸闷烦热阵作，脉极细软带弦，当脘拒按，大便水泻，泻后脐间作痛，小溲黄，形肉消瘦，最虑骤起风波，未可轻忽。

旋覆花　代赭石　煅瓦楞壳　川石斛　盐半夏　炒竹茹　辰连翘　茯苓　扁豆衣　玉枢丹末二分　枇杷露二两，调服

某左。面垢油亮，目眵黄，头胀如束，胸脘痞闷。此暑湿热气内伏，因劳倦正气泄越而发，既非暴受风寒，发散取汗，徒伤阳气。按脉形濡涩，岂是表证？凡伤寒必究六经，伏气须明三焦。论证参脉，壮年已非有余之质，当以劳伤伏邪例诊治。

滑石　川朴　白杏仁　竹叶　淡芩　半夏醋炒　白蔻仁

以上出自《吴门曹氏三代医验集》

曹南笙

某右。时令湿热之气触自口鼻，由膜原以走中道，遂致清肃不行，不饥不食，但温乃化热之渐，致机窍不为灵动，与形质滞浊有别，此清热开郁必佐芳香以逐秽为法。

瓜蒌皮　桔梗　黑山栀　香豉　枳壳　郁金　降香末

《吴门曹氏三代医验集》

陈良夫

李妻。伏邪有浅深之殊，邪从阳明而达，必见呕逆，邪从少阳而达，必见疟象；若蕴久不达，则熏蒸而传疹瘰。始发之时，须求表里俱通，庶少反复。据述始起寒热如疟，继则反转壮热神烦，或间凛寒，经七八日，颈有晶瘰，更衣失通，躁扰口渴，苔黄泛恶，脉象濡数。古人云：暑先入心，暑必兼湿。又云：热不外达，必致里结。此证暑湿郁蒸，未能速达，致热结于阳明，气分宣降失司。伏热以达表为轻，下行为顺，今表里三焦未尽通达，热从内迸，虑其津液受劫，致多传变。叶氏谓时邪须顾津液，又云：疹子为邪热外露之象，见后宜热退神清，方为外解里和。爰拟清宣伏邪，参以疏腑，望其热退便行，庶无反复，不致风动神昧为吉。

大豆卷　山栀　青蒿　郁金　枳实　竹茹　天花粉　石斛　赤苓　玄明粉　黄芩　碧玉散

《陈良夫专辑》

金子久

暑为熏蒸之气，湿为氤氲之邪，二者皆伤气分，气郁渐从热化，由气而入营，所以疹痦赤白并现，遍体累累密布，身热蒸蒸如燎，烦扰少寐，黏痰欠豁，纳废便秘，唇燥舌干，脉象左数右滑。病邪专在肺胃，阴液已受戕伤，时当炎暑逼迫，诚防逆传迁变，第其表邪尚实，未便专顾营阴，治以辛凉解肌，甘寒清邪。

连翘　黑山栀　薄荷叶　橘红　知母　鲜石斛　瓜蒌皮　象贝　杏仁　益元散　丝瓜络石膏

大凡六淫之邪多乘隙而袭，真元之虚不言而喻。暑邪从阳而亲上，故上先受之，湿邪从阴而亲下，故下先受之，暑邪无形而居外，湿邪有形而居内，上下内外之间邪相搏击，内则邪郁而酿痰，外则邪泄而酝疹。疹中又现白痦，痦从气化，疹从营出，可见邪已充斥气营。营分既受邪累，肝阳安能镇静，阳炽风动，两手为之抽掣，气阴痰迷，两目为之露睛，寐欠安适，略有错语，亦是痰浊蒙蔽风阳之升越。病起旬余，热不开凉，阴液由热而内耗，阳津由痦而外伤，如再迁延，二气恐相失纽，内闭外脱，不得不防在先。顷诊脉象，左部弦动，人迎独大，右手滑数，重按带促，舌中绛燥，根苔腻白，咽喉略形起腐，口渴时或引饮。亟当甘凉救肺胃之阴液，以拯上炎之危；佐与咸寒清肝胆之阳火，以制内风之动，而痰浊之炽盛，须加宣肃上焦，庶免顾此失彼之虑，证属棘手，录方请政。

西洋参　麦冬　玄参　香犀尖　鲜生地　丹皮　鲜石斛　羚羊角　益元散　青黛拌茯神竹沥

牛黄清心丸。荷花瓣煎汤代水。

热蒸营分为疹，热蒸气分为痦，夫一疹一痦尚不足以去邪，为日已有一旬，正气有所不逮，神识昏，谨防内闭，手足抽，又虑外厥，脉弦滑而数，舌淡绛有刺，热证以津液为注重，治法以甘凉为扼要，加轻清之品以宣肺气，参灵介之类以潜肝阳。

西洋参　玄参　胆星　羚羊角　连翘　芦根　熟石膏　知母　石决明　钩钩　淡甘草竹沥

二诊：痰阻碍气分，热迫入营分，津为邪所耗，液为火所铄，唇焦齿燥，舌绛口渴，神识有时昏糊，语言有时错乱，最关系者早暮不寐，邪由此不潜消，风由此有炽动，顷刻便下甚多，时常汗泄不少，左脉细弦而数，右脉小滑而数，治当清邪承阴，参用泄风潜阳。

羚羊角　生地　石斛　茯神　桑叶　菊花　川贝　郁金　钩钩　橘红络　西琥珀　竹叶卷心

三诊：暑风伤气，湿痰阻气，肺火失降，胃失通行，胸脘痰滞，颈项痦泄，为日二旬，气阴受伤，左脉数大，右脉数滑，舌干燥，口喜饮，甘凉生津，咸寒存液，兼宣无形之气，以涤有形之痰。

冰糖煅石膏　银花　玄参　杏仁　甘草　枇杷叶　粉沙参　茯神　竹沥　连翘　橘红苡仁

四诊：白痦渐次而回，身热复觉增剧，气火上凌，咳呛频仍，湿热下注，泄泻并作，寐不安宁，痰不爽豁，舌质黄腻，根底带灰，左脉疾大，右脉疾滑，病起三旬有余，邪热尚见鸱张，恐力不胜任，殊为棘手也，涤膈上有形之痰，清肠中无形之火。

羚羊角　胆星　橘红　扁豆衣　鲜石斛　竹沥　杏仁　葶苈子　茯神　苡仁　淡甘草　煅石膏

天暑地热，经水沸溢，上见吐衄，下见崩漏，血去之后，营阴大耗，暑热乘虚羁入营分，是以身热暮剧，口渴引饮，肝阳乘扰阳明，烦闷气逆懊憹，脉象左部弦芤，右部大小不匀，当用清营通络，佐以潜阳平木。

犀角尖　鲜生地　赤芍　粉丹皮　连翘　黑山栀　橘红　参三七　广郁金　石决明　牛膝　白茅根

以上出自《金子久专辑》

丁泽周

计左。暑温一候，发热有汗不解，口渴欲饮，胸闷气粗，入夜烦躁，梦语如谵，小溲短赤，舌苔薄黄，脉象濡数。暑邪湿热，蕴蒸阳明，漫布三焦，经所谓因于暑，烦则喘喝，静则多言是也。颇虑暑热逆传厥阴，致有昏厥之变。

清水豆卷四钱　青蒿梗一钱五分　天花粉三钱　朱茯神三钱　通草八分　黑山栀一钱五分　带心连翘三钱　益元散三钱，包　青荷梗一支　竹叶心三钱　郁金一钱五分　万氏牛黄清心丸一粒

二诊：暑温九天，汗多发热不解，烦闷谵语，口渴欲饮，舌边红苔黄，脉象濡数，右部洪滑。良由暑湿化热，蕴蒸阳明之里，阳明者胃也。胃之支脉，贯络心包，胃热上蒸心包，扰乱神明，故神烦而谵语也。恙势正在鸱张，还虑增剧，今拟竹叶石膏汤加味。

生石膏五钱　茯苓三钱　郁金一钱五分　仙半夏一钱五分　通草八分　竺黄二钱　鲜竹叶心三钱　益元散三钱，包　鲜石菖蒲五分　白茅根三钱，去心　荷梗一支　万氏牛黄清心丸一粒

三诊：神识渐清，壮热亦减，原方去石膏、牛黄清心丸，加连翘心、花粉、芦根。

方左。长夏酷热，炎威逼人，经商劳碌，赤日中暑。暑热吸受，痰浊内阻，心包被蒙，清阳失旷，以致忽然跌仆，不省人事，牙关紧闭，肢冷脉伏。暑遏热郁，气机闭塞，脉道为之不利，中暑重证，即热深厥深是也。急拟清暑开窍，宣气涤痰，以冀挽回。

薄荷叶八分　净银花三钱　连翘壳三钱　碧玉散四钱，包　广郁金一钱五分　川贝母三钱　天竺黄二钱　枳实炭三钱　炒竹茹一钱五分　鲜石菖蒲一钱　西瓜翠衣三钱　苏合香丸一粒，研冲　淡竹沥五钱，冲

二诊：服清暑开窍、宣气涤痰之剂，神识已清，牙关亦开，伏脉渐起，而转为身热头胀，口干不多饮，胸闷不能食，舌苔薄黄，暑热有外达之机，暑必夹湿，湿热蕴蒸，有转入阳明之象。今拟清解宣化，以善其后。

炒香豉三钱　薄荷八分　银花三钱　桑叶三钱　菊花三钱　郁金一钱　黑山栀一钱五分　连翘一钱五分　枳实一钱五分　竹茹叶各一钱五分　六一散三钱，包　川贝三钱　西瓜翠衣四钱

以上出自《丁甘仁医案》

朱右。秋温伏暑，阳明为病，发热十天，汗泄不畅，口干欲饮，脉象濡数，舌质红，苔黄，证势非轻，姑拟清解伏温。

粉葛根二钱　银柴胡一钱　薄荷叶八分　霜桑叶三钱　朱茯神三钱　金银花四钱　连翘壳三钱　清水豆卷四钱　黑山栀二钱　鲜藿香钱半　甘菊花二钱　炒竹茹钱半　白茅根二扎，去心

二诊：发热渐退，有汗不解，口干欲饮，烦躁少寐，舌质红苔黄，脉象濡数。伏温内陷，阳明为病，阴液暗伤，肝火内炽，还虑增剧，今拟生津清解。

天花粉三钱　银柴胡一钱　薄荷叶五分　朱茯神三钱　金银花三钱　连翘壳三钱　肥知母二钱　霜桑叶三钱　白通草八分　甘菊花钱半　鲜竹茹钱半　活芦根一尺，去节

邹右。夏伤于暑，秋冒风凉，夹湿痰交阻膜原，寒热日作，午后入夜更甚，胸闷泛恶，舌苔腻黄，脉象濡滑而数。高年患此，势非轻浅，姑拟和解枢机，芳香化湿。

软柴胡八分　仙半夏二钱　酒炒黄芩一钱　赤茯苓三钱　枳实炭一钱　白蔻壳八分　福泽泻钱半　制川朴八分　六神曲三钱　鲜藿香钱半　鲜佩兰钱半　姜水炒竹茹钱半　甘露消毒丹五钱，荷叶包煎、刺孔

刘左。秋凉外束，伏暑湿滞内阻，太阳少阳为病，寒热七天，午后尤甚，汗泄不畅，胸闷泛恶，舌苔薄腻，脉象濡滑而数。证势非轻，姑拟和解伏邪，芳香化湿。

淡豆豉三钱　陈香薷六分　软柴胡一钱　赤茯苓三钱　仙半夏钱半　枳实炭一钱　福泽泻钱半　六神曲三钱　光杏仁三钱　象贝母三钱　鲜藿香钱半　鲜佩兰钱半　甘露消毒丹五钱，鲜荷叶包煎、刺孔

刘右。伏温暑湿内蕴，少阳阳明为病，阴液暗伤，津少上承，身热二十余天，朝轻暮重，口干欲饮，夜不安寐，舌中剥绛，边薄腻，脉象濡数。证势非轻，姑拟生津和解。

天花粉三钱　银柴胡一钱　粉葛根钱半　朱茯神三钱　金银花四钱　连翘壳三钱　川象贝各二钱　益元散三钱，包　嫩白薇钱半　白茅根二扎，去心　鲜荷叶一角　鲜荷梗一尺

黄右。身热九天，朝轻暮重，渴喜热饮，大便溏泄，脉濡细，舌质红，苔薄腻。伏邪暑湿内蕴，太阴阳明为病，还虑增剧，宜解肌达邪，和中化湿。

粉葛根钱半　酒炒黄芩一钱　银柴胡一钱　赤茯苓三钱　炒扁豆衣三钱　生苡仁三钱　六神曲三钱　象贝母三钱　仙半夏钱半　银花炭三钱　大腹皮二钱　炒车前子三钱　甘露消毒丹四钱，包煎

以上出自《丁甘仁医案续编》

周镇

王迁椿之室，忘其年龄住址。

病名：暑湿挟痰。

原因：己亥五月中，身热无汗，自服艾叶汤，后即延予诊。

证候：下午发热，口渴喜凉，胸闷肢懈，溲红而浑。

诊断：脉数舌厚而干，数则为暑，舌苔干厚则为湿痰阻气，气不化津而干也。

疗法：宗吴氏三仁汤加减，苦辛芳淡法以开泄之。

处方：光杏仁三钱　生苡仁四钱　蔻末五分　拌滑石六钱，包煎　黑山栀三钱　竹沥半夏二钱　淡竹叶三钱　大豆卷三钱　广郁金三钱，生打

先用活水芦根二两、川通草三钱，煎汤代水。

二诊：热势起伏，胸闷殊甚，旋发疹瘖，略佐甘凉生津，即觉口腻恶心，改用泻心汤加减。

二方：竹沥半夏三钱　青子芩钱半　小枳实钱半　小川连八分　光杏仁三钱　淡竹茹钱半

三诊：口渴不欲热饮，反喜水果，一若病机偏于热重者然，谵语虽剧，苔捎腻白罩黄，稔知中有痰饮，转用温胆汤加减。

三方：淡竹茹三钱　小枳实钱半　法半夏二钱　广皮红一钱　连皮芩四钱　广郁金三钱，生打　天竺黄二钱　鲜石菖蒲一钱，剪碎，冲　淡竹沥两瓢，冲

先用淡海蛰二两、生萝卜二两，煎汤代水。

效果：服两剂后，呕出痰涎盆许，热退神清而愈。

廉按：此暑为湿遏，中挟痰涎之治法，方皆从叶吴两家脱化。阅其案后说明曰：其中渴喜饮凉之际，最难支持者，病人苦求其弟龚泉，欲觅西瓜解渴，虽死不怨也。设泥西法热则执冰，胸前罨冰，能无偾事否？况温病暑湿挟痰水挟气挟食均多，见识不清，断难已病，临证时不可不细审也。其言可谓阅历精深矣。

《全国名医验案类编》

严绍岐

潘四鸠，年三十八岁，住鲍溇。

病名：暑湿化胀。

原因：初因受暑挟湿，湿热未清，遽投生地、石斛滋养胃阴，以致湿热胶滞，渐变咳逆胀满，服过五子五皮饮，多剂不效。

证候：先腹胀满，继则咳呕而痰多，胸闷口渴，溺短涩热，便溏不爽。

诊断：脉右软滞，左沉弦数，舌苔黄腻，两边白滑。脉证合参，前哲所谓先胀后咳治在脾，先咳后胀治在肺也。

疗法：古人虽有先治脾后治肺之说，以余实验，总须先治其上焦，越婢加半夏汤增损，而后治其下焦，桂苓甘露饮加减

处方：带节麻黄一钱　生石膏一两，研细　光杏仁四钱　竹沥半夏五钱　生桑皮五钱　苏子二钱　生姜皮一钱　煨香红枣二枚

二方：川桂枝一钱　浙茯苓六钱　猪苓三钱　泽泻三钱　生于术一钱　卷川朴钱半　寒水石六钱，杵　飞滑石六钱，包煎

效果：初方连进三剂，痰嗽气逆大减，胸闷口渴亦除。继服次方四剂，小溲畅利，腹胀顿消，惟痰尚未除，自觉胸膈气滞。终以香砂二陈汤（青木香、春砂仁各六分，竹沥半夏三钱，广皮钱半，浙茯苓四钱，清炙草四分，生打鸡金二钱，佛手片一钱），调理七日而愈。

廉按：凡治暑湿，先当辨暑重湿重，若暑重于湿者，湿从火化，火必就燥，则生地、石斛，却为善后调养之要药；若湿重于暑，暑尚在湿之中，病从水化者多，其气机必滞，早用地斛清滋解热则不足，滞湿则有余，当然气郁化胀，湿热化痰，病势一定之进行也。此案治上治下，两方确切病机，效果自速。惟古法所谓桂苓者，先用紫猪桂钱半，泡浓汁渗入茯苓片一两五钱，

晒干，然后对证酌用，分量配入煎剂为君，每剂如是，始有捷效焉。即如腹胀消后，必须忌口，荤油面食尤忌，若咸味虽可不必忌，然亦不可过咸耳。

《全国名医验案类编》

曹炳章

姚幼槎之媳陈氏，住绍兴偏门外快阁。

病名：伏暑夹痰食瘀。

原因：初病时尚食肉品麦面，兼服外品，迨热重胃闭始停。继因热逼血室，经水适来，俄顷未净即止。前医皆遵热入血室例治，多罔效，遂至病势危殆。

证候：一起即身灼热，胸痞便闭，小溲短涩，经来即止，耳聋目闭，神昏谵语，手足瘛疭。

诊断：脉弦数搏指，舌底苔灰黑，黄焦浮铺苔上，且黏厚板实，舌尖深绛，边紫兼青。询其前由，阅其服方，参考现证，为其疏方。

疗法：重用蚕沙、鼠粪，化浊道而通胞门之瘀塞；硝、黄、牙皂，以涤垢攻坚积；地鳖、桃仁，逐瘀通血络；鲜生地、大青叶、羚羊、钩藤，清血热而熄肝风；鲜菖蒲、天竺黄，豁痰而开心窍。

处方：晚蚕沙五钱　猳鼠矢三钱　芒硝三钱　生锦纹三钱　牙皂二钱　地鳖虫五只　原桃仁钱半　鲜生地一两　羚羊角钱半　钩藤四钱　鲜石菖蒲钱半，搓烂，生冲　天竺黄二钱

效果：服一剂，而大便下黑垢瘀块，成团成粒者甚多，瘛疭即定，神志略清。次晨复诊，脉势已平，而舌苔松腐，黑垢满堆，刮去瓢余，未减其半，且逾时又厚。继进桃仁承气汤加减，服至五剂，舌垢始净，身凉胃动，调理而痊。

说明：此证因先病伏暑夹湿，继则夹食，再则阻经停瘀，湿蒸热灼，便闭溲涩，邪无去路。又值经来，邪热竟入血室，经水被热煎熬，以致凝瘀瘀塞胞门。前医虽当热入血室治，然药性不能直入瘀塞之胞门，故皆罔效。证因夹湿、夹食、夹瘀、夹痰，堆积至重重叠叠。余治以先通胞门瘀塞，其血室内之热，亦可同时引导下出，舌苔因化反厚者，此因积藏过多，如抽蕉剥茧，层出不穷者是也。

廉按：询其前由，阅其服方，为临证时所首要，庶于因证及有无药误，了然于心，而后对证发药，药用当而通神。此案处方，味味着实，精切不浮，可为伏暑之夹证，定一模范。

《全国名医验案类编》

赵文魁

赵左，39岁。

暑湿蕴热中阻，发为呕吐泄泻，舌垢腻，脉濡滑。暑伤元气，湿阻中阳，故胸中满闷，四肢乏力。芳香逐秽以定其呕，苦折其热兼以止泄。

苏叶二钱　藿香三钱，后下　黄芩二钱　川黄连一钱半　木香一钱　厚朴二钱　陈皮二钱　净黄土四两，入煎

按：盛夏季节，流火铄金，雨水滂沱，天暑下迫，地湿上蒸，湿热相合，氤氲难解。人生活于气交之中，调摄一有不慎，即易感而成疾。暑湿伤人，多从口鼻而入，先伤脾胃，散漫游

行。脾与胃同居中焦，为气机升降的枢纽，职司运化，为水谷之海，脾气主升清，胃气主降浊，一升一降，保持着饮食物的正常消化吸收和气机的升降平衡。盛夏季节，人们每喜贪凉饮冷，使脾胃受伤，消化呆钝，再感暑湿，必内舍于脾胃。暑湿蕴热互阻于中，脾胃运化失职，升降逆乱，清气不升则泄泻，浊气不降则呕吐。暑邪易消耗人体元气，元气匮乏，则四肢乏力。湿性黏腻，易阻人体气机，湿阻于上，大气不展则胸中满闷不舒。舌苔垢腻，脉象濡滑，提示暑湿秽浊内郁，病由湿邪秽浊而生，必当以芳香辟秽以逐之；疾因暑邪蕴热而起，又须以苦寒折热以泄之。

方中苏叶、藿香，辛温芳香，化湿辟秽。厚朴、陈皮苦温燥湿，疏利化浊，降逆和胃。木香辛苦而温，其气芳香，性温通而行窜，行气异滞，健运中焦。黄芩、黄连苦寒折热，燥湿泄浊。黄土温中健脾，止呕止泻。本方寒温并用，辛苦齐施。即有苏、藿之辛开升清，复有芩、连之苦泄降浊，再有朴、陈、木香斡旋气机。辛开苦降，以复中焦脾胃的升降平衡。当升者升，当降者降，则吐泄焉能不止。殆此即吴鞠通"治中焦如衡，非平不安"之意也。

《赵文魁医案选》

范文甫

祥耕。患暑温半月有余，前医错用大剂寒凉，非但邪不透达，反而深陷于里。身热如火，神志不清，脉数而弦洪，三部直行，热极之据；舌苔黄腻而舌底红鲜亦是热极之征。此候死固多也，但治之得当，亦有活者。救人之心，人皆有之，惟病势过于险重，不得不交代明白。

鲜藿香9克　葛根9克　桃仁9克　红花9克　当归9克　鲜生地12克　大生地12克　赤芍9克　柴胡9克　连翘9克　生甘草3克　芒硝9克　生大黄12克

或问曰：此证热极，不用寒凉之剂何也？譬之炭火甚炽于一盆，用冷水浇之，火非不熄，热气上乘，肺先受之，肺不堪受此熏灼，则肺先死，不可救矣。此方如铁耙一把，将火拨开，热势不聚于一处，后可缓缓透达而熄之，其意如此。

二诊：已得泻下，余详前。

加紫雪丹1.8克、生姜汁4滴，井水调下。

三诊：脉象将复其部，但数而弦，苔尚厚腻。热势稍减，烦躁亦减，比昨日轻可不少，但尚是危险。

豆豉9克　川朴9克　藿香9克　鲜大生地各30克　山栀9克　炒枳壳9克　葛根9克　当归9克　赤芍9克　柴胡9克　桃仁24克　甘草3克　生大黄9克　芒硝9克

瘥矣。前方去芒硝、生大黄

汤右。暑湿化热，热盛神蒙，治颇不易。

豆豉9克　黑山栀9克　知母9克　川朴6克　生石膏24克　鲜芦根30克　冬瓜子9克　紫雪丹1.2克，阴阳水调下

二诊：今得鼻衄，神清热减。

鲜生地30克　小生地30克　甘草3克　生石膏30克　麻仁12克　枇杷叶9克　鳖甲12克　杏仁9克　青蒿12克

三诊：病气去尽，元气未复。

清燥救肺汤全方

以上出自《范文甫专辑》

魏长春

华志道君，年七十六岁。六月二十三日诊。

病名：暑温呃喘。

原因：在沪合资开设药行，营业失败涉讼。怒气抑郁，十六日由沪回慈。吐泻潮热，延医服药。十八日转变哕呃气冲，形神怠疲，始延余诊。

证候：呃逆连声，气冲鼻涕，便闭溲黄，形萎内热，口气秽臭。

诊断：脉弦滑大，舌苔黄而白腻满铺。暑温夹气，兼宿疾痰火为患也。

疗法：治宜和中降逆，化痰清热为先。

处方：旋覆花四钱，包煎　生代赭石一两　西洋参二钱　川连一钱　制半夏四钱　生姜汁一小匙，冲　茯苓五钱　黄芩三钱　生白芍五钱　炙甘草一钱　淡竹沥二两，冲　沉香四钱

炳按：加枇杷叶、广郁金、生石决明，去半夏、甘草，则效更捷。

二诊：六月二十四日。哕呃未止。便闭，脉象弦滑，舌红苔黄腻铺。治以降逆纳冲，佐以通腑法。

二方：旋覆花四钱，包煎　代赭石一两，生拷　西洋参二钱　炙甘草一钱　制半夏四钱　生姜汁一小匙，冲　淡竹沥二两，冲　生白芍五钱　天花粉五钱　苏子三钱　咸苁蓉八钱，酒洗　沉香粉四分，冲　郁李仁肉三钱

三诊：六月二十五日。大便解下坚赤，小溲短数，热汗淋漓，哕呃未止，胃纳尚佳。脉象滑数，舌苔黄腻。肠胃痰热炽，拟清下太阴阳明。

三方：川朴二钱　枳实三钱　生大黄四钱　元明粉三钱，冲　炙甘草二钱　苦杏仁四钱　紫菀二钱　生白芍五钱　枇杷叶五片，去毛　旋覆花四钱，包煎　生石膏八钱

四诊：六月二十六日。便解四次，呃止热减，咳逆咯痰胶黏。脉象弦滑，舌苔白黄腻铺。拟清化痰，宣邪泄热。

四方：麻黄一钱　苦杏仁五钱　生石膏八钱　炙甘草一钱　活水芦根一两　瓜蒌仁四钱　马兜铃三钱　川朴一钱　枳实二钱　紫菀三钱　制半夏四钱　川贝三钱

五诊：六月二十八日。呃止，复因讼事，激动肝阳，气促，咳嗽痰白，便实潮热。拟清肺化痰消滞。

五方：紫菀三钱　牛蒡子三钱　苦杏仁四钱　生米仁八钱　水芦根一两，去节　益元散四钱　马兜铃三钱　焦山栀三钱　瓜蒌仁五钱　旋覆花四钱，包煎　淡豆豉三钱　枳实一钱

六诊：七月一日，烦热，咳嗽痰黏气喘，咳则多汗，便闭。脉缓，舌苔白腻如糊满铺，肺肠痰热未尽，再进清下。

六方：旋覆花四钱，包煎　牛蒡子三钱　生石膏八钱　紫菀三钱　马兜铃三钱　瓜蒌仁五钱　元明粉三钱　制半夏四钱　黄芩三钱　海石四钱　焦山栀四钱川连一钱

七诊：七月三日，热退，痰少寐安，得大便三次，痰火下行。脉缓，舌绛边淡苔黄腻，仍及清下法。

七方：玄参三钱　马兜铃三钱　瓜蒌仁五钱　生白芍五钱　川连一钱　黄芩三钱　制半夏三钱　焦山栀三钱　生石膏八钱　知母三钱　天花粉四钱

效果：服后病瘥，停药渐强。

炳按：病因肝郁气滞，停湿挟痰，治宜解郁宣肺，化痰疏肝。甘草满中，香燥耗液，皆须斟酌慎用。

《慈溪魏氏验案类编初集》

沈绍九

徐某，女性，四十岁，体质瘦弱，夏季病温，壮热无汗，咳嗽气喘，口不甚渴，舌质红，苔白乏液，两脉数疾无力。邪热方盛而津液已伤，法当清肺育阴。

处方：连翘三钱　竹茹三钱　青蒿三钱　玄参三钱　麦冬四钱　玉竹三钱　知母三钱　甘草一钱　浙贝母三钱　甜杏仁三钱　莲子心一钱五分　地骨皮四钱　桑叶三钱　桔梗二钱　鲜藿香三钱

二诊：病无进退，脉证如昨，仍守前法。

处方：薄荷一钱　连翘三钱　竹茹三钱　青蒿三钱　玄参三钱　麦冬四钱　石斛六钱　玉竹三钱　生地三钱　知母三钱　兜铃二钱　甜杏仁三钱　莲子心一钱五分　鲜藿香三钱

三诊：咳嗽气喘，身热汗出，热不为汗衰，体温在40℃以上，体倦神疲，气阴两伤，法当养阴益气。

处方：沙参一两　杭菊花四钱　桑叶二钱　炙紫菀三钱　生地四钱　知母四钱　石斛八钱　麦冬四钱　玄参三钱　赤芍三钱　竹叶心三十根　莲子心一钱五分　浙贝母三钱　甜杏仁三钱　竹茹三钱　荷叶一角　地骨皮八钱　玉竹五钱　甘草三钱

此方服后，汁透全身，咳喘俱减，邪势大衰，体温降至37.8℃。当热减后另用洋参须三钱，石斛一两煎水频服。

四诊：病势已大减，热衰喘平，体温为37.5℃。

处方：沙参五钱　茯神三钱　橘饼四钱　白芍三钱　甜杏仁三钱　款冬花三钱　紫菀三钱　浙贝母三钱　粳米四钱　谷芽四钱　玉竹四钱

以后仍以本方出入加减，调理全愈。

徐某系气液两亏之体质，感受温邪，上气喘促，化源将绝，故用沙参、麦冬、玉竹、知母等以救之。由于病在上焦，故始终以清肃肺气为主。

以上出自《沈绍九医话》

汪逢春

杨右，廿五岁，七月廿一日。

身热廿余日，恶心腹痛，大便溏泄，咳嗽胸闷，闭目则谵语，神志昏沉，舌苔垢厚，两脉细弦滑数。气郁不舒，暑温蕴阻，势将内陷。亟以芳香宣解。

鲜佩兰钱五，后下　嫩前胡一钱　真郁金三钱　鲜枇杷叶三钱，布包　制厚朴钱五，川连七分同炒　鲜藿香钱五，后下　小枳壳钱五，苦梗一钱同炒　家苏子钱五　方通草钱五　越鞠保和丸五钱，布包　大豆卷

二钱　鲜菖蒲三钱，洗净　姜竹茹三钱　赤苓块四钱

太乙玉枢丹一分、香犀角一分，二味同研末，以小胶管装好，匀两次，药送下。

二诊：七月廿二日。身热渐退，神志略清，夜间仍有谵语，咳嗽，胸膺掣痛，泛恶不止，舌苔垢厚，两脉细弦而滑。再以辛香宣达，肃降化痰。

鲜佩兰钱五　鲜藿香钱五　鲜菖蒲三钱，三味同后下　香豆豉三钱，焦山栀钱五同炒　越鞠保和丸五钱，布包　真郁金钱五　全瓜蒌五钱，薤白头三钱同打　小枳壳钱五，苦梗一钱同炒　象贝母四钱，去心　鲜枇杷叶三钱，布包　制厚朴钱五，川连七分同炒　鲜佛手三钱　香犀角一分，研细末装胶管，匀两次送下。

三诊：七月廿四日。身热退而咳嗽亦止，神志已清，夜寐甚安，舌苔渐化，胃不思纳，两脉细弦而滑。病已向愈，再以宣肃和中。

家苏子钱五　象贝母四钱，去心　鲜佛手三钱　小枳壳钱五　生紫菀一钱　厚朴花钱五，川连七分同炒　鲜枇杷叶三钱　焦麦芽四钱　全瓜蒌五钱，薤白头四钱同打　真郁金钱五　越鞠保和丸四钱，布包　赤苓块四钱

《泊庐医案》

孔伯华

王男，七月十八日。

二诊：暑湿热盛，寒热呕逆，口渴，脘次跳动颇甚，入夜谵语神昏，头痛颇重，脉大而数，服芳清之品热减而未复，拟清疏凉化芳通。

生石膏八钱　旋覆花二钱　竹茹两　龙胆草三钱　鲜芦根两　藿香三钱　莲子心二钱　知母三钱　瓜蒌两　川黄柏三钱　代赭石三钱　益元散四钱　荷叶一个

安宫牛黄丸（分化）一粒。

三诊：前方药连进，证象已转。第肝胃两阳并盛而上犯，头晕呕逆，饮冷等象未除，脉已较缓，然弦数未退，再依前议加减。

生石膏八钱　鲜竹茹两　旋覆花三钱　代赭石三钱　地骨皮三钱　石决明八钱　龙胆草三钱　知母三钱　全瓜蒌两　鲜茅根两　黄柏三钱　薄荷叶钱半　鲜九菖蒲四钱　辛夷二钱　羚羊粉二分，冲　鲜荷叶一个

服药后痊愈。

《孔伯华医集》

章成之

宗男。病甫三日，身热不退，腹痛便溏，日七八行，色红如血，苔腻脉数。暑湿之邪，深伏其内，非小恙也。

白头翁9克　川雅连2.4克　黄柏9克　黄芩9克　银花炭15克　连翘9克　郁金6克　马齿苋12克　荠菜花12克　滑石9克　鲜荷梗1尺

二诊：药后便血大见瘥可，今晨大便色黑而溏，前方再进。

白头翁9克　秦皮9克　川雅连1.8克　黄柏9克　白槿花15克　马齿苋15克　败酱草12克　滑石9克　苦参片6克　陈红茶9克

三诊：凡时疫证初起，便溏如血，继以色黑如胶者，预后大都不良。进白头翁汤，大便次数减。然头昏目眩，神情疲惫，深虑正气不支，发生虚脱。

银花15克　连翘12克　小蓟炭12克　马齿苋12克　贯众炭12克　赤苓12克　碧玉散12克，包　车前子9克，包　荷梗1尺

四诊：重用苦寒清肠之剂，便之如酱者已止，而又见咯血。其血虽因咳而来，但其人之血液易于渗溢，已无可讳。肺与大肠相为表里，必须大剂清肠润肺，双管齐下，以免顾此失彼。

玄参6克　寸冬9克　桑白皮9克　知母9克　生侧柏叶18克　茜草炭12克　金银花15克　冬瓜子9克　杏仁泥15克　甘草3克　白茅根1扎

五诊：便血咯血，俱不再作。数日来之变化，固然出乎意外；而今奏效之速，亦非始料所及。热虽下挫，而脉犹虚数，还虑虚中生波。

北沙参9克　干地黄12克　白芍9克　麦冬9克　玉竹9克　冬青子9克　旱莲草9克　稽豆衣12克

《章次公医案》

冉雪峰

张某，湖北人。远道由广东来川，长途劳顿，受暑甚重，到川后复感时证，月余热不退，来我处就诊。予拟先治其标，以柴胡清骨饮加涤暑透络之品，似效非效。复住某医院，又一月热仍不解，形销骨立，困惫殊甚，因复来我处就诊。见其皮肉消脱，肌肤甲错，舌如胭脂，津润，一身炕燥枯燥，午后热剧，状如痨瘵蒸潮，脉虚数劲急，奄奄不支。查此病为暑温，邪热深入，与气血混为一家，标本合邪，邪正同化，以故清之不去，透之不出，湿尽化燥，无暑可清，阴已大竭，无汗可出。处方：生地汁一两五钱，大黄（泡汁）一钱五分、鳖甲八钱、犀角（磨汁冲服）八分、地龙三钱、藏红花八分、白茅根六钱、鲜石菖蒲六分、鲜芦根二两，煮水煎药，三日三剂，热减半，守服前方，六日下大便如黑漆，皮肤反黎黎似汗，身热全退，自觉轻快，如释重负。百日来热不退，今又一星期退之，慰甚慰甚！以治内者治外，攻下者解表，因此获得疗效。

《冉雪峰医案》

施今墨

高某某，女，56岁。盛暑酷热，贪食生冷，院中乘凉，深夜始睡。今晨忽腹痛如绞，腹泻四次，恶心呕吐，不思食，头痛微热，腰酸身倦。舌苔薄白，六脉濡数。

辨证立法：外感暑湿，内伤寒滞，互相中焦，胃失和降，故呕吐不食。脾乏健运，因以腹泻。即予祛暑，利湿，和胃，健脾法治之。

处方：藿香梗4.5克　苍术炭10克　扁豆花6克　苦桔梗4.5克　白术炭10克　扁豆衣6克　姜厚朴6克　陈广皮4.5克　云茯苓10克　白通草4.5克　炒薏仁12克　姜半夏6克　炒香豉10克　干芦根12克　炙草梢3克　大红枣3枚　鲜生姜3片

二诊：服药二剂，呕吐、腹泻均止，但觉胸腹不适，食欲欠佳，全身酸软无力，头已不痛，但觉晕。

处方：云茯神 10 克　厚朴花 4.5 克　野于术 4.5 克　云茯苓 10 克　玫瑰花 4.5 克　陈皮炭 6 克　佩兰叶 10 克　益元散 10 克，用鲜荷叶包煎　炒枳壳 4.5 克　扁豆花 10 克　甘桔梗 4.5 克　扁豆衣 10 克　炙草梢 3 克

张某某，女，62 岁。昨日急急出城探视女病，烈日当空，途中亦未少休，当晚又赶回城内，劳苦乏倦，在院中乘凉时竟然入睡，夜间即感周身酸楚无力，今晨已觉发热，头晕，自汗，口干不思饮，恶心不欲食，大便两日未解。舌苔薄白，六脉濡数。

辨证立法：白昼外出受暑，夜晚乘凉感风，是为伤暑之证。患者年逾六旬，体力本已不足，更易受暑感风，急拟清暑热祛风邪为治。

处方：鲜佩兰 10 克　鲜芦根 15 克　厚朴花 6 克　鲜藿香 10 克　鲜茅根 15 克　玫瑰花 6 克　鲜薄荷 6 克　嫩桑枝 18 克　冬桑叶 6 克　益元散 15 克，鲜荷叶 15 克包煎　川郁金 6 克　半夏曲 6 克　酒黄芩 6 克　建神曲 6 克　酒黄连 3 克

以上出自《施今墨临床经验集》

第六章 湿温

陈念祖

湿邪夹湿，七日已得汗解。次日又复发热，舌苔色灰，唇焦口渴饮得热饮，脉形右洪大而数，左弦，脘间仍痛，月事适来，且夙有肝胃之证。细揣病情：如果木来侮土，气郁而痛；若非挟有外邪，亦何致遽发壮热？且大便坚硬而黑，知肠胃必有实热，所谓燥屎是也。考胃气痛本无燥屎之证，惟瘀血痛门载有便血一条。但此证又无发狂妄言之状，则非蓄血可知，至渴而喜热饮，或疑其中有寒。说亦近似，岂知湿与热两相混合，热处湿中，湿居热外。必用热汤饮之，其湿乃开，而胸膈始觉稍畅，实与真寒不同。今合脉色参观，证属湿温，挟积无疑，爰準此施治。

淡豆豉一钱五分　连翘二钱　赤茯苓三钱　淡竹茹三钱　黑山栀一钱五分　延胡索一钱五分　制香附八分　郁金一钱　瓜蒌皮二钱

上药水同煎服。另取葱头十余枚，盐两撮炒热，用薄布熨痛处。冷再炒熨，候痊乃止。

湿热交结，神昏嗜卧，呼之则清，语言了了，舌苔白腻，脉形软数。乃湿热弥散上焦，肺气不宣，非热陷膻中之象，兼中虚阴弱之体。而患温邪挟湿之证，过用辛燥，反恐涸及真阴；过施消克，又虑伤其中气；若回护其虚，亦有助浊增病之虑，治法最为棘手。兹以肺胃立法，勉拟一方列后。

枇杷叶三钱，去毛　杏仁一钱五分　川贝母钱半　郁金一钱　淡竹茹二钱　冬瓜子一钱　桔梗一钱　代赭石二钱　橘红八分　沙参二钱　通草八分　旋覆花一钱　射干五分　茅根二钱

水同煎服。

长夏暑湿交蒸，中气受伤。身热心烦，口渴胸满，自汗身重，四肢困倦，精神减少，口渴自汗，小便赤涩，脉形虚濡。乃热湿内淫，太阴脾土致伤。今仿东垣法，用清暑益气汤。

黄芪三钱，炙　人参二钱　炒白术三钱　炙甘草八分　苍术二钱，制　麦门冬二钱　葛根一钱　当归身二钱　黄柏一钱五分，酒炒　泽泻一钱五分　神曲一钱　青皮八分，炒　陈皮八分　五味子五分　升麻三分

阴虚挟湿之体感受时令外邪，初起头觉胀痛，背微恶寒，发热不扬，舌苔白腻，大便溏。此证固其常候，乃因误投香燥消散之剂，胃津暗受耗劫。以致神昏嗜卧，斑疹隐约可辨，舌苔白滑，胸不满而反知饥。乃无形湿热，已有中虚之象。毋令液涸增变乃吉。

连翘二钱　桔梗一钱五分　淡竹茹三钱　甘草五分　牛蒡子二钱　前胡一钱　石菖蒲一钱　橘红八分　天竺黄一钱　神曲一钱　枇杷叶三钱　薄荷七分　郁金一钱

水同煎服。

以上出自《南雅堂医案》

许珊林

宁波张义乾，秋间患湿热证。发热十余日不解，大肉脱尽，肌肤甲错，右脚不能伸动，小腹右旁突起一块，大如拳，倍极疼痛。大便已十四五日不解。延医治之，皆谓肠内生痈。伊亲胡宝翁乃商治于余。余谓肠痈胀急，《金匮》以败酱散主治，今此草罕有。伊于第三日觅得，乃问余服法。余曰："果尔，须同去诊视。瞑眩之药，岂堪悬拟？"因同至张家，见张倚于床褥，张目摇头，病苦万状，面色青惨而枯，脉极坚实，沉部如弹石，尺愈有力，时或一驶。余曰："此非肠痈也。肠痈脉洪数为脓已成，脉弦紧为脓未成。今浮部不洪数而沉部实大，腹筋突起，目有赤缕，乃湿热之邪结于阳明，腹旁之块，乃燥矢之积聚也。但得大便一通，块即消散，而腹亦不痛矣。"病者闻之曰："曾与前医商过下法。医云：人已虚极，岂可妄下？余思胀疼不下，病何由除？今先生为我用下法，死且不怨。"余遂书大承气方，大黄五钱，芒硝三钱。旁视者惶惶未决。余曰："不下必死，下之或可望生。"于是煎成置于几上，病人力疾起坐，一饮而尽。不逾时，腹中大响。旋覆登厕，先下结粪如弹丸者三四枚，既而溏泻半桶，腹平块消，明日脚伸而胀痛俱失。继进增液汤二剂而热亦退，再与益胃汤法，胃纳渐旺，津液渐濡。余便上郡。病者欲食羊肉，以问近地之医士，云病后胃气当复，羊肉最能补胃，由是病者坦然无疑，恣意饱餐。次日，身又发热，舌苔又厚浊而脉又数。复来召余。余曰："湿热证初愈，以慎口味为第一要务，何如是之蒙昧耶？"乃与平胃散加神曲、焦楂、谷芽而分量遂减，以胃气久虚，不任消耗之故也。果服二剂而安。按：是证初则失于清解，至热已日久，津液枯涸，胃土燥烈，而犹日服运气之药，愈益其燥。迨至结粪成块，腹旁突起，筋脉不能濡润而脚挛急，医又误认为缩脚肠痈，设或误投以败酱散，攻伐无过之血分，又将何如耶？士君子涉猎医书，大忌悬议开方，药不对证，生死反掌。可不慎哉！

宁波石矼周子章室人吴氏，仲秋患湿热证，迁延月余。每日晡时必先微寒，旋即发热，至天明而热始退，胸闷不食。前医固执小柴胡汤出入加减，愈治愈剧，乃延余诊。诊毕告曰："疟脉自弦，今脉不弦而濡小。其为脾胃虚弱，湿邪阻遏膜原而发。此潮热当从太阴、阳明两经主治。且令阃体肥，痰盛之质，外盛中空。中者，阴所守也。中虚即是阴虚，是以治法又与寻常湿热不同。若用风药胜湿，虚火易于上潜；淡渗利水，阴津易于脱亡；专于燥湿，必致真阴耗竭；纯用滋阴，反助痰湿上壅。必须润燥合宜，刚柔相济，始克有效。乃以沙参、石斛、麦冬、芡实、牡蛎、仙半夏、竹茹、陈皮、薏仁、黄芩等。调理数剂，潮热除而胃渐开。余因上郡，彼就邻近之医治之。方中仍用柴胡，服一剂而寒热又作。复来邀余。仍仿前法，以桑叶、川贝、苓、泽、谷芽等，互相出入，调整理而愈。叶天士云："柴胡劫肝阴，非正疟不可用之。"观之益信。

以上出自《清代名医医话精华》

王孟英

癸卯春，邵秋子令堂，年近六旬，患寒热如疟者久矣。诸医杂治罔效。孟英视之，曰：此湿邪久蕴，已从热化，误投提补，动其肝阳，痰饮因而上逆。与通降之法，寒热即减。而包某谓疟久阴虚，理宜滋养，病家闻之近是，遂进首乌、鳖甲等药，渐至脉伏胸痞，呃忒自汗，渴饮不食，颧赤便泄。包某束手，疏生脉散以塞责。举家彷徨，再求孟英诊之，曰：此滋腻阻滞气机，清阳不司旋运，痰饮闭滞隧络，非脱象也。补药不可再进。以瓜蒌薤白（半夏汤）合小陷胸（汤）加竹茹、旋覆、贝母、杏仁、紫菀、枇杷叶投之，呃止脉出，大有转机。而郑某谓病固属痰，须温热以宣通，勿寒凉而凝遏，病家又惑焉。姜、桂频投，既而唇肿咽痛，不能进饮，舌干短硬，难出语言，复请孟英救疗。予犀角地黄汤加元参、知母、银花、竺黄、花粉、胆星、石菖蒲、竹沥之类，此第三次生机也。奈狂澜莫障，邪说横行，辄以凉药不宜擅服，久病必定元虚。甘言悦耳，遂至升散温补，各逞所能。符咒乱方，罔不遍试。延至仲夏，腭腐龈糜，唇高数寸，竟成燎原莫救。仍恳孟英设法，乃坚辞不能措手。付局医黄某敷治肿烂，日甚而终。

季秋，顾听泉邀孟英视康康候副转之恙。切其脉：滑数，而右歇左促。且肝部（左关）间有雀啄，气口（右寸）又兼解索。望其面，宛如熏黄，头汗自出，呼吸粗促，似不紧续，坐卧无须臾之宁，便溺涩滞，浑赤极臭，心下坚硬拒按，形若覆碗。观其舌色，边紫苔黄，殊不甚干燥。问其所苦，曰：口渴甜腻、不欲饮食。苟一合眼，即气升欲喘，烦躁不能自持、胸中懊侬、莫可言状。孟英曰：此由湿热误补，漫无出路，充斥三焦，气机为其阻塞而不流行。蔓延日久，津液为这凝滞而成痰饮。不啻人禽杂处，苗莠同畴，邪正混为一家。医见肢冷自汗，不知病由壅闭而然，欲以培正。而邪气方张，得补反为树帜，岂非资寇兵而赍盗粮哉？非其类者，锄而去之，乃为吃紧之治。听泉曰：良是也。夏间起病，闻自心悸少寐，杨某以为虚而补之，时尚出差办事。暑湿外侵，受而不觉。迨闻差未竣，其病斯发，而诸医之药，总不外乎温补一途，以致愈补愈剧。今拟温胆法，待君可否？孟英曰：脉证多怪，皆属于痰，今胸痞如斯，略无痰吐，盖由痰能阻气，气不能运痰耳。宜于温胆（汤）中，加薤白、蒌仁通其胸中之阳；又合以小陷胸（汤），此为治饮痞之圣法。参以栀、豉泄其久郁之热以除懊侬；佐以兰草，涤其陈腐之气而醒脾胃。听泉深然之。连投二剂，各恙皆减，脉亦略和。而病者以为既系实证，何妨一泻而去之，连服大黄丸二次，承气汤半帖。孟英急止之，曰：畏虚进补固非，欲速妄攻亦谬。盖湿蒸为热，灼液成痰，病非一朝一夕而成，治以上下分消为是，不比热邪传腑，可一泻而愈也。越日，下部果渐肿。孟英曰：攻痞太速之戒，古人不我欺也。与听泉商，以前法加黄芩，合泻心（汤）意，再配雪羹投之，痰果渐吐，痞亦日消。而自腹至足，以及茎囊肿势日加。孟英谓：势已如此，难以遽消，但从三消设法，则自上而下，病必无虞。与听泉商，用河间桂苓甘露饮意。而姚平泉孝廉，力主崇土胜湿之法，深以寒凉为不可用。众议仍投前日之药。孟英曰：前药原可服也，嫌力不足耳。次日痰中带血甚多。孟英曰：湿热熏蒸不已，自气及营矣。与听泉及王子能参军商，以知（母）、（黄）柏、犀角、鳖甲、白芍、苡仁、贝母、石斛、茅根、麦冬、滑石、栀子、藕汁、童便，投之而止。越数日又吐，且肢冷自汗、心馁畏脱。姚平泉谓气不摄血，当举归脾汤以统之。举家皇皇，连请诊脉者三次。孟英曰：脉来屡变，陈芝江所以不能指实其病，而杨、阮诸人皆疑为大虚之候也。然望、闻、问、切，不可独凭于指下。今溲如赭石汤，浑赤有脚，其为湿热之病，昭昭若揭。初伤于气分，则津液受灼以为痰。渐及于营，则阴血不安而妄溢。邪气内盛，岂非病实？而真实类虚，吾不受病之欺也。坚守前议，镇静不摇，服二剂果止。孟英曰：血之复吐也，由于气分之邪以扰及之。欲清气道之邪，必先去其邪所依附之痰。盖津液既为邪热灼铄以成痰，而痰反即为邪热之山险也。不妨峻攻其实，而缓行其势。初进滚痰丸三钱，得下泄气一次，副转云：四十日来，未有之通畅也。连投数日，始解胶痰黑矢多遍，而小溲亦渐清长。苔色亦退，寝食遂安，惟下部之肿犹尔也。马香崖、陆虚舟皆主实脾行水之法。孟英曰：谛参脉证，并不在脾，况善饥便燥，口渴溺多，吾方虑转"消证"，亟投甘润之不遑。恶可渗利伤阴，补土劫液耶？且脾虚下陷之肿，与湿盛而肿之肿，其膝之上下，内外形势，必然相贯。今膝之上下，内外凹凸迥判，毫不毗连。盖由湿热所酿之痰饮，既误补而痞塞中焦，复妄攻以流窜隧络，所谓不能一荡而蠲，势必旁趋四射。吾当以法取之。会又咳痰带血，而精神食欲如常。孟英曰：无恐也，此乃前次嚼三七太多，兜涩留瘀，最不宜用，吐而去之极妙。但须金水同治，冀咳止而血络不震动为要耳。与甘露饮加藕汁、童溺服之，四剂而止。咳嗽亦宁。于是专治其下部之肿，以固本（丸）加知（母）、（黄）柏、贝母、花粉、旋覆、橘络、丝瓜络、羚羊角、楝实、葱须、豆卷、薏苡、竹沥，出入为剂，二三帖间，其高突肿硬之处，即觉甚痒，搔之水出如汗，而作葱气。六七日后，两脚反觉干瘦燥痛，茎囊亦随之而消矣。孟英曰：此用润药消肿，尚且干痛咽燥，设从他议而投燥脾利水之法，更当何如哉？盖寒湿则伤阳，热湿则伤阴，血液皆阴也。善后之法，还宜滋养血液，稍佐竹沥以搜络中未尽之痰，使愈后不为他日之患，更属法中之法。服之饮食中节，便溺有权，幸无消渴之虞，而竟愈焉。

汤西塍，年逾花甲，感证初起，周身肤赤，满口苔黄，头痛、腰痛、便溏、溲痛，伊亲家何新之诊为险候，嘱延孟英诊之，脉见弦细而软，乃阴虚劳倦，湿温毒重之证。清解之中，须寓存阴。以犀角、羚（羊角）、（茯）苓、（竹）茹、银（花）、（连）翘、桑（枝）、苇茎、通草、兰叶为方，煎以冬瓜汤服之，遍身赤疹，而左眼胞忽肿，右臂酸疼不举，耳聋，神不清爽。亟以元参、丹皮、菊花、栀子、桑枝、丝瓜络、石斛、竹叶，煎调神犀丹为剂，偶邀疡科视外患，亦知病因湿热，连进木通等药，脉更细弱，神益昏惫，饮食不进，溲涩愈痛，新之以为难挽矣。孟英曰：急救阴液，尚可转机，援以复脉汤去姜、桂、麻仁，易西洋参，加知母、花粉、竹叶、蔗浆灌之，一剂神苏脉起，再服苔退知饥，三啜身凉溺畅，六帖后，肤蜕安眠，目开舌润。或疑甘柔滑腻之药，何以能清湿热？孟英曰：阴虚内热之人，蕴湿易于化火，火能铄液，濡布无权，频溉甘凉，津回气达。徒知利湿，阴气先亡。须脉证参详，法难执一也。又服数剂后，忽然肢肿，遍发风块，搔痒异常，或又疑证之有变也。孟英曰：此阴津充而余邪自寻出路也耳，与轻清药数帖，果瘥。

以上出自《王氏医案》

林佩琴

族子。温邪郁而化热，头晕口干，舌燥唇血，右脉大，左模糊，有汗不解，胸腹闷，溺浑浊。热邪蒸湿，治宜上下分消。淡豉、蒌霜、羚羊角、丹皮、麦冬、山栀、赤苓、滑石、嫩桑叶、金银花露，二服热轻渴减，晕止舌润。但宵分谵语，溺管涩痛，齿燥，液虚热劫，鲜石斛、芦根、黑豆皮、花粉、天冬、元参、庶汁，二服疹现稀红，肺卫之邪已从外泄。仍用轻清透发，连翘、牛蒡、鲜生地、丹皮、赤芍、沙参、竹叶，疹色淡。忽又烦躁不寐，舌心灰燥而尖绛，邪入心营，恐其蒸痰蔽窍，急清营热兼豁痰。犀角尖（磨汁）、生地、鲜藕、元参、丹皮、竹茹、贝母、草蒲，再服汗透而解。此湿热俱盛，兼治肺卫心营得解者。

族女。热证，脉缓而濡，湿甚于热，头晕目瞑，唇疮齿燥，胸腹满痛，湿蒸为热，小溲赤涩。三焦皆邪势弥漫，况疹现肢厥，急须透解，勿使热酿湿痰，蒙蔽膻中，致成内闭危证。所用枳、朴，堕损胎元，柴、葛乃伤寒足经药，与三焦无涉，医不中窾，焉望获效。通草、豆豉、羚羊角、蒌霜、麦冬、连翘、牛蒡、山栀、赤苓、灯心、鲜芦根。二服热势退，手足和，去通草、香豉、羚羊、连翘、蒡、栀，加鲜生地、鲜石斛、沙参、象贝、黄芩，以防热邪内陷，兼以护胎。数服汗解而愈。

潘。溽暑蒸湿，水谷聚湿，致胸脘烦闷，呃逆吐哕，口甜燥，手心热，头汗，舌白不饥，便溏溺少。由湿邪弥漫膈间，郁蒸成热，所服汤饮，尽变浊瘀上泛，脉息三五不调。治宜辛以通壅，苦以降逆。佩兰、香薷、白豆蔻、公丁香、柿蒂、郁金、半夏曲、枳壳、杏仁俱炒。按：口甜经名"脾瘅"，用兰草除陈，遵经立治。一服脾瘅已除，诸证俱减，改用清轻淡渗。淡竹茹、通草、滑石、石斛、蒌霜、象贝、赤苓、藿梗、灯心。二服呕止呃稀，乃胃虚客气上逆。用一味大麦仁汤，脘舒呃止，汗彻知饥思食。治用调补胃阴。太子参、麦冬、沙参、扁豆（炒）、茯神、枣仁、薏仁、小麦、南枣，数服进食如常。

潘。六旬以上，感冒春温，治者用伤寒法，杂进桂枝、柴、葛，兼旬不解，延至湿热酿痰，舌腻口甜，溺少赤痛，不思伤寒递传足经，温邪专伤手经，桂柴等温升，已属误治。更医见其里迫欲下，竟用桂心、焦术，尤为可骇，无怪唇干舌灰矣。夫病者自言，不恶寒而但热，身重难移，则春温化湿了然，况脉来气口濡大，湿甚生热，脉候可按，更兼口味作甜，经名脾瘅，黏痰稠腻，气窒不利，皆湿热混处上中焦显象。其欲泻者，亦湿邪下注，得小水分利，自不至下迫耳。治法透热泄湿，数剂可安。香豉、杏仁、贝母各二钱，佩兰、前胡、栀皮、竹茹各钱半，赤苓三钱，滑石五分，蔗汁半杯，灯心一钱。一服微汗，烦热退，下迫除，去香豉、佩兰，加通草、瓜蒌、沙参各一钱。日再服，痰较滑利，舌灰渐脱，可知温邪本湿热内搏。用辛凉透热，甘淡驱湿，日甜身重俱除，惟小溲浑浊，犹是湿邪未净，此轻清泄热渗湿，为一定治法。花粉、鲜生地、麦冬各二钱，赤苓、薏仁各三钱，栀皮、川贝、木通各八分，灯心五分，鲜芦根。日再服，溺清，粥饮渐加，转侧如常矣。继进调补胃阴法：玉竹、钗斛、潞参各二钱，麦冬一钱，薏仁生二钱、熟二钱，小麦、湘莲各三钱，甜杏仁钱半，蔗汁冲服。此甘润以养胃阴，兼用火肉汁吹去油面饮之，待肠腑一充，大便得解，则脘腑爽矣。

倕。据述去秋濒海潮溢，淹没民居，凡受水湿者，足跗肿溃，今懋迁其地，更冒时邪，身痛头晕呕哕，乃湿阻气分。治者误汗劫液，继用消导，遂致热渴脘闷，呃逆自利，不思湿家忌汗，消导更劫胃津，再用丁香、参、甘以止呃，温补焉能利湿。夫时邪本湿土郁蒸所发，感受不时，热腾湿滞，先宜疏解，再行渗利，俾气机升降如常。豆豉、枳壳、栀皮、蒌皮、半夏（制）、藿梗、通草、茯苓、猪苓、荷叶煎汤。一服诸证俱减，时有呕渴，乃中焦水谷之气不运。用半夏、橘白、茯苓、杏仁、薏米、花粉、砂仁，再服得安。

王。夏至前骤暍，邪从吸入踞膜原，热渴引饮，中脘格拒，热蒸湿腾，呕闷午烦，舌腻白，脉数溺浑，是湿胜也。治先渗湿于热，下则热势孤矣。用藿梗、佩兰以逐秽，通草、滑石、芦根以驱湿，瓜蒌、贝母以涤痰，羚羊角、山栀、丹皮以清胆火，鲜生地、连翘、麦冬以泻心火。

日再服，汗出溺清，呕闷除，热渴减。然脉仍疾数，两寸大，时烦不寐，是欲发疹也；明晨疹出，舌苔转黄，是热盛也。治在透热于湿外，则湿不升矣。原方去藿、兰、通草、滑石、芦根、羚羊等，加黄芩、梨汁以清肺，牛蒡、银花、连翘、赤芍以透疹，青蒿、石斛、知母、沙参以退热生津。二三服汗彻脉匀，舌黄退，日用大麦仁粥热啜，阴复全瘳。此分利湿热，清凉疹毒得解者。

以上出自《类证治裁》

曹存心

先生之病，素禀湿热，又挟阴虚之病也。湿者何？地之气也。热者何？天之气也。天地郁蒸，湿热生焉。湿热禀于先天者，与元气混为一家，较之内伤外感之湿热，属在后天者，岂可用日语哉。设使薄滋味，远房帏，不过生疡出血而已。乃从事膏粱，更多嗜欲，斯湿热外增，阴精内耗，脏腑营卫，但有春夏之发，而无秋冬之藏，无怪乎风火相扇，而耳为之苦鸣也。当斯时也，静以养之，犹可相安无事，何又喜功生事，火上添油，致陡然头晕面赤，其一派炎炎之势，盖无非肝经之火，督脉之阳，上冒而为患。近闻用引火归原之法，以为甘温能除大热，嗟乎！未闻道也。夫甘温除大热者，良以下极阴寒，真阳上越，引其火，归其原，则坎离交媾，太极自安；若阴虚湿热蒸动于上者，投以清滋，尚难对待，况敢以火济火，明犯一误再误之戒乎！逮后，清已有法，滋亦频投，饮食能增，身体能胖，而坐立独不能久者，明是外盛中空，下虚上实，用药殊难。尝见东垣之清燥汤，丹溪之虎潜丸，润燥兼施，刚柔并进，张氏每赞此两方，谓必互用，始克有济，何故而不宗此耶。然犹有进于此者，治病必资药力，而所以载行药力者，胃气也。胃中湿热熏蒸，致吐血痰嗽，鼻塞噫气，二便失调，所谓九窍不和，都属胃病也。然则欲安内脏，先清外腑，又为第一要着矣。至秋末冬初病甚者，十月坤卦纯阴，天已静矣；而湿热反动，肾欲藏矣，而湿热仍露，能勿令病之加剧乎，附方谨复。

青盐四两　甘草八两　荸荠一斤　海蜇二斤　萆薢一两　饴糖八两　刺猬皮一两五钱　霞天曲一两五钱　十大功劳叶一斤　橘叶五两

共为末，竹沥和水泛丸。每朝四钱，服完后，合虎潜丸全料，同合常服。柳安：方中海蜇、荸荠、饴糖，不能作丸，此必有误。愚意用东垣清燥汤方，合青盐以下数味为末，而用荸荠、海蜇煮汁，和饴糖、竹沥泛丸乃合。

原注：起手提清湿热之病，阴虚之体，发明先天素禀湿热之故。第二段一折，折出嗜欲膏粱，因此更加阴虚。第三段再折，折出动火伤阴。第四段直辟用热之谬，下乃归到治病先治胃。通篇说理既精，笔力道老，饶有古文笔意。

诒按：推论病原，指陈治法，言言切实，绝无模糊影响之谈。最后推出先清胃腑一层，尤为洞中窾要，深合机宜。凡治阴虚湿热者，于此可悟出法门矣。

《柳选四家医案》

雷丰

钱江陆某，偶患湿温时气，延医调治，从伏暑立方，未效来迓于丰。推其起病根由，确系湿温之病，前用一派凉剂，焉望中窾。殊不知湿为阴邪，因气机闭阻，湿邪渐化为温，而未酿热，所以凉药无功，即热剂亦无效验，非比寒湿辛散可解，热湿清利可瘳。今诊脉形，右部胜左，舌苔黄泽，胸闷汗多，发热缠绵靡已。此邪尚在气分，犹望其宣透而解，当用清宣温化法加厚朴治之。服二剂胸次稍宽，汗亦减少，惟躯热尚未退尽，继以旧法除去半夏，再加通草、蝉衣，连服三煎遂愈。

徽歙程某，年届赐鸠，忽患湿温之证，曾延医治，一称伏暑，一称湿温，一称虚损，清利与补，皆未中鹄，始来商治于丰。诊其脉，虚数少神，心烦口渴，微热有汗，神气极疲，此皆湿温伤气之证也。治宜益气却邪，即以东参、麦、味、甘草、陈皮、生苡、苓、泻治之。令服数帖，热渴并减。但精神尚倦，饮食少餐，姑率旧章，佐以神、苓、夏、曲，又服数帖，日复一日矣。

须江周某之郎，由湿温误治，变为唇焦齿燥，舌苔干黑，身热不眠，张目妄言，脉实有力。此分明湿温化热，热化燥，燥结阳明，非攻下不能愈也。即用润下救津法，服之未效，屡欲更衣而不得。后以熟军改为生军，更加杏霜、枳壳，始得大解，色如败酱，臭不可近。是夜得安寐，评安全无。次日舌苔亦转润矣。继以清养肺胃，调理二旬而安。

以上出自《时病论》

张乃修

陈幼。湿温逗留日久，湿蒸阳明，微寒里热。脉数糊软，苔白。邪湿日恋，元气日伤，将延入损途。

炒杏仁　赤猪苓　泽泻　生薏仁　通草　广郁金　炒青蒿　制半夏　上广皮　豆卷　蔻仁

二诊：宣泄肺气，表气自通，不表而汗，不透而痦，肌表之风，太阴之湿，因之外解。然脉仍带数。余烬尚恋，虽得转机，犹不足恃也。

制半夏　白蔻仁　赤猪苓　通草　泽泻　光杏仁　生薏仁　炒地骨皮　广皮　蔷薇露一两，温冲。

三诊：小溲黄赤，湿热外泄之兆，所以热势得以渐减。药既应手，再为扩充。

制半夏　通草　薏仁　蔻仁　木猪苓　光杏仁　广皮　泽泻　竹茹　地骨皮　蔷薇露一两

鲍左。时病之后，湿热未清，熏蒸阳明，晡后微热，有时凛寒，胸中欲咳稍舒。湿郁而荣卫不宣。宜轻宣肺气，气化则湿亦清也。

杏仁　蔻仁　赤白苓　竹茹　橘皮　鲜佛手　薏仁　通草　猪苓　白残花

二诊：宣化气湿，暮热顿退。而昨晚又觉微热，咳嗽痰不爽。湿热未清，兼感新风。宜为疏化。

前胡　杏仁　橘红　赤猪苓　象贝　炒白薇　萎皮　生薏仁　豆蔻花四分

三诊：胸中渐舒，咳亦递减。然暮热时退时来。阳明湿蒸。再为清化。

制半夏　蔻仁　木猪苓　通草　冬瓜子　生薏仁　杏仁　赤白茯苓　滑石块　野残花

四诊：湿蒸阳明。湿邪旺于阴分，至暮身热。宣肺气，淡渗湿，熏蒸既解，暮热已退。拟和中醒脾。谷气既旺，津气自复。

制半夏一钱五分　茯苓三钱　通草八分　藿香二钱　生熟谷芽各三钱　生于术一钱五分　薏仁三钱　猪苓一钱五分　白残花七分　橘白一钱

五诊：培土和中，胃纳稍起。前法再为扩充。

奎党参二钱　法半夏一钱五分　黑豆衣三钱　炒于术二钱　茯苓三钱　橘白一钱　炒白薇一钱五分　女贞子三钱　生熟谷芽各二钱　佩兰叶一钱五分

杨右。证属两候有余，热势并不甚重。夫病至半月，邪虽不化为火，断无不化热之理，亦断无化热而热不甚之理，其所以淹淹者，邪轻于湿，湿重于邪也。湿蕴肺胃，胃气不降，所以饮汤入口，似有噎塞之状，并作恶心。热蒸则口渴，而湿究内踞，所以仍不欲饮。湿为水属，得暖则开，所以喜进热饮。大便一日数次，皆是稀水，《内经》所谓湿盛则泄也。湿郁之极，阴阳不通，以致振寒而战。郁极而通，得以汗泄，肌表之风，随湿外越，发为白疹，虽属邪湿之出路，然肌肤分肉之事，于三焦之熏蒸，依然无益。耳窍不聪，浊邪之害清也。鼻起烟霉，是熏蒸之炎，有诸内形诸外也。刻下神情呆钝，时带错语，若以热犹神明，灵机被塞，自必有一种昏愦情形。今似糊非糊，似爽非爽，皆是无形之邪，与有形之湿，蒸腾弥漫，其胸中清旷之地，遂成烟雾之区，大有蒙闭之虞。脉象沉细不爽，舌苔淡黄揩腻，尤为湿郁热蒸之确据。兹拟辛以开；苦以泄，芳香以破浊，淡渗以引湿下行。

川雅连五分，姜汁炒　制半夏三钱　郁金六分，磨冲　九节石菖蒲八分　陈橘皮一钱五分　赤白苓各二钱　淡干姜五分　竹茹一钱五分，姜汁炒　香豉三钱　白蔻仁四粒　生薏仁四钱　通草一钱

改方去川连、干姜，加滑石块三钱、广藿香三钱、石菖蒲减二分。

二诊：投药之后，神情大为灵爽，耳窍略聪，便泄亦减，湿之如雾迷蒙者，得化稍开，而蕴蓄之热，亦于此勃发，所以午后甚为烦热，不若日前之沉迷罔觉也。脉象较爽，苔亦略化，然中心黄揩。脐下作痛拒按，频转矢气，口渴欲饮。良由湿积交蒸，不能泄化，还恐昏燥等变。

制半夏一钱五分　黄芩一钱，酒炒　石菖蒲五分　竹二青一钱五分，姜汁炒　广郁金六分，磨冲　白蔻仁四粒　赤猪苓各二钱　光杏仁三钱，勿研　滑石块三钱　方通草一钱　香豆豉三钱　木香槟榔丸三钱，先服

改方去木香槟榔丸，加芦根一两，滑石加重二钱。

三诊：丸药缓下，便泄已止，而腹中依然满痛，频转矢气。热势叠次轻退，而胸中不舒，格格欲嗳，屡涌酸涩。其为湿积交阻，了然可见。所以异者，口渴欲饮，不能稍缓，若系津枯，由内既燥涸，其酸涩何由而至，所以然者，都由积阻于下，湿郁于上，清气不能上行，则虽有清津，无从流布，所以愈燥愈饮，愈饮而更燥也。再拟疏化三焦，参以导滞。

香豆豉三钱　广郁金一钱五分　制半夏一钱五分　淡干姜三分，炒松　通草一钱　生薏仁四钱　川朴五分　石菖蒲五分　上湘军三钱，后下　杏仁泥三钱　猪苓二钱　枳实五分，磨冲

改方去川朴、上湘军，加滑石块三钱，白蔻仁入煎两粒，西血珀研先服五分，上沉香三分，磨先服。

四诊：以燥治燥，津液果回，其为气湿郁遏，清津无以上供，固无疑义。复下数次，腹胀已松，少腹偏左之痛已退，偏右按之仍痛。脉细沉数，舌心干毛。幸边道已润。良由郁蒸渐解，气机渐得施化，津液渐得通行，而余滞积湿，犹未尽达。将及三候，元气支离，未便叠次峻攻，暂为退守，待稍能安谷，再商续下可耳。

川雅连一分　香豆豉三钱　杏仁泥三钱　赤猪苓各三钱　泽泻一钱五分　白蔻仁三粒　广郁金一钱五分　淡干姜四分　枳实一钱，炒成炭　制香附二钱　通草一钱　枇杷叶四片，去毛

张左。湿温旬日，烦热无汗，赤疹隐约不透，胸次窒闷异常，咳不扬爽，时带谵语，频渴不欲饮，饮喜急沸之汤。脉数糊滑，苔白心黄，近根厚措。此由无形之邪，有形之湿，相持不化，邪虽欲泄，而里湿郁结，则表气不能外通，所以疏之汗之，而疹汗仍不能畅。热与湿交蒸，胸中清旷之地，遂如云雾之乡，神机转致弥漫。深恐湿蒸为痰，内蒙昏痉。

三仁汤去滑石、川朴、竹叶，加豆豉、橘红、郁金、枳壳、桔梗、菖蒲、佛手。

二诊：昨进辛宣淡化，上焦之气分稍开，熏蒸之热势稍缓，神识沉迷转清，谵语抽搐已定，烦闷亦得略松，舌苔略退。但气时上冲，冲则咳逆，脉数糊滑。良以郁蒸稍解，而邪湿之势，尚在极甚之时，虽有退机，犹不足济。肺胃被蒸，气难下降，所以气冲欲咳，仍未俱减也。前法之中，再参疏肺下气。

甜葶苈五分　通草　光杏仁　制半夏　冬瓜子　广郁金　薄橘红　滑石块　炒枳壳　枇杷叶　桔梗　竹茹

三诊：胸闷懊烦，气冲咳逆，次第减轻，咯吐之痰，亦觉爽利。舌苔亦得大化，但脉仍不扬。其肺胃之间，尚是熏蒸之地，表不得越，邪无出路，还难恃为稳当也。

光杏仁　广郁金　淡黄芩　桑叶　甜葶苈　桔梗　白蔻仁　生薏仁　制半夏　炒香豆豉　橘红　枇杷叶

四诊：咳嗽气逆大退，痰亦爽利，谵语热烦亦得渐减，小溲清而不爽，大便不行，频转矢气。脉数糊滑，苔化而中独厚。犹是湿痰内阻，邪难泄越。再导其滞。

郁金　橘红　桔梗　制半夏　赤茯苓　生薏仁　滑石　通草　草薢　竹沥达痰丸三钱，佛手通草汤先送下

五诊：大便畅行，懊烦大定，热亦较轻，口渴亦减。但赤疹虽布，甚属寥寥，汗不外达。脉象较爽，舌根苔白尚措。邪湿之熏蒸，虽得渐松，而未能透泄。须望其外越，方为稳妥也。

光杏仁　郁金　橘红　生薏仁　枳壳　滑石块　炒蒌皮　葶苈子　桔梗　通草　木通　制半夏　赤白茯苓

六诊：熏蒸弥漫之势虽松，而湿性黏腻，不克遽行泄化，里气不宣，表气难达，汗瘄不得发越，咳嗽气逆，小溲不爽。脉数滑，苔白。邪湿互相犄角，尚难稳当。

郁金　光杏仁　橘红　冬瓜子　桔梗　鲜佛手　制半夏　生薏仁　蔻仁　赤猪苓　通草　萆薢

七诊：热势递减，咳亦渐松。然湿从内搏，邪从外越，是以热势恋恋不退，不能外达，而欲从内化，非欲速可以从事也。

豆卷　滑石　光杏仁　郁金　制半夏　通草　新会红　猪苓　桔梗　枳壳　生薏仁　鲜佛手

八诊：清理余蕴方。

豆卷　生薏仁　制半夏　通草　广皮　福泽泻　光杏仁　鲜佛手　白蔻仁　真佩兰

如胸闷加桔梗、郁金，甚者川朴、枳壳、藿香，头胀加蒺藜、天麻、僵蚕，理胃加生熟谷芽、沉香曲、玫瑰花。

林幼。水痘之后，邪虽外达，余热未清。饮食频进，胸中之余热，与谷气交蒸，热绵不退，渐至愈蒸愈重。湿邪遏伏，津不上布，曾见舌苔干白，而并不渴饮。旬日以来，热势转有起伏，手清时暖，耳聋不聪。脉象右部糊数，左部弦大。当午火升，而热势夜重。舌红温甚，苔白湿

甚。咳不扬畅。此由湿热熏蒸，湿多热少，湿在胃中，阳明少降，致少阳之木火。挟浊上腾，遂令清窍为之蒙阻，若蒙闭内窍，便成棘手重证。然火升暮热，神烦耳聋，釜中之沸也。如烟如雾，蕴酿重蒸，釜底之薪也。拟流化三焦，以分其清浊，作抽薪之计，暂观动静。诸高明以为然否。

香豆豉三钱　晚蚕沙三钱　广郁金一钱五分　前胡一钱　光杏仁三钱　白蒺藜三钱　赤白苓各二钱　通草一钱　白桔梗八分　生薏仁四钱　鲜竹茹一钱五分

二诊：当午火升稍微，沉迷较昨清爽，鼻干转润，迷蒙之气，似为渐开。然蕴酿熏蒸，一时难已，热势仍然不退。前法略参苦泄，再望转机。

香豆豉　光杏仁　广郁金　橘红　前胡　生薏仁　通草　赤猪苓　白蔻仁三分　淡苓　桔便　晚蚕沙

三诊：流化气机，气通表达，发出白㾦，背部为多，背附属肺，肺气先得宣泄。然阳明之热，太阴之湿，不克遽化，熏蒸之势，犹然难解，热仍起伏，伏则迷蒙多寐，胸中清旷之区，竟为湿热熏蒸之地，神机自难转运。舌淡红，苔白腻，右脉糊数。还是邪湿溷处之象。再从流化之中，参入芳香，以破秽浊。即清商裁。

香豆豉　白蔻仁三分　蝉衣　鸡苏散　光杏仁　淡子苓　佩兰叶　通草　广郁金　牛蒡子　生薏仁　野蔷薇花六分　芦根

四诊：白㾦随汗透露，色颇津湛，颗粒均匀，肌肤润泽，喻氏谓上焦之湿宜汗，又谓化里可以达表，气通表达，上焦氤氲之湿，随汗㾦外泄，熏蒸自衰，热因递减，神情爽慧，浊气渐开，则清窍渐通，耳聋稍聪。舌苔前半较化，后半尚觉黏腻。大便旬余不行。从宣肺之中，参以润腑，冀其湿从下达，彼此分泄，病势自孤耳。

制半夏一钱五分　蔻仁三分　炒蒌皮四钱　光杏仁三钱　牛蒡子三钱　薄橘红一钱　通草八分　生薏仁三钱　滑石块三钱　炒枳实一钱　淡子苓一钱五分　芦根一两

以上出自《张聿青医案》

王旭高

宋。湿温过候，斑疹并见，心胸烦懊，神识模糊。脉数混混而不清，舌心苔干而不腻。湿蕴化热，热渐化燥。气粗短促，目赤耳聋，阴精下亏，风阳上亢。虑其内陷昏痉。拟生津达邪，兼芳香逐秽。

鲜斛　淡豆豉　竹茹　连翘　橘红　赤苓　天竺黄　黑栀　菖蒲　郁金　羚羊　陈胆星　牛黄清心丸五分　犀黄三厘

又：湿温邪在太阴、阳明，湿胜于热，太阴为多；热胜于湿，阳明为甚。日晡烦躁，阳明旺时也。口虽渴，苔仍白腻，乃湿蕴化热，余湿犹滞，气火熏蒸，蒙蔽清窍，故斑疹虽透而神识时糊，脉沉小而数疾，皆邪郁不达之象。倘若热甚风动变劲，便难措手。

半夏　赤苓　鲜斛　连翘　川连姜汁炒　菖蒲　通草　豆豉　郁金　益元散　竹茹　茅根　黑栀

渊按：宜参凉膈散缓缓通下，不致下后化燥内陷耳。盖湿温虽不可早下，而热胜挟滞者，不下则热邪挟滞不去。湿邪亦从热化燥化火也。

又：湿温旬日，脉数较大于昨，热势较胜于前，所谓数则烦心，大为病进，并非阴转为阳、自内达外之象。舌苔白厚，上罩黇灰，面红目赤，阳盛之征；头昏耳聋，阴虚之象；小溲窒塞，气化不及也。当生津以彻热，利窍以化湿。救阴不在肾而在生胃津，祛湿不可燥而在通小便。盖汗生于津，津充汗出而热解；小肠为心之腑，小便通利，心火降而神清。

羚羊角　赤苓　菖蒲　竺黄　泽泻　益元散　知母　鲜斛　通草　竹叶　鲜薄荷根

另：用珠子五分、血珀五分，为末，调服。

渊按：名言傥论，勿草草读过。

又：湿热郁蒸，如烟如雾，神识沉迷，脉时躁时静。静则神倦若寐，躁则起坐如狂，邪内陷矣。虽便不通，而腹鸣不满，肠胃不实，其粪必溏，未可骤攻下之。大凡湿邪时证，验舌为先。今尖苔白，上罩微霉，邪在营气之交。叶氏云：邪乍入营，犹可透热，仍转气分而解，如犀、羚、元、翘等是也。从此立方，参以芳香宣窍。

犀角　羚羊角　鲜斛　竺黄　元参　连翘　益元散　赤苓　竹茹　至宝丹一粒

又：前方加鲜地、瓜蒌仁、枳实。

又：舌黑而干，湿已化燥；频转失气，脘腹按痛，邪聚阳明，肠胃已实，当商通腑。但小便自遗，肾气虚也。正虚邪实，津枯火炽，惟有泻南补北，勉进黄龙汤法。

鲜地　人参　生军　元参　元明粉　菖蒲　竺黄　连翘　竹叶　甘蔗汁代水煎药

渊按：蔗汁生饮最妙。代水煎药，不但腻膈，且失凉润之性矣。

又：下后，舌黑稍退，而脉反洪大，神识仍昏，阳明火旺也。清阳明燔灼之火，救少阴涸竭之阴，用景岳玉女煎。

鲜地　元参　鲜斛　知母　竺黄　麦冬　石膏　竹叶　芦根　蔗汁一杯，冲

又：津回舌润，固属休征；风动头摇，仍为忌豜。温邪虽退，元气大虚，虚风上扰不息，又防眩晕厥脱。今当扶正熄风，参以生津和胃。

生洋参　钩钩　天麻　茯神　制半夏　石决明　秫米　陈皮　麦冬　竹茹　甘蔗皮

渊按：热滞虽从下而松，肝家阴液早为燥火所伤，故见证如此，迟下之累也。

胡。素有肝胃病，适挟湿温，七日汗解，八日复热。舌灰唇焦，齿板口渴，欲得热饮。右脉洪大数疾，左亦弦数。脘中仍痛，经事适来。静思其故，请明析之。夫肝胃乃腹中一脏一腑，木乘土则气郁而痛。若不挟邪，安得寒热？即有寒热，断无大热，以此为辨也。又询大便坚硬而黑，是肠胃有实热，所谓燥屎也。考胃气痛门，无燥屎证，惟瘀血痛门有便血，然此证无发狂妄喜之状，则断乎非蓄血，此又一辨也。渴喜热饮，疑其为寒似矣。不知湿与热合，热处湿中，湿居热外，必饮热汤而湿乃开，胸中乃快，与阴寒假热不同，再合脉与唇，其属湿温挟积无疑。《伤寒大白》云：唇焦为食积。此言诸书不载，可云高出前古。

豆豉　郁金　延胡　山栀　香附　赤苓　连翘　竹茹　蒌皮

外用葱头十四个，盐一杯，炒热，熨痛处。

渊按：此虽有食积，亦不可下，以胸痞脘痛，渴喜热饮，中焦湿饮郁遏不开，寒热错杂，阳明之气失于顺降。若遽下之，轻则痞膈，重即结胸矣。同一湿温夹滞，其不同有如此者。

又：服药后大便一次，色黑如栗者数枚，兼带溏粪。脘痛大减，舌霉、唇焦俱少退，原为美事。惟脉数大者变为虚小无力，心中觉空，是邪减正虚之象，防神糊痉厥等变。今方九日，延过两候乃吉。

香豉　青蒿　沙参　赤芍　川贝　郁金　黑栀　竹茹　稻叶　金橘脯

渊按：大便通而痛减，乃葱盐按摩之功也。葱能通气，咸能顺下，阳明之气得通，胃气自然下降；胃气通降，大便无有不通者。夫便犹舟也。气犹水也，水流顺畅，舟无停滞之理。若但知寒攻下，不明中气之逆顺，是塞流以行舟耳！

以上出自《王旭高临证医案》

柳宝诒

杨。痰浊蒙于肺胃，气机窒塞，不得疏化；湿热郁于脾脏，营分受灼，不得外达，辗转淹缠，两旬不已。刻诊脉象细数，而不外浮。舌苔白浊满罩，中心厚腻，而舌底绛色隐隐。唇色干焦，不渴不饮。神情呆钝，入暮语謇神糊。小便黄短，大解稀水色紫。种种见象，皆痰浊上蒙、郁热内蕴所致。疏气机以化浊痰，清脾营以泄郁热，属一定治法。所虑病久正伤，气愈弱则痰愈壅，热愈盛则阴愈伤；痰壅则气逆神蒙，热盛则风痉暗动，此皆病之变，不可不防。兹拟与清燥泄热之中，参用扶正凉营之品。

鲜生地豆豉打　羚羊角　胆星　粉丹皮　大贝母　枳实　竹沥　姜汁　干菖蒲根

谢。形寒发热，无汗，脘闷，苔厚。暑湿伏邪内攻于胃，外越于经。仿吴氏三消饮例，经腑合法。

柴胡　葛根　川朴　槟榔　蔻仁　淡酒芩　滑石　赤苓　川木通　姜衣　荷叶

二诊：时邪由膜原外发于表，得汗泄因溃于胃腑，郁蒸颇重。呕恶泄泻，苔灰浊近焦，而脉象软细数急。气弱不能托邪，势将渐剧。

细川连　豆卷　小川朴　枳实炭　佩兰　姜半夏　广陈皮　海南子　郁金　黄芩　知母　茅根

三诊：邪溃于胃，而泄泻不爽。脉象细弱而数，不能托邪。仍芳香疏达为主。

豆豉卷各　郁金　小川朴　海南子　黄芩　块滑石　知母　菖蒲根　半夏　广陈皮　白茯苓　竹茹

四诊：湿温夹浊积，阻窒中焦。汗泄而热不解，本属可下之证。因舌苔黄腻未燥，里热未结，遽投攻泄，胃气不下降而反上逆，呕恶之后，更加呃逆。正伤邪恋，颇难着手。姑与泻心法，和解其升降之气，冀其呃止为幸。

川连　西洋参　干姜　半夏　枳实　蔻仁　生甘草　广陈皮　菖蒲　刀豆子　竹茹　黄芩

朱。湿温病经两月，其热为痰浊所遏。迭经清化疏泄而邪机未能尽达，故热势虽退而呃逆未止。灰苔未净，中焦之湿热仍有留恋之象也。近因坐蓐之后，寒热又作。脉象浮弦数急，而右手转细。肺胃之气为痰浊所阻，不得疏通也。齿垢唇焦而肿。舌根灰、尖白，干燥起刺，而色均晦白不红。面色黄浮，咳痰不爽，闷热昏倦，渴不多饮。种种见证，皆属热蕴痰蒙、湿遏津枯之象。清润则助浊，香燥则伤津。此证即非产后，亦属棘手。凡湿浊之属阳明者，其邪由腑而泄，出路较便；若内涉太阴，则缠绵日久，仍须得阳明之燥化，再由胃腑而外达。其间托化疏泄，层折最多。以病久正虚之体，又值新产之后，遇此邪机深曲不易外达之病，即使用药得手，亦有正气不足之虑。况未必能丝丝入扣乎！姑拟仿泻心法以泄浊降胃，参以化痰泄热，清肺养津。冀得胃气下行，浊热随降，仍有转机。

川连　黄芩　干姜　姜半夏　瓜蒌仁元明粉同炒　西洋参　菖蒲根　广郁金　枳实　杏仁　豆卷　竹二青

二诊：改方去干姜、洋参、菖蒲，加青蒿、茯苓皮、沙参、橘红、紫菀。

以上出自《柳宝诒医案》

马文植

某。证经三候，本属极重时证，无怪日愈多，病愈转，愈变愈剧也。正伤则稍动肢体洒震，形消肉脱，邪热起伏，神识昏糊，舌边白腻，舌心干毛，汗多肢冷，便不得行，脉象细数，渴饮胸痞。邪盛则陷，正虚则脱，皆属局内之事也。勉思一方备商。

南沙参　桂枝尖　紫蔻　知母　草果　块滑石　双钩钩　荷叶梗　枳壳　佛手

另用九节菖蒲、天竺黄、上西黄，三味研末，用荷花露调服。

二诊：前因热邪内伤气液，而用扶正泄邪之法，果然热退身凉，肢体痊定，舌苔化而转润，脉象细而不数，痞亦未始不寐。但气分大伤，则形消而肉脱；津液过乏，则心热而口渴。仍虑内风因虚而动，则痉厥难免，正气欲敛不能，则脱汗接踵。再拟一法，仍循旧章，扩充其间，未卜弋获之幸否。

南北沙参　金石斛　益元散　连翘心　方通草　川贝母　茯苓神　荷梗　广郁金　大豆卷

某。手足有时不温，小便频圊不出，喉噎若结，胸痞不畅，此皆肺气窒痹之象。舌苔霉浊而干，大便两日未行，脐间按痛，脘中烦热，此由积滞内阻之故。咯痰不易，常见神迷，所谓肺不宣肃，胃不下降，蕴伏于中，聪明智慧之气，悉为蒙蔽，诚非臆说。今恰两候，正在成败关头。成则热退神清，谓之邪却；败则昏糊内陷，谓之正负。细以脉舌证象汇参，当以甘辛开降、芳淡宣泄，复入甘寒之品，预存阴液。然危笃若此，必其应手，否恐变局转眼之中矣。

青盐半夏　光杏仁　淡芩　芦根　川贝母　真上雅连　黑山栀　豆豉竹茹　石菖蒲　真川石斛　皂荚子　枇杷叶

二诊：温邪一证，已属时病，况又夹之以积，加之以湿，鼎立为患，其为虐也当然。是以既及三候，大势固然已衰，而为余波未平；霉浊舌苔虽化，转为白腐满布；燎原之炽虽衰，犹然暮夜而起。渴饮而觉口腻，小溲之形若粪，汗出至胸，手喜起露，脉象似畅于前，而仍滑数，烦闷轻于前而尚未罢。自畅便之后，腹痛渐定，可见有形之积滞，不为所伍，无质之湿热，还属熏蒸。夫湿为弥漫之邪，热乃氤氲之气，同声相应，同气则相求，自然肺胃之气，难以清洽，温邪必犯于肺，湿浊定注于胃之义也。为今之计，甘苦佐以芳淡，即从《内经》甘凉以祛其热、苦寒以祛其湿。芳淡之味横解之，淡渗之气下引之谓耳。小收一切，以防波折，然否，即请高明政用。

寒水石　芦根　泽泻　淡芩　石斛　蝉衣　朱滑石　木通　豆卷　黑栀　郁金　薄荷

三诊：白㾦已透，寒热大退，舌苔亦化。去寒水石、木通、蝉衣、薄荷，加竹茹、川通草、青蒿。

以上出自《务存精要》

余听鸿

常熟灵公殿杨府一小使，周姓，无锡人，年十八九。壬午七月间病后，至八月间，又劳碌反复，发热面红，脉沉气促。有汪姓医以为虚阳上脱，服以参、附，热更甚，脉更沉，汗出不止。邀余诊之，以脉沉面赤气促论之，却似戴阳。视其正气，断非虚脱。太常杨公曰：虚实惟君一决。余曰：待余再诊，方可直决。再诊之，面目俱红，口中气臭，小便短赤，脉沉滞而模糊不清。余曰：此乃湿温化热，被参、附阻于气机，热郁不能分泄，逼阴外出，故反汗多气促。杨公曰：实热有何据？余曰：仲景试寒热在小便之多少赤白。口中气臭，断非虚热，湿凉执持不定，必致偾事。若不用寒凉药，证必危矣。杨公不能决。余即书黄柏、木通、栀皮、郁金、薏仁、通草、苓皮、竹叶、滑石、杏仁、藿香令服之。明日复诊，热退汗止而神倦。余即以香砂、白术、二陈之类令服之。杨公曰：昨寒凉，今温燥，何也。余曰：湿温证热去湿存，阳气即微，再服凉药，必转吐泻。昨以寒淡渗热，今以苦温化湿。服三剂，湿亦退。后服香砂六君五六剂而痊。证非危险，若执持不定，因循人事，仍用参、附，不死何待。

曹秋霞，即余习药业之师也，颇知医理，庚申移居于太平洲。其母年逾六旬，发热不休，面红目赤，进以芩、栀等，热仍不解，再以生地、石斛大剂寒凉，其热更甚，彻夜不寐，汗出气喘，证已危险。邀吾师诊之。吾师曰：治病宜察气候土宜，此处四面临江，低洼之乡，掘地不及三尺，即有水出，阴雨日久，江雾上腾，证由受湿化热，湿温证也。如物受潮，郁蒸化热，当曝以太阳，其湿一去，其热自清。进以寒凉，是湿蒸之热，沃以凉水，添其湿，即助其热矣。《内经》云："燥胜湿，寒胜热。"湿淫所胜，平以苦热，以苦燥之，以淡泄之。进以茅术二钱、干姜一钱、厚朴一钱、赤苓一两、薏仁一两、黄柏钱半、猪苓三钱、桂枝一钱、车前二钱、滑石五钱。必须多服尽剂，方能退热。病家因热甚，不敢服。吾师曰：热而不烦，渴而不饮，舌苔黄腻而润，脉来模糊带涩不利，皆湿热之明征也。若再服寒凉，必致发黄，或吐呕，或下利，则不可救药矣。促而饮之。日晡时饮尽一大碗，至天明，热退身安，即能安寐。吾师曰：五方异治，地有高下。湿温一证，风高土燥之处，未曾见惯。苦燥温热之品内，有味淡泄热、苦寒化热以制之，即丹溪二妙法也。虽重剂亦无妨，有几分病，进几分药，并非孟浪乱投重剂也。盖药必中病而已。

以上出自《余听鸿医案》

袁焯

壬子四月，张兆魁君患温病，头痛发热，胸闷，舌苔淡黄腻，与小柴胡汤合小陷胸汤去人参，加厚朴。服后热退闷松，至夜间觉烦闷不适，鼻衄如注。次日清晨，速予往诊，血仍未止。诊其脉缓滑不数，扪其身凉如平人。问其苦，则但觉心中烧热而已。遂易方用干生地五钱，阿胶五钱，麦冬、牛膝、贝母各三钱，茅根五钱，黄芩二钱，梨汁一小盅和服，覆杯而愈。此四月十三日事也。五月初二日，张君又病，咳嗽呕吐，潮热胸闷胁痛，舌苔薄腻，脉滑不数，盖天气骤热，湿秽逼人，而又兼有恼怒郁闷之事，遂酿成湿温而兼胃病也。初用小陷胸汤加柴胡、橘皮、佛手。接服两剂，不见功效，而呕吐益甚。遂改用旋覆代赭汤去人参，加柴胡、黄芩、黄连、青蒿、六一散、苡仁。服后呕吐少平，遂仍用原方。明日午后复诊，则病人方战栗恶寒，厚被覆之，犹觉畏冷，旋即发热。予谓："恐将作战汗，否则病将转疟而退也。"因仍以原方，减轻其剂，至晚间八时，其仆复来延诊，述现在出汗不止，两手俱冷，举家惶恐。诊之脉息虚缓有根，惟神气疲惫，懒于言动。问其苦，则曰："心内慌慌不宁。"盖战汗后元气大虚，能放而不能收也，当以药力助之。用潞党参四钱、生黄芪四钱、枸杞子四钱、炒枣仁四钱、朱拌茯神四钱、甘草一钱、红枣五枚。立遣其仆购药，急煎与服，并力诫其家，不可慌乱偾事。服后汗止神安，酣睡一夜。明日复往诊视，则病人方坐而食粥，言语几如平人。仍以原方减轻其剂，数日后，张君偕其弟小芬君，来予寓诊病，则痊愈矣。

《丛桂草堂医案》

周君，年约四十岁。

病名：湿温转虚。

原因：初患湿温病，由其戚某君，用三仁、枳桔及小陷胸加薤白等方，服十余剂，又以泻叶下之，神气遂大疲惫。

证候：心悸不寐，面色暗淡，手指蠕动，两足软弱。

诊断：右脉小弱，左脉虚数，舌燥无津，乃克削过甚，津液元气俱伤之候也。

疗法：急用增液汤加味，生津气以养元神。

处方：细生地一两　元参八钱　原麦冬六钱　左牡蛎四钱　西洋参钱半　鲜石斛　柏子仁钱半　辰茯神四钱

二诊：翌日复诊，汗出不止，舌燥而现黑色，略有薄苔，口干，病人自谓头重异常，盖元气大虚，前药嫌轻也，乃于前方加减，再进一剂。

二方：细生地一两　元参八钱　原麦冬六钱　柏子仁钱半　辰茯神四钱　西洋参钱半　潞党参三钱　炙黄芪三钱　五味子五分　东白芍三钱

三诊：次日天甫明，叩门延诊，则汗出愈多，寐则汗出益甚，手冷，神气疲惫，两脉虚细，心肾脉尤不足，势将欲脱矣。急急扶元敛汗，以固暴脱，外用止汗药粉，扑其周身。

三方：别直参三钱　炙绵芪五钱　生白术四钱　酸枣仁五钱　炙甘草一钱　浮小麦五钱　大红枣五枚　上瑶桂八分　大熟地四钱　东白芍三钱　五味子六分

四诊：服后诸证悉退，病家自以为病愈，遂不服药。越数日，复恶寒头痛手冷，时或手足发热，精神疲倦，不思饮食，舌苔少而色白，小便黄，脉仍沉小，乃以理中汤合小建中汤加减。

四方：别直参一钱　炒白术二钱　淡干姜一钱　炙甘草八分　鲜生姜三片　川桂枝八分　炒白芍三钱　姜半夏三钱　大红枣四枚

五诊：服后诸证少退，但时觉虚火上升，则头痛大作，手足亦觉发热，而其身则殊不热，遂师李东垣法。

五方：潞党参二钱　炒白术二钱　紫瑶桂五分　升麻一钱　川柴胡一钱　川芎一钱　炙甘草八分　茯苓三钱　姜半夏钱半　鲜生姜三片　大红枣四枚

效果：覆杯而头痛止，手足亦不发热，接服一剂而安。

说明：凡老年之病，属虚者多，非偏于阳虚，即偏于阴虚，而亦有阴阳两虚者，医家于此，尤宜加意焉。

廉按：莫枚士云：湿温有两，不可合一。《难经》言湿温脉不言证，《脉经》言湿温证不言脉，何也？盖在难经者既属伤寒，则必有头痛、发热等证，又以其脉阳濡弱也，推得先受温，而尺热口渴在其中，阴小急也，推得后受湿，而身疼拘急在其中，不言证而证可知已。其与《脉经》所言先受湿后受热者迥别。后受湿者，其湿浮于表，与寒同法而减等，小急者，紧之减象也，许叔微苍术白虎汤，苍术散湿，白虎治温，最合。缘此湿温，重在温也。先受湿者，其湿沉于里，与凡湿病同法，故胫冷胸腹满，其脉当沉，可以白虎概治之乎？头目痛妄言，是湿甚于里，将与后受之热合化，故禁汗之虚表以甚里，苍术其可用乎？缘此湿温虽属中暍，重在湿也，观其所重，两者悬殊。此案开泄下夺，感证皆平，正亦大伤，故病变甚属虚象，理合双补气液，兼顾阴阳，前后五方，补法渐次加重，幸而虚能受补，故得挽回于末路，此种末期疗法，不可以初病湿温例视也。

《全国名医验案类编》

费承祖

常州顾君咏诠，患湿温病，发热咳嗽，胸脘痞闷，头痛呕吐，舌苔中黄边白，口渴腹痛，大便泄泻色黄，每日数十行，小溲色赤，势极危险。余诊脉弦细，风邪外袭，湿热内蒸，兼停食滞，肺胃肃降无权，大肠传导失职。当用表里双解。

苏叶八分　黄连一分　桔梗一钱　枳壳一钱　桑叶一钱　神曲四钱　甘草五分　连皮苓四钱　冬瓜子四钱　焦谷芽四钱　竹茹一钱　川通草一钱　川石斛三钱

煎服一剂，呕吐腹痛、大便泄泻已止，食滞已消。外邪湿热虽解未尽，发热咳嗽，头痛口渴，苔黄仍然。前方去苏叶、黄连、桔梗、神曲，加蝉衣一钱、薄荷一钱、象贝母三钱、橘红一钱。接服一剂，发热即退，咳嗽、头痛皆止。改用甘凉生津调理而康。

南通州陈君浩源，发热甚壮，口渴引饮，舌苔黄腻，便泻溲赤。颐颊高肿作痛，外科用药敷之顿消，而下走肾囊，肿大如斗，热痛难忍，将成，囊痈。予诊脉浮弦洪数，邪热挟湿，散布三焦，法当清解。

豆豉三钱　牛蒡子一钱五分　桔梗一钱　甘草八分　薄荷一钱　黄芩一钱　银花三钱　连翘二钱　茯苓皮三钱　冬瓜子四钱　川通草五分　生谷芽四钱　鲜竹叶三钱

服二剂，汗出热退，肾囊肿大热痛皆减，照前方去牛蒡、薄荷，加桑叶一钱、金铃子二钱、陈橘核钱半。服二剂，肾囊肿大热痛皆消，口渴苔黄，便泻溲赤俱退，惟不思饮食。此邪解湿化，而胃气未和也。改用甘凉养胃。

南沙参四钱　麦冬三钱　石斛三钱　甘草五分　生谷芽四钱　冬瓜子四钱　陈皮白八分　红枣五枚

连服三剂，胃开健饭而愈。

以上出自《费绳甫医话医案》

吴鞠通

壬戌四月廿二日，王，三十三岁。证似温热，但心下两胁俱胀，舌白，渴不多饮。呕恶噫气，则非温热而从湿温例矣。用生姜泻心汤之苦辛通降法。

茯苓块六钱　生姜一两　古勇连三钱　生苡仁五钱　半夏八钱　炒黄芩三钱　生香附五钱　干姜五钱

头煎水八杯，煮三茶杯，分三次服，约二时一杯。二煎用三杯水，煮一茶杯，明早服。

廿三日：心下阴霾已退，湿已转阳，应清气分之湿热。

煅石膏五钱　连翘五钱　广郁金三钱　飞滑石五钱　银花五分　藿香梗三钱　杏仁泥三钱　芦根五寸　黄芩炭三钱　古勇连二钱

水八碗，煮成三碗，分三次服。渣再煮一碗服。

廿四日：斑疹已现，气血两燔，用玉女煎合犀角地黄汤法。

生石膏一两五钱　细生地六钱　犀角三钱　连翘一两　苦桔梗四钱　牛蒡子六钱　知母四钱　银花一两　炒黄芩四钱　元参八钱　人中黄一钱　薄荷三钱

水八大碗，煮成四碗。早、中、晚、夜分四次服。

廿五日：面赤，舌黄大渴，脉沉，肢厥，十日不大便，转矢气，谵语，下证也。议小承气汤。

生大黄八钱　小枳实五钱　厚朴四钱

水八碗，煮成三碗，先服一碗，约三时得大便，止后服；不便再服第二碗。

又，大便后，宜护津液，议增液法。

麦冬一两，不去心　细生地一两　连翘三钱　元参四钱　炒甘草二钱　金银花三钱

煮三碗，分三次服。能寐不必服。

廿六日：陷下之余邪不清，仍思凉饮，舌黄微，以调胃承气汤小和之。

生大黄二钱　元明粉八分　生甘草一钱

头煎一杯，二煎一杯，分两次服。

廿七日：昨日虽大解而不爽，脉犹沉而有力，身热不退而微厥，渴甚面赤，犹宜微和之，但恐犯数下之戒，议增液承气合玉女煎法。

生石膏八钱　知母四钱　黄芩三钱　生大黄三钱，另煎，分三分，每次冲一分

煮成三杯，分三次服。若大便稀而不红黑，后服止大黄。

廿八日：大便虽不甚爽，今日脉浮不可下，渴思凉饮，气分热也；口中味甘，脾热甚也。议用气血两燔之玉女煎，加苦药以清脾瘅。

生石膏三两　元参六钱　知母六钱　细生地一两　麦冬一两，不去心　古勇连三钱　黄芩三钱

煮四碗，分四次服。得凉汗，止后服，不渴亦止服。

廿九日：大用辛凉微甘合苦寒，斑疹续出若许，身热退其大半。不得再用辛凉重剂，议甘寒合化阴气加辛凉，以清斑疹。

连翘三钱　细生地五钱　犀角三钱　银花三钱　天花粉三钱　黄芩三钱　麦冬五钱　古勇连二钱　薄荷一钱　元参四钱

煮三碗，分三次服。渣再煮一碗服。

五月初一日：大热虽减，余焰尚存，口甘弄舌，面光赤色未除，犹宜甘寒苦寒合法。

连翘三钱　细生地六钱　元参三钱　银花三钱　炒黄芩三钱　丹皮四钱　麦冬一两　古勇连一钱

水八碗，煮三碗，分三次服。

初二日：即于前方内加暹罗犀角二钱、知母一钱五分，煮法服法如前。

初三日：邪少虚多，宜用复脉去大枣、桂枝，以其人本系酒客，再去甘草之重甘，加二甲、丹皮、黄芩。

麦冬一两　大生地五钱　阿胶三钱　丹皮五钱　炒白芍六钱　炒黄芩三钱　炙鳖甲四钱　牡蛎五钱

麻仁三钱

头煎三碗，二煎一碗，日三夜一，分四次服。此甘润化液，复微苦化阴，又苦甘咸寒法。

初四日：尚有余邪未尽，以甘苦合化入阴搜邪法。

元参二两　细生地六钱　知母二钱　麦冬八钱，不去心　生鳖甲八钱　粉丹皮五钱　黄芩二钱　连翘三钱　青蒿一钱　银花三钱

头煎三腕，二煎一碗，分四次服。

初九日：邪少虚多，仍用复脉示。

大生地六钱　元参四钱　生白芍六钱　生阿胶四钱　麦冬八钱　生鳖甲六钱　火麻仁四钱　丹皮四钱　炙甘草三钱

头煎三茶杯，二煎一茶杯，分四次服。

《吴鞠通医案》

曹沧洲

某左。初诊：热旬日，表象已解，汗溅溅然不多，头晕而重，舌白垢腻微黄，边质绛，口干不引饮，胸口闷塞，脉不甚搏指，彻夜不寐，大便得下，黑粪极少，小便赤。病前、病中两次走泄，阴气先乏，阳邪独炽，当此酷热交通，内传昏变，在在可虑。

鲜石斛　桑叶　淡豆豉　薄荷　牛蒡　连翘　枳实　槟榔尖　竹茹　辰茯苓　滑石　车前子　玉枢丹二分　枇杷露二两

二诊：热十一日，汗少不寒，头晕而重，舌白微黄质绛，口干不多饮，气急，胸口闷塞异常，脉小弦数，语言不甚清明，大便得下极少，小溲赤亦少。病前、病中走泄二次，阴气大乏，邪滞痰湿交炽，危在旦夕，非言之太过也。

鲜金斛　桑叶　青蒿　薄荷　牛蒡　连翘　枳实　竹茹　竺黄片　紫贝齿　滑石　车前子　枇杷露　鲜芦根

三诊：热十二日，头晕，舌糙质绛，中有裂纹，口干不多饮，胸闷，脉小弦数，语言不清明，脘腹重按作痛，便秘。病前、病中阴气受损，邪滞化火，独炽于上，两候将届，内传变端，意中事也。

桑叶　丹皮　鲜金斛　牛蒡　连翘　茯苓　枳实　竹茹　竺黄片　紫贝齿　陈胆星　鸡苏散　枇杷露　鲜芦根

四诊：湿温病十三日，头晕，舌黄垢，口干不多饮，胸闷，颈间晶瘰不少，语言错乱，坐起不自主，躁不得寐，扬手蹑足，有矢气不大便，溲少。邪郁化火，外为湿痰所包，两次夺精后无力托邪外达，竟有内传厥少，昏狂厥闭之忧，脉小弦数，不甚搏指，两候将届，甚为可虑。

神犀丹　鲜竹沥　枇杷露　牛蒡子　辰连翘　辰茯苓　鲜竹茹　竺黄片　陈胆星　枳实导滞丸　车前子

如闷甚热甚，目窜手搐，另煎：羚羊角一钱半、石决明一两。

五诊：病经两候，邪热不从外达，而从里走，舌黄质红渐起刺，糊语，坐卧不安，扬手蹑足，脉细小带弦数。其余败象不可枚举，防一厥而变，危如朝露。

鲜霍斛　细生地　黑元参　羚羊角　枳壳　竹茹　竺黄片　陈胆星　象贝　石决明　紫石英　鲜竹沥　鲜芦根

六诊：病行半月，热从里走，舌灰黑质红渐起刺，神志昏迷，扬手踯足，大便屡下而宿积尚多，盘踞于中，脉细小带弦数。败象毕集，时值酷热外迫，勉力图维，以希绝望中余生。

羚羊角　暹犀角　鲜霍斛　细生地　陈胆星　石决明　磨冲枳实　磨冲锦纹生军

某左。初诊：湿温痰滞交结，热七日，得饮即吐，胸闷腑秘，脉细，头汗极多。正虚邪实，内闭外脱，万勿忽视。

炒香豆豉　赤芍　郁金汁　陈皮　干佛手　川草薢　保和丸　黑山栀　枳壳汁　竹茹　制半夏　泽泻　白蒺藜　白杏仁

二诊：湿温病九月，畅汗热解不净，泛恶脘闷，脉细数，无寐。尚在险途。

上川连　盐半夏　丹皮　枳壳　槟榔　泽泻　牛蒡子　瓜蒌皮　青蒿梗　茯神　竹茹　滑石　连翘　保和丸

以上出自《吴门曹氏三代医验集》

曹南笙

某左。诊脉后，腹胸肌腠发现瘾疹，气分湿热原有暗泄之机，早间所余邪遗热必兼解毒者为此，下午进药后诊脉较大于早晨，神识亦如前，但舌赤中心甚干燥，身体扪之热甚于早间，此阴分亦被热气蒸伤，瘦人虑其液涸，然痰略不清，养阴药难免腻滞，议早进清膈一剂，而三焦热秽之蓄，当用紫雪丹二三匙，藉其芳香宣窍逐秽，期锢然热可解，浊痰不黏，继此调理之方，滋胃汁，清营分，始可瞻顾，其宿垢欲去，犹在旬日之外，古人谓下不嫌迟，非臆说也。

紫雪丹一钱　知母　竹叶心　连翘心　炒川贝　犀角　玄参　金汁　银花露

某右。吸受秽邪，膜原先病，呕逆，邪气分布，营卫皆受，遂热蒸头胀身痛，经旬，神识昏迷，小水不通，上中下三焦交病，舌白，渴不多饮，是气分窒塞，当以芳香通神，淡渗宣窍，俾秽湿浊气由此可以分消。

苡仁　茯苓皮　猪苓　大腹皮　通草　淡竹叶　牛黄丸

某左。体壮有湿，近长夏阴雨潮湿着于经络，身痛自利，发热，仲景云湿家大忌发散，汗之则变痉厥，脉来小弱而缓，温邪凝遏阳气，病名湿温，温中热气横冲心包络，以致神昏，四肢不暖，亦手厥阴见证，非与伤寒同法也。

犀角　连翘心　玄参　石菖蒲　金银花　野赤豆皮　至宝丹

某右。湿温杂受，身发斑疹，饮水渴不解，夜烦不成寐，病中强食，反助邪威，议用凉膈疏斑方法。

连翘　薄荷　杏仁　郁金　枳实汁　牛蒡　山栀　石膏

以上出自《吴门曹氏三代医验集》

陈良夫

陆男。始起寒微热甚，得汗不解，此属里热，经两旬余，热势如故。脘部痞满如窒，神烦口干，其内伏之邪未克透达可知，顷按脉来沉滑数，舌苔厚腻，便下先通而后秘，拙见是湿温伏邪留于气分，有传疹之势，以其表里三焦，均未通达，蕴邪遂有失达之虞。屡经汗下清而热象不减，即属里邪之征。古人云，伏气为病，譬如抽蕉剥茧，层出不穷。又云，湿温内发，最易传疹酿痦。胸脘为气分部位，邪未透达，气机被遏，则脘痦如室。据述曾服表散之剂，痦闷反剧，盖湿邪不宜发汗，汗之则痦，古有明训。吴鞠通云，汗之则神昏耳聋，甚则目瞑不欲言。倘过汗则表虚里实，表里之气不相承应，必多传变。吴又可云，温邪有九传，有表里分传者，有先表后里，先里后表者，传化无定，治之者当深究其所以然。今温邪内逗，熏蒸失达，拙拟宣化清泄，以分达其湿热之邪，必得表里三焦一齐尽解，庶疹点易透，可无风动痉厥之变。

　　豆卷　杏仁　郁金　米仁　山栀　连翘心　枳壳　瓜蒌皮　赤苓　芦根　滑石　竹叶

　　杨男。初诊：湿邪化热，证名湿温。疹之与痦，异名同类。治之之法，不离乎汗下清三者参酌而用之。初起身热不解，间有形寒，经旬余日而始见汗痦，继以稀疏红疹，热势至晡尤盛，汗不透而脘尚闷，或吐黏痰，或兼嗳气，便下艰涩，纳呆寐少，前数日曾见鼻衄，且有遗泄。诊得脉象弦滑带数，验苔糙黄，舌绛起刺，口时干而喜饮。合参苔脉证因，湿温之邪熏蒸欲达。湿从热化而内逗者尚居多数，未可以其已见疹痦，而视为轻可矣。邪势正在鸱张，计维宣表通里，使内蕴之邪，得从上下而分达，并佐以保津之品，俾已损之津液渐次来复，庶几正胜邪却，可无迁变，而尤冀疹透热和，不致风动为吉。

　　大豆卷　山栀　杏仁　连翘　象贝　蝉衣　枳壳　瓜蒌皮　广郁金　滑石　紫草　鲜石斛

　　二诊：伏邪有在气、在营之分，在气者其道近，较易外达；在营者其道远，而伏气又深，故欲其外达，必须时日。前进宣表通里，佐以保津之剂，汗已畅而身热较前略缓，便得畅解，其色焦黄，阳明经之宿垢，得以下移出腑，就证论证，湿温伏邪有从上下分达这转机，不可谓非松象也。惟便下之后，稍有气逆，间或嗳气，疹痦时有出没，胃纳呆而易于呕吐，口干神乏，又见鼻衄，舌苔糙黄，舌色稍绛而有芒刺，脉来濡细带数。拙见湿温之邪，仍然留恋于气营之间，中上二焦之气机郁阻不通，肺胃之气液已受耗损，肃降之令乖失常度，当以轻清宣化，祛其蕴结之邪，从营分转出气分而外达，仍参以润养津液，保其正气，必得邪势日衰，气液渐复为吉。

　　大豆卷　光杏仁　山栀　连翘心　天花粉　鲜石斛　紫草　竹茹　通草　滑石　赤芍
银花

　　三诊：湿温传疹酿痦，本属里邪出表之象，宜见而不宜多见，然应赖津液充足，庶易托邪外出。前进润养津液，宣达蕴邪之剂，红疹已隐，白痦较前更密，当属营邪转气之象，亦即津液渐复之征，不可谓非佳境也。顷诊脉来细滑，身热渐和，便下通畅，稍有嗽逆，间有嗳气，验苔根部薄黄，舌色红绛。拙见湿温之邪，业已蒸腾出表，腑气通畅，釜底之薪已从下夺。所嫌者，舌色红绛，口干索饮，津液尚未来复，其中不无遗憾耳。古云，肺胃之阴，谓之津液，是阴中之阳，人之气阴，依胃为养，胃气充旺，斯气阴有所从出，脏腑得其灌溉，而余剩之邪，自可潜移默化矣。当再以润养为主，清化为佐，复其劫损津液，祛其余剩之温热，正气日复，始入康庄。

　　霍石斛　山栀　天花粉　大连翘　炙桑皮　沙参　川象贝　滑石　橘白　枇杷叶　茯苓
西洋参

以上出自《陈良夫专辑》

金子久

风暑温三气合而成热，热阻无形之气，灼成有形之痰，清肃失司，酿成咳呛，热蒸肺胃，外达皮毛，所以斑疹、白痦相继而发，点现数朝，遍体似密非密，汗泄蒸蒸，肌腠热势乍缓乍剧，脉象左部数而带软，右手滑而不疾，舌质白而尚润，似见绛燥，真元虽虚，病邪尚实。所恃者肝阳渐熄，两手抽掣已缓，所虑者疹发无多，邪势未获廓清，如再辛凉重透，尤恐助耗其元，若用甘寒重养，不免助炽其邪，兹当轻清宣上焦之气分，务使余邪乘势乘隙而出，略佐清肃有形之热，以冀肺气不致痹阻，录方列，即请法政。

连翘　黑山栀　鲜石斛　橘红　丹皮　益元散　通草　丝瓜络　胆星　瓜蒌仁　银花　天竺黄　活水芦根

二诊：白痦渐次而退，身热尚未开凉，但汗泄蒸蒸未已，而胃纳淹淹未增，脉象左关仍形弦滑，右寸关部亦见如前，舌腻苔白，口觉淡味，其无形之暑邪已得汗解，惟有形之湿邪难堪汗泄，毕竟尚郁气分，熏蒸灼液酿痰。痰为有形之物，最易阻气，所以中脘犹觉欠畅，清阳为痹，下焦亦有留热，腑失通降，是以大便艰难，为日已多，阴液尚未戕耗，痦发已久，真元不免受伤，当此邪退正伤之际，攻补最难措手。论其湿之重浊，原非一汗可解，前经热多湿少，主治不得不专用清凉，顷已温胜于热，录方未便仍蹈前辙，兹当芳香以苏气，淡味以宣湿，然湿中尚有余热，略佐清化其热，庶免顾此失彼之虑。

连翘　扁石斛　通草　滑石　苡仁　鲜佛手　瓜蒌皮　赤芍　银花　广郁金　佩兰叶　姜竹茹

三诊：白痦已回，热有廓清之机，大便已下，腑有流通之兆，胃纳尚钝，中枢失转运之司，舌苔犹腻，湿浊无尽彻之象，但湿为黏腻之邪，固属纠缠，蒸留气分之间，最易酿痰，脉象左关仍弦，右关尤滑，余部柔软少力，病起由于暑湿化热，必先伤于阴分，然病久耗元则气分亦未必不伤，阴分一虚，内热易生，气分一亏，内湿易聚，热从阴来，原非寒凉可解，湿从内生，亦非香燥可去。刻下虚多邪少，理宜峻补，无如胃钝懈纳，碍难滋腻，当先醒其胃，希冀胃气得展则真元自可充复，而阴液亦可滋长，先贤所谓人之气阴依胃为养故耳。

豆卷　绿豆衣　云茯苓　广皮　仙夏　广郁金　佩兰叶　佛手　川石斛　赤小豆　砂壳　稻苗叶

《金子久专辑》

恽铁樵

承天英华学校校长周志禹君，于民九秋抄，由缪子彬君介绍延诊。其病为发热不解，脉数带滑，胸脘痞闷，不能食，大便不行，可三数日，病约五六日。舌润苔白而腻，别无败象，亦能寐，不气急。惟晚间热加壮，有谵语，有溲，有汗，如此而已。而其家人则异常惊惶，叩其故，向服西药。因晚间热度臻至百零五度零六，西医欲用冰，而其家人犹豫未决，西医两人咸谢不敏辞去，以故合家惊惶失措。余思谵语是热神经受灸所致，然气不喘，脉不乱，规矩权衡不坏，总无死法。观其舌色是温热病之夹湿者，热有起落，可以从少阳治。舌润而白，胸脘痞闷。若从少阳治，即柴胡、槟、朴乃对证之药也。因用吴又可达原饮，药后热势顿减，胸闷亦宽，明日复诊，已无复危险可言。仅予归芍养营，然神志虽清，体力欲不健。舌色仍润，又明日已全天热变，三数日后，忽见迷睡、脉微、肢凉、微汗。其见证纯属阳虚，乃于归芍方中加附子八分，两剂霍然起矣。

此病实不曾费力，而病家至今以为中医有时神数，有不可思议如此者。周君之戚某君，本有名西医，既称道拙技，偶值疑难热病，辄约余会诊，是余第二次浪得虚名也。十余年来，三次值热度百零五度零六。第一次即嘉兴刘女士之病，又一次为友人余继鸿君约至上海城中会诊一男子，其人可四十余岁，体肥而喘甚，脉乱，余谢不敏，未写方，嗣闻当夜即逝，是百零五度零六之热度，固非易与者。

《临证笔记》

丁泽周

费左。湿温三候，初病足背湿热结毒起见，腐溃不得脓，疮旁四周肿红焮痛，寒热晚甚，梦语如谵。前医叠投寒凉解毒，外疡虽见轻减，而加呃逆频频，胸痞泛恶，口有酸甜之味，不能饮食，渴不欲饮，口舌糜腐，小溲短赤，脉象滑濡而数。良由寒凉太过，湿遏热伏，热处湿中，胃阳被遏，气机窒塞，已成坏证。议进辛以开之，苦以降之，芳香以宣之，淡渗以利之，复方图治，应手乃幸。

仙半夏二钱　淡吴萸一分　郁金五钱　通草八分　清水豆卷四钱　枳实炭一钱　川雅连四分　姜竹茹五钱　柿蒂五枚　鲜藿香五钱　鲜佩兰五钱　鲜枇杷叶三钱，去毛，包

二诊：连服辛开苦降、芳香淡渗之剂，呃逆止，泛恶亦减，脘痞噫气，口舌糜腐依然，口有酸甜之味，身热起伏无常，小溲短赤，脉象濡数。湿热为黏腻之邪，最难骤化，胶阻于中，则胸痞噫气，熏蒸于上，则口有酸甜，三焦决渎无权，则小溲短赤，白疹不现，邪无出路。前方既见合度，循序渐进，以图后效。

仙半夏五钱　左金丸五分，包　清水豆卷四钱　通草八分　枳实炭一钱　炒竹茹二钱　茯苓皮三钱　鲜藿佩各五钱　柿蒂五枚　枇杷叶五张，去毛包　滋肾通关丸五钱，包煎

三诊：呕恶止，胸痞未舒，口舌糜腐亦减，白疹渐现，伏邪湿热，已有暗泄之机。十余日未更衣，小溲短赤，身热临晚似剧，脉濡数。申酉为阳明旺时，阳明腑垢不得下达，三焦之余湿，一时未易清澈。再守原法，加入通幽润肠之品，腑垢得去，则经中之余热，自无形默化也。

仙半夏四钱　川连四分　青蒿梗五钱　白薇五钱　清水豆卷四钱　全瓜蒌四钱，切　郁李仁三钱，研　大麻仁三钱，研　枳实炭一钱　炒竹茹五钱　鲜佩兰四钱　滋肾通关丸五钱，包煎

四诊：腑气已通，诸恙均平。今且调其胃气，宣化余湿，更当节饮食，以杜反复。

南沙参三钱　青蒿梗五钱　白薇五钱　清水豆卷三钱　鲜佩兰五钱　仙半夏五钱　江枳壳一钱　竹茹五钱　通草五分　鲜枇杷叶四张　生熟谷芽各三钱　滋肾通关丸包，五钱

裘左。湿温八天，壮热有汗不解，口干欲饮，烦躁不寐，热盛之时，谵语妄言，胸痞泛恶，不能纳谷，小溲浑赤，舌苔黄多白少，脉象弦滑而数。阳明之温甚炽，太阴之湿不化，蕴蒸气分，漫布三焦，有温化热，湿化燥之势，证非轻浅。姑拟苍术白虎汤加减，以观动静。

生石膏三钱　肥知母一钱五分　枳实炭一钱　通草八分　制苍术八分　茯苓皮三钱　炒竹茹一钱五分　飞滑石三钱　仙半夏一钱五分　活芦根一尺，去节　荷梗一尺

二诊：今诊脉洪数较缓，壮热之势大减，稍能安寐，口干欲饮，胸闷泛恶，不能纳谷，舌

苔腻黄渐化，伏温渐解，而蕴湿犹留中焦也。既见效机，毋庸更张，参入芳香淡渗之品，使湿热有出路也。

熟石膏三钱　仙半夏一钱五分　枳实炭一钱　泽泻一钱　制苍术八分　赤茯苓三钱　炒竹茹一钱五分　通草八分　飞滑石一钱五分　鲜藿佩各一钱五分　荷梗一尺

三诊：热退数日，复转寒热似疟之象，胸闷不思纳谷，且有泛恶，小溲短赤，苔黄口苦，脉象左弦数，右濡滑。此伏匿之邪，移于少阳，蕴湿留恋中焦，胃失降和。今宜和解枢机，芳香淡渗，使伏匿之邪，从枢机而解，湿热从小便而出也。

软胡柴八分　仙半夏二钱　酒黄芩一钱　赤苓三钱　枳实一钱　炒竹茹一钱五分　通草八分　鲜藿佩各二钱五分　泽泻一钱五分　荷梗一尺

郑左。湿温十六天，身灼热，有汗不退，口渴欲饮，烦躁少寐，梦语如谵，目红溲赤，舌红糙无津，脉象弦数，红疹布于胸膺之间。此温已化热，湿已化燥，燥火入营，伤阴劫津，有吸尽西江之势，化源告竭、风动痉厥之变，恐在目前，亟拟大剂生津凉营，以清炎炎之威，冀其津生邪却，出险入夷为幸。

鲜生地二钱　天花粉三钱　川贝母二钱　生甘草八分　粉丹皮二钱　冬桑叶三钱　银花八钱　白薇一钱五分　羚羊片八分　朱茯神三钱　带心连翘三钱　茅芦根各一两　鲜石斛四钱　鲜竹叶三十片

二诊：湿温十八天，甘寒清解，已服二剂，舌红糙略润，津液有来复之渐。身灼热、口渴引饮均减，夜寐略安，佳境也。红疹布而渐多，目白红丝，小溲短赤，脉数不静，少阴之阴已伤，水不济火，营分之热尚炽，木火升腾。前方既见效机，毋庸改弦易辙也。

原方加：西洋参一钱五分、鲜藕（切片入煎）四两。

三诊：湿温三候，温化热，湿化燥，叠进生津凉解，身灼热大减，寐安，梦语亦止。红疹满布，营分之热，已得外达，脉数不静，舌转光红，小便黄，七八日未更衣，阴液难以骤复，木火尚炽，余焰未净。仍拟生津泄热，佐通腑气，虽缓下，亦寓存阴之意。

西洋参一钱五分　冬桑叶二钱　天花粉三钱　白薇一钱五分　鲜生地四钱　粉丹皮二钱　川贝母三钱　生甘草六分　鲜石斛四钱　朱茯神三钱　郁李仁三钱，研　麻仁四钱，研　活芦根一尺，去节

四诊：湿温二十二天，身灼热已退，寐安神清，红疹布而渐化，腑气亦通，舌质红，苔微白，脉象濡软而数，精神疲倦，小溲淡黄，谷食无味，邪退正虚，脾胃鼓舞无权。今拟养正和胃，寒凉慎用，虑过犹不及也。

西洋参五钱，米炒　朱茯神三钱　川石斛三钱　生甘草五分　通草八分　瓜蒌皮二钱　广橘白一钱　川贝母二钱　北秫米三钱，包

叶左。初病喉痧，治愈之后，因复感停滞，酿成湿温。身热有汗不解，临晚畏寒，入夜热势较盛，天明即觉轻减，已有三候。口干不多饮，小溲短赤，愈时有粉汁之形。苔薄黄，脉濡数。素有失红，阴虚体质，叠进清温化湿之剂，其热非特不减，反加肤肿足肿，脐腹饱满，面浮咳嗽。细推病情，太阳经邪未解，膀胱腑湿不化，久则湿困太阴，健运无权。湿为阴邪，易于化水，水湿泛滥，则为肤肿足肿；中阳不远，浊阴凝聚，则为脐腹饱满；水湿逆肺，则为咳嗽面浮；格阳于外，则身热不退也。恙势已入险境，岂可泛视。今拟五苓加味，温开太阳而化水湿，勿可拘执阴虚体质，而畏投温剂，致一误而再误也。然乎否乎？质之高明！

川桂枝八分　连皮苓四钱　炒白术三钱　猪苓三钱　仙半夏三钱　大腹皮二钱　砂仁八分　光杏仁

三钱　泽泻一钱　姜皮八分　陈皮一钱　冬瓜子皮各三钱

二诊：两进五苓，证势未风动静。夫太阳为寒水之经，本阴标阳；太阳与少阴为表里，少阴为水火之脏，本热标寒。太阳之阳不行，少阴之阴亦伤，少火不能生土，中央乾健无权，水湿日积，泛滥横溢，浊阴凝聚，阴盛格阳，肺失治节，水道不行，险象环生，殊可虑也。脉象寸部濡数，关尺迟弱，真阳埋没，阴霾满布，若加气喘，则难为力矣。再拟五苓合真武汤，震动肾阳，温化水湿，千钧一发，惟此一举，狂见如斯，明者何如!?

熟附块一钱　川桂枝八分　陈皮一钱　大砂仁八分　连皮苓四钱　猪苓二钱　大腹皮二钱　川椒目十四粒　炒白术三钱　泽泻一钱五分　水炙桑皮一钱五分　淡姜皮八分

三诊：连服五苓真武以来，肤肿跗肿腹满，已见轻减，小溲稍多，真阳有震动之渐，水湿有下行之势，临晚形寒身热，至天明得汗而退，枢机有斡旋之意，均属佳象。口干渴喜热饮，痰多咳嗽，谷食衰微，白苔化而转淡。夫太阴为湿久困，乾健无权，肺失肃化。脉象关尺迟弱略起，虽逾险岭，未涉坦途。仍守前法，努力前进。

桂枝六分　白术三钱　熟附块一钱　软柴胡七分　大腹皮二钱　茯苓四钱　泽泻一钱五分　大砂仁八分　仙半夏二钱　水炙桑皮一钱五分　清炙草五分　生姜两片　红枣四枚　炒谷芽　苡仁各三钱

四诊：湿少阴，开太阳，运中阳，逐水湿，又服二剂，肿退，腹满渐消，临晚寒热亦轻，惟痰多咳嗽，纳谷衰少，小溲不清，苔薄腻微黄，脉象缓滑。此脾不健运，胃不流通，湿痰积之于肺，肺失肃化之权。再仿前意，制小其剂。

吉林参须八分　连皮苓四钱　炒白术一钱五分　光杏仁三钱　冬瓜子皮各三钱　陈皮一钱　熟附块八分　炒谷麦芽各三钱　软柴胡八分　福泽泻一钱五分　清炙草五分　大砂仁八分　仙半夏二钱

五诊：肿满已消，寒热亦退，惟纳谷衰少，口有甜味，痰多咳嗽，小溲不清，脉象濡滑。余湿留恋中焦，脾胃运化失司，津液不布为痰，此痰多而咳嗽也。今当调理脾胃以化余湿，节其饮食而慎起居。

炒白术五钱　陈广皮一钱　清水豆卷四钱　炒谷芽苡仁各三钱　冬瓜子皮各三钱　连皮苓四钱　仙半夏二钱　省头草一钱五分　大砂仁七分　光杏仁三钱　川贝二钱　通草八分　清炙枇杷叶二钱，去毛，包

周左。湿温月余，身热汗多，神识昏糊，谵语郑声，唇燥口干不欲饮，谷食不进，舌苔干腻，脉象沉细。此湿邪久困太阴，陷入少阴，湿为阴邪，最易伤阳，卫阳失于外护则汗多，浮阳越于躯壳则身热，神不守舍则神糊，与热入心包者，有霄壤之别。动则微喘，肾气不纳也。十余日未更衣，此阴结也。脉证参合，正气涣散，阴阳脱离即在目前矣。急拟参附回阳，龙牡潜阳，苟能阳回神定，庶可望转危为安之幸。

别直参二钱　熟附块二钱　左牡蛎三钱　大砂仁八分　仙半夏二钱　炙远志一钱　花龙骨三钱　朱茯神三钱　炒枣仁三钱　北秫米三钱，包　浮小麦四钱

二诊：两进参附回阳，龙牡潜阳，汗收神清，阳气有内返之佳境。口干，渴喜热饮，纳谷衰少，精神困顿，十余日未更衣，腹内微胀，并不拒按，苔干腻，脉沉细。阳不运行，阴气凝结，肠垢不和下达，犹严寒之时，水冰而地坼也。险岭虽逾，未入坦途。再拟扶正助阳，温通腑气。

别直参一钱五分　熟附块一钱五分　朱茯神三钱　炙远志一钱　炒枣仁三钱　仙半夏三钱　陈广皮一钱　大麻仁四钱，研　郁李仁三钱，研　焦谷芽四钱　半硫丸二钱，包

外用蜜煎导法。

三诊：服两剂后，腑气已通，余恙如故。原方去半硫丸、郁李仁、大麻仁，加米炒于术。

以上出自《丁甘仁医案》

郑世兄。湿温三候，身热得汗不解，腑行溏薄，口干不欲饮，唇燥齿垢，神识昏糊，始而谵语，继则不言，红疹白痦，布而不透，痦色枯暗，苔灰黄，脉细小而数，重按模糊，趺阳脉濡细，太溪脉不现。此里气早虚，邪陷厥阴，不得外达。微有气逆，肺金化源欲竭之象。脉证参合，危险万分，勉拟柴胡牡蛎龙骨救逆汤加减，扶正达邪，安神定志，冀其有效。

吉林参须钱半　银州柴胡钱半　嫩白薇钱半　朱茯神三钱　煅牡蛎四钱　花龙骨各钱半　水炙远志一钱　川象贝各二钱　炒扁豆衣三钱　莲子心五分　干荷叶一角

二诊：湿温三候余，身热不解，神识昏糊，始而谵语，继则不言，烦躁无片刻之宁。红疹白痦，稀而不现，痦色枯暗，舌灰腻而黄，干燥无津，唇红，腑行溏薄，脉细小而数。趺阳脉濡细，太溪脉似伏似现。此里气早虚，邪陷厥阴少阴，神不安舍，灵机堵塞。脉证参合，还虑厥脱。再宜扶正托邪、清神化痰，冀望万一之幸，尚希前诊先生正之。

吉林参须一钱　银柴胡钱半　嫩白薇钱半　朱茯神三钱　生甘草六分　川雅连四分　紫贝齿三钱　水炙远志一钱　川象贝各二钱　炒银花四钱　莲子心五分　炒扁豆衣二钱　真猴枣粉二分　西黄粉二分，二味冲服

三诊：湿温二十三天，身灼热虽淡，而神志昏糊依然，不言不语，烦躁时轻时剧，腑行溏薄，唇燥齿垢，苔灰黄，脉象濡小而数，趺阳脉濡小。咳嗽咯痰不出，里气早虚，伏温深陷厥阴，痰热蒙蔽心包，灵机堵塞，证势尚在险关。还虑意外变迁，再宜养正和解，清神涤痰而开肺气。

南沙参三钱　银柴胡一钱　嫩射干八分　朱茯神三钱　炙远志一钱　净蝉衣八分　霜桑叶二钱　川象贝各二钱　银花炭三钱　嫩白薇钱半　胖大海三枚　炒竹茹二钱　莲子心五分　枇杷叶露八两，后入

陈左。湿温二十七天，表不热而但觉里热，痰多泛恶，口甜喜热饮，胸闷窒塞，咳嗽胁痛，小溲浑赤，舌苔干腻，面色萎黄，汗多，颧红，脉象沉细。邪客少阴，阴盛格阳，湿蕴太阴，肺胃气机窒塞不宣，恙势尚在重途，未敢轻许不妨。宜助阳化湿，宣肺畅中。

熟附片六分　煅牡蛎三钱　青龙齿三钱　云茯苓三钱　仙半夏二钱　象贝母三钱　嫩白薇钱半　川郁金钱半　福泽泻钱半　西茵陈二钱　光杏仁三钱　谷麦芽各三钱　佩兰梗钱半　佛手露一两，冲

二诊：湿温二十八天，汗多表不热，而自觉里热，痰多泛恶，口甜渴不多饮，胸闷窒塞，胁肋牵痛，小溲浑赤，面黄两颧时红，舌苔干白而腻，脉象沉细。邪客少阴，阴盛格阳，蕴湿酿痰，逗留肺胃，气机窒塞不宣。还虑变迁，再宜助阳化湿、宣气畅中，尚希明正。

熟附块钱半　煅牡蛎三钱　花龙骨三钱　光杏仁三钱　云茯苓三钱　仙半夏二钱　陈广皮钱半　大砂仁八分，研　生泽泻钱半　西茵陈二钱　川郁金钱半　生白术二钱　炒谷麦芽各三钱　佩兰梗钱半

三诊：湿温初愈，脾阳、胃阴两伤，余湿留恋，虚阳易升，入夜胸部烘热，头眩神疲，口干欲饮，纳谷减少，痰多咳嗽，小溲浑浊，夜不安寐，脉象左虚弦、右濡滑。还虑增变，今拟养胃柔肝、运脾化湿。

南沙参三钱　稽豆衣三钱　嫩白薇钱半，炒　朱茯神三钱　炙远志一钱　仙半夏钱半　光杏仁三钱　广橘白一钱　象川贝各二钱　粉草薢三钱　佩兰根钱半　冬瓜子三钱　炒谷牙三钱　炒扁豆三钱　炒苡仁三钱　生白术二钱

四诊：湿温后脾不运化，胃不流畅，余湿酿痰逗留肺胃，咳嗽虽减，而未能尽止，胸部烘热已除，纳谷减少，夜则少寐，小便浑浊，脉象左弦、右濡。人以胃气为本，再宜健运和胃，安神化痰。

南沙参三钱　朱茯神三钱　嫩白薇钱半　炒谷芽三钱　生白术二钱　仙半夏二钱　川象贝各二钱
炒苡仁三钱　广橘白一钱　炒枣仁三钱　光杏仁三钱　佩兰梗钱半　粉萆薢三钱

马孙少爷。春温伏邪，挟湿滞交阻，阳明为病。身热四天，有汗不解，早轻暮重，头胀且痛，胸闷不思饮食，小溲短赤，脉象濡滑而数，舌苔腻布。书云：有汗而热不解，非风即湿。湿与滞交阻，有胶结难解之象，湿不去则热不退，气不宣则湿不化。今拟疏解伏温，化湿消滞，祛其有形，则无形之伏邪易于解散。尚希明正。

清水豆卷四钱　净蝉衣八分　炒薄荷八分　赤茯苓三钱　枳实炭一钱　苦桔梗一钱　生泽泻三钱
白通草八分　苍耳子钱半　六神曲三钱　地枯萝三钱　光杏仁三钱　荷叶边一圈　甘露消毒丹四钱，包

二诊：身热五天，汗泄不畅，头胀且痛，胸闷不思饮食，腹痛阵作，小便不利，舌苔腻布，脉象濡滑而数。此无形之伏温与有形之湿滞互阻，阳明为病。伏温循经上升，扰犯清空，故头胀且痛也。湿为黏腻之邪，还虑缠绵增剧，再拟清解伏温、宣化湿滞，尚希明正。

炒香豆豉三钱　粉葛根钱半　薄荷叶八分　冬桑叶二钱　赤茯苓三钱　枳实炭一钱　苍耳子钱半
甘菊花二钱　福泽泻钱半　六神曲三钱　地枯萝三钱　炒麦芽三钱

三诊：湿温六天，有汗身热不解，头胀且痛较轻，胸闷不思饮食，腹痛阵作，大便溏薄，小溲不利，舌苔腻布，脉象濡滑而数。阳明之温，太阴之湿，挟滞交阻，三焦宣化失司。叶香岩云；湿为黏腻之邪，最难骤化。吴又可云：温病有汗而再汗之例。仍宜清解伏温，而化湿滞。尚希明正。

清水豆卷四钱　粉葛根钱半　鸡苏散三钱，包　地枯萝三钱　赤茯苓三钱　枳实炭一钱　大腹皮二钱　细青皮一钱　福泽泻钱半　六神曲三钱　鸡金炭二钱　银花炭二钱　干荷叶一角

四诊：湿温七天，有汗不解，身热略减，头痛亦除，惟腹痛阵作，胸闷不思饮食，大便溏泄，小溲不利，苔腻布不化，脉弦滑。湿与温合，互阻挟滞，太阴、阳明为病。湿郁生虫，虫攻动而作痛也。还虑传变增剧，今拟疏邪化湿、和中杀虫。

清水豆卷四钱　荆芥穗一钱　青防风一钱　赤茯苓三钱　制小朴一钱　大腹皮二钱　细青皮一钱
焦楂炭三钱　带壳砂仁八分　使君子三钱　陈鹤虱钱半　白雷丸钱半　干荷叶一角

五诊：湿温八天，身半以上有汗，发热不退，胸闷不思饮食，溏泄渐减，腹痛时作，小溲浑赤，口干不多饮，舌尖边淡红，中后腻布，脉象左弦滑右濡数，阳明之伏温与太阴之湿，挟滞互阻，有如胶如漆之象。温由早伏之邪，非一汗可解，湿为黏腻之邪，滞乃有形之物，有形之湿滞不化，则无形之温自难解散。若能布出白㾦，则伏温湿邪有路可出。昨假星若先生，议投疏解伏邪、宣化痰滞之剂，服后尚觉平平，仍守原意出入，尚希明正。

炒香豆豉三钱　粉葛根钱半　银花炭三钱　朱茯神三钱　枳实炭一钱　陈广皮一钱　六神曲三钱
焦楂炭三钱　白通草八分　使君子三钱　大腹皮二钱　地枯萝三钱　干荷叶一角

六诊：湿温九日，身热略减不退，便泄一次，小溲浑赤，舌边淡红，中后薄腻，且有梦语，口干不多饮，寐不安神，左脉弦小而数，右脉濡数。温与湿合，挟滞互阻，太阴、阳明为病。还虑增剧，再拟清解伏邪、化湿消滞，尚希明正。

炒香豆豉三钱　银花炭三钱　鸡苏散三钱，包　朱茯苓三钱　陈广皮一钱　大腹皮二钱　焦楂炭三

钱　焦麦芽三钱　通草八分　连翘壳三钱　生苡仁三钱　地枯萝三钱　干荷叶一角　甘露消毒丹四钱，包煎

　　杨先生。湿温十八日，身热时轻时剧，未曾得汗，口干欲饮，大便溏泄黄水，苔干白而腻，脉濡数无力。此乃正气已虚，伏热逗留少阳、阳明。湿在太阴，清气不升，颇虑正不胜邪，邪陷少阴，致昏厥之变，姑拟扶正达邪、和中分利，冀望应手为幸，尚希明正。

　　南沙参三钱　银州柴胡一钱　粉葛根钱半　赤茯苓三钱，朱砂拌　炒扁豆衣三钱　生白术二钱　银花炭三钱　焦楂炭三钱　炒谷芽三钱　炒苡仁三钱　炒黑荆芥一钱　干荷叶一角

　　二诊：湿温十九天，身热早轻暮重，口干不多饮，腹鸣便泄，日夜五六次，形瘦神疲，脉象濡数无力，舌苔干腻。气阴已伤，不能托邪外出，邪入太阴，清气上升，还虑正不胜邪，致生变迁。再宜养正达邪、和中化湿，冀望泄止热减，始能出险入夷。尚希明正。

　　南沙参三钱　生甘草五分　银柴胡一钱　粉葛根二钱　赤茯苓三钱　炒扁豆衣三钱　生白术二钱　嫩白薇钱半，炒　银花炭三钱　焦楂炭三钱　炒怀药三钱　炒谷芽三钱　炒苡仁三钱

　　三诊：湿温二十天，身热朝轻暮重，口干不多饮，腹鸣泄泻，日夜五六次。痧子已布，形瘦神疲，脉象濡数无力，苔薄腻。气阴已伤，不能托邪外出，邪入太阴，清浊混淆。还虑正不胜邪，致生变迁。再宜养正达邪，和中化湿。

　　南沙参三钱　生甘草六分　银柴胡一钱　粉葛根一钱　赤茯苓三钱，朱砂拌　炒扁豆衣三钱　生白术二钱　炒黑荆芥一钱　银花炭三钱　焦楂炭三钱　青龙齿三钱　炒谷芽三钱　炒苡仁三钱　戊己丸一钱，包　干荷叶一角

以上出自《丁甘仁医案续编》

叶鉴清

　　唐左，年廿四岁。

　　病名：湿温。

　　原因：内蕴湿滞，新感时令之温气而发。

　　证候：始而形寒，近则无寒但热，热势早晨较淡，下午暮分则甚，甚则神昏谵语，胸痞呕恶，渴不喜饮，味甜胃困，频咯稠痰，耳聋自汗，溺赤便溏，晶㾦稠布，色尚润泽，湿温酿蒸肠胃，已逾两候，既未化火，亦未劫津。

　　诊断：舌边尖淡红，根苔黄厚，脉右濡滑数，左弦数，温体一百零两度半，邪势正在奋兴，且黏腻不易速化，故表有㾦汗之宣达，里有溲便之排泄，表里宣通，何以寒热胸痞谵语并不见退，因湿热为黏腻之邪，其来也渐，其去也迟，再挟痰邪，交相酿蒸，舌苔黄厚，可见肠胃伏邪之盛，淹缠时日，在所不免，但求不至昏陷，幸甚。

　　疗法：既不能表，又不能下，惟有宣泄清化，故用豆卷、黄芩清宣湿热为君，二陈去甘草之甜腻，加贝母取意半贝，合竹茹、枳壳，即温胆汤以枳实易枳壳，取其宽胸利气为臣，余如郁金、通草、佩兰、米仁，无非通气渗湿利小便，为佐使也。

　　处方：大豆卷三钱　法半夏钱半　新会皮一钱　生竹茹钱半　生米仁三钱　淡黄芩钱半　赤茯苓四钱　广郁金钱半，生打　生枳壳钱半　佩兰叶钱半　象贝母四钱　方通草一钱

　　二诊：下午热甚，状若阴虚，湿温之的证也。热邪熏灼故口渴，湿邪黏腻故不喜多饮，湿

闭清阳则胸痞，热邪阻胃则泛呕，浮溢于表，蒸热痦汗，扰及包络，神昏谵语，上蔽清窍，耳聋头重，下注二便，溺赤便溏，无形湿热，夹有形痰邪，交相蕴蒸，更难分化，脉右部濡滑，左弦数，体温一百零两度半，舌苔黄腻根厚，胃困口甜，病情淹缠。前案早已齿及，所虑者内传生变，不得不豫为防护，治再宣畅气机，清化湿热痰邪。

二方：清水豆卷三钱　法半夏钱半　赤茯苓四钱　生竹茹二钱　净连翘三钱　淡黄芩钱半　象贝母四钱　广陈皮钱半　生枳壳钱半　梗通草一钱　建兰叶四片，洗

三诊：热势较轻，大便溏，溲热赤，泛呕口甜较和，脘宇稍宽，神识亦清，脉来数象较静，右濡细，左弦细，是日体温一百零一度半，舌淡黄根腻。肠胃之湿热尚盛，恐郁蒸之寒热，正方兴未艾，治再燥湿清热，双管齐下，或可不致昏陷，宗吴氏三仁汤加减法。

三方：白杏仁三钱，勿研　生熟米仁各三钱　法半夏钱半　淡竹叶钱半　通草一钱　白蔻仁五分，略打，后下　制川朴八分　象贝母四钱　陈皮钱半　建兰叶四片

四诊：舌苔较化，体温一百零一度三分，便溏已止，热势入暮较甚，晶痦随汗出没，热甚时仍胸膈烦闷，略有谵语，头重耳聋，咯痰漾漾欲泛，口味转淡，渴不喜饮。湿温已十八日，蒙蔽清窍，流连肠胃，无速愈之法，用药偏燥，恐化火伤津，偏清又恐助湿遏邪，治再清化，病势不进，就是退机。

四方：制川朴八分　法半夏钱半　陈皮钱半　冬桑叶钱半　生米仁四钱　淡黄芩钱半　赤茯苓四钱　象贝四钱　生竹茹叶各钱半　生枳壳钱半

五诊：湿为黏腻之邪，热乃无形之气，热为湿遏，湿被热蒸，郁伏肠胃，酿成湿温，其为病也，必淹缠不休。今热势较淡，诸恙亦有减无增，惟胃困口淡，渴饮而不多，舌苔黄腻，中根又布灰滑，蕴伏之邪，层出不尽，脉数而不扬，体温一百零一度，三候之期，就在明日，恐热势未必能和解也，守原意出入之

五方：制川朴八分　法半夏钱半　陈皮钱半　枳壳钱半　梗通草一钱　淡黄芩钱半　象贝母四钱　生竹茹叶各钱半　生熟米仁各三钱　泽泻钱半

六诊：今晨热势已退，至午后又凛寒发热，热势颇壮，舌苔灰转深黄，口淡渴喜热饮，溲热色赤，烦闷呕吐亦甚，所增谵语不作，脉右滑数，左弦数，体温一百零三度。湿热深重，肠胃接近膜原，得能转疟则松。

六方：淡黄芩钱半，酒炒　法半夏钱半　赤苓四钱　生竹茹各钱半　焦山栀二钱　清水豆卷三钱　象贝母四钱　陈皮钱半　炒枳实钱半　通草一钱

七诊：昨夜得畅汗，热势解净，旋即安寐。今晨大便颇爽，胃纳亦展，惟午后寒热又来，烦闷呕吐渴饮等，随寒热接踵而至，脉来数象，右部较甚，体温一百零三，舌苔深黄，湿从热化，转疟之象已著。前贤王孟英先生论黄连温胆汤，治湿热疟疾最宜，今谨遵之。

七方：上川连七分，酒炒　赤苓四钱　生竹茹叶各二钱　生甘草四分　生米仁四钱　制半夏钱半　陈皮一钱　生枳实钱半　象贝母四钱　通草一钱

阴阳水煎药，服一剂。

八诊：寒热如疟，热重于寒，舌苔较化，耳聋渐亮，口淡干腻，晶痦尚随汗外布，湿热黏腻，所以淹缠，脉来濡数，体温一百零二。治再和解。

八方：香青蒿钱半　制半夏钱半　青陈皮各一钱　生枳实钱半　肥知母钱半　川黄连七分，酒炒　赤苓四钱　生竹茹二钱　象贝四钱　草果仁八分，同炒

阴阳水煎药，服二剂。

九诊：疟热已轻，大便通畅，胃纳亦展，湿热逐渐退化，舌苔尚黄，脉来濡数，体温一百零三。治再用清宣泄。

九方：香青蒿一钱　法半夏钱半　陈皮一钱　草果仁七分　生竹茹二钱　淡黄芩钱半　柔白薇一钱　赤苓四钱　肥知母钱半，同炒　象贝四钱

阴阳水煎药，服二剂。

十诊：昨午后微有寒热，经一时余即汗解，口淡，舌根薄黄，邪热日退，正伤未复，脉数已和，来往濡软无力，谷食增旺，大便亦畅。治再和胃，以化余邪。

十方：川石斛三钱　赤苓四钱　陈皮一钱　水炒竹茹钱半　通草一钱　法半夏钱半　川贝母二钱，去心　生谷芽四钱　饭汤炒米仁四钱　灯心三扎

十一诊：寒热已止，诸恙均安，惟神倦肢怠，脉来濡弱。邪虽退，正未复，性既畏药，不妨暂停，谨慎起居饮食，壮年不难复元，治再和养。

十一方：原金斛三钱　宋半夏钱半　炒川贝二钱　水炒竹茹钱半　冬瓜子三钱　生谷芽四钱　白茯苓三钱　陈皮一钱　通草一钱　红枣三枚

效果：服三剂全愈。

廉按：东南地气卑湿，天时温暖，真伤寒证极少，除风温证外，最多湿温之证，此案湿滞热郁，久蕴酿痰，痰湿热阻滞三焦，治以开上、疏中、导下分消法为正治，方亦宗此立法，看似常用药品，却非老手不办。

《全国名医验案类编》

何拯华

徐福生，年三十四岁。

病名：湿温兼寒。

原因：夏末秋初，湿温盛行，适感风寒而触发。

证候：初起恶寒无汗，头痛身重，肢体烦疼，胸膈痞满，渴不欲饮，午后寒热，状若阴虚，便溏不爽，溺短而黄。

诊断：脉右沉细而缓，左弦紧，舌苔白腻而厚，兼带灰滑。此由阴湿伤表，盘踞气分，蕴酿成温，适为风寒搏束，伏邪欲达而不能遽达也。

疗法：藿香正气散加减，疏中解表为君，先使风寒从皮腠而排泄，芳淡渗利为佐，续使湿邪从内肾膀胱而排泄，汗利兼行，自然湿开热透，表里双解矣。

处方：紫苏叶钱半　杜苍术一钱　白芷钱半　广皮二钱　羌活一钱　藿香叶钱半　卷川朴钱半　防风钱半　浙苓皮四钱　通草钱半，切丝

二诊：一剂而汗出津津，头身痛减，恶寒亦除。二剂而湿开热透，咯痰不爽，脉转滑搏，神识模糊，状若昏蒙，此由湿热郁蒸过极，挟痰而上蒙清窍，俗称湿蒙是也。急急导湿泄热，豁痰开蒙为要，辛芦白通汤主之。

二方：光杏仁三钱　竹沥半夏三钱　白芥子七分　杜藿梗二钱　生苡仁三钱　鲜石菖蒲一钱，剪碎，冲　广皮红一钱　带皮苓二钱

先用水芦笋一两、北细辛五分、灯心五分，煎汤代水。

三诊：一剂而咯吐稠痰数口，湿蒙即开，神识清醒，大便转闭，溺亦黄热，腹中胀满，口

淡微苦，舌苔转黄，脉右滑数，此湿阻气滞，夹有痰食错杂其间也。治以味辛质滑，流行气机，气机一开，则大便自解，溺亦畅利，而湿热积滞，均从二便排泄矣。

三方：白蔻仁三分　瓜蒌仁五钱，拌捣　炒蒌皮三钱　干薤白钱半，白酒洗，捣　春砂仁三分　郁李净仁三钱，拌捣　小枳实钱半　扣青皮三颗，磨汁，冲

四诊：连服两剂，大便陆续而通，先则黄白相兼，继则色如红酱，终则老黄，臭秽异常，腹胀顿除，小便渐利，惟口淡胃钝，精神疲倦，脉搏滑数转软，舌黄亦退。治以调中健胃，振其精神以善后。

四方：赤苓二钱　猪苓钱半　泽泻钱半　广皮钱半　生苡仁四钱　黄草斛二钱　鲜荷叶一钱　拌炒生谷芽三钱

效果：二三剂后，胃气渐开，能饮稀粥，精神亦振，多言不倦，后用黄草川斛三钱，金橘脯两枚，煎汤代茶，调理及旬而愈。

廉按：湿兼寒热二者而成，或偏寒，或偏热，不得以阴邪二字括之，观天地之湿，发于夏月，是火蒸水而湿乃发，故湿之中人，有湿挟寒之证，有湿挟热之证，有寒闭于外热郁于内之证，此案湿温兼寒，寒中有湿，湿中有热，较之上列三证，尤为纠缠难愈。案中前后四方，虽不出苦辛淡法，而佐温佐凉，恰如其分，可为此证之适当疗法。

《全国名医验案类编》

周镇

陈永芳之室，忘其年。

病名：湿温夹痰。

原因：首夏身热有汗，口渴喜饮，前医泥其渴饮以为热病，用鲜石斛六钱，石膏、鲜地等称是，服之恶心吐出，转延余诊。

证候：身热面油，胸闷异常，渴喜冷物，溲红而短。

诊断：脉糊细按则数，舌苔揩腻色白，予决湿重于温，中有痰浊停阻也。

疗法：吴氏三仁汤加减，以杏仁、蔻仁、半夏、苡仁、滑石、通草等，苦辛开痰，芳淡化湿为君；芦根、知母，轻清泄热，透其伏温为臣；佐以玉枢，辛香疏气，宽胸泄浊，使以竹茹清润通络，滑以祛痰也。

处方：光杏仁三钱　姜半夏三钱　蔻仁六分　拌研滑石六钱，包煎　生苡仁四钱　川通草钱半　知母三钱　玉枢丹五粒，药汤调下

先用活水芦笋一两、鲜刮淡竹茹三钱，煎汤代水。

二诊：连服两剂，胸闷顿减，热势起伏，有时厥冷，卧向阴僻，口说妄言，脉舌如前，仍用苦辛淡法以疏达之。

二方：光杏仁三钱　苏叶嫩枝一钱　焦山栀三钱　广郁金三钱，生打　卷川朴一钱　竹沥半夏三钱　淡香豉三钱　青连翘三钱　飞滑石四钱，包煎　川通草钱半　野蔷薇花一钱　鲜石菖蒲一钱，剪碎，冲　生苡仁四钱　淡竹茹三钱

三诊：肢末转暖，胸前遍发疹瘔，胸闷大退，向之渴喜冷饮者，转喜热饮，稍温即拒，且涌吐冷涎，喜卧向日暖处，移榻时坐起即厥，目定口噤，四肢转冷，诊时齿震，言謇不清，种种变证，总属痰湿重使然，防变痰迷湿蒙，急进大剂涤痰，参以化湿。

三方：姜半夏三钱　白僵蚕二钱　茯神三钱　淡姜渣发　广橘红一钱　广郁金三钱，生打　远志一钱　制胆星一钱　生苡仁四钱　赤苓四钱　鲜石菖蒲一钱，剪碎，冲　白蔻末五分，冲

四诊：一剂即痉定，冷涎略少，腹闷，连得矢气。原方加礞石滚痰丸三钱包煎。

效果：服后得便，病减大半，继与化痰理湿热退而安。

廉按：湿温之为病，有湿遏热伏者，有湿重热轻者，有湿轻热重者，有湿热并重者，有湿热俱轻者，且有挟痰、挟水、挟食、挟气、挟瘀者，临证之时，首要辨明湿与温之孰轻孰重，有无兼挟，然后对证发药，随机策应，庶可用药当而确收成效焉。此案湿重热轻，挟有痰浊，湿为黏腻有形之邪，痰为有形之物，病势故多转变，选药处方，亦不得不随证治之，原因疗法，转而为对证疗法也。

《全国名医验案类编》

曹惕寅

谢君蓉生者，业丝商，形体丰腴，食量又宏，胃强脾弱，中气又虚，遂酿成多痰多湿之躯。癸亥夏，患湿温证。初则体倦作恶，脘宇满闷，医者以镇胃养阴法治之，恶转甚，反致伤络失血，复投以平肝益阴凉剂，而病益剧。乃延西医注射，血溢仍如故，神志昏蒙。历七日夜，由史馨生、陈明善两先生绍介往诊。至则群医毕集，咸谓肝升过甚，失血体乏，其势危殆，不可援手。余按其脉沉郁不畅，其舌滑白厚腻，有叹息呼号声，便闭多日，小溲极少，彻夜烦闷，辗转不宁。盖温邪积伏，痰浊郁结，湿滞痹阻，中气失于宣达，清阳为之抑遏。此病之凡百变端，种种险象，尽因于欲通不得，欲达不能。作恶者欲上泄于胃也。欲恶而不得因势利导，故其恶益甚。甚则伤络迫血外出，既非血热妄行，又非阴虚火炎，宜其服前药而病愈剧也！乃备方以希万一。姜汁、玉枢丹、姜、川朴、牛蒡子、蔻仁、杏仁、苡仁、枳壳、郁金、干菖蒲、槟榔尖、莱菔子、赤苓、泽泻、鲜佛手。金以辛烈过甚，势难照服。幸史、陈两君，古道热肠，谓余非操切者可比，确著声望，经验有素，急令速撮服之。翌晨急邀往诊，谓病转剧。及余偕往，一一诊察，嘱其万勿疑虑。能识亲疏，一善也；呕血得止，二善也；便得下如败酱，三善也。有此三善，可谓通达有机，何谓转剧？循此调治，足祛壅蔽。即令照前方再服一剂。翌日，又欲急诊，谓其烦躁不寐，舌两边起腐作痛。仍然湿火熏蒸，痰浊胶裹之象。于前方中去玉枢丹，加炙紫菀一钱半。隔宿躁烦更甚，舌中灰黑，边仍白腻，再于前法入姜川连七分。药后宿垢畅下，其热烙肛，自觉由脘至腹，豁然贯通，溲赤如血。复诊，复用姜川朴、姜川连、姜半夏、杏仁、蔻仁、苡米仁、楂炭、槟榔、莱菔子、生石决明、连翘、赤苓、泽泻、茅根，连服四剂，即得舌苔清润，并不干燥，宿垢全下，转得燥粪，溲赤转黄，神色清楚，脉来弦滑，夜寐亦安。惟思食过度，以不能逞意而躁怒。力诚以多饮粥汤，少茹荤腥。良以病加于小愈，而病从口入也。嗣后略事清理，遂即复常。

《翠竹山房诊暇录稿》

贺季衡

殷男。湿温延绵月余，表热由汗退，里蕴之湿浊尚壅结于中，胸脘痞闷，气逆，呕恶吞酸，便结，不渴，脉小数，右滑，舌苔黄腻。势属未化，最防呃逆、肢冷。

姜川连四分　淡干姜六分　姜半夏一钱五分　全瓜蒌五钱，杵　正滑石四钱　上川朴一钱　陈橘皮一钱五分　香白蔻八分　赤苓四钱　大杏仁三钱　炒枳实二钱　姜竹茹一钱五分　九节菖蒲八分

二诊：今日便结已通，夜分又复寒热，及晨甫退，脘闷呕恶，酸水上泛，舌苔苍黄，脉沉小。久结之湿邪甫有化机，守原意进步。

上川朴一钱　上川连四分　法半夏一钱五分　陈橘皮一钱五分　藿香一钱五分　酒子芩一钱五分　粉葛根二钱　正滑石四钱　炒枳实二钱　赤苓四钱　炒竹茹一钱五分　九节菖蒲八分

另：辟瘟丹一块，分两次磨服。

陈男。湿温延今两旬，乍寒乍热，汗不透，脘闷作恶，协热下利，或肢冷不知，或心烦呓语，脉沉细，舌苔浮黄。尚在未透之候，证属非轻。

炒茅术二钱　川桂枝八分　猪茯苓各三钱　泽泻二钱　益元散五钱，包　陈橘皮三钱　姜半夏一钱五分　淡子芩二钱　大豆卷四钱　炒苡仁五钱　生姜一片

二诊：昨以五苓散加豆卷，寒热已退，四末渐和，下利亦折，脘闷未舒，或作恶，脉沉细渐起，舌苔浮黄。当守原意，去豆卷，加枳、朴主之。

炒茅术一钱五分　泽泻二钱　猪茯苓各三钱　陈橘皮一钱　正滑石五钱　酒子芩一钱五分　炒苡仁五钱　川桂枝八分　上川朴一钱　姜半夏一钱五分　炒枳实一钱五分　生姜两片

三诊：两进五苓散加枳、朴，寒热已退，肢冷已和，腑通亦爽，舌黄转灰，脉沉细亦起，惟胸次尚未畅适。湿从热化，胃气未和也。

焦白术二钱　上川朴八分　泽泻二钱　炒苡仁五钱　云苓三钱　正滑石五钱　陈橘皮一钱五分　炒枳壳二钱　焦谷芽四钱　姜半夏一钱五分　生姜一片　佛手八分

以上出自《贺季衡医案》

赵文魁

朱左，81 岁。身热半月未退，面色垢浊，舌白腻厚，脉象迟缓，沉取仍有躁意，中脘满闷，上半身阵阵汗出，两耳不聪，神志尚清。湿热蕴郁不化，三焦气机未通，湿温之证，拟用宣阳化湿以利三焦，芳香醒脾少佐导滞。油腻当忌，防其本不胜病。

苏藿梗各三钱　佩兰叶三钱，后下　白蔻仁七分，研　苡米三钱　茯苓皮三钱　杏仁三钱　鸡内金三钱　焦神曲三钱　淡豆豉三钱　栀子皮二钱　新会皮一钱　西洋参三钱，另煎、兑

按：湿温之病多发于夏秋雨湿较盛季节，由感受湿热之邪所致。夏末秋初，气候酷热，雨水较多，热蒸湿动，氤氲弥漫，人处于湿热之气的包围之中，脾胃功能多较呆滞，复因贪凉饮冷，饥饱不调，损伤脾胃，导致湿邪困阻中焦，外在之湿热便可乘机内侵，内外相合，病乃作矣。湿为阴邪，其性重浊黏腻，易阻遏气机。湿热裹结，热在湿中，如油入面，难解难分，发病缓慢，胶着难解，病势缠绵，久久不愈。故本案患者身热旬余而未退。脾为湿土之脏，胃为水谷之海，脾主运化水湿而恶湿。长夏季节湿气较盛，脾胃运化功能又较呆滞，再感湿邪，必困阻脾胃，影响脾胃运化功能，阻遏气机升降，故湿温以脾胃为病变中心，出现中脘满闷、腹胀纳呆等证。三焦为元气和水液运行的道路，湿性散漫，重浊就下，湿邪为患，多弥漫三焦，且沿三焦之道路循行传变，阻碍三焦气机，湿热蕴郁，熏蒸于上，腠理不固则上半身阵阵汗出，但因湿性滞着难去，则汗虽出而热不退。湿浊上蒸，气机阻滞，气血不能上荣于面，则面色垢

浊。清阳不升，清窍被蒙则两耳不聪，表情淡漠，甚至神识昏蒙。湿阻阳气，气血运行涩滞，则脉来迟缓。沉取躁动不安，说明热郁于里，不能伸展。舌苔白腻且厚提示湿邪偏盛而热象不重。

由于病变以脾胃为中心，弥漫三焦，故治疗应当宣阳化湿，通利三焦，芳香醒脾，兼以导滞。

方中藿香梗、佩兰均为辛窜芳香之品，可疏通肌腠，化湿透邪，藿梗又有行气之功，苏梗宽胸利膈，理气和中。淡豆豉味辛微温，宣阳化湿。肺主一身之气，外合皮毛，主宣发肃降，为水之上源，肺气宣则气机畅，表气通，湿可外散，肺气宣则水道通调，三焦畅达，水湿得以下行，故用杏仁开宣肺气，以奏"启上闸，开支河，导水势下行"之功。蔻仁辛温芳香，和中理气化湿，气化则湿亦化。栀子皮苦寒，清热利湿，泻三焦之郁火。茯苓皮淡渗利湿行水。苡仁米甘淡渗利湿邪，使之从小便而出，生用兼可清热，炒用又能健脾。杏仁开上，蔻仁畅中，茯苓皮、苡仁渗下，合用之则分消走泄，使湿去热孤。陈皮理气健脾燥湿，醒脾开胃。鸡内金、焦神曲消食化滞，助中焦运化。章虚谷说："三焦升降之气，由脾鼓动，中焦和则上下顺"（《医门棒喝》）。中焦和，脾胃健运，则水湿自化。总之本案湿重热轻，故治疗以祛湿为主，湿去则热亦不能独存矣。又配入西洋参补气养阴，清火生津，既助栀子以退热，又防暑热伤阴耗气，兼可制约祛湿药物之燥烈之性。肥甘油腻之品，易损伤脾胃，阻滞气机，加重病情，故必须禁止，代之以清淡、稀软、易消化之品。不可不慎。

《赵文魁医案选》

张山雷

胡左。湿温经旬，表已淡而里亦不热，前昨大便溏泻，嗳气泛恶，明是中州尚未舒展，脉右软、左较数，舌苔薄腻。虽有盗汗，未可投补，仍宜开展宣化。

藿梗 4.5 克　郁金 4.5 克　枳壳 1.2 克　菖蒲 1.2 克　乌药 4.5 克　佩兰 4.5 克　带皮苓 9 克　象贝 9 克　沉香曲 3 克　苏半夏 4.5 克　益元散 9 克　旋覆花 9 克，包

李左。湿温半月，表热稍减，痰湿未开，畏寒未尽，脉涩不爽，胃纳不思。法宜开泄宣络。

炒豆豉 4.5 克　瓜蒌皮 4.5 克　制半夏 6 克　焦枳实 1.8 克　九节菖蒲 2.4 克　广藿梗 4.5 克　莱菔子 9 克　炒茅术 4.5 克　薤白 9 克　广郁金 4.5 克　姜汁炒竹茹 6 克

二诊：昨授开泄，大便坚矢，而胸脘腹笥尚是闷塞，脉仍涩滞不起，畏寒未除，表热不净，舌边淡而中焦腻。治法尚须宣泄开痰。

炒香豉 4.5 克　象贝母 9 克　瓜蒌皮 6 克　陈胆星 4.5 克　炒枳壳 2.4 克　炒薤白 9 克　广郁金 6 克　鲜竹茹 4.5 克　佩兰叶 4.5 克　台乌药 4.5 克　佛手柑 4.5 克　楂肉炭 6 克　炒莱菔子 9 克

三诊：湿温两进开泄，大便再行，胃纳稍思。尚觉畏风，脉犹涩滞，痰涎仍窒，舌苔渐化，齿浮。治法尚宜泄痰宣降。

制半夏 6 克　郁金 4.5 克　豆豉 6 克　杏仁 9 克　象贝 9 克　瓜蒌皮 6 克　枳壳 2.4 克　胆星 2.4 克　怀牛膝 2.4 克　炒六神曲 6 克　炒莱菔子 6 克　九节菖蒲 2.4 克

四诊：湿温叠授泄化，大便虽行，中脘仍未舒畅，热势夜甚，齿龈浮肿，脉稍弦，舌尖边绛，中心焦腻。痰涎未除，尚是痰湿蕴热，再参泄化阳明。

大豆黄卷6克　焦山栀9克　生打石膏12克　炒枳壳1.8克　楂肉炭6克　炒六曲6克　陈胆星4.5克　瓜蒌皮4.5克　宋半夏4.5克　炒青蒿6克　九节菖蒲2.4克

包左。湿温晚发，表热虽衰，痰湿尚滞，胸痞呕恶，脉小且涩，舌后半苔黄腻。治法尚须开泄痰浊。

广郁金4.5克　炒茅术4.5克　九节菖蒲2.1克　制半夏4.5克　川黄连0.9克，同炒淡吴萸1.2克　旋覆花9克，包　生打代赭石9克　姜汁炒竹茹4.5克　广藿梗4.5克　天台乌药4.5克　带壳春砂仁1.2克

二诊：湿温表热虽净，痰窒未宣，多升少降，大便未通，脉迟涩且小，面赤，舌苔较化。仍须开泄。

瓜蒌皮9克　杜兜铃4.5克　路路通6克　楂肉炭6克　六神曲4.5克　陈胆星2.4克　火麻仁6克　广郁金4.5克　炒枳壳1.2克　小青皮4.5克　厚朴花4.5克

以上出自《张山雷专辑》

范文甫

孙君。胸闷头重，舌淡红，苔白腻，面上一团湿邪滞气，脉象濡弱，此湿陷也。

升麻9克　荷叶1张　茅术30克

嘱煎药时先于药罐内放水一碗，然后将全张荷叶叶面向上，叶蒂向下，塞入罐中，置二药于荷叶之中，内外加水煎之。

二诊：证已大瘥，前方再服一帖。

门人问曰：清震汤药仅三味，师常用之，何见效甚速？答曰：茅术健脾燥湿；升麻升阳辟邪；荷叶清香解郁消暑，李时珍谓其具有生发之气，并助脾胃。药仅三味，用治湿阻脾阳之证，效如桴鼓。

郑某。此证全是湿，经曰：因于湿，首如裹，大筋软短，小筋弛长，即此之证也。

升麻9克　生茅术30克　鲜荷叶1大张

杨某。湿邪下趋入足。

泽兰30克　乳香6克　黄明胶9克

朱某。湿热未透，尚在气分，可温化。

桂枝6克　柴胡9克　生茅术9克　炙甘草3克　炒枳壳6克　姜半夏9克

潘某。舌淡白，脉沉弦。证是湿热，邪从阴化。

桂枝4.5克　柴胡6克　生白芍6克　炙甘草3克　姜半夏9克　炒荆芥9克　生姜1片　红枣4枚

董师母。脉滑数，苔黄，舌底红。湿化热，防下陷。

生茅术9克　省头草9克　生石膏30克　知母9克　生甘草3克　生米仁24克　鲜芦根30克　象

贝9克

林嫂。伏湿化热，用温化则吉，凉药殊不相宜。

藿香9克　川朴6克　柴胡6克　生白芍6克　炒枳壳6克　炙甘草3克

如伦兄。湿热内陷，湿浮于上，热盛于内，脉来无伦次，神识不清，小腹胀满。势极危殆，姑救之，以尽人力。

桂枝4.5克　猪茯苓各9克　泽泻12克　藿香9克　川朴6克　陈皮4.5克　茅术9克

二诊：稍瘥。

桂枝4.5克　猪茯苓各9克　泽泻15克　藿香6克　川朴9克　陈皮4.5克　生茅术9克　鲜省头草7片

三诊：又稍稍瘥些。

柴胡7.5克　白芍7.5克　甘草7.5克　枳壳7.5克　半夏9克　象贝9克

四诊：神识已清，湿热渐化，大有转机矣。

西党参3克　生冬术3克　归身3克　生黄芪6克　姜半夏9克　象贝9克　炙甘草3克　柴胡6克

五诊：

生黄芪12克　西党参9克　归身6克　生冬术6克　柴胡9克　炙甘草3克　麦冬9克　姜半夏9克

六诊：

炙甘草3克　红枣8枚　西党参9克　炒麻仁12克　大生地12克　生姜3克　驴胶珠3克　麦冬9克

七诊：炙甘草汤半分量。

俞师母。湿温不化，郁蒸肌腠，发为白㾦，如水晶色，脉弦数。

炙鳖甲9克　小生地24克　青蒿9克　麦冬24克　桃仁9克　滑石9克　玄参9克　竹茹9克

钟阿甫。感受暑湿，恶寒发热，胸闷欲吐，苔白而腻。

藿香9克　川朴9克　猪苓9克　茯苓9克　苍术9克　泽泻9克　蔻仁粉1.5克　半夏9克

任孩。暑湿内蕴，身热下利，清水腹泻，舌苔白，脉滑数。

藿香9克　川朴9克　茅术12克　猪苓9克　茯苓9克　滑石12克

潘君。湿热未清，遂进补剂，寒热如疟，尚在气分，可温化。

藿香9克　川朴6克　柴胡6克　生白芍6克　炒枳壳6克　炙甘草3克

邵友方。湿温月余，神识昏糊，耳聋肢冷，脉细欲绝，汗泄。久痢不止，多是旁流，古书有用生军之法。但舌淡不干，完谷不化，其脾肾阳气虚损可见，不宜再三克伐。潮热渐瘥，间有妄言，是心液热伤之故。病情实在险重，急以参附回阳，或可有效。

人参9克　淡附子6克　龙骨9克　牡蛎30克　归身9克　黄芪12克　柴胡6克　白芍9克　枳壳3克

二诊：已瘥，脉较有力，汗止神清。

人参9克　淡附子9克　归身9克　黄芪12克　白术9克　柴胡12克　白芍6克　甘草6克　枳壳9克

以上出自《范文甫专辑》

魏长春

冯康甫君夫人虞氏，年四十二岁。住龚冯村。七月二十二日诊。

病名：湿温类疟。

原因：操劳家政过度，阴分不足，体瘦多带。七月初病湿温类疟，寒热无汗，医用清脾饮、达原饮等方，作湿疟治，苦辛过投，湿化阴伤，证延二候。

证候：背冷身热无汗，渴不思饮，口苦且淡，呕逆，喉中梅核气塞，头重耳聋，便闭四日，带下如注。

诊断：脉弦，舌红中剥，湿温遏伏，营阴受伤，湿邪化燥，实中夹虚之证。

疗法：治宜清营达邪，使湿温外达，化疟化痞，则病有出路。

处方：柴胡一钱　黄芩二钱　当归三钱　生白芍四钱　鲜生地八钱　丹皮二钱　玄参三钱　天花粉三钱　银花三钱　鲜首乌三钱　青蒿二钱　知母二钱　炙鳖甲四钱　鲜荷叶一角　益元散四钱，包煎

二诊：七月二十四日。服药后，便解二次溏薄，背冷身热有汗，口干呕逆黄水，头眩胃呆，喉中梅核气塞，脉象弦滑，舌红绛中剥脱，苔白。湿温误作疟治，正亏邪遏，阴虚宜滋，湿邪宜渗，体质病证相反。治宜顾本为主，佐以搜营中伏邪，仿喻嘉言清燥救肺汤加减。

二方：桑叶三钱　枇杷叶三片，去毛　苦杏仁三钱　玄参三钱　原麦冬三钱　生甘草八分　鲜生地八钱　青蒿三钱　炙鳖甲四钱　鲜石斛三钱　知母三钱

三诊：七月二十六日。服后背冷较减，身热稍差，口味苦，胃气略展。舌红绛光滑，中剥苔薄，喉中气塞，便解溏酱，耳窍失聪，卧床不起坐。脉象弦滑，拟搜阴分伏邪。

三方：青蒿三钱　炙鳖甲四钱　银柴胡二钱　玄参三钱　天冬三钱　紫菀三钱　鲜生地八钱　鲜首乌三钱　鲜石斛三钱　生甘草一钱　知母三钱　原麦冬三钱　朱茯神四钱

经过：服药后，泻溏酱粪五次，口舌润泽病家因泻不安，改延丈亭镇胡子木先生诊，拟养阴祛邪法。用鲜石斛、鲜生地、知母、青蒿、竹叶、秦艽、半夏、银柴胡、郁金、甘草、川朴、川连等味。拟方颇具卓识，服后湿化泻止。苔化，舌红绛光滑，口干，病家因丈亭路远不便，次日复邀余诊。

四诊：七月二十八日。脉象虚数，用清燥养液育阴法。

四方：鲜石斛三钱　鲜生地八钱　知母三钱　鲜首乌三钱　玄参三钱　淡竹沥一两冲　生白芍四钱　炙甘草一钱　火麻仁一钱　驴皮胶三钱，另炖冲　原麦冬三钱　炙鳖甲四钱　冰糖拌炒生石膏四钱

五诊：七月三十日。服药二剂，颈项胸背发出白㾦甚多，色白如晶，胸喉气塞，痰韧，小溲热长，便解酱粪，虚里穴震跃。脉象虚数，邪少虚多，用复脉法。

五方：炙甘草二钱　原麦冬三钱　鲜生地八钱　炒麻仁四钱　驴皮胶三钱，另炖烊冲　北沙参五钱　生白芍五钱　淡竹沥一两冲　鲜石斛三钱　玄精石四钱　炙鳖甲四钱　生牡蛎八钱　辰茯神五钱

六诊：八月三日。热退，白㾦晶亮未隐，口润味苦。舌色淡红润，根苔薄白，脉缓，夜少安寐，便解燥粪，痰韧，两耳已聪，胸脘喉间塞满。当其白㾦未透发之前，见胸闷，应以育阴

透痦为主。今热退痦透，脉静舌润，仍见胸脘喉间塞满，当属胃虚客气上逆。若误解陆九芝先生之言，以丹瘀斑疹，四者之齐与不齐以脘闷之解与未解为辨，仍用透达则误矣。况陆氏曰，有是四者热必壮，四者之解与不解，以汗出之透与未透为辨，临证以辨明虚实寒热为主。今当宗金匮旋覆代赭汤，去姜、枣，加麦冬、麻仁、白芍、朱茯神、紫菀、川贝、钗石斛等。和中降逆，养胃润燥。

六方：旋覆花三钱，包煎　代赭石八钱　西党参三钱　炙甘草一钱　制半夏一钱　原麦冬四钱　炒麻仁四钱　生白芍五钱　朱茯神四钱　紫菀三钱　川贝二钱　钗石斛三钱

七诊：八月六日。白痦渐隐，胸脘气畅，盗汗，喉间觉燥，胃醒思纳，寐安，便解燥粪，脉缓，舌淡红润。营卫不和，气液两虚。拟六君子汤加减。

七方：西党参三钱　淮山药四钱　朱茯神四钱　橘白一钱　炙甘草一钱　制半夏二钱　原麦冬四钱　生白芍四钱　川石斛三钱　北沙参三钱　大生地四钱　远志一钱

效果：得补精神恢复，服此方数剂，病愈。

炳按：此证曲折多端，中途易医，体又瘦弱，素有带下，阴虚阳旺可知，而能收功，亦云幸矣。

方庆财之妻，年十八岁。住鄭乔。八月四日诊。

病名：湿温食复。

原因：六月间患湿温化疟，寒热旬日，服丸药截止，余湿未清。七月二十五日，误食水果、鸡鸭，寒热复发，迁延旬日，病乃加剧。

证候：发白痦晶亮，气逆喘促，胸闷，咳嗽痰韧，便闭溲少，神昏谵语，沉迷耳聋，头汗。

诊断：脉数，舌红苔薄白。湿温痰热蒙蔽，肺失清肃，胃热冲脑故神昏，痰火犯肺故喘促也。

疗法：拟麻杏石甘汤，佐以竹沥姜汁，清透肺胃热痰，兼达湿热伏邪。加紫雪丹清热开窍，小陷胸合栀豉，清搜胸膈痰湿，疏导肠胃食滞，复方图治。

处方：紫雪丹五分，灌　炙麻黄一钱　苦杏仁三钱　生石膏八钱　生甘草一钱　制半夏三钱　全瓜蒌八钱　淡竹沥一两冲　生姜汁一小匙，冲　焦山栀三钱　淡豆豉三钱　川连一钱

二方：八月五日改方。服药后，白痦较昨更多，夜间潮热。咳嗽神识稍清，解燥矢一次，热痰内蕴，仍用清化。

炙麻黄一钱　苦杏仁三钱　生石膏八钱　炙甘草一钱　旋覆花三钱，包煎　瓜蒌皮三钱　川贝二钱　川连八钱　淡竹沥一两，冲　制半夏三钱　朱茯神四钱

次诊：八月六日。白痦发透，夜间潮热，咳嗽痰韧气促，神昏谵语，便实。脉象滑数，舌红糙，苔黄白，湿温伏邪，有化燥之象。拟进清燥救肺汤，去麻杏胶用玄参，加鲜生地，朱茯神、银花、鲜竹叶、全瓜蒌、知母等，清肺化痰，润燥凉营。

三方：桑叶三钱　枇杷叶五片，去毛　玄参八钱　知母三钱　原麦冬八钱　鲜生地八钱　生石膏八钱　炙甘草一钱　朱茯神四钱　银花三钱　鲜竹叶二钱　全瓜蒌四钱

三诊：八月八日，昨吐胶痰甚多，神清，内热已减。夜间虽发寒热，其势极轻，咳差气平，胃苏脉缓舌红润，根苔黄，病已转机，仍投清燥救肺汤加减。

四方：桑叶三钱　鲜枇杷叶五片，去毛　玄参三钱　益元散四钱　生石膏八钱　火麻仁四钱　叭杏仁三钱　旋覆花三钱，包煎　青蒿三钱　炙鳖甲四钱　鲜生地四钱　全瓜蒌四钱

效果：服后热退胃醒，停药静养数日，强健如常。

说明：按此妇湿温化疟被截，湿遏热伏。复因杂食鸡鸭、水果酿痰，当此之时，若遽大剂寒凉，势必白㾦遏伏，痰热内闭结胸，故用紫雪丹清热开窍，佐麻黄、姜汁之辛热，陷胸之滑润，待气机一转，伏湿化燥，虽见舌色红糙，苔黄白，邪由荣分转出气分，大剂清燥救肺，治之转燥为润。若始畏麻黄生姜汁之性热，石膏之性寒，继畏玄参地冬甘腻，只用辛凉清热，甘淡渗湿，以为药性和平，则病重药轻，恐难奏效，若谓药性猛烈太偏。则日医和田启十郎曰，凡药物皆利用其特有之偏性，以矫正病的倾向，故不偏性，则不能为药物。邹润安曰，凡药所以致生气于病中，化病气为生气者也，凡用药取其禀赋之偏，以救人阴阳之偏胜也，是故药物之性，无有不偏者。何廉臣先生曰，吾侪业医，当遵守医圣仲景之遗法，临病探源，对证发药，创所谓经验学派。诚探本之言也。

炳按：先后用药有法，说明病理治疗，可法可师。

杨允中君，年三十一岁。业商，住顺水巷。八月二十六日诊。

病名：湿热。

原因：在无锡厂中涉水，受湿成病。

证候：日晡发热，目黄，便泻不爽，胃呆口渴，两耳失聪。

诊断：脉缓，舌苔淡白，根苔黄厚。湿热伏于肠胃未化。

疗法：疏化湿热为主。

处方：绵茵陈四钱　猪苓三钱　泽泻三钱　带皮苓四钱　生茅术三钱　鲜佩兰二十片　鲜藿香一钱　川朴八分　大腹皮三钱　莱菔子三钱　枳实一钱

二诊：八月二十八日。舌苔白，根黄厚。目睛黄，便不爽。脉缓，日晡发热，口渴较减。肠胃湿热未清，宗吴鞠通三仁汤法。

二方：苦杏仁三钱　生米仁八钱　白蔻仁五分冲　橘皮一钱　川朴八分　竹茹三钱　带皮苓四钱　鲜佛手三钱　鲜佩兰二十片　大腹皮三钱　淡豆豉三钱

三诊：八月二十九日。胃苏，舌色淡红，苔化根薄，目黄已退，便利不爽。用平胃化湿芳香疏气，辛滑通腑治之。

三方：生茅术三钱　陈皮一钱　川朴一钱　炙甘草一钱　郁李仁肉三钱　枳壳一钱　莱菔子五钱　焦楂肉三钱　建神曲三钱　鲜佩兰二十片　米仁一两　鲜佛手三钱

四诊：九月二日。脉弦软，舌淡红，苔灰腻薄，胃苏，便不爽，日晡寒热。湿热仍未清也。

四方：绵茵陈四钱　官桂一钱　生茅术三钱　生米仁八钱　泽泻三钱　带皮苓四钱　枳实一钱　鸡内金二钱　瓜蒌仁五钱　郁李仁肉三钱

五诊：九月三日。舌苔白灰腻，脉缓，日晡寒热，微有耳鸣，便不畅，目睛黄色已退。用柴胡桂枝汤，合枳术佛手和解之。

五方：川柴胡一钱　黄芩八分　西党参二钱　炙甘草一钱　制半夏三钱　桂枝八分　生姜一钱　红枣四枚　炒白术三钱　枳实一钱　鲜佛手三钱　炒白芍三钱

六诊：九月五日。脉缓，舌淡苔黄白灰腻，日晡寒热，胃醒，目睛黄退，二便通调。用桂枝、二陈、枳术、泽泻温化余湿。

六方：陈皮一钱　制半夏三钱　带皮苓四钱　炙甘草一钱　桂枝一钱　炒白芍三钱　生姜一钱　红枣四枚　白术四钱　枳实一钱　泽泻三钱

七诊：九月七日。微有寒热，头眩耳鸣，脉缓，舌红苔灰铺，二便通调，胃强湿化，元虚未复，当进强壮剂。

七方：化龙骨三钱　生牡蛎三钱，二味先煎　炒白芍三钱　桂枝一钱　炙甘草一钱　生黄芪四钱　吴茱萸八分　生米仁八钱　泽泻三钱　白术三钱

效果：服后寒热止，舌苔化病愈。

炳按：涉水受湿，下先受之，当利膀胱，腑阳不治，则湿传中焦、上焦，三焦皆病，治法亦应照三焦用药，运其中枢，洁其净府，亦谓不二法门。

包杏村君夫人，年约三十岁。住北门慈湖学校。六月二十九日诊。

病名：湿热夹气。

原因：湿热加气，邪遏未达，病起四日，病者自疑体虚成损。冯敬疆先生嘱伊延余诊治。

证候：形寒内热乏汗，头眩胸闷，肢酸沉重，二便不畅。

诊断：脉沉弦数，舌红苔薄黄。肝郁气滞，湿遏证也。

疗法：化湿疏气发汗，宗吴鞠通三仁汤加减。

处方：苦杏仁三钱　生米仁八钱　白蔻仁五分，研冲　橘皮一钱　淡豆豉八钱　杜藿香一钱　川朴五分　连翘八钱　益元散五钱　紫金锭二块，研，烊化

二诊：七月一日。服疏透剂，汗出，胸膈气畅，脉缓，舌红苔薄腻，面色萎黄。治宜解郁渗湿。

二方：苏梗一钱　杜藿梗一钱　香附三钱　生米仁八钱　淡豆豉三钱　橘皮一钱　绵茵陈四钱　川朴五分　连翘五钱　丹参三钱　丝瓜络二钱　佩兰二钱

三诊：七月三日。胸膈气畅，面色萎黄，咳嗽痰多，脉缓，舌红苔化。仍进疏气和中法。

三方：柴胡一钱　枳实一钱　赤芍三钱　通草一钱　香附三钱　苏梗一钱　前胡一钱　苦杏仁三钱　米仁四钱　赤苓三钱　佩兰二钱

效果：服后病愈，包君自书"社会救星"四字来谢。

炳按：湿热多因气滞而停，故治湿，以宣肺气为主要；若更兼肝郁，而气结不行，则湿更受阻，故宣气之外，疏肝解郁，尤更不可少也。

以上出自《慈溪魏氏验案类编初集》

沈绍九

代某，男性，三十余岁。平时身体颇健，夏月患湿温，发热，汗出，胸痞，便溏，溺黄，午后热甚，得汗则热减，继又高热，舌苔白润不渴，两脉濡数。前医用三仁汤、黄芩滑石汤、薏苡竹叶散加减，治疗十余日不解，又改用沙参、石斛、茯苓、扁豆、甘草、银花、黄芩、淡竹叶等清热药与甘淡实脾养胃药同用，亦不生效。病人虽在壮年，但食少便溏，动则气喘心悸，虚象已露，所以按湿温常法治疗无功。改方偏于清润，对湿邪有碍，仍不相宜。察舌苔已薄而溲黄，湿减而热存，应予补脾固肾，佐以清热。方用：沙参、白术、茯苓、甘草补脾；菟丝子、淫羊藿、枸杞固肾；黄芩、连翘、淡竹叶清热。连服三剂，热退而愈。

一张姓女子，壮热，谵语，痰多，曾服攻下药及犀角、黄连等寒凉方剂，病不为减。脉象

沉伏，至数，模糊不清，久候微数，舌苔厚腻，夜不能寐，乃暑湿秽浊之邪郁结不解。宗吴又可瘟疫治法，仿达原饮意为立一方：草果、知母、藿香、玄参、青蒿、莲子心、连翘、大腹皮、六一散，服一剂情况即有好转。后发疹，疹透热退而愈。

以上出自《沈绍九医话》

刘云湖

病者：湖北医专三上学生赵云汉同张显渠来寓求诊，愚望赵而问曰，君病湿温耶？赵言偶有感冒，特请诊焉。即与之诊毕，处以方案云，脉洪涩有力，面黄微赤，舌白灰而滑，微有汗，询之胸闷恶风，寒微发热，小便赤涩，大便微溏，此湿温而挟以风邪。仿《内经》"湿淫于内，治以淡渗，佐以苦温"为治。

处方：羌活三钱　云苓三钱　藿香三钱　黄芩三钱　泽泻三钱　苍术三钱　萆薢二钱五分　半夏二钱　桂枝一钱五　灯心三支

效果：越数日赵来上课，称病已愈，然面黄尚有余湿，与淡渗药调理而安。

理论：当诊毕时，张显渠问曰，先生一见面，未诊其脉，何以知其为湿温也？值此春阳大盛之际，又何以敢服羌活至三钱之多，桂枝至一钱五分之重也？愚曰，有法在。凡为医者，须四诊俱备，方为活泼。故未诊时，必察言观色，临诊时细问病因，合以病情，方有把握。诊毕嘱其如何服药，如何调理，此为三大要诀。赵君来时，面色黄，此湿也，黄而眉额带红，此热也，似有微汗，挟风也。合而观之，湿温风三者具有，故知为湿温也。若徒温无湿以兼之，则面但赤而不黄，风温则汗多而恶风必甚。此所以知其为湿温也，不然羌活桂枝何敢用三钱或一钱五分之多？实因湿邪之可据也。

病者：孙孝坪年近五旬，为太和栈主人。

病因：时行感冒。

证候：微热自汗，骨节痛楚，面色正赤，人事昏迷。

诊断：脉浮而涩，舌苔灰滑而秽，此湿浊之邪，伤于气分。

疗法：以五苓散加味。

处方：苡仁三钱　云苓三钱　泽泻三钱　苍术二钱五分　黄芩二钱五分　藿梗二钱　防己二钱　猪苓二钱　桂枝一钱　甘草一钱　灯心三只

效果：一服而愈。

理论：病起于五月，正霉湿天气之候，湿必兼浊，混乱人之清气，迷惑人之神经，故人事昏迷。湿入筋骨，故骨节痛楚。湿扰阳分，故面色正赤。然微热无大热可知，自汗无风寒可知，舌苔灰滑而秽，兼秽浊更可知。脉浮而涩，浮为在表，涩为湿滞，由是推之，乃为湿浊之邪伤于气分也。

方论：此方以加味五苓散专利湿气，秽浊之邪，附于湿中，湿去秽无所存，只以淡渗之品专于利湿，湿去则浊化而清气升，俾筋骨间皮肤上无处皆有湿浊。湿之本性向下，故因其势而利导之。其微加桂枝者，用以通阳达表，使邪之在上者，亦导之下出也。

病者：族尊谷臣，年六十余，在武昌大朝街南段，开庆泰杂货店。

病因：平日嗜酒如命，无餐不杯，又卧处皆湿地，被褥常染有湿气。

证候：遂病湿温，发热恶寒无汗，头不痛，面赤身骨节疼痛，腰痛甚。

诊断：愚脉诊浮数，与大青龙汤而烦益甚，痛反加，此湿温病也。

疗法：与五苓散加羌、独之类。

处方：云苓三钱　法半二钱　白术二钱　泽泻二钱　秦艽二钱　猪苓二钱　羌活一钱五分　独活一钱五分　防己一钱五分　桂枝八分　生姜大片

效果：服二剂而愈矣。

理论：酒具水火二性，好酒之人，无不病湿热者，此愚所惯见也，况又卧处有湿气乎！此证本阴湿内浸，藉酒而发，若非嗜酒，必不发为急性而在阳分，不过但筋骨疼痛变为慢性耳，此好酒者之一善状也。湿本阴邪，因酒性提于阳分，故发热恶寒无汗，湿中夹热，反成热化，故面赤，湿入筋骨，故身骨节疼痛腰痛甚也，脉浮数，是出阳分之征也，服青龙汤而烦益甚痛反加者，以大青龙中有麻、桂、半夏以助湿也。

方论：此证以酒为本，以湿为标，然酒不病而湿病，湿藉酒为声张，酒亦以湿为倚仗，故此方置酒于不问，而单以利湿者，以湿去则酒无能为也，好酒之人，混酒为一气，惟其添湿，则酒气横行矣，此方以五苓散加羌独、防己、秦艽，专疏骨节之湿，湿去自无所病矣。

病者：大松林刘箍匠，年三十六。

病因：本湿温证，医作伤寒诊治，酿成极重之证候。

证候：壮热不退，面青目瞑，舌黄而绛，谵语喃喃不休，痰涎漉漉有声，胁肋刺痛，不可转侧，足屈不伸，小便黄汁如屋漏，大便纯利稀水无粪，自言人在半空，身飘大海，茫无边岸。

诊断：乃请愚治，六脉洪弦，询知以上诸证，阅前方辛温者多。乃谓之曰：此乃湿浊之邪，法宜淡利，医者妄进辛温，燥脱真阳，所以人在半空，身飘大海，类皆汗伤津液所致。

疗法：与养阴祛燥。

处方：元参四钱五分　生龟板四钱、广郁金四钱　飞滑石三钱　芒硝三钱　云神二钱　杭芍一钱五分　桃仁一钱五分　通草一钱

效果：一剂始能安眠，下硬粪数枚，小便转红色，谵语仍未尽退，此湿燥稍去，而阴阳未复也。

接方：元参五钱　生龟板四钱　杭芍三钱　茯神三钱　枣仁三钱　生牡蛎三钱　桂圆二钱　生龙齿一钱五分

效果：一剂谵语悉平，胁亦不痛，二便清，索食无度，嘱其勿与多食，恐防食复，可与糯薏米煮粥时时啜之。

三方：进二甲复脉汤加减，旬日而安。

理论：湿邪浑浊，与热合作，湿为燥化，谓之湿温。湿温之性质延缓，每每十日半月不见转机，虽善治者多无能用其巧，非医药之不对证也。诚以膏腻之性，非些微草木所能驱除。而病家恒以一二剂不甚见效，辄改弦易辙，妄事更张，多致自误，反谓国医之不足恃，不及西法之敏捷，不知西法之捷，为外科为良。若与湿温治之，亦茫无头矣，恒见以冰床冷帽退热，促成死亡者甚多，岂及国医之循气而按理法哉。患湿温者，须认定延缓之性质，择其善治而治之，不必浅尝辄止也。

治湿邪初期，惟以淡渗分利，乃正常法，医者不明此理，认作伤寒，或抱定初起宜与发散

之药，辛热杂投，不徒助起燥化。且亦伤损阴液。阴液伤则阳亢，夫阴液本三阴之原质，阳亢阴伤，中气垂脱，故谵语喃喃，自觉人在半空，身飘大海，茫无边岸，皆欲脱之先兆。太阴伤中阳不运，故痰涎漉漉有声。少阴伤则大便稀水，小便黑汁。厥阴伤则胁肋刺痛，湿蔽清阳，故面青目瞑，舌黄而黑。酝酿筋络，故身重不能转侧，脚挛急不能伸也。

方论：或问曰，湿邪性质膏腻，药用淡渗为宜，芳香为佐，今不用淡渗而用元参之甘腻，不用芳香而用龙牡之固涩，岂治湿温之正理乎？答曰，湿温初起，治以淡渗，佐以苦温，此古人之良法。若误用于辛温发汗之后，阴液劫夺之余，则为非是。盖此时阳亢阴竭，若不养阴潜阳，势必阳飞阴脱，故一甲二甲复脉黄连阿胶等汤，必湿温极期而见发狂谵语者乃可选用。若初期用之，亦必误事，故湿温证变化多端，在视病者之变化以为治，初何尝有一定之标准哉！

以上出自《临床实验录》

汪逢春

李景熙，四十一岁，二月二十日。

身热六日，头痛掣及左耳之后，两目懒睁，咳嗽甚微，恶心，舌苔白腻浮黄，质绛，一身疼痛，寐则两手抽掣，大便自泄两日之后，五日未通，小溲色赤，左脉细小而滑，右弦滑而数。素嗜茶酒，外感温邪。治以清香宣化，佐以苦泄之味。明日一候，能得热退为吉。

白蒺藜三钱，去刺　家苏子钱五　制厚朴钱五，川连七分同炒　苦杏仁三钱，去皮尖　建泻片三钱　省头草钱五，后下　莱菔子二钱　姜竹茹三钱　焦苡米三钱　鲜佛手三钱　嫩前胡一钱　象贝母四钱，去心　香豆豉三钱，焦山栀钱五同炒　赤苓皮四钱　真郁金钱五　鲜枇杷叶三钱，布包　西秦艽钱五　保和丸五钱，布包

白蔻仁三分、酒军二分，二味同研细末，以小胶管装，匀两次，药送下。

二诊：二月二十一日。

身热略退，右足不温，左偏额上作痛，昼轻夜重，舌苔黄厚，口渴，小溲色赤，身痛虽减，烦躁不舒，两脉弦滑而数。病七日，湿温挟滞，蕴蒸阳明。再以轻香宣解，苦泄通腑。一候热退，最为上吉。

白蒺藜三钱，去刺　香豆豉三钱，焦山栀二钱同炒　省头草钱五，后下　苦杏仁三钱，去皮尖　西秦艽二钱　嫩前胡钱五　全瓜蒌五钱，枳实二钱同打　家苏子钱五　白蔻衣钱五　丝瓜络三钱　朱连翘三钱　薄荷细枝七分，后下　莱菔子三钱　焦苡米三钱　嫩桑枝五钱　真郁金三钱　赤苓四钱　猪苓四钱　建泻三钱　方通草一两，煎汤代水

上上制厚朴三分、酒军三分，二味同研细末，以小胶管装，匀两次，药送下。

三诊：二月二十二日。

身热渐退，舌苔白腻质绛，尖碎而痛，得寐较安，左边头额近发际入夜作痛，两足已温，大便通而不畅，小溲亦少，胸闷善怒，左脉细弦而滑，右细数而弦。酒家湿热太甚，气不疏利。拟再以分渗化湿，宣达足太阳经。

白蒺藜三钱，去刺　朱连翘三钱　香砂枳术丸五钱，布包　白蔻衣钱五　猪苓四钱　省头草钱五，后下　制厚朴钱五，川连七分同炒　鲜枇杷叶三钱，布包　焦苡米三钱　建泻三钱　嫩前胡钱五，大豆卷三钱同炒　苦杏仁三钱，去皮尖　块滑石五钱，布包　赤苓四钱　真郁金钱五　瓜蒌皮四钱，枳壳一钱同打　鲜柠檬皮三钱　绿茵陈三钱，焦山栀钱五同炒　小木通一钱　方通草一两，煎汤代水

四诊：二月二十三日。

身热渐退，头痛减而不止，食多则其痛较甚，舌苔白滑浮黄，质尖绛，大便未通，小溲渐畅，其色亦淡，胸闷善怒，左脉弦滑，右脉濡而数，酒家湿热留恋阳明，有外泄之意。拟再以昨法加减，佐以通腑之味。

白蒺藜三钱，去刺　嫩前胡一钱，葛花五分同炒　香砂平胃丸五钱，布包　全瓜蒌五钱，苦楝子钱五同打　猪苓四钱　省头草钱五，后下　朱连翘三钱　鲜枇杷叶三钱，布包　真郁金三钱　赤苓四钱，朱拌　大豆卷三钱　制厚朴钱五，川连七分同炒　块滑石五钱，布包　小木通一钱　建泻三钱　焦苡米三钱　绿茵陈三钱　朱灯心钱五　苦杏仁三钱，去皮尖　佛手三钱　枳椇子三钱

羚羊角一分、酒军三分、落水沉香一分，三味同研细末，以小胶管装，匀两次，药送下。

五诊：二月二十四日。

身热将退，大便通而不畅，舌苔黄厚且腻，质绛，头额痛，掣左偏脑部，两脉弦滑，昨宵得寐甚安。表邪虽解，湿热积滞，与肝胆之热互相蒸腾，拟再以轻泄苦化，佐以清解通腑之味。

白蒺藜三钱，去刺　朱连翘三钱　鲜枇杷叶三钱，布包　小木通一钱　真郁金三钱　省头草钱五，后下　家苏子钱五　香砂平胃丸五钱，布包　朱灯心一钱　绿茵陈三钱　葛花五分　苦杏仁三钱，去皮尖　块滑石五钱，布包　枳椇子三钱　鲜佛手三钱　白蔻仁钱五　焦苡米三钱　朱赤苓四钱　猪苓四钱　建泽三钱

落水沉香末二分、羚羊角一分、酒军三分，三味同研细末，以小胶管装，匀两次，药送下。

六诊，二月二十五日。

热已退净，大便三次仍未畅利，左边后脑时觉掣痛，左脉细弦，右弦滑。湿热积滞化而未楚，肝胆之热尚甚。拟再以轻泄苦降，甘淡化湿。

白蒺藜三钱，去刺　鲜枇杷叶三钱，布包　肥知母钱五，盐水炒　焦苡米三钱　冬瓜子一两　粉丹皮钱五，　香青蒿钱五　香砂平胃丸五钱　苦杏仁三钱，去皮尖　绿茵陈三钱　小枳实钱五　朱连翘三钱　块滑石五钱，布包　小木通一钱　白蔻衣钱五　焦山栀钱五　制厚朴钱五，川连七分同炒　全瓜蒌一两，家苏子钱五同打　朱灯心一钱　朱赤苓四钱　建泻三钱

上上落水沉香二分、酒军三分，二味同研，以小胶管装，匀两次，药送下。

《泊庐医案》

孔伯华

吴女，八月十八日。初以内蕴湿热，兼外邪客之，风热相搏。遂致头胀痛，咳嗽鼻塞声重，咽痛口渴，思冷饮，发热而微恶风，痰涎壅盛，大便秘，小便赤，舌苔黄腻，脉浮数。亟宜辛凉清解以肃肺络。

鲜芦根一两　生石膏一两，先煎　金银花三钱　连翘三钱　杏仁泥三钱　薄荷叶钱半，后煎　苏子霜钱半　条黄芩二钱　板蓝根三钱　辛夷花二钱　鲜荷叶一张　全瓜蒌六钱，元明粉钱拌　紫雪丹六分，冲服

二诊：八月二十日。据述服第一剂药后，寒热之象随汗而解，再服则头痛，咳嗽、咽痛均安，大便已下，鼻塞亦通。惟痰液黄黏而盛，舌苔垢腻，脉尚弦滑。此滞热未清，肺胃仍未清肃之征也，再进清热导滞之法。

条黄芩二钱　生石膏六钱，先煎　鲜石斛五钱　青竹茹四钱　焦栀子三钱　川黄柏三钱　全瓜蒌五钱，元明粉二钱拌　生知母三钱　黛蛤粉五钱，布包先煎　枳实二钱　生滑石块四钱　莱菔子四钱　鲜藕二

两　莲子心钱五　苏子霜二钱

杨达夫

宋某某，男，21 岁，1962 年 2 月 19 日初诊。

患者于澡堂洗澡后发热恶寒，头痛身痛，口渴，胸闷，便干，尿短赤，脉洪滑，舌红苔厚，体温 40.6℃，胸腹背部及四肢散在红疹，压之不退色，外斐反应 1:40（四日后外斐反应 1:80，又四日外斐反应 1:640）。此乃新感温邪引动伏气，表证未解，侵及气营，治以辛凉解肌，透营清气。

处方：生石膏 24 克　广角 9 克　山栀 9 克　黄芩 9 克　鲜芦根 30 克　牛蒡子 9 克　大青叶 9 克　银花 15 克　连翘 9 克　蝉衣 3 克　丹皮 9 克

二诊：热度仍高，体温 39～40℃ 之间，晨轻暮重。前方加赤芍 9 克、神曲 9 克、紫雪散 3 克送服。

三诊：恶心汗出，热势略见减轻，一度降至 38.6℃，后又回升至 39.6℃，脉洪大，舌红苔薄白，未再出现斑疹。是伏气未解，再以化斑透邪。

处方：生石膏 30 克　鲜芦根 30 克　大青叶 9 克　牛蒡子 9 克　金银花 15 克　连翘 15 克　竹茹 9 克　赤芍 9 克　丹皮 9 克　砂仁 1.5 克　犀角粉 0.9 克，冲服

四诊：热度降至 38℃，仍感胸闷口渴，大便三日未行，脉滑数，舌红苔薄黄。原方加栀子 6 克、黄连 3 克、瓜蒌 9 克。以清三焦郁热。

五诊：体温恢复正常，自觉无不适，原方再服一付。

六诊：体温正常，夜有汗出，鼻干流血，脉象和缓。乃病后余热未尽，即"炉烟虽熄，灰中有火也"，继清余热。

处方：鲜芦根 15 克　桑叶 9 克　生白芍 9 克　黄芩 6 克　青蒿 6 克　麦冬 9 克　炒稻芽 9 克　石斛 9 克　竹茹 9 克　滑石 9 克

调理痊愈出院。

1931 年 9 月 8 日杨从兄健人病于保定，来电嘱诊，当搭车前往，于 9 日抵保。

初诊：脉象洪数，舌苔黄腻而厚，体温 40℃，舌短缩，痰多，谵语多，间有撮空，小便深红短少，大便秘结。教会医院诊为"肠伤寒"，服药一周，病势未退。病于秋季，湿热当令，是湿温病也。温邪未透，痰湿素盛，宜清热涤痰，佐以开窍安神。

处方：鲜芦根　冬瓜仁　丝瓜络　竹茹　豆豉　焦栀　连翘　金银花　厚朴花　苏子　小木通

以陈萝卜、海蜇皮煎汤代水，并送服紫雪散。

二诊（次日）：脉滑实、舌短谵语、撮空均较好。痰仍多，小便二次赤红，大便稀黑，体温 39.2℃。

处方：生石膏　浙贝　芦根　丹皮　焦栀　连翘　花粉　竹茹　小木通

海蜇皮、陈萝卜煎汤代水送服紫雪散。

三诊：体温上午 38.4℃，下午又回升至 39.2℃，痰多欠利，夜微有谵语。继服原方加瓜蒌、

枳壳、竹沥水。

四诊：上午微烦躁，继而汗大出，脉转细弱，嗜睡，连进滋阴清热化痰药而先烦躁继汗出，是正邪交争，病已十三日，乃战汗之象，体温降至36℃以下，以其体质素虚，恐正不胜邪，急以扶正。

处方：西洋参15克，浓煎频服。而后汗敛神清，其病若释。

五诊：体温36.2℃，小便不通，遂导尿一次。

处方：西洋参　橘红络　浮小麦　远志　竹茹　茯神　糯稻根须　朱灯心

六诊：体温36.3℃，舌红少苔，气微短，痰多易吐，能食米粥四次，藕粉二次。继服原方加冬瓜仁、杏仁、炒苡米，温证已愈，观察二日无变化，遂辞别返津。

以上出自《津门医粹》

赵寄凡

患者刘某某，男，17岁，入院日期1961年11月1日。

患者发热汗出，头晕，大便泄泻，日三四次，已两周。入院前二日，经某医院查肥达试验：伤寒"H"1∶320，"O"1∶80，怀疑为肠伤寒。入院检查：体温39℃（腋下），面色苍白，无欲状，胸腹及背部有散在蔷薇疹，肝脾未触及，脉浮弦不数，舌胖质红，苔薄白。入院后先予香连化滞丸，每日12～18克，治疗三日，无明显好转。不恶寒，反恶热，口渴喜饮，大便溏泻，色重秽气熏人，脉舌相参，证乃协热下利、热重阳明，投葛根芩连汤。葛根15克、吴茱萸2.5克、川连2.5克、黄芩5克、炙甘草3克，服一剂后，症状减轻，遂倍量继服二付，症状消失，脉静身凉。更以原方剂量一剂善后，邪去正安，停药调养。

12月15日复查肥达试验，伤寒"H"1∶640，"O"1∶320；副伤寒甲1∶40。

《津门医粹》

章成之

劳男。病热一候，其热弛张无定，语言低沉。此与外感风寒者有别，乃温邪也。渴喜热饮，内有伏湿；手臂红点隐约，有入营之象。病之缠绵，为意中事。

鸡苏前9克,包　带叶佩兰9克　连翘12克　黄芩9克　青蒿9克　白薇12克　紫花地丁9克　甘露消毒丹9克,分3次吞

谢女。壮热一候，苔白腻满布，胸中窒闷异常，呻吟之声，不绝于耳。此温邪挟湿，交阻肠胃，非短时间所能取效，予达原饮加味。

粉葛9克　柴胡4.5克　黄芩9克　知母9克　枳实9克　槟榔9克　煨草果4.5克　白芍9克　粉草1.5克　佛手9克

孔男。病湿温匝月，苔灰腻，脉濡数，扪其肌肤，不甚润泽而热。与人问答，有意识者半，不知所云者半，合目则谵语频作，不更衣十日许。邪气尚未肃清而正气虚，已是吃紧之极。

软柴胡4.5克　制川朴4.5克　生苍术4.5克　黄芩9克　全瓜蒌12克　杭白芍9克　生枳实9克

连皮槟榔9克　山楂肉12克　莱菔英9克　六神丸30粒，分3次吞

另：参须15克，浓煎代茶。

原注：此人午后服药，至翌晨三时许，得垢腻之大便甚畅，热减神清。从此方加减，凡十日许而病瘥。

王男。神气肃索，高热一周，第二天即耳聋，谵语，两手瘛动。假使外邪，决无如此严重；假使温邪，初期而呈此象，预后不良，无待言矣。

大豆卷12克　黑山栀9克　陈胆星6克　石菖蒲12克　黄芩9克　银柴胡4.5克　带心川贝6克　广玉金4.5克　连翘9克　白茅根1扎　青蒿子9克　紫雪丹0.9克，吞

二诊：肠伤寒初起一二日耳聋神糊者甚少，苔厚腻而尖淡红，续予下方。

石菖蒲9克　连翘9克　白薇9克　苦参片6克　赤苓9克　陈胆星4.5克　黄芩9克　青蒿子9克　银花9克　紫雪丹0.9克，吞

三诊：得衄仍不解，便当预防各部出血，而以肠部为甚。其证候以仲景分类，为阳明证。便通，则是阳明经证。

天花粉12克　银花12克　黄芩6克　石菖蒲9克　肥知母9克　连翘9克　山栀9克　广地龙9克　白茅根1扎　绿豆衣18克　青蒿子9克

按：服昨药，神志大清，惟懊憹不已。

四诊：温邪夹湿，今第十一日，神志从迷蒙中转清朗，腹部隐约有玫瑰疹，佳象也。舌见淡红，后半白腻，可以证明其病灶在肠。在此数日之内，处方总是阳明范围。

天花粉12克　黄芩6克　紫花地丁9克　白薇9克　粉甘草3克　银柴胡6克　净连翘9克　苦丁茶9克　银花15克　茅芦根各30克

五诊：得黑色便，吾人不能遽下肠出血之断语。假使肠出血其人多脉伏、肢冷，呈虚脱状态。今泻下，病势反挫。

川黄柏6克　银花炭12克　飞滑石9克，包　带心川贝6克　苦参片9克　嫩白薇9克　连翘9克　石菖蒲9克　淡竹叶30片　粉甘草3克　炒荠菜花12克

六诊：病历二候，舌质淡，根黄腻，湿与温已成相持之局，清温渗湿并进。

川雅连1.2克　苦参片6克　赤苓9克　草薢9克　连翘9克　黄柏6克　黄芩6克　通草3克　泽泻9克　石菖蒲9克　生熟苡仁各12克　甘露消毒丹30克，分2次泡茶

七诊：湿温证之白㾦，半因于多汗，皮肤不清洁；半因于毒素由肌腠外泄。医者要在任其自汗，强之使出不可也。故时医从疏散法透㾦，等于揠苗助长。

清水豆卷12克　连翘9克　苦参片4.5克　泽泻9克　炒米仁12克　牛蒡子9克　白薇12克　川黄柏4.5克　葛根24克　车前子9克，包

八诊：湿温证第十六日，神志清晰，在极期中见之，最是佳象。大便溏，日约三四行，则为此时所最忌。古人苦以坚之，此类药多能收敛肠黏膜。

川黄柏4.5克　川雅连1.5克　荠菜花9克　白槿花12克　苦参片9克　银花炭12克　通草3克　生地榆12克　赤苓9克　嫩白薇9克　荷叶1角

九诊：病虽已呈尾声，热退净，而便溏犹未尽除。

前方加艾叶6克、藕节5只、杭白芍9克、乌梅6克，去赤苓、通草、荠菜花。

刘女。吞厚朴末，闷已瘥减。湿温证之闷大别有二：热度高时，心脏不强之闷，其脉多虚弱；热不高亦闷者，营养缺乏居多，仲景称为虚痞。此二者，党参皆能治。厚朴、郁金之治闷，纯是健胃作用，因其芳香挥发，多少有催动血行之故，对于心脏不强，稍有助益；用于虚痞则无效。病者汗多，面色不华，虚象居多，芳香类药不宜常服。世人只解芳香化浊（栀子厚朴汤），不解甘温健脾并用之法（如泻心汤），仲景之说，衰佚久矣。

川连 1.2 克　姜半夏 9 克　干姜 4.5 克　党参 9 克　黄芩 6 克　粉草 3 克　生姜 1 小块　厚朴末 2.4 克，分 2 次吞

赵男。热九日不退，舌边尖红绛，呈三角形，此唯湿温证之阴伤者有之。夫阴液为抵御温邪之根本，初起阴液即耗，将来之变化殊难逆料。

清水豆卷 9 克　鲜生地 18 克　北沙参 9 克　知母 12 克　天花粉 18 克　连翘 12 克　黄芩 9 克　卷心竹叶 30 片　碧玉散 12 克，包　粉葛根 30 克，煎汤代水

吴南。热已旬余不退，其热早暮起伏，夜来谵语手痉，多半是肠伤寒。泄泻、腹中雷鸣，予葛根芩连汤加味。

粉葛根 9 克　黄芩 9 克　川连 1.2 克　银花炭 9 克　连翘 9 克　苦参 6 克　赤苓 12 克　六一散 12 克，包

二诊：泻减，昨夜依旧谵语手痉，苔不厚腻，此温重于湿者。

清水豆卷 12 克　黄芩 9 克　银花 9 克　连翘 12 克　青蒿子 9 克　白薇 12 克　地龙 9 克　赤苓 9 克　天花粉 9 克　神犀丹 1 粒，化服

三诊：据实验室检查报告，可确诊为肠伤寒。耳聋，谵语，手痉，舌红，加养阴药。

银花 9 克　连翘 12 克　白薇 12 克　玄参 9 克　细生地 15 克　石斛 9 克　川连 1.5 克　知母 9 克　赤苓 12 克　神犀丹 1 粒，化服

四诊：谵语、手痉大定，数日之内，别无变化，便有出险之望。

银花 12 克　连翘 12 克　黄芩 9 克　生石膏 30 克，打　青蒿子 9 克　白茅根 1 扎　赤苓 9 克　石菖蒲 9 克　神犀丹 1 粒，化服

陈女。热十三日，舌边尖红，苔中白腻，此湿温证。病者神志有迷蒙状，胸前后呈现不明显之红点，此毒邪欲由毛窍外泄，当因其势而利导之。

银花 9 克　连翘 9 克　黄芩 9 克　升麻 3 克　竹叶 30 片　黑山栀 9 克　紫花地丁 9 克　赤芍 9 克　丹皮 9 克　紫草 9 克

二诊：精神症状特别显著，血中热毒炽盛也。

银花 9 克　连翘 12 克　紫草 6 克　紫花地丁 12 克　丹皮 9 克　赤芍 9 克　焦山栀 9 克　赤苓 9 克　碧玉散 12 克，包

仲男。病伤寒十二日，其热在弛张不定中。热之退，不足喜；热之高，不足虑。所虑在神志迷蒙，脉来糊数。扶正实为当务之急，医者当权衡其轻重缓急，不可墨守成规。

生黄芪 9 克　潞党参 9 克　小生地 18 克　麦冬 9 克　连翘 12 克　石斛 9 克　陈胆星 2.4 克　粉草 3 克　鲜石菖蒲 9 克

二诊：病十三日，已入严重阶段，入夜神识昏糊，谵语不休，热型升降无定。升者邪盛正

虚之势，降者正复邪减之候。在此惊涛骇浪之中，只有扶持正气，最关紧要。

大生地24克　带心麦冬9克　带心连翘15克　玄参9克　北沙参9克　知母9克　鲜石斛9克　碧玉散12克，包　黄芪9克　广郁金3克　鲜石菖蒲9克　生米仁30克

三诊：伤寒两候，正在严重时期。虽夜间神昏、谵语，幸无重大变化。能再坚持一候，则化险为夷，或有希望。今其热不退，津液、体力俱已亏耗，故扶正养阴，两属重要。

大生地24克　连心麦冬12克　带心连翘12克　北沙参9克　鲜石斛9克　知母12克　鲜石菖蒲9克　青蒿9克　生米仁30克

四诊：伤寒半月，病在进行中。所幸体力、津液由于将护得当，加之药物补益，形势尚见良好。可见扶正实为治伤寒之要法。

生黄芪24克　党参9克　大生地15克　知母12克　连翘12克　石斛9克　生米仁18克　远志肉4.5克　五味子4.5克　鲜石菖蒲9克

五诊：病已十六日，迭进培元扶正之剂，病势渐向光明之途迈进。多言与不静皆能引起气急，培元扶正，乃不移之法。嘱多静卧。

党参24克　麦冬12克　五味子4.5克　炮附片4.5克，先煎　大生地24克　山萸肉9克　象贝9克　生米仁30克　浮小麦9克

六诊：伤寒在此期间，最为吃紧关头，扶正之外，滋养饮料尤不可少。若数日内能安然度过，则大海航舟，岸影近矣。

高丽参须4.5克　炮附块4.5克，先煎　党参12克　炙鳖甲30克，先煎　麦冬9克　细生地18克　象贝12克　生米仁24克

七诊：伤寒十九日，其热仍在高峰，病者自觉胸次烦热，口渴引饮。此壮热内炽，在扶正药中，当复入清润之属。

高丽参须6克　鲜石斛9克　炙鳖甲24克　炮附片4.5克，先煎　鲜生地30克　大贝母9克　连翘9克　广郁金2.4克　鲜石菖蒲9克　生米仁18克　鲜荷梗1尺

八诊：病势稳定，危险期大致度过，舌边尖红，数日内不可大意。

高丽参须6克　鲜生地30克　石斛9克　连翘12克　炮附块6克　麦冬9克　黑大豆15克　大贝母9克　鲜荷梗1尺

九诊：病势渐趋坦途，津液将复，舌润，新苔已布，可以无虑。

银柴胡4.5克　青蒿9克　细生地24克　炙鳖甲30克，先煎　浙贝9克　生米仁30克　黑大豆15克　鲜荷叶1角　谷麦芽各9克　高丽参须6克

徐男。病历十七日，热势早暮弛张，西医诊为肠伤寒。舌苔虽黄腻，而牙龈出血时作，热入营分，不可墨守芳香化湿之成法。

青蒿9克　白薇9克　银花15克　连翘12克　小生地24克　泽兰6克　知母12克　紫花地丁9克　郁金6克　鲜石菖蒲9克　碧玉散12克，包

二诊：热势大退，牙龈出血不止。

鲜生地24克　知母12克　麦冬9克　银花12克　连翘9克　花粉9克　玉竹9克　苦参6克　绿豆衣6克

三诊：脉静身凉，龈血亦大减。

大生地15克　知母9克　玉竹9克　冬青子9克　旱莲草9克　制首乌12克　黑大豆15克　仙鹤

草 12 克

四诊：病势已入恢复期，但食欲不振，苔腻，略予和胃消导。

佩兰梗 6 克　苦杏仁 9 克　炒枳实 6 克　广郁金 4.5 克　生鸡金 9 克　谷麦芽各 9 克　佛手片 4.5 克

五诊：多食多动，其热复升。夫伤寒复病，最为大忌。数日内必须静卧勿动，多饮流汁。

忍冬藤 12 克　连翘 12 克　黑山栀 9 克　青蒿 9 克　白薇 12 克　地龙 9 克　鸡内金 9 克　蚕沙 12 克，包　谷麦芽各 9 克

六诊：微热总不肯退，舌苔略腻，表示肠热未清。

忍冬藤 12 克　连翘 12 克　淡条芩 4.5 克　苦参 6 克　地龙 9 克　青蒿 9 克　白薇 12 克　白槿花 12 克　马齿苋 12 克　谷麦芽各 9 克

七诊：热退，脉尚数，但软弱无力，邪去正衰，当补之。

生黄芪 9 克　党参 9 克　生冬术 9 克　山药 9 克　茯苓 9 克　炙鸡金 12 克　谷麦芽各 9 克　甘草 3 克　仙鹤草 12 克

余男。湿温已逾两候，此病不忌神昏、谵语，最忌大便溏泻、色赤，世俗称作"漏底伤寒"是也。其关键在此。

银花炭 15 克　荠菜花炭 15 克　连翘 15 克　带心川贝 6 克　远志 4.5 克　陈胆星 3 克　鲜石菖蒲 9 克　苦参片 6 克　滑石 18 克　白槿花 12 克

二诊：泄泻得止，最为可喜。若数日之内别无变化，则可化险为夷。

豆卷 12 克　鸡苏散 9 克，包　连翘 12 克　带心川贝 6 克　远志 4.5 克　竹沥半夏 9 克　赤猪苓 9 克　郁金 4.5 克　鲜石菖蒲 9 克

三诊：高热不退，咳嗽不已。

北沙参 9 克　带心麦冬 9 克　带心川贝 6 克　带心连翘 15 克　远志 3 克　郁金 4.5 克　杏苡仁各 9 克　桑白皮 9 克　卷心竹叶 30 片　碧玉散 12 克，包

四诊：其热退清如常人，但汗多而冷，腹中绞痛，脉不鼓指。此非正常之退热，乃虚脱之预兆，还须防其肠出血。拟温其里以救脱。

炮附块 4.5 克　全当归 12 克　浮小麦 15 克　煅龙骨 15 克，先煎

另：牡蛎粉 60 克，外用扑身。高丽参 12 克，煎汤代茶。

五诊：虽体温骤降，幸脉不增数，腹痛渐定，表示正气尚能挣扎，未酿成两败俱伤之局，然而间不容发矣。

炮附块 6 克　全当归 12 克　白芍 9 克　麦冬 9 克　五味子 4.5 克　远志 4.5 克　竹沥半夏 9 克　橘皮 4.5 克　炙甘草 3 克　浮小麦 12 克

六诊：已离险境，从此向坦途迈进。

北沙参 9 克　山药 9 克　茯苓 9 克　白芥子 9 克　白芍 9 克　橘皮 4.5 克　扁豆衣 9 克　炒谷麦芽各 9 克

以上出自《章次公医案》

赵海仙

客感之纷纭由乎六气，一身之枢要惟在中宫。寒热见而肌腠闭郁。脾主肌肉，故脘闷而不

畅，亦湿寄于温之故耳。脉弦，苔白。先拟轻灵之品，观其进退。

香苏叶三钱　粉葛根三钱　白蔻仁五分　粉甘草五分　荆芥穗一钱五分　苦杏仁一钱五分　制半夏一钱五分　云茯苓三钱　青防风一钱五分　川厚朴五分　六和曲一钱五分　广橘皮一钱五分　生姜一片　葱白三枚

暑湿内伏。新凉外加。身热作哕，胸闷不舒，谷食不甘。拟方速图，方免别生枝节。

广藿香一钱五分　赤茯苓三钱　福橘皮八分，盐炒　制半夏三钱　川朴花一钱，姜炒　焦神曲一钱五分，炒　粉葛根二钱　江枳壳一钱五分，炒　西砂仁五分，研　苦杏仁二钱，去皮尖　肉桂子五分，研　荷根尺许

复诊：加香苏茎一钱五分、黄玉金一钱五分，减葛根一钱，去杏仁。

服前方，身热作哕已止。因食桃数枚，以致胸次闷塞，反复无常。防其歧变。

制半夏二钱　赤茯苓三钱　福橘皮八分，盐炒　藿香根一钱五分　川朴头六分，姜炒　福橘络八分　老山木香五分　西砂仁五分，研　江枳壳一钱，炒　黄玉金一钱五分　肉桂子四分，研　焦神曲一钱五分，炒　荷梗尺许

湿温。湿化热，热伤阴。便血下注，阴伤也。冲为气海，冲气上逆，肝肾不和，根本伤也。肢冷气急，脉象细数，按之无根，皆属不治之证。且下血止而复作，一伤再伤，岂堪设想。空城遇敌，攻守两难。不得已勉拟交引阴阳法，以尽人力。

高丽参一钱五分　东阿胶二钱，和人　鸡子黄一枚　鹿毛角一钱五分　青铅三分　紫石英一钱五分　黄芪皮五钱　西当归二钱

伏邪，身热，结胸自利，已延十二日。脉象弦数。虑其化热增剧。

粉葛根二钱　赤茯苓三钱　新会皮八分，盐炒　制半夏三钱　雅连头五分，姜炒　黄玉金一钱五分　川朴头八分，姜炒　淡干姜五分，炒　方通草三分　六和曲三钱，炒　生姜汁二小茶匙，冲服　铁锈水五小茶匙，冲服

服前方，身热稍退，脉象较平。拟方力图进步。

苦杏仁二钱，去皮尖　云茯苓三钱　新会皮六分，盐炒　白蔻仁五分，吞下　黄玉金一钱五分　六和曲一钱五分，炒　粉甘葛八分　大贝母三钱，去心　川朴花四分，姜炒　制半夏三钱　鲜枇杷叶三片，去毛

以上出自《寿石轩医案》

叶熙春

谭男，二十三岁。七月。杭州。身热两候未解，朝轻暮重，胸闷懊忱，口渴喜饮，神识似清似昏，入夜喃喃自语，胸前虽见瘖点，但细小不密，两脉濡数，舌尖边绛，苔黄燥。湿热蕴蒸气分，漫布三焦，奈禀体素虚，正不敌邪，致瘖难透大，有内陷之虑。亟拟扶正祛邪，标本兼治。

北路太子参6克　扁石斛9克，劈，先煎　青连翘12克　川贝9克　鲜芦根30克　天花粉9克　蝉衣3克　炒牛蒡子9克　茯神12克　苡仁12克　通草5克

二诊：服前方，热势虽减，胸闷如前，瘖仍不多，至夜昏沉嗜卧，脉濡而数，苔黄燥。正

虚邪盛，原法继之。

北路太子参9克，先煎　炒于术5克　霍山石斛5克，先煎　川贝9克　炒牛蒡子9克　黑山栀9克　广郁金6克　青连翘9克　茯神12克　天花粉9克　干芦根15克

三诊：服前方两剂后，胸颈瘖点满布，色泽鲜明，热势递减，懊烦已除，神清寐安，大便溏薄不爽，脉象弦数，舌苔黄腻。湿热已从外达，再拟标本兼顾。

米炒上潞参9克　苡仁9克　青连翘12克　赤苓12克　炒牛蒡子9克　白蔻仁2.4克，杵，后下　黑山栀9克　飞滑石9克，包　淡子芩6克　淡竹叶9克　广郁金6克，杵

四诊：热退，神安得寐，胸闷虽宽，不思纳谷，大便转干，脉濡软，舌苔薄黄。湿热得化，正虚未复，调理脾胃以善其后。

米炒上潞参9克　苡仁9克　茯苓神各9克　炒竹茹6克　原干扁斛9克，劈，先煎　川贝5克　新会皮5克　通草5克　米炒淮药9克　炒麦芽9克　炒神曲6克，包

倪男，三十岁。六月。杭州。湿温三候，身热不解，有时神昏谵语，渴而喜饮，口气臭秽，大便旬余未解，小溲短赤，脉象沉数，舌苔黄燥。阳明腑实，急以清热荡积。

带心连翘9克　黑山栀9克　制大黄8克　厚朴3克　炒枳实5克　元明粉12克，分冲　花粉9克　淡竹叶8克　茯苓12克　灯心30支

二诊：昨投承气加味，服后大便已下，小溲由赤转黄，身热顿减，苔转薄黄而润，脉象滑数。再拟清热化湿。

清水豆卷9克　藿梗5克　淡子芩6克　赤苓12克　淡竹叶6克　苡仁9克　天花粉9克　银花9克　益元散9克，荷叶包　佩兰6克　川石斛9克

三诊：身热已退，湿未尽化，神倦嗜卧，不思饮食，脉转濡缓，舌苔白腻，大便虽能自下，小溲仍然短少，并有数声咳嗽。再拟渗湿兼以宣肺化痰。

淡竹叶5克　泽泻6克　白蔻仁3克，杵，后下　猪苓12克　益元散9克，荷叶包　佩兰6克　白杏仁9克，杵　赤苓12克　炒香枇杷叶12克，包　苡仁9克　炙前胡6克

蒋男，二十一岁。六月。余杭。湿蕴化热，热伏阳明，壮热无寒，头剧痛，痛在正面，胸次窒闷，口渴索饮，大便秘结，脉数而实，舌苔黄燥。邪不在表，故虽得汗，热仍不解，阳明实热之证毕见。亟拟大承气汤加味。

生锦纹9克　枳实5克　制川朴3克　元明粉12克，分冲　通草5克　原干扁斛9克，劈，先煎　苡仁9克　淡竹叶6克　天花粉12克　赤苓12克

二诊：昨投承气汤加味，大便已通，热势减低，口渴亦差，无如湿邪窃据未逐，清旷失舒，胸次窒闷如故，脉数，舌苔薄黄。治以泄热生津为继。

原干扁斛9克，劈，先煎　花粉9克　生枳壳5克　制军3克　川朴3克　大腹皮6克　省头草9克　银花9克　淡竹叶5克　苡仁9克　陈青蒿60克　赤苓12克

三诊：湿浊熏蒸未艾，热势仍见起伏，渴喜冷饮，胸闷烦懊，夜来谵语，脉弦而数。势虑入营昏痉，再予芳香开逐，宣畅气机，俾邪从外达，以杜内陷之渐。

紫雪丹1.8，吞　青连翘9克　鲜菖蒲根6克　鲜石斛9克，劈，先煎　川贝9克　炒牛蒡子9克　金银花9克　花粉6克　元参9克　白杏仁9克，杵　茯神15克　通草6克

四诊：热减神清，胸膈宽舒。内蕴邪热，始得外达，再以循序而进。

鲜扁斛9克，劈，先煎　川贝6克　辰茯神12克　杏仁9克，杵　淡竹叶5克　竹茹9克　广郁金2.4克，杵　天花粉6克　鲜石菖蒲根6克　青蒿根9克　银花6克

五诊：余热渐退，神安得寐，渴止胸舒，惟邪退正虚，头昏耳鸣，纳食无味，舌苔薄黄，脉缓不弦。顾其胃先苏其困，得谷食以助元气。

省头草9克　扁斛6克，劈，先煎　炒香豉3克　白蔻壳5克　生谷芽8克　炒谷芽8克　生鳖甲15克　米炒麦冬9克　茯神15克　陈青蒿6克　六神曲5克　小生地12克

六诊：余热未尽，津伤未复，头昏体痛，知饥少食，脉见小数。再以清养继之。

细生地12克　扁石斛9克，劈，先煎　陈青蒿6克　神曲5克　省头草6克　生鳖甲15克　米炒麦冬12克　炒香豉3克　地骨皮9克　砂仁1.5克，杵，后下　生谷芽8克　炒谷芽8克

七诊：大病初差，湿热尽化，胃津渐充，脉缓无力，头昏心悸，耳作蝉鸣。正虚未复，再当调理。

米炒上潞参9克　生鳖甲15克　辰茯神15克　元参9克　生白芍5克　神曲5克　生谷芽8克　熟谷芽8克　砂仁1.8克，杵，后下　稽豆衣9克　细生地12克　扁石斛劈，先煎　红枣3个

以上出自《叶熙春专辑》

施今墨

　　远在"七七事变"前夕，我正在天津北辰饭店应诊，有安徽人陈姓邀诊。陈约五十年纪，本人通医术，每为其戚友医病，中西医界熟识綦多。农历五月间，感染湿温，西医断为肠伤寒，住医院两旬，高热不退，始终未发昏谵，而精神委顿不堪，返家服中药，犀、羚、膏、黄、连、芩、知、柏、十香、紫雪、至宝、安宫，莫不备尝，迁延月余，脉由洪滑转濡缓，而体温迄未平静，上午、下午或夜间，仍有时升至38℃左右，口干强饮，舌苔垢厚，大便始燥涩，后见稀溏，小便量少，不能食，间作呕逆，不寐汗出。因有发热苔垢，医及病家均以为热积尚存，舍脉从证，仍须凉导。并认为溏便乃热结旁流所致，拟仿通因通用之意，用调胃承气之属，而未敢遽下断定。宾主无复信心，病情日趋严重，举室惶惶，不可终日。病人主张取决于我，因约会诊。遍阅前服各方，详察脉证，至再至三，以为开始治法，初无错误，继进寒凉太过，遂由热中转为寒中。其口干者，是脱阴征兆，苔垢厚者，乃因湿热郁结胃肠，愈服寒凉，愈下不得，反而凝聚不动，以致苔垢。有时潮热者，乃系肠中炎证所发，体温时高时低，显系虚火升腾，而非初病之实热可比。胃肠停蓄凉性药物过多，脾胃均受影响，升降失司，便溏呕逆。溺少者由于汗泄便溏，以致水分不从膀胱排泄。不寐汗泄者，为阴虚火动，心神被扰，迫汗外泄。如是复杂错综，真假难辨，多端变化，纷如理丝，究竟如何入手，颇费踌躇，若仍袭用凉降，恐成洞下虚脱，换用温热，又恐余邪复炽，病久元亏，平复无望。利害相权之余，更从脉证、舌苔、津液、精神、胃肠各方面遂一详尽观察，认为属于正虚阴亏，脾胃寒凝，虚热外浮之证。采用急者治标之义，主要在于留人治病，先固本元，复津液，温脾胃，退虚热。药用人参、党参、茯苓、白术、姜炭、附片、萸、连、五味、山药、桔、半、建曲、陴皮、白芍、炙草等味出入为治。二诊略有加减，用药层序用量年远不尽记忆，数服后，病人津复神旺，热退身和。

　　湿温之为病，变化多端，缠绵难解。湿为阴邪，温为阳邪，湿盛易伤阳气。不宜过用苦寒，热盛易伤阴液，不宜过用辛燥。本案病人，犀、羚、膏、芩、连、知、柏及三宝遍尝，虽将温热控制，未使邪陷心包，出现高热神昏、谵语之证，但因苦寒过用，寒湿互结，凝于中焦，遂

由热中转为寒中，矛盾性质发生了根本变化，更兼病久正虚，津液耗尽，致阴盛格阳，虚热外浮，临床即现错综复杂之征象。患者精神委顿不堪，大便稀溏，体温波动，脉象濡缓，口干而强饮，虽有发热苔垢，知非实热也。医者如不去伪存真，全面分析，续投凉降之剂，不啻落井下石，必将导致虚脱。试想烧铁灼热，猛用冷水浇之，铁冷而热气四浮，此时四浮之热气乃无根之虚热了，物理与病理，同是理乎？盖津液生于气血，分属阴阳，阴虚阳盛，阴复津回，阳虚阴盛，阳回津平，此证原本阴虚火胜，过度寒凉遏抑，逼阳升越，势将四散流离，故用理中加味以收复之。热退亦系此理，实热本自渐退，仍进寒凉不已，迫为无根虚热，游走无方，补虚则中有所主，虚热不复存在矣。胃肠亦然，积凉败胃，寒凝注肠，去之则胃肠得安，炎肿随之亦消。虚热得除，精神遂安，汗泄亦止。当我初立方案之际，病家惶骇特甚，以为由凉泻转热补，太觉霄壤悬殊，前服凉药甚多，未发生意外，可见并非药不对证，今骤易温补峻剂，况值伏夏节令，流火如焚，设有不测，咎将谁孰？疑虑之情，见诸辞色。予就当前形势并以往之医药得失，彻底剖白，条分缕析，俾其深深了解立方大意，并说明此类药物之必要及用药时间性，好在患者亦此道中人，一经说明，遂即涣然冰释，怡然首肯。三诊时，脉来去有力而匀和，惟舌苔犹余薄垢，矫枉之药，讵宜久服？商诸友医及陈君，改用洋参、沙参、于术、环斛、玉竹、阿胶、寸冬、生地、淡菜、燕窝、绿梅、佩兰、玫瑰花、厚朴花、谷麦芽等多剂，调养数月而痊。

某君五十余岁，住在天津市旧张园附近，约于1927年至1928年之间，初春季节，患温热传染病，经西医确诊为肠伤寒病，历十余日发热炽盛不退，神识昏瞀，病情严重。天津市中医陈、朱二人推荐我赴津为之诊疗，抵津约下午二时许。患者踡卧，目阖，面晦暗，高热近40℃，谵语频频，不识亲疏，热轻时偶一睁目，言语亦复清晰。抉齿观舌，质红绛，浮苔黄白，口腔垢腻。每日强之略进流食，有时也索水饮，小溲短赤，大便溏黑，早暮数行，均极少，脉数，一息七八至，按之乏力，中沉取，来去尚分明。索阅前诊方剂，除西药外，中药方清解、疏和、芳香透络、消炎、泻热、清利两便各法，罔不采用；药味自桑菊银翘以至三黄、石膏、芒硝、大黄、知母、安宫、紫雪、至宝辈遍服无算，处理未为不当，而病势迄无好转，实令人费解，辗转思维，深入考虑，发现前医施治，药虽对证，但祛邪与助正二者皆感不足，似为证结所在，病人气血虚衰，津液枯耗，但凭凉药驱邪，不顾机体各项生理功能之严重衰退，药力即无由发挥作用，邪终不能被逐。复审其神志不清，口燥舌绛，高热谵妄，面黧苔垢，是病邪弥漫，仍在进展。今拟去邪和扶正同时并进，充分祛邪，大力扶正，集中优势，庶几收效于万一。先施局方至宝丹一丸，大枝西洋参三钱煎浓汁化送，当夜进药一次。翌朝，加西洋参三钱于前参汤内，重炖浓化送局方至宝丹第二丸。下午复诊，脉证依旧，未见佳象，晚间及次晨，仍令再加洋参四钱，合前为一两，同煎汁伴送本晚第三粒，明日早晚至宝丹各一丸。第三日复诊之际，适病人正清醒，自言服药四回殊无寸效，连声太息，露出失望之意。其家人亦云未见大效，仅只未再下稀粪，病人曾自索粥汤，发热时间稍短而已。而陈、朱二医谓："经诊脉并观察现状，似有转机，且谓病人能自说不见功效，乃其神思逐渐清醒之兆，前此昏沉多日，曾不知其病重，今始觉之，以往纵有清醒之时，旋即瞑昧，从无如此清楚谈话，正是获效端倪。"遂于夜晚七时左右，再度诊脉，仍处至宝丹二粒，夕晨各一粒，六钱洋参煎浓分送，第四日午前复诊，其家人谓昨夜睡眠甚稳，热减退些许，稍进粥米，得大解一次成条，未作谵语，诊视苔尚薄黄，舌色略淡，脉稍起，数象减，仍极软弱。至宝丹改为仅服一粒，洋参汤除伴药外，更尽量煎代茶饮，随时加添耳环石斛二三钱，冀其能渐渐养阴复液也。我离京日，局方至宝丹已服过七粒，洋参三四两，后一星期又连服至宝丹七丸，洋参六七两，石斛四两余，营养饮食调养，遂告痊愈。

综观某君病案，先后发展形势，以及治疗经过分析如下：

大概此病之起，外感湿热病邪既重且深，内因素体孱弱，脾胃不健，胃肠蓄积，自身能力不足排除外邪而致病。湿与热结，缠绵难解，病情迷离变幻，不易认清主要之点。邪盛由于正衰，祛邪不免伤正，扶正又虑助邪。清解非不对证，但硝、黄入胃，不能运化，存积于中，偶然扶积下行，致成热结旁流之象。邪热流连于阳明经腑，无有出路，终至内传心包，临床出现高热不退、神昏谵语、舌质红绛等症状。温热久蕴，津液枯耗，更兼屡进寒凉峻利之剂，致使正气虚极，脏腑功能仅能维持生命代谢，此时虽汇集开窍芳香之品，奈何体能极度低下不能接受，如何发挥作用？证情十分危急，但全参某君脉证，未显败征，尚非不可挽救，然如仍用前法，乃必同一无效，忖度再三，只有扶正祛邪双管齐下，药力必须单纯厚重，配合精当，贯彻纵深。大力扶正，补益元气，增添津液，恢复病人各脏腑功能；充分驱邪，必使病邪无留恋余地。持续勿断，药性衔接，达到一定程度时或能奏绩。数进之后，绝无不良现象，而脉搏略行和缓，神气亦佳，最要者旁流自止，是真转机，可见肠内已有清浊渐分之势，因此主张守方服药，更不动摇。吴鞠通氏云：至宝丹有"治秽浊之邪，传袭于里，血热内壅，脑受熏灼"之功，盖以局方至宝丹能清脏腑，尤其是肠间郁热，同时能使脑窍空灵，复苏神智。西洋参固本，兼助心脏胃肠，恢复其循环消化之本能。二者配合，清滋双关，相互为用，以恢复机体功能，虑其正犹不胜，加入石斛一味，增津添液。辨证既清，遵法用药，贯彻始终，参、斛先后用之十数两，至宝累进十四丸，至是正气津液始充，胃肠郁滞消尽，除旧更新，危重病人，化险为夷。

以上出自《施今墨临床经验集》

第七章 伏暑

程文囿

日前诊视，拟属质亏受暑，热伤胃阴。诸呕吐酸，皆属于热。商仿黄土稻花汤，养胃涤邪，服药呕减热缓；惟舌腻未退，脉急未和，寐仍欠逸，心烦体躁。正虚邪留，扶正兼理余波，治法固虽不谬，所嫌热久呕多，形倦不支，目阖少神，不独伤阴，亦复伤气。不患邪之不除，而患正之不守，未可以呕减小效，恃而不恐。

昨夜仍不安寐，今日巳刻，陡然神昏齿噤，状类痉厥，舌苔黄腻，反甚于前。证虽多朝，伏邪未透，本体向亏，况经三候之久，祛扶两难。暑喜伤心，风喜伤肝，入心则昏迷，入肝则瘛疭，其危若此。姑订甘露饮合乾一老人汤，养正涤邪，稳持不变，庶可转危为安。

夏暑内伏，秋时晚发。前见热势鸱张，不得不为清凉，复虑正气不胜，兼佐养阴固本，以杜痉厥脱变。其热朝轻暮重，口渴心烦，舌黄欲黑，足趾内热燔灼，若非急为徙薪，必致焦头烂额，幸得热退，方许坦途。质亏伏暑，病经多朝，邪热虽减，正气更虚。自云：心中焦烦，口渴嗜冷，固知邪热未清，然形倦如此，清凉又难再进。前案所谓不患邪之不除，而患正之不守，洵非虚谬。原知邪实正虚，未敢直行扫荡，无如邪热蕴炽，舌苔欲焦，神迷欲厥，所商养阴固正，清热涤邪，睹斯症状，邪未净而正欲倾，将何图治耶？复脉生脉合参，再望幸成。

昨订亟固真元，以拯危殆，夜来狂叫晕汗，黎明神识渐苏，脉大稍敛，面赤略退，舌苔仍黄，口仍作渴，头额手心尚有微热，倦怠依然。惟询问病原，略能应对，较昨昏沉形状稍好。质亏载邪，纠缠四候，正虚固不待言，余烬似乎未熄，苦寒虽不投，甘寒尚可取用。

证将匝月，危而复苏，虽属伏邪黏着迅速难驱，亦由正气不充，尤力托达。凡治质亏加感之病，起初最难着手，不比壮实之躯发表攻里，邪去病除之为易也。神明清爽，似属转机，然肌热未退，大便欲圊不解，固非实热为殃，亦缘虚焰不熄。仍议育阴固正，濡液存津，阴血下润，便自通耳。

养阴濡润，便仍未圊，热仍未净。病人自言心烦，口渴喜吃生冷，总属热久阴伤，津液被劫。虽仲景有急下存津之法，现在正气动摇，焉能商进？考诸张介宾及高鼓峰前辈所论，伤寒温暑，热甚伤阴，舌黑便闭之候，悉用左归、六味、甘露等方以代白虎、承气。见效虽迟，稳当过之，谨宗其旨。

病候缠绵，变幻不测，刻诊脉软，形疲气坠，都系虚象。外热已轻，舌苔既退，内热料亦无多。大便未圊，腹无苦楚，听其自然。知饥啜粥，胃气渐开。一意固本培元，当此九仞，加意留神为上。

戊子夏，徽郡蛟水暴涨，横流泛滥，田庐人畜，到处被湮，歙休尤甚。公奉委往勘，暑湿烦蒸，感伏膜原，交秋疾作。始而寒热似疟，继则单热不寒。吾宗思敏翁为治两旬，大热已退，日晡微潮，拟属邪去正亏，转为养阴和胃。越日寒热又作，以为感复，扶正祛邪，病状如故，神形益疲。度其恙久，阴阳两虚，连投补剂，寒热总不能止，嘱邀予商。予进署时，公寒热正发，卧榻呻吟。诊毕，思翁适至，谓予曰："燕公祖之恙，吾看多次，愈而反复，烦子酌之。"予曰："顷诊脉象，数犹带弦，热时口犹作渴，是属秋时晚发，感证似疟之候，大局无妨。但恙久正气固虚，余波似仍未净，过补恐其腻邪，过清虑其伤正，酌以扶正剂中微寓和解之意，邪退而正不伤，斯为美也。"思翁称善。遂令疏方，药用首乌、人参、当归、茯苓、甘草、料豆衣、扁豆壳、陈皮、半夏、糯稻根须，引加鲜姜、红枣，另以井河水各半煎露一宿，明早温服，后旦再议。届期复召，询其家人云："昨服药后，寒热未来，夜眠安稳。"入室公起坐就诊，笑曰："疟魔已被君驱去矣。"复与思翁斟酌加减，不旬日而愈。公善画山水，有倪瓒之风，惜墨如金，求之不得，病痊后，亲绘一簏赠予，并序其事。

以上出自《杏轩医案》

王孟英

孙某，患感，医投温散，竟无汗泄。延至十一日，始请孟英视之，业已神昏囊缩，面赤舌绛，目不识人，口不出声，胸膈微斑，便泻而小溲不行者已三日矣。医皆束手，或议大投温补，以冀转机。孟英急止之曰：阴分素亏，温散劫津，而热邪愈炽，则营卫不行，岂可妄云"漏底"，欲以温燥竭其欲绝之阴乎？囊浦上林先生治余先君之病云："泄泻为热邪之出路。"求之不可得者，胡可止也？以西洋参、生地、麦冬、丹皮、连翘、生芍（药）、石菖蒲、盐水炒黄连、甘草梢、百合、茯苓、贝母、银花、紫菀为方，一剂即周身微汗而斑退，三剂始得小溲一杯而识人，四剂乃得大汗，而身热退，面赤去，茎亦舒，复解小溲二杯。次日于方中减连翘、菖蒲、丹皮、黄连，加知母、葳蕤、竹叶，投之，舌始润，神始清，知渴索水。孟英令将蔗、藜等榨汁频灌勿歇，其汗如雨下者三昼夜始休。于是，粥渐进，泻渐止，溲渐长。前方又去贝母、银花、紫菀，加石斛、龙眼肉，服之痊愈。

壬申八月，范蔚然患感旬余，诸医束手。乃弟丽门恳孟英治之，见其气促音微，呃忒自汗，饮水下咽，随即倾吐无余。曰：伏暑在肺，必由温散以致剧也。盖肺气受病，治节不行，一身之气，皆失其顺降之机，即水精四布，亦赖清肃之权以主之，气既逆而上奔，水亦泛而上溢矣。但清其肺，则诸恙自安。乃阅前服诸方，始则柴、葛、羌、防以升提之，火藉风威，吐逆不已，犹谓其胃中有寒也，改用桂枝、干姜以温燥之，火上添油，肺津欲绝，自然气促音微，疑其阳虚将脱也，径予（人）参、（当）归、蛤蚧、柿蒂、丁香以补而纳之，愈补愈逆，邪愈不出，欲其愈也难矣。亟摒前药，以泻白散合清燥救肺汤，数服而平。

姚小薌太史令侄女，初秋患寒热而汛适至，医用正气散二帖，遂壮热狂躁，目赤谵语，甚至欲刜欲缢，势不可制。孟英按脉，洪滑且数，苔色干黄，尖绛，脘闷，腹胀拒按，畏明口渴，气逆痰多。予桃仁承气汤加犀角、石膏、知母、花粉、竹沥、甘菊。人谓热虽炽而汛尚行，何必大破其血，而又加极寒之药哉？孟英曰：矣勿过虑，恐一二剂尚不足以济事。果服两大剂，始得大便，而神清苔化，目赤亦退。改用甘寒以清之，继而又不更衣，即脉滑苔黄而腹胀，更与小承气汤两帖，便行而各恙乃已。数日后，又如此，仍投小承气汤两帖。凡前后六投下剂，才得波浪不兴，渐以清养而瘳。季秋，适江右上高令孙明府之子沛堂为室。

许芷卿之太夫人，秋间患感，连服温散，转为肢厥便秘，面赤冷汗，脉来一息一歇，举家惶惶，虑即脱变。孟英视其舌苔黄腻，不渴；按其胸，闷而不舒；且闻其嗅诸食物，无不极臭。断为暑湿内伏，挟痰阻肺，肺主一身之气，气壅不行，法宜开降。是虚脱之反面也。设投补药，则内闭而外脱。昧者犹以为投补迟疑而不及救，孰知"真实类虚"，不必以老年怀成见，总须以对证为良药。果一剂而脉至不歇，转为弦滑。再服汗止肢和，便行进粥。数帖而痊。方用紫菀、白前、竹茹、枳实、旋（覆）、贝（母）、杏（仁）、（瓜）蒌、兜铃、枇杷叶也。

关颖庵，患寒热，医者泥于今岁之司天在泉，率投温燥，以致壮热不休，阮某用小柴胡汤和解治，遂自汗神昏，苔黑舌强，肢掣不语，唇茧齿焦。张某谓"斑疹不透"，拟进（皂）角刺、荆、蒡。越医指为"格阳假热"，欲以附子引火归原。许芷卿诊知为伏暑，而病家疑便溏不可服凉药，复延孟英诊之，曰：阴虚之体，热邪失清，最易劫液，幸得溏泻，邪气尚有出路，此正宜乘此一线生机，迎而导之，切勿迟疑。遂与芷卿商投王晋三犀角地黄汤加知（母）、麦（冬）、花粉、西洋参、元参、贝（母）、（石）斛之类，大剂服八九日，甫得转机。续予甘凉充液六七剂，忽大汗如雨者一夜，人皆疑其虚脱。孟英曰：此阴气复而邪气解也，切勿惊惶。嗣后果渐安谷，投以滋补而愈。

继有陈菊人明府乃郎，病较轻于此，因畏犀角，不敢服，竟至不救，岂不惜哉！

赵铁珊乃郎子善，康侯之婿也，因事抑郁，凛寒发热，汤某作血虚治，进以归、芎、丹参之类，多剂不效。乃移榻康寓，延孟英诊之，脉涩而兼沉弦以数。然舌无苔，口亦不渴，便溺如常，纳谷稍减。惟左胁下及少腹自觉梗塞不舒，按之亦无形迹，时欲抚摩，似乎稍适。孟英曰：此阴挟郁，暑邪内伏。夫郁则气机不宣，伏暑无从走泄，遽投血药，遂至引之深入，血为邪踞，更不流行。其胁腹不舒，乃其真谛也。第病虽在血，而治宜清气为先，气得布宣，热象必露，瘀滞得行，则厥疾始瘳。子善因目击去年妇翁之恙，颇极钦服。连投清气之药，热果渐壮，谵妄不眠，口干痰嗽。孟英曰：脉已转为弦滑，瘀血伏邪皆有欲出之机。继此当用凉药清瘀为治。但旁观诧异，事反掣肘，嘱邀顾听泉质之。顾亦云然。遂同定犀角地黄汤加味。而所亲陈眉生、许小琴暨乃兄子勉，皆疑凉药剂重，纵是热证，岂无冰伏之虞？顾为再四开导，总不聆解。适病者鼻衄大流，孟英笑曰：真脏获矣。诸公之疑，可否冰释？渠舅氏陈谷人嵯尹云：证有疑似，原难主药，鼻血如是，病情已露，毋庸再议，径煎而饮之。

次日，衄复至，苔色转黑。孟英曰：三日不大便，瘀热未能下行也。于前方加滑石、桃仁、木通、海蛇、竹沥、石斛、银花、知母、花粉之类，又二剂，大便始行，黑如胶漆，三日间，共下七十余次而止。乃去木通、桃仁辈，加西洋参、麦冬以生液。病者疲惫已极，沉寐三昼夜，人皆危之。孟英曰：听之使其阴气之来复，最是好机。醒后尚有微热谵语。药仍前法。又旬日，始解一次黑燥大便，而各恙悉退。惟口尚渴，与大剂甘凉以濡之。又旬日，大解甫得复行，色始不黑，乃用滋阴填补而康。

孙位中，患感，证见耳聋，医者泥于少阳小柴胡（汤）之例，聋益甚。孟英视之，曰：伏暑也。与伤寒治法何涉？改投清肺之药。聋减病安。将进善后法矣。忽一日，耳复聋，孟英诊之，莫测其故，因诘食物，云：昨日曾吃藕粉一碗。孟英曰：是矣。肆间藕粉罕真，每以他粉搀混，此必不啻误服小柴胡（汤）一剂。复投肃清肺胃药，寻愈。录此以见其审证周详，所谓无微不入也。

顾奏云，季秋患感，医作虚治，补及旬日，舌卷痉厥，腰以下不能略动，危在须臾，所亲石诵羲延孟英设死里求生之策。察脉虚促欲绝。先灌"紫雪"一钱，随灌犀角地黄汤两大剂，服下后，厥虽止而舌腭满黑，目赤如鸠，仍用前汤。三日间计服犀角两许，黑苔渐退，神识乃清，而呃忒频作，人犹疑其虚也。孟英曰：营热虽解，气道未肃耳。以犀角、元参、石斛、连翘、银花、竹茹、知母、花粉、贝母、竹叶，为方服之。次日即下黑胶矢甚多而呃忒止。又三剂，连篇胶黑矢四次，舌色始润，略进米饮，腿能稍动，而臀已磨穿矣。予甘凉育阴药，续解黑矢又五次，便溺之色始正。投以滋养，日渐向安。

其弟翰云，患左胯间肿硬而疼，暮热溺赤，舌绛而渴，孟英按脉，细数，径用西洋参、生地、麦冬、楝实、知母、花粉、银花、连翘、甘草、黄柏等，服旬余而愈。

石诵羲，夏杪患感，多医广药，病势日增，延逾一月，始请孟英诊焉。脉右寸关滑数上溢，左手弦数，耳聋口苦，热甚于夜，胸次迷闷，频吐黏沫，啜饮咽喉阻塞，便溏溺赤，间有谵语。曰：此暑热始终在肺，并不传经，一剂白虎汤可愈者，何以久延至此也？乃尊北涯，出前所服方见示，孟英一一阅之，惟初诊顾听泉用清解肺卫法为不谬耳。其余温散升提，滋阴凉血，各有来历，皆弗心思，原是好方，惜未中病。而北涯因其溏泻，见孟英君石膏以为治，不敢与服。次日复诊，自陈昨药未投，惟求另施妥法。孟英曰：我法最妥，而君以为未妥者，为石膏之性寒耳。第药以对病为妥，此病舍此法，别无再妥之方。若必以模棱迎合为妥，恐贤郎之病不妥矣。北涯闻而感悟，颇有姑且服之之意。而病者偶索方一看，见首列石膏，即曰：我胸中但觉一团冷气，汤水且须热呷，此药安可投乎？坚不肯服。然素仰孟英手眼，越日仍延过诊，且告之故。孟英曰：吾于是证，正欲发明，夫邪在肺经，清肃之令不行，津液凝滞，结成涎沫，盘踞胸中，升降之机亦窒，大气仅能旁趋而转旋，是一团涎沫之中，为气机所不能流行之地。其觉冷也，不亦宜乎？且余初诊时，即断为不传经之候，所以尚有今日，而能自觉胸中之冷。若传入心包，则舌黑神昏，才合吴古年之犀角地黄汤矣。然虽不传经，延之逾月，热愈久而液愈涸，药愈乱而病愈深，切勿以白虎为不妥，急急投之为妙。于是方有敢服之心矣。而又有人云：曾目击所亲某，石膏甫下咽，而命随之，况月余之病，耳聋泄泻，正气已亏，究宜慎用。北涯闻之惶惑，仍不敢投，乃约翌日广征名士，会商可否。比孟英往诊，而群贤毕至，且见北涯求神拜佛，意乱心慌，殊可怜悯。欲与众商榷，恐转生掣肘，以误其病，遂不遑谦让。援笔立案云：病既久延，药无小效，主人之方寸乱矣。予三疏白虎而不用，今仍赴召诊视者，欲求其病之愈也。夫有是病，则有是药，诸君不必各抒高见，希原自用之愚。古云："鼻塞治心，耳聋治肺"，肺移热于大肠，则为肠澼。是皆白虎之专司，何必拘少阻而疑虚寒哉？放胆服之，勿再因循，致贻伊戚也。座中顾听泉见案，即谓北涯曰：孟英"肠热胆坚"，极堪依赖，如犹不信，我辈别无善法也。顾友梅、许芷卿、赵笛楼亦皆谓是。疏方以白虎加西洋参、贝母、花粉、黄芩、紫菀、杏仁、冬瓜仁、枇杷叶、竹叶、竹茹、竺黄，而一剂甫投，咽喉即利；三服后，各恙皆去，糜粥渐安。乃改甘润生津、调理而愈。予谓此案不仅治法可传，其阐发病情处，识见直超古人之上。

刘廉方，常州名士也。在西湖受暑，移榻于崔仲迁别驾处，医治垂危。庄芝阶舍人拉孟英往诊之。裸体昏狂，舌黑大渴，溺赤便秘，脉数而芤。与犀角地黄汤加减服之，神识已清，略能进粥。次日复诊，颇知问答，大有生机，仍处甘凉法以赠之，并嘱伊格外谨慎。而越日庄半霞诣孟英偕往诊视，见其目张睛瞪，齿露唇焦，气喘汗出，扬手踯足而不可救药矣。众楚交咻，谓是寒凉药凝闭而然。孟英曰：病之宜凉宜热，汝辈不知也。脉乃皮里之事，汝等不见也。吾亦不屑为之争辩，惟目瞪唇焦，人所共睹，则其死于何药，自有定论，遂拂衣（而）出。半霞再三请罪。孟英曰：俗人之见，何足介怀？是非日后自明，于我心无慊焉。第斯人斯病，皆可惜也。既而始知有人主热药以偾事，岂非命耶？仅二载而仲迁病，孟英闻之曰：殆矣，盖知其阴虚而受暑湿，恐主药者未必能悔悟于前（车）之鉴也。后果闻其广服温补之剂，以致真阴竭绝而死。覆辙相寻，迷而不醒，可哀也矣。

姚雪蕉孝廉之太夫人，年逾花甲，患感两月，医皆束手，始延孟英诊之。身已不能转侧，水饮难于下咽，声音不出，便溺不通。曰：此热邪逗留不去，津液剥削殆尽。计其受病之时，正当酷暑，岂即温补是投，但知其虚而不知其病耶？阅前服诸方，惟初手顾听泉从吸受暑邪，轻清开上立治为合法耳。余方非不是起死回生之药，其如与病无涉何？而阮某小柴胡服之最多，盖医者执此"和解"之法，谓不犯汗、吐、下三者之险，岂不稳当？病家见其参、胡并用，谓补正祛邪，具一举两全之美，最为上策。孰知和解足少阳传经伤寒之剂，不可以概和各经各气之各病。徒使参、胡升提热邪以上逆，至一身之治节无以清肃下行。而姜、枣温腻湿浊于中焦，致运化之枢机失其灌溉之（敷）布。气机愈窒，津液愈干。和解之汤愈进，而气愈不和，病愈不解。今则虽有良法，而咽喉仅容点滴。气结津枯，至于此极，英雄无用武之地矣。雪蕉昆季力恳挽救。乃疏甘凉清润之方，嘱其不限时刻，不计多寡，频以水匙挑入，使其渐渗下喉。而一日之间，仅灌一小杯许，其病势危，于此可想。直灌至旬余，气机始渐流行，药可服小半剂矣。人见转机之难，不无议论旁生。赖孟英镇静不摇，乃得日以向愈。粥食渐加，惟大解久不行，或以为忧。孟英曰：无恐也！水到渠成，谷食安而津液充则自解矣。若欲速妄攻，则久不纳谷之胃，尚有何物以供其荡涤哉？至九月下旬，始有欲解之势。孟英连与补气益血之药，尚不能下。于前方加蜣螂一对，热服即解。凡不更衣者，计及五十日矣。闻者莫不惊异。继以平补善后而痊。

以上出自《王氏医案》

林佩琴

王。脉不鼓指，渴不多饮，舌尖绛，身热谵语，肢冷溺浑赤，伏暑晚发，热深厥深之象。川连酒制三分，元参、连翘、山栀、麦冬各钱半，石斛、梨肉、赤苓各二钱，灯心、滑石各四分。一服而手足温，谵语息。去川连，加生地，再服再汗而解。

侄。夏至后伏气自里而发，热渴心烦，头汗气促，舌灰疹现，厥逆谵语，脉濡数。夫濡为湿，数为热，里邪蒸湿则为头汗；湿邪郁热则为渴烦；邪壅肺窍则为气促，为红疹；干心包则为谵语，为舌灰；其手足厥逆，乃热深厥深。误用风药升举助邪，遂致晕厥无寐躁扰，宜清营中伏邪。犀角汁、羚羊角、丹皮、鲜生地、鲜藕、元参、茯苓、赤芍。日再服，汗透脉和，诸证悉退，调理得平。

以上出自《类证治裁》

张畹香

莲河桥马妇，八月间患伏邪，久亦手足麻木瘛疭，舌净鲜红，亦以此汤愈。是暑湿传入肝经也。

治松林薛妇，年三十余，暑月手足麻木，瘛疭不能起立，立即倒，俗医谓之摇头痧，诸药不效。予诊脉弦小，《名医论》云：暑热入肝则麻木。用生地、归身、阿胶、木瓜、刺蒺藜、滑石，服之即效，是暑湿直中肝经也。

又平水金妇，年三十余，壬戌九月间在松林。往诊，病由八月间身热、咳嗽，因避难不能服药，至是则瘛疭神昏，脉弦，身微热，而咳嗽尚有。予谓是暑湿由肺传心入肝，当先从肝、心退出，仍归肺分则净。若可用薄荷、杏仁、桑叶等，则身可凉也。于是以生地、归身、刺蒺藜、麦冬、益元、木瓜、银花、连翘、石菖蒲。数剂瘛疭除，神清而身反大热，咳痰。再用辛凉，合领邪外出法乃愈。

以上出自《医病简要》

费伯雄

某。伏暑延绵三旬，发热不清，入夜更甚，胸闷口干，胃阴已伤，余邪未楚，证势非轻。宜存阴清宣。

金石斛　青蒿　杏仁　抱茯神　郁金　花粉　知母　白薇　钩钩　全瓜蒌　炒竹茹　藕
更衣丸

某。平昔操劳过度，思虑伤及心脾，兼之郁怒伤肝，左胁结痞，心悸不寐，脘闷，皆属内伤。迩来寒热，一轻一重，是又外感触动伏暑，内外合邪，气机不宣。先宜和解开导，候证退再商调理。

青蒿一钱半　仙半夏一钱　沙参三钱　佩兰一钱　青陈皮各一钱　乌药一钱半　沉香曲一钱半　香附二钱　郁金三钱　五加皮三钱　炒枳实一钱　赤苓二钱　生草五分

某。伏暑内蕴，风寒外束，寒热日作，胸闷不舒，头胀且痛。宜疏解畅中。
前柴胡各四分　豆卷三钱　酒黄芩一钱　半夏曲二钱　蝉衣一钱　茯苓一钱　桔梗一钱　通草五分
佩兰叶一钱　蜜炙枳壳一钱　光杏仁三钱　姜一片　荷叶一角

某。伏暑秋发，寒热不清，胸闷呕恶，口干舌黄，脉细弦数，阴分素亏，少阳、阳明同病，证势非轻。急宜和解宣化。
前柴胡各五分　青蒿一钱半　川石斛三钱　半夏一钱　黄芩一钱　赤苓三钱　桑叶二钱　大贝二钱
佩兰一钱　鸡苏散三钱，包　炒竹茹三钱　荷梗一尺　荷叶一角

某。伏暑内郁，秋邪外束，寒热头胀，胸闷呕恶，肠鸣泄泻，表里两病，证势非轻。姑拟

解表畅中。

藿梗　车前　豆卷　前胡　芥穗　佩兰　六曲　赤苓　枳壳　桔梗　鸡苏散包　黄芩桂枝二分拌炒　荷叶

以上出自《费伯雄医案》

李铎

熊，三九，脉弦数而坚，面目色黄，舌绛唇紫，渴不欲饮，心中悸忽，神识昏迷，汗多不寐，二便闭结。病因伏暑受湿成疟，寒热未曾分清，遽尔截止，遂致湿郁变热，热邪传里，蒙闭清窍，是以神昏谵语，邪热在阴，故口不渴也。法宜清络宣窍，怕变昏痉搐搦之累。

川连　犀角　洋参　炒芩　连翘　栀子　石蒲　竹沥

又：前进清络宣窍，继投凉膈散，大便已通，脉不衰减，神呆不清，仍是棘手之证。前诊病是热结于里，三焦弥漫，怕有昏厥之累。昨下午及夜半，已得两番手足厥逆，足见前案非诬。书曰：阳邪入里，热结于里，则手足逆而不温。此热结显然也。但阳邪传里而成厥逆，虽舌苔焦黄，唇裂口干，小水不通，通下之剂，未敢再投，恐愈损其阳耳。宗仲景四逆合泻心法，方候高明参服。

柴胡　生芍　枳实　甘草　半夏　黄连　黄芩　淡干姜　纹党参　大枣

又：连进四逆泻心法，昏厥差缓，神志稍清，惟小水不解，显是心经病，心与小肠相表里也。议四逆合导赤加芩、连、半夏以进。

柴胡　白芍　枳实　生地　木通　竹叶心　黄连　黄芩　半夏　甘草

又：神识清朗，微有潮热，心烦口渴，胃能纳粥，小水短涩。议和解，佐以清心。

洋参　柴胡　炒芩　竹叶　瓜蒌根　麦冬　生地　木通　甘草梢

此是阳邪成厥逆，降阳和阴法不可易。寿山

《医案偶存》

雷丰

武林陈某，素信于丰。一日忽作寒热，来邀诊治，因被雨阻未往。伊有同事知医，遂用辛散风寒之药，得大汗而热退尽。讵知次日午刻，热势仍燃，汗多口渴，痰喘宿恙又萌，脉象举取滑而有力，沉取数甚，舌苔黄黑无津。丰曰：此伏暑病也。理当先用微辛，以透其表，荆、防、羌、芷过于辛温，宜乎劫津夺液矣。今之见证，伏邪已化为火，金脏被其所刑。当用清凉涤暑法去扁豆、通草，加细地、洋参。服二剂，舌苔转润，渴饮亦减，惟午后尚有微热，姑照旧方，更佐蝉衣、荷叶。又服二剂，热从汗解，但痰喘依然，夜卧不能安枕，改用二陈加苏、葶、旋、杏，服之又中病机。后议补养常方，稇载归里矣。

《时病论》

朱增藉

辛卯九月廿九日，族石峰家，复延余至。述其家妇李氏染病，即体仁母也。因昼夜周察体仁月余，寝食俱废，精力疲劳。自十八日忽病发热、恶寒、体痛，经戚杜君逊成多方未验，而饮食莫入口十日矣。举室仓皇，以待君来，未知能救药否？诊之，脉浮，舌黄微白，气逼两耳，耳聋，面色晦滞，发热，微觉恶寒，入暮热更甚，神昏僵卧。审的是疫，顾谓石曰："此又芦根方证也，与体仁同而治较难，以大劳忧虑后而获此病，恐病去而元难复。"遂与杜君议芦根方加葳蕤、生地、归、芍、柴胡之属。一服汗微出，热减痛除。二三服续得汗出而诸证平，举家喜极。余曰："客邪虽去，主气难复。"随与杜君议用理损之剂，渐渐调治，以冀复元。

吾友蒋君壬秋病疫连旬，经萧君春浦调治未愈。延余治。诊之，脉洪大而虚，舌肿苔黄焦，神明瞀乱，问之不知所苦。时萧君在座，述所服方，大剂滋补药中加丹、泽而病不退，何欤？余曰："按之渗入少阴，心肾同病，水不上升，火不下降，故舌肿苔黄。水火不交，必神志两伤，故神明瞀乱。君所主方诚善，第丹泽宜易莲心。盖丹、泽虽能泻火，而少既济之功。莲心味苦气寒，直解渗毒，且凡仁心向上，惟莲心倒悬而又回环上旋，能交通子午，使心火下降，肾水上升，一物之微，而三善具备。"萧君从之。果数剂而诸证悉除。只觉精神疲倦，改用参、术、茸、附、归、芪辈，峻补气血，进数剂，颇能观书。余归，得萧君调理而体复。

以上出自《疫证治例》

张乃修

王右。伏暑感新凉而发，凛寒而热有起伏，胸闷恶心欲呕，适及经来，少腹不舒。脉细数而滞，舌苔白腻。此伏邪夹湿，郁阻气机，深恐内闭昏痉。

大腹皮二钱　川朴一钱　郁金一钱五分　赤猪苓各二钱　泽兰二钱　制半夏二钱　橘红一钱　延胡一钱五分　光杏仁三钱　桔梗一钱　炒枳壳一钱　羌活一钱竹茹一钱　玉枢丹四分，佛手汤先化服

二诊：热势起伏不减，胸闷恶心，每至热起，辄觉头昏晕冒，汗不获畅。脉滞数不扬，舌苔淡黄，而中带干毛。无形之暑，有形之湿，交蒸不化，心胸遂成氤氲之乡。更以经来涩少，血因热滞，深虑内窜昏厥。

炒香豉　广郁金　广杏仁　五灵脂酒炒　桔梗　上广皮　制半夏　延胡竹二青盐水炒　丝瓜络荷叶边　西血珀四分　上西黄三厘，二味研细先调服

三诊：今日热起，大为减轻，恶心亦得较定，昏晕烦渴，与昨迥殊。足见伏气与湿交蒸，心胸即如云雾矣。但脉仍糊数。邪势尚甚，还恐起伏生波也。

连翘　乌药　光杏仁　赤苓神　淡子芩　南楂炭　天水散　延胡　泽兰　制半夏　郁金竹叶心

四诊：热势虽未大起，而犹恋恋未退，胸闷恶心，脐上作痛，经事已净，较诸寻常尚觉涩少。脉左关弦大。良以暑湿交蒸于气分，肝胃之气，亦由此失和。再参调气。

半夏　香附　广皮　郁金　枳壳　泽泻　赤苓　杏仁　竹茹　佛手　左金丸佛手汤先服

荣右。木郁已久，兹兼暑湿内伏，风邪外束，脾胃受困，骤然吐泻。伏暑风邪，乘此而发，不能外泄，郁于肺胃之间，以致咽赤作痛，肌痒发痧，烦热不解。热迫下注，大便频泄。胃热上冲，咽中牵腻，干恶连绵。又当天癸临期，经行不爽，脉细弦数，舌红无苔。热郁阴伤，势多变局。拟清咽滋肺汤进退。

大连翘三钱　川雅连五分　大元参三钱　炒牛蒡三钱　泽兰叶二钱　酒炒淡黄芩一钱五分　青防风一钱　泡射干六分　细木通六分　滑石块三钱　枳实八分　桔梗一钱　紫丹参二钱　薄荷一钱，后入

二诊：利膈清咽，热态稍安，而咽中赤碎痛甚，环口发出热泡，两腮碎痛，烦渴欲饮。经色紫黑，左脉弦紧，舌红边尖绛刺。邪热化火，熏灼肺胃，阴津暗伤。恐热入血室，而致昏喘。

磨犀尖六分，冲　鲜生地一两，洗打　大元参三钱　柴胡五分　丹皮二钱　细生地四钱　大天冬三钱　连翘壳三钱　肥知母二钱　人中黄五分　泽兰叶二钱　青竹叶三十片

三诊：凉营泄热和阴，咽赤碎痛稍减，渐能得寐，痰稍爽利。舌绛赤转淡，中心似苔非苔，颇觉黏腻。火得水而渐衰，湿得水而仍浊，浊火蒸腾，仍是熏蒸肺胃之局。拟泄热化浊。

羚羊片三钱，先煎一柱香　白茯苓四钱　黑山栀三钱　碧玉散三钱，包　连翘壳三钱　净蝉衣六分　柴胡五分　枳实七分　水炒竹茹二钱　青竹叶三十片　竹沥一两，冲　鲜橄榄五枚，去核，打汁冲

四诊：咽痛略定，气逆稍平，痰稍爽利，烦热亦轻，而肌肤仍然作痒，口渴喜凉饮，咽中白腐不退。左脉细弦而数，右脉细数微弱，舌白质红，舌尖满布红点。火热劫铄肺胃，阴津大伤。咽通于胃，喉通于肺，肺为辛金，在色为白，金因火旺，其腐为白，金之色也。还恐火刑金铄，而致肺喘。再清肺胃之热，而救肺胃之阴。

北沙参五钱　大麦冬三钱　生石膏六钱　真川贝三钱　冬桑叶一钱　鲜生地八钱，洗打　鲜铁斛七钱，洗打　元参肉三钱　天花粉三钱　甘中黄五分　粉丹皮二钱　生赤芍一钱五分　冬瓜子三钱，打　金汁一两，冲　青芦管一两五钱

五诊：另定方服。

龙胆草二钱　杭白芍二钱　大元参八钱　生甘草二钱　生山栀二钱　大生地一两　川黄柏一钱五分　全瓜蒌三钱　生石膏三钱　马兜铃二钱　板蓝根三钱

六诊：咽痛白腐布满，项侧耳后肿胀作痛，热势不衰，肝胆之火，势若燎原。大苦泄热，大寒胜热，咽痛略减，白腐略退。然热势仍炽，经紫色不净，脐下按之板滞。脉象弦数，舌红起刺。肝胆之火，交炽于上，欲行未行之血，凝滞于下，营郁则热，亦属定理。再从清泄之中，兼和营滞。以备商酌。

大生地七钱　龙胆草一钱五分　黑山栀三钱　桑叶二钱　生甘草七分　板蓝根三钱　生赤芍二钱　丹皮二钱　酒炒延胡索一钱五分　单桃仁三钱，去皮尖，打

另：上濂珠二分、上西黄四厘、西血珀四分，三味研末，蜜水调服。

七诊：清泄肝胆，兼化营滞，热势减轻，咽痛碎腐大退，略能安谷，人之一身，营卫阴阳而已矣，周流贯通，无一息之停。卫者阳也，所以卫闭者则生寒。营者阴也，所以营郁者则生热。盖营郁则阳气屈曲，自然生热，热重复轻，其势起伏，以阴郁而阳不得宣，屈曲而热，郁极而通，热即转轻。迨周流至营郁之处，阳气复阻，屈曲复热，此热势起伏之情形也。昨进药后，少腹微微攻动，旋即大便，坚而且黑，甚觉安舒，未始非滞血之所化。然少腹尚觉板滞，项侧耳后，肿硬渐甚，外疡大有起发之势。其肿硬之处，营血亦必停阻，肝胆之火亢甚，夫人而知之矣。而营气不宣，阳气屈曲，积薪助火，安得而不燎原乎？再从和阴泄热，兼化营滞。

羚羊片三钱，先煎　粉丹皮二钱　人中黄五分　大生地六钱　元参三钱　霜桑叶二钱　龙胆草一钱五分　泽兰叶二钱　大贝母三钱　丹参三钱　生赤芍一钱五分　十大功劳叶二钱

八诊：辛凉重剂，原为清热解毒，救液熄风而设，何以喉间更痛者。曰：红炉泼水，烈焰飞腾也。何以少腹痞硬者，大气欲泄而不泄，肠间之气，反为痹阻也。经云：其始则异，其终则同。斯之谓欤？今诸款见松，喉腐亦定，痛势且缓，独是遗毒胀痛，更甚于前。脉小数弦，

口干作渴，唇吻燥痛。分明郁伏之邪火，由脏出腑，由腑出经，痛虽不堪，而证则由此转顺矣。所嫌者本质阴虚，又当邪火燔灼之余，气伤液耗，热犹未已，而遗毒之痛，亦起心火，则火化风而劫液，实为可虑。急急存阴清热，导腑解毒，安内攘外之法，未识当否？

羚羊片三钱，先煎　桑叶二钱　银花三钱　元参三钱　连翘二钱　丹皮二钱　人中黄五分　赤芍一钱五分　石膏八钱　川贝母二钱　枯芩一钱五分　铁皮斛五钱　知母二钱　猴枣二分　金汁一两，冲　芦根一两

温明远。微寒热甚，热在心胸，肌表并不炙手，一味烦懊，邪气交会于中宫，恶心欲呕。脉忽大忽小忽歇，舌苔白㨉。此伏暑之邪，为湿所抑，不能泄越。虽有津气，不克上承，所以恶燥喜润也。与云瞻先生议流化气湿，参以芳香破浊法。

郁金七分，磨冲　白桔梗一钱　制半夏三钱　广藿香三钱　橘红一钱　大腹皮三钱　杏仁泥三钱　白蔻仁七分，研后入　炒竹茹一钱　玉枢丹四分，研，先调服

二诊：稍稍得寐，胃腑略和之象。烦闷虽甚，较昨稍安。但脉仍歇止。频渴欲饮，饮则呕吐。气湿未能流化，清津安能上供？燥也，皆湿也。从昨法参入苦辛合化。

制半夏三钱　橘红一钱　蔻仁七分，后入　郁金一钱五分　石菖蒲五分　川雅连姜汁炒，一分　赤白苓三钱　香豆豉三钱　淡干姜四分，炒黄　桔梗一钱　木猪苓二钱　广藿香一钱五分

三诊：辛开苦降，气通汗出。其郁遏亦即开矣，其脉气宜如何畅爽，而乃闷细如昨，右部仿佛沉伏。汗收则烦懊复盛，汗出之际，肌肤发冷。足见闭郁欲开未能果开，卫阳已经亏损。内闭外脱，可虞之至。勉拟连附泻心法。以备商榷。

人参须四分，另煎冲　川雅连五分，炒　制半夏三钱　益元散三钱，绢包　茯苓三钱　制附子三分　淡黄芩一钱五分　竹茹姜汁炒，一钱

四诊：昨进连附泻心法，烦懊大定，渴亦大退，汗稍出不至淋漓，肤冷较温。六脉皆起，但仍歇止。足见正虚邪郁，营卫几不相续，虽为转机，还怕里陷。

川雅连五分，炒　黑草三分，炙　吉林大参一钱　制半夏一钱五分　熟附片三分　淡黄芩一钱五分，酒炒　茯苓三钱　白粳米一撮，煎汤代水

五诊：同汪艺香合参方，案未录。

人参须一钱，另煎冲　炙黑草五分　炒白芍三钱　辰拌块滑石五钱　龟板六钱，炙，打　制半夏三钱　陈皮一钱　熟附片五分　鲜佩兰一钱五分　辰拌茯苓神各三钱　姜汁炒竹二青二钱　姜汁炒川连五分

此际舌苔，不特抽心，而且色绛，气虚阴亦虚矣。

六诊：此方服后，脉之细涩，转为弦滑，舌之剥痕，已被浊苔满布，未始不为退象。同汪君议方。

人参条一钱　茯苓神各三钱　炙黑草六分　龟板六钱，炙　广皮一钱　制半夏三钱　鲜佩兰一钱五分　川熟附五分　辰拌滑石块五钱　炒白芍一钱五分　姜汁炒竹茹一钱　姜汁炒川连五分

七诊：服后寒热日重，起伏依然，痰黏舌腻。气阴渐复，暑湿究未达化故耳。

人参须一钱　茯苓神各三钱　陈皮一钱五分　制香附三钱　藿香三钱　淡干姜五分　制半夏三钱　粉猪苓二钱　姜汁炒竹二青一钱　建泽泻一钱五分

八诊：寒热虽不甚盛，而仍有起伏。大波大折之余，邪热与湿，不能遽楚，不问可知。所可异者，脉又转细，神情亦少爽利，胸闷不舒，时仍有烦懊情形。当其脉见歇止，甚至隐伏，其时进以连附泻心，脉即顿起，数日甚属和平。撤龟甲，脉未变。撤草撤芍，脉亦未变。昨方

之中，补中气，扶中阳，并未撤防，而脉情转异。谓是气不足则不能鼓舞，则参须虽为大参之余气，其时隐伏之脉，尚足以鼓之而出，今竟不足以保守旧地，于情于理，有所不通。细询其今日咯吐之痰，不及昨日之多，倦睡较昨为甚，是否上中两焦之湿热未清，弥漫于中，遮蔽脉道，不能鼓舞。质之艺香先生，以为何如。并请云瞻老宗台定夺。

制半夏三钱　广藿香三钱　淡干姜六分　大腹皮二钱　广橘红一钱　猪茯苓各二钱　白蔻仁研末三分冲服，四分后入　川雅连重姜汁炒二分　郁金一钱五分　泽泻一钱五分

九诊：气湿开通，脉歇及数象皆退，大便畅行。胃气将起，惟祈谨慎。艺香先生商定。

赤白苓各三钱，辰砂拌　粉猪苓二钱　香豆豉一钱五分　佩兰叶一钱五分　制半夏二钱　广藿香二钱　泽泻一钱五分　新会皮一钱　生米仁三钱　杏仁泥三钱　檀香二钱，劈

改方去豉檀，加益元散四钱、枳壳一钱五分、炒竹茹一钱。

陈右。伏邪晚发，湿重邪轻，邪从汗泄，湿蕴未化，热退胸宽之后，黏腻之痰未净，饮食不慎，浊痰蕴聚，熏蒸复热，中脘痞满难舒。昨忽于脐上脘下突起一条如梗，作痛异常，按之摩之，其形较软。刻下痛势暂定，而形梗之处，按之跳动，心胸之间，汩汩作酸，滴水入口，亦觉阻碍。脉象弦滑，舌红苔白而浮。良由脾胃为浊痰所遏，胃土不能通降，脾土不克运旋，遂致肝脏之气，不能疏泄，浊气阻而不行，突起一条，以卫脉起于气街，而贯于胸中故也。胸中作酸，以曲直作酸也。今水湿之邪，干犯土位，肝木之气，郁于土中，诚恐气郁之极，而暴呻为喘，不可不虑。兹拟苦辛通降法，疏其土滞，而木之郁者，或由此条达，然不易也。备商。

川雅连三分　制半夏一钱五分　云茯苓三钱　炒黄淡干姜五分　薤白头三钱　整砂仁四粒　姜汁炒竹茹一钱　盐水炒橘皮一钱　生姜汁二匙，冲

二诊：苦辛合化，通降阳明，中脘略舒，稍能安谷。然脐之偏右，有形攻筑，心中嘈杂，呕吐痰涎。询悉日前曾吐青绿之色。今诊左寸细弱，关部弦滑，尺中小涩，右寸濡软，关尺虚弦，重取竟空豁无根。此中气虚微之兆。中无砥柱，肝木之气，自得摇撼其中州，此所以为嘈为杂也。木无土御，肝浊自得上泛，所以呕恶，为吐青绿之色。木郁土中，故肝病而聚形偏右。种种见端，皆由病伤根本而来，右脉空豁，即是木无胃气，大为可虑。勉拟六君以扶持胃气，合梅连煎出入，以泻胃浊而柔肝木。备商。

人参须　制半夏　川雅连　开口川椒　于术炭　新会红　云茯苓　广木香　炙乌梅肉　砂仁末

三诊：扶持胃气，兼泄胃浊而柔肝木，胃纳略有起色，吐水嘈杂，较前大减，结块攻撑已定。特饮食仍难多进，多进则中州仍觉痞满，痰犹上涌。脉象稍觉黏指，然仍涩数。此胃气即已空乏。胃阴亦已耗伤，虽见转机，尚难深恃也。仿戊己汤出入，参入甘寒益阴之品。备商。

人参须　东白芍　上广皮　杏仁　白蒺藜　于术炭　金石斛　制半夏　茯苓　鲜竹茹　左金丸

四诊：呕吐嘈杂已止，稍能安谷。特块之攻撑虽定，而不能泯然无形，所以于聚形之处，气分总觉窒滞。脉象濡细而涩，舌光无苔。良由气阴并亏，肝木之气，与平素之饮气互结。大便两旬未行，亦脾土不能鼓舞运旋耳。衰羸之证，尚未稳当。

人参须　甜杏仁　整砂仁　金石斛　橘白　半夏曲　云茯苓　白蒺藜　白芍　于术　上瑶桂研末泛丸，先服

五诊：呕恶全定，大便亦行，胃纳渐次加增，聚形已泯然无迹，攻撑亦止，音声稍振。虽

属转机之象，但小溲作酸，脉尚细涩，舌苔薄白而措，时犹嘈杂。良以中气未复，肝虚撼扰，肾阴亦亏，气化不及州都。大节恰临，还有意外之虞。

人参须　白归身　厚杜仲　川断肉　炒杞子　姜汁炒大熟地　上瑶桂炒山药　淮小麦　黑大豆　黄肉炭　牛膝炭

六诊：诸恙已退，惟尚有嘈杂之意，谷食较寻常所少无几。然匝月以来，仅能转侧不假于人，而仍未能起坐，偏左头颊作痛。脉濡而滑，左部细弱，舌淡少华频渴。正合《内经》谷入多而气少之例，其为血液衰脱，不及告复，确然可见。仿复脉法。

人参须　大麦冬　火麻仁　上瑶桂　牛膝炭　炙甘草　炒杞子　淮小麦　制洋参　炒生地　真阿胶　炮姜炭　黄肉炭

夏左。风热感受于上，伏暑窃发于内，胃气闭郁，阳郁不伸。发热甚重。暑蒸湿动，热与湿合，熏蒸肺胃，遂致咳嗽气逆如喘，痰多稠厚，有时带红，左胁肋作痛，唇焦口渴欲饮。舌红苔黄，隐然有霉燥之意，脉数浮弦。风为阳邪，本易化火，伏暑既深，尤易化热，两邪相并。化热生火，上迫肺金，阴伤络损，所以左胁为之作痛也。证方五日，邪势正炽，有昏喘之虞。拟和阴肃肺，导热下行。即清商裁。

煨石膏五钱　盐半夏六分　川贝母二钱　光杏仁三钱　大天冬三钱　冬桑叶一钱五分　冬瓜子五钱　生薏仁四钱　通草一钱　滑石三钱　芦根一两　竹叶十六片

以滑石芦根汤代茶。

二诊：和阴肃肺，导热下行，唇焦舌霉口渴俱减，热势略和。而气逆咳嗽，仍然不定，痰红青绿之色虽退，而痰多盈碗，胸膺胁肋俱觉作痛，不能转侧。火迫金伤，液滞为痰，络气因而不宣，证起六日，热方炽甚，恐络气闭阻，降令不行，而喘甚生变。拟降肺化痰宣络。即请商裁。

广郁金四分　盐橘络一钱　光杏仁三钱，去尖打　滑石三钱　通草一钱　马兜铃一钱五分　旋覆花二钱，猩绛包扎　冬瓜子四钱，打　枳壳四钱　生薏仁四钱　青葱管二茎　青芦尖一两

以冬瓜子煎代茶。

某左。热盛之时，心胸窒闷，则呼吸之气，有出无入，呼吸烦扰，刻刻欲厥。而脉虽数，甚觉沉细，苔虽浊多半白腻，舌心黑，仍属浮灰。安有如此烦热，已经旬日，而不克化火者？显系中阳不足，而痰湿郁遏。叠进辛开，胸间喘呼，虽得稍平，脉转糊滑，苔白转黄，颧红目赤，稍一交睫，辄觉惊跳。此湿蒸成痰，热郁成火。及为清泄，参以化痰，俾免痉厥。事济与否，非所敢知也。

羚羊角二钱，先煎　黑山栀三钱　广郁金五分明矾水磨，冲　枳实一钱，炒　九节石菖蒲五分　制半夏三钱　益元散三钱，包　鲜竹茹一钱五分　陈胆星七分

二诊：前进直清肝胆，大势稍定，略能安寐，懊烦扰乱，亦稍退轻。脉数较爽，舌苔焦黄亦化。但热仍起伏，起则依然烦扰，面赤目红。舌绛苔黄，赤疹密布。肌表之风，三焦之暑，太阴之湿。悉经化火，充斥三焦。非大苦不足以泄热，非大寒不足以胜湿也。

雅连五分　犀尖五分，磨　连翘二钱　郁金一钱五分　竹叶心三十片　益元散三钱，包　淡黄芩一钱五分　粉丹皮二钱　黑山栀三钱　杏仁三钱　瓜蒌仁三钱　鲜荷梗二尺

谈左。热势日轻暮重，热起之际，懊烦闷乱，神识模糊，目赤颧红，而所饮之汤，独喜沸热，烦甚则气逆似喘。脉闷数不扬，舌红苔白厚而罩灰黑。此暑热之气，从内熏蒸，而湿热之气，从外遏伏。所以暮重者，以湿为阴邪，旺于阴分也。湿性弥漫，清窍被其蒙蔽，是以神情糊乱。肺为华盖，热蒸湿腾，肺当其冲，是以气逆似喘。深恐热势复起，而神昏暴喘。勉拟辛开其湿，苦泄其热，参以豁痰。总望抑郁之邪湿得开，方为转机之境。

制半夏一钱五分　生薏仁四钱　南星二分　赤猪苓各二钱　橘红一钱　川连三分，干姜五分同炒　光杏仁三钱　蔻仁七分　枳实一钱五分，炒　瓜蒌仁四钱　玉枢丹二分　九节石菖蒲四分　广郁金六分，后三味研极细末，薏仁橘红汤送下

二诊：昨日热起势较平定，神识亦未昏糊，今晨及午自觉甚舒，下午渐又烦闷。所最甚者，中脘之上，心胸之间，似觉一团结聚，于是欲呻不能，欲嗳不得。将寐之际，辄作惊跳。烦渴欲饮，虽极沸之汤，不嫌为热。此痰湿蕴结，上焦之气，郁痹不宣。脉较数，苔略化，似有松动之机。但极盛之时，虽略转机，尚难足恃，神昏发痉，当预防也。

淡干姜五分　广皮　蔻仁　槟榔皮　赤白苓　枳实　川连二分　香附　竹茹　薏苡仁　制半夏　川朴

另：胆星五分、菖蒲五分、郁金二钱、黑丑二分，研为细末，两次调服。如服药后仍昏，加郁金、菖蒲、桔梗、滑石、通草。

三诊：胸膺臂膊，发出赤疹隐约，尚是发泄于外者少，郁结于里者多，所以热势减轻仍起伏。烦闷频渴，渴不多饮，虽极沸之汤，不嫌为热。良以湿热郁遏，津液不能布散于上，不得不引外水以济其急，与热铄津枯者不同。脐下板满，按之作痛。痰气阻腑，里气郁遏，表气难宣，势不能以斑疹忌下为例，脉数糊滞，苔白罩灰。还恐内闭神昏，而发痉厥。再辛以开，苦以泄，缓下痰积，以备商进。

干姜五分　川连三分同炒　广郁金七分，明矾三分化水磨，冲　制半夏一钱五分　枳实一钱五分　桔梗　光杏仁二钱　竹二青生姜汁炒　荆芥　橘红　香豉　礞石滚痰丸三钱，佛手薏仁汤先服

滚痰丸服下，仍然四肢发冷，大便未解，用竹沥达痰丸三钱，橘红一钱，胆星三分，二味煎汤送下。

以上出自《张聿青医案》

王旭高

李。暑湿先伏于内，凉风复袭于外，交蒸互郁，皆能化火，湿遏热伏，其热愈炽。故其为疟也，先寒后热，日轻夜重。经旨所谓先伤于热，后感于寒。喻氏所谓阴日助阴，则势减而轻，阳日助阳，则势甚而重也。夫疟之发，必从四末始，既必扰及中宫，故心胸烦躁，中脘痞塞。又必先呕吐而泄泻，泻已乃衰，腹中犹胀。所以然者，热甚于中，蒸熏水谷之湿，上泛而复下泄，热势得越，烦躁乃安，余湿复聚，故仍作胀也。今当疟退，脉弦带数，舌苔白腻，小溲不爽。本有胃寒，痰浊素盛，虽从未得汗，表邪未解，而病机偏重于里，法从里治。大旨泄热为主，祛湿兼之，解表佐之，是亦表里分消，三焦并治意。

葛根　淡芩　川连　甘草　苍术　川朴　橘皮　藿香　菖蒲　赤苓　泽泻　薄荷　滑石　郁金　竹茹

渊按：泄泻呕吐，乃兼有之证，非必有之证，由暑湿秽浊郁遏中宫，太阴失升，阳明失降，

不克分化使然。

杨。年过花甲，病逾旬日，远途归家，舟车跋涉，脉沉神昧，舌强白，中心焦，身热不扬，手足寒冷，气短作呃，便泄溏臭。是属伏邪挟积，正虚邪陷之象。深虑厥脱。

大黄　人参　制附子　柴胡　半夏　茯苓　陈皮　淡芩　泽泻　当归枳实　丁香　柿蒂竹茹

渊按：虚象实象杂沓而至，立方最宜斟酌，如无实在把握，还从轻面着笔，否恐一误不可收拾。

又：证尚险重，再望转机。

桂枝　柴胡　人参　白芍　川连　半夏　枳实　丁香　陈皮　蔻仁　炙甘草　竹茹

又：伏暑化燥，劫津动风，舌黑唇焦，鼻煤齿燥，神昏，手指牵引。今早大便自通，据云病势略减。然两脉促疾，阴津消涸，邪火燎原，仍属险象，恐其复剧。

犀角　羚羊角　鲜生地　元参　芦根　钩钩　鲜石斛　六一散　沙参　连翘　通草　天竺黄　枇杷叶　竹叶

珠黄散，另调服。

陆。外有寒热起伏之势，里有热结痞痛之形；上为烦懊呕恶，下则便泄溏臭。此新邪伏邪，湿热积滞，表里三焦同病也。易至昏呃变端。拟从表里两解，佐以芳香逐秽。

柴胡　生大黄　淡芩　枳实　半夏　川连　瓜蒌皮　赤苓　郁金　菖蒲　蔻仁

又：投两解法，得汗得便，竟安两日。昨以起床照镜，开窗看菊，渐渐发热，热甚神糊，两目上视，几乎厥脱。待黄昏，神渐清，热渐减，脉沉不起。据述热时舌色干红，热退舌色黄腻。此乃湿遏热炽，将燥未燥，将陷未陷，但阳证阴脉，相反可虞。勉拟河间甘露饮，涤热燥湿之中，更借桂以通阳，苓以通阴，复入草果祛太阴湿土之寒，知母清阳明燥金之热。

甘露饮去滑石、白术，加茅术、草果、知母、姜汁、葱白头。

某。暑邪内闭不达，神糊舌白，恐其昏厥。芳香透达为宜。

鲜藿香　天竺黄　菖蒲　赤苓　连翘　益元散　郁金　竹茹　泽泻

另至宝丹一丸，菖蒲汤化下。

又：暑湿内蕴，热势起伏，胸痞泄泻，神糊心跳，经行未止。乃正虚挟邪，虑其晕厥。据云腹胀恶心，且宽中理气。

太元神术散去草，加茯苓、泽泻、苏梗、葛根、淡芩、党参、柴胡、砂仁、通草、竹茹。

吴。暑湿伏于太阴，中焦阳气不化。神蒙若寐，身热不扬，肢冷脉濡，手指牵引，舌根牵强。风痰阻络之象。服过通阳益阴，云蒸化雨之法，病亦无甚增损。然舌苔灰白厚腻，口泛甜味极甚，中营有浊，阳不舒化。仿缩脾饮醒中化湿浊。浊化则口甜减，阳舒则蒙昧清。

党参　乌梅　淡干姜　草果　炙甘草　砂仁　茅术　大生地　茯苓　生姜　大枣

渊按：据舌苔、口甜而论，湿痰阻遏中宫，阳不舒化无疑。党参、乌梅、生地酸甘助阴腻膈，大不相宜，矛盾一至此乎！手指牵引，虽属木燥土虚，肝风内动，当此上中焦湿痰蒙闭，肺胃气机不能舒布，即欲养阴，如胃气不化何！治病当先急者大者，若头痛医头，便为庸手。

陈。余邪余积，留恋未清；元气元阴，消耗欲竭。暂停苦口之药，且投醒胃之方。化气生津，忌夫重浊；变汤蒸露，法取轻清。效东垣以化裁，希弋获以图幸。

清暑益气汤　荷叶　香稻叶

蒸露，每晨温服四五杯。

渊按：汤、丸、膏、散，古人各有意义，非徒具虚文。若变汤为露，法取轻清，惟大邪去而胃气不胜苦药者宜之，此处恰合。

徐。热伏心胸，湿蕴脾胃，病起如疟，延今两月。胸中热闷，饮食不思，从未得汗。舌色底绛，苔如酱瓣，此即湿遏热伏之验也。无汗者津液亏，徒发其汗无益也。生津彻热，化湿开胃。胃气敷布，其汗自来。

川连　黑山栀　豆豉　广皮　香薷　麦冬　赤苓　薄荷　生姜　六一散

此药煎好，露一宵，早起温服。

马。幼稚伏湿挟积，阻滞肠胃，蒸痰化热，肺气窒痹，是以先泻后咳，继以发热。今便泄已止，更气急痰嘶，肺气阻痹尤甚。法当先治其肺，恐肺胀生惊发搐，其变有莫测耳。

葶苈子三钱　莱菔子三钱　六一散三钱　枇杷叶三片

渊按：遏重消痰泻肺、清热化积，即在其中。

又：痰气喘逆，平其大半。热势起伏，退而复作。时下多疟，须防转疟。

白萝卜汁一杯　鲜薄荷汁半杯

二味略煎，去渣，加入冰糖三钱，烊化，再以姜汁一滴冲服。

渊按：此方更妙。

以上出自《王旭高临证医案》

柳宝诒

叶。形寒发热，无汗，脘闷呕恶。此暑湿之邪，久郁膜原，外为秋燥所束而内动。其邪不得外达，内蕴于胃。病在初起，当用芳香合苦辛法，表里两疏。

川朴　蔻仁　郁金　豆卷　杏仁　通草　紫苏叶　川连　枳实　滑石　生姜　荷叶

夏。伏暑，表证，寒热往来；里证，便溏不爽。脉象左关独硬，舌苔浊腻而黄。病在中焦，宜少阳、阳明同治。

细柴胡　黄芩　川朴　海南子　炒枳壳　桔梗　豆卷　赤苓　通草　茅根肉

二诊：改方去柴胡、海南子，加蔻仁、滑石、知母、藿梗。

王。伏暑之邪在气分者，由汗痦而达；在中焦者，尚留恋不化。苔灰，唇焦，目黄，胸闷，皆湿积阻窒气机不舒之象。拟方泻心合陷胸法。

川连干姜煎汁炒　制半夏　小枳实　黄芩酒炒　焦楂炭　广藿梗　白杏仁　黑山栀　生熟神曲　瓜蒌皮姜汁炒　瓜蒌仁元明粉同打　西茵陈　荷叶

黄。伏邪蒸郁，六七日不透。呕恶胀闷，大便不行，脉小弦，舌苔灰黄而腻，乃中宫积湿蕴遏不化之象。拟方用苦辛宣泄法。

细川连_{姜汁炒} 小枳实_{生切} 制川朴 瓜蒌皮_炒 苏叶 白杏仁 青盐半夏 橘白 茯苓皮 淡豆豉 黄芩 通草 竹二青 二稻叶

二诊：热象外面向减，而大便未通行，舌中黄浊，不饥不纳。此中焦胃气为浊热所蒸，阻遏不降也。再拟苦辛导腑，望其浊气升降乃松。

瓜蒌皮_炒 连翘 淡芩 制川朴 白杏仁 赤苓皮 生苡米 青盐 半夏 枳壳 槟榔 广郁金 梨皮 竹二青

封。寒热之起伏如疟，而内热不彻，胸脘窒闷，呕恶不止。此暑湿之邪，留伏膜原，渐犯胃口。凡伏暑之病，传变相同。惟脉象数急细软，热来时有谵语。此则因营阴之气，为疡证所耗。营阴内馁，热邪易于内侵也。刻视舌质不绛，中苔黄浊。暑浊之邪，燔结于中焦气分。宜先拟疏气达邪为主，仿辛开苦降之法。候气机疏畅，再议清营可也。

细川连 姜半夏 小枳实 瓜蒌皮 广郁金 赤茯苓 苏叶 淡黄芩 橘红 滑石 石菖蒲 竹二青 西瓜翠衣

二诊：汗便两窒，邪机无外泄之路。脉数，舌浊底绛。浊壅热遏，用芳香合辛凉疏泄法。

淡豆豉 大豆卷 白杏仁 川朴 连皮赤苓 瓜蒌皮 细川连 淡黄芩 小枳实 郁金 滑石 通草 石菖蒲 竹二青

许。病之初起，由乎停积饮冷。迨寒热大发，即觉胸膈痞闷，烦扰不安。七八日来，汗便通而未畅，邪机不得清化。刻诊痞闷仍然，舌苔腻底红。想系向有痰湿，复为时令湿热所侵，内外合邪，湿郁热伏，气机窒闷。故邪机愈觉不达。脉象沉细，不能应指，职是故也。此时清热则助湿，燥湿则助热。古人治湿热两感之病，必先通利气机，俾气水两畅，则湿从水化，热从气化，庶几湿热无所凝结。拟三仁滑石汤合泻心法。

白杏仁 蔻仁 苡仁 滑石 川朴 赤苓皮 豆卷 法半夏 川连_{干姜拌炒} 广陈皮 干菖蒲 姜竹茹

二诊：昨进三仁合泻心法，右脉较畅，左部尚见沉郁，胸痞恶心，气机仍不爽快，此证因暑湿外侵，痰浊内蕴。而寒热烦扰，则引动内郁之邪，并乘肺胃，不得爽达也。拟栀豉泻心，佐芳香法，以泄浊开痞。

豆豉 黑山栀 川连_{干姜炒} 豆卷 半夏 藿梗 佩兰 蔻仁 淡黄芩 滑石 菖蒲 前胡 瓜蒌皮 姜竹茹

三诊：脉象通而未畅，胸前仍觉痞闷。宗仲景胸痹治例，参入泻心法。

瓜蒌皮 薤白 郁金 杏仁 前胡 旋覆花 江枳壳 姜半夏 川连 桔梗 橘红 滑石 枇杷叶露

四诊：脉象两手均觉较前流畅，寒热之时较短，伏邪似有外达之机。惟苔腻虽化，而舌底色红，胸前仍觉烦闷。盖邪热内扰则烦，痰湿阻遏则闷。病象虽退，而湿遏热伏，仍与初病不殊。拟方疏浊化热，用苦辛合芳香法。

豆豉卷 川连_{干姜炒} 淡黄芩 枳实 法半夏 川朴 陈皮 黑山栀 瓜蒌皮仁_各 滑石 藿梗 竹二青 竹叶心

五诊：湿郁热伏，屡经疏泄，而烦闷仍未清畅。近因暑热偏胜，热象较胜。拟仿湿温治例。

茅术　川朴　半夏　玉泉散　菖蒲　淡酒芩　赤苓　滑石　杏仁　蔻仁　竹茹叶各

陈。病始于六月至七月间，先患三疟，至中秋前已止。止后稍涉劳动，即服参术补品四帖。至八月二十三日，寒热又作，遂日作不休止。九月初一日，寒热将退之时，陡然头晕目暗，魄汗肢厥，几有虚脱之势，越两时而定。此后遂卧床不起，寒热如前，而每日必迟至两时许，迄今又将近月，胃纳不甚减，大便自调。从前所服之药，多是暑湿门套方。细参此证，似与寻常暑湿之证不同。盖伏暑初发，其邪由膜原侵于胃腑，必有痞满呕恶等证，而此均无之。其热来时，两颧红色光亮，正与《热病篇》：太阳之脉色荣颧骨；少阳之脉，色荣颊前两节相合。寒热时作，小便必频数而遗。八月中，病初重时，先曾遗泄两次；每值热来，自然目暗无光，视他处其目睛瞤动不定。外热已甚，而自觉脊背、大骸骨节中，尚寒栗不已。以上所见病情，均属伏邪化热，由少阴外达于太少两阳之象。惟体质不甚坚实，正虚不能托邪。一月以来，病机无甚进退。脉象弦数右硬。舌苔白色渐腻，热来则燥，热退仍和。发过白㾦两次，而仍不见松象，足见此病与肺胃两经无甚关涉。自九月初，左胁结痕渐大，时作撑痛，得矢气略觉松轻，是邪机郁于少阳之象。邪之未动者，伏于少阴；已动者，又郁于少阳。郁久而发，其势必暴。刻下图治，在少阳者，宜疏之；在少阴者，宜托之。少阴无出路，太阳其出路也。姑拟方用：

豆豉　生地　元参　柴胡　黄芩　白芍　牛膝桂枝炒　生牡蛎　生鳖甲　白薇　茅根　青皮

此证用药，甚难着手。方中以柴、芩、鳖甲、白芍、青皮外疏少阳。豆豉、生地、元参、牡蛎助少阴以托邪。桂枝、牛膝温中化寒，兼开太阳之路。茅根助柴胡疏少阳升发之气。药味虽浅无奇，而已颇费经营。服后苟得寒热渐清，热来渐快，得汗渐畅，即是伏邪外达之佳象。倘邪机不顺出于三阳，而内陷于三阴，则变象更难预料。

二诊：伏邪由少阳而出，寒热往来，久疟不止。气分之邪由汗㾦而透。此邪之伏于少阴者，因气分不充，无力托邪，仍未外达。舌苔黄厚，目黄，太阴之湿与内热相蒸。两便不爽，湿热留滞。病久正虚，须得药力以鼓动之，庶邪机得解。拟方从前法再进一层。

牛膝附子汁炒　淡芩　青蒿　豆豉　牡蛎　枳实　青皮　桂枝　白芍　元参　丹皮　木瓜　茅根

三诊：伏邪发于少阳，寒热如疟。其寒也，四肢为甚。其热甚之时，脘气满闷，小解乃松，此邪由太阳而达也。目黄神倦，邪恋太阴。苔浊罩灰，浊阻胃腑。拟五苓法，以开太阳；合保和法，以疏中焦。冀其气机通调，则伏邪自解。

生于术　生枳实　淡芩　生牡蛎　西茵陈　桂枝尖　泽泻　莱菔子炭　连皮槟　猪苓　青蒿　连翘

四诊：伏邪渐得清疏，惟右脉不静。热势虽轻，而临期形寒内热犹不能止。少阴郁伏之邪，尚有未尽外达者，必得阴气充足，乃可外达。况所见诸证，虚象为多，更宜扶正为要。拟方滋养少阴为主。

生地　天冬　白芍　青蒿　洋参　元参　牡蛎　穭豆衣　白薇　丹皮　鳖甲　沙参

五诊：原方加首乌，寒热遂止。

六诊：寒热已止，间或头晕多汗，心烦嘈杂，此胆经有余热留恋之象，尚非纯乎虚热。宜扶正养阴，凉泄肝胆。

西洋参　丹皮　橘红　牡蛎　枣仁　川贝　白芍　山栀　龙骨　川连麦冬包　稽豆衣　菊花　生地　竹茹

以上出自《柳宝诒医案》

马文植

某。伏暑秋发，名曰逾季，暑必挟湿，故淹缠。发于少阳，则寒热均平；发于阳明，则不寒独热。经云：阴气先伤，是名瘅疟。先寒后热，得汗退清，即为正疟。今则热有起伏，寒竟不觉，胸痞烦闷，嗳气不爽，汗瘖皆无，渴喜饮少，的是暑为湿遏，气机痹窒。肺之清肃，胃之和降，皆失所司，胸之清旷，气之升降，悉无所握，乃时证本有之象。无如盈口白腐，颊鼻焮红，六脉既闷如无，辄觉烦躁不定，兹为时证之大忌。古云：腐邻于呃，躁则易昏。今恰旬日，其势正炽，姑拟一方，以图弋获！然危笃若此，恐有杯水之叹，高明商进是嘱。

川贝母五分、九节菖蒲三分、真血珀一厘，研末服。

荷花露、佩兰露、佛手露、残花露各二两冲服。

黑栀　滑石　枳壳　郁金　豆豉　桔梗　杏仁　通草

用鲜板蓝根、鲜芦根、鲜淡竹叶绞汁，和入药液服。

二诊：肺之气火，胃之痰浊，互相熏蒸，而为热有起伏，烦闷暴躁，嗳噫不舒，喉间如阻，口中满布白腐，面上焮肿若丹，而用清泻芳淡之药。今切脉象，十退其五有余，白腐未去，暴躁较定，嗳噫未宽，显然秋令湿热皆蕴气分，正合古人秋病在肺，当肃清上中之邪。暑必夹湿，浊邪中病，风热变虽极速，退亦为易，暑湿逾期最迟，变亦不少。为今之计，治里不外乎前法，治外当专治白腐。然腐根有湿热、有内外之分，必使热势退清，湿痰化楚，则免风波。至于饮食起居，静躁喜怒，不在药饵之中，务当谨慎为嘱。

黑栀　香薷　佩兰梗　滑石　川贝母　牛蒡子　连翘　淡芩　白通草　郁金　枇杷叶　淡竹茹　马勃　鲜芦根

《务存精要》

沈祖复

医生张亮生，先生之谱弟也。曾病伏暑，寒热交作一月有余，形瘦骨立，神情疲倦，两目失神，饮食不进，脉细无神，舌上已起白腐。时住岳家养疴，其岳母见其病势垂危，欲送之返家。先生止之曰："不可！恐中途有变。"议遂辍。因偕严康甫同诊，用柴白煎，一剂热退；再服热清；续用扶正养阴之品而愈。

徐君渐吉先生侄倩也甲子中秋后病寒热，骨节疼痛，头昏不止。始服疏散之药，继则壮热胸闷，时时太息，热甚昏糊，如醉如痴，终日言语不休。先生曰："此因劳倦乏力，外感邪热，扰乱蒙闭清阳。"方用枇杷叶、郁金、胆星、枳实、法半夏、海浮石、薄荷、秦艽、竹茹、陈皮、石菖蒲、黑山栀、连翘，另三石丸（即月石、矾石、礞石）一钱。服后，至天明神情清爽，寒热皆退。下午恣食鸡肉馄饨、荤油等物，又见四肢微寒，咳嗽频吐黄痰。再用清肃肺金，清化痰热，如神曲、山楂以消鸡、面之积而愈。

西门申新纱厂工人妇素有肝气，烦躁呕恶。南门王君以为"气膈证"，延先生诊之。先生曰："此非膈证，是伏邪晚发，胃火冲逆而上。"用姜炒川连及豆卷、藿梗、黑山栀、连翘、枳实、竹茹、芦根，呕逆减而寒热起伏，烦躁，脉象细郁，脘腹板硬。先生以为积阻气滞，用生大黄、元明粉、花槟等，便黑色宿粪，呕止热轻。略用达邪，得微汗而退。

以上出自《医验随笔》

吴鞠通

丁亥八月十二日，台氏，十六岁。伏暑内发，新凉外加，误与三阳经表药，以致谵语神昏。前用芳香开包络，神识已清；惟舌苔白厚，腹胀，热未尽除。与通宣三焦法。

云苓皮五钱　厚朴二钱　藿香梗三钱　飞滑石五钱　香附二钱　炒黄芩二钱　杏仁泥三钱　广皮二钱　白蔻仁一钱　生薏仁五钱

煮三杯，分三次服。二帖。

十四日：伏暑新凉，今日新凉之邪已退，而伏暑之湿邪未除，腹未全消，故知之。

云苓皮五钱　薏仁五钱　大腹皮三钱　姜半夏三钱　猪苓三钱　黄芩炭二钱　杏仁泥二钱　厚朴三钱　白蔻仁一钱五分　藿香梗三钱　广皮三钱

煮三杯，分三次服。二帖。

癸亥十二月十一日，陈，廿八岁。左脉洪大数实，右脉阳微。阴阳逆乱，伏暑似疟，最难即愈。议领邪外出法。

生鳖甲二两　麦冬八钱，不去心　粉丹皮三钱　桂枝尖三钱　沙参三钱　炒知母三钱　焦白芍三钱　青蒿四钱　炙甘草一钱五分

煮三碗，分三次服。

十四日：伏暑寒热往来已愈，不食不饥不便，胸中痞闷，九窍不和，皆属胃病。

半夏五钱　茯苓块五钱　桂枝一钱五分　党参三钱　生苡仁五钱　广皮一钱五分　青皮一钱五分　广郁金二钱

煮三杯，分三次服。

十七日：久病真阳虚则膺痛，余邪化热则口苦，正气不复则肢倦。

生洋参二钱　桂枝三钱　广皮炭一钱五分　茯苓块三钱　半夏三钱　炙甘草一钱五分　焦白芍三钱　生姜二片　大胶枣二枚　黄芩炭一钱五分

煮三杯，分三次服。

乙丑八月廿二日，靳，十九岁。不兼湿之伏暑误治，津液消亡，以致热不肯退，唇裂舌燥，四十余日不解，咳嗽胶痰，谵语口渴。可先服牛黄清心丸，清包络而搜伏邪；汤药与存阴退热法。

细生地三钱　麦冬五钱，不去心　生扁豆三钱　生鳖甲五钱　沙参三钱　生甘草一钱　生牡蛎五钱　炒白芍三钱

煮三杯，分三次服。

廿四日：暑之偏于热者，误以伤寒足经药治之，以致津液消亡。昨用存阴法兼芳香开络中

闭伏之邪，已见大效；兹因小便赤甚而短，热虽减而未除，议甘苦合化阴气法。

二甲复脉汤加黄芩三钱，如有谵语，牛黄丸仍服。

廿六日：昨用甘苦合化阴气法，服后大见凉汗；兹热已除，脉减，舌苔尽退，但六脉重按全无，舌仍干燥。仿热之所过，其阴必伤例，用二甲复脉汤重加鳖甲、甘草。

乙丑九月十六日，兴，六十四岁。夏伤于湿，冬必咳嗽。况六脉俱弦，木旺克土，脾土受克则泄泻，胃土受克则不食而欲呕，前曾腹胀，现在胸痞，舌白滑，此寒湿病也；而脉反数，思凉思酸，物极必反之象，岂浅显哉！急宜戒恼怒，小心一切为要。

姜半夏三钱　飞滑石三钱　生苡仁五钱　杏仁泥四钱　旋覆花二钱，包　广郁金二钱　茯苓皮五钱　白蔻皮一钱　白通草一钱

水五杯，煮取两杯，渣再煮一杯，分三次服。

十八日：脉数，甚思凉，湿中生热之故。

飞滑石六钱　苡仁六钱　白蔻仁一钱五分　茯苓皮六钱　半夏四钱　广郁金二钱　杏仁泥六钱　黄芩二钱　白通草二钱　藿香梗三钱　枳实一钱五分

水八碗，煮取八分三茶碗，渣再煮一碗，日三夜一，分四次服。

廿日：伏暑必夹火与湿，不能单顾一边。至服药后反觉不快，乃久病体虚不任开泄之故，渴思凉者火也，得水则停者湿也。

生石膏六钱　半夏三钱　炒知母一钱五分　杏仁泥六钱　黄芩一钱　白蔻仁一钱

煮三杯，分三次服。

廿二日：于前方内去蔻仁，加生石膏四钱、藿香梗三钱、炒知母五分、飞滑石四钱、白通草一钱五分，煮四杯，分四次服。

廿七日：饮居右胁不得卧，格拒心火，不得下通于肾，反来铄喉，故嗌干。

姜半夏五钱　杏仁三钱　小枳实三钱　茯苓皮三钱　香附三钱　藿香梗三钱　旋覆花三钱，包　广皮二钱　苏子霜三钱

煮三杯，分三次服。

十月初二日：小便不通，于前方内加飞滑石三钱、生苡仁三钱、白通草一钱五分，前后共八帖。

初六日：小便已通，于前方内去滑石、通草、生苡仁，服五帖而全愈。

巴，廿八岁。面色青黄，其为湿郁无疑；右脉单弦，其为伏饮无疑；嗳气胸痛，合之左脉弦，其为肝郁无疑。上年夏日，曾得淋证，误服六味汤丸酸甘化阴，致今暑湿隐伏久踞，故证现庞杂无伦，治法以宣化三焦，使邪有出路，兼和肝胃，能令食为要。

生石膏八钱　半夏五钱　生苡仁五钱　飞滑石一两　草薢四钱　茯苓皮五钱　旋覆花三钱，包　香附三钱　广郁金三钱　杏仁泥三钱　通草二钱　晚蚕沙三钱

煮成四碗，分早、中、晚、夜四次服。

此证方案失收，姑不全录。自四月至八月一日，不断服药，诸证从面目青黄逐渐退净而愈。其面青由额往下，由耳往中，约十日褪一晕，及褪至鼻柱，约月余方亮，皆误服柔药之弊。所用不出此方，故方不全而案可以载，欲为隔年暑湿之证开一门路。

丙寅六月初六日，某。其人本有饮咳，又加内暑外凉，在经之邪似疟而未成，在腑之邪泄泻未止，恐成滞下，急以提邪外出为要；按六脉俱弦之泄泻，古谓之木泄，即以小柴胡汤为主方，况加之寒热往来乎？六脉俱弦，故谓脉双弦者寒也，指中焦虚寒而言，岂补水之生熟地所可用哉！现在寒水客气燥金司天，而又大暑节气，与柴胡二桂枝一法。

柴胡六钱　焦白芍二钱　青蒿二钱　桂枝三钱　藿香梗三钱　生姜三钱　半夏六钱　广橘皮三钱
大枣二枚，去核　黄芩二钱　炙甘草一钱

煮三杯，分三次服。

初八日：寒暑兼受，成疟则轻，成痢则重。前与柴胡二桂枝一汤，现在面色青，热退寒重，痰多而稀，舌之赤者亦淡，脉之弦劲者微细，不渴。阳虚可知，与桂枝柴胡各半汤减黄芩加干姜。

桂枝三钱　炒白芍一钱五分　干姜三钱　柴胡三钱　炒黄芩一钱　生姜五钱　半夏六钱　炙甘草二钱
大枣三枚，去核

煮三杯，分三次服。

初九日：内暑外寒相搏，既欲成疟，大便溏泄，恐致成痢。口干不渴，经谓自利不渴者属太阴也，合之腹痛则更可知矣。仲景谓表急当救表，里急当救里。兹表里无偏急之象，议两救之：救表仍用柴胡桂枝各半汤法，以太少两经俱有邪；救里与理中汤。

桂枝四钱　焦白芍二钱　良姜二钱　柴胡四钱　黄芩炭一钱　半夏六钱　炙甘草一钱五分　川椒炭三钱　生姜五钱　苡仁五钱　白蔻仁一钱五分　大枣二枚，去核　干姜三钱

煮三杯，分三次服。

初十日：昨用两救表里，已见小效，今日仍宗前法而退之，以脉中阳气已有生动之机故也。不可性急，反致偾事。

桂枝三钱　炒白芍二钱　炒厚朴二钱　柴胡三钱　炒黄芩一钱五分　炙甘草一钱五分　半夏六钱　川椒炭二钱　生姜五钱　干姜五钱　煨草果一钱　大枣二枚，去核

煮三杯，分三次服。

十一日：内而痰饮盘踞中焦，外而寒暑扰乱胃阳，连日已夺去成痢之路，一以和中蠲饮为要，盖无形之邪，每借有形质者以为依附也。

桂枝三钱　焦白芍二钱　枳实三钱　柴胡三钱　黄芩炭一钱五分　青蒿三钱　杏仁三钱　茯苓皮五钱
广皮二钱　半夏一两　白蔻仁一钱五分　生姜三片　苡仁五钱

煮三杯，分三次服。

十二日：杂受寒暑，再三分析，方成疟疾，以伏暑成疟则轻。寒多热少，脉沉弦，乃邪气深入，与两阴阳之中偏于温法。

青蒿三钱　藿香梗三钱　枳实二钱　柴胡三钱　姜半夏八钱　良姜二钱　厚朴三钱　瓜蒌皮二钱
生姜五片　槟榔一钱　黄芩炭一钱五分　大枣二枚，去核

煮三杯，分三次服。

十四日：寒热少减，胸痞甚，去甘加辛，去大枣加生姜。

十六日：脉弦细，指尖冷，阳微不及四末之故；兼之腹痛便溏，痰饮咳嗽，更可知矣。以和胃阳、温中阳、逐痰饮立法。

半夏六钱　生苡仁五钱　干姜二钱　杏仁五钱　川椒炭三钱　炒广皮三钱　桂枝三钱　白蔻仁二钱
生姜三片

煮三杯，分三次服。

十七日：伏暑酒毒，遇寒凉而发，九日不愈，脉缓而软，滞下身热谵语，湿热发黄，先清湿热，开心包络。

飞滑石五钱　茵陈五钱　黄柏炭三钱　茯苓皮五钱　黄芩三钱　真川连二钱　生苡仁三钱　通草一钱　栀子炭二钱

煮三杯，分三次服。先服牛黄清心丸一丸，戌时再服一丸。

十八日：热退，滞下已愈，黄未解。

飞滑石五钱　茵陈三钱　栀子炭三钱　茯苓皮五钱　草薢三钱　真雅连八分　黄柏炭三钱　杏仁三钱　灯心草一钱　白通草一钱

煮三杯，分三次服。

十九日：黄亦少退，脉之软者亦鼓指；惟舌赤，小便赤而浊。余湿余热未尽，尚须清之。

飞滑石五钱　茵陈四钱　黑山栀三钱　茯苓皮五钱　半夏三钱　真雅连八分　生苡仁三钱　杏仁三钱　广皮炭二钱　黄柏炭二钱　草薢三钱

煮三杯，分三次服。

二十日：黄退，小便赤浊，舌赤，脉洪，湿热未尽。

飞滑石五钱　半夏三钱　海金沙三钱　炒栀皮二钱　草薢皮三钱　真雅连一钱

煮三杯，分三次服。

乙酉三月二十日，王氏，廿八岁。上年初秋伏暑，午后身热汗出，医者误以为阴虚劳损，不食胸痞，咳嗽，舌苔白滑，四肢倦怠，不能起床。至今年三月不解，已经八月之久，深痼难救，勉与宣化三焦，兼从少阳提邪外出法。

飞滑石六钱　桂枝三钱　白蔻仁二钱　茯苓皮五钱　青蒿三钱　炒黄芩二钱　姜半夏五钱　苡仁五钱　白通草一钱　杏仁泥四钱　广皮三钱

煮三杯，分三次服。此方服二帖，能进食；服四帖，饮食大进，即起能行立。后八日复诊，以调理脾胃而愈。

乙酉三月廿六日，王氏，廿六岁。伏暑咳嗽寒热，将近一年不解，难望回生，既咳且呕而泄泻，勉与通宣三焦，俾邪得有出路，或者得有生机。何以知其为伏暑而非痨瘵？劳之咳重在丑寅卯木旺之时，湿家之咳在戌亥子水旺之时；劳之寒热后无汗，伏暑寒热如疟状，丑寅卯阳升乃有汗而止；劳之阴虚身热，脉必疕大，伏暑之脉弦细而弱。故知其为伏暑而非痨瘵也。再左边卧不着席，水在肝也。

桂枝三钱　云苓皮五钱　郁金一钱　半夏五钱　生苡仁五钱　广皮二钱　青蒿八分　旋覆花三钱，包　生姜三钱　香附三钱　白蔻仁二钱　大枣二枚，去核

煮三杯，分三次服。此方服四帖，寒热减，去青蒿，服之十帖全愈，后以调理脾胃收功。

乙酉四月廿五日，金氏，三十岁。上年伏暑，寒热时发如疟状，以通宣三焦立法，补阴补阳皆妄也。

半夏四钱　云苓皮五钱　黄芩二钱　杏仁三钱　藿香梗三钱　生姜三片　青蒿八分　白蔻仁一钱五分　大枣二枚，去核　苡仁五钱

煮三杯，分三次服。

五月初二日：伏暑愈后，以平补中焦为要，仍须宣通，勿得黏滞。

半夏三钱　云苓块五钱　莲子五钱　苡仁五钱　益智仁一钱　生姜三片　广皮二钱

煮三杯，分三次服。

乙酉八月初五日，裘，四十岁。酒客中虚湿重，面色暗滞，业已多日，现在又感伏暑新凉，头胀便溏，舌白滑，脉弦细，中虚寒湿可知，不能戒酒，病断不除，盖客证易除，久病伏湿虚寒难疗也。

云苓皮一两　杏仁三钱　藿香梗三钱　姜半夏六钱　青蒿二钱　白蔻仁三钱　生苡仁一两　广皮五钱　黄芩炭二钱

煮三杯，分三次服。头胀除。去青蒿，七帖全愈。

乙酉九月十八日，陶，五十八岁。伏暑遇新凉而发，舌苔㿠白，上加灰黑，六脉不浮不沉而数，误与发表，胸痞不食，此危证也。何以云危？盖四气杂感，又加一层肾虚，又加一层肝郁，又加一层误治，又加一层酒客中虚，何以克当！勉与河间之苦辛寒法，一以通宣三焦，而以肺气为主，望其气化而湿热俱化也。

飞滑石五钱　杏仁四钱　藿香叶三钱　姜半夏五钱　苡仁五钱　广郁金三钱　云苓皮五钱　黄芩三钱　真雅连一钱　白蔻仁三钱　广皮三钱　白通草一钱五分

煮三碗，分三次服。

廿三日：舌之灰苔化黄，滑而不燥，唇赤颧赤，脉之弦者化为滑数，是湿与热俱重也。

滑石一两　云苓皮六钱　杏仁五钱　苡仁六钱　黄柏炭四钱　雅连二钱　半夏五钱　白蔻仁三钱　木通三钱　茵陈五钱

煮三碗，分三次服。

廿七日：伏暑舌之灰者化黄，兹黄虽退，而白滑未除，当退苦药，加辛药，脉滑甚，重加化痰，小心复感为要。

滑石一两　云苓皮五钱　郁金三钱　杏仁五钱　小枳实三钱　蔻仁三钱　半夏一两　黄柏炭三钱　广皮三钱　苡仁五钱　藿香梗三钱

煮三碗，分三次服。

十月初二日：伏暑虽退，舌之白滑未化，是暑中之伏湿尚存也，小心饮食要紧。脉之滑大者已减，是暑中之热去也。无奈太小而不甚流利，是阳气未充，不能化湿，重与辛温，助阳气，化湿气，以舌苔黄为度。

半夏六钱　白蔻仁三钱，研冲　木通二钱　杏仁五钱　益智仁三钱　广皮五钱　苡仁五钱　川椒炭三钱　干姜三钱

煮三碗，分三次服。

初六日：伏暑之外感者，因大汗而退，舌白滑苔究未化黄。前方大用刚燥，苔未尽除，务要小心饮食，毋使脾困。

杏仁泥四钱　煨草果八分　川椒炭三钱　姜半夏五钱　苍术炭三钱　益智仁三钱　茯苓皮五钱　老厚朴二钱　白蔻仁三钱　生苡仁五钱　广皮炭五钱　神曲炭三钱

煮三碗，分三次服。

乙酉九月廿四日，薛氏，四十岁。初因肝郁，继而内饮招外风为病。现在寒热如疟状，又有伏暑内发新凉外加之象。六脉弦细而紧，两关独大而浮，厥阴克阳明，医者全然不知病从何来，亦不究脉象之是阴是阳，一概以地黄等阴柔补阴，以阴药助阴病，人命其何堪哉！势已沉重，欲成噎食反胃，勉与两和肝胃，兼提少阳之邪外出法。

桂枝三钱　姜半夏六钱　苡仁三钱　杏仁三钱　旋覆花三钱,包　青蒿一钱　白蔻仁二钱　香附三钱　生姜四钱　广皮三钱　川椒炭二钱

煮三杯，分三次服。

廿八日：寒热减半，呕止，舌苔满黄，但仍滑耳，即于前方内加炒黄芩二钱，再服四帖。如二三帖寒热止，去青蒿；如腹痛止，舌不滑不干燥，去川椒炭，加茯苓皮五钱。

十月初六日：伏暑已解七八，痰饮肝郁未除，下焦且有湿郁。

杏仁泥四钱　苡仁五钱　川草薢五钱　旋覆花三钱,包　香附三钱　通草一钱　白蔻仁三钱　云苓皮五钱　晚蚕沙三钱　姜半夏五钱　广皮二钱

煮三杯，分三次服。数帖而愈。

乙酉十二月初九日，李，十八岁。伏暑如疟状，脉弦数，寒热往来，热多则寒，解后有汗，与青蒿鳖甲汤五帖全愈。

丁亥九月七日，图，廿七岁。伏暑内发，新凉外加，腹胀，身热身痛，胸胁痛，与柴胡桂枝各半汤。

云苓皮五钱　桂枝三钱　郁金二钱　姜半夏三钱　柴胡三钱　黄芩二钱　防己三钱　杏仁泥三钱　广皮三钱　藿香梗三钱

煮三杯，分三次服。

初八日：伏暑新凉，昨用各半汤一帖，腹胀、胸胁痛、身痛已愈，今日头痛泄泻，身热寒多。按自利而渴者属太阴也，与五苓散双解表里。

桂枝四钱　云苓皮五钱　苡仁五钱　猪苓三钱　益智仁二钱　木香二钱　泽泻三钱　苍术炭二钱　广皮三钱

煮三杯，分三次服。

初九日：伏暑新凉，以头痛身热而又泄泻之故，用五苓散双解表里。今日头痛身热虽减，而泄泻未止，咳嗽痰多，与开太阳阖阳明法。

桂枝五钱　姜半夏五钱　苡仁五钱　猪苓四钱　云苓皮五钱　广皮三钱　泽泻四钱　益智仁二钱　生姜五片　苍术三钱

煮四茶杯，日三夜一，分四次服。

初十日：泄泻已止，热退未净，咳嗽呕恶未平，头偏右痛，兼有肝郁。

姜半夏五钱　苡仁五钱　炒炭黄芩一钱五分　旋覆花三钱,包　云苓皮五钱　香附三钱　桑叶三钱　苏梗三钱　广皮三钱　茶菊花三钱

煮三杯，分三次服。

十一日：伏暑身热，咳嗽呕恶，大便稀溏，兼有肝郁，偏头痛，舌绛口渴，腹微胀。湿中生热，与苦辛淡法。

云苓皮六钱　滑石六钱　通草一钱　姜半夏五钱　苡仁五钱　广皮一钱五分　藿香梗三钱　蔻仁一钱

五分　生姜三片　黄芩炭三钱

煮三杯，分三次服。

十二日：伏暑未解，痰饮咳嗽太甚，胃不和不寐，先与和胃令寐，治咳即愈。

云苓皮六钱　苡仁六钱　苏梗四钱　姜半夏二两　秫米一合

煮三杯，分三次服。

十三日：伏暑饮渴不寐，昨与半夏汤法已寐，惟大便仍溏，咳未止，口渴甚，议渴者与猪苓汤加和胃止渴，去阿胶，以其滑腻也。

飞滑石六钱　猪苓四钱　苡仁五钱　云苓皮六钱　泽泻四钱　苏梗三钱　姜半夏六钱

煮三杯，分三次服。两帖。

十五日：伏暑已愈大半，惟咳未尽除，渴未全止。暑中伏湿难清，湿中生热。湿家之渴，猪苓汤最合拍，宗前法而进之。

飞滑石六钱　猪苓五钱　苏梗三钱　云苓皮六钱　泽泻五钱　广皮二钱　苡仁五钱　姜半夏五钱　甘草一钱　炒黄芩一钱五分

煮三杯，分三次服。两帖。

辛卯七月廿八日，弈氏，三十六岁。暑伤两太阴，身热泄泻，腹微胀痛，舌苔不甚黄，口不甚渴，烦躁不安，昼夜不寐，脉洪数，业已十日以外，为难治。

连翘五钱，不去心　云苓皮五钱　杏仁三钱　生苡仁五钱　金银花三钱　雅连一钱五分　猪苓三钱　藿香叶二钱　蔻仁一钱　半夏三钱

煮三杯，分三次服。

廿九日：即于前方内减去连翘二钱，加半夏二钱，又加小枳实二钱，再服一帖。

八月初一日：脉小则病退，诸证渐减，惟心下痞闷，与泻心法。

半夏五钱　云苓块连皮，五钱　干姜三钱　炒黄芩三钱　生苡仁五钱　生姜汁每杯冲三小匙　炒黄连一钱五分　小枳实一钱五分

煮三杯，分三次服。

初二日：痞略减，仍不寐，微烦。

连翘三钱　云苓皮五钱　藿香二钱，半梗半叶　银花三钱　姜半夏五钱　蔻仁一钱　猪苓三钱　小枳实三钱　橘皮三钱　杏仁三钱　炒黄芩三钱

煮三杯，分三次服。

初三日：阳亢于上，不寐，脉洪数，口渴，恶人与火，与阖阳明法。

生石膏二两　苡仁五钱　炒知母三钱　茯苓块三钱　杏仁三钱　炒黄芩三钱　姜半夏三钱　蔻仁一钱　生甘草二钱

煮三杯，分三次服。

初四日：气上阻胸，不寐。

云苓块五钱　生苡仁五钱　白蔻一钱　旋覆花三钱，包　杏仁泥三钱　姜半夏五钱　香附三钱　炒黄芩三钱　橘皮三钱　小枳实三钱　炒黄连一钱五分　生姜汁每杯冲三小匙

煮三杯，分三次服。

初五日：即于前方内去旋覆花，减小枳实一钱。

初六日：伏暑夹肝郁，不寐烦躁虽减而未除。

云苓皮五钱　滑石六钱　炒黄芩四钱　姜半夏五钱　苡仁五钱　炒黄连一钱　杏仁泥四钱　郁金二钱　白豆蔻一钱　旋覆花三钱，包　香附二钱　生甘草一钱

煮三杯，分三次服。

初七日：嗳甚，即于前方内加代赭石六钱，再服四帖。

初九日：伏暑已愈七八，惟胸膈不舒，腹微痛，小便赤，余邪未净。

茯苓五钱　炒黄芩三钱　郁金二钱　苡仁五钱　白蔻仁一钱五分　香附三钱　半夏五钱　炒黄连八分　橘皮三钱　杏仁三钱　淡吴萸八分，炒

煮三杯，分三次服。

初十日：伏暑小愈后，又感燥金秋气，胸痞痛，舌起新苔，六脉弦紧，与温法。

茯苓五钱，连皮　姜半夏五钱　淡吴萸二钱　桂枝三钱　生苡仁三钱　藿香梗三钱　良姜三钱　川连八分，与茱萸同炒　姜汁每杯冲三茶匙　川椒炭三钱　广皮三钱

煮三杯，分三次服。

十一日：新感又减，惟夜间头痛。

桂枝三钱　焦白芍二钱　广皮三钱　茯苓五钱，连皮　川椒炭三钱　吴萸二钱　半夏五钱　炒小茴香三钱　黄连八分，与茱萸同炒　苡仁五钱

煮三杯，分三次服。

十二日：头痛已止，旧有之癥瘕，上攻胃口，有妨于食，脉弦紧，多汗。

桂枝五钱　公丁香一钱　吴萸三钱　云苓五钱　川椒炭三钱　半夏五钱　黄连八分，茱萸同炒　炒小茴香二钱　橘皮三钱　良姜二钱

煮三杯，分三次服。外服化癥回生丹一钱。

十四日：胃中之痛与烦躁，系新受之燥气，腹中痞块上攻，系旧有之燥气，十数年之久，新旧并病，猝难速愈。

茯苓块五钱　吴萸三钱　川椒炭三钱　姜半夏五钱　瓜蒌皮二钱　黄连一钱，茱萸同炒　高良姜二钱　广皮三钱　归横须一钱　公丁香一钱

煮三杯，分三次服。二帖。仍间服化癥回生丹一钱。

十六日：大用阳刚，胃痛稍减，未申后阴气旺，犹不爽，胸痞，阴邪未尽退也。

半夏五钱　茯苓块五钱　厚朴三钱　吴萸二钱　川椒炭四钱　广皮三钱　黄连一钱，吴萸、黄酒同炒　小枳实三钱　生姜三片　良姜二钱　公丁香一钱

煮三杯，分三次服。二帖。仍间服化癥回生丹一钱。

十八日：燥气之胸痞痛，与纯刚大燥，七日方解，议病减者减其制。

茯苓块四钱　猪苓三钱　藿香梗三钱　姜半夏四钱　厚朴二钱　生苡仁二钱　川椒炭三钱　橘皮二钱　炒黄芩一钱五分

煮三杯，分三次服。三帖。仍间服化癥回生丹一钱。

廿一日：诸证向安，惟病后气弱，旧有之癥瘕未除，法宜通补阳气，兼之调和营卫。

茯苓三钱　焦白芍二钱　广皮三钱　桂枝三钱　柏子霜三钱　生姜三片　半夏三钱　白蔻仁一钱　胶枣二枚，去核　苡仁三钱　川椒炭一钱

煮三杯，分三次服。四帖。

廿五日：诸证皆愈，惟欲便先痛，便后痛减，当责之积重，且便后不爽，恐成滞下，俗名痢疾，少用温下法。

生大黄一钱五分，黄酒炒半黑　厚朴二钱　川椒炭二钱　熟附子二钱，制　广皮炭三钱　良姜二钱　南楂炭三钱　炒神曲三钱

煮二杯，分二次服。服一帖，如仍痛，又服一帖。

廿九日：阴邪愈后，兼有癥瘕，无补阴之理，即阳药中之守补者亦不可用。

茯苓五钱　姜半夏五钱　橘皮三钱　桂枝三钱　焦白芍三钱　生姜三片　苡仁五钱　炒小茴香三钱

煮三杯，分三次服。服二帖后，凡五钱改作三钱，凡三钱改作二钱，再服三五帖。俟大能饮食，早晚各服化癥回生丹一钱，以腹中癥瘕化尽为度。

癸巳九月初五日，俞，十九岁。伏暑误表十数剂之多，又误下十数剂之多，从古无此治法，以致正虚邪实，泄泻不止，热仍未退，舌苔白滑，脉弦细数急，咳嗽喘急。勉与宣通肺气，盖肺主气，气化则湿热俱化，万一邪退，再议补正。

生石膏八钱　猪苓五钱　姜半夏五钱　茯苓皮五钱　杏仁二钱　炒黄芩三钱　生苡仁五钱　橘皮三钱　白蔻仁一钱

煮三杯，分三次服。外间服紫雪丹一钱，分三次凉开水调。

初七日：伏暑误治，前与宣通三焦，仍以肺气为主；今日诸多见效，热亦退，微见汗，惟咳嗽未除。

茯苓皮五钱　猪苓五钱　炒于术三钱　姜半夏五钱　杏仁三钱　白蔻仁一钱　生苡仁五钱　橘皮三钱　生姜汁每杯冲三小匙

煮三杯，分三次服。二帖收功。

以上出自《吴鞠通医案》

徐锦

道光元年，表侄石砚耕患伏邪。既平，而元虚邪恋，调摄失宜，至十月复病。始似疟，继而连热不扬，胸痞拒纳，气粗，腹疼，下利稀水。在郡诸医延竟，服过柴胡、四逆、平胃之类罔效。韫山姑丈嘱请夫子以决之。夫子曰：自当从心营、肺胃主治。案云：腹病，又经九日，身热不扬，兹腹痛下利虽止，而神志模糊，谵语烦躁，手掉唇牵，舌焦尖绛根浊，液涸，牙龈映血，脉象皆数，腹硬脘痞，咳呛不爽，矢气频而大便不行，邪传厥少二经，津液被燥屎劫夺，阴耗阳亢，昏陷厥逆。在即勉拟清营泄热，急下存阴法。犀角、细生地、川连、黄芩、川贝、阿胶、丹皮、白芍、杷叶、茅根，先服"秋水丸"三钱。夫子曰：就病势论，非生军下之不可；第恐病家胆怯不服，无已以秋水丸代之，然未惬意也。若能腑通神清，始得生机耳。更余，诸高明咸集及亲友见此方，一词莫赞，特以正虚，恐不胜任。时张友樵先生在座，是丸为其家制，亦以三钱为过多，遂至发言，盈庭无敢执其咎者。幸姑丈有卓识，谓寇踞险要，非此背城一战，何能荡涤？况澹安先生，予所心服，出此奇兵，必立奇功。若云过峻，减之以试可也。于是先服一钱，时已夜半矣。明日早旦，下燥屎一枚；卯刻，以二和药复进丸七分；巳刻，又下二小枚。神稍清，色稍起矣，复延夫子。

再诊案云：身热解而未净，神识清而不慧，舌薄津回，脉数未靖，脘舒谷进，皆属吉兆。无如秋水丸服之尚少，与病情不称，以致便通不畅，险关难越，尚非坦途。议清泄余邪，佐以润下，照昨方去连、胶、芍、贝，加麻仁、鲜斛、竹茹、神曲，生地用鲜。夫子曰：凡此等证，

探源既的，药不宜轻。盖峻品之投，可一而不可再，兹清理余邪，尚需时日。此地周半池先生延以调治可也。乃延半池诊，不半月而痊。受业金慰祖谨识。

《心太平轩医案》

金子久

伏邪久羁，风寒暴袭，加以饮食之滞，扰动湿浊之痰，风寒伤及流行之经络，食滞窒其升降之气机，邪郁气郁，化火化热，援引肝胆之风，扰动肺胃之痰，忽有昏乱欲狂，忽有抽掣欲动，表气开，汗出沾衣，里气阻，脘闷作噯，胸腹一带疹点透露，大小二便俱见窒滞，左脉搏指而带弦劲，右脉数大而兼弦滑。天气燠热，必有大雨，人气烦热，必有大汗，汗多防厥，厥来防脱，欲求神清气爽，务必目睫安睡。清肺胃有形之痰火，潜肝胆无形之风阳。

羚羊角　滁菊　桑叶　茯神木　石决明　钩钩　连翘心　山栀　芦根　真细珀　橘红络　竹茹

二诊：昨诊脉象，适值昏乱狂躁，脉不平静，颇有数大，今诊脉象，正在神清气爽，左手弦劲，右手滑大，昨夜达旦，寤不肯寐，汗虽出而未见滂沱，疹虽露则未获畅布，外感之风寒已从表汗而外解，内蓄之痰火仍阻气分而内郁，壅滞阳明之腑，扰动少阳之经，阳明者胃也，胃不和则卧不安，少阳者胆也，胆不清则寐不宁，舌红口渴，是阳明之热见端，耳鸣手动，是少阳之风征兆。治法清阳明燔灼之热，参用潜少阳掀旋之风。

羚羊角　石决明　滁菊　鲜石斛　钩钩　桑叶　龙胆草　丹皮　山栀　茯神木　竹茹　翘心　芦根

三诊：昨日前半夜，先厥逆后昏乱，迨至后半夜，先安寐后更衣，顷诊脉象，左手仍是弦劲，右手依然数大，按之均无神力，刻视舌苔前半尚形薄腻，右半犹见糙燥，扪之颇不润泽，胃中之津液已受戕耗，肝中之风阳未能扑灭，所下大便水多粪少，所见气逆咳多痰少，面色有时妆红，手指有时蠕动，膈上之痰未删，腑中之垢未净，今夜当虑变端，未便遽许妥当，录方存津养液，参用熄风涤痰。

羚羊角　桑叶　石决明　钩钩　白杏仁　滁菊　鲜石斛　丹皮　茯神木　胆星　竹茹　郁金　芦根

四诊：肤腠汗泄蒸蒸，热势渐渐和缓，在表之邪已衰，在里之火尚盛，火盛生痰，痰盛生风，风胜则津燥，火炎则液干，心神为火而不宁，肝魂为火而不藏，心悸胆怯多恐，指掣手抽少寐，左手脉搏指弦劲，右手脉柔软滑数，舌或糙或润，苔或白或灰，唇尚焦，口尚渴，一身之真阳为邪所耗，一身之真阴为火所铄，三焦之郁热尚未廓清，六腑之积滞犹未尽化，法用甘凉存津养液，参用介类潜阳熄风，涤痰当不可少，化滞尤不可废。

霍山石斛　石决明　龙齿　羚羊角　牡蛎　滁菊　竹茹　佛兰参　冬桑叶　郁金　茯神木　胆星　瓜蒌仁

五诊：左脉弦劲未退，风阳尚有扇动，右脉滑大未尽，痰火犹有炽盛，舌根灰白带腻，舌尖淡绛而滋，寐中多梦，寝中少宁，身体乍有烦热，头面乍有汗泄，心空悸，脘嘈杂，阳津为火外迫，阴液为火内伤，肠腑之中，还有垢滞，传道失其常度，更衣不复续下，仍用甘凉法存津养液，参用介类品潜阳熄风，津液复风阳熄，则痰火自化，垢滞自下。

西洋参　龙齿　桑叶　石决明　羚羊角　滁菊　陈胆星　瓜蒌仁　川贝　云神木　霍山石

斛　梨子　竹茹

六诊：病有退无进，证有减无增，肝中之风阳虽熄，胃家之痰火未去，阴阳遂为错乱，寝寐遂为梦扰，肠间还有宿垢，血液易燥；脘宇犹有亢阳，气津易结，口渴而思饮，舌黄而带燥，左脉胜于右脉，右脉缓于左脉，弦数之势未退，滑大之形犹见，病日虽多，元阳尚敛，厥脱之患，或可无虑，育阴存津一定成法，潜阳熄风当不可少。

西洋参　石决明　丹皮　玄参　滁菊　知母　风化硝拌瓜蒌仁　陈胆星　桑叶　竹茹　霍山石斛

《金子久专辑》

丁泽周

吕奶奶。身热有汗不解，胸闷脘胀，甚则泛恶，小溲频数渐减，舌苔薄腻，脉象濡滑而数。伏邪蕴湿挟滞，交阻太阳、阳明，经腑同病，还虑缠绵增剧。再拟疏解伏邪，利湿消滞，尚希明正。

清水豆卷六钱　粉葛根一钱五分　藿香梗一钱五分　仙半夏二钱　赤猪苓各三钱　福泽泻一钱五分　枳实炭一钱　白蔻仁五分　大腹皮二钱　陈皮一钱　苦桔梗一钱　炒麦芽三钱　姜竹茹一钱五分　通关滋肾丸三钱，包煎

二诊：小溲频数渐愈，身热有汗不解，脘痞泛恶，舌苔薄腻，脉濡滑而数。伏邪痰湿，逗留膜原，太阴、阳明为病，湿不化则热不退，气不宣则湿不化。再拟疏阳明之经邪，化膜原之痰湿，尚希明正。

清水豆卷四钱　粉葛根一钱五分　藿香梗一钱五分　仙半夏二钱　赤猪苓各三钱　福泽泻一钱五分　白蔻仁八分　苦桔梗一钱　制川朴一钱　海南子一钱五分　枳实炭一钱　佩兰叶一钱五分　甘露消毒丹四钱，包煎

三诊：身热较轻而未能尽退，腑气亦通，胸闷不舒，舌苔薄白而腻，脉象濡滑而数。伏邪痰湿，逗留膜原，太阴、阳明为病，再宜疏解经邪，宣化痰湿，尚希明正。

清水豆卷四钱　粉葛根一钱五分　藿香梗一钱五分　仙半夏二钱　赤猪苓各三钱　泽泻一钱五分　蔻仁四分　腹皮一钱五分　制川朴一钱　苍术八分　陈皮一钱　范志曲三钱　佩兰叶一钱五分　甘露消毒丹四钱，包煎

《丁甘仁晚年出诊医案》

何拯华

王珊卿，年三十四岁，住潞家庄。

病名：伏暑。

原因：夏季吸受暑气，为湿所遏，潜伏膜原，至秋后新凉逗引而发。

证候：初起恶寒发热，午后夜间较重，状似疟疾而不分明，恶心胸闷，口干不喜饮，至晨得汗，身热始退，而胸腹之热不除。日日如是，已有一候。

诊断：脉右缓滞，左浮滞沉数，舌苔白腻而厚。脉证合参，此膜原湿遏热伏，伏邪欲达而不能达也。

疗法：仿达原饮加减，故用朴、果、槟榔开湿郁，以达原为君，栀、翘、蒿、薷凉透伏暑

为臣，然犹恐其遏而不宣，又以芦根、细辛为佐，助其清宣疏达，使以荷梗者，不过取其清芬消暑，通络利溺耳。

处方：薄川朴一钱　草果仁八分　海南子钱半　焦山栀三钱　青连翘三钱　青蒿脑钱半　西香薷一钱　鲜荷梗五寸，切　活水芦笋二两　北细辛五分，先煎清汤代水

二诊：叠进两剂，达膜原而解外邪，外邪解而热不除，汗自出，不恶寒，反恶热，口转渴，便闭溺黄，苔转黄糙，脉右转浮洪，左转浮数。此伏暑发现，邪从阳明经腑而外溃也。法当表里双解，仿凉膈散加减。

处方：焦山栀三钱　青连翘三钱　青子芩钱半　青蒿脑钱半　陆氏润字丸三钱　拌飞滑石六钱，包煎　鲜竹叶卅片　灯心五小帚

三诊：胸腹痞满，按之软而作痛，大便解而不多，或略多而仍觉不爽，溺赤涩、或黄浊。此由浊热黏腻之伏邪，与肠中糟粕相搏，宜用加味小陷胸汤，加陆氏润字丸，宽胸脘以缓通之。

处方：瓜蒌仁五钱，杵　竹沥半夏二钱　小川连一钱　小枳实二钱　陆氏润字丸三钱　拌滑石六钱，包煎

先用鲜冬瓜皮子四两，西瓜翠衣二两，煎汤代水。

四诊：连进两剂，服一煎，大解一次，再服再解，不服不解，如此服四次，大解亦行四次，而伏邪解而不尽，热仍减而不退，惟舌红苔薄而无质地，脉转小数，乃邪少虚多，阴虚火亢之候。法当增液救阴，肃清余热，仿甘露饮加减。

处方：鲜生地六钱　鲜石斛三钱　淡天冬钱半　原麦冬钱半　西洋参钱半　青蔗浆一瓢　雅梨汁两瓢　熟地露一两，三汁同冲

先用炒香枇杷叶（去毛筋净）一两、鲜茅根（去皮）二两，煎汤代水。

效果：叠服三剂，得育阴垫托，邪从中下焦血分复还气分，先一日出凉汗，继发白㾦而热始全除，胃气渐复而愈。

廉按：《素问》谓"逆夏气则伤心，秋为痎疟，奉收者少，冬至重病。"此即经论伏暑晚发之明文也。故病发于外暑以后者，名曰伏暑，证尚浅而易治。发于霜降后冬至前者，名曰伏暑晚发，病最深而难治。其伏邪往往因新邪引发，如叶香岩先生曰："伏暑内发，新凉外束，秋冬之交，确多是证，或因秋燥，或因冬温，触引而发者，数见不鲜。"此案暑伏膜原，乃腹统膜空隙之处，必先明又可九传之理由，而后能治伏暑。前后四方，于伏暑治法，已略见一斑矣，至若伏暑解期，以候为期，每五日为一候，非若伤寒温邪之七日为期也。如第九日有凉汗，则第十日热解，第十四日有凉汗，则第十五日解，如无凉汗，又须一候矣，以热解之先一日必有凉汗。此余所历验不爽者也。

金姓妇，年二十五岁，住平水镇。

病名：肝经伏暑。

原因：素因肝郁善怒，九月间伏暑感秋燥而发。

证候：初起身热，咳嗽咯痰，黏而不爽，继即手足麻木，瘈疭神昏。

诊断：脉右浮涩沉数，左弦小数，舌鲜红，两边紫。脉证合参，张司农《治暑全书》所谓"暑入肝经则麻木。"余则谓暑冲心包，热极动风，则神昏瘈疭也。

疗法：当先从肝心透出，使仍归肺，肺主皮毛，邪从皮毛而外达，故以羚角、鲜地、银、翘清营熄风为君，木瓜、蒺藜、益元散等舒筋清暑为臣，佐以紫雪芳透，使以鲜石菖蒲辛开，

皆欲其伏邪外达之意耳。

处方：羚角片一钱，先煎　鲜生地八钱　济银花二钱　青连翘三钱　陈木瓜一钱　刺蒺藜二钱　益元散三钱，鲜荷叶包　紫雪丹四分，药汤调下　鲜石菖蒲钱半，生冲

二诊：连进两剂，瘛疭除，神识清，身反大热，咳痰韧黄，脉右浮滑搏数，舌红渐淡，起黄燥薄苔，此伏邪从肺胃外溃也。当用辛凉清燥，领邪外出法。

二方：冬桑叶二钱　苏薄荷一钱　生石膏六钱，研细　淡竹沥两瓢，分冲　光杏仁三钱　牛蒡子二钱，杵　青蒿脑钱半　雅梨汁两瓢，分冲

先用野菰根二两、鲜枇杷叶（去毛筋净）一两，煎汤代水。

效果：两剂热退，咳痰亦减，终用吴氏五汁饮调理而痊。

廉按：伏暑晚发，病最缠绵难愈，发表则汗不易出，过清则肢冷呕恶，直攻则便易溏泻，辛散则唇齿燥烈，此用药之难也。其为病也，竟有先发痧、次发疹、又次发斑而病始轻者，亦有疹斑并发，又必先便黑酱、次便红酱、终便淡黄粪而热势始退者。王孟英所谓如剥蕉抽茧，层出不穷，真阅历精深之言也。此案病势虽猛，而方药对证，竟能速效者，以来势愈烈，去势愈捷，乃物极必反之理耳。

以上出自《全国名医验案类编》

袁焯

金峙生令堂，年近五旬，住本镇。

病名：伏暑。

原因：夏令叠受暑气，为湿所遏，伏而不发，至深秋感受燥气而发病。

证候：发热身痛，溲热胸闷。

诊断：脉滑，舌苔白腻，此暑为湿遏，蕴伏不能外达之证也。

疗法：开湿透热，以三仁汤加味。

处方：光杏仁三钱　生苡仁四钱　白蔻仁六分，冲　全青蒿钱半　青连翘三钱　焦山栀三钱　佩兰叶钱半　嫩桑梗两尺，切寸

二诊：接服两剂，热愈甚，口渴心烦，舌苔转燥，脉亦转数，此伏热蕴伏甚重也。治以清透伏暑为君，兼顾阴液。

二方：淡黄芩三钱　瓜蒌皮三钱　地骨皮三钱　全青蒿二钱　白知母四钱　鲜生地一两　青连翘三钱　银胡二钱　汉木通一钱　水芦根一两，去节　鲜茅根一两，去皮　另加雅梨汁一酒盅，和服

三诊：一剂热少平，二剂后，病人忽战栗恶寒，震动床帐，盖欲作战汗。病家误会谓药之误，议延他医，幸其弟陶骏声君来告，速余往救。予谓此战汗也，病退之机，不可妄动。及予至其家，则战栗已止，身出大汗，而脉静身凉，神气亦甚安静，但觉疲倦而已。随用薄粥汤与饮，以扶胃气。

三方：北沙参三钱　原麦冬三钱　苏百合二钱　生苡仁四钱　鲜石斛三钱　云茯苓三钱　清炙草五分

效果：调养数日而痊。

廉按：暑为湿遏，初起邪在气分，即当分别湿多热多。湿多者，治以轻开肺气为主，肺主一身之气，气化则湿自化，即有兼邪，亦与之俱化，湿气弥漫，本无形质，宜用体轻而味辛淡

者治之，辛如杏仁、蔻仁、半夏、厚朴、藿梗，淡如苡仁、通草、茯苓、猪苓、泽泻之类，启上闸，开支河，导湿下行以为出路，湿去气通，布津于外，自然汗解。此案初用三仁汤加减，即是开湿郁之法。迨至湿开热透，当然以泄热为首要，所难者战汗一关耳。其人正气足，则战汗出而解，不足，虽作战而邪汗不出，非邪闭即气脱矣。幸而战栗一止，身出大汗，而脉静身凉，可用清养胃阴法以善后。

《全国名医验案类编》

叶鉴清

顾左，年三十余，嘉定人，寄寓庆祥里。

病名：伏暑。

原因：痰火体质，新凉引动伏暑。

证候：病经五日，得畅汗后，形寒虽和，热势反灼，身重，渴喜凉饮，口甜腻，脘闷头重，便闭尿赤。

诊断：脉滑大数，舌尖糙，中根灰腻垢厚，体丰痰多，向来湿热亦盛，挟伏邪垢滞，充斥阳明，已有化火之渐，病情险重，防昏陷变端。

疗法：是病暑湿痰食并重，将欲化火，故用苍术白虎，两清湿热为君，再以枳实、槟榔、元明粉、蒌、贝、莱菔，导滞化痰，峻通大便为臣，郁金开结，佩兰化浊为佐，通草轻扬，荷梗清暑为使。

处方：泗安苍术三钱　肥知母三钱　花槟榔钱半　象贝母四钱　佩兰叶钱半　生石膏八钱，研细　元明粉钱半，同打　瓜蒌仁四钱　小枳实钱半　莱菔子三钱　广郁金钱半　鲜荷梗一尺　通草一钱

二诊：大便连通，先结后溏，舌苔较化，脘闷灼热稍和，尚渴饮口甜，汗多头面，脉大较平，滑数依然。垢滞虽得下达，而肠胃之湿热痰火尚甚，仍防内传昏陷变端，治再清化。

二方：生石膏八钱，研细　生枳实钱半　瓜蒌仁四钱　焦山栀三钱　淡黄芩钱半　广郁金钱半　佩兰叶钱半　生莱菔子三钱　生米仁五钱　象贝母四钱　陈皮钱半　生竹茹叶钱半

三诊：热势大衰，大便又行，黏溏颇多，烦闷渴饮，身重头重等证，亦悉退三舍。脉来六部一律滑数，尚汗多头面，舌黄根微腻，口淡苦不甜，溺短色赤，伏邪痰火均从大便下达，最为美事，唯体丰痰盛，防其余邪复炽。

三方：生石膏六钱，研细　焦山栀三钱　冬瓜子五钱　广郁金钱半　淡黄芩钱半　象贝母四钱　生米仁五钱　鲜竹茹叶各钱半　飞滑石四钱，包煎　活水芦根一两，去节　通草一钱　鲜地栗四枚，切

此方服一剂，病又轻减，因申地屋小天热，诸多不便，即回家请医调治，经月余又来寓门诊调理。

第二次第一诊：伏暑大病之后，眠食均安。惟寐醒口气干苦，咳嗽痰多厚稠，大便不调，小溲淡黄，脉来濡滑，舌黄微腻。胃热熏蒸，肺不清肃，病后液虚，当清化，参以生津治之，宗千金苇茎汤加减。

处方：活水芦根一两，去节　生米仁三钱　瓜蒌仁四钱　杏仁二钱，去皮　枇杷叶三片，去毛　冬瓜子四钱　原金斛三钱　川贝母二钱，去心　生竹茹二钱　白前钱半

二诊：咳嗽已平，稠痰尚多，大便日行带溏，痰湿体本以溏便为相宜，脉来濡滑，安寐能食，寐醒仍有口气，一切黏腻浓厚酒肉等，务宜少食，俾不至生痰助火也。

二方：嫩芦根一两　生米仁三钱　川贝二钱，去心　赤苓四钱　橘白一钱　冬瓜子四钱　原金斛三钱　蛤壳四钱，生打　生竹茹钱半　竹沥半夏钱半

效果：此方服五剂全愈。

廉按：伏暑挟痰化火，病情纠葛，用药颇难。过用辛淡，则伤阴涸液；过与苦寒，则滞气伤中；若先回护其气液，又恐助浊增病。此案第一方，苍术白虎加减，大有力量，以后四方，亦清灵稳健，配合适度，自非老手不办。

马芹甫先生。

病名：伏暑。

原因：暑湿内伏，新凉外袭，伏邪乃乘机触发。

证候：发热凛寒，得汗不畅，三日不解，头重作胀，胸脘作闷，口甜呕恶，渴不喜饮，寐少便闭，溺赤短少。

诊断：舌苔黄腻根厚，脉右濡细数而不扬，左弦数。此暑湿郁伏肠胃，新凉乘袭肌腠，分布表里，病势方张之候也。

疗法：表里双解，故用豆豉、苏梗、薄荷解散外邪，二陈化湿和胃，分治表里为君，厚朴、枳实宽中达下为臣，余药均芳香宣泄，化浊清暑，用以为佐使也。

处方：淡豆豉三钱　带叶苏梗钱半　制川朴一钱　赤茯苓四钱　梗通草一钱　薄荷叶八分，后入　法半夏钱半　生枳实钱半　广陈皮钱半　佩兰叶钱半　广郁金钱半　鲜荷梗一尺，去刺

二诊：昨夜得畅汗后，形凛已和，身热不壮，频转矢气而不大便，小溲短赤，胸痞头胀。口甜干腻，舌苔如昨。外感之新邪虽从汗解，内伏之暑湿正在鸱张，兼之大便四日未行，从中夹食夹滞，所以舌苔根厚，转矢气奇臭，脉右数而不扬，左弦数转大于右。慎防传变，当以疏通肠胃，下达大便为要着，宗达原饮、二陈汤加减治之。

二方：大豆卷三钱　炒黄芩钱半　制半夏钱半　陈皮钱半　佩兰叶钱半　制川朴一钱　生枳实钱半　赤苓四钱　广郁金钱半　花槟榔钱半　瓜蒌仁四钱，打　鲜荷梗一尺，去刺

三诊：前达膜原之结，化表里之邪，大便已通，溏而不爽，津津有汗，溲赤而短，热势暮分较甚，脘痞泛恶稍和，口甜渴不喜饮，舌黄根苔稍化，杳不思食，少寐神烦，肠胃伏邪正盛，垢滞虽达，湿热仍蕴蒸不化，脉左大较平，右部较扬，数则右甚于左。病情淹缠，一定之理，治再分化，不生传变方妥。

三方：大豆卷三钱　制半夏钱半　姜竹茹钱半　炒米仁四钱　淡黄芩钱半　赤茯苓四钱　生枳实钱半　环粟子三钱　建兰叶四片　制川朴一钱　陈皮钱半　通草一钱

四诊：伏暑挟湿，湿热蕴酿，内恋肠胃，外蒸肌表。今新凉已从汗解，宿垢已由便通，何以身热不解，脘闷泛恶，口甜干腻，不饥少寐，便溏不爽，溺赤不多。良由湿热两邪合并，黏腻重浊，最难分化，舌苔黄腻，脉来右濡数，左弦数。是证既不能表，又不能下，惟有燥湿清热、疏通肠胃，静耐勿躁，方无他变。

四方：姜川连七分　赤茯苓四钱　炒竹茹钱半　梗通草一钱　淡竹叶钱半　制川朴一钱　陈皮钱半　炒米仁四钱　环粟子三钱　建兰叶四片　法半夏钱半　生枳壳钱半

五诊：表热较淡，夜寐稍安，大便溏行，溺赤略长，伏邪似有化机，口味转淡，渴喜热饮，湿为黏腻之邪，热乃无形之气，交相熏蒸，郁伏已久，无速化之法，脉右濡数，左弦数，脘闷泛恶等，亦减于昨，再以清化。

五方：姜川连七分　法半夏钱半　陈皮钱半　生枳壳钱半　通草一钱　制川朴八分　焦山栀钱半　赤苓四钱　炒米仁四钱　淡竹茹叶各钱半

六诊：病已八日，仍蒸热不解，脘宇痞闷，口淡干腻，所幸舌苔化薄，泛恶已平，湿热淹缠，本意中事。脉来左尚和平，右濡数，不饥不纳，胃病也。溺赤便溏，肠病也，再从肠胃治之。

六方：淡黄芩钱半　法半夏钱半　生枳壳一钱　炒米仁四钱　淡竹叶钱半　飞滑石四钱，包煎　陈皮钱半　广郁金钱半　炒竹茹钱半　大腹绒三钱　猪赤苓各二钱　通草一钱

七诊：热势下午较甚，湿为阴邪，旺于阴分，舌苔日化，大便今日未行，溺赤脘满，泛恶已平，口淡头重，能寐不酣，能饮不多。湿热邪浊，已有渐次退化之象，脉来右濡数，拟清热不遏，化湿不燥为治。

七方：淡黄芩钱半　猪赤苓各二钱　生米仁三钱　陈皮钱半　淡竹叶钱半　清水豆卷三钱　生枳壳一钱　大腹皮三钱　炒竹茹钱半　茅根肉三扎，去衣

八诊：种种病机，均随热势为进退，热缓则诸恙悉减，热盛则头眩神烦脘满等亦进。所喜者大便通利，邪浊得以下达，舌苔尚黄腻，口渴不多饮，脉右濡数，左部亦现数象。湿热黏腻，惟有逐渐清化，不生他变，可保无虞。

八方：清水豆卷三钱　猪赤苓各二钱　生熟米仁各三钱　生竹茹叶各钱半　茅根肉三扎，去衣　淡黄芩钱半　生枳壳一钱　陈皮钱半　通草一钱　通天草三钱

九诊：今晨热势已退，午后又来，来势较轻，脘闷神烦头眩等，亦见平淡，小溲较长，夜寐较安，大便厚溏，渴喜热饮，皆湿化热退之佳兆也，脉右濡数，舌苔化薄。照此情形，交两候，或可热势解清，治再肃化。

九方：清水豆卷三钱　赤茯苓四钱　炒米仁四钱　炒竹茹钱半　通草一钱　炒黄芩钱半　广郁金钱半　陈皮钱半　淡竹叶钱半　灯心三扎

十诊：热势又轻于昨，胃纳稍展，邪势日见退机。惟黏腻重浊之邪，一时不易肃清，口淡干腻，溺色深黄，舌苔亦黄，脉来濡数。病经十二日，无非湿热留恋肠胃二经，清以化热，淡以渗湿，佐以宣畅气机，治法大旨如此。

十方：法半夏钱半　陈皮钱半　炒竹茹钱半　泽泻钱半　通天草三钱　赤茯苓四钱　炒米仁四钱　淡竹叶钱半　通草一钱　灯心三扎

十一诊：暮分肌热，至黎明得微汗而解，夜寐尚安，渴喜热饮，口味作淡，舌根薄黄，胃纳较展，舌苔淡黄，脉右尚濡数。邪势日退，治再清化。惟肠胃之病，饮食由口入胃达肠，最宜谨慎。

十一方：法半夏钱半　陈皮一钱　淡竹叶钱半　通草一钱　泽泻钱半　赤茯苓四钱　生谷芽三钱　炒竹茹钱半　通天草三钱　灯心三扎

十二诊：热势已净，诸恙亦随之而退，夜寐颇安，胃纳渐展，脉象右软，左弦细，神倦懒言。邪虽退，正未复，静养调理，以冀早日全愈。

十二方：川石斛三钱　赤苓三钱　炒竹茹钱半　生谷芽三钱　灯心三扎　宋半夏钱半　陈皮一钱　淡竹叶钱半　通草一钱　鲜稻叶七片

十三诊：大便微溏，胃纳大展，夜寐亦酣，精神较振，溺色淡黄，口不渴饮，脉仍软弱，治再清养和胃。

十三方：川石斛三钱　白茯苓三钱　稽豆衣三钱　炒竹茹钱半　鲜稻叶七片　宋半夏钱半　陈皮一

钱　焦谷芽三钱　通草八分　红枣三枚

效果：此方服三剂，后即停药，静养月余而痊。

廉按：伏暑挟湿，病势反较伏暑化火为缠绵，往往一层解后，停一二日再透一层，且有后一层之邪，更甚于前者，予曾数见不鲜矣。此案十三诊而始告全愈，可见伏邪之病势纠葛，药虽对证，断难速效也。

《全国名医验案类编》

张锡纯

赵君，年四十许，住奉天小南关。

病名：热伏膈膜。

原因：伏气为病，不从外溃，转从上蒸。

证候：始则发热懒食，继则咳嗽，吐痰腥臭，大便数日一行。

诊断：脉象滑实，右脉尤甚，舌有黄苔，此由伏气伏于膈膜之下，逼近胃口，久而化热，不外发为热病，转上透膈膜，熏蒸肺脏，致成肺病者也。

疗法：投以大剂白虎汤，以生山药代粳米，又加利痰解毒之品。

处方：生石膏三两，捣细　肥知母一两　生山药六钱，杵　粉甘草三钱　清半夏六钱　瓜蒌仁八钱，杵　青竹茹四钱　青连翘三钱

效果：三剂后，病愈强半，又即其方加减，服至十余剂全愈。

说明：石膏之质，中含硫养，是以凉而能散，有透表解肌之力，外感有实热者，放胆用之，直胜金丹。其性，一善清头面之热，二善清咽喉之热，三善清瘟疹之热，四善清痰喘之热。《神农本经》谓其微寒，则性非大寒可知。且谓其宜于产乳，其性尤纯良可知。故用生石膏以退外感之实热，诚为有一无二之良药，其用量，石膏之质甚重，七八钱不过一大撮耳。以微寒之药，欲用一大撮，扑灭寒温燎原之热，又何能有大效？是以愚用生石膏以治外感实热，轻证亦必至两许。若实热炽盛，又恒重用至四五两，或七八两。或单用，或与他药同用，必煎汤三四茶杯，分四五次，徐徐温饮下，热退不必尽剂。如此多煎徐服者，欲以免病家之疑惧，且欲其药力常在上焦、中焦，而寒凉不至下侵致滑泻也。特是药房轧细之石膏，多系煅者，即方中明开生石膏，亦恒以煅者充之，因煅者为其所素备，且又自觉慎重也。故凡用生石膏者，宜买其整块明亮者，自临视轧细（凡石质之药不轧细则煎不透）方的，若购自药肆中，难辨其煅与不煅。迨将药煎成，石膏凝结药壶之底，倾之不出者，必系煅石膏，其药汤即断不可服。

廉按：伏邪化热，火必克金，则肺脏本为邪热所当犯之地，其或热壅于胃，上熏于膈，则热邪由胃而炎及于肺，更为病势所应有。近时烟草盛行，肺中津液，熏灼成痰，阻塞肺隧，平日每多痰咳，更值伏热上蒸，痰得热而痰更胶黏，热附痰而热愈留恋，其为咳为喘，意中事也。肺络不通，则胸胁刺痛，热郁日甚则痰秽如脓，其或咳红带血，无非热灼肺伤所致。此时苟伏邪已一律外透则治之者只须清泄肺胃。夫病在肺，而何以治者必兼及胃？盖肺中之热，悉由胃腑上熏，清肺而不先清胃，则热之来路不清，非釜底抽薪之道也。此案热伏膈膜，方用白虎汤加减，重用生石膏，诚见及于此耳。案后发明生石膏之性质功用，阅历精深，的是名论。

《全国名医验案类编》

周镇

华伯范之室，忘其年，住东亭。

病名：伏暑春发。

原因：己亥秋，伏暑内热，忽退忽发，守不服药为中医之戒。至今二月，已经半年，病势较重，始延予诊。

证候：寒热如疟，午后则发，暮汗气秒，饮食渐减。

诊断：脉滑，舌腻厚揩。此由先前未药，伏邪为痰湿阻滞，郁而留恋也。

疗法：以蒿、柴、桂、膏、知、茹等透邪搜络为君，二陈、苓、苡等化痰渗湿以佐之。

处方：青蒿脑钱半　川柴胡八分　川桂枝六分　生石膏六钱，杵　竹沥半夏三钱　广橘皮一钱　广橘络八分　浙茯苓四钱　生苡仁四钱　肥知母三钱　鲜刮淡竹茹三钱

霜桑叶（元米汤炒）钱半，研末，卧前服。鳖甲煎丸九粒，清晨空心服。

效果：三剂，寒热轻减，汗少。转方去鳖甲煎丸，原方加半贝丸（包煎）三钱，寒热循止，饮食调养而痊。

廉按：伏暑为病，古书未曾明言，至深秋而发者，始见于叶氏《临证指南》。霜未降者轻，霜既降者重，冬至尤重，然竟有伏至来春始发者。由于秋暑过酷，冬令仍温，收藏之令不行，中气因太泄而伤，邪热因中虚而伏，其绵延淹滞，较《指南》所论更甚，调治之法则尤难，非参、芪所能托，非芩、连所能清，惟借轻清灵通之品，缓缓拨醒其气机，疏透其血络，始可十救七八。若稍一呆钝，或孟浪，则非火闭即气脱矣。此案是伏虚化疟，挟有痰湿之治法，故用桂枝白虎合二陈汤加减，参以轻量鳖甲煎丸半贝丸等，则显而易见矣。

《全国名医验案类编》

范文甫

吉宣。伏邪到秋后而发，其形似疟，经十余日不解。盖气虚无力透邪外出也，苦寒遏抑之剂焉能取效？舌淡白，即是元气不足之据。方以扶正托邪法为主，是否，请高明事裁。

柴胡9克　冬术9克　归身9克　黄芪12克　陈皮6克　甘草3克

二诊：伏邪至秋后发，已是元虚邪陷之候，仍当扶元托邪。

柴胡9克　冬术9克　归身9克　黄芪15克　陈皮4.5克　半夏9克　甘草3克

三诊：热邪透达，脉亦有力。

柴胡9克　半夏9克　党参9克　甘草3克　黄芩9克　生姜3克　大枣4枚

四诊：有效。

小柴胡汤加天花粉。

五诊：热退净，元未复。

西党参9克　冬术9克　当归9克　黄芪15克　柴胡6克　陈皮4.5克　炙甘草3克　枳壳2.4克

奉化某。秋后伏暑晚发，为日已久，大热大渴，奄奄一息，脉沉而闭，惟舌淡白不红。查前方皆是牛黄、安宫、白虎之类。余曰：舌淡白如此，真阳欲脱，速服此方，或有可救，迟则无及矣！

厚附子9克　炒蜀漆9克　茯苓9克　龙骨9克　生姜3克

一服瘥，再召余诊，原方再服。连请三次，原方连服三帖，病霍然而愈。

问曰：大热大渴之伏暑，凭何用辛温大热之剂？答曰：余盖独取其舌色也。

以上出自《范文甫专辑》

魏长春

杨家棠君，年五十余岁，业药商，住裘街。七月十九日诊。

病名：伏暑化疟昏厥。

原因：先患暑疟，前数日服三仁汤、清脾饮及四兽饮等方不效，昨日自拟方。用附子、干姜、柴胡、枳壳、桂枝、白芍、木香、藿香等，服药后，潮热退，神识清楚，至午膳时，觉胸中热灼如焚，目赤神昏，冷汗如雨，四肢厥逆。从甬乘舆返慈，归已夜深，次日清晨邀诊。

证候：协热下利，便溏不爽，耳聋头痛音低，四肢厥冷沉重，干呕，汗出遍体未止。

诊断：脉象沉迟细小，舌绛苔中黄。伏暑误用辛温，以致热内迫，夹痰上蒙清窍，因之转变昏厥。故脉证似近阴寒，病证则属阳热。脉沉为邪在里，迟为热内结，细小为暑热伤气之状。舌绛苔黄，是热证夹痰，幸有泄泻，是热之出路。病为阳厥，热极似寒证也。

疗法：先嘱邻人农夫，掘鲜芦根数两，洗净去节，捣汁灌之，须臾之际，吐出胶痰甚多。病人太息一声，蒙闭渐开。余见病有转机，拟泻心合栀豉汤加减。清暑达邪，化痰泄热。

处方：苏叶四分　炒川连四分　牛蒡子二钱　黄芩钱半　淡豆豉二钱　苦杏仁三钱　瓜蒌皮三钱　焦山栀三钱　天水散四钱　浙贝母三钱　连翘二钱　鲜淡竹叶四十片　活水芦根一尺，去节

二诊：七月二十日。服药后，暑邪外达，身热渴饮，右脉洪数，左脉略小，舌绛中苔微黄，便利不爽，头痛。证已转机，再宜清肃肺胃。

二方：苏叶四分　炒川连四分　生白芍三钱　天水散四钱　连翘三钱　瓜蒌皮二钱　浙贝母二钱　大豆卷一钱　焦山栀三钱　桑叶二钱　鲜荷叶一角　鲜淡竹叶五十片　活水芦根一尺，去节

三诊：七月二十一日。昨服药后颇安，今晨神昏渴饮，舌淡红，脉数右大，肢体疲惫。此乃汗下伤阴，热虽退而元欲脱，急拟生津益气挽救之。用千金生脉散加味。

三方：北沙参三钱　原麦冬三钱　五味子一钱　茯神三钱　生白芍三钱　银花三钱　炙甘草一钱　小生地四钱　生牡蛎四钱，先煎　红枣二枚　活水芦根一尺，去节

四诊：七月二十三日。服生脉散加味。热退渴止，神清胃苏，但体倦乏力，恐炉烟虽熄。灰中有火，仍宜原方，参龟板介属潜阳。

四方：原方加生龟板四钱。

效果：病瘥停药，但用佩兰、米仁、川石斛、玄参、谷芽、茯苓等代茶饮。数日痊愈。

炳按：审证用药，切中病情。

冯妫舫君，年十八岁，住布政房。九月十四日诊。

病名：伏暑衄血。

原因：伏暑寒热类疟，病起旬日。

证候：形寒内热，肢冷鼻衄，口干无汗，大便或燥或溏，胸脘痞闷。

诊断：脉象细数，舌红糙起刺。此乃热闭在里，故肢体反不发热也。

疗法：清透血分伏暑。

处方：大豆卷三钱　牛蒡子三钱　桑叶二钱　浙贝母二钱　川贝母二钱　天花粉三钱　白茅根三钱　茯神三钱　鲜生地三钱　鲜淡竹叶二钱　焦山栀二钱　生米仁三钱　益元散四钱

二诊：九月十五日。伏邪稍达，身热较盛，鼻衄胸闷，脉象滑数，舌红糙苔黄。用凉营化湿润燥达邪法。

二方：大豆卷三钱　射干一钱　牛蒡子三钱　西茵陈三钱　黄芩二钱　全瓜蒌三钱　薄荷一钱　玄参三钱　天花粉三钱　益元散四钱　鲜石斛二钱　知母三钱　连翘三钱　白茅根三钱

三诊：九月十六日。昨夜壮热，鼻衄甚多，便溏赤色，咳痰不爽，唇焦，脉数，舌红糙苔黄。伏暑外达，病已转机。拟凉血清热。

三方：鲜竹叶二钱　玄参四钱　原麦冬四钱　知母三钱　生石膏六钱　生甘草一钱　鲜首乌四钱　银花三钱　生白芍四钱　天花粉三钱　鲜石斛二钱　白茅根三钱

四诊：九月十七日。唇焦破裂，咳痰胶黏，胸闷，脉象滑数，舌红。用凉营润燥法。

四方：玄参四钱　原麦冬三钱　小生地四钱　海石四钱　焦山栀三钱　生石膏五钱　桑白皮三钱　米仁八钱　地骨皮三钱　益元散四钱　川贝母二钱　知母二钱

五诊：九月十八日。便解五次，热未退尽，咳痰胶黏，脉滑舌红。治宜清化肺胃法。

五方：橘皮一钱　半夏曲三钱　朱茯神四钱　益元散四钱　桑白皮三钱　川贝二钱　炒白芍三钱　佩兰八分　生米仁四钱　枳壳一钱　南沙参三钱　泽泻三钱　竹茹三钱

效果：服后病瘥，继进清肺化痰法，痰化咳止。惟寐欠安，再进十味温胆汤，又增盗汗、神疲、溲痛等证。再进平补肝肾调理方，半月全愈，盖虚体患病。变化甚多也。

炳按：伏暑衄血，营分伏热，逼血上溢而为衄，余常以银翘散加鲜生地、鲜茅根、粉丹皮、焦山栀等味，甚效。

冯献道，年五十二岁，业商，住顺水巷。八月十三日诊。

病史：伏暑化燥。

原因：新感引动伏暑，病已一候。

证候：壮热无汗、口干、溲赤、便闭，骨痛咳嗽，谵语。

诊断：脉细数，舌红糙无液。此乃暑湿蕴伏，热盛耗津，化燥证也。

疗法：用清热养液法。

处方：鲜竹叶三钱　连翘三钱　牛蒡子三钱　薄荷一钱　鲜生地八钱　蝉衣一钱　淡豆豉三钱　玄参四钱　天花粉八钱　鲜石斛二钱

二诊：八月十四日。脉滑数，舌红糙略润，苔薄。便解酱粪一次，神识稍清，津液较复。用清暑养液法。

二方：银花三钱　连翘三钱　薄荷一钱　牛蒡子三钱　鲜竹叶三十片　鲜石斛二钱　鲜生地四钱　瓜蒌皮三钱　活水芦根八钱，去节

三诊：八月十五日。热退，舌根边苔黄腻，便解三四次，胃苏口不渴，微咳溲赤。用养液渗湿法。

三方：桑叶三钱　丹皮二钱　西茵陈三钱　川石斛三钱　泽泻三钱　猪苓三钱　淮山药四钱　米仁八钱　橘红一钱

四诊：八月十六日。热退胃苏，头眩溲清，脉缓，舌红苔薄黄。用和中化湿方善后。

四方：桑叶三钱　丹皮二钱　橘红一钱　仙半夏二钱　茯苓三钱　炙甘草一钱　米仁八钱　泽泻三钱　川石斛三钱　生白芍三钱

效果：服后病痊停药。

朱阿南君。年二十八岁，住枫湾。十月二日诊。

病名：伏暑喘泻。

原因：始起寒热，杂投寒凉温燥之药，邪反下陷，病起十余日未瘥。

证候：先寒后热，渴饮有汗，呕逆气喘，便泻清水，体温三十九摄氏度。

诊断：脉数，舌红苔薄，暑湿蕴伏，热迫大肠证也。

疗法：用葛根黄芩黄连汤加味治之。

处方：葛根三钱　黄芩三钱　川连一钱　炙甘草一钱　生白芍五钱　银花八钱　滑石八钱

二诊：十月三日。热退气平，泻止呕已。脉缓，舌苔薄灰。用钱氏白术散加减，补中清暑化湿。

二方：葛根三钱　广木香一钱　杜藿香一钱　西党参三钱　白术三钱　生白芍八钱　黄芩四钱　茯苓四钱　益元散五钱

三诊：十月五日。热已退，湿未清，便溏舌苔灰。用茵陈四苓散加味，和中化湿。

三方：绵茵陈四钱　陈皮一钱　猪苓三钱　泽泻三钱　茯苓三钱　制半夏三钱　丹皮二钱　生米仁八钱　阳春砂仁五分，研冲

效果：服后湿清便实，舌苔化，胃苏病愈。

炳按：本案前后方，皆丝入扣，故见效极速。

缪瑞意，年三十七岁，业成衣匠，住通判房。六月十八日诊。

病名：伏暑兼风。

原因：伏暑内蕴，风邪外感，过服表散，致伤气液，液涸动风。

证候：身热不扬，神昏沉迷不语，便闭。

诊断：脉弱，舌强言謇。暑伤气液动风，兼挟痰热证也。

疗法：扶元清暑，生脉散加味。

处方：吉林参须二钱　原麦冬二钱　五味子一钱　金汁水一两，冲　益元散八钱　鲜荷叶一角　鲜藿香露一两，冲

炳按：宜加川贝、钩藤、老竺黄、瓜蒌皮，更佳。

二诊：六月十九日，神昏稍清，脉缓，舌柔软色红，言謇，时欲眠。暑邪未清，仍用生脉散法。

炳按：此证必有热痰阻窍，宜加通窍达痰药。

二方：吉林参须二钱　原麦冬三钱　五味子一钱　朱茯神三钱　细须白薇三钱　鲜荷梗一尺　青龙齿三钱

三诊：六月二十日。热退神清汗敛，舌红，言词未清，脉缓。治宜清暑，兼养神。

三方：吉林参须二钱　原麦冬三钱　五味子一钱　远志一钱　酸枣仁三钱　白芍三钱　炙甘草一钱

四诊：六月二十一日。便解热退神清，言语清楚，脉缓，舌红柔软。病瘥，当补气液。

四方：西党参二钱　淮山药四钱　朱茯神四钱　炙甘草一钱　生白芍三钱　远志一钱　酸枣仁三钱

天冬三钱

五诊：六月二十三日。热退神清，胃苏便实，脉缓舌红，微有咳嗽。用平补气液法。

五方：西党参二钱　淮山药四钱　朱茯神四钱　炙甘草一钱　远志一钱　小草二钱　天冬三钱　杜百合三钱

效果：服后咳止胃醒，身健停药。

炳按：痰热迷蒙清窍，则舌强言謇，沉迷不语，扶元之中，兼以开窍达痰清热、镇肝熄风，是为正治法也。

以上出自《慈溪魏氏验案类编初集》

沈绍九

李某，女性，三十余岁。农历七月初旬，夜间感寒，证现寒热头痛身疼，久治未愈，已卧床月余，至八月廿一日始邀往诊视。病人先寒后热，初则间日一次，后则一日一次，多在午后及夜晚，热时口干心烦，但不引饮，得微汗热减而未尽，胃脘痞闷，小腹胀满，小便黄，大便秘结，脉濡微数，舌质微赤，苔白微腻。此为伏暑，暑必挟湿，拟苦辛宣透。

处方：青蒿一钱五分　苏叶二钱　薄荷一钱五分　南藿香三钱　谷芽五钱　大腹皮二钱　花粉二钱　黄芩一钱五分　橘红一钱五分　栀子一钱五分　厚朴一钱五分　枳壳二钱　竹茹三钱　甘草一钱

二诊：寒热及脘闷腹胀均已减轻，惟大便未通，两脉浮数有力。乃方药开透之效，邪气有外达之象。仍以前方加减。

处方：青蒿二钱　香薷一钱　薄荷一钱五分　橘红一钱　蔻壳三钱　黄芩二钱　谷芽五钱　郁金一钱五分　藿香三钱　竹茹三钱　厚朴一钱五分　花粉三钱　连翘三钱　六一散二钱

三诊：寒热已止，诸证悉减，惟大便仍未解。乃疏泄失职，以和中宣湿兼平肝之药调理善后。

处方：薄荷梗一钱五分　谷芽五钱　厚朴花三钱　广陈皮一钱五分　竹茹三钱　刺蒺藜三钱　茯苓三钱　藿香三钱　白芍三钱　香橼片三钱　甘草一钱

上方服一剂，去薄荷梗，加杏仁，便通而愈。

《沈绍九医话》

陆正斋

杨某某，女，73岁。

11月28日一诊：

伏邪晚发，痰阻气郁。先由呕逆腹痛，继则苔腻底绛，嗜卧，脘痛，不渴，汗多，脉濡滑。此证蕴伏已深，且年事已高，颇虑昏呃。拟方宣肺豁痰，理气祛邪，冀应手为幸。

苏藿梗各7.5克　杏仁6克　佩兰叶3.6克　橘红6克　旋覆花7.5克，包　麸炒枳壳3.6克　广郁金5.6克　法半夏3.6克　白茯苓10克　通草3克　射干3克　枇杷叶3片　金橘叶7片

12月1日二诊：

右脉浮滑，左脉濡滑，腻苔渐化，舌绛较前淡，咳止，呕稀痰，脘痛止，时转矢气。种种见证，皆气机宣畅，伏邪外达之象。仍以清宣为主。

老苏梗7.5克　苦杏仁6克　白通草3克　鸡苏散9克，包　橘红络各3.6克　茯苓神各7.5克　法半夏7.5克　广郁金3.6克　麸炒枳壳3.6克　山栀3克，姜汁炒　佩兰叶3.6克　朱灯心0.3克　丝瓜络7.5克　金橘叶5片

袁某某，男，30岁。

8月30日诊：

新感引动伏邪，腹痛而泻，呕逆挟蛔，身热肢麻，苔腻。邪势方张，未可忽视，以苦辛开降法。

苏叶7.5克　法半夏7.5克　赤茯苓9克　豆豉9克　广橘皮3.6克　藿香3.5克　川连1.2克，吴萸水炒　川楝子4.5克　川朴根2.4克　白蔻衣1.8克　生姜1薄片　荷叶3克

熊某某，男。

9月8日诊：

暑湿痞结中脘，继感新凉，身热自汗，腹痛，胸烦闷，喜太息，呕逆，苔黄腻，脉滑数。治以宣疏。

苏梗汁0.6克　豆豉3克　丝通草0.3克　郁金汁0.6克　射干3克　橘红3.6克　炒枳壳汁0.6克　杏仁6克　法半夏3克　赤茯苓6克　枇杷叶1片，去毛　陈莱菔英3.6克

季某某，女。

8月12日一诊：

伏邪内发。腹痛，吐蛔，肢凉，脉细。证重，防厥，勉方。

乌梅炭2个　淡吴萸1.5克　北细辛1.2克　川楝炭1.5克　淡干姜1.8克　当归7.5克　制附片1.8克　桂枝木1.5克　广橘皮3克

江醋半调羹和服。

8月13日二诊：

药后痛减，热重，拟方冀幸。

香橼皮3克　党参7.5克　生白术7.5克　乌梅肉7.5克　赤茯苓9克　炒粳米12克　川楝炭2.4克　炙甘草1.5克　干姜2.4克

8月15日三诊：

危机虽转，未入坦途，慎之。

砂仁3克　广皮3克　佩兰3克　赤苓9克　藿香4.5克　法半夏4.5克　生苡仁9克　炒谷芽9克　炙甘草1.5克　香橼皮3克　鲜荷梗1尺

8月20日四诊：

呕泄止，小溲畅，肢温脉现，腹痛止，身出痞点，略进稀糜，唯舌苔中心微灰。

法半夏4.3克　杭白芍6克　冬瓜子9克　苡仁6克　野于术4.5克　炙甘草1.5克　谷芽6克　广皮3克　茯苓9克

施某某。

9月15日一诊：

伏邪久延，气液两伤，脉濡数，舌干津少，语謇，气短促，汗多、肢厥，腰部疳疮。证势颇虑昏呃，其变幻未可逆料矣。姑予清宣冀幸。

益元散9克，包　郁金汁2.4克，和服　通草0.3克　软白薇7.5克　川贝母6克　射干2.4克　甜杏仁6克　鲜金钗6克　朱茯神6克　橘皮白6克　莲子心6克　枇杷叶3片　丝瓜络7.5克

9月16日二诊：

服药后夜间较昨天安宁，语言亦较清晰，舌稍润，脉数稍平，汗多，秽气触鼻。伏邪久延不解，气液两伤而又痰阻清窍，此其重证也。

益元散9克，包　朱茯苓神各9克　广陈皮3克　射干2.4克　半夏曲7.5克　甜杏仁6克　广郁金2.4克　丝通草2.4克　丝瓜络7.5克　枇杷叶2片　莲子心2.4克

9月17日三诊：

病情反复，勉方候酌。

牡蛎18克　干地黄9克　麦冬9克　沙参9克　炙甘草1.5克　川贝母9克　阿胶7.5克，蛤粉拌　麻仁9克　朱茯神9克　杭白芍9克　浮小麦12克　朱灯心0.6克

9月19日四诊：

温邪延久，气液两伤，痰热蒙蔽神明，形若尸厥，予凉开法。

伽楠香汁0.3克　银花露30克　枇杷叶露30克　蚌水1酒杯　竹沥1杯　姜汁2滴，和服

韩广兴。

9月16日诊：

夜烦谵语不寐，舌后干绛罩灰，身热，脉数。痰热蒙蔽，内风有欲动之势。

鲜生地24克　大麦冬9克　银花露30克　青蒿30克　枇杷叶30克　连翘9克　炒山栀5.4克　丹皮6克　白薇5.4克　茯神6克　川贝母9克，去心　益元散9克，包　广郁金4.5克　丝瓜卷须12克　芦根30克　青竹叶卷心30支　另羚羊角汁1.2克，和服

于某某，女。

10月12日一诊：

温邪久延，气液两伤，身热呛咳，肌瘦，脉数，足跗肿，腹微胀。前方清养肺胃，略获效机，稍微增损可也。

细青蒿6克　知母肉7.5克　土炒白芍9克　炙鳖甲15克　怀山药9克　大麦冬9克　杏仁6克　米炒沙参9克　鲜糯稻根15克　枇杷叶1片，去毛

10月17日二诊：

温邪由气入营，蒙蔽神明，身热脉数，鼻衄，谵语，烦躁不安。证势已渐趋危险之境矣。

生石膏24克　鲜生地汁30克　炒山栀9克　寒水石12克　银花露60克　丹皮9克　西滑石12克　连心翘12克　广郁金12克　大麦冬6克　芦根30克，去节　竹茹9克，去屑

10月19日三诊：

温邪痰结中脘，蒙蔽神明，脉数耳聋，言謇，舌干，苔灰腻，大便秘，神识时清时糊，证势危笃，拟凉开法备裁。

全瓜蒌24克　苏梗汁12克　枳壳汁12克　川贝母9克　郁金汁12克　鲜生地汁30克　大麦冬15克　元参15克　银花露60克　枇杷叶露60克　佛手露60克　竹沥1酒盅

各汁用露磨和服。

以上出自《陆正斋医疗经验》

孔伯华

吕男，八月初十日。伏暑内发，外为邪束，头部偏痛，发热口渴，饮水不适，思食冷物，脉象伏数，宜清疏芳解。

鲜茅根两　鲜芦根两　辛夷三钱　桑寄生六钱　青竹茹三钱　生石膏六钱　薄荷钱半　忍冬花五钱　忍冬藤五钱　僵蚕三钱　全瓜蒌六钱　龙胆草三钱　地骨皮三钱　杭菊花三钱　荷叶一个　焦栀子三钱　广藿梗三钱　紫雪丹五分，分冲

二诊：上方加石决明一两、酒川军（开水泡兑）五分、元明粉（分冲）八分。

《孔伯华医集》

张汝伟

徐左，年三十，江阴。溽暑蒸湿，蕴伏于脾，新秋猝凉，风袭于肺，痰热积滞，胶结不解，形寒身热，已交一候，频进疏解，汗无点滴，宿有血证，营分本虚，热邪乘虚而入。此伏暑晚发之证。脉来濡数，苔见糙黄，宜予辛凉疏解，佐以清营。

淡豆豉　连翘壳　焦枳实　黑山栀　飞滑石　细生地　赤茯苓各三钱　大腹皮二钱　左金丸一钱，包　炒防风　广郁金各钱半　白蔻仁五分，研，后入

二诊：进辛凉疏解，佐以清营后，汗出颇畅，热度大减，烦躁亦平，而脘中仍痞，积滞未化，尚在中焦，未可遽以攻下，仍宜前法加减。

前方去防风、山栀、连翘，加地枯萝、焦楂炭各三钱。

三诊：伏邪热退身凉之后，湿邪未清，今午热势再高，良由肝胃之热伤其阴，脾胃之滞阻其气，苔黄糙已叙，边尖露绛，口渴欲饮，津液已伤，表邪未净，直用黑膏合泻心法，表里两解之。

淡豆豉　大生地二味同打　炒牛蒡　姜山栀　带心翘　猪赤苓　焦枳实各三钱　姜川连五分　苏叶梗　酒炒淡黄芩各钱半　淡竹叶一钱　大腹皮二钱

四诊：进黑膏合泻心法，汗出津津，热得降低，烦躁亦安，小便颇多，胸部红疹已见，苔黄较薄，再与辛凉轻疏。

清水豆卷　光杏仁　连翘心　车前子　象川贝　生熟米仁　姜山栀仁　猪赤苓各三钱　苏子梗　冬桑叶　姜竹茹各钱半

五诊：红疹甫透，白㾦续出，微汗津津，上焦宣肃，而腹痛拒按，苔见黄，脉右关弦滑鼓指，知宿垢有下行之象，宜因势利导之。前方加凉膈散（包）、全瓜蒌各三钱。

六诊：大便已更，焦黄燥结者颇畅，表热退净，能纳稀粥，惟暮夜微有火升，不过一二小时，即告平复。此热后阴伤，宜与育阴清养治之。

大生地　京元参　朱茯神　肥知母　带心翘　川贝母各三钱　冬桑叶　广郁金　姜竹茹各钱半　海蛤散四钱，包　朱灯心三十寸

七诊：胃气已醒，薄粥能进，表热全无，而大腹腿旁，白㾦再透，甚多而密，大便又更，

邪退正虚，最须防范，再与育阴和胃调之。

南北沙参　天花粉　山栀皮　冬瓜子　原金斛　扁豆衣各三钱　橘白络　淡竹叶各钱半　生蛤壳　石决明各八钱，先煎

本证始末：此证共诊十三次，此七诊是上半截之方，自高热至低热，发疹发瘄等经过，即在二十余天之中，得能起床复元，亦是幸事。

方义说明：第一方疏解中，即加细生地，滋液以助其汗也。第三诊时，为病情最严重，但病势表邪未清，热有入营之象，故用黑膏合泻心，表里兼顾。至五诊，肠胃之积滞已叙，故用凉膈瓜蒌，因势利导。六诊以后，滋阴养胃，清肺和肝，是应有步骤，不能细细说明，阅者当心领神会耳。

《临证一得》

第八章 秋燥

陈念祖

胃阴不足，常有呕逆之患。复多用辛散耗气诸品，重劫胃中津液，致阳明胃腑益虚，下病失治，势必槁及乎上，喘咳之作，实由于斯。须知六腑以通为补，不但专恃理燥已也，宜进以甘寒法。

麦门冬二钱　鲜生地三钱　人参一钱五分　梨皮二钱　白蜜两匙，生用

水同煎服。

当秋燥金司令，寒热头痛，胸胁疼。此金胜克木，表里俱病。宜达少阳之气由太阳外出，故从足经例治。主以苦温通降之剂，并用芳香定痛者为佐。

柴胡二钱　黄芩一钱五分　白芍一钱五分　炙甘草五分　桂枝木八分　吴茱萸八分　广木香五分　川楝子一钱　制半夏一钱　小茴香八分　人参一钱　生姜两片　大枣两枚

以上出自《南雅堂医案》

张千里

武康钱，肌表微寒而热，似疟非疟，鼻干有血，胃钝少纳，脉浮弦数，阳部为甚，此燥火上薄肺金，自秋初至今迄不肯已，反致便溏，是肺与大肠两金皆困，老年岂是轻证，况素有失血，则气血俱耗矣。

西洋参一钱五分　麦冬一钱五分　川百合四钱　白粳米一撮　川贝母三钱　紫菀一钱五分　驴皮胶二钱　枇杷叶两片　款冬花一钱五分　炙草四分

姚光祖按：燥为次寒，复气为热，故秋令渐凉，则燥气大行，而其字则从火也，古来治内燥首推魏玉璜之集灵膏，治外燥允推喻西昌之清燥救肺汤。

《千里医案》

王孟英

伙人叶殿和，庚寅秋患感，旬日后，汗出昏瞀，医皆束手。乃甥余薇恒挽孟英勘之，曰：此真阴素亏，过服升散，与仲圣"少阴误发汗"同例，下竭则上厥，岂能引亡阳为比，而以附、桂速其毙耶？以元参、地黄、知母、甘草、白芍、黄连、茯苓、小麦、龟板、鳖甲、牡蛎、驴皮胶，为大剂投之，得愈。

家叔南山，于秋间患感，日治日剧，渐至神昏谵妄，肢震动惕。施、陈两医，皆谓元虚欲脱，议投峻补。家慈闻而疑之曰：盍与英商之。孟英诊曰：无恐也，通络蠲痰，可以即愈。用

石菖蒲、羚羊角、丝瓜络、冬瓜子、苡仁、桑枝、橘络、旋覆、葱须、贝母、钩藤、胆星为剂，化服万氏牛黄清心丸一颗，覆杯而安，调理半月而愈。

段春木，秋杪患发热，而腰痛、腿痛如刀割。孟英视之，略不红肿，脉至细数，苔色黑燥，溺赤便黑。予西洋参、麦冬、生地、犀角、银花、楝实、石斛、知母、甘草、竹沥、蔗汁，为大剂。投之，热渐退，痛渐已。惟舌绛无津，故仍与甘凉濡润为方，数日后，忽舌绛倍加，燥及咽膈，水饮不能下咽。孟英曰：真阴涸竭，药难奏绩矣。然窃疑其何以小愈之后，骤尔真阴涸竭，或者背余而服别药乎？继其契友来询云：段死而舌出，此曷故欤？孟英闻之，爽然大司。因撷《伤寒》（差后）女劳复之文示之。其人顿足云：良然。彼于小愈后，曾宿于外，次日归，即转剧。苟直陈不讳，或尚可活乎？孟英曰：未必然也。烧裈散、鼠矢汤，皆从足少阴以逐邪。彼不过热邪袭入此经，所谓"阴阳易"是也。今少腹无绞痛之苦，原非他人之病易于我。真是女劳之复，以致真阴枯涸，更将何药以骤复其真阴哉？然而从此"女劳复"与"阴阳易"，一虚一实有定论，不致混同而治矣。

以上出自《王氏医案》

林佩琴

朱邑尊。疟瘵复感秋燥，虚阳上冒，则为头眩耳鸣，津不上供，则为舌干咽燥。加以公事劳心，渴饮脘闷不饥，左寸关脉大于右，是秋令亢阳致病。后液涸，最忌燥药劫津。用钗斛、丹皮、沙参、麦冬、鲜生地、瓜蒌霜、洋参、茯神，二剂霍然。

汤氏。衰年食少病羸，胃阴虚弱，冬感风燥，疮疥搔痒，时或寒热谵烦，口渴舌焦，额汗冰指，脉左虚大，右疾数，此阴阳交损，兼风燥劫津，治先甘润除烦。鲜地黄、玉竹、沙参、石斛各二钱，麦冬、当归各钱半，黄芪八分，霜桑叶二钱，蔗汁（冲服）半杯。热退舌润。随用潞参、黄芪、茯神、枣仁、当归、白芍、玉竹、莲、枣平补阴阳，证愈。

岳。老年因怒失血，渴烦羸瘦，延秋燥气加临，舌紫黑，干薄无津，溺涩痛，右尺偏旺。肺肾液涸，心胃火燔，恐延痉厥。用犀角地黄汤加麦冬、石斛、鲜藕。再服舌润苔浮，但呃逆颔动，肉瞤筋惕，乃风火成痉。急宜滋液熄风，复脉汤去姜、桂、麻仁，加竹茹、钩藤乃定。

董氏。经闭忽通，下损佳兆。近逢秋燥，寒热渴烦，脉数唇干，嗽多寐少。证由阴液不足，肺脾感燥而成，治在滋养营液。用局方甘露饮：生熟地黄、麦冬、石斛、甘草、茯神、枇杷叶，加五味、杞子、甜杏仁、梨肉。四服证退，数脉顿改。但著左卧则咳而胁痛，去五味、梨肉，加桑皮蜜炙、白芍。四服更适，饮食亦加，调理渐愈。

胡。时毒误药成淋，咳嗽声哑，脉细模糊，思面色苍赤，体质属火，时毒谬用补托，溺道不清，淋久肾虚火炎金燥，致呛嗽失音，遂成重证。今夏初巳火主令，嗜寐健忘恍惚，心神溃散，焉能摄肾。速用滋阴泻火，冀秋深气肃，得金水相涵，火毒平，音渐复。元参、生地、麦冬、贝母、丹皮、龟甲、茯神、远志、土茯苓、淡竹叶，井华水煎。甘服淋愈音响。加熟地、阿胶、甜杏仁、枣仁。蜜丸服，证平。

以上出自《类证治裁》

方南薰

监生王万绋妻，冬月患病，治至新春，奄奄一息，医云六脉俱代，法在不治，迎余诊视。食少肌瘦，皮枯似癣，搔痒不安，二便闭塞，粪从吐出，此不经见之证。但脉虽代，幸不按期，惟右手寸脉六至一止，其为促脉无疑，余曰："此秋燥证也，八月金旺时得之。"投以八仙长寿饮加玉竹、龟板二十余剂，二便顺畅，饮食日增，皱皮尽脱，肌肤润泽，脉息亦为之流利。

《尚友堂医案》

费伯雄

某。秋温五日，寒热较轻，胸闷呕恶，脉弦滑，舌黄腻。邪滞未楚，少阳、阳明不和，仍防传变。再拟和解畅中。

豆卷　山栀　前柴胡　法半夏　黄芩　赤苓　佩兰　枳壳　桔梗　麦芽　青蒿　青荷叶　姜竹茹

某。秋温夹滞，发热胸闷，溲赤无汗，脉来弦细。宜解表畅中。

葛根二钱　法夏一钱　薄荷一钱　制朴一钱　莱菔子三钱　枳壳一钱　陈皮一钱　豆豉三钱　神曲三钱　山栀三钱　泽泻三钱　赤苓三钱　荷叶一角　籼稻青一把

某。秋燥之邪，客于阳明之络，牙龈先痛，继则咽喉咽津纳物皆疼，外恶风而里内热，脉右弦且数，关部滑大，均为邪从火化。宜清泄疏风。

豆卷三钱　柴胡一钱　连翘壳二钱　花粉三钱　薄荷一钱　桑叶二钱　大贝三钱　赤苓三钱　桔梗一钱　夏枯草二钱　石斛三钱　生草五分　竹叶　茅根四钱

以上出自《费伯雄医案》

雷丰

城西戴某之女，赋禀素亏，忽患微寒微热，乏痰而咳。前医用芪皮、桂、芍，和其营卫；百合、款冬，润其干咳；西党、归身，补其气血。方药似不杂乱，但服下胸膈更闭，咳逆益勤。寒热依然不减。丰诊其脉，浮弦沉弱，舌苔白薄，此感秋凉之燥气也。即用苏梗、橘红、蝉衣、淡豉、蒌皮、叭哒、象贝、前胡。服二剂，寒热遂减，咳逆犹存，病家畏散，不敢再服，复来邀诊。丰曰："邪不去则肺不清，肺不清则咳不止，倘惧散而喜补，补住其邪，则虚损必不可免。仍令原方服二剂，其咳日渐减矣。后用轻灵之药而愈。可见有是病当用是药，知其亏而不补者，盖邪未尽故也。"

云岫钱某之妹，素来清瘦，营血本亏，大解每每维艰，津液亦亏固已。迩来畏寒作咳，胸次不舒，脉象左部小涩，而右部弦劲，此属阳明本燥，加感燥之胜气，肺经受病，气机不宣，则大便益不通耳。遂用苏梗、杏仁、陈皮、桔梗、蒌皮、薤白、淡豉、葱叶治之。服二剂，畏寒已屏，咳逆亦疏，惟大解五日未行。思丹溪治肠痹之证，每每开提肺气，使上焦舒畅，则下窍自通泰矣。今照旧章加之兜铃、紫菀、柏子、麻仁，除去苏、陈、葱、豉。令服四煎，得燥屎数枚，肛门痛裂，又加麦冬、归、地、生黑芝麻，服下始获痊愈。

程曦曰：鞠通论燥气，有胜复之分。今观书中之论治，更有表里之别焉。如秋分至立冬之候，有头痛恶寒作咳者，是燥气在表之证也，法当宣散其肺。有大便秘结而艰难者，是燥气在里之证也，法当滋润肠胃。其能识胜复，别表里者，则治燥之法，无余蕴矣。

括苍冯某，阴虚弱质，向吃洋烟，约干咳者，约半月矣。曾经服药未验，十月既望，来舍就医。两寸之脉极数，余部皆平。丰曰：据此脉形，当有咳嗽。冯曰：然。曾服散药未效何？丰曰：散药宜乎无效，是证乃燥气伏邪之咳，非新感风寒之咳，理当清润肺金，庶望入彀。遂用清宣金脏法，去兜铃、杷叶，加甘菊、梨皮。服一剂，减一日，连服五剂，咳逆遂屏。后归桑梓，拟进长服补丸。

鄂渚阮某之妾，干咳喉痛，缠绵匝月，始延丰治。未诊即出前方阅之，初用辛散之方，后用滋补之药，不但罔效，尤增咳血频频。细诊其脉，左部缓小，右部搏指，舌尖绛色而根凝黄。此属燥之伏气，化火刑金，虽干咳吐红，真阴未损。前以辛散治之固谬，以滋补治之亦非，斯宜清畅其肺，以理其燥，肺得清肃，则咳自平，而血不止自止。即用桑叶、杏仁、兜铃、浙贝、栀皮、杷叶、蒌壳、梨皮，再加橄榄为引。请服三煎，忌食煎炒之物，服下稍知中窾，继进三剂，遂获全可。

以上出自《时病论》

温载之

友人余杏卿于秋日偶患干咳便闭，鼻梁生疮。医云：胃火太甚，用承气汤以泻其热，通其闭。连服数剂，大黄用至二两，并不作泻。鼻疮愈肿，坐卧不宁。邀余视之。见其右寸洪数。时值秋令，确系肺燥之证，何得认为胃家实火？即用地黄饮子润燥清金。一剂便通咳止，三剂鼻疮全消。余友谓："燥与火有何分别？请申其说。""夫风寒暑湿燥火乃天之六淫，各有专属。经曰：诸涩枯涸，干劲皴竭，皆属于燥。乃肺与大肠皆属阳明燥金之气也。金为生水之源，金受火克，生化之源竭，故肠枯而便闭，肺气上逆，故干咳而鼻疮。若误作实火，徒耗其胃气，与肺无涉，愈泻愈差，治宜甘寒滋润之剂。甘能生血，寒能胜热，润能去燥，使金旺而水生，则火平而燥止矣！"

世交陈子徽茂才之父，年逾六旬，于夏日陡患风燥之证。烦扰不宁。势甚危殆。饮以驱风之剂，愈甚。延余诊视，见其两目发赤，神识恍惚。诊其六脉浮洪，左关数而无力。余曰："此乃肝家血虚，燥风暴作之证。若照外感祛风，其风愈劲。"即用养血平肝清润之品，略加荆芥、薄荷辛凉之类。一剂而风息，两剂躁扰宁。随用补血之剂而愈。子徽留心医学，谓余曰："证极凶猛，药极平淡，何以奏效神速？请申其说。"余曰："生万物者，风；杀万物者，亦风。此名燥风，害物者也。肝属木，主风。因血不足，木失其养，则为干木。木能生火，火能生风。风火相扇，燥风暴作。况夏日心火主令，火性就燥，愈助其威。并非外感之风，若用桂枝、羌、苏之类祛风，则愈助其燥。余所用之方，系本《内经》风淫于内，治以甘寒。乃柔润熄风法也。"子徽心感，作长歌以赠子。

以上出自《温病浅说温氏医案》

张锡纯

天津徐姓媪，年五十九岁，于中秋上旬得温病，带有伏气化热。

病因：从前原居他处，因迁居劳碌，天气燥热，有汗受风，遂得斯病。

证候：晨起，觉周身微发热兼酸懒不舒，过午，陡觉表里大热，且其热浸增。及晚四点钟往视时，见其卧床闭目，精神昏昏，呻吟不止。诊其脉左部沉弦，左部洪实，数近六至。问其未病之前，曾有怫意之事乎？其家人曰：诚然，其禀性偏急，恒多忧思，且又易动肝火。欲见其舌苔，大声呼数次，始知启口，视其舌上似无苔而有肿胀之意，问其大便，言素恒干燥。

诊断：其左脉沉弦者，知其肝气郁滞不能条达，是以呻吟不止，此欲借呻吟以舒其气也。其右脉洪实者，知此证必有伏气化热，窜入阳明，不然则外感之温病，半日之间何至若斯之剧也。此当用白虎汤以清阳明之热，而以调气舒肝之药佐之。

处方：生石膏二两，捣细　知母八钱　生莱菔子三钱，捣碎　青连翘三钱　甘草二钱　粳米四钱

共煎汤两盅，分两次温服。

方解：莱菔子为善化郁气之药。其性善升亦善降，炒用之则降多于升，生用之则升多于降。凡肝气之郁者宜升，是以方中用生者。至于连翘，原具有透表之力，而用于此方之中，不但取其能透表也，其性又善舒肝，凡肝气之郁而不舒者，连翘皆能舒之也。是则连翘一味，既可佐白虎以清温热，更可辅莱菔以开肝气之郁滞。

复诊：将药两次服完，周身得汗，热退十之七八，精神骤然清爽。左脉仍有弦象而不沉，右脉已无洪象而仍似有力，至数之数亦减。问其心中仍有觉热之时，且腹中知饥而懒于进食，此则再宜用凉润滋阴之品清其余热。

处方：玄参一两　沙参五钱　生杭芍四钱　生麦芽三钱　鲜茅根四钱　滑石三钱　甘草二钱

共煎汤一大盅，温服。方中用滑石者，欲其余热自小便泻出也。

效果：将药连服两剂，大便通下，其热全消，能进饮食，脉象亦和平矣。而至数仍有数象，俾再用玄参两半、潞参三钱，煎服数剂以善其后。

《医学衷中参西录》

邵兰荪

大西庄杨。童年咳嗽，已曾失血，脉细右大，舌微黄，身热头胀。此燥气内逼，宜防成损。
八月十七日

霜桑叶二钱　焦山栀三钱　炒知母钱半　苦丁茶钱半　光杏仁三钱　广郁金三钱　川贝钱半　银花二钱　池菊二钱　橘络钱半　白前钱半

清煎。三帖。

又：童年血后咳嗽较减，顷脉两手皆弦，舌尖红，头晕。宜清燥以育阴。八月廿二日

冬桑叶三钱　南沙参三钱　天冬三钱　白前钱半　光杏仁三钱　川贝钱半　女贞子三钱　胖大海三钱　生石决明六钱　橘络钱半　黄草石斛三钱

清煎。

史介生评：时令燥气，挟肝经之燥火，互相上蒸，冲肺则咳呛失血，冲脑则头晕目眩。初诊脉细右大，治在气分，所以咳嗽较减。次则治以清肝肃肺，和胃止血，俾肺气复肃降之权，则咳晕自止，此后始能再进顾松园之八仙玉液，更为稳妥。又据叶氏《幼科要略》自注云：秋燥一证，气分先受，治肺为急，若延绵数十日之久，病必入血分，又非轻浮肺药可治，须审体质证端。古谓治病当活泼泼地，如盘走珠耳。

《邵兰荪医案》

王仲奇

胡，芜湖。初诊：自秋季以来，气候亢燥，雨露稀少，冬令复苦旱，早晚寒而日中燥，肺气之宣化肃降，其捍御已苦不及，加以旅行酬应，食滞于中，风搏于外，天气通于肺，地气通于咽，上焦不行，下脘不通矣。始初右胁吸气引痛，既而发热，热不甚炽而肢乍凉，卧不安稳，时咯痰沫，前曾见红少许，或微欲呕，大便近旬日未下，小溲亦少，少腹稍硬且觉热。脉濡稍见弦数，舌前半截红而不光，后则有灰积苔未化。见证种种，在肺，在胃，在肠，盖三焦皆病也。苟肺气宣，胃气降，三焦行，下脘通，诸证自可向愈。体质虚弱，用药宜审慎，勿蹈诛伐无过之讥可耳。叶香岩谓：开上郁，佐中运，利肠间，亦是宣通三焦。且仿此意为之。

蒲公英三钱　天花粉二钱　杏仁三钱，去皮尖研　佩兰三钱　生薏仁三钱　炒枳壳一钱五分　通草一钱　建兰草二钱　法半夏一钱五分　茯苓三钱　全瓜蒌三钱　旋覆花一钱五分，包

复诊：脉来濡细而弱，弦数之象减退。举动萎靡，殊乏气力。惟静卧尚觉安稳，呼吸亦平，颇有精气夺则虚之征。热未退净，亦不甚炽。昨夜深时面仍有光，鼻梁泛赤，移时既退去，此亦浮游之热使然。今晨寐觉口干微苦，嗣咯灰韧之痰，胸宇微觉震痛。缘灰韧痰胶滞，着力咯出，肺体震动而无伤，故旋痛旋安。能进稀粥碗许，略知谷味，亦不泛呕，以胃气有就和之意。大便已十二日未下，腹中并无所苦，亦无燥实里急见证，盖上焦不行，下脘不通，无非气分之结。即舌苔之灰积，亦未始非体弱胃困，少消融输化之力有以使之然也。仍从三焦治法，宣肺气，养胃阴，兼利肠腑以消息之。

金钗斛三钱　天花粉三钱　西洋参一钱五分，另炖冲　无花果三钱　海蛤粉三钱，包　蒲公英三钱　生薏仁三钱　建兰草二钱　杏仁三钱，去皮尖研　橘络一钱　荸荠两枚　茯苓三钱　糯稻根须一两，煎汤代水煎药

三诊：饮食入胃，以传于肺，五脏六腑皆以受气，其清者为营，浊者为卫。营者，水谷之精气也；卫者，水谷之悍气也。肠胃为水谷之海，化糟粕转味出入，故阳明之气以下行为顺。肺气为微邪所干，肠胃为食滞所困，上焦不行，下脘不通，而体元素弱，少抗御之力，既不能载之外出，又未能驱之使下，悍气多，精气少，致使浮游之热时有时无，乍轻乍剧，午夜稍甚者，营弱卫强也。当热甚时，面光准赤，阳明之脉荣于面，鼻为肺窍，而准则脾胃之外候也。唾沫亦午夜为甚，以胃热甚则廉泉开，沫之多少，随热之升降进退为转移。今诊脉仍濡数，六七十

至之间来去俱平；积苔虽未化去，然已稍浮。小便较淡且长，大便欲解未解，是腑气有欲行之意，微邪有欲解之机。仍以宣肺气，养胃阴，兼行腑气，令三焦分解可也。

西洋参一钱五分，另炖冲　炒知母三钱　金钗斛三钱　杏仁三钱，去皮尖研　蒲公英三钱　无花果三钱　鲜地骨皮四钱　建兰草二钱　野茯苓三钱　炒香白薇二钱　生薏仁四钱　风化硝一钱　鲜橘叶一钱五分　糯稻根须一两，煎汤代水煎药

四诊：昨用宣肺气，养胃阴，稍佐行腑，并施以导法，大便得解，先硬后溏。虽十余日方下，非阳明腑实，不过气分之结。浮游之热原可由渐而解，但志意忽感不乐，心烦虑乱，神思不宁，寐不得安。阳不肯藏，致五内尚觉炎热，热时面光准赤，口舌干燥。心藏神，舌固心之窍也。然弦数之脉较退，濡细而来去颇清，似属病机向愈之征。既非变病加病，何为多忧多虑。苟能清虚静泰，少思寡欲，虽有贼邪，莫之能害矣。

西洋参一钱五分，另炖冲　丹参二钱　生薏仁四钱　川贝母一钱五分　金钗斛三钱　海蛤粉三钱，包　炒香白薇二钱　野茯苓三钱　银花三钱　建兰草三钱　糯稻根须一两，煎汤代水煎药

五诊：脉来濡弱，已颇纯和。浮游之热亦已净尽。舌薄且淡，液亦渐回，面容亦甚清亮。病机业已获愈。午后环脐微痛，旋即泄气而痛就瘥，肠腑之悍气得由此而泄。再以清理胃阴为坚壁清野之计。静心摄养，自然日臻康泰矣。

西洋参一钱五分　野茯苓三钱　生薏仁四钱　川贝母一钱五分，去心　金钗斛三钱　建兰草二钱　广皮白一钱五分　海蛤粉三钱，包　炒杭白芍二钱　炙甘草一钱　生谷芽四钱

《近代中医流派经验选集》

陈良夫

王男。六气之伤人也，惟燥与火为最烈。燥得秋气，火得夏气，二者最易劫损津液。治之之法，与风温、湿温大有区别，未可以汗、下、清三法，拘为绳墨也。据述初起微恶风寒，继转体子灼热，经旬日而未见退凉，亦不壮热，并无汗泄，唇燥口干引饮，肌肤时有刺痛，溲赤短涩，纳食式微，苔花糙，舌尖起刺，脉象细滑而数，左手兼弦。凭证因以参苔脉，当属秋令燥气，郁结肺卫，津液受其劫损，显然可知。其耳鸣欠聪，兼有咳呛，头痛脘痞等，亦为燥气伤人之见证。古云，燥与火为同气，燥从火化，火盛则伤津动风。今燥热不退，肺胃之津液受其劫损，所幸内风未动，尚少变态，若迁延日久，恐非佳兆。拙拟清泄燥热，润养阴液主治，得热退津回，庶无风动之变。

铁皮石斛　天花粉　冬桑叶　连翘心　玄参心　焦山栀　杏仁　麦冬　生石决　通草　沙参　梨皮

《陈良夫专辑》

魏长春

王文荣君，年四十六岁业药商，民国十九年九月二十一日诊。

病名：燥气热咳。

原因：平素咳逆有痰，近感燥气患病。

证候：形寒内热胸满，清晨鼻衄，咳逆有痰。

诊断：脉象沉细，舌红苔腻，肺阴不足，又感燥气。

疗法：清肺化痰解表。

处方：莱菔汁一杯，冲　川贝母二钱　茯苓三钱　竹茹三钱　冬瓜仁三钱　生米仁八钱　牛蒡子三钱　葱白五枚　淡豆豉三钱

次诊：九月二十三日。形寒身热，脉象沉细，胃呆胸满咳痰，舌红苔薄黄。用清肺化痰法。

次方：苦杏仁三钱　生米仁八钱　橘红八分　竹茹三钱　赤苓三钱　枇杷叶三片，去毛　川贝母二钱　旋覆花三钱，包煎　黄郁金二钱　桑叶三钱

三诊：九月二十五日。脉细舌红，苔化热减，咳痰胃呆便闭。再宜清肺化痰润燥法。

三方：冬桑叶三钱　丹皮二钱　天花粉三钱　竹茹三钱　茯神四钱　生米仁四钱　仙半夏二钱　川黄连五分　苦杏仁二钱　原支金石斛钱半，勿炮

四诊：九月二十七日。热退脉细舌净，胃呆口干，不寐咳痰。治宜安神润燥育阴法。

四方：鲜金钗二钱　鲜沙参三钱　竹茹三钱　生米仁八钱　茯苓二钱　橘白一钱　桑叶三钱　钩藤三钱　夜交藤三钱　生谷芽四钱

五诊：九月二十九日。胃苏，脉缓舌红，咳痰已差，用清养方善后。

五方：鲜金钗二钱　鲜沙参三钱　生谷芽四钱　合欢皮三钱　黄菊花三钱　稽豆衣三钱　白芍三钱　泽泻二钱　天花粉三钱

效果：咳止胃苏，以清补肺阴药善后。

炳按：秋燥热咳，晨起鼻衄，乃阳明、太阳同病。清肺润燥，化痰和胃，为必要之治法，阅先后五方，具变化而不越于规矩，诚可法也。

周仁兴，年三十五岁，业肉商，民国二十三年九月一日诊。

原因：感受燥气，寒热咳嗽，服辛散药不效，始进城求治。

证候：寒热晡剧，咳嗽脘满便闭。

诊断：脉滑，舌红苔黄，秋燥咳嗽，肺热内蕴。

疗法：用清燥救肺汤，去阿胶滋腻，加麻黄佐石膏，清透肺中伏邪，加米仁清肺化湿，瓜蒌润燥通腑。

处方：桑叶三钱　枇杷叶五片，去毛　生石膏五钱　原麦冬三钱　火麻仁四钱　苦杏仁三钱　米仁八钱　炙麻黄五分　南沙参三钱　炙甘草一钱　全瓜蒌四钱

次诊：九月三日。潮热减低，咳嗽亦差，便解，脘满口不渴。用清肺润燥达邪。

次方：玄参五钱　原麦冬三钱　大生地五钱　黄芩二钱　桑白皮三钱　地骨皮三钱　炙甘草一钱　紫菀三钱　叭杏仁三钱　款冬花三钱　炙麻黄四分　全瓜蒌四钱

三诊：九月六日。潮热已退，脘宇亦畅，咳嗽未止，脉缓，舌红苔薄黄，尾闾骨酸，牵动腿胯。治宜和法。

三方：西党参三钱　原麦冬三钱　五味子一钱　茯苓三钱　桑白皮三钱　地骨皮三钱　生米仁八钱　炙甘草一钱　款冬花三钱　泽泻三钱　淮牛膝三钱　丹参二钱

效果　服后咳止病愈。

炳按：秋燥咳嗽，肺热内蕴，清润辛开，具有师传。

以上出自《慈溪魏氏验案类编初集》

章成之

谢男。壮热七昼夜，夜间较白昼为严重，白昼尚清晰，暮则谵语。凡温邪之发于秋者，热入心包，较其他时令为早。以秋令之燥，温燥相扇，来势颇重。

忍冬花9克　清水豆卷12克　连翘9克　赤苓12克　卷心竹叶4.5克　碧玉散9克，包　黑山栀9克　枳壳9克　全瓜蒌12克

二诊：其效如此之速，殆温而不挟湿者。

薄荷3克　粉葛6克　佩兰梗9克　全瓜蒌12克　晚蚕沙6克，包　枳实3克　忍冬花12克　赤苓9克　莱菔英9克　淡子芩4.5克

《章次公医案》

叶熙春

章，妇，三十二岁。九月。杭州。肝阳过盛，木火内炽，上刑于肺，肺阴受戕。今春曾经咯血，入秋以来，燥气凌之，小有寒热，咳嗽频频，痰中带血，脉象左弦右芤，舌苔中黄边白。燥气偏胜，邪在肌表，先拟辛凉透泄。

冬桑叶6克　甘菊6克　甜杏仁9克，杵　川贝9克　冬瓜仁9克　天花粉9克　枇杷叶12克，包　原干扁斛6克，劈，先煎　炒白薇9克　淡子芩炭5克　旱莲草9克　甜水梨1只

二诊：表邪得解，寒热已除，脉象仍然如前，咳嗽早晚尤甚。肝肾之阴不足，水不涵木，木叩金鸣，血络内伤。如今表邪已解，当戢肝阳，佐润燥金。

杭甘菊6克　川贝6克　白石英6克，杵，先煎　天花粉9克　炙白薇9克　甜杏仁9克，杵　旱莲草9克　白芍5克　制女贞子12克　盐水炒丹皮5克　青盐制陈皮6克

三诊：前用润金滋燥，咳去大半，奈肺阴已伤过久，肝阳一时难平。痰中仍然夹红，脉数而芤，舌苔燥白。再拟滋水涵木，清养肺金。

蛤粉炒阿胶9克　白芍5克　甜杏仁9克，杵　天冬9克　白石英15克，杵　天花粉9克　盐水炒细生地15克　甘菊6克　旱莲草12克　冬瓜仁13克　青盐制陈皮6克

本方服三剂，咳稀咯血亦止。四诊处方以原法去甘菊、白芍，加白薇6克、制女贞子9克。服四帖后渐愈。

翁，妇，三十三岁。九月。绍兴。近年小产二次，肝肾阴亏，八脉失维，已可想见。阴虚不复，经血不充，冲海空虚，任脉早病。迩来新产，调儿辛劳，眠食失时，不足之躯，又感秋燥，上乘犯肺。形寒身热，胸闷气逆，咳嗽痰稠，时见干呕，风阳内扰，寐不安宁，鼻孔干燥，筋络掣痛，更衣不润，口渴欲饮，不思纳谷，脉来弦细，舌质绛，苔黄燥。阴虚于前，风扰于后。拟辛凉咸寒并用。

羚羊角尖1.5克，先煎　冬桑叶6克　白杏仁9克，杵　青连翘12克　川贝9克　甘菊6克　天花粉9克　扁石斛9克，劈，先煎　冬瓜仁12克　鲜竹茹9克　蛤壳18克　橘红5克　白茯苓12克

二诊：邪达肌表，从汗而解，寒热之争，所存无几，木火渐熄，已不刑金，肺得清肃，咳逆顿减，脉转弦滑，津液来复，渴饮见差。惟痰伏尚多，又夹食滞，明知其虚，不能贸然进补，非特留邪，且有中满之虑。再宜两清肺胃，为急标缓本之图也。

原干扁斛 9 克，劈，先煎　　川贝 6 克　　冬瓜仁 12 克　　天花粉 9 克　　云茯苓 12 克　　甘菊 6 克　　甜杏仁 6 克，杵　　炒橘红 5 克　　莱菔子 5 克　　炒谷芽 9 克　　青连翘 9 克

以上出自《叶熙春专辑》

范文甫

赵外孙。肺液炙，肺气闷，热入于里，邪不外达，元气又虚。于无法之中姑设一法。

麦冬 24 克　　小生地 24 克　　生石膏 12 克　　鲜石斛 12 克　　炒麻仁 12 克　　西洋参 4.5 克　　真阿胶 3 克　　炙甘草 3 克　　杏仁 6 克　　枇杷叶 9 克　　桑叶 9 克　　肺露 500 克，代水煎药

齐金土。温热犯肺，津劫，气喘，烦躁，证殊严重。

生石膏 30 克　　小生地 24 克　　鲜水芦根 30 克　　麦冬 24 克　　炒麻仁 24 克　　炙鳖甲 9 克　　杏仁 9 克　　炙甘草 3 克　　肺露 500 克　　枇杷叶露 500 克，代水煎药

朱某。温热内淫炙液，肺燥作呃，舌苔黑而燥。今进过调胃承气，惜便下数量不多，若少加增液则更佳矣。

生大黄 9 克　　元明粉 9 克　　炒枳实 4.5 克　　川朴 4.5 克　　柴胡 6 克　　大生地 30 克　　麦冬 24 克　　元参 12 克　　西洋参 9 克

又备明日用方：

大生地 24 克　　麦冬 24 克　　炙鳖甲 9 克　　冬瓜子 12 克　　元参 12 克　　生白芍 6 克　　水芦根 60 克　　真阿胶 4.5 克　　猪肺 1 具　　白藕 120 克

宋老婆婆。素有痰饮气喘，新感秋后燥热，以致内热气紧加甚。

大生地 12 克　　炙甘草 3 克　　麻仁 12 克　　生石膏 12 克　　杏仁 9 克　　麦冬 9 克　　枇杷叶 9 克　　鳖甲 9 克　　沙参 9 克　　桑叶 9 克

二诊：身热见减，咳喘未止。燥热伤肺，当以甘润。

沙参 9 克　　甘草 3 克　　枇杷叶 9 克　　石膏 12 克　　阿胶 9 克　　麦冬 9 克　　麻仁 9 克　　桑叶 9 克　　杏仁 9 克

三诊：清燥救肺汤，另用麻黄 3 克、生梨 1 只，蒸服。

一绍兴人。患秋燥大热，百药不能退，延余到绍兴。查前医皆用白虎、苇茎、清燥救肺汤类，无懈可击，亦无别法可想。适彼处多栽荷花，叶上露珠可爱，乃嘱备毛巾四块蒸透，绞极燥。第二天一早，撑竹竿上，于稻田中收取露水，用绞出之露水煎前药。一服见效，二日而热退。余返甬。此方法从气运中悟出，亦医方中所不见。

以上出自《范文甫专辑》

第九章　冬温

程文囿

道光戊子冬，郡城饶君扬翁公郎厚卿兄病，初起寒热、头痛、咳嗽，服辛散药一剂，次日单热不寒，口渴烦躁，嗽痰带血，下午突作昏晕。当晚折简逆予，黎明至郡。见其面目俱赤，舌黄耳聋，呛咳胁痛，汗出而热不衰，诊脉洪大数疾。谓君翁曰："公郎之恙，乃风温犯肺，邪在上焦，速为清解，免致蔓延中下，辛散之品不宜用也。"方用料豆、甘草、桑叶、蒌皮、杏仁、桔梗、牛蒡子、贝母、梨皮之属。诘朝复召，问知夜来热甚烦谵，咳血甚多。望其面目仍赤，诊毕昏晕又作，额汗淋漓，翁甚彷徨。适黄就唐表兄至，予告之曰："此证确属风温为病，但质亏病重，虑难支持，昨方力薄，故不应效。"就兄曰："鄙见亦然，不识当如何用药？"予曰："噫！难言。考风温名载仲景《伤寒论》中，但只言脉证及误治之变，并未出方，叔和以下，亦皆无治法，惟朱奉议创立六方，可谓登坛树帜，然既言不可发汗，何葳蕤汤中又用麻黄、羌活等药耶。宋元迄今，名贤代出，所论风温证治，未有一言折中可为法守者。惟近时休邑汪广期先生所立风温汤一方，只葳蕤、料豆、甘草三味，药简功专，颇有深意。予治此证，每宗此范围而扩充之，往往获验。"就兄以为然。于是照方加入沙参、生地、丹皮、地骨皮、知母、贝母、黄芩、引用芦根、梨汁、白蜜，服之大效。诊视数次，热势渐退，苦寒渐减，转手养阴润肺，调理两月，幸得保全。是役也，使非君翁信而不疑，就兄推诚赞助，未见其有成功也。予常语人曰："凡起一大证，务须病家能笃信，医者有主持，旁人不妄议，三者失一，不可为矣。"

《杏轩医案》

王孟英

毛允之，戊午冬患感，初治以温散，继即以滋阴，病日以剧。延至亥春，或疑为百日之劳；或谓是伤寒坏证，而凤山僧主升、柴、芪、术以补之，丁卯桥用轻粉、巴霜以下之，杂药遍投，形神日瘁。乃尊学周延孟英视之：脉来涩数上溢，呃忒口腻，虽觉嗜饮，而水难下膈，频吐涎沫，便闭溺赤，潮热往来，少腹如烙，按之亦不坚满。曰：此病原属冬温，治以表散，则津液伤而热乃炽；继以滋填，热邪愈锢，再施温补，气机更室。用升柴、芪、术欲升其清，而反以助其逆；巴霜、轻粉欲降其浊，而尽劫其阴。病及三月，发热不是表邪；便秘旬余，结涩非关积滞。且脉涩为津液之已伤，数是热邪之留著，溢乃气机为热邪所壅而不得下行。岂非温邪未去，得补而胶锢难除？徒使其内灼真阴，上熏清道，以致一身之气，尽失肃清之令，法当搜剔余邪，使热去津存，即是培元之道，伸其治节，俾浊气下趋，乃为宣达之机。何必执参、茸为补虚，指硝、黄为通（降）哉？以北沙参、紫菀、麦冬、知母、花粉、兰草、石斛、丹皮、黄芩、桑叶、黄连、栀子、银花、枇杷叶、木通、芦根、橘皮、竹茹、橄榄、地栗、海蜇等，出入为方。服之，各恙递减，糜粥渐加，半月后始得大解，而腹热全消，谷食亦安，乃予滋阴善后而愈。

金宽甫，初冬患感，局医黄某，闻其向来不拘何病，总需温药而痊。胸怀成见，进以姜、桂之方，渐至足冷面赤、谵语烦躁，疑为"戴阳"，而束手矣。举家彷徨，延孟英诊焉。曰：此伏邪晚发，误予升提，热浮于上，清解可安，宽甫犹以向不服凉药为疑，方中芩、连之类，坚不肯用。乃兄愿谷中翰，极力开导，督人煎而饮之，果得霍然。

周晓沧乃郎品方，患冬温。所亲顾听泉知其体属阴亏，病非风寒也，不犯一分温升之品，而证不能减，势颇且危。乃虚怀转邀孟英诊之，曰：所治良是也。但于方中加贝母、杏仁、紫菀、冬瓜子等味与之，遂效。可见药贵对病，虽平淡之品，亦有奇功。孟英尝云："重病有轻取之法"，于此可见。

戴氏妇，年五十六岁，仲冬患感，初服杨某归、柴、丹参一剂；继服朱某干姜、苍术、厚朴药五剂。遂崩血一阵，谓其"热入血室"，不可治矣。始延孟英诊之，脉形空软促数，苔黑舌绛，足冷而强，息微且善笑。询其汛，断逾十载。曰：冬温失于清解，营血暴脱于下，岂可与热入血室同日而语耶？必由误服热药所致，因检所服各方而叹曰：小柴胡汤与冬温何涉？即以伤寒而论，亦不能初感即投，况以丹参代人参，尤为悖谬。夫人参补气，丹参行血，主治天渊。不论风寒暑湿，各气初感，皆禁用血药。为其早用，反至引邪深入也。既引而入，再误于辛热燥烈之数投，焉得不将仅存无几之血，逼迫而使之尽脱于下乎？女人以血为主。天癸既绝，无病者尚不宜有所漏泄，况温邪方炽，而阴从下脱，可不畏哉？病家再四求治，孟英予西洋参、生地、苁蓉、犀角、石斛、生（白）芍、银花、知母、麦冬、甘草、蔗浆、童溺，二剂。足温舌润，得解酱粪，脉数渐减而软益甚。乃去犀角，加高丽参，数帖。脉渐和，热退进粥，随以调补，幸得向安。

继有潘圣征者，于仲冬患感，至十四日退热之后，杳不知饥。群医杂治，迨季冬下旬，转为滞下五色，跗肿裂血，溲涩口干。始延孟英诊之，左脉弦细而数，右脉弦滑而空，苔色黄腻根焦，时或自汗。乃气液两竭，热毒逗留之象。必从前过服温补之药，否则热退在十四日之期，何至延今五十余朝，而见证若是之棘手哉？其弟鸿轩云：此番之病，补药不过二三剂；惟仲秋患疟时，医谓其苔白体丰，云是"寒湿"，尝饵桂、附数十剂，且日饮烧酒耳。孟英曰：此即酿病之具矣。治病且难，何况有如许之药毒内伏，更将何法以生之耶？坚不立方，其家必欲求药以扶持度岁。孟英曰：是则可也。以白翁汤加银花、绿豆、归身、白芍、陈米、芦茎、兰叶、藕肉为剂，另以补中益气汤大料蒸露代水煎药。服后，焦苔渐退，粪色亦正。举家喜出望外，复丐孟英救之，奈脉无转机，遂力辞之。

以上出自《王氏医案》

林佩琴

景氏。冬温挟虚，灼热咳嗽，因误治邪陷营分，便血甚多，阴液内涸，舌黑齿焦，神机不发，脉左虚数，右浮疾，耳聋目瞑，颊红，遗溺失禁，此阴欲竭而孤阳浮也。急救液以存阴。

用生地、犀角汁、五味子、阿胶、沙参、麦冬、石斛、鸡子黄。三服能呻吟转侧，第脉虚全不受按。去犀角，加洋参、茯神、枣仁、白芍。再服舌润神清，不饥不食，此上脘热痰结也，再加川贝、蒌霜，嗣因肺虚，气不化液。用复脉汤去姜、桂、麻仁，加归、芍，浊痰降，大便得行，脉匀有神而纳谷颇少，此脾阳困而未苏也。改用潞参、茯神、炙草、白术、谷芽、归、芍、莲、枣而食进。

耿。深秋阴疟，冬初重感异气，寒热呕闷，医谓伤寒，发表不应。即用承气，更加苍、朴，头晕壮热，烦渴下利。更医，亦谓伤寒漏底。证属不治。延至目闭语谵，唇泡齿黑，舌干焦而缩。伊祖系予隔邑从姑丈，年八十矣。来曰：三子仅存此一线，今病至危奈何？诊脉右虚数，左弦数。予谓此温邪耳，病在上焦，只宜轻剂疏解气分，硝黄苦寒直降，与无形弥漫热邪何干。苍、朴温燥，劫津助灼，今液涸神昏，邪入心包。急速生津清热，扫涤心包痰阻，庶望转机。犀角（磨汁）五分，鲜菖蒲（捣汁冲服）三钱，山栀、连翘各八分，鲜生地、鲜石斛各五钱，沙参、蒌霜、麦冬、贝母各二钱，竹茹三钱。一服舌润神苏热减。因小水短赤，原方加元参二钱，灯心、车前各五分。再服热退索食，颐下肿痛，产名遗毒。由感证初失于疏理，仍须清解主治。用豆豉、桔梗、花粉、竹叶、牛蒡、贝母、翘、陈、归、草。数服而消。

袁。阴疟数年，既伤生冷，更感异气，始则寒热咳喘，继则谵烦不寐，上则唇燥舌灰鼻煤，中则咳呕胸胁牵痛，下则遗溺自利污溏，脉弦大数。医不识何证，漫言阴虚垂绝，举家哀恳。勉疏蛤粉、熟地补剂。予谓此温邪化燥，三焦皆受，岂堪涩腻壅邪，治以疏泄则愈，安得此脉便死耶！因思邪从上受，取之上。用薄荷、山栀、桑皮、杏仁、蒌仁、贝母、橘红、石斛、梨皮、赤苓、灯心。明晨嗽烦悉定，胸胁痛平，舌苔浮润矣。越三日，因心事怅触，午寒晡热，气粗语谵，脉弦大而浮，舌心干，唇齿燥。予谓脉易得汗，但须救液以清心胃燔灼。先用生地、天冬、麦冬、犀角、花粉、石斛、莲子心等，再诊胃脉大，舌心无润，用石膏、知母、竹叶、生白芍、二冬等。脉候乃平，汗出热退七八。逾日舌尖再见干绛，印堂发出红斑，仍属心阳炽盛。随用生地、鲜藕、阿胶（另化）、菖蒲、元参、丹参、天冬，防其热陷心营。二服舌尖润，红斑较淡。后用生地、阿胶、生鳖甲、丹皮、白芍、青蒿等，汗彻身凉，调理而平。

以上出自《类证治裁》

费伯雄

某。冬温，发热胸闷。宜解表和中。

苏叶梗各八分　赤苓二钱　枳壳一钱　前胡一钱　薄荷一钱　陈皮一钱　黄芩一钱　桑叶二钱　防风一钱　豆豉三钱　通草五分　白茅根四钱

某。冬温邪入太阳，恶寒发热，咳嗽鼻塞，此邪客于表。宜疏解之。

紫苏一钱　荆芥一钱　杏仁三钱　橘红一钱　大贝母二钱　茯苓三钱　生草五分　神曲三钱　桔梗一钱　豆卷三钱　枳壳一钱　茅根五钱　竹茹二钱

以上出自《费伯雄医案》

徐养恬

温邪伤肺胃二经。脉滑数大，舌无苔，壮热咳嗽，心烦不得汗。急以开解，怕有昏喘之变。

蜜麻黄　杏仁　煨石膏　炙甘草　煨葛根　白薇　肥玉竹　连翘　甘菊

二诊：去连翘、甘菊，加当归。

三诊：开解肺胃，二剂不得汗。舌苔起黄燥，脉大已衰，咳嗽痰鸣。盖汗乃血之液，必系年老津枯，所以未能取效。自宜清燥生津，内通肺气。

煨石膏　麦冬　鲜沙参　杏仁　炙草　桑叶　花粉　马兜铃　紫菀　炒牛蒡

四诊：去石膏，加海浮石、蝉衣。

《徐养恬方案》

雷丰

丰于冬至赴龙扫墓，经过安仁街，适有杨某患冬温未愈，有相识者，谓丰知医，杨即恳诊。查其所服之方，非辛温散邪，即苦寒降火，皆未得法。其脉细小滑数，咳嗽痰红，发热颧赤，此温热伤阴之证也。当用甘凉养阴，辛凉透热，虚象已著，急急提防，若再蔓延，必不可挽。即用清金宁络法，去枇杷叶、麦冬，细地改为大地，再加丹皮、地骨、川贝、蝉衣治之，服至五帖，热退红止矣。丰返，复过其处，见病者面有喜色，谓先生真神医也，病势减半，惟剩咳嗽数声，日晡颧赤而已。诊之脉亦稍和，此欲愈之象也。姑照原方去旱莲、蝉退，加龟板、鳖甲，令其多服，可以免虚。岁暮以茶食来谢，始知其恙全可。

微歇鲍某之女，闺中待字，经水素不调匀，一月两期，难免血海无热。一日忽患冬温，发热咳嗽，胸闭喉疼，天癸又至。斯时用芩、连、栀子，以却其温，实有碍乎经事。倘用归、芎、艾叶，以调其经，实有碍乎温气。细推其证，口不作渴，其邪在肺而不在胃，腹不作痛，其经因热而不因寒。古人虽谓室女莫重于调经，然今温邪告急，不得不先治标。其实清肺之方，治上而不妨下。遂用牛蒡、象贝、桔梗、射干、桑叶、薄荷、蒌皮、叭杏，青果为引。连服三剂，躯热退清，咳嗽亦衰大半，但腹内转疼，天癸滴沥靡尽。仍照原方，益以香附、泽兰，又服数煎，诸恙平复矣。

城北方某，木火体质，偶患冬温，约有半月矣，治疗乏效，转请丰医。按之脉形洪数，两寸极大，苔黄舌绛，口渴喜凉，喘咳频频，甚则欲呕，痰内时有鲜红。思《内经》有肺咳之状，咳甚唾血，胃咳之状，咳甚欲呕之文。此显系肺胃受邪，明若观火矣。见前方都是滋阴滋血之剂，宜乎冰炭耳。丰用清宣金脏法，去桔梗，加花粉、鲜斛治之，迭进五剂，诸证渐平，调治旬余遂愈。

以上出自《时病论》

王钟岳

程载光时感证。冬温邪伏，起于吐泻之后，致中气不和，热不减，神昏谵语，口渴恶心，苔白厚，左胁呼吸不利，肺气不清，时咳。总之，热邪为害，按脉浮大，且无汗，邪尚在经，未入乎腑，宜先理阳明，邪散乃愈。

广皮　半夏　云苓　楂肉　杏仁　石膏　豆豉　芦根

二诊：脉浮大而数。因得微汗，势已略减，外热稍清，舌苔黄黑干燥，大便有转矢气，结燥未下，胃不和。前方再为加减，此时里热重于表矣。

广皮　茯苓　半夏　滑石　杏仁　石膏　前胡　生楂肉

三诊：脉证俱减，里热未尽，胃不和，大便未通，小便赤色。再用通利下焦，以生津液。

茯苓　滑石　瓜蒌皮　淡芩　泽泻　生楂肉　生谷芽

晚齿痛，用清胃散一剂。

四诊：脉象略减，热亦稍清。此系余邪不足虑，惟左胁痛处，大如手掌部位，乃肺之经络，痛且拒按，系积伤气血，非细故也。用和阳汤之法。

川连　桃仁　滑石　瓜蒌皮　牛膝　红花　骨碎补　柏子仁

七诊：

当归　川芎　桃仁　骨碎补　三七　丹皮　郁金　瓜蒌　刘寄奴　桑枝

八诊：

生地　紫菀　川贝　地骨皮　桑皮　丹皮　麦冬　花粉　生苏子

九诊：胁痛少减，时复寒热，痛处发出白疹，隐现不定，此系从前留滞之余邪，因虚不能外达，所幸日饮糜粥，藉谷气所充而见，忌用升提，只宜和胃养阴为法。

炙鳖甲　茯苓　丹皮　川石斛　小生地　广皮　制半夏

《龙砂八家医案》

费承祖

徽州方君晋三，年已六十六，病冬温。医因年老体虚而用清补药，致禁锢邪热，壮热无汗，咳嗽口渴，苔黄谵语。予诊脉浮洪数大，邪无出路，热蒸包络，证情已著，治当生津泄邪，否则内陷，恐难挽回。

牛蒡子一钱五分　薄荷一钱　豆豉三钱　银花三钱　连翘三钱　杏仁三钱　天花粉三钱　甘草五分　石斛三钱　竹茹一钱　蝉衣一钱　芦根二两

进一剂，汗出热退，邪从汗泄，惟余热留恋营分，喉痛谵语，夜寐不安。

玄参一钱　鲜生地四钱　丹皮二钱　蒌皮三钱　茅根二钱，去心　马勃八分　石斛三钱　象贝母三钱　杏仁三钱　竹茹一钱　芦根二两

进一剂，营热已清，喉痛谵语皆止，夜寐亦酣。惟咳嗽仍作，痰多不易咯出，口渴引饮，此津液虚而痰热蕴结也。法当甘凉生津豁痰。

沙参四钱　石斛三钱　天花粉三钱　贝母三钱　杏仁三钱　甘草五分　雪梨五片　甘蔗二两　竹茹一钱　竹沥二两

进两剂，咳止痰少，口和食增，痰热已化，津液宣布。惟阴虚气弱，四肢软弱无力，入夜小溲频数。

人参须五分　西洋参一钱五分　麦冬三钱　甘草五分　白芍一钱五分　杜仲三钱　女贞子三钱　石斛三钱　黑料豆三钱　薄橘红八分

进两剂，遂告康复。

《费绳甫医话医案》

吴鞠通

甲子十一月廿五日，张，六十八岁。舌黄口渴，头不痛而恶寒，面赤目赤，脉洪热甚，形似伤寒，实乃冬温夹痰饮，与伏暑一类。

连翘六钱　苦桔梗八钱　荆芥穗五钱　金银花六钱　广郁金三钱　广皮三钱　半夏八钱　藿香梗五钱　甘草三钱　杏仁六钱　白通草三钱

共为粗末，分七包，一时许服一包，芦根汤煎。

廿六日：于前方内，去芥穗、通草。

廿七日：冬温余热未清。

连翘三钱　细生地三钱　薄荷一钱　银花二钱　苦桔梗三钱　黄芩一钱五分　杏仁三钱　炒知母二钱　甘草一钱

水五杯，煮两杯，分两次服。

廿九日：温病渴甚热甚，面赤甚，脉洪甚。

石膏八钱　苦桔梗五钱　荆芥穗三钱　连翘三钱　杏仁泥五钱　广郁金二钱　银花二钱　姜半夏四钱　甘草三钱　薄荷三钱

煮三杯，分三次服。

三十日：温病最忌食复，况老年气血已衰，再复则难治矣；口渴甚，痰多，胁痛。

银花五钱　苦桔梗五钱　半夏六钱　连翘三钱　杏仁霜五钱　薄荷一钱五分　石膏四钱　广郁金三钱　甘草二钱

煮成三杯，分三次服。

十二月初一日：大势已退，余热尚存，仍须清淡数日，无使邪复。

连翘三钱　细生地五钱　元参二钱　银花三钱　粉丹皮二钱　黄芩二钱　麦冬五钱，不去心　生甘草二钱

头煎二杯，二煎一杯，分三次服。

初三日：脉洪滑，即于前方内加半夏三钱。

丙寅十一月初一日，某。冬温，脉沉细之极，舌赤面赤，谵语，大便闭。邪机纯然在血分之里，与润下法。

细生地六钱　元参六钱　粉丹皮三钱　生大黄五钱　麦冬六钱，不去心　生甘草二钱　元明粉一钱

煮三杯，先服一杯，得快便，止后服。外服牛黄清心丸二丸。

初二日：冬温谵语神昏，皆误表之故。邪在心包，宜急急速开膻中，不然则内闭外脱矣。大便闭，面正赤，昨因润下未通，经谓下不通者死，非细故也。得药则呕，忌甘也。先与广东牛黄丸二三丸，以开膻中；继以大承气汤攻阳明之实。

生大黄八钱　元参八钱　老厚朴二钱　元明粉三钱　丹皮五钱　小枳实四钱

煮三杯，先服一杯，得便即止，不便再服。

以上出自《吴鞠通医案》

丁泽周

祁左。冬温伏邪，身热十七天，有汗不解，咳嗽胁痛，甚则痰内带红，渴喜热饮，大便溏泄。前投疏表消滞，荆防败毒、小柴胡及葛根芩连等汤，均无一效。今忽汗多神糊，谵语郑声，汗愈多则神识愈糊，甚则如见鬼状。苔干腻，脉濡细。是伏邪不得从阳分而解，而反陷入少阴，真阳外越，神不守舍，阴阳脱离，不能相抱。脉证参合，危在旦夕间矣。急拟回阳敛阳，安定神志，冀望一幸。

吉林参须一钱　熟附片一钱　煅牡蛎四钱　花龙骨三钱　朱茯神三钱　炙远志二钱　仙半夏二钱　生白术一钱五分　浮小麦四钱　焦楂炭二钱　干荷叶一角　炒苡仁谷芽各三钱

两剂后即汗敛神清，去参、附、龙、牡，加炒淮山药三钱、川贝二钱，又服二剂。泻亦止，去楂炭，加扁豆衣三钱、藕节三枚，即渐渐而痊。

《丁甘仁医案》

吴兴南

刘姓女，年二十岁。

病名：时行冬瘟。

原因：公元一九一七年八月望后至二十三等日，天气似烟非烟，似雾非雾，昏迷岚瘴，日为之赤，昼为之暝，别有一种气氛，是女为人拾棉，早出暮归，感染斯疫，伏至冬初病作。

证候：四肢酸软，头目昏眩，目眦如血，胸满气喘，神昏谵语，甚则抽搐，两目天吊，牙关紧闭。

诊断：脉来洪大有力，人迎气口尤盛，呼吸之间，脉约八至，满舌浊苔，直断为时行冬瘟，不可误认作伤寒。

疗法：先用双甲重按其少商两穴，抽搐顿止，以通关散通其肺窍，少时得嚏。次用芒针，量病人中指中节横纹为度，刺其左右两鼻孔，令血盈盂；又刺颊车、曲池，泻合谷，病人能言矣；次泻廉泉、玉液、手之三里，并中冲劳宫，心包络经得开；刺左期门，泻肝经邪热；刺右章门，劫肺窍温毒。又次用刮法，顺刮其两胁与两尺泽，如刮痧状，均令黑紫，两腿犹言紧急。又取承山、鱼腹、委中等穴刺之，病觉稍安。此急则治标之法。用药以解毒活血，新加羚羊角汤，方用羚羊角为君，性善解毒，直清肺肝，安神定魄，镇风定抽。双花重用解毒，红花、桃仁专行破血，菊花为清洁之品，得秋肃之气，花开于顶，其香清馨，不杂浊味，能清头风，人共知之，能辟瘟毒，人鲜知焉，重用三钱，以清温解毒，根朴、榔片、枳壳，吴又可达原饮曾用之，其槟榔一名劫瘴丹，生于热带烟岚之地，治瘟疫生用，大得效力。土瓜根即天花粉，能荡平胸中实热，性善解毒，尤专止渴。

处方：羚羊角二钱,磨服　金银花五钱　南红花三钱　甘菊花三钱　土瓜根三钱　生桃仁二钱,去皮　钩藤钩三钱　坚榔片三钱　川根朴二钱　炒枳壳二钱　生甘草一钱　净连翘二钱

效果：服二贴，诸证大减，惟尚有谵语。又与自配牛黄安宫丸二丸，服之神清。嗣用清养法调理月余而痊，然已发落甲脱，自己尝言重生也。

廉按：证既明辨，法宗清任，况解毒活血汤，本治热疫之良方，能对证而加减善用之，自然应手奏功。

《全国名医验案类编》

张际春

徐天华，年二十六岁，业楹枵，住泰兴燕头。

病名：冬温战汗。

原因：冬旱气温，劳苦受之即发。

证候：两候身热不解，头眩夜烦，便实溺黄，咳嗽少痰，大汗淋漓，形色若有脱象。

诊断：早诊苔黄中绛，脉象滑数，系冬温自口鼻入肺，不得外解，则里急而顺傅于胃也。肺为娇脏，胃为阳土，宜清宜降，谁知药服便行，忽然发战，大汗如雨，似有急不可缓之险象。病家疑余误汗致脱，即邀复诊，其脉似和，右部不静，此邪久羁气分，得清解之力，大便之后，邪与正争，以作战汗，非阴阳离决之脱汗，一战不清，恐至再战。今正气未至大虚，邪气未得清楚，吴氏鞠通所谓但当听其自然，勿事骚扰可耳。

疗法：方取桑叶、杏仁、连翘、栀皮、薄荷以清肺，枳壳、瓜蒌皮以降胃，贝母、茯苓、薏苡、甘草以清肺胃热化之痰，又加枇杷叶清降之品为佐使。次日又诊，汗后热不清，咳有黏痰，即以参叶养阴为主，茯苓、甘草、薏苡以和胃气，贝母、瓜蒌皮以去未清之痰，少佐连翘、栀皮、丹皮、荷叶络以清气分之余热，仍守先贤战汗后身复温，亦不可骤用补药，恐余邪未净复炽之训。

处方：冬桑叶一钱　青连翘二钱　光杏仁二钱　山栀皮钱半　生枳壳钱半　苏薄荷一钱　象贝母三钱　瓜蒌皮三钱　云茯苓三钱　薏苡仁三钱　生甘草八分枇杷叶二张，去毛。

又方：参叶二钱　云茯苓三钱　粉甘草五分　生薏苡三钱　瓜蒌皮钱半　川贝母一钱　连翘一钱　山栀皮一钱　粉丹皮一钱　荷叶络二钱

效果：翌日汗止、热减、咳缓，食粥碗许，复一二诊，热净咳已而痊。

廉按：邪与正争，战而汗出，病必解，战而不汗，病即加，其常也。今因便后而发战大汗，乃内热外溃之佳兆，既非脱汗，自不宜补。故仍用清肃余邪为治，方皆清稳。

《全国名医验案类编》

范文甫

戴君。素体不足，复感冬令非时之气。苦咳，汗出，脉浮数，舌红，是肺经有热。

蛤壳9克　生米仁12克　象贝9克　麦冬9克　枇杷叶9克　瓜蒌皮仁各9克　桑叶9克　金银花9克

二诊：

生石膏30克　蛤壳9克　麦冬9克　枇杷叶9克　瓜蒌皮仁各9克　桑叶9克　银花9克　生米仁12克　象贝9克

三诊：寒热退净，咳喘亦平。惟温热之后，元神未复。

杞子12克　大生地24克　麦冬9克　鳖甲9克　元参9克　川百合12克　炒枣仁9克　炙甘草3克

《范文甫专辑》

魏长春

郑纯甫先生，年七十四岁。业内科医生，民国十八年十二月二十日诊。

病名：冬温夹痰昏喘。

原因：十四日起病，冬温伏未达，身倦乏力，大便不通，其子孝思兄，拟当归补血汤，加化痰通腑药，如生黄芪、当归、瓜蒌仁、枳实等。服后气升，痰热上蒙心包，急差舆夫邀余，及舒绅齐先生二人同诊。

证候：神昏痰鸣，鼾睡面赤，目光暗淡无神，咳痰胶韧。

诊断：脉沉弦数，舌质干糙苔黄，温邪夹痰，由肺逆传心包，痰热内闭，清窍被蒙，此乃肺系温病，叶天士温热论所载，即此证也。

疗法：同舒绅齐先生，合拟清热化痰开闭法。

处方：淡豆豉三钱，同捣鲜生地一两　川贝三钱，淡竹沥一两冲　安宫牛黄丸一粒，去腊壳研细化服

效果：服后神清热减，次日舒君拟清肺胃痰火，雪羹汤，加川贝、淡竹沥、半夏、橘红等味，服后痰化，停药病愈。

炳按：初用安宫牛黄丸开闭通窍，继用雪羹汤加川贝、竹沥泄热下痰。证方密切，故效亦立见，可谓一剂知，二剂已也。

张荣堂君，年八十二岁。住北门。

病名：冬温肺炎。

原因：素有风病震颤，新感冬温，痰热内蕴，病起八日，温邪由肺逆传心包。

证候：壮热渴欲，神昏谵语，溲短刺痛，咳嗽气促，痰白韧不爽，颧鼻色赤。

诊断：脉洪数，舌绛干糙，苔黑裂纹，痰热蒙蔽清窍，津液被灼肺炎。

疗法：用清肺生津，泄热化痰法。

处方：鲜石斛三钱　鲜生地四钱　玄参八钱　知母三钱　水芦根八钱，去节　天花粉八钱　炙甘草一钱　桑叶三钱　原麦冬三钱　枇杷叶露一两，冲　牛蒡子三钱

二诊：十月十八日。脉象滑大，舌红苔焦黑。咳痰气促，神识稍清，小溲刺痛，耳聋，素有风疾震颤，本虚邪实，用熄风清热化痰法。

二方：玄参八钱　原麦冬三钱　淡豆豉三钱　鲜生地五钱　黄芩三钱　生牡蛎八钱　化龙骨四钱　鲜石斛三钱　天花粉三钱　牛蒡子三钱　生白芍五钱

三诊：十月二十日。服药之后，身热已退，耳窍稍聪，神识忽明忽昧，咳痰胶韧，溲赤便闭。脉缓，舌红苔焦黑，用泻白散清化热痰。

三方：桑白皮三钱　地骨皮三钱　川贝二钱　叭杏仁三钱　炙甘草一钱　鲜石菖蒲一钱　天花粉三钱　白薇三钱　牛蒡子三钱　全瓜蒌五钱

效果：服后便解，痰化神清，舌润停药，饮淡竹沥渐痊。

炳按：舌绛干糙，苔黑裂纹，宜清营滋液以泄热熄风，龙骨、豆豉性燥，宜易生鳖甲、生龟板、白薇为妥。

以上出自《慈溪魏氏验案类编初集》

章成之

曹女。冬温廿八天，神志时明时昧，唇焦齿燥，邪未去而阴已伤，阴伤则热愈炽，恐有痉厥之变。

北沙参9克　玄参9克　带心麦冬9克　天冬9克　白芍9克　连翘9克　黄芩9克　桑白皮9克
白薇12克　川贝6克　朱灯心1.5克　粳米1杯

二诊：检温不甚高，但脉数不静，其主因在咳。病温已匝月，两颧发赤，邪犹留恋，已见神蒙，不可再见气逆。

南北沙参各9克　玄参12克　桑白皮9克　连翘9克　石菖蒲9克　陈胆星6克　川贝6克　甜葶苈9克　远志4.5克　牛黄清心丸1粒，化服

《章次公医案》

叶熙春

林，男，三十六岁。十二月。余杭。

禀体素虚，又感冬温乘时而发，始时恶寒身热，渐即热盛无寒，由午至暮，热势加增，咳嗽气逆，胸膈烦闷，有痰不易外吐，脉象弦滑而数，舌绛，苔黄中灰而燥。病属冬温夹痰，痰热胶结，热依痰为关隘，痰据热为护符，合则势甚，分则势孤。治拟清热涤痰。

青连翘9克　元参9克　鲜石斛9克，劈，先煎　川贝9克　莱菔子9克，杵　银花9克　炒牛蒡子9克　白杏仁9克，杵　枇杷叶12克，拭，包　青黛0.3克　拌蛤壳18克　葛根5克　竹沥60克，入姜汁8滴，分冲

二诊：见微汗而热显减，热不恋痰，痰松能吐，咳嗽亦稀，无如燔灼之下，津液不无受劫。口苦咽燥，更衣虽通，小溲短少，脉转缓滑，舌苔灰垢亦躅。仍宗前意，略增甘寒继之。

冬瓜仁12克　元参9克　辰拌麦冬12克　生甘草5克　炒大力子9克　桔梗3克　天花粉9克　川贝9克　鲜石斛9克，劈，先煎　丝通草5克　浮海石9克

《叶熙春专辑》

第十章　大头瘟

程文囿

荔翁尊堂，年届六旬，初发寒热，疏散不解，越日头颅红肿，渐及面目颐颊，舌焦口渴，发热脉数。予视之曰："此大头时疫证也。东垣普济消毒饮最妙。"翁云："家慈向患肠风，体质素弱，苦寒之剂，恐难胜耳。"予曰："有病当之不害，若恐药峻，方内不用黄连亦可。"市药煎熟，仅饮一杯，旋覆吐出，病人自觉喉冷，吸气如冰，以袖掩口始快。众见其拒药喉冷，疑药有误，促予复诊，商欲更方。细审脉证，复告翁曰："此正丹溪所谓病人自觉冷者，非真冷也，因热郁于内，而外反见寒象耳。其饮药旋吐者，此诸逆冲上，皆属于火也。如盈炉之炭，有热无焰，试以杯水沃之，自必烟焰上腾。前治不谬，毋庸迟疑。"令将前药饮毕，喉冷渐除，随服复煎，干渴更甚，头肿舌焦如前。荔翁着急，无所适从。予曰："无他，病重药轻耳。再加黄连，多服自效。"如言服至匝旬，热退肿消，诸恙尽释。可见寒热真假之间，最易惑人。若非细心审察，能不为所误耶。

《杏轩医案》

费伯雄

某。大头瘟。宜清热疏风解毒。

人中黄八分　马勃八分　炒大力子二钱　连翘二钱　夏枯草二钱　香豆豉三钱　薄荷一钱　甘菊花二钱　丹皮二钱　山栀三钱　黑荆芥一钱　僵蚕三钱　竹叶三十张　茅根四钱

某。大头瘟。风热上升，头面焮肿。宜散风清热。

前胡一钱　薄荷一钱　桑叶一钱　蝉衣一钱　甘草头五分　防风一钱　甘菊二钱　连翘二钱　赤苓二钱　当归二钱　白芍一钱　竹叶三十张　荷叶一角

以上出自《费伯雄医案》

费承祖

南京将星阶观察之如夫人，发热口渴，面目肿痛，上连头顶，证属大头瘟，余诊脉浮弦洪大，此邪热挟浊秽上蒸，津液受劫，急宜泄邪清热解毒。

陈金汁一两　板蓝根三钱　生甘草五分　银花三钱　连翘三钱　薄荷一钱　牛蒡子一钱五分　豆豉三钱　天花粉三钱　川贝母三钱　竹叶三钱　马勃五分　芦根二两

连进二剂，汗出热退。再进二剂，头面肿痛皆消而愈。

九江陈淦泉，患大头瘟。初起头额红肿，下及左颧颊颐皆红肿热痛，渐及右颧颊颐，红肿热痛异常。凛寒肌热，口干苔黄，脉来弦数。风邪化热，挟秽浊上蒸清道，津液不堪燔灼。用生津泄邪，清解秽浊法。

生牛蒡—钱五分　轻马勃八分　人中黄八分　薄荷—钱　连翘—钱五分　桑叶—钱　川石斛三钱　象贝母三钱　淡豆豉三钱　天花粉三钱　鲜竹茹—钱

初进二剂，凛寒肌热皆退。再进二剂，头面红肿全消。改用甘凉充液法善其后。

以上出自《费绳甫医话医案》

丁泽周

沈右。重感氤氲之邪，引动伏温，外发温毒。满面红肿，透及后脑，耳根结块，久而不消，形寒身热，逾时得汗而解，胸闷不思饮食，舌苔薄腻微黄，脉象左弦数右濡数。虑其缠绵增剧，姑拟清解伏温，而化痰瘀。

薄荷叶八分　朱茯神三钱　荆芥穗八分　鲜竹茹—钱五分　清水豆卷四钱　熟牛蒡二钱　江枳壳—钱　连翘壳三钱　大贝母三钱　净蝉衣八分　苦桔梗—钱生赤芍二钱　板蓝根三钱

二诊：大头瘟复发，满面肿红焮痛，寒热日发两次，得汗而解，胸闷不思饮食，口干不多饮，耳根结块，久而不消，舌苔薄腻，脉象左弦数右濡数。伏温时气，客于少阳、阳明之络，温从内发，故吴又可云：治温有汗而再汗之例。体质虽虚，未可滋养，恐有留邪之弊。昨投普济消毒饮加减，尚觉获效，仍守原法为宜。

薄荷叶八分　朱茯神三钱　金银花三钱　生草节四分　板蓝根二钱　熟牛蒡二钱　苦桔梗—钱　连翘壳三钱　生赤芍二钱　净蝉衣八分　轻马勃八分　鲜竹茹二钱　通草八分

三诊：大头瘟之后，头面红色未退，睡醒后时觉烘热，逾时而平。舌苔干白而腻，脉象左弦数右濡滑。余温留恋少阳阳明之络，引动厥阳升腾，所有之痰湿阻于中焦，阳明通降失司，纳谷减少，小溲短赤，职是故也。滋阴则留邪，燥湿则伤阴，有顾此失彼之弊，再拟清泄伏温为主，宣化痰湿佐之。

霜桑叶三钱　生赤芍二钱　赤茯苓三钱　夏枯草—钱五分　滁菊花三钱　连翘壳三钱　福泽泻—钱五分　枯碧竹三钱　薄荷炭八分　轻马勃八分　象贝母三钱　鲜竹茹—钱五分　金银花露六两，后入

四诊：昨投清泄伏温、宣化痰湿之剂，头面红色略减，烘热稍平，纳谷减少，舌干白而腻，余湿留恋阳明之络，厥阳易于升腾，痰湿互阻中焦，脾胃运输无权。已见效机，仍守原意出入，阴分虽亏，不可滋养，俾得伏温速清，则阴分自复。

冬桑叶三钱　象贝母三钱　轻马勃八分　碧玉散二钱，包　滁菊花三钱　生赤芍二钱　赤茯苓二钱　广橘白—钱　薄荷叶八分　连翘壳三钱　福泽泻—钱五分　鲜竹茹—钱五分　夏枯草—钱五分　金银花露六两，后入

五诊：面部红色渐退，烘热形寒，时作时止，胸闷不舒，纳谷减少，舌中微剥，后薄腻，脉象左濡小右濡滑。阴分本亏，肝经气火易升，湿痰中阻，胃失降和，络中蕴湿未楚，营卫失其常度，今拟清泄厥阳，和胃化痰，待伏温肃清后，再为滋阴潜阳可也。

冬桑叶三钱　朱茯神三钱　珍珠母五钱　仙半夏—钱五分　滁菊花三钱　生赤芍—钱五分　嫩白薇—钱五分　北秫米三钱，包　碧玉散三钱，包　川象贝各二钱　通草八分　嫩钩钩三钱，后入　鲜竹茹—钱五分　橘白络各八分

朱左。头面肿大如斗，寒热口干，咽痛腑结，大头瘟之重证也。头为诸阳之首，惟风可到，风为天之阳气，首犯上焦，肝胃之火，乘势升腾，三阳俱病。拟普济消毒饮加减。

荆芥穗一钱五分　青防风一钱　软柴胡八分　酒炒黄芩一钱五分　酒炒川连八分　苦桔梗一钱　连翘壳三钱　炒牛蒡二钱　轻马勃八分　生甘草八分　炙僵蚕三钱　酒制川军三钱　板蓝根三钱

二诊：肿势较昨大松，寒热咽痛亦减。既见效机，未便更张。

荆芥穗一钱五分　青防风一钱　薄荷叶八分　炒牛蒡二钱　酒炒黄芩一钱　酒炒川连八分　生甘草六分　苦桔梗一钱　轻马勃八分　大贝母三钱　炙僵蚕三钱　连翘壳三钱　板蓝根三钱

三诊：肿消热退，咽痛未愈，外感之风邪未解，炎炎之肝火未清也。再与清解。

冬桑叶三钱　生甘草六分　金银花三钱　甘菊花二钱　苦桔梗一钱　连翘壳三钱　粉丹皮一钱五分　轻马勃八分　黛蛤散五钱，包　鲜竹叶三十张

杜左。巅顶之上，惟风可到，风温疫疠之邪，客于上焦，大头瘟头面焮红肿痛，壮热口干，溲赤便结，苔薄腻，脉郁滑而数。风属阳，温化热，如烟如雾，弥漫清空，蕴蒸阳明，证非轻浅。亟拟普济消毒饮加味，清彻风邪，而通腑气。仿经旨火郁发之，结者散之，温病有下不嫌早之例。

薄荷八分　山栀一钱五分　马勃八分　银花三钱　豆豉三钱　大贝三钱　牛蒡二钱　生草八分　赤芍一钱五分　连翘三钱　桔梗八分　淡芩一钱五分　生军八分　板蓝根三钱

一剂腑通，去川军，服三剂愈。

以上出自《丁甘仁医案》

贺季衡

杨女。昨夜忽大寒大热，汗颇多，热仍不解，呕吐烦扰，便结旬余，面部红肿、起泡流脂，状如大头瘟，两腰按时作痛，脉数，舌黄转糙。伏邪正张，引动旧患，证情夹杂，姑先从标治。

藿香一钱五分　薄荷一钱　酒子芩一钱五分　青升麻八分　炒枳实二钱　牛蒡子四钱，炒　柴胡八分，酒炒　净连翘二钱　上川连四分，酒炒　炒竹茹一钱五分　凉膈散八钱，包煎

改方：去柴胡，加赤芍一钱五分。

二诊：进普济消毒饮合凉膈散化为一方，表里双解，寒热已清，宿患腿痛亦退，惟大头瘟红肿未消，蔓延项下，大腑仍未通，咽仄呕恶，脉尚数，舌黄。余氛未楚。不宜再生枝节。

上川连五分，酒炒　青升麻八分　江枳实二钱，炒　炒竹茹一钱五分　薄荷一钱　净连翘二钱　上银花四钱　京赤芍二钱　牛蒡子四钱，炒　白桔梗二钱　板蓝根三钱　凉膈散八钱，包煎

三诊：大头瘟红肿起泡，大势已步退，寒热亦清，大腑仍未通，脘闷善呕或呃逆，脉细数，舌边转红，中心尚灰腻。阳明邪热及痰浊化而未行，阻碍气运也。

姜川连六分　制半夏二钱　白蔻五分，杵　京赤芍二钱　姜山栀二钱　旋覆花一钱五分，包　青升麻八分　藿香一钱五分　姜竹茹一钱五分　炒枳实一钱五分　柿蒂七个　板蓝根三钱

四诊：大头瘟红肿泡腐俱日退，寒热亦清，呃亦折，呕亦减，独大腑未通旬余矣，舌苔亦化，脉弦细，间有谵语。余热未清，肝胃未和也。

左金丸八分，包煎　黑山栀二钱　藿香二钱　旋覆花二钱五分，包　炒竹茹一钱五分　大白芍二钱　法半夏二钱　炒枳实二钱　云神四钱　枇杷叶三钱　灯心十茎

　　五诊：大头瘟赤肿大退，呕恶亦止，大腑亦迭通三次，舌苔已脱，唯项下又忽胀硬，内及腮颊，腐白作痛。可见阳明余氛未清，当再清解凉化。

　　南花粉四钱　上银花四钱　人中黄八分　白桔梗二钱　净连翘二钱　云苓三钱　赤白芍各二钱　射干二钱　生竹茹一钱五分　金果榄一钱五分　灯心十茎

　　改方：加枇杷叶三钱、法半夏一钱五分，去人中黄。

《贺季衡医案》

范文甫

　　孙，女。头面肿大如斗，肿热作痛，此大头天行也。大小便俱闭，宜急下泄热存津。

　　鲜生地24克　小生地24克　元参24克　生大黄9克　川朴6克　炒枳壳6克　元明粉9克　板蓝根15克

《范文甫专辑》

翟竹亭

　　余邻人朱学文之父，三月患大头瘟证。因某医误治，头面肿大如斗，下至胸腹，亦如抱瓮，神志恍惚，饮食不进。请余诊治，六脉如丝，证与脉违。又看服过药方。尽是除风之品，病重药误，逆证已现，未及用药遂殁。

　　边君静一，余厚友也。于三月间患大头瘟证。头面肿如瓜瓢，身热烦躁，饮食锐减，心中难受，至夜又剧。诸医皆云："最高之处非风不到。"又云："风胜者肿。"由此风药频进，火借风势，风助火威，危迫万状。请余诊断，寸脉洪数，关脉沉滑。乃温毒壅遏上焦，非下不可。大承气汤加犀角、黄连、栀子、龙胆草、石膏，煎成碗许，日午服下，夜间秽粪臭水泻三四次。越日再诊，肿处略消，脉势大衰。后用普济消毒饮，服五帖二十余日，方获十全。

　　连翘12克　桔梗10克　黄芩10克　玄参15克　黄连6克　党参6克　牛蒡子10克　升麻6克　僵蚕12克　柴胡10克　马勃10克　甘草6克　板蓝根10克　水煎服。

以上出自《湖岳村叟医案》

第十一章 中暑

李用粹

　　慈溪天生杨先生，馆汀湾镇。时值盛暑，壮热头痛，神昏发斑，狂乱不畏水火，数人守望，犹难禁止，甚至舌黑刺高，环口青暗，气促眼红，谵语直视，迎余往治。余见众人环绕，蒸汗如雨，病狂躁无有休息，寻衣摸床，正在危候，强按诊脉，幸尚未散，急取箸头缠绵，用新汲水掘开口，凿去芒刺，即以西瓜与之，犹能下咽，乃用大桶置凉水，并湿中间空地，设席于地，扶患者卧上，再用青布丈许，摺作数层，浸湿搭在心间，便能云：顿、入、清、凉、世、界六字，语虽模糊，亦为吉兆。遂用大剂白虎汤与服，加黄芩、山栀、元参，半日之间，狂奔乱走，目无交睫，此药入口，熟睡如泥，乡人尽曰：休矣。余曰：此胃和而睡着也，不可惊觉。自日中至半夜方苏，其病遂逾。

《旧德堂医案》

齐秉慧

　　曾治一书生附余馆，患呕吐泻利，烦躁搐搦，咽干引饮。医者误作惊风，治之病渐昏沉。延予视之，曰："此子因脾虚气弱，乃伤热暑也。"遂与人参一钱、麦冬三钱、五味子（捣碎）十三粒、酒炒黄连八分、甘草四分，煎一剂冷服。少顷即睡，醒来病去如失。

　　又治乡中一人，暑月忽吐利发热，以手触之则痛甚。其父求诊，按之六脉弦细而芤。余曰："此溽暑也。"乃与益元散，合四苓散，煎服一剂，而吐利痛热退去大半。因其人气弱，更用补中益气汤，倍参、芪，加麦、味。二剂而安。

　　曾治一乡人中暑亡阳，汗出不止。其兄求治，予曰："此气从汗出，法当急补其阳气，则阳气接续阴气，而不至气脱也。用独参汤神应之极。但足下无力买参，不若以当归补血汤救之。"当归一两、嫩北芪（蜜炙）二两，加大桑叶三十片，煎服而汗立止。又与十全大补汤，重加黄芪，二剂而安。前方妙在桑叶，故有补阴之功，无阴则阳无以生，无阳则阴无以化。黄芪补气，得当归则补血，得桑叶则尤能以生阴也。

以上出自《齐有堂医案》

林佩琴

　　族某。有年，力农中喝，恶热无汗，腹痛自利，唇干肌槁，舌焦而燥，脉小数，乃热灼肌消，阳津阴液俱涸也。经曰：热淫于内，治以咸寒，佐以苦甘。用花粉、麦冬、沙参、黄芩（酒炒）、枳壳、白芍、丹皮、鲜石斛、甘草，三服舌润利稀，腹不痛，身热减。去沙参、黄芩、枳壳，加青蒿、知母（酒炒）、滑石、赤苓、生地、车前子、灯心。数服热退利止，呃逆间作，少寐，此胃虚有痰。用淡竹茹、杏仁、潞参、茯神、当归、白芍、柿蒂、橘红、枣仁，二服呃止熟寐，又调补乃平。

《类证治裁》

李铎

吴升初，年五旬，长夏患奇证。初起寒热似疟，越二日，晨起勉可支持，旋覆睡去。主家请用早膳，口不能言，急以肩舆舁归，形如死人，但通身尚温耳。诊浮中两部无脉，沉部重按细数，以脉而论，阳证见阴脉，为不治。试以通关散吹鼻，左右皆无喷嚏，惟咳嗽一声，知关窍已通。是暑邪内中，蒙闭清窍，用消暑丸灌下三钱，旋进开闭清暑法，一剂而神志清，再剂而诸病已。此证如遇孟浪之辈，必作阴证治，急进姜附四逆，必致不救。

杏仁　通草　香薷　菖蒲　郁金　半夏　茯苓

西瓜翠衣为引，药虽轻平，效极响应。

此证与卒死无异，但其身暖为异。《名医类案》载，刘太丞治朱三子，忽然卒死，脉全无。请太丞治之，取齐州半夏细末一大豆许，纳鼻中，良久，身微暖，气更苏，迤逦无事此必痰厥一时。人问卒死，太丞单方半夏，如何能活死人？答曰，此南岳魏夫人方，并可以治五绝。附录于此，以广人见识耳。

刘，三二，中暑昏冒，吐泻烦渴，小便赤涩，身热脉虚。先服消暑丸数钱，随进桂苓甘露饮，四剂而愈。

文党　白术　茯苓　藿香　干葛　桂心　木香　泽泻　石膏煨　滑石　甘草

暑证多端，要能分其表里、虚实、经络以施治，则效始得。寿山

以上出自《医案偶存》

徐麟

剡东下王付懋才童梅坪，余之莫逆友也。其人平素品望甚隆，凡乡里鼠牙相争者，莫不赖其一言以解纷。昔喻嘉言先生所谓，形乐而志苦者，即其人矣。今春戒鸦片后，似觉精惫神倦，延至五月，暑阳暴盛。犹不自知中气已馁，勉强奔走，暑邪乘虚袭入，忽尔吐泻交作，是时用祛暑安中，本可立愈。无如有新知医道者，竟以理中汤，欲其止泻治呕，一剂而渐变舌红口渴，便闭腹痛，小腹连起数块，痛拒按摩。次日连及大腹，昼夜不能眠，比余至已经三日矣。诊左三部弦硬如石，右三部洪大滑数，舌苔干红，中夹黄厚，身热如燔炭，腹中之块一痛而上攻贯膈，还于少腹，二便紧闭，凡茶饮入口，饱闷难堪。不知者以为何物邪气，知之者知其为暑热秽恶之毒弥漫于三焦以致然也。夫暑为阳邪，得理中之辛甘温补，以热招热，将一团邪火包罗于中，更兼参术之多脂以助纣为恶，诗文腹中竟作攻战之坊，若此则鲜有不致殒生者也。所幸者舌干而红，便闭不白痢，可用急下以存津液。次日果得脉静身凉，块亦尽除，足见调胃承气之力也。梅坪索善后药方，当复何如？余思大病之后，先宜调和胃气，更于药饵外加以自养工夫，庶有复元之日，否则变证不测，药石难施。兄其慎之，梅坪伏枕领纳，余亦返矣。余初诊

时尚在五月十九，旋至六月十九，复得来函云，别后似觉步步春风，舌苔亦滋润，后半隐上微白，较前之纯红柔嫩时相去远矣。胸膈亦宽舒，大便亦有黄色，不过微溏，日约三四次，小便亦长，倦卧如故。惟痰嗽不减，胃气尚弱，欲以稀粥易米饮，犹未能易，然较前略加知味矣。余答以信云，前用六味竹叶石膏合建中汤二方已得弋获，目下惟阳不入于阴，阴郁沉而不附于阳。仲圣每遇阴阳不交之证，重在中气，其所以扼重中气者，中气一立，营卫流行，胃气右旋，冷汗自止耳。兄于医一道，尚未入门，切勿匠心自用。弟虽初涉医境，间尝闻于过庭时者屡屡，刻付贵伻之方，服之如无他变，便可接服十余剂，勿以效迟为嫌，是嘱是望。梅坪服余药后，本得逐日起色，不意死生有命，告变不测，病者又欲邀余复诊处方。而座客议余阅历未多，劝请同道某一诊，兼评余方是否。而同道以数方无效，技穷辞去，迭请数医不能幸中一剂，日服日危，终成死证，甚堪惜焉。呜呼哀哉！人有不死于病而竟死于医者，并非死于医，而实死于病者之不能自主也！悲哉悲哉！梅坪有知其果，含冤于地下耶？否耶？古人云，交愈广而害愈大。医不老而取信实难，今果然矣。乃时医世界一曝十寒，往往如是，故吾先君不欲以医谈，而世俗之可耻可笑者惟留须为最，人有甫及壮年，满口笼络，直欲以须夺老名，欺人乎？欺天乎？而先君寿至古稀，未尝留须，终不敢以老自居，设有人问此者，乃吾先君莞尔而笑曰："做事全凭肝胆，为人岂伏须眉耶？"

《医案梦记附案》

雷丰

盛夏时，丰赴西乡疗病，路过石梁村口，见一人奄然昏倒于道旁，遂停舆出诊。脉之两手洪大，其为暑热所中者昭然。即以通关散吹鼻，似欲喷嚏而不得，令舆夫揪之，又令入村采蒜取汁，频频灌之，连得喷嚏，少焉乃苏。求赐一方，遂用六和汤去参、术、厚朴，加滑石、通草，嘱服三帖。数日后，登门泥首而去。

《时病论》

顾恕堂

翁某，病经三候，神识不清，痰黏疹隐，脉象模糊。暑湿热气内郁，新凉引动内伏之邪燔灼，真阴被铄，势防内陷，昏变。

犀角　连翘　郁金　石菖蒲　黑栀　羚角　元参　橘白　川贝母　竹沥

又：昨投剂后身热虽减，而神识模糊依然。阳津被灼，阴液亦涸，暑、湿、热邪蒙混三焦，最虑内闭外脱之险，拟幽香达泄法。

至宝丹加灯心、茯神、竹叶、钩勾煎汤服。

又：神识渐清，耳聋，咳痰，肺胃阴津被戕也。

羚角　丹皮　郁金　黑栀　菊叶　桑叶　连翘　川贝　荷叶　枇杷叶

又：诸恙俱减，纳少未复。

洋参　秫米　橘红　桑叶　川贝　麦冬　半夏　茯神　女贞　枳壳

《横山北墅医案》

何拯华

王姓妇，年三十一岁，住南门外渔家舍。

病名：中暑。

原因：素因血虚肝热，外因猝中暑风，一起即头独摇，故世俗称为摇头痧。

证候：手足麻木，甚则瘛疭，不能起立，立即晕倒。

诊断：脉弦小数，舌红兼紫，脉证合参，此暑风直中肝经，张司农所谓暑邪入肝则麻木，甚则手足瘛疭也。

疗法：治风先治血，故以鲜地、归身，清营行血为君；木瓜泄肝舒筋，碧玉清肝消暑为臣；佐以蒺藜、荷梗，祛风活络；使以连芽桑枝，清络熄风也。

处方：鲜生地六钱　白归身一钱　宣木瓜一钱　白蒺藜二钱　碧玉散三钱,荷叶包,刺细孔　鲜荷梗七寸　连芽桑枝二尺,切寸

效果：一剂即麻木除，两剂瘛疭亦定，后以鲜莲子汤，调理三日而痊。

廉按：暑风直中肝经者，乃中肝脏之交感神经也。症状与暑中头脑筋大致相同。法从张畹香前哲成方加减，却是清肝熄风之意，惟羚角清泄神经，决不可少。

薛福生，年廿三岁，住绍兴昌安门外松林。

病名：中暑。

原因：夏至以后，奔走于长途赤日之中，前一日自觉头目眩晕，鼻孔灼热，次日即发剧烈之病状。

证候：身热自汗，神识昏蒙，不省人事，牙关微紧，状若中风，但无口眼㖞斜等证。

诊断：脉弦数，舌鲜红无苔，此暑热直中脑经，即日医所谓曰射病也。前一日头晕目眩，即次日病发昏厥之端倪，前哲谓直中心包者也。

疗法：直清脑热为首要，先以诸葛行军散搐鼻取嚏，继以犀、地、紫雪为君；桑、丹、益元，引血热下行为臣；佐以银、翘，清神识以通灵；使以荷花露，消暑气以退热也。

处方：犀角尖五分,磨汁,冲　鲜生地六钱　霜桑叶二钱　丹皮二钱　益元散三钱,鲜荷叶包,刺孔　济银花钱半　青连翘三钱,连心　荷花露一两,分冲　紫雪丹五分,药汤调下

效果：一剂即神清，两剂霍然。

廉按：中暑为类中之一，多由猝中炎暑而得，急则忽然闷倒，缓则次日昏蒙，乃动而得之之阳证也。张洁古谓静而得为中暑，李东垣谓避暑乘凉得之者，名曰中暑，余直断之曰：否，不然。此案决定为日射之直中脑经，理由较直中心包为充足，夏令以戴凉帽为必要，防其脑猝中耳。方用犀角地黄汤加减合紫雪，似此急救之古方，当然一剂知，二剂已。

以上出自《全国名医验案类编》

黄仲权

吴氏妇，年四十岁，夫业商，住宿迁洋河镇。

病名：中暑。

原因：妊娠六个月，平素阴亏，肝阳易动，中暑风后，两目忽然不见。本镇诸医，只知保

胎，不知治病，病遂剧变。

证候：双目如盲，寒热胸痞，继即肝风大动，手足抽搐，不省人事，咬牙嚼舌，面赤吐血。

诊断：脉大无伦，时有促象，舌青。随即警告病家曰：胎已不保，系为邪火灼伤，只能专顾妊妇，但得病势转机，腐胎自落，不足虑也。

疗法：先以毛珀四分，研入六一散四钱中，开水澄清调服，通灵入心，冲开恶血，保存元神。服后肝风即熄，随立标本廉顾之方，以挽救之。

处方：磨犀角三分　磨羚羊五分　天竺黄三钱　益元散三钱，包煎　整寸冬三钱　生杭芍三钱　玄武板六钱　生鳖甲六钱　左牡蛎六钱，生打　阿胶珠二钱　鲜石斛四钱

效果：因牙关时开时闭，灌药不易，只能零星时服。次日复诊，热退人醒，两目能见，诸恙大减。于前方减犀羚不用，加生地、元参、麻仁，再服三帖，朽胎已落，产妇无苦。后二日，忽吐鲜血三口，心中嘈杂，神魂摇摇，不能自主。询知因守俗例，产后必服砂糖胡椒水，以下恶血。随告病家，时际长夏，况在阴虚风动之体，厥脱堪虞，不俟终日，改服童便，祛瘀生新，清热养阴，随开大定风珠与服，舌上吹以锡类散，接服多剂甘寒，二旬乃瘥。

廉按：病因中暑，诸医不知去病以保孕，反因保孕以环胎，凡专门产科，不通内科感证病理者，此误比比皆然。血热动风，腐毒上冲，陡发子痫，两目如盲，舌色转青，脉促，病势危险极矣。此时急下其腐胎为第一法，当用桃仁承气去桂，加羚角、淮牛膝，直达子宫以急攻之。但用血珀合益元通窍消暑，犹恐缓不济急，惟次方用大剂潜镇清化，标本兼顾，虽尚有效力，然必至三剂而朽胎始落，侥幸成功，病家亦已大受虚惊矣。此案可为专科而不通内科者炯戒。

《全国名医验案类编》

冉雪峰

武昌望山门街，程姓少妇，新产方七日，时方炎暑，蜷踞于小卧室内，窗棂门帘均紧紧遮蔽，循俗例头包布帕，衣着布衣，因之为暑所伤。身太热，汗出不干，开口齿燥，舌上津少，心愦愦，口渴郁闷，烦躁莫可名状，脉浮而芤，与阳明"浮芤相搏，胃气生热，其阳则绝"类似。予曰：新产阴伤，受暑较重，不宜闭置小房内，倘汗出再多，津液内竭，必有亡阴痉厥，昏迷谵妄之虞。宜破除俗例，移居宽阔通风较凉之处，以布质屏风遮拦足矣。药用六一、白虎、生脉三方合裁加减：滑石一两，甘草一钱，生石膏八钱，知母、沙参各二钱，麦冬四钱，鲜石斛六钱，同煎，分二次服。病人问可吃西瓜否？予曰：可，欲吃则吃之。徐灵胎云：西瓜为天然白虎汤，大能涤暑。予回后约二时许，病家着人来问，病人已吃西瓜四块约重二斤，现坚欲再吃。予曰：多吃无妨，可随病人之便。于是一日一夜吃尽十八斤半，半夜后身热退，烦躁俱平，已能安寐。翌日复诊，脉静身凉，烦闷躁急顿除，拟六味地黄汤合六一散清其余焰，复以四物加丹皮、地骨皮，归地养营，人参归脾各方，调理收功。此病新产七日，迁出密室，移居敞地，滑石、石膏非一两即八钱，大队甘凉甘寒为剂，产后不宜凉，非复寻常蹊径；时方新产，即吃西瓜，且一日一夜吃十八斤半，诚属异事。然暑重若斯（观吃西瓜之多可知），所拟方剂虽重，尚尔嫌轻，苟非迁地为良及吃西瓜之多，即令方药有效，未必瘥可如此之速，此亦饮食消息一端，可为同仁临床参考之助。

《冉雪峰医案》

第十二章　痧证

郭右陶

余邻许秀芝女嫁为养媳妇，手足下半身俱肿，大腹亦胀，发出两腿足紫血疱，如圆眼大。《密难数记》皆云："此烂疯之证。"服药益甚，秀芝怜惜其女，载与俱归，求余治。视疱多可畏，及见有痧筋，发现于腿弯，方知，痧者，犹树之根；疱者，犹树之叶也。遂为放痧三针，又刺指头痧二十一针，尽去其毒血。复诊其脉，六部俱和，殆其痧毒之气已散，但存肌表紫疱而已。用苏木、红花、泽兰、桃仁、乌药、桔梗、川芎、牛膝，二剂温服。凡紫血疱尽收靥结痂而愈。

张宏原内室日间左足小腿红肿大痛，暮即腹痛而足痛止。次日，左足小腿又复红肿大痛，而腹痛又止，来去不常，痛无一定。延余诊之，六脉如常而微数，此平人之脉也，难据为痧。但证异凶暴，须看痧筋发现，便有实据，可从痧而理也。扶看腿弯，有青筋三条，刺之，紫黑毒血流出甚多，反加痰喘，此放痧有未尽故也。用荆芥金银花汤，加上贝母二钱，微冷服，二剂少愈。次日，左足腿弯下又现痧筋一条，刺去毒血，并刺巅顶一针，服前汤，加牛膝三钱，二剂痧退，服红花汤，半月肿痛俱痊。

余友朱其章一老仆，六月发热沉重，昏迷不醒，黑苔芒刺，舌短狂骂，不避亲疏，其章延余往视。诊其脉，六部俱伏。余曰："此痧之重极者也。"彼亲中者厉姓善放痧，使二人极力扶起，从腿弯有青筋处刺之，但微有紫黑血点而已，痧血不流，将入死地。余用宝花散、蒺藜散，稍冷汤饮之，又用紫苏厚朴汤微冷服。次日痧退少苏，但身重如石，不能转侧，舌上黑苔芒刺不退，用红花汤合清凉至宝饮治之，以渐而愈。

甄复先恶寒发热，呕秽心烦，服他药昏迷不醒，或谓阴虚而然。余诊之，六脉沉微，手足大热，唇舌鲜红，身体重痛。余曰："痧毒冲心，入于血分，痧滞故尔。"不信，连易三医，莫任，复求余治。呼之不应，扶之不起，用晚蚕沙煎汤，微冷服。次以宝花散煎砂仁汤，微冷送下，稍醒，然后扶起，放痧数十针未愈。用桃仁、延胡索、苏木、乌药、红花、香附、山楂一剂，始能转侧。后服小柴胡汤，寒热俱除，调补两月而痊。

方居安内室正月头痛，恶寒发热，心胸烦闷，口渴咽干，头汗如雨，痰喘面黑，十指头俱有黑色。已五日矣，延余诊之。气口脉虚，时或歇指，左手三部，洪数无伦。余曰："非痧而有是脉，恐不能生矣。"因看痧筋，幸其弟善放痧，见有青筋，曰："此真痧也。"刺顶心一针，左臂弯一针，右腿弯一针，毒血已去，不愈。余想：其饭后起病。即以矾汤稍冷多服，吐去宿食，烦闷痰喘头汗俱除，余证未愈。次日，其弟复为放痧，饮以阴阳水一碗，亦未愈。余用柴胡、山楂、连翘、红花、卜子、枳实、荆芥、花粉，加酒制大黄二钱，俟微冷服二剂，大便通而安。

追后十余日，腹中大痛，口吐涎沫，此又因秽气所触而复痧也。令其刮痧少安，用藿香正气汤稍冷服之，腹痛顿止。后用补中益气汤、十全大补汤，调理如旧。

翰黄闻兄一婢久生疮，患腹大如臌，手足俱肿，延余诊之。左脉微数，右脉或时歇指。余思疮毒入内，作肿作胀，其脉必然洪数有力，方见脉证相对，乃可治其疮毒。今左脉微数，右脉歇指，脉证不合，必慢痧为患也。视其腿弯，果有痧筋青色，刺五针，紫黑毒血流之如注，未愈。又刺指头毒血二十针，用宝花散，并付桃仁红花汤八服，服后肿胀俱消如旧。

故友麓庵朱兄夫人，公范母也。口吐痰涎，腹中绞痛，医治沉逆，六日不愈，延余诊之。左脉微伏，余曰："痧也。"令刮之少安，用药不服。次日，复昏沉大痛，举家惊惶，亲戚填门，复延余。刺左中指一针，出毒血，兼令刮痧不愈。用降香桃花散，冲砂仁汤，微冷送下，并用防风散痧汤，加山豆根、茜草、丹参、金银花、山楂、卜子，稍冷服而安。

以上出自《痧胀玉衡》

陈菊生

痧麻之邪，由阳明腑上蒸手太阴经，而又为外寒所遏，故初起必见咳嗽、身热等证，用辛平药以治外，滋清药以治内，此大法也。然证有虚实之分，治有标本之别。戊子春，内亲蒋子重病经两旬，来邀余诊。发热无汗，遍体麻粒，哕逆时作，便泄不已，舌苔灰黑，厚腻而干，脉象虚微，按之欲绝，神昏气弱，呼之不应，势甚可危。余思此证，正气虚极，垂危之时，即有外邪，概从缓治，用高丽参五钱煎汤先饮，并用十全大补汤去茯苓，加陈皮、煨葛根为方，大剂投之，两剂，神气稍振，能进稀粥，呕哕便泄亦止，惟身热未清，是外邪不能自达也。仍前方加紫苏。或谓："既服大补药，不当用疏散药，去而服之，身热如故？"余曰："病中止虚，补之则安，固不容散；若中虚又有外邪，补与散实两相需。今人不通此理，当补不补，因而当散不散，所以病多棘手，抑知东垣治阳虚外感，用补中汤加表药；丹溪治阴虚外感，用芎归汤加表药。补中泻散，用意最为元妙乎！"仍加紫苏等药四味，另煎冲入饮之。一剂，身热减半；再剂，身热始清，即去紫苏，专服大补药，数十剂而病愈。愈后，头面、指甲浑身脱下如蜕，所谓灰黑舌苔，亦落下一大片。辛卯春，余客山东，周君申之之室，病痧麻证，前医投以清疏药，不受，饮入仍吐出，来延余诊，身热面赤，胸闷便泻，舌绛苔黄，脉滑而数。令按胸脘，内党硬痛，知是温邪发外，物滞阻中，前药只可疏邪，不能导滞，所以饮药入内，格而不通，阅时复吐出。仍前医方，加消导药一二味与之。一剂，吐泻止，胸闷宽；再剂，身热清，能进粥饮。后又清养之调补之，满身皮脱而愈。此二证也，前则由病致虚，后则由滞致病，随时论证，权其因而治之，病自应手而效，乃世俗不察，气既虚而不知补，胸有滞而不知通，何哉！

《诊余举隅录》

魏长春

李筱纯君夫人，年约三十余岁。民国二十一年六月二日诊。

病名：慢性痧胀。

原因：吸受暑秽，兼夹气郁成病。身倦乏力。病起四日。

证候：寒热肢酸目赤，胸脘胀满，腹痛，唇白头重，动则欲呕。

诊断：脉弦舌绛。暑秽夹气郁遏，气血失于流通，成慢性痧胀。

疗法：治宜芳香逐秽、透达伏邪，勿因舌绛，而用阴腻也。

处方：鲜藿香一钱　川朴一钱　制半夏三钱　赤苓四钱　淡豆豉三钱　益元散五钱　银花三钱　青木香一钱　紫金锭二块，研化　连翘三钱

次诊：六月三日。脉缓舌红，根苔薄黄。热减胸闷头眩，经水未届期而来。拟宣化气分伏湿。

次方：苦杏仁三钱　米仁八钱　白蔻仁五分冲　鲜藿香五分　川朴五分　制半夏三钱　赤苓四钱　鲜佛手三钱　连翘三钱　丹皮三钱

效果：服药后湿化，胸畅胃苏，病愈。

炳按：治痧亦宜活血通络，盖痧者，经络中凝滞不通，而为痧胀也。

杨文宝，年六十一岁。民国二十一年六月二十日诊。业农。

病名：急性痧胀。

原因：田禾操劳，暑热遏伏，误食甜腻点心，食滞热闭，成急性痧胀。

证候：口渴溲少，形寒内热，便闭，胸脘气闷，指甲青色，面黄气促。

诊断：脉象沉涩，舌红苔腻。热闭血分，成急性痧胀重证。

疗法：解毒活血，清暑祛秽。

处方：桃仁五钱　杜红花三钱　连翘三钱　川朴五分　赤芍三钱　当归三钱　紫金锭二锭，研、烊化　吴茱萸三分　川连八分　鲜荷叶包益元散五钱

次诊：六月廿三日。痧胀外达，胸畅热减，恶寒已罢，二便通调，口干目黄鲜明。脉缓，舌红燥，苔薄黄。当用宣中化湿法。

次方：鲜荷叶包益元散五钱　川连一钱　竹茹三钱　鲜石菖蒲一钱　连翘三钱　淡豆豉三钱　焦山栀二钱　天花粉三钱　绵茵陈五钱　猪苓三钱　木通一钱

效果：服药后，湿化热退，胃苏病愈。

炳按：痧胀，古无是病，有之自明季始，痧者沙也，乃沙塞不通之谓，每多奇经之病，如沟渠不通，一时壅塞，不能流入江河，故王清任主活血通窍，主治颇有深义，吾亦宗之，多获效果。

以上出自《慈溪魏氏验案类编初集》

周镇

钱桂桐之侄，甲子三月廿八日起身热，仍食糯面。四月初四日见痧点，隐而不出，肢冷，面额痧少。初六日延诊。脉濡不起，舌绛，苔浮黄如糜，唇紫。按其腹作痛。嘱服陆氏润字丸一钱，并以西河柳、樱桃核、艾叶、姜，煎水熏足。后用引火下趋之法，以吴萸、生矾、鸡子白，研，烧酒调涂足底。煎方宗《麻证阐注》火闭食闭法，用牛蒡、蝉衣、连翘、莱菔缨、玉泉散（浮萍同包）、薄荷、西河柳、郁金、鲜竹叶、芦尖、茅根。

复诊：询润字丸仅服十粒，大便未解，全夜不寐，发狂起坐，扬手掷足。脉细如伏，苔变

深黄，目封。按腹剧痛。痧点似回，邪内攻矣，即与润字丸钱半，嘱研细，开水服讫。乃疏方云：痧点甚少，且有回象，仍未见透，足冷稍暖。积横于中，里气不通，痧毒不从外达。气喘，烦躁，不寐，扬手掷足。痧火内攻，有犯心逆肺之险。再清透达邪，通血消积。牛蒡、薄荷、蝉衣、黑山栀、郁金、丹参、连翘、赤芍、玉泉散七钱（浮萍三钱同包）、地枯萝、川连、木通、黄芩、西河柳、竹叶、芦尖、茅根。另玳瑁、西藏红花，研细，开水调服。嘱以鲜西河柳、茅根、鲜芫荽煎汁代茶。一剂，大便通解，麻疹遍透，布满全身，诸证如扫。夫以大黄起瘄，人万不肯信，故必自制携用，以行方便。

《周小农医案》

温载之

发痧一证，最为险恶，往往气闭而死。忆余在秀山时，兵丁姚连科随余赴乡公干，因行路热极，过溪洗澡，阳为阴掩，闭其汗窍，晚间陡患腹痛。当时，面白唇青，四肢冰冷，人事不知。余当令用碗口蘸油刮背，由上而下，刮至数十，背现青紫，始能呻吟。随用姜汤灌下，得苏。服散寒温中之剂而愈。该处之民不知此法，深为诧异，云："我地得此病者甚多，不知有刮背之法。无可解救，因此殒命。"余晓之曰："人之五脏皆系于背。刮背，邪从窍出，见效甚速。斯时气闭，药不能下咽，非此莫救，众可识之。"再者，如系中暑，不用姜汤，先刮背脊。用生白矾一钱，阴阳水兑服，行路之人，随带身旁，胜如仙丹。余屡次治验并记之。

《温病浅说温氏医案》

第十三章　霍乱

程从周

方叔年尊堂时学孺人，年六十三岁，素孱弱清癯，气血两虚，平时六脉极微细，即感风寒而脉亦不甚鼓大。今年六月初旬，缘稍食瓜桃，其夜遂成霍乱。吐泻十余度，腹中作疼，乃用加味六和汤。一剂吐稍止，而遂成滞下，红白相兼。昼夜百余次，恶心干哕，势甚危急，脉之两手俱洪大，而右更甚，固知有滞，而行药非干呕吐证所宜。况平素气血两虚者更为掣肘，且痢脉又忌洪大。于是姑用调胃化滞之品，一二日间哕稍止，乃进木香化滞丸。一服，腹中作响，下燥粪两段，而痛仍未止。渐觉赢愈，不饮食者八日，因思吃菜汤，即菜叶亦不能过喉，莲子汤稍稠便不过膈，人皆以为噤口矣。待御诸婢手皆肿溃，其毒气可知。孺人执叔年手曰："吾之孱弱如此，而病势又如此，决无起色，尽为我亟治后事，免我暑月之忧。"叔年含泣而不忍对。余又以养胃和中之剂调理，一二日而积滞尚未尽除。且察其有可下之机，遂用酒大黄三钱、木香、槟榔、山楂、芩、连之类，一剂而又下积秽若干，其痛稍减，一昼夜仍有数十度，腹膈不宽。随用参、术、芩、连、槟榔、木香、归、芍、茯苓、扁豆、甘草之类出入加减。孺人知用人参，便疑胸膈不宽乃补塞所致，因而连日人参加至一钱五分，竟不与知，服后胸膈顿宽，滞下顿减。一日，孺人谓叔年曰："此数日来膈中方快，再勿用参。"叔年唯唯应命，然而私与不佞加参，无异往日。其时，长君无奇、四君湘衡皆客吴中，乃命仆兼程速归。使者至，无奇即询问用药之人，使者以不佞封，无奇曰："可无忧矣。"及至而病果回。调理三月，方得痊愈。虽然病极危而复生者，叔年功居其半，盖有二说焉，叔年孝友之士，一不惜参，二能专任。若以旦夕计功，参、芪是畏，仓皇之际易李更张，则孺人元气之存也几希矣。正如燧木引火，方其未然之际，传递三人之手，则其微焰遽息也必矣。其孺人斯病之谓欤！

《程茂先医案》

郭右陶

彭君明晚间腹中大痛，吐泻数十次，痛益甚，延余诊之。左脉芤而滑，右脉弦细而涩，此宿食已从吐泻而尽，乃毒入血分，血瘀作痛也。放痧不愈，用独活红花汤、圆红散，微温饮之，吐泻腹痛少愈。次日，服前药。吐泻腹痛俱已。

《痧胀玉衡》

许琏

丙戌秋，定海霍乱盛行。有用雷公散纳脐灸者，百无一活。鲍姓妇，年三十许，亦患是证。泻五六次，即目眶陷而大肉脱，大渴索饮，频饮频吐，烦躁反复，肢厥脉伏，舌苔微白而燥，舌尖有小红点。余曰："此暑秽之邪，伏于膜原，乃霍乱之热者，勿误作寒治而灸以雷公散等药也。盖暑秽之邪，从口鼻吸受，直趋中道，伏于膜原，脏腑、经络皆为壅塞。故上下格拒而上吐下泻，如分两截。此即吴又可所云疫毒伏于膜原也。夫膜原乃人身之脂膜，内近胃腑，外通经脉，热毒之邪，壅塞于里，则外之经络、血脉，皆为凝塞。故肢冷脉伏，内真热而外假寒也。"当先用针，按八法流注之刺法以开其外之关窍，其头面之印堂、人中，手弯之曲池，脚弯之委中，及十指少商、商阳、中冲、少冲，皆刺出血，以宣泄其毒。服以芳香、通神、利窍之汤丸，方用黄连、黄芩、藿香、郁金、石菖蒲、花粉、竹茹、陈皮、枳实、木瓜、木香汁、蚕矢等，调服紫雪丹，一剂而吐泻止，肢和脉起，诸恙皆安。

一人腹痛如绞，上吐下泻，面目俱赤，舌苔老黄，舌尖赤而起刺，肢冷脉伏，烦躁如狂，饮不解渴。吐泻之物酸臭不可近。此暑秽之毒，深入于里，仿凉膈散法加石膏、银花，化其在里之暑毒。一剂而吐泻定，舌苔转为鲜赤，略带紫色，脉出洪大。此为热搏血分，以竹叶石膏汤加细生地、丹皮、银花、山栀，一剂而愈。此等证不概见，必须审证明确，方可用之，一或稍误，祸不旋踵。

一妇转筋，四肢厥冷，筋抽则足肚坚硬，痛苦欲绝。诊之浮中二部无脉，重按至骨，细如蛛丝，然其往来之势，坚劲搏指。先以三棱针刺委中出血，血黑不流，用力挤之，血出甚少。再针昆仑、承山，针刺毕，腿筋觉松。再用食盐、艾绒炒热，用布包，能熨摩委中及足肚上下。方用三棱、莪术、归须、红花、桃仁、僵蚕、山甲、地龙、牛膝、薏苡、木瓜，服下一时许，筋乃不抽，而吐泻亦止。次日，改用丝瓜络、莱菔子、桃仁、竹茹、薏苡、滑石、蚕沙、木瓜、刺蒺藜、山栀皮等，清暑湿而宣通脉络，后以西洋参、麦冬、石斛、橘皮、竹茹、薏苡、丝瓜络、茯苓等出入加减，调理旬余安痊。

一农夫，史姓，年四十许。偶入城，患干霍乱，腹痛如绞，不吐不泻，倒地欲绝，四肢厥冷而脉伏。与立生二服不效，又急制独胜散，用热酒冲服仍不效。唇面青惨，鼻尖寒冷、痛益剧，其势甚危。不得已与《外台》走马汤，巴豆霜用五分，服下半时许，腹中大鸣，而大便乃下，大秽臭闻，痛乃稍缓，扶至城内亲戚家将息，次日竟能缓行归家矣。

以上出自《清代名医医话精华》

王九峰

细推此病大旨：热在胃脘，寒在丹田，寒热交争，上下格拒。且吐必伤胃，胃伤则口渴引饮；泻必伤脾，脾伤则肌肉顿消。土衰木必乘之，肝属木而主筋，此转筋之所由来也。先于两腿弯委中穴刺出恶血，再进来复丹钱半，转其阴阳，不使清浊混淆。然后议服煎方，寒热并用、补中和中。所虑脉虚证险，慎防汗脱亡阳，尽人力以挽回，勉方候酌。

姜汁炒黄连　白术　半夏　干姜　厚朴　茯苓　吴萸　杏仁　陈皮　木香　灶心土
阴阳水煎。

《王九峰医案》

王孟英

壬子夏，余次子患干霍乱，身热不渴，舌燥无苔，六脉俱伏，痛在胃脘，连及胸胁，势甚汹涌。余与地浆一碗，势少定，少顷复作，因径投大承气汤一帖，其痛即下行之脐间，又一帖，痛又下行，伏于少腹右角，按之始痛，不按则与平人无异，起病至此，已历周时，思食甚急，乃与绿豆煮粥与之。食后一切如常，惟少腹右角按之仍有小块，隐隐作痛，遂重用当归、杞子、蒌仁，佐以桃仁、红花，少加牛膝以导之。服一时许，腹中汩汩有声，下紫黑血一块，约五寸许，而少腹之痛块若失。此病治法，原出一时臆见，然竟已获痊，特录出质之潜斋，不知以为何如？愚谓霍乱证因于暑热者多，故感受稍重，极易入营，古人刺以泄血，及内饮芫蔚汤、藕汁、童便，此所以治营分之邪也。杨公子舌燥无苔而不渴，痛又及胁，必平日偶有络伤未觉，乃邪遂乘隙而入也。承气之硝、黄，并是血药，气行则瘀降，故痛得渐下，迨块在痛未蠲，而知饥能食，益见气分之邪已廓，而血分之邪尚匿，毋庸承气之直攻，改从濡化而曲导。操纵有法，余服其手眼之超。

陈氏妇盛夏病霍乱吐泻，腹中疼痛，四肢厥冷，冷汗津津，转筋戴阳，烦躁大渴，喜冷饮，饮已即吐，六脉皆伏。余曰：虽霍乱，实脏厥也。经云：大气入脏，腹痛下注，可以致死，不可致生。速宜救阳为急，迟则肾阳绝矣。以四逆汤：姜、附各三钱，炙甘草、吴萸各一钱，木瓜四钱，煎成冷服。日夜连服三剂，四肢始得全和，危象皆退，口渴反喜沸汤，寒象始露。即于方中佐以生津存液之品，两服而安。愚谓此案论证用药，皆有卓识，惟不言苔色，尚欠周详。其真谛在喜冷饮而饮已即吐，若能受冷饮者，即为内真热而外假寒矣。

倪姓患霍乱吐泻，审知始不作渴，四肢不逆，脉不沉细，一医用大顺散两帖，渐至于此，因见四逆，复加附子，脉证更剧。余曰：此病一误再误，命将殆矣。若果属寒，投热病已，今反四逆，脉转沉细欲伏，乃酿成热深厥深，与热邪传入厥阴者何异？即以竹叶石膏汤，人参易西洋参，加黄连、滑石，两剂而愈。同时有陆姓患此，医用回阳之剂，日夜兼进，厥逆烦躁日增，病人欲得冷水，禁绝不与，甚至病者自起拾地上痰涎以解渴，迁延旬日而死。噫，即使真属阴寒，阳回躁渴如是，热药之性，郁而无主，以凉药和之，病亦立起。不学无术，曷胜浩叹！

张氏女夏月患霍乱，医用姜、附、藿、朴、苓、连等药，吐呕虽止，腹痛不已，而痢五色。至第八日，始延余诊。两目罩翳，唇红舌绛，胸膈烦恍，口渴引饮，脉细数，沉部有力。是暑秽之毒，扰乱中宫而病霍乱，苦热虽欲开郁止呕，毕竟反助邪势，致变五色毒痢。与子和桂苓甘露饮加黄连、银花、黑豆，两服翳退，而诸恙递减，胃亦稍苏，因畏药不肯再服。余请馀邪未净，留而不去，戕害脏腑，必转他病。乃与三豆汤加甘草代茶，频饮而愈。

以上出自《归砚录》

丁酉（岁），八九月间，杭州盛行霍乱转筋之证。沈氏妇，夜深患此，继即音哑厥逆。比晓，孟英诊其脉，弦细以涩，两尺如无，口极渴，而沾饮即吐不已。足胫坚硬如石，转时痛楚欲绝。乃暑湿内伏，阻塞气机，宣降无权，乱而上逆也。为仿《金匮》鸡矢白散例，处蚕矢汤一方。令以阴阳水煎成，候凉徐服。此药入口竟不吐。外以烧酒，令人用力摩擦其转戾坚硬之处。擦及时许，郁热散而筋结始软，再以盐卤浸之，遂不转戾，吐泻渐止。日晡，复与前药半剂，夜得安寐。

次日，但觉困极耳。与致和汤数服而痊。

后治相类者多人，悉以是法出入获效，惟误服附子者，最难救疗。

郑凤梧，年六十余，秋间患霍乱，凛寒厥逆，烦闷躁扰，口不甚渴。孟英诊之，脉细欲伏，苔白而厚，乃暑湿内蕴未化也。须具燃犀之照，庶不为病所蒙。因制燃照汤与之，一饮而厥逆凛寒皆退，脉起而吐泻渐止。随以清涤法愈之。

陆叟，年七十余。仲秋患霍乱。自服单方二三日，呕吐虽已，且频频作哕，声不甚扬。面赤目闭，小便不通。孟英视之，脉虽虚软，并无脱象。况舌赤而干，利下臭恶。（此证乃）气分伏暑，业扰及营，虑其络闭神昏，胡可再投热剂？遂以紫雪（丹）三分，用竹茹、枇杷叶、通草、丹参、连翘、石菖蒲、桔梗、黄芩、芦根煎汤，候冷，调而徐服。

次日复诊，目开哕止，小溲稍行，于前方裁去紫雪，加石斛、苡仁，服二剂，利减能啜米饮矣。随用致和汤十余服而瘳。

一妇，年少体瘦，初秋患霍乱转筋，舌绛目赤，大渴饮冷，脉左弦强，而右滑大。此肝胃之火素盛，而热复侵营也。以白虎汤去（粳）米、（甘）草，加生地、蒲公英、益母草、黄柏、木瓜、丝瓜络、薏苡仁，一剂知，二剂已。丹溪云：转筋由于血热。此证是矣。

王季杰妾，秋夜陡患霍乱，腹痛异常。诊其脉，细数而弦，肢冷畏寒，盖覆甚厚。询其口，不渴而泻，亦不热，然小溲全无，吐者极苦，舌色甚赤。（孟英）曰：此新凉外束，伏暑内发也。经绛雪、玉枢丹灌之皆不受。泻至四五次，始觉渐热，而口大渴，仍不受饮，语言微謇。孟英令捣生藕汁徐灌之，渐能受。随以（黄）芩、（黄）连、（薏）苡、楝（实）、栀（子）、（竹）茹、桑（叶）、（石）斛、蒲公英，煎服，痛即减，吐泻亦止。改用轻清法而愈。

陈妪，年已七旬，辛亥秋，患霍乱转筋甚危，亟拉孟英救之，已目陷神消，肢冷音飒，脉伏无溺，口渴汗多，腹痛苔黄，自欲投井（此乃烦渴之极也）。令取西瓜汁先与恣饮，方用白虎（汤）加（黄）芩、（黄）连、黄柏、木瓜、威灵仙，略佐细辛分许为剂，覆杯即安。人皆疑用药太凉，何以径效？孟英曰：凡夏热亢旱之年，入秋多有此证。岂非伏暑使然，况见证如是之炽烈乎？今秋，余已治愈多人，询其病前有无影响？或曰：五心烦热者数日矣。或曰：别无所苦，惟见物如红如火，已而病即陡发。夫端倪如此，更为伏暑之的据焉。

李华甫继室，陡患霍乱，兼溺血如注，头痛如劈，自汗息微，势极危殆。速孟英诊视，脉甚弦骏。曰：此肝火内炽，暑热外侵也。以犀角、木通、滑石、栀子、竹叶、薏苡、银花、茅根、菊叶为大剂，和入藕汁，送当归龙荟丸，吐泻即已，溺血亦减。惟小便时头犹大痛，必使人紧抱其头，重击其巅，始可略耐。尚是风阳僭极，肺胃不清也。以：苇茎汤去桃仁，加百合、白薇、元参、小蓟、蒲公英、竹叶、西瓜翠衣、莲子心为方，和入童溺，仍吞当归龙荟丸，服旬日痊愈。

姜秋农，疟泻初痊，遽劳奔走，陡患霍乱转筋。面臂色紫，目陷音嘶，胸闷苔黄，汗多口腻，神疲溲秘，脉细而弦。孟英以沙参、蚕矢、苡仁、竹茹、半夏、丝瓜络、木瓜、车前子、扁豆叶，阴阳水煎，送左金丸一钱，外以吴萸一两研末，盐水调涂涌泉穴。

服后，吐泻渐止，噫气不舒，呃忒胁痛，汗减口燥，脘下拒按，脉软而弦。以素多肝郁也。去沙参、蚕矢、木瓜、车前、左金（丸），加紫菀、郁金、楝实、通草、枇杷叶，二贴后，溲行呃止，苔退足温，腰胀腿痛，手紫渐淡，去郁（金）、（紫）菀、（木）通、（川）楝，加沙参、石斛、兰叶、藕（肉）、鲜稻头。

亦二帖，脉和胀减，啜粥口咸，体素阴亏亏。去半夏、扁豆叶，加归身、花粉、橘皮。

又二帖，大解行而安谷，腰酸少寐。为易西洋参，加麦冬、羊藿以调之。

数帖后，又加枸杞、杜仲而愈。

蒋循庵媳，患霍乱转筋，交三日矣。厥逆目窜，膈闷无溺，苔黄苦渴，脉极弦细。屡进桂、附、姜、术，气逆欲死。与昌阳泻心汤加减，煎成徐服。外以吴萸研末，卤调贴涌泉穴，服二剂，吐止足温。去（紫）苏、（厚）朴，加（川）楝、（石）斛、蒲公英，多剂获痊。盖伏暑挟素盛之肝阳为病，误服温补，以致遽难廓清也。

戚媪者，年六十余矣，自幼佣食杭州黄连泉家，忠勤敏干，老而弥甚。壬寅秋，患霍乱转筋。余（孟英）视之，暑也。投蚕矢汤，两帖而瘥。

三日后，忽蜷卧不能反侧，气少不能语言，不食不饮。莲泉惶惧，就近邀一老医诊之，以为"霍乱皆属于寒"，且昏沉欲脱，定附子理中汤一方。莲泉知药猛烈，不敢遽投，商之王君安伯，安伯云：且忽服也。若谓寒证，则前日之药，下咽即毙，吐泻安得渐止乎？莲泉大悟。乃着人飞刺招余往勘。余曰：此高年之体，元气随吐泻而虚，治宜用补，第余暑未清，热药在所禁耳。若在孟浪之人，必以前之凉药为未当，今日温补为极是，纵下咽不及救，亦惟归罪于前手寒凉之误也。设初起即误死于温补，而举世亦但知霍乱转筋，是危险之病，人无一人知此证有阴阳之异，治法有寒热之殊，而一正其得失者。此病之所以不易治，而医之所以不可为也。今莲泉见姜、附而生疑，安伯察病机之已转。乃以朝鲜参、麦冬、知母、葳蕤、木瓜、扁豆、石斛、白芍、苡仁、甘草、茯苓等，服六剂，始能言动，渐进饮食，调理月余而健。此余热未清，正气大虚者之治法，更有不因虚而余焰复燃者，须用炼雄丹治之。

詹耀堂子，年二十，患霍乱，服姜、桂数剂，泻不止。素吸鸦片烟，疑为虚漏。补之，泻益甚。孟英视之：大渴而脉弦数。因为起病不因暑热，然阴分素亏，虽饮冷贪凉，热药岂堪过剂？设无便泻以分其药力，则津液早枯矣！与白头翁汤合封髓丹，加银花、绿豆、石斛，一剂知，二剂已。

蒋敬堂母，年七十四。陡患呕泻，身热腹痛，神思不清。孟英诊之，脉微弱而数。曰：暑脉自虚，不可以高年而畏脱，然辛散痧药，则不免耗伤其津液。爰定（黄）芩、（黄）连、滑（石）、（石）斛、（竹）茹、（黄）柏、银花、竹叶、橘皮、枇杷叶之方，冬瓜汤煎，一剂而热退神清，再剂霍然。

王某，久患吐血，体极孱弱，沈琴痴嘱其丐孟英治之，服药甫有小愈。而酷暑之时，陡患霍乱转筋，大汗如雨，一息如丝。孟英视之曰：阴血久夺，暑热鸱张，吾霍乱论中之缺典也。姑变法救之。用北沙参、枇（杷）叶、龙（骨）、牡（蛎）、木瓜、扁豆、苡仁、西滑石、桑叶、蚕沙、石斛、豆卷，投之良愈。嗣后每日调理，仍服滋补以治宿恙。阅二载，闻服温补药，致血暴涌而亡。

陈艺圃，亦知医，其室人于仲秋患霍乱转筋，自诊以为寒也。投热剂，势益甚，招朱椒亭视之，亦同乎主人之见也。病尤剧，乃延孟英决之，曰：此寒为外束之新邪，热是内伏之真病。口苦而渴，姜、附不可投矣。与河间法，从皆不信也。再与他医商之，仍用热剂，猝至口鼻出血而死。极其悔叹，始服孟英之卓识。余谓霍乱一证，近来时有，而医皆不甚识得清楚，死于误治极多。孟英特著专论，虽急就成章，而辨晰简当，略无支漏，实今日医家首要之书，以其切于时用，不可不亟为熟读而研究哉！

以上出自《霍乱论》

林佩琴

胡氏。秋间吐泻欲死，诊脉知为积寒感暑而发。用藿香、砂仁、半夏、焦神曲、茯苓、小茴香、陈皮、炙草、煨姜，煎服一剂愈。此证多由温凉不调，生冷失节，以致阴阳乖格、清浊相干，夏秋间为多也。

王。暑夜停食腹痛霍乱。用大和中饮，干姜改煨姜，一服止。

王。腹痛吐泻，烦躁不安，腿足筋挛。证由长夏务农，水田烈日中，多受湿暍，脾阳不司运化，吐泻骤作，烦渴无寐。又下多伤阴，筋失荣养，故拘急而抽搐也。若厥逆躁扰者死。诊其脉虚而促，用生脉散加藿梗、茯苓、砂仁、陈皮、木瓜、当归、白芍，数服而平。

门人某。于道光辛巳暑夜吐泻，是年时疠大行，凡吐泻霍乱，见脚麻转筋囊缩者，立毙，城乡日以数十计。大率口鼻吸入秽邪，头晕胸闷，心腹猝痛，倾吐注泻，阳脱肢冷，目陷筋挛，身温汗油，顷刻昏厥矣。沿门阖境，病热一辙。用六和汤去扁豆、白术、杏仁，加薄荷梗、木香、煨姜，半日服二剂，遂定。后加意调摄得安。

李婆源。暑月霍乱，泻利稀水，呕出宿腐，右脉微小，左更模糊，不但脾失转输，清浊相干，且察其神气索然，理防痉厥。急须主以温中，佐以分利。渗六和四苓四合方，半夏、砂仁、茯苓、茯神、猪苓、藿梗、潞参、炙草、煨姜、谷芽。一服吐泻止，再服小便利，随去猪苓，加白术，用锅巴汤煎，二服霍然以起，后误以冷饮，猝致不救。

以上出自《类证治裁》

费伯雄

某。湿滞交阻，脾胃不和，胸闷呕恶，肠鸣而泄，防变霍乱。急宜和中化浊。

煨葛根三钱　藿梗二钱　金石斛三钱　川朴一钱　半夏一钱　陈皮一钱　茯苓三钱　白术一钱　扁豆衣三钱　六曲三钱　车前子三钱　砂仁五分，后入　熟谷芽三钱　干荷叶一角　伏龙肝三钱，煎汤代水

某。腹痛吐泻，霍乱证也，势属可虑。当请明师裁酌。

藿苏梗各一钱半　白蔻仁四分　煨葛根三钱　姜半夏一钱半　煨木香五分　陈皮一钱　猪赤苓各二钱　车前子三钱　川朴一钱　左金丸四分，包煎　泽泻二钱姜竹茹二钱　益元散三钱，包　荷叶一钱

又方：藿苏梗各二钱　麸炒枳实一钱　六一散三钱，包　制川朴一钱　砂仁一钱　范志曲三钱　姜半夏一钱　川郁金三钱　酒炒木瓜二钱　薤白头一钱　花粉四钱　竹茹二钱　荷叶一角

某。霍乱七天，吐泻未止，口干欲饮，烦躁胸闷，脉细数，舌光绛，中薄腻。脾阳胃阴已伤，暑湿郁而未楚，证势沉重，虑有肝风痰厥之忧。急宜扶正存阴，宣化和中。

藿梗二钱　豆豉三钱　黑栀三钱　金斛三钱　左金丸四分　党参三钱　花粉三钱　滑石三钱　茯苓二钱　于术一钱　牡蛎三钱　车前三钱　范志曲三钱　枇杷叶三钱　炒荷叶一角

某。霍乱后，胃阴大伤，虚火湿热上蒸，口糜满布，延及咽喉，内热口干，胸闷呕恶，肝火上逆，肺失清肃之权，咳嗽纳少，脉来沉细而数，舌光，阴分大亏，浮阳上越，阴寒内伏。证属上热下寒，药剂顾此失彼，病势险重，防其汗脱。再拟育阴泄木，扶正清解。

炒潞党　玄参　生甘草　桔梗　茯苓　川石解　青蒿　白芍　扁豆衣　牡蛎　大贝　谷芽枇杷叶　干荷叶　鲜青果

某。霍乱吐泻交作，腹中绞痛，寒湿暑滞交阻三焦，阴阳逆乱，清浊不分，脉细肢冷，证势沉重，颇虑厥脱。姑拟芳香宣浊，以望转机。

藿梗　陈皮　半夏曲　左金丸　白术　茯苓　蔻仁　滑石　车前　六曲　腹皮　荷叶　姜竹茹　伏龙肝

某。寒湿暑滞，交阻中焦，上吐下泻，脉伏肢冷。证属霍乱，防其转筋内脱外闭之险。拟方候高明政。

藿苏梗　陈皮　川朴　姜半夏　茯苓　车前子　六曲　腹皮　黄连干姜拌炒　蔻仁　苡仁荷叶　伏龙肝

以上出自《费伯雄医案》

吴达

癸未六月，天时酷热，余侨寓海上，房屋逼窄。荆人拘守楼头，多受暑热，晚间天台纳凉，饱受风露，素体腠理紧密，从无点汗。初九日忽患水泻，自早至晚已十数次，畏药而不我告。至戌刻，陡觉心腹烦搅，上吐下泻，身冷如冰，汗出如雨，额间更多，发为之洗，顷刻声喑腮缩，目陷睛圆，足跗筋紫，手心泛红，指起皱纹，左手罗心尽陷，气火上升，两耳聋闭，两足转筋，右足更甚，身冷而自觉甚热，不许住扇，脉象由小而微，至于沉伏，舌苔薄白满布，紧贴不浮。初进人参、芩、连、良姜、附片，服之呕而不受；继进胃苓汤，口稍渴而小便见；再

进人参、石膏、知母、粳米、竹叶，加姜、附，吐渐止而口渴，舌苔变黄，尚未浮起，再进而呕吐止，黄苔浮而渴甚，脉象惟呕吐时觉其一露，旋即沉伏。至初十日午后，脉象乃起，因参王氏蚕矢、解毒两方，用蚕沙、苡仁、吴萸炒川连、地丁、益母、银花、连翘、香豉、黑栀、通草、丝瓜络、菖蒲，两剂而平。十一日口渴已止，小便尚少，口泛清涎，乃改用温胆加杏仁、川朴、淡芩、柴胡、碧玉散，至晚小便已通，乃进稀粥。十二日前方减枳、朴，加洋参、石斛、扁豆进之。十三日舌苔薄腻浊已退，黄色较淡，不欲饮水，仍服十一日方半剂，因其倦怠特甚，再进独参汤加豆蔻、煨姜，诸证悉平。自此多进参汤，调理数日，十七日已能下楼矣。

咸丰己未岁，室人因丧女悲郁，天癸不行，起居、饮食如常，疑为有孕。至新秋，偶食西瓜，吐泻交作，四肢厥冷，一昼夜大肉尽脱，十指罗心皆陷。予投以参附汤，吐泻渐稀。适有至到谓予曰：秋病最多伏邪，参药岂可叠进？惑其言，遂停药。至晚，病人自云不起，嘱备后事。予问其胸中如何？但言懊恼，莫可名状。予想如有秽浊，胸腹宜见胀痛；果有伏邪，必见口渴等热象。疑而不决，遂仿景岳进探虚实之法，取熟地二两，浓煎与服。服后安寝，醒后懊恼略平。乃用十全大补，去川芎，加附子，重用参、芪、熟地，大剂进之，渐觉神清气旺。越五日，天癸大行，疑为半产，则悚然惧。知其并无腰痛，乃经行而非半产也，则翻然喜。调理月余，参用数斤，熟地用至四五斤。素有夜热等旧恙，从此悉除。两手指甲，已枯者上透，而下生新，向日瘦骨珊珊者，渐形肥晰，精神壮盛，且能任劳，不啻又一世人也。

甬东人顾阿庆，壬午五月，忽得霍乱转筋之恙，上吐清水，下利赤水而带血，腹中气块攻触，痛不可忍，口渴，溺短而赤，饮热汤则腹痛愈甚，两足挛急而疼，外象畏寒无汗，身痛如缚，脉左大右小，两尺皆空，舌苔白腻。此乃内蕴暑浊，外闭寒邪而发。方用苓皮、益元、苡仁、藿香、砂仁、薄荷、柴胡、豆豉、山栀、通草，灶心土煎汤代水。药进热发于外，旋即汗出热退，呕吐俱平。越日雇车来寓云：诸恙已平，惟脐间隐痛，腹中尚鸣，不思纳谷。随书豆豉、山栀、杏、苡、苓、泽、半夏、滑石、柴胡、砂仁、丹皮、元参，调之而平。

恶泰杭庄，张君桂亭，秋季深夜请诊。至则一家三人均患霍乱，云因食蟹而作也。余各与一方，投之均愈，毋庸复诊矣。其夫人吐微泻甚，方中用吴萸倍于川连；其令姊泻少吐多，方中用川连倍于吴萸；其令郎呕吐特甚，以温胆汤加味与之：效如反掌。余向谓治霍乱之方，必不可拘于呆法。执理中以为圣法者，每多误事。再有初起慌张，香燥混用者，亦多不治。务深悉其致乱之由及已乱之象，对证发药，手敏心灵，斯为治乱之道，慎勿以其易疗而忽之也！

以上出自《医学求是》

雷丰

施秉罗某之父，大耋高年，素来矍铄，忽于孟秋之初，霍乱吐泻，肢痛肢凉。差人来请丰诊，其脉迟细，神识模糊。曰：此中阴寒之证也。急以挽正回阳法治之，至日晡腹痛益甚，汗出淋漓，逆冷益深，倏然昏倒，大众惊慌，复来邀诊。诊得六脉全无，不语如尸，呼吸微绝。思丹溪有云：仓猝中寒，病发而暴，难分经络，温补自解。忽记其家有真参宝藏，速取一钱，合野山高丽参五钱、淡附片四钱，浓煎渗下，次煎继之，约一时许，忽长叹一声，渐有呼吸，五更时分，身体稍温。次日清晨，又邀复诊，按其脉象，沉细如丝，舌淡无荣，苔白而润，四肢转暖，人事亦清，吐泻腹痛金减，今当温补脾阳，兼养心营，仍用二参、附片，加入姜炭、芪、甘、归、神、柏、枣，服下又中病机，一候遂全瘥矣。

《时病论》

杨毓斌

王穆齐明经内子。霍乱吐泻不止，四肢逆冷，上至肘膝，目眶下陷，神滞色晦，变不旋踵，亟予回阳奠中。

桂心一钱　熟附块三钱　土炒白术二钱　杭白芍二钱　淡吴萸一钱五分　干姜一钱二分

次诊，四肢回温，吐泻未止，时作干呕。

炮姜二钱　杭白芍八钱　牡蛎五钱　乌梅一钱五分　炙草三钱

泄泻减少，因吃西瓜水一碗，腹串响，胸腹胀闷，舌中薄白，边绛，鼻干红丝缠络，乃脾肺络热未化，骤为生冷冰伏；脉左弦濡，右滑涩。易方两服，愈。

米泔煨葛根八分　姜汁炒黄连五分　乌梅肉二钱　砂仁六分　白芍三钱　白术二钱　黄柏炭一钱　沙参三钱　鲜扁豆花三十朵　谷芽五钱

百劳水煎。

《治验论案》

张乃修

郁左。带病入闱，病邪未撤，昨复啖饭二次，复食冷柿三枚，寒食交阻，胸中阳气逆乱，阴阳之气，一时挥霍变乱。泄泻稀水，继而复吐。阳气闭郁，肢厥脉伏，汗出不温，目陷音低。频渴欲饮，中脘不通，胸中大痛。中阳毫无旋转之权，有内闭外脱之虞。拟黄连汤以通胃中阴阳，参以芳化而开闭郁。

台参须一钱　甘草四分　淡干姜七分　枳实一钱　制半夏二钱　川雅连七分　川桂枝七分　焦楂炭三钱　车前子三钱　橘皮一钱　辟瘟丹七分

二诊：用仲景黄连汤以和胃中阴阳，参以芳化而开气机，六脉俱起，肢厥转温，胸痛亦止，泄泻亦减。病虽转机，而湿热何能遽楚，以致湿化为热，劫铄阴津。舌苔干黄，毫无津液。频渴欲饮，时滞呃忒，小溲全无，神识迷沉。极为危险。勉拟辛咸寒合方，参以芳开。

生石膏一两　滑石四钱　官桂六分　茯苓三钱　寒水石三钱　猪苓二钱　于术一钱五分　泽泻一钱五分　鲜荷梗一尺　紫雪丹六分

《张聿青医案》

柳宝诒

李。湿浊中阻，气机不通，上呕下利，发热肢痉，此时邪霍乱之轻缓者。法当芳香疏泄。

藿梗　豆豉　黑山栀　桔梗　广陈皮　郁金　菖蒲　左金丸包　木瓜　佩兰叶　玉枢丹磨冲　荷梗

二诊：吐泻虽止，胸脘绞闷，痧邪未清。误食米饮，致留恋不解。肢清脉细，留有郁伏之象。舌苔厚浊而腻，邪伏尚重。仿菖阳泻心法。

川连　淡黄芩　豆豉　黑山栀　藿梗　木香　干石菖蒲　郁金　半夏　干姜　六神曲　佩兰叶　荷梗

孙。上不得吐，下不得泻，肢冷脉伏，躁烦不宁，脘腹胀硬，此所谓干霍乱也。病已四日，声音低微。邪锢气憋，阴阳之气不能交济，即有离脱之象。当此之际，急宜开泄，得以转机，再商煎剂。

先服飞龙夺命丹，接服玉枢丹（西珀、灯心汤下）。

二诊：迭进再泄之品，大便得泄，足冷得温，手虽未热，两脉均起，气机渐有通达之象。惟腹中按之仍痛，小水未通，其中郁伏之邪，尚未一律外达，病势大有作为。立方宜泄邪为主，再得松机乃吉。

川朴　郁金　豆卷　藿梗　江枳壳　沉香曲　焦楂炭　木香　猪苓　苏叶梗各　木通　玉枢丹

三诊：大便屡次畅行，小水亦通，舌转赤绛，苔转黄燥，口渴引饮。郁伏之邪，燔灼阳明，腹中仍痛，积垢尚多，病情尚有波折。拟方专用清透法，兼泄积热。

鲜生地豆豉打　鲜石斛　淡黄芩　生枳实　瓜蒌仁　郁金　生锦纹酒炒　苏叶　茅根

四诊：大便屡次畅解，舌苔清润，积垢得以清净。惟夜不安卧，腹中未和，浊热尚未清泄也。方与清化，兼参泄降。

鲜生地　鲜石斛　淡黄芩　姜皮　生枳实　枣仁川连炒　黑山栀　软白前　竹茹　茅根

以上出自《柳宝诒医案》

马文植

某。便泄三日，又然外不节劳，内不慎食。劳则伤脾，食则伤胃。脾伤则清气下陷，胃戕则浊气上逆，而为吐泻交作。中土大伤，以致肝木顺乘，是以音雌内消，眶陷目露，汗冷肢厥，脉象沉伏，转筋不已，并不暴躁，升降乖违，胸痞溲少，不喜汤饮。秽浊之邪内闭，真阳之气外脱，津因泻而不足，液由吐而难充，此名霍乱属寒。古人每以理中汤为主，甚则加以附子，但忌款咸集，败象均见，窃恐一鞭之投，不足以断流耳。

人参　附子　炮姜　炙草　木瓜香　赤猪苓　郁金　食盐　灶心土　竹二青　泽泻　棠梨花

某。昔者操觚莲幕，已经二十余载，心神之伤，不问可知。今则跋涉迎送，屈指三十有余日，肺胃之疏，良有以也。加以天符不正，寒暖不常，设砚中州，梓乡皖地，来此吴下，已属三更，不惟所饮所食之不同，况又斯水斯土之不服，此特语其常也。昨日陡发吐泻，甚至转筋脉伏，声暗肉削，是名霍乱，命义之凶烈，已可概见，何况劣款之毕集乎？此特语其变也。且夫暑为天之气，湿为地之气，秽为物之气。三气相触，必伤人气，所谓同气相求也。经曰：受邪之处，即是最虚之地。心肺二脏，已经久亏，触气必自口鼻。直犯于肺则声暗，由肺传胃则呕吐，由胃传脾则泄泻，由脾传肝则转筋，由肝传心则脉伏，心主本不受邪，包络代为用事，必然烦闷而躁矣。是证之可治不可治，即在痰之多寡。多则邪气胜而正气负，负则脏气闭塞而告危；寡则邪气少而正气旺，旺则腑气通达而转夷。幸而形肉未脱。冷汗未见，神识未糊，两目未陷，可求一线之转机。但药之入口必进胃，胃气未绝，方可引药之气以达病所。既知触天之暑，必归于肺；触地之湿，必归于脾；触物之秽，必归于心包。勉拟通灵幽香之品以逐其秽，辛温芳香之味以祛其湿，辛凉轻清之属以散其暑。复以苦能降，咸能润，以使纳而不吐。虽诸法悉备，成否在天，以尽谋事，在人之诚。方请有道之去取。

先用伏龙肝、食盐、竹茹（盐水炒）、白荷瓣煎汤，白荷花露、佩兰露代茶

左金丸七分　真老山檀香四分　上紫蔻五分　八宝红灵丹一分

乳钵研为细末调服。

以上出自《务存精要》

沈祖复

先生病霍乱，饮蔗汁而痊。曾载入《医钟》第四期，谨录其原文于下：

"仆于光绪壬寅正月病春温，绵延三月始进糜粥。至四月间，吾锡时疫盛行，沿门合境，死亡者踵相接。仆亦传染疫证，吐泻暴作，指螺皆瘪，目眶黑陷，声嘶呃逆，烦躁筋转，险象叠生。群医束手，危在俄顷，衣衾棺木齐备，咸谓生机绝望矣当一息奄奄时，向家慈索饮甘蔗汁少许。服后心烦缭乱稍定，吐泻呃逆肢冷如故。一昼夜再连饮数十碗，呕任其呕，服还自服，而呃逆吐泻、心烦缭乱顿止，病势爽然若失。仆嗣后追思疗病之由，从阳明温病后，胃液煎涸，重犯吐泻，胃之津液能有几何？《本草》载甘蔗甘寒，助胃除热，润燥止渴，并治秽恶。大凡霍乱证属热者，一经吐泻，胃液不存，肝木风翔，则激浪上涌，所以呕吐不止，抽筋不休。而蔗汁即能清热润燥，味甘更可安胃，并能缓肝。而是病之得愈者，其理在是矣！若患湿霍乱证，中焦痞满者，饮之反致不可救。"

西门外陈打鼓巷弄口，嘉太米行高君，甲子七月吐泻交作，转筋不止，名曰霍乱。此系清浊不分，挥霍缭乱也。两日后，吐泻虽止，不寒独热，胸痞烦躁，频频哕恶呃忒音，底阳缩，溲少而酸臭，神识时清时迷，脉来至数糊小；舌苔中心干黄，两边微润，四肢厥冷过节，汗出如雨，风动抽搐，清阳之气窒痹，暑热痰浊交滞于中，种种叠见，无非险象。兹拟熄风化痰、升清降浊之法，用磨羚羊角五分、石决明二两、川贝母三钱、晚蚕沙（荷叶包）五钱、藿梗三钱、宣木瓜七钱、柿蒂七个、刀豆子三钱、郁金三钱、枇杷叶（去毛）五片、雄精二分、血珀三分、猪牙皂五厘、制胆星三分、石菖蒲（研末）三分、荷毛露二两，温热调服。再诊，风定神清，呃止汗减，且能安眠。醒后胸闷烦躁如故；四肢虽属转温，有时发冷；午后稍觉倦迷，所吐稠痰如脓，况易动怒，一怒起呃，四肢稍搐，片时即定。脉象右手弦数，左手觉软；舌苔糙黄。体虽丰腴，实则外强中虚，浊痰弥漫三焦，清气不能流利，暑热引动肝火也。病情尚险，风动神糊犹恐不免。再拟息风化痰，清泄暑热。磨羚羊角四分、至宝丹一粒，二味同荷花露先调服。川雅连（吴萸汤炒）一钱、川贝母三钱、天竺黄三钱、柿蒂十个、郁金三钱、竹茹四钱、珍珠母二两、炒枳实二钱、海浮石一两、瓜蒌皮五钱、九节菖蒲七分、枇杷叶（去毛）五片、西瓜翠衣一两、竹沥（冲）二两。另煎羚羊角七分，煎一炷香，频频与服，因证急，而羚羊角久煎出味，恐不及待，故先服，磨后服煎也。三诊，病机已转佳象，脉象大起，舌苔亦化，唯

胸脘尚闷。还是痰浊交蒸，清阳之气失于舒展。肺主一身之气，可以通调水道，下输膀胱，肺气热郁，膀胱气化不宣，小溲故不爽利；时欲起坐，胃不和则卧不安也，饮食宜慎。用黄芩黄连泻心汤，复以芳香化浊，略参息法。川连（盐水炒）一钱、淡芩二钱、川贝母三钱、石决明二两、玄精石四钱、盐半夏二钱、竹茹三钱、辰滑石七钱、赤猪苓各三钱、竹叶卷心三十片、通草二钱、犀角尖三分、西月石二分、雄精一分半、石菖蒲三分、郁金三分、血珀（研细）三分。用竹沥一两、荷花露一两和匀，温热调服，病势日退。用芳香化浊调理而痊。

驳岸某姓女患霍乱，吐泻无度，脉沉苔腻，遍体如冰，气息奄奄。其母最信女巫，巫云用向东杨柳枝煎汤熏洗。因用沸汤遍体揩洗，终日不休，汤热，揩者手皮破烂，而病人不觉其热。先生用半硫丸及桂、附、干姜大热之药，三剂汗出而愈。

以上出自《医验随笔》

张锡纯

天津李姓媪，年过六旬，于仲夏得霍乱证。

病因：天气炎热，有事出门，道途受暑，归家又复自炊，多受炭气，遂病霍乱。

证候：恶心呕吐，腹痛泄泻，得病不过十小时，吐泻已十余次矣。其手足皆凉，手凉至肘，足凉至膝，心中则觉发热，其脉沉细欲无，不足四至。

诊断：此霍乱之毒菌随溽暑之热传入脏腑也。其心脏受毒菌之麻痹，跳动之机关将停，是以脉沉细且迟；其血脉之流通无力，不能达于四肢，是以手足皆凉；其毒菌侵入肠胃，脾胃之气化失和，兼以脏腑之正气与侵入之邪气，互相格拒，是以恶心腹疼，吐泻交作；其心中发热者固系夹杂暑气，而霍乱之属阳者，即不夹杂暑气，亦恒令人心中发热也。此宜治以解毒清热之剂。

处方：卫生防疫宝丹百六十粒　离中丹四钱　益元散四钱

先将卫生防疫宝丹分三次用开水送服，约半点多钟服一次，服完三次，其恶心腹痛当愈，呕吐泄泻亦当随愈。愈后若仍觉心中热者，再将后二味药和匀，亦分三次用开水送服。每一点钟服一次，热退者不必尽服。

效果：将卫生防疫宝丹分三次服完，果恶心、呕吐、腹痛、泄泻皆愈。而心中之热，未见轻减，继将离中丹、益元散和匀，分三次服完，其热遂消，病全愈。

天津王某某，年三十八岁，于季冬得霍乱证。

病因：厂中腊底事务繁杂，劳心过度，暗生内热，又兼因怒激动肝火，怒犹未歇，遽就寝睡，至一点钟时，觉心中扰乱，腹中作疼，移时则吐泻交作，遂成霍乱。

证候：心中发热而渴，恶心怔忡，饮水须臾即吐，腹中时疼时止，疼剧时则下泻，泻时异常觉热，偶有小便，热亦如斯，有时两腿筋转，然不甚剧，其脉象无力，却无闭塞之象。

诊断：霍乱之证，恒有脉象无火而其实际转大热者，即或脉闭身冷显露寒凉之象，亦不可遽以凉断。此证脉象不见有热，而心中热而且渴，二便尤甚觉热，其为内蕴实热无疑。至其脉不见有热象者，以心脏因受毒麻痹，而机关之启闭无力也。拟用大剂寒凉清其内热，而辅以解毒消菌之品。

处方：生石膏三两，捣细　生杭芍八钱　清半夏五钱，温水淘三次　生怀山药五钱　嫩竹茹三钱，碎　甘松二钱　甘草三钱

共煎汤三盅，分三次温服下。每次送服卫生防疫宝丹五十粒。

方载后方中。甘松亦名甘松香，即西药中之缬草也。《本草纲目》谓马氏《开宝本草》，载其主恶气，猝心腹痛满。西人谓其善治转筋，是以为治霍乱要药。且其性善熏劳瘵，诚有解毒除菌之力也。

复诊：将药分两次服完，吐泻、腹痛、转筋诸证皆愈。惟心中犹觉热作渴，二便仍觉发热。诊其脉较前有力，显呈有火之象。盖其心脏至此已不麻痹，启闭之机关灵活，是以脉象变更也。其犹觉热与渴者，因系余火未清，而吐泻之甚者最足伤阴，阴分伤损，最易生热，且善作渴，此不可但治以泻火之凉药也，拟兼投以大滋真阴之品。

处方：生怀山药一两　大甘枸杞一两　北沙参一两　离中丹五钱

药共四味，将前三味煎汤一大盅，送服离中丹一半，迟四点钟再将药渣煎汤一大盅，送服其余一半。

效果：将药分三次服完，热退渴止，病遂全愈。

说明：霍乱之证，原阴阳俱有。然愚五十年经验以来，知此证属阳，而宜治以凉药者十居其八；此证属阴，而宜治以热药者十居其一；此证属半阴半阳，当凉热之药并用，以调剂其阴阳者，又十居其一。而后世论者，恒以《伤寒论》所载之霍乱为真霍乱，至于以凉药治愈之霍乱，皆系假霍乱，不知《伤寒论》对于霍乱之治法亦非专用热药也。有如其篇第七节云，霍乱头痛、发热、身疼痛、热多，欲饮水者五苓散主之。寒多，不用水者理中丸主之。夫既明言热多寒多，是显有寒热可分也。虽所用之五苓散中亦有桂枝而分量独轻，至泽泻、茯苓、猪苓其性皆微凉，其方原不可以热论也。且用显微镜审察此病之菌，系弯曲杆形，是以此证无论凉热，惟审察其传染之毒菌，现弯曲杆形即为霍乱无疑也。至欲细审此病之凉热百不失一，当参观霍乱方，及论霍乱治法篇，自能临证无误。

邑北镜刘氏妇，年近四旬，得霍乱暴脱证。

病因：受妊五六个月，时当壬寅秋令，霍乱盛行，因受传染，吐泻一昼夜，病似稍愈，而胎忽滑下。自觉精神顿散，心摇摇似不能支持。遂急延为诊视。

证候：迨愚至欲为诊视，则病势大革，殓服已备，着于身将舁诸床，病家辞以不必入视。愚曰：此系暴脱之证，一息尚存，即可挽回。遂入视之，气息若无，大声呼之亦不知应，脉象模糊如水上浮麻，莫辨至数。

诊断：此证若系陈病状况，至此定难挽回，惟因霍乱吐泻已极，又复流产，则气血暴脱，故仍可用药挽救。夫暴脱之证，其所脱者元气也。凡元气之上脱必由于肝（所以人之将脱者，肝风先动），当用酸敛之品直趋肝脏以收敛之。即所以杜塞元气上脱之路，再用补助气分之药辅之。虽病势垂危至极点，亦可挽回性命于呼吸之间。

处方：净杭萸肉二两　野党参一两　生怀山药一两

共煎汤一大盅，温服。

方虽开就而药房相隔数里，取药迫不及待，幸其比邻刘某某是愚表兄，有愚所开药方，取药二剂未服，中有萸肉共六钱，遂急取来暴火煎汤灌之。

效果：将药徐徐灌下，须臾气息稍大，呼之能应，又急煎渣灌下，较前尤明了。问其心中

何如，言甚难受，其间惟在喉间，细听可辨。须臾药已取到，急煎汤两茶杯，此时已自能服药。俾分三次温服下，精神顿复，可自动转。继用生山药细末八钱许，煮作茶汤，调以白糖，令其适口当点心服之。日两次，如此将养五六日以善其后。

说明：按人之气海有二，一为先天之气海，一为后天之气海。《内经》论四海之名，以膻中即膈上为气海，所藏者大气，即宗气也；养生家及针灸家皆以脐下为气海，所藏者元气，即养生家所谓祖气也。此气海之形状，若倒提鸡冠花形，纯系脂膜结成而中空（剖解猪腹者，名之为鸡冠油），肝脏下垂之脂膜与之相连，是以元气之上行，原由肝而敷布，而元气之上脱，亦即由肝而疏泄也（《内经》谓肝主疏泄）。惟重用萸肉以酸敛防其疏泄，借以杜塞元气上脱之路，而元气即可不脱矣。所最足明征者，若初次即服所开之方以治愈此证，鲜不谓人参之功居多，乃因取药不及，遂单服萸肉，且所服者只六钱即能建此奇功。由此知萸肉救脱之力，实远胜人参。盖人参以救元气之下脱，犹足恃，而以救元气之上脱，若单用之转有气高不返之弊（说见俞氏《寓意草》），以其性温而兼升也；至萸肉则无论上脱下脱，用之皆效。盖元气之上脱由于肝，其下脱亦由于肝，诚以肝能为肾行气（《内经》谓肝行肾之气），即能泻元气自下出也。为其下脱亦由于肝，故亦可重用萸肉治之也。

或问：同为元气之脱何以辨其上脱下脱？答曰：上脱与下脱，其外现之证可据以辨别者甚多。今但即脉以论，如此证脉若水上浮麻，此上脱之征也。若系下脱其脉即沉细欲无矣。且元气上脱下脱之外，又有所谓外脱者。周身汗出不止者是也。萸肉最善敛汗，是以萸肉亦能治之。来复汤及山萸肉解后载有治验之案数则，可参观也。

辽宁寇姓媪，年过六旬，得霍乱脱证。

病因：孟秋下旬染霍乱，经医数人调治两日，病势垂危。

证候：其证从前吐泻交作，至此吐泻全无。奄奄一息，昏昏似睡，肢体甚凉，六脉全无。询之犹略能言语，惟觉心中发热难受。

诊断：此证虽身凉脉闭，而心中自觉发热，仍当以热论。其所以身凉脉闭者，因霍乱之毒菌窜入心脏，致心脏行血之机关将停，血脉不达于周身，所以内虽蕴热而仍身凉脉闭也。此当用药消其毒菌，清其内热，并以助心房之跳动，虽危险仍可挽回。

处方：镜面朱砂钱半　粉甘草一钱，细面　冰片三分　薄荷冰二分

共研细末，分作三次服，病急者四十分钟服一次，病缓者一点钟服一次，开水送下。

复诊：将药末分三次服完，心热与难受皆愈强半。而脉犹不出，身仍发凉，知其年过花甲，吐泻两日，未进饮食，其血衰惫已极，所以不能鼓脉外出以温暖于周身。

处方：野台参一两　生怀地黄一两　生怀山药一两　净萸肉八钱　甘草三钱，蜜炙

煎汤两大盅，分两次温服。

方解：方中之义，用台参以回阳，生怀地黄以滋阴，萸肉以敛肝之脱（此证吐泻之始，肝木助邪侮土、至吐泻之极，而肝气转先脱），炙甘草以和中气之漓。至于生山药其味甘性温，可助台参回阳，其汁浆稠润又可助地黄滋阴。且此证胃中毫无谷气，又可借之以培养脾胃，俾脾胃运化诸药有力也。

效果：将药两次服完，脉出周身亦热，惟自觉心中余火未清，知其阴分犹亏不能潜阳也。又用玄参、沙参、生山药各六钱，煎汤服下，病遂全愈。

以上出自《医学衷中参西录》

寇媪，年过六旬。

病名：时疫霍乱。

原因：孟秋下旬，偶染霍乱。经医数人，调治两日，病势垂危，医者辞不治。其子寇汝仁来院，恳往为诊治。

证候：前本吐泻交作，至此吐泻已止，奄奄一息，昏昏似睡，肢体甚凉，六脉全无。询之犹略能言语，惟觉心中发热难受。

诊断：此证虽身凉脉闭，而心中自觉发热，仍当以热论。其所以身凉脉闭者，因霍乱之毒菌窜入心脏，致心脏行血之机关将停，血脉不达于周身，所以内虽蕴热，而仍身凉脉闭也。

疗法：当用药消其菌毒，清其内热，并以助心房之跳动。证虽危险，仍可挽回。

处方：镜面朱砂钱半　粉甘草细末一钱　冰片三分　薄荷冰二分

共研细，分作三次服。病急者，四十分钟服一次，病缓者，一点钟服一次，开水送下。

效果：将末药服二次，心热与难受皆愈强半，而脉犹不出，身仍发凉，知其年过花甲，吐泻多次，未进饮食，其气血衰惫已极，所以不能鼓脉外出以温暖于周身也。遂又为疏方，用野台参一两以回阳，生怀山药一两以滋阴，净萸肉八钱以敛肝气之脱（此证吐泻之始，肝木助邪侮土，至吐泻之极而肝气转先脱），炙甘草三钱以和中气之漓，因其心犹发热，又加玄参四钱以凉润之。煎汤一大盅，分两次温服下，脉出，周身亦热。惟自觉心中余火未清，知其阴分犹亏，而不能潜阳也。又用玄参、沙参、生山药各六钱，俾煎汤服下，病遂全愈。

说明：此证初服之药末，载在拙著《衷中参西录》，名急救回生丹。因己未孟秋霍乱盛行时，愚在奉天拟得此方，登报广告，凡用此方者皆愈。友人袁林普为故城县尹，用此方施药二百六十剂，即全活二百六十人。次年南半又有霍乱证，复为寄去卫生防疫宝丹方（此方亦与前方同时拟者，方用粉甘草细末十两、细辛细末两半、白芷细末一两、冰片细末二钱、薄荷冰细末三钱、镜面朱砂三两。将前五味共和，泛水为丸，桐子大，阴干透，用朱砂为衣，勿令余剩，每服百丸，病重者可服一百三四十丸）。袁君按方施药六大料，自救愈千人。大抵前方治霍乱阳证最宜，后方则无论阴证阳证，用之皆效。三三医书第八种时行伏阴刍言，载此二方并能治愈伏阴若干证，谓霍乱为至险之证，而千古治霍乱无必效之方，幸拙拟二方用之皆效石。

廉按：张氏寿甫曰：霍乱之证，或因饮食过量，或因寒凉伤其脾胃，将有吐泻之势，疫毒即乘虚内袭，遂挥霍撩乱而吐泻交作矣。吐泻不已，其毒可由肠胃而入心（胃大络虚里、小肠乳糜管，皆与心相通，其证间有自心包直传心者，多不及治），更由心而上窜于脑（心有四支血脉管通脑），致脑髓神经与心俱病，左心房输血之力与右心房收血之力为之顿减，是以周身血脉渐停而通体皆凉也。故治此证者，当以解毒之药为主，以助心活血之药为佐，以调阴阳奠中土之药为使，爰拟急救回生丹一方。若霍乱吐泻已极，精神昏昏，气息奄奄，虚极将脱，危在目前，病势至此，其从前之因凉因热，皆不暇深究，惟急宜重用急救回阳汤，固其阴阳之将离，是此汤虽为回阳之剂，实则交心肾和阴阳之剂也。服此汤后，若身温脉出，觉发热有烦躁之意者，宜急滋其阴分，若玄参、生芍药之类，加甘草以和之，煎一大剂，分数次温饮下。其言如此。发明霍乱之病理及其处方，可谓独出心裁，别开生面者矣。似此佳案，的是传作，宜其《衷中参西录》山西医学校定为教授之讲本也。

刘氏妇，年近四旬。

病名：霍乱暴脱。

原因：受孕五六月，时居孟秋，偶染霍乱，吐泻约一日夜。霍乱稍愈，而胎忽滑下，神气顿散，心摇摇似不能支持。时愚在其邻村训蒙，遂急延为诊治。

证候：迨遇至欲为诊视，则病势大革，殓服已备着于身，将舁诸床，病家辞以不必诊视。愚曰：此系暴脱之证，一息尚存，即可挽回。入视之，气息若有若无，大声呼之亦不知应。

诊断：脉象模糊，如水上浮麻，此证若系陈病，断无可救之理，惟因霍乱吐泻已极，又复流产，则证系暴脱，仍可用药挽救。

疗法：暴脱之证，其所脱者元气也，然元气之脱，必由肝上升（所以人之将脱者肝风先动），当用酸敛之药，直趋肝脏以收敛之，即所以杜塞元气上脱之路，再用补助气分之药辅之，势虽垂危，亦可挽救。

处方：净萸肉二两　野台参八钱　生怀山药一两

方虽开就，而药肆相隔数里，取药迫不及待。幸其比邻刘玉珍有愚所开药方，取药二剂未服，中有萸肉共六钱，遂急取来，暴火煎汤灌之。

效果：药下须臾，气息稍大，呼之能应，遂又按方取药，煎汤两茶杯。此时已能自服药，遂作三次温服下，精神顿复。继用生怀山药细末煮作茶汤，连服数日，以善其后。盖萸肉治脱之力实胜于人参，若单用人参治脱，恒有气高不返之弊（说见喻嘉言），若单用萸肉治脱，转能立见功效，惟重用萸肉，辅以人参，尤为稳善。

廉按：辨证立论，多阅历之言，谓萸肉固脱胜于人参，亦却有至理。

以上出自《全国名医验案类编》

陈莲舫

戴。干霍乱，转热发痧，神迷口渴，逢月热入营分，防其痉变。

大豆卷　连翘心　瓜蒌皮　光杏仁　益元散　鲜佛手　焦山栀　川郁金　单桃仁　生白芍　广橘红　芦根　藕节

戴。乱后伏邪蒸表，白痦未透，神烦脘满，腑气不通，脉象濡细，左带数，治以清热通腑。

大豆卷　连翘壳　生瓜蒌元明粉拌　炒桃仁　鲜佛手　益元散　冬桑叶　黑山栀　光杏仁　川郁金　广橘红　芦根　荷叶

潘。霍乱中伤，胖体尤甚，呃逆不纳，治以和中。

旋覆花　高丽参　厚朴花　佛手花　法半夏　姜竹茹　代赭石　川郁金　代代花　沉香曲　广陈皮　干佩兰

唐。挥霍扰乱一周，时六脉未起，螺瘪肢清，神志烦躁。疫病由表入里，必得由里回表为吉，治以建中。

川桂枝　制川朴　广藿香　法半夏　小川连姜汁炒　宣木瓜　姜竹茹　生白芍　焦建曲　大腹皮　新会皮　广木香　扁豆衣　鲜佛手

以上出自《莲舫秘旨》

袁焯

徐某年约三旬，秋间陡患腹痛吐利，发热口渴，烦躁不安，舌苔黄腻，脉息滑数，盖暑湿蕴伏中焦肠胃，中有宿滞也。与黄连香薷饮合平胃散。一服吐利止，身热退，接服一剂，知饥欲食矣。大凡黄连、石膏之病，其舌苔必黄腻或黄燥，其小便亦必红赤。若小便清长，舌光无苔，则膏、连二药皆为禁剂。盖舌质之光否可觇胃脏之虚实也。

丁未夏月，予游吴门，适该处霍乱流行，死亡接踵。有"神仙庙"旁纸店孀妇亦染此病，吐泻交作，医投五苓散、玉枢丹、附子理中汤、左金丸等法，入口即吐，已延三日。视其目陷形消，四肢逆冷，必烦不能安卧，口苦渴欲冷饮，舌红根有腻苔，头有微汗，两脉皆数，重按无神，盖暑病也。与黄连香薷饮去厚朴，加苡仁、蚕沙、半夏、石斛、沙参、黄柏、枇杷叶，服后吐止，神安手足转温二剂利减，能进粥汤嗣以前方，去黄柏、蚕沙，减轻川连，利止。惟心悸，腰酸头晕，精神疲惫，不能起坐，两脉细小，此病去而气血虚也。以西洋参、白术、石斛、山药、杜仲、枣仁、茯神、当归、甘草、红枣等，调补三日而痊。

朱姓子八岁，秋间病霍乱。吐泻，手足悉冷，口渴欲饮水，目陷形消，不食不饥，舌苔黄腻，脉息小数。用姜汁炒川连三分、法半夏一钱、扁豆三钱、苡仁三钱、木香五分、北沙参二钱，服后吐泻止，手足温，舌苔亦退，能进稀粥，但口渴殊甚。遂改用麦冬、天花粉、各一钱五分，北沙参二钱，白术一钱，苡仁、扁豆各三钱，两剂瘥。

以上出自《丛桂草堂医案》

费承祖

徽州程君瑞芝，壬辰秋，患霍乱吐泻，腹痛肢冷，苔白不渴，诊脉沉迟，寒霍乱证也。秽浊内伏，兼受寒湿，淆乱清浊，升降失常。倘用寒凉遏抑，中阳更伤，一秽浊盘踞于中，正气散失于外，变端甚速，非芳香解秽，燥湿散寒，终难补救。

藿香梗一钱　苏梗一钱　荆芥一钱　陈皮一钱　茅术一钱　厚朴一钱　甘草八分　茯苓二钱　蚕沙三钱　大腹皮一钱五分　制半夏一钱五分

一剂而愈。

南京马寿臣。霍乱吐泻，胸腹胀痛，发热头痛，舌苔白腻，诊脉浮弦而缓。此风邪外袭，湿热内结，气机皆阻。

藿香梗一钱　荆芥一钱五分　防风一钱五分　陈皮一钱　苍术一钱　厚朴一钱　大腹皮一钱五分　六神曲四钱　香豆豉三钱

连服二剂，汗出热退，吐泻腹痛皆止。惟脘闷口干，不思饮食，夜不成寐，外邪已解而胃阴虚也。治宜甘凉益胃。

南沙参四钱　麦门冬三钱　川石斛三钱　生白芍一钱五分　生甘草四分　冬瓜子四钱　生谷芽四钱

三剂全安。

宁波杨君文蔚。乙未秋，病霍乱吐泻，腹痛肢冷，苔白不渴，腿足转筋，延余往诊。六脉沉伏，此寒霍乱也。秽浊内伏，寒湿伤中，清浊混淆，木来克土。非温中化浊不为功。

肉桂一钱　干姜一钱　蚕沙三钱　木瓜一钱　藿香一钱　苏梗一钱　陈皮一钱　半夏一钱五分　茅术一钱　甘草八分

一剂知，二剂已。

杭州凌海槎之妻，己酉中秋，病霍乱吐泻，腹痛肢冷，发麻发热，苔黄，口渴引饮，小便色赤，脉来弦数。秽浊内蕴，暑湿外侵，中道气阻，清浊淆乱，病势虽危，尚可设法。芳香解秽，清暑渗湿，最合机宜。

酒炒黄连三分　滑石三钱　酒炒黄芩一钱　粉葛根二钱　苦桔梗一钱　晚蚕沙三钱,包　粉甘草一钱　枳壳一钱　车前子三钱　竹茹一钱　荷叶一角

进一剂，腹痛吐泻即止，四肢转温。秽浊已解，暑湿未清。发热尚炽，口渴引饮，苔黄溲赤。照前方去葛根、桔梗、蚕沙、枳壳、荷叶，加薄荷一钱、蝉衣一钱、桑叶一钱。进一剂，汗出热退，苔化溲清。惟心悸口干，头眩不寐，饮食少进。暑湿皆退，胃阴已虚，当用甘润养胃。

沙参四钱　麦冬三钱　茯苓二钱　川石斛三钱　天花粉三钱　甘草八分　川贝母二钱　陈皮白五分

连服五剂而跃然起。

常州杨廷选之夫人，发热头痛，呕吐泄泻，胸腹痛不可忍，舌苔白，诊脉浮弦而缓。此寒湿内蕴，风寒外袭，气机皆阻。

酒炒羌活一钱　防风一钱五分　荆芥一钱五分　苏梗一钱五分　陈皮一钱　苍术一钱　厚朴一钱　甘草五分　赤苓三钱　生姜三片

一剂而愈。

夏月中寒，每有腹痛吐泻见证，倘误认为霍乱，而治失其宜，危殆立至。甲午夏，郭善臣军门驻节申江，病腹痛吐泻，舌苔白，口不干，肢冷汗多，口鼻气冷，脉来沉细而迟。寒中太阴，中阳不司旋运。群医或主清解，或主温散。余谓辛热通阳，犹恐力有不逮，若用清解温散，真阳即有飞越之虞。遂以四逆汤加白术主之。

制附子五钱　淡干姜三钱　炙甘草一钱　生白术二钱

军门知医，力排众议而用余药，一啜而安。此证本是伤寒门中之中寒病，与霍乱大相径庭。因夏月避暑贪凉，间或有患此病者，特附记于此，以便治霍乱者临证时当明辨之，否则误人非浅。

以上出自《费绳甫医话医案》

丁泽周

陈左。夏月阳外阴内，偏嗜生冷，腠理开发，外邪易袭。骤触疫疠不正之气，由口鼻而直入中道，以致寒暑湿滞，互阻中焦，清浊混淆，乱于肠胃，胃失降和，脾乏升运，而大吐大泻，挥霍撩乱。阳邪锢闭于内，中阳不伸，不能鼓击于脉道，故脉伏；不能通达于四肢，故肢冷，两足转筋。一因寒则收引，一因土虚木贼也。汗多烦躁，欲坐井中之状，口渴不欲饮，是阴盛

于下，格阳于上，此阴躁也。形肉陡然消瘦，脾土大伤，谷气不入，生化欲绝，阴邪无退散之期，阳气有脱离之险，脉证参合，危在旦夕间矣！拟白通四逆加人尿猪胆汁意，急回欲散之阳，驱内胜之阴，背城借一，以冀获效。

生熟附子各三钱　淡干姜五钱　炙草一钱　姜半夏三钱　吴萸七分　川连三分　赤苓四钱　陈皮一钱　陈木瓜五钱　童便一杯，冲服　猪胆汁三四滴，冲服

复诊：吐泻烦躁均减，脉伏肢冷依然，加炒潞党参四钱。

朱右。疫疬之邪，由口鼻而直入中道，与伏暑湿滞互阻，脾胃两病，猝然腹中绞痛，烦躁懊侬，上为呕吐，下为泄泻，四肢厥逆，口干欲饮，脉伏，舌苔薄腻而黄。清气在下，浊气在上，阴阳乖戾，气乱于中，而为上吐下泻，湿遏热伏，气机闭塞，而为肢冷脉伏，热深厥深，霍乱重证。亟宜黄连解毒汤加减，辛开苦降，芳香化浊，冀挽回于什一。

上川连八分　淡吴萸二分　仙半夏二钱　枳实炭一钱　黄芩一钱五分　藿香梗一钱五分　六神曲三钱　赤猪苓各三钱　炒白芍一钱五分　玉枢丹四分，磨冲

阴阳水煎。

二诊：昨投黄连解毒汤，吐泻渐减，脉息渐起，四肢微温，佳兆也。惟烦躁干恶，口渴喜冷饮，舌前半红绛，中后薄黄，小溲短赤。是吐伤胃，泻伤脾，脾阳胃阴既伤，木火上冲，伏暑湿热留恋不化也。今守原意，加入清暑渗湿之品，能得不增他变，可冀出险履夷。

上川连八分　淡吴萸一分　仙半夏一钱五分　枳实炭八分　黄芩一钱五分　炒白芍一钱五分　炒竹茹一钱五分　枇杷叶四片　柿蒂五枚　赤苓三钱　活芦根一尺，去节　通草八分　神仁丹四分，冲服

三诊：吐泻已止，脉起肢温，烦躁干恶亦减。惟身热口渴，欲喜冷饮，小溲短少而赤，舌红苔黄。阴液已伤，伏暑湿热蕴蒸膜原，三焦宣化失司。再拟生津清暑，苦寒泄热，淡以渗湿。

天花粉三钱　仙半夏一钱五分　银花三钱　六一散三钱，包　赤苓三钱　鲜石斛三钱　川雅连五分　连翘三钱　通草八分　竹茹一钱五分　活芦根一尺，去节　枇杷叶四张，去毛，包

尤左。寒暑湿滞互阻，太阴阳明为病，阴阳逆乱，清浊混淆，猝然吐泻交作，腹中绞痛，烦闷懊侬，脉沉似伏，霍乱之证，弗轻视之。亟拟芳香化浊，分利阴阳。

藿苏梗各一钱五分　枳实炭一钱　陈广皮一钱　姜川连五分　大腹皮二钱　姜半夏二钱　制川朴一钱　白蔻仁八分　淡吴萸二分　六神曲三钱　炒车前三钱　生姜三片　赤猪苓各三钱　玉枢丹四分，冲服

二诊：昨进正气合左金法，吐泻渐止，腹痛亦减，脉转濡数，反见身热、口干不多饮、舌苔灰腻而黄。伏邪有外达之机，里病有转表之象，均属佳境。仍守原意，加入解表，俾伏邪从汗而散。

淡豆豉二钱　嫩前胡一钱五分　苏藿梗各一钱五分　仙半夏二钱　大腹皮二钱　薄荷叶八分　制川朴一钱　陈广皮一钱　炒枳壳一钱　六神曲三钱　白蔻壳一钱　姜竹茹一钱　荷叶一角

三诊：恙由吐泻而起，太阴阳明为病，今吐泻虽止，而里热口渴，烦躁不寐，舌糙黑，脉细数。脾胃之阴已伤，心肝之火内炽。当宜养阴救液而清伏热。

斛石斛三钱　连翘壳三钱　冬桑叶三钱　朱茯神三钱　细生地三钱　黑山栀一钱五分　粉丹皮二钱　天花粉三钱　生甘草六分　活芦根一尺，去节

以上出自《丁甘仁医案》

李竹溪

吴二，年逾三十。

病名：时疫霍乱。

原因：湿热遏郁，兼贪凉饮冷而发。

证候：中秋后三日夜半，突来吐泻，及至天明，已泻数十次矣。身虽冷，反烦渴，喜饮凉水，得水旋呕，溲闭面赤，目合汗泄。

诊断：脉伏苔白，脉证合参，此湿热乱于肠胃也。其来也暴，其势亦危。际此水逆溲闭，脉伏心烦，渴饮汗泄，虽泻已多，邪犹未化，纵神疲目合，有主挽正回阳者。予力违其议曰：此病此时，尚虑其阳未通邪未化，如心烦溲闭渴饮等证，可温补乎？独主通阳化气，以免实实之咎。

疗法：太阳不开，阳明不合，故三焦气化不宣，仲圣古法可师，五苓加黄连以坚肠。

处方：大面桂心三分　生苍术钱半，米泔泡制　云苓三钱　猪苓二钱　建泽泻二钱　小川连五分

开水为引。阴阳水煎服，服后饮暖水一杯。

次诊：一剂吐止泻减，而心仍烦，口仍渴，溲行不爽，苔色转黄，体仍未温。是阴可坚，而阳犹未布，气不化液也。五苓加三石法，以清阳明伏热。

次方：前方五苓加生石膏（研细）四钱、滑石（包煎）三钱、寒水石三钱，甘澜水煎服。

三诊：烦渴已蠲，足先回温，泻止呃来，苔转黄滑。是中宫湿热无力输送而蒸痰，反致胃气上逆，治以竹茹橘皮汤，合丁香、柿蒂，加蚕沙导浊。

三方：姜汁炒竹茹二钱　橘皮钱半　潞党参钱半　法半夏钱半　水炙枇杷叶五钱　麦冬钱半，米炒　炙甘草五分　晚蚕沙三钱，包煎　公丁香一分　柿蒂三十枚

河水煎服。

效果：终以调和脾胃，祛痰涤热而愈。

廉按：湿热夹瓜果生冷，寒热相搏，陡然乱于肠胃，成为霍乱吐泻，方用五苓散加黄连，苦辛通降、芳淡渗利，泻虽减而烦渴如前；继用桂苓甘露饮法，烦渴除而转呃；终用竹茹橘皮汤加减，而收全功。药随病变，医不执方，俱见一片灵机活泼泼地。

张有才，年四十余岁。

病名：寒湿霍乱。

原因：病由船居无定，且喜露卧，多嗜瓜汁，故湿从寒化，陡发霍乱。

证候：一起即腹痛泄泻，继则呕吐清水，三五次后，已觉汗泄肢冷，冷过肘膝，眶陷形脱，螺瘪音哑，腿足转筋，神扬气促，躁扰不宁，其溲清冷。

诊断：苔白脉大，按之脉细欲脱，此寒湿伤中、阳气欲亡之霍乱也。霍乱入手，先分寒热，勘此脉证，不独病属寒湿，且已中枢无权，有波撼岳阳、土奔岸败之势，岌岌殆哉。际此千钧一发，未可因循，姑拟一法，先服局方来复丹三钱，继以水药，至成败利钝，未敢逆料也。

疗法：急当挽正回阳。以参、附为君，姜、桂为臣，佐以术、草守中，茯苓淡渗，吴萸逐其中下阴寒，使以木瓜舒筋，蚕沙导浊。

处方：别直参三钱　黑附块钱半　干姜钱半　瑶桂心六分　宣木瓜钱半　焦白术三钱　炙甘草八分　云苓四钱　吴茱萸七分　晚蚕沙五钱，包煎

阴阳水煎，船居救急，可以甘澜水代之，先煎参附二十余沸，一次下诸药。

接方：西潞参三钱，米炒　生苍术钱半　炙甘草五分　老生姜五分　熟附子四分　小雅连五分，姜炒

甘澜水煎如前法。

次诊：昨以加味理中，呕虽平，泻未止而神倦，苔仍淡白，口微干，溲稍黄。是中阳未振，脾胃未和之咎。主以异功加谷芽、和曲建立中州，以佐升降。

次方：西潞参三钱，米炒　焦白术钱半　云茯苓三钱　炙甘草六分　炒广皮钱半　炒谷芽三钱　六和曲三钱，炒

河水煎服。

策应：用滴醋三斤，置床前，烧铁器，俟红淬之，使病人鼻纳醋气，可免阳越。手足曲池委中劳宫诸穴，多以姜汁摩擦，则可回温。再以吴萸、木瓜各二两，煎水熏腿，另以火酒擦之，以筋不转而止。

三诊：狂澜力挽，险象已平，手足温，筋不转，惟泻减而未除，脉象按之仍细，仿孙真人千金方法，改用附子理中加茯苓、麦冬。

效果：两服前方，知饥纳谷而泻止矣，嘱以甘淡调理而愈。

廉按：病贵认证，药难浪投，若非真寒，此等方法，慎勿轻用，一经误用，转见浑身青紫而毙矣。即不见青紫，往往眼白皆红，腹灼心烦，甚则神识昏蒙，或发呃逆而亡。予见甚多，故临证时必要审慎周详也。

姊氏汪。年三十四岁

病名：风火霍乱（俗称瘪螺痧，古名化铜疫）。

原因：今年相火司天，风木在泉，又兼素禀肝强，天人相感，疫气乘之，遂发霍乱。

证候：晨起头晕脘嘈，午饭后脘嘈尤甚，自嚼青铜钱百余枚。飞函召予，至则见其心烦口渴，呕吐酸苦，迫泻溲热，螺瘪眶陷，气竭音嘶。

诊断：脉沉弦数似伏，而尚未全伏，此肝木挟风火披猖之象。金受火炽则音嘶气竭，土被木削则螺瘪眶陷，所幸肢未全冷，脉未全伏，其势虽危，可毋深虑。

疗法：议左金降火以泄肝阳，合温胆开痞以止呕吐，加黄芩去三焦郁热而止泻，滑石利水以分清浊，独取连梗荷叶一味取汁，为全方之主持。荷叶其色青，其象震，其气芳香，其味苦平，受雨露轻清之气，故功能清暑解疫，连梗取汁，又得通气下降而逐秽也。

处方：吴茱萸四分，盐水泡　小川连六分，姜汁炒　姜炒竹茹二钱　云茯苓三钱　醋制半夏二钱　生甘草六分　广橘皮一钱　枳壳炭一钱　淡黄芩一钱　西滑石三钱，包煎　连梗荷叶汁一匙，冲

阴阳水煎十余沸，温服，冲荷叶汁。

二诊：一服呕平，溲长泻止，惟神倦多汗，口渴脘闷，胃犹觉嘈，改以清火益气法。君竹叶、石膏以清阳明，臣西瓜翠衣、鲜石斛、西洋参、生草清养胃气而缓肝横，佐法夏以通阴阳，使川通草以泄余邪。

二方：淡竹叶一钱　生石膏四钱，研细　西瓜翠衣三钱　鲜石斛三钱　西洋参一钱　生甘草六分　仙半夏钱半　川通片一钱

甘澜水煎滚，加入西瓜翠数沸饮之。

效果：两剂诸恙均减，神略健，仍欠纳，以前方加入荷花露一两、谷芽露一两而兴。

廉按：风自火生，火随风转，乘入阳明则呕，贼及太阴则泻，是名霍乱。窜入筋中则挛急，

是名霍乱转筋。总由湿热与风，淆乱清浊、升降失常之故。此案即属此证，方用藿香左金汤加减，妙在用鲜荷叶汁一味，清芬辟疫，疏泄火风，案中发明功用，确有理由，巧思正不可及。接方用竹叶石膏汤加减，亦属对证良方。

以上出自《全国名医验案类编》

李伯鸿

李明德，年五十二岁。

病名：时疫霍乱（吐而不泻、大寒似热证）。

原因：以贫不能购温补食物，且年老所咹皆残羹冷饭，湿寒积而不化，欲吐则胃力不足，不能吐出食物，欲泻则肺胃力不能下达大肠，故只吐痰水而无物。

证候：大汗如洗，全身冰冷，吐止痰水，药入即吐，病日余而大剧。

诊断：夜深恳余往诊，到时病者遗嘱后事，已奄奄一息不能言矣。两手脉微欲绝，以听脉筒听其心脏尚活，而舌有苔垢，此凝寒似热。索阅日中所服方，果误为胃热一派凉泻品。药入虽未几吐出，然胃气更因此大伤，肺之喘促愈甚，所以大剧。此凝寒霍乱，治之须慎也。

疗法：热水温罨、运用人工呼吸二法，额鼻喉耳旁腹均抹以香窜行气药油，约十分钟，汗止息续，能言语，以浓姜汁和熊胆液灌之，少瘥，继以理中汤加减治之。

处方：生于术三钱　党参六钱　干姜五钱　炙甘草二钱　姜半夏二钱　贡川朴二钱

雄猪胆汁、童便各半，拌药炒干，用水碗半，煎至半碗，温服。

效果：凝寒以胆便，同气相投，理中开化其闭结，故药入不拒，二日即霍然愈，干事如常。

廉按：案中所叙欲吐则胃力不足不能吐出食物，欲泻则肺胃力不能下达大肠，故只吐痰水而无物，观此则干霍乱之属寒湿一种。方用理中加猪胆汁童便炒透，逆治之中参以从治，法从通脉四逆加人溺猪胆汁汤脱化而来。研究古医学术者夫人而知之，妙在先用人工呼吸法唤醒神气，故能速效。处当今中西学术竞争之时代，为中医者勤求古训、博采众方而外，不可不进取新医学术也。

李秉乾，年五十余岁。

病名：时疫霍乱。

原因：病者体硕大雄伟，生平无病，行年五十余，只在沪一病，连此二次而已。惟素具怪脉，遭病必重，在沪为其挚友治愈。此次在酒楼赴宴回，忽患霍乱，嘱家人急请伯鸿。余到诊时，病者已失知觉。

证候：吐泻腹痛抽筋，大汗淋漓，面黄土色，失知觉，不能言语。

诊断：病者素具怪脉，一至即止，代复如散沙，无病时亦如此。脉已难据，体温又因霍乱而难探，只按其外候，断为霍乱而已。

疗法：下以热水温罨，上以还魂水醒脑，约十分钟，面色红活，手足能动，略知人事。即以止痛药止其痛，病者安卧睡去。随以后方服方，遂霍然愈。

处方：广郁金钱半，生打　杜藿香三钱　制苍术二钱　羌活二钱　木瓜三钱　六神曲三钱　台乌药二钱　生白芍三钱　贡朴二钱　益元散三钱，包煎效果：翌日全愈。

花月娥，年十八岁。

病名：时疫霍乱（腹痛泻而不吐大热似寒证）。

原因：平日嗜食油炸脍，每日必啖数枚，以致伏火内发，陡变霍乱。

证候：腹痛暴泻，精神错乱，面白目昏，泻时有声，四肢筋抽酸痛，视物不见。

诊断：两手脉沉伏而微，惟久之则有一跃弹指，按脉微乃腹痛所致，泻时肛门有声响，试以手按其腹，病者觉痛，脉微中有一跃弹指，而面白目昏，虽似虚寒，经云：大热似寒，其为火郁无疑。前医施以附桂理中，所以不能治标也。然此伏火霍乱，未易辨矣。

疗法：经云：火郁则发之。遵是义先施以加味火郁汤，后以加减竹叶石膏汤、加减平胃汤。

处方：柴胡二钱　防风二钱　葛根三钱　升麻七分　羌活二钱　白芍四钱　炙草二钱　生甘草二钱　葱白四株　苍术三钱

次方：竹叶三钱　生石膏四钱，研细　六一散二钱，包煎　薄荷二钱　生白芍三钱　花粉三钱　赤茯苓一两　原麦冬二钱

三方：苍术二钱　陈皮钱半　贡朴二钱　甘草一钱　木瓜二钱　乌梅二枚　山楂二钱　麦芽二钱

效果：翌日火发，口渴痛减，面红唇焦。服竹叶石膏后，渴泻均止，惟胃未开不思食。最后服加味平胃汤，食进而病痊。

廉按：此即西医所谓急性肠炎证也，似霍乱而实非霍乱，治法先发后清，秩序井然，非得力于东垣仲景者不办。

以上出自《全国名医验案类编》

燕庆祥

吴相水，年三十余岁。

病名：时疫霍乱。

原因：其人素系中寒，春伤于风，兼感山岚瘴气，故至六月热盛之时发为呕泄霍乱。《大论》曰："岁土不及，民病飧泄。"

证候：身热微寒，渴不喜饮，少腹微疼，呕泄并行，手足拘挛。

诊断：六脉沉伏，脉证合参，是土郁发为霍乱也。愚谓此等证候，须以风木为本，以阴寒为标，以少阳之火热为中见，而其所以然者，三阴至太阴为阴之已极，故不从本而从中见。治者能平其木以扶中土，未有不验者。且手足所以拘挛，是即转筋之名，然非木之克土而何？盖手足乃脾胃所司，土受木克，何怪乎手足拘挛。若兼制其肝木，则病虽危，亦可挽回。

疗法：用藿香正气散加减，方以藿香为君，白术为臣，加吴茱萸以除阴寒而降肝逆，木瓜扶脾伐肝以舒筋。

处方：藿香钱半　焦野术一钱三分　广皮八分　桔梗八分　大腹皮一钱　紫苏八分　川朴八分　香白芷一钱　仙半夏八分　茯苓三钱　吴茱萸一钱　木瓜钱半

次诊：服两剂，呕泻全愈，热亦退，手足亦不拘牵，处善后方而归。

效果：嘱其禁米七日，用香砂六君子汤，二剂即复原矣。

廉按：藿香正气散治风寒外感、食滞内停，或兼湿邪，或吸瘴气，或伤生冷，或不服水土

等证，的是良方。若治霍乱转筋，亦惟湿蕴于中寒袭其外者，方可酌用。此案加吴萸、木瓜，辛酸合用，疏肝气反舒筋，尚属稳健。若温暑伏热，发为霍乱转筋者，在所切禁。

《全国名医验案类编》

王经邦

苍石匠，年四十余岁。

病名：霍乱转筋。

原因：六月间由于先食酒肉，后食瓜果，后半夜袒卧，猝中阴寒而发。

证候：大泻大吐，两膝拘挛，汗出如注，手足冰冷，精神困倦，言謇语低。

诊断：脉象沉细无神，由前医误用藿香正气散以治内伤霍乱，吐止而渴生，致证愈剧，将成阴阳两脱。

疗法：急用生脉散以复脉，附子理中汤以回阳，枸杞以救阴，木瓜以舒筋。

处方：海南参三钱　破麦冬三钱　五味子一钱　炮姜炭二钱　宣木瓜二钱　淡附片一钱　焦冬术二钱　枸杞子二钱　炙甘草八分

效果：一剂脉复泻止，汗敛筋舒，继用清养善后而愈。

廉按：汗多虽曰亡阳，未必不亡其阴；下多虽曰亡阴，未必不亡其阳。此案急救阴阳以固其脱，方用生脉散合附子理中汤加杞子、木瓜，较之孙真人用附子理中汤加麦冬、茯苓，尤为周到。

《全国名医验案类编》

钱苏斋

金宝三室，年五十岁。

病名：霍乱转筋。

原因：既伤暑热，又食瓜果，夜卧当风，遂成寒热暑湿风火错乱之证。

证候：形寒呕吐，暴泻洞泄，神昏壮热，目眶陷窝瘪，肉脱口渴，两足筋隆起如绳，转动牵掣、膈膊有声，腹痛有汗，四肢厥冷。子病午剧，危象毕露。

诊断：脉搏弦细，凭脉断证，此由瓜果生冷，露卧当风，遏其内伏之暑热，暑火入肝，激动厥阴风木，冲激阳明，使人身胃中之津液、肝藏之血液、顷刻劫夺无余。吐泻口渴，汗流壮热，胃津已亡也。眶陷窝瘪肉脱，血液已劫也。而腹痛转筋脉弦肢振者，表里寒热昏杂这邪未去，风火内旋，尚郁而未伸、蓄而未泄也。宜先用从治法，急祛其邪，俾屈者伸而蓄者泄，然后再图其已亡之津液。

疗法：先用辣蓼草、生姜、烧酒煎汤置盆中，使病人两足浸入。再用粗麻绳蘸汤，使有力者将绳在转筋上牵搓之，左右上下不稍停息。再用内服汤剂以取速效。

处方：姜炒川连七分　苏梗二钱　晚蚕沙三钱　陈皮一钱　乌药钱半　吴茱萸四分　石菖蒲三钱　生苡仁三钱　广郁金二钱　大腹绒钱半　杜藿香三钱　宣木瓜钱半　小枳实钱半　佩兰叶三钱　飞龙夺命丹二分，温开水先下

效果：用绳擦二小时，转筋渐定。服汤药腹痛安，身热缓，吐泻止。改用芳香清暑药，大

势俱定。乃加石斛、扁豆等养液，五日而起。

廉按：六气之邪，燥气发，霍乱少，风邪发霍乱轻，若暑火挟湿邪为热霍乱，寒挟湿邪为寒霍乱，霍乱多兼饮食过饱及发，亦有触秽恶发者。此案暑湿伏于内，风寒中于外，又夹瓜果食滞。长夏初秋，霍乱转筋最多之原因，不外如此。方用藿香左金汤加减，尚属稳当。妙在先服飞龙夺命丹，芳香辟秽，化毒祛邪，宣气通营。全体大用，真用转关夺隘之功，而具起死回生之力也。

《全国名医验案类编》

杨德馨

李焕亭，年四十余岁。

病名：霍乱转筋。

原因：由暑湿挟秽，扰乱肠胃所致。

证候：上吐下泻，腹痛转筋，目陷肢厥，口渴溺无，音嘶汗多，烦躁不宁。

诊断：六脉皆伏，脉证合参，乃时行霍乱之急病也。

疗法：初仿王梦隐蚕矢汤加减，清暑利湿以和其中。服一剂，泻止、汗止、音清，脉息已起，惟溺闭呃逆，照原方去米仁、豆卷、条芩，加石菖蒲、川朴、芦根、滑石。小便利，口渴止，饮食进，惟脉微数，胸闷发呃，此是胃气不和，余热未清耳。后服驾轻汤，三剂全愈。

处方：晚蚕沙五钱，包煎　生苡仁八钱　大豆卷三钱　陈木瓜三钱　条芩一钱　鲜竹茹三钱　法半夏二钱　丝通草钱半　红灵丹一分，冲　左金丸钱半　拌滑石六钱，包煎

阴阳水煎，稍凉徐服。

效果：连服驾轻汤两剂而痊。

生扁豆四钱　淡香豉四钱　鲜石斛三钱　鲜枇杷叶五钱，去毛，抽筋　广橘红一钱　焦山栀一钱　陈木瓜一钱　鲜竹叶四钱

廉按：王孟英曰：丁酉八九月间，杭州盛行霍乱筋之证。有沈氏妇者，夜深患此，继即音哑厥逆。比晓，诊脉弦细以涩，两尺如无，口极渴，而沾饮即吐不已，足腓坚硬如石，转时痛楚欲绝。乃暑湿内伏，阻塞气机，宣降无权，乱而上逆也。为仿《金匮》鸡矢白散例，而处蚕矢汤一方，令以阴阳水煎成，候凉徐服，此药入口竟不吐。外以烧酒令人用力摩擦其转戾坚硬之处，擦及时许，郁热散而筋结始软。再以盐卤浸之，遂不转戾，吐泻渐止。晡时复与前药半剂，夜得安寐，次日但觉困极耳，与致和汤数服而痊。后治相类者多人，悉以是法出入获效。此案纯系梦隐方法，略为加减，竟奏全功，益见王氏蚕矢汤之确有成效也。

《全国名医验案类编》

庄虞卿

马金玩乃室，年逾三稔，体强。

病名：干霍乱。

原因：痰食停滞，胸闷不食，复受暑秽，倏忽病作。

证候：心腹绞痛，欲吐不吐，欲泻不泻，面青舌强，足膝拘挛。

诊断：左手脉涩，右关滑实，脉证合参，此干霍乱证也。既因停积而壅塞腑气，复受秽浊而阻逆经气，则中州扰乱，胃脘气逆，此腹痛而不吐泻等证所由作也。面青舌强者，是邪已入营，营血凝而不流之象。骤发之病，勿虑其虚，非内外急救，鲜克有济。周时内饮食米汤，切勿下咽，免致胀逆莫救。

疗法：内外兼治。以磁锋刺委中穴深青色之筋出血，以泄其毒，复用盐汤探吐，以宣其滞。得吐后，再以栀子豉汤加香附、益母草、川朴、菖阳、法夏、茯苓、生草，调气行血，解毒安中，以善其后，日服二剂。

处方：磁锋（极尖锐者）二枚

盐一撮，放刀上用火炙透，用阴阳水和服，以鹅羽探吐。

又方：栀炭一钱五分　香豉三钱　制香附二钱　川朴一钱　菖蒲八分　法夏一钱　茯苓三钱　益母草二钱　生草五分

效果：磁锋砭后，手足遂舒。用盐汤探吐，当吐黄碧色之痰涎碗许，腹痛遂愈。三日胃能纳食，五日康健如常矣。

廉按：干霍乱病因不一，骤伤饮食者宜探吐，宿食为患者宜消导，气郁感邪者宜宣豁，暑火直侵者宜清解。前哲张三锡、郭右陶早有发明。张氏曰："干霍乱俗名绞肠痧，急宜探吐，得吐则生，不吐则死。吐后方可理气和中，随证调治。"郭氏曰："心胸胀闷，腹中疼痛，或如板硬，或如绳缚，或如筋吊，或如锥刺刀到，虽痛极而不吐泻者，名干霍乱。乃邪已入营，宜以针刺出血，则毒有所泄，然后再审其因而药之。"此案内外急救，深得两家之心传？宜其应手奏功也。

余南，年逾三稔。

病名：霍乱转筋。

原因：天气炎热，因热贪凉，饮冷过度，脾受湿侵。

证候：吐泻转筋，苔黄口渴，手足厥冷，小便微黄。

诊断：两手无脉，此系阴阳逆乱，清浊混淆，气机郁塞，脉息因之潜伏，非气血散上神脱脉绝也。《灵枢》经脉篇云："足太阴厥气上逆则霍乱。"足太阴脾土脏也，其应在湿，其性喜燥，镇中枢而主升清降浊之司，饮冷过多，湿盛于中，升降之机为之阻滞，则浊反厥逆于上，清反抑陷于下，而为霍乱转筋者，风木之变也。湿土为风木气克，湿热铄于筋则为转筋，苔黄口渴、小便黄者，为湿郁化热之象。张路玉云："霍乱有一毫口渴，即是伏热，种种燥热之药，误服即死。"按张君此言，独具只眼，堪为治霍乱之金针。

疗法：用茯苓、泽泻、猪苓、广皮为君以祛其湿，焦栀、香豉为臣以解其郁热，佐苡仁、木瓜、木香以舒筋而调气，使以扁豆花消其暑，每日服三剂。外以好烧酒辣蓼，令人用力摩擦其转筋之处。

处方：茯苓四钱　泽泻三钱　猪苓二钱　广皮二钱　焦栀二钱半　香豉三钱　苡仁五钱　木瓜一钱　木香八分　扁豆花三十朵

外治：烧酒六两　辣蓼一把

效果：擦将一时许，筋乃不转。一日吐泻止，三日诸恙退。继用调理，康健如常。

廉按：诊断颇有发明，处方亦尚稳健，此为湿热霍乱之正治法。

以上出自《全国名医验案类编》

梁右斋

刘腮狗仔，年四十六岁。

病名：霍乱转筋。

原因：热中厥阴。

证候：昨日夜半，忽然消渴（大渴大饮之谓），大吐大泻，足内股大筋揪痛不堪，不能转侧，足指揪强，玉茎揪缩，茶水入口、即时自觉就走大便出，神识尚清，至晨全身大肉尽削，瘦如鸡骨。

诊断：脉浮弦数，舌苔白腻，两边黄燥，脉证合参，系因热势过度，气机旋捷，故食不待化而即出。《内经》曰："肝主疏泄。"肝经厥阴，气化风木，热中其经，木挟热以侮土，则呕吐作而不能制水生津，化血生肌，故大肉削矣。风挟热以劫水，则肾水亦暴亏矣。水亏则木失养，故筋转之证作矣。经又曰："肾为胃关。"肾虚则无能司关，故饮食入即直出，玉茎亦因而致缩也。其证有可救的把握，惟神清脉浮。伤寒书曰：厥阴病、脉浮欲愈。

疗法：仿孟英法，治注重泻热平肝舒筋。

处方：生米仁三钱　晚蚕沙三钱，包煎　赤芍二钱　条芩钱半　鲜竹茹三钱　滑石粉钱半，包煎　生甘草一钱　连翘钱半　木瓜八分　康熙青钱四枚

复诊：前证悉除，脉细气馁。以前方去滑石、连翘，加生地汁一瓢、北沙参三钱、生杭芍三钱、柏子仁二钱，四剂。病者曰：是病幸得先生上午即来，若延至下午，恐命不保。述其揪痛不堪的情况，自觉即时就要脱气。服药一剂筋揪定，二剂吐泻止，昨日三剂，遂起床，感谢不已。

说明：此证即世欲所称吊脚痧，朝发夕死之证也，据西医解剖试验，则系细菌。按吾方内并无杀菌的药，而见效又有如是之迅速，其理安在？或此药能助人身之白细胞扑灭细菌也，抑或解其热而细菌自毙也。

效果：以前方去连翘、滑石，加柏子仁二钱、生地汁（冲）一瓢、苏沙参三钱、杭白芍三钱，四剂痊愈。

廉按：热中厥阴，由暑热直中厥阴，陡然乱于肠胃而为霍乱转筋者。正《内经》所谓"诸转反戾，水液浑浊，诸呕吐酸，暴注下迫，皆属于热"也。方用黄芩汤合天水散清肝消暑以坚肠为君，参以蚕沙、木瓜、竹茹、米仁等皆为热霍乱转筋之要药，妙在康熙青钱善制肝横以舒筋，法从《圣济总录》脱胎而来，非偏用新药以欺人也。

《全国名医验案类编》

陈在山

陈永芳，年二十五岁。

病名：阴寒霍乱。

原因：秉气虚弱，身体羸瘦，曾患呕血愈而未全，外受寒温之邪所袭。

证候：初觉中满，小腹微痛，夜间吐泻暴作，口燥不思饮，四肢厥逆，身寒冷汗，唇青面白。

诊断：脉来沉迟欲绝，纯阴之脉也。按本岁己酉，阳明燥金司天，正在七月中气，是四气

司令，主客寒湿，天运为太阳寒水，地运为太阴湿土，更夹伏暑余邪相延不尽，人在气交之中，感受蒸淫之气为病，轻则时邪，重则霍乱。《六元正纪大论》曰："阳明之政，多阳少阴。"是指司天之常，并指运气之变。今者寒水加临湿土之上，乃运气之变也，知常知变，医道近焉。此证脉象病形，皆属纯阴。王孟英曰：霍乱之属寒者，地气之逆也，逆则为阴，急用回阳助气之剂以救之，庶可回春于再造。

疗法：用大剂附子理中汤，方以人参助气培元为君，白术健脾燥湿为臣，甘草和中补土为佐，黑姜辛温散寒为使，加附子扶阳破阴，以奏速功。

处方：潞党参一两　炙甘草五钱　白术二钱，土炒　干姜五钱，炒黑　淡附片五钱

又方：潞党参五钱　苍术四钱，炒　陈皮三钱　生甘草三钱　川朴三钱　大红枣七枚

效果：服前方一剂，吐泻顿止，手足渐温，面色微和。接服后方，白术易苍术，减附子、黑姜，加陈皮、厚朴和胃，二剂而痊。

廉按：阴寒霍乱，即西医所谓真性霍乱也。当然回阳急救，强心肌以补元气为正治法。方用大剂附子理中，与西医用强心针、盐水注射，异曲同工。幸而呕血旧恙未发，否则一波遂平，一波又起。寻绎其方，干姜炒黑，附子用淡，亦曾顾虑及此，大胆之中，仍寓小心也。

《全国名医验案类编》

顾振呼

蔡阿新，年近三旬。

病名：阴寒霍乱。

原因：夏日酒醉后，狂饮冷水，继啖西瓜，露宿一夜，晨即霍乱大作。

证候：腹痛水泻，色如米浆，呕吐清水，饮即吐出，呃逆连声，四肢厥逆，手指白胖，汗泄淋漓，旋即眶陷肌削，气急失音，咽痛口渴，面赤戴阳，烦躁暴至，有欲坐卧泥水之态。

诊断：六脉沉微似伏，舌苔灰白滑黏，此阴寒霍乱危证也。阴盛于下，格阳于上，上热假，下寒真，中阳困顿，转旋无权，阴阳否格，暴脱在迩。

疗法：内外并治。速令醋打生附子四枚，涂两足心涌泉穴，以引其上越之阳；研化龙骨、生牡蛎粉各二两，遍扑周身，以固其外散之阳；随进白通加人尿猪胆汁法，参入麝香、肉桂、丁香、柿蒂诸品，徐徐冷服，防其拒纳，以俟动静。

处方：生附子三钱　炒党参三钱　肉桂一钱　丁香一钱　淡干姜三钱　淡吴萸钱半　麝香五厘　柿蒂二十四枚　草果钱半　葱白三茎　清童便一杯　猪胆汁一匙，同冲

效果：服药后，烦躁渐静，四肢转暖，汗呃止，咽痛缓，面赤亦退，余候依然。惟脉象初则续续渐出，未及半时候又双伏，烦躁复作，此阴寒过厉，气竭阳微，遽难旋转回阳也。令将原方加别直参三钱，速煎冷灌。脐贴回阳膏一张（回阳膏，用当门子五厘，母丁香、桂心、生附子各一分，硫黄三分五厘，研细，置膏贴脐。治阴寒霍乱，温通脾肾有特效。药肆中多不备，急难凑手，殊为憾事。医者宜修合储瓶以备急需，庶免临渴凿井之苦）。以温运脾肾。招纳浮阳后，脉渐续出，但虚细耳。诸恙均除，乃以前方去葱白、胆汁、童便、当门子、柿蒂，加戈制半夏一钱、赤苓三钱，减参姜桂附之制，予二剂而愈。

廉按：阴寒霍乱，即西医所谓真性霍乱也。其证最怕汗多泻多，汗多则亡阳，泻多则亡阴，转瞬阴阳离决、精神乃绝，虽用白通加人尿猪胆汁法，往往不及救治者，因购药费时，煎药费

时故耳。此案加入桂麝，兴奋神经，强心肌以回阳，较汉方奏功尤速。附以各种外治，以助汤方之不逮。其最易建功者，脐贴回阳膏一张，立消阴寒以通阳。若再加姜复艾灸，较但用贴法尤胜。

《全国名医验案类编》

刘伦正

刘兴顺。

病名：中热霍乱。

原因：自幼业农，生活辛苦，猝然中暑夹食，陡发霍乱。

证候：手足冰冷，吐泻转筋，大渴喜饮，腹不疼痛，目反白眼，下泻臭秽。

诊断：两手无脉，舌苔垢腻，边白中黄，此中热霍乱也。口大渴不止，泻有臭味，热无疑也。若是寒证，胳臂里面外面俱冷，渴不欲饮，目眶塌陷，无反白眼之象，有抽筋无转筋之理，腹必大疼。虽寒热均能使腹疼痛，然热痛时疼时止，寒痛大疼不止。又热证手足冷，爪甲红色；寒证手足俱冷，爪甲不红，重则青黑色难治。此证寒有热，皆在夏令，必要辨证的确，始可对证发药也。

疗法：用六合汤加桃、红、银花。方以银花、扁豆解暑毒，藿香清夏，赤苓消暑气为君，杏仁、川朴下气宽胸为臣，佐以桃仁、红花活血通络，木瓜舒筋平肝，使以甘草，调和诸药，西参略扶正气。

处方：杜藿香二钱　卷川朴二钱　光杏仁三钱　清半夏三钱　陈木瓜二钱　西洋参一钱　生扁豆三钱　光桃仁钱半　红花钱半　赤苓三钱　济银花五钱　甘草一钱　荷花露一两，冲

效果：初服一剂药不纳，病者合家恐慌，预备后事。余曰：再煎服第二剂，可保有效。遂连服两剂，六脉皆现，后用清理而愈。

廉按：中暑夹食，陡发霍乱转筋者，为热霍乱。方用六合汤加桃、红、银花，消暑化食，活血舒筋，大旨不差。惟转筋多因肝横乘脾，其肝火必内炽，当佐左金丸，既能泄肝以止转筋，又能上止吐而下止泻，加此则更周备矣。

《全国名医案类编》

贺季衡

杨男。1929年7月24日初诊：

暑湿为寒邪束缚，中阳骤失运行，于是水泄如注，其色带红，脘下痞满，按之痛，且作恶，两手厥冷，渐达曲池，汗出颇多，脉沉细，左手伏而不楚，舌苔白腻满布，舌心灰黑两条。一派仄塞郁遏化火而不果，且脾阳已陷，呃逆可虑；亟为通阳化浊。

姜川连五分　淡干姜一钱　川桂枝一钱　大白芍二钱　上川朴一钱　姜半夏二钱　正滑石五钱　藿香一钱五分　新会皮一钱　云苓三钱　生姜两片　伏龙肝一两，先煎代水

晚诊：午后进通阳化浊，两手厥冷较和，由曲池而下及脉门，指节仍清冷如冰，惟汗较收，足底已转温度，舌苔白腻渐腐，右目渐红赤，口渐作渴。寒暑湿浊，脾阳因暴注而下陷，仍防呃逆。姑守原意出入，以冀阳回化热为顺。用五苓、泻心合法。

姜川连五分　淡干姜八分　大白芍二钱　姜半夏一钱五分　桂枝尖一钱　焦白术二钱　云苓三钱　炒枳实一钱　正滑石五钱　新会皮一钱　泽泻一钱五分　青荷叶一角

另止汗方：煅牡蛎五钱　煅龙骨五钱　杭粉五钱　粟壳三钱

共研取细末，于汗处拍之。

又浴方：当归五钱　桂枝五钱　蚕沙三两　木瓜一两　陈酒四两　生姜五片

用水一木勺煎透，以毛巾蘸药水温浴四肢。

午后诊：午后进五苓、泻心等法，并用强心剂，而阳仍不回，四肢厥冷，或有汗，脉伏不起。据此见证，颇为棘手，除用附子理中法，别无良策。

熟附片一钱五分　川桂枝一钱五分　潞党参三钱　炒白术三钱　淡干姜一钱　云苓二钱　当归二钱　炙甘草八分　五味子五分　生姜两片

7月25日：

早诊：昨晚改进回阳救急，四肢厥冷转温，脉伏渐起，久按尚模糊少力，可见垂绝之元阳，甫有来苏之机，舌白转黄，舌根灰黑。下利虽止，水道未能单行，阳不化阴，清浊不分所致。当守昨意，略增分利化浊之品可也。

潞党参三钱　焦白术三钱　泽泻一钱五分　焦谷芽四钱　熟附片一钱五分　川桂枝一钱五分　淡干姜一钱　姜半夏二钱　正滑石五钱　云苓三钱　大砂仁一钱　生姜两片

晚诊：两进回阳救急，四肢厥冷，足底先热，两手继温，指节尚未全和。两脉之沉伏已见起，可见追回垂绝之元阳，非参、附、姜、桂莫属，若真阴欲竭，非熟地、五味不可。其回阳救急汤中，用五味子者，即防阳一回，而阴又随竭之弊。当元阳初复，尚宜慎重一切，爰以和阳调中为事。

潞党参三钱　炙甘草七分　云苓三钱　熟附片一钱五分　陈橘皮一钱　川桂枝一钱　焦谷芽四钱　焦白术二钱　生姜两片

7月26日：

三进回阳救急法，阳已全回，四肢厥冷已和，汗亦收，脉亦起，且已知饥索食，水道亦能单行，舌苔前端已化，后半之腻黑未脱，语音尚未复，间或气涩无声，足征阳气虽回，阴液未复。当此际也，宜删去辛温，略参清养和中之品为是。

潞党参三钱　炒白术二钱　炙甘草五分　泽泻一钱五分　大麦冬二钱　云苓三钱　五味子五分　陈橘皮一钱　大砂仁八分　焦谷芽四钱　生姜两片　干荷叶一角

7月27日：

风涛已定，化险为夷，垂绝之孤阳固复，且阴液告竭未充，声嘶渐响，二便复自通，胃气亦渐回苏，频思食物，舌根黄腻亦步化，而脉虽起，沉分反有数意。肠腑尚有积湿未清，温补转宜删之，刻当调胃，和化其余浊。

川石斛三钱　南沙参四钱　大砂仁一钱　焦白术二钱　云苓三钱　炒苡仁五钱　泽泻二钱　焦谷芽四钱　陈橘皮一钱　炙甘草五分　青荷叶一角

后服方：此方俟舌根黑苔全部退化，用培补阴气，为善后计。

潞党参三钱　焦白术二钱　炙黄芪二钱　五味子五分　大砂仁八分　云苓三钱　炙甘草五分　大麦冬二钱　陈橘白一钱　焦谷芽四钱　莲子十粒　红枣三个

此证金液丹、玉壶丹均可酌用，惜无现成，否则来复丹，然非此证的对之品，特揭出以示吾侪诸子。

拟改方：顷奉手示，得悉一切，日来食物则呃逆，表热体痛，或呻吟轧牙，似有烦躁状，口干便结。盖食物太多，肠胃之运化不及也。姑从仲圣复病例立法。

香豆豉三钱　黑山栀一钱五分　炒枳实一钱　大杏仁三钱　旋覆花一钱五分，包　刀豆子三钱　陈橘白一钱　云苓三钱　焦谷芽四钱　姜竹茹一钱五分　柿蒂七个　生姜一片

《贺季衡医案》

范文甫

秦师母。吐泻大作，如米泔水，螺癟汗出，脉伏肢冷，气息低微，人事昏昏，此阴寒之时疫也。若服寒凉之剂，则不可救矣。阴霾弥漫，真阳欲脱，危在顷刻，急服回阳之剂或有可救。

厚附子15克　党参30克　甘草12克　姜炭12克　伏龙肝30克　桃仁6克　红花6克

二诊：吐利止，厥亦回，脉细而弱，将愈矣。

淡附子9克　党参15克　白术9克　甘草3克　炮姜3克

李君。素有郁热，复感时邪，时疫交作，涌利呕吐，腹痛绞肠，舌苔黄腻，脉濡而数。濡则为湿，数则为热。湿热壅伏，治宜清化。

黄芩30克　焦山栀15克　蚕沙30克　豆豉9克　半夏9克　橘红6克　蒲公英30克　鲜竹茹30克　黄连9克

二诊：大瘥。黄芩定乱汤全方再服一帖可也。

小沙泥街郑姓子，时疫发作。其父嘱其长子延余。余出诊去，寻得。路遇门人王庆澜，庆澜劝余速去诊，伊亦同往。入门，见患者僵卧在堂，准备后事矣。其父曰：甫一吐一泻即死。言毕泪如雨下。余曰：如此之速，当视之，以备后之病者。即捻其手尚温，而鱼际有脉。余曰：尚未死。盖热极闷死也，姑救之。以新汲井水四大桶。置身于空缸中，用冷水灌其顶，灌三桶，突然开口呼冷而活。再用黄芩定乱汤治之而愈。冷水灌顶，本李士材法，余借用以治热疫。

陈师母。涌利空呕，面青转筋，此乃时疫重证。当先治其病，虽有胎孕亦不顾也。

连翘9克　桃仁15克　红花9克　甘草6克　枳壳9克　赤芍9克　柴胡9克　生地24克　当归9克　葛根9克　蚕沙30克　鲜水芦根30克

二诊：时疫已解。

当归9克　桂枝6克　白芍12克　甘草3克　生姜3克　大枣4枚　饴糖30克

癸亥年（1923年）七月，时疫大作，解毒活血汤三四帖。但服头汁，二汁作水，即煎二帖，仅服头汁，如是四帖而愈。此是热证，用紫雪丹、石膏之类已毙数人。其理譬如炭火聚于一盆，冷水倒下，火非不熄，热气上炎，肺先受之，肺被炙烂则死矣。此方譬如铁耙拨火，散开火力，使之渐缓，不能作祟。其理如此。

以上出自《范文甫专辑》

魏长春

叶德全君，年七十四岁。六月四日诊。

病名：湿霍乱。

原因：劳力之体，中阳素虚，感受暑湿，成霍乱证。

证候：胸闷腹痛，吐泻神疲。

诊断：脉弦，舌苔黄白厚腻。中虚挟湿，而成霍乱证也。

疗法：胃苓汤加味治之。

处方：陈皮一钱　川朴一钱　白术三钱　炙甘草一钱　猪苓二钱　茯苓三钱　泽泻三钱　桂枝一钱　白芍三钱　鲜藿香一钱

次诊：六月六日。泄泻止，胃思纳。右脉滑大，舌红苔黄。用钱氏白术散，合桂枝汤加减。

次方：葛根一钱　广木香一钱　鲜藿香一钱　西党参三钱　炒白术三钱　茯苓三钱　炙甘草一钱　桂枝一钱　炒白芍三钱　六神曲三钱　米仁八钱

效果：服药后，舌苔化，胃醒静养渐健。

炳按：此湿霍乱，治法甚善。寒与热之霍乱，别有证候治法。

秦味清君长女，名珠芬，年十三岁，住映墙门头。五月八日诊。

病名：干霍乱。

原因：吸受暑热，夹食内积。

证候：面青色兼惨白，内热腹痛。

诊断：脉象沉涩，舌红苔白腻。暑热夹食，成干霍乱。上下不通，中焦热闭故也。

疗法：先用炒盐探吐，开其胸膈，治以疏透暑湿。

处方：杜藿香二钱　淡豆豉三钱　紫金锭二块，研化服　焦山栀三钱　川朴六分　吴茱萸三分　黄芩二钱　川连八分

次诊：五月九日。昨服药后，已得吐泻。按腹仍痛，小溲短数，无汗口干，脉滑，舌红苔薄白，治宜宣化伏邪。

次方：淡豆豉三钱　焦山栀三钱　葱白五个　枳实一钱　紫金锭二块，研化　通草一钱　大腹皮三钱　泽泻二钱　杜藿香一钱　益元散四钱

三诊：五月十日。潮热吐蛔，腹痛胃呆。脉滑，舌红苔黄腻。治宜宣气清热。

三方：川连六分　吴茱萸五分　竹茹三钱　乌梅一钱　天花粉三钱　连翘三钱　益元散四钱　青木香一钱　六神曲三钱　银花二钱

四诊：五月十一日。食滞化燥，腹痛便闭。脉缓，舌苔黄厚，用导下法。

四方：木香槟榔丸三钱　天花粉三钱　麦芽三钱　丹皮二钱　莱菔子三钱　元明粉三钱　泽泻三钱　大腹皮三钱

五诊：五月十二日。热退便解，食滞未尽，腹中仍痛。脉缓舌红润。拟宣通中焦积滞。

五方：连翘三钱　谷芽三钱　六神曲三钱　胡连一钱　生甘草一钱　雷丸三钱　川楝子三钱

效果：服药后胃苏，痛止病愈。

炳按：干霍乱乃触秽挟食，上不得吐，下不得泻，腹痛如绞，用炒盐探吐，以开其上膈，槟榔丸攻下，以通其下焦，遵古而不泥于古也。

奉斋和尚，年约三十余岁。五月十七日诊。

病名：寒霍乱。

原因：真元素虚，受寒夹食，成霍乱证。

证候：自汗肢冷，腹中不舒，烦躁欠宁，便泻欲呕。

诊断：脉弱舌淡，寒霍乱证也。

疗法：温通血分寒闭，用当归四逆，合来复丹治也。

处方：当归四钱　桂枝三钱　生白芍三钱　炙甘草一钱　北细辛三分　通草一钱　吴茱萸一钱　来复丹三钱，吞

次诊：五月十八日。脉软舌淡，肢暖自汗，腹筍不舒，胃呆，阳衰阴盛之证。用四逆真武合剂，参以和胃法。

次方：厚附子三钱　干姜三钱　炙甘草二钱　茯苓四钱　吴茱萸一钱　生白芍五钱　白术三钱　乌梅安胃丸三钱，吞

三诊：五月十九日。汗敛，清水上泛，脉弱舌淡。病已转机，再以真武汤加味治之。

三方：厚附子二钱　生白芍三钱　干姜一钱　白术三钱　茯苓三钱　吴茱萸一钱　乌梅一钱　罂粟壳三钱　荜茇二钱

效果：服后阳回，胃苏停药。

炳按：寒霍乱所吐多白糜水而冷，泻下亦如白米泔水，肛门冷，肛口放大，吐泻数次后，即自汗肢冷，气喘音嘶，即西医所谓真性霍乱也。

楼维新君夫人俞氏，年二十五岁。六月二十三日诊。

病名：寒霍乱变热厥。

原因：传染时行霍乱。

证候：吐泻清水，腹不痛而肢冷，黏汗自出。

诊断：脉迟舌淡，苔薄滑，寒霍乱脱证也。

疗法：亟用雷公散灸脐，拟方以温中解毒，强壮心神。

处方：吴茱萸三钱　干姜二钱　西党参三钱　白术三钱　来复丹二十粒，吞　炙甘草一钱　川朴一钱　桃仁八钱　生姜汁一小匙，冲　杜红花三钱

炳按：红花、桃仁甚善，合诸药，能通窍活血，仿王清任法。

次诊：六月二十三日下午。四肢已温，呕吐口干欲饮，眼眶低陷。脉弦，舌红苔白滑，经水适来，腹筍不舒，用王清任解毒活血汤，合左金丸，清肝止呕。

次方：葛根三钱　川朴一钱　桃仁八钱　杜红花三钱　当归三钱　赤芍三钱　乌梅四钱　连翘三钱　大生地八钱　生甘草一钱　吴茱萸一钱　川连一钱

三诊：六月廿四日晨。昨晚已能行动，今晨猝然昏厥，脚筋挛急，神识昏迷，刻按脉滑数，舌红苔黄，泄泻未已。证系寒霍乱，阳还变厥，此为热厥，先灌紫雪丹五分，服后知渴，拟王孟英蚕矢汤主之。

三方：晚蚕沙五钱　鲜石菖蒲钱半　吴茱萸三分　川连八分　鲜藿香一钱　鲜佩兰十片　黄芩三钱　钩藤三钱　茯苓四钱　米仁八钱　紫金锭二块，研化

四诊：六月廿四日下午。壮热渴欲，便泄如注，灼热异常，脉数，舌红苔黄厚黏，胸闷肠鸣。拟清肠胃热毒法，惟重证须用重剂，勿因畏惧而惮服。反致延误病机也。

四方：川连二钱　黄芩八钱　川柏五钱　葛根三钱　知母三钱　生甘草一钱　乌梅三钱　天花粉八钱　连翘五钱　银花八钱　滑石八钱　鲜荷叶一角

五诊：六月廿五日。脉数，舌苔黄厚腻。便泻已减，口渴，四肢和暖，咳痰不爽，肠胃热毒未尽，再用苦寒清肠。

五方：葛根三钱　黄芩五钱　川连一钱　生甘草一钱　银花五钱　鲜石菖蒲一钱　川柏三钱　知母三钱　射干二钱　天花粉五钱　乌梅三钱　淡豆豉三钱

六诊：六月廿五日。经来色黑，手足掣动，脉弦细，舌红苔黄黏，胃呆。用清热凉肝。

六方：桑叶三钱　丹皮三钱　丹参三钱　白薇三钱　青蒿三钱　丝瓜络二钱　杜红花三钱　川楝子三钱　石决明八钱　刺蒺藜三钱　钩藤三钱　左金丸一钱，吞

七诊：六月廿七日。泻止胃苏，手足和暖，脉弦舌红，苔黄黏渐化，边尖淡红。根苔薄黄，拟清肝和胃法。

七方：桑叶三钱　丹皮二钱　连翘三钱　川石斛三钱　赤芍三钱　杜红花三钱　丝瓜络二钱　刺蒺藜三钱　丹参三钱　川牛膝三钱　左金丸一钱，吞　米仁八钱

效果：病瘥，进调理方渐健。

炳按：前后七方，为寒霍乱初、中、末治法，多可师法。

陈开鹤夫人，年四十五岁。七月十七日晨诊。

病名：热霍乱夹红疹。

原因：感受暑热霍乱，服前医温剂止泻。热伏血分，故发红疹。

证候：吐泻清水而腹不痛，手温脚冷，口渴溲少，肌肤发出红疹。

诊断：脉弦，舌红糙。热毒伏于血分。犯胃则呕，迫肠则泻，热毒外达，发出红疹。此实热证也。

疗法：凉血解毒，宗王清任、姚梓钦二家治法。

处方：葛根三钱　连翘八钱　桃仁八钱　杜红花五钱　赤芍三钱　当归三钱　生甘草一钱　紫草三钱　制半夏三钱　川连一钱　黄芩三钱　乌梅一钱　吴茱萸三分　紫金锭二块，研细化服

次诊：七月十八日。泻止热减。小溲稍长。舌红润苔薄，脉缓。胸闷吐蛔腹鸣，拟清化肠胃。

次方：吴茱萸五分　川连八分　泽泻三钱　茯苓四钱　乌梅一钱　猪苓三钱　陈皮一钱　生白芍三钱　黄芩三钱　制半夏三钱　天花粉三钱

三诊：七月十九日。泻止口渴，胸痹胀痛，小溲稍长。脉缓舌红。内热未尽，仍用清法。

三方：黄芩四钱　生白芍五钱　银花三钱　连翘五钱　天花粉五钱　知母三钱　川柏三钱　乌梅二钱　川连一钱　制半夏三钱　原麦冬三钱　生甘草一钱

四诊：七月廿一日。肌肤红疹渐隐，胃醒便闭，胸腹气满，呕吐痰涎，脉滑舌红润。霍乱病虽差。肝肠湿火未清，拟桑丹温胆汤，合左金加味。

四方：吴茱萸五分　川连八分　橘皮一钱　制半夏三钱　茯苓三钱　炙甘草一钱　枳壳一钱　竹茹三钱　乌梅一钱　丹皮二钱　桑叶三钱　郁李仁肉四钱

五诊：七月廿三日。脉缓，舌红中剥，边苔黄。口渴便血，经水届期而来，少腹胀痛。用清血凉营法。

五方：青蒿三钱　鳖甲五钱　银柴胡二钱　地骨皮三钱　玄参五钱　鲜石斛三钱　黄芩五钱　生白芍八钱　生甘草一钱　银花五钱　赤芍五钱　川楝子三钱　天花粉五钱

效果：服药后，便血止。热退病瘥。

炳按：热霍乱，上吐多酸腐食物，下泻亦多宿食。肛门热，小溲短赤，不致即变自汗肢冷，外治法同寒霍乱，内服则大异耳。

汪桂章君夫人应氏，年二十七岁。七月二十日晨诊。

病名：热霍乱坏证。

原因：从沪来慈，舟车已感劳顿，喜事饮宴。杂食油腻积滞，连朝天气炎热，恣食西瓜冷物，清浊混淆，扰于肠胃，酿成霍乱之证。据称初服治寒霍乱丹方。如生姜、附子、硫黄等。温燥热药，以及针灸，咸无效验。

证候：吐泻清水如注，眼眶低陷，目赤眼瞪，足筋挛缩，小溲癃闭，渴饮呕吐，肢冷烦躁。

诊断：六脉全伏，舌红绛干燥，苔黄厚。姚梓钦霍乱新论曰，霍乱轻者，脉微数，重者极数。再重则数极而伏，其微数者，胸烦亦微，极数者，胸乱亦极，至于数极而伏。则胸乱之苦。将不堪言状，此证因胸乱，故烦躁不宁也。脉证合参，病属热霍乱，误治坏证。

疗法：解毒活血，清热开闭，以希万一。宗王清任、姚梓钦二家治法。

处方：桃仁八钱　杜红花九钱　赤芍五钱　当归五钱　连翘五钱　葛根三钱　柴胡二钱　生甘草一钱　紫雪丹五分, 化冲　川连一钱　黄芩二钱

次诊：七月二十日下午。服药后伏热外达，厥愈肌温，目睛赤色呆瞪。泄泻未止，渴饮呕吐，烦躁不宁，热毒内蕴，当清泄肠胃。

次方：川连二钱　黄芩三钱　川柏三钱　生甘草二钱　葛根三钱　桃仁八钱　紫草三钱　乌梅三钱　天花粉五钱　鲜菖蒲二钱　叶氏神犀丹一粒, 研化

三诊：七月廿一日。泻止烦躁已宁，呕吐亦止。寸关脉缓，尺泽脉稍大，小溲癃闭，胸闷口渴。舌红苔黄黏干燥，病虽转机，疫毒未清。切宜慎食为要。

三方：西紫草三钱　天花粉五钱　地丁草三钱　川连一钱　黄芩三钱　生甘草一钱　连翘五钱　杜红花三钱　猪苓四钱　银花三钱　泽泻三钱　叶氏神犀丹一粒, 研化

四诊：七月廿二日。吐泻皆止。神识清晰，便下赤色，小溲稍长，热度较减，胸腹闷痛，渴饮，舌红干燥中剥。脉缓，咳痰带血。疫毒未清。用养液解毒法。

四方：黄芩三钱　生白芍五钱　川连一钱　天花粉五钱　鲜石斛三钱　竹茹三钱　葛根三钱　生甘草一钱　银花三钱　连翘五钱

五诊：七月廿三日。脉缓，舌红中剥，边苔黄。大便下血，经水适来，少腹胀痛，口渴。用凉营解毒清热法。

五方：青蒿三钱　鳖甲五钱　银柴胡三钱　地骨皮三钱　玄参五钱　鲜石斛三钱　黄芩五钱　生白芍八钱　赤芍五钱　生甘草一钱　银花五钱　川楝子三钱　天花粉五钱

六诊：七月廿五日。脉滑，舌鲜红苔化。胃醒思纳，经水停止，口渴干燥，便泻老黄色，肠鸣腹痛，头眩，遍体酸楚。肠胃热毒未尽也。

六方：黄芩四钱　生白芍五钱　生甘草一钱　天花粉五钱　银花三钱　鲜金钗四钱　知母三钱　青蒿三钱　生鳖甲五钱　生牡蛎八钱　川连一钱

七诊：七月廿七日。面容渐焕，胃亦思纳，脉缓，舌红苔薄。咳痰带血，肠鸣腰痛皆痊。元阴不足，当用潜阳润燥育阴法。

七方：玄参五钱　生白芍五钱　生甘草一钱　女贞子三钱　天花粉八钱　丹皮二钱　知母三钱　川柏三钱　川楝子三钱　青蒿三钱　生龟板八钱　生鳖甲五钱

效果：服药后，病愈赴沪。

炳按：前后七方，深得变通心法。启悟后学，不可不知也。

以上出自《慈溪魏氏验案类编初集》

周镇

某甲，高述甫家厮养，年廿余岁。己未七月初一日患疫，霍乱吐泻，指瘪转筋，面黧肢冷，汗出胸闷，懊烦异常。初诊：脉伏苔腻，疫邪内袭，伏热气湿均滞，血不运行，势属重险。即拟左金、橘、藿、晚蚕沙、薏仁、木瓜、通草、车前子炭、二苓、丝瓜络、木通、郁金。病者渴饮冷水，嘱以井河水煮熟温饮。初二日复诊：右脉稍起，左仍伏，苔如前，目眵，肢冷如昨，呕减未定，懊烦稍止，汗无。因隔昨移道院，无窗槅，感冒风寒也。复用豆卷、滑石、晚蚕沙、苏梗、藿、橘、苓、薏、萸连、通草、丝瓜络、车前子、三合济生丸。并劝主家移居。初三日诊：右脉较振，面转红活，指陷已满，肢暖，目眵，苔转黄，吐止、干恶，口渴，泻已减，又起热呃。即疏菖蒲、川连、黄芩、益元散、木通、车前、竹茹、薏仁、枇杷叶、通草、芦根。另以鲜藕同冬瓜、忍冬藤、白茅根煎代水。其主又延别医，亦清伏热暨紫雪丹等，势定，在庵内静养。越旬，病者嘴馋，佛妪竟与食忌品，证变骤毙。闻者为之悼惜。

张舍顾安德之子。每喜风卧。己未闰月，患霍乱吐泻，即抬往医院，用盐水注射二次，不退。招予诊。呕吐，汤水不进，自觉懊烦。诊脉濡，苔白。吐出有痰，口渴引饮。进萸、连、苓、半、薏、通、藿、橘、大腹、乌药、灶心土、车前子炭。另飞龙夺命丹。先嘱饮酱油汤少许，不吐乃进药。后溲渐通，便溏吐止。原方去夺命丹，加三合济生丸续进而瘳。

荣蒋氏，年四旬，嫠妇，住荣巷。茹素脾虚。感受疫邪，吐泻转筋，针治服药，已减。而脉微便溏，苔薄白不浊，四肢厥冷。此霍乱偏于阴寒阳乏者，宜温经回阳，扶中固脱。野于术二钱，白茯苓三钱，别直参须七分，宋半夏三钱，新会皮一钱，川桂枝七分，泽泻二钱，白扁豆三钱，制附片钱半，淡干姜二分，禹余粮四钱，车前炭三钱，猪胆汁（冲）一小匙。其皮狃于疫邪，去参煎服。厥回脉起，溲通便实，渐愈。

于金生室南苏秦，戊午六月中旬上城受暑，霍乱吐泻，肢厥转筋，臂色黑，胸前热。投剂即吐，惟瓜汁稍纳亦呕。针刮并施，泻定，臂黑渐退，而吐仍不止。延余诊时，脉濡不振，舌红苔薄。手未暖，胸仍灼。其暑热之邪窒碍升降，营络痹阻，兼有肝郁，胃气更为失降也。拟萸、连、竹茹、半夏、旋覆、代赭、藿香、木瓜、丝瓜络、滑石、芦根、金铃子。另伏龙肝、鲜藕、荷叶梗、枇杷叶，煎汤代水。另玉枢丹、伽楠香各一分，郁金二分，研细，另服。呕吐渐止，胸灼亦退，二剂而愈。

荣右，乡人，嗜冷物生水，有停饮证。壬寅八月既望，半夜吐泻。嚼生芋不辣、生矾不涩，卧龙嗅之嚏不多，有冷涕；兼施刮背，微针虎口、臂弯、膝弯、委中、胸腹，吐泻渐定。诊其脉，两手指已瘪下，脉细沉不起，舌红苔白，是霍乱重证，用广藿香、橘皮、吴萸、川连、半夏、木瓜皮、佛手、薏仁、蚕沙、丝瓜络、伏龙肝、生荷叶。服后痛定泻稀。左足转筋，以烧酒浸艾叶及青布蘸醋，搽之。筋转定，转寒热，邪欲外达。用桑叶、薏仁、陈皮、半夏、藿香、蔻仁、豆卷、丝瓜络、蚕沙、黄芩、滑石、莱菔缨。吐泻全止，微微恶心，鼻热腿灼。去蔻仁、橘半，加竹茹、连翘、芦根。腹中尚有攻筑，便溏色酱，是伏热未清，每餐以鲜萝卜素煮食之。十八日觉心嘈欲食，以焦锅巴煮融，少佐萝卜食之。忌口月余，惟嘱以豆腐衣、荠菜、笋衣、山东挂面、冬瓜、萱花、百叶、冬菜为肴，勿药而安。

陈小棣，五业。冯巷。丙辰六月初七日饱食使内，午夜腹中剧痛微泻，拟干霍乱也。至城延顾姓下乡针治，未应，翌日来延。诊脉弦数，舌红苔白，凛寒不扬，痛以少腹为甚，硬而拒按，小溲短赤甚痛。询悉果有房事，乃张璐《伤寒绪论》之夹阴证也。今夏夜寒，寒邪外束，暑热乘下虚而入厥阴，本属难治。拟香豉、黑山栀、郁金、滑石、吴萸拌川连、金铃、莱菔子、楂炭、玄胡、茴香汤炒橘核、甘草梢、荷梗。外用香附、吴萸、木瓜、路路通，粗末，同麸皮、盐炒，熨其少腹。病家以痛处难熨，又拟夹阴为矫说，谓盛暑痧证为差近。初九日延诊，少顷又回云，已请某头陀下乡复针，且处方承气加减，以未审为夹阴证也。后剧痛更甚，稍言予说，初十日复来延诊，脉证相同，神情更疲，蜷卧少言，溲赤如血。仍令外熨。另用麝香入脐，生剖鸽腹罨之。拟方豆卷、黑山栀、川楝、雅连、两头尖、橘核络、玄胡、薏仁、丝瓜络、陈香薷、滑石、荷梗。服药罨熨并施，厥痛忽移，或下注睪丸，上攻臂肘，而少腹疼痛大定。十一日更邀汪伯君同诊。汪君颇善予法，谓外治之法有效，邪已由内托出，如内室之贼驱之堂陛，但未出户，历举温邪夹阴用三甲、暑证夹阴用附、桂之例，终以溲痛色赤，无可比拟。因烦闷未除，脉数尺小，舌黄。公议用开泄气分而散厥阴之结热。香豉、桔梗、射干、雅连、吴萸、炒青皮、两头尖、朱滑石、薄荷拌白茅根、黑山栀、荷梗、泽泻。另血珀、郁金、菖蒲，研服。外罨之麝鸽已秽，弃去，重备一份覆罨。嗳气忽通，惟暮分略痛耳。十二日予独诊，烦渴均减。知昨晡有凛寒身热，得汗而减。察颈下有微瘰。腹微疼，便溏，积方下行，溲赤略淡，少腹之攻痛虽止，尚不可手按。脉犹数大，苔薄黄。再清余热蕴积。豆卷、黑山栀、桔梗、赤猪苓、泽泻、薏仁、青蒿、滑石、两头尖、车前子、楂炭、荷梗、茅根。静摄而愈。此证沪埠甚多，惟内服温经，则不可恃耳。

以上出自《周小农医案》

翟竹亭

余友蒋君丕如之令正，患霍乱。招余诊视，六脉欲绝，冷汗似雨，四肢如冰，满面浮红，声音已哑，大渴思饮，看服过方药，皆止渴清热之味，吁！误也。此乃毒邪已尽，不知温补，变成元阳失散、真火飞越之证。倘再不以引火归原、纳气归肾之法，决无生理。即用参芪桂附汤，党参30克、熟地60克、炙黄芪60克、附子60克、炮姜24克、白术60克、炙甘草15克。煎成冷服。遵《内经》"用热远热"之义，一帖减半，二帖痊愈。

东郭外史庄李其兴之妇，年四十余。偶患霍乱，诊得六脉细弱，幸尚有神，邪毒已尽，元气不复，无须用针，又见室内停棺四口，问系何人，言是父子四人，皆患霍乱而死者。余知此妇操劳过度，恸伤心血。宜用参术枣仁汤，党参10克、当归10克、白术12克、川芎片6克、炒枣仁10克、柏子仁10克、菖蒲10克、丹参15克、白芍10克、熟地12克、广陈皮6克、香附 10 克。水煎服。两剂轻，四剂痊愈。

陶陵岗杨某，于八月初夜间患霍乱。天明请余疗治，但见冷汗如雨，四肢抽搐，精神昏愦，声音已哑，六脉微细，幸而未绝，此因邪尽正虚，非大补回阳不可。伊父曰："倘补住邪气如何？"余曰："脉现微细，显然无邪，抽筋音哑，乃气虚血亏，不能荣养经络，现存一点元气，若再不补元气，已绝无可为矣。"治以参芪桂附汤，党参 60 克、白术 30 克、茯苓 15 克、当归 15 克、炙黄芪 30 克、熟地 24 克、肉桂 10 克、炮姜 12 克、附子 12 克、牛膝 10 克、乌梅 5 个、五味子 10 克。水煎服。一剂病势减半，二剂痊愈，方信余认证不讹也。

西堤外杨拔贡庄杨某，年五十余，六月患霍乱，迎余时亦已三日。二日天吊，角弓反张，冷汗淫淫，面色如土，唇青似靛，六脉细濡，虚证俱现，众医纷纷，有云"折背风"者，有云"看天风"者，有云"吊眼风"者，有云"白眼翻"者，此等鄙俚之言，令人可笑，不知足太阳之脉，起于目内眦，终于足小趾，行背后，吐泻太过，气血少而不能养筋，令人反弓上视。据此确系虚证无疑，遂用十全大补汤加减，连服二帖，眼不吊，背不反。更进二帖，脉复元，冷汗收矣。四帖痊愈，若作风治，死生尚无可定也。

党参 12 克　茯苓 12 克　白术 10 克　炙甘草 10 克　熟地 15 克　全当归 10 克　杭白芍 12 克　肉桂 6 克　炮姜 10 克　桂枝 10 克　砂仁 6 克　升麻 31 克　怀山药 10 克　五味子 6 克

邑北赵寨黄姓，七月初患霍乱，三日未愈。迎余治时，吐泻已止，惟虚汗淫淫，精神恍惚，四肢冰冷，饮食不进，六脉虚细，此因吐泻太甚，元气大伤，非补不可。遂用参苓桂附汤加减，党参 24 克、贡白术 12 克、茯苓 10 克、炙甘草 12 克、熟地 15 克、巴戟天 12 克、破故纸 12 克、当归 10 克、五味子 6 克、炙黄芪 12 克、油桂 10 克、附子 10 克、炮姜 10 克、山萸肉 10 克、茯神 6 克、炒枣仁 6 克、石菖蒲 10 克。一服见效，三剂痊愈。

罗岗村务姓妇，年七十余，六月患霍乱。迎余治时，泻止而吐不停，胃脉极细，此因邪去正虚，火性炎上，所以呕吐不止、饮食不进、命如游丝。又看某医之药，尽是半夏、砂仁、紫豆蔻、陈皮之类，意在降气，不知气足者降下，气虚者泛上。古人云："寒就湿，火就燥，自然之理也。"遂用参苓桂附汤，白术 10 克、炙甘草 10 克、党参 12 克、川牛膝 10 克、肉桂 10 克、附子 12 克、炮姜 10 克、丁香 2.4 克、熟地 30 克。煎成冷服，投其假热之所好。初服仍吐，一帖未终而吐轻，二帖而吐止。后改调理脾胃之药，又服三帖而痊愈。

以上出自《湖岳村叟医案》

高有政

费左，26 岁，住七纬路居安里 4 号，暑热季节饮冷着凉，因而吐泻不止，腹部剧痛，来人请出发诊至其家，患者面色苍白，两手发凉，恶风，口干，苔白，脉弦，诊为暑月外感风寒所致。

藿香 5 克　厚朴 10 克　大腹皮 10 克　槟榔 10 克　白芷 10 克　木香 10 克　砂仁 10 克　吴茱萸 5 克　川连 5 克　半夏 15 克　竹茹 15 克　建曲 15 克　二剂。

二诊：患者二日后自行来诊所就诊，自诉服药后吐泻已愈，唯有胸闷，不思饮食，腹有隐痛，脉已平和，苔白干。再以前方，去白芷、半夏、竹茹，加佩兰叶 10 克，三剂而愈。

《津门医粹》

冉雪峰

霍乱，西名虎列拉属之，流行颇广，金有谈虎色变之势。前清光绪末，是年闰六月，两月无雨，野无青草，街旁树木过半枯萎，气候酷热，是疫流行武汉三镇，死人以万计，每街均有死人。一日见一女病霍乱，一民间医正在刮痧，已安排磁针，预备放血，予劝其勿放血，因此病大吐大泻大汗出，放血是促之死。走近诊察，见其目眶塌陷，声音低小，手冷过肘，足冷过膝，筋辅皮瘪，六脉全无，细察渴不欲饮，舌苔白，有津，吐泻不大臭，厥逆先从足起，曰：此霍乱之寒多者，速投大剂回阳，尚望死里求生。为处方用：甘草二钱、干姜六钱、乌附四钱、木瓜四钱，令市三剂，频频续投，吐泻越多，服药越带，吐泻稍缓，服乃稍缓，若吐泻止，手足温，须来改方，不可误事。翌晨，至病者门首探望，两过无端倪，因入竹院，病者母曰：吃药就好了，你看我女儿不是在梳头吗？予为欣然。是年予治好霍乱三百余人。

武胜门外田某儿媳患霍乱，吐泻无度，冷汗出，腹痛筋急，肢厥声小，皮瘪目陷，病来颇暴。予诊时，已服来苏散、藿香正气丸等药，虽无大讹，却不着痛痒，半日时刻，吐泻各在三十次以外，消息停顿，六脉全无，病已濒危，势不及救。察证确属寒多，欲与疠疫搏斗，拟通脉四逆汤加重其剂，方用：甘草二钱、干姜六钱、乌附八钱，并书简明医案于方首（霍乱寒多，渴不欲饮，饮亦喜热，舌苔白，吐泻多清水，不大臭，惟耽搁时间过久，救治较迟，肢厥筋挛，皮瘪目陷，六脉全无，病已造极。拟大剂温肾以启下焦生气，温脾以扶中宫颓阳，作最后挽救）。隔三时复诊，吐泻未止，厥逆未回，嘱照原方再进一剂；隔二时又再复诊，吐泻虽缓，厥逆仍未回，俨似正气与邪气同归于尽状，细审细察，探其手心，微有温意。曰：生机在此。盖正气过伤，迟迟其复，兆端已见，稍俟即当厥回向愈，嘱其续将三煎药服完，另用前方，姜、附各减为三钱，并加党参四钱，夜间作二次缓服。翌晨复诊，厥回脉出，已能起坐，特精力匮乏，为拟理中加知母、瓜蒌根善后。

武胜门外张姓，为大堤口码头搬运工人，当酷热时令，在炎炎烈日之下工作，受暑较重，彼时（解放前）工人遭受压迫，生活艰苦，说不上讲卫生，霍乱疫证蔓延之时，安容幸免！病既发，又无力延医，奄奄待毙。予往诊询知病发竟日，已吐泻数十次，汗出较多，一身肌肉消脱，精华消磨殆尽，已吐无可吐，泻无可泻，并无汗可出，时或呃逆，守中枢纽将绝，危乎殆矣。察其四肢厥逆，六脉全无，目陷筋转，声小皮瘪，与上二案同。惟大渴，饮冷不休，齿槁，苔深黄，舌上无津，干裂刺手，两目结膜充血，筋抽急剧，烦扰不安，躯干皮部反燥炽枯热，吐泻秽臭，厥逆先从上两手起，此霍乱热多，垂笃垂危者。拟方清中定乱，解毒撤热，消释酷厉，润沃阴液，清除暑秽，方用：黄连一钱五分、栀子二钱、黄芩三钱、厚朴二钱、木瓜、蚕沙各三钱、省头草一钱五分、滑石六钱、石膏、寒水石各四钱、甘草一钱，三剂，频频续进，一剂分二服，半日一夜，令六次服尽。翌日复诊，厥回脉出，原方减轻三黄，减去石膏、寒水石、蚕沙，加知母、瓜蒌根各三钱，鲜生地一两，三日三剂，已能行坐。又复诊，前方去生地，加沙参三钱，一星期精力渐次恢复，勉可工作。按霍乱分寒热两大纲，所有大吐大泻大汗，转筋、厥逆、肉脱、目陷、声小、皮瘪等，要皆寒热俱有，共同征象，病已造极，无论为寒为热，均无脉可察，全重看法（古人或谓脉微欲绝不可治，予所治愈，三百余例中，十之八九已无脉）。上二条寒多征象，与此条热多征象，两相比较，可得大凡。

武胜门外夏姓，因街市流行霍乱，夫妇均受传染，同日病发，均大吐大泻大汗出，肢厥脉厥，腹痛筋转，目陷皮瘪，征象颇同。但男则舌苔白，津满，渴不欲饮，喜热，吐泻清冷，不大臭，其筋转强直拘挛，是为寒多；女则舌苔黄，中心灰黑，津少，口大渴，饮冷不休，吐泻甚臭，其筋转抽掣急剧，是为热多。同居一室，同一样生活，又同日发病，满以为一病传化蔓延，细审病象，寒多热多两歧，疗法也不能不有所区别。是年疫证有用大热药愈者，有用大凉愈者，此一夫一妇，一寒一热，一用四逆汤，甘草、干姜、附子，加萸肉、木瓜；一用甘露饮，白术、茯苓、猪苓、泽泻、条桂、滑石、石膏、寒水石，加蚕沙、省头草，均续续频进如前法，结果三剂后，夫妇均吐泻止，厥回脉出而愈。设互易其药，则后果何堪设想；或同用一法，是必有一方损害。仲景寒多不欲用水者理中丸，热多欲饮水者五苓散，此案前之通脉加减，后之甘露加减，不过就仲景法再进一步，病势较重，故药力较加，各随其病机而归于至当。所以寒剂热剂，大胆频频续进者，一则苔白、津满、不多饮、喜热；一则苔黄、津涸、大渴、饮冷不休。寒多热多，寒多不是无热，特寒为多；热多不是无寒，特热为多。病既复杂，治易犹疑，因疑生悟则可，因疑致误则不可。

以上出自《冉雪峰医案》

第十四章　疟疾

李用粹

秣陵罗明求，奉藩摧饷。适感风寒，发热恶寒，头痛而体痛，至七日后变成温疟，发时惊骇异常，日晡见鬼如二岁童子，大者数十，缠绕腰间，悚惧不堪，至晚方散，已五六发矣。治者皆为鬼疟，议用截法，然犹未决，邀余诊视。六脉洪滑，余曰：此系痰涎内积，非真邪祟外干也。古语有云：无痰不成疟。又曰：怪病多属痰。盖痰乃液所化，液为肾所主，必平日肾水素弱，虚火独旺，煎熬精液成痰，攻冲经络而为疟之根本。况腰原属肾，其液化痰更无疑矣。惟先祛其痰，俟痰去而疟鬼自除，然后培补本原，至为恰当。遂用小柴胡汤加茯苓、枳壳、槟榔，临服调元明粉三钱，顷刻便润下积痰甚快，至明而疟鬼俱绝。

《旧德堂医案》

郑重光

吴干庭文学年二十余，本质阴虚，秋病疟，至冬未痊，迎往真州以治之。病已五月，疟邪虽轻，而真取大损，因病中时时梦遗，不能禁锢，致疟不瘳，脉弦细数而无力，畏寒不欲揭帐，胁肋所冲而痛，脐有动气，半身不能侧卧，腰膝酸疼，不能久立，间或咳嗽，自汗盗汗而阴毛皆变白色，证现肝肾两虚。检其前方，皆柴芩、二陈、二母、鳖甲清疏之品，间有用人参、白术者，亦未服。余主补阴，俾邪自解，用桂枝、当归、赤芍、何首乌、葳蕤、茯苓、人参、甘草，姜、枣为引，仿建中汤治法。因当脐动气，胁肋气冲，皆肝肾之证，故不用芪、术也。外朝服枸菟丸以固精，全不作疟治，半月而疟止矣。后以参芪六味地黄汤调治而康。十数年前，干兄尚在幼龄，秋病痢，前医辞不治，余不知也。迎往真州治之，诊其脉，滑数有力，乃湿热痢证，不足疟也。检前方则山楂、厚朴、当归、白芍、木瓜、金银花、陈皮而已。余曰："邪重药轻，何能破其积滞耶？"遂用黄连、木香、槟榔、苍朴、枳壳、赤芍、山楂，大剂二服而下结粪尺余，两日痢止。次日辞行，复诊留药，其舌或变黑，见几上碟贮葡萄干，问曰："食此乎？"干庭曰："然。"令拭去无迹，家人问曰："食此能黑舌乎？"余曰："然。"干兄笑曰："无怪，前某先生辞不肯医矣，彼固因舌黑也，其日亦食葡萄干。"附记以为舌鉴。

吴苑仙守戎，戊午年七月酷暑，乘马出门，恣食瓜果，归署即寒热身痛，脉得弦数，告以疟证。用芎苏饮二剂，汗出而解。次日自以为无病矣，殊不知间日疟也。其夜犯房事，次日疟作，寒热烦躁，因里虚不能作汗，热遂不退。更医作伤寒治，二三日热仍不能退；用滚痰丸下之，大便后即于秽桶上气脱，大汗遗尿；进人参一两，灌下方回，回则脉细如丝，汗犹不止。继以附子理中汤回阳，三日里气得温，邪方外出，间日之疟，依然发作。但发时左胁胀痛，咳嗽不已，将解必大汗亡阳，几致晕脱者数次，皆重用参汤救回。治疟则以桂枝、当归、赤芍、白术、人参、茯苓、半夏、甘草，姜、枣为引。如此补剂，疟止者二次，皆因劳而复。再用参、术，汗愈多而咳愈甚，竟致坐不能卧，即卧亦左半身不能着席。困思先伤风暑，已经两愈，其病中犯房事，肝肾之阴虚未复，邪深入里，故致咳嗽不能卧，用六味地黄汤加人参五钱，日服二剂。如此半月，疟咳皆止。尚半身不能着席，几丰疟劳，仍以地黄汤加人参二钱，兼服地黄丸，一月方健。病中犯房，岂细故耶！

许用实翁，溧水李令亲，秋月患疟，呕吐长虫，盖先医过用苦寒所致。六七日后，招余往治。脉弦而迟，乃阴寒脾疟，主用桂枝、苍术、干姜、半夏、茯苓、白蔻、生姜，服五日，疟止矣。即以六君子汤加炮姜调理，饮食亦半餐。忽然舌黑不干，脉变虚数，别无他证，病人惊怖，余曰："无伤。因本体阴虚，前治疟过温，疟虽止而阴气稍伤。用地黄一二剂可退。"用实曰："前药热而效，今药用凉，倘益病奈何？"余曰："必效。"果一剂而舌红黄矣。若系中寒虚冷，脉必迟，见呕胀诸证矣。

族其五主政，仲秋舟中感寒，归来患疟，寒多热少，巅顶痛，腰背疼，汗出不止，脉弦细而紧，疟发则小便不禁，点滴不休，此非三阳证，乃厥阴疟也。用人参五钱，桂枝、赤芍、细辛、炮姜、半夏、甘草，姜、枣为引，服后汗少寒轻而尿不固，加附子五分，遗尿止。病人畏热，不肯再剂，疟势减轻，方加白术、当归。因调理失宜，疟复者三，皆以参、芪、归、术、桂枝、赤芍、甘草、姜、枣等药，月余痊可。若宗时派，以柴胡为套剂，岂不益病乎？

程馨九太学九月上旬自淮安患疟回扬，已发四次，其疟甚轻，而本气甚虚，寒热之后，汗出不止。虽系少阳风疟，而初剂即用人参、桂枝、赤芍为君，柴胡、陈皮、半夏、茯苓、甘草为佐，姜、枣为引，如此十剂，疟止十日矣。因愤怒劳复，又值梦遗，余适有江南之役，回往十日，则病势危矣。疟则不甚而元气大虚，日夜汗出不止，开目亦出，饮食亦出，小便不能顿出，惟听其点滴，更增咳嗽，不能侧卧，惟仰卧于床。因重用人参八钱、附子三钱、何首乌三钱，每日二剂，疟势稍轻。又复梦遗，至冬至日，阳气不生，则病愈剧，日出汗十六身，衣被尽湿，股肉皮伤。幸胃气未败，粥食可餐，大便禁固。其时谤议纷纷，谓疟复不用柴胡，而用参附，幸馨兄不疑，胜有内亲曹启心兄赞助，冬至日防其阳脱，惟用参附汤三剂，每剂人参一两、生附子五钱。如此三日，汗方止半而有生机。嗣后每剂人参一两、白术三钱、何首乌三钱、茯苓二钱，日服两剂以治疟。夜服八味地黄汤，两倍桂、附，加人参五钱，以治肾虚之咳嗽。如斯一月，至十二月半大寒节候，疟方止。嗣后日服参、术药一剂，八味汤一剂，至次年上元节候，不用参、术等药，专服八味汤一剂，以补肝肾。初夏方策杖步于庭，此证费参价数千合，若人力不及，信任不专，何能望治？后每咳嗽，或因风因劳，皆以八味地黄汤重加人参即效，总由肺肾虚寒也。

高学山文学尊堂，年逾六十，平素多痰而胃冷，初夏便餐水果，因而病疟，历医十三位，已两月余，而疟不止。渐增呕逆，滴水难下，药亦不纳，舌苔全黑，疟反不发，微有利意。最后相招，诊其脉沉弦而紧，重按滑而硬，求治于余，但苦药下咽，检前方皆黄芩、知母、贝母、柴苓汤也。原因停冷致病，又益以寒中冷药，疟邪全入于里，寒痰格拒，非寻常药能破其坚垒。以半硫丸一钱，姜汤送下，觉胸间冲开，即不作呕，继进干姜、附子、半夏、茯苓、白蔻、橘红，大剂与服，竟不吐。余曰："能药矣。但疟复发，方允可治。"学山曰："他医要截药，而先生反欲疟发，岂不相反耶？"余曰："疟者，外受之邪也。知在何经。宜用此经之药，驱之使出，此善治疟者也。尊堂太阴脾经疟也，当用脾脏之药，则中的矣。"而用胡、干葛、黄芩少阳、阳明之药与太阴何与焉？今疟固在，脉尚双弦，固本气自虚，邪陷于内，非竟止也，中气稍振，疟必再发。加人参一钱于前药内，以助中气，俾邪外解。服至三四日，胃温呕止，能进米饮，而疟发矣，较前更甚。遂改用桂枝、赤芍、生姜以解肌，不用人参，以苍术、半夏、干姜、附子、陈皮、茯苓、甘草以温里。如此六、七日，饮食略进，疟发有汗，寒热减轻，复加人参，换白术，又六七日，饮食可餐，而疟全止。不虞先原停冷，又服凉药，积冷尚存，少腹遂胀痛溏泻，而又转痢，脉复紧滑，此肠胃尚有积垢。又去参、术，用苍朴、香、槟、姜、附、赤芍、二陈等药十数剂，大便通畅，泻痢寻愈，调治五阅月言能步履。嗟乎！疟之较伤寒，只差一间耳，伤寒则自表传里，疟则专经而不传，何得疟疾不分经而套治耶？

梁德卿在室之女八月间患疟，四十日矣。前医见久不愈，用参、术、归、鳖甲、知母，补截兼行，治之愈甚，每日只二时安宁，随又发矣。诊其脉弦而紧。且不发时仍恶寒身痛。余曰："病虽月余，表邪未解，半入于里，所以似疟而非真疟。幸为室女，里气不虚，未尽传里，何以补为？"即于是日起，停止饮食，作伤寒治法，一以羌活、桂枝、柴胡、苍、朴、二陈、生姜，表里两解，四剂方得汗。寒退身不疼，去羌活。又四剂，热退。至六日，寒热皆尽，而似疟亦止，大便随通，病虽久而邪未除，必以去病为急，即所以保正气也。

王君圣翁，乙丑年七月下旬，得疟疾。前医者已半月，皆柴、葛、黄芩、二母、二陈等药，不效，困惫在床，迎余视诊。面目黧黑，间一日发，脉则单弦而硬，历医甚多，补泻温凉用之已尽，历秋至冬，益至危笃，元气太虚，竟无汗解，身目皆黄，其发也。由两足筋抽，即恶寒，渐次冲于腹，腹则胀大如鼓，汤饮不下，惟能仰卧，两足直伸，不能转侧；寒热轻而胀重，全无汗解，发则必一昼夜。芪、术下咽，腹胁胀痛，脐旁有动气，诸医束手矣。盖此翁年逾五十，素恃强健，初疟汗解，以为病退，房室无忌，情或有之。深思疟状从两足上冲入腹，腹胁胀痛，面目黧黑，小便点滴难出，脉弦而硬，不受芪、术，皆肾肝病也。病经五阅月，真气败伤，疟邪深入，须补肾藏阴阳，使本气壮实，逼邪外解，今气已冲胸胁，未及于喉，若再上冲，必增喘呃。以《金匮》肾气汤本方，两倍桂、附，加人参五钱，病入苦药，日投一大剂。服至七八日，足抽气冲减半而疟势反彰。余曰："无虑也。此正气与邪争也。正胜则得汗而邪外解。"执方不用增减，又服二旬，至大寒节次年初气，则大汗三身，而疟止矣。但一足筋挛，不能步履，至次年上元节，方登室会客，而足跛者仍半年。病这前后。众医所疗，后半节专意委任，乃以意治效，未作疟医也。

吴坦如兄初冬真州抱病回扬，外证则微热微寒，头疼咳嗽，喉痛不甚而胁肋连腰则痛甚，脉则弦细紧而搏手，按之又无力，自以为风伏火，求为发散。予曰："脉证阴阳相半，表里皆寒，幸有头痛发热，邪犹未全入里也。此厥阴伤寒证。"以其数年前，年甫三十，曾患中风，半身不遂，用过桂、附，故不惊疑。遂用桂枝、细辛、赤芍、附子、炮姜、吴萸、半夏、桔梗、甘草、生姜、以当归四逆加减投之，如斯七日，喉痛止，诸证减。遂转为疟疾，胁痛虽减而不能侧卧，咳嗽不除，疟疾日岁，其紧脉虽迟而转弦细，七八日后，脉更兼涩，平素肝肾虚寒，遂加人参、当归，以培阴血。因胁痛咳嗽，恐成疟劳，服参、附、归、芍、桂枝、苓、夏、甘草之药百剂，其中三复，皆如此治法，方获脱然。

以上出自《素圃医案》

王三尊

缪姓患间疟，刚过三发，汤万春处以人参白虎汤合小柴胡汤，石膏一两，黄芩三钱，知母、贝母各二钱，令露一宿，五更时与服。不意夜忽梦遗，缪畏药大寒不敢服。汤云："各行各道，可服之无疑"，服后疟果止而诸证皆安。当时若惧而不服或改用温补，疟必复至而剧，虚而益虚，火而益火，变证百出，缠绵不已矣。是知乃有故无殒之理也！予服其胆壮而理透，故附之。

《医权初编》

陈念祖

疟发，但热不寒，即《内经》所谓阴气先伤，阳气独发之瘅疟也。此系阴伤阳独之证，以甘寒救胃阴，自是一定治法。昔仲圣于此条未出方，谓以饮食消息之。细绎其旨，须知饮食云者乃即指胃气而言，故嘉言老人专以甘寒立论，可谓独具灼见。兹特遵是以制方。

连翘二钱　竹叶二钱　知母一钱五分　元参一钱五分　生地三钱　滑石三钱　杏仁一钱　麦门冬二钱　梨汁半杯，冲　（姜）汁半杯，冲　荸荠半杯，捣汁冲　藕汁半杯，冲　鲜芦根一杯，捣汁冲

水同煎服。

三疟久发不愈，胸脘痞积，气逆欲呕，劳则发热，乃厥阴之邪侵犯阳明故也。阴阳久已两伤。宜从肝胃立法，柔以和阴，刚以护阳。庶几各剂其平，今仿乌梅丸酌量减味治之。

乌梅肉三个　川连一钱五分　干姜八分　炒白芍二钱　吴茱萸一钱五分　白茯苓三钱　半夏二钱　川椒八分，炒黑　桂枝木一钱

疟久发未止，烦闷痞呕，舌左半光红如镜，右半白苔湿滑。系过服柴、桂升阳等剂，营分被克；而痰浊又受变于胃，致有痞呕之作。是少阳过升，阳明失降故也。应变柴胡之制，更而为泻心之法，和阳明即所以和少阳，庶可冀其有效。

制半夏六钱　川连二钱，姜汁炒　竹茹三钱，姜汁炒　陈皮一钱　白蔻仁一钱五分　藿梗二钱　生姜三钱

久患三疟，营卫俱受其伤。况产后八脉空虚，病已半载未瘥。腹有结块而偏于左，乃疟邪留于血络，聚在肝膜之处，各为疟母。延及防成疟痨，兹从产后立法，以和阳生阴为主，佐以搜络泄邪。方列后：

香附一钱五分　当归身二钱　炒白芍二钱　川芎八分　杞子二钱　地骨皮二钱　炒白术三钱　青皮一钱　乌梅肉两个　制首乌二钱

另吞鳖甲煎丸。

自述病由感冒暑热而起，患疟久而未瘥。身常恶寒，发则寒多热少，口苦耳聋，食入即呕，

四肢厥冷腹痛，兼患泄泻，脉形虚而迟细。由病起之初未审阴阳病机，失于和解。又复苦寒过剂致脾胃徒受戕克，正气已虚，力难胜邪，是以邪势留恋不去。法宜温补中焦，为扶正托邪之计。

　　泡附子五分　　人参一钱　　炮姜一钱　　炙甘草八分　　炒白术二钱　　木香五分　　制半夏一钱五分

　　　　　　　　　　　　　　　　　　　　　　　　　　　以上出自《南雅堂医案》

程文囿

　　证经七朝，两投温解，寒热退而复发，干呕不渴，舌腻、头痛。病缘本质不足，因热贪凉，感受阴暑之邪，怯者着而为病。方订理阴煎，冀其云蒸雨化，邪从少阳转枢，归于疟途则吉。

　　寒热如期，呵欠，指甲变色，似走疟途。证因阴暑逗留，非开手正疟可比，仍宜壮中温托，参以姜、枣和解。现在寒来，且看晚间热势若何，明日再议。

　　寒热仍来，邪犯未解，口仍不渴，体犹怕风，时当盛夏，姜、附服至四剂，并无火象，使非阴暑，安能胜任？不问是疟非疟，总属正虚邪留，辅正即所以祛邪，强主即所以逐寇。

　　昨发热五更，汗也始退。今日午初又至，呕恶呵欠。前次尚有微寒，此番并无寒意，脉见弦急，由阴转阳之机。大凡阴证，得以转阳为顺。证既转阳，温药当退，中病则已，过恐伤阴。病经多日，正气受亏，辅正驱邪为是。

　　汗出热退，头痛稍减，脉仍弦急，舌苔转黄，疮刺俱见，寒邪化热无疑。恐其热盛伤阴，酌以补阴益气煎出入。

　　质亏感证，经十二朝，单热无寒，午初起势，黎明汗出退凉，确系伏暑为病，较之伤寒，其状稍缓，较之正疟，寒热又不分明。经云：少阳为枢。阴暑伏邪，得从枢转，尚属好机，不然则邪正涸涌，如白银中参入铅铜，不成银色矣。夫伤寒一汗可解，温暑数汗不除。盖暑湿之邪，伏匿膜原，所以驱之不易。今寒邪既传，似可清凉，惟嫌受病之原，终从阴分而来，甫经转阳，苦寒未便骤进。昨日养阴和解，夜热稍轻，头痛稍减，脉急稍平，窥其大局，守过二候，当可获效。

　　热来稍晏，势觉和平，黎明退凉，渴饮较多。汗至午时，尚未收静。夫暑汗和虚汗不同。经言：暑当与汗皆出，勿止。脉急渐缓，头痛渐轻，小便渐淡，邪剩无多，今将二候，愈期不远。按纯热无寒曰瘅疟，瘅即阳亢之名，用药自应转手。

　　昨热乍止，势犹仿佛，脉急已平，神采稍好。惟舌根尚有黄苔，口犹作渴，仍属伏暑余波，今朝两日，热难骤止，好在发作有时，上瘅疟同例。《内经》以为阴气孤绝，阳气独发，参加减一阴煎。

　　昨热仍作，其势较轻，证属瘅疟，因系伏暑，了无遗义。喻氏论瘅疟，会《内经》《金匮》微旨，从饮食消息，调以甘药二语悟入。主用甘寒，保阴存液，《指南医案》治用梨蔗，亦此意也。推诸病状，与秋时晚发之证相类，气候稍有不符，情形大略则一，必须两三候外，日减一日，方得全解，届期可许霍然。

　　吴某尝富后贫，体虚多郁，证患时疟，坚不服药，已半月矣。一夕忽发热不退，胸闷干呕。医投小柴胡汤不应。热盛汗多，神昏体倦，脉细无力，呓语音低。急延予诊，按仲师云："谵语有虚实，实则谵语，虚则郑声。"《素问》云："言而微，终日乃复言者，此夺气也。"用补元煎合生脉散，两服霍然。

泳兄先天不足，形瘦质弱，夏夜贪凉，醉而使内，邪乘虚伏，交秋病发。初诊脉细肢冷，舌白面青，畏寒不热，腰痛无汗。方订附子理阴煎，服后夜发壮热。次日复视，谓其尊人曰："令郎病候，乃夹阴伤寒，势防内陷，药当温中托邪，冀其云蒸雨化。"令守原方，服至六日，病犹未减，举家忧甚。予曰："正亏邪重，未易驱除，日来证未变幻，即为见效，须过二候，方望转机。"方内加人参、芪、枸杞、杜仲，一意照顾真元，毫不杂投标药，届期得汗热退，渠家以为病愈，是晚复发寒热。诘朝往视，予曰："疟作矣。"泳兄曰："疟疾吾生平未患过，恐其缠绵，恳为截之。"予曰："子病乃极重伤寒，赖温补诸剂，守住三阴门户，不使内陷。经言少阳为枢，今未净之邪，得从少阳转枢而出，乃佳兆也，乌可言截。"于是早进八味丸，晚服补中益气汤，十数发才止。予曰："慎之，防复。"旬日后，疟果复，更用养营汤吞八味丸乃愈。按胎疟一证，诸书鲜有言及，患者多至淹缠，轻则月余，重则数月，治不如法，或成虚劳，或变肿胀，即质实之人，亦累成疟母，为终身之患。且常疟有不入阴，胎疟每多入阴，常证愈后少复，胎疟愈后多复。又究此病淹缠之故，想由经隧路径生疏，故邪不易出耳。续阅《会心录》云：常发证者，邪从毛窍熟径而出，其愈易。若胎疟，则隧道少疏通之机，毛窍非熟由之路，其愈难。乃知昔贤之言，先得我心矣。再按其证，似与痘疹相类，人生皆不能免。夫人禀父母之精血以成形，其所以必患痘疹者，盖因淫火种于有形之先，发于有生之后，不识胎疟之因，果何所本耶？录中惜未详及，或谓此乃胎中感受风邪，故名胎疟，是说予未之信。

闻兄体虚感邪，兼挟内伤，病起寒热肢厥，诊脉沉细。初投当归四逆汤，肢厥虽回，身热未退，审属下亏，邪乘虚陷，更进理阴煎两剂。复诊脉转浮大，舌黑面红，奄奄欲脱。贫士无力服参，姑以党参、熟地各四两，熬成浓汁，昼夜与浆粥间进，神稍回，脉稍敛，尚觉心烦内热、舌枯津涸。嘱煮团鱼汤煎药，诸候渐平。又转为疟，发时甚剧，多方图治，百日始痊。后数年因夏伤于暑，秋发痎疟，邪伏于阴，寒热夜作。予用初中益气汤，参香薷饮，数剂未止，自求速愈。杂服截疟诸方，气血大伤。面青形倦，寝食俱废，目中时见红光，溲溺淋漓。复迓予治，悉摒疟门套药，仿四明治久疟不愈，用养营汤，送八味丸法，十剂而止。

以上出自《杏轩医案》

李文荣

刘松亭，清江浦知名之士也。年将七旬，夏患暑疟，寒轻热重。医者朱某亦清江之翘楚。清江风气爱用大黄，不论风寒时邪，见热不退，即行加用。朱某未免稍染习气，见刘公热重，即加大黄，两剂后遂变为痢，红多白少，里急后重，一夜廿余遍。年老之人，又属疟后，委顿不堪。知予在浦，延请斟酌。予至，见朱某业已定方，仍以大黄为主。予曰："痢疾滞下，大黄原在所当用；但此证非本来痢疾，滞下，乃疟变为痢，少阳热邪陷入太阴，在书为逆，若再攻下，恐脾气大虚。又属高年，有下陷之虑。书称和血则便自愈，调气则后重除，似宜以此为主，兼用喻西昌逆挽之法，使邪气仍从少阳而去，庶为平稳。"朱某亦以为然，嘱予立方。予用当归八钱、白芍八钱、甘草八分以和血也；加红糖炒楂肉三钱、木香五分、广皮八分以调气也；加川连五分、黄芩八分以清热也；外加柴胡二钱，以提邪出少阳。一服而大解通畅，滞下全无。

再服而红白皆净。其家疑复作疟，而疟竟不来，盖皆化去矣。此方治虚人痢疾最宜，予屡获效，然非重用归、芍不可。闻清江药铺见用归、芍至八钱，以为奇；夫用大黄至一二两不以为奇，而用归、芍至八钱则以为奇，此邦之人狃于积习，良可慨也！

李表原之弟曜西，吾长子之襟兄也。其子于秋初患疟，医者为徐姓。延至八月中，忽请予诊。据云：疟本寒少热多，多汗而热难退。徐医连投白虎汤，石膏每用一两，热较减而寒较多。现则寒后不能转热，有气自少腹上冲，疼痛异常，至不能受，约有一时，然后渐渐转热，痛随热减，热壮而后痛止。胸次饱闷，饮食不进，神情疲败。徐医屡用顺气止痛等法，全然不应，故请斟酌。余问："何以用白虎汤？"据云："因病者热多渴饮。"予问："渴饮几何？"曰："热时约饮廿次，每次一茶碗盖。"予笑曰："次数虽多，茶碗盖贮茶无几，虽念次不足两碗，不算大渴。"再问病人欲冷饮欲热饮？则专用热饮。予曰："据此则大错矣！书载白虎汤证必大渴，欲冷饮，而后可投。足见虽渴欲饮，而不欲冷饮，尚不可投也。况并非大渴，且欲热饮乎？且夫治疟之法，必寒能化热，而后可愈。岂有寒本少而欲其寒多者乎？白虎汤在疟门未尝不用，然必热疟而后可。今证汗多热难解，明系暑疟，暑中兼湿故也。暑乃阴邪，热乃阳邪，岂可徒见其热，遂以阴邪而用阳邪之药耶？此必误用白虎，致寒转增而将暑邪逼入肝肾，以致肝气挟肾气上冲也。"曜西问："疟乃少阳证，何以转入肝肾？"予曰："五脏皆令人疟，而不离乎少阳。少阳胆经，胆在肝叶之下，肝胆相为表里，胆经邪热为寒所逼，不得外达，则内传于肝，乙癸同源，则又内传于肾。予向诊令郎脉象，肝肾本虚，所谓诸病从虚而入也。当其疟来，寒固因寒药而加甚矣。至热邪为寒所逼，欲达不达，转将肝肾之气逼令上冲，以至疼痛异常，神昏气逆，久之而热渐透。疼亦渐止。又久而热大透，疼乃全止，邪气透而肝肾之气乃宁也。至始尚能食，今则全不能，皆因石膏诛伐无过，大伤胃阳之故。"曜西闻予议论，经为透辟，遂请入诊。诊得脉来沉象，按之弦数，左关尺犹为不静，右关沉而不数，按之无力。予曰："证本暑疟，无服热药之理。奈过服寒凉，邪陷肝肾，非附子理阴煎不可。虽然，其法过大，诸公未免疑虑，权以当归建中，改生姜为煨姜投之，以观进退。"一剂后痛较减，而热较易，渐欲饮食。二剂后痛又减，而热又易，然肾气仍冲，而疟不能止。予竟用附子理阴煎，曜西尚在游移，予告之曰："桂枝，附子之先声也；煨姜，炮姜之先声也；归、芍，熟地之先声也。建中即已有效，又何疑也！建中虽能温中，不能纳肾气、补肾阴以托邪也。今用附子理阴，以熟地一两纳气归肾，兼以平肝，即以托邪，加以附子五分、炮姜五分温中散寒，领邪外达，当归三钱，和阴化疟，斯方也，疟可以已，奈何不用而任疟之缠绵耶？"再三开导，而后肯用。如方一服，不独肝肾安宁，而疟竟止矣，知者无不以为神奇。适云汀宫保招赴清江，未能一手调理。半月后予自清回，复请往诊。盖其疟已反，他医不敢用原方，虽轻不愈。予仍以原方投之，一剂而愈。愈后连服七剂，疟不复发而饮食香甜，精神如旧。

吴泽之，吾婿也。甲午岁馆于孩溪，夏秋之交，天时盛暑，致患暑疟。地无医者，唤舆来城，至晚到家，似无重恙。乃上灯时忽然昏厥，手足抽搐，不知人事，唯时作笑，旋又身热如炭，烦躁异常。其时城门已闭，余不及知。天明得信，随即往看。举家慌乱，病者情形似已危急。诊其脉象，洪数之中更兼躁急。夜间曾有刘医来诊，以为中暑。余曰："非也！此中热也！此热中厥阴也！热中足厥阴肝经，故抽搐；热中手厥阴心包，故善笑。中暑之脉数而兼濡，暑乃阴邪也。中热之脉数而兼洪，热乃阳邪也。此又兼躁急，乃素本阴亏，又中阳邪，有孤阳无阴之虑。虽然，勿谓全未中暑也。其作疟也，其中暑也。困患疟而来城，由孩溪至城几四十里，至晚方到，其动身必不早。连日天久不雨，亢热异常，一路烈日当空，野又无避处，以中暑之虚体，日行于炎热如焚之中，有不中热者乎？故此乃先中暑而后又中热也。为今之计，且治中热。幸未服错药，似尚可救。"以大剂犀角地黄汤加羚羊片三钱，犀角入心包以清热，羚羊入肝经以清热，生地辈则养阴清热以化亢阳。外加竹茹、竹叶、西瓜翠衣凉心清热化痰，以为佐使。一服后人事渐醒，不复笑而抽搐，然尚神烦谵语，浑身不着一丝。三服后始知着裤，热退神宁。伊长兄渭筠素来友爱，见此十分欣悦，以为痊愈。余曰："未也！中热虽解，中暑尚未全解，暑疟尚不得免耳！"后果复行作疟，其脉弦数之中总兼躁象，汗出不易。余知阴疟之故，于小柴胡汤多加生地辈甘凉养阴之品。真阴难成而易亏，又系胎疟，不能骤止，十数帖后始能霍然。至次年乙未，馆于东马头，夏间又患暑疟。张医投以清脾饮，更觉烦热异常，急急回家就医。余仍以隔岁原方，两剂而愈。

宫保陶云汀夫子于道光五年抚苏，适办海运，夏秋间往来上海，亲至海隅，相度机宜；旋又莅金陵，监临乡试。是岁阳明燥金司天，少阴君火在泉，秋热更甚于夏热。夫子重受暑热，非止一日，于八月初六发为时邪。此宜治以辛凉者也，乃医者尽用伤寒辛温发散，且屡用桂枝，邪不能透，其热转加，致成热疟，寒少热多。医者改用柴胡，亦仍加桂，而其佐使者无非厚朴、苍术、草果、青皮一派，温燥克伐。观察钱益斋夫子素知医道，时为监试，心窃非之，因在常镇道任内知予善于治疟，回明宫保，专差飞请。十八日晚予到行辕，随即进诊细询。疟在阴分，不过微寒，旋即发热，壮热六时许，解时无汗，热时烦躁，至不能受；渴欲冷饮，饮亦不多；脉则十分弦数，舌则红赤无苔，泄则其赤如血；且不寐者多日矣。予曰："此大热证加以燥剂伤阴，阴虚作疟；阴虚不能化汗，无汗故热邪难解；阴虚故神烦不寐。治宜养阴化汗以化邪。"于是即据此立案开方，唯思进见之初未便骤用大剂，姑以小柴胡去参，加大生地五钱、当归二钱、赤芍钱半、夜交藤三钱。三更后疟热减，进药，竟安寐至天明，可谓小效。次日，本地陈、林二医至，知服予药，密告宫保曰："人人此证不可服当归，服则热必重。"出又谓予曰："尊方用何首乌何太曰？"予曰："未也！意者谓夜交藤乎？此乃首乌之藤，非首乌也。且此不过阴夜交之意，为不寐而设，叶氏治疟亦尝用之以交通阴阳。用意之药，虚实皆宜，非如首乌之力能温补也。君得毋见《本草备要》不列夜交藤，其何首乌注内有曰：一名交藤，遂认夜交藤为何首乌乎？"伊掩饰曰："恐敝地药店止有何首乌，无此藤耳。"予曰："昨药系余亲见，其藤甚佳，君等或未用过耳。"予知"道不同，不相为谋"，伊等亦公然开方，并不予让。惟是尽去温燥，改用黄连、石膏，而宫何服之，躁热有加无已。盖伊等只知用寒以治热，不知黄连苦燥，仍能伤阴；石膏虽能清热。而不能养阴，虚人服之，转伐胃气。虽《本草备要》之语，伊等未能全览也！然是时宫保未能信任，总服二人之方，予屡告辞，堂官不肯放行。予曰："如此治法，必不能愈，设有不测，而予在幕中，将毋留以为二人所归让耶？"堂官转禀方伯张公，张公进见宫保病果沉重。出见二医，语言荒谬，遂往告唐陶山方伯。盖陶山方伯乃宫保之同乡兼戚谊，寓居金陵，而精通医理者也。廿二日早，陶山方伯来细切脉理，遍阅诸方，出与二医及予相见。先问二医曰："先生们看大人究系何证？"陈医俯首不语，林医曰："是疟疾。"方伯曰："疟疾吾岂不知？但是何疟证？"林医不能对。方伯转而问予，予对曰："据愚见乃阴虚作疟耳。"方伯曰："诚然！此当用小柴胡合四物汤加减，去川芎，重用生地，何方药并不及此？"林医曰："服此即能愈否？"方伯曰："汝等治已半月有余，愈治愈坏，吾仅一言，即当痊愈耶？虽然，如能重用养阴，证当大减，愈亦无难。譬如天气亢热已极，不得一场大雨何以回凉？但可下雨而不可下冰雹，冰雹亦能伤人，如黄连、石膏，冰雹是也！"林医语塞。予问："养阴必兼归、地，或谓当归助热，不可用，奈何？"方伯曰："何来此不通之论也？阅诸方，前所服者，一派温燥，不知助热；而当归反助热耶？当归虽微温，而养阴，设使方中早能助以当归，尚不至阴伤热重至此。且夫生地阴中之阴，当归阴中之阳，阴阳相辅，动静相生，用药之道也，何可偏废？此不过以生地为君，当归为佐耳！"言毕，扶杖而入，二医赧颜而去。方伯复出谓予曰："先生脉案方药皆极通，唯尚轻耳。我已与大人说明，以生唯子是任，子好为之。"予以医多论杂为虑，方伯曰："此我自当之，我当间日一至，以辟群疑。"是日，予用大生地二两、当归三钱、柴胡钱半、黄芩二钱、赤芍二钱、赤苓三钱、甘草五分、会皮一钱，服后，疟来不过两时许即大汗热清，较前减四个时辰，热时亦觉能受。后总本此法为加减，阴亏太甚，生地减至一两即不复减。疟势渐轻，至月底不及一时。陶山方伯果常来，各处荐医别多，宫保因已有效，一概辞去。予嗣闻方伯九月初三日回楚，恐又为他医所误，回明宫保，请九峰先生坐镇。先生九月初一到，诊后亦谓养阴为是，证愈在迩，不必更法，仍命主方，稍为参酌，至初七日痊愈。

友人笪东州一日忽诣予曰："汝称善诊，今有一病，汝能诊治，我乃拜服。"予问曰："何病？"笪云："与我偕往，到彼自知。"及至半途，忽告予曰："适与君戏言耳！病者为予堂兄豫川，病已不治，唯望兄诊定死期，代办后事耳。"及至其家，问其病，乃瘅疟，单热不寒，已经两月，从未有汗，每日壮热六时许，形消骨立，实已危殆。诊其六脉，弦数全无柔和之意，而按尚有根。予知其素来好内，肝肾俱亏，加以大热伤阴，阴不化汗，邪无出路；医者不知，所用不过达原饮、清脾饮、小柴胡等方，如何得汗？予曰："证虽重而并未服对证之药，尚可为也。"乃用景岳归柴饮：柴胡钱半、当归一两、甘草一钱，加大生地二两，令浓煎与服，服后进热米饮一碗。不过一帖，大汗而解。

以上出自《仿寓意草》

王孟英

山妻怀孕四月，患间疟，腹痛便溏，汗多呕闷，乃痰气内滞，风暑外侵，脉滑而弦。与枳、桔、苏、连、柴、芩、菖、夏，三剂而瘳。大女馥宜患微寒热炽，每发于夜，汛不当期而至，口渴便闭，目眩多汗，米饮不沾，暑热为疟也，脉洪数。以知、芩、橘、半、蒿、薇、鲜斛、元参、栀子、花粉，服六剂而热减大半；去蒿、半，加西洋参、麦冬、竹茹、枇杷叶，又六剂而便行疟止；随去元参、鲜斛，加归身调之而愈。季杰弟篷室之疟，日轻夜重，少腹觉有块，上冲则呕嗽并作，杳不进谷。余游禾归，已交八日矣。脉软以涩，是肝郁于内，暑侵其外也。用芩、夏、翘、滑、菖、蛤、苏、连、旋、橘、丝瓜络，服六帖，诸恙霍然，随与清养善后，仲秋二十八日，余游濮院归。是夜又陡患霍乱，腹痛异常。余起诊其脉，细数而弦，肢冷畏寒，盖覆甚厚，询其口不渴，而泻亦不热，惟小溲全无，吐者极苦，舌色甚赤，乃新凉束暑也。玉枢丹、绛雪灌之皆不受，泻至四五次，始觉渐热而口大渴，仍不受饮，语言微謇。余令捣生藕汁徐灌之，渐能受，随以芩、连、苡、楝、栀、斛、桑叶煎服，痛即减，吐泻亦止，次日知饥，略受食，神惫已极，筋络酸疼，与清养法而痊。

秋杪山妻怀孕已七月，又患疟，医从清解不应，半月后转为间作。时余卧病省垣，家人恐添忧虑，初不我闻。延至匝月，病渐濒危。钱君意山、管君芝山放棹迎余，扶病归来。诊脉软滑，而尺带虚弦，凡疟至一时之先，必大渴、背麻、脘闷，既热则头疼，腿足肿胀，寒不过一时，而热有七八时之久，骨瘦如柴，肌肤甲错，便坚溲涩，心悸无眠，目不见人，舌光无液。乃真阴素亏，水不涵木，风阳内炽，耗血伤津，兼挟劳伤而吸秋热，热茗频啜。米饭恶沾，腰痛而胎动不安，势已十分险恶。遂与西洋参、元参、知、薇、蒿、菊、菖、麦、栀、甘、桑叶、竹沥，两剂嗽痰甚多，渴闷稍减；去桑、菊、栀、蒿，加橘红八分、苏叶五分、葱白两茎，又两剂。疟止，吐痰更多，舌色渐润；去元参、知、薇，加冬瓜子、伏苓、蛤壳，一剂嗽虽减，而左胁时疼；乃用北沙参、熟地、麦冬、薆仁、楝实、石菖蒲、丝瓜络、十大功劳、藕，以养阴柔木而清痰热，服之甚妥；然目虽能视而上晨必昏卧如迷，遂增熟地，加白薇、归身，一帖。寒热陡作，面赤气冲，或咎补早疟复，余曰非也，此不耐归身之窜动耳，即去此一味，加葱白、蒲桃干，服之果愈；随去葱白，加甘草、石斛，两帖。嗽大减，胃渐和，更衣较润，惟手心如烙，两足不温；乃易沙参以西洋参，去薆、楝而加生牡蛎一两、盐水炒知母一钱，二帖。足渐温，痰渐浓，而腰痛、胁痛未已；又加酒炒知母一钱，两帖痰出极多，昏卧始减，惟纳食如噎，火降即饥，舌辣腭干，小溲尚热；改用西洋参、二地、二冬、二至、知、柏、牡蛎、十大功劳，少佐砂仁为剂，服六帖各恙皆已，能起榻而腿软腭干，神犹贸贸，即以此方加白芍、木瓜、石菖蒲熬膏，服至冬至后，神气始爽而痊。

秀水董君枯瓠之夫人，余于秋仲偶诊其脉，知其八脉久亏，积劳多郁，故指下虚弦而涩，寒热时形，虚火易升，少眠善悸，性又畏药，不肯节劳。至冬令证类三疟，余以病未能往视。来信云：桐乡传一妙方，治三疟效验如神。方用甜茶、半夏各二钱，川贝、槟榔各三钱，橘皮、甘草各一钱五分，干姜一钱，木香五分，凡八味。已服三剂而瘳。余即函复云：此乃劫剂，仅可以治寒湿饮邪为患之实证，设虚证、热证，服之虽愈，必有后患。故抄传单方，最非易事，若好仁不好学，功过恐不相敌也。既而病果复作，较甚于前。余与吕君慎庵同议镇养柔潜之法，始得渐愈。后闻服此方者率多反复，乃郎味清茂才深佩余之先见云。

以上出自《归砚录》

海阳赵子升，辛卯夏病疟，急延孟英诊之。曰：暑热为患耳，不可胶守于小柴胡也。与白虎汤，一啜而瘥。

甲午秋，范丽门，患温疟，孟英用白虎加桂枝以痊之。

丙申夏，盛少云，病湿热疟，孟英以白虎加苍术汤而安。

庚子夏，滇人黄肖农自福清赴都，道出武林，患暑疟，孟英投白虎汤加西洋参，数帖始愈。辛丑秋，顾味吾室人，病瘅疟，孟英亦主是方而效。

己亥夏，予舅母患疟，服小柴胡药（汤）二三帖后，汗出昏厥，妄语遗溺。或谓其体质素虚，虑有脱变，劝服独参汤，幸表弟寿者，不敢遽进，乃邀孟英商焉。切其脉，洪大滑数。曰：

阳明暑疟也。与伤寒三阳合病同符，处竹叶石膏汤，二剂而瘳。

石符生随乃翁自蜀来浙，同时患疟，医者以小柴胡汤加姜、桂投之，不效。改用"四兽""休疟"等法，反致恶寒日甚，谷食不进，唯饮烧酒姜汤，围火榻前，重裘厚覆，胸腹痞闷，喜以热熨，犹觉冷气上冲，频吐稠黏痰沫，延至腊初，疲惫不堪。始忆及丙申之恙。（因）访孟英过诊，脉沉而滑数，苔色黄腻不渴，便溏溺赤。曰：是途次所受之暑湿，失于清解，复以温补之品从而附益之，酿成痰饮，盘踞三焦，气机为之阻塞，所以喜得热熨热饮，气冲反觉如冰，若不推测其所以然之故，而但闻、问在切脉之先，一听气冷喜热，无不以为真赃现获，熟知病机善幻，理必合参，兹以脉形兼证并究，其为真热假寒，自昭昭若揭知。予大剂苦寒之药，以芦菔煎汤，渐服渐不畏寒，痰渐少，谷渐增，继用甘凉善后，乔梓皆得安痊。

顾云垞，体丰年迈，患疟于秋，脉芤而稍有歇止。孟英曰：芤者暑也；歇止者，痰湿阻气机之流行也。大忌温补以助邪气。及与清解蠲痰之法，病不少减，而大便带血。孟英曰：暑湿无形之气，而平素多痰，邪反得以盘踞，颇似有形之病，清解不克胜其任，气血皆受其滋扰，必攻去其痰，使邪无依附而病自去。切勿以高年而畏峻药。伊侄桂生少府，亦精于医者，闻之极口称是。遂以桃仁承气汤加西洋参、滑石、（黄）芩、（黄）连、橘红、贝母、石斛为方，送礞石滚痰丸。乃郎石甫孝廉云：此药在他人必畏而不敢服，我昔年曾患暑湿证，深悉温补之不可轻试，况高明所见相同，更何疑乎？经服二剂，下黏痰污血甚多，疟即不作，仍以清润法善后而康。

遂安余皆山贰尹，起复赴都，道出武林而患疟。范某云：春寒所致，辛温散之；来某谓：酒湿之疴，治以五苓；且杂参、归、姜、枣之类，病乃日甚。旬日后，脘闷腹胀，便秘气逆，躁渴自汗，昏瞀不瞑，亟迎孟英视之。曰：蕴湿固然，惟温风外袭，已从热化，何必夏秋始有热疟耶？清解之法，十剂可安。服之果效，旬日径瘳。

酷热之际，疟疾甚行，有储丽波患此，陆某泥今岁寒水司天，湿土在泉，中运又从湿化，是以多疟。率投平胃、理中之法，渐至危殆，伊表兄徐和圃荐孟英视之，热炽神昏，胸高气逆，苔若姜黄，溺如赭赤，脉伏，口渴，不食不便。曰：舍现病之暑热，拘司气而论治，谓之执死书以困活人。幸其体丰阴足，尚可救药，然非白虎汤十剂，不能愈也。和圃然之。遂以生石膏、知母、银花、枳（实）、贝（母）、黄连、木通、花粉、（竹）茹、（黄）芩、杏（仁）、（石）斛、海蛇、竹叶等，相迭为方，服旬日，疟果断。

何永昌，孟英之舆人，其妻病疟，间二日而作。乃母曰：疟不可服"官料药"，径服笺方。旬日后，势甚危。永昌乞孟英救之。脉沉细而数，尺为甚。口渴，目不欲张，两腰收痛，宛如锥刺，寒少热多，心慌不能把握。曰：异哉病也，此暑入足少阴之证，喻氏所谓汗、下、温三法皆不可行者，若病在别家，虑其未必我信，病在汝（室人）而求诊于我，事非偶然也。汝母云："官料药不可治疟。"（未识）此语出于何书？何人所创？既"官料"之勿服，则"私料"更不可妄试矣，殊属可噱。然是证若延（他）医诊（治），非表散即温补，不可谓非汝母之一得也。疏方元参八钱，龟板、石斛各一钱，地骨皮六钱，知母五钱，桑叶、金银花各四钱，花粉三钱，丹皮二钱，令用大砂锅煎而频服，不必限剂。服三日，疟断而各恙皆减，粥食渐进，不劳余药而起。

黄鼎如令堂，年七十七岁，季秋患间疟，每发加剧，寒甚微而热必昏痉，舌不能伸。三发之后，人皆危之。孟英视之，颧赤目垂，鼻冷，额颊微汗。苔色黄腻，舌根纯红，口渴痰多，不思粥饮。脉至弦数，重按少神。证属伏暑挟痰，而（已）阴虚阳越。先与苁蓉、鳖甲、楝（实）、（石）斛、（竹）茹、贝（母）、燕窝、藕（汁），二剂，而颧红颊汗皆躅。继佐（人）参、（竹）沥、薤（白）、麦（冬）、枇杷叶、旋覆，去竹茹、苁蓉，投三帖，而昏痉不作。又去薤（白）、楝（实），加生地、花粉，服五日，而疟休。饮食渐加，而居然告愈。方疟势披猖之际，鼎如、上水两昆仲，颇以为忧。延诸名家议治，有主人参白虎汤者，有用犀角地黄汤者，有欲大剂温补者，有执小柴胡（汤）加减者，赖孟英力排众议，病家始有把握。与孟英意见相合者，何君新之也。怂恿参赞，与有功焉。

余朗斋，形瘦体弱，患间日疟，寒少热多，二便涩滞，脘膈闷极，苔腻不渴。孟英切脉，缓滑而上溢。曰：素秉虽阴亏，而痰湿阻痹，既不可以提表助其升逆，亦未宜以凉润碍其枢机。投以滑（石）、（厚）朴、（竹）茹、旋（覆）、通草、枇杷叶、苇茎、郁金、兰叶之方，苔色渐退。即去（厚）朴、郁（金），加（黄）连、枳（实）、半夏，胸闷渐开，疟亦减，便乃畅。再去滑（石）、半（夏）、（黄）连、枳（实），加沙参、石斛、橘皮、黄芩，浃旬而愈。

许季眉室，归自淮扬，仲秋患疟，自作寒湿治，势益剧。其从子芷卿，以为挟风暑也。连进清解，病不减。邀孟英诊之，脉弦滑而洪，体丰多汗，苔黄便血，呕渴妄言，彻夜不瞑，欲卧于地。乃伏痰内盛，暑扰阳明也。投大剂石膏、知母、犀角、元参、石斛、银花、黄芩、花粉、兰叶、竹沥，三帖，证始平。芷卿随以多剂肃清而愈。

庄芝阶舍人，年七十矣。患间疟，寒则战栗，热则妄言。孟英视之：脉弦数而促，苔黑口干。是素有热痰，暑邪内伏。与知母、花粉、元参、石斛、黄芩、竹茹、连翘、海蛇、莱菔、莲子心等药，数啜而瘳。

至仲冬，因泛湖宴客，感冒风邪，嗽痰头痛，不饥寒栗。自服羌活、紫苏、荆芥等药二剂，势益甚，而口渴无溺。孟英切其脉，与季秋无异，但兼浮耳。证属风温。既服温散，所谓"热得风而更炽也。"舌绛无津，亟宜清化。以桑叶、枇杷叶、栀子、知母、冬瓜子、元参、菊花、花粉、贝母、梨汁为剂，投匕即减，旬日而痊。

锁容亭姊，自太仓归宁，即患时疟，顾听泉一手清解，业已安谷下榻。忽然气逆肢寒，神疲欲寐，耳聋舌謇，杳不知饥，大便仍行，别无痛苦。顾听泉知其素患脱血，元气久虚，改用参、附等药，势愈剧，以为欲脱矣。所亲吴久山嘱拉孟英图之，切脉弦缓，视苔黄腻，乃胎之初孕，（邪未尽而）阻气凝痰，窒碍枢机，治当宣豁。以石菖蒲、枳实、旋覆、半夏、黄连、茯苓、橘皮、葱白、海蛇、竹沥为方，投匕即效，三啜霍然。

锁绳先室人，患疟，而驯至脘痞呕呃，鼻冷自汗，不食不眠，脉来歇止，医者危之。孟英视之，亦痰为患耳。即以此方（治锁容亭姊之方），去葱白、海蛇、竹沥，加薤白、蒌仁、竹茹，投之果验。

许芷卿，疟起季秋，孟英尝清其伏暑而将愈。其从母亦知医，强投以小柴胡一剂，势复剧。孟英以温胆汤去甘草，加生石膏、黄芩、知母、花粉、莱菔而安。

继因作劳太早而复发，适孟英丁忧，赵君笛楼，仍用清解而痊。

迨季冬，因移居劳顿，疟急间作。且面浮跗肿，喘嗽易嚏。人皆以为大虚之候。孟英切脉，左弦劲而数，右滑大不调，苔黄且腻，口渴溺多。乃胃肺之热痰有余，肝胆之风阳上僭。畏虚率补，必不能瘳。用西洋参、知母、花粉、竹茹、蛤壳、石斛、枇杷叶、青蒿、秦艽、白薇、银花、海蛇为方，连投四剂，大吐胶痰，而各恙悉除。

瓯镇孙总戎令郎孙楚楼，自镇江来浙，主于石北涯家，途次患寒热如疟，胁痛痰嗽，北涯见其面黧形瘦颇以为忧。即延医与诊。医谓："秋疟"，予疏散方。北涯犹疑其药不胜病，复邀孟英视之。曰：阴亏也，勿从疟治。以苇茎汤加北沙参、熟地、桑叶、丹皮、海石、旋覆、贝母、枇杷叶为剂。北涯见用熟地，大为骇然。孟英曰：君虑彼药之不胜病，吾恐此病之不胜药，赠此肃肺润燥、滋肾清肝之法，病必自安。楚楼闻之叹曰：妙手也，所谓深合病情。前在姑苏，服疏散药其不相安，居停毋疑，我服王公之药矣。果数日而痊，逾旬即东渡越瓯去。

以上出自《王氏医案》

林佩琴

李。秋疟背寒肢厥，从犯时冷至酉方热，夜半无汗自退，不饥不食倦卧。仿陈远公解寒汤，潞参、于术、川附（炙）、川芎、柴胡、桂枝、草果（煨研）、姜、枣。煎服得汗而寒减，去川附，加半夏、谷芽、陈皮、当归。思食疟止。此证与丹溪所治少年足冷疟相似，但彼由接内，此系阳虚。

某。疟间日发，寒重热轻，汗多神倦，发时头不痛，口不渴，但凛寒拘急，肢冷髀酸。老人气虚有痰，此非暑非风，乃虚邪入络，名曰劳疟。先时勿食，汗后服保元汤扶正以逐络邪。参、芪、术、草、归、陈、鳖甲（炙）、柴胡、半夏、威灵仙、姜煎，一啜遂止。

侄。间日疟寒热俱重，头痛背寒，肢麻肋闷，呕恶痰多，由湿热阻遏气分。白蔻仁、厚朴各五分，广皮、枳壳各一钱，半夏、茯苓各二钱，青蒿八分，杏仁钱半，瓜蒌、竹茹各钱二分，煨姜二钱，一服脘闷已展，呕恶亦除，痰降便通，湿热去，疟自止。杏仁、半夏各钱半，赤苓二钱，瓜蒌、枳蒌、枳壳、橘红、甘菊各八分，蔻仁三分，竹茹一钱，嫩桑叶三钱，一剂疟止。前用温胆汤愈疟，尚不嗜食，大便难，脘中欠爽，病在左关不和。因之肠腑失降，用两和厥阴、阳明。白芍、旋覆花、陈皮、半夏、瓜蒌仁、牡蛎粉、杏仁、竹茹、枳实汁，再服悉平。

王。咳嗽痰多，右膊痛，疟间日发，脉浮缓，此为肺疟。得之浴后当风，经所谓夏伤于暑。汗大出，腠理开发，因遇夏气，凄怆之水寒，藏于腠理皮肤之中，秋伤于风，则病成也。肺主皮毛，故为肺疟。用柴胡汤合二陈，去黄芩，加防风、苏叶、苏叶、桑皮、杏仁、姜、枣煎，数服愈。

朱。三阴疟发日晏，脘痞呕酸，乃半夏泻心汤证耳。犹服知母、乌梅、穿山甲等苦酸透络截剂，遂令寒热无汗，三日两发，舌有蟹爪纹，是脾脏寒水旁溢支络，别成寒臼，一增为两，求轻反重矣。宜六君子汤温脾以运湿，水湿去则寒热轻，不致邪伤肝肾，延成羸怯。潞参、于术、云苓、陈皮、半夏（姜制）、砂仁、草果、煨姜。数服已去其一，仍二日一发，又数服，发益早，即寒热亦微。以原方药制末，加牛膝炒，去草果，用姜汁和枣肉为丸，服愈。

秦。阴疟误药，寒热缠绵，无汗，面浮腹肿，眼色如金，肉黄便泻，脉左沉缓，右虚濡，水湿溃里溢肤，势成痞胀。用分消法。大腹皮、茵陈、制半夏、生薏仁、茯苓各二钱，苏梗、陈皮、谷芽各一钱，枳壳、砂仁各八分，厚朴五分，姜三钱，车前子五分，溺爽汗出，诸证俱退，去苏梗、枳、朴，加鸡内金（炙）三钱、于术（炒）一钱。仿利水实脾法得愈。

房弟。三日疟初发，寒痰甚多。先令将陈香橼去蒂，纳明雄黄（水飞研），五钱，炭火煅（勿令烟泄），存性，共研细，空心开水下。卧片时，以箸探叶痰涎，再服再吐（能吐出胶痰更好）。吐半日，饮粥汤吐止，病愈后，调补元气以杜复发。

族某。三日疟经年未止，处暑后燥气加临，日发寒热，食顷烦嘈干呕，色悴甚，渴眩痔痛。此燥热伤阴，胃液虚而阴火上乘下迫也。仿甘露饮意。用生地黄（炒）、知母（酒炒）、麦冬、石斛、花粉、生白芍、阿胶（烊化），数服证退，用何人饮疟止。

钱氏。怀妊六月余，客岁阴疟未止，因食牛脯，腹满不饥，谷食亦胀，致寒热沉绵，盛暑恹寒，衣絮无汗。此卫阳大衰，腑失通降，正虚邪锢，须防胎损，治宜温卫通腑，忌用芪术守补。潞参、鹿胶、当归、茯苓、草果、煨姜、炒楂肉、半夏、陈皮。六服疟止。

毛。三疟早用截剂，寒热无定，头汗冷，呃逆，沫吐青色，面惨黑，手足厥，脉沉数小。乃邪入厥阴，在里瘀浊上犯清道，治先通阳泄浊。用吴茱萸汤加丁香、干姜、制半夏、青皮、茯苓，浊逆已止。嗣用四逆汤，肢和，疟二日发，用四兽饮，寒热渐轻，接服八珍丸料加首乌、牛膝、砂仁、半夏、姜汁，煮枣肉为丸。病除。

房弟。阴疟寒热俱重。汗多不寐，气促，腹痛大便频，左脉微软，右关尺弦长，此脾虚肝乘而心阳不摄也。用法宜以温通甘缓，兼佐酸泄，理中汤加茯神、龙眼肉、草蔻、肉蔻、白芍。三服而神爽，痛泻止，寒热亦减。继用归脾汤丸加山药、莲子、何首乌等，渐瘳。

朱。深秋疟发三阴，头眩，热甚不渴，溺痛，右脉较大。必系暑湿伏邪内蕴，昔人治疟无汗须令有汗，乃邪从外泄。今值霜降，气令收肃，虽用辛解，邪不得越，尚难稳许愈期。紫苏、半夏、青蒿、石斛、生薏仁、当归、鲜何首乌、知母，数服微汗，寒热减，右脉平，两关稍虚，治宜扶正兼祛邪。六君子汤加鲜何首乌、炙鳖甲、当归、知母以清透营分，加姜、枣煎服，得痉。

以上出自《类证治裁》

张大曦

间疟止后复发，发无归期，或二三日，或七八日。发则寒战热甚，两三月如此，从无汗泄。脉沉而细，形瘦骨立，胃纳式微。证由久疟伤阴，阴损不复，其为劳疟显然。现届夏令，已得可汗之时，且服存阴泄邪，以冀汗泄于表，阴复于里，转准疟期，庶有畔岸可依。拟少阳、少阴并治。

柴胡四分 大生地四钱 地骨皮三钱 黄芩一钱五分 鳖甲七钱 青蒿一钱五分 归须一钱 细辛三分 丹皮一钱五分

诒按：此病若认作虚证，而投腻补，则愈补愈热，不死不休矣。幸遇明眼人识破，乃能得此生机。

再诊：药四服而值疟来，寒战依然，热势转短，热退时汗已畅达，脉沉转出，神气觉爽，而食物有味。察其转轻之象，皆从汗后。究由外感乘虚蕴伏，愈伏愈深，延为怯象。兹有向外泄化之机。仍宗前议加减，必得转为间疟乃妥。

黄芩一钱五分 炒归须一钱五分 炒知母一钱五分 青蒿一钱五分 鳖血炒柴胡五分 丹皮一钱五分 炒秦艽一钱五分 小生地四钱 荆芥炭一钱 豆卷三钱

诒按：得汗即是生机。仍可用大生地、归身以助阴达邪。

三诊：疟准日作，解后有汗，寒热之势大减矣。脉形细小，舌不生苔，久疟阴伤，复其阴可耳。证属转机，已得坦途，凡腥膻鲜发以及麦食等，均须慎禁。拟清养法，参以泄化。

洋参一钱五分 桑叶一钱五分 炙鳖甲一两 石斛三钱 丹皮一钱 青蒿一钱五分 稽豆衣二钱 谷芽一两 秦艽一钱五分

诒按：此善后之法，凡归、地等养阴之品似不可少。

《柳选四家医案》

费伯雄

某。三阴大疟，先天本亏，后天更弱，邪伏三阴，以致寒热日久，绵延不止，胸腹胀，胁肋成痞，名曰疟母，口渴咽干。姑拟透解伏邪，再培两天。

前柴胡各 砂仁 薄荷 桑叶 生熟谷芽各 佛手 荷叶 青蒿梗 炙鳖甲 鲜石斛 鲜首乌 小朴 丹皮 广皮 半夏

原注：三剂而愈。

某。大疟久延。

前柴胡各八分 苏藿梗各一钱 制首乌四钱 蒿梗二钱 姜一片 荷叶一角 炙鳖甲一钱，打 法半夏一钱 酒黄芩一钱 象贝三钱 桑叶二钱 煨草果五分 青皮一钱 赤苓三钱

复诊：服药三剂，疟邪已止，胸腹渐舒。尚宜和解，清养并培。

鹿角霜三钱 炙鳖甲二钱，打 青蒿梗一钱五分 丹皮二钱 鲜石斛三钱 鲜首乌四钱 生龟板四钱

前胡一钱　陈皮一钱　法半夏一钱　川朴一钱　薄荷一钱　桑叶二钱　生谷芽三钱

以上出自《费伯雄医案》

黄堂

诸，瘅疟热识烦冤，曾经大汗，蕴热自内而发，故渴又甚，脉转数，往往然也。欲清阳明，理推白虎，且有辛凉达表之功。

生石膏　杏仁　赤苓　生草　块滑石　羚羊角　连翘　郁金　佛手　南薄荷　肥知母　焦栀　鲜竹叶

二诊：前议清阳明泄少阳，热退得汗，均属转机。然伏邪内发，有起伏之威，微有寒，似有复疟之意，舌绛燥略减，兼咳呛，佐以手经主之。

羚羊角　连翘　郁金　赤苓　桑枝　焦山栀　杏仁　青蒿　滑石　芦根

三诊：证象向安，惟舌苔微黄，仍兼咳呛。气分余热未清，尚宜慎调。

川贝母　淡芩　赤苓　焦栀　通草　白杏仁　橘白　泽泻　枇杷叶

四诊：间疟恶心脘痞，起自足肿外疡，湿热蕴遏使然。

温胆汤去甘草，加川连、柴胡、淡芩、藿香梗、砂仁。

《黄氏纪效新书》

魏树春

癸丑冬，予应京师沈雨人侍郎之聘，为其公子诊病。道经白下时，有宁人张姓者，疟以日作，不热而但寒，已发数次。时医以治疟套方治之，不效，乃乞予为拟一方。予谓此证由其人阳气素虚，夏间又贪冷食冷过度，致阴气益盛。而阳气益虚，故疟来但寒不热，而疟已成，当用柴胡桂姜汤一帖，疟即止。再服醒脾化湿之剂数帖，而气体复原。

泰县黄某，丁巳春，疟后失调，邪入肝经，挟瘀血痰湿，结块胁下，是属疟母。前由其友人介绍来绝，予令服鳖甲煎丸，陈皮汤下，彼不惯服丸，请改与汤药，乃用石顽老人治疟母方，即柴胡、鳖甲、桃仁、三棱、莪术，俱用醋制。合二陈汤，加砂蔻衣、防己等味，以疏通血络，兼祛痰湿，服数帖，疟母全消，而气体健强逾昔。予以此方治疟母，较鳖甲煎丸等方见功尤速，特濡笔而记之。

秦邮章书甫之夫人，患疟经月不止，疟来热多寒少，心烦作哕，口干渴饮，脉弦且数，此证由阴气先伤，阳气独发，名曰瘅疟。予用陈修园氏治疟二方，即柴胡、粉草、茯苓、白术、橘皮、鳖甲、首乌、当归、知母、灵仙，服二帖，疟即未作，继进清热养阴之品，调理而痊，此后凡伤阴疟病，用此法无不应验。

以上出自《清代名医医话精华》

雷丰

城东潘某，体素丰满，大便常溏，中土本属虚寒，固无论矣，忽于孟秋寒热交作，肌肤汗少，即延医诊，遂作阴暑论治，辄投四味香薷饮加寒凉之剂，未获奏效，即平商治于丰。诊其脉弦而兼紧，舌苔白薄，寒先热后，隔日而来，此寒疟也。良由体质本寒，加感秋凉致病，若果阴暑之证，在长夏而不在秋，况阴暑之寒热，从未见隔日而发，当用附子理中汤加柴胡、草果、藿香、陈皮治之。服二剂，周身微汗，寒热略清。继服二帖，疟邪遂未发矣。

城南龚某之女，先微寒而后发热，口渴有汗，连日三发，脉弦而数，舌苔黄腻，此因夏伤于暑，加感秋风，名风疟也。遂用辛散太阳法去羌活，加秦艽、藿梗治之。服二帖，疟势未衰，渐发渐晏，且夜来频欲谵语。复诊其脉，与昨仿佛，但左部之形力，颇胜于右。思仲景有云：昼则明了，夜则谵语，是为热入血室。今脉左胜，疑其血室受邪，即询经转未曾。其母曰：昨来甚寡，以后未行。此显然邪入血室之证也。姑守前方去防风、淡豉，加当归、赤芍、川芎、柴胡，服之经水复来，点滴而少，谵语亦减，惟疟疾仍然。再复其脉，左部转柔，余皆弦滑，已中病数，可服原方。幸得疟势日衰一日，改用宣透膜原法加柴胡、红枣治之，迭进三煎，疟邪遂解。

程曦曰：时证易治，兼证难疗。若此案不细询其经事，则医家病家，两相误也。倘见谵语之证，而为邪入心包，或为胃家实热，清之攻之，变证必加。苟不熟仲景之书，而今日之证，必成坏病矣。吾师尝谓不通仲景之书，不足以信医也。信夫！

西乡郑某，偶患疟疾，热重寒微，口渴便泻。先用符禁未效，又服断截之药，疟与泻并止矣。数日后腹中忽胀，小便短少，来舍就诊，两手脉钝，沉取尚强。此乃暑疟夹湿之证，其邪本欲向表分里而出，误用截法，阻其邪路，暑欲达表而不能，湿欲下行而不得，交阴于中，气机不行而成肿胀，法当治标为先。即以木瓜、蒿、藿以解其暑，芩、苍、通草以行其湿，又以青皮、厚朴、杏粒、槟榔，行其气而宽其膨。服下稍为中病，每得一矢气，腹内略松。更加蒳子以破其气，鸡金以消其水，服之矢气更多，溺亦通快，其腹逐渐消去。后用调脾化气，得全安耳。

江诚曰：观以上三案，虽暑疟之轻证，但其夹证各有不同，设不细辨而妄治之，则轻证转重，重证转危耳。如靳案本体虚寒，得温补而愈。叶案暑热劫络，得清剂而安。郑案夹湿变胀，得破削而宽。可见医法有一定之理，无一定之方，倘胶于某证某药，则钝根莫化矣。

以上出自《时病论》

张乃修

正蒙。暑湿先伏膜原，兹从少阳外达，热壮烦恶，热退汗畅。舌苔中黄边赤。恐成瘅疟。拟方即请正之。

肥知母二钱　茯苓皮四钱　黑山栀二钱　广郁金一钱　大豆卷三钱　白蔻仁五分　益元散四钱　淡黄芩一钱五分, 酒炒　香青蒿一钱　荷梗六钱

二诊：畅汗热达，痰热未净，夜寐不安。苔根黄腻，脉弦滑转甚。拟加味温胆法。候正。

半夏二钱, 青盐水炒　川石斛三钱, 先煎　广皮一钱　川毛连四分, 姜汁炒　益元散四钱, 包　丹皮炭一钱五分　瓜蒌皮三钱　朱茯神各三钱　小枳实一钱　黑山栀一钱五分　竹二青一钱半, 盐水炒　荷梗五钱

沈左。久疟屡止屡发，刻虽止住，而食入不舒，左胁下按之板滞，胃钝少纳。脉濡，苔白质腻。脾胃气弱，余邪结聚肝络。拟和中运脾疏络。

于潜术二钱，炒　陈皮一钱　川朴一钱　制半夏一钱五分　沉香曲一钱五分　焦楂炭三钱　茯苓一钱　炒竹茹一钱　鳖甲煎丸一钱五分，开水先服

二诊：脉濡滑，苔白质腻。胃钝少纳，形体恶寒，饮食入胃，命火蒸变，则胃如大烹之鼎，旋入旋化。今湿有余阳不足，胃气呆钝，亦所不免。拟化湿和中，温助阳气。脾胃能得转旋，则络邪亦归默化也。

奎党参三钱　炒于术一钱　茯苓三钱　煨益智仁六分　藿香三钱　炒沉香曲一钱五分　制半夏一钱五分　制熟谷芽各一钱　玫瑰花二朵

王左。少阳间疟。而少阳胆为肝之外府，疟虽止住，肝木纵横，腹痛甚剧。拟疏泄木郁。

杭白芍一钱五分，川桂枝四分同炒　柴胡五分，醋炒　香附二钱，醋炒　茯苓三钱　焦楂炭三钱　青皮一钱，醋炒　缩砂仁五分　煨姜二片

二诊：腹痛大减。肝邪横扰，络滞不宣。效方进退。

杭白芍一钱五分，川桂枝五分同炒　柴胡五分，醋炒　金铃子一钱五分，炒　香附二钱，醋炒　延胡索一钱五分　青皮八分，醋炒　茯苓三钱　楂炭三钱　鳖甲煎丸三钱，先服

以上出自《张聿青医案》

柳宝诒

王。此证先发痧疹咳嗽，伏邪发于肺胃之病。因食生冷，即泻痢数日。肺胃之邪，就此清肃。其中又有一层伏邪，郁结于少阳厥阴者，至晚即发寒热似疟，少腹块痛，缠绵至今，已月余矣。刻视形体疲乏，耳聋神呆，小水浑赤，右脉虚数，左脉弦数。种种见证，皆邪陷血室、瘀热下郁、正气不支之象。惟苔灰唇焦，而舌淡不华，是瘀热阻络、营气不得外通所致，未可因此误认为寒湿也。现病情已棘，舍疏通瘀热，别无挽救之方。姑拟疏泄厥阴，佐以扶正托邪。

鲜生地生姜绞汁，拌炒　金铃子酒炒　延胡索醋炒　丹皮炭　归尾　丹参　广郁金　西洋参　青蒿　黑山栀

另：酒炙大黄炭、琥珀屑，二味研末，用台参须煎汤送下。

二诊：昨与扶正托邪，清泄瘀热，得大解溏黑者数次，神情较爽，耳聋略聪，腹块稍和，左脉趋缓，邪机渐有松达之象。拟方仍宗前法增损。

鲜生地生姜绞汁，拌炒　炒丹皮　青蒿　白薇　丹参　郁金　全当归　赤白芍各酒炒　鲜藕煎汤代水　黑山栀

另：酒炙大黄炭、琥珀屑，二味研末，用台参须煎汤送下。

章。暑湿黏腻之邪，伏于膜原，发为秋疟。五六日来，头汗多呕。邪机在胃，不得通泄。舌苔灰浊，舌尖边干。脉象左濡，右弦，而数颇甚。伏邪已得化热，因气机不畅，故不能疏达。刻下偏燥之药已嫌助热，当用芳香透达，兼佐清化。

川雅连　半夏　陈皮　茯苓　豆卷　干菖蒲　海南子　佩兰　淡黄芩　滑石　姜竹茹　生枳实

二诊：悬拟，读手势，备悉病状，寒热呕吐均止，惟舌苔仍然浊腻。此外一层已动之邪，得药而解，其内伏之邪，尚郁而未泄。故溺少而赤，口浊仍然。今日大便爽利，已有邪机内动之兆。解后脐下作痛，邪气郁结不舒也。拟方条达胃腑，疏泄邪热。俾得胃气通达，则邪自不留滞。改方附呈，拟用栀豉泄郁伏之邪，泻心除痞结之浊，佐以通调水道，俾郁热有外泄之路，而立意总宜通调胃腑为主。

生枳实　黑山栀　豆豉　川连　黄芩　连皮苓　猪苓　蒌皮仁　半夏　知母　滑石　菖蒲　香稻叶　姜竹茹

加减：口渴加芦根。

马。疟发间日，而胃口清和未病。邪在膜原。当芳香疏达。

杏仁　豆豉　蔻仁　槟榔　青皮　淡黄芩　青蒿　半夏　陈广皮　通草　苏叶　姜皮　川朴　荷叶

花。前年伏气化疟，邪留肝胆之部。左胁结瘕，未能疏泄。前因湿积，侵渍长夏，腹满肢肿，是病及脾肺矣。足跗溃流黄水，水有去路，肢肿渐消，而腹满不减。刻诊左脉沉弦，舌苔白腻。至疟作仍有形寒发热之状，其病根之在乎肺脾者自若也。拟方先与温脾化湿，稍佐疏达木郁之意。俟中气输运有权，再治疟瘕可耳。

茯苓　茅术　川朴　桂枝　猪苓　泽泻　柴胡　白芍　青皮　六神曲　冬瓜皮　陈广皮

史。疟发于第四日，是所罕见。近代医书，亦无记载此证。惟《素问》中曾论及之。大旨为气远道深，故较三疟而愈迟。但未出方治，后人靡所遵循。此疟先来时，并不先寒，而平日形寒颇甚，汗少少寐，耳聋胁瘕。脉象浮数而弦，左手较硬。合观脉证，悉属热入营阴之候。《素问》以三日发者，邪入于腑，此则四日发者，更深一层。其邪必入于脏，与此病所见诸证，恰相符合。从此论治，似有路径可寻。三阴各有见证，此病专在厥阴，更兼少阴。在古法中，惟鳖甲煎为最妙，兹拟仿其意而变通之，病属奇而方用圆，在圆机之士，想能领略斯意也。

桂枝　白芍　柴胡　淡黄芩　鳖甲　牡蛎　当归　白薇　丹皮　广陈皮　牛膝　青皮　川芎　炙甘草　首乌藤　茅根

另：鳖甲煎丸常服。

二诊：厥阴郁伏之邪，屡经清泄，耳聋较减，左脉较和，而右脉转见浮数，形寒内热日作而无时，精神疲倦而不能振作。邪机由阴转阳。本属松象。惟少阳生发之气，为久病所困，不能畅茂条达，胁瘕不化，是其征也。近因外束新凉而汗少，遗泄频作而腰疼，此又病之随时而增者，与本病不相值也。拟方少厥同治，兼参扶正泄邪之法。

照前方加枣仁、生姜、红枣。

另：鳖甲煎丸吞服。

赵。前患疟瘕多年，化而未净，肝阴从此而伤。刻下头晕耳鸣，左关脉浮动不静，肝阳之浮越，乃肝阴亏而不克济之也。木籍水以涵养，古人所以有乙癸同源之论。兹即以此法为调摄之主方。

党参　洋参　熟地　归身　白芍　萸肉　丹皮　杞子　滁菊　砂仁　橘络　刺蒺藜　杜仲

黄柏　炙甘草　麦冬　阿胶

上药为末，同熟地打，和匀，加白蜜为丸，盐花汤送下。

诸。每至夜半以后，微寒发热，自足而升，至寅卯后，得汗而解。此由寒热伏于骨髓，至夏令热气内铄，邪机乃随气外发，与《内经》所论温疟，《金匮》所谓脾疟，病源相同。古人以饮食消息之，后人以甘寒养胃法治之。愚意更以养阴托邪法佐之，苟能热减纳加，即为佳兆。

细生地　白芍桂枝炒　丹皮炭　牡蛎　地骨皮　青蒿　牛膝　鲜石斛　洋参　茅根

另：人参煎服。

二诊：昨与扶正达邪，清泄瘀热，得大便溏泄者数次，神情稍爽，耳聋稍聪，腹块稍和，左脉稍缓，邪机较有松达之象。正虚邪实。拟方仍宗前法增损。

鲜生地姜汁拌打　丹皮炭　青蒿　白薇　洋参　黑山栀　丹参　郁金　赤白芍各　当归　藕节

另：锦纹、西珀，研末，人参汤下。

汤。素体脾阳不旺，湿痰内停，继而木气不舒，郁而化火，复感时邪，发为三疟。一月以来，未得畅汗，其伏邪无从透达，此系气机不畅，湿痰阻遏所致。当先破气疏湿，俾得气畅湿化，其邪可得外达。惟舌苔黄浊，边尖红滑，阴气暗耗，恐其舌苔退后，即起疳腐。渐见阴竭之象，又宜预为设法。鄙见如此，未识有当病机否，录方呈政。

豆卷　金石斛　于术　淡黄芩　枳实　川朴　洋参　赤苓　通草　瓜蒌皮　郁金　茅根　二稻叶

二诊：昨进疏浊养阴等法，大便通泄，痰浊有下降之机。惟舌苔光红，口渴引饮。阴液渐有虚涸之象。脉弦滑带郁，气机尚形窒滞，痰浊仍未尽净，养阴之品，尚难遍用。病虽不重，而用药殊难措手。拟法于养阴法内仍参疏化之意，冀得气机流畅，痰浊消化，方可专进补益。

西洋参　金石斛　麦冬肉　鲜生地苏叶同打　淡黄芩　生枳实　生甘草　天花粉　黑山栀　白薇　瓜蒌皮　茅根肉　甘蔗浆

三诊：汗出至脐。上脘之气得畅，胃纳可以渐旺。舌质深红，舌苔光剥，今日较润。阴液有来复之机。惟疟痰之邪，留于阴分，未能尽达；痰浊之阻于腑中，未能清泄。拟方于养阴法内仍当兼理，俾得邪浊尽净，则纳谷渐增，阴液之来源日充，尚何有疟腐之虑哉。

西洋参　霍石斛　生枳实　鲜生地苏叶打　麦冬　通草　瓜蒌皮元明粉炒　白薇　黑山栀　半夏　茅根　蔗浆

四诊：疟疾得止，阴分之邪渐退。大解秘涩，胃气尚未清降也。中焦之浊气如不清泄，胃纳亦不能健旺如常也。拟方清养胃液，降胃泄浊可耳。

西洋参　生地　淡黄芩　霍石斛　枳实　火麻仁　青皮　生甘草　元参　天花粉　瓜蒌皮　茅根　蔗浆

五诊：大便畅行，垢色带黑，浊热渐次下泄。惟舌苔光红，中有裂纹，阴液亏损，非一时可复。刻下胃纳未旺，中焦有形之浊虽降，无形之热未熄。宜与养阴，佐以清化。

洋参　霍石斛　麦冬　元参　知母　生地　花粉　牡蛎　银花　枳实　茅根　蔗浆

六诊：中宫浊热，尚未净化。舌苔光红较润，胃纳未旺，尚无正味。阴液非易生之物，浊热有留恋之机。务须再得清泄，胃纳可以渐增，则阴液可得而复也。

洋参　石斛　知母　花粉　生甘草　枳实　滑石　瓜蒌皮　白薇　通草　茅芦根各　蔗浆

七诊：大便虽经畅泄，而浊热尚未尽净，故胃口不能渐佳。舌苔两边，尚有黄浊，余俱光红干绛，阴液告竭之象可知。而养阴之品，尤宜偏投；况疟邪伏于阴分者，亦未一律清澈。拟甘寒清润法，三层兼理。

鲜生地薄荷打　鲜石斛　西洋参　瓜蒌皮　知母　花粉　黑山栀　泽泻　甘草　麦冬　竹叶心各　蔗浆　橄榄　茅芦根各　陈粳米煎汤代水

膏方：西洋参　北沙参　炙鸡金　麦冬　生地　丹皮　稽豆衣　银花炭　新会皮　川石斛　泽泻　白芍　天冬　生甘草　刺蒺藜　熟地

白冰糖、清阿胶二味收膏。

申。但热不寒，谓之瘅疟。古人以桂枝白虎汤，专清阳明，此必有口渴烦热等阳明热象，方与治法相合。此证热来时，头晕耳鸣，烦扰痉掣，全是厥阴热象。是伏邪乘肝阴之亏，即由厥阴而发。《内经》谓，伏邪行在诸经，不知何经之动，正此旨也。但经文虽引其端，而前贤未尝推论及此，故无成法可师。兹即仿桂枝白虎汤意，而变通之，一面清肝，一面泄邪。用古法者，正不必泥古方也。

羚羊尖　钩钩　丹皮　刺蒺藜　白芍　淡黄芩　首乌藤　青蒿　黑山栀　生甘草　竹茹　茅根

邓。疟邪留恋入阴，想由阴气不充，不能托邪外出。数日以来，或作或止，渐至日中，形寒肢冷，向夜发热，神烦口渴，颧赤唇红，全是阴虚发热之象。今春偶因食物不节，遂使脘腹胀满，里气攻撑作痛。始疑积滞为患，乃屡投消导，胀势转增。所异者，两便如常，频频太息，必声长气畅，乃觉胸脘稍快，否则胀增背汗不能适也。细绎病情，疟邪本是肝胆之病。木邪乘土，则内陷于脾，而脾失升运之职，胃失通降之常，肺气亦因之窒阻。《内经》叙列病状，肺脾两经，均有善太息之文。且谓诸气膹郁，皆属于肺。然则此证乃木邪乘土，然疑为虚热虚胀者固非，疑为湿痰食积者亦非也。脉象小数软弦，舌苔根浊。拟方于土中泄木，兼参疏通脾肺之意。

东白芍　枳壳醋炒　细柴胡醋炒　左牡蛎　广郁金　旋覆花包　前胡　西洋参　瓜蒌皮姜汁炒　炙鸡金　枇杷叶

二诊：贵恙确系木邪陷于土中，脾肺之气窒而不舒，邪机亦郁而不达。前方仿四逆、逍遥，于土中疏泄木邪，参用通畅脾肺之品，俾气机得以舒达。两服后热象稍平，尚属顺境。姑拟仍取前方之意，略加增损，录方备采。

东白芍土炒　细柴胡醋炒　枳实　丹皮　陈木瓜　炙鸡金　旋覆花　川连吴萸煎汁炒

以上七味，取四逆、逍遥、左金之意，于脾脏中疏泄肝邪。再加鸡金、旋覆，以疏运脾肺，皆必须之药，不可减去者也。

晚热重，加生牡蛎、白薇，以畅肝脾；口渴甚，加西洋参、淡黄芩，以养津泄热；腹痛不减，加大腹皮，另服丹溪小温中丸，广陈皮汤下，以疏肝而消痞胀；太息不止，用枇杷叶、广郁金，以开脾肺之郁。

金。三疟虽止，而余邪留恋阴分者，未能清泄。数月以来，每值劳倦，即烦热懊恢而无畅汗，是阴分有留邪，固确可指也。肝脾不和，胃气逆而不降，脘腹胀闷，不能纳谷，时或眩晕，呕恶痰涎；大便坚而不畅，每每旬日不行，腑气有上逆之势；而经阻三四月，右尺滑数流动，又似兼有恶阻之象。病情纷错，用药甚难，姑拟疏脾和胃之法为煎方，另拟通腑畅气作丸服，苟得胃气下行，则气通浊泄，诸羌平矣。

柴胡　白芍　枳实　炙鸡金　制半夏　广陈皮　川连　淡黄芩　鳖甲　全瓜蒌　淡干姜　砂仁　竹二青姜汁炒

另：酒大黄、黑白丑、川朴、枳壳，以上四味为丸。

刘。内伏暑湿，外袭凉风，病为暑疟。其暑邪伏于膜原，其风邪束于经络。或日作或间日轻重，与病机相合。胸脘痞闷，舌苔黄薄，呕恶烦渴，膜原之邪入犯于胃腑也。形寒战栗，热若燔炭，经络之邪并争于营卫也。左脉弦数，右关尺重按颇硬，寸部独细，此肺气不畅之象。小水赤少，热郁于三焦也。夫经络之邪当从汗解，膜原之邪宜芳香透达，其蕴化为热者宜辛凉清化。于此三法中，相其缓急，权其轻重而治之。三五发后，经邪已达，暑邪已化，只须将胃热一清，疟自止矣。刻下用药，三层并到，而以达原为主。

杏仁　豆卷　苏叶　川朴　海南子　赤苓　蔻仁连壳　黄芩酒炒　知母　滑石　佩兰　广郁金　枳壳　桔梗　芦根

以上出自《柳宝诒医案》

张锡纯

天津刘某某，年三十二岁，于季秋患疟又兼下痢。

病因：因需车孔亟，机轮坏处，须得急速收拾，忙时恒彻夜不眠，劳苦过甚，遂至下痢，继又病疟。

证候：其痢赤白参半，一昼夜十余次，下坠腹疼，其疟间日一发，寒轻热重，其脉左右皆有弦象，而左关独弦而有力。

诊断：此证之脉，左右皆弦者，病疟之脉，大抵如此。其左关独弦而有力者，其病根在肝胆也。为肝胆有外受之邪是以脉现弦象，而病疟为其所受之邪为外感之热邪，是以左关脉象弦而有力，其热下迫肠中而下痢。拟清肝胆之热，散其外感之邪，则疟痢庶可同愈。

处方：生杭芍一两　山楂片三钱　茵陈二钱　生麦芽二钱　柴胡钱半　常山钱半,酒炒　草果钱半,捣碎　黄芩钱半　甘草二钱　生姜三片

煎汤一大盅，于不发疟之日晚间服之，翌晨煎渣再服一次。

效果：将药如法服后，疟痢皆愈。又为开生怀山药一两、生杭芍三钱、黄色生鸡内金一钱，俾日煎服一剂，以滋阴、培气、化瘀，连服数日以善其后。

天津吴某某，年三十二岁，于仲秋病疟久不愈。

病因：厂中做工，歇人不歇机器，轮流恒有夜班。暑热之时，彻夜不眠，辛苦有火，多食凉物，入秋遂发疟疾。

证候：其疟初发时，寒热皆剧，服西药金鸡纳霜治愈。旬日疟复发如前，又服金鸡纳霜治愈。七八月日疟又发，寒轻热重，服金鸡纳霜不愈，且中药治疟汤剂亦不愈，迁延旬余，始求为诊治。自言疟作时发热固重，即不发疟之日身亦觉热，其脉左右皆弦而无力，数逾五至，知

其阴分阳分俱虚，而阴分之虚尤甚也。此当培养其气血而以治疟之药辅之。

处方：玄参一两　知母六钱　天冬六钱　潞参三钱　何首乌三钱　炙鳖甲三钱　常山钱半，酒炒　柴胡钱半　茵陈钱半　生姜三钱　大枣三个，擘开

此方于发疟之前一夕煎服，翌晨煎渣再服，又于发疟之前四点钟，送服西药盐酸规尼涅（即金鸡纳霜，以盐酸制者）半瓦。

效果：将药如法服之，一剂疟即不发。而有时身犹觉热，脉象犹数，知其阴分犹虚也。俾用玄参、生怀山药各一两，生姜三片，大枣三枚，同煎服，以服至身不发热时停服。

天津张某某，年十九岁，学生，于孟秋病疟，愈而屡次反复。

病因：其人性笃于学，当溽暑放假之时，仍自补习功课，劳心过度，又复受热过度，兼又多食瓜果以解其热，入秋遂发疟疾。

证候：自孟秋中旬病疟，服西药金鸡纳霜治愈，后旬日反复，又服金鸡纳霜治愈，后又反复，服金鸡纳霜无效，以中药治愈。隔旬余病又反复，服中西药皆无效，因来社求治于愚。其脉洪滑而实，右部尤甚，自觉心中杜塞满闷，常觉有热上攻，其病疟时则寒热平均，皆不甚剧，其大便四日未行。

诊断：此胃间积有热痰，又兼脾作胀也。方书谓久疟在胁下结有硬块名疟母，其块不消，疟即不愈。而西人实验所结之块确系脾脏胀大，此证之自觉满闷，即脾脏胀大也。又方书谓无痰不作疟，是以治疟之方多用半夏、常山以理其痰，此证之自觉满闷且杜塞，又时有热上攻，实为热痰充塞于胃脘也。治之者宜消其脾之胀大，清其胃之热痰，兼以治疟之品辅之。且更可因其大便不通，驱逐脾之病下行自大便泻出，其病疟之根柢可除矣。

处方：川大黄四钱　生鸡内金三钱，黄色的捣　清半夏三钱　常山钱半，酒炒　柴胡钱半　茵陈钱半　甘草钱半　净芒硝钱半

药共八味，将前七味煎汤一盅，冲芒硝服之。

其疟每日一发，在下午七点钟。宜于午前早将药服下，至午后两三点钟时，再服金鸡纳霜半瓦。

效果：前午十点钟将药服下，至午后一点时下大便两次，其心中已不觉闷热杜塞，迟至两点将西药服下，其日疟遂不发，俾再用生怀药一两、熟莱菔子二钱、生鸡内金钱半煎汤，日服一剂，连服数日以善其后。

天津徐姓媪，年近五旬，于季夏得疟疾。

病因：勤俭持家，中馈事多躬操，且宅旁设有面粉庄，其饭亦由家出，劳而兼暑，遂至病疟。

证候：其病间日一发，先冷后热，其冷甚轻，其热甚剧。恶心懒食，心中时常发热，思食凉物。其脉左部弦硬，右部洪实。大便干燥，小便赤涩，屡次服药无效。

诊断：此乃肝胆伏有疟邪，胃腑郁有暑热，暑热疟邪相并而为寒热往来，然寒少热多，此方书所谓阳明热疟也。宜祛其肝胆之邪，兼清其胃腑之热。

处方：生石膏一两，研细

均分作三包，其未发疟之日，上午用柴胡二钱煎汤送服一包，隔半日许再用开水送服一包，至次日前发疟五小时，再用生姜三钱煎汤送服一包。

效果：将药按期服完后，疟疾即愈，心中发热、懒食亦愈。盖石膏善清胃热，兼能清肝胆之热，初次用柴胡煎汤送服者，所以和解少阳之邪也。至三次用生姜煎汤送服者，是防其疟疾将发与太阳相并而生寒也。

以上出自《医学衷中参西录》

陈莲舫

张。发疟疾病，病后肝脾不复，脘腹胀满，心悸盗汗，有时梦泄，脉息弦滑。气痹营亏，痰湿阻滞，治以调中。

生白术　法半夏　炒归身　抱茯神　白蒺藜　佛手花　川石斛　广陈皮　生白芍　炒枣仁　潼蒺藜　川郁金　竹茹

陆。疟后余热，热邪内趋，痢下瀌瀌，脉息弦细。治以和解。

香青蒿　川楝子　川石斛　焦建曲　生谷芽　新会皮　淡黄芩　生白芍　扁豆衣　白茯苓　焦米仁　干佩兰

沈。疟痢并行，疟阵乱积，便溏，舌剥，纳微，老年噤口难治。

西洋参　川石斛　炒黄芩　益元散　白茯苓　广陈皮　野于术　柔白薇　生白芍　炒夏曲　焦米仁　荷叶　红枣

蔡萼梅兄。暑湿之邪，由表趋里，疟转为痢，肢体浮肿，脉见细弦，腹痛后重。拟以分导，治痢即以治疟。

生白术　山楂炭　广木香　荆芥炭　大腹皮　车前子　地榆　茯苓皮炮姜　川楝子　焦赤曲　生白芍　侧柏　红枣

杭。痰疟甚乱，少寐心悸，多疑多虑，手痉肤痒。治以清镇。

石决明　左秦艽　抱茯神　制胆星　制丹参　生白芍　嫩双钩　银柴胡　苍龙齿　珠母粉黑料豆　广陈皮

以上出自《莲舫秘旨》

邵兰荪

瓜沥杨。太阴湿疟，脉弦濡细，面跗浮，食入脘中胀闷。故宜渗湿和中。十月十七日

草果仁一钱　桂枝八分　生香附三钱　仙半夏钱半　厚朴钱半　酒炒淡芩钱半　滑石四钱　蔻壳钱半　枣槟三钱　威灵仙钱半　瓜蒌皮三钱

又：疟邪犹来，脉弦濡，舌滑。湿热未清，仍遵前法加减为妥。

草果一钱，去壳　桂枝八分　炒茅术钱半　酒炒常山一钱　厚朴钱半　酒炒淡芩钱半　炒青皮八分　新会皮钱半　枣槟三钱　姜半夏钱半　赤苓四钱　老姜三片

史介生评：湿疟治法，当辨湿重于热者，藿朴二陈汤加减；热重于湿者，苍术白虎汤加减。

此方系从达原饮加以渗湿之品，洵是湿重热轻之正法。

《邵兰荪医案》

袁焯

杨某由江北来镇，病疟甚重，盖已发数次矣。间日一发，发则大热烦渴，欲饮冷水，心烦不安，溲赤而热。诊其脉与平人无大异，但略兼滑数之象耳。盖暑气深伏为患也。用竹叶石膏汤去人参、半夏，加柴胡、青蒿、黄芩、天花粉、知母、苡仁等。石膏用四钱，余药各二三钱作煎剂服。明日复诊，述昨药服后，如饮甘露，爽适异常，仍以原方接服一剂。隔两日来，述去已去大半，颇思饮食，遂改用沙参、石斛、苡仁、麦冬、佩兰、花粉等养胃生津之品而愈。

卢某年约三旬，癸丑八月间予方午餐，见其走来，旁一人扶之，犹踉跄不能自立，呻吟不已。予见其状，遂立即诊视。脉息滑数，身热甚重，盖疟病发数日矣。烧热不能耐，溲赤而热，舌苔干燥，与竹叶石膏汤去人参、半夏，加黄芩、知母、木通、柴胡等。石膏用四钱，黄芩用三钱，余药各一二钱。明日复诊，述昨药服后，觉小腹部如有重物压之，一夜未尝离汗，遍体舒适，能自行走，遂以原方减轻其剂，二剂而痊。此病用石膏后，觉小腹如物重压，与赵藜村治袁随园之案略同。殆由石膏重镇之力，生理上起此特别之现象欤！

丁未七月，予由苏旋里道出京口，适童道生君病疟甚重，医治未效，因偕家兄往候之。见其汗出淋漓，身热口渴，神气疲惫，因问病起几日，何以如此困顿？曰：疟发已五日。每至下午八时始发，但热不寒，热甚则汗出，甚至湿透衣裳。至天明始退，心烦、口渴、不能安寐。因诊其脉，两手皆细数，按之极虚，溲赤而热，舌燥无津，并无苔垢。阅前服方，则清脾饮、二陈汤之法。盖暑病而得草果、槟榔等辛温克削之品，耗损阴津而助邪热，热甚则迫液外泄，故有大汗淋漓、烦躁不寐之现状也。急宜甘凉滋润、退热存津，庶几有瘳。乃与西洋参、百合、地骨皮、白芍、知母各三钱，川连五分，鳖甲五钱，元参三钱，甘草一钱，浮麦、红枣同煎，覆杯而愈。

己酉秋，友人陶冶青君病疟，始发时，尚能行走，继则不能起坐，延医服药，殊无大效，适予因事旋里，为诊之。脉沉弦滑，舌苔滞腻，胸闷身重，关节酸痛，但恶寒身微热、口不燥。盖寒湿痰饮冰伏中焦，阳气不能健运，非阳和之力不能使之消融。乃以柴胡姜桂汤合平胃散加薤白、白蔻仁、沉香等。厚朴、干姜、豆蔻均各用一钱，沉香八分，余药各二三钱，煎服。吐出稀痰水饮甚多。胸闷略宽，恶寒始解，仍以前方减轻其剂，接服三日，遂知饥能食。后以香砂六君子丸，调养半月而安。

以上出自《丛桂草堂医案》

费承祖

常州王禹臣患温疟，先发热而后恶寒，汗出淋漓，口渴引饮，二三发后，自觉不支，脉来浮弦洪数。伏邪外发，销铄津液。

石膏八钱　知母一钱五分　甘草五分　桂枝八分　天花粉三钱　石斛三钱　桑叶一钱半　粳米一撮

两剂霍然。

胞妹适同乡钱绍云。戊子夏，胞妹归宁，病疟。二三发后，汗出不止，心慌头眩，有欲脱之象。予诊脉虚微。素体虚弱，大汗淋漓，津液外泄，正气从此散失。急用：人参一钱、西洋参一钱五分、浮小麦八钱、甘草五分、大枣五枚，煎服，汗即止，疟亦愈。

四川布政使周敬诒之夫人，道经沪上，患疟疾，间日一作，杂药乱投，酿成危证。胸脘痞满，作恶呕吐，粒米难进。口渴引饮，口舌起泡作痛，彻夜不寐，月事淋漓八日，下紫黑血块，小溲涓滴，色赤觉热，脉来细弦而数。邪热自气入营，气血两燔，津液有立尽之势。治必气血两清，甘润生津，方能补救。

生石膏六钱　霜桑叶一钱五分　鲜生地八钱　玄参一钱　南沙参四钱　大麦冬三钱　川石斛四钱
天花粉三钱　川贝母三钱　生枳壳一钱　鲜竹茹三钱　鲜芦根二两

一剂病减，再剂霍然。

以上出自《费绳甫医话医案》

吴鞠通

癸酉七月十六日，吴，二十五岁。但寒不热，似乎牝疟，然渴甚，皮肤扪之亦热，乃伏暑内发，新凉外加，热未透出之故。仍用苦辛寒法，加以升提。

飞滑石三钱　花粉二钱　藿香叶二钱　杏仁泥三钱　知母一钱　广郁金二钱　生苡仁三钱　青蒿一钱　白蔻仁二钱　老厚朴二钱　黄芩一钱

煮三杯，分三次服。

十七日：但寒不热之疟，昨用升提，已出阳分，渴甚，脉洪数甚，热反多，昨云热邪深伏未曾透出，不得作牝疟看，非虚言也。用苦辛寒重剂。

生石膏八钱　厚朴三钱　广郁金三钱　飞滑石三钱　知母二钱　白蔻仁三钱　杏仁粉五钱　黄芩二钱　生甘草一钱五分　藿香梗三钱

煮三杯，分三次服。

庚申八月廿五日，朱，三十二岁。体厚，本有小肠寒湿，粪后便血，舌苔灰白而厚，中黑滑，呕恶不食，但寒不热。此湿疟也，与截法。

茯苓块五钱　生草果三钱　熟附子一钱　生苍术五钱　杏仁三钱　槟榔三钱　黄芩炭三钱　生苡仁五钱

煮三杯，分三次服。

廿八日：前方服三帖而病势渐减，舌苔化黄，减其制，再服三帖而寒来甚微，一以理脾为主。

姜半夏三钱　苡仁二钱　白蔻仁二钱　炒于术三钱　广皮三钱　黄芩炭二钱　益智仁二钱

煮三杯，分三次服。服七帖而胃开。

萧，三十三岁。少阴三疟，久而不愈，六脉弦紧，形寒嗜卧，发时口不知味，不渴，肾气上泛，面目黧黑。与扶阳汤法。

毛鹿茸三钱，生锉末，先用酒煎　桂枝三钱　当归三钱　熟附子二钱　人参一钱　蜀漆二钱

煮三杯，分三次服。四帖。

乙酉四月十九日，郑，五十五岁。脉双弦，伏暑成疟，间三日一至，舌苔白滑，热多寒少，十月之久不止。邪已深入，急难速出，且与通宣三焦，使邪有出路，勿得骤补。

云苓皮五钱　知母三钱　杏仁泥三钱　生苡仁五钱　炒黄芩二钱　青蒿二钱　藿香梗三钱　姜半夏三钱　白蔻仁二钱

煮三杯，分三次服。

廿六日：加青蒿一钱、白蔻仁一钱，服四帖。

五月初四日：脉紧汗多，加桂枝三钱，服二帖。

初六日：脉已活动，色已华，寒大减，热亦少减，共计减其半，汗至足底，时已早至八刻，议去青蒿，加黄芩一钱，舌苔虽减而仍白，余药如故，再服四帖。

十四日：三疟与宣化三焦后，右脉稍大，热多汗多，舌苔之白滑虽薄，而未尽化。湿中生热，不能骤补，与两清湿热。

茯苓皮五钱　黄芩三钱　杏仁泥三钱　姜半夏五钱　知母三钱　生苡仁五钱　白蔻仁一钱五分　黄连二钱，姜汁炒　白通草一钱

煮三杯，分三次服。

十九日：加广皮炭三钱、藿香梗三钱，服四帖。

廿一日：病减者减其制，每日服半帖，六日服三帖。

廿九日：病又减，去黄连，加益智仁，以其脉大而尚紧也。仍以六日服三帖。

六月初五日：余邪未尽，仍以六日服三帖。

十三日：三疟与宣化三焦后，十退其九，白苔尚未尽退，今日诊脉弦中兼缓，气来至静，是阳气未充，议与前法退苦寒进辛温。

茯苓块五钱，连皮　桂枝三钱　藿香梗三钱　杏仁泥三钱　焦白芍二钱　黄芩炭三钱　姜半夏五钱　苡仁五钱　白蔻仁三钱，研　益智仁三钱　广皮三钱

煮三杯，分三次服。

廿三日：左脉弦紧，右大而缓，舌白未化，疟虽止而余湿未消。此方仍服，去白蔻仁一钱、黄芩炭一钱、益智仁一钱，以后又服八帖。

七月初二日：三疟已止，胃亦开，脉已回阳，与平补中焦。

茯苓块五钱　焦于术三钱　炙甘草二钱　姜半夏三钱　生苡仁五钱　白蔻仁一钱五分　生姜三片　广皮炭三钱　大枣二枚，去核

煮三杯，分三次服。服七帖后，可加人参二钱，服至收功。

八月初八日：丸方，疟后六脉俱弦微数，与脾肾双补法。

茯苓六两　何首乌四两　炒黑杞子四两　野术四两　沙蒺藜二两　蔻仁五钱　人参四钱　五味子二两　莲子六两，去心　山药四两

上为细末，炼蜜为丸，如梧子大，每服二三钱，开水送。每逢节气，以辽参三五分煎汤送。

以上出自《吴鞠通医案》

曹沧洲

某左。往来寒热，止作不定，寒重于热，喜冷饮，汗少，舌黄，头胀痛，口腻，泛吐清水，二便俱通，便时肛门觉热。防转连热慎之。

广藿梗一钱半　制半夏一钱　槟榔炭一钱半　滑石块四钱　香青蒿一钱半　象贝五钱，去尖　知母一钱半　淡芩炭一钱半　白杏仁三钱，去尖　草果一钱

某右。间日疟已来三次，时来寒轻热重，头晕胸闷，泛恶，二便俱闭，舌黄，不思食，两腿酸软，脉软无力。湿温痰滞交结，正属方张之时，未可延忽。

柴胡七分　青皮一钱　槟榔一钱半　车前子四钱，绢包　枳实三钱　白蒺藜四钱　六曲四钱　淡芩炭一钱半　赤芍二钱　半贝丸三钱，包　楂炭一钱半　泽泻三钱　益元散三钱，包　桑枝五钱

某右。疟疾屡反复，延久不能断根，脉弦，脘次痛。此营卫失调，痰湿停顿所致，宜循序化之。

银柴胡七分　桂枝四分　煨草果一钱　金毛脊三钱　当归三钱　制半夏一钱半　炒蜀漆一钱　川断三钱　赤芍一钱半　川贝三钱　茯苓四钱　桑枝一两

某右。脉右细小左微弦，三疟久缠，干咳经不行，体虚邪恋未可轻视。

归身二钱　川贝母三钱，去心　川断三钱　生谷芽四钱　生鳖甲四钱　川石斛四钱　杜仲三钱　桑枝五钱　煅瓦楞壳一两　白杏仁四钱，去尖　玉蝴蝶三分　白薇一钱半

某左。疟久气营俱乏，四肢酸软，背脊抽痛，脉软弦。病道深远，理之不易。

归身一钱半　川断三钱　炒蜀漆一钱　红枣三枚　白芍一钱半　煅瓦楞粉一两　半贝散三钱　炒谷芽五钱　金毛脊三钱，炙，去毛　威灵仙一钱半　生姜一片

某左。三疟结疟母，脘痞胀满，脉弦而带滑。痰湿互阻，延防腹满。

法半夏　苏梗　蔻仁　大腹皮　制川朴　沉香曲　杏仁　泽泻　香附　川贝　米仁　赤苓

某右。疟母凝伏，食后胀较减，大便由溏转闭，溲通。防延腹满，万勿忽视。

四制香附一钱半　煅瓦楞粉一两　资生丸三钱　茯苓五钱　金铃子三钱　炙鸡金四钱，去垢　火麻仁泥一两　扁豆衣一钱　延胡索一钱　沉香曲四钱　瓜蒌皮四钱　陈麦柴五钱

某右。三疟根深，气道深远，不易断根，兼之疟母撑胀，宜两顾立方。

归身二钱　青皮一钱　炙鸡金三钱，去垢　金铃子一钱半　赤芍一钱半　白蒺藜四钱　六曲三钱　延胡索一钱半　半贝丸三钱　枳壳一钱半　大腹皮三钱，洗　陈麦柴四钱　鳖甲煎丸廿一粒，分早、中、晚三次吞服

以上出自《吴门曹氏三代医验集》

丁泽周

杨右。三日疟已延半载，发时寒战壮热，历十小时始衰，纳谷渐少，面色萎黄，脉象沉弦

无力，苔薄腻。此正气已虚，邪伏三阴，营卫循序失司，缠绵之证。姑拟扶正达邪，调阳和阴。

炒潞党一钱五分　柴胡八分　生甘草六分　仙半夏二钱　川桂枝六分　熟附片一钱　炙鳖甲四钱　青蒿梗一钱五分　鹿角霜三钱　茯苓三钱　陈皮一钱　焦谷芽四钱　生姜两片　红枣四枚

二诊：前方服六剂，寒热即止，接服六君子汤，加草果、姜、枣。

姜童。间日疟已延月余，加之大腹时满，纳少便溏，舌苔薄腻，脉象沉弦。乃久疟伤脾，脾阳不运，浊湿凝聚膜原，三焦输化无权，书所谓诸湿肿满，皆属于脾，又曰浊气在上，则生䐜胀是也。表病传里，势非轻浅。亟与温运太阴，以化湿浊，和解枢机，而达经邪。

熟附片一钱　淡干姜五分　生白术一钱五分　连皮苓四钱　泽泻一钱五分　软柴胡八分　仙半夏二钱　生甘草四分　制川朴一钱　腹皮二钱　六神曲三钱　炒麦芽三钱　苡仁三钱

复诊：温运太阴，和解枢机，连服三剂，腹胀满渐见轻减，寒热又作，是陷入太阴之邪，仍欲还出阳经之佳象。胸闷纳少，腑行不实，小溲短少，脉转弦滑，痰湿留恋中焦，脾胃运化失职。前法颇合，再进一筹。

熟附片一钱　炮干姜六分　生白术二钱　赤猪苓各三钱　泽泻一钱五分　软柴胡一钱　仙半夏二钱　粉葛根一钱　生甘草五分　小朴八分　大腹皮二钱　六神曲三钱　干荷叶一角

屠右。但寒不热，名曰牝疟，间日而作，已有月余，汗多淋漓，纳谷减少，脉沉细而弦，舌中剥边薄白而腻。是阳虚失于外护，不能托邪外出，痰湿困于中宫，脾胃运化失职，高年患此，勿轻视之。亟拟助阳达邪，和中化湿。

潞党参三钱　熟附块二钱　川桂枝一钱　软柴胡一钱　陈广皮一钱　姜半夏三钱　云茯苓三钱　鹿角霜三钱　煨草果八分　清炙草五分　生姜两片　红枣四枚

二诊：寒减，胸闷气逆，去参，加旋覆花（包）一钱五分、炙白苏子二钱。

三诊：牝疟寒热已减，汗多淋漓，纳少胸闷，脉沉细而弦，舌中剥边薄腻。阳虚气弱，不能托邪外出，痰湿逗留膜原，皮毛开而经遂闭也。仍宜助阳达邪，和中化湿。

潞党参三钱　熟附片二钱　川桂枝一钱　白芍一钱五分　清炙草五分　软柴胡八分　仙半夏三钱　煨草果一钱　常山一钱　鹿角霜三钱　生姜两片　红枣四枚

以上出自《丁甘仁医案》

吴宗熙

陈御花，年五十岁，业农，住澄海鲼浦乡。

病名：温疟。

原因：内有伏暑，外感秋凉，两邪相搏，遂变痎疟。

证候：初感秋凉，发热恶寒，数日后忽变痎疟，先热后寒，热多寒少，逐日增剧，已延月余。入夜即发谵语，心神烦躁，口渴引饮，小便短少。

诊断：脉左右手寸关两部俱弦数，尺部反浮大，重按而虚，舌绛津干，此久疟伤阴之证也。《素问·疟论篇》曰："夏伤于暑，秋必痎疟。"又曰："先热后寒，名为温疟。"盖由凉风外袭，郁火内发，表里交争，故往来寒热。缠绵日久，正气已虚，其邪已由少阳延及厥阴矣。热迫心包，故谵语烦躁，热劫真阴，则舌绛津干，此时非大救津液，安能遏其燎原乎。

疗法：喻嘉言曰："治温疟当知壮水以救阴，恐十数发而阴精尽，尽则真火自焚而死。"此论甚中窾要，宜宗其意以治之。故用生地、元参、麦冬为君，以壮水救阴；地骨、知母、莲子心为臣，以退少阴之热；羚角、鳖甲为佐，以泄厥阴之热；银胡、青蒿为使，以解少阳之标。

处方：生地黄四钱　元参三钱　原麦冬四钱　地骨皮四钱　知母三钱　生鳖甲三钱　羚角一钱，先煎银胡八分　莲子心一钱　青蒿八分

上药煎汤，早晚各服一剂。

效果：服药二日而谵语平，三日而寒热止，始终以此方加减，再服三剂而愈矣。计共服药八剂，调治一星期而平复。

廉按：温疟有二：其一，得之冬中于风，寒气藏于骨髓之中，至春则阳气大发，邪气不能自出，因遇大暑，脑髓铄，肌肉消，腠理发泄，或有所用力，邪气与汗皆出，此病藏于肾，其气先从内出之于外也。如是者阴虚而阳盛，阳盛则热矣，衰则气复反入，入则阳虚，阳虚则寒矣。故先热而后寒，名曰温疟。其二，其脉如平，身无寒但热，骨节烦疼时呕，白虎加桂枝汤主之。此案即《内经》所论之温疟，方从孟英医案中脱化而来，确系实践疗法，非向壁虚造者比。

《全国名医验案类编》

李竹溪

王乐生，年十八岁，商学生，住东门。

病名：伏暑疟坏病。

原因：伏暑晚发化疟，来在阴分，三次后以金鸡纳霜截止，伏邪内郁，不得外泄。

证候：猝然晕仆，已经四日，据述间日有动静。静之日，则目张齿噤，舌謇神呆，身不热。动之日，申酉时间身乃壮热，热来则弃衣欲奔，手舞足蹈，见灯则似吴牛喘月，莫可名状，逾三四小时，得小汗乃静，静则如前，口总不言。

诊断：脉来弦数，按之搏指。病势初来，有似卒中证，以日来情形脉象，又为卒中必无之理，前医猜痰猜中，莫衷一是。予独取其母口中之动静二字，偶得其机，兼参脉象，乃问其母病前可曾患疟否？答曰：然。问：愈否？答曰：疟来三次，急欲进店，自以西药止之，到店三日，即发见此病。予曰：是矣。乃告其母曰：此仍是疟也。不过邪伏少阴，重门深锁，少阳木火内横，少阴营液被劫，机枢不灵，以致口噤舌强神呆也。而目独张者，目为火户，邪火尚欲自寻路出，故不问病动静，目况炯炯而不闭，此疟之变象也，亦即木火披猖，不受禁锢之象也。足见阴分之疟，其势未杀，不宜早截之征。所幸退时尚有小汗，仍可开达，领邪外出。

疗法：伏邪内乱，速宜透解，第邪势鸱张，或进或退，不得不从事养阴透邪。仿青蒿鳖甲汤加减，参以至宝丹，以通灵之品，借松机枢。

处方：青蒿梗三钱　生鳖甲五钱　细生地四钱　霜桑叶钱半　粉丹皮二钱　天花粉二钱　肥知母二钱，酒炒　生甘草七分　至宝丹一粒，研细，用药汤调下

阴阳水各一盏，煎成一盏，午前一服，余渣煎服，煎如前法。

二诊：服两帖，目合能言，舌能伸缩，苔色老黄而焦，津少。惟动日上灯之时，则大呼满房红人，满屋皆火，起欲外奔，总属阴不制阳，火从目泄而眩也。改以加减炙甘草汤，作乙癸同源之治。另加元参，制上游之浮火以制肾，川连泻亢上之丙火以坚肾，亦仿泻南补北之义。

处方：炙甘草一钱　干生地六钱　连心麦冬三钱　陈阿胶三钱，烊冲　杭白芍三钱　生枣仁钱半，猪胆汁拌　黑元参四钱　小川连六分，盐水炒

河水五杯，煎取两杯，顿服，渣再煎服。

效果：一派养阴涤热，十分病全消灭，胃纳日强而愈。

廉按：少阴伏暑，半从阳分外溃而转疟，半从阴分而化火，此时急急开提透达，使阴分伏热，全从阳分而出，病势方有转机。乃遽用味苦性涩之截药，如关门杀贼，而主人翁未有不大受其害，自然变证蜂起，猝然可危。此案断证，别具新识，处方用药，却合成规，非平时素有研究者不办。

《全国名医验案类编》

洪巨卿

沈全林，年廿七岁。

病名：三阴湿疟。

原因：夏月常浸在水中，嗜卧于树下，饮食生冷不节，后患疟于暮秋，至次年孟春未止，中西疟药，遍尝无效。

证候：疟发薄暮时，四日必发两次，热微寒多，肢冷腹满，脘闷呕恶，面色萎黄，肌肉瘦削。

诊断：脉左弦缓近迟，右弦短，舌苔白腻带微淡黄，脉证参之，此为牝疟。昔贤虽有邪伏心藏、肾藏之说。今见证属于脾，脾主四肢，故手足不温，脾胃伤生冷，留而不去，故为胀满呕逆，是三阴中之湿疟无疑，由于湿食互阻中焦脾络，邪舍三阴，不能于卫气并出，病深者故发作亦迟，当用东坡姜茶饮加味主之。

疗法：用甜茶以助阴，干姜以助阳，寒热并调为君；常山逐老痰积饮，槟榔下食积痰结，升降阴阳为臣；丁香、干姜宣壅助阳，乌梅敛阴为佐；红枣入营，灯心入卫为使；雄鸡毛直达皮毛为引，水酒各半煎，未发前三时服之，忌食鲜鱼发物。

处方：炒常山三钱　槟榔三钱　甜茶三钱　淡干姜三钱　乌梅七个　公丁香七粒　红枣七个　灯心七根　雄鸡毛七根

效果：一服呕胀平，疟亦减，二服肢温，三服全瘳。

廉按：三阴湿疟，山乡间务农之辈，患此最多。向传单方丸药，均系半、贝为君，佐以砒、硫、红枣肉为丸，如梧桐子大，每服一粒，多则二粒，用姜茶各二钱泡汤送下服之。虽极神应，然究属极毒之品，未免冒险。不如此案方药，较为稳健无弊，奏功亦速，但不可用于三阴虚疟耳。

《全国名医验案类编》

刘荣年

赵媪，年五十余岁。

病名：湿疟。

原因：夏日恣饮冰水，秋间偶感风寒，致成疟疾。

证候：先寒后热，寒多热少，寒则战栗不已，热则渴不喜饮，心中郁闷，呕吐清水不止。

诊断：脉象沉细，舌苔白腻，脉证合参，此太阴湿疟也。医家不察其源，再三用小柴胡汤治之，徒伤胃气，故愈吐愈渴、愈饮愈吐，而疟疾转剧。

疗法：脾喜燥而恶湿，治宜理脾为主，脾健则疟疾自愈。故用茯苓、薏米健脾为君，佐以泽泻利湿，桂枝、芍药以调理寒热，藿梗、陈皮以芳香利气，半夏、贝母同用，止呕并以治疟，再加枳壳以解郁闷，又恐久呕不能纳药，乃用赭石重镇之药，生姜辛散之品，以为先导，令其于疟前服药，每服少许，顷刻再服，恐急服将药吐出。

处方：连皮茯苓三钱　生薏米二钱　生泽泻二钱　桂枝尖一钱　生杭白芍二钱　广陈皮钱半　清半夏三钱　川贝母三钱，去心，对劈　生枳壳钱半　煅赭石钱半，研细　生姜一钱

效果：服药后呕吐即止，寒热亦轻。次日原方去赭石，连服三剂，疟遂渐愈。

廉按：湿疟之为病，当辨湿重于热者，藿香正气散加减；热重于湿者，苍术白虎汤加减，其大要也。此案用藿朴二陈汤，参桂苓法加减，亦属湿重热轻之正法，惟案中斥前医屡用小柴胡汤，病反转剧，此由不辨因证，温用成方之流弊，徐洄溪尚犯此，遑论其他。试援莫枚士说以证明之，莫曰：叶案治疟，不用柴胡，徐评非之。解之者曰：治伤寒少阳正疟用柴胡，治秋间寒热类疟不用柴胡。泉应之曰：否，不然。素疟论以夏伤于暑为端，而余疟附焉，是秋间寒热之为正疟，经有明文。病源千金，皆本经说，外台既列病源之论，而所集方不下千首，鲜用柴胡者，可见谓秋间之寒热，不用柴胡则是，而指为类则非。仲景于少阳篇，明言往来寒热，形如疟状，如疟二字，正类疟之谓，少阳证之为类疟，出于仲景亲口，今反指为正疟，何耶？但诸医犹止误于论证，徐氏则并论治亦误，何以言之？伤寒邪从表入，其里无根，以柴胡提之则出；夏秋之病，新凉在外，而蕴暑在中，其里有根，若以柴胡提之，则外邪虽解，而内热即升，横流冲决，不可复制，往往有耳聋目赤，谵语神昏，汗漏体枯，延成不治者，不得不以徐说为淫辞之助也。

《全国名医验案类编》

贺季衡

鞠男。逐日疟三作，寒少热多，汗不畅，脘闷，呕吐白沫，口渴，舌黄，脉伏。乃寒时之脉，不足为凭。

上川朴一钱　川桂枝八分　淡子芩一钱五分　柴胡一钱　姜半夏一钱五分　大杏仁三钱　炒枳壳一钱五分　云苓三钱　陈橘皮一钱　青蒿二钱　姜竹茹一钱五分　生姜一片

另：辟瘟丹一块，分两次服。

二诊：逐日疟已止，脘闷未舒，内热，口渴，呕恶，舌苔黄，脉小数。伏邪初透，里热未清，当再和理。

上川朴八分　酒子芩一钱五分　正滑石五钱　法半夏一钱五分　炒枳壳一钱五分　大杏仁三钱　赤苓三钱　青蒿二钱　草果霜八分　肥知母一钱五分　炒竹茹一钱五分　荷叶一角

叶男。逐日疟作时不一，汗不易出，烦扰口渴，呛咳，痰带血色，热时闷逆，大腑迭通，舌苔灰薄；脉沉小，右手且不应指，是汗后之脉。寒暑渐有化热之机，当从肺经疟立法。

冬桑叶二钱　淡子芩一钱五分　法半夏一钱五分　瓜蒌皮四钱　大杏仁三钱　肥知母二钱　川贝母一

钱五分　青蒿二钱　正滑石五钱　云苓三钱　生姜一片　淡竹叶廿片

改方：加陈橘皮一钱。

以上出自《贺季衡医案》

范文甫

陆右。寒战壮热，面赤口干，舌红苔腻。暑湿化疟，间日而作。

藿香9克　川朴9克　柴胡9克　白芍9克　枳壳9克　甘草6克　草果9克

二诊：已瘥。藿朴四逆散加草果。

赵大嫂。疟日二三发，舌淡红，脉沉而短，寒邪盛故也。

桂枝4.5克　柴胡6克　炙甘草4.5克　半夏9克　生姜4.5克　红枣6枚

徐师母。寒多热少，此名牝疟。舌淡白，脉沉迟，痰阻阳位所致，下血亦是阳陷也。秽浊盘踞于中，正气散失于外，变端多矣。其根在寒湿。方拟蜀漆散。

炒蜀漆9克　生龙骨9克　淡附子3克　生姜6克　茯苓9克

郑阿金。温疟多汗，寒少热多，头痛口渴，虽热甚无妨。

桂枝6克　生石膏30克　知母9克　甘草3克　粳米1撮

以上出自《范文甫专辑》

魏长春

向祖顺，年十五岁。七月十九日诊。

病名：疟母。

原因：三年前曾患湿热，延久化疟，服丸截之，变成痞块，面黄肌瘦，服药无效。

证候：腹痛右胁痞块攻冲，面黄肌瘦肢麻。平素毛窍闭塞，虽炎热暑天，亦无汗出。

诊断：脉弱，舌淡。截疟湿热遏伏，血瘀气闭。脾脏肿大，病名疟母。

炳按：疟母，乃少阳经隧痰瘀凝沍，气道闭拒而成，病在躯壳。肌肉以内脏腑以外之膜络，实非脾脏肿大也，故治宜通络逐瘀，如鳖甲煎丸之类。

疗法：外贴狗皮膏，内服拟温通肝脾逐瘀。

处方：炙鳖甲五钱　柴胡三钱　枳实二钱　赤芍三钱　炙甘草一钱　桃仁三钱　杜红花三钱　川楝子三钱　玄胡索三钱　桂枝尖一钱

次诊：七月二十八月，痞块略散，右胁气冲，面黄，腹痛，脉软，舌淡。仍进消痞通瘀法。

次方：炙鳖甲五钱　桂枝尖一钱　桃仁三钱　杜红花三钱　生米仁八钱　茯苓三钱　赤芍三钱　三棱三钱　莪术三钱　香附三钱

效果：服药三剂。痛止块消。继服金匮鳖甲丸善后。

炳按：疟母治法甚善，宜常服金匮鳖甲煎丸，以渐渐磨消其块，外贴狗皮膏亦妙。

《慈溪魏氏验案类编初集》

沈绍九

寒热往来，间日一作，恶心呕吐，胸闷腹胀，不思饮食，舌苔白腻，脉弦缓。邪犯足少阳、太阴两经，宜予和解，佐以祛湿。

党参一钱　柴胡二钱　黄芩二钱　法半夏三钱　茯苓三钱　陈皮二钱　苍术二钱　厚朴二钱　草果仁一钱，用面包煨　炒知母二钱　槟榔二钱　生姜一钱

《沈绍九医话》

曹颖甫

王右。寒热往来，一日两度发，仲景所谓宜桂枝二麻黄一汤之证也。前医用小柴胡，原自不谬，但差一间耳！

川桂枝五钱　白芍四钱　生草三钱　生麻黄二钱　光杏仁五钱　生姜三片　红枣五枚

《经方实验录》

汪逢春

王左，三十五岁，八月二十一日。间日疟，先寒后热已经四次。昨发但热不寒，胸膺痞闷，胃不思纳，舌苔白腻，两脉细弦而滑。伏邪蕴蓄阳明、逆传少阳。拟以和解半表半里，兼治其中。

竹柴胡一钱，水炙　制半夏三钱，粉草一钱同炒　大腹皮三钱，洗净　越鞠丸四钱，布包　香青蒿钱五　枯子芩钱五　赤苓皮四钱　白蔻衣钱五　嫩前胡一钱　制厚朴钱五，川连七分同炒　鲜煨姜七分　西秦艽钱五　大红枣七枚　嫩桑枝五钱建泻二钱

二诊：八月二十四日。间日疟两日未至，胸闷渐舒，腹部作胀，胃纳不开，舌苔白腻，两脉细弦而滑。疟病再三反复，此证之狡猾，非直捣黄龙不能除其根也。

竹柴胡一钱，水炙　制半夏三钱　粉草一钱　焦苡米四钱　香砂枳术丸五钱，布包　香青蒿钱五　厚朴花钱五，川连七分同炒　土炒白术三钱　香橼皮钱五　嫩前胡一钱　大腹皮三钱　范志曲三钱，布包　枯子芩钱五　鸡内金三钱　大红枣七枚

《泊庐医案》

周镇

皮芋来，湘籍，年三旬，广西建设厅探矿团团长。桂山多蚊，己巳夏即患疟，病者自备西药金鸡纳霜，疟发遏之。嗣告假省亲，乘轮而粤、而沪，趁火车至锡，在途食月饼火腿，至家又吃鲜蟹，劳乏使内，其疟又发。头痛如劈，寒热起伏，脉数苔白。伏热挟海风，与膜原之黄涎相互为患。先清伏邪，祛风痰。青皮一钱、制朴一钱、柴胡五分、黄芩钱半、宋半夏三钱、茯苓三钱、藁本钱半、滁菊钱半、生草果二分、大腹槟三钱、荷叶一角、生姜二片。另雄精三分、夜明砂一钱、川贝母三分，研末，开水调服。复诊：寒热起伏时，因头痛为苦，性急躁，肝火随之而炽。转用清泄。去柴胡、加青蒿三钱、磨羚羊角（冲）一分、生石膏四钱、钩钩四

钱、蛤壳一两。头痛旋止。嗣其知友王觉才君与诊，服柴胡白虎增液汤加减，十余剂，起伏不减。三诊：身热晡后为甚，热重口渴，腹灼如炉，颧红，脉数苔黄，中挟宿积。风去暑留，阴津亦耗。重用清暑生津，以清宿积。久热之积难下，以自制痢疾神散予之，积下便解，胸腹之热乃日淡。又用雌鸽麝香敷脐，以搜深入阴分之邪（罨后气秽异常）。鲜青蒿四钱、鲜石斛八钱、黄芩三钱、元参三钱、秦艽二钱、鳖甲（醋炙）五钱、麦冬二钱、细生地三钱、川贝母二钱、知母二钱、丹皮二钱、制蜀漆二钱、野蔷薇一钱、秋露一杯。此方加减，连服七八剂，起伏瘅疟竟止。

朱裁缝，河埒口王顺之婿。丙辰，三疟延久，转为凛热夜甚，盗汗口燥，面淡黄无神，力乏不能工作。迨丁巳闰月初旬，就余诊。脉左弦数，舌淡白，近有微咳。此疟邪陷于阴分，阴伤则劳损堪虞。询知新婚未久，即嘱乃岳领女回家，俾婿独睡静养。初拟鳖甲、青蒿、地骨、白薇、功劳子、丝瓜络、银柴胡、知母、竹茹、桑枝、制料豆。续诊：盗汗已减，热轻，背肢仍轰灼，溲白沉渣。夜疟偏伤肝肾，左脉独呈弦数。病机逗露，宜在此着想。川石斛、北沙参、玉竹、淮麦、女贞、旱莲、鳖甲炒青蒿、白薇、淮山药、甜杏仁、川萆薢、六味地黄丸。三诊：背肢轰热已减，盗汗亦少，口尚微燥，脉左已柔。此证实验，疟久伤阴显然。用西洋参、石斛、首乌、制粒豆、鳖甲炒青蒿、女贞、旱莲、银柴胡、白薇、玉竹、山药、白芍、龟甲、淮牛膝、六味地黄丸。四诊：背肢轰热十仅二三，余证均减。询知素有鼻衄，亦阴虚火炎之证，发拟丸方，嘱常服。珠儿参、元参、生地、茯苓、丹皮、龟甲、白芍、淮麦、石斛、二冬、山栀、知母、地骨、女贞、旱莲、侧柏叶、首乌、龙骨、牡蛎、青蒿子、牛膝、山药，研，同阿胶、猪脊髓捣丸，早晚服四钱。

吴克明，西里。庚申八月中旬，感燥邪咳嗽，鼻灼口燥。进辛凉肃肺之剂，已减。越数日，寒战身热。廿八日延诊：昨暮身热，呕吐酸苦之涎甚多，头痛左甚，晨起便溏。伏邪内蕴膜原，中有痰涎，与向之风邪殊途。拟柴、芩、杏、蔻、青蒿、朴花、二苓、泽、薏、枳、茹、腹皮、前胡。另半贝丸三钱。三十日，间疟发于下午一时。因不知提早在半时间进食，以至邪食交阻。疟发脘痞口渴，热壅阳明，起坐如狂，谵语神糊。家人震惊，赶人速往晚诊。余到廉得其因，嘱邀顾道源按摩脘腹，得嗳方舒。继加针四肢，酸痛大减。针舌下旁筋，出紫血，呕哕亦止。随定玉枢丹二分、犀黄三厘、花槟榔三分、郁金三分，研服而安。

九月初一日诊：昨日之热势颇剧，呕痰甚多，邪食交阻，故有神糊妄言，嗣得汗畅而退。脉数，苔厚腻罩灰。伏邪蕴湿挟痰，其资尚盛，不可早截。厚朴、薏仁、二苓、青蒿、黄芩、郁、茹、草果、知母、泽泻、青陈皮、连皮槟、佩兰、野蔷薇花。初三日诊：间疟昨来颇轻，然势较寒重，口渴苔燥，邪在阳明为甚。仍以前法出入，加半夏、川贝。初五日诊：间疟移早，热蒸湿恋，苔仍腻浊，便解灼热，溲少。阳明蕴邪，膜原痰浊尚重。再搜剔伏邪，参以化痰。青蒿、蚕沙、佩兰、竹茹、橘红络、茯苓、泽、薏、知、芩、通草、秦艽、腹皮、半贝丸。初七日诊：疟以截止，湿浊未清，苔腻而灰，溲少而黄。再清伏邪蕴痰。青蒿、秦艽、丝瓜路、二苓、薏、泽、紫菀、车前、苍术、川朴、木通、黄芩、橘红络、半贝丸。初九日诊：叠进清涤伏邪湿痰，痰多，日仅小溲一次，苔腻带灰不润，口苦喜甘，湿盛非燥不化，且阳气困顿，膀胱气化亦失职也。苍术、滑石、生薏、淡芩、橘皮、知母、竹茹、二苓、车前、连皮槟、紫菀、泽泻、半夏。另滋肾通关丸。初十日诊：小溲略畅，然觉怯力，胃分仍窒，并及腹部。疟邪必有黄涎聚于胸中，因阻截其邪，故有嗳气、痞满不饥，不治恐成疟瘕也。平胃去甘草，加大腹皮、二苓、泽泻、滑石、半夏、薏仁、杏仁、车前、建曲、中满分消丸，以梧桐苞煎汤代水。十二日诊：湿浊下趋，大便溏行，嗳噫不作，小溲亦畅，但暮分溲仍滞而不爽，其为阳气不振，已可概见。原方加滋肾通关丸。十四日诊：便解溏薄，食后脘阻，厥气攻动，早暮肢寒。种种合参，阳气不振，运化犹滞也。二术、苓、泽、官桂、砂仁、神曲、陈皮、薏仁、木香、芡实、白芍、鸡内金、半夏、谷芽。十六日诊：食入已馨，尚有阻滞；清晨便溏，由夏令霍乱后来，脾虚消化力乏也。二术、参、苓、砂、曲、橘、薏、补骨脂、芡实、白芍、鸡内金、生熟谷芽、半夏。十八日诊：饮食知味，胃已复也。惟晚食略多，即嗳胀并来。晨泻一次，小溲暮分尚滞，幸肢已觉暖。再温运火土，以消阴翳。于术、九香虫、益智仁、车前子、杜仲、薏仁、参、曲、木香、楂炭、苓、泽、谷芽、鸡内金等。全愈。

陈蟾青母，壬戌五十七岁，住中桥。向有痰饮，冬咳，今夏便溏甚久，十月中旬患疟。其族子振，用柴胡桂枝汤及清脾饮加附子。其阴分有黄带。伏邪留恋，寒热如疟，发于暮分。脉象弦大，左甚；苔则白干。邪恋阴分，腰痛气逆，防其虚竭。先透阴分之伏邪、参入益元涤痰。兹届虚脱征萌，扶元潜阳，镇摄安神是宜。北沙参三钱、鳖血炒青蒿二钱、左牡蛎五钱、银柴胡一钱、盐水炒子芩八分、秦艽二钱、橘络一钱、丹皮（炒）一钱、生首乌五钱、旋覆花二钱、新绛五分、盐水炒牛膝三钱、木贼草三分、半贝丸三钱。复诊：疟转微寒，热以掌心为甚，汗出至足，伏于阴分之邪似已外解。惟气虚带多，腰痛痰咸，有奇经空虚，肾液冲僭之象。左脉弦大，较昨已减，苔则转润。证情如是，虚多邪少。兹拟益阴纳气，稍参达邪。甘杞子三钱、冬虫夏草八分、淡苁蓉三钱、制首乌三钱、吉林参七分、旋覆花二钱、磁石三钱、牡蛎八钱、白薇二钱、青蒿梗一钱、茯苓三钱、地骨皮八分桂枝炒（此方未服）。陈君堂叔叔英自沪得信归诊：案谓类疟两候，忽增气急，旋即汗泄淋漓，尚能周达，已至两足，伏邪有泄越之机。脉象两关弦滑，寸弱，尺涩少神；舌尚润，尖微红。带下绵绵，色黄，冲任显已虚弱，此腰际酸楚所由来也。未能多饮，嗳气频频，升降失司。脉与证参，下焦摄纳无权，上中厥气不宣，痰湿酝酿而成。是下元已虚，而上中犹未宣化净尽，用药尚难偏于一面，当以痰阻气痹、温摄下焦为宜。台参须一钱、旋覆花钱半、稽豆衣钱半、煅代赭六钱、沉香五分、磁石八钱、制附片四分、大腹皮钱半、制首乌三钱、上广皮钱半。半贝丸一钱吞。叔英复诊：昨进参附，合平逆降气和阳一法，服后尚为安谧。胸痞略宽，热势不张，头疼较减。惟神气疲乏，额汗及腰楚未见轻减，脉仍关弦，尺涩少神，舌心干而微红。伏邪大势已退，原阴渐耗。上升之气，半由厥气不宣，半由元海少根。恐其正气不支，而有汗泄亡阳之险。再宗前议，加入养血和营之品，冀其不致呆滞为幸。参须一钱、牡蛎六钱、当归三钱、炒丹皮二钱、白芍二钱、桑寄生五钱、海螵蛸四钱、磁石八钱、大熟地五钱、真坎气（漂净）一条、上沉香七分、煅瓦楞子四钱、制半夏一钱半。叔英三诊：邪退而湿未尽，元气大弱；热象起伏，较前已衰。有一分留邪，必有一度寒热，不患其不渐次告退，所虑元亦渐衰，而有虚变之险。经谓虚人善变，不可不预防，用药在乎后医之斟酌也。制半夏钱半、水炒竹茹钱半、煨草果四分、青陈皮八分、桑寄生五钱、秦艽钱半、白芍三钱、浮小麦六钱、滁菊钱半、参须一钱、五味子三分、上沉香七分、泽泻一钱、川小朴一钱。陈君处方毕往沪，嘱延余诊。三诊：微寒烘热，身半以上为甚，汗泄亦然，略有作恶，便秘溲少，带色淡黄而浑。脉关弦，尺涩少神；舌心干微黄。阴阳兼亏，且有痰浊，深防变幻。杭白芍三钱、糯稻根七钱、宋半夏三钱、竹茹钱半、茯苓神各三钱、人参须一钱、醋炙鳖甲四钱、左牡蛎六钱、浮小麦七钱、厚朴花八分、橘红八分、上沉香五分、五味子三分、秦艽钱半。翌日严医方：略谓伏邪初在少阳，继则归于阳明、太阴，无所复传。况素体阳微湿胜，阴虚水亏木旺，大便旬余不解，胃气不能下行，所以前为气逆，而今口秽，胃热蒸动脾湿为汗，寅为气血注肺之时，乃出之毛窍也。拟化湿不碍阴，养阴不助湿；佐以疏肝降胃，通腑以泄化痰浊。藿梗二钱、鲜石斛二两、宋半夏三钱、金铃子钱半、蒌皮三钱、橘白钱半、鲜首乌二两、西党参三钱、银柴胡一钱、归身三钱、茯苓三钱、松子肉五钱、青盐五分、沉香五分。严去，子振传诊。蟾青必欲余鉴定准服。余谓严翁素讲扶阳，此改清润，恐其召变。蟾青昆仲乃强余折中严方，减轻姑服，下方即徇嘱托。四诊：向有痰喘，便解食物不化，脾肾阳虚可知。终年带下，甚则头晕腰痛，阴虚如绘。夜疟十余次，得汗畅足，而变虚竭，气喘虚烦，神乏音低。幸扶阳镇逆，气喘旋定，神情转振。痰浊不化，略有干恶，并不渴饮。脉关弦尺涩。右更软弱；苔剥淡黄。体虚邪不底撤，不渴饮者，清润早下，恐其虚变，徇陈君嘱，与其堂侄子振从严方酌定。宋半夏三钱、橘白（盐水炒）一钱、潞党参四钱、鲜首乌六钱、归身三钱、青盐五分、沉香末五分、霍石斛六钱、松子肉三钱、茯苓三钱、蜀漆（炒黑）二钱、藿梗二钱、糯稻根八钱。五诊：服方未便，而夜发之疟热势不振，左颧轰热，心悸而少把握，气短音低。脉关弦，尺涩少神，右更软芤；苔剥微黄罩灰，口气觉秽。阴阳并衰，心肾不相交纽，阳浮浊痰熏蒸，上似浮热，而下实阳乏，故热起头面，颧部烘然，非实热之比。虚实杂呈，用药綦难。勉拟扶元涤痰，清上潜下法。吉林参条一钱、制首乌五钱、杭白芍三钱、甘杞子三钱、炒枣仁三钱、醋炙鳖甲五钱、左牡蛎八钱、海蛤壳一两、宋半夏三钱、血燕根三钱、鹿角霜三钱、龟甲心六钱、玄精石二钱、炒知母钱半。另上廉珠三分、川贝母三分、化橘红二分，研细末，另服。午后妄言床上有人，神识不清，寐则易惊，畏死。六诊：昨日午后颇有妄言，不识人，而补剂未辍，夜分之热极微；火升仍然汗出。今晨大便先黑后黄颇多，略觉微汗。昨进扶元潜阳，安神涤痰，痰能自吐，夜寐颇酣。惟气短音低较弱，畏寒振振颤动。脉弦尺涩，右软，苔之灰淡黄减。阴阳已有相维之兆，但命阳极衰，仍宜阴阳并补，并参和胃安神化痰。吉林参条一钱、制附片八分、冬虫夏草钱半、制首乌五钱、杭白芍三钱、甘杞子五钱、炒枣仁三钱、鳖甲五钱、左牡蛎一两、龟甲心八钱、鹿角霜四钱、海蛤壳一两、宋半夏三钱、血燕根三钱。另上廉珠三分、川贝母四分、化橘红二分，研末，开水送服。七诊：夜热极微，尚有火升，汗亦不多，夜寐尚安，痰能多吐。脉弦数退，反呈现细象，左更觉弱。以前厥阳浮上而见火象，无怪名医诊断为阳明热证也。昨进扶元温潜，苔黄不加，干者转润，足见日前虚脱之象，极为危险。今详察脉证，元气衰极，故脉波细弱不振。速宜续进扶元潜纳大剂，以冀造化。人参条一钱、冬虫夏草二钱、淡苁蓉三钱、厚杜仲三钱、制首乌五钱、生鹿角三钱、山萸肉五钱、熟附片八分、甘杞子三钱、龟甲心八钱、左牡蛎一两、炒枣仁三钱、血燕根二钱、海蛤壳九钱、紫衣胡桃五枚。另连尾蛤蚧一对、制半夏一分五厘，研末，参汤冲服。八诊：夜热不作，气平，火升亦轻，寐安。音声已震，神情转振，痰亦多吐。脉象昨细，今日左部觉圆，较有弦意，右部亦起，仍较左软；苔剥亦润。高年阴阳气血并亏，脉搏既变化不定，犹防虚中生变。台条参一钱、野于术二钱、怀山药二钱、霞天曲三钱、生鹿角三钱、制附片五分、冬虫夏草钱半、厚杜仲五钱、制首乌五钱、甘杞子五钱、龟甲心一两、左牡蛎一两、杭白芍五钱、紫衣胡桃三枚。另蛤蚧尾一对、制半夏三分，研细冲服。九诊：热止，火升亦微，寐安，音较前震，痰能多吐，神情亦爽。惟畏寒乏力，胃纳不馨。脉弦象未泯，稍觉有力，右部尚软；苔润。高年元气既衰，虽得转机，恢复必迟，须防食复劳复；如果反复，则虑虚竭。野于术三钱、生山药二钱、霞天曲二钱、生鹿角三钱、冬虫夏草二钱、川桂枝五分、制首乌五钱、甘杞子五钱、杭白芍五钱、花龙骨五钱、厚杜仲五钱、龟甲心一两、左牡蛎一两、紫衣胡桃五枚。另蛤蚧一对、制半夏三分，研细冲服。翌日改方：因夜热少作，去山药，加醋炙鳖甲五钱、制蜀漆二钱。末药中加化橘红三分、川贝母三分。十诊：夜疟因正气衰弱，致气喘音低，颧红便秘。得扶正而虚象已减。便解之后，又已六日，腹中自觉气滞。而脱陷之邪，得正气推运，又发似疟，口渴欲饮，苔润略始；脉左弦减转弱，右软略振。虚多挟痰，夜疟犹作。已得汗者，仍宜扶正为主，略参润腑化痰。吉林参一钱、西洋参钱半、甘杞子五钱、淡苁蓉五钱、甜杏仁三钱、柏子霜三钱、海蛤壳一两、炙鳖甲一两、瓦楞子五钱、宋半夏二钱、归身二钱、炒松麦冬钱半、川贝母二钱、玫瑰花三朵。其堂侄子振改去川贝，加冬瓜皮三钱、冬瓜子钱半、五谷虫一钱、绵茵陈钱半。以后辍诊。因食多肥肉、糖莲心。两次反复，速余乡诊，随证调治，方佚。

　　秦媳，丙子年三十一岁。七月十一日诊：身热无汗，溲赤，心烦，脉数，舌光红，中剥，阴液亏耗。楼居伏热，兼有蚊毒。用栀、豉、青蒿、滑石、连心翘、竹叶、芦根、陈香薷、荷叶、蝉衣、鲜薄荷。十二日诊：服药得汗不多，头晕，口渴。原方去香薷，加石斛、甘菊、夜明砂。十三日诊：下午热起，鼻灼，溲痛。暑邪内发，舌剥，气阴亏耗。拟川石斛、蒿、滑、翘、竹、荷叶、苇茎、夜明砂、元参、川楝、生甘草梢。十四日诊：鼻灼凛热，小溲犹痛。原方续投。十七日诊：伏热上壅，不能透气，足则厥冷，如袁随园暑疟之征。用生石膏、杏仁、芦根、冬瓜子、绿豆衣、银花、鲜大青。鲜石斛代茶。十八日诊：昨日起伏热冲上胸前，渴饮喜冷，足厥，透气不转，为势甚险，溲赤热痛，服重剂白虎而定。今晨脉数弦少柔，恐热再起，拟蒿芩清胆汤加白虎、导赤、元参心、丹参、竹叶、蒲公、地丁、银、翘、金铃、紫贝出入，并予谢氏除疟母菌中药服之。是日乳胀色赤，故多清散。十九日诊：昨日未热即服药，着重清肝祛暑，肝乘乳胀未泯。翘、银、赤芍、地丁、蒲公英、金铃、丹参、元参、夜明砂、生石膏、花粉、青皮、蚤休、橘叶。二十日诊：起伏渐止，乳胀亦减，即日停药。此纯由伏暑无湿之证，且气阴津液极亏，得未纠缠，幸矣！

以上出自《周小农医案》

孔伯华

　　王女，十二月十一日。温邪内蕴，湿邪较盛，初兼外邪，未解渐成疟，寒热一日一作，黎明汗出遂解，六脉弦滑而数。宜从阴分清化之。

　　生鳖甲三钱　青蒿梗三钱　杏仁泥三钱　地骨皮三钱　炒常山三钱　青连翘三钱　旋覆花二钱　代赭石二钱　大腹绒二钱　知母三钱　川黄柏三钱　龙胆草钱半　大青叶三钱　郁李仁二钱半　薄荷钱半　紫雪丹四分, 分冲

　　二诊：十二月十三日。加生石膏四钱、生枳实钱半。

　　三诊：十二月十六日。湿热化疟，一日一作，迁延较久，服药轻轻，尚不能止；又以食后动肝，气食交滞，脉仍弦数。气遏较甚，再为变通前方。

　　生石膏六钱, 先煎　生鳖甲三钱　石决明六钱, 生研先煎　地骨皮四钱　旋覆花三钱　代赭石三钱　川柴胡五分　生枳实二钱　槟榔炭一钱　六曲二钱　山楂三钱　竹茹八钱　大青叶三钱　清半夏二钱

盐知母三钱　　盐黄柏三钱　　火麻仁三钱　　落水沉香二分　　安宫牛黄丸一粒，分四角

《孔伯华医集》

章成之

罗女。去夏曾病回归热，壮热一来复，脉静身凉一来复，循环不休，一月有余，此番又发作如前状。

明雄黄2.4克　　煨草果9克　　生苍术9克　　黄芩9克　　绿豆衣18克

共研细末，分二十次吞服，一日三次。

赵男。二次高热，皆有退清时；当热之将作，凛寒而头剧痛。时间虽不规则，颇类是疟。其苔腻，先以柴平汤消息之。

柴胡5克　　黄芩9克　　党参9克　　厚朴3克　　姜半夏9克　　生苍术5克　　陈皮5克　　清炙草5克　　生姜2片　　大枣7枚

李女。壮热八日不休，既非回归热，亦非伤寒。据其面容惨淡，实是温疟之类。

桂枝6克　　知母12克　　常山6克　　石膏24克　　草果6克　　生甘草3克　　粳米1杯　　雄黄0.6克，研吞

唐女。近人研究马鞭草为截疟圣剂。此说未见古人记载，或是经验所得之单方。

马鞭草12克　　陈胆星5克　　煨草果6克　　姜半夏9克　　甜茶5克　　陈青皮各5克　　薤白头9克，洗　　炒枳实9克　　粉草2.4克　　佛手6克

邱男。间日疟最为可疑。寒不战栗，热不得汗，但头痛如劈而已。凡疟不作汗者自较有汗为严重。

柴胡9克　　党参9克　　全当归9克　　煨草果6克　　淡黄芩6克　　姜半夏9克　　马鞭草12克　　粉甘草3克　　生姜3片　　大枣5枚

唐女。此间日疟，苔白腻满布。前人称"无痰不作疟"，实对此等证而言，非任何疟疾皆得用本方也。

姜半夏9克　　煨草果5克　　陈胆星5克　　薤白头9克　　青陈皮各5克　　威灵仙9克　　炒枳实9克　　佛手5克　　马鞭草12克　　甜茶5克

陆女。疟连日作，已五六日，当恶寒时亦汗出津津，虚故也。凡用温补药，皆有间接扑灭疟原虫之意。

当归9克　　白芍9克　　煨草果6克　　黄芪9克　　桂枝5克，后下　　威灵仙9克　　山萸肉9克　　五味子5克　　粉草3克　　巴戟天9克　　生姜3片　　红枣9枚　　半硫丸6克，分2次吞

张女。久疟面色灰败，气血耗伤已极。肠无血以滋濡，故大便难而努责脱肛。

春柴胡6克　　升麻5克　　绵黄芪12克　　潞党参9克　　生白术6克　　陈皮9克　　全当归9克　　清炙草

3克　半贝丸9克，吞

另：陈红茶6克、五倍子9克、生地榆9克，煎汤乘热熏洗肛门。

卜女。疟原虫能破坏红细胞，故疟后体力多衰弱，假使疟原虫未能扑灭殆尽者，感寒、疲劳，动辄复发。

生黄芪12克　党参9克　白术9克　当归6克　炙草3克　桂枝1.5克　大枣5枚　生姜2片　升麻6克　柴胡5克　酒淋黑豆15克　陈皮6克

刘男。服奎宁不得法，最能使疟原虫潜伏于内，酿成他变。今脉搏增快，默默不欲食。

春柴胡3克　淡子芩9克　广陈皮9克　生苍术9克　姜半夏9克　潞党参6克　厚朴9克　炙甘草2.4克　生姜3片　大枣7枚

张男。加被则心烦不寐，去被则否，此大虚之候。原来恶疟最能衰人之体力，故景岳有何人饮之设。

制首乌12克　全当归9克　生黄芪9克　潞党参9克　橘皮6克　川桂枝6克　白芍9克　粉草3克　生姜3片　大枣5枚

二诊：加被心已不烦，肝脾之触诊亦柔软不拒按，与初诊之严重状况，有天壤之别矣。

炮附子5克　杭白芍9克　潞党参12克　川桂枝3克，后下　制首乌12克　全当归18克　粉草5克　陈皮6克　生姜1大块　大枣9枚

以上出自《章次公医案》

赵海仙

自汗阳虚，盗汗阴虚。正气、肾气素虚，加以疟邪缠绵，二气亦伤。腰腿酸楚，食饱则左胁不舒，咳嗽有痰，说话甚低，中虚不接。拟何人饮六君加减。

太子参三钱　粉草五分　制首乌三钱　冬术三钱　半夏粉一钱五分　醋炒鳖甲三钱　茯神三钱　新会皮一钱　牡蛎四钱　北小麦八钱　大枣三枚　煨姜一片

复诊：加知母一钱二分。

经云：诸寒之而热者取之阴。阴者肾阴也。热之不热，是无火也；寒之不寒，是无水也。舌干不渴，溲红不热。截疟化疟之法，种种不应。里气空虚，肾不化邪；邪已著而不达不化，徒截无益。宜益水源之亏，制火炎之炽，真阴来复，脉象振作，不治疟而疟自去。是否有当，高明酌之。

生熟地各五钱　山萸肉三钱，盐炒　福泽泻三钱　淮山药四钱，炒　西党参二钱　大龟板四钱　云茯苓三钱　水炒柴胡一钱　粉丹皮三钱

疟不止者月余。寒热不甚，每来必咳吐清痰。此痰邪阻塞少阳，少阳不得驱邪外出故也。用半贝散。

半贝散二钱，姜汤和服。

又：甜茶三钱　西当归二钱　大熟地三钱　西党参三钱　陈橘皮一钱五分　海南子三钱

又：软柴胡七分　熟附片八分　川贝母三钱　杭白芍一钱五分　广陈皮一钱,留白　炙甘草五分　云茯苓三钱　法半夏一钱五分　生姜一片　枣三枚

以上出自《寿石轩医案》

叶熙春

王，男，三十岁。八月。余杭。痰湿内伏，枢机不和，疟发间日而来，先寒后热，头痛胸满欲呕，腹筲作胀，舌苔厚腻，脉象弦滑。治以清脾饮加味。

制厚朴5克　煨草果5克　制茅术5克　柴胡5克　炒黄芩6克　姜半夏8克　威灵仙9克　白蒺藜9克　小青皮5克　茯苓12克　乌药9克　炒生姜3片　竹茹9克

二诊：前方服后，疟发已轻，呕止，头痛、胸闷、腹胀俱瘥，苔腻转薄，脉仍弦滑。再宗原法。

柴胡2.4克　黄芩5克　茯苓12克　制川朴2.4克　小青皮5克　白蒺藜9克　姜半夏8克　生谷芽9克　威灵仙9克　煨草果2.4克　制茅术5克　台乌药6克

张，女，三十五岁。七月。宁波。妊娠五月，时当初秋，新凉引动伏暑，以致营卫失和，寒热交乘，间日而作，热多寒少，口干喜饮，咳嗽痰稠，胸闷作泛，脉象弦滑而数，舌苔黄腻。治拟和解少阳，宣化痰湿。

柴胡2.4克　炒黄芩6克　陈青蒿6克　肥知母9克　仙露夏8克　象贝9克　青陈皮各5克　赤苓9克　姜竹茹9克　炒前胡8克　白杏仁9克,杵　带叶苏梗8克

二诊：寒热虽未全止，但来势已轻，咳嗽痰松，胸闷亦舒，胃纳未苏，脉象弦滑，舌苔黄腻转薄。再守原法出入。

柴胡2.4克　炒白芍6克　炒黄芩6克　陈青蒿6克　赤苓9克　仙露夏8克　青陈皮各5克　川贝母6克　白杏仁9克,杵　冬瓜子12克　炒竹茹9克　炒香枇杷叶9克

三诊：昨日疟发之期，寒热未来，咳嗽渐平，胃纳稍苏，苔薄白，脉缓滑。再当调中安胎。

苏梗8克　炒白术5克　炒黄芩5克　茯苓9克　炒陈皮6克　炒竹茹9克　藿梗5克　蔻壳3克　炒谷芽12克　杏仁9克,杵

何，男，三十五岁。七月，杭州。疟发热多寒少，每日而作，汗出不畅，口渴喜饮，胸满烦懊，四肢酸疼，脉象弦数，舌红苔黄。暑热内蕴，温疟之证，仿白虎加桂枝法。

生石膏30克,杵,先煎　肥知母9克　六一散9克,荷叶包　桂枝1.8克　白蒺藜9克　秦艽6克　天花粉9克　生苡仁12克　淡竹叶9克　西瓜汁1杯,冲

二诊：前方服后，汗出较多，疟已不作，胸满烦懊见差，而口渴喜饮如故，苔薄黄，脉弦滑。再拟清热养阴，以撤余邪。

生石膏18克,杵,先煎　知母9克　川石斛15克　生苡仁12克　清水豆卷9克　六一散9克,荷叶包　麦冬9克　青蒿6克　淡竹叶8克　西瓜翠衣30克

曹，男，三十五岁。十月。绍兴。疟缠不已，气阴两伤，形瘦色瘁，稍劳寒热即作，腰足

酸楚，寐劣多梦，舌红苔薄，脉小而涩。属劳疟之证，治用何人饮加味。

生首乌12克　潞党参9克　炙当归9克　茯神12克　炙甘草5克　陈皮5克　青蒿梗6克　炙鳖甲15克　炒白芍6克　生黄芪9克　肥知母6克　乌梅5克

二诊：近日寒热未作，无如气阴之虚未复，精神疲乏，动辄头昏，腰酸膝软，脉苔如前。仍步前意出入。

生首乌12克　潞党参9克　炙当归9克　茯神12克　炒白芍9克　炙甘草5克　炒于术6克　炙鳖甲15克　炒肥知母9克　盐水炒小生地15克　生黄芪9克

三诊：两投何人饮加味，寒热未作，精神渐振，腰足之酸不若前甚，脉象亦稍见有力。原法踵步。

生首乌12克　潞党参9克　全当归9克　大生地12克　炒白术6克　炙甘草5克　炒于术6克　茯神12克　炙鳖甲15克　黄芪9克　炒杜仲12克

以上出自《叶熙春专辑》

施今墨

郭某某，男，59岁。发疟疾先冷后热已六次，隔日一作，热后汗出头痛，全身乏力，口干渴，大便二三日一解，小溲黄赤，纳食减少。舌苔白、中间黄，六脉弦数。

辨证立法：营卫失调，表里不和，内热甚炽，拟用桂枝白虎加小柴胡汤治之。

处方：川桂枝1.5克　白芦根15克　冬桑叶3克　北柴胡5克　白茅根15克　嫩桑枝20克　赤白芍各6克　生石膏15克，打先煎　肥知母6克，米炒　酒黄芩10克　法半夏6克　米党参10克　煨草果5克　炒常山5克　炙草梢6克

二诊：前方连服四剂，寒热未作，大便已通，仍干燥。口渴减轻，全身酸软乏力。前方去常山、草果。加晚蚕沙、炒皂角子各10克（同包），桑寄生15克。

三诊：前方又服四剂，已经八日寒热未再发作，惟觉酸软无力，纳食未复而已。

石某某，女，44岁。病已一周，隔日发寒热一次，类似疟疾，经医院检查，未发现疟原虫，寒热发作时，头痛口干，周身酸楚，汗出甚多，倦怠无力。舌苔白，脉数大。

辨证立法：时届秋日，感受风寒，素体不健，正气不足以抗邪外出，致使营卫不调，表里失和，邪正互争，证发类似疟疾。拟和表里，调营卫治之。

处方：炒柴胡3克　炒桂枝3克　煨草果5克　酒黄芩10克　赤白芍各6克　肥知母6克　桑寄生15克　炒常山5克　野党参6克　嫩桑枝15克　炒槟榔10克　清半夏10克　川厚朴6克　炙甘草3克

二诊：前方服四剂，寒热发作已无规律，且症状减轻，胸闷、头痛、口渴仍存。

处方：炒桂枝1.5克　北柴胡3克　均青皮5克　赤白芍各6克　酒黄芩10克　广陈皮5克　煨草果5克　野党参6克　炒槟榔6克　肥知母6克　清半夏10克　川厚朴6克　酒川芎5克　鲜生地12克　天花粉10克　炒蔓荆5克　鲜茅根12克　甘草梢3克

以上出自《施今墨临床经验集》

肺病卷

第十五章 感冒

秦昌遇

一人因过劳，患头痛身热，满身疼痛，恶食，状似伤寒。至十二日后诊，右手寸关浮大，重按少力，左脉微弱。此证虽外感而得，实系平日饥饱失时、劳役过度、元气内伤而致外邪易于凑之耳，不可误用汗下等剂。且见痰气上升，人事不省。先以活络丹一丸利其关窍，至晓痰降安睡，明日身凉，遍体疼痛亦减，以六君子汤加白芍、藿香、煨姜。

《秦景明先生医案》

倪复贞

长公次德先生偶因陪客坐凉，遂感冒，又饮冷，致表里俱病。头痛发热，烦躁难眠，腹痛泻利不止。诸人以为漏底，伤寒治。司农公急告假闭门，为公郎调治，延余诊视。诊得左手人迎脉浮紧，比真外感重也，右手气口脉沉滑兼迟，胃脉亦迟滑。余曰：此外感虽重，一汗即解；内伤冷物停滞，消导可安，非真漏底候也。急宜解表，以藿香、香薷为君；紫苏、陈皮为臣；桔梗、厚朴为佐；川芎、干葛、葱白为使。水二碗，煎一碗。热服取汗，头痛止，身热除，烦躁顿安，诊脉人迎大平矣，腹尚泻利未止。余曰：虽泻利，不宜用止药，其法当在疏之。法有通则不痛之说，一大通则泻利即止，痛亦当愈。法用滑石二钱、山楂三钱、藿香一钱、青皮一钱、厚朴一钱、炒姜五分、灯心十根。水二杯，煎八分温服。顷间滞气大下，强半是西瓜也，痛泻随止。公喜其神效。余曰：此标证也，米速去速。若作真漏底，不但愈迟，恐更生变证矣。

《两都医案》

程从周

吴鹭客令正年二十三岁，素孱弱，曾育两胎。今年七月初旬，偶尔欠安，于十四夜骤闻其姑公治孺人之变，被惊夜起，复受风寒。次早吃素点心并栗数枚，又兼伤感涕泣，因而停滞不消，渐复发热头痛，胸膈不宽之甚，胃脘有块坟起，按之作痛，大便不通，此明是内伤而兼外感也。药用疏解消导，胀益坚，热益甚，昼夜呻吟。一二日之间，便觉赢尪。诊脉之时，撑持不住，如欲倒仆之状，脉渐洪大搏指。予思此证初起，脉病相应，今药既不验，胡可轻率再投？必须观其面色，才可议方。鹭客即延入卧榻间，见其面带纯青，环口黧黑，且鼻端俱冷。予曰："此大虚证也。速觅参来，迟则恐生他变。"鹭客犹豫不决，谓是风寒，何可补益？予再三谕之曰："然虽用参，不佞仍坐此以待。"于是，鹭客坚留不佞在宅，方肯放心服饵。予乃命先煎独参汤饮下半瓯，少顷自云略安。又进半瓯，更觉神旺，而胸中便稍宽泰。随用参芪苓术以补中。明日热退身凉，面转黄白。但饮清滚水或莲子汤便不过膈。唯独参汤服之豁然无碍。《本草》

云：人参回元气于无何有之乡，于此益可见矣。每日用参二钱或三钱，调理半月，服参数两，方得痊愈。但此证明因食后感寒，以故胸膈不宽，按之作疼，且身又发热，如此之证，孰敢轻议补中？若非尽望闻问切之情，徒以脉诊，几乎有误。因思《衍义》中所谓"妇人虽有别科，然多有不能尽圣人之法者"，今富贵之家，居奥室之中，处帷幔之内，复以帛蒙手臂，既不能行望色之神，又不能殚切脉之巧，四者有二缺焉。黄帝有言曰：凡治病，察其形气色泽。形气相得，谓之可治；色泽以浮，谓之易已；形气相失，谓之难治；色夭不泽，谓之难已。又曰：诊脉之道，观人勇怯骨肉皮肤，能知其情，以为诊法。若患人脉病不相应，既不得见其形，医只据脉供药，其可得乎？如此言之，乌能尽其术也？此医家之公患，世不能草，医者不免尽理质问，病家见所问繁逮，反疑医业不精，往往得药不肯服饵。似此之类甚多。扁鹊见齐侯之色尚不肯信，况其不得见者乎？呜呼！可谓难也已矣！

《程茂先医案》

李用粹

嘉定庠生沈来壅，食后感寒，头痛发热，胸膈胀满。医用表散消导，虽胸次稍舒，寒热愈剧，反增神昏不寐，已三传经矣。一医因病久正虚，议用温补；一医颇明医理，复尔消导，议论多端，邀予决之。六脉弦数不和，与寒热往来，大便溏而小便赤，此少阳经证，不可汗下，与渗利转犯他经，只宜和解，其邪易散，纵有食停，俾邪气解而食自消，此仲景先生之秘旨也。竟以小柴胡汤去人参，加丹皮、炒山栀、花粉、麦冬，一剂而神清气爽，寒热亦定。

云间司李王公，伤风鼻塞，周身刺痛，欲用表剂。邀余商治，六脉浮虚。予曰：风为阳邪，卫为阳气，阳与阳合则伤表分，病虽属标，而治则求其本。盖肺主皮毛，司开合，充元气，主清肃者也。清阳不发，腠理空疏，外来风邪，内舍肺分。经曰：邪之所凑，其气必虚，正谓此也。法宜东垣先生补中益气汤，补中兼发，乃谓至当。王公曰：可。服一剂，而诸病捐除。

协镇王公生长蓟北。腠理闭密，癸卯秋，谒提台梁公于茸城，乘凉蚤归，中途浓睡，觉恶寒发热。缘素无病患，不谨调养，过食腥荤，日增喘促，气息声粗不能安枕。更汗出津津，语言断落不能发声。延予商治，六脉洪滑，右寸关尤汩汩动摇。以脉合证，知为痰火内郁，风寒外束，正欲出而邪遏之，邪欲上而气逆之。邪正相搏，气凑于肺，俾橐籥之司，失其治节。清肃之气，变为扰动，是以呼吸升降不得宣通，气道奔迫，发为肺鸣。一切见证，咸为风邪有余，肺气壅塞之征。若能散寒驱痰，诸病自愈。乃用三拗汤（三拗汤麻黄不去根节，杏仁不去皮尖，甘草生用。按此方治感冒风寒，咳嗽鼻塞。麻黄留节，发中有收。杏仁留尖，取其能发，留皮取其能涩。甘草生用，补中有发，故名三拗），加橘红、半夏、前胡，一剂而吐痰喘缓，二剂而胸爽卧安。夫以王公之多欲，误认丹田气短，用温补之品则胶固肤腠，客邪焉能宣越，顽痰何以涣解。故临证之时，须贵乎谛审也。

以上出自《旧德堂医案》

王三尊

　　缪子尚母，年七十，夏月感寒。予视时，已过七日矣。微渴，思热饮，二便如常，舌白，苔厚如积粉，清晨犹恶寒，少阳证也。右脉胜于左，里证重于表也。以大柴胡汤加熟军微下之，服至三帖恶寒止，四帖内热止，共行稀粪六遍，表里俱解而愈。感寒白苔，原系少阳证，但未见如此之厚。《温疫论》云：邪在膜原当舌见白苔，邪重者苔如积粉，岂重疫而兼感寒者耶？若然，年老之人何能延至十数日尚愈乎？若云积滞之苔，则胸膈并不硬痛。噫！此所以难辨矣。

《医权初编》

北山友松

　　奉诊某君脉数次，或浮而滑，或弦而数，或滑而数，两关前犹甚。闻自秋仲外感鼻塞，或用败毒、正气等剂发表。延至冬初，晡热痰红，或用滋阴降火。及至腊末，犹患恶寒晡热，头痛额痛，鼻干龈肿，痰嗽声重，或用补中益气，数证还复，百药龃龉。非药草之不灵，计证候之不明也。兹承某君命，不敢隐讳，略窥线道，以陈始末。夫风，天之阳气，百病之长也。营卫失调，皮肤不密，阳邪外袭，伤人尤速。一失其治，传入腠理；再失其治，传入骨髓。不能泄越者，内作骨蒸而成风劳矣。论其变，或令人寒热，或咳嗽吐血，遗精盗汗肌瘦等证作矣。岂曰尽属阴虚而用滋降？再曰：中气虚弱，而用补益，枉投药剂，坐观其效，如众盲摸象者哉。故药分三阴三阳以施，证随各经各脉以断，纵得外邪之伤，乘其邪浅，药不数服而得愈矣。原某君数证，虽经几月，幸年壮气旺，阳邪不为传变，唯滞于一经也。谓一经者，足阳明也。自迎香交入鼻，历承泣，起头维，循鼻外入上齿，及走下关颊车数穴云。所患数证，不外斯经。申酉晡时，足少阴表里所主。土一受邪，侮其所胜之水，则晡热作矣。经曰：应于申未发者，谓之潮热，邪在胃也。脉浮滑弦数，阳也表也。乘其脉势，先以表散阳明之邪。候其脉和，后以调理阳明之土，则无实实虚虚之患矣，所用药方考略陈如下。

　　升麻　葛根　白芍药各五分　当归二分　白芷二分　甘草二分

　　芷葛升麻，辛甘轻清之品也。辛甘法乎阳，可以发阳明之表，轻可以治阳明之实，清可以理阳明之滞。以白芍敛其清发之气，以甘草可以缓其阳明之土。经曰：邪之所凑，其气必虚。佐以当归之甘温，和芍药之酸寒，调其营。又和炙甘之温平，和其卫。营卫调而外邪伏，阴阳和而寒热除，是以加味之升麻葛根汤，由乎阳明之证而所设也。

　　前方上五帖，诸证如失，唯鼻塞耳。脉左右尚弦，再加二味于前方。虑一味之和滞不专，姑置之。

　　加芎辛各三分　去归

　　上六帖，鼻气通畅，头面爽快，六脉平和，饮食自若。然因岁末年始，出入甚繁。初四日，觉皮肤恶风，今犹平快矣。承某君命，再一制方云。

　　前上升葛数剂，诸证速痊。昨似有风寒之状，然脉既平和，不可过服表剂，亦不可峻补。将前剂宜合友贤之补益汤，料想适中也。特考药品，再验万一。

　　人参　黄芪　白术　陈皮　当归　柴胡　升麻　川芎　白芷　白芍　葛根各二钱　炙甘一钱

　　参芪术陈，甘温而补右；芎归柴芍，味厚而调左；升葛白芷，引众药以行表；国老之甜，和众药以缓势。一补而恶寒退，一发而恶风散，一升而上部证和，一敛而中州气平。或曰："医王汤病后固宜分两，得不从东垣氏之古制而用等分，无乃逾古贤之法乎？"曰："吾闻之矣。用药如用兵，方其阵图也。苟执其方，而不考其药，如将之师，师唯执其阵其图，以遣其兵势也。临机不能应变，而不致倒戈弃甲者鲜矣。是以君臣佐使异用，寒热虚实异剂，轻重异宜，亢承异制。故曰神而明之，存乎其人也。东垣立方，以参芪为君，以脾胃为言。予之变方，以升葛为引，以固表为用矣。古人有言曰：世或操禁方为口实，剽窃陈言，甚托言师心，倍古昔而自用，悖之悖者也。与其自用，无宁有方；与其执方，无宁穷理，诚万世方家之指南也。"曰："子之合和补益升葛二方，分两果有理乎？"曰："既陈之右矣。能升其清，则浊自降。清浊复位，营卫斯调。"

《北山医案》

何炫

初诊：中焦气阻，微感外风，脘次不舒，时或作呕，畏风微热。肝胃不和，肺亦不达，脉右涩。拟用和解。

制小朴一钱　黑山栀一钱半　姜汁炒竹茹八分　法半夏一钱半　枳壳一钱半　旋覆花七分　象贝三钱　炒菱皮三钱　橘红八分　薄荷七分　赤苓二钱　生姜三片　甘蔗汁一杯，冲服

二诊：外邪已解，中焦已清。脘次不舒，舌干而黑，津液亦耗。拟通阳明。

麦冬三钱　全瓜蒌四钱　当归三钱　麻仁三钱　知母二钱　炒枳壳一钱　杏仁三钱　鲜石斛六钱　陈皮一钱　焦谷芽三钱　青麟丸一钱　甘蔗汁一杯，冲

《何嗣宗医案》

吴箎

保定宗明府述小女年已十八，体素虚羸，前因食后烦热脱衣，即憎寒发热，诸医皆以伤寒治之，兼旬无效，且病势日沉，似为所误，特此远迓乞拯全之。予视其形瘦气怯，呼吸促急，懒言手冷，脉息微细，乃阴虚感冒，误用表散克伐，以致营卫亏损，真元耗散，子午不交，气脱证也。急投贞元饮（熟地黄、炙甘草、当归）加人参、肉桂速济本元，尚可望痊。连进数服甚效，唯中气不足，脾胃虚寒，易以交味回阳饮，间用附子理中汤，病日减，饮食进，脉亦旺，后以峻补气血之剂收功。

工部吴循之，夏穿重裘尚觉怕冷，而又自汗不止。问因暑热贪凉，感冒风邪。医疑是疟，屡经汗散无效。按脉沉迟细，此气虚表弱，易感风寒，阳虚不能卫外，故津液不固易泄，而且畏风，非疟证也。投以玉屏风散加桂枝、芍药以益卫固表，其汗自止，服之甚效。更以原方去桂枝加人参、熟附，叠服数帖，脉旺气充，皮衣尽脱。继以补中益气汤得愈。

以上出自《临证医案笔记》

王孟英

乙卯六月，余三媳患感。身热头重，脘闷，频呕不食，耳聋。余投清解药一剂，病不少减，

而汛事非期而至，邪虽尚在气分，但营阴素亏，恐易陷血室。亟迓半痴至，投小柴胡加减一帖，病少瘥而虚象毕呈，少腹右角甚形掣痛；半痴于清解中即佐养营通络柔肝之品，服四剂，证交七日，得大战汗而愈。原方为三儿遗失，惟记后四剂，重用干地黄为君，是血虚者必养血则得汗，而儿妇气分甚郁，苟不先行清展气机，则养血之药不能遽入，此因事制宜之所以不易也，要在先辨其体气与病情耳。更奇者，同时余内侄许贯之茂才室，体极清癯，似较余媳更弱，且娩已五次，而产后即发壮热。半痴视为暑证，投大剂凉解数帖，即战汗而瘥。无何胃气渐复，忽又壮热，便闭渴闷，不饥不食，或疑新产误饵凉药使然，幸病家素信，仍延半痴诊之。右甚滑实，曰食复也。诘之，果啖豆腐稍多。遂投枳实栀豉汤加蒌、翘、桔、薄、芦菔汁，三啜而瘥。斯人斯证，使他医视之，必以为营阴大亏矣，而半痴独不顾及，凭证用药，应手而瘥，且愈后不劳培补，寻健如常。可见产后不必皆虚，而体气之坚脆，亦不能但凭于形色之间也。嘻，难矣。丁巳冬，余假馆潜斋，适半痴草《归砚录》，余读至"结散邪行，气通液布"二语，因追忆两案，笔之于此。又可见佳案之遗漏尚多，惟冀同志者钞存以期续采仁和徐然石附识。

一铁匠妇患感，杂治经旬，身热不退，不眠妄语，口渴耳聋，求治于余。脉来细数，唇红面白，肌瘦汗频。虽是贫家，却为娇质，神虚液夺，余暑未清。以西洋参、甘草、小麦、黄连、麦冬、石斛、丹参、莲心、竹叶为剂服之，神气遂安；自云心悸，因加红枣与紫石英，服之浃旬，竟以告愈。

以上出自《归砚录》

一何叟，年近八旬，冬用伤风，有面赤气逆、烦躁不安之象。孟英曰：此喻氏所谓伤风亦有戴阳证也。不可藐视。以东洋人参、细辛、炙甘草、熟附片、白术、白芍、茯苓、干姜、五味、胡桃肉、细茶、葱白，一剂而瘥。

孟英曰：此真阳素扰，痰饮内动，卫阳不固，风邪外入，有根蒂欲拔之虞。误投表散，一汗亡阳。故以真武、四逆诸法，回阳镇饮，攘外安内以为剂也，不可轻试于人，致干操刃之辜，慎之慎之！

江小香，病势危笃，浼人迎孟英诊之，脉虚弦而小数，头痛偏于左，后子夜热躁，肢冷欲呕，口干不欲饮，不饥不欲食，舌謇言涩，溺黄而频，曰：体属素虚，此由患感时邪，过投温散，阴津阳气皆伤，后来进补而势反日剧者，滋腻妨其中运，刚烈动其内风，以致医者佥云：表之不应，补亦无功，竟成无药可治之证。虽然，不过难治耳，未可遽弃也。与秋石水拌制高丽参、苁蓉、首乌、生白芍、牡蛎、楝实、盐水炒橘红、桑椹、石斛、蒺藜、茯苓，煎（汤），吞饭丸肉桂心五分，一剂躁平呕止，各恙皆减，连投数服，粥食渐安；乃去首乌、楝实，加砂仁末拌炒熟地、菊花、枸杞，半月而瘥。

周子朝，患恶寒、头痛、发热，酷似伤寒，而兼心下痛胀。孟英脉之，右部沉滑，苔黄不渴，溲如苏木汁。先以葱豉汤加（山）栀、（黄）连、杏（仁）、贝（母）、蒌（仁）、橘（皮）为方，服后微汗，而不恶寒反恶热。虽汤饮略温，即气逆欲死。孟英曰：客邪解矣，清其痰热可也。予知母、花粉、杏（仁）、贝（母）、旋（覆）、滑（石）、（石）斛、橘（皮）、枇杷

（叶）、茅根、芦根、荸荠、海蜇等药，果吐胶痰甚多，而纳食渐复。惟动则欲喘。于肃上之中，佐以滋下为善后而瘥。

《寓意草》谓：伤风亦有戴阳证。此为高年而言。然有似是而非者。黄鼎如母，年登大耋，季冬感冒，痰嗽气逆，额汗颧红，胸痞不饥，神情躁扰。孟英诊脉，左弦疾而促，右滑数而溢，苔色满布。系冬温挟痰阻肺，治节不伸，肝阳鼓舞直升。昔罗谦甫有治痰火类孤阳之案，与此颇相似也。以小陷胸汤加薤白、旋覆、赭石、花粉、海蜇、荸荠、竹沥，为大剂投之，痰豁便通，数日而瘥。

继有陈舜廷之父，年逾花甲，患痰嗽气逆。惟饮姜汤则胸次舒畅，医者以为真属虚寒矣。连投温补之剂，致咽痛不食，苔色灰刺，便秘无溺。求孟英诊之，脉至双弦，按之索然，略有胃气。曰：渴喜姜汤者，不过为痰阻清阳之证据耳，岂可妄指为寒，而迭投刚烈之剂哉？胃阴已竭，药不能为矣。

丙申青，蜀人石符生将赴邓云崖司之招，经杭抱病，侨于张柳吟之旧馆，亦为寓侧陈六顺治困。居伫之主人知之，即告以柳吟仆病之事，石闻之悚然，亟遣人延孟英诊焉，脉沉而涩滞，模糊不分至数，肢凉畏冷，涎沫上涌，二便涩少，神气不爽。曰：此途次感风湿之邪，失于解散，已从热化。加以湿补，致气机愈形窒塞，邪热漫无出路，必致烁液成痰，逆行而上。但与舒展气机，则痰行热降，诸恙自瘳矣。以黄连、黄芩、枳实、橘皮、栀子、淡豉、桔梗、杏仁、贝母、郁金、通草、紫菀、竹茹、芦菔汁等药，三服而起，调理匝旬遂愈。

余某，年三十余，发热数日。医投凉解之法，遂呕吐自汗，肢冷神疲。亟延孟英诊之，脉微弱。曰：内伤也，岂可视同伏暑而一概治之，径不详辨其证耶？与黄芪建中汤去饴，加龙骨、生姜、茯苓、橘皮，投剂即安。续加（人）参、（白）术，逾旬而愈。

何新之，亦儒医也，患感旬日，胡士扬诊谓：势欲内陷。举家惶惶。渠表弟沈悦亭亦工岐黄，而心折于孟英，因拉孟英视之，呃忒苔腻，便秘痰多，心下拒按。持其脉，右手洪大滑数。与小陷胸汤加沙参、菖（蒲）、贝（母）、（紫）菀、薤（白）、（竹）茹、杏（仁）、旋（覆）、枇（杷叶）之类，数剂而安。继以甘凉，二旬后，得大解而瘥。

石芷卿，患感，张某连投柴、葛之药，热果渐退，而复热之后更恐甚，乃延孟英诊焉。先以栀子、豆豉、黄芩、黄连等药，清解其升浮之热，俟邪归于腑，脉来弦滑而实，径用承气汤下之，时其尊人北涯赴瓯，无人敢主其可服否？另招他医决之，以为太峻，且腹不坚满，妄攻虑变。举家闻之摇惑，暮夜复恳再诊。孟英辩论洋洋，坚主前议，服后果下黑矢。次日大热、大汗、大渴引饮。孟英曰：此腑垢行而经热显矣。予竹叶石膏汤两剂，继以育阴充津，调理而康。

范廉居，患恙。旬日后，病剧。金粟香荐孟英视之。大解已行，热退未净，气逆不饥，呃忒自汗，脉形虚大，舌紫无苔。为上焦热恋，下部阴亏之象。与西洋参、旋覆、竹茹、枇杷叶、石斛、柿蒂、牡蛎、龟板、刀豆、牛膝之剂，两服即舌润知饥，呃汗皆罢。乃去刀豆、旋覆、柿蒂，加熟地、胡桃肉、当归，投之而愈。

范廉居之室人，患恙。苔腻，口酸，耳鸣，不寐，不饥，神惫，脘痛，头摇。脉至虚弦，按之涩弱。以当归、白芍、枸杞、木瓜、楝实、半夏、石斛、茯神、竹茹、兰叶、白豆蔻，为养营调气，和胃柔肝之法。数啜而瘳。

范廉居令嫒，患感。壮热殿屎，二便皆闭，苔黄，大渴，胀闷难堪。脉来弦滑数实，系腑（实）证也。投桃核承气（汤）加海蛇、莱菔，二剂而瘥。廉居尊人颖禾曰：甚矣，服药不可不慎也。三人之证，医者皆谓可危，而治之日剧。君悉以一二剂起之，抑何神欤？因忆四十二岁时患痁胡魁元先用首乌太早，遂致客邪留恋缠绵百日，大为所困。嗣后不敢服药，今四十年矣。

马某，年三十余，素用力。患发热恶寒，肢振自汗，少腹气上冲胸，头痛口渴。孟英诊曰：卫虚风袭，而脉络久伤，肝风内动。予建中去饴（糖），加龙（骨）、牡（蛎）、石英、苁蓉、楝实、桑枝，数帖而痊。

以上出自《王氏医案》

方南薰

黄某病伤寒，恶寒发热，头痛脉浮，余用表药三剂，竟不发汗，寒热分毫不减，但头虽发热，而两手指尖俱冷，此阳虚气弱，不能助汗，于原方内加生芪、附子，一服汗出，二服而愈。

丁申之室人，病恶寒发热，头痛呕吐，其兄亦知医，屡投清热解表不效。余诊左手脉浮无力，右关脉弱，此脾虚感寒，中气不足，不能送邪外出故也。以六君子汤加桂枝，一服汗出热退，食入不吐，仍用六君子汤去桂枝，服三四剂而愈。

陈柘樵先生患伤风夹食，恶寒发热，腹痛气疼，医以补药投之，寒滞填于太阴，脐腹痛甚，腰屈不伸，诊其脉，人迎浮而气口大，余以桂枝汤合平胃散加山楂、神曲、木香生磨汁服、生姜煎服，汗出热解，腹痛亦除。

查嵩山先生同乡张某，年十六岁，暮春感冒，恶寒发热，手足厥冷，左手三部脉浮而弱，右手三部脉迟而弱，余曰："此伤风而兼夹阴也。"以桂枝附子汤煎成热服，温覆取汗，病者服药后，身稍烦躁，即揭去衣被。次日，又迎余诊，脉仍浮弱，余曰："天地郁蒸而雨作，人身内烦而汗作，气机之动也。今四肢阳回，将外入之邪驱向皮毛，不令汗出，营卫何由得和？风寒何自而解？"用前药再进，透汗而愈。天下有服药不合法，服药不忌口，宜多而少，宜少而多，反归咎于方不对证者，往往类是。

黎鲍苗室人，春月感寒，兼有风痰，过服凉药，忽转癫证，神识不清，乱言无次，恣食生米、土、炭等物，鲍苗惶惶，求治于余。诊得六脉浮滑，投以桂枝、尖紫苏叶、北防风、北桔梗、法半夏、制南星、化橘红、北芥子、石菖蒲、枳壳、全蝎、僵蚕、甘草、生姜，热服三剂，汗出咳痰而愈。

以上出自《尚友堂医案》

抱灵居士

沈媳，咳痰恶风、冷汗、足冷，或以泻白、参苏之类反剧。予诊脉迟细，此阳虚受风湿也。以异功散加黄芪、防风、枣仁、煨姜一剂，咳止、安寝；以桂枝汤加黄芪、羌、防、术、附、麻黄根，汗止大半；以桂枝汤加羌、防、芪、术、法夏、干姜，汗止、吐痰、冷甚；以二陈汤加姜、桂、羌、防、牡蛎、白术而愈。数日感风，咳嗽作呕，以二陈汤加干姜、桂枝、桔梗、白术、藿香一剂而痊愈。

陈婆，泣后冒风作呕。以藿香正气散一剂，呕止，恶风甚，遍身麻木，头目蒙昧，脉浮紧；以疏邪实表汤加细辛三剂，冷汗大出；以桂枝汤合玉屏风散加归、胆、羌、附、竹沥、姜汁三剂不应；以桂枝汤加黄芪、防风、附子、乌药、僵蚕、牡蛎、姜汁十剂，恶风好，汗止，头昏，口苦，心懵懂，舌两路黄苔；以归、芪、茯神、石菖、天麻、防风、桂枝、全蝎、僵蚕、炙草十剂而愈。

以上出自《李氏医案》

费伯雄

某。外感风邪，发热咳嗽，咽喉作痛。宜祛风清热，兼以化痰。

桔梗一钱　生甘草五分　冬桑叶一钱　蝉衣一钱　薄荷一钱　连翘二钱　杏仁三钱　象贝三钱　云苓二钱　鲜竹叶三十张

某。外感风邪，发热恶寒，头痛脉浮，舌白。治宜疏解。

荆芥一钱　光杏仁三钱　豆豉三钱　香附二钱　桑叶二钱　苏梗三钱　大力子三钱　前胡一钱　赤芍二钱　新会皮一钱　佛手八分

某。时温感冒，著于太阳阳明，遂头身皆痛，恶寒发热，口燥作恶，无汗，脉来缓浑，邪滞交阻。拟解肌疏邪，冀透汗为幸。

豆卷五钱　薄荷一钱　葛根二钱　枳壳一钱　焦白术二钱　荆芥一钱　秦艽一钱半　法半夏二钱　藿香二钱　酒芩一钱　抑青丸六分　茅根四钱　竹茹一钱半

某。感冒暑邪，寒热日作，胸闷头痛，脉来濡数。拟用疏解。

豆卷四钱　神曲三钱　荆芥穗一钱　藿梗一钱　苏梗一钱　生草五分　枳壳一钱　新会皮一钱　赤茯苓二钱　蔻仁五分　川朴一钱　法夏一钱　谷芽三钱　青荷叶一角

某。外感风邪，内有食滞，发热恶寒，胸闷不舒。治宜表里双解。

青蒿一钱　葛根二钱　前胡一钱　薄荷一钱　陈皮一钱　连翘二钱　豆豉三钱　制半夏一钱　神曲三钱　生熟谷芽各三钱　荷叶一角　姜一片

以上出自《费伯雄医案》

李铎

陈妪，年七旬，左脉洪大而数，潮热自汗，头目昏痛，鼻干唇紫，口渴，咳嗽，胸满，能食，便闭，病越旬日，此阳明中风之证。古人谓，胃实则潮热自汗，例在可下，但胸满，头汗，尚有表邪未除。议先进柴葛解肌法一二剂，再商下法。

柴胡　葛根　白芷　川芎　桔梗　杏仁　厚朴　枳实　甘草　青葱管

又十六日，连进柴葛解肌法二剂，表邪已退，稍能安神。惟胸闷，便闭，脉沉实，宗仲圣发热汗多者，急下之，大承气汤。

喻嘉言曰：营卫交会于中焦，论其分出之名，则营为水谷之精气，卫为水谷悍气，论其同出之源，则浑然一气，何由分孰为营，孰为卫哉？惟风为阳，阳能消谷，故能食，卫为阴，阴不能消谷，故不能食，以此辨别阴阳，庶几确然有据耳。

杨用宾，年富形伟，体虚面白，伤风，微寒热，头痛，鼻塞，四肢酸痹。同事用九味羌活汤一剂，寒热增剧，头昏呕恶。余与参归桂枝汤加半夏、广皮，二剂而痊。

凡治伤风感冒，须究人之元气虚实，病之轻重施治，岂可概以羌活汤为外感之总剂耶。

杨锡春，患伤风，腹泻，腰痛，时时登圊，无度数，医作痢，治尤甚。余以五苓散加羌活、苍术、神曲、生杜仲，二帖而愈。

五苓散

猪苓　茯苓　泽泻　桂枝　白术

郑某，年逾四十，体丰面白，患伤风咳嗽，鼻流清涕。服表散药一剂，反加头痛身热。诊脉虚缓，此脾肺气虚而兼感外邪，用补中益气加半夏、茯苓、杏仁，治之而愈。可见，人之禀赋，万有不齐，岂可一例表散，当审虚实而治为要。

此是阳虚不能卫外所致，时医见加头痛发热，必以为表邪明现，若重复发散，滋害不浅，实可发人猛省。

以上出自《医案偶存》

凤实夫

龚左。广厦纳凉，北窗高卧，固是羲皇之乐。孰料午睡正酣，汗孔值开，适逢沛然时雨，凉风骤至，寒气袭趋于腠理。顷刻之间灼热无汗，妄言狂躁，或扭于暑热，或指为痰火，甚至疑为神鬼，殊未读《内经》原有因于寒，欲如运枢，起居若惊，神气乃浮之论，固无足异也。浅邪新感又何疑惧，当按六气司令，泄之可许，一汗即解。

陈香薷一钱　羌活七分　杏仁三钱，去皮尖　嫩苏梗钱半　枳壳一钱　桔梗一钱　大豆卷三钱　陈皮

一钱 鲜藿香叶十片

复诊：汗已泄，热已解，病人嗜卧默默不语，脉象既和，偏于濡细。细询由三日之前曾有夺精之说，兹既新感已泄，勿妨暂投养正。

人参须一钱 炒橘白一钱 云神三钱 老苏梗钱半 川石斛四钱 谷芽四钱 加漂淡姜渣三分，后下

《凤氏医案》

王燕昌

一回人，年三十余岁，富而好学。初秋头痛，身疼，无汗，不渴，脐疼，左脉浮紧，右关弦数。乃感寒夹食也。用紫苏、山楂、厚朴等药，得小汗，头身疼减，而大便未解，故脐仍疼，手脚不时作冷。奈病急更医，曰：夹阴伤寒也。妄用十全大补，药入口即大烦躁，半日忽七孔出血死。

一命妇，耄年，秋夜忽死忽生。诊得六脉沉细不数。乃感寒风，遏抑卫气而肺窍闭也。用四君加桂枝、白芍、麦冬、紫菀、贝母、生姜，一服愈。又一老妇，灯节后午刻，邻屋被火，惊而受风，半日死生数次。亦用前方加防风，一服而愈。又用六君加麦冬、白芍、黄芩二剂。

以上出自《王氏医存》

张畹香

寒热已有三四日，头胀咳嗽，小溲赤，脉右寸弦浮数，当属上焦暑风，因新感风寒引起。

薄荷一钱半 白蔻壳一钱 杏仁三钱 连翘三钱 枳壳一钱半 桔梗二钱 冬桑叶一钱半 象贝三钱 陈皮八分 竹叶廿四片

肺风感冒，身已凉，舌已净，脉小数，口渴少寐，头眩痛瘥，指木腰痛，呼吸腰间痛，是筋中病；大便不解已有四日，是夹有劳乏。

北沙参六钱 麦冬三钱 根生地五钱 象贝三钱 生石决明三钱 生谷芽五钱 新会皮八分 川石斛三钱 茯苓三钱 生玉竹四钱 竹叶卅片

以上出自《张畹香医案》

雷丰

古黔吴某，晚餐之后，贪凉而睡，醒来头痛畏寒，壮热无汗，气口脉紧，舌苔边白中黄。丰曰：此阴暑兼食之证也。即以藿香正气散去白术，加香薷治之，服一煎未有进退。又更一医，遂驳阴暑之谬，暑本属阳，何谓为阴？见病人身热如火，遂用白虎汤加芦根、连翘等药。初服一帖，似得小效，继服一帖，即谵语神昏，频欲作呕，舌苔灰黑。医谓邪入心包，照前方再加犀角、黄连、紫雪等品，服下全无应验，仍求丰诊。其脉右胜于左，形力并强，此邪尚在气分，犹未逆传心包，视其舌苔，灰黑而厚，依然身热昏谵呕逆等证。窃思其邪必被寒凉之药所阻，非温宣透法，不克望其转机。当用杏仁、薤白、豆卷、藿香、神曲、蔻仁、香薷、橘壳，加益

元散合为一剂，服头煎热势益剧，次煎通身有汗，则壮热渐退尽矣。来邀复诊，神未清明，谵语仍有，舌苔未退，更觉焦干，右脉仍强，愈按愈实。丰曰：汗出热退，理当脉静津回，神气清爽，今不然者，定有燥结留于肠胃。思表邪退尽，攻下无妨，用黄龙汤以芒硝改元明粉，以人参换西洋参，服下半日许，遂得更衣，诸恙忽退，继用苏土养阴之法，日渐全可。

或问曰：彼医证虽误治，谓暑本属阳，何谓为阴？亦似近理，其说当有所本也。答曰：然也，即《条辨》有云：暑字从日，日岂阴物乎？暑中有火，火岂阴邪乎？殊不知前贤取阴暑二字之义。阴，阴寒也；暑，暑月也。暑月伤于阴寒，故名阴暑。曰：何不以伤寒名之？曰：寒乃冬令之气，在暑月不能直指为寒，盖恐后学不明时令，先贤之用心，亦良苦矣。

若耶赵某，颇知医理，偶觉头痛发热，时或恶风，自以为感冒风邪，用辛温散剂，热势增重。来迓于丰，脉象洪滑而数，舌根苔黄，时欲烦躁，口不甚渴。丰曰：此晚发证也。不当辛散，宜乎清解之方。病者莞尔而笑，即谓：晚发在乎秋令，春时有此病乎？见其几上有医书数种，内有叶香岩《医效秘传》，随手翻出使阅，阅之而增愧色，遂请赐方，以辛凉解表法，加芦根、豆卷治之。连服三煎，一如雪污拔刺，诸恙咸瘳。

以上出自《时病论》

汪廷元

吴步昆学兄岘山先生，乃侄也。南闱应试，感冒风热，发热咳嗽。服药热退，而咳嗽不止。试竣来扬，咳而痰多，午后身热，医以阴虚肺火治之，咳愈甚，更加咽痛音哑，痰内带血，饮食减少，病几殆既。乃延予。脉左部浮大，右寸浮滑。知其外邪未解也。大抵发热咳嗽之证，医不审其内外、标本，而辄投以滋补清凉，则风热之邪，遂胶固而不得出。咳久不已，而治之益急，以致变证蜂起，酿成劳怯者，不可胜数。今昆兄之病，凭脉而论，仍当发表，以开腠理，领外邪还以外出。倘服药得汗，而病减则犹可无恙。否则，深可虑耳。与羌活、防风、葛根、杏仁、桔梗、鼠粘子、橘红、半夏、甘草。两剂汗出遍体，而热与咽痛俱减。乃去羌活、防风、葛根，加通草、煨诃子，六七剂。清晨，用腐浆和鸡蛋白饮之，其音亦开，自是病旋愈。

《广陵医案摘录》

朱增藉

族笃斋之母谢氏染疫，连服麻桂败毒散五剂，汗不出。延余诊之，脉中取而数，舌苔白黄微黑。发热微觉恶寒，头颅紧箍疼痛，身体痛，口涩不能耐，内腑挥霍撩乱，无可如何。问其所苦，莫名其状，莫觉其所。知系疫证，即以芦根方加羌葛柴胡提出三阳表分，黄芩以清少阳府热。因体质羸弱，加人参匡扶正气。服一剂汗出，寒热解；二剂便溏，诸证除；三剂内腑肃清，而胁下疼痛。余以邪出少阳之经，用小柴胡汤加陈皮、白芍、台乌之属而愈。后以调补剂复其体。

《疫证治例》

许恩普

庚寅张季端殿撰夫人体虚难眠。延余诊视，脉沉细，用温补药数服而愈。嗣后感冒风寒，渠以为旧证，用参芪等药服之，以致沉重。复延诊视，脉紧无力，知为虚人外感，治以再造散加减，解邪和中之剂，服之寒战，似药不合，渠言："奈何？"余复诊之，脉动，言："发汗时以姜、白糖水饮之助气。"夫人胞叔杨子琛明府知医，信余，力言不错，药邪相争，故寒战耳。张留余俟之，至十点钟时，果汗而愈矣。

甲午，王子捷太史令嫒感冒风寒，理宜解表和中，汗彻即愈。而世医误以犀角、羚羊角等药引邪入内，不能言语，病剧。延余诊视，脉沉紧，用羌活汤加附子、肉桂，去黄芩、生地，一服能言，发出疹子而愈。

以上出自《许氏医案》

沈祖复

驳岸观音堂某妪，年九十六，壮热神糊，延先生诊视，脉细弱，苔光。先生曰："大年精血枯槁，虽有外感，未便过于疏散，非扶正达邪不可。"用人参须一钱，苏叶、川贝母、菖蒲、郁金等，一剂而神识清，再剂热退。

《医验随笔》

邵兰荪

安昌叶。风热头胀，脉数，气轮红，外寒内热，心悸。宜清疏为稳。九月十二日。

冬桑叶三钱　木贼草钱半　人中黄八分　淡竹叶钱半　焦山栀三钱　夏枯草二钱　甘菊二钱　蜜银花三钱　薏仁钱半　生石决明六钱　光杏仁三钱

清煎二帖。

又：风热未清，脉小数，不时汗出，厥阴上越则热。仍遵前法加减为妥。九月十七日。

冬桑叶三钱　生牡蛎四钱　青葙子三钱　稽豆皮三钱　甘菊二钱　丹皮三钱　刺蒺藜三钱　女贞子钱半　茯神四钱　焦栀子三钱　薏仁一钱

清煎三贴。

又：舌微黄，脉弦细数，午后寒热不清。姑宜清少阳为主。九月廿二日。

青蒿钱半　扁钗斛三钱　淡竹叶钱半　女贞子钱半　炙鳖甲三钱　薏仁一钱　刺蒺藜三钱　通草钱半　丹皮二钱　生石决明五钱　冬瓜子三钱

清煎四帖。

史介生评：此证外因感冒风热，内因肝胆郁热。第一方清热疏风。次方因厥阳上越，不时汗出，参用女贞子、稽豆皮，加减恰好。第三方，因此时外邪已去，少阳之郁热未净，以致午后寒热，治以清少阳，平肝热，方法亦佳。

《邵兰荪医案》

何长治

左。玄府疏而风邪易入，每当夏令，易于伤风。大便易溏。胃为卫本，脾为营源，今脉来虚小，营卫两虚矣。

生绵芪三钱　潞党参二钱　半夏钱半　白术二钱　茯苓三钱　陈皮八分　炙草四分　防风钱半　砂仁五分，冲　生姜二片　荷叶一角

左。外感风邪

生黄芪钱半　桔梗一钱　川贝母二钱　天花粉三钱　左秦艽钱半　青防风钱半　生蛤壳三钱　霜桑叶二钱　广陈皮八分　生甘草四分　姜汁炒竹茹钱半　青葱管一支

以上出自《何鸿舫医案》

王仲奇

周君。丰腴之体，痰湿自盛，加以劳顿感风，痰湿为风所搏，寒热，头疼且眩，鼻欠清利，胸闷欲呕，夜眠弗安，脉弦滑，苔黄口腻。用温胆汤意，参以轻宣。

法半夏　条芩炒　茯苓　陈枳壳炒　霜桑叶　白蒺藜　杏仁去皮尖　前胡　橘红衣　藿香　佩兰　二青竹茹姜汁炙

二诊：劳顿感风，痰湿为风所搏，头疼目眩，鼻塞欠利，夜眠善寱不安，大便溏，苔黄糙，不食不饥，食不知味，动则气急，扪之有热，以体温表测之较平人为低，脉弦滑而濡。守原意为之。

法半夏　茯苓　条芩炒　陈枳壳炒　白蒺藜　蔓荆子　杏仁去皮尖　霜桑叶　香白芷　佩兰　陈六神曲炒　陈大麦炒去粗皮

三诊：腑气较和，肺气亦渐清肃，惟体元素亏，心神失宁，侧眠欠适，夜寝汗出，午后尚有微热，舌苔融净，面容清亮。宁心扶元可也。

香白薇炒　地骨皮炒　淮山药　龙齿煅先煎　茯苓　金钗斛　生苡仁　橘红衣　陈六神曲炒　白芍炒　浮小麦　瘪桃干

四诊：午后微热已退，寝汗已戢，侧眠稍觉安逸，惟久病体弱，体温较平人略低，脉濡缓而滑。再以济弱扶元，参以舒络可也。

潼沙苑　甘枸杞炒　金钗斛　续断炒　淮山药　野茯苓　龙齿煅先煎　白芍炒　丹参　苏芡实　橘络　生熟谷芽各

赵先生。胃中先有伏湿，复感于风，发热汗自出，体欠舒适，神疲乏力，苔腻口苦，肠间乍鸣，大便三日未更衣，脉弦滑稍数。用温胆汤意，参以轻宣。寐梦弗安，动辄惊悸，亦胆失清静也。

法半夏　野茯苓　橘红衣　条芩炒　佩兰　连翘心　藿香　香白薇炒　陈枳壳炒　杏仁去皮尖　二青竹茹姜汁炙

二诊：热已退净，汗出未戢，口苦已淡，但仍作干，两颊车则觉作酸，胸部仍欠舒适，入寐多梦弗宁，脉濡滑而弦。再从胆胃兼治，参以宁神可也。

法半夏　北秫米_包　佩兰　杏仁_{去皮尖}　远志肉_炙　茯神　龙齿_{煅先煎}　天花粉　金钗斛　白蒺藜　橘络　谷芽_炒

仲右，老垃圾桥，四月廿日。清窍欠利，呼吸器官欠清，喉痒，咳嗽，头胀，鼻塞，耳鼓亦痒，脉弦滑。治以轻宣。

霜桑叶_{三钱}　甘菊花_{钱半}　白蒺藜_{三钱}　夏枯草_{三钱}　白前_{钱半}　紫菀_{钱半}　射干_{一钱}　杏仁_{三钱，去皮尖杵}　百部八分_{，蒸}　款冬花_{钱半，炙}　茯苓_{三钱}　枇杷叶_{三钱，去毛布包}

二诊：四月廿二日，鼻塞、耳痒见愈，咳嗽未辍，腰俞作酸，两肱引痛；偏右较甚，头胀且眩，前曾失血，脉濡滑而弦。蔓延防入瘵途，及早注意为妙。

海蛤粉_{三钱，包}　金钗斛_{三钱}　丝瓜络_{三钱}　杏仁_{三钱，去皮尖杵}　霜桑叶_{二钱}　茯苓_{三钱}　紫菀_{钱半}　款冬花_{钱半，炙}　续断_{三钱，炒}　生苡仁_{四钱}　枇杷叶_{三钱，去毛布包}　玫瑰花_{两朵}

三诊：四月廿六日，鼻为肺窍，喉即肺系，上通于脑，横连于耳。清空失清，肺苦气逆，咳呛，声欠爽适，鼻塞，耳痒，喉系亦痒，两肱引痛，头胀且眩，前曾失血，脉濡弦。病机恐入瘵途，守意原出入之。

海蛤粉_{包，三钱}　金钗斛_{二钱}　香白薇_{二钱，炒}　夏枯草_{三钱}　霜桑叶_{二钱}　甘菊花_{钱半}　紫菀_{钱半}　款冬花_{钱半，炙}　杏仁_{三钱，去皮尖杵}　野茯神_{三钱}　远志肉_{一钱，炙}　荷叶_{三钱}

以上出自《王仲奇医案》

王塿

马景波孝廉，与余为文字交，又同出龙兰簏先生门下，故称莫逆。乙卯谋纳粟作宰，都中有女校书才色超群，马昵之。一日余赴同乡之饮，在前门酒市，席未半，景波遣其仆，驱车迎余曰：家主得暴疾，危在顷刻，亟请视之。余颇惊骇，乃投箸登车而去，曲折经数处，见非景波所栖止。因问其车夫，车夫扬鞭掉臂曰：老爷至则自知。到陕西巷则景波依闾已久，揖余曰：校书病甚，惟恐君不来，故托于余以速之，急请入一施汤剂。余乃知为校书病。入其室，数媪环守之。启衾看，则校书蓬首赤体，昏不识人。扪其肌，热可烙手，面赤气粗，颠倒烦乱。提腕诊之，六脉浮数，几乎七至。乃曰：此外感风热也，一发可愈。乃开防风通圣散易麻黄以桂枝。景波争曰：硝黄劫药，校书娇姿恐不堪。余曰：君情深如此，宜校书之倾倒，然君解怜香，我岂好碎玉耶，有病则病当之，保无恐。急遣下走货药，煎而进之。嘱曰：三更后，当大汗，渴，勿多与饮，明早必愈，我去矣。

越日申刻，余公退将入门。景波又遣车迎余曰：校书病益甚，请再视之。余骇曰：既病甚，则药病枘凿，可请别人，余不必往也。其仆曰：家主望君如岁，不去，恐小人获戾。不得已，随之至。则景波颦戚曰：病益甚，当奈何？见校书仍拥衾卧，蒙其面。揭之则花妆簇簇，跃然而起。继命媪辈，皆敛衽叩头曰：昨宵服君药，三更如梦醒，浑身出汗，到晓，病若失。服君之奇，感君之义，特设一筵，置酒为乐。恐君不来，故托辞招之耳。余故不喜此辈，拟托公而辞，校书跪留曰：自知垢污之肴，不足染高贤之腹。然献芹之忱，窃难自已。言之泪欲下。景波急进曰：勾栏中一杯水，未必即阻两庑特豚，何惺惺作态乃尔。余不敢再辞，相与狂饮，肴错纷陈，至夜四更始罢。归检衣袱则罗香囊一对，紫绢方巾二事在焉。知为校书之遗，越数日，转景波而还之。

裕州刺史李莲舫,幼与余为文字交,以辛亥孝廉由议叙得州牧,在京候选,与余同住襄陵会馆,寝馈共之,每日与各相好宴乐,暮出夜归,风寒外感,且数中煤烟毒最可畏。一日余卧中夜尚未起,其弟小园促之曰:家兄病甚,速请一视。余急披衣视之,浑身颤汗,转侧不安。问之,则胸中烦闷特甚,欲吐不吐,且心头突突动。急提左手诊之,则平平无病状,余曰:病不在此也。易而诊右,脉寸关滑而泉涌。乃曰:此酒肉内熏,风寒外搏,且晚间煤火,渐而生痰。乃以二陈汤加麦芽、山楂、神曲,并芩、连、枳实等立进之,刻许安卧,至已刻急起如厕,洞下红黄色秽物数次,午后胸平气定,进粥一盂。又欲驱车外出与友人作消寒之会,余急止之曰,朝来颠倒之苦竟忘之耶。一笑而罢。

后腊月莲舫西归,余移与小园同榻,一日天未明,闻小园呻吟甚急,起而视之,病证脉象与莲舫无少区别。乃曰:君家昆玉,真是不愧,乃以治莲舫之药治之,所下与莲舫同,其愈之速亦同。晚间其仆乘间言曰,家主兄弟之病,幸老爷一人治之,若再易一医,必别生枝节,枝蔓不清矣。其言近阅历者,乃首颔之。

以上出自《醉花窗医案》

红杏村人

范左,伏邪夹滞,早起感冒秋凉,实停于内,寒束于外,形凛胸痞,作嗳呕恶,汗少,小腹冲脐板痛,大便欲解不解,脉兀数舌根白尖红。证经三日,邪滞方在相持之际,变端莫测。

栀 豉 枳 朴 槟榔 青皮 木香 川楝 楂炭 芩 姜

又复:进化滞温中,疏肝解表法,汗畅热减,大便通行,腹痛顿缓。寒邪食滞有表里分解之征,然胸仍痞窒,嗳气未除,脉郁数,苔白未尽。证甫四日,尚多反复。

川楝 延胡 朴 海南子 楂炭 山栀 木香 枳壳 内金 通草

《医案》

袁焯

三侄德谦生母安氏,今年六月初十日,陡患发热恶寒,手麻胸闷,身困,舌苔白腻,脉息沉缓,盖乘凉贪食西瓜过度,冷滞伤胃,而又感冒风寒也。初用藿香正气散煎服,无大效,手足俱麻,胸闷作痛,乃于原方加桂枝、丁香、当归各一钱五分,安睡一夜。明日午后,手复麻,胸闷作痛,嗳气作恶,舌苔白腻,口不渴,脉沉小缓,手微凉,不发热,盖寒湿之气与痰水阻遏中焦,胃中阳气受其压抑,不能运化如常。其手足麻者,中焦受病,则应于四末,脾胃主四肢也。病势殊重,前药尚不免嫌轻,易方以桂枝二钱,厚朴一钱,苍术二钱,吴茱萸六分,母丁香、半夏各一钱五分,木香一钱,茯苓三钱,当归二钱,加生姜煎服。先服头煎,服后旋即呕出清水涎沫约有碗许。胸腹窜痛,上下不停,手仍麻,复以二煎与服。服后出汗矢气,而痛遂止,能安寐,于是诸病悉除,但不思饮食而已,乃以桂枝汤合平胃散减轻其剂,接服两剂而痊。

壬子正月,利记糖栈骆达三君患感冒病。头痛恶寒,饮食无味,脉息小滑,予用葱豉汤加荆芥、紫苏、半夏、橘皮等,讵此药服后,忽喘息不能卧,头脑中觉热气上升,小腹左偏作痛,呕吐痰水，畏寒，手指厥冷，脉息沉弱。盖阳虚受寒之病，得发散而阳气益虚也。其头脑中觉热气上升者，脑力复衰，寒气逼龙雷之火上越也。其喘息不能卧者，肺肾两虚，不能纳气也。其腹痛呕吐痰水者，寒气内扰，气血不能通调也。其畏寒手指作冷者，虚寒病之本相也。乃与理中汤合六君子汤加肉桂、白芍、五味子，服后喘吐俱平，腹痛亦止，能进稀粥半碗，但仍觉畏寒手冷，益信为阳虚也。仍用前方去茯苓、橘皮，加熟地，服后诸证悉退，病家自以为病愈，遂不服药，越数日复恶寒、头痛、手冷，时或手足发热，精神疲倦，不思饮食，舌苔少而色白，小便黄，脉仍沉小。乃以理中汤合小建中汤去饴糖，加半夏。服后诸证少退，但时觉虚火上升，则头痛大作，手足亦觉发热，而其身则殊不热。遂师李东垣法，用潞党参、白术各二钱，肉桂五分，升麻、柴胡、川芎各一钱，炙甘草八分，茯苓三钱，半夏一钱五分，加生姜、红枣同煎。覆杯而头痛止，手足亦不发热。接服一剂而安。凡老年之病属虚者多，非偏于阳虚，即偏于阴虚，而亦有阴阳两虚者。医家于此，尤宜加意焉。

以上出自《丛桂草堂医案》

费承祖

苏州王颂卿，六十五岁，感冒，因发散太过，津液受伤，咯痰难出，口干舌燥，头热目干，大便燥结，饮食少进。余诊其脉细弦，肺胃阴伤，余邪留恋，倘再泄邪，势必阴涸阳越。古法于邪少虚多，不外养正。令津液内充，自能托邪外泄。

北沙四钱　大麦冬三钱　大玉竹三钱　川石斛三钱　天花粉三钱　生甘草四分　大白芍一钱半　川贝母三钱　牡丹皮二钱　甘菊花二钱　甜杏仁三钱　鲜芦根二两

二诊，进两剂，头热退而咯痰爽，舌转润而大便通。惟神倦头眩，纳谷未旺，此津回邪解，阴液尚虚，胃失宣布。

照前方加西洋参一钱半，生枳壳一钱。

连进五剂，遂愈。

缉卿生母孔夫人，病感冒。医用发散太过，阴液伤残，心悸不能自持，内热口干，头眩耳鸣，神倦自汗，夜不成寐，每日只饮米汤数匙，其势甚危。延余诊之，脉来弦细。阴液亏损已极，倘汗多气促，即是脱象。

西洋参三钱　麦冬三钱　白芍一钱五分　甘草五分　石斛三钱　浮小麦五钱　红枣五枚

连进三剂，诸恙皆减。照方加大生地三钱。

服十剂而安。

佚名，初诊，感受风寒，挟素蕴之湿痰，阻塞气机，肺不清肃，胃不宣通。脘闷腹痛，二便不甚通利，呕吐痰水，肢节酸痛，神倦力乏，脉来浮弦。治宜泄邪化痰，肃肺和胃。

老苏梗三钱　冬桑叶一钱五分　酒川连二分　淡吴萸二分　冬瓜子四钱　薄橘红八分　淡竹茹一钱五分　光杏仁三钱　白茯苓三钱　生谷芽四钱　熟谷芽四钱　荷梗一尺

二诊，风邪外解，营卫流行，恶寒发热已退。惟知饥少纳，头昏神倦，胃气未和，宣布无权。调和胃气，不外甘平。脉来细弱，治宜甘平养胃。

人参须五分　北沙参四钱　大白芍一钱五分　粉甘草五分　白茯苓三钱　女贞子三钱　甜川贝三钱

瓜蒌皮三钱　薄橘红八分　冬瓜子四钱　生谷芽四钱　熟谷芽四钱　红枣五枚

吴仲祥之子德如，发热头痛，口干腹痛。诊脉浮弦急滑，外感风热，内停湿滞。

牛蒡子一钱五分　薄荷叶一钱　香豆豉三钱　冬桑叶一钱　粉甘草五分　神曲四钱　淡竹叶三钱
香谷芽四钱

一剂，汗出热退，便通而痊。

佚名，初诊，外感风邪，内挟食滞，淆乱清浊，升降失常，大便泄泻，少腹作痛，头眩且胀，口干苔白，脉来弦细。虚体受邪，必以祛邪为先，外解风寒，内消食滞，清浊自分，邪退正安，河间治法，不外乎此。宜泄邪消食，升清降浊。

老苏梗一钱五分　嫩桔梗一钱　粉葛根二钱　生甘草五分　六神曲四钱　江枳壳一钱　赤茯苓二钱
冬瓜子四钱　川通草五分　车前子二钱　川石斛三钱　香连丸一钱　生熟谷芽各四钱　荷叶一角

二诊，进泄邪消食、升清降浊之法，发热已退，邪从外泄。惟内陷肠胃之邪，因体虚气弱，难以外透，挟食滞耗气灼营，泄泻转为痢疾，红白俱下，少腹作痛，舌苔白腻，口不作干，脉来弦细。脉证细参，正虚邪陷，非养正透邪，下痢安有止期！证势非可轻视。治宜补散兼行，佐以消导。

嫩桔梗一钱　粉葛根二钱　荆芥穗一钱　吉林参须一钱　赤茯苓二钱　茅苍术一钱　焦山楂三钱　六神曲三钱　大腹皮二钱　陈广皮一钱　青防风一钱　生白术一钱　江枳壳一钱　生甘草五分　荷叶一角

三诊，湿热已化，清升浊降，下痢已止，大便虽溏颇畅。前日用宣散之剂，风邪乘虚而入，遏抑营卫，内热口干，余邪未清，胃失降令，脉来弦滑。治宜清余邪，甘润和胃。

淡豆豉三钱　黑山栀二钱　川石斛三钱　赤茯苓三钱　冬瓜子四钱　生甘草五分　象贝母三钱　广皮白八分　生熟谷芽各四钱　鲜荷梗五寸

游桂馨之如夫人，感冒解后，内热心悸，口干头晕，夜不成寐，大便燥结，每日只进米汤数匙，卧床不起，已经月余。延余诊之，此胃阴虚而气不下降，两手脉来皆沉细无力，治必清养胃阴，方能挽救。

北沙参四钱　麦冬三钱　白芍一钱五分　甘草三钱　石斛三钱　川贝母二钱　大玉竹三钱　青皮甘蔗四两　陈皮一钱　鲜芦根二两

连进三剂而病减，再进三剂而愈。

佚名，外感风邪，化热灼津，肺失肃降之权，是以发热咳嗽，鼻流清涕，饮食少进。凡虚体受邪，必先祛邪而后理虚，脉来浮弦而滑。治宜苦辛泄邪。

冬桑叶一钱五分　牛蒡子一钱五分　薄荷叶一钱　甜杏仁三钱　赤茯苓二钱　黑山栀一钱五分　粉甘草五分　薄橘红一钱　川通草五分　鲜竹叶

进三剂而愈。

以上出自《费绳甫医话医案》

萧伯章

工人陈某妻，患病旬日，自以单方疗之，不应。更数医亦无效，一日两手拳曲而振掉，身大热，面赤口渴，无汗，二便不通，举家惊扰。诊之，脉浮洪而弦数，舌红苔黄燥，即为刺少商穴，两手其伸，审系表有风寒而里有实热，法当表里两解，与河间防风通圣散，两帖，汗下兼行，诸证悉愈，继转疟疾，热多寒少，改用小柴胡去法夏、人参，加桂枝、花粉、知母、常山、青皮，三帖而安。

《遁园医案》

周声溢

朱石臣暑月忽患头痛，身痛壮热，复微出冷汗，神气甚惫，坐眠均不适。切其脉，六脉皆浮洪，肺脉散，心肾脉按之无神力。余叩之：是遗泄否？曰：然，前夜遗两次，遂觉困惫益甚。余又叩：其夜眠是否闭户？曰：未闭也。乃知为遗后伤风，日间外出，复为暑气所中耳。生黄芪五钱，扁豆皮五钱，粉葛二钱，云苓四钱，黄连八分，一剂而霍然。此病若投以解表之剂则气散而危，余所见多矣。遗后房后之伤风非黄芪不为功，盖解表兼以固气也。

《医学实验》

何拯华

张悦来，年廿四岁，业商，住张家斈。

病名：伤风。

原因：脱衣易服，骤感冷风。

证候：头痛发热，汗出恶风，两手微冷，鼻鸣干呕。

诊断：脉浮缓而弱，舌白滑。浮属阳，故阳浮者热自发。弱属阴，故阴弱者汗自出。其鼻鸣干呕者，卫气不和，肺气因之不宣也。

疗法：先发其汗，病自愈。初用桂枝汤护营泄卫，加杏仁者取其降气止呕也。继用肘后葱豉汤加蔻仁，通鼻窍以止其鸣，宣肺气以平其呕。

处方：川桂枝八分　光杏仁三钱　清炙草五分　鲜生姜一钱　生白芍七分　大红枣二枚　服后，呷热稀粥一杯。

接方：鲜葱白二枚　淡香豉二钱　鲜生姜五分　白蔻末四分，冲

效果：进第一方后，周身浆浆微汗，诸证悉除，惟鼻鸣干呕如前。接服第二方，鼻气通而不鸣，干呕亦止。嘱其不必再服他药，但忌腥发油腻等食物自愈。

廉按：同一伤风，有风伤卫者，有风伤肺者，伤卫较伤肺为轻，故但用调和营卫之桂枝汤，专驱卫分之冷风以疏解之。然惟风寒伤卫，脉浮缓、舌白滑者，始为惬合。若误用于风温袭卫，轻则鼻衄，重则咳血失音，好用汉方者注意之。

《全国名医验案类编》

严绍岐

沈小江，年十九岁，住昌安门外恂兴。

病名：冒风夹食。

原因：感冒外风，恣食油腻转重。

证候：初起微觉头痛，鼻塞喷嚏，略有咳嗽。不忌油腻，遂致咳痰不爽，胸闷气急。

诊断：两寸滑搏，舌苔边白中黄，后根厚腻。脉证合参，此食积阻滞于胃，风痰壅闭于肺也。

疗法：当用荷、蒡、前、桔为君，疏其风以宣肺，杏仁、橘红为臣，豁其痰以降气，佐莱菔子以消食，使春砂仁以和气也。

处方：苏薄荷钱半　炒牛蒡钱半　前胡二钱　桔梗一钱　光杏仁三钱　广皮红一钱　莱菔子三钱拌炒春砂仁六分

效果：连服两剂，诸证轻减。惟咳嗽痰多、黄白相兼而且稠黏，原方去薄荷、牛蒡，加瓜蒌仁四钱、马兜铃钱半、片黄芩一钱，连进三剂。病人小心忌口，遂得痊瘥。

廉按：冒风即鼻伤风也，病人每视为微疾，多不服药、不避风寒、不慎饮食，必至咳逆痰多、胸闷胃钝，或身发热，始就医而进药，我见以数千计。此案方药，看似寻常，然服者多效。再嘱其避风寒、戒酸冷，病可全瘥，否则每成肺病，慎旃慎旃。

《全国名医验案类编》

孔继菼

堂伯父近仁公，资禀素壮，精神强健，偶因心绪不佳，饮食渐减，语复而善忘。然家事未尝不自理，亲族有事，乘轿往来，远近无废也，时年八十九矣。一日饭后，偶赴闲院小憩，遂兀坐不能起，家人逼视，目则直，口则噤矣。急掖入室，飞足走告于予。予奔至，则犹兀坐床上，四肢俱凉，不伸不屈亦不动，见人似视而不能言。执手诊之，脉浮而劲，微带涩象，掐以指，亦绝不觉。予曰：风寒两中病也，急药勿需时。遂书附子、干姜、麻黄、桂枝、党参、黄芪、当归、川芎、陈皮、半夏、炙甘草，发人急取，而令家中备药铫炉火似俟。时病起仓猝，族中皆未知，惟尊亭兄与中选兄在。中选即伯父子，重听而性执，但急后事。尊亭则伯父之胞侄也，问予曰：尚可治否？予曰：尽在一药再药，期之今夕。今夕不愈，虽不即危，瘫痪亦所不免矣。夫脉浮为风，劲为寒，浮劲而涩者，饮食在胃，适触风寒之邪，迫聚中脘，而不能下也。夫以九十岁之大年，风寒外伤，营卫之道路俱闭，饮食内结，升降之关窍不通，宜乎颓然昏冥，一倒而不复支持。顾犹兀坐不仆，如扶掖然，此得天之优，盖有砥柱于肾命之中，根深蒂固，决不轻易就靡者，以此觇证，不当与寻常高年并论也。且夫风寒之中人也，轻则口眼㖞斜，肢体弹缓，重则唇缓涎出，神昏不语。此已神昏不语，而无唇缓涎出之证，风入于脏而势未张也。寒之中人也，内则胸痛胁胀，心腹绞痛；外则肢寒口噤，筋脉急挛。此已肢寒口噤，而无筋脉急挛之证，寒中于经而邪未聚也。夫其所以未张未聚者，何也？有肾命之真元，有新生之谷气。谷气者，正气也。正气方达于外，风寒遽入于中，邪正相搏，正既苦于不胜，邪亦未能遽炽，再逾数时，谷气已衰，肾气不能独支，则弛然就卧。而风寒之侨寓于中者，乃蹈虚抵隙，沛乎四散而不可御矣。夫驱病如驱贼，乘其未炽之时，速以药力驱之，始入之客邪，尚在游移而未定，将溃之正气，加以补导而自生，携正气以助药力，区区无根之风寒，有不散归乌有者乎！特患疑畏不决，进药太迟，延缓时日，则难为耳。曰：适言饮食迫聚，关窍不通，何处又有谷气？予曰：已受风寒之后，有质之饮食，未免迫聚于中脘。未受风寒以前，无形之谷气，早已散布于各经。经曰：食气入胃，散精于肝，淫气于筋。又曰：食气入胃，浊气归心，淫精于脉。又曰：饮食入胃，游溢精气，上输于脾，脾气散精，上归于肺。故胃气不息者也，入者自入，散者自散。自始饮始食，以至饱而起，起而行，而气之升腾于内外者已多矣。试观肥弱易汗之人，一饭未毕，汗已周身，即其验也。言次，药至，煎已进一剂，微汗，遂霍然愈。其后姻戚张亦受此病，数日始延予，比至视之，瘫矣。用药虽至数剂，亦竟无益。故凡风寒暴中之病，皆当及时急治，否则难为也。

《孔氏医案》

赵文魁

十月初二日，赵文魁请得端康皇贵太妃脉息：左关弦而近数，右寸关微浮。肝经有热，感受风凉，以致头闷肢倦，中气欠调。今拟化风清肝调中之法调理。

南薄荷二钱　防风二钱　白芷二钱　淡豉三钱　腹皮子四钱　陈皮三钱　连翘四钱　银花三钱　炒枳壳三钱　酒芩四钱　熟军二钱

引用炒栀仁四钱、姜朴三钱。

十月初三日，赵文魁请得端康皇贵太妃脉息：左关沉弦，右关沉滑。浮风已解，惟气道尚欠调和。今拟舒肝调气清热之法调理。

青皮子三钱，研　姜朴三钱　枳壳三钱　酒芩三钱　甘菊花三钱　薄荷一钱五分　炒栀三钱　防风八分　腹皮子四钱　萸连一钱五分，研　橘红三钱

引用酒胆草三钱、地骨皮三钱。

按：肝热内蕴，胃地欠调，又外感风凉，肺气欠和，致肝胃肺同病，气道因而不利，虽服前方浮风已解，但气道仍未调和，仍当疏风调气，清热调解。方中甘菊、薄荷、防风外疏风邪，内畅气机；萸连、炒栀、酒军清热；青皮子、姜朴、枳壳、腹皮子、橘红理气和胃化痰，以畅气道；引用酒胆草清泻肝经火热，地骨皮甘淡寒，泻肺经伏火，二药为引旨在使肝肺二经之热并清。

正月初七日，赵文魁等请得端康皇贵妃脉息：左寸关弦数微浮，右部略滑。肝胃结热，稍感风凉。今议用清表调胃舒化之法调理。

荆芥穗三钱　防风三钱　薄荷二钱，后下　甘菊三钱　鲜石斛四钱　花粉四钱　酒芩三钱　炒山栀三钱　酒胆草三钱　瓜蒌六钱　枳壳四钱　酒军三钱

引用郁李仁（研）四钱、橘红三钱。

按：左寸关弦数微浮，浮脉主表，属卫分证，弦数为肝阳有余之象，右部略滑，亦是积滞结热表现。脉案中虽未详谈及症状，以脉测证，当有身热、微恶风寒等表证，和头痛、口渴、心烦、胸胁痞闷不舒、大便干结等热郁之证。舌质或红，或舌边尖红，苔薄黄或黄腻。治疗上，一则轻清宣解，以祛外风；一则寒凉泄降，以除郁热。气机调畅，外风得散，邪有出路，则诸证向愈。

方中薄荷辛凉清疏，与辛温之芥穗、防风共用，加强其宣散疏解之力。石斛、花粉，甘寒清胃，生津止渴。栀子苦寒泄热，以利三焦，配伍甘菊、酒芩、胆草，疏利肝胆，解其郁结之热。瓜蒌、枳壳、橘红，宽胸散结，理气和络。引用郁李仁、酒军，导滞通腑，使肝胃结热从下而行。

诸药配伍，使上焦得开，中焦调畅，下焦通利，共奏清表调胃舒化之功。

十二月二十一日，赵文魁请得淑妃脉息：右寸关浮滑而数，左寸关稍弦。肝肺结热，外感风凉，以致头闷肢倦，胸满口渴。今拟和解清肝理肺之法调理。

南薄荷一钱五分　防风一钱五分　苏梗一钱　青皮一钱五分　生栀仁三钱　酒芩二钱　瓜蒌三钱　陈皮三钱　生石膏三钱　知母二钱　枳壳五分

引用淡豆豉一钱五分。

按：本例外感风凉，郁闭肝肺积热于内，而成此证。治当先以疏解外邪，外邪去则气机畅，而肝肺结热有泄越之路。故以南薄荷、防风、苏梗疏解外邪以利头目。脉滑而数，口渴者，肺经郁热为甚，故以生石膏、知母辛寒透达，苦寒清解伏热。脉弦者，肝经郁热之象，以青皮、生栀仁、酒芩清泄郁热。肺主一身之气，外感风凉束闭，内有饮热煎熬，必致津液输布不利而成痰，故以瓜蒌、陈皮清化痰浊，瓜蒌兼可利肺宽胸，辅枳壳以解胸闷。引用淡豆豉苦寒入肺，解表，宣郁，除烦。

八月十六酉刻，赵文魁请得端康皇贵妃脉息：左寸关弦而近数，右寸关缓滑。肝肺有热，外受浮风，以致头闷伤风，身肢较倦。今拟疏风清肝理肺之法调理。

辛夷花一钱五分，研　薄荷一钱五分　防风一钱五分　白芷二钱　大瓜蒌六钱　胆草三钱　竺黄二钱　枯芩三钱　炒枳壳三钱　熟军一钱五分　橘红三钱　羚羊角六分，先煎

引用青皮子三钱、炒栀仁（研）三钱。

正月初五日赵文魁请得皇后脉息：左寸关微弦，右寸关浮滑。肝肺结热外感风凉，以致头闷肢倦，咽痛作嗽。今拟清热和肝理肺之法调理。

板蓝根一钱五分　连翘二钱　薄荷一钱五分　苏梗、子各一钱　杏仁二钱，研　赤芍二钱　元参三钱　黑栀子二钱　酒芩二钱　瓜蒌四钱　陈皮一钱

引用：鲜青果（打）五个、干寸冬三钱。

按：平素肝郁不舒，日久化火内蕴，偶感风凉即成内外相引之势，肺卫郁闭，肝热结阻枢机不利，升降出入失和，气不畅达则热邪难清，故治疗应以清热调理肝肺气机并举，用药清透之中注意升降。方中连翘、薄荷清中寓有宣透之意；杏仁苦降且可宣阳，调肺之要药；苏梗、子并用，宣降并调；瓜蒌开肺之结气；陈皮调中焦滞气。上药共用，起调气机以助清热之作用。栀子炒黑，黄芩酒制，皆取其清热同时宣阳之功。板蓝根解热毒以利咽。元参育阴液以制阳邪。赤芍一味血分之药，凉血活血即可助清泄肝热，但毕竟不是血分证，故不可为主药。引用鲜青果以开肺肝结热，麦冬增液润燥以防火势增重。

十月二十一日酉刻，赵文魁诊得平格脉息：右脉浮滑，左关弦数。肺经有热，外受浮风。今用化风清肺之法调治。

白鲜皮二钱　连翘二钱　赤芍三钱　薄荷二钱　牡丹皮二钱　浮萍一钱　黑栀二钱　枳壳二钱　新会皮一钱　防风二钱　酒军一钱五分

引用当归三钱。

按：本案属肺经蕴热，外受浮风所致。肺居上焦，外合皮毛，肺中有热，肌表不利，感受

风邪，风性善行而数变，风热阻络，气血不和，则发身热、瘙痒等证。治宜清肺疏风方法。用薄荷、连翘辛凉清解，主治风热郁于肺卫；浮萍，味辛，性凉，轻浮入肺，可祛风，如《神农本草经》记载：浮萍"味辛寒，主暴热身痒"，专疏肌表风热；防风，能通行一身，解表驱风，如《珍珠囊》有：防风"治上焦风邪，泻肺实……"；白鲜皮，清热燥湿止痒，可行皮达肺，善行祛风。诸味风药相合，祛使风邪从表而出。肺与大肠相表里，以酒军苦寒泻下之品，导肺热从下而祛，再以赤芍、牡丹皮清热凉血，黑栀、枳壳、新会皮宣郁理气，透邪外出，引以全归养血疏风，遵"治风先治血，血行风自灭"之意。

十月二十二日，赵文魁诊得平格脉息：左关沉弦，右部滑缓。风邪轻减，只蕴热未清。今以清热调中之法调治。

白鲜皮二钱　赤芍三钱　防风二钱　僵蚕二钱，炒　炒茅术二钱　川柏二钱　木通一钱　枳壳二钱金银花二钱　连翘三钱　熟军一钱五分

引用牡丹皮二钱。

按：药后风邪轻减，肺中蕴热未清，治依前法。加僵蚕祛风化痰，用金银花甘寒，芳香疏散，善散肺经邪热，炒茅术健脾燥湿，木通清心降火利尿，诸药合用，清热调中而收功。

十二月二十九日亥刻，赵文魁请得端康皇贵太妃脉息：左寸关弦而微数，右寸关浮滑。肝肺有热，外受浮风。今拟化风清肝抑火之法调理。

香白芷三钱　防风三钱　薄荷二钱　僵蚕三钱，炒　生赤芍三钱　丹皮三钱　生栀四钱　连翘三钱炒枳壳三钱　酒军三钱　酒芩四钱　橘红三钱

引用生石膏六钱、胆草三钱。

端康皇贵太妃化风消肿药酒方：

元明粉一钱　樟脑一钱五分　冰片三分　麝香少许

共研细面，用烧酒淬化，随时擦之。

按：肝肺素有蕴热，易受浮风之侵袭，内有蕴热，外又有风邪，治当清热疏风并施，使风热之气并从外解。方中香白芷、防风、薄荷、僵蚕、连翘疏风清热、肝肺并调；生栀、酒芩凉解气分之热；赤芍、丹皮、酒军清泄血分之热，使肝肺蕴热并祛；枳壳、橘红宣气化湿；引用生石膏、胆草旨在清泄肝肺之热。所拟化风消肿药酒方，辛香与咸寒并用，以消肿散结，并取烧酒之辛温之性以助药势，用之治痰热肿核，则效更速。

以上出自《赵文魁医案选》

朱应征

谢左，炎燥深蕴，乍凉感寒，阳明腑气不宣，寒热，呕恶，便稀色黄，苔黄，食减，身酸，左脉微浮，右关疾滑而寸不充。秋阳尚烈，不事宣解，恐积滞阻而成下利，拟疏解以冀通导。

淡豆豉　葛根　六和曲　焦山楂　谷麦芽　青防风　赤白芍　仙半夏　苦桔梗　藿梗荷梗

二诊：昨方服下，恶寒见杀，腹痛胀，大解不畅，小便稀少，仍作干恶，左脉渐退，右关仍疾，非通腑气，中焦之郁难宣，保和丸、猪苓汤加减，以冀利导。

广郁金　猪苓　白方通　橘白络　泽泻　炒枳壳　赤白芍　炒神曲　焦山楂　肥知母　洗腹绒　飞滑石

三诊：痛后气体未复，证见小便不多，苔黄且厚，口渴喜饮，两脉关部均弦紧。宜滋化源渗湿，以扶戊己，滋肾丸去桂主之。

菟丝子　肥知母　橘白络　淮牛膝　川黄柏_{盐水炒}　于潜术　福泽泻　茯苓神　杭酒芍　白蒺藜

及夕小便色红、痛而短，以长灯心一两，苦莲心八分，煎饮，痛定溲长。

四诊：各证俱退，祇胃关不适，膀胱溲浊，前方加萆薢（盐水炒）二钱、生熟谷芽各二钱。

五诊：前方服二帖，小溲长清，惟中脘勿畅，病见在胃，其源在肝木乘土位，胃失其权，大便虽行而积秽不净，左关弦急，右关稍杀。仍宜滋肝之源，泄肝之本，佐以行气以期安适。

沙苑　蒺藜　菟丝子　火麻仁　炒枳壳　川萆薢　川续断　薄荷　石决明　肥知母　车前子　环石斛　谷麦芽

萧右，感寒夹食，左脉浮，右关急，畏冷，口渴，便稀，腹痛。柴葛解肌合保和丸加减。

粉葛根　赤苓　橘白络　红柴胡　草果　保和丸　炒谷芽　焦麦芽　桔梗　大苏梗

复诊：昨方服后，寒热略平，大便泄泻，少腹痛，右关疾急。盖表解而积滞仍未宣也，左金丸加味。

吴茱萸_{盐水炒另吞}　秦艽　红柴胡　上雅连　小枳实　福泽泻　尖槟榔　藿梗　猪苓　六和曲

以上出自《淞滨实验录》

沈绍九

素禀阳气不足，外感风寒，头痛，恶风寒，自汗出，咳嗽气短，脉浮缓而弱，此邪犯肺卫，卫气不固，应予固卫宣肺。

黄芪_{三钱}　防风_{二钱}　白术_{三钱}　桂枝_{二钱}　芍药_{二钱}　党参_{三钱}　苦杏仁_{二钱}　前胡_{二钱}　橘饼_{四钱}　煨生姜_{三片}

《沈绍九医话》

刘云湖

病者：孙家咀袁松亭君之夫人杨氏，年五十余。

病因：素常勤健家务，因食糯米汤圆，次日又自操酒席数桌，当夜即病。

证候：壮热恶寒，头痛骨节疼痛，腰痛甚，呕吐，甚则谵语。

诊断：延愚诊之，脉洪大有力，询知为食糯米汤圆后，又劳于工作，不免感寒气，此内滞外感证也。

疗法：理中消滞，兼以发表。

处方：炒苍术、生米仁、藿梗、楂炭、干姜各三钱，半夏、云苓、薄荷各二钱，羌活、厚朴、砂仁、陈皮各一钱五分，生姜大片。

效果：药入口即吐出，次日病稍减轻。

再诊：脉仍洪急，与理中合代赭旋覆汤加减之。

接方：潞党、云苓各三钱，半夏、干姜、楂炭各二钱，于术、厚朴、旋覆花（布包）各一钱五分，白蔻仁、粉草一钱，生赭石三钱，生姜大片。

效果：剂尽而愈。

理论：或问同一秋感夹滞也，他方中多用消暑之药，如黄芩、滑石者，此何以单用温燥也？答曰，用药随人为转移，其他妇孺，多不善调节，故兼有伏暑，而袁君夫人平日沉缄静默，不作分外之举，此所谓长于养生卫生者，固愚所相信也。尔来年五十又五矣，正气有所不支，偶尔尝试新味，又适小有作劳，故外寒因得乘隙而入也，凡内滞外感证，其病情与伤寒同，但先寒而后不寒耳，壮热是其本能，因寒塞在中，格阳于外，中部之壅塞甚，体温不能适当的流通，故现高热，热久则神经迷寐，故时作谵语。食填胃中，胃气不能升降，故呕吐也。

方论：首方以姜术温中，以楂炭、厚朴消滞，以羌活、薄荷发表。其入口即吐者，食停胃口，胃气不能接收也。故次方即加代赭、旋覆以镇压其胃气也。

《临床实验录》

方公溥

谢男。风邪外侵，鼻塞声重，头疼，眩晕，脉浮，舌苔薄白，治宜解表宣肺。

薄荷叶3克，后下　滁菊花9克　玉桔梗4.5克　象山贝9克　炒牛蒡9克　生甘草3克　新会皮4.5克　赤茯苓9克　冬桑叶9克　光杏仁9克　净蝉衣2.4克　炒荆芥9克　净连翘9克

12月10日复诊：表邪渐解，头疼眩晕亦轻，小溲亦利，惟大便溏泄而频脉浮，舌苔白腻，再进运湿调中。

漂冬术9克　新会皮4.5克　淡桂枝3克　紫苏梗9克　制厚朴4.5克　广木香3克　香谷芽9克　赤茯苓9克　建泽泻9克　坚猪苓9克　焦建曲9克

12月12日三诊：便溏已止，脉象渐和，舌苔白腻渐化，惟精神困倦，夜寐欠酣，再拟调养之方。

白当归9克　朱茯神12克　酸枣仁9克，微炒　潞党参9克　炙甘草3克　大淮山药9克　新会皮4.5克　宋半夏9克　香谷芽12克　炒竹茹4.5克　炒白扁豆9克

12月13日四诊：昨进调养之剂，受之安然，胃纳较香，夜寐亦酣，药即应效，再宗原意扩充之。

处方同前，加炒苡仁9克。

12月16日五诊：脉象渐觉有神，寐佳，食健，再进一步益气培元。

处方同前，除茯神、枣仁、扁豆，加香麦芽12克、淡远志4.5克、漂冬术9克、九节菖蒲2.4克。

余男。12月17日诊：感受寒邪，恶寒头痛，鼻流黄涕，左耳失聪，轻微咳嗽，脉象浮滑，舌苔薄白，先与疏邪宣肺。

带叶苏梗9克　荆芥穗9克　带梗薄荷叶3克，后入　粉前胡4.5克　光杏仁9克　玉桔梗4.5克　新会红4.5克　炒牛蒡9克　净蝉衣3克　生甘草3克　象山贝9克　瓜蒌皮9克

12月18日复诊：表邪渐解，恶寒头痛亦平，惟痰中微见红点，腰部酸楚，再与清肺化痰。

炙紫菀9克　桑白皮9克　广橘络4.5克　生白芍9克　生甘草3克　炒茜根9克　侧柏炭9克　光杏仁9克　嫩勾尖9克　瓜蒌皮9克　粉前胡6克　象山贝9克

12月20日三诊：痰红已不复见，头痛眩晕亦差，腰楚亦止，脉弦，舌苔厚腻，再进宣肺化痰、和肝宁神。

生白芍9克　瓜蒌皮9克　滁菊花9克　冬桑叶9克　光杏仁9克　嫩前胡4.5克　象山贝9克　丝瓜络9克　炒栀子9克　石决明15克　生甘草3克　嫩勾尖15克

以上出自《方公溥医案》

赵寄凡

张某某，男，48岁，会计。长期伏案工作。1961年秋外出途中感受风雨，当晚头痛，发冷，发热，汗出，周身不适，脉浮缓，舌淡红薄白苔，口不渴，二便利。辨证：外感风寒。给予桂枝汤，调和营卫解肌发汗。

处方：桂枝10克、芍药10克、甘草6克、生姜10克、大枣7枚，一剂水煎服，并嘱药后啜热稀粥一碗，次日汗出，脉静身凉，诸证消失。二诊嘱饮食调养。患者很快恢复健康，上班工作。

《津门医粹》

章成之

徐女。三日来恶寒发热，头痛骨楚，而温温欲吐，舌苔白腻。用此方辛温解表以退热，芳香化浊以镇呕。

荆芥穗5克　紫苏叶5克　川桂枝5克，后下　藁本9克　川羌活9克　香白芷5克　姜半夏9克　陈广皮5克　六神曲6克　生姜2片

二诊：胃肠型感冒与肠伤寒，在难于肯定之际，用发汗剂可以得其梗概。今药后热已退净，两日未再升，非肠伤寒也。胃呆，大便难，食后有泛恶现象，以此法调其肠胃。

佩兰梗5克　薤白9克　姜半夏9克　陈广皮9克　云苓9克　生枳实9克　白豆蔻5克　六神曲9克　谷麦芽9克　佛手5克

王女。用麻桂发汗，其热依然不下挫；舌苔厚腻，胸闷泛恶，湿阻中焦，当疏邪化湿。凡邪之挟湿者，其热往往不能迅速下挫，大攻其表无益也。

川桂枝5克　生苍术3克　橘皮3克　姜竹茹6克　带叶佩兰6克　炒枳壳6克　姜半夏3克　生姜1片　六神曲9克　晚蚕沙12克，包

杨男。外感挟湿，湿为阴邪，故恶寒特甚而两足冷。

桂枝9克　当归9克　白芷9克　草果9克　蚕沙12克，包　秦艽9克　川芎6克　细辛3克　灵仙9克　神曲9克

沈男。所谓表邪挟湿者，即感冒影响于消化系之谓也；洒然有寒意，胸闷，苔白，指尖冷，

皆其候也。

　　荆芥9克　佩兰9克　白芷9克　半夏9克　草果9克，去壳　陈皮9克　厚朴花6克　郁金9克　杏仁12克　米仁12克　枳壳6克

　　解男。脉数为热，苔滑为湿；热从外来，湿由内生；外来不外风寒，内生者多由食积。

　　荆芥6克　前胡9克　杏仁12克　桔梗9克白芷6克　苏梗6克　紫菀9克　神曲9克　枳实6克　槟榔9克　莱菔子9克

　　陈男。阳虚之人，重受风寒而咳，身半以下，其痛如刺；热虽不高，而合目有迷蒙状。夫实则谵语，虚则郑声，而脉沉细，虚象也。柯氏有"太阳虚便是少阴"之说，予麻黄附子细辛汤加味。

　　蜜炙麻黄3克　炮附块6克　北细辛3克　全当归9克　杭白芍9克　炙紫菀9克　炙远志5克　旋覆花9克，包　炙款冬9克　清炙草3克

　　葛女。在感冒流行之际，虚人最易感染，其发亦异于常人。今恶寒特甚，手足厥冷，脉细欲绝，盖当归四逆汤证也。

　　全当归9克　川桂枝6克，后下　杭白芍9克　北细辛3克　梗通草5克　淡吴萸3克　川羌活9克　左秦艽9克　清炙草3克　生姜2片　大枣7枚

　　田老太。发热旬日不退，而恶寒未罢；渴喜热饮，而两足不温；持其脉时有歇止。此证上热而下寒，是戴阳之渐；热在外而寒在内，是格阳于外。暑令有此证候，温补之剂，效如桴鼓，古人以井水喻之，致知格物，医者亦不可不知。有谓夏令禁用附桂者，实不可从。夫医者药随证转，何可拘泥?! 拟四逆汤合玉屏风散。

　　炮附块9克　炮姜炭5克　清炙草6克　生黄芪12克　生白术9克　蜜炙防风3克　全当归9克　北细辛3克　梗通草6克

　　李男。老年人各部机能皆形衰减，稍有感冒，遂困惫异常，冷汗如油。予桂枝汤加附，咳加紫菀，苔腻加草果。

　　桂枝5克，后下　炮附子5克　白芥子5克　杭芍12克　炙紫菀9克　煨草果6克　粉草3克　羌活6克　桑寄生12克　香白芷9克　生姜3片　大枣7枚

　　马女。临风洒然毛耸，一身酸楚如被杖，此时气之征也。重身六个月，大便难，不可峻下。

　　川桂枝5克，后下　杭白芍9克　粉甘草3克　青防风9克　川羌活9克　左秦艽9克　光杏仁15克　炒枳实9克　全瓜蒌12克　六神曲9克　生姜2片大枣7枚

　　王女。寒热无汗，一身骨节尽痛；经事适来，故精神烦闷特甚。此仲景所谓热入血室。进一步可见精神症状。

　　软柴胡5克　净麻黄3克　川桂枝5克　川羌活9克　大川芎5克　桃仁泥12克　粉丹皮9克　京赤芍9克　生甘草3克

二诊：形寒肌热已减，经水时有时无，脐下结块而痛。凡经行而病热，所苦皆倍甚。

软柴胡5克　全当归9克　大川芎5克　桃仁泥12克　炙乳香9克　炙没药9克　制香附9克　小青皮9克　玄胡索9克　台乌药9克　生艾叶9克

奚男。白昼绝对不热，其热作于夜间，连作三夜，热时汗出，其舌苔薄黄带腻，兼见骨节酸痛，则主感冒。感冒亦有此种热型者。

醋炒柴胡6克　白芍6克　酒炒黑大豆12克　淡黄芩5克　白薇9克　煨草果5克　秦艽9克　片姜黄5克　威灵仙9克　粉甘草3克

任女。先是一身骨节酸痛，如有虫行皮中；一周后见高热而右脉沉伏，胸中憎热如炙，不可须臾耐。然则初起之骨节酸痛，实乃经行之前驱。月事不应至而至，入暮神志有昏糊状，是热入血室之候。

醋炒柴胡6克　酒炒黄芩9克　净连翘15克　生茜草9克　嫩紫草5克　炒荆芥6克　姜半夏9克　石菖蒲9克　辟瘟丹1粒，研末吞

马男。伏温亦是流行性感冒。苔腻、欲呕是肠胃型感冒，故难速效；寒热有起伏，可予达原饮。

厚朴3克，研细末　煨草果6克　白芍9克　酒炒黄芩6克　槟榔9克　知母9克　粉草3克　姜半夏9克

王女。其舌尖红，流行性感冒之证。古籍以时令定病名，有称为冬温者。得汗不解，法当凉散。

薄荷5克，后下　豆豉9克　桔梗5克　浮萍草5克　前胡6克　杏仁泥16克　桑叶皮各9克　菊花9克　粉草3克　全瓜蒌9克　枇杷叶3片，去毛，包

邵女。寒热三日，脉数不净，舌红苔腻，颇类时证初起，不可忽视；兼见咳呛不爽，七日不更衣，则咽喉咽饮作痛，良有以也。

豆卷12克　鸡苏散12克，包　川郁金3克　杏仁泥9克　活芦根1尺　葛根9克　黑山栀9克　枳实9克　紫菀9克　全瓜蒌12克

朱弟。咳呛可引起失音与咽痛；其苔白，微恶寒，疏散风寒即是。

冬桑叶5克　薄荷叶3克，后下　粉前胡5克　光杏仁9克　玉桔梗5克　浙贝母9克　牛蒡子9克　胖大海3只　玉蝴蝶3克　生甘草3克　嫩射干3克

张女。感冒发热三四日，咳引胸膺痛，咯痰不爽，临风毛耸。

荆芥9克　白前9克　桔梗3克　紫菀9克　陈皮6克　百部6克　甘草3克　苏子12克

二诊：服止嗽散后，咳减轻，咳引胸膺痛已除，咯痰仍不爽，怕风。

桔梗3克　苏子12克　陈皮6克　大力子9克　薄荷叶5克，后下　象贝母9克　粉草3克　车前子9克，包

徐女。曾患风疹块者，如有感冒，用辛温之发散药，恒能引起疹之复发。本来西药中之水杨酸制剂，特异质亦能发疹；中药荆芥、西河柳亦然。

前胡6克　秦艽9克　刺蒺藜9克　桔梗5克　当归6克　桂枝3克，后入　苏子9克，包　神曲9克　晚蚕沙9克，包　白芍9克　粉草3克　谷麦芽各9克

侯男。热六日，未得畅汗，腰部酸楚不可耐，头为之痛。

生麻黄3克　杏仁泥9克　杭白芍5克　羌活6克　蔓荆子9克　桂枝5克　香白芷9克　川芎5克　甘草3克

魏男。壮热骤然而起，无前驱证，腰腿剧痛，苔白薄满布。非温散不可。

生麻黄3克　川桂枝5克　羌独活各6克　秦艽9克　西河柳9克　六神曲9克　杏仁泥12克　粉甘草3克

张女。骤然而热，恶寒，无汗，头痛，一身酸楚，胸中苦闷，苔薄白而腻，脉不数。感冒之象毕露，一般非一候不能解。

荆芥6克　防风6克　大川芎5克　薤白头9克　春砂壳3克　生枳实6克　粉甘草3克

夏女。形寒骨楚，一身拘急不舒，此风寒外束之象；胸闷，喜太息，舌前光红，虽渴欲饮冷，而其脉不见洪大。仍当温散。

麻黄2克　荆芥5克　紫苏叶6克　川芎5克　枳实9克　神曲9克　全瓜蒌12克　晚蚕沙9克，包　杏仁泥12克　甘草3克

二诊：药后，渴欲饮冷者转为思沸饮，此露出中寒之本质矣。可见胸闷、喜太息与两脉软而数，皆寒为之也。

生麻黄3克　炮附片5克，先煎　细辛3克　白芷9克　白芥子9克　羌活6克　陈皮6克　荜澄茄9克　晚蚕沙9克，包　生姜3片

曹男。形寒骨楚，风寒束于太阳之表，腠理不得疏泄也。不更衣七日，仲景有桂枝汤加大黄之例，今师其意。

川桂枝3克，后下　生麻黄3克　蔓荆子3克　羌活9克　生锦纹3克，剉细末分吞　郁李仁12克　杏仁泥18克　晚蚕沙9克，包　粉甘草3克

何男。有表证，以剧烈之头痛、腰痛为苦，兼有便秘，溲少而痛。木香槟榔丸、九味羌活汤主之。

防风6克　羌活6克　细辛3克　苍术5克　白芷9克　川芎5克　黄芩5克　生地9克　甘草3克　生姜3片　葱白5茎

另：木香槟榔丸9克，一次吞服。

按：先生曾嘱先服丸剂以通便，后服汤剂以解表。这是先生破前人先解表而后攻里的方法。其他如急性肠炎的初起，用之也有显效。

以上出自《章次公医案》

陆观虎

石某某。

辨证：伤风。

病因：风邪初客于卫，兼有内热。

证候：头痛鼻塞，流涕发热。脉浮缓，舌质红，苔浮黄。

治法：疏风清热，解肌发表。

处方：冬桑叶6克　白蒺藜9克,去刺炒　杭甘菊9克　大贝母6克　炒赤芍9克　栀子皮6克　川通草4克　陈皮6克　黛蛤散9克,包　粉丹皮6克　苏薄荷4克,后下

方解：冬桑叶、薄荷、栀子、丹皮散风清热。赤芍活血清热。菊花、蒺藜宜清头风以止头痛。贝母、陈皮、黛蛤散清肺热以化痰。通草利尿引热下行。

高某某，女，32岁。

辨证：伤风。

病因：内热受风。

证候：头胀，流涕，腰痛，打嚏，妊娠三个月。脉滑数，舌质红，苔有浮刺。

治法：疏风化热，兼以保胎。

处方：建连翘6克　净银花6克　薄荷叶3克,后下　丝瓜络6克　川杜仲9克　桑寄生9克　川续断9克　佛手3克　杭甘菊9克　淡子芩6克

保胎牛鼻丸一付。

方解：连翘、银花、薄荷、丝瓜络、淡子芩散风清热。杜仲、续断止腰痛。菊花清头热。佛手理气。桑寄生、保胎牛鼻丸安胎。

杨某某，男，30岁。

辨证：伤风。

病因：内热受风。

证候：鼻寒，发冷，头晕，重听，便燥。脉细数，舌质红，苔浮黄。

治法：清热祛风。

处方：冬桑叶9克　白蒺藜9克,去刺炒　杭甘菊6克　大贝母9克　炒青蒿9克　炒赤芍6克　川通草1.5克　炒栀子6克　陈皮6克　忍冬藤15克　苏薄荷1.5克,后下

方解：冬桑叶、青蒿、薄荷、忍冬藤、赤芍、栀子清热散风。通草利小便。大贝母清肺热化痰。蒺藜、菊花散头风止头晕。

张某某，男，37岁。

辨证：伤风。

病因：内热受风。

证候：发热，头痛，身酸，鼻塞流涕，便燥，咳嗽。脉浮数，舌质红，苔浮黄腻而干。

治法：疏风化热。

处方：冬桑叶9克　白蒺藜9克,去刺炒　冬瓜子9克　大贝母9克　炒赤芍9克　炒栀子6克　炒黄芩

6克　生枇杷叶9克，拭毛，包　天花粉9克　杭甘菊9克　忍冬藤9克　炒竹茹6克　苏薄荷3克，后下

方解：冬桑叶、荷叶、忍冬藤清热解表。赤芍活血佐以散风。白蒺藜、菊花以止头痛。栀子、黄芩、竹茹清热化痰。贝母、冬瓜子、生枇杷叶止嗽化痰。天花粉生津润便。

刘某某，男，18岁。

辨证：伤风。

病因：内热受风寒。

证候：先冷后烧，纳少，乏力。脉浮数，舌质红，苔浮黄。

治法：疏风化热。

处方：连翘6克　冬桑叶6克　白蒺藜9克　杭甘菊9克　炒赤芍6克　陈皮丝6克　焦稻芽9克　大贝母6克　黄芩6克　栀子6克　薄荷1.5克，后下

方解：连翘、桑叶、赤芍、薄荷活血散风而清热。蒺藜、菊花去头风。贝母、栀子、黄芩清热退烧化痰。稻芽、陈皮开胃进食。

李某某，男，19岁。

辨证：伤风。

病因：劳力过度，内热受风。

证候：头晕痛，眼陷，身痛不舒阵热。脉数，舌质红，浮黄布刺。

治法：疏风清热止痛。

处方：冬桑叶9克　白蒺藜9克　杭菊6克　忍冬藤9克　炒赤芍9克　大贝母6克　泽泻6克　粉丹皮6克　炒栀子6克　丝瓜络6克　薄荷4克，后下

方解：桑叶、忍冬藤、赤芍、丝瓜络、丹皮、薄荷清热解表祛风活络以去身痛而退阵热。栀子、大贝降火清热。蒺藜、菊花祛风清热以祛头晕。

凌某某，男，48岁。

辨证：伤风（风火）。

病因：内有郁火，外感风邪。

证候：音哑，大便稀，脘闷，头晕。脉细数，舌质红，苔浮黄。

治法：清火化风。

处方：冬瓜子6克　胖大海6克　炒萸连6克　大贝母6克　炒赤芍6克　杭甘菊6克　川通草4克　扁豆衣9克　荷梗6克　净蝉衣6克，去足　苏薄荷后下，4克

方解：冬瓜子、胖大海、大贝、蝉衣清喉利咽以除音哑。赤芍、薄荷散风解表。萸连、扁豆衣、荷梗、通草和肠胃而利尿以止腹泻。菊花祛头风而止头晕。

二诊：

证候：音哑，脘闷见舒。头晕，风火未清。脉细弦，舌质红，苔微黄。

处方：仍守前方去炒萸连、扁豆衣、荷梗、薄荷，加焦稻芽9克，陈皮6克，开胃化食以和肠胃而去脘闷。射干6克，金灯笼4克以清咽喉。两剂而愈。

项某某，男，59岁。

辨证：伤风。

病因：劳力过度，感受风邪。

证候：咳嗽，得食不化，左臂左腿作痛，恙经十余天。脉细弦，舌质红，苔浮黄腻。

处方：前胡6克　白前6克　焦稻芽15克　丝瓜络6克　山楂炭9克　大贝母9克　生枇杷叶6克,拭毛,包　保和丸6克,包　天浆壳6克　冬瓜子6克佩兰叶6克

方解：佩兰叶和胃解表。前胡、白前、冬瓜子、大贝、杷叶、天浆壳止咳化痰清热。稻芽、山楂炭、保和丸清食开胃。丝瓜络散风行血以止臂腿痛。

刘某某，男，21岁。

辨证：伤风。

病因：外感风邪，蕴热内结。

证候：头晕痛，纳少，身痛，发热。脉浮数，舌质红，苔浮刺。

治法：解肌发表。

处方：冬桑叶9克　白蒺藜9克,去刺炒　杭甘菊9克　丝瓜络6克　炒栀子9克　草决明12克　川通草4克　陈皮6克　苏薄荷6克,后下

方解：冬桑叶、薄荷、丝瓜络活血散风。白蒺藜、菊花、草决明镇肝热而祛头风。栀子清三焦之热。以通草利小便而引热下行。

黎某，女，19岁。

辨证：伤风（风痰）。

病因：外感风邪，痰热滞肺。

证候：咳嗽，头晕，发热，口苦，痰不易咯，胯酸。脉细数，舌质红，苔浮黄腻。

治法：散风清热，化痰利肺。

处方：冬桑叶9克　白蒺藜9克　杭甘菊9克　大贝母9克　炒赤芍9克　陈皮丝4克　炒栀子6克　生枇杷叶9克　六一散9克,包　忍冬藤9克　苏薄荷6克,后下

方解：桑叶、薄荷、栀子散风清热解表。蒺藜、菊花散风除头晕。大贝、陈皮、生杷叶止嗽化痰利肺。赤芍、忍冬藤活筋络而止胯酸。六一散利小便而清内热。

曹某某，男，72岁。

辨证：伤风（风食）。

病因：积食受风。

证候：发热，头痛，身酸楚，纳呆，脘闷，头晕。脉浮数，舌质红，苔薄黄。

治法：疏风化食。

处方：冬桑叶9克　白蒺藜6克　杭甘菊6克　大贝母9克　炒赤芍9克　建曲炭9克　猪赤苓各9克　川通草6克　炒栀子6克　焦稻芽6克　益元散9克,包　粉丹皮6克　苏薄荷6克,后下

方解：桑叶、薄荷、赤芍散风解表。蒺藜、菊花清热散头风。栀子、大贝母、丹皮退热。稻芽、建曲消食积。益元散、通草、猪赤苓以利小水而引热下行。

李某，男，38岁。

辨证：伤风（风食）。

病因：积食受风。

证候：腹痛，泛恶，微热，身违和不适。脉弦数，舌质红，苔浮白腻。

治法：化食疏风。

处方：苏梗叶各6各　广木香4克　炒黄连6克　大腹皮9克　丝瓜络6克　姜汁炒竹茹6克　保和丸9克，包　藿香梗6克　焦稻芽15克　佩兰叶6克　青陈皮各3克

方解：苏梗、木香、大腹皮、炒黄连顺气厚肠胃而止腹痛。佩兰、藿香梗和肠胃解表。竹茹、青陈皮止呕。丝瓜络解身违和不适。焦稻芽、保和丸消食积以增食欲。

二诊：

证候：腹痛已减，泛恶已止，纳少不化，热退，身已舒。脉细弦，舌质红，苔微黄。

处方：风邪已化，积食留滞，仍按前方去苏叶、青皮、炒黄连、丝瓜络、姜竹茹、保和丸、广藿香，加建曲9克、山楂炭9克、鸡内金炭6克健脾和胃化食积。陈香橼6克，荷梗6克顺气通气，健脾止呕。

唐某某，女，31岁。

辨证：伤风（重感风邪）。

病因：重感风邪。

证候：头痛、脘堵，乍冷乍热，腰腿痛。脉细数，舌质红，苔浮黄。

治法：疏风清热。

处方：白蒺藜6克　杭甘菊6克　炒青蒿6克　扁豆衣9克　炒黄芩6克　炒栀子6克　佛手花4克　川杜仲6克　朱通草3克　青陈皮各6克　炒赤芍6克　粉丹皮6克　苏薄荷6克，后下

方解：白蒺藜、菊花宣头风止头痛。青蒿、赤芍、丹皮、薄荷清热解表。杜仲止腰痛。栀子、黄芩清三焦肠胃之实热。扁豆衣、青陈皮、佛手花和胃平肝消脘堵。朱通草利尿以泄毒秽。

二诊：

证候：冷热已退，头痛已减，皮肤起瘰，月水方至，纳少，胸闷脘堵。脉已不数，舌质红，苔略黄。

处方：白蒺藜9克　杭甘菊6克　冬瓜皮9克　焦稻芽9克　鲜佩兰6克　茯苓皮9克　土泽泻6克　路路通5个　山楂炭9克　玄胡索6克　益母草9克

三诊：

证候：头痛已减，口干，心跳，余恙均退，月水将净，脉细弦，舌红苔薄黄。

处方：连翘9克　净银花9克　石斛9克　大贝母9克　炒赤芍9克　朱通草4克　土泽泻6克　鲜茅根6克　玄胡索6克　益母草9克　淡竹叶6克

罗某某，女，41岁。

辨证：伤风（重感风邪）。

病因：重感风邪。

证候：头痛，身痛，吐酸，发冷发热，胁痛，咳嗽。脉细数，舌质红，苔薄黄。

治法：疏风清热。

处方：冬桑叶9克　白蒺藜9克　杭甘菊6克　大贝母9克　丝瓜络6克　冬瓜子9克　生枇杷叶

9克, 拭毛, 包　　草决明9克　　半夏6克　　焦稻芽15克　　陈皮6克

方解: 桑叶解表。蒺藜、菊花、草决明疏风清热止头痛。大贝、冬瓜子、杷叶、半夏、陈皮止嗽化痰并止吐酸。丝瓜络去身痛。焦稻芽消食升胃。

叶某某, 男, 44岁。

辨证: 伤风。

病因: 寒湿入络, 脾胃失运, 兼感风邪。

证候: 四肢发冷, 头晕, 纳呆, 泛恶。脉细濡, 舌苔白腻。

治法: 疏风化湿, 消积理气。

处方: 苏梗6克　　木香4克　　焦稻芽15克　　炒青蒿9克　　建曲炭9克　　山楂炭9克　　丝瓜络6克　白蔻仁3克　　猪赤苓各6克　　焦苡米12克　　杭甘菊6克　　光杏仁9克　　佩兰叶6克

方解: 苏梗、木香、稻芽、建曲炭、山楂炭理气消食积而达表。青蒿、佩兰、菊花祛风邪。焦苡米、杏仁、蔻仁、丝瓜络、猪赤苓利湿逐邪祛寒。

王某某, 男, 65岁。

辨证: 伤风（风湿）。

病因: 寒湿入络, 外感风邪, 兼有痰热。

证候: 头疼, 腿麻, 气短, 咳吐黄痰。脉细数, 舌质红, 苔微黄。

处法: 疏风化湿, 清热涤痰。

处方: 白蒺藜9克　　杭甘菊9克　　忍冬藤9克　　大贝母6克　　丝瓜络6克　　海风藤9克　　杭白芍6克　嫩桑枝30克　　宣木瓜9克　　粉丹皮6克

方解: 白蒺藜、菊花祛头风止头疼。忍冬藤、海风藤、桑枝、木瓜、丝瓜络祛风湿而疗腿麻。丹皮、大贝清热化痰。

以上出自《陆观虎医案》

施今墨

杜某某, 男, 26岁。昨晨起发热恶寒, 头晕而痛, 身肢酸楚, 旋即下利赤白, 里急后重, 日行二十余次, 腹痛不欲食, 小便短赤。舌苔薄白而腻, 脉象浮滑。

辨证立法: 头痛寒热, 表邪方兴, 小便短赤, 湿郁热蕴, 里急后重腹痛下坠, 积滞未消。以疏表利湿为法治之。

处方: 川桂枝3克　　赤白芍各6克　　银柴胡3克　　炒香豉12克　　吴萸5克, 黄连5克同炒　　蔓荆子6克　赤茯苓10克　　煨葛根10克　　赤小豆20克　　炒红曲6克, 车前子10克同布包　　姜川朴5克　　山楂炭10克　炒枳壳5克　　炙草梢3克　　晚蚕沙6克, 血余炭6克同布包

二诊: 药服二剂, 寒热晕痛已解, 大便脓血减少, 已成溏便, 日行四五次, 微感腹痛里急, 小便现赤涩。表证已罢, 着重清里化湿, 消导积滞。

处方: 苍术炭6克　　赤茯苓10克　　青皮炭5克　　白术炭6克　　赤小豆20克　　广皮炭5克　　扁豆衣6克　血余炭6克, 车前子10克同布包　　扁豆花6克　　吴萸5克, 黄连5克同炒　　酒黄芩6克　　炒建曲10克　焦薏仁15克　　川厚朴5克　　煨葛根10克　　炙草梢3克　　白通草5克　　杭白芍10克, 土炒

服二剂，愈则停诊。

刘某某，男，38岁。一周之前，暴感风寒，左臂骤然作痛，咳嗽剧烈，夜不安枕，经服药及针灸治疗，未见显效，昨晚忽又咳血，大便四日未下。体温38.8℃。舌苔黄，脉浮紧。

辨证立法：脉象沉紧，浮则为风，紧则为寒，风寒痹阻经络左臂骤痛。肺主皮毛，风寒客肺，证现咳嗽，大便不通，内热甚炽，遂致咳血。基本以五解五清法治之。

处方：赤芍药6克　白芍药6克　川桂枝炒, 4.5克　炙苏子10克　炙白前6克　片姜黄10克　炙紫菀10克　炙前胡6克　白杏仁10克　炙麻黄3克　嫩桑枝30克　苦桔梗4.5克　大蓟炭6克　白苇根15克　酒黄芩10克　小蓟炭6克　白茅根15克　炙甘草3克　紫雪丹3克, 温开水分二次冲服

二诊：前方服二剂，发热退，臂痛减，咳嗽见好，未吐血，大便已下。

处方：前方去大小蓟炭、紫雪丹，加旋覆花6克，新绛4.5克（前二味药同布包）。

三诊：药服二剂，左臂痛已好，体温正常，咳嗽减轻，但周身似有气窜走，酸楚不适，夙疾偏头痛又现。

处方：杭白芍10克　片姜黄6克　旋覆花6克, 红新绛4.5克同布包　川桂枝3克, 炒　酒地龙10克　白蒺藜15克　海风藤10克　石南藤10克　蔓荆子6克炙甘草3克

张某某，男，50岁。一周前，晚间外出沐浴，出浴室返家途中即感寒风透骨，汗闭不出，当夜即发高烧，鼻塞声重，周身酸楚。服成药，汗出而感冒未解，寒热日轻暮重，口干、便结，胸闷不欲食。舌苔黄厚，脉洪数有力。

辨证立法：浴后感寒，腠理紧闭，阳气不得发越，遂致高热，虽服成药汗出而寒邪化热不解，必清里以导邪出，拟七清三解法治之。

处方：杭白芍10克, 桂枝5克同炒　淡豆豉10克　酒条芩6克　炒山栀6克　紫油朴4.5克　全瓜蒌24克　炒枳壳4.5克　杏仁泥10克　薤白头10克　苦桔梗4.5克　白苇根15克　炙草梢3克　白茅根15克　大红枣3枚　鲜生姜3片

任某某，女，52岁。一月以前发病，初起恶寒发热，周身酸楚，屡经医治，寒热始终未退，近日来更加时时自汗，畏风、胸闷、胃胀、气短心慌、睡眠不安。舌苔薄白，六脉虚软无力。

辨证立法：体弱多劳，中气素亏。前感风寒，叠进发散之剂，遂致表虚不固，自汗多，畏风怕冷，腠理松弛则外邪极易侵入，故寒热久久不退。今当和营卫，固腠理，补中气，调脾胃为治。

处方：炙黄芪18克　北防风3克　杭白芍10克, 桂枝木3克同炒　炒白术6克　米党参6克　当归身6克　云茯神10克　炒远志10克　云茯苓10克　浮小麦30克　五味子3克　炙甘草3克　厚朴花4.5克　大红枣2枚　鲜生姜2片　玫瑰花4.5克

二诊：服药四剂，汗渐少，精神强，食欲稍增，惟睡眠仍欠佳，心慌气短如旧。有时仍觉有寒热，两胁又现窜痛。

处方：前方去五味子，加柴胡4.5克、北秫米12克、炒半夏曲10克，再服五剂。

三诊：服前方寒热退净，食欲增强，行动时汗易出。

处方：黄芪皮10克　杭白芍6克, 桂枝1.5克同炒　浮小麦30克　野于术4.5克　当归身6克　厚朴花6克　地骨皮10克　炒远志10克　玫瑰花6克　香稻芽15克　炙甘草3克

以上出自《施今墨临床经验集》

第十六章　咳嗽

程从周

　　陆永锡文学令婶年三十五岁，孀居二载。六月间，患咳嗽内热，夜不安寐，吐痰每次半碗许。若咳时痰不得出，则咳声不休，饮食减少，面色微黄。但觉膝内隐隐痛起，则延及遍身皆痛，如此半月余矣！初邀余诊视，六脉弦滑，约五至，两尺近弱，余曰："此脾经湿郁而然，脾土受郁，久则为热，上蒸于肺，故令咳嗽，金虚则脾土弱，饮食不作，肌肤悉皆化痰涎矣。盖足膝内痛，起则延及遍身皆热痛者，乃足三阴血虚故也。"经云：阴虚生内热。乃以加味逍遥散，倍当归，加二母、地骨皮、麦冬、陈皮、酒芩之类，未效。彼欲急于见功，更医。又用枳朴驱痰流气之剂，嗽愈甚，痛愈急。七日后，复请予诊视，六脉缓弱无力，余曰："证属血虚，医反流气，所谓诛罚无过，宜乎病加重也！"乃以前方加人参一钱煎服，数剂嗽止热除。再服十余剂，诸证悉愈。仍复制丸药一料，调理以戒不虞。

《程茂先医案》

郑重光

　　张其相兄未出室令爱，首春咳嗽，乃恣食生冷，肺受寒邪，所谓形寒饮冷则伤肺也。前医初作伤风，以苏、前解表，殊不知邪不在表而直伤肺，不知温肺，致寒不解，咳甚吐血。前医见血，遂改用归、芍、丹皮、苏子、杏仁、贝母以滋肺热。服二剂，遂发寒战栗，手足厥冷，身痛腰疼，咳吐冷水，脉沉细紧，表里皆寒。正合小青龙加附子证，用麻黄、桂枝、细辛、赤芍、干姜、附子、半夏、茯苓、杏仁、甘草。二剂手足回温，四剂通身冷汗大出，咳止大半，再去麻黄、附子，二剂痊愈。若泥吐血阴虚，迟疑其间，安得有此速效耶？

　　李元亮，书吏也，因书守过劳，秋杪忽咳嗽火上逆，头面皆赤。前医苦寒直折，随吐粉红白血如肺肉，则火愈上逆，一日三五次，火一逆则遍身皆赤，咳嗽益甚，间有白血，头面汗多。余往诊之，两手脉大而数，重取全无神力，若以失血之后，见此数大之脉，则为逆证，咳白血亦属不治。病者云："卧则不咳，坐起则咳甚。"余熟思之，久视伤血，书写伤力，此气中虚火，宜人参、黄芪、甘草以退之。所谓虚火宜补，误用苦寒，虚以实治，则火愈炽。坐起咳甚，肺虚也；脉大无力，所谓劳则彰，亦气虚也；多汗面赤，乃虚阳上泛，非阴虚之火。遂用大剂黄芪为君，人参、当归、白芍、麦冬、五味子、甘草为臣佐，一剂汗收脉敛，三剂火熄咳止。如此滋补，一月方能起床，火之阴阳，可不辨哉！

以上出自《素圃医案》

王三尊

　　鹤岑责先生诘予曰："予男振咳嗽数载，始而先生以散表愈，继而屡发。先生或仍以散表愈，或以理气下疾愈，或以清肺愈，或以补肾愈，或以补脾愈，或以交心肾愈，或以补肺敛肺愈。然屡愈屡发终不尽愈。今春往雉皋，张加民先生谓左脉小于右，断为肝郁所致。君以白芍三钱，始而大效，及至家久服，又不见效，敢问何说也。"予曰："令郎之恙。得自夏月当风洗浴，故始以散表而愈。愈后不善调摄，以致屡发屡愈。日久肺窍不清，已结窠囊，发则痰喘气急，俟服药多帖，痰消大半，则病愈大半矣。然痰根盘踞，如疮生管，不能尽去，窠囊渐渐积满，则又发矣。然无外感内伤致咳之由，则亦不发。其发之之由，又非一言可尽者。肺为娇脏，不容毫发。受寒咳，受热咳，饮冷咳，饮大热咳。又为五脏华盖。凡五脏六腑之水火浊气上干于肺者，皆致咳。故《内经》有五脏六腑之咳。咳则周身之气血上奔，最难遽止。咳为进少出多，吊动肾气，最易变虚。故致咳之由最多。而治咳之方鲜效也。令郎或仍受风寒而发者，故仍以散表愈；痰积既久，堵塞肺窍，喘急闷绝，忽然骤发，命在顷刻者，故以理气化痰愈；肺始受寒，久则变热，发时微寒既经表散，惟热独存。故以清肺愈；然肺为肾母，母虚不能生子，子虚令母益虚。金水不能相生，其咳愈甚。虚则补其子，故以补肾愈；但清肺补肾之剂，久服伤脾泥膈，饮食减少，脾为肺母，土虚不能制水，水泛为痰而更咳。虚则补其母，故以补脾愈；有读书作文用心太过，致夜不寐。心肾不交或梦遗，相火上炎而咳者，故以交心肾愈；久发不止，肺气虚耗，故以补肺敛肺愈；寒士境遇往往怫意，易动肝怒。故张先生又以抑肝愈；设若嗜烟酒炙煿，房色过度，势必又以涤荡中宫，或以独参汤、鹿茸丸、黑铅丹、八味丸等而愈也。既有痰根在肺，则凡所以致咳者，皆足以助之，故用药有如此转变也。张先生之方，不过一时偶中。至于病情变迁，窠痰复出，又不效矣。至言左脉小于右断然肝虚，若然则为肝之阳虚，何得又用白芍而效乎？还知是右大于左为肺家本病。痰火久嗽宜于酸寒，故奏效耳。若洞明此理则对证用药，无不获效。若执一隅之见，一时之方，故有始效而继不效。若再强进则疾痼而难救矣。欲愈之法，必须外避风寒暑湿，内戒七情六欲，视世事如浮云，降心如槁木寒灰，纵发亦稀而且轻。渐渐窠囊消落，再以丸药培其根本，日久自然全愈；若不遵调摄，专恃药饵，或医者见闻不博，博而不化，化而不神，吾未见能全愈也。先生以为然否？"

大成贲世兄，咳嗽二年，时发时止。发时气道阻塞，喘急不堪。服散风降气下痰润肺药数帖，咳去痰五六粉盒，方气平渐愈。今发未经一昼夜，服前药八帖，间有加参、芪者，毫不见效。伊父鹤岑先生医技已穷，商之于予。予诊左脉甚弱，右脉沉而有神，非死证。然手足冰冷，汗时出，痰只出一盒，余不能出，满腹痞塞。予思脾胃强，则五脏之气皆强；脾胃弱，则五脏之气皆弱。况脾为肺母，未有胃气充足旋转，而肺气终不行者。以香砂六君子汤，木香易沉香，砂仁易白蔻与之。服下果效，即减去白蔻，恐肺中伏火继出。仍加以旋花、桔梗、贝母、蒌仁、杏仁等，再以他药转换收功。须知此证胃气虽不大实，亦不大虚，但不充足，不能激发肺窍之壅塞耳。故一帖肺气少输，前方即为之加减矣。

以上出自《医权初编》

周南

德左卫门，五十三岁。体瘦耐劳，素有嗽病。今冬因伤风更甚，夜分连咳，痰稠难出，脉沉而急。凡咳嗽之脉宜浮不宜沉，宜缓不宜急。浮缓之脉为风在表，散之犹易，以咳为肺病，肺主皮毛故也。若沉而急，病在里，治之为难。此之久嗽病，痰火蕴结，固无止息，新寒外束则内外合邪而益甚，不比寻常外感也。肺窍窒塞，呼吸促迫，脉之沉急也。固宜治之必得内外两解之方庶可奏捷，乃以仲景大、小青龙汤参而行之。麻、桂、杏仁以散表，石膏以清里，半夏、五味以逐饮而收阴，干姜、细辛以散结而分邪。投之辄效，盖无形之感从肌肤出，有形之痰从水道出，顷刻分解无余耳。

笹山甚左卫门，年仅三旬。禀体清弱，素嗜曲蘗三年。咳嗽，今更声嘶；右胁痛连腰，不可着席，惟左一侧卧；饮食减少；脉弦而数。此脾肺伤于湿热，渐成阴虚之候也。酒牲辛热上行，熏铄肺金，清肃不降则咳，逆于经隧则痛，充斥于脾胃则妨食。津液久耗，化源不清，而阴日亏，则内热，脉数。脾肺道路通于右，故痛在右胁。宜先清肺理脾，使其痛止咳稀而音自清，然后壮水而热自退也。方用甘、桔、苏、橘以通肺道，白芥子以止痛，苓、苡、山药以健脾。皆甘淡纯粹之品，补土以生金，香燥非所宜也。连进九剂，脉缓，前证皆退。停药旬日，咳热复作，仍以前方加麦冬、百合，去芥子，以右胁已不痛也。又十剂咳止音清，乃以六味地黄汤加麦冬、百合，一月而安，再以地黄丸继之。

以上出自《其慎集》

任贤斗

易才文，病咳逆汗出，体倦神疲，饮食十减其九，前医服清火、化痰、下气及金水六君煎之类，致饮愈甚。饮食全不能进者数日，改服六君子加黄芪、姜、附，十余剂汗止，食颇能进，余证毫不能减。经余诊，见咳逆不已，毫无痰饮，口又不渴，又无潮热，面色暗滞，体倦形羸，此肾中精气大伤之候，肾阳不能熏蒸，脾胃失生化之源而亦伤矣，所以气不流利，津液凝结而成干咳病也。先服芪、术、姜、附则脾颇健，食略进，此因久服寒凉，乍进温补，亦久雨逢晴之象，不过取效暂时，若不培补肾中真阳则病必反复，斯时余证不减者即此也。何以见其亏在肾也？又何以知其干咳而非火也？若干咳是火，必口渴身烦，今不渴不烦，体倦神疲，何火之有？若有火者，色必壮赤，今面色沉晦，阳衰显然。无火无痰而咳不已者何也？乃肾中水火俱亏也，水虚则不能滋肺，肺燥则痒，痒则咳不能已；水亏则阳气不达，故体倦色晦，而阴寒元气不能下降，得以上冲射肺而为干咳证也。是脾之虚乃是标，而肾之虚乃是本也，与归、地、枸杞、故纸补肾中之精气，仍如焦姜以理脾，略加北味以收耗散之金，如此水火并补，兼纳其气，诸证应当尽除，果渐服渐效，三十余剂其病大安。

王姓孀妇，年三十，素常体弱脾亏，咳嗽吐痰，常取效者，惟姜附六君子汤，倘久嗽不愈，乃于阴中补阳，用附桂理阴煎即愈，此二方乃常应效之最速者。是年病咳嗽吐痰甚多，日夜约吐三四碗之多，其痰色雪白，前得效之二方俱不能效。经云，白血出者死，此是死证耶？然察其脉浮而无力，至数却又平和，食量较常虽减，尚能日进两碗，精神亦颇可，却又似不死之象。病既是不死，何常效之药毫无效耶？再三细察，较常新增头痛一证，其头痛只在额前，额前属于阳明，因湿痰聚于阳明胃腑，中虚不能使之下趋，势必上潮而咳嗽，此亦阴气上射之嗽也，法宜祛湿；痰色雪白者乃冰凝之象，中寒已极也，法宜补阳。然前药俱用干姜、桂、附而毫不效者何也？乃少逐湿之药耳，湿不去故药虽温而无济。此证正合古书云，邪去则补药始得力也。与附子理中汤兼五苓散以逐湿，服二剂头痛咳嗽俱减半，四剂十减其九，此时湿已去矣，只宜补正，以理中汤兼理阴煎并补脾肾，二十余剂而大安。

理阴煎：熟地、当归、干姜、甘草，或加附、桂。

以上出自《瞻山医案》

北山友松

五旬男，患咳嗽。或饮食，或睡卧，身暖愈嗽，脉滑。
三子养亲汤对二陈汤，去半夏，加生半夏、山楂子、香附子、神曲、瓜蒌仁。

西村氏患痰嗽，脚腿痹弱，腰腹沉重，及秋似伤风状。脉或滑数，或弦数。
除湿清热祛痰丸对三妙散。

六旬男，自去冬，初觉伤风吐痰，咳嗽至夜尤甚，头汗如流，脉弦涩。
三拗汤对二母散，加制半夏、阿胶、五味子、款冬花、桑白皮。

伊达氏，五十岁，多年患痰嗽。日则少静，至夜半后，痰甚嗽多。或耳鸣目昏，腹胁冲弦气动，多食则嗽愈甚，大便秘，小便如常或涩。
三子养亲汤，加瓜蒌实、海浮石（醋制）。

以上出自《北山医案》

缪遵义

久咳嗽秽，脓血交作，并非肺痈。此褚氏所谓难名之疾也。病涉少阴而阴火甚炽。以饮食消息之。
猪肤　蛤壳　海参　川贝母　米仁根　梨汁

脉数，咳嗽不止，带血，湿热下注，成漏，便溏泄。所赖胃气尚强耳，壮水清金，固属至要，但不得有碍脾阳，以资生之本在是也。
北沙参　鲜地骨皮　料豆衣　米仁　乌饭子　生蛤蜊壳　淡菜　扁豆梨汁
肾水上泛，连肺液而上出，故一咳而连咳不已。昔立斋云：气虚有痰，用肾气丸补而逐之。其自注云：肾气丸即今之六味也。今仿此意为之。
六味加麦冬、猪内肾、五味、莲须。

咳失音。脉右部向内极微而涩。水竭金枯之象。姑变法治之。
炒熟地　麦冬　川贝　败叫子　海参　梨汁　紫菀　蝉衣
加鸡子清一个，囫囵煎。
另方。猪肺一个，煮烂。俟卧后将醒，不可开口说话，取肺及桐城秋石少许，食之即睡。

脉小微数，真阴不足。今既见血，旋复咳嗽，久铄肺金，不能无虑。温燥不可进，姑从金水二脏治之。
炒熟地　麦冬　料豆衣　北沙参　霍石斛　山药　藕

丸方

鳗鲤丸加獭肝、人中白、熟地、川贝、全鳖、侧柏叶、女贞子（旱莲草汁蒸晒）。

用十大功劳六斤、淡菜八两、红枣四两、煎膏丸。

诊脉左涩滞，右弦滑。饮邪为患，肝郁不舒。若以燥药治水，则阴伤；以滋药养肝，则饮滞。皆非策也。议用加减当归四逆，以养肝而利水。健脾运痰。

蒸于术　霞天曲　酸枣仁　茯神木　半夏　橘红　石决明　辰砂　砂仁　沉香

淡菜胶丸。

以上出自《缪氏医案》

陈念祖

高年阳虚。咳嗽经年未愈，痰作黄色，结成顽块，常阻滞胸膈间，尽力始得吐出。此虚阳上冲，煎熬津液，故结为黄浊老痰。今索阅诸方，前医徒用消痰清肺之品，安能奏效？岂知年老孤阳用事，元气多虚，气虚则痰盛，痰盛则气愈闭。若治痰而不兼理其气，非法也。宜补阳调气佐以化痰之剂，庶合方法，用六君加减治之。

人参五分　炒白术三钱　白茯苓二钱　炙黄芪八分　陈皮八分　柴胡五分　炒白芍三钱　川贝母八分

诊得脉左细右虚，咳嗽日久，吸短如喘，肌表微热，形容渐致憔悴。虑成内损怯证，奈胃纳渐见减小，便亦带溏。若投以寒凉滋润之品，恐嗽疾未必能治，而脾胃先受损伤，岂云妥全？昔贤谓上损过脾，下损及胃，均称难治。自述近来背寒忽热，似应先理营卫为主。宗仲师元气受损，甘药调之之例，用建中加减法。

桂枝一钱　白芍药三钱　炙甘草八分　炙黄芪一钱　饴糖二钱　大枣三枚

水同煎服。

咳嗽日久未瘥，前医历用补肾滋阴之品，反觉饮食少思，吐痰不已。诊得两关沉细，是脾胃虚寒，土不能生金，其邪留于中脘，因而作嗽。盖脾胃为肺之母，母气既衰，子何以生？今不补母以益金，反泻子以损土，邪虽外散，恐肺气亦难免受耗，况邪尚留于中脘而未散乎？久嗽不愈者，邪留故也。治法不可仅散其邪，必当先补肺气，尤当先补脾胃之土。然土生于火，益其母而子自生，生生之机，化源不绝，自然正可胜邪，不治嗽而嗽自平。此即君子道长，小人道消之理也。质诸高明，以为然否？拟立一方如下：

白术五钱，黄土微炒　白茯苓三钱　麦门冬三钱，不去心　陈皮一钱　人参五分　肉桂五分　紫苏子八分　法半夏一钱　桔梗一钱　紫菀一钱　炙甘草八分

水同煎服。

以上出自《南雅堂医案》

大司马潭石吴公，甲戌季春卧病两月。发热嗽咳，痰喘气急，胸膈痞满，手足面目俱浮肿。众惟清金宁嗽，又以脾胃久虚发肿，用利水兼补剂，其病益甚。予诊其脉，左寸浮而无力，左关弦长，推之于外，内见洪大而芤，侵过寸部一分，左尺沉弱无力，右寸沉而带芤，气口脉按

之紧而且牢，时或一快，右关中和无力，右尺隐隐不动。予以为心乃一身之主，肾为性命之源，二脉不病，虽危不妨，唯以右寸并气口诊断之。寸口沉而芤，非痰乃血也。书云：弦快而紧，沉细而牢，六部见之皆为积聚。今气口紧而快，此积血在肺胃之间，壅滞其气，气滞则血凝，乃积血证也。时值季春，地气上升，因用越法治之，进以畅卫豁痰汤，苏梗四分、桔梗四分、香附五分、连翘三分、前胡六分、抚芎六分、赤芍六分、贝母五分、苍术四分，水煎服。辰时服药，至午未时，气急，小便全无。将暮，吐紫黑血二三升，臭不可闻，证顿减八九，六脉豁然，予曰："半夜时当有汗，可预防之，无令太过。"至期果然。次日，脉平气和，惟咳嗽常有二三声而已，以枳桔二陈汤，加香附、归尾、茜根、茅根、童便，调治三日之间，上部之疾痊愈。但脾肾之脉无力，饮食少味，四肢倦怠。再用六味地黄丸，早晚百丸，午以补中益气汤，加麦冬、酒炒黄连，调其中。半月后，气体充实，而诸病悉痊矣。

《陈修园医案》

中神琴溪

一妇人，行年三十余，每咳嗽，辄小便涓滴污下衣裳者。数回医，或为下部虚，或为蓄血，万般换术，百数日。先生切按之，其腹微满，心下急，按之则痛，牵两乳及咽，而至咳不禁。与之十枣汤，每夜五分，五六日瘥。

一妇人，年十八，形色瘦悴，咳嗽唾白沫，气郁郁食不进，所遇多忤其意。医皆治之以劳瘵。先生诊之脉沉微，而如闭，曰："尝有他患乎？"答曰："自幼鼻涕常流无歇，其歇后，久觉鼻内之燥，遂发病。"因与之吹鼻散，清涕脓血交出，不日诸证尽退。

有一男子，咳嗽吐臭痰，其中或交脓血，形色瘦白，音声欲出不出。居二年，病势愈进，百方不应。一日烦躁闷乱，痰喘冲咽喉，遂昏昧不省人事。众医环坐，技穷不知所为，乃迓师诊。呼吸纤纤，如断如不断，即令洒冷水于其口，作萝卜汁强饮者一盂。双眼忽开，呼吸徐续，于是浸巾冷水匝缠自颈至胸肋，窥其少有知，而问痛苦，则开口能答，一坐骇且喜。师曰："此犹不可治，盖羁迟已久，病魔得志，精神遂乏，非药石所及。犹是而施药，医家之所耻也。"辞去。举家悲泣乞治不置，乃投石膏黄连甘草汤，翌日未及晡日而殁。

以上出自《生生堂治验》

程文囿

两寸关脉候俱大，左关尤急。据述前冬因情志抑郁，先见此脉，后觉心烦不安。旧春心烦稍定，咳嗽至今不止，舌苔时黄时退。此肝为受病之源，肾为传病之所。夫肝之伤脾，人所易知，肝之伤肾，人所不识。譬如折花枝安插瓶中，花枝日茂，瓶水日为吸干。肝阳吸引肾阴，此之谓也。且肺为肾母，子虚必盗母气，不特金不制木，而木反得侮金。肝阳上升，冲心为烦，冲肺为咳。脉大不敛，舌见黄苔，要皆阳亢阴亏之所使然。所幸寝食如常，别无兼证。议以滋肾生肝，保金化液，辛温刚愎，似非所宜。

复诊脉急依然，连日嗽甚于前，夜卧欠安，头额手心俱热，是属挟有风温外因。若云阴虚之热，当发于日晡，不应发在午前，且其来也渐，何骤若此？质虚恙久，故不能正从标治，然亦未可过补。仿汪广期前辈风温汤方法。

晋翁乃媳，秋间咳嗽，不以为意，交冬渐甚，午后寒热。医云外感，服药不效，遂致形倦肌瘦，食少便溏。予视其行动气促，诊脉弦劲无胃，询其经期，三月未至。私胃恶翁曰："此殆证也，危期速矣。"翁惊曰："是病不过咳嗽寒热，何以至此。"予曰："经云：二阳之病发心脾，有不得隐曲，女子不月，传为风消息贲者，死不治。矧脉弦劲无胃，乃真脏也。经又云：形瘦脉大，胸中多气者死。脉证如此，何以得生。"辞不举方，逾旬而殁。

嘉庆甲子初秋，牧兄邀视伊母恙。云："家慈年逾五旬，外腴内亏，病经八日，上热下冷，痰多汗少，咳嗽作呕。昔患淋痛，兹亦带发。医为散风清暑，治俱不应，又以为肝火，拟用龙胆泻肝汤。"求为决之。予曰："淋证为本，感证为标，从本从标，当观病之缓急，未可臆断也。"比往诊视，脉细面青，身热足冷。时正酷热，病人犹盖毡被，舌苔白滑，胸腹胀闷，不渴不饥。谓牧兄曰："尊堂之病，乃寒湿内伏，加感外邪，治宜温中逐邪，淋痛无暇兼顾。"方用苍白二陈汤，加姜附、白蔻以温中燥湿，桂枝、秦艽以彻其表。牧兄问："服药以何为验？何期可愈？"予曰："伤寒以舌为凭，舌苔退净，病邪自清，计非二候不可。"初服舌苔稍退，再剂已退其半，服至四剂，寒热全解，舌苔退净，淋痛亦止。惟腹闷食少，大便未行。次日忽便泻数次，佥以伤寒漏底为虑。予曰："无妨。仲圣云：胃家实，秽腐当去也。"方易六君子汤加谷芽、苡仁、泽泻、神曲健脾渗湿。三日内共泻二十余行，始得胸宽食进。越日忽又发热，诊脉浮大。予曰："此复感也。"牧兄曰："病人日来，俱卧帐中，邪何由入？"予曰："想因日前便泻，夜间下床，恙久体虚，易于感耳。"仍用六君子汤，加姜、附、秦艽，一服即平。

以上出自《杏轩医案》

李炳

江氏女病咳，羸瘠，两目畏日。医以地黄治之。翁曰：服地黄必厥。果厥，乃以甘草生、炙各半治之。八十日愈。

病得之阴虚极，极虚者不可以重补。以炙草益阳以生阴，以生草缓阳以强阴也。

翁壮年，尝以岁暮避人于吴。有病咳者，吴医张亮葵治之，不应。翁诊曰：此可为也。治以川椒。明日咳止。

张使人问之。翁曰：寐则咳，醒则已。盖寐则肺气藏于肾，肾寒使之咳耳。通其阳，故愈。

以上出自《李翁医记》

齐秉慧

曾治周嘉兴每夏至患咳嗽，服降火化痰之药而益甚。诊之脾、肺、肾三部，脉皆浮而洪，按之微细，予曰："此脾土虚不能生肺金，肺金不能生肾水，而虚火上炎也。"朝用补中益气汤，加麦冬。夕用八仙长寿丸而愈。

曾治一儒者，夏月唾痰，用清火药不应。予曰："此火乘肺金。"用前麦门冬汤而愈。后因劳复嗽，遂与补中益气汤，加桔梗、黄芩、麦冬而愈。但体倦口干，小便赤涩，日服生脉散。多服八仙长寿丸，其后遂不复发。

又治一儒者，咳嗽壮热，自汗，口干，便赤，予诊其脉虚而洪，先与白虎汤，以彻其热，热退遂用补中益气汤，加山栀、麦冬、五味煎服数剂。兼服八仙长寿丸而愈。

以上出自《齐有堂医案》

何世仁

内热咳呛，举动头晕，中虚气不归根，恐成劳怯。
西党参　麦冬　川贝　首乌　蛤壳　北沙参　丹皮　淮牛膝　橘红　冬桑叶　红枣
复诊：据服药后诸病皆安，惟朝暮多汗。
前方去丹皮、川贝、蛤壳、桑叶、红枣，加炙黄芪、茯神、枣仁、大麦芽。

《清代名医何元长医案》

黄凯钧

倪氏，四六，咳呛有年，每到春时发作，入夏渐愈。今已小暑，其病反增，内热口苦，呕痰多汗，声喘背痛，两脉虚数微弦。此久嗽肺伤，必夺母气，治法宜补胃清金。
党参　白术　茯苓　半夏　橘红　杏仁　连翘　北沙参　炙草　茅草根
又四帖，病减其半，前方去连翘，再服四剂，照方制丸料，用茅根与大枣、葱汤泛丸，可冀来春不发。

僧，五八，倏寒倏热，咳呛气急冷汗，前医误作虚治，投人参、熟地，反见神昏谵语。时有客僧见源师，知余医理明确，泛舟相邀，才按六部，即欲予决生死，切其脉浮弦，此风邪客肺，气不得泄，以致气急冷汗，自述初起吐泻发渴，小便短涩，自宜分利，如何遽补？若证候果虚，参、地何反添病邪？宜用轻剂，疏通肺气。
杏仁　香豉　薄荷　前胡　连翘　山栀　橘红　通草
两服而愈。

戴，二七，肌热盗汗咳呛，加味泻白散。
桑皮　地骨皮　甘草　杏仁　前胡　连翘　橘红　通草
三服愈。

钟，四八，老劳咳嗽多痰，不能倒卧，侧右尤觉气逆不安；此由水亏火升，胃虚不降，投都气丸加青铅，气急略减；自述气不上逆，可以伏枕安卧足矣，彻夜转侧，已经一月；人藉安息以养营血，其病至此，实属难当。即思一方，以左司升，右司降，是属东方肝木，西方肺金所主，乞逆不降，责在肺不清肃，秋令不行。

苡仁二钱　茯神二钱　通草六分　橘皮六分，秋石水炒　粉草二钱，以上五味色白行降令兼和肺气　钩藤三钱　菊花炭和肝阳，缓气上逆

立方在命意好，不在药之轻重，一服即效，病者喜出过望，酬予重值古玩，因彼家贫不受。回言尊恙非旦晚可愈，可售价病中调理，后因酒色不戒，仍归不起。

王，二十，身热干咳，夜不思寐，自汗淋漓，两脉虚数无绪，一息八九至；当此病后，脉惟细数，是假实，确系营卫大虚，守护失宜，浪用疏肺，能免重虚之戒乎？

党参二钱　生地四钱　归身一钱五分　萸肉一钱五分　黄芪二钱　枣仁一钱五分　茯神一钱五分　白芍一钱五分　炙草四分　龙眼肉二钱　淮麦一钱五分

两服汗止热退嗽减，加五味子十粒，麦冬二钱，去白芍、萸肉、小麦、龙眼。十服痊愈。

万，三七，脉软咳嗽，法当补土。

党参　于术　黄芪　归身　橘红　茯苓　扁豆　苡仁　炙草

四服如失。

姚氏，二四，旧冬起咳嗽，延至二月复吐红痰而臭，脉来细数异常，自汗。屡次更医，皆谓阴虚，投四物六味之类；后一医以为肺痈，今往专科诊治。病家有亲，知予能治难病，相邀诊治，观其脉证，若为阴虚必燥，焉得有汗，内痈胁上必痛，脉必洪大，今皆无有，以予观之，属肺受外邪，此脏最娇，久嗽必伤其膜，红痰因此而出，更土生金，子夺母气，臭痰属脾虚。试观世间腥秽浊物，土掩一宿，其气立解，治法必须从标及本，先用疏散肺邪。

杏仁　薄荷　防风　橘红　桔梗　桑皮　连翘　甘草

两服咳嗽大减，改用培土生金法，稍佐利肺，六君子加苡仁、扁豆、山药、杏仁、前胡，四服痰少而腥气无矣，嗽痊愈。原方去后五品，加麦冬、归、地，调补复元。

赵，二十，夜热盗汗，咳嗽红痰，脉弦而数，证属劳怯，自宜保护，兼助药物，以冀延龄。

北沙参　麦冬　茯神　苡仁　牛膝　白芍　桑叶　钩藤　茅根

前投清金和肝之法，夜热盗汗愈。今但治其咳嗽。究其源，因劳而得，宜益土生金法，而培化源之意。

党参　蒸于术　茯苓　半夏　五味子　麦冬　苡仁　橘皮　炙草　茅根

古称嗽证用异功散收功者，可不复发，所谓补土以生金也。

吴，二一，前投解肌，汗出热退，咳血仍然，究其病因，深受寒邪，肺气不舒，致血妄行。姑再疏利元府，以解里逆。

杏仁　前胡　苏叶　防风　橘皮　石膏　甘草

此方代青龙汤，两服嗽缓，吐红止，胸宽，食进，已得生机。

曹，五五，形寒咳嗽吐红，两脉弦软，是为劳倦伤脾，积寒伤肺，治当温补手、足太阴肺、脾，略佐疏理客邪。

党参　蒸于术　茯苓　橘皮　前胡　归身　薏仁　桂枝木　紫苏　炙草　煨姜　大枣

两帖血止，嗽减。

蔡，三四，胸胀喘促，咳嗽吐红，脉大而数。古称脉大为劳，数为虚。证由劳伤脾元，土不生金，肺失清降，治当滋其化源。

党参二钱　黄芪三钱　生于术一钱五分　当归一钱五分，炒黑　橘皮一钱　麦冬二钱　苡仁二钱　五味子十粒　炙草四分

此方余出臆见，名培源益肺汤，治劳倦吐血有神功。

陈，三四，咳嗽吐血，或稠或稀，时觉左腹气升，卧着尤甚，形淡畏风，脉软微数。前医先用杏仁、薄荷，疏降肺气，其咳更频；或以燥火刑金，投洋参、麦冬之类，并纳大减，逆予诊治。此土虚不能生金，金虚不能制木，致肝气上逆，胃受木侮，传导之失宜，饮食不化精微，而成痰涎，一派浊气熏蒸，凝行上腾。肺为华盖，焉得不为之病乎？所以疏散则愈耗其金，凉润则虚其母。治法必滋化源，平其所胜，方可奏效。

党参三钱，本应用人参，因价格贵姑用以代之　于术二钱　茯苓一钱五分　炙草四分　橘皮一钱　半夏一钱五分　牛膝一钱五分　通草七分　丹皮一钱五分　桑叶一钱

十帖病去大半，继进人参生脉散三服，仍用前方，去桑、丹，加肉桂、黄芪、苡仁而痊愈。

按：此证治之不当，必致肌肉日削，痰涎日多，不消数月，危境立至，所以详论病情，俾业斯道者，得其涯涘焉。

唐，四八，发热咳嗽多汗，脉弦细。经云：形寒饮冷则伤肺。肺虚则脾气亦弱，诸证从此而生。治当调摄营卫，若作外感而投表散，失其本矣。

党参二钱　黄芪二钱，炒　归身一钱五分　于术一钱五分　茯苓一钱五分　半夏一钱一分　橘红一钱　白芍一钱五分　苡仁二钱，炒　苏子一钱五分，炒，研　炙草三分　老姜二片　大枣三个

又，前方只服三剂，热止，嗽减，汗无，此培植中气，肺疾亦痊。所谓虚补其母之法。

毛，五一，咳嗽阅月，从前吐红，近日吐痰，消瘦失音，夜热脉数，积劳成损。

炒熟地　党参　归身　半夏　怀山药　橘皮　茯神　苡仁　丹皮

六服其病如失。

以上出自《肘后偶钞》

王九峰

久咳声哑，每咳痰涎盈碗，食减神羸，苔白厚，脉双弦。中虚积饮，土败金伤，水湿浸淫，渍之于肺，传之于脾，注之于肾，三焦不治，殊属不宜。

真武汤。

复诊：连服真武，虽效亦非常法，第三焦不治，肺肾俱伤。当宗经旨，治病必求其本。从乎中治。崇土既能抑木，亦可生金，脾为生化之源，辅脾即能补肾。爰以归脾六君加减，徐徐调治。

归脾六君汤。

实火宜泻，虚火宜补，风火宜清宜散，郁火宜开宜发，格阳之火宜衰之以属，所谓同气相

求也。水亏于下，火越于上。厥阴绕咽，少阴循喉，久咳音哑喉痛，口干不欲饮冷，脉豁，按之不鼓，格阳形证已著。清火清热，取一时之快，药入则减，药过依然，所谓扬汤止沸，终归不济，导龙入海，引火归源，前哲良谋无效者，鄙见浅陋也。小徒暂清肺气之法，尚属平稳可服，再拟金匮肾气，竭其所思，未知当幸，多酌明哲。

金匮肾气丸。

脉滑而数，风伤肺，痰郁肺胃，夏令脉洪数。前月初诊，脉沉滑而数。沉者阴也，滑者阳也、痰也，数者火也。邪伏化热生痰，所以用苏、杏、甘、桔开提，蒌、夏理肺胃。不治咳嗽而咳嗽自解，不治痰而痰自出。用萝卜汁以调肺，展其气化，清肃渐行，咳嗽稍缓矣。

苏梗　桔梗　杏仁　甘草　牛蒡　前胡　梨汁

言乃心之声，赖肺金以宣扬。肺如悬钟，配胸中为五脏之华盖，空则鸣，实则咳，破则哑。肺为仰脏，出而不纳，二十四节按二十四气。最娇之脏，不耐邪侵毫毛必咳。肺主气，为水之上源，受邪入络，必顺归肾，为痿、为咳、为哑。凡如此者人不知，总之曰为痨证。六淫之邪不去，皆可成痨病，延今载余，声音不出，金已破矣。病者不知，医须揣其情本以木火通明，经以营出中焦，资生于胃，下益肾水，来济五火，火不灼金，金不泄气，燥不耗水为妙。今日喉痛已止，咳减痰少，喉声稍开，从原方加减候酌。

孩儿参　粉甘草　山药　马兜铃　牛蒡元米炒　茯苓　桔梗　苏梗　沙参　杏仁　猪肤　花粉　鸡子精　瓜子壳　陈干菜

复诊：病原已载前方，叠次声明，不须再赘。金水难调之候，全在静养功夫。天命为重，非人力所为。叨属亲谊，敢不尽言。病由外感内伤，必由中而外达。郁久不达，非升麻不可，病将一载，声音不出，邪不出也，拟用补中益气加减候酌。

补中益气汤，去芪，加山药、陈干菜，服三剂；加人参，又服三剂；加参须。

以上出自《王九峰医案》

顾金寿

汪，新阳，三十岁。右脉颇平，左手关尺稍见弦象。立春以后，吐血旧疾虽未举发，仍不可不加意防闲，预用安根之法。

大熟地五钱，炒松　川石斛三钱　沙苑子一钱五分　怀山药一钱五分　茯神三钱　北沙参三钱，米炒　当归须一钱，米炒　桑叶一钱，米炒　炙甘草五分

又。古人治虚怯、咳嗽等证，皆胃药收功。今春分节气，虽未见红，而夜间咳呛颇甚，胃不健纳，面色无华，肌瘦神倦，皆胃无液养之故，且脉见左强右弱，法以养胃和肝为法。

白扁豆二钱，去皮　生南楂一钱　白蒺藜二钱，炒去刺　北沙参三钱　大麦冬一钱五分，米炒　茯神三钱　鲜霍斛二钱　炒薏米三钱　南枣二钱　生谷芽一两

煎汤代水。

又。照方去鲜霍斛，加上党参三钱、蒸冬术一钱。

又。左脉颇佳，足臻静养，右脉少力。胃气不足，食虽强进，终欠香甜，土不生金，故咳呛虽减，而不能止，正须补土生金。当可更入佳境也。

人参五分，另煎　麦冬一钱五分　蒸冬术一钱　茯苓三钱　炙甘草五分　陈皮白一钱　川石斛三钱

白扁豆一钱五分　白蒺藜二钱　南枣二枚

又。照方加薏米（炒）三钱、白花百合二钱。

丸方，失载。

问劳嗽一证，收功极难，此人服药，未及一年，便能奏效。岂世之治劳嗽者，不足法欤？曰：吐血初起，总以散血为主。缪仲淳三法最佳，缘治者急于取效，过用苦降，两伤肺胃，血虽止而劳嗽已成。此时惟有补土生金一法，或可挽回，但脾喜燥，而胃喜清，其间必细心斟酌，方无贻误也，慎之，慎之。

毕。脉象细数，左关稍弦，阴虚阳越之证。失血后，燥剂助火，咳呛黄痰极多，入夜更甚，溲赤而短，内热未清，法宜育阴清上为治。

原生地三钱　细木通一钱　炒黑牛膝六分　北沙参三钱　麦冬肉一钱五分　炒归须一钱五分　瓜蒌皮一钱五分　怀山药一钱五分　炙甘草五分　米炒桑叶一钱

又。照前方去木通，加白花百合（瓦上焙）三钱、蜜拌款冬花一钱、茯神三钱。

又。脉见浮数，按之无力，阴分虚而内热不清，故夜卧则气冲而上，咳痰浓黄，小溲赤短，宜清脾阴虚热，佐以镇纳为治。

怀山药三钱　粉丹皮一钱　茯神三钱　大熟地四钱，砂仁炒　炙龟板三钱　牛膝一钱五分　炒丹参二钱　川贝母一钱，米炒　生甘草五分　沉香三分，磨汁冲

又。脉象浮数稍减，镇纳已有小效，但肢颤气逆，胃肠受伤。昔贤评血后以胃药收功，遵而行之。

北沙参三钱　怀山药三钱　稆豆皮一钱　白扁豆一钱五分　熟地炭五钱　赤苓一钱　川石斛三钱　炙龟板三钱　炒牛膝一钱　橘白一钱　北五味二十粒，蒸　生甘草五分　青铅三钱

又。脉象颇平，但嫌少力，正合病后之脉，气虚行动则喘，小便究不能清，此属余热伤气，不能归原之故，煎剂不利于胃，未可久服，宜用丸药缓调，久服自愈，不可心焦，反生虚火，切切。每日空心，淡盐开水送。

八仙长寿丸三钱，渐加至五钱，忌一切飞升助火等物。

问此证与新阳汪氏相同，彼则补土生金，此则育阴清上，治法又似不同，何也？曰：汪因苦寒伤胃，故补土生金，此人以燥剂劫阴，故育阴养胃，其实皆胃药收功也。

张妇。两关虚数而弦，肝胃两伤，虚火上蒸肺部，干呛恶心，气促头眩，舌干而燥。此由水不制火，金不制木，营虚液少之故，若再以苦寒伤胃，势必成瘵而后已，先用金水两调之法。

北沙参三钱　麦冬肉二钱　当归须一钱五分，米炒　甜杏仁二钱　原生地三钱　茯苓三钱　橘络一钱，蜜拌　鲜霍斛二钱　建兰叶二片

又。用金水两调法，脉象少平，气促头眩已解，惟干呛火升，痰不易出，带下颇多，再用清滋端本一法。

肥玉竹三钱，米炒　北沙参三钱，米炒　瓜蒌皮一钱五分　川贝母一钱五分　原生地五钱，酒洗　钗石斛三钱　麦冬肉一钱五分　当归须一钱五分　炙甘草五分　煅牡蛎三钱　白螺蛳壳二钱　建兰叶二片

又。脉象渐平，俱嫌少力，咳呛头眩，胸闷脘痛，皆上焦虚火易升，少腹有块，冰冷指尖，有时而清，赤白带下，皆下焦寒凝结。今用引火下行一法，可以两顾。

大熟地七钱，姜汁炒　归身二钱，小茴香炒　大白芍一钱五分，桂酒炒　制半夏一钱五分，蜜水炒　陈皮一

钱，盐水炒　茯神三钱　北沙参三钱，米炒　麦冬肉一钱五分，米炒　炙甘草五分　白螺蛳壳二钱，煅　炙龟板三钱　橘叶十片

丸方：上西党参四两　炙黄芪二钱　蒸冬术一两五钱　茯神四两，朱拌　远志一两，甘草水浸　酸枣仁一两五钱，炒　大白芍一两二钱，酒炒　归身一两五钱，土炒　炙甘草八钱　煨木香五钱　大熟地四两，砂仁炒　炙龟板三两

上药制末，先用真桂圆肉四两、麦冬肉一两、川石斛六两、金针菜一斤、合欢皮八两，熬浓汁，代蜜为丸，如桐子大，每空心服，开水送四钱。

问此证似与梵门桥张妇相仿，何又不用养营交泰法，曰：梵门桥张妇，血虚气无所附，肝胃之不和，实由心脾两亏而起，此妇肝胃两伤，虚火炎金，干呛恶心，头眩，脉促，舌燥，渐有劳怯之状，气分急，而血分可缓，故始终用以金水两调，少佐清滋而愈，去桂不用者，恶其燥也，审机发药，取其中病而止，不可拘执古人陈法。

以上出自《吴门治验录》

张千里

新市郑，咳复作，痰少不厚，时有肝气左升，腹痛得呕泄始平，脉体本弦长，今弦兼滑，长兼洪，左尤甚。饮咳本宜甘温以和之，所谓饮家咳不治咳也，今既肺降不及，肝升有余，甚至痰滞凝血，宜从湿痰挟火之例也。

法半夏一钱五分　旋覆花一钱五分，包　蛤壳三钱　竹茹七分　陈皮一钱五分　代赭石二钱　小川连三分　桑叶两张　茯苓二钱　海石粉二钱　炙草五分

又。咳势较缓，痰之厚者仍少，脉弦左仍带滑，不过洪滑较减耳，舌苔白里半犹黄腻，饮咳既久挟湿，又兼肝气。当先为清肝化湿，以衰其助，时届湿土，亦因时制宜之法。

法半夏一钱五分　陈皮一钱五分　蛤壳三钱　海石粉二钱　生冬术一钱五分　茯苓二钱　丹皮一钱五分　小川连三分　白蒺藜二钱　茵陈草一钱五分　桑叶两片　竹茹一钱

又。咳逆夜甚，晨则痰饮较多，近加喉糜，音欠亮，脉右较平，左仍弦滑，寸部尤甚，痰饮既未和，肺气失清，又挟时令之热，而为喉糜，人迎脉盛。必有外感，非必心阳上亢也，宜参金水化痰法。

元参一钱五分　马兜铃一钱五分　甘草四分　桑叶一钱五分　紫菀一钱五分　牛蒡子二钱　天竺黄二钱　竹茹七分　杏仁二钱　川贝母二钱，去心　丹皮一钱五分

石门吴，烦劳阳虚之体，加之嗜酒积湿，湿浊酿痰，故素有善咳、脚气等证。今因新寒外袭，宿饮内动，初起恶寒，鼻塞流涕，喘咳不得卧，痰虽来而气仍逆上，痰气壅于中，湿热脚气动于下，加之阳素虚而血又动，安内攘外，何恃毋恐，姑拟定喘化痰，顺气和络法。

潞党参二钱　驴皮胶一钱五分，分二次入　冬瓜子三钱　川贝母二钱　芦根五钱　橘皮一钱五分　旋覆花一钱五分，包　炙甘草四分　丝瓜络三钱　云苓二钱　海石粉二钱　薏苡仁三钱　杏仁二钱

又。诸恙皆退，胃纳已增，脉象静小，舌色润泽，惟寐后干咳，得汤饮即痰出而嗽已，卧时又须倚枕，足见风燥之火易劫津气，甘凉濡润以滋气存津，自是此证要旨，拟以前法中再参濡肺胃法。

潞党参二钱　驴皮胶二钱　麦门冬一钱五分　炙甘草四分　橘皮一钱五分　川贝母二钱　鲜生地三钱

榧子肉七粒，冰糖拌炒　茯苓二钱　杏仁二钱　金石斛二钱

杭州许，咳逆已久，的是肺分痰热未清，加以秋阳酷烈，肺气复伤，身热，舌干绛，苔厚黄，形瘦，脉弦。明属湿郁生热，热蒸成痰，既在肺家，只宜清化，表不合理，补亦壅邪也。

西洋参一钱五分　橘红一钱五分　连翘二钱　桑皮一钱五分　甜杏仁二钱　川贝母二钱　丹皮一钱五分　金石斛三钱　甘草四分　枇杷叶两片　桑叶一钱五分

因鼻衄，去桑叶，加犀角尖八分。

又。胃知味而渐思食，食后亦和，脉小弦，大便未畅，小便又浑，自是湿热未曾净尽之证，非阳虚之体，补壅非宜，而湿热之邪又黏腻难化，静养缓调，自可渐臻安善，欲速反有弊也。

西洋参一钱五分　橘红一钱五分　炒谷芽三钱　霜桑叶一钱五分　甜杏仁二钱　茯苓二钱　粉丹皮一钱五分　荷叶一角　金石斛三钱　泽泻一钱五分　秫术二钱

此方服至便溏畅行，溲清热尽，始换后方。

又。养胃存津，清心补肺，是此证善后之大法。

西洋参一钱五分　茯苓二钱　白芍一钱五分　甘草四分　陈皮一钱五分　麦冬一钱五分　怀山药二钱　莲子十粒　金石斛三钱　枣仁三钱　稽豆衣三钱　南枣两枚

此方服至胃纳复旧之后，但有精神疲乏，可去洋参、茯苓、稽豆皮，加大生地三钱，服后妥适，可再加阿胶二钱。

又。仲秋伏气发病，迄今三月余，犹然身热畏风，胃钝，舌刺苔黄，口燥，脉弦，溺黄，便溏不爽，总属湿酿为痰，痰气与肝气相搏，阻遏于胆胃之间，所以左膺结肿，按之觉有酸痛也。积久不清，竟渗成痛，宜清肝胆、化湿痰、理气络法。

西洋参一钱五分　陈皮一钱五分　茵陈草一钱五分　泽泻一钱五分　炒山栀一钱五分　茯苓二钱　川贝母三钱　桑叶一钱五分　小川连四分　蛤壳三钱　白蒺藜二钱

又。细参脉证，不但肝胆火升，痰气上阻，且有秋燥之邪，乘虚而入，燥火劫金，痰气胶结愈甚，所以无形之病渐致有形左膺之肿，病异源同，前方五剂后，即以此方濡润通和。

西洋参一钱五分　驴皮胶二钱　郁金一钱五分　炙甘草四分　甜杏仁二钱　小生地三钱　白芍一钱五分　莲子十粒　川贝母二钱　白蒺藜二钱　丹皮一钱五分

以上出自《千里医案》

吴篪

大司冠韩桂龄有少妾咳嗽不已，气促痰喘，体瘦食减，泄泻畏寒，先服清火滋阴，继用补中收敛之剂，俱不见效。余曰：脉迟细弱，皆由金寒水冷，元阳下亏，生气不布，以致脾困于中、肺困于上而成此证。按此皆不必治咳。即用六味回阳饮加五味子，但补其阳，服数帖甚效。后以劫劳散、人参养荣汤，不两月而诸证悉愈。

端揆章桐门，脉浮滑大，此风寒邪气客于肺中，故咳嗽声嗄，痰壅上逆也。即服六安煎加前胡、桔梗、苏叶、当归以辛温散邪。越日，咳减痰少，声音如常。惟右寸数滑，乃邪气郁而为热，易用泻白散加黄芩、茯苓、山栀、麦冬而安。

相国董蔗林，述右鼻窍窒塞，不闻香臭，鼻孔山根燥痒，咽干咳嗽，目涩便燥。余曰：两寸虚数，皆由思虑耗伤心血，肺中津液不足。年老血衰，心火乘肺，则肺脏燥涩而干咳也。盖鼻为肺窍。又曰：天牝乃宗气之道，而实心肺之门户。按《内经》曰：心肺有病，而鼻为之不利。又云：肺气通于鼻，肺和则鼻能知香臭矣。当进泻白散加桔梗、知母、麦冬、茯苓、枇杷叶以清心肺虚热。遂服五剂，鼻窍稍通，燥痒痰嗽亦减。以原方去桔梗、知母、粳米，加熟地、当归、贝母，叠服十帖，病退过半。嗣加阿胶、沙参、苡仁、杏仁、石斛、人乳、梨汁，共熬成膏，每日开水点服。未及三月，凡目鼻虚火及燥结咳嗽悉瘳矣。

以上出自《临证医案笔记》

何书田

太阴冒寒，未经透泄，咳呛鼻塞，脉形弦紧，治宜疏泄。
青防风　炒苏子　生桑皮　川石斛　广橘白　光杏仁　象贝母　款冬花　生甘草　生苡仁

体怯冬温，燥火铄金，为咳也；右脉弦大。只宜清润肺金。然须静养勿烦为嘱，否则恐其动血。
桑白皮　甜杏仁　川贝母　天花粉　广橘白　地骨皮　款冬花　生蛤壳　川石斛　枇杷叶
接方：西洋参　甜杏仁　川贝母　地骨皮　天花粉　冬桑叶　款冬花　肥知母　川石斛　甘蔗汁

向有哮证，兼之好饮，积湿肺脾，两经俱已受病，自前月以来，感冒咳嗽，时寒时热，舌苔白厚。现寒热已止，舌白渐退，小便通，而大便艰难，咳痰黏腻，彻夜不能安卧，能食而不能运化。按脉左寸弦细，而右寸独见浮大，此肺家余热未退，郁而蒸痰；痰多则津无所生，而便时艰涩矣。年近七旬，躁烦素重，肺金之液又为君火所铄，娇脏未由沾润，能无口渴思饮而下窍闭结乎？鄙意从手太阴及手足阳明两腑清养而滋润之，方可冀其下达而上平耳。肺有余热，以清润之品制其所胜，然后用人参以益气生津，乃为要策。
炙桑皮　麦门冬　甜杏仁　金石斛　橘白　花粉　肥知母　川贝母　款冬花　枇杷露　苡仁　梨肉
复方：据述咳嗽稍减，胃气亦开，入夜亦能安睡，惟口干，小便短数，大便艰难，时有欲解不解之象。仍宗前方加减。
人参条　麦冬肉　肥知母　桑白皮　金石斛　西洋参　生石膏　陈阿胶　甜杏仁　枇杷露

积劳内伤，感冒咳喘，脉虚数无力，表补两难之候。姑拟玉屏风参降气法。
生绵芪　旋覆花绢包　光杏仁　川贝母　橘白　青防风　炒苏子　桑白皮　川石斛　白前

咳呛间作，逢冬而发，现虽渐安，而咳终未除。按脉右和平而左软弱，此金水两脏失养也。当用滋补。
西党参　麦冬肉　甜杏仁　白茯苓　生蛤壳　大熟地　肥玉竹　川石斛　广橘白　枇杷露
复诊：胃气不减，而咳呛依然，喉干咽燥，肺家余热未清也。终恐失血，以清燥救肺法主治。

西洋参　甜杏仁　地骨皮　天花粉　麦冬　橘白　陈阿胶　川贝母　冬桑叶　生石膏
知母

劳伤咳呛，肺病不浅。防失血成怯。
炙紫菀　桑白皮　甜杏霜　川石斛　橘白　款冬花　炒苏子　川贝母　炒怀膝

肺家伏热，久咳不止。防其失血成怯，慎之。
西洋参　地骨皮　川贝母　天花粉　橘白　桑白皮　光杏仁　肥知母　生蛤壳

喘咳根深，金水两有不足，当用滋补之剂。
西党参　枸杞子　麦冬肉　炒苏子　云苓　橘白　炒熟地　甜杏仁　五味子　法半夏
炙草

先患血崩，渐致阴亏发热，咳呛多痰，气不平而举动汗溢；脉形弦细而数。此从悲伤抑郁
所积，不易治也。
西洋参　炒阿胶　麦冬肉　川石斛　橘白　炙龟板　川贝母　甜杏仁　枇杷叶　丹皮
复诊：用清肺养阴之法，咳呛略稀，饮食如常。但素体虚弱，脉细而数，终不离乎怯证之
门。诸宜静养珍摄，药饵之功，只居其半耳。
炒阿胶　北沙参　麦冬肉　肥知母　广橘白　西洋参　甜杏仁　川贝母　地骨皮　枇杷叶

劳嗽已久，肺金大伤。现交盛暑，喘愈甚，脉沉微而数，神倦腰楚。金水两亏矣，难愈也。
西党参　炒阿胶　麦冬肉　地骨　川贝　枇杷叶　西洋参　甜杏仁　款冬花　知母　牛膝

烦劳过度，君火内炎，周体发热，纳食无味。略有咳呛，延久即是本元之候，暑天务须
静养。
生鳖甲　香青蒿　牡丹皮　川石斛　生苡仁　石决明　地骨皮　肥知母　天花粉　橘白
复诊：骨热未除，咳痰转甚，形瘦削而脉数，近乎本元之候矣。
西洋参　甜杏仁　川贝母　天花粉　橘白　地骨皮　款冬花　川石斛　冬桑叶

年高，久嗽气虚，舌苔白裂，脉软胃困。此真津枯耗也，舍补无策。
西党参　麦冬肉　甜杏仁　金石斛　橘白　炒黄肉　淡天冬　款冬花　白茯苓

劳伤咳呛，畏冷多汗，脉弱无神。省力培养为要。
炙西芪　麦冬肉　川贝母　白茯苓　橘白　冬桑叶　款冬花　金石斛　生甘草

木火蒸痰，滞于喉际而为咳。治宜清化。
羚角片　旋覆花　甜杏仁　冬桑叶　广橘白　石决明　瓜蒌皮　川贝母　海浮石　白茅根

木火刑金，咳呛不止，甚则呕恶，治以清润肝肺为主。

羚羊角　冬桑叶　麦冬肉　肥知母　广橘白　石决明　牡丹皮　白杏仁　川石斛　枇杷叶

体素虚弱，骨热郁蒸，以致多痰咳嗽，甚则欲呕，气急咽痒。腹旁结痞有形，六脉虚软而数。此肝肺同病之象，延久必成怯证，不易平复也。

西洋参　甜杏仁　川贝母　冬桑叶　丹皮　陈阿胶　款冬花　地骨皮　石决明　橘白

劳嗽多痰，缘烟酒铄肺所致，岂易奏效耶！
旋覆花　光杏仁　炙桑皮　金石斛　花粉　橘白　炒苏子　法半夏　瓜蒌皮　款冬花竹茹

复诊：素嗜烟酒，以致辛辣伤肺，咳久音闪，痰声上壅，殊非浅恙，炎夏防失音嗌痛。
炒阿胶　光杏仁　马兜铃　天花粉　橘白　紫菀茸　炙桑皮　川贝母　海浮石　白前

产后阴虚，咳嗽，骨蒸，便溏，纳食作胀，脾肺两损，难愈矣。
香青蒿　款冬花　川石斛　冬桑叶　橘白　地骨皮　川贝母　川郁金　炒苡仁　红枣

久患咳呛，音闪不清，大便溏薄，土不生金之候。且脉形细软无力，已成劳怯矣。
炒阿胶　北沙参　川贝母　淮山药　广橘白　西党参　款冬花　生蛤粉　白茯苓　红皮枣

童体努力受伤，久咳不已，肋楚痰腻；六脉细数。近怯之候也。
金沸草　地骨皮　甜杏仁　款冬花　广橘白　冬桑叶　牡丹皮　川贝母　炒怀膝　枇杷叶
复诊：劳伤成怯之候，诸宜节力静摄是要。
生西芪　香青蒿　川贝母　花粉　川石斛　西洋参　地骨皮　生蛤粉　橘白　霜桑叶
丸方：西洋参、原生地、桑白皮、麦冬、花粉、橘白、西党参、炙鳖甲、地骨皮、丹皮、知母、茯苓、红枣肉各六两，打和为丸。

劳伤咳嗽，痰腻如胶；脉沉微而气喘急，肺阴大伤。当此盛暑，防其喘脱。
西洋参　桑白皮　甜杏仁　炒知母　广橘白　麦冬肉　地骨皮　川贝母　天花粉　枇杷叶

阴虚骨热，咳痰已及年余。肺津大伤，声音不亮；脉形虚数。已近怯疾，不易愈也。
西洋参　甜杏仁　肥玉竹　川石斛　广橘白　北沙参　川贝母　天花粉　生蛤壳　枇杷叶

水亏火旺，不时上炎，面赤耳鸣，时欲咳呛；脉细数而两尺大。真阴不足以制虚阳也。盛暑宜加意调养，否则失血。
西洋参　北沙参　肥知母　蛤粉　枇杷叶　川斛　炙龟板　麦冬肉　天花粉　橘白　人中白

阴虚，火无所制，频咳不止，夏令火炎，防其加剧。
制洋参　北沙参　甜杏仁　人中白　花粉　知母　细生地　麦冬肉　生蛤壳　牡丹皮川斛

积劳内伤，咳久不止，当用金水两培之法。

炒熟地　麦冬肉　款冬花　煅牡蛎　茯苓　橘白　西党参　甜杏仁　炒怀膝　川石斛　胡桃肉

水不足而火上炎，积久即是喉痹之患，甚可虞也。

炒阿胶　北沙参　麦冬肉　炒知母　盆秋石　制洋参　甜杏仁　川石斛　天花粉　白茅根

久咳伤肺，金不生水；脉数促而音不清，将有喉痹之虞。

西洋参　麦冬肉　款冬花　天花粉　金石斛　北沙参　甜杏仁　冬桑叶　生苡仁　橘白

肺络内伤，咳痰秽气。防失血肺痿。

马兜铃　紫菀　川贝　川石斛　橘红　真阿胶　桑皮　杏仁　天花粉

复诊：此肺痨之根。再用清养娇脏，以冀音亮为幸。

西洋参　麦冬　款冬花　川斛　桑叶　真阿胶　杏仁　天花粉　橘白

以上出自《簳山草堂医案》

王孟英

　　携李陆集园，治寒湿暴侵，咳嗽不止，用猪肺管一条，入去节麻黄二三分，两头以线扎紧，配以杏、菀、橘、枳、苏子等品煎服，甚有巧思。

《归砚录》

　　陈足甫，禀质素弱，上年曾经吐血，今夏患感后，咳嗽夜热，饮食渐减。医作损治，滋阴潜阳，久服不效。秋杪，孟英诊之。曰：阴分诚虚，第感后，余热逗留于肺，阻气机之肃降，搏津以为痰，此关不清，虽予滋填培补之药，亦焉能飞渡以行其事耶？先清肺气以保胃津，俾治节行而灌溉输，然后以甘润浓厚之法，补实真阴，始克有济。如法施之，果渐康复。

　　孟英治其令叔王丈，高年痰嗽，喘逆碍卧，肢冷颧红，饮食不进。与真武汤而安。

　　仲冬，大雪连朝，积厚丈许，严寒久冻，西湖可行车马，斯时也，盛少云患痰嗽，夜热自汗，不寐，左胁痛如针刺，肌削不饥，自问不起矣。请孟英托以后事，及诊其脉：许以可生。盖病来虽恶，未经误药也。与固本丸加龟板、鳖甲、苁蓉、知（母）、（黄）柏、青黛、石斛、花粉、白芍、楝实、海石、旋覆、贝母、蛤壳、牛膝，出入为方，大剂投之，即效。连服四五十帖而痊。予谓斯证患于斯时，若经别手，未有不投温补者。而少云能与孟英游，其亦具眼之人乎。此真所谓患难交，不可不留心于平日，然亦不能人人而遇之。殆佛氏所谓有缘存乎其间欤！

　　石育羲室，久患痰嗽，诸医药之勿瘳。孟英切其脉曰：非伤风也，与北沙参、熟地、百合、麦冬、贝母、紫菀、苁蓉、枇杷叶、盐水炒橘皮、燕窝，一剂知，数剂已。

初冬，邵可亭，患痰嗽，面浮微喘。医谓年逾花甲，总属下部虚寒，进温补纳气之药，喘嗽日甚，口涎自流，茎囊渐肿，两腿肿硬至踵，头仰则咳呛咽疼，不能略卧，痰色黄浓带血，小溲微黄而长。许芷卿荐孟英视之，脉形弦滑有力。曰：此高年孤阳炽于内，时令燥火搏其外，外病或可图治，真阴未必能复，且平昔便如羊矢，津液素干，再投温补，如火益热矣。乃以白虎汤合泻白散加花粉、西洋参、贝母、黄芩，大剂投之。并用北梨汁，频饮润喉，以缓其上僭之火。数帖后，势渐减，改投苇茎汤合清燥救肺汤加海蜇、蛤壳、青黛、荸荠、竹沥，旬日外，梨已用及百斤，而喘始息。继加龟板、鳖甲、犀角，以猪肉煮汤代水煎药，大滋其阴而潜其阳，火始下行，小溲赤如苏木汁，而诸证悉平。下部之肿，随病递减。一月以来，共用梨二百余斤。

适大雪祁寒，更衣时略感冷风，腹中微痛。自啜姜糖汤两碗，而喘嗽复作。口干咽痛，大渴舌破，仍不能眠。复用前方，以绿豆煎清汤代水煮药，始渐向安。孟英谓其郎步梅曰：《内经》云："阴津所奉其人寿"。今尊翁阴液久亏，阳气独治，病虽去矣，阴津非药石所能继续。况年愈六秩，长不胜消，治病已竭人谋，引年且希天眷。予以脉察之，终属可虞，毋谓治法不周，赠言不早，致有他日之疑，成败之论也。

叶昼三，患咳逆上气，头偏左痛，口渴不饥，便泄如水。王瘦石荐孟英视之，曰：此肝阴胃汁交虚，时令燥邪外薄。与育阴熄风、清燥滋液之法，日以渐安。服及二月，大便反形干结而痊。

王开荣，素患痰嗽，兼有红证。今冬病头痛发热，渴饮不饥，便溏溺少，谵语神昏。自述胸中冷气上冲。医见其面赤痰喘，欲投附、桂、黑锡丹等药，所亲翁嘉顺嘱勿轻服。为延孟英诊之，脉滑且数，曰：温邪挟宿饮上逆，法当清解。予北沙参、冬瓜子、知母、滑石、花粉、石菖蒲、贝母、杏仁、芦根、葱白、淡（豆）豉、竹沥，两剂后，面赤退。乃去葱、豉，加麦冬、桑叶、枇杷叶，数帖，热去，泻减，谵语止，头痛息，喘定神清。乃裁（去）菖（蒲）、滑（石），加梨汁、地栗、海蜇，服数日，痰渐少，谷渐安，渴止溺行，始进养阴之法，遂以霍然。

孙渭川，年逾七旬，脉象六阴，按之如无，偶患音嘶痰嗽，舌绛无津，孟英用甘凉清润法，音开而嗽不已。仍与前药，转为滞下，色酱溺赤，脐旁坚硬，按之趱趱，舌犹枯绛，渴饮不饥，人皆危之。孟英曰：肠热由腑而出，痢不足虑，第高年阴液难充，不能舍凉润以为方。苟犯温燥，其败可必。幸渠家平素恪信，竟服犀角、地黄、知母、银花、苁蓉、花粉、麦冬、白芍、石斛、楝实等药，十余剂，痢止。而脐旁柔软，因去犀角，加西洋参，又两旬，始解燥矢，而溲澈胃苏。又服半月，复得畅解，舌亦润泽而愈。

张与之令堂，久患痰嗽碍卧，素不投补药。孟英偶持其脉，曰：非补不可。与大剂熟地药，一饮而睡。与之曰：吾母有十七载不能服熟地矣，君何所见而重用颇投？孟英曰：脉细痰咸，阴虚水泛，非此不为功。以前服之增病者，想必杂以参、术之助气。昔人云："勿执一药以论方"，故处方者，贵于用药能恰当病情，而取舍得宜也。

许守存，外患痰嗽，孟英主滋水舒肝法，以阴亏而兼郁也。业已向愈，所亲某，亦涉猎医书，谓滋阴药不可过服，投以温补。已而咳嗽复作，渐至咽痛。冬初，又延诊于孟英，曰：六脉皆数，见于水令，其不能春乎？果验。世人不辨证之阴阳，但诊药之凉热，因而偾事者多矣。

王浍涵室，年逾六旬，久患痰嗽，食减形消，夜不能眠，寝汗舌绛，广服补剂，病日以增。孟英视之曰：固虚证之当补者，想（系）未分经辨证，而囫囵颟顸，反与证悖，是以无功。投以熟地、苁蓉、龟板、胡桃、百合、（紫）石英、茯苓、冬虫夏草等药，一剂知，旬日愈。以其左脉弦细而虚，右尺寸皆数，为阴亏气不潜纳之候。及阅前服方，果杂用芪、术以助气；二陈（汤）、故纸、附（子）、（肉）桂等以劫阴。宜乎愈补而愈剧也。

毕方来室，患痰嗽碍眠，医予补摄、至涕泪全无耳，目闭不饥，二便涩滞，干嗽（咳）无痰，气逆自汗。孟英切脉，右寸沉滑，左手细数而弦。乃高年阴亏，温邪在肺，未经清化，率为补药所锢。宜开其痹而通其胃。与（瓜）蒌、薤（白）、紫菀、兜铃、杏（仁）、贝（母）、冬瓜子、甘（草）、桔（梗）、旋（覆）、（竹）茹之剂而安。逾二年，以他疾终。

赵春山哥马，向患痰嗽，自仲秋以来，屡发寒热。吴古年从伏暑化疟治，颇为应手。而一旬半月之后，病必复至。延至季冬，董兰痴鹾尹，嘱其质于孟英，按脉滑数，舌绛苔黄，渴饮溲赤，动则喘逆，夜不成眠，痰多畏冷，自问不起矣。孟英曰：无恐也，不过膏粱酿痰，温补助热，是为病根。迨夏吸受暑邪，互相缪辘，秋半而发，势颇类疟，古年虽识其证，惜手段小耳。因予羚羊（角）、豆豉、连翘、薄荷、知母、花粉、竹茹、贝母、旋覆、海蛇、元参、栀子、省头草、梨汁等药，服五剂，热退不畏冷。去前四味，加沙参、麦冬、葳蕤、枇杷叶，渐能安寐，各恙递减。再加生地，服匝月，而体健胜昔，登高不喘。司马云：余昔曾服参、茸大补之药而阳痿，今服君方而沉疴顿起，乃知药贵对证，不贵补也。

吴薇客太史令堂，患痰嗽喘逆，便秘不眠，微热不饥，口干畏热。年逾六旬，多药勿瘥。孟英切其脉，右寸关弦滑而浮，左关尺细软无神，是阴虚于下，痰实于上，微兼客热也。攻补皆难偏任。与（竹）茹、贝（母）、旋（覆）、（石）斛、（海）浮石、芦根、冬瓜子、枇杷叶、杏仁、花粉为剂，以熟地泡汤煎服，则浊药轻投，清上滋下，是一举两全之策也。投匕果应，再服而大便行，渐次调养获瘥。

谢谱香，素属阴亏，情志抑郁，因远行持重，而患咳逆，左胁刺痛，寸步难行，杳不知饥，卧难着枕。孟英诊之，脉象弦细软数，苔腻痰黏，便艰溲少。曰：此乃肾气不纳，肝气不舒，肺气不清，胃气不降。投以沙参、枇（杷）叶、（竹）茹、贝（母）、旋（覆）、栀（子）、龟板、鳖甲、丝瓜络、冬瓜子、青铅、白前、金铃、藕肉，以熟地泡汤煎服，数剂而平，继渐滋填向愈。

射某，患嗽，卧偏左。孟英切其脉，右寸软滑。曰：此肺虚而痰贮于络。以苇茎、丝瓜络、生蛤粉、贝母、冬瓜子、茯苓、葳蕤、枇杷叶、燕窝、梨肉，投之，果愈。

屠敬思，体气素弱，去冬因子殇于痘，医予舒郁填阴，病日以剧，金云不治。乃延孟英诊之：两关甚数，寸上洪滑，嗽逆痰多，卧不着枕，溺赤便难，极其畏冷。是冬温未罢，误补热郁之候。世间之死于劳损者，何尝尽是虚证？每以补药偾事。授以廓清肺胃之药，周身发疥，各证渐安，蕴伏既清，始投滋养善后。不仅病愈，次年春，更得一子。

董哲卿贰尹令正，胎前患嗽，娩后不痊，渐至寝汗减餐，头痛口燥，奄奄而卧，略难坐起。孟英诊脉，虚弦软数，视舌，光赤无苔。曰：此病之头痛口燥，乃阳升无液使然，岂可从外感治？是冲气上逆之嗽，初非伤风之证也。与苁蓉、石英、龟板、茯苓、冬虫夏草、牡蛎、稽豆衣、甘草、小麦、红枣、藕肉，数帖，餐加，头痛不作。加以熟地，服之遂愈。

钱闻远，自春间偶患痰嗽，医投苏、葛而失音。更医大剂滋补，渐至饮水则呛，入延愈剧。邀孟英诊之，曰：左寸动数，尺细关弦，右则涩。乃心阳过扰，而暗耗营阴，肺金受灼，清肃不行，水失化源，根无荫庇，左升太过，右降无权，气之经度既乖，血之络隧亦痹，饮水则呛，是其据也，金遇火伏，其可虑乎。继而瘀血果吐，纳食稍舒，老医严少眉以为可治，竭力图维，仍殒于伏。

陈某，患嗽。嗽则先吐稀痰，次吐黄浓甜浊之痰，继以深红带紫之血。仍能安谷，别无所苦，多药不愈。孟英切其脉，缓大而右关较甚。乃劳倦伤阳，而兼湿热蕴积也。与沙参、生薏苡、木瓜、茯（苓）、杏（仁）、竹茹、桑叶、枇杷叶、生扁豆、苇茎、花粉为剂，吞松石猪肚丸而愈。

谢普香，体属久虚，初冬患嗽痰减食，适孟英丁艰，邀施某视之，云：是肾气不纳，命火无权。叠进肾气汤月余，遂至呕恶便溏，不饥无溺。乃束手，以为必败矣。季冬，乃延孟英诊之，脉甚弦软，苔腻舌红，乃中虚而健运失职，误投滋腻，更滞枢机，桂、附之刚，徒增肝横。与党参、白术、茯苓、泽泻、橘皮、半夏、竹茹、栀子、薏苡、蒺藜、兰叶、柿蒂之剂，培中泄木，行水蠲痰，旬日而愈。

郑妪患咳嗽，自觉痰从腰下而起，吐出甚冷。医作肾虚水泛治。渐至咽喉阻塞，饮食碍进，即勉强咽之，而胸次梗不能下，便溏溲频，无一人不从虚论。孟英诊曰：脉虽不甚有力，右部微有弦滑，苔色黄腻，岂属虚证？以苇茎汤合雪羹加贝母、知母、花粉、竹茹、麦冬、枇杷叶、柿蒂等药，进十余剂而痊。

有屠敬思者，素属阴亏，久患痰嗽，动则气逆，夜不能眠，频服滋潜，纳食渐减，稍沾厚味，呕腐吞酸。孟英视脉：左弦而微数，右则软滑兼弦。水常泛溢，土失堤防，肝木过升，肺金少降。良由久投滋腻，湿浊内蟠，无益于下焦，反碍乎中运。左强右弱，升降不调。以苁蓉、黄柏、当归、芍药、熟地、丹皮、茯苓、楝实、砂仁（研为末）、藕粉为丸，早服温肾水以清肝；以党参、白术、枳实、菖蒲、半夏、茯苓、橘皮、黄连、蒺藜（生晒研末）、竹沥为丸，午服培中土而消痰；暮吞威喜丸，肃上源以化浊。三焦分治，各恙皆安。悉用丸剂者，避汤药之助痰湿耳。

室女多抑郁，干嗽为火郁，夫人人而知之者。有王杞庭之姊，年逾标梅，陡患干嗽，无一息之停，目不交睫，服药无功。求孟英诊焉！两脉上溢，左兼弦细，口渴无苔。乃真阴久虚，风阳上僭，冲嗽不已，厥脱堪虞。授牡蛎、龟板、鳖甲、石英、苁蓉、茯苓、熟地、归身、牛膝、冬虫夏草、胡桃肉之方，药甫煎，果欲厥，亟灌之，即寐。次日黄昏，犹发寒痉，仍灌前药。第三夜，仅有寝汗而已。四剂后，诸恙不作，眠食渐安。

设此等潜阳镇逆之方，迟投一二日，变恐不可知矣。况作郁治而再用开泄之品耶？故辨证为医家第一要务。

以上出自《王氏医案》

林佩琴

杨氏。秋间呛嗽，子午咳尤甚，咳则倾吐，晡后热渴面赤，经期错乱。此肺受燥邪，不司肃降为标；金受火克，不能生水为本。急则治标，先于润剂兼佐咸降。用杏仁、蒌仁、苏子、半夏、丹皮、麦冬、百合。三服咳吐已止，能纳食而虚火已退。后用燕窝清补肺气，再用六味丸料，加白芍、五味、淡菜熬膏，蜜收服愈。

洪。冬季干咳，夜半特甚。医用杏、蒌、橘、姜、桑皮等药，气促不止。诊其脉两尺洪而大，此阳失潜藏，金畏火炎象也。六味汤去萸、丹，加五味、百合、白芍，渐愈。此证若专治肺，延久不痊，必成上损，须壮水以制龙火之亢逆，而嗽自平。

族某。干咳无痰，卧觉气自丹田冲逆而上，则连咳不已，必起坐稍定，是气海失纳矣。诊脉右尺偏大，肾阳易旺，寐后肺气不敢下交于肾，延久即喘之萌，速固其根蒂为要。三才固本丸服效。按肺主气而气根于丹田肾部，故肺肾为子母之脏，必水能制火，而后火不刑金也。二冬清肺热，二地益肾水，人参补元气，气者水之母也。

钟。中年肝肾阴虚，尺脉偏旺，夜热咳嗽。医药数月，或以咳为肺有蓄水，或以嗽为外感寒邪，浸至头晕眩、口干，下元乏力，近又憎寒减食，面色萎悴，足心如烙。据脉论证，必由梦泄伤精，渐成劳嗽无疑。今凛凛怯寒，食不甘味，毋使阴伤及阳，延及下损及中之咎。六味汤熟地炒用，加参、五味、贝、莲。七服热减嗽轻。又照六味汤去萸、泻，加石斛、麦冬、贝母、五味、潞参、莲子。煎服数剂，接服丸方，用前药加鱼鳔、淡菜等，蜜丸而愈。

毛。久嗽夜甚，晨吐宿痰酸沫，脉右虚濡，左浮长。已似木气贯膈犯肺，乃因臂痛，服桂枝、川乌等药酒。肺为娇脏，不受燥烈，呛咳益加，喘急上气，此为治病添病。当主以辛润，佐以酸收，经所谓肺苦气上逆，以酸补以辛泄也。清肺饮去桔梗，加白芍、苏子、桑皮（蜜炙）。数服痰咳稀，喘亦定，但纳谷少。用培土生金法，去桑皮、五味，加山药、苡米（俱炒）、潞参、茯神、莲子、炙草、南枣、粳米，煎汤，数服而食进。

王姓儿。秋凉感风，夜热，顿咳连声，卧则起坐，立即屈腰，喘促吐沫，汗出痰响。由风邪侵入肺俞，又为新凉所束，痰气交阻。法宜辛散邪，苦降逆。用桔梗、紫苏、杏仁、前胡、橘红、淡姜，热嗽减。一外科以为证感秋燥，用生地、五味、白芍、贝母等药。予曰：风邪贮肺，可酸敛乎？痰涎阻气，可腻润乎？即单用姜汁一杯，温服可也。频以匙挑与而愈。

李。春温痰火壅肺，宵咳上气，卧不着枕，心神恍惚，脉浮洪，舌绛口干溺赤。治宜肃清太阴，兼佐除烦。杏仁、蒌仁、桔梗、贝母、豆豉、山栀、连翘、枇杷叶、蔗汁。二服嗽稀得寐，因远客劳神，心营耗损，参用养营安神。生地、百合、枣仁、杏仁、茯神、贝母、沙参、甘草。二服心神安，胃阴亦复，可冀加餐，嗣因内人语言怅触，气郁生涎，改用温胆汤而瘥。

巫氏女甥。年十四，干咳脉数，颧红，夜热无汗，此虚阳升动，肺金受铄，若不滋化源，阴日涸，损根伏矣。据述天癸未至，白带频下，始信真元不固。乃以潞参、山药、茯神扶脾元，白芍、丹皮泻阴火，甜杏仁、百合止咳，五味、诃子敛肺，炙草、红枣和中调营，一服嗽轻。加熟地、石斛而蒸热退。即用前药去百合、诃子、石斛，加芡实、莲子，蜜丸。常服效。

糜。六旬，素患失血，今冬温夹虚，痰嗽气阻，咳则胁痛汗出，热烦口干，脉歇止。医用消散，痰嗽益剧。更医乃用炒术、半夏、朴、柴等味。余曰：术、夏守而燥，朴、柴温而升，此证所忌，况质本阴亏，温易化燥，宜辛润以利肺气则安。用杏仁、瓜蒌、贝母、桑皮（蜜炙）、橘皮、钗斛、前胡、赤苓。一服安寐，嗽去八九，胁痛顿减，脉亦和。乃用燕窝汤煎潞参、茯神、杏仁、贝母、山药、瓜蒌、桑皮。再服更适，转侧如意矣。

服侄。劳倦内伤嗽，用桔、苏、旋覆等剂，病加。诊脉小数，右尺稍大，乃阴虚致嗽，忌服表散。以五味、甜杏仁、白芍、贝母、潞参、杞子、茯苓、莲、枣，二服嗽减。又三服，加熟地、山药等，尺脉乃敛。

郦。冬阳不潜，龙焰上扰灼肺，呛嗽带红，剧在宵分。少年气促，脉虚数，凛寒夜热，损怯已成。想诵读阳升，寐中必有遗泄，心肾不交，精关失固，且口不甘味，食减于前，下损及脾，无清嗽治痰之理。燕窝清补，希冀嗽止痰消，恐初春气已交，凛寒必憎，安望嗽减。益脾肺，交心肾，调理如法，寒热可止，呛嗽可平。潞参、山药、茯神、生黄芪皮、桑皮（蜜炙）、甜杏仁、五味、枇杷叶、莲子、枣仁、阿胶、龙骨，数服嗽减寒止，痰血若失。去枇杷叶、龙骨、阿胶，加炒熟地、丹皮，热渐退。嗣用潞参、熟地、山药、茯神、远志、黄芪（蜜炙）、龙骨、白芍、枣仁、五味、龙眼肉熬膏。二料全愈。

畦。肝肾阴虚，损久不复，冬至后痰咳粉红，嗽声子夜特甚。想虚阳失藏，龙火不伏，交子时阳气一动，炎灼上凌，浸至娇脏受戕，身热喘促。近又食减无味，午后颧红，时觉凛凛憎寒，是阴伤及阳，非英地酸腻可效。必用甘药培元，佐以介属潜阳，冀其封固蛰藏，至立春前后，地气上腾，证不加重为幸。潞参、山药、百合、甘草、五味、白芍、牡蛎、淡菜、阿胶，数服渐平。

以上出自《类证治裁》

方南薰

吾井轩叔季子祛繁，体气素薄，每因寒滞而咳嗽，因咳嗽而失血，医者投以六味地黄汤，戒食姜、椒、煎、炙，嘱以静而勿劳，喜而勿怒，然受寒则发，荤茹则发，一岁之中，少安而多病。庚子秋，嘱余诊治，时已合就六味丸矣。余曰："古人论失血证，半由肺热、胃火，今人治失血证，专尚寒凉滋阴。不知血属阴类，位卑而亲下，今越中上二焦而从口咳出，是脾阳不运，胸阳不布，而阴血始得上僭。彼阳旺之人，任劳心、劳力、大恼、大怒，从未见有失血者，盖动则生阳，气血散于四肢；静则生阴，气血凝于脾胃。偶有所触，痰与血乘机而出，虽欲止之而不能。千古以来，惟喻、舒二公专重理脾涤饮，今六脉迟弱，本属中寒痰饮，正宜补火生土，益气健脾，则血自安其位而不妄行，兼食姜、椒以助其阳，习劳动以鼓其气。"依方调治半载，诸证悉除，喜吾弟坚信不疑，因识之。

此案论阳生阴长之义详矣。夫失血一证，皆由脾胃气虚，不能传布，当以理脾健胃为主；诚千古不易之法，膺司命之责者，当三沐三熏，铸金事之。颖莲王策勋注。

南昌吴君式齐，患伤风咳嗽，恶寒发热，鼻流清涕，每日寅卯时，咳嗽更甚，屡食杏仁、海带清燥润肺之品，毫不见减。虽咳久，痰中带血，然守不轻服药之戒，令叔学山先生迎余诊视。两寸脉浮，两关脉滑，两尺俱迟，咳嗽重浊，三五声方有痰出，余曰："此证初起属风邪伤卫，何至迁延两月？总由脾虚生痰，痰滞结胸，兼服一派清凉，阻遏肺气。肺旺寅卯而主皮毛，腠理密固，邪无出路，故发热恶寒，而平旦咳甚。且饮食入胃所生之血，不俟传布周流，被咳掇出，昔贤所谓伤风不醒，变成痨是也。证系感冒风寒，非传经热邪，故久居太阳而不传他经。"因用桂枝汤去白芍，加苏梗、桔梗、防风、神曲、楂肉，热服三四剂，津津有汗，寒热俱解，惟咳嗽盆勤。复诊，寸脉仍浮，乃以苏桔二陈汤加白蔻仁，接服三四剂，咳嗽始不费力，初吐浓痰，继吐白痰，未吐清痰。调治月余，服至二十剂，总以前方为加减，乃得脉静咳宁。处膏粱之家，能任余忌荤禁生冷，以收全功，何其快哉！

扬州江都祝晴湖先生三乃郎，于乙巳仲春，病患发热咳嗽，服药旬余未效，延余诊治。左手脉浮，右手脉弱，系风伤卫证而兼寒滞有痰，投以桂枝汤去白芍，加苏梗、桔梗、防风、半夏、陈皮、神曲、楂肉二剂，汗出热解，惟咳嗽更甚。复诊，知表邪已去，中寒宜温，用六君子汤加炮姜，服之而愈。丙午新春，又患发热咳嗽，复迎余诊，授以桂枝原方，汗出热退，而咳嗽不减，察其唇红口渴，大便五日未解，知为热伤津减，浊气上于清道，以致咳嗽不宁。因用肉苁蓉、油当归、火麻仁、白蜜，服二剂而便通思食，但咳犹未止，仍然面赤唇红，口气粗莽，想是肺经郁久，蕴蓄为热，以泻白散加麦冬、梨汁，服之而痊。同一伤风咳嗽，而虚寒肺热证治各异，有如此者。

以上出自《尚友堂医案》

抱灵居士

大信，春病痿，五月脱衣，风吹，冷汗浸一日，曾服发表之药，间日胸腰痛，发热好眠，以神术汤一剂，胸腰痛好，两太阳痛，胸闷，吐绿痰极臭；以九味羌活汤一剂，臭痰好，一日三饮不觉醉，胸闷，太阳痛；以柴、芩、羌、藁、甘、桔一剂，吐血、吐臭绿痰；以凉膈饮泻一次，夜咳甚，畏寒，吐血；以参苏饮一剂，血止。或以百部、百合、芪、草、青陈之类，咳呕臭痰五次；又以正气、泻白、参苏、滚痰之类，头常出冷汗，咳红，臭痰；或以二陈汤加苍、枳、桔、楂、白芥、桂枝、藕节、干姜一剂，汗止热退，身痛，早吐臭痰二次；以前方去藕节、桔梗，加青皮、厚朴一剂，五更大咳臭痰，药停胸，呃则快，间日以枳、桔、二陈汤加瓜蒌、南星、杏泥好；又以葛花、白及、白蔻三味丸服而愈。

魏大，咳嗽，吐浓黄痰，舌黄燥，便秘，溺赤，左脉浮洪，右濡细，不恶寒，或以泻白、金沸草、金水六君之类不应；以如圣汤加寸冬、黄芩、枇杷叶、牛子、木通、灯心又不应；以凉膈散去硝，加桔梗、瓜蒌、灯心、生军，饮柿饼汤，夜咳减，又一剂，泻二次，痰浓，舌燥；以麦冬汤加枇杷叶、紫菀、灯心一剂，夜得眠，右咽痒则咳；以利膈汤加黄芩、紫菀、瓜蒌二剂，早咳几口；以寸冬汤五剂而愈。

一中年，咳嗽，不恶寒，便秘，溺清，或服八味丸十日，日夜发热，盗汗，脉弦实；以紫菀膏一丸含化，夜热退起，又十丸，热自上而下退尽，咳减，溺涩，泻恭爽利，宜连进紫菀膏，却以紫菀汤六剂，溺尚涩痛；以甘露饮三剂，紫菀膏二丸，咳止，一夜下身冷汗，不兴，遗精，此心肝之火也；以六味丸加故纸、寸冬二剂，潮热；以清心莲子饮去参、柴，加黄柏，用莲须一剂，阳强、梦遗二次，早泄三次，内却清爽；以清骨散去芃，加黄柏、莲须三剂，身腰振战，从下而上，一汗而散，失精；以莲子清心、虎潜珍珠粉丸，夜咳，潮热，舌燥，唇焦，咳血数口，此收涩之闭火邪也；以百合固金汤去归、芍，加紫菀、茯苓、地骨、枇杷叶五剂，咳减，血止。间服珍珠粉丸，咳在，恭黑，盗汗。予欲进紫菀膏，或以当归六黄汤三剂，左腋溺痛；或以小柴胡合二陈汤加黄连、胆草、枳壳一剂，左腋溺痛皆止，五更咳，潮热，盗汗；或以甘露清润之品，终至咳血胸痛，喘慌而危，莫非热不下夺之咎？

刘子，二十岁。冷咳一年，或恶寒偏身痛，咽干，人倦，脉涩，左浮滑，以异功散加桔梗、寸冬三剂，咳咽痛好；以异功散芪代参，加寸冬三剂，咳加发昏；以八仙长寿丸，咽干，咳嗽；以麦冬汤咳止。数日又咳，以甘露饮去参，加紫菀三剂而愈。

江三，下疳半年，多服石膏凉药，愈后，或畏寒，恶食，咳嗽清痰，连左背季胁痛，暴失声，脉左浮长，右弦小，常粪后下血，此风热攻肺也，以利膈汤加连翘二剂，恶寒减，声开便秘，溺赤，咳不欠痛；以二陈汤加荆、防、翘、灯一剂，夜咳甚，便秘六日，溺赤，咽干，痰黄，脉沉滑；以麦冬汤一剂，四五更咳甚，泻微恭鲜血；又一剂，晚进百顺丸三钱，不下，夜咳甚；中又进百顺丸三钱，泻七次，人倦；以枳桔二陈汤加紫菀、黄连、竹茹、生姜一剂，咳止，脉沉弱滑；以参苓白术散防其再泻，饥不能食；以香砂二陈汤加枳术、黄连、竹茹、生姜五剂，泻热恭，咳痰难出，进食；以玉竹饮子三剂，时窗风吹，右臂不能举，项背强痛，咳连右腰亦痛；以消风散一剂好；又一剂，咳连肩井胸胁痛；以枳壳煮散不应；以导痰汤加羌、防二剂未好，呕痰；以玉竹饮子加竹茹、姜汁好；以二陈汤加香砂、术、连、姜、茹而愈，呃呕；以法半、青皮、寸冬、木通、丁香、枇杷叶、柿蒂、山楂、竹茹全愈。

宴子咳嗽发热或以解表之药热退，咳不止；以石膏、黄芩之类反剧，予视脉左缓右紧盛，舌淡黄，不渴，作呕，背恶寒，足冷，喘不得卧，溺赤，夜冷汗；以小青龙汤去麻黄，加杏、苓一剂，泻青色，溺清，右脉弦；以苏子降气汤一剂，恶寒好，足微温；以桂枝汤加生术、泽泻、桔梗、麻黄根一剂好，内觉有火、咳甚，脉滑；以止嗽散去百部，加桑皮一剂，咳止，夜热胸甚，溺清；以麦冬汤加柴、芩一剂，脉浮数，早以小柴胡汤加翘、枝、桔，夜以凉膈散去硝黄，加生地，夜热减，溺黄，恭黑，脉左濡，右滑数；以生四物汤加芩、栀、翘、滑、熟军、荆、防、草一剂，滑泻二次，眼花，人倦；以防、芷、连、栀、藿、草一剂，夜热，头汗，足冷，脉涩；以一阴煎，丹参换丹皮一剂，反热；以凉膈散去硝、黄一剂，热减，手冷；以小柴胡、四物汤之类不应，背恶寒，足冷，夜烦热去衣，唇焦鼻干，此阳明火郁也；以竹叶石膏汤加薄荷三剂，热退，便秘，加木通一剂，又热，右手大指肿痛，停药三日，食肉好，外敷药，五更热甚，屡以大连翘饮去利水药，指疮溃，以八珍汤加银花、连翘数剂而愈。

邓大，咳嗽，鼻塞恶风，以苏陈九宝汤好。劳力发热，腰股头痛，以九味羌活汤去芩、地、枳、姜、枣一剂，痛除，鼻塞咳嗽；以华盖散去桑皮，加细辛、防、芷、生姜二剂；以小青龙汤加杏仁二剂，鼻通咳减；以六君子汤加桔梗、桂枝、生姜愈。

予母，干咳难出，舌白厚润，黄苔，口渴，以华盖合凉膈散去硝，加桔梗一剂不应，延至十日，发热，手心甚，头痛，不食，脉洪，以荆防败毒散一剂，热退，头痛止，咳痰，口涎，呃逆，心悸，咳甚则干呕；以小青龙汤，四七汤俱不应；以柿饼汤当茶，咳减，舌苔退，进食。二月干咳，痰难出，以麦冬汤，咳呕俱止。间日又干咳，鼻涕，口和，舌淡黄润苔，以柿饼汤、麦冬汤三剂不应；以华盖散加知母，鼻流清涕；以败毒金沸草散，咳呕清涎；以生枇杷叶煎服而愈。数日又咳，以玉竹饮子加芪、麦不应；以麦冬、陈米而愈。夜咳，以金水六君煎加杏、枣仁而全愈。

以上出自《李氏医案》

顾德华

蒋。产虚未复，郁怒动肝，肝火上熏肺胃。寅卯时咳呛缠绵，半载未能全止，纳谷勉强，五心烦热。脉细，左部虚细，右寸关弦数。虑涉损途，急挽可许向吉。

北沙参三钱　天花粉一钱五分　瓜蒌皮一钱五分　广郁金四分　羚羊角一钱五分　真川贝三钱　炙橘白五分　生谷芽三钱　制首乌四钱　怀牛膝一钱五分　滁菊瓣一钱　扁豆衣一钱五分

又诊：五更咳呛得缓，癸水先期而至，舌心露质，诊脉左见数象，肋中刺痛。产后营虚肝郁也。

北沙参四钱　天花粉一钱　瓜蒌皮三钱　广郁金五分　羚羊角一钱五分　川贝母二钱　青蒿梗一钱五分　炙橘白五分　制首乌四钱　阿胶二钱　怀牛膝一钱五分　鲜稻叶五钱　怀山药三钱

又诊：前进平肝养阴，寅卯时咳呛渐稀。脉息左部弦数，右尺虚软。经事乍过，毓阴平肝为主。

生西洋参一钱五分　川贝母三钱　瓜蒌皮一钱五分　炒白芍一钱五分　制首乌四钱　元武版五钱　广郁金三分　怀山药三钱　金铃子一钱　鲜佛手一钱

又诊：郁火已化，阴血不致为其所耗矣。脾气尚弱，纳谷不多，大便少调。脾胃之根，在乎金水流行，水火升降，为佳。

参须七分　羚羊角一钱五分　炒木瓜五分　五味子三分　麦冬二钱　金石斛三钱　杜仲三钱　白芍一

钱五分　怀山药三钱　橘白五分　生谷芽三钱　鲜佛手一钱五分

《花韵楼医案》

蒋宝素

脉来弦数无神，久咳音声不振，咽喉肿痛。阴分本亏，水不济火，清肃不行。清金保肺，引益肾水。

大生地　天门冬　北沙参　紫菀茸　大麦冬　川贝母　甜桔梗　生甘草　炒牛子

清金保肺，引益肾水，已服六剂。结喉肿痛全消，弦数之脉亦缓。每早咳嗽、痰多、音声未振，午后心烦，总属金水俱亏，依方进步。

大生地　大麦冬　北沙参　甜杏仁　甜桔梗　黄芩　白知母　大贝母　天花粉

依方进步，又服六剂。痰嗽虽减未平，音声稍振。脉仍弦数，口干唇燥，反觉胸中逆气上冲，咽喉又复肿痛。值暑湿司令，暂从清养肺胃。

北沙参　大麦冬　象贝母　肥桔梗　炒牛子　甜杏仁　白知母　薏仁米　生甘草　陈仓米　新荷叶

《问斋医案》

曹存心

咳嗽失血，音铄咽干，近来小有寒热，头痛喉疼，脉浮促而数。肺阴久伤，又兼燥气加临。补肺之中，当参以辛散。

补肺阿胶汤，加桑叶、枇杷叶。

再诊：头痛咽疼已止，寒热亦轻，新受之燥邪渐得清散。无如金水两虚，失血久嗽，音铄嗌干等证，仍如损象。即使静养，犹恐不及。

四阴煎合泻白散，加川贝、杏仁、阿胶、茯苓、石决明。

原注：此病肺脏已损，再受燥邪，小有寒热，头痛咽疼，是其的据。先用补肺阿胶汤，以其中有牛蒡、杏仁，加桑叶、枇杷叶，去其燥邪外证，后用四阴煎加味，以图其本。

子后咳嗽，天明而缓，脉形弦数，声音不扬，肝胆之火未清，金受其刑，水必暗亏也。

补肺阿胶汤合四阴煎泻白散，加川贝、青黛、海浮石、橘红、竹茹。

脉形细数，细属阴亏，数为有火；火上刑金，水即绝其生源，未可以咳嗽小恙目之。幸而气息未喘，脉象未促，如能静养，犹可以作完人。

生地　麦冬　沙参　石决明　地骨皮　桑皮　阿胶　枇杷叶露

诒按：此清滋金水两脏之平剂。但患阴虚而不挟别项邪机者，可仿此调之。

咳而腹满，经所谓三焦咳也。苔黄干苦，卧难着枕，肢冷阳缩，股痛囊肿，便溏溺短。种种见证，都属风邪湿热，满布三焦，无路可出，是实证也，未可与虚满者同日而语。

桑皮　骨皮　苓皮　姜皮　大腹皮　姜皮　防己　杏仁　苏子　葶苈子　车前子

诒按：湿热壅盛，脾不输运，肺不肃降，故立方专用疏化，仿五皮五子法。

阳络频伤之后，咳嗽痰浓，内热嗌干，脉芤数，左关独弦。此肝火刑金，金气不清之候，容易成损。慎之。

四阴煎，加二母、羚羊。

另琼玉膏（地、冬、参、蜜、沉香、珀）。

原注：肝火刑金，于左关独弦见之，所以四阴更加羚羊。

失血后，咳嗽梦遗，脉数左关弦急。必有肝火在里，既犯肺金，又泄肾气也。久延势必成劳。

四阴煎，加陈皮、川贝、海浮石、青黛、龙胆草、六味汤。

原注：肝火上下交争，故加龙胆以泄之。

诒按：六味汤，想系转方增入者。但其中有萸肉之酸温，专补肝阳，尚宜酌用。

失血久咳，阴分必虚，虚则不耐热蒸，食西瓜而稍退，脉数左弦，唇干苔白色滞，溺黄，加以咽痛，久而不愈，想是水不涵木，阴火上冲，胃气不清也。势欲成劳，早为静养，以冀气不加喘，脉不加促，庶几可图。

生地　白芍　茯苓　泽泻　丹皮　花粉　元参　甘草　猪肤　青蒿露　枇杷叶露

再诊：浊痰虽少，咳逆仍然，阴分之火上冲于肺。肺属金，金受火刑，水之生源绝矣。能不虑其脉促气喘乎。知命者自能静以养之。

八仙长寿丸，加玄参、阿胶、陈皮、甘草、枇杷叶露。

三诊：咳嗽夜来，有或重或轻之象，想是阴火，静躁不同耳。

前方加洋参、龟板、杏仁。

四诊：所进饮食，不化为津液而变为痰涎。一俟水中火发，咳嗽作焉，权以化法。

玉竹饮子（玉竹、苓、草、桔、橘、菀、贝、姜）合麦门冬汤，加阿胶、百合、款冬。

原注：前两方，六味加减法也。脉数左弦，咽痛，水不涵木，阴火上冲。惟苔白二字，为胃气不清之证。此病头绪甚繁，方中一一还他的对之药。

诒按：此等证，本无必效之方，似此斟酌妥帖，即使难期必效，亦觉心苦为分明矣。

阳络重伤，咳无虚日，而于五更为甚，口干盗汗，溺赤便溏，脉数而身热，欲成损证也；咽中已痛，虑其加喘生变，权以清热存阴。

黄芩汤合猪肤汤，加牡蛎。

再诊：所见病情，与前无异，喜食藕汁，咽中干痛稍轻，大便溏泄更甚。虽属肺热下移于大肠，而实则中气已虚，失其所守也。

六味丸，加牡蛎、川贝、玄参、淡芩。

诒按：大便溏泄，虚证中所最忌者。此证始终大便不坚，故再三反复，终不复元也。

三诊：溏泄已止，咳嗽未除，咽痛盗汗，脉数。肺经尚有热邪。

补肺阿胶散，加白芍、生地、淡芩、玄参、山药。

四诊：便泄稀，身热轻，咽喉干痛，亦渐向愈。而咳嗽腹鸣，神疲纳少，脉小带数。想是风热递减，气阴两亏，而脾中之湿，又从而和之为患。补三阴、通三阳之外，更以崇土化湿佐之。

六味丸，加牡蛎、淡芩、于术、防风、陈皮、炙草。

诒按：阴虚而挟脾湿，阳虚而挟肺火，邪实正虚，彼此相碍。凡治此等证，总须权其轻重缓急，又须心灵手敏，方能奏效。若稍涉呆滞，则效未见而弊先滋。如此证屡用六味，虽于证情亦合，究嫌落笔太重，少灵动之机括也。

五诊：气阴得补渐和。不意又有燥风外感，袭入湿痰之中。微有寒热，咽痛咳嗽不止。权以清养法。

六味丸去萸，加桑叶、杏仁、陈皮、川贝、炙草。

六诊：发热恶风汗多，是属伤风之象。但伤于壮者，气行则已；伤于怯者，难免不着而为患也。大为棘手。

六味丸合玉屏风散，加桑叶、玄参、川贝、橘红、甘草。

七诊：多汗恶风之象渐轻，新风解矣。而咳嗽咽痛，大便溏，饮食少，仍是脾、肺、肾三脏皆虚之候。幸未气喘。

玉竹饮子（玉竹、茯苓、甘草、桔梗、陈皮、川贝、紫菀、姜）合猪肤汤、玉屏风散、加麦冬、山药。

八诊：脾虚则便溏，肺虚则咳嗽，肾虚则虚火上炎，咽喉干痛，脉弱无力，元气伤矣。急宜补气育阴。

人参　二冬　二地　黄芪　陈皮　阿胶　杏仁　百合　甘草

诒按：此方究非便溏所宜。

九诊：精生于谷，肾之精气皆赖谷食以生之，而谷食之化，又赖脾土以运之。今便溏纳少，脾失运矣。急宜补脾为要。

都气丸合四君子汤、百花膏。

另八仙长寿丸参汤下。

诒按：此方亦嫌少灵活之致。

温邪发痧之后，咳嗽失血，血止而咳嗽不减，所吐之痰，或黄或白，或稠或稀，舌质深红，其苔满白，喉痒嗌干，脉弦带数。渐作痧劳之象。

四物汤，加紫苏、桑皮、骨皮、川贝、知母、前胡、淡芩。

原注：此痧后余邪，留恋营分，而成咳也。先生尝云：余自制两方，一为瘀热汤，一为此汤，尚未立名，以治痧后咳嗽极效。盖四物是血分引经之药，将温散化痰之品，纳入其中，引入营血中散邪清热，每用必灵。此可悟用四物之法。

痧子之后，咳嗽四月，颈旁瘰串，咳甚则呕，纳少形瘦，肤热脉细。想是余邪内恋，阴分大虚，欲成损证也。

四物汤，加香附、川贝、玄参、牡蛎、麦冬、苏子（一本作苏叶）。

诒按：方中玄参、牡蛎，为项瘰而设，无此证者可减也。

咳嗽五月有余，黄昏为甚，肌肉暗削，肢体无力，容易伤风，或头胀，或溺黄。总由阴分下虚，浮火夹痰上扰所致。

四物桔梗汤（四物加桔梗），加桑皮、地骨皮、川贝、知母、甘草、青黛、蛤壳、枇杷叶。

原注：此方之眼，在咳嗽黄昏为甚。毕竟风邪陷入阴分为剧，余目睹效者甚多。

诒按：此四物合泻白，加二母、蛤、黛法也。

金能克木，木火太旺，反侮肺金，金脏尚受木克，则其吸取肾水，疏泄肾精，更属易易。此梦遗、咳嗽之所由作也。

天冬　生地　党参　黄柏　甘草　砂仁　白芍　龙胆草

原注：此三才封髓丹加白芍、龙胆也。其人面必黑瘦，有一团阴火炽甚，克肺伤肾，用之极效。

诒按：此方以清泄肝火为主，竟不兼用肺药，所谓治病必求其本也。

以上出自《柳选四家医案》

何平子

恶寒身热已退，现在咳呛口干，胃气不宣，诊得脉象虚弦无力。可见中虚而肺气不清，兹拟和胃清肺法。

鲜石斛　茯苓　川贝　知母　橘红　冬桑叶　杏仁　蛤壳　米仁

复：畏风咳痰，举动喘逆，下午脚肿，脉象虚弦无力。可见肺虚而肾气奔逆，当从脾肺肾培补。

炙芪　北沙参　麦冬　枣仁　川贝　熟地　茯神　牡蛎　淮山药　胡桃

接方：去黄芪、川贝，加人参。

室女，内热咳呛，举动头晕。中虚气不归根，恐成劳怯。

西党参　沙参　川贝　橘红　淮膝　桑叶　首乌　麦冬　蛤壳　丹皮　红枣

换方：据服药后诸病皆安，唯朝暮多汗。

去丹皮、川贝、蛤壳、桑叶、红枣，加炙芪、茯神、枣仁、大麦芽。

风毒内蕴，传入血分，以致遍体发瘰，口干咳呛。宜疏风凉血，肺气自清。

荆芥钱半　大力子三钱　甘菊钱半　薄荷钱半　刺蒺藜三钱　防风钱半　桔梗二钱　花粉二钱　生草四分　元参二钱　豨莶钱半

复诊：羚角　生草　荆芥　豨莶　连翘　茅根　薄荷　黄芩　地肤　赤苓　黑山栀

以上出自《壶春丹房医案》

费伯雄

某。经云：劳则气耗。故咳逆咽痒，每见痰红，阴分已亏，肝火上乘金位，兼思虑伤脾，不时作恶也。宜清泄之。

南沙参三钱　郁金二钱　橘红一钱　蔻壳一钱　青盐半夏二钱　丹皮二钱　茯苓二钱　杏仁三钱　枳壳一钱　白蒺藜三钱　桔梗一钱　生甘草五分　生谷芽三钱

某。肺胃不和，呛咳痰喘。治宜肃降。

当归　茯苓　生苡仁　薄橘红　半夏　炙草　苏子　象贝　郁金　蒌皮　大杏仁　蛤粉
合欢　南沙参　佛手

某。呛咳气喘，交冬即发，肾虚脾湿不化也。

南沙参　茯苓　怀牛膝　川贝　瓜蒌实　女贞　炙紫菀　苡仁　黑料豆　杜仲　旋覆花
橘红　沉香　甜杏仁　海蜇皮浸淡

某。脉来左弦右滑，肝风驱痰上升，呛咳气逆，喉闷作梗，系阴分不足故也。宜清泄上
焦法。

南沙参　桑白皮　苦杏仁　甘菊花　麦门冬　制半夏　象贝母　杭白芍

二诊：脉来弦象渐平，呛咳亦减。宜宗前法更进一筹。

南沙参　陈橘红　瓜蒌皮　川杜仲　全当归　云茯苓　左牡蛎　川贝母　旋覆花　桑白皮
怀牛膝　冬白术　甜杏仁　莲子肉

三诊：肝营不足，肝气太强，上犯肺胃，呛咳日久。经治虽已获效，旋于疟后失于调养，
肝营更亏。急宜调营柔肝，兼治肺胃。

当归身　川贝母　杏仁泥　大丹参　杭菊花　石决明　淮山药　合欢花　潼沙苑　莲子肉
云茯苓　桑白皮　陈橘红　柏子仁

某。痰气上升，呛咳气喘。宜降气化痰。

橘红一钱　半夏二钱　苏子一钱五分　茯苓二钱　桑皮二钱　沉香四分　蒌皮仁三钱，炒，研　当归
二钱　象贝三钱　川郁金二钱　海浮石三钱　杏仁三钱

某。风热咳嗽，漫热，咽喉作痛作痒。

蒌皮三钱　川贝二钱　荷叶一角　牛蒡子二钱　桑叶一钱　薄荷一钱　前胡一钱　橘红一钱　煨葛
根三钱　杏仁泥三钱　桔梗一钱

某。肺胃不和，痰气交阻，以致呛咳两载，甚则呕吐水谷，诊脉沉数。皆缘七情拂郁，寒
暑失调所致。姑拟清金养胃，顺气化痰。

西洋参　川百合　象贝　山药　蛤粉　枇杷叶　石斛　茯苓　白薇　橘白　石膏三钱　桑叶
一钱　蝉衣一钱，去翅足　生扁豆三钱　枇杷叶四钱，包　牛蒡子三钱，炒研　鸡蛋清一个　诃子皮一钱

某。脉来左弦右滑，肝风内动，驱痰上升，不时呛咳，入夜则厥，抱恙日久，不易速瘳。
急宜养血祛风，化痰通络。

南沙参　大丹参　云茯神　石决明　麦门冬　川贝母　天竺黄　法半夏　明天麻　甘菊花
炙僵蚕　化橘红　光杏仁

某。肝火上升，肺金受克，咳嗽音暗，证入损门。急宜清养。

南沙参　瓜蒌皮　川贝母　女贞子　北沙参　杏仁泥　桑白皮　潼沙苑　生龟板　天门冬

麦门冬　淮山药　淡竹叶　鸡子清

以上出自《费伯雄医案》

李铎

李氏妇，年二十五，干咳半载，咽嗌干涸，肌肉消瘦，停乳不月。此明系内伤阴亏津涸，兼之肺肾不交，气不生精，精不化气，是以干涸如此，议金水同源之治。

沙参　麦冬　贝母　百合　桑叶　熟地　五味　玉竹　阿胶

又：进金水同源法咽嗌稍有润气，咳如原。思喻氏清燥救肺法，滋干泽枯，培养生气，于斯证正合宜也。

桑叶　石膏　芝麻　杏仁　高参　阿胶　枇杷　麦冬　生地　甘草

又：进喻氏法咳缓咽润，半年久病，大效已著，不必汲汲。以无月信，恐延成干血痨为虑，但宜培养肝肾真阴为本，俾真阴一足，则水到渠成矣。

复脉汤去姜、桂，加玉竹、麦冬。

津液枯涸，气化不行，所以无月，非深明《内经》者不辨。寿山

饶某，年逾五十，脉得气口盛于人迎一倍，病延十年之久，图之不易。且就目前之势而论，饮食不运，胃海窒塞可知，咳难出声，而治节不行已著，金土交病，将来难免倾泻之虞。若不早治，必有塌溃难御之虑。略陈大意，祈质高明是否。

高参　白蔻　木香　五味　麦冬　于术　川姜　云苓　陈皮　炙草

加大豆黄卷，不拘剂数。

按：胃为水谷之海，又为五脏六腑之海，人之所受气者谷，谷之所注者胃也。胃满则肠虚，胃病者腹膜胀，胃伤之证，不思饮食，此病重在胃海。若再以润肺清金治咳之药，窒塞胃海，则胃不能纳，肠虚倾泻，则难乎为计矣，故再陈于上，非好辩也。

久咳不已，必由冲脉伤犯胃腑，法当培土生金。寿山

黄纸客，年三十余，经年久嗽，咳甚带红，咽痛不眠，气逆上喘，议金匮麦门冬汤。论曰：上逆下气，此汤主之。

沙参　麦冬　半夏　洋参　粳米　大枣　杏仁

喻氏曰：凡胃之津液干枯、虚火上炎之证，用寒凉药而火反升，徒知与火相争，不知"胃者，肺之母气"也。

陈，三二，秋凉燥气，久咳失音。据述初病凛凛怯寒，失于解表，服润肺治咳药，渐至失音，乃寒客于肺，误投药饵填塞肺道使然，未必是金伤之候。仿叶天士金实无声议治。

麻黄　杏仁　薄荷　石膏　射干　橘红　牛蒡子　甘草

徐某，年四十，交冬咳嗽，入夜更甚，形肥痰多白沫。大病愈后，中气已伤，中虚则停湿，而为痰饮，饮邪上干，而为咳嗽，此病根也。《金匮》论咳嗽，必因之痰饮，斯证合符当遵是旨，无惑他歧。若论阴虚火盛，必干燥少痰，此理显而易明。丁医谓陈远公书，肾热火沸为痰，

谬不可法，且饮为阴邪，若再以阴药附和其阴，必留邪为患也。

六君子加干姜、细辛、五味子。

陈修园曰：咳嗽证，方书最繁，反启人疑窦，其实不外虚实二证，实者外感风寒而发，虚者内伤精气而生也，总不离乎水饮，《金匮》以小青龙汤加减五方，大有意义，小柴胡汤自注云：咳嗽去人参，加干姜、五味子。人多顺口读过，余于此悟透全书之旨，而得治咳嗽之秘钥。

老广，三七，咳嗽已久，痰多带红，夜间更甚，胸膈满闷，舌上黄苔，小便短赤，四肢麻木作痹，手足掌心灼灼，脉见两寸浮数，证属火旺克金之候。盖肺有郁热则咳嗽，甚则逼血上行，故咳血，肺本清肃之脏，因受心之火炎，故喘促。法宜清心泻火。

洋参　麦冬　知母　炒芩　杏仁　桑叶　茜草　川贝　甘草

又：前进清金泻火之剂，吐红稍减，各候差缓，足证清泻之验。第脉息如原，诚为火铄金伤之证，最忌辛温凝腻之药，动火生痰，填塞肺道，宜清燥救肺行瘀。

百合　麦冬　紫菀　冬花　天冬　川贝　元胡　侧柏　栀炭壳　杏霜

傅，孀居，年四二，久嗽经年，痰多食少，身动必息鸣喘促，面色萎黄，暗瘁神夺，诊脉左搏数，右小急。自觉内火炽燎，寡居独阴，自多愁闷思郁，加以操持焦劳，五志厥阳烦煎，上熏为咳，非泛泛客邪干肺之嗽，实为内伤重病，且忧苦久郁，必气结血枯，五液内耗，是以经来涩少，色见紫黑，有延成干血劳嗽之累。议进琼玉膏，滋水益气，以制厥阳之火，暂用汤剂，益胃中之阴，以血海隶于阳明，勿损胃气为上。至治嗽救肺诸法，谅无益于斯病耳。

参条　云苓　怀山药　扁豆　苡仁　北五味　石斛　阿胶　百合　甘草

以上出自《医案偶存》

潘名熊

凤浦胡君易堂，夏患痰咳失血。医用胶、地等，作肝肾阴虚生内热治，不效，且痰增胃减，延余诊。脉得右坚左弱，余曰，前人主左坚填肝肾，右坚理肺胃。今右坚，治胃为要。炎夏阳气方升泄，胃阴虚而无镇压之权，势必震动胃络，络伤则络中之血因随阳气上升。倘云三阴热蒸，脉必征于左部。据理论治，药宜选淡薄味，以调养胃阴，曾服腻药太多，须佐以宣畅脘气，方可消痰安谷。生扁豆（用粒不打）五钱，丽参一钱，麦冬、茯神各三钱，石斛、谷芽各二钱，陈皮、甘草各四分，服三帖。再诊，血止脉缓，惟时或心悸，或汗微泄，主兼理心营肺卫。黄芪、沙参各三钱，丽参、麦冬各二钱，五味、炙草各三分，麦仁、枣肉各四钱，多服调养，仍用归脾丸加杞子、五味，蜜小丸常服。精神自此日旺，体健胜于平时。吾因思胡冯二君，皆先服清，而后受补，故血不复发，实赖参、芪以回其气，气回血得守其常度而循行经络也。夫患血而畏补者多，是以终难了局，因存此二案醒之。

凤浦冯君蕙庭，人瘦而长，咳嗽继以吐血。医与温胃劫痰药，血益甚，延余治。脉得左坚右弱，余曰，贵恙乃肝肾阴虚而生内热，熏蒸脉络，致血不得宁静。前贤谓瘦人之病，虑虚其阴，今服燥药，即犯虚虚之戒，阴愈亏，阳愈炽矣，故血益甚。愚见主先治肝。方用复脉汤去桂姜（参用丽参），加白芍二钱、生牡蛎块五钱。次日诊，仍用前方，加田三七末四分，冲服，另用淡菜、黑豆、冬虫草煎猪精肉汤做饭菜。再诊，脉缓血止，惟咳痰难出，转用醒胃汁以涤痰饮一法，麦门冬汤加钗斛二钱（与丽参同先煎），五六帖诸恙俱安，继用归脾去木香，加陈皮、白芍、五味、麦冬、杞子，为小丸常服，痰咳渐除，身体日健。

以上出自《评琴书屋医略》

徐守愚

新昌烟山梁东庐子宇章，年十九。去岁六月，避难天台，途中受暑，夜眠精泄，次日身遂发热，服时令药而愈。至冬精神倦怠，午后潮热，咳嗽多痰，终日欲眠。医者咸谓湿邪未尽，屡用渗利之剂，不知其为内伤也。迄今春病日加重。伊父东庐邀余医治，诊脉细数而短，肌肉消瘦，面黑舌红，嗽则多痰，入夜更甚，其困于床褥者已二月有余矣。余谓东庐曰："令郎病属内伤，阳分大亏，似难施治。"东庐谓迩来所服之方，俱是熟地等一派纯阴。先生独谓阳亏，何所见而云然耶？余答之曰："卫气昼则行阳二十五度，且得太阳阳气之助，故交子至午，诸证皆轻，夜则行阴二十五度，且当太阴阴气之助，故自午至亥，诸证加重，与外感病之日轻夜重自是不同，就诊用方舍仲景人参建中汤，其无别法。"东庐固留旬日，按法调治，一日能食厚粥三碗，咳嗽潮热俱减，痰亦稀少。东庐改忧为喜曰："此后有无虞耳？"余谓再过十日，立夏节到不致反复，可望全愈。谁知一交此节而胃气遂绝，东庐先立夏三日作札相邀，以为预防。余不得已，遂复往诊，初不料其病之至于斯极也。比余至，东庐向余曰："小儿之病服先生药后，逐日生色，今交节虽变，余皆如常，只胃口不开耳。"余曰："他变犹可治，惟胃败乃不可治。古人云：得谷者昌，绝谷者亡。病势至此，虽卢扁复生亦无如之何矣！"东庐欲侥万一之幸，再三索方。余勉书参附汤，聊尽人事，非真望其有济也。唯时阳气将尽，奈何有同道犹有阴火窜上之说，而不自知其陋者，噫！医道之难矣！

达溪童岐山赋禀不足，斲伤太过。去岁冬季忽然痰饮咳嗽齐发，尔时明眼人见之，投以小青龙汤一法即愈。而医者皆挟虚损成见，用一派清润甘寒以止嗽消痰为事。不知肺畏火而亦恶寒，肺令人咳，多挟水饮，饮邪当以温药和之，圣法也。况久咳勿理肺，肺为娇脏，愈理则愈虚，甘温亦所必需。医昧此旨，所以欲止嗽而气反急，欲消痰而饮反增，且午后潮热，饮食顿减，怯证之渐也。春初尚可支持，迨清明节交，病日加重，乃急延余治。而暨与嵊路隔数百里，日夜悬望，真有迫不及待之势。越三日，余至，岐山仰卧在床，不能转侧。但开目注视，低声向余曰："先生救我。"无力言他。顷刻吐痰饮数碗，咳嗽连声不断。身热便痢，粒米不进，如是者已十余日矣。余诊视甫毕，其母即哀求不已，自言寡居三十年，不辞艰辛，只为此儿，望先生鼎力医治，倘得垂危复生，不独我母子感德，即童家宗支赖以不绝。言至此而涕泪交垂，不能自禁焉。余曰："证固急矣，幸脉尚有根，非不可以救药者。但须数月奏功，莫嫌效迟。"遂以生黄芪、生甘草、干姜、细辛、五味子、姜半夏、桂枝、茯苓合为一方。频服二剂而咳嗽稍减；服四剂而痰饮渐退，粥饮可进；服十余剂而痰饮咳嗽俱十愈六七，终日能食饭三碗，惟日晡潮热如故，间服小柴胡汤数剂而热以退。后仍以原方加潞党、仙居术，再服数十剂，又每日午后以薏仁煮粥作点心，闭户静养，谢绝一切，调理百日而病乃霍然。

剡西丁家舜年乃郎安澜，自五月患咳嗽证，至七月医治罔效。渐加身热气急，胃减肉削，呕恶频频，医者咸谓痨瘵将成，不能遽疗。余诊脉浮弦而紧，兼见有力。其父问余曰："小儿是痨病否？"余直决之曰："非也。揣其病情，不过因见嗽治嗽，日以元参、沙参、麦冬、桔梗、阿胶、生地等味用事；见热治热，日以柴胡、地骨皮、黄芩、丹皮、龟板、鳖甲等味用事，不明《金匮》咳嗽多挟水饮之旨，所以愈治愈剧耳。"其父起而揖余曰："小儿婚期在秋杪，贱荆一闻痨病之说，遂涕泣至今，日夜不安。先生云非痨病，乞赐一速愈良方，俾小儿脱然无累，得如期完婚，则幸甚。"余曰："此证舍小青龙汤，另无别法。盖咳嗽必挟水饮，目下脉弦紧有力，弦则为饮，紧则为寒，其为水饮无疑矣。"小青龙汤日服一剂，每日继服杏酪一杯。四日之间嗽止热退，饮食渐加。调理月余而愈。

嵊邑小硎村赵咸林，口甜身热，咳嗽，胃不开已有旬，日服之口甜如失，诸证得愈。七八方以佩兰叶为君。《书云》，脾热则口甜，惟佩兰叶可以治之。俗法五叶汤，时医所尚，余加生甘草、桔梗、生香附、茯苓，另有意义。

佩兰叶　苏叶　藿香叶　冬桑叶　薄荷叶　生香附　赤苓　苦桔梗　生甘草　葱白

以上出自《医案梦记》

徐麟

崇仁裘日林先生，咳嗽喘急，绵延二十年。每至秋冬一月一发，发则喘息抬肩，饮食不入，挨至春夏，喘虽稍可而痰嗽之根株终存焉。近来较前更甚，非第秋冬，即春夏亦多发作矣。迨至今秋，适余过其处而伊留诊，左关弦紧，右关弦细，幸得六部皆有胃气。犹堪医药，检阅从前方法，有用宁肺止嗽、消痰顺气等方，未有明《金匮》咳嗽多挟水饮之旨，若有和之以温药者，则滔天之水势自就于下，咳逆上气之证获效甚捷，何致经年累月？目下脾阳不振，肾阳式微，下焦之阴上泛而凌脾土，土被水侵，痰饮因之加增，坎中阳衰，龙雷升腾，须丽照当空，群阴始退也，先用苓桂术甘汤加味与服五六剂后，复诊可也。

茯苓四钱　桂枝二钱　仙居术一钱　炙草一钱　姜夏三钱　杞子四钱　干姜一钱　五味子一钱　瓦楞子三钱　大枣十二个

次接来书稔知，服加味苓桂术甘六剂，喘嗽渐平，药似对证。不过略受风寒，痰声曳锯，黄昏就枕，朦胧不清，神飞魄舞，恍恍惚惚，觉来舌带燥气，少顷仍润，伊欲半夏易枣仁，余以为半夏为降逆上之饮邪而用，易之不可，枣仁安心神定魂魄。世俗所尚，古圣无是训也。盖半夏非但不可易，而且当重用耳。如《内经》半夏秫米汤，原为胃不和则卧不安而设。夫卧之不安者，由胃中之有痰贮也；神飞魄舞者，由痰气阻滞中脘，阴阳怫逆也；觉来舌燥俄顷，仍润者由痰涎黏滞于胃中，而津液艰潮于口也。医生不识五行生化，即昧五脏宣布之义，种种见证不外中土虚衰、肾水泛滥。余以半夏秫米汤先交阴阳，仍用苓桂术甘汤加味，俾堤防固，水不泛滥，阴霾敛藏，腹中安然。

半夏一两　秫米三合　老姜三钱　大枣十二个

再书其病巅末，人生小天地耳，则天地能高明博厚，悠久无疆者。以其有氤氲之气充塞乎其间也，故真人至人洞达阴阳，调护斡旋之大气于胸中，则五脏六腑、大经小络，升降呼吸运用不竭，则能寿敝天地，无有终时。一至大气亏损则天地风火四轮同时轰转，上凌太空。就人而论，即现畏寒就温之阴象，如喘呕自痢、腹胀、筋惕肉瞤，诸凡凶恶之证叠起斯时也。禅宗有白浪滔天，劫火洞然，百川沸腾，山冢猝崩。一切可惊可怪之物，扬眉吐气，各显伎俩，天地谓之大干俱坏，人身谓之性命不保矣。乃千万年之支干一交戌亥，一大气散竭，有如此之大变不綦骇怪已哉。然此未免诞谩，今举一昼夜之戌亥，以喻阴盛阳衰之虚劳，乃毕真而确肖焉。凡终日每交戌亥，地中昏暗，露结为霜，群丑现形，诸鬼夜食。比鸡鸣于丑，阳开于子，太空始廓，世界光明。取此喻彼，则千万年之戌亥与一昼夜之戌亥，并人生毕生之戌亥比例而推，可知大气为保命之金刚，获阳为全身之灵丹也。夫且吾尝读《内经》有曰："年六十阴痿，阳大衰，下虚上实。"又云："营卫相得，其气乃行。"喻征君嘉言先生曾云：大气一转则久病驳劣之气始散。盖大气之关于性命者，有若斯之重且大也，而病者、医者讵堪忽乎？余每恨此旨湮泯已久，先贤谆谆详论，后人不知所宗，良堪慨焉。余尝每考陆地大动，而世界不即坏者，有立天真武坐镇于北方，故地虽有时震动，而龙蛇仍得摄伏于地下；则水中之火，火中之风，庶不得扰于太空。仲景所以称谓医中之圣人，一遇阳衰之怯证，必投真武者，良有以也。今先生年逾花甲，阳衰固不待言。假或不究此旨，日事滋阴一途，一旦阴寒之气上干阳位，即神水金丹恐亦无济。此方接服十余剂，仍服苓桂术甘加味不拘帖数。每至秋冬用毛鹿角数对，照此法调护，庶可延年益寿，弗以荒唐见弃，彼此幸甚。

仙居术三钱　茯苓四钱　淡附子二钱　化龙骨四钱　炙麻黄一钱　姜夏三钱　五味子一钱　生牡蛎四钱　北黑枣十二个　酒芍三钱　煨姜三钱

《医案梦记附案》

黄堂

周，五十五岁。操劳过度，咳痰几年，津液必伤，以致气不归原，形瘦怯弱，胃纳减少，脉虚芤数，损怯大著。姑拟养胃生金，宗《内经》聚于胃，关于肺之旨，望其一阴来复如何？

党参　茯苓　扁豆　紫石英　五味子　麦冬　宋半夏　炙草　生蛤壳　胡桃肉

二诊：脾为生痰之源，肺为贮痰之器，夫水谷入胃，精气游溢，输于脾，归于肺，《内经》之旨也。吐痰虽多，尚因生热久延，肌肉消瘦，气易上逆，脉形虚芤，皆是咎征。

六君子汤加紫石英、麦冬、沉香汁、地骨皮露。

三诊：前方颇适，热减痰少，此为佳处，惟气易逆，脉短芤。总由元海根蒂不固，衰脱之机可虑。

党参　于术　麦冬　紫石英　地骨皮露　熟地　茯苓　五味子　沉香汁

四诊：诸恙虽觉安适，而热起辰巳，必先四末微寒，营卫造偏，实由脾胃之虚，虚不肯复谓之损，此最难奏效者。气之摄纳在肾，参景岳法。

六君子汤加熟地、五味子、怀膝、紫石英、十大功劳。

五诊：连进扶脾化痰、补肾纳气之法，仅获小效，而神脉不旺，上午微热，中脘不畅，仍兼咳嗽，炎暑伤气奈何。

六君子汤加青蒿、丹皮、海石、沉香汁。

《黄氏纪效新书》

王燕昌

同里张醒斋，贤孝著闻，工诗，豪饮，患咳兼便结，每以大黄置酒中，止之不从。数年后避乱，授读颍郡宁氏家，咳病忽作，言语无声，未久而危。

《王氏医存》

张畹香

感风肌热已久，今已有汗，而舌黄口燥，咳嗽痰如水，喉痒，诊脉弦数。据书风温日久，表里均热，当用甘寒。

苦杏仁三钱　生甘草一钱　桔梗二钱　羚羊角二钱，先煎　根生地六钱　地骨皮三钱　冬桑叶一钱半　橘红八分　麦冬三钱　生玉竹三钱　象贝五钱　竹肉一丸

两太阳与腰痛，稍有咳嗽，喉哑痛，脉左关反大，而舌苔燥。当用从证不从脉法。

杏仁三钱　苏薄荷二钱半，净叶　冬桑叶二钱半　象贝母三钱　桔梗二钱　生甘草一钱半　射干一钱半　麦冬三钱　连翘三钱　酒黄芩一钱半　枳壳一钱半　竹叶廿四片

外感后，余邪总当凉解，况肺热怕反伤也。身凉后尚咳痰。左胁素有块，今自觉痰从此起，查左胁下是肝位，此块当属向来做工夫之故。然无形状，非真有瘀也，不过络中之气郁耳。古人云：清金可以平木，则但清其肺，而肝自可耳。

生玉竹四钱　桔梗二钱　象贝三钱　麦冬三钱　地骨皮三钱　根生地六钱　橘红八分　冬桑叶一钱半　炒丹皮一钱半　煅牡蛎五钱　阳春砂八分，同煎

以上出自《张畹香医案》

何游

咽痛咳痰，膈胀便溏。此中虚厥阴化风，宜调中润肺治之。

桑白皮　橘红　炒苏子　桔梗　薄荷叶　生芪　钩钩　大力子　赤苓冬瓜子

复诊：炒苏子　炒扁豆　橘红　桔梗　生甘草　川石斛　生米仁　茯苓　郁金

元气素虚。疟后腠疏，喘咳转剧。脉数无力。劳怯之渐，愈期未许。

炙芪　北沙参　麦冬　橘白　煅牡蛎　红枣　玉竹　川贝母　山药　茯神　冬桑叶

接服方：黄芪　北沙参　麦冬　橘白　煅牡蛎　杞子　熟地　川贝母　山药　茯神　款冬花　建莲

膏滋方：炙芪　五味　淡苁蓉　胡桃肉　熟地　牛膝　煅牡蛎

久嗽不止，中虚表弱也，以致盗汗，膈胀气喘，脉软。以建胃固表治，庶克奏效。

制于术　石斛　苏子　蛤壳　川贝　红枣　川百合　橘白　茯苓　米仁　桑叶

接服方：西党参　北沙参　山药　菟丝　茯苓　红枣　制于术　炒米仁　橘白　牛膝　桑叶

先曾失血，由络伤所致。现患咳呛，脾泄痰多，肉削，中气不足之验。治宜涤痰健中，舍此无策。

制于术　淮山药　桑叶　北沙参　橘白　川石斛　茯苓　款冬　川贝母　炙草

再诊：冲呛不止，比前减少，并脉象数势缓和。斯属佳境，但速愈不能。

炒生地　麦冬　川贝　元武板　丹皮　北沙参　橘红　杏仁　冬桑叶　青盐

以上出自《何澹安医案》

吴达

青浦县潘镜波先生，前年令少君患干咳，诸医视为劳，以为不可救药矣。偶于坊间，得余《求是集》，因买舟至江相访，抵青阳，知余已游沪，即移舟来诊。乃郎年仅十七，瘦弱白皙，身已长成。余谓此乃相火刑金之嗽，因发身而作也。人当发身之时，及于长定，五内运行之火，正值流动充满，升极于上，将下纳于肾中。白嫩之躯，肺金柔弱，火铄其肺，故见干咳，焉得谓之劳病乎？用润肺降火之药，半月全瘳。今岁又来，谓其毕婚后苦志攻读，时患中气不足。余因授以久服之方而去。镜翁颇觉感余，并谓病经余治者，即为有幸。未免誉之过情，惟治病贵能识其原，岂得因其瘦弱，而漫曰虚劳，以误人哉！

《医学求是》

雷丰

古黔刘某妇，素吸洋烟，清癯弱体，自孟冬偶沾咳逆，一月有余，未效来商丰诊。阅前所用之药，颇为合理，以桑、菊、蒌、蒡、杏、苏、桔、贝等药，透其燥气之邪。但服下其咳益增，其体更惫，昼轻夜剧，痰内夹杂红丝，脉形沉数而来，舌绛无苔而燥。丰曰：此属真阴虚损，伏燥化火刑金之候也。思金为水之母，水为金之子，金既被刑，则水愈亏，而火愈炽。制火者，莫如水也，今水既亏，不能为母复仇。必须大补肾水，以平其火，而保其金。金得清，则水有源；水有源，则金可保，金水相生，自乏燎原之患。倘或见咳治咳，见血治血，即是舍本求末也。丰用知柏八味除去山萸，加入阿胶、天、麦，连进五剂，一如久旱逢霖，而诸疴尽屏却矣。

鉴湖沈某，孟冬之初，忽患痰嗽，前医作冬温治之，阅二十余天，未能奏效。延丰诊治，右部之脉极滞，舌苔白滑，痰多而嗽，胸闷不渴。丰曰：此即《内经》"秋伤于湿，冬生咳嗽"之病，非冬温之可比也。冬温之病，必脉数口渴，今不数不渴者非。冬温治在乎肺，此则治在乎脾，张冠李戴，所以乏效。遂用加味二陈法去米仁一味，加苏子、芥子治之。三剂而胸开，五剂而痰嗽减，后用六君子汤增损，获全愈矣。

南乡张某，左脉如平，右关缓滞，独寸口沉而且滑，痰嗽缠绵日久，外无寒热，内无口渴。前医用散不效，改补亦不见功。不知此证乃系伏湿酿痰，痰气窜肺而致嗽，即经所云"秋伤于湿，冬生咳嗽"也。当理脾为主，利肺为佐，即以制夏、化红、茯苓、煨姜、杏仁、绍贝、苏子、甘草治之。约服三四剂，痰嗽遂减矣。后循旧法出入，调治旬日而安。

城南程某，患嗽月余，交冬未愈，始延丰诊。诊得脉形沉弱而滑，舌体无荣，苔根白腻，神气疲倦，饮食并废。丰曰：此赋禀素弱，湿袭于脾，脾不运化，酿痰入肺所致。以脾湿为病本，肺痰为病标，即先哲云：脾为生痰之源，肺为贮痰之器。治当补脾为主。程曰：风痰在肺，补之恐增其闭。即出曾服十余方，皆是荆、防、枳、桔、杏、贝、苏、前等品。丰曰：此新感作嗽之药，与之伏气，理当枘凿。即用六君加玉苏子、生米仁治之，服五剂神气稍振，痰嗽渐疏，继进十余剂，方得全愈。

江诚曰：痰嗽之证，须知有新感，有伏气。新感之脉必多浮，伏气之脉必多沉。新感之嗽，必兼鼻塞声重，头痛发热；伏气之嗽而无诸证也。凡伏气之证，法当宣气透邪。前医以荆、防、枳、桔反未臻效，而吾师用六君补气，苏子降气，米仁渗湿，而反效者何也？盖由风、寒、暑、湿潜伏者，固宜透发，惟此则不然。当知湿气未成痰之先，可以透发，既成痰之后，焉能向外而解耶？因痰之源在脾，故用六君子扶脾以祛其湿，而化其痰；苏子降气，毋使其痰上袭于肺；米仁渗湿，毋使其湿再酿成痰。倘用宣提之方，则痰益袭于肺，而嗽更无愈期矣。

以上出自《时病论》

杨毓斌

兰芝庭，呛咳，痰吐不畅，音哑而咳声清越。杂治半月余，证益重，问治于予。按六脉皆弦，右关尤大，乃湿郁已，土不能培木，木邪挟风火上触肺胃，肺胃被灼化燥，不能遂其清肃下降之令。亟宜清降肺胃，两和土木。音哑久延，防金破土崩，酿成痨嗽不治。立方三服，竟痊。

肥玉竹三钱　炒贝母二钱　苦杏仁三钱　盐水炒陈皮一钱五分　茯苓三钱　蛤粉炒阿胶二钱　生芪皮一钱五分

《治验论案》

朱增藉

族柳溪，甫及冠，得咳发疾。渠家闻吾师王平石公，治侄心衡咳血吐发，用六味合玉女煎加螳螂而愈，检方欲进而不敢，延余治以定从违。余诊之，体肥脉滑，咳嗽，吐白痰，痰中有发，由短而长，初四五分，今七八分，脚微白，上截淡黄，逐日而生。思索日夜，吾师成方难用。忆陈远公有怪病多生于痰之说，然犹豫不敢立方。适房兄杏村同寝，言及此子欲心早炽未遂，因获斯疾。余喜曰："得之矣！"此病为欲火熏蒸痰涎而成，其发有脚，吾师案中载发生胃脘。凡物遇土而生，论解最确，第病原不同，此宜祛痰开郁。遂主三因四七汤，决服六剂愈，仅四剂痰除发灭矣。是疾吾师早有成方，弃而不用者，以病不属阴虚火燥，服之恐成痨瘵。今别生方法而取效如此，憾不起吾师于九原以相质证也。

按：师用螳螂治吐发疾者，盖螳螂善食发。螳螂目黄，食此即青色，从格物中悟出治法，故取效最捷。是亦猬令虎申，蛇令豹止，物有相制之义。

三因四七汤：半夏三钱，生姜汁炒　厚朴三钱，生姜汁炒　茯苓一两　紫苏二钱

《疫证治例》

许恩普

户部万锡珩夫妇咳嗽，昼夜不止，痰吐成盆。时医用人参、鹿茸等药，痰咳逾甚。延余诊

视，脉洪数，知系风寒闭于肺中，拟以二陈导痰汤加麻黄，一服而愈。伊子书城黄疸秘结，十数日不便，时医治以承气汤。余诊脉沉细，知系虚黄秘结，拟以茵陈润导滋养气血，使下焦气化而能出矣。饮以猪蹄汤，十四日便通黄退，遂愈。

《许氏医案》

过铸

王公少谷，吾邑之贤宰也。其署有石某者，患咳嗽证，春夏晏然，交秋则发，至冬更甚，咳呛而不能著枕，求治于余。余曰："内证非所长，不敢强作解人也。"石某信余甚笃，再四固请，辞不获已，遂为之诊视。其脉沉数，系郁热不舒之故，方用生大黄一钱，当归五钱，川贝母、薄荷、荆芥、黄芩、桔梗各二钱，天花粉、白术各三钱，生甘草一钱，陈皮、建曲各五分。水煎服二剂，咳呛平，四剂已痊愈矣。值余进署，石某道谢王公。问故，余道其所以然。王公笑曰："大黄亦能止咳嗽乎？"余曰："此古方也。是病必藉大黄之力能治。夫人身之气血，一有闭塞则凝滞而变为热矣。热欲出而寒欲入，邪则乘间以进。时当春夏，肌肤疏而热易外宣；时届秋冬，腠理密而热难外达。所以春夏安而秋冬发也。治宜通其内郁之热，散其外入之寒，则永无咳嗽之证矣。大黄走而不守，祛火消痰通郁最速，用为前驱则味味得力。后遇证之同者，以此方投之无不愈。

徐灵胎云：古方最为神效，病与证俱对者，不必加减。若病同而证稍异者，则随证加减。时医好为加减，故不效耳。淮商杨秀伦，年已七十四，外感停食。医因年高素封，俱用补中之药，待其自消，以致见饭即呕。徐君用生大黄，众医大骇。徐君强令服之，服半剂气平得寝而未泻。明日服一剂，下宿垢少许而愈俱详于《洄溪医案》。按古来神圣制方，良毒诸药，俱供医用。朴、硝、大黄无毒，俗医畏，不敢投，此不读《神农本草经》之过也（各种本草以《神农本草经》为最，后附徐灵胎、张隐庵、叶天士、陈修园诸家之说者更堪取法）。

《过氏近诊医案》

陈菊生

肺为五脏华盖，体本清虚，一物不客，毫毛必咳，有外感六气而嗽者，有内伤七情六欲而嗽者，治当先其所因。癸巳冬，余寓天津，高君诚齐之室，晨起即嗽，至暮尤甚，连咳不止，延余往诊。切其脉，浮虚细数，知是寒束于表，阳气并于胸中不得泄越所致。用利膈煎治之，下咽即安。又曹某，每日午后，必发干咳数声，病已年余，问治于余，切其脉，六部中惟左尺沉按则数，知阴分至深处有宿火内伏。故午后阴气用事时，上冲于肺而咳。朱丹溪所谓"火郁之干咳嗽"，证最难治也。余用杞菊地黄丸意，加减治之，十余剂而愈。丙申冬，余又至天津，周菁莪大令患咳嗽证甚剧，终夜不得卧，来速余诊。切其脉，六部细数，右关尺按尤有力，知是大肠温邪，上乘于肺而咳，用芩知泻火汤加减，十数剂而治愈。丁酉夏初，江君镜泉子后午前，咳嗽痰多，并见筋骨酸痛、食少神疲等证。余诊之，脉来缓弱，知是脾虚寒侵，用理中汤加味，温补而愈。此数证也，或表或里，或虚或实，或寒或热，如法施治，应手奏效，故先哲有言："咳嗽虽责之肺，而治法不专在肺"，诚以咳嗽受病处，不尽属于肺也。今人但知咳不离乎肺，凡见咳嗽，即以辛药治之，一切咳嗽不因于肺者，缠绵不已，永无愈期，迨至劳证将成，乃归咎于肺气不充与肺阴不足。今试问气何以不充，阴何以不足，非缘过服辛药，肺经受伤之故欤？使能先其所因，不沾沾于治肺，则咳早平而金不受困。其得失为何如耶？

前哲云：久病咳嗽声哑者难疗。又云：左侧不能卧者为肝伤，右边不能卧者为肺损。新者可治，久者不可治。又云：久嗽脉弱者生，实大数者死。又云：咳而呕，腹满泄泻，脉弦急者死。又云：咳嗽见血，似肉似肺，如烂鱼肠，此胃中脂膜，为邪火所铄，凝结而成，方书咸谓必死。执此而论，似遇前项证情，万无生理，而抑知不然。丙申冬，余客天津，启泰茶叶店主人方君实夫之室，病经一年，医治已穷，其友许绳甫，是吾友也，代邀余诊。据云，初起咳嗽眩晕，继而头痛，未几头痛减轻，咳嗽加重，面肿肢冷，自汗耳鸣，夜不能卧，痰中夹血如脂，音哑咽痛，胸前胀满，大便溏泄，每月经来，两旬始尽，色见淡红，腹必胀痛，证象颇危。余切其脉，实大而疾，知是伏火久积，阴不济阳，所谓难疗不治必死者近是。此时风散不能，温补不得，惟有滋清一法，然恐杯水车薪，终不能胜。遂合犀角地黄汤、羚角石膏汤，重剂投之，并饮冰雪水以佐之，共服羚角、石膏各斤余，犀角一两，冰水数碗，生地等药无数，而后病始霍然愈。或闻之，惊为异。余曰：何异之有？所患者，世俗之庸耳。天下惟庸人最能误事，以迟疑为详审，以敷衍为精明，以幸免旁人之指摘为是，以迎合主人之意见为能，虽病至转重转危，犹莫求其所以然之故。此诚大可悯矣。夫证有轻重、有深浅，轻者浅者，略投轻剂，便可望愈；若来势极重，宿积尤深，非峻剂、多剂不能挽回。譬如衣服，新染油污，一洗即去；若系宿垢，即迭洗亦不能遂净，必净润之，更刷之括之，几费经营，而后洁然若更新焉。无他，新久之势殊也。是月也，同乡左某因小星病，亦邀余诊，据云，初起服龙胆草，以致病剧，继饮吴萸、桂枝等剂，稍间，延今缠绵数月，头痛且眩，卧不能起，稍坐即旋，畏寒特甚，嗳气不已，腹满食微，病又转重，余切其脉，左弦数，右微缓，知是肝阴与胃肠两伤，合羚芍地黄汤、理中汤出入加减治之，诸证渐平。或问其故，余曰："是证也，由误服龙胆所致，盖龙胆苦寒泻肝，误饮入胃，胃亦受戕，人第知龙胆寒肝，不复思其寒胃，恣用吴萸、桂枝，肝阴受灼，风阳以升，而胃中积寒仍不能化，所以见阴阳两虚之象。阴虚，用羚、芍、地黄以补之；阳虚，用参、术、干姜以补之，此正治也，所异者，汤药外，更用炭火炙腹，腹中有声如爆竹状，胀满即觉减轻，较之前证，用冰雪水，一寒一热，迥乎不同，故连类及之。

以上出自《诊余举隅录》

张乃修

简左，感风入肺，肺失清肃。咳嗽痰色黄厚，夜重日轻。脉象带数。宜肃肺化痰。

粉前胡一钱　马兜铃一钱五分　牛蒡子三钱　茯苓三钱　橘红一钱　杏仁三钱，炒　竹沥半夏一钱五分　冬瓜子三钱　象贝二钱　肺露一两

二诊：咳仍不止，痰黄而厚，咽痒头胀，风温外薄，肺胃内应，气热而肺失肃耳。肃肺以清气热。

山栀皮三钱　川贝母二钱　粉前胡一钱　花粉二钱　桔梗一钱　冬瓜子四钱　马兜铃一钱五分　杏仁三钱，炒　枇杷叶四片，去毛

三诊：咳嗽渐疏，口燥咽干轻退。再清金润肺而化气热。

北沙参四钱　川贝母二钱　光杏仁二钱　枳壳一钱，炒　桔梗一钱　冬瓜子四钱　马兜铃一钱五分

竹茹一钱，炒　枇杷膏五钱

宋媪，冬藏不固，感召风邪，肺合皮毛，邪袭于外，肺应于内。咳嗽咽痛。宜清肃太阴。俟咳止再商调理。

川贝母二钱　桔梗一钱　杏仁泥三钱　花粉二钱　茯苓三钱　桑叶一钱　冬瓜子三钱　前胡一钱
川石斛四钱　菊花一钱五分　枇杷叶四片，去毛

二诊：清肃太阴，咳仍不减，夜重日轻，舌干咽燥。肺肾阴虚，虚多实少。宜兼治本。

北沙参三钱　川贝母二钱　甜杏仁三钱　川石斛四钱　青蛤散四钱　茯苓三钱　前胡一钱　桔梗八
分　枇杷叶四片，去毛　琼玉膏四钱，二次冲服

陈右，肾本空虚，封藏不固，暴凉暴暖，感于肌表，肺辄内应，痰饮因而复发。气喘胸闷，痰不得出，痰从偏左而来，以肝用主左，肝气挟痰上逆，所以其势尤甚。药饵之外，务须怡情以条达肝木，使气不上逆，勿助痰势，其病自然少发也。

代赭石四钱　杜苏子三钱　制半夏一钱五分　橘红一钱　川桂枝四分　旋覆花二钱　杏仁泥三钱
石膏四钱，煨　枳壳一钱　郁金一钱五分

陆左，肺有伏寒，至冬寒水行令，阳气不化，以致寒饮停于肺下，咳嗽右胁作痛。宜疏太阴之表，以观动静如何。

不去节麻黄三分，另煎去沫，冲　制半夏二钱　茯苓四钱　冬瓜子四钱　不去皮尖杏仁三钱　生香附
一钱五分　橘红一钱　旋覆花一钱，包　不去节甘草三分　炒苏子三钱　枳壳一钱　郁金五分，磨，冲

二诊：温疏太阴之表，咳略减轻。而脉象微数，营液不足之征。论病宜续进苦温，然肺虽恶寒，心则恶热，脉沉带数，耗伤营分。再出之以和平。

粉前胡　广橘红　制半夏　云茯苓　旋覆花　杏仁泥　炒苏子　炒黄　川贝母　紫菀蜜炙
另附梨膏方：

麻黄四钱，蜜炙，去沫　茯苓四钱　煨石膏二两　桔梗八钱　枳壳八钱　姜汁二钱　大荸荠八两　甜
杏仁七两，荸荠同打汁，冲　杜苏子四两，绞汁，冲　白莱菔一斤，打汁，冲　竹沥四两，冲　荆沥二两，冲
雪梨一斤

上药熬膏，每日服一调羹，开水送下。

杨左，咳嗽气逆痰多，遍身作痛。脉象弦滑。痰饮阻肺，肺失降令，络隧因而不宜。姑辛温寒以开饮邪。

川桂枝五分　白茯苓三钱　光杏仁三钱　苏子三钱，炒　石膏三钱，煨　广橘红一钱　葶苈五分　制
半夏一钱五分

二诊：辛温寒合方，咳嗽气逆，十退五六。的是肝气挟饮上逆。再以退为进。

姜半夏二钱　炒苏子三钱　白茯苓三钱　猩绛五分　炙黑草三分　广橘红一钱　川桂枝四分　旋覆
花二钱　上川朴七分　青葱管三分

三诊：痰喘大退，咳嗽未定，两胁作痛亦止。再为温化。

白芥子四分，炒，研　广橘红一钱　茯苓三钱　旋覆花二钱，包　光杏仁三钱　制半夏一钱五分　炒
苏子三钱　枳壳一钱　广郁金一钱五分　猩绛五分

马左，肺有伏寒，感风咳逆。且疏新感，俟咳减再商。

制半夏　光杏仁　白茯苓　枳壳　砂仁　炒苏子　薄橘红　前胡　桑叶

二诊：咳嗽稍减。的是肺有伏寒，而肺气暗虚。前法出入再进。

光杏仁　橘红　制半夏　款冬花　生薏仁　炒苏子　茯苓　炒黄川贝　炙紫菀肉

另方：

川贝母一两，去心　炒莱菔子四两　豆腐锅巴八两　白果肉一两　白冰糖四两

五味研细末，每服四钱，开水调糊送下。或稍加糖霜。

　　张左，音塞不扬，两年之久，遂起呛咳，却不见红。脉象气口不调。寒热互阻于肺，然肺为水之上源，恐肺金日损而变假为真。

不去节麻黄三分　杏仁三钱，不去皮尖　煨石膏三钱　炒苏子三钱　不去节甘草三分　制半夏一钱五分　枳壳一钱　橘红一钱　茯苓三钱

二诊：用麻杏甘膏并不汗出，咳嗽音塞，尚复如前。肺邪伏匿既深，恐变假为真。拟重药轻服法。

麻杏甘膏加细辛、前胡、橘红、茯苓、枳壳（其人竟服七剂未见过节）。

三诊：用辛温寒合方，音塞较开，咳嗽大减。然天气温燥，呛咳复甚。脉象左大。伏匿之邪，虽得渐解，而肺气阴液，早为并损。再清金养肺。

南沙参四钱　光杏仁三钱　炒天冬三钱　白茯苓三钱　生甘草三分　川贝母二钱　生扁豆衣三钱　水炒竹茹一钱　生鸡子白一枚，冲服

　　魏左，肺有伏寒，稍一感冒，咳嗽即甚。兹当天气渐寒，更涉重洋，咳嗽因而尤甚，动辄气逆。脉沉弦重按少力，舌红苔薄白，并不厚腻。此风寒痰饮有余于上，而肾本空虚于下。用雷氏上下分治法。

炒苏子三钱　制半夏一钱五分　川朴八分　橘红一钱　白茯苓三钱　熟地炭四钱　嫩前胡一钱五分　当归一钱五分，炒透　老生姜三片

二诊：上下兼治，喘咳稍减。的是上实下虚。前法扩充。

制半夏一钱五分　菟丝子三钱，盐水炒　巴戟肉三钱　白茯苓三钱　广橘红三钱　怀牛膝三钱，盐水炒　紫蛤壳四钱　于术二钱，炒　苏子三钱，炒　附子都气丸三钱，晨服

　　张左，肺邪未彻，复感新风，与浊相合。头胀咳嗽身热，痰气带秽，宜以疏化。

池菊一钱五分　橘红一钱　牛蒡子三钱，生打　光杏仁三钱　桑叶一钱五分　冬瓜子三钱　荆芥穗一钱　枳壳一钱五分　前胡一钱五分　生薏仁三钱　广郁金一钱

二诊：疏泄肺邪，咳仍不减，痰气带秽，脉大。风邪与浊交蒸，肺胃热郁。厥阴之病，在脏为肝，在色为苍，而风气通肝，所以痰带青绿也。

冬瓜子三钱　生薏仁四钱　云茯苓三钱　桔梗六分　桑叶一钱　光杏仁三钱，打　甜葶苈四分　粉前胡一钱　水炒竹茹一钱

三诊：咳嗽不减，痰不爽利，色带青绿。下虚上实。再清金润肺。

川贝母二钱　光杏仁三钱　蜜炙桑叶一钱　炒蒌皮三钱　冬瓜子三钱　生薏仁三钱　黑栀皮一钱五分　白茯苓三钱　青芦管八钱　枇杷叶膏五钱，分二次服

四诊：痰色仍带青绿，心中空豁。脉象虚细，舌红苔心霉黑。痰热上盛，真水下虚。再上下分治。

玉泉散三钱　川贝母二钱　光杏仁三钱　炒蒌皮三钱　桑叶一钱五分　冬瓜子三钱　阿胶珠二钱　水炒竹茹一钱　枇杷叶四片，炙，去毛

五诊：心中空豁较退，苔霉、痰绿、呛咳俱减。的是风热痰郁于肺胃，遂有火铄金伤之势。再用喻氏清燥救肺法。

阿胶珠三钱　生甘草三分　光杏仁三钱，打　浮石四钱　桑叶一钱五分　煨石膏三钱　冬瓜子三钱　川贝母一钱五分　枇杷叶四片，去毛　芦根一两

六诊：用喻氏法，病退十六，效方再望应手。

阿胶珠三钱　桑叶一钱五分　生甘草三分　地骨皮二钱　煨石膏三钱　川贝母二钱　冬瓜子三钱　干枇杷叶三片　肺露一两，冲

七诊：咳嗽较定，而痰阻肺之支络，欲咳稍舒。舌心灰润。再开痰降肺。

光杏仁三钱　冬瓜子三钱　海浮石二钱　炒蒌皮三钱　郁金一钱五分　枳壳一钱　桔梗一钱　茯苓三钱　池菊一钱五分　桑叶一钱　枇杷叶四片

朱右，每至经来，辄先腹胀，兹则感风咳嗽痰多。先治新感，再调本病。

牛蒡子三钱　前胡一钱五分　橘红一钱　茯苓三钱　桔梗八分　桑叶一钱　光杏仁三钱　白蒺藜三钱　象贝二钱　丹参二钱　池菊花一钱五分

二诊：咳嗽稍减，音仍带涩。还是肺邪未清。经来腹胀，再商。

前胡一钱　橘红一钱　茯苓三钱　大力子三钱　丹参二钱　苏梗三钱　杏仁三钱　川贝二钱　蝉衣一钱　制香附二钱

三诊：音涩渐开，咳未全止。再拟清金润肺。

川贝母二钱　白茯苓三钱　炒蒌皮三钱　桔梗一钱　前胡一钱　光杏仁三钱　冬瓜子三钱　生甘草四分　生梨肉一两

邵左，夜卧受寒，咳嗽发热，即服酸收之品，肺邪因而不泄，咳经三月，仍然不止，痰出觉冷。伏寒不泄，恐致损肺。

不去节麻黄三分　不去皮尖杏仁三钱　白茯苓三钱　不去节甘草三分　炒杜苏子三钱，研　制半夏一钱五分　枳壳七分　橘红一钱　老姜二片

二诊：用三拗汤以搜太阴深伏之寒，咳嗽大退。然脉形仍然沉细。不入虎穴，焉得虎子。

不去节麻黄三分　炒苏子三钱　新会红一钱　不去皮尖杏仁三钱　制半夏一钱五分　白茯苓三钱　不去节甘草五分　砂仁末三分，研，冲　蜜生姜八分

三诊：咳嗽递减，十退七八，而仍痰多稀白。前法改进化痰。

制半夏二钱　炒苏子三钱　白茯苓三钱　光杏仁三钱　生薏仁三钱　广橘红一钱　旋覆花一钱五分　台白术一钱五分　糖生姜一钱

四诊：搜散太阴伏寒，咳嗽渐定。然三月来不寒而热，汗不畅达。脉数，右寸关独大。此外感新邪，与本病两途。拟用疏泄，不致引动伏气为止。

淡豆豉三钱　橘红一钱　荆芥穗一钱，炒　苏子三钱　生薏仁三钱　光杏仁三钱　桑叶一钱　制半夏一钱五分　白茯苓三钱　鲜佛手一钱

萧左，久咳曾经见红，两月前吐血盈碗。今血虽止住，而咳嗽暮甚，必致呕吐而咳无减，音塞不扬。脉形细数。经云：胃咳之状，咳而呕。良由肺肾并伤，中气亦损，损而难复，不可不防。

台参须六分，另煎，冲　盐半夏一钱　生扁豆三钱　生山药三钱　大麦冬三钱　生甘草三分　蛤黛散三钱，包　北沙参三钱　川贝母二钱　白粳米一撮，煎汤代水

二诊：甘以益胃，咳嗽大减。然大便泄泻，临圊腹痛。偶然饮冷，损伤脾土，一波未平，一波又起。再参培土生金法，复入分消，以理水湿。

奎党参三钱　泽泻一钱五分　生熟草各二钱　砂仁五分　白茯苓三钱　炒扁豆三钱　炒山药三钱　生熟薏仁各二钱　木香四分　木猪苓二钱

三诊：水泻渐轻，便仍溏泄，胸脘痞满不舒。脾清不升，则胃浊不降。久病之体，未便遽投重剂。

陈皮一钱　生熟薏仁各二钱　木猪苓二钱　泽泻一钱五分　鲜佛手一钱　砂仁五分　白茯苓三钱　木香四分，煨　楂炭一钱五分

唐左，咳嗽半载不愈，咳则火升轰热，曾经见红。脉形虚细。不能收摄，其标在上，其本在下。拟金水双调法。

大生地　冬瓜子　川贝母　云茯苓　黛蛤散　甜杏仁　广郁金　都气丸

二诊：火升轰然已定，咳嗽略减。然每晨必咳尽稠痰，方得舒畅。脉象虚细。肾虚液炼成痰，上阻肺降。再作缓兵之计。

川贝母　黛蛤散　薄橘红　女贞子　炒竹茹　冬瓜子　茯苓块　炒苏子　粉前胡　都气丸

三诊：身热已退，咳嗽大减。然肺胃运化不及，水谷生痰，每晨必咳吐痰尽，方得舒畅。摄下之中，兼调脾胃。

奎党参　茯苓　制半夏　煅蛤壳　炒枳壳　野于术　橘皮　炒苏子　炒玉竹　都气丸

四诊：咳虽递减，而每至清晨，其咳必甚，寐则口干咽燥。脉形濡细，苔黄中心浊腻。阴虚于下，痰甚于上。拟和阴清金，兼化痰热。

细生地四钱　川贝母二钱　云茯苓三钱　冬瓜子三钱　北沙参三钱　海蛤粉三钱，包　水炒竹茹一钱　甜杏仁三钱　枇杷叶三钱，炙　肺露一两，冲

倪右，向有肝气，腹胀内热。兹感风燥，肺金失肃，致肝火逆犯于肺，咽中热冲，即作呛咳。舌红苔糙霉底。木叩金鸣，恐致入损。

栀皮　冬瓜子　蒌皮　竹茹　茯苓　黛蛤散　川贝母　川石斛　冬桑叶　地骨皮　枇杷叶

二诊：清气热而肃肺金，咽中热冲稍平，咳嗽大减。舌红苔糙霉底如昨。阴分耗残，再兼清养。

川石斛　南花粉　川贝母　细生地　丹皮　大天冬　北沙参　黛蛤散　枇杷叶

三诊：清肺气而化燥风，天时寒暄，封固不密，咳嗽转甚。脉形虚细，舌红苔糙。阴分亏损，不问可知。宜舍其标而治其本。

细生地四钱　黛蛤散三钱　甜杏仁三钱　白茯苓三钱　生白芍一钱五分　冬瓜子三钱　生甘草三分　都气丸三钱，先服　川贝母二钱　炙枇杷叶三片，去毛

张左，哮喘多年，肺伤吐血，渐至咳嗽痰多，痰色黄稠，兼带青绿，有时腹满，运化迟钝。脉形濡细，左部带涩。肺胃并亏，而湿滞中州。且作缓兵之计。

海蛤粉三钱　川贝母二钱　冬瓜子三钱　炙款冬二钱　淡秋石一钱　炙紫菀一钱五分　牛膝炭三钱　云茯苓三钱　煅磁石三钱　金水六君丸六钱，二次服

二诊：痰饮凭凌于上，肾阴亏损于下，饮聚则成痰，阴虚则生热，热痰交蒸，所以咳血频来，痰黄青绿，热蒸痰郁，痰带臭秽。脉形濡数。腹中不和。将成肺痿重证，再作缓兵之计。

南沙参三钱　川贝母二钱　橘红八分，盐水炒　冬瓜子三钱　海蛤粉三钱　炒枳壳一钱　沉香曲一钱五分　炙款冬二钱　清阿胶二钱　炒天冬二钱　生谷芽一钱五分

沈左，咳嗽不时带血，缠绵数载，肺肾久虚。兹以感受风湿，咳遂增剧。今身热已退，而每至寅卯之交，辄咽痒咳甚，口渴咽干，舌燥痰稠厚，纳少胃呆。脉形虚细，舌红苔糙。风邪虽解，而肺肾更虚，遂致冲阳挟痰上逆，证属本原，与痰饮攸殊也。拟金水双调法。

阿胶　川贝　炙生地　甜杏仁　枇杷叶　杭白芍　茯苓　青蛤散　橘红　都气丸

二诊：寅卯之交，咽痒呛咳已止，然胃气呆钝。脉象濡弦。口燥咽干，犹未全定。肾阴不复，中气下根于肾，所以肾愈虚则胃愈弱也。

阿胶珠二钱　橘白一钱，盐水炒　川贝二钱　甜杏仁三钱，炒香　金石斛三钱　海蛤粉三钱　茯苓三钱　杭白芍一钱五分，酒炒　肥玉竹三钱　生熟谷芽各一钱　七味都气丸三钱，分二次另服

夏左，痰饮阻于肺胃，胸次闷室，痰多咳逆，甚则四肢不温。阳气为阴气所阻。宜为温化。

制半夏一钱五分　广皮一钱　茯苓三钱　瓜蒌霜四钱　桔梗七分　薤白头三钱　桂枝四分　枳壳一钱　炒莱菔二钱，研

二诊：胸次闷室稍舒，四肢亦稍温和。然仍痰多咳逆。还是痰饮内阻，肺胃之气不宣。再化痰而开展气化。

制半夏一钱五分　瓜蒌霜四钱　桔梗七分　白蒺藜三钱　薤白头三钱　广郁金一钱五分　枳壳一钱　光杏仁三钱　枇杷叶四片，去毛，炙　白金丸四分，开水送下

三诊：四肢渐觉温和，痰亦稍利。然胸次仍室闷。还是痰饮伏而不化，恐难杜绝根株。

制半夏　枳实　霞天曲　茯苓　陈南星　上广皮　郁金　薤白头　杏仁　白金丸五分

四诊：肢厥转温，咳嗽虽属和平，而胸次尚觉室闷。无非痰气之阻，前法扩充，用千缗汤出入。

陈皮　竹茹　光杏仁　制半夏　茯苓　枳壳　郁金　薤白头　皂荚子

五诊：胸次室闷稍舒，然仍不时呵欠。的是胸有伏痰，以致阴阳相引。再化痰以通阴阳。

制半夏　橘红　广郁金　茯苓　龙骨　陈胆星　炒枳壳　竹茹　姜汁

六诊：胸中之伏痰渐开，阴阳交通，呵欠大退，咳嗽痰多较盛。此痰饮之本态也。宜化痰和中降肺。

制半夏一钱五分　炒苏子三钱　光杏仁三钱　前胡一钱　郁金一钱五分　广橘红一钱　白茯苓三钱　陈胆星五分　枳壳一钱　姜汁三匙

七诊：外感寒邪，寒饮复聚，咳嗽复盛，胸又室闷。再辛润滑利以化痰降浊。

薤白头三钱　橘红一钱　制半夏一钱五分　郁金一钱五分　砂仁五分　瓜蒌仁四钱，生姜汁炒，研　茯苓三钱　炒枳壳一钱　干姜三分　佛手一钱

吕左。癖染紫霞，日久伤气，气弱不能输运，聚饮生痰，上阻肺降，咳嗽痰多盈碗。脉象沉弦。虽属饮象，每先干咳，然后痰多。肺金渐燥，将成痰火之证。

川贝母三钱　桔梗二钱　苏子三钱　竹沥半夏一钱五分　枳壳七分　肥玉竹三钱　茯苓三钱　白蜜一钱五分　橘红一钱　老姜一钱五分，后二味少冲水炒干入煎

二诊：用石顽老人法，咳嗽痰多，尚复如是，寅卯为甚，甚则心烦汗出。脉象甚弦，而带微数。阴精不足于下，痰气凭凌于上，冲阳挟痰上升，所以寅卯为甚。然腻药难投，宜上下分治。

玉竹三钱　车前子一钱五分　冬瓜子三钱　炒苏子一钱五分　贝母一钱　怀牛膝三钱，盐水炒　白茯苓三钱　海蛤粉三钱　济生肾气丸三钱，淡盐汤送下

三诊：补水中之阴，助水中之火，利水中之滞，寅卯咳嗽已减，痰亦渐少。再上下分治。

制半夏一钱五分　炒苏子一钱　怀牛膝三钱，酒炒　车前子二钱，盐水炒　薄橘红一钱　白茯苓三钱　紫蛤壳五钱　炒香甜杏仁三钱　济生肾气丸三钱，淡盐汤送下

四诊：痰嗽渐轻，的属肾虚不能仰吸肺气下行。介宾先生谓熟地为化痰之圣药，其说虽偏，不为无意也。

炒黄肉二钱　白茯苓三钱　车前子三钱，盐水炒　炒香甜杏仁三钱　淮山药三钱　紫蛤壳五钱　怀牛膝三钱，盐水炒　七味都气丸三钱　济生肾气丸二钱，二丸和合，分二次服

左。久嗽不止，痰稠厚腻，甚则色带青绿，寒热往来。脉软而数。此肝肾素亏，而脾胃之痰热，熏蒸于肺。阴阳开合之机，悉为痰阻，此所以为寒为热也。将入劳损之门，不易图治。

川桂枝　杏仁泥　制半夏　橘红　炒黄川贝　生石膏　肥知母　海蛤粉　郁金　云茯

二诊：湿痰稍退，而营卫流行，不能和谐。再拟和中化痰。

人参须五分，另煎冲　制半夏　橘红　茯苓　川桂枝　炒枳实　干姜四分　郁金　野于术　煨石膏

三诊：开饮化痰和中，阴阳交并，寒热已止，纳增痰爽。足见痰阻营卫，与阳虚生外寒，阴虚生内热者迥异也。再从前法扩充。

人参须八分　云苓　制半夏　炒枳实　砂仁　野于术　橘红　川桂枝　石膏煨

梁左。叠进黄芪建中汤，咳嗽盗汗俱减。然痰涩不爽，每至半饥，其咳即甚，形体恶寒，脉象细弱。阴伤及阳，以甘药补中。

炙绵芪三钱　生甘草七分　甜杏仁三钱　茯苓三钱　橘红一钱　奎党参三钱　淮小麦五钱　胡桃肉一枚　南枣四枚

二诊：吐血之后，阴伤及阳，盗汗虽止，而形体恶寒，咽中如阻，即欲呛咳，胃纳不起。投以建中，中气仍然不振，脉象细弱。良由阴阳并虚，少阴之脉贯喉，中气下根于肾，所以肾阴虚而咽中不舒、胃气不振也。汤丸并进，上下分治。

炙绵芪三钱　炙黑草四分　菟丝子三钱，盐水炒　怀牛膝三钱，盐水炒　奎党参三钱　白茯苓三钱　炒黄肉二钱　都气丸四钱，二次服

三诊：久虚不复，稍饥则咳甚，胃气不能振作。拟以麦门冬汤养其肺胃，仍以丸药入下，以摄肾阴。

台参须一钱　青盐半夏一钱　海蛤粉三钱　车前子二钱，盐水炒　大麦冬三钱　生熟草各二分　白茯

苓三钱　牛膝三钱，盐水炒　左归丸三钱，先服

　　四诊：脉细弱少神，咳甚不减，痰多白腻，食入运化迟钝。阴伤及阳，肺脾肾俱损。再摄其下。

　　桂枝四分　巴戟肉三钱　车前子二钱　五味子三分　左归丸三钱，先服　茯苓三钱　牛膝三钱　菟丝子三钱　炙草四分，二味另服

以上出自《张聿青医案》

王旭高

　　卜。心咳之状，咳则心痛，喉中介介如梗状，甚则咽肿喉痹。盖因风温袭肺，引动心包之火上逆，故治法仍宜宣散肺经风邪，参入宁心缓火之品。仲景方法，略示其端，但语焉而未详，后人未细审耳。

　　前胡　杏仁　象贝　桔梗　射干　远志甘草汤制　麦冬　沙参

　　小麦一两煎汤代水。微妙在此一味。

　　渊按：非深入仲景堂奥不能道。用宣散肺金风温之方，加小麦一两，清心热，即补心虚，何等灵敏。

　　胡。咳嗽呕吐，痰浓头痛，风热上蕴，肺胃失降。

　　前胡　杏仁　苏子　橘红　款冬花　桑白皮　防风　桑叶　冬瓜子

　　丁。形寒饮冷则伤肺，两寒相感，中外皆伤，故气逆而为咳嗽。自秋冬历春夏，每每夜甚，气升不得卧。近来吐血数口，是伏寒化热，而阳络受伤矣。祛其伏寒，退其伏热，必兼降气化痰。

　　紫菀　杏仁　款冬花　橘红　川贝　茯苓　桂枝　淡黄芩　桔梗　半夏　桑白皮　枇杷叶

　　某。素有寒嗽，时发时止。上年岁底发时，寒热六七日方止。至春初，喉痛三日，声音遂哑，而咳嗽作。总因风湿袭于肺部。宜宣邪降气，冀免喘急。

　　旋覆花　荆芥　杏仁　款冬花　前胡　苏子　枳壳　川贝　川芎　桔梗　蛤壳　枇杷叶

　　许。寒嗽交冬则发，兼患颈项强急。

　　大熟地六钱，麻黄一钱煎汁浸，炒松　茯苓三钱，细辛五分煎汁浸，炒　胡桃肉四钱　五味子八分，淡姜一钱同炒　陈皮二钱，盐水炒　半夏钱半，炒　川贝三钱　款冬花三钱　苡仁四钱　杏仁霜三钱　归身三钱，酒炒　党参三钱，元米炒

　　上药为末，炼蜜为丸。每晨开水送下三钱。

　　渊按：久嗽宜此方。若颈项强急，未免有外风袭三阳经也，何不以汤剂兼治之。

　　僧。咳嗽七八年，咳甚必汗出。近半年以来痰中见血两次，肺气肾阴亏损矣。虑加内热，延成劳怯。

　　大熟地　归身　蛤壳　北沙参　麦冬　川贝　甜杏仁　苏子　桑白皮　炙甘草　枇杷叶

又：久嗽肺肾交虚，犹幸胃气尚旺。法以金水同治，冀精气渐生。

大熟地　归身　炙甘草　潞党参　桂枝　款冬花　炮姜　麦冬　半夏　阿胶　蛤壳

此方炙甘草合麦门冬汤。病由寒伏肺底，致成咳嗽，日久伤及精气，故于滋补中兼化痰。

又：久嗽汗出，诸药不效。用宁肺散。

粟壳一两六钱，醋炒　炙乌梅肉四钱

共研末，每服三钱，下午开水调服。朝服金水六君子丸四钱，开水送下。

张。十年前三疟之后，盗汗常出，阴津大伤。去秋咳嗽气升，痰中带血。至今行动气喘，内热多汗，食少无力，脉虚细数，劳损根深。

四君子汤加五味子、熟地、焦六曲、粟壳、紫石英、熟附子、黄芪、白芍、麦冬。

又：肺主出气，肾主纳气。肾虚不能纳气，气反上逆而喘。痰饮留中，加以汗出阳虚，咳血阴虚，内热食少，肺肾虚劳之候。

四君子汤加麦冬、紫石英、熟附子、丹皮、大熟地、半夏、白芍、沉香、五味子、粟壳、乌梅。

渊按：夺血毋汗，夺汗毋血。血，阴也；汗，亦阴也。何以言阴虚阳虚？盖汗出为阳气失卫，咳血为阴火所迫，故有阴阳之分。

又：盗汗气喘，咳嗽脉细。精气两虚，舍补摄肺肾之外，更将何法以治！景岳云：大虚之证即微补尚难见效，而况于不补乎？

前方加归身、牡蛎、龙骨、黄芪。

姚。咳嗽将及一年，阴阳之气各造其偏。阳虚则外寒，阴虚生内热。夏令湿热用事，迩日寒暄不调，脾胃伤戕，恐致成劳，毋忽！

沙参　茯苓　五味子　麦冬　黄芪　川贝　苡仁　沙苑子　玉竹　枇杷叶

又：脉数未退，阴虚未复。咳嗽不止，肺气日虚。夏暑将临，病尚未稳，仍宜小心安养为要。

大生地　生洋参　麦冬　川贝　玉竹　五味子　黄芪　沙参　茯苓　枇杷露

李。咳嗽喉痒，痰或稀或浓，浓则腥臭。脉象右弦而滑，左弦小数。肝经有郁勃之热，肺家有胶黏之痰。此痰为火郁而臭，并非肺痈可比。当以平肝开郁，参清金化痰。

沙参　橘红　苏子　杏仁　石决明　川贝　茯苓　丹皮　蛤壳　枇杷叶　陈海蜇漂淡　地栗

许。咳嗽面白为金伤，脉数而洪属虚火，是脉克色而火胜金也。夏至一阴生，正属火令，为剥极则复之际。倘若剥而不复，颇有火灼金销之虑。

党参　黄芪　炙甘草　茯苓　怀山药　麦冬　沙参　五味子　紫菀　陈皮

此生脉散合六君子汤加紫菀。夫四君去术，加黄芪、山药、陈皮，亦名六君，在《医方集解》中。

王。暑风从背俞而内搏于肺，湿热从胃脉而上注于肺，外内合邪，其气并于胸中，气不得通，因而上逆，气升作咳。舌苔薄白，口腻不渴，治属饮家。

半夏　陈皮　枳壳　马兜铃　杏仁　射干　通草　冬瓜子　枇杷叶

渊按：宜佐开泄暑风之药一二味，如香薷、苏梗之类。

阙。体弱素亏，频年屡患咳嗽。今春产后悲伤，咳嗽复作，背寒内热，气逆痰多，脉虚数，大便溏。延今百日，病成蓐劳。按产后血舍空虚，八脉之气先伤于下，加以悲哀伤肺，咳嗽震动，冲脉之气上逆。经云：冲脉为病，逆气里急。阳维为病苦寒热。频进疏风清热，脾胃再伤，以致腹痛便溏，食减无味，斯皆见咳治咳之弊。越人谓上损及脾，下损过胃，俱属难治。姑拟通补奇经，镇摄冲脉，复入扶脾理肺。未能免俗，聊复尔尔。

大熟地砂仁炒炭　当归小茴三分拌炒　紫石英　白芍桂枝三分拌炒　白茯苓　川贝　牛膝盐水炒

张。稚龄形瘦色黄，痰多食少，昼日微咳，夜寐则喉中嗄吼有声。病已半载，性畏服药。此脾虚湿热蒸痰阻肺也。商用药枣法。

人参　炙甘草　冬术　茯苓　制川朴　苍术　宋半夏　陈皮　川贝　榧子

上药各研末，和一处。用好大枣一百枚，去核，将药末纳入枣中，以线扎好。每枣一枚大约纳药二分为准。再用甜葶苈一两，河水两大碗，用枣煮，候枣软熟，不可太烂，取出，晒干。候饥时，将枣细嚼一枚。一日可用五六枚。余枣汤去葶苈，将汤煎浓至一茶杯，分三次先温服。

此平胃、六君子汤加川贝、榧子也。制法极好。治脾虚湿热蒸痰阻肺，喉中痰多者，从葛可久白凤膏化出，颇有巧意。服之遂愈。

渊按：心思巧妙，触发后学不少。

毕。劳心苦志，耗损营阴。阴虚生内热，热胜则风动，由是心悸少寐，头眩咳嗽，晡热朝凉，种种病情，相因而至。前议甘凉生津，微苦泄热，服后热减咳稀，原得小效。而或谓外感，改投辛散，杂入消导苦寒，以致咳频汗多。犹云邪未尽达，再欲发汗。大言不惭，岂非痴人说梦耶！余今仍用甘凉，窃恐见此方者，又訾议于后也。呵呵！

沙参　玉竹　麦冬　地骨皮　茯苓　川贝　稽豆衣　茯神　钟乳石　雪梨肉　红枣

奚。风邪袭肺，肺气失宣。一月以来咳嗽，上引头痛，乃振动肝胆之阳也。幸胃旺能食，邪未延及于中。第久恋于肺者，势必渐化为热。乃咳而喉痛、音哑，肺阴为热耗矣。宣风散热，润肺化痰，是其治法。然非数剂所能治。盖风入肺系，祛之亦不易也。

牛蒡子　马兜铃　川贝　桔梗　杏仁　生甘草　海浮石　蛤壳　阿胶　桑叶　枇杷叶

另：蛤粉一两、青黛二钱、蝉蜕七分，共三味，研为细末。分七服，药汁调下，每日一服。

肺阴已伤，引动肝阳，咳作头痛，青蛤散颇合。皂荚子不可用，恐劫液也。

戴。五脏皆有咳，总不离乎肺。肺为娇脏，不耐邪侵，感寒则咳，受热则咳，初起微有寒热，必夹表邪。邪恋肺虚，脉形空大。前方降气化痰，保肺涤饮，俱无少效。据云得汗则身体轻快，想由肺气虽虚，留邪未尽。补虚而兼化邪，亦一法也。用钱氏法。

牛蒡子元米炒　马兜铃　杏仁　阿胶蛤粉炒　苏子　桑白皮　款冬花　炙甘草　茯苓　桑叶　枇杷叶

祝。咳嗽夜重，风寒伤于肺，劳碌伤于肾。肾气上逆，故重咳于夜也。

前胡　杏仁　象贝　橘红　半夏　旋覆花　紫菀　茯苓　沉香　沙苑子

渊按：治风寒则可矣，治肾虚则未也。

平。病起伤风咳嗽，邪留肺系。久咳伤阴，火起于肾，上冲于心，心中热痒则咳甚而肤热，迨火降则热亦退而稍平。其所以发热者，由于阴虚也。惟胃纳甚少，滋阴之药不宜过，当以金、土、水三脏皆调。立夏在前，冀其热减为妙。

大生地蛤粉拌捣　阿胶米粉拌炒　怀山药　炙甘草　川贝　五味子　茯苓　牛蒡子　丹皮炒焦　橘红　紫菀　枇杷叶

奚。黄昏咳嗽，肺热也。黎明气升，肾虚也。纳食倒饱，脾虚也。补肾纳气治其下，清金化痰治其上，运脾培土治其中，三焦并治。

大生地　沙苑子　麦冬　川贝　茯苓　怀山药　六神曲　沙参　牛膝　枇杷叶

冯。久咳痰稠，上午发热，面色青黄。左脉细数，右脉软弱。病属上损。幸大便不溏，尚未过中及下。加谨调养，交夏至节无变再议。

党参　炙甘草　怀山药　麦冬　五味子　青蒿酒炒　白芍桂枝三分，拌炒　川贝　茯苓　白扁豆　枣仁　煨生姜

又：咳嗽脉细数，前上午发热，今下午亦热，阴气渐伤。大便间或带血，脾气虚也。从景岳理阴煎例。扶过夏至节，一阴来复，病无增变，庶几可延。

四君子汤合生脉散，加生地、怀山药、白芍、白扁豆、川贝、阿胶、红枣。

高。脉沉取数，其阴内亏，其热在里，劳损之候。证见咳吐白痰，心腹不时疼痛，痛则气满，得矢气则稍宽。病兼肝郁。据云咳嗽已及三年，初无身热，则病从痰饮而始，宜从痰饮气郁例治之。

法半夏　炙甘草　桂木　茯苓　冬术　陈皮　川贝　神曲　归身　丹皮　白芍　香附　沉香　橘饼

又：痰饮咳嗽发热，肺肾两亏，湿热不化。用苓桂术甘合二陈治其肺脾，都气丸兼治其肾可也。

苓桂术甘汤合二陈，加沉香、杏仁、川贝。都气丸四钱，盐花汤送下。

某。咳嗽成劳最难治，《十药神书》传葛氏。生津顺气化痰浊，补血安神分次第。病经一载元气亏，节届春分恐危殆。安谷则昌古所言，姑拟一方补脾胃。

玉竹　怀山药　生苡仁　白扁豆　川贝　茯苓　甜杏仁　款冬花　生谷芽　沙参

某。久病之躯，去冬常患火升。交春木旺，肝胆升，阳无制，倏忽寒热，头面红肿，延及四肢，焮热痒痛，殆即所谓游火、游风之类欤！匝月以来，肿势大减。四五日前偶然裸体伤风，遂增咳嗽，音哑痰多，口干舌白，续发寒热，胃气从此不醒，元气愈觉难支。风火交扇，痰浊复甚；阴津消涸，阳不潜藏。清火养阴，计非不善，抑恐滋则碍脾；化痰扶正，势所必须，又

恐燥则伤液。法取轻灵，立方但求无过。

　　北沙参　知母　鲜生地　蛤壳　蝉衣　海浮石　豆卷　青果　海蜇　地栗　百合

　　另珠粉，朝晨用燕窝汤下三分。

　　上方《金匮》百合知母地黄汤合《本事》神效雪羹，取其清火化痰，不伤脾胃；生津养液，不碍痰湿。酌古参今，归于平正。

以上出自《王旭高临证医案》

姚龙光

　　吉安庐陵令江绍棠，号云卿，桐城人也。接篆后政绩劳心，抱病未能调摄，且医治多误，历三月未愈，始而咳嗽痰多，畏风，胸闷，饮食减少，两目干涩，继则精神疲惫，肢体软弱，左手足酸痛麻痹，胯骨亦痛，小便不禁，下体皆冷，自疑手足痹痛为血虚，小便自流，下体冷为肾虚，前服温补之剂已两月余，病反加剧，不知何故？今征治于予，其意亦在补虚也。诊得两寸脉滑如豆转，关濡，尺沉滑而小，重按搏指，面色黄白，苔黄滑满布，口亦不渴，余曰：以脉证言，非虚也。血虚证当申酉潮热，脉浮数，或细数，或芤涩；肾虚证当面黑，尺脉虚微，或洪大而空。今皆不然，咳嗽胸闷，寸脉滑转如豆，均痰结上焦之故；食少神疲，四肢软弱，均中气不运之故。脾胃者，营卫之源；左右者，阴阳之路；脾胃健忘则营卫通利，阴阳出入之道自无阻滞，今脾胃为痰湿所壅，营卫不通，道路皆阻，此左体痹痛之由也；贵体阳本不旺，今上中二焦壅塞，气不下行，即阳不下达，此下体皆冷，小便不禁之本也。先为清肃上焦，化痰利气。以薏苡仁、蔻仁、枳壳、贝母、桑白皮、紫苏叶、苏子、前胡、姜黄连、川厚朴，加姜汁冲服，二剂咳止胸宽。复诊，云翁仍以下虚为虑，意在用补，余曰：贵恙本有余之候，壅遏不通，若温补，郁而化热，阳愈不能下达，遗溲畏冷更甚，且痰得热而妄行，其祸有不可胜言者，惟健运中焦、化痰通络为最合法，以姜黄连、川厚朴、枳壳、生薏仁、茯苓、白术、陈皮、法半夏、秦艽、乌药叶、威灵仙、牛膝、白僵蚕，与服数剂，诸证皆愈，竟脱然矣。

《崇实堂医案》

柳宝诒

　　史。咳嗽而兼泄泻，一年未愈，肺阴为湿热浊痰所伤，而舌红咽干；肺移热于大肠，则澼泄无度。脉象虚数。有金损之虑。

　　南北沙参各　紫菀　马兜铃　蛤壳　苡仁　丹皮　川百合　桑白皮　阿胶蛤粉炒　麦冬　枇杷叶

　　另：琼玉膏开水送下。

　　二诊：前与清肺养阴，咳嗽稍减，而阴伤不复，内热脉数。

　　仍当清养肺胃为主。

　　北沙参　川百合　麦冬　阿胶牡蛎粉炒　蛤壳　白芍　川石斛　生地　茯苓　炙甘草　生熟谷芽各　枇杷叶　红枣　干荷叶

　　三诊：得清养药，澼泄略止，而痰咳内热未减，脉象细数，肺胃阴液俱亏。法当清养肺胃。

　　金石斛　玉竹　南北沙参各　生地　阿胶蛤粉炒　麦冬　马兜铃　百合　丹皮　白薇　枇杷叶

金。久患淋浊，肾阴必伤。阴虚生热，上铄肺金，则干咳作矣。脉象细数，左手带弦，兼作盗汗梦遗，患属伤阴之证。治当以养阴为主，佐以肃肺化热。

生地　白芍　洋参　麦冬　川柏　砂仁　炙甘草　旋覆花　苡仁　刺蒺藜　丹皮　牡蛎　莲子

另：三才封髓丹，空心开水送下。

沈。咯血之后，继以咳逆，两月不止。刻诊脉象虚数而急，舌光尖红，已见金损营伤之象。古人治虚证，多以保元建中为主；诚以损及中气，即投药亦难效也。幸此证纳谷尚佳，中气可持，所虑脉数过甚，阴气有就涸之势，肺脏有日燥之虞。兹拟以保元为主，佐以清肺育阴。冀其脉数渐退，方可渐图恢复。

淡天冬　大生地　吉林参　炙甘草　上绵芪　东白芍　软白薇　紫蛤壳　川百合　枇杷叶　燕窝

另：青蒿露冲服。

二诊：前方用保元法，佐以清肺育阴，咳嗽内热，均能就减；惟脉虚数未退，每至六月有余。凡阴虚之损，皆因营气虚衰而起，渐至营行日迟，卫行日疾，而内热生焉。愈热则愈衰，因之脉象愈数。古人论虚证，每以脉数之进退，测病之轻重，职是故也。此证纳谷尚佳，中气未坏，尚有立脚地步，可图恢复。姑与大剂养阴和营，仍合保元之意，望其脉数渐退，方有把握。

吉林参另煎冲　绵芪　炙甘草　生地　阿胶蛤粉拌　净枣仁　左牡蛎　麦冬　白芍　丹皮　川百合　苡仁　柏子仁

又，止嗽方：枇杷叶、通草、橘络、竹茹南沙参、洋参，煎汁沥清，加鲜生地汁、大生地汁、麦冬汁、梨汁、人乳、白蜜，熬膏，加冰糖、川贝（去心研）。

李。咳嗽时作，痰出不爽，痰色胶黏光亮，间或声如曳锯，口苦气短，肌肉日削。此由内热冒风，郁于肺络。肺主灌溉，百脉失其润下之性，则相火反夹诸经之火上蒸耳。左寸弦数，此肝失制而木火愈张，心失养而君火遂旺也。右关细数者，肺胃俱以下降为职，肺气郁而上升，则胃亦失其下行之性，不能降其浊热，而胃亦郁而不畅也。右寸更细者，本经既有郁热，又为诸经之火所灼，肺气郁遏不宣也。其或声如曳锯者，金实不鸣也。气短者，壮火食气也。前以清燥救肺汤加清络开郁之品，痰渐能出，声亦略清，而火势仍在，则以盛夏火令，炎蒸火位，郁伏之热蕴于中，炎蒸之气灼于外，病有助而药无助，所以无大效也。拟以麦冬、石斛、芦根之甘寒，以清肺胃之火；洋参以润燥益气；桑皮、旋覆、枇杷以疏肺通络；杏仁、川贝以开郁消痰；蕴热素盛，以滑石、甘草导之。调理月余，定可就愈。

西洋参　麦冬　鲜铁斛　川贝　杏仁　桑皮　旋覆花　滑石水飞　生甘草　芦根　枇杷叶

加减：肝火旺则加焦山栀，甚则加黛蛤散。心火旺则加连翘，甚则加鲜生地。胃火旺则加重石斛，甚则加石膏，轻则减之。嗽止则去杏仁、川贝。痰多则加瓜蒌仁、海浮石。肺气渐畅则去旋覆花、桑叶，重加西洋参，或加吉林参以补气；若苦寒之品，化火伤阴者，则须忌之。

另：甘蔗、梨肉、芦根打汁炖热温服，人乳亦可服。

翁。壮热无汗，咳促痰多。伏热新寒，阻于肺胃。舌白尖红，中带微灰；大解不行，恐其热炽于胃。拟用疏表肃肺、清泄胃腑之法。

鲜沙参　鲜石斛　淡豆豉　广橘红　白杏仁　生枳壳　瓜蒌皮　淡芩酒炒　前胡　象贝　连翘　桑白皮　霜桑叶　茅根肉　枇杷叶

二诊：汗泄热减，但咳逆未平。舌苔白厚，中灰。肺胃浊邪，蕴结未化。仍当肃肺疏浊，乃能得松。

鲜沙参　白杏仁　前胡　苡仁　郁金　橘红　生枳实　瓜蒌皮　黄芩　豆豉　旋覆花绢包　桑白皮　茅根肉　枇杷叶

沈。风温犯肺，咳嗽发热无汗。法当辛凉疏泄。

豆豉　大力子　杏仁　象贝　桑叶　广橘红　荆芥　前胡　桔梗　连翘

钱。发热咳嗽，头痛，脉浮数。温邪发于肺胃。当用辛凉疏散。

豆豉　荆芥　薄荷　大力子　杏仁　象贝母　橘红　淡芩　前胡　连翘　茅根肉　枇杷叶

又。风温郁于肺胃。咳嗽痰腥，偏卧，肺金为热所伤。宜清热肃肺。

鲜沙参　苡仁　冬瓜仁　桃仁　桑皮　银花炭　蛤壳　川贝　知母　丹皮炭　黄芩　枇杷叶　大荸荠

丁。温邪夹痰饮上逆，肺气不得清肃。内热咳嗽，痰色带黄。法当疏降。

南沙参　杏仁　象贝　前胡　苡仁　苏子　旋覆花绢包　牡蛎　海浮石　枇杷叶　茯苓　橘络

赵。浊热蕴于肺胃，蒙及心包。热势晚重，时有谵语，咳嗽气逆，痰色干黄。姑与泄浊化热，冀得外解为幸。

鲜沙参　鲜生地　鲜石斛　生苡仁　冬瓜仁　紫蛤壳　桑白皮　粉丹皮　丝瓜络　广郁金　石菖蒲　鲜芦根　枇杷叶

杨。时邪余热未清，蒸动胃中湿浊则口甜，新凉郁遏肺气则咳嗽。脉象软细弦数。当与疏肺清胃。

南沙参　前胡　杏仁　苏子　象贝　广橘红　佩兰叶　黄芩　苡仁　茯苓皮　尖槟榔　六神曲　麦芽

章。疹后余热，留于血络。蕴热上蒸，肺金被灼，壮热喘促。姑与清阴肃肺。

鲜生地薄荷六分同打　归身　青蒿　丹皮　荆芥　蛤壳

钱。热邪郁炽于肺。壮热气促，脉数如沸，更兼咳逆胸痛。络伤吐血，金受火刑，须防喘促加重。

鲜沙参　鲜生地　丹皮　知母　滑石　黄芩　归须　橘络　桑白皮　连翘　银花　广郁金　参三七　茅根肉

某。形寒发热，咳嗽少汗。风温之邪，袭于肺胃。脉数，苔黄。法当清泄。

淡豆豉　杏仁　淡子芩　青蒿　鲜沙参　前胡

朱。木火挟风温蕴热上升。左偏头目不爽，鼻流浊涕。宜清泄肝胆，兼佐宜上之意。

滁菊　黑山栀　鲜地薄荷打　丹皮炭　桑叶　夜交藤　桔梗　辛夷　蔓荆子　苦丁茶　银花
鲜竹叶

马。鼻气上通于脑。下通于肺。今鼻塞涕多、头痛，自有风邪内客。风为清邪，其在上，脑既不通，肺气自闭。肺主气，而与大肠相表里，此气阻便闭之所由来也。脉左关微弦，右涩滞。清上焦肺为主，勿急急峻通大便，致伤阴为要。

白杏仁　桑叶　菊花　淡芩　薄荷　苡米　郁金　川贝　黑山栀　橘红　火麻仁　蒌皮
莱菔子　鲜荷叶

又。老年风温屡清未尽，病经匝月，而仍有背寒头痛鼻塞等象。大便闭，小便少，口渴喜热饮，咳嗽喉痒，左脉弦数，右脉虚软。此必有余风内郁，干犯肺金，金气不宣，肃降无权而致。轻剂不见中病，重药又非所宜，拟疏风以澈余邪，宣肺以通腑气，未识能得中窍否？

苏梗　桔梗　桑叶　杏仁　紫菀　郁金　川贝　甘草　茯苓　蛤壳　荆芥　枇杷叶　青
葱管

吴。风温作咳，必伤肺胃之阴。以阴虚之质，咳嗽两月乃平，熏灼无疑。脉象细而带数，舌色红而少苔，悉属阴伤见象。善后之法，当清养肺胃之阴，勿使余热留恋，庶几复原。

南北沙参各　西洋参　麦冬　金石斛　小生地　川百合　上毛燕窝　紫蛤壳　橘红　白苡仁
川贝

二诊：前方清养肺胃，是因病后而设。人身五脏属阴，主藏精而不泻。阴虚之体，脏阴必亏。凡阴之亏，心肾居多，而见病则肺胃为甚。平时调摄，当补益心肾以滋水，可以生木清心，即可以保肺也。

人参　丹参　生熟地各　天冬　白芍　山药　丹皮　泽泻　茯神　牡蛎　枣仁　莲子

陆。营阴亏耗，木火易浮。近因哀感过度，肝气上逆，肺气不降。向晚内热盗汗，肝阴伤而肝阳越也。咳呛不止，气从左胁上升，逆于胸臆，证属木火刑金之候。阴愈弱则热愈炽，金愈弱则木愈强，势必金枯阴涸，肝肺两损。调治之道，不外养阴清热，肃肺柔肝。务须虚怀调摄，乃能退出损途。

生地　白芍　洋参　沙参　麦冬　牡蛎　蛤壳　川贝　苡仁　旋覆花归须同包　丹皮　白薇
郁金　桑白皮　枇杷叶　竹二青

罗。咯红之后，咳逆不已，脉象虚数。近日大便溏泄，势将上损及中。当保元养阴，参入培土生金之意。

北沙参　麦冬肉　生地炭　白芍　丹皮　白薇　怀山药　白扁豆　炙甘草　蛤壳　百合
苡仁　湘莲子　枇杷叶

花。先患咳嗽，继而咯血。刻下血虽止，而仍作咳，痰色先浓后稀。脉象细数而软，左部为甚。因肺络先伤，引动木火，耗及阴液。细审病情脉证，是肺病而及于木，乃上损之象也。时当长夏，先与肃肺养阴。

南北沙参_各 淡天冬　生地　丹皮　白芍　苡仁　川百合　冬瓜仁　桑叶皮_各　旋覆花　枇杷叶　芦根

二诊：咳痰未止，左脉细弦，右脉虚软而均数，其证本属上损之象。舌质偏红，向晚微热，究属阴热内熏，致肺金失其肃清。刻当长夏，拟于肃肺中兼用清阴之法，望秋令得愈为佳。

紫蛤壳　川百合　生苡仁　软白薇　白茯苓　北沙参　细生地　麦冬肉　粉丹皮

另：枇杷叶露、香青蒿露、地骨皮露冲服。

伍。按脉右手浮弦而数，左手浮软如绵。阳升阴弱，木火内浮。其上半多汗，干咳心烦，木火犯于心肺也；小溲不爽，木火注于膀胱也。火愈炽，则阴愈少，延久必致阴损。法当上清心肺，下养肝肾，以滋阴熄阳法治之；而和络利水之法，即寓其中。

北沙参　淡天冬　大生地　牡蛎　白芍　丹皮　桑白皮　地骨皮　白薇　黑山栀　川石斛　泽泻　车前子_包　枇杷叶_{去毛，包}

张。里热为凉风所遏。咳嗽内热，鼻流清涕。法当辛凉清上，疏泄风热。

蔓荆子　牛蒡子　薄荷头　连翘　桔梗　生甘草　荆芥　防风　苦丁茶　白菊花　黑山栀　粉丹皮　象贝母　竹二青

尚。咳痰不爽，喉中有声，痰为邪阻，法当润降。

南沙参　前胡　射干　象贝　杏仁　苡仁　苏子　冬瓜仁　旋覆花　橘络　瓦楞子　枇杷叶

方。痰浊上壅，肺胃不降。舌色干白而厚。咳呕兼作，内热不解。当与疏降。

盐半夏　橘红　茯苓　南沙参　苡仁　象贝　杏仁　紫菀　苏子　桑叶皮_各　前胡　枳壳　通草　竹茹　枇杷叶

杜。咳嗽内热，右脉浮数如沸，左脉细数。热蕴于上，肺脏受伤。急与清肺化热，冀其速退。

鲜沙参　前胡　杏仁　苏子　青蒿　白薇　丹皮　淡黄芩　旋覆花　桑白皮　地骨皮　枇杷叶　芦根

二诊：肺中浊热未清。咳逆不剧，脉象左细数，右浮数，痰色黏黄。仍宜清金化热。

鲜生地　鲜沙参　丹皮　桃仁　连翘　银花炭　象贝　苡仁　冬瓜仁　川百合　蛤壳　枇杷叶　芦根

张。微邪伏于阴分，寒热兼作。近感新邪，复增咳嗽。当与清阴肃肺，疏泄邪机。

南沙参　前胡　杏仁　橘红　紫菀　青蒿　淡黄芩　白薇　丹皮　生鳖甲　槟榔　茅根　枇杷叶

二诊：肺气未复，复感新邪，咳嗽内热，再与清散。

南沙参　前胡　大力子　杏仁　象贝　桑白皮　冬瓜仁　紫菀　苏子　青蒿　瓜蒌皮　橘红　桑叶　枇杷叶

施。时邪之后，余热留恋，郁于肺络。咳逆缠绵，肺病及胃，兼作呕吐。脉象虚数。内热痰黄。热久阴铄则津枯，咳久肺伤则浊壅。病在虚实之间，当清肺胃，佐以养阴。

南北沙参各　旋覆花　桑白皮　蛤壳　川贝　生苡仁　冬瓜仁　瓜蒌仁　白薇　丹皮　生地　竹二青

二诊：咳逆两减，脉象虚细而数。肺络之热未清，而阴气先虚，余热留恋，最易伤及肺金。用养阴清热，肃肺和络之法。

北沙参　生地　丹皮　白薇　鲜南沙参　川贝　桑叶皮各　旋覆花　冬瓜仁　橘红　蛤壳　枇杷叶　茅根

刘。络气不通，咳逆引痛，痰色腥黄而秽。浊热内壅，肺金不降。宜清肺和络。

鲜沙参　冬瓜仁　苡仁　桃仁　旋覆花　归须　橘红　瓜蒌皮　桑叶皮各　滑石杏仁同打，绢包　芦根　枇杷叶

柯。寒入肺俞，郁火不化，咳呛气逆，用温化法。

炙麻黄　盐半夏　茯苓　杏仁　冬瓜仁　款冬花　南沙参　苏子　橘红　苡仁　生甘草　枇杷叶　姜皮　紫菀

丁。春间发热，咳嗽经复，发热止而咳嗽不愈，痰色或稀或黄。病由外感与痰涎蒸结于肺，久而不化，熬炼熏灼，肺液被伤。脉象左手不和，渐露内热之象。舌苔根剥，胃液已伤。刻当燥金主令，宜清泄郁伏之邪。望其肺气得清，可以乘时调复，乃为至美。

南沙参　冬瓜子　苡仁　旋覆花包　紫蛤壳　桑叶皮各　茯苓　橘红紫菀　瓜蒌皮　海浮石　丝瓜络　枇杷叶　芦根

金。肺肝络脉不和，咳嗽胸板，肝气逆而肺不能降，重则有咯血之虑。

生地　白芍　归须　橘络　旋覆花　郁金　麦冬　茯苓　北沙参　川百合　苡仁　蛤壳　紫菀　枇杷叶

王。肺金为浊热所伤，尚未清彻，复感时邪，寒热间作，左脉浮数，舌中干红。仍宜清养法，佐以疏泄。

鲜沙参　知母　淡黄芩　青蒿　郁金　川石斛　川贝　蛤壳　桑叶皮各　藿梗　橘红　枇杷叶

以上出自《柳宝诒医案》

孙西台

治赖氏产后感寒作嗽。医者误为阴证，服熟地、鳖甲、地骨、沙参诸养阴润肺之药，服百

余剂而嗽仍不止。延至三年，干咳无痰，问治于余。余曰：治病不穷其原无益也。盖寒邪感于产后，本入阴分，复以滋腻之品滞其邪，多服则邪益深，终无奏效。凡初感风寒者，可以表散从事。若延至多年，又宜另立治法矣，具方于下。

山东梨十片　生姜半斤，捣汁　半夏六钱　莲藕一个，捣汁　蜂蜜半斤　陈皮五钱　薄荷

以上合熬去渣，滴水成珠，贮之以罐，每饭后开服一二匙。

《昼星楼医案》

张士骧

陆观察，脉弦细如丝，咳吐稀涎味咸，脐上气冲即呛咳，时有喘伏。已延数月，医者束手。《素问·论咳篇》最详，今参脉象症状，殆肾咳欤，按经治病，当不谬耳。

蛤蚧尾一对　女贞子四钱　云茯苓三钱　干杞子五钱　干地黄四钱　南杏仁三钱　沉香节五分　川贝母二钱　破故纸钱半　胡桃肉二钱

十剂后愈其半，嘱日以蛤蚧一对、杞子五钱，连服数十次遂痊。

《雪雅堂医案》

马文植

通州，顾左，三十六岁，两天不足之体，脾弱不能化津，变饮生痰，停蓄胃中，痰随气升，致生喘咳。不能右卧，咳急则涕泪交流，肺气亦亏，脉来弦疾，左关较大，谷减神羸，水弱肝强，积饮不化。拟养阴柔肝，扶脾化饮，兼肃肺金。

北沙参三钱　淮山药二钱　甜杏仁二钱　法半夏一钱五分　炙冬花一钱五分　海螵蛸一钱五分　橘红一钱　煅牡蛎三钱　炒香瓜子壳三钱　云苓三钱　黑料豆三钱　旋覆花一钱五分

又：法半夏四两、食盐五钱，共研细末，和匀，每服二钱，开水下。

复诊：痰气较平，咳嗽较减，右卧稍好。宗前法进治。

原方去旋覆花、北沙参，加参须一钱、于术一钱五分、红枣三枚。

某。咳呛经年，声重浊而痰不爽。寒邪恋肺，肺气不宣，日渐羸瘦，六淫之气亦可成痨，幸而饮食如常。宜畅气宣肺之法。

制半夏　淡干姜　射干　桂枝　枳壳　款冬花　清炙草　皂角炭

复诊：服之见效，原方去干姜、桂枝、皂角炭，加百部、紫菀、桔梗。

某。左关滑大之象已减，阴气稍复，数犹未平，痰热未尽。肝阳素旺，上贯于肺，频作咳呛，遇热亦咳。肺为清虚之脏，畏热畏寒，肺气亦虚，日来肢节不和，步履欠健。先为平肝肃肺，俟咳呛愈后，再进培养。

北沙参　半夏　杏仁　石斛　橘红　象贝　云茯苓　蛤壳　炙紫菀　合欢皮　枇杷叶

二诊：咳呛较平，脉亦较静，颇有转机，惟喉际作干，语言未亮。肺肾阴亏，阴不上承。还宜清肺发声，兼清痰气。

南沙参　杏仁　桔梗　橘红　竹茹　半夏　炙兜铃　川贝　百部　石斛　梨汁　冬花　枇

杷叶

广东，陈培之。脉弦大，左寸沉濡，关部沉滑。气虚寒客下焦，狐疝多年，劳则坠胀作痛。太阴脾有湿痰，冬令则气升喘咳，痰湿旁流于络，臂痛足肿。拟温肺化痰，兼纳肾气，先治其嗽。

法半夏　沉香　冬术　炙草　杏仁　旋覆花　橘红　苡仁　茯苓　黑料豆　紫菀　姜　白果

二诊：外寒外动内痰，肾气上浮，咳而微喘，胸膺不畅，喉际作痒，昨投温肺纳肾，逆气略平。仍昨法中加以宣畅。

蜜炙前胡　炙冬花　炙草　杏仁　苏子　茯苓　半夏　枳壳　橘红　紫菀　旋覆花　桂枝　白果　姜

三诊：脾有积湿，变饮生痰，责之于肺。夜来则气升痰上，咳而作喘，足跗浮肿，肺气不降。拟三子养亲加味主之。

苏子　法半夏　冬花　杏仁　茯苓　炙草　苡米　莱菔子　橘红　白芥子　姜

四诊：进三子养亲，痰嗽较减，气逆较平。惟足肿未退，脉弦缓滑，脾湿不清。前法加减。原方加桑皮。

五诊：连日咳减痰稀，胸膺亦畅。惟夜分咳时，尚难平卧，脉弦缓滑。肺虚寒伏，积饮不清，肾气少藏。拟温肺饮主之。

法半夏　橘红　苏子　白前　炙草　炮姜　蒌仁　桂枝　冬花　茯苓　杏仁　旋覆花

六诊：寒痰喘嗽，已愈八九，足肿未退，右少腹气疝坠胀。用宜养肺为主，理气佐之。

参须　法半夏　白前　冬花　桂枝　苏子　云苓　蒌仁　炒黑干姜　橘红　炙草　杏仁

以上出自《马培之医案》

余听鸿

常熟瞿桥倪万泰染坊何司务，于庚寅除夕得病，寒热咳嗽痰多。他医进以豆豉、栀子、杏仁、蒌、贝、蛤壳、茅根之类，更剧，一日吐出稠腻之痰数碗。辛卯正月初四，邀余诊之。脉紧肌燥无汗，咳喘痰白如胶饴，日吐数碗，胁痛。余曰：此乃寒饮停胸，再服凉药，即危矣。进小青龙汤，原方略为加减，重加桂、姜。服三剂，证忽大变，猝然神识如狂，舌红口燥，起坐不安，即食生梨两枚。明晨又邀余去诊，证似危险，诊之脉紧已松，口渴舌红，又已化火，阳气已通，可保无虞。后转服化痰润肺之剂，仍每日吐稠腻白痰碗余，十余日后，再服六君子等和胃药十余剂而愈。庚寅冬温，愈于温药者多，死于凉药者广，然亦要临证活变，断不可拘执也。

《余听鸿医案》

沈祖复

琴雪轩某牙科之女病顿咳已四月，不咳则已，咳则百余声不止，气不接续，骨瘦如柴。先生用麻杏石甘汤两剂而愈。年余又病寒热咳嗽，痧点隐约不透。先生偕门人丁士镛同去诊视，脉象闷郁，舌苔光红，壮热口糜，神情模糊。曰："此邪热炽盛，故痧点不能透达也。时医只知透发，但余须用犀角、紫草清凉一派，此药非君家不开，防时医之訾议也。"其家信，服之大便得解，瘀点外达；再剂点齐；三剂而愈。

水警厅第一队长，合肥刘姓媳年十七岁，容貌雅秀，躯干不长，自结缡后，日渐瘦削，寒热咳嗽，言语音低，经事不利，已五月矣。他医用肃肺之药，不效。先生以为破瓜太早，有伤正元，此虚咳也。用黄芪、党参、归身、首乌、桂枝、白芍、鸡血藤、续断、甜杏仁气血并补等品出入，两服而寒热退，咳嗽减，形容亦转丰腴。复方加细生地、丹参、藏红花、月季花、阿胶、蜜炙马兜铃等以通其月事。

蒋右。肺主气，脾主运，肝主疏泄。客冬感受寒邪，以致咳嗽。今已久嗽伤阴矣，金伤不能制木，两胁撑痛；疏泄不利则大便艰结；木乘土位则脾阳不振，湿痰所由生也。若用养阴以肃肺，恐碍脾胃；用温燥以平木，又恐劫阴。愚见先行培土生金，金胜则木能制矣。

淮山药　北沙参　当归身　橘络　茯苓　光杏仁　神曲　谷芽　白蔻仁　萸肉　香附

以上出自《医验随笔》

方耕霞

王。遗精伤肾，肾上连肺，故久咳不已。尺脉弦。拟益肾养金。
熟地　杜仲　宋半夏　白芍　代赭石　五味子　茯苓　左牡蛎　旋覆花　胡桃肉

濮。咳较松，脉仍数，肺肾之阴虚未复。滋水清金不可废，而苦降未可多服，恐伤胃气也。
生地　萸肉　北沙参　芡实　白芍　黄芪　川贝　金樱子　百合　萋皮　枇杷叶

陈。冷嗽喘不得卧，宗仲景意。
苓桂术甘　干姜　五味子　姜半夏　款冬花　代赭石　旋覆花
二诊：仍然咳不得卧，据述病从胎前而得。伏寒恋肺无疑。姑再法苓甘五味姜辛意。
细辛　茯苓　干姜　五味子　炙草　苏子　款冬花　石英　沉香　白果
三诊：苓甘五味姜辛既效，且勿纷更。
原方加莱菔子适量。

李。咳嗽痰少，左关数大，乃肺虚火盛感邪之象。宗钱氏意。
补肺阿胶去粳米，加冬瓜子、桑叶、前胡川贝、旋覆花、枇杷叶。
再诊：数脉大退，肺经之虚热松矣。前方散而兼润，与病吻合。今减散品。
前方去牛蒡，加玉竹。

高。伤风咳嗽小恙也。然舌干而裂，肺肾津气大亏，慎勿藐视。
桑叶　杏仁　前胡　川贝　桔梗　沙参　归身　荆芥　生草　蛤壳　冬瓜仁　枇杷叶

濮。咳嗽鼻衄，虽然初起，而见弦数之脉，肺肾阴虚，肝火独旺已著，最易涉怯。

桑叶　地骨皮　杏仁　生草　前胡　川贝　细生地　丹皮　黄柏　知母　莲心　鲜藕节

二诊：左尺弦，肾水亏也。右寸数，肺金热也。咳嗽遗精，虚劳已见一斑，极宜谨慎为嘱。

生地　川贝　蒌皮　生草　丹皮　白芍　黄柏　麦冬　沙参　金樱子　枇杷叶

三诊：右部数象大减，左尺弦涩仍在，肺热虽退，肾阴未复，尚宜谨调。

原方去生草、沙参、白芍、黄柏，加浮石、萸肉。

王。寒伏肺俞，气逆不降，致咳嗽积年不愈，甚则吐血，此非肝肾阴亏，乃胃逆伤其络也。宗仲圣法。

桂桂　白芍　炙草　苏子　干姜　半夏　茯苓　浮石　款冬　五味子

再诊：前以小青龙加减，咳阵较少，痰中带红未尽，夫胃逆少降，久咳伤络而血溢。当治其咳不当治其血，温降既合，不必数数更方。

桂枝　白芍　干姜　五味子　炙草　茯苓　款冬花　旋覆花　代赭石　半夏　沉香汁

高。肺与大肠相表里，干咳而且便血，秋燥伤金。宜清肺润肠为治。

瓜蒌皮　桑皮　槐米　川贝　黛蛤散　前胡　归身　杏仁　阿胶　秦艽　枇杷叶

花。寒邪似热，头疼鼻塞，咳嗽痰涕多浓。拟与轻泄。

辛夷　川芎　桑叶　薄荷　象贝　荆芥　连翘　陈皮　通草　杏仁

某。湿去燥来，疟止而转咳嗽。立方宜变化湿为清燥矣。

蒌皮　杏仁　桔梗　桑叶　元参　川贝　生草　陈皮　前胡　茅根　枇杷叶

再诊：燥气去而未尽，再润养肺阴以清胃气。

桑叶　元参　生草　川贝　石斛　前胡　杏仁　神曲　谷芽　枇杷叶

严。右大左小之脉，红刺裂纹之舌，虽泄泻伤风，亦属肺胃有热。法在清而化之。

桑叶　石斛　麦冬　沙参　木香　茯苓　砂仁　甘草　白芍　橘白

蒋。风热郁肺，咳嗽鼻衄，不必治血，邪去而血自去。

麻黄　桑皮　杏仁　防风　川芎　黄芩　象贝　旋覆花　前胡　茅根

再诊：鼻衄不来，咳犹未已。再与疏风清肺。

荆芥　防风　杏仁　象贝　桑皮　桔梗　前胡　川芎　蔓荆子　茅根

陈。甲木偏于春阳之位，金气受困，故咳嗽特甚。亢龙有悔，宜滋水以养之。

生地　龟板　麦冬　沙参　牛膝　川贝　百合　杏仁　归身　陈皮　枇杷叶　女贞子

谈。咳而右脉浮紧，风邪寒邪伏于肺经，须宣之、散之，否则延成冷嗽。

麻黄　杏仁　甘草　桔梗　苏叶　荆芥　款冬　象贝　前胡　旋覆花　生姜

某。咳嗽久而究是风邪恋肺也。肾阴虽虚，且勿作阴虚治。

细辛　甘草　茯苓　五味子干姜三分同打　象贝　归身　冬瓜子　杏仁　桑皮

吴。音闪不亮，喉中水鸡声，脉左尺弦搏。良由风留肺管不去也。
白前　桂枝　旋覆花　细辛　茯苓　白芍　桔梗　炙草　蒌皮　杏仁

谈。阳旺阴虚之体，感受秋燥，咳嗽带红，今痰血虽止，而咳犹未已。脉细搏，深虑涉怯。
补肺阿胶汤去牛蒡，加川贝、桑叶、蒌仁沙参、枇杷叶。
二诊：咳痰仍浓，夜来鼻塞，病久肺热且虚，大节在迩，殊恐呛极而带血。
桑叶　杏仁　蒌皮　北沙参　生草　梨肉　旋覆花　川贝　蝉衣　知母　地骨皮　芦根
三诊：痰稀咳松，脉数退弦未退。再拟清养。
桑叶　川贝　沙参　知母　生草　蒌皮　白芍　蝉衣　地骨皮　芦根　梨肉

陈。寒邪束肺，肺气逆而不降，喘急咳嗽，治以散降。
麻黄　款冬　杏仁　苏子　葶苈　前胡　象贝　细辛　五味子　桑皮
再诊：咳松喘减，再从前议。
前方去葶苈，加旋覆花。

张。嗜酒伤肺胃，热沸腾致咯血、咳嗽。姑先清降。
鲜生地　蒌皮　海浮石　川贝母　黑栀　陈皮　旱莲草　知母　丹皮

以上出自《倚云轩医话医案集》

凌奂

王，湿郁气滞，肝肺不和，咳呛气逆，宜用清泄。
米仁　旋覆花　路路通　丝瓜络　冬瓜仁　生蛤壳　赤苓　车前草　白杏仁　炒白蒺　通草
兼肺热合泻白散。如面黄，加茵陈。如胀，加莱菔子。

《凌临灵方》

张锡纯

天津张某某，年二十六岁，得肺病咳嗽吐血。

病因：经商劳心，又兼新婚，失于调摄，遂患劳嗽。继延推拿者为推拿两日，咳嗽分毫未减，转添吐血之证。

证候：连声咳嗽不已，即继以吐血。或痰中带血，或纯血无痰，或有咳嗽兼喘。夜不能卧，心中发热，懒食，大便干燥，小便赤涩。脉搏五至强，其左部弦而无力，右部浮取似有力，而尺部重按豁然。

处方：生怀山药一两　大潞参三钱　生赭石六钱,轧细　生怀地黄六钱　玄参六钱　天冬五钱　净萸肉五钱　生杭芍四钱　射干三钱　甘草二钱　广三七二钱,轧细

药共十一味，将前十味煎汤一大盅，送服三七末一半，至煎渣重服时，再送服其余一半。

复诊：此药服两剂后，血已不吐，又服两剂，咳嗽亦大见愈，大小便已顺利，脉已有根，不若从前之浮弦。遂即原方略为加减，俾再服之。

处方：生怀山药一两　大潞参三钱　生赭石六钱，轧细　生怀地黄六钱　大甘枸杞六钱　甘草二钱　净萸肉五钱　沙参五钱　生杭芍二钱　射干二钱　广三七钱半，轧细

药共十一味，将前十味煎汤一大盅，送服三七末一半，至煎渣重服时，再送其余一半。

效果：将药连服五剂，诸病皆愈，脉已复常，而尺部重按仍欠实。遂于方中加熟怀地黄五钱，俾再服数剂以善其后。

《医学衷中参西录》

陈莲舫

青浦，诸。咳嗽绵延，痰多气急，胸脘窒塞，纳微神倦，脉息濡细，治以和降。

旋覆花　粉前胡　炙桑皮　川贝母　淮牛膝　橘红　光杏仁　家苏子　炙款冬　冬虫夏草　白茯苓　枇杷叶

周庄，某。咳呛半年，痰多气逆，脉息沉弦，右手带数，恐由伤成劳，治以和降。

旋覆花　粉前胡　炙桑皮　川贝母　淮牛膝　橘红　叭杏仁　家苏子　炙款冬　冬虫夏草　白茯苓　枇杷叶　沉香屑　西芪皮　白石英

周。肝肺内伤，有时咳嗽，有时痞攻，脉见浮弦，延久恐防失血，治以和降。

旋覆花　川贝母　淮牛膝　白茯苓　细香附　淡秋石　生白芍　光杏仁　冬虫夏草　乌沉香　炙桑皮　广橘络　丝瓜络

杨。哮嗽，产后感邪复发，脉息细弦，治以和降。

旋覆花　家苏子　炙款冬　白石英　炒归身　白茯苓　光杏仁　冬瓜子　炙桑皮　淮牛膝　生白芍　新会皮　枇杷叶

施。咳嗽气急，寒热无汗，邪无出路也。

冬桑叶　淡豆豉　粉前胡　炙款冬　白茯苓　沉香屑　黄防风　光杏仁　家苏子　姜竹茹　川通草　广橘红　葱头

陈。上为咳喘，下为溺多。《内经》虽有膀胱之咳，咳究出于肺也。考膀胱与肾为表里，肺与肾又属相生。就述病情，摄纳肾气为主，肺、膀胱兼顾之，拟方候商。

生绵芪　广蛤蚧　光杏仁　抱茯神　菟丝子　炒粟壳　北沙参　冬虫夏草　炙款冬　花龙骨　广橘红　枇杷叶

再直，王。肺肾两失相生，肾不摄肺，肺气为逆，哮嗽有年，近发更甚，痰多气喘，脉滑无力，拟用和降。

生绵芪　广蛤蚧　旋覆花　白石英　细白前　炙款冬　北沙参　乌沉香　光杏仁　淮牛膝　炒苏子　广陈皮　枇杷叶

振先兄。肝肺不调，干咳虽减，形寒形热，寒热，盗汗，再从清养。

西芪皮　北沙参　旋覆花　炒丹参　川石斛　绿萼梅　黄防风　冬虫夏草　白石英　柔白薇　白茯苓　广橘红　枇杷叶

徐。气液两亏，咳呛屡发，脉息细数，治以和养。

生绵芪　冬虫夏草　旋覆花　白茯苓　淮牛膝　橘红　北沙参　白石英　光杏仁　粉前胡　生白芍　枇杷叶

上洋，金锡生。先饮后痰，现在痰与饮混淆内生，当脘作痛，气喘少纳，咳呛频频。痰饮久发伤中，中气不振，肺气为弱，肝邪内炽。脉右寸浮濡，左关弦劲，余部滑，尺软。防肝肺日为劫铄，有失血进怯门径。

北沙参　北五味　旋覆花　法半夏　沙苑子　白茯苓　广蛤蚧　生白芍　光杏仁　抱茯神　川杜仲　广陈皮　姜竹茹

八帖后去沙参、茯苓，加吉林须、伽楠香，再服八帖。

沈竹臣兄。肺肾两亏，生痰积饮，春冬每发咳呛，入冬为尤甚，腰酸，气逆，痰多，脉象浮濡，治以甘温降纳。

生绵芪　花百合　紫石英　旋覆花　炙款冬　川杜仲　紫胡桃　北沙参　乌沉香　淮牛膝　生白芍　炒苏子　白茯苓　枇杷叶

八帖后加吉林参、枸杞子，去款冬、苏子。

嘉兴，某。咳呛绵延，痰薄气怯，心悸头眩，属虚多邪少，治以清降。

生绵芪　白石英　冬瓜子　旋覆花　粉蛤壳　淮牛膝炭　北沙参　冬虫夏草　家苏子　光杏仁　生白芍　广橘红　燕窝屑

初诊：咳嗽稀痰，中有积饮，饮邪射肺，娇脏受伤，治以清降其肺、摄纳其肾。

吉林须　生绵芪　广蛤蚧　淮牛膝　光杏仁　粉蛤壳　广橘红　淡秋石　北沙参　冬虫夏草　生白芍　冬瓜子　炙款冬　枇杷叶

二诊：咳嗽，夜半为甚。肝肺之气，有升少降，再从和养。

旋覆花　北沙参　淮牛膝　杜苏子　粉蛤壳　白茯苓　毛燕窝　光杏仁　冬虫夏草　白石英　细白前　炙桑皮　广橘皮　枇杷叶

陈先生。咳呛绵延，头蒙恶风，心悸不宁，脉息浮细，肺失清肃，心肾并亏，拟以和养。

吉林须　淮牛膝　光杏仁　粉蛤壳　生白芍　元生地　毛燕窝　川贝母　白茯苓　橘红　枇杷叶

丁。咳呛痰多，肌肤焦灼，病情秋后销铄，脉见弦数，舌剥，法以清降。

北沙参　光杏仁　炙桑皮　生白芍　白茯苓　陈皮　淡秋石　川贝母　地骨皮　淮牛膝　粉蛤壳　枇杷叶

芝山兄。咳嗽咽痛，脉息细数，气阴两亏，必须调补。

吉林须　北沙参　川贝母　川石斛　白茯苓　橘红　阿胶珠　冬虫夏草　光杏仁　黑料豆　花百合　枇杷叶

本镇，毛。哮嗽，渐肿，恐肿势随气而升。

川桂枝　细白前　白茯苓　粉草薢　炙款冬　沉香屑　生白芍　家苏子　冬瓜皮　木防己　广橘红　荷叶

练塘，金。咳呛，早晚为甚，气急痰多，脉浮大不敛，两手皆弦，属上热下寒，肺肾为之失调，肝阳亦失静敛，中蓄痰饮，拟以通调肝肺，摄纳封藏。

吉林须　广蛤蚧　乌沉香　淮牛膝　生白芍　白茯苓　胡桃肉　北沙参　叭杏仁　冬虫夏草　粉蛤壳　冬瓜子　新会皮　枇杷叶

张。咳呛，旧根势有发展，痰多气急，脉石浮弦，再从和肺调中。

旋覆花　北沙参　粉前胡　炙桑皮　白茯苓　生白芍　光杏仁　冬虫夏草　粉蛤壳　新会皮　冬瓜子　枇杷叶

同里，朱。寒热渐除，咳呛气怯，脉息弦细，再从和降。

生绵芪　旋覆花　家苏子　炙桑皮　白石英　白茯苓　紫胡桃　北沙参　光杏仁　细白前　炙款冬　生白芍　广橘白　枇杷叶

嘉善，福堂兄。中气不振，积湿蓄饮，饮与湿并又成胶痰；营卫伤则为寒热，俯仰失则为喘急。脉息细弦，恐转瞬成劳。

吉林须　旋覆花　白木耳　粉蛤壳　生白芍　白茯苓　淡秋石　光杏仁　冬虫夏草　淮牛膝　制女贞　广橘红　琼玉膏冲

碛石，蒋。肾不摄肺，肺气为逆，清晨气急，痰亦上壅，脉见弦数，拟以清养。

旋覆花　北沙参　白石英　冬瓜子　炙桑皮　广橘红　光杏仁　冬虫夏草　淮牛膝　家苏子　白茯苓　枇杷叶

丁。咳呛绵延，营卫偏胜，肌肤焦灼，见风畏寒，脉息弦数，虚怯证最不易调扶，过秋分大节，以冀由凶化吉。

生绵芪　旋覆花　元生地　白茯苓　白石英　粉蛤壳　北沙参　甜杏仁　淮牛膝　白木耳　生白芍　广橘红　枇杷叶

程。咳呛，渐发渐重。脉象濡滑，尺软，肾不摄肺，肺气上逆，治以和降。

旋覆花　淡秋石　冬瓜子　淮牛膝　白石英　白茯苓　光杏仁　川贝母　家苏子　广蛤蚧　乌沉香　新会皮　枇杷叶

嘉兴，李。咳呛未减，厚痰、薄痰杂吐，寒少热多，日无间断，脉息细滑，舌黄带剥，治以清养。

吉林须　银柴胡　旋覆花　淡秋石　冬虫夏草　冬瓜子　北沙参　西芪皮　粉蛤壳　白茯苓　淮牛膝　环粟子　枇杷叶

周庄，某。肿胀于大腹，未退，脾胃不复，由阳耗阴，有时烦躁，有时疲困，喘咳纳倒，恐逢节变迁，治宜和养。

西洋参　毛燕窝　淡秋石　制丹参　淮牛膝　川杜仲　新会皮　川贝母　川石斛　北五味　抱茯神　白茯苓　生白芍　枇杷叶

吴。频发吐血，咳嗽，骨蒸，脉数，肝肺皆伤，节力少食，忌咸冷，免春中重发。

生黄芪　粉丹皮　肥知母　秦艽　款冬花　广陈皮　细桑枝　细生地　制丹参　肥玉竹　天花粉　生蛤壳　生甘草　藕节

徐。气营两亏，风痰俱为用事，胸痹，腹鸣，头眩，腰酸。现在吃紧咳嗽，脉息细迟。治以和降。

炙苏子　制香附　生白芍　炙款冬　川杜仲　淮牛膝　冬瓜子　新会皮　白茯苓　沉香曲　法半夏　姜竹茹　枇杷叶

孔。咳呛绵延，致肺伤而为痿躄，经有明文，从此调治。

西党参　叭杏仁　制女贞　粉蛤壳　旋覆梗　白茯苓　生绵芪　冬虫夏草　川石斛　炙款冬　沉香屑　广橘红

朱。肝升太过，肺降无权，咳呛痰腥，秽气上冲，恐成肺痈，脉息滑数，有方兴未艾之势。

北沙参　冬瓜子　淡秋石　川贝母　广橘红　白茯苓　光杏仁　生米仁　炙桑皮　生白芍　粉蛤壳　川通草　枇杷叶

乍浦，吴。肝肺郁热，左目起星，咳呛痰多，灼热汗出，风邪湿邪内蒸，致肝肺受患，治以清泄。

羚羊片　木贼草　光杏仁　柔白薇　粉蛤壳　冬桑叶　肥知母　密蒙花　川贝母　淮牛膝　橘红　枇杷叶

复方：西洋参　草决明　光杏仁　晚蚕沙　粉蛤壳　钩藤　生白芍　元生地　密蒙花　川贝母　淮牛膝　炙桑皮　橘红　枇杷叶

以上出自《莲舫秘旨》

邵兰荪

安昌高。舌白滑，脉细数，咳嗽痰迷，咯不易出，气逆，周身骨节痛。宜防损。五月念三日

北沙参三钱　生石决明六钱　甜杏仁三钱　炙甘草八分　茯苓四钱　川贝二钱　怀药二钱　冬瓜子

三钱　生地三钱　紫菀钱半　盐水炒橘红一钱

清煎五帖。

又：咳不减，喉中贮痰不爽，咳不易出，脉濡细，舌滑，头晕肢楚。宜清气熄风，利湿化痰。六月初五日

瓜蒌皮三钱　煨天麻八分　冬瓜子三钱　生石决明四钱　川贝三钱　白蒺藜三钱　茯苓四钱　通草钱半　甘菊钱半　光杏仁三钱　广橘红一钱

清煎四帖。

又：湿酿成痰，喉中咯不易出，舌滑，大便不快。仍遵前法损益。

瓜蒌皮三钱　金沸花三钱，包煎　川贝二钱　通草钱半　广橘红一钱　广郁金三钱　杏仁三钱　焦山栀三钱　茯苓四钱　紫菀钱半　桑叶三钱

清煎四帖。

史介生评：肝阳上越，挟湿化痰，阻滞气机，以致咳嗽而咯痰不爽。初方健脾养胃，清肺解郁，继则参以平肝熄风，终则清宣肺气，兼渗湿热。三方之中，以次方尤为灵动。

大西庄宋。呛咳喉痒，脉弦细，舌转微白，潮热较差，食入恶心。宜清肺胃化痰。四月十六号癸卯廿九日

紫菀二钱　光杏仁三钱　炒谷芽四钱　白前钱半　川贝钱半　茯苓四钱　蔻壳一钱　橘红一钱　仙半夏钱半　青蒿梗一钱　通草钱半

清煎三帖。

又：潮热不清，脉弦细数，咳嗽如前，溲溺赤。宜清热通肺化痰。防血溢。四月念三号甲辰初七日

秦艽钱半　霜桑叶三钱　白前钱半　焦山栀三钱　丹皮二钱　川贝二钱　广橘红一钱　通草钱半青蒿梗一钱　地骨皮三钱　杏仁三钱

清煎三帖。

史介生评：阴虚热盛，灼液成痰而为咳嗽。今以舌转微白，继则溲溺变赤，是属更感新邪之候，肺胃叠次受戕，肝阳上越莫制。前后两方，既清内热，又祛新邪，但阴液骤难恢复，已属难治之证，后闻斯人于六月望边竟致不起。录之以为辨证之一助。

安昌李妇。呕减热缓，呛咳渴饮，脉滑数，经停月余，小溲稍利，偶有呃逆，脘痛。宜宣肺和中化痰。九月初五日

瓜蒌皮三钱　射干钱半　广橘白一钱　白前二钱　广郁金三钱　光杏仁二钱　焦山栀三钱　柿蒂七只　川贝母二钱　霜桑叶三钱　天花粉三钱　枇杷叶五片

三帖。

又：呕逆已差，脉小滑，经停月余，呛咳脘闷，气冲欲呕。宜清养肺胃化痰。九月初九日

黄草斛三钱　川贝钱半　大腹绒三钱　藿梗二钱　橘白一钱　扁豆衣三钱　广郁金三钱　绿萼梅钱半　桑叶三钱　炒谷芽四钱　蔻壳钱半　鲜枇杷叶七片，去毛

三帖。

又：呛咳未除，舌红，潮热，脉滑数，经停，胸闷心惕，宜清养肺胃为主。九月十三日

南沙参三钱　冬桑叶三钱　橘红一钱　炒知母钱半　地骨皮三钱　川贝母钱半　谷芽钱半　绿萼梅

钱半　银胡一钱　紫菀二钱　黄草石斛三钱　鲜枇杷叶七片

三帖。

史介生评：肝经郁热上升，犯胃则呕恶呃逆，冲肺则咳呛脘闷，日久而痰气凝滞，经隧不宣。初方宣肺化痰，继则养胃清肝，终则又参入滋液退热，方法颇有次序。

闺女虫气作痛，夹杂风邪，呛咳面浮，舌心光，非轻藐之证，防剧。

川楝子一钱五分　金沸花三钱　桔梗一钱五分　光杏仁三钱　延胡三钱　橘红一钱　赤苓三钱　丝通草一钱五分　炒青皮八分　仙半夏一钱五分　前胡一钱五分　鲜竹肉一丸　三帖

清窍未和，睡即呛咳，胃气稍振，脉小数，音犹嘶，还防变幻。

杜马兜铃一钱　白前一钱五分　淡竹叶一钱五分　炒黄芩一钱五分　苦丁茶一钱五分　川贝一钱五分，不杵　光杏仁三钱　生米仁四钱　谷芽四钱　射干一钱　炒栀子三钱　紫菀一钱五分　鲜枇杷叶三片，去毛　三帖

温邪未清，身热口燥，痰壅气塞，脉弦数，苔黄腻，呛咳便利，证尚重险，宜防变幻。

前胡一钱五分　象贝四钱　银花二钱　赤苓四钱　老式天竺黄二钱　原滑石四钱　焦山栀二钱　光杏仁三钱　炒黄芩一钱五分　赖橘红八分　丝通草一钱五分　鲜竹肉一丸　三帖

上咳嗽，下便泻，癸水不调，脉弦细。最重之证。

北沙参三钱　石莲子三钱　桑皮三钱　诃子肉三钱　茯苓四钱　怀药四钱　炒米仁四钱　玫瑰花五朵　新会皮一钱五分　扁豆壳三钱　砂壳一钱五分

久嗽不已，喉有血腥。脉小数潮热，癸水不调，宜防损怯之虑。

北沙参三钱　秦艽一钱五分　金沸花三钱，包　桑叶三钱　川贝二钱　橘红一钱　白石英三钱　光杏仁三钱　紫菀一钱五分　丹皮一钱五分　谷芽四钱

呛咳未除，头晕目暗，脉虚右弦滑，苔滑微灰，便结。宜清肺安神为主。

南沙参三钱　冬桑叶三钱　炒枣仁三钱　麻子仁三钱　茯神四钱　蕤仁一钱五分　广橘红一钱　谷芽四钱　夜交藤三钱　川贝一钱五分　白前一钱五分　鲜枇杷叶五片　三帖

以上出自《邵兰荪医案》

何长治

左。力伤气屏，致咳呛痰凝滞，气逆肋痛，脉细软无力。金水交困，调理非易也。

潞党参二钱　焦冬术二钱　五味子四分　炒苏子钱半　款冬花钱半　瓦楞壳三钱　茯苓三钱　川朴八分　佛手柑八分　炙甘草四分　陈皮八分　姜汁炒竹茹钱半　海粉四分，洗

左。腹痛便泻，脉来浮濡带数，咳嗽音哑，风邪湿滞为病。

生白术二钱　赤茯苓三钱　广藿梗钱半　防风钱半　泽泻钱半　神曲三钱　川朴八分　大麦芽三钱

猪苓三钱

左。风邪外感，以致肺气失宣。痰多而咳不甚爽，宜辛泄法。

生黄芪钱半　左秦艽钱半　玉桔梗一钱　象贝母三钱　天花粉三钱　青防风钱半　生蛤壳三钱　款冬花钱半　冬桑叶二钱　广陈皮八分　生甘草四分　生姜二片　青葱管一支

复诊：咳呛止。近感风热，目痛发肿，脉浮数。暂从祛风和营法。

青防风钱半　蔓荆子钱半　赤芍药钱半　炒枳壳钱半　生草四分　荆芥穗钱半　生归尾钱半　白蒺藜二钱　炒麦芽三钱　木贼草钱半　荷蒂四枚

杨，二十七岁。壬申五月二十五日复。咳呛骨热虽减，脉细数未除。踵前法滋化。

生黄芪钱半　北沙参钱半　中生地四钱　生甘草四分　湖丹皮钱半　款冬花钱半　麦门冬二钱　广橘白一钱　干百合二钱　秦艽钱半　煅牡蛎三钱　枇杷叶二片，去毛

李，二十岁。壬申六月十六日复。骨热减，咳呛不已，脉细弱。金水交亏，秋冬恐重发。

生黄芪钱半　北沙参钱半　中生地四钱　生甘草四分　麦门冬二钱　款冬花钱半　湖丹皮钱半　橘白一钱　远志钱半　鳖甲四钱　枇杷叶二片，去毛

孟右，二十一岁。壬申六月二十六日复。骨热咳呛已减，脉有数象。肝肺皆虚，秋冬不重发为得。

生黄芪钱半　中生地四钱　湖丹皮钱半　桑白皮钱半　麦门冬二钱　秦艽钱半　鳖甲四钱　生甘草四分　干百合二钱　钗石斛三钱　橘白一钱　枇杷叶二片，去毛

镜台兄，丙子七月十八夜戌刻复。咳呛止，骨热未除，兼有腰痛耳鸣，脉仍细数。当用滋养。亟宜静息。

生黄芪钱半　原生地四钱　秦艽肉钱半　怀牛膝二钱　远志肉钱半　煅龙齿三钱　钗石斛四钱　地骨皮钱半　广陈皮八分　辰砂拌茯神三钱　生甘草四分　细桑枝五钱　荷蒂两枚

陆，苏城，二十七岁。丙子闰月十一日巳刻。咳呛久，音哑，骨热甚炽，脉细数不和，心荡，骨脊酸楚。肝肺交伤，暑令不重发为得。

北沙参钱半　细生地四钱　秦艽钱半　地骨皮钱半　款冬花钱半　肥玉竹二钱　鳖甲四钱　怀牛膝钱半　远志肉钱半　生甘草四分　橘白一钱　天花粉二钱　枇杷叶二片，去毛　蝉蜕十只

改方：去沙参、牛膝，加生黄芪钱半。

严，孔宅，二十四岁。丙子闰五月三日戌刻。清肝肺之热，以理咳呛，骨热甚炽，脉细数。亟宜静息。

中生地四钱　生黄芪钱半　地骨皮钱半　橘白一钱　秦艽钱半　生鳖甲四钱　款冬花钱半　远志钱半　肥玉竹二钱　天花粉二钱　生甘草四分　细桑枝六钱　藕节六枚

曹，歇马桥，三十六岁。丙子闰月三日酉刻。咳呛咽痛，音哑骨热，脉数不驯，多汗。系

木火刑金，炎夏恐其增剧。

北沙参钱半　细生地四钱　秦艽肉钱半　湖丹皮钱半　生鳖甲四钱　款冬花钱半　天花粉钱半　肥知母钱半　桑白皮钱半　生甘草四分　橘白一钱　元参钱半　枇杷叶二片，去毛　蝉蜕十只

改方：去沙参，加羚角片钱半。

金右，三十一岁。甲戌腊月十三日巳刻复。咳呛略减，而脉数骨热未除。踵肝肺滋化，未可遽补也。

生黄芪二钱　原生地四钱　秦艽肉钱半　湖丹皮钱半　款冬花钱半　肥玉竹二钱　干百合二钱　桑白皮钱半　生甘草四分　远志钱半　钗石斛三钱　广陈皮一钱　枇杷叶二片，去毛　海粉四分

周，二十二岁，壬申七月十一日。虚热久，咳呛，脉细数。当从肝肺滋化。少食为要。

生黄芪钱半　制首乌钱半　秦艽钱半　广陈皮一钱　鳖甲四钱　款冬花钱半　干百合二钱　茯苓二钱　桑白皮钱半　地骨皮钱半　生甘草四分　冬瓜子三钱　枇杷叶二片，去毛

生黄芪钱半　中生地四钱　款冬花钱半　湖丹皮钱半　生鳖甲四钱　生甘草四分　肥知母钱半　麦门冬二钱　广橘皮七分　远志肉一钱　秦艽肉钱半　海粉四分，洗　枇杷叶二片，去毛

金秀兄，丁丑二月二十七日午刻。咳呛久，脉数，骨热殊甚。肝肺皆伤，怯候已深。入夏恐重发吐血。

生黄芪钱半　中生地四钱　湖丹皮钱半　生鳖甲四钱　款冬花钱半　远志肉一钱　肥玉竹二钱　天花粉二钱　桑白皮二钱　生甘草四分　橘白一钱　干百合二钱　冬虫夏草钱半　枇杷叶二片，去毛

二月三十日改方：去黄芪、花粉、冬虫夏草，加潞党参钱半、藕节四枚。

陈。骨热虚咳，气逆多痰，脉芤无力。当从补摄。并须省劳是要。

潞党参二钱　山萸肉二钱　款冬花钱半　生黄芪二钱　象贝母三钱　炙甘草四分　麦门冬三钱　原生地三钱　炒苏子钱半　桑白皮三钱　广陈皮八分　胡桃肉二钱，去油

二诊：咳呛骨热虽减，而汗泄，肺分不固。脉芤无力。金水两伤。前方虽合，不可恃为安境也。

生黄芪二钱　原生地三钱　鳖甲三钱　地骨皮钱半　女贞子三钱　陈皮白八分　麦门冬三钱　秦艽钱半　款冬花钱半　煅牡蛎三钱　桑白皮三钱　生草四分　青箬二片　蛤壳四钱

三诊，改方：去蛤壳，加蝉蜕十只、羚羊片（另煎）五分、干百合三钱。

左。暑热痰凝，咳呛，气逆不舒，脉细数。暂从清化法。忌生冷。

生黄芪钱半　秦艽钱半　赤苓皮三钱　桑白皮钱半　煅瓦楞壳三钱　川贝三钱　冬瓜皮三钱　青防风钱半　款冬花钱半　炒苏子钱半　广橘红八分　生甘草四分　盐水炒竹茹钱半

左。络伤失血，脉细数，发咳。当从肝脾柔养。

炒党参二钱　川郁金钱半　生鳖甲三钱　象贝母三钱　生甘草四分　生归身钱半　秦艽钱半　款冬花钱半　桑白皮三钱　陈皮八分　枇杷叶二片，去毛

志亭兄，壬申十一月初九日晨复，鹜泄已减，兼发咳呛多痰，脉细数。是木火刑金。暂用滋养法。

生黄芪二钱　鳖甲二钱　湖丹皮钱半　款冬花钱半　干百合二钱　桑白皮钱半　生甘草四分　远志钱半　钗石斛三钱　广陈皮一钱　冬虫夏草钱半　枇杷叶两片，去毛

蔡，五十三岁。丙子五月十三日巳刻复，咳呛减，音哑略清，脉细软无神。金水交困，当从滋养。节烦为要。

潞党参钱半　原生地四钱　秦艽钱半　怀牛膝钱半　肥知母钱半　款冬花钱半　肥玉竹三钱　生鳖甲四钱　干百合二钱　生甘草四分　橘白一钱　枇杷叶二片，去毛　蝉蜕十只

沈左，四十七岁。丙子八月十二日巳刻复。咳虽减而气机不平，脉弱。金水交困矣。亟宜节养。

潞党参钱半　焦冬术钱半　五味子四分　枸杞子二钱　煅瓦楞四钱　炒苏子三钱　款冬花钱半　佛手柑四分　广陈皮一钱　茯苓三钱　炙甘草四分　煨姜二片　旋覆花钱半，绢包

吴，三十五岁。辛巳正月初八日巳刻，咳呛久，近发较甚，气逆多痰，脉细弱。金水交亏。先宣理肺。

潞党参钱半　中生地四钱　款冬花钱半　炒白苏子钱半　肥玉竹二钱　桑白皮钱半　煅牡蛎三钱　干百合二钱　生甘草四分　象贝母三钱，勿研　秦艽一钱　广陈皮八分　枇杷叶两片，去毛　海粉四分，洗

孙，六十岁。辛巳正月初三日未刻，寒热久缠，咳呛时作，哕酸，脉细数。暂从和理。忌生冷，少食为妙。

生黄芪钱半　生归尾钱半　款冬花钱半　怀牛膝钱半　煅牡蛎三钱　肥玉竹二钱　茯苓三钱　地骨皮钱半　广陈皮八分　秦艽一钱　生甘草四分　银柴胡四分　藕节四枚

胡右，正月十八日。咳呛仍作，而脉来芤数。关真阴受损，劳怯之根，非易脱然。

生黄芪钱半　潞党参二钱　麦冬二钱，去心　生甘草四分　秦艽钱半　鳖甲四钱　款冬花钱半　干百合二钱　象贝母二钱，去心　桑白皮钱半　广陈皮一钱　枇杷叶两片，去毛

左。病后真阴未复。喉痛咳呛，脉来虚细带数。细属脏阴之亏，数乃营液之耗，此皆阴虚之见端也。况肾属水，虚则生热；肺属金，热则生咳。一水能济五火，肾水也；一金能制诸气，肺金也。按证而论，须淡欲节劳，俾药有济焉。

熟地三钱　山药二钱　知母钱半　蛤壳四钱　沙参三钱　川贝母钱半　桔梗一钱　人中白四分　炙草四分　糯稻根须三钱　鸡子清一枚，冲

左。久嗽，肺肾两虚。气逆，背冷，艰寐，脉弦。治以清上实下法。

熟地三钱　桂枝五分　茯苓三钱　款冬钱半　半夏钱半　归身二钱　苏子二钱　炙草四分　银杏四枚，打　海石二钱

左。饮邪痹肺，遇寒即发。咳逆，气急多痰，脉弦，舌白溺黄。病属下虚上实，先治新邪。

苏子二钱　银杏四枚，打　紫菀钱半　茯苓三钱　米仁三钱　桂枝五分　款冬钱半　冬瓜子三钱　杏仁三钱　海石二钱

左。失血虽止，肝胃络伤。咳呛甚于寅卯木旺之时，咽干舌光，脉芤大，甚于右部。治宜滋养。

熟地三钱　枣仁三钱　女贞三钱　白芍钱半　生地三钱　洋参一钱，另煎　丹皮钱半　天冬二钱　麦冬二钱　茯苓三钱　旱莲钱半　贝母二钱

左。咳呛减，气逆未平，足冷形热。此下虚不摄，肝阳上扰也。

海浮石拌熟地四钱　菟丝三钱　归身二钱　肉桂四分　黄肉二钱　牡蛎三钱　石英三钱　牛膝三钱　银杏四枚，打　炙草四分　沉香五分

左。咳逆气急痰多，脉沉细，舌白。下虚上实，治以摄纳。

熟地三钱　归身二钱　茯苓三钱　款冬钱半　姜半夏二钱　石英三钱　炙草四分　陈皮八分　银杏四枚，打

左。咳嗽呕吐，脉来虚脉。肺胃同病也。

沙参三钱　生地三钱　山药二钱　蛤壳四钱　川贝母二钱　半夏钱半　冬瓜子三钱　广皮八分　紫菀钱半　生草四分

左。金为水母，肾为水源。五更喉痒咳嗽，脉来虚细兼弦。肺虚不能下荫于肾；肾虚阴不上潮，腰间不舒，肺肾同病也。

熟地三钱　归身二钱　沙参三钱　天冬二钱　山药二钱　紫菀钱半　桔梗一钱　甘草四分　桑叶钱半　甜梨肉一枚，去皮、核

左。咳呛久，近发较甚，多痰，气阻，脉细弱。金水交困，先宜理肺。忌生冷油腻，少食为要。

潞党参二钱　五味子三分　炒苏子钱半　煅瓦楞子三钱　佛手柑五分　炙草四分　焦冬术二钱　款冬花钱半　白茯苓三钱　炒枳壳钱半　广陈皮八分　姜汁炒竹茹钱半　沉香片四分

复诊：咳呛已久，近发较甚，痰凝，气机不舒，脉细弱。金水交困，须节力，忌咸冷为要。

潞党参二钱　焦冬术二钱　五味子五分　炒苏子钱半　广木香五分　制川朴八分　茯苓三钱　款冬钱半　瓦楞壳三钱　橘红八分　炙草四分　姜汁炒竹茹钱半　沉香片五分

左。向有咳呛气逆，近发更甚，脘闷气机不降，脉细弱无力。衰年金水交困，节力、柔养为要。

潞党参二钱　焦冬术二钱　五味子三分　炒苏子钱半　款冬花钱半　瓦楞壳三钱　云茯苓三钱　木香五分　炒枳壳钱半　炙甘草四分　陈皮八分　姜汁炒竹茹钱半　代赭石三钱，研细末冲

复诊：咳呛气逆不减，脉细弱不振。金水交困，殊恐气升痰窒耳。

潞党参二钱　制于术二钱　麦门冬三钱　煅龙齿三钱　炒苏子钱半　广陈皮八分　枸杞子三钱　炙草四分　五味子三分　辰茯神三钱　佛手柑五分　胡桃肉二枚，去油　煨姜五分

左。咳呛虽减，而腰疼骨楚，足冷，脉见歇止。衰体，恐难以药饵见功。
炒党参三钱　当归身二钱　怀牛膝三钱　制附片五分　煅牡蛎三钱　茯苓三钱　焦冬术二钱　枸杞子三钱　山萸肉二钱　炮黑姜四分　广陈皮八分　炙草四分　胡桃三枚　佛手柑五分

左。咳呛，气逆多痰，脉弱数。当用补养。节力为要。
潞党参二钱　焦冬术二钱　枸杞子三钱　五味子三分　款冬花钱半　煅瓦楞子三钱　炒苏子钱半　茯苓三钱　广陈皮八分　佛手柑五分　炙甘草四分　胡桃肉二枚，去油　煨姜五分

左。温肺脾，治以理咳呛腹痛。
炒党参二钱　炒苏子钱半　广木香五分　干百合三钱　炮黑姜四分　陈皮八分　焦冬术二钱　款冬花钱半　煅瓦楞子三钱　茯苓三钱　五味子三分　炙草四分　胡桃肉二枚

左。食咸伤肺，咳呛痰凝，脉细数弱。先从理肺。
潞党参钱半　炒苏子钱半　白茯苓三钱　煅瓦楞壳四钱　象贝母钱半　焦冬术钱半　款冬花钱半　炒枳壳钱半　佛手柑钱半　生甘草四分　橘红五分　莱菔子三钱　姜汁炒竹茹钱半

左。咳嗽入夜较甚，鼻塞，脉来虚细。肺失清降，素体不足，玄府疏而风邪易入也。
党参二钱　冬术钱半　半夏钱半　蛤壳四钱　茯苓三钱　苏梗八分　桑叶钱半　甘草四分　紫菀钱半　红枣三枚

左。失血后形寒身热，咳嗽，艰寐，盗汗，神疲，脉数。肺肾已伤，劳怯之重候也。
生地三钱　沙参三钱　鳖甲三钱　川石斛三钱　地骨皮钱半　麦冬二钱　丹皮钱半　川贝母二钱　茯苓三钱　柴胡五分
复诊：咳呛减，惟大便尚结，胃纳未舒，脉来虚数。肺、脾、肾三经同病也。
党参二钱　沙参三钱　首乌三钱　川斛三钱　玉竹二钱　山药二钱　扁豆三钱　甘草四分　糯稻根须三钱　红枣三枚

左。下体向有痈毒，近发咳呛，音哑咽梗，脉细数无力，右关更数。有木火刑金之象。忌生冷油腻，节烦，免入冬重发。
羚羊片五分，另煎　细生地三钱　湖丹皮钱半　款冬花钱半　天花粉三钱　人中白五分　生甘草四分　京元参三钱　蝉蜕十只　橘红八分　肥知母钱半　生蛤壳三钱　鲜竹茹二钱　飞青黛三分，冲

左。失血后咳呛气逆，痰咸，脉数，胃呆，溺赤。有木火刑金之象。治宜清化。
沙参三钱　生地三钱　麦冬二钱　丹皮钱半　地骨皮钱半　川石斛三钱　蛤壳四钱　谷芽三钱　川贝母二钱　枇杷叶二片，去毛

左。痰阻气痹，肺气不肃。咳逆，艰寐，形寒，脉迟弦滑。治以泄降化痰。

川桂枝五分　苏子二钱　前胡钱半　杏仁三钱　蒌皮钱半　姜夏钱半　茯苓三钱　橘红六分

左。咳逆多痰，久发脘痛，骨楚，脉细软无力。当从脾肺两经疏理。少食盐冷为要。

炒枳壳钱半　炒苏子钱半　广木香五分　瓦楞壳三钱，煅杵　五味子三分　款冬花钱半　煨益智钱半　白茯苓三钱　紫菀钱半　炮黑姜五分　广陈皮八分　麦芽三钱，炒　冬瓜子三钱　旋覆花钱半，包

左。风邪外感，以致肺气失宣。痰多而咳不甚爽。宜辛泄法。

生黄芪钱半　左秦艽钱半　玉桔梗一钱　象贝母三钱　天花粉三钱　青防风钱半　生蛤壳三钱　款冬花钱半　冬桑叶二钱　广陈皮八分　生甘草四分　生姜二片　青葱管一支

左。寒热后咳呛，脘闷多痰，小溲短涩，脉细数。暂从清宣。忌生冷，少食为妙。

生黄芪二钱　秦艽钱半　象贝三钱　炒枳壳钱半　橘红八分　生甘草四分　防风钱半　款冬花钱半　花粉三钱　煅瓦楞壳三钱　地骨皮钱半　枇杷叶二片，去毛　佛手柑八分

复诊：腹热得减，咳嗽痰不易出，口渴，脉细数无力。因春寒肺气不扬。再治从理肺化痰法。

生黄芪　沙参　花粉　炒山栀　紫菀　玉竹　石斛　桑皮　川贝　元参　甘草　橘红　枇杷叶　海浮石

左。有吐血之根，近发咳嗽多痰，骨热，脉细数无力。肝肺液亏。分节春融，恐致重发。暂从滋化法。

生芪　细生地　丹皮　款冬花　玉竹　花粉　蛤壳　元参　辰砂拌茯神　桑白皮　生甘草　橘红　竹叶　海粉

左。咳嗽痰多，心跳，寒热已缠两月。风邪未化，正气已亏也。法当扶正以化之。

党参二钱　冬术钱半　山药二钱　茯苓三钱　玉竹二钱　川贝母二钱　半夏钱半　陈皮八分　炙草四分　桑叶钱半　红枣三枚

右。操烦木火铄金，咳嗽痰凝，嘈杂头眩，腹痛腰疼，肢木；经有黑色，目昏而蒙；脉数不调，左关尤紧。木火上乘，脾失健运，卦属未济。当此铄金之令，拟和肝化热，参以导滞之法。

焦冬术　归尾　秦艽　蒺藜　炒枳壳　荆芥　黑姜　甘草　山楂炭　炒青皮　山栀　辰砂拌茯神　建曲　竹茹

左。昨午因饭饼，食滞脘闷，疏化乃通。昨夜热咳殊甚，痰闷艰出；脉细数，舌干。天时寒炽失宜，病亦因之而变。暂从滋化法。

沙参　生地　丹皮　款冬花　玉竹　花粉　煅瓦楞　桑皮　山栀　远志　甘草　橘红　竹茹　海粉

左。向有头眩，近感风热。咳呛多痰，耳不聪听，脉浮数。暂从和营祛风化痰法。

生黄芪钱半　秦艽钱半　款冬花钱半　炒山栀钱半　生蛤壳三钱　远志钱半　生归尾钱半　青防风钱半　天花粉三钱　生甘草四分　肥知母钱半　橘红八分　葱白二管　盐水炒竹茹钱半

以上出自《何鸿舫医案》

王仲奇

华。小东门，三月五日。咳嗽，腰俞作酸，体常畏寒，神疲乏力，卧起面浮，午夜足肿，脉濡滑。从脾、肺、肾兼治，但须慎摄为贵。

生于术二钱　茯苓三钱　川桂枝钱半　生苡仁四钱　白蒺藜三钱　橘红衣一钱　杏仁三钱，去皮尖　续断二钱，炒　十大功劳二钱　紫菀钱半　白前钱半　陈赤豆四钱

二诊：三月九日。咳嗽见瘥，体仍畏寒，神疲力乏，卧起面浮，午夜足肿，脉濡滑而弦。仍从脾、肺、肾兼治。

生于术二钱　茯苓三钱　川桂枝钱半　橘红衣一钱　白蒺藜三钱　淫羊藿二钱　续断二钱，炒　生苡仁四钱　桑白皮钱半，炙　杏仁三钱，去皮尖　益智仁一钱　陈赤豆四钱

三诊：三月十三日。咳嗽见瘥，卧起面浮、午夜足肿业已获愈，惟心悸，头眩，目花闪发，皆肾亏之象，脉濡滑。再以强肾清脑可也。

潼沙苑三钱　金钗斛二钱　甘菊花钱半　甘枸杞二钱，炒　龙齿三钱，煅，先煎　茯苓三钱　野料豆三钱　冬青子三钱　续断二钱，炒　石决明三钱，煅，先煎　谷精草三钱

四诊：三月十七日。咳嗽，卧起面浮，午夜足肿，皆已见愈，心悸、头眩亦安，惟偶或目花闪发，夜寝间有汗出，脉濡滑。仍从心、肾两治。

潼沙苑三钱　金钗斛二钱　甘菊花钱半　甘枸杞二钱，炒　远志肉一钱，炙　茯神三钱　野料豆三钱　冬青子三钱　左牡蛎三钱，煅，先煎　龙齿三钱，煅，先煎　石决明三钱，煅，先煎　谷精草三钱

五诊：三月廿一日。寝汗已戢，视物亦清，头眩、心悸较安，面浮、足肿已退，惟气力尚弱，神疲形瘦，脉濡缓而滑。仍从心、肾两治。

潼沙苑三钱　金钗斛三钱　甘菊花钱半　甘枸杞二钱，炒　远志肉一钱，炙　大有芪三钱　归身二钱，蒸　茯神三钱　左牡蛎三钱，煅，先煎　龙齿三钱，煅，先煎　橘红衣一钱　谷精草三钱

黄。嘉定，八月廿八日。肾气失纳，阴不上承，咳嗽痰多，行动气急，嗓音不扬，恐肺痿肾怠之渐，脉弦滑。及早补救可也。

海蛤粉三钱，包　金钗斛三钱　冬虫夏草一钱二分　甘草一钱，炙　野料豆三钱　女贞子三钱　北沙参三钱　百部一钱，蒸　款冬花钱半，炙　生苡仁三钱

喉咙亦痛，咳嗽痰多，咳剧气坠，便溺亦有不固之象。脉濡弦。且拟宣上。

霜桑叶二钱　鼠粘子钱半，炒　杏仁三钱，去皮尖　川贝母钱半，去心　甘草一钱　紫菀钱半　生苡仁三钱　地骨皮二钱，炒　香白薇二钱，炒　射干一钱　枇杷叶三钱

二诊：十一月廿六日。外因风邪已渐见却，肾气微弱，下失固摄，上难运痰，致咳痰未能爽适，时泄气而便溏，脉濡滑。再以纳下清上，固本为主，兼清余邪可也。

鹅管石一钱，煅，透　冬虫夏草钱半　参贝陈皮一钱　金钗斛二钱　紫菀钱半　百部八分，蒸　款冬花钱半，炙　远志肉八分，炙　甘草八分，炙　生苡仁三钱　银杏肉六枚，炒，去壳

三诊：十一月晦。肾脏有亏，元海摄纳无权，致未老就衰，殊少安内攘外之力，咳嗽气急，咳剧即难安枕，行动转侧尤觉气逆喘促，背俞偶觉畏寒，脉濡滑。再以纳肾宣肺，益气运痰，为安内攘外之计。

于术钱半，蒸　海蛤粉三钱，布包　鹅管石一钱，煅透　远志肉一钱，炙　冬虫夏草钱半　款冬花钱半，炙　金钗斛三钱　潼沙苑三钱　罂粟壳钱半　百部八分，蒸　银杏肉两枚，炒，去壳　化橘红八分

王。豆市街，嗜饮曲糵，右胁下痛，时发时愈，深吸痛甚，近来咳嗽痰沫多，胃呆纳少，脉弦滑。从肺胃两治。

法半夏　全瓜蒌　陈枳壳炒　川郁金　旋覆花布包　玉苏子　杏仁去皮尖　射干　海蛤粉布包　鸡距子　赖橘红　泽兰

二诊：咳嗽见稀，痰沫较减，食欲稍启，惟右胁下仍稍引痛，深吸痛甚，大便时爽时不爽，脉弦滑。嗜饮曲糵，守原意出入治。

海蛤粉布包　鸡距子　佩兰　新绛　法半夏　全瓜蒌　陈枳壳炒　川郁金　白豆蔻　降香　射干　旋覆花布包

施左。气候寒暄失常，往往易感。头脑昏蒙，鼻窍不利，即由于此。但鼻为肺窍，与喉息相关，所以咳嗽亦常有之，且一咳即缠绵难愈，今喉痒而咳痰不爽，日来曾见血少许。治以轻宣润降。

冬桑叶钱半　杏仁二钱，去皮尖　丝瓜络三钱，不去子　甘草一钱，炙　生苡仁三钱　茯苓二钱　瓜蒌衣二钱　白前钱半　紫菀钱半　款冬花钱半，炙　仙鹤草二钱，炒　藕节三钱，炒

二诊：食欲稍健，便溺如常，眠亦甚安，惟咳嗽未辍，晨起痰黄，特痰红已静，咳声亦较缓和，是向愈之征。但头脑昏蒙，记忆力退减，则为脑力不赡之象。仍以宣肺，待咳瘳再图补益。

冬桑叶钱半，蒸　甘菊花一钱二分　川贝母一钱，去心　杏仁二钱，去皮尖　金扁斛二钱　生苡仁三钱　广皮白一钱　白前钱半　紫菀钱半　款冬花钱半，炙　甘草八分，炙

三诊：痰红已静，眠食如恒，惟日前晨起稍早，气候寒冷，又觉鼻塞咳甚，此皆由囟门薄弱，脑力不赡之过，今虽见愈，特恐轻车就熟耳。

桑叶钱半，蒸　杏仁二钱，去皮尖　金钗斛二钱　野料豆三钱　生苡仁三钱　茯苓三钱　玉苏子钱半　甘草一钱，炙　杭白芍钱半，炒　紫菀钱半，蒸　款冬花钱半，炙　生谷芽四钱

程。七浦路，七月廿二日。新秋感凉，痰气壅逆，咳嗽宿恙既发且剧，痰黄腻，气急，喘息，呼吸不舒，卧难安枕，脉濡滑。速以泻肺豁痰，以防痰闭肺胀。

鹅管石一钱，煅透　甜葶苈一钱，隔纸炒　远志肉一钱，炙　桑白皮钱半，炙　杏仁三钱，去皮尖　川贝母钱半，去心　射干一钱　白前钱半　橘红衣一钱　旋覆花二钱，布包　佛耳草钱半，布包　玉苏子二钱

二诊：七月廿四日。咳嗽痰多，较前易起，面容亦稍清爽，惟气逆喘急，卧难安枕，腰俞、软胁俱痛，稍有寒热，脉濡滑。清邪中上，肺布叶举。再以苦辛宣泄。

法半夏钱半　茯苓三钱　橘红衣一钱　佛耳草钱半，布包　桑白皮钱半，炙　鼠粘子钱半，干姜四分同杵　玉苏子二钱　甜葶苈一钱，隔纸炒　射干一钱二分　杏仁三钱，去皮尖　马兜铃钱半，炙　鹅管石一钱，煅透

三诊：七月廿九日。痰既豁然，气亦平静，咳嗽气逆向瘥，亦得安枕而卧，腰俞、软肋咳仍震痛，腿肢作酸，皆从前喘逆作闭劳动太过之过。守原意小其制。

桑白皮钱半，炙　鼠粘子钱半，炒　白芥子六分　杏仁三钱，去皮尖　甜葶苈一钱，隔纸炒　鹅管石一钱，煅透　射干一钱　茯苓三钱　百部八分，蒸　佛耳草钱半，布包　款冬花钱半，炙　银杏肉六枚，炒去壳

四诊：八月初六日。痰豁，风邪未除，傍晚仍有寒热，咳嗽两软胁引痛，已能安枕而卧，偃卧右胁痛而欠适，脉浮濡而滑。仍以宣肺豁痰化风。

桑白皮钱半，炙　地骨皮二钱，炒　鼠粘子钱半，炒　杏仁三钱，去皮尖　法半夏钱半　生苡仁三钱　茯苓三钱　射干一钱　前胡一钱　百部八分，蒸　佛耳草钱半，布包　款冬花钱半，炙

五诊：八月十一日。寒热业已轻微，软胁、腰俞痛愈，咳嗽未已，神疲欲眠，纳食难于运化，时嗳酸腐，脉濡。再以宣肺调胃。

法半夏钱半　生苡仁三钱　橘红衣一钱　茯苓三钱　旋覆花二钱，包　苏梗钱半　杏仁三钱，去皮尖　益智仁八分　陈六神曲三钱，炒　鸡内金三钱，炙　百部八分，蒸　款冬花钱半，炙

六诊：八月十七日。寒热已瘥，咳嗽轻减，精神略强，惟纳食仍难运化，至夜则吞酸嗳腐，小溲欲解往往中止半晌方止，此皆精气萎靡不振之过。

鸡内金二钱，炙　于术钱半，炒　益智仁一钱　法半夏钱半　生苡仁三钱　白芍二钱，炒　款冬花钱半，炙　百部一钱，蒸　茯苓三钱　橘红衣一钱　陈六神曲三钱，炒　蒲公英三钱　生熟谷芽各五钱

七诊：八月廿八日。咳嗽已愈，嗳腐吞酸亦瘥，谷食仍难磨化，小溲较畅，大便微溏。仍以运脾健胃立方。

鸡内金二钱，炙　益智仁一钱　肉果一钱，煨　青防风一钱，炙　于术一钱，炒　杭白芍二钱，炒　茯苓三钱　橘红衣一钱　宣木瓜一钱　蒲公英三钱　荷叶三钱，米炒　陈六神曲三钱，炒

汪右。小南门。感风受凉，肺失外卫，苦气上逆，喉痒咳呛，昼轻夜甚，胸闷头胀，脉弦滑。治以宣豁。

霜桑叶　杏仁去皮尖　鼠粘子炒　射干　紫菀　款冬花炙　白前　百部蒸　玉苏子　马兜铃炙　茯苓　生苡仁

二诊：咳呛向安，喉痒胸闷见愈，但腰仍酸，头胀且眩，脉濡滑。胃气已动，守原意出入可也。

霜桑叶　杏仁去皮尖　百部蒸　蔓荆子　白蒺藜　续断炒　白前　紫菀　款冬花炙　金钗斛　生苡仁　茯苓

三诊：喉痒胸闷见愈，咳嗽或作或辍，头胀且眩，腰俞作酸，脉弦滑。胃纳尚不馨，守原意出入。

蔓荆子　白蒺藜　金钗斛　生苡仁　玉苏子　杏仁去皮尖　橘红衣　白前　百部蒸　紫菀　款冬花炙　茯苓　生谷芽

胡。打铁滨，七月初九日。清邪中上，鼻流清涕，清窍不爽，气冲咳嗽，胸部稍觉隐痛，脉濡。有失血宿恙，恐轻车就熟。治以轻宣可也。

冬桑叶二钱　杏仁三钱，去皮尖　甘草八分　薄荷三分　橘络八分　玉苏子二钱　生苡仁四钱　料豆衣二钱　茯苓三钱　白前钱半　鼠粘子钱半，炒

二诊：七月十二日。清涕喷嚏较愈，鼻窍稍有未爽，咳嗽清晨仍剧。清邪中上，肺失清肃。

仍以轻宣肃降之剂。

冬桑叶三钱　甘草一钱　薄荷三分　射干一钱　茯苓三钱　鼠粘子钱半，炒　玉苏子二钱　白前钱半
紫菀钱半　杏仁三钱，去皮尖　生苡仁三钱　枇杷叶三钱，去毛，炙

王君。大东门，形瘦体弱，风邪乘虚而入，留而不去，治节失司，发热咳嗽，头胀且眩，胸中烦闷难过，唇吻绛赤，腰俞作酸，交睫欲寐即有呓语，心肺原相依为用也；脉浮滑数。治以轻宣，毋使滋蔓。

霜桑叶　杏仁去皮尖　香白薇炒　地骨皮炒　茯苓　生苡仁　白前　紫菀蒸　百部蒸　款冬花炙　川贝母去心

二诊：热已见退，头目较清，睡眠较安，惟咳嗽未罢，痰唾多，胃气未醒，食欲不启，右脉半反关、弦滑。再以宣肺止咳，参以和胃。

霜桑叶　杏仁去皮尖　生苡仁　射干　玉苏子　野茯苓　白前　紫菀蒸　橘红衣　白鲜皮通草　枇杷叶去毛，布包

三诊：热退，头目较清，食欲较启，惟咳嗽痰唾多，精神仍疲惫乏力，右脉半反关、弦缓而滑。再以扶元肃肺。

海蛤粉包　金钗斛　生苡仁　野茯苓　淮山药　广皮白　无花果　杏仁去皮尖　紫菀蒸　百部蒸　款冬花炙　谷芽炒

王，北苏州路，二月廿六日。咳嗽气逆，形寒畏风，大便溏泻，日有数起，脉濡弦。脾肺并病，年刚弱冠，肾气方盛之时，见证如此，有加剧之虑，幸勿疏忽。

生于术二钱　茯苓三钱　川桂枝钱半　白芍二钱，炒　白前钱半　法半夏钱半　生苡仁三钱　橘红衣一钱　紫菀钱半　陈六神曲三钱，炒　陈大麦三钱，炒，去粗皮

二诊：二月廿八日。溏泻见愈，肠鸣未息，咳嗽气急，形寒畏风，仍如曩昔，脉濡缓而弦。仍从两太阴治，但弱冠肾气方盛之时，见证如此，殊属弗宜。

生于术二钱　茯苓三钱　川桂枝钱半　白芍二钱，炒　佩兰三钱　法半夏钱半　生苡仁三钱　紫菀钱半　罂粟壳钱半　杏仁三钱，去皮尖　陈六神曲三钱，炒　陈大麦三钱，炒，杵去外层粗皮

三诊：三月三日。溏泻见愈，肠鸣亦息，咳嗽气急、形寒畏风较安，脉濡弦。仍从两太阴治，弱冠肾气方盛，宜慎毋忽。

生于术二钱　茯苓三钱　法半夏钱半　生苡仁三钱　佩兰三钱　橘红衣一钱白前钱半　紫菀钱半款冬花钱半，炙　陈六神曲三钱，炒　白鲜皮二钱　罂粟壳钱半

鲍，歙县塌田。屡经失血，肺脏久伤，肺为呼吸出入之道，而吸入之气则藏于肾，肾气失纳，肺苦气逆，咳嗽，喉系不爽，右卧较逸，形瘦肤着，日来腹痛便溏，脉弦数而濡。姑两治可也。

海蛤粉包　金钗斛　淮山药　白扁豆炒　生苡仁　茯苓　肉果煨　茜根炒　马兜铃炙　白前紫菀蒸　款冬花炙　十大功劳

二诊：屡经失血，肺脏受伤，高源之水不下，阴精不足上承，咳呛声欠清利，喉系不爽，脉濡滑而弦。仍以金水相生意，滋肾保肺可也。

海蛤粉包　金钗斛　淮山药　茯苓　潼沙苑　续断炒　白扁豆炒　生苡仁　紫菀蒸　百部蒸

款冬花_炙　罂粟壳　白石英_煅　冬虫夏草

三诊：精神稍振，谷食略强，咳呛较减，惟晨起及傍晚咳甚，大便结，更衣后肛微脱，肺与大肠相表里，又肾开窍于二阴也。照述再拟一方。

海蛤粉_包　金钗斛　潼沙苑　续断_炒　北沙参　淮山药　冬虫夏草　苏芡实　茯苓　紫菀_蒸款冬花_炙　无花果　罂粟壳

方右，南市，三月十六日。咳嗽白沫，气紧作闭，气候寒冷较甚，纳食则胸脘胀闷，脉濡弦。治以温肺调胃可也。

法半夏_{钱半}　广皮_{二钱}　茯苓_{三钱}　陈枳壳_{钱半，炒}　桑白皮_{钱半，炙}　玉苏子_{二钱}　厚朴花_{钱半}佩兰_{三钱}　杏仁_{三钱，去皮尖}　旋覆花_{二钱，包}　白前_{钱半}　陈六神曲_{三钱，炒}

二诊：三月廿二日。咳嗽白沫，气紧作闭，且常畏风，纳食则胸脘胀闷，或有清水上涌，脉濡缓而弦。仍以温肺调胃。

法半夏_{钱半}　新会皮_{二钱}　茯苓_{三钱}　桑白皮_{钱半，炙}　甜葶苈_{二钱，隔纸炒}　杏仁_{三钱，去皮尖}　射干_{一钱}　白前_{钱半}　玉苏子_{二钱}　莱菔子_{二钱，炒}　厚朴花_{钱半}　旋覆花_{二钱，包}　陈六神曲_{三钱，炒}

三诊：三月廿九日。咳嗽稍减，白沫仍多，气紧作闭较瘥，胸脘胀闷未舒，仍有清水上涌，咳甚则腰酸头眩，脉濡弦。仍以温药和之。

法半夏_{钱半}　淡干姜_{一钱}　茯苓_{三钱}　桑白皮_{钱半，炙}　甜葶苈_{二钱，隔纸炒}　厚朴花_{钱半}　玉苏子_{二钱}　化橘红_{一钱}　杏仁_{三钱，去皮尖}　马兜铃_{钱半，炙}　旋覆花_{二钱，包}　紫菀_{钱半}　白豆蔻_{一钱}

黄，绩溪梅溪。初诊（佚）。

二诊：咯血既愈，咳呛稍减，痰亦略爽，左侧难得安卧，左胁仍稍隐痛，脉濡滑而弦。仍以清络保肺宁金。

海蛤粉_{三钱，包}　川贝母_{一钱，去心}　金钗斛_{二钱}　生苡仁_{四钱}　霜桑叶_{二钱}　茜根_{钱半，炒}　杏仁_{三钱，去皮尖}　紫菀_{钱半}　野料豆_{三钱}　冬青子_{三钱}　藕节_{四钱，炒}　玫瑰花_{两朵}　琼玉膏_{四钱，冲}

三诊：咯血既愈，咳亦稀微。左侧已得安卧，形色亦较充旺，惟左胁仍稍隐痛，脉濡缓弦滑。仍以清络保肺宁金可矣。

海蛤粉_{三钱，包}　茜根_{钱半，炒}　金钗斛_{三钱}　橘络_{八分}　玉苏子_{二钱}　旋覆花_{二钱，包}　新绛_{八分}茯苓_{三钱}　杏仁_{三钱，去皮尖}　蒲黄_{钱半，炒}　紫菀_{钱半}　藕节_{四钱，炒}

肖右，老西门，三月四日。经事二三月不转，咳嗽，胸痛，头疼，体酸，发热汗自出，脉濡数。病起已将匝月，蔓延亦殊弗宜。

霜桑叶_{二钱}　甘菊花_{钱半}　紫菀_{钱半}　杏仁_{三钱，去皮尖}　香白薇_{二钱，炒}　青蒿_{三钱}　地骨皮_{三钱，炒}　茯苓_{三钱}　续断_{二钱，炒}　款冬花_{钱半，炙}　橘红衣_{一钱}　枇杷叶_{三钱，去毛，布包}

二诊：三月六日。经事三月不转，咳嗽胸痛，面浮头疼体酸，发热汗自出，神疲纳少，脉濡弦数。病经一月，脾肺俱伤，胞脉为闭，殊属可虑，慎旃切切。

霜桑叶_{二钱}　紫菀_{钱半}　款冬花_{钱半，炙}　地骨皮_{三钱，炒}　香白薇_{二钱，炒}　金钗斛_{二钱}　橘红衣_{一钱}　茯苓_{三钱}　丹参_{二钱}　泽兰_{三钱}　续断_{二钱，炒}　谷芽_{四钱，炒}

三诊：三月八日。据述咳嗽胸痛面浮如旧未愈，发热汗自出，经事三月不转，惟日来稍能安谷，精神略振。守原意出入。

香白薇二钱，炒　地骨皮三钱，炒　生苡仁四钱　茯苓三钱　金钗斛二钱　杏仁三钱，去皮尖　款冬花钱半，炙　紫菀钱半　泽兰三钱　芜蔚子二钱，炒　续断二钱，炒　谷芽四钱，炒　月季花三朵

四诊：三月十一日。热虽减而汗出未戢，腹痛未已，稍能安谷，力乏神疲，色少津泽，咳嗽向安，脉濡弦。经事已三阅月不转，再从心脾两治，以冀应机为幸。

左牡蛎三钱，煅，先煎　香白薇二钱，炒　金钗斛二钱　茯苓三钱　续断二钱，炒　全当归三钱　白芍二钱，炒　泽兰三钱　橘红衣一钱　芜蔚子二钱，炒　谷芽四钱，炒　月季花三朵

五诊：三月十四日。热减未尽，近仍有盗汗，咳嗽向安，胃纳略强，腹痛未已，面微浮，神疲力乏如故，经事未来，脉软弦。仍从心脾两治。

银柴胡钱半，炒　香白薇二钱，炒　青蒿三钱　鳖甲五钱，炙，先煎　石斛二钱　左牡蛎三钱，煅，先煎　白芍二钱，炒　橘红衣一钱　生于术二钱　茯苓三钱　月季花三朵　谷芽四钱，炒

六诊：三月十七日。咳嗽见减，胃纳略强，腹中仍痛，月事不来，面微浮，夜热寝汗未戢，脉濡弦。仍从心脾两治。

银柴胡钱半，炒　香白薇二钱，炒　左牡蛎三钱，煅，先煎　鳖甲四钱，炙，先煎　青蒿三钱　泽兰三钱　橘红衣一钱　川楝子钱半，煨　茯苓三钱　獭肝一钱　月季花三朵　谷芽四钱，炒

七诊：三月廿日。咳嗽向安，夜热寝汗未戢，腹中仍痛，面部微浮，经事已三阅月不来，脉软弦。仍从心脾两治。

银柴胡钱半，炒　香白薇二钱，炒　左牡蛎三钱，煅，先煎　鳖甲五钱，炙，先煎　川桂枝钱半　白芍二钱，炒　茯苓三钱　泽兰三钱　红花八分　归身二钱，蒸青蒿三钱　獭肝一钱　橘红衣一钱

八诊：三月廿五日。咳嗽获愈，夜热亦退，惟腹中仍痛，寝汗未戢，经事三阅月不来，脉濡弦滑。仍以心脾两治。

左牡蛎三钱，煅，先煎　杭白芍二钱，炒　川桂枝钱半　全当归三钱　橘红衣一钱　丹参二钱　泽兰三钱　川楝子钱半，煨　柏子仁三钱　红花八分　芜蔚子二钱，炒　茯苓三钱　獭肝一钱

左，初诊（佚）

二诊：心肺相依为用，肺气逆而叶举，心血瘀而脉急，颈项及胸腹筋脉暴露拘急如弦索，颈项有膨胀感，息急音窒，卧难安枕，耳窍失聪，跗肿面浮。前以宣畅肺气，通行血脉尚可，应守原意为之，但病痼根深，难望速效。

海蛤粉三钱，包　甜葶苈一钱，隔纸炒　射干一钱　橘红衣一钱　生苡仁四钱　桑白皮一钱二分，炙　杏仁三钱，去皮尖，杵　络石藤三钱　伸筋草三钱　茯苓四钱西血珀屑三分，研细泛丸吞　功劳叶二钱

三诊：颈项膨胀感、胸腹筋脉暴露如绳索业已较愈，声音已畅，息急已平，亦能着枕安卧，惟卧起面部微浮。守原意拟丸调理。

海蛤粉两半　紫贝齿一两，煅　新绛六钱　桑白皮一两，炙　甜葶苈二两，隔纸炒　茯苓二两　生苡仁二两　旋覆花一两　杏仁二两，去皮尖　射干八钱　紫菀一两　伸筋草一两　络石藤两半　橘红衣八钱　西珀屑三钱　十大功劳叶两半

上药研末，用丝瓜络二两熬汤法丸，每早、晚开水送下二钱。

王。小西门，三月廿三日。咳嗽气急作闭，喉息有音，声欠清扬，未能偃卧左眠，易于动怒，咳痰有黄点，脐中有黄水溢出，秽恶异常，脉濡弦。肾伤肺坏，务宜慎摄为妙。

桑白皮钱半，炙　甜葶苈二钱，隔纸炒　射干一钱　生苡仁四钱　玉苏子二钱　马兜铃钱半，炙　杏

仁三钱，去皮尖　鹅管石一钱二分，煅透　茯苓三钱　忍冬藤三钱　枇杷叶三钱，去毛布包　木蝴蝶四分

二诊：三月廿九日。咳嗽气急较瘥，声音稍亮，睡眠仍只偏着右边，脐中秽恶黄水溢出时有时无，脉软弦。肾伤肺坏，证药相安，守原意以治。

桑白皮钱半，炙　甜葶苈二钱，隔纸炒　射干一钱　茯苓三钱　海蛤粉三钱，包　杏仁三钱，去皮尖　马兜铃钱半，炙　鹅管石一钱二分，煅透　紫菀钱半　玉苏子二钱　生苡仁四钱　陈赤豆三钱　远志肉一钱，炙

三诊：四月十六日。脐中秽恶黄水业已见弭，咳嗽气急见减，声音稍亮，惟小溲赤而浑浊，睡眠仍只偏着右边，脉濡弦。仍以强肾肃肺可也。

鹅管石一钱二分，煅透　金钗斛三钱　远志肉一钱，炙　杏仁三钱，去皮尖　马兜铃钱半，炙　茯苓四钱　猪苓三钱　生苡仁五钱　玉苏子二钱　紫菀钱半　木蝴蝶四分　枇杷叶三钱，去毛，布包

以上出自《王仲奇医案》

徐，东有恒路。肾亏肺伤，阴少上承，液难荣溉。久咳不已，动辄气急，声音嘶嗄，悬雍下垂，形瘦色夺，大便坚结。两脉反关弦滑。水竭金枯，难以补救，姑以滋液养阴，音通则吉。

海蛤粉三钱，包　百药煎一钱五分　生地黄四钱　野料豆三钱　白药子三钱　柿霜二钱　金钗斛三钱　诃子皮一钱五分，蜜炙　玄参二钱　甘草八分　紫荆皮三钱　阿胶珠三钱

《近代中医流派经验选集》

王堉

邻人郭某之女，再醮于邻村，归宁恒数月不返。一日忽患咳嗽，初略不为意，久而增盛，延人治之，则曰，此虚劳也。始而补气，继而行瘀，又转而理脾疏肝。药屡易而病不减。一日其母偕之来，浼余治。因问曰，嗽时作时止乎？抑咳则面赤气急声声接续乎？曰，急甚。观其面色红润，知非虚证。乃诊其脉，则右寸浮滑而数，余则平平。告曰，此痰火郁在肺经，常苦胸膈满闷，发则痰嗽俱出，不但非虚劳，且大实热证也，进以芩连二陈丸加桑皮、木通以疏之，三日而嗽减。再请余治，则数象减而滑则依然。余曰，热退而痰仍在，不去之，恐复作。因用平陈汤加枳实、大黄下之。凡二进，下顽痰数碗胸膈顿宽，而嗽亦止矣。

咳嗽一证，风寒暑热，饮食郁滞，思虑劳倦，皆能致之。《医宗必读》阐《内经》之旨，讲此证最为详尽，学者当究心，若一概施治，未有不致悖谬者。

同乡郝某号秀山，在都作银商，自秋发嗽至十一月，数医之尚未愈也。余侨寓襄陵馆，与郝某素昧平生。一日梁其偕之来求余治，问何病？对以咳嗽四月矣。问，曾治否？对以药以百计而嗽如故。言次探手于怀，出药方隆然一裹。细检之，皆参、苓、芪、术等类。盖郝素弱，又富于财，俗医皆作虚论也。乃诊之，余平平，肺独浮滑。告之曰，浮者风象，滑者痰象。君素积痰，复感于风，风痰相搏，而嗽作矣。又以参、芪固其腠理，腠理不开，风无去路，嗽何时已乎。数药可愈。郝见余言易，进曰，年少时有唾血疾，体本虚，故畏克伐药。晓之曰，此他医之所以用参、芪也。要知少年唾血，未必虚证。即虚，而此时血止而嗽作，医不治嗽而治血，请问君见我为治嗽乎？为治血乎？病者笑而是之。乃以杏苏饮加山楂、枳实进。嘱曰，不过五服病必愈，无烦再来也。病者持而去，越五日，投帖请余观优戏，晚则

筵席丰隆，殷勤周至。时余方以分发赴秦，因遣其同类，随之到秦，开设银肆，昕昔过从称莫逆焉。

商友王定庵，幼在京，权子母，工于心计而贪诈猥琐，兼嗜面食，年四十后，得脾劳病，遇冬更甚，医药数年矣。余常劝其节食节劳，而以经营生息，刻无暇暑。每食过饱，则痰嗽喘满，终夜不寝。壬子冬，疾增剧，乃浼余治。余进以健脾诸品，痰嗽少止，而狂啖如故，因之时发时愈。病甚则服药，稍痊则不肯，余以其不能调摄，置之不问。年终，岁事匆匆，劳扰更甚，一日早起，则面目四肢俱浮肿，而烦满益不堪，余告其同事曰：脾绝矣。尚未立春，虽交木令，尚可到家，立春后，则不能矣。盖肝木克脾土，仲春必难过也。同事者不为意，延之。继请一同乡医视之，则曰：此水病，下之则愈矣。问用何药？则曰：舟车丸。余力陈不可，而病者误信之，急服三钱，肿未减，而卧不能兴。诊其脉若有若无。同事惟恐其殁于铺，急觅车请人送还，出京甫数日，殁于松林店。计其时，立春后五日也。吁！人生固有命，而始则不知爱养，继则不信良言，迨疾不可为，又信庸医，以速其死，亦愚之甚矣。故录之，以为不知调摄者戒。

以上出自《醉花窗医案》

红杏村人

丁右，肺为华盖，素称娇脏。兹值燥金司令，资禀无权，适感秋凉以致咳呛并作，咽干梗痛，脉虚弦数，舌白无津。年尊之体，治宜清降为主。

桑白皮　地骨皮　杏仁　川贝　沙参　知母　紫菀　花粉　丝瓜络　苇茎

又复：远年久咳，肺气素虚。近因感冒秋凉宿恙复作，每至黎明其咳益盛，喉音不爽，纳谷式微，脉虚细数，苔白而干。仍拟清金育阴法。

北沙参　麦冬　川贝　知母　旋覆　蛤壳　桑叶　枇杷叶　杏仁　芦根

瞿右，肝属木，为将军之官，全赖肾水涵养。设真阴不足，资化无源，则化火生风，势必悖逆犯上，铄肺凌金，而干呛吐红之证并作矣。兹证上见咳呛，下复便溏，胃纳日减，不独肺金受困，而中土亦受其戕。三阴并损，胃元告匮，何恃无恐？

洋参　麦冬炒　五味　扁豆　冬术土炒　茯苓　阿胶　桑叶　百合　枇杷叶　粉甘草

又复：干呛无痰，木火刑金也；大便时溏，脾元亏弱也。牙床肿痛，肌肉枯削，脉搏数，舌干绛，是皆真阴下竭、虚火上炎之明验也。极属棘手，勉方以尽人工。

参　麦　茯神　扁豆　百合　山药　霍斛　青蒿　鳖甲炙　白芍

以上出自《医案》

张芝田

陈，风温夹痰，湿热郁肺。咳呛不畅，痰鸣如锯气粗，舌黄苔薄，脉浮滑数，面黄色㿠，口腻，溲少。因循两旬，防其喘闭增变。

旋覆花　嫩前胡　壮紫菀　橘红　马兜铃　牛蒡子　枳壳　象贝母　冬瓜子　苦桔梗　甜

杏仁　茯苓　老枇杷叶

二诊：咳呛不畅，阵作稍稀，暮分尚甚，甚则痰鸣气粗，舌苔根腻尖红，脉数。风温顽痰郁化，防顿咳哮喘。

桑白皮　马兜铃　杜苏子　竹茹　冬瓜子　生蛤壳　象贝　甜杏仁　海石　赤苓　橘红老枇杷叶

《勤慎补拙方案集》

袁焯

曹韵笙先生如君，年三十余，素患肺病及头痛病，每劳、怒、啖黏腻肥甘等物即发，发则头痛目昏，咳嗽喉中如水鸡声，胸闷不饥，舌苔薄腻，寸关脉滑。盖产育已多，脑筋衰弱而又吸阿片，喜肥甘黏食，痰滞阻塞为病也。每次均用桑叶、杭菊、薄荷、杏仁、贝母、桔梗、前胡、橘皮等药奏效，今已数年，皆赖此方之力。现悉黏腻肥甘之患，已改用他种食品，而病发亦轻，不复如前此之剧矣。

镇郡陶骏声君令阃，肿胀呕吐，缠延月余。先是胎前足肿，产后肿益甚，咳嗽呕吐，经此间诸名医治之，叠进舟车丸、五皮饮、瓜蒌薤白白酒汤及八珍汤等弗效，且面目肢体悉肿，腹胀如鼓，咳喘不得卧，呕吐痰水，辄盈盆碗，吐后亦能饮食。诊其脉弦滑而有胃气，言语亦甚清晰，初用小半夏汤，加干姜、五味子及厚朴半夏甘草人参汤、枳术汤等，无大效，且呕吐大发。其时有人荐他医治之，亦无效。陶君复延予治。询得其情，则从前延诸名医时，亦时发时止，或吐或不吐。但每觉胸膈闷塞，则知病将复发。必吐出痰水数碗，然后始觉宽畅。近日又觉闷塞异常，呼吸几不能通，今虽吐后，犹嫌闷塞，咳嗽不得卧。予沉思久之，恍然曰：此肺中气管为痰饮闭塞不得通也。气管之所以闭塞者，缘腹胀尿少，胃中及膈膜均为痰饮充塞之地。膈中痰饮充塞，则溢于肺中气管，肺中气管亦充塞，则满而闷塞不通，呼吸不利，内既充满，则激而上出而为呕吐，以故盈盆、盈碗，皆痰涎水沫。痰水既出，则膈膜肺胃等处皆松，故知饥能食。待数日后痰水聚多，又复作矣，是则此病之真谛也。治法以驱痰饮为要，而驱肺中气管之饮为尤要。苦思半晌，为立一方，用三子养亲汤，合二陈汤加麝香五厘和服，以白芥子能横开肺中之饮，麝香香窜，能通气管及膈膜间之闭塞，且能止吐。明日复诊，述昨药服后，觉药性走窜不已。上窜至咽，下窜至小腹，胸部尤觉窜走，随窜随呕，吐出痰涎甚多，半夜未能安枕。而胸闷觉宽，呼吸便利，呕吐亦止，盖气管之闭塞通矣。遂以原方去麝香，接服三剂，而胸次大舒，咳嗽亦减，仍以原方加冬虫夏草、北沙参、生姜、红枣。又三剂而浮肿亦消，咳嗽大定，但腹胀如故，坚满不舒，乃停煎剂，每日单服禹余粮丸二次，每服三钱，忌盐酱等物，五日后胀渐消，十日后胀消及半，而精神疲惫，自觉心内及脏腑空虚。盖饮滞消而气血虚也。令以前丸减半服，并以参、术、归、芍、山药、茯苓等煎剂相间服之，不十日而胀全消，病竟愈。闻者莫不叹服。迄今六年，病未复发，且已经孕育矣。

以上出自《丛桂草堂医案》

费承祖

徽州张芝圃，咳嗽半年，所奇者每咳痰内必带毛如毫毛。诊脉右寸细如蛛丝。经谓肺合皮毛，此岂肺气大虚，不能托毛外长，而倒生于里耶！人有毫毛，犹地有草木，全是生生之气敷布于外。此证非大补肺气不为功。

潞党参四钱　绵黄芪三钱　大白芍一钱五分　粉甘草一钱

连服三十剂而全愈。

佚名，进养阴清火，兼化痰热法，肝阳升腾之势渐平，入夜咯血已止，咯痰略易，痰色黄多绿少，病情似乎减轻。惟痰热蕴结，肺胃阴伤，呛咳内热，口干汗多，舌绛且光，胸脘偏右懊憹，难以名状，饮食减少。阴虚而气怯，中无砥柱，倘用甘温益气，未免助火劫阴，荣阴无康复之机，木火有燎原之势。正气充满于阴液之中，培阴液即是固正气，脉弦略退，细数如常。宜宗前法更进一筹。

女贞子四钱　生甘草五分　南沙参四钱　京玄参二钱　鲜生地三钱　明天冬三钱　大麦冬三钱　川贝母三钱　瓜蒌皮三钱　川石斛三钱　天花粉三钱　冬瓜子四钱　生谷芽四钱　鲜竹茹一钱　鲜竹沥二两　梨五片

二诊：上方服三剂后，肝阳上亢之势渐平，胃气下降，咯血已止，饮食加增，绿痰已清，黄痰尚多。呛咳内热，口干有汗，舌绛而光，胸脘偏右懊憹，难以名状。肺阴久虚，清肃无权，痰热内蕴，灼阴耗气，益气未免助火劫阴，正气充满于阴液之中，必先液涸而后气散，培阴液即是固正气，倘用滋腻填阴，诚恐禁锢痰火，阴液更受燔灼。治必清火豁痰，令火平痰化，阴液或可暗长潜滋。名臣医国，兴利必先除弊也。脉弦已减，细数仍然，势未出险，宜宗前法进治。

女贞子四钱　生甘草五分　西沙参二钱　京玄参二钱　鲜生地三钱　天花粉三钱　川石斛三钱　明天冬三钱　川贝母三钱　瓜蒌皮三钱　冬瓜子四钱　鲜竹茹一钱　生谷芽四钱　甜杏仁三钱　梨五片　荸荠五枚

三诊：痰色本白而发黄者，火盛也，内热口干者，阴液干枯不能上济也。舌绛而光者，阴虚及气，中无砥柱也。呛咳咯痰难出，胸脘偏右懊憹，难以名状，夜寐因此不安者，肺胃阴伤，痰火交扇，清肃无权也。丹溪谓阳常有余，阴常不足，阳虚易治，阴亏难调，治当育阴制阳，论极精切。惟喜用苦寒坚阴泻火，未免伤中。叶天士、徐灵胎木火刑金，每用甘润，与喻嘉言所论甘寒能培养脾胃生生之气，最合机宜。脉来细数，阴液虽枯，痰火尚炽，益气补阴，反为痰火树帜。治宜养阴清火润肺。

冬青子四钱　生甘草五分　南沙参四钱　京玄参二钱　鲜生地三钱　云茯神二钱　川贝母三钱　瓜蒌皮三钱　川石斛三钱　天花粉三钱　生谷芽四钱　鲜竹茹一钱　甜杏仁三钱　梨五片　荸荠五枚

四诊：痰热蕴结肺络，积久竟成窠囊，如蜂子归于房中，莲实嵌于蓬内，生长则易，剥落则难，叠进清火豁痰法，痰热已化，随化随生，窠囊中之痰热尚未扫除，每逢日晡，胸脘偏右懊憹，即热势沸腾，周身皆热，呛咳痰黄，舌绛破碎，口干引饮，小溲甚少，肺胃阴伤不堪，痰火销灼，补阴犹恐助痰，痰热无从宣化，养阴清火与痰无碍，似合机宜。肺位最高，轻清上浮，必须气味轻扬，搜剔肺中痰热，尽从下泄，肺气自有肃降之权，脉来细数。宜宗前法更进一筹。

冬青子四钱　粉甘草五分　鲜生地三钱　北沙参四钱　京玄参二钱　川贝母三钱　瓜蒌皮三钱　天花粉三钱　甜杏仁三钱　海浮石三钱　冬瓜子四钱　生谷芽四钱　熟谷芽四钱　鲜竹茹一钱　鲜竹沥一两　生梨五片　荸荠五枚

五诊：天下无倒流之水，而有时倒流者，风激之也。人身无逆行之血，而有时逆行者，火迫之也。火迫血溢，吐血属痰火交扇者居多。现吐血已止多日，今又复发，其色鲜红，吐出自觉舒畅。荣热外泄，痰黄味辣，舌刺口干，胸脘偏右懊㑞，内热小溲气秽，痰热蕴结肺络，如抽蕉剥茧，层出不穷。气液皆受炽灼，中无砥柱之权，饮食入中，咯痰较易，培补气液，未免助火碍痰，清化痰热，又恐将来气液难复，脉来细数，势未出险，补救颇难。姑拟养阴清火，豁痰润肺。

冬青子四钱　粉甘草五分　马兜铃五分　鲜生地三钱　北沙参四钱　京玄参二钱　川贝母三钱　瓜蒌皮三钱　川石斛三钱　天花粉三钱　牡丹皮一钱　冬瓜子四钱　生谷芽四钱　甜杏仁三钱，研　鲜竹茹一钱　鲜竹沥一两　荸荠五枚　生梨五片

六诊：肝阳升腾之势渐平，津液宣布，咯血已止，舌润苔布，入夜肌热，脘右懊㑞皆退。惟胸间胀痛不舒，呛咳痰色微黄，神倦力乏，气液皆虚，中无砥柱，已可概见。人参益气，未免甘温助火，犯缪仲淳肺热还伤肺之戒；阿胶熟地填阴，又恐滋腻碍痰，犯叶香岩"阴未生，徒令凝滞在脘"之戒。必须气味轻清，补而不腻，与痰无碍，方合机宜。脉来数象已减，右寸关细滑。治宜补阴清火，兼化痰热。

西洋参一钱　京玄参二钱　鲜生地三钱　大麦冬二钱　杭白芍一钱五分　生甘草五分　女贞子四钱　川贝母三钱　瓜蒌皮三钱　川石斛三钱　天花粉三钱　甜杏仁三钱　冬瓜子三钱　生谷芽四钱　广皮白五分　鲜竹茹一钱　鲜竹沥一两　梨五片　荸荠五枚

七诊：气液极虚，法当益气滋液，益气未免甘温助火，滋阴又恐滋腻碍痰。当痰火猖獗之时，惟有清火豁痰，釜底抽薪，方合法度。若扬汤止沸，无济于事。现蕴结肺络中痰热，已宣化及半，尚有痰热凝结肺络，清肃无权，呛咳痰黄，胸腹作胀，入夜肌热，是有形之痰阻无形之气。清化痰热，气自肃降，诚恐将来火清痰化，液涸气散，补救不及，却有险关在后，不得不思患预防。培养将枯之阴液，清泄未尽之痰热，两面兼顾，似合机宜，脉来细数。宜宗前法进治。

女贞子四钱　鲜生地三钱　北沙参四钱　京玄参二钱　云茯神二钱　瓜蒌皮三钱　川贝母三钱　川石斛三钱　天花粉三钱　甜杏仁三钱　冬瓜子四钱　生谷芽四钱　鲜竹茹一钱　鲜竹沥一两　灯心五尺　梨五片　荸荠五枚

以上出自《费绳甫医话医案》

吴鞠通

甲子四月廿四日，吴，二十岁。六脉弦劲，有阴无阳，但咳无痰，且清上焦气分。

沙参三钱　生扁豆三钱　连翘一钱五分　麦冬三钱　冬霜叶三钱　玉竹三钱　冰糖三钱　茶菊花三钱　杏仁三钱

煮三杯，分三次服。三帖。

廿六日：于前方内去连翘，加丹皮二钱、地骨皮三钱。

《吴鞠通医案》

曹沧洲

某左。受风作咳，表热自汗，脉数，宜从上焦泄化。

冬桑叶一钱半　生蛤壳一两　冬瓜子一两　茯苓四钱　白杏仁四钱，去尖　白芍三钱　橘白一钱，炙　白前一钱半　川贝母三钱　淮小麦三钱，包　生甘草三分　竹茹三钱　生石决明一两

某左。体虚易感，不时背寒发热，咽痒咳窒，腰酸背痛，脉濡，法当表里两治。
苏梗二两　紫菀一钱半　川断一钱半，盐水炒　白蒺藜四钱，去刺　荆芥一钱半　白杏仁三钱，去尖　金毛脊三钱，盐水炙，去毛　桑枝二两，切　大豆卷三钱　象贝四钱，去心　陈皮一钱　归身一钱半

某右。脉细数右弦，咳逆气急痰多，耳失聪，胃不醒，少寐，肺胃两病，治之不易。
西洋参一钱半，生切　川贝三钱，去心　橘白一钱　白芍一钱半　朱麦冬一钱半，去心　生蛤壳二钱，杵　竹茹二两　紫石英四钱，煅　川石斛四钱　朱茯神四钱　生草四分

某左。脾为生痰之源，肺为贮痰之器，脾弱则生湿，湿蕴则蒸而为痰，痰气涌肺，则为喘粗咳呛，舌中黄尖绛，口干不欲多饮，夜无安寐，二便俱通，暮则肢冷，火升有汗，脉弦数，痰湿热无从散布，痰者火之标，火者痰之本，今方拟润肺降气、涤痰安神并进之。
旋覆花一钱半，绢包　川贝三钱，去心　辰茯神四钱　赤芍二钱　代赭石四钱　知母三钱　辰连翘三钱　鲜芦根一两　川石斛三钱　海浮石四钱　瓜蒌皮四钱，切　瓦楞壳一两　竹茹三钱

某左。舌白口干，卧则气呛，作咳便少，金不克木，木反袭金，最虑见红。
南沙参五钱　白石英七钱　丝瓜络三钱　玉蝴蝶三分　桑白皮三钱　黛蛤散一两，绢包　竹茹三钱　款冬花三钱　旋覆花一钱半，包　橘络一钱

某左。表热五日，咳嗽胁痛，脉数，防痰气升塞，骤生变端，不可轻视。
旋覆花一钱半，绢包　白杏仁四钱，去尖　茶叶三钱　橘络一钱　青葱管一尺，后下　象贝五钱，去尖　牛蒡三钱　通草一钱　真橘红一钱　新绛一钱　前胡一钱半　丝瓜络三钱　枇杷露一两，温服

某幼。风郁化热，咳久渐转顿咳，鼻衄，脉数，宜清润肺胃。
桑白皮一钱半，蜜炙　杏仁四钱，去尖　煅瓦楞壳一两　茯苓四钱　款冬花一钱半，蜜炙　川贝三钱，去心　海浮石四钱　白前一钱半　苏子一钱半　冬瓜子一两　橘白一钱　川石斛三钱　枇杷露一两，温服

以上出自《吴门曹氏三代医验集》

陈良夫

金女。肺为华盖，诸经之火，皆能乘肺而为咳。少阴之脉，上络于咽，肝脉亦循咽络肺。上升之气自肝而出，气郁则生火，气盛则克金，此自然之理也。失血之后，咳呛咽干，气升若逆，面赤耳鸣，痰薄黏而其味带咸，每至寅卯之时，咳呛较甚，纳食未能充旺，脉象细滑兼数，舌苔薄糙，尖边脱液。其为阴血内乏，肝木失于涵养，遂致气火郁勃，冲扰肺金，而津液被熬炼成为痰沫，少阴真水不得上潮，肺金失于润养，肝木遂有升而无制。考肝为刚脏，是气火所从出，肾水既亏，不能涵养肝木，斯木火内逆，而诸疴蜂起矣。治之之法，计维壮水以涵木，清火以保金，俾金水相生，庶肝木有制而气火得以填平，可免积虚成损之虑。

北沙参　京玄参　炒冬青　炙紫菀　奎白芍　黛蛤壳　细生地　煅石决　川贝母　谷芽
桑白皮

虞男。肝为刚脏，体阴而用阳，肝气有余，即是肝火。平素肝胃不谐，近因脘膈作疼，渐
至呃逆气升，咳呛频作，咳痰黏而不豁，舌糜旋去旋生，口干咽痒，多食甘味，便觉胀满，按
脉弦细滑数，舌光色绛。拙见是木郁化火，火复生痰，津液受其劫损，所谓肝火太过，肺降不
及，即此候也。古云，肺属金，最畏火刑。厥阴之脉挟胃而贯膈，支者循咽络肺，今咳呛气逆，
咯痰黏薄，当责之肝火犯肺，然肝旺太过，肝亦自伤。所谓旺者，气与火也；所谓伤者，阴与
液也。此证阴液不复，肝经之气火郁勃冲扰，肺胃之津液熬炼为痰，柔金失于润降，后天生化
之机又未勃发。计维润肺化痰，熄肝清火，参以和胃为治，务使阴液来复，痰热肃清，加以胃
纳能旺，庶可徐图效力；否则阴液不复，肝阳内炽，便有阴不济阳之虑。

霍石斛　煅石决　煅蛤壳　玄参心　广郁金　海浮石　制女贞　肥知母　淮牛膝　沙参
川贝母　辰灯心

二诊：肺为金脏，最畏者火，心为火之主，肝为火之母也。咳呛甚于夜分，咳痰不豁，有
时痰中带红，左肋引痛，自觉少腹气升，即欲喘逆，口干寐少，胃纳呆而舌糜屡起，脉来弦滑
细数，舌本色绛。拙见肺胃津液不克速复，心肝之火，依然郁勃，致有水不济火之象。今火升
即咳，牵及左肋少腹，当属肾阴先伤，木火亢而乘肺，津液铄为痰沫，柔金之肃降失司。欲保
其金，当清其火，欲平其木，当益其阴，能得阴液渐复，火受水涵，斯刚亢之威不致窜伤阳络
而咯血，方为佳境。爰拟润肺化痰，清火熄肝，参养阴为治，冀其肺降有权，肝升有制，水与
火自然两得其平，而尤在加意静摄，勿摇其精，勿劳其形，庶可达火降气平之目的也。

北沙参　真川贝　炒白芍　黛蛤散　广郁金　煅牡蛎　生石决　煅磁石　制女贞　玄参心
原石斛　辰灯心

陶男。肝经之脉挟胃贯膈，咳声嘶而脘闷如窒，脉弦、舌红而干。恐系肝络内伤，气火升
逆乘肺，法宜和降，不致咳血为佳。

旋覆梗　煅石决　光杏仁　焦山栀　川贝母　根生地　桑白皮　炒白薇　广郁金　炙紫菀
沙参　黛蛤壳

金男。初诊：肺胃之阴津液是也，非用清润，无以复已耗之液，痰与热相合，即成燥热之
气，又易内劫其阴液。前诊用清润化降之法，于养正中参入化邪，即于化邪之中，参寄养正之
意；求其利，防其弊，恰合此证治法。顷诊脉象弦细滑，验舌边糙中剥，咳呛虽间，而咯痰未
豁，纳食未克如常。良由津液递伤，痰热余邪，留恋不净，肺胃之肃降仍乖。爰再以清养为主，
佐以化痰泄热，扶其本，祛其邪，望其再得应手为佳。

孩儿参　京玄参　辰茯神　煅蛤壳　天花粉　灯心　金石斛　冬青子　紫菀　炙桑皮　冬
瓜子

二诊：肺胃之阴，谓之津液，《内经》谓阴精所奉其人寿。饮食入胃，游溢精气，上归于
肺，于是诸脏皆赖其灌溉。心主火，居于肺中，必恃肺阴充足，则心阳乃得充展，昔人是以有
心肺同居上焦之说。叠进润养阴液以祛邪降火为治，迩日咳呛递减，咯痰亦少。惟寐时多语，
大都是记忆之谈，纳食未旺，诊得脉尚弦细数，苔薄糙，阴液未能尽复、心阳失藏显然也。其

疲乏不支者，亦即邪去正虚所致。应易滋养为主，化降为佐，望其阴液徐复为佳。

孩儿参　生地炭　制女贞　川百合　地骨皮　辰麦冬　金石斛　辰茯神　炙款冬　瓜蒌皮
北秫米　灯心

少男。肺为娇脏，得热着寒皆能致咳，咳痰不豁，脘闷，气急，脉弦滑，苔糙腻，昨更寒热交作，肺经本有留痰，表着寒邪，致肺卫失于宣降，宜宣达疏化之。

旋覆梗　光杏仁　细白前　前胡　炙紫菀　瓜蒌皮　广郁金　象贝母　苏叶子　炒枳壳
桑叶皮　丝瓜络

陈男。初诊：丰伟之体，正气素弱，痰湿自然内胜。先患痔血，阴血内伤，近则咳嗽痰多，频泛涎沫，脘闷嗳气，甚则肢体拘急，语言带謇，便下艰涩，诊得脉象细缓而滑，验苔满腻淡黄。合参证因苔脉，尚属积湿生痰，失于宣达，络气因之痹阻显然可知也。昔人有厚者为痰，薄者为饮之说，今积痰尚盛，三焦流行之气乖失常度。目前治法，计维涤痰理气，冀其痰豁气调而少变迁。

旋覆梗　仙半夏　菖蒲　炒陈皮　广郁金　滁菊　全瓜蒌　川贝母　炒枳壳　姜竹茹　光杏仁　钩藤

二诊：进理肺化痰之剂，咯痰渐豁，痞闷抽痛亦得递舒，而纳呆寐少，时或嗳气，脉缓滑，苔薄糙。气分尚有留痰，再拟前法增减治之。

杏仁　川贝　制半夏　菖蒲　橘红　旋覆梗　蛤壳　钩藤　女贞子　滁菊　辰茯神

三诊：举动气逆为中气之虚，气虚则聚湿而酿为痰饮，脘痞渐舒而易于作嗳，纳呆苔糙，脉来细滑，留痰虽得递楚而未净，再拟清疏化理为治。

潞党参　炒白芍　法半夏　新会皮　云苓米仁　旋覆梗　蛤壳　川贝母　谷芽　厚朴

以上出自《陈良夫专辑》

萧伯章

周某，年近六十，患咳嗽一月有奇，昼夜不能安枕，杂治不效，既与就诊。喘急涌痰无片刻停，舌苔白而暗，脉之浮缓。余先后计授三方，亦不应，沉吟久之，意其阴虚而兼冲逆，姑以张景岳金水六君煎与之，已而一剂知，二剂愈，乃知其方亦有可采者，非尽如陈修园氏所论云。

按：金水六君煎，张氏自注治肺肾虚寒，水泛为痰；或年迈阴虚，血气不足，外受风寒，咳嗽呕恶，多痰喘急等证。陈氏砭之是矣。窃意张氏当日对于咳嗽等证，用以施治，或有偶中奇验之外，求其说而不得，遂囫囵汇注，不知分别，以致贻误后世。若云年迈阴虚，久嗽喘急痰涌，由于冲气上逆，非关风寒外感者，服之神效，则毫无流弊。余所以取用者，盖以归、地能滋阴液而安冲气，法夏从阳明以降冲逆，辅之茯苓、生姜、广皮疏泄痰饮，导流归海，以成其降逆之功，获效所以神速。但方名应更为降冲饮，庶俾沿用者，知所取裁云。

又按方药分量，亦宜变更，庶轻重方为合法，兹故另载于后，庶免错乱。

附：降冲饮治年迈阴虚久嗽不瘥，喘急痰涌，由于冲气上逆，非关外感风寒者，服之神效。

熟地五钱　当归三钱　法夏三钱　茯苓三钱　广皮一钱　甘草一钱　生姜三片

矿工扬州黄某妻，患咳嗽，久而不愈，据云：毫无余证，惟五更时喉间如烟火上冲，即痒而咳嗽，目泪交下，约一时许渐息，发散清凉温补，备尝之矣。率无寸效，脉之弦数，舌色红而苔白，曰：此有宿食停积胃中，久而化热，至天明时，食气上乘肺金，故咳逆不止，医者不究病源，徒以通常止咳之药，施之，焉能获效？为授二陈汤加姜汁、炒黄连、麦芽、莱菔子一帖知，二帖已，上证验案甚多，聊举其一，不复赘云。

以上出自《遁园医案》

徐锦

北濠许延诊案云：火酒铄肺，痰热内阻，咳嗽经年，发于夜半，天明咽痛、音闪。近增纳胀、头晕、腰疼、足冷、便泄，魄门反痛，三阴俱竭。当此铄石流金之令，何以支持！犀角地黄汤去丹、芍，加元参、沙参、海石、杷叶、人中白、麦冬、贝母、花粉、骨皮、生草、桔梗。

再诊：痢下臭秽殊甚，此水不生膀胱而入大肠也。腹鸣而痛，胸痞不纳，咳嗽口渴，咽痛内热，肺气大伤，不能通调水道。金水两亏，又逢酷暑，下痢而上不纳，防脱。沙参、白芍、麦冬、生地、川贝、丹皮、山药、生草、桔梗、泽泻、茯苓。

三诊：痢下稍止，咳嗽、咽痛颇甚，中虚少气，头目昏晕，大渴引饮，尚恐增剧，照昨方，去丹、泽、桔、药，加元参、骨皮、粳米、米粉炒麦冬。

《心太平轩医案》

金子久

经过病情，遗泄失血，现在病状，咳呛气急，左咽作痛，右喉起瘰，胃不思食，豁痰黏韧，六部脉象，均见弦细，多年经营失利，中年情志失畅，日积月累，致成七情，加以久嗽，致成劳损。正值春旺，木火用事，金被木扣，土受木侮，越人所谓上损过中，治法拟以调养上中。

磁石　川贝母　杏仁　橘红　淮牛膝　半夏　炒白芍　洋青铅　茯苓　淡秋石　白术　谷芽　冬虫夏草

《金子久专辑》

丁泽周

凤右。年届花甲，营阴早亏，风温燥邪，上袭于肺，咳呛咯痰不利，咽痛干燥，畏风头胀，舌质红，苔粉白而腻，脉浮滑而数。辛以散之，凉以清之，甘以润之，清彻上焦，勿令邪结增剧乃吉。

炒荆芥一钱　薄荷八分　蝉衣八分　熟大力子二钱　生甘草八分　桔梗一钱　马勃八分　光杏仁三钱　象贝母三钱　炙兜铃一钱　冬瓜子三钱　芦根一尺，去节

复诊：前进辛散凉润之剂，恶风头胀渐去，而咳呛不止，咽痛口渴，苔粉腻已化，转为红绛，脉浮滑而数。此风燥化热生痰，交阻肺络，阴液暗伤，津少上承。今拟甘凉生津，清燥润肺。

天花粉三钱　生甘草五分　净蝉衣八分　冬桑叶三钱　光杏仁三钱　象贝母三钱　轻马勃八分　瓜

蒌皮二钱　炙兜铃一钱　冬瓜子三钱　芦根一尺，去节　生梨五片

冯右。咳呛两月，音声不扬，咽喉燥痒，内热头眩，脉濡滑而数，舌质红，苔薄黄。初起风燥袭肺，继则燥热伤阴，肺金不能输化，津液被火炼而为稠痰也。谚云：伤风不已则成痨，不可不虑。姑拟补肺阿胶汤加减，养肺祛风，清燥化痰。

蛤粉炒阿胶二钱　蜜炙兜铃一钱　熟大力子二钱　甜光杏三钱　川象贝各二钱　瓜蒌皮三钱　霜桑叶三钱　冬瓜子三钱　生甘草五分　胖大海三枚　活芦根一尺，去节　北秫米三钱，包　枇杷叶露半斤，代水煎药

二诊：咳呛减，音渐扬，去大力子。

三诊：前方去胖大海，加抱茯神三钱，改用干芦根，计十二帖而愈。

程右。肺素有热，风寒外束，腠理闭塞，恶寒发热无汗，咳呛气急，喉痛音哑，妨于咽饮，痰声漉漉，烦躁不安，脉象滑数，舌边红，苔薄腻黄。邪郁化热，热蒸于肺，肺炎叶举，清肃之令不得下行。阅前服之方，降气通腑，病势有增无减。其邪不得外达，而反内逼，痰火愈亢，肺气愈逆，证已入危！急拟麻杏石甘汤加味，开痹达邪，清肺化痰，以冀弋获为幸。

净麻黄五分　生石膏三钱，打　光杏仁三钱　生甘草五分　薄荷叶八分　轻马勃八分　象贝母三钱　连翘壳三钱　淡豆豉三钱　黑山栀二钱　马兜铃一钱　冬瓜子三钱　活芦根一尺，去节　淡竹沥一两，冲服

二诊：服药后得畅汗，寒热已退，气逆痰声亦减，佳兆也。惟咳呛咯痰不出，音哑咽痛，妨于咽饮，舌质红苔黄，脉滑数不静。外束之邪，已从外达，痰火尚炽，肺炎叶举，清肃之令，仍未下行。肺为娇脏，位居上焦，上焦如羽，非轻不举。仍拟轻开上焦，清肺化痰，能无意外之虞，可望出险入夷。

净蝉衣八分　薄荷叶八分　前胡五钱　桑叶皮各二钱　光杏仁三钱　象贝母三钱　生甘草八分　轻马勃八分　炙兜铃一钱　冬瓜子三钱　胖大海三个　连翘壳三钱　活芦根一尺，去节　淡竹沥一两，冲服

三诊：音渐开，咽痛减，咳痰难出，入夜口干，加天花粉三钱，接服四剂而痊。

文左。肺若悬钟，撞之则鸣，水亏不能涵木，木扣金鸣，咳呛已延数月，甚则痰内带红，形色不充，脉象尺弱，寸关濡数，势虑入于肺痨一门。姑拟壮水柔肝，清养肺气。

天麦冬各二钱　南北沙参各三钱　茯神二钱　淮山药二钱　川贝母二钱　瓜蒌皮二钱　甜光杏三钱　潼蒺藜三钱　熟女贞二钱　旱莲草二钱　茜草根二钱　冬瓜子三钱　枇杷叶膏三钱，冲

复诊：服三十剂，咳呛减，痰红止，去天麦冬、枇杷叶膏，加蛤粉炒阿胶二钱、北秫米三钱，又服三十剂，即愈。

蔡右。旧有肝气脘痛，痛止后，即咳嗽不已，胁肋牵痛，难于左卧，已延数月矣。舌质红，苔黄，脉弦小而数。良由气郁化火，上迫于肺，肺失清肃，肝升太过，颇虑失血！姑拟柔肝清肺，而化痰热。

北沙参三钱　云苓二钱　淮山药三钱　生石决六钱　川贝二钱　瓜蒌皮二钱　甜光杏三钱　海蛤壳三钱　丝瓜络二钱　冬瓜子三钱　北秫米三钱，包　干芦根一两，去节

复诊：服二十剂后，咳呛胁痛大减，去干芦根，加上毛燕（包煎）三钱。

董左。失血之后，咳呛不已，手足心热，咽干舌燥，脉细数不静。此血去阴伤，木火刑金，津液被火炼而为痰，痰多咯不爽利，颇虑延入肺痨一门。姑拟益肾柔肝，清养肺气。

蛤粉炒阿胶三钱　茯神三钱　淮山药三钱　北沙参三钱　川石斛三钱　生石决六钱　川贝三钱　瓜蒌皮二钱　甜光杏三钱　潼蒺藜三钱　熟女贞三钱　北秫米三钱，包

复诊：十剂后，咳呛内热均减，加冬虫夏草二钱。

以上出自《丁甘仁医案》

何老太爷。昨投药后，虚寒虚热已见轻减，咳嗽痰多，夜梦纷纭，纳谷减少，肢节酸疼，头眩眼花，舌质红，苔微腻，脉弦小而滑。高年气阴本亏，肝阳升腾，湿痰留恋肺胃，肃降失司。今宜柔肝潜阳，和胃化痰，尚希明正。

仙半夏　煨天麻　生牡蛎　青龙齿　朱茯神　远志　稽豆衣　旋覆花　川象贝　甜光杏　炙款冬　橘白　嫩钩钩　炒谷麦芽

二诊：寒热已退，咳嗽痰多，甚则气逆，头痛眩晕，舌质红，脉弦小而滑。高年气阴两亏，肝阳升腾，痰饮留恋肺胃，肃降之令失司。再宜柔肝潜阳，和胃化痰。

南沙参三钱　炙白苏子一钱五分　川贝母二钱　象贝母二钱　朱茯神三钱　炙远志一钱　仙半夏二钱　煨天麻八分　生牡蛎四钱　稽豆衣三钱　炙款冬一钱五分　嫩钩钩三钱　旋覆花一钱五分　生熟谷芽各三钱　甜光杏各三钱

《丁甘仁晚年出诊医案》

吴右。清晨咯痰不爽，胸膺牵痛，午后头眩。肝气肝阳上升，燥痰袭于上焦，肺胃肃降失司。宜清肺化痰，清泄厥阳。

川贝母二钱　抱茯神三钱　生白芍二钱　瓜蒌皮三钱　竹沥半夏钱半　金沸花钱半，包　黑稽豆衣三钱　生牡蛎四钱　福泽泻钱半　嫩钩钩三钱，后入　潼白蒺藜各钱半　炒杭菊钱半　荷叶边一圈

韩左。肺为脏腑之华盖，主清肃之令，灌溉百脉。风寒之邪，由皮毛而入，内蕴于肺，肺气窒塞不宣，咳痰不爽，音暗无声，舌苔薄白，脉象浮濡而滑。已延二十一天，先哲云：伤风不醒便成痨，即此证也。今仿金实不鸣，治宜轻开法。

蜜炙麻黄三分　光杏仁三钱　象贝母三钱　抱茯神三钱　炙远志一钱　生甘草六分　轻马勃八分　瓜蒌皮三钱　净蝉衣八分　嫩射干八分　炙兜铃一钱　冬瓜子三钱　胖大海三枚　竹衣三分

二诊：咳嗽已有三候，音暗不能出声。舌中薄白边淡红，脉象浮濡而滑。风寒包热于肺，痰浊交阻，肺气窒塞。肺为娇脏，位于上焦，治上焦如羽，非轻不举，理宜轻开伏邪，宣肺化痰，失机不图，致客邪愈伏愈深，金实不鸣。前投华盖汤加减，尚觉合度，仍宜原意出入，尚希裁正。

净蝉衣八分　嫩射干八分　光杏仁三钱　抱茯神三钱　炙远志一钱　象贝母三钱　轻马勃八分　福橘络一钱　冬瓜子三钱　炙紫菀八分　炙兜铃一钱　瓜蒌皮三钱，炒　胖大海三枚　竹衣三分

侯左。外感风邪，引动湿痰，逗留肺胃，形寒咳嗽，纳谷减少，舌苔薄腻，脉象濡滑。先宜疏邪化痰，宣肺和胃。

嫩前胡钱半　仙半夏二钱　炒黑荆芥一钱　冬桑叶三钱　赤茯苓三钱　水炙远志一钱　陈广皮一钱

光杏仁三钱　象贝母三钱　炙款冬钱半　炒谷麦芽各三钱　佩兰梗钱半

施右。怀麟五月，胎火逆肺，清肃之令不行，咳嗽咯痰不爽，胸膺牵痛。宜清胎火润肺金。

桑叶皮各钱半　光杏仁三钱　川象贝各二钱　炒条芩钱半　抱茯神三钱　炙远志一钱　生甘草五分
肥知母钱半　瓜蒌皮二钱　炙兜铃一钱　冬瓜子三钱　北秫米三钱，包　干芦根一两　枇杷叶膏三钱，
冲服

邱右。怀麟八月，风寒包热于肺，咳嗽音声不扬，内热口干。宜轻开肺邪，而化痰热。

净蝉衣八分　嫩射干八分　光杏仁三钱　象贝母三钱　抱茯神三钱　炙远志一钱　瓜蒌皮二钱　炙
兜铃一钱　冬瓜子三钱　炒条芩一钱　鲜竹茹二钱　轻马勃八分　胖大海三枚

吴右。怀麟七月，手太阴司胎，胎火上升，风燥之邪袭肺，咳嗽两月，甚则吐血。宜祛风
清金，而降肝火。

冬桑叶三钱　炒条芩一钱　光杏仁三钱　川象贝各二钱　瓜蒌皮二钱　茜草根二钱　侧柏炭钱半
鲜竹茹二钱　冬瓜子三钱　白茅花一钱，包　活芦根一尺，去节　枇杷叶露四两，后入

卢右。产后四旬，营血亏虚，虚阳迫津液而外泄，入夜少寐，盗汗甚多；加之咳嗽，风邪
乘隙入肺也。宜养阴潜阳，清肺化痰。

白归身二钱　光杏仁三钱　炒枣仁三钱　浮小麦四钱　稆豆衣三钱　朱茯神三钱　象贝母三钱　苦
桔梗一钱　霜桑叶三钱　炙远志一钱　瓜蒌皮二钱　冬瓜子三钱　糯稻根须一两，煎汤代水

胡右。血虚有热，经事行而不多，风邪袭肺，清肃之令不行，咳嗽痰多。先宜祛风化痰，
和营调经。

炒黑荆芥钱半　净蝉衣八分　嫩前胡钱半　冬桑叶三钱　朱茯神三钱　炙远志一钱　光杏仁三钱
活贯众炭三钱　象贝母三钱　紫丹参二钱　青龙齿三钱　茺蔚子三钱　冬瓜子皮各三钱
二诊：伤风咳嗽，轻而复重，昨晚形寒，经事行而太多，有似崩漏之状。冲任亏损，血不
归经，虚气散逆，为面浮足肿也。今拟标本同治。

炒黑荆芥炭一钱　冬桑叶三钱　象贝母三钱　炙远志一钱　朱茯神三钱　青龙齿三钱　炒扁豆衣三
钱　生白术钱半　阿胶珠钱半　炮姜炭四分　焦楂炭三钱　炒谷芽三钱　炒苡仁三钱　莲蓬炭三钱

吴左。阴虚质体，津少上承，内热口燥，咳嗽咯痰不爽。宜祛风清金而生津液。

冬桑叶二钱　光杏仁三钱　象贝母三钱　抱茯神三钱　炙远志一钱　天花粉三钱　瓜蒌皮二钱　炙
兜铃一钱　广橘白一钱　冬瓜子三钱　生熟谷芽各三钱

戴左。外感风邪，引动湿痰，逗留肺胃，咳嗽气逆又发，舌苔腻布，脉象浮滑。姑拟疏邪
化痰，宣肺和胃。

嫩前胡钱半　仙半夏二钱　旋覆花钱半，包　光杏仁三钱　象贝母三钱　炙兜铃一钱　赤茯苓三钱
水炙远志一钱　鹅管石一钱，煅　橘红一钱　炙款冬钱半　冬瓜子三钱

何先生。湿温初愈，湿痰未楚，肺胃宣化失司，咳嗽咯痰不爽，纳谷减少，夜不安寐，胃不和则卧不安，脉象濡滑。宜理脾和胃，安神化痰。

仙半夏二钱　生熟苡仁各三钱　新会皮钱半　云茯苓三钱　水炙远志一钱　白蔻壳八分　泽泻钱半　光杏仁三钱　象贝母三钱　佩兰根钱半　炒谷麦芽各三钱　旋覆花钱半，包　生姜一片

上桂心一分，川雅连一分，二味研饮丸吞服。

邵老先生。初起寒热，继则蜜煎通便而致泄泻，痰多气逆，汗多肢冷，谵语郑声，咳嗽胁肋牵痛，脉象濡细，舌苔灰腻。汗多亡阳，神不守舍，湿痰上泛，互阻肺胃，肃降之令失司。脉证参合，颇虑正气不支，致虚脱之险，勿谓言之不预。姑宜回阳敛阳，安神化痰，未识能得挽回否？尚希星若道兄政之。

吉林参须八分　熟附子块八分　煅牡蛎三钱　花龙骨二钱　朱茯神三钱　姜半夏二钱　生白术二钱　炙远志一钱　炙款冬钱半　川郁金钱半　旋覆花钱半　炒谷芽三钱　炒苡仁三钱　鹅管石一钱，煅　浮小麦四钱

另用牡蛎粉合龙骨粉等份，以绢包，拍汗处。

二诊：阳已渐回，四肢渐温，脉亦渐起。惟痰多咳嗽，胁肋牵痛，口干不多饮，舌苔灰腻。气阴暗伤，蕴湿酿痰，逗留肺胃，清肃之令不行。神志时明时昧，谵语郑声，一因神不守舍，一因痰浊上蒙清窍也。恙势尚在重途，仍宜和胃宣肺、安神化痰。

仙半夏二钱　炙远志一钱　紫贝齿三钱　朱茯神三钱　薄橘红一钱　生苡仁四钱　象贝母三钱　炙款冬钱半　冬瓜子三钱　旋覆花钱半，包　川郁金钱半　方通草八分　浮小麦四钱　鹅管石一钱，煅

三诊：阳回之后，身热复作，汗多不解，痰多咳嗽，胁肋牵痛，口干欲饮，神志时明时昧，谵语郑声，精神委顿，舌苔糙腻而黄，脉濡滑而数。气阴两伤，客邪湿热蕴蒸膜原，痰浊逗留肺胃，上蒙清窍，神明无以自主。虑正不胜邪，致内闭外脱之险。

冬桑叶三钱　金银花三钱　连翘壳三钱　朱茯神三钱　象贝母三钱　通草八分　淡竹沥二两　鲜竹茹二钱　浮小麦四钱　枇杷叶四张，去毛　仙半夏二钱　旋覆花钱半，包　光杏仁三钱

陆左。风燥之邪袭肺，清肃之令不行，咳呛咯痰不爽，已有一月。宜祛风清金而化痰热。

冬桑叶三钱　光杏仁三钱　象贝母三钱　瓜蒌皮二钱　抱茯神三钱　炙远志一钱　福橘络一钱　炙兜铃一钱　冬瓜子三钱　炒竹茹二钱　干芦根一两，去节　枇杷叶膏三钱，冲服

郑老太太。年逾耄耋，阴血亏耗，肝阳易于上升，头痛眩晕，时轻时剧，咽喉干燥，加之咳嗽，风燥之邪乘虚入肺也。脉左弦细，右浮濡而滑。先宜养阴柔肝，祛风清金。

川石斛二钱　霜桑叶二钱　滁菊花二钱　光杏仁三钱　云茯苓三钱　炙远志一钱　象贝母三钱　嫩前胡钱半　冬瓜子三钱　稽豆衣三钱　薄荷炭八分　焦谷芽三钱　荷叶边一圈　嫩钩钩三钱，后入

吴左。阴虚质体，风燥伏邪，蕴袭肺胃，身热晚甚，咳嗽鼻红。宜辛凉清解，宣肺化痰。

清水豆卷四钱　嫩前胡钱半　薄荷叶八分　净蝉衣八分　江枳壳一钱　苦桔梗一钱　冬桑叶三钱　光杏仁三钱　象贝母三钱　熟牛蒡二钱　连翘壳三钱　冬瓜子三钱　活芦根一尺，去节

廉左。痰火内郁，风邪外束，肺气窒塞，失其下降之令，咳嗽气急又发，口干舌黄，脉弦

滑带数。先拟疏邪化痰，肃降肺气，俾得邪解气顺，则痰火自平。

嫩前胡钱半　仙半夏二钱　光杏仁三钱　象贝母三钱　炙白苏子二钱　云茯苓三钱　炙远志一钱
桑叶皮各三钱，水炙　瓜蒌皮三钱

何左。痰火内郁，风燥外束，肺胃为病，咳嗽咯痰不爽，腑行不实，脉象濡滑而数。姑拟疏邪化痰。

炒黑荆芥一钱　光杏仁三钱　象贝母三钱　炙白苏子钱半　赤茯苓三钱　炙远志一钱　竹沥半夏二钱　炙款冬钱半　炙兜铃一钱　旋覆花钱半，包　炒瓜蒌皮三钱　冬瓜子三钱

董左。风燥之邪，挟痰热逗留肺胃，临晚潮热，咳嗽呕恶，甚则鼻红，脉象濡滑而数。宜和解枢机，清肺化痰。

银柴胡一钱　冬桑叶二钱　嫩前胡二钱　冬瓜子三钱　抱茯神三钱　炙远志一钱　光杏仁三钱　鲜竹茹二钱　象贝母三钱　瓜蒌皮三钱　炙兜铃一钱　白苑花钱半　枇杷叶露四两，后入

以上出自《丁甘仁医案续编》

张咸斋

孙左。年甫十五，寒热盗汗，咳痰微带红丝，春秋举发，已历数载。先天不足，后天不振，脾为生痰之源，肺为贮痰之器，未冠先衰，上谨调养，精通天年，尤关为要。

南沙参三钱　冬术三钱　杏仁三钱　制半夏一钱半　肥桔梗一钱半　赤苓三钱　甘草四分　橘红一钱
钗斛三钱　藕一两　小麦七钱

二诊：后又加蜜炙苏梗一钱半。服后寒热已解，咳痰亦减。又丸方拟六君合六味，去萸肉，加六神曲、楂肉、莲肉、陈仓米和胃，藕粉化痰，打糊为丸。

《张咸斋医案》

黄衮甫

吴右，年三十四岁，雇工，住杨秀浜。

病名：风嗽。

原因：风水交袭，表里不宣所致。

证候：咳嗽渐作，咯痰黏腻，气逆不舒，额上略有微汗。

诊断：脉右浮弦，左迟，舌上白苔，辨证察脉，知属风水之咳嗽证也。夫肺主皮毛，皮毛者肺之合也。风水由皮毛而侵及肺，风邪既不外解，水邪又不下渗，壅闭上焦，窒碍呼吸，动则始咳，咳极则喘。

疗法：方用杏仁宣表，细辛、干姜、半夏化饮，五味子、茯苓、紫菀、款冬降气肃肺，治风水嗽之未化热者，非辛温之药，其孰能愈之。

处方：苦杏仁三钱　淡干姜五分　白茯苓三钱　生白果十粒　北细辛三分　五味子五分　款冬花三钱　炙甘草三分　制半夏三钱　炙紫菀三钱

效果：服药三剂而咳全愈。

廉按：风寒外搏，水饮上冲，小青龙汤加减，却是对证良方。额上既有微汗，去麻黄，加紫菀、茯苓宣肺利水，调剂亦有斟酌。

《全国名医验案类编》

何拯华

单增康，年三十六岁。

病名：凉燥犯肺。

原因：秋深初凉，西风肃杀，适感风燥而发病。

证候：初起头痛身热，恶寒无汗，鼻鸣而塞，状类风寒，惟唇燥嗌干，干咳连声，胸满气逆，两胁窜疼，皮肤干痛。

诊断：脉右浮涩，左弦紧，舌苔白薄而干，扪之戟手，此《内经》所谓"大凉肃杀，华英改容，胸中不便，嗌塞而咳"是也。

疗法：遵经旨以苦温为君，佐以辛甘，香苏葱豉汤去香附，加杏仁、百部、紫菀、前胡、桔梗等，温润以开通上焦，上焦得通，则凉燥自解。

处方：光杏仁三钱　苏叶梗钱半　新会皮钱半　紫菀三钱　前胡钱半　鲜葱白四枚　淡香豉三钱　炙百部钱半　桔梗一钱　炙草六分

次诊：两剂后，周身津津微汗，寒热已除，胁痛亦减。惟咳嗽不止，痰多气逆，胸前满闷，大便燥结，脉右浮滑，左手弦紧已除，舌苔转为滑白，此肺气之膹郁，虽已开通，而胸腹之伏邪，尚多闭遏也。治以辛滑通润，流利气机，气机一通，大便自解。用五仁橘皮汤加蒌、薤。

次方：甜杏仁四钱，去皮，杵　柏子仁三钱，杵　生姜四分　拌捣全瓜蒌五钱　松子仁三钱，去皮，杵　瓜蒌仁四钱，杵　干薤白二钱，捣　蜜炙橘红一钱

效果：一剂而便通咳减，再剂而痰少气平，后用清金止嗽膏，日服两瓢，调养数日而痊。

清金止嗽膏方：藕汁、梨汁各四两，姜汁、萝卜汁、白蜜各三两，巴旦杏仁（去皮）、川贝（去心）各二两，瓷瓶纳，炭火熬膏，不时噙化。

廉按：春月地气动而湿胜，故春分以后，风湿暑湿之证多，秋月天气肃而燥胜，故秋分以后，风燥凉燥之证多。若天气晴暖，秋阳以曝，温燥之证，反多于凉燥。前哲沈氏目南谓性理大全，燥属次寒，感其气者，遵《内经》"燥淫所胜，平以苦温，佐以辛甘"之法，主用香苏散加味，此治秋伤凉燥之方法也。叶氏香岩谓秋燥一证，初起治肺为急，当以辛凉甘润之方，气燥自平而愈，若果有暴凉外束，只宜葱豉汤加杏仁、苏梗、前胡、桔梗之属。此案初方，悉从叶法加减，接方五仁橘皮汤加蒌、薤，方皆辛润滑降，稳健有效。惟初起虽属凉燥，继则渐从热化，故终用清金止嗽膏，以收全功。

罗守谦，年三十八岁。

病名：肺燥脾湿。

原因：凉燥外搏，暑湿内伏，时至深秋而晚发。

证候：一起即洒渐恶寒，寒已发热，鼻唇先干，咽喉燥痛，气逆于咳，肢懈身疼，胸胁窜疼，脘腹灼热，便泄不爽，溺短赤热。

诊断：脉右浮涩，关尺弦滞，舌苔粗如积粉，两边白滑，此喻嘉言所谓秋伤燥湿，乃肺燥

脾湿之候,即俗称燥包湿,湿遏热伏是也。

疗法:先与苦温发表,轻清化气,葱豉桔梗汤加减,辛润利肺以宣上,使上焦得宣,气化湿开。

处方:光杏仁三钱 苦桔梗一钱 前胡钱半 紫菀三钱 鲜葱白四枚 牛蒡子钱半,杵 苏薄荷一钱 炙甘草五分 瓜蒌皮二钱 淡香豉三钱

次诊:连进苦温辛润,开达气机,周身津津微汗,恶寒胸胁痛除。惟灼热口渴,心烦恶热,咳痰稠黏,便溏溺赤,脉转洪数,舌苔粗糙,此凉燥外解,湿开热透之候,法当芳透清化,吴氏三仁汤加减。

次方:光杏仁三钱 牛蒡子钱半,杵 丝通草一钱 淡竹叶二钱 焦栀皮二钱 生苡仁三钱 青连翘三钱 香连丸一钱 拌飞滑石五钱 瓜蒌皮二钱

先用活水芦笋二两、灯心五分、北细辛二分,煎汤代水。

三诊:两进芳透清化,胸背头项,红疹白痦齐发,心烦恶热渐减。惟仍咳稠痰,口仍燥渴,腹尚灼热,大便反秘,溺仍赤涩,脉转沉数,舌赤苔黄而糙,此下焦湿热伏邪,依附糟粕而胶结也。治以苦辛通降,宣白承气汤加减,使伏邪从大便而解。

三方:生石膏四钱,打 光杏仁四钱 小枳实钱半 鲜石菖蒲汁一小匙,冲 生川军二钱 瓜蒌仁五钱,杵 汉木通一钱 广郁金汁两小匙,冲

四诊:一剂而大便先燥后溏,色如红酱,二剂而燥渴腹热均轻,舌苔黄糙大退,脉转软而小数,此伏邪渐从大便下泄也。下虽不净,姑复其阴,叶氏养胃汤加减,以消息之。

四方:北沙参二钱 鲜生地汁两瓢,冲 鲜石斛钱半 原麦冬一钱 雅梨肉汁两瓢,冲 建兰叶三片,切寸,后入

五诊:咳嗽大减,稠痰亦少,溺涩渐利,大便复秘,频转极臭矢气,腹热如前,脉仍小数,按之坚实,此浊热黏腻之伏邪尚多,与肠中糟粕相搏,必俟宿垢下至四五次,叠解色如红酱,极其臭秽之溏粪,而伏邪始尽,姑用缓下法以追逐之。

五方:野荸白根一两、童桑枝一两,煎汤送陆氏润字丸,每吞钱半,上、下午及晚间,各服一次。

六诊:据述每服一次丸药,大便一次,色如红酱而秽,然不甚多,便至四次,色转酱黄,五次色转老黄,六次色转淡黄,腹热已除,胃亦思食,诊脉软而不数,舌转嫩红,扪之微干,此胃肠津液两亏也。与七鲜育阴汤以善后。

六方:鲜生地五钱 鲜石斛四钱 鲜茅根一两 鲜枇杷叶五钱,炒香

四味煎汤,临服,冲入鲜稻穗露、蔗浆、梨汁各两瓢。

效果:连进四剂,胃纳大增,津液精神复旧,后用燕窝冰糖汤,调理旬余而瘥。

廉按:秋日暑湿踞于内,新凉燥气加于外,燥湿兼至,最难界限清楚,稍不确当,其败坏不可胜言。盖燥有寒化热化,先将暑湿燥分开,再将寒热辨明,自有准的。此案先用苦温发表,辛润宣上,以解凉燥外搏之新邪,俟凉燥外解,湿开热透,然后肃清其伏热,或用芳透清化,或用缓下清利,必俟伏邪去净,津液两亏,改用增液育阴以善后。先后六方,层次颇清,为治燥夹伏暑之正法。

许君,年三十二岁。

病名:燥咳动冲。

原因：内因肾虚肝旺，外因秋燥司令，一感触而冲动作咳，前医连进清燥救肺汤加减（方中人参用太子参），约八剂，而终归无效，来延予诊。

证候：初起咳逆无痰，喉痒咽干，夜热咳甚，动引百骸，继则脐旁冲脉，动跃震手，自觉气从脐下逆冲而上，连声顿咳，似喘非喘。

诊断：脉左细涩，右反浮大，按之虚数，舌红胖嫩，比喻嘉言所谓时至秋燥，人多病咳，而阴虚津枯之体，受伤独猛，亦即王孟英所谓肺气失降、肾气失纳之冲咳也。

疗法：首当潜阳镇冲，故以三甲、石英为君，其次育阴滋燥，故以胶、麦、地、芍为臣，佐以款冬，使以冰糖，为专治干咳而设，庶几潜镇摄纳，纳气归原，则气纳冲平，不专治咳而咳自止矣。

处方：左牡蛎四钱，生打　龟甲心四钱，生打　生鳖甲四钱，打　生款冬三钱　陈阿胶钱半，烊冲　生白芍五钱　原麦冬二钱　奎冰糖三钱

先用大熟地（切丝）八钱，秋冰三分开水泡四汤碗，同紫石英一两，煎取清汤，代水煎药。

次诊：每日两煎，连投四剂，使水升而火降，故咽干喉痒均除，俾气纳而冲底，故顿咳连声大减。惟脉仍虚数，舌尚胖嫩，此伏燥之所以难滋，而阴虚之所以难复也。仍守原方，重加石斛，耐心调补，以静养之。

次方：原方去石英，加鲜石斛五钱，同切丝大熟地，煎汤代水。

三诊：连进六剂，冲动已平，夜热亦退，胃纳大增，精神颇振，晨起略有单声咳，脉虽虚而不数，舌虽红而不胖。病势幸有转机，药饵尚须调补，议以六味地黄汤加减，善其后以复原。

三方：春砂仁二分　拌捣大熟地五钱　野百合二钱　大蜜枣两枚，劈　山萸肉三钱　生淮山药三钱，打　原麦冬三钱　金橘脯两枚，切片

效果：连服十剂，单声咳止，饮食精神，恢复原状而瘥。

廉按：燥咳动冲，梦隐谓之冲咳。凡水亏木旺者，一逢秋燥司令，每发此病，予恒数见不鲜，仿王氏治冲咳方（如牡蛎、龟板、鳖甲、紫石英、苁蓉、茯苓、熟地、归身、牛膝、冬虫夏草、胡桃肉等品，或用西洋参、熟地、苁蓉、二冬、茯苓、龟板、牡蛎、紫石英、玉竹、枇杷叶、橘皮等品），屡投辄验。此案从吴氏三甲复脉汤加减，大旨相同，竟奏全功。此叶吴王三家学派之所以盛行，到今不衰也。

许姓妇，年三十余岁。

病名：燥咳头晕。

原因：素体血虚肝热，时逢秋燥，燥气逗引，陡发干呛而兼晕。

证候：燥咳恶心，气逆头眩，鼻中气如火热，咽干神烦，夜寐盗汗，汗出即醒，醒则气咳，咳甚则晕。

诊断：脉右寸浮涩，左关虚数而弦，细按两尺，尚有根气，舌干少津，此由时令之燥气，挟肝经之燥火，互相上蒸，冲肺则气逆干咳，冲脑则头晕目眩，病热甚为可虑，幸而脉尚有根，两颧不红，声不嘶而音不哑，不致酿变痨瘵，耐心调养，尚可挽回。

疗法：欲保肺脏之气液，当先清肺经之燥热，泻白散合清燥救肺汤加减。

处方：生桑皮五钱　冬桑叶三钱　生石膏三钱　原麦冬一钱　生甘草五分　地骨皮五钱　甜杏仁三钱，杵　毛西参一钱　枇杷露一两，分冲　雅梨皮一两

次诊：两剂后，鼻中气热已除，气逆干咳亦缓，惟夜寐仍有盗汗，神烦头晕依然，脉舌如

前。姑用吴氏救逆汤，甘润存津，介潜镇摄。

次方：陈阿胶钱半，烊冲　生白芍五钱　细生地三钱　化龙骨三钱，生打　原麦冬钱半　炙甘草八分　炒麻仁二钱　左牡蛎五钱，生打

三诊：三进甘润介潜，头晕已除，盗汗亦止。惟火升气咳，痰不易出，即强咯出一二口，稀沫稠黏，喉中有血腥气，右寸脉转浮数，左弦软虚数同前，舌两边润，中心仍干，正如绮石所谓肺有伏逆之燥火，膈有胶固之燥痰也。姑仿顾松园先生法，清金保肺汤以消息之。

三方：桑白皮五钱　生甘草七分　野百合钱半　京川贝四钱，去心　地骨皮五钱　原麦冬一钱　款冬花三钱　生薏仁三钱

先用鲜枇杷叶一两（去毛，筋净）、鲜白茅根二两（去皮），煎汤代水

四诊：连投清金润燥，降气化痰。咳虽减而不除，痰已松而易出，血幸不咯，神亦不烦，脉转滑数，舌变嫩红。病者云：恐久呛成痨，何不用人参以益肺气？愚谓参固为益气正治之药，然今尚肺火炽盛，骤进人参，最防肺热还伤肺。故前投清金润燥之药，清肺热，即所以救肺气，亦为益气之法也。仍守前方，加西洋参钱半、鲜石斛三钱。

五诊：四剂后，余证均减，仅有早起咳痰，惟不食则嘈，得食则缓，食后咳呛全无。诊脉右关虚弱，左关沉细微数，此由胃阴肝血两亏，中虚无砥柱之权，仿仲圣诸虚不足，先建其中，去过辛过温之品，但用建中之法，而变建中之方，庶不致助肝阳以铄肺津矣。

五方：淮山药三钱，生打　麦冬钱半　炒白芍二钱　陈南枣二枚　青皮甘蔗两节　川石斛三钱　广皮白一钱　清炙草五分　饴糖三钱　鲜建兰叶三片，后入

效果：六进建中方法，胃健咳止，精神复旧，后用人参固本丸（潞党参、生熟地各四两，天麦冬各二两，蜜丸如小桐子大，玫瑰花三朵，泡汤送下）。调补一月而痊。

廉按：此即喻西昌所谓身中之燥，与时令之燥，互结不解，必缓调至燥金退气，而肺乃得宁，咳可全愈。案中前后五方，悉本前哲成方脱化而来，无一杜撰之方，殊堪嘉尚。

王敬贤，年三十五岁。

病名：温燥伤肺。

原因：秋深久晴无雨，天气温燥，遂感其气而发病。

证候：初起头疼身热，干咳无痰，即咯痰多稀而黏，气逆而喘，咽喉干痛，鼻干唇燥，胸㵎胁疼，心烦口渴。

诊断：脉右浮数，左弦涩，舌苔白薄而干，边尖俱红，此《内经》所谓"燥化于天热反胜之"是也。

疗法：遵经旨以辛凉为君，佐以苦甘，清燥救肺汤加减。

处方：冬桑叶三钱　生石膏四钱，冰糖水炒　原麦冬钱半　瓜蒌仁四钱，杵　光杏仁二钱　南沙参钱半　生甘草七分　制月石二分　柿霜钱半，分冲

先用鲜枇杷叶（去毛筋）一两、雅梨皮一两，二味煎汤代水。

次诊：连进辛凉甘润，肃清上焦，上焦虽渐清解，然犹口渴神烦，气逆欲呕，脉右浮大搏数者，此燥热由肺而顺传胃经也。治用竹叶石膏汤加减，甘寒清镇以肃降之。

次方：生石膏六钱，杵　毛西参钱半　生甘草六分　甘蔗浆两瓢，冲　竹沥半夏钱半　原麦冬钱半　鲜竹叶卅片　雅梨汁两瓢，冲

先用野菰根二两、鲜茅根（去皮）二两、鲜刮竹茹三钱，煎汤代水。

三诊：烦渴已除，气平呕止，惟大便燥结，腹满似胀，小溲短涩，脉右浮数沉滞。此由气为燥郁，不能布津下输，故二便不调而秘涩，张石顽所谓燥于下必乘大肠也。治以增液润肠，五汁饮加减。

三方：鲜生地汁两大瓢　雅梨汁两大瓢　生莱菔汁两大瓢　广郁金三支，磨汁约二小匙

用净白蜜一两，同四汁重汤炖温，以便通为度。

四诊：一剂而频转失气，二剂而畅解燥矢，先如羊粪，继则夹有稠痰，气平咳止，胃纳渐增，脉转柔软，舌转淡红微干。用清燥养营汤调理以善其后。

四方：白归身一钱　生白芍三钱　肥知母三钱　蔗浆两瓢，冲　细生地三钱　生甘草五分　天花粉二钱　蜜枣两枚，劈

效果：连投四剂，胃渐纳谷，神气复元而愈。

廉按：喻西昌谓《素问·生气通天论篇》："秋伤于燥，上逆而咳，发为痿厥。"燥病之要，一言而终，即"诸气膹郁，皆属于肺""诸痿喘呕，皆属于上"。二条指燥病言明甚。至若左胠胁痛不能转侧，嗌干面尘，身无膏泽，足外反热，腰痛筋挛，惊骇，丈夫㿉疝，妇人少腹痛，目眛眦疮，则又燥病之本于肝而散见不一者也，而要皆秋伤于燥之征也。故治秋燥病，须分肺肝二脏，遵《内经》"燥化于天，热反胜之"之旨，一以甘寒为主，发明《内经》"燥者润之"之法，自制清燥汤，随证加减，此治秋伤温燥之方法也。此案前后四方，大旨以辛凉甘润为主，对证发药，药随证变，总不越叶氏上燥治气、下燥治血之范围。

以上出自《全国名医验案类编》

钱存济

陈周溪，年近四旬，身体强盛。

病名：燥咳。

原因：时值秋燥司令，先患房事，后宴会，酒罢当风而卧，醒则发咳。

证候：干咳无痰，胸膺板闷，胃脘拒按，口干喜冷，日晡发热，夜不安寐。

诊断：六脉强直有力，舌苔黄燥，合病因脉象断之，乃肺燥胃实也。先以清燥活痰药投之，不应。继以消导豁痰药治之，转剧。此由时值燥令，胃肠积热化燥，燥火横行，宜其无济也。

疗法：大承气汤合调胃法，君以苦寒荡积之大黄，佐以咸寒润燥之芒硝，臣以苦辛开泄之朴实，少加甘草以缓硝黄之峻为使。

处方：川锦纹一两，酒洗　川卷朴三钱　炒枳实三钱　玄明粉三钱　生甘草钱半

上药先煎，后纳玄明粉，俟玄明粉溶化，去滓顿服。

效果：服一剂，下燥屎数十枚，其病霍然。改用清燥救肺汤二剂，以善其后。

廉按：燥之一证，有由风来者，则十九条内"诸暴强直，皆属于风"是也；有由湿来者，则十九条内"诸痉项强，皆属于湿"是也。风为阳邪，久必化燥；湿为阴邪，久亦化燥，并且寒亦化燥，热亦化燥，燥必由他病转属，非必有一起即燥之证，《内经》所以不言燥者，正令人于他证中求而得之，由是而证以经文，及伤寒论各病，则凡六经皆有燥证。嘉言所制清燥救肺汤一方，独指肺金而言，断不足以概之。若言六经之燥，则惟阳明一条，最为重候。盖手足阳明之胃大肠，正属燥金，为六气之一，而可独指肺金为燥哉？嘉言惟不识十九条之皆可以求燥证，故不知十九条之所以无燥证耳。至补出秋燥一层，自有卓见，不可没也。此案却合胃大肠

燥金为病，清燥消滞，其何济乎！断证既明，放胆用三一承气汤，苦温平燥，咸苦达下，攻其胃肠燥实，善后用清燥救肺，先重后轻，处方用药，步骤井然。

《全国名医验案类编》

柳贯先

郎君，年六十三岁。

病名：燥咳。

原因：中年失偶，身长而瘦，木火体质，适感秋燥而发病。

证候：干咳喉痒，胸胁刺痛，头胀肌热，鼻流浊涕。

诊断：舌红苔干，脉浮而数，乃温燥引动肝热冲肺也。

疗法：润肺清肝，用桑叶、二母、蒌、芦为君；清燥救肺，以竹茹、瓜络、夏枯、苏子为臣；清络平肝，佐以薄荷、梨皮之辛凉甘润，以疏风燥，使以生甘草，调胃和药。

处方：霜桑叶二钱　紫苏子一钱　苏薄荷五分　生甘草五分　夏枯草二钱　瓜蒌皮二钱　肥知母钱半　川贝母三钱　淡竹茹三钱　水芦根一两　雅梨皮五钱丝瓜络三钱

效果：服二帖，即热退咳减。原方去薄荷、苏子，加鲜石斛三钱、青蔗浆两瓢，增液养胃而痊。嘱其日服藕粉，以调养而善后。

廉按：此外感温燥之咳，故专用清泄以肃肺，方亦轻灵可喜。

《全国名医验案类编》

郑惠中

陈汉山，年二十四岁。

病名：风燥伤卫。

病因：立冬前西风肃杀，燥气流行，感其胜气而发病。

证候：头胀微痛，畏寒无汗，鼻塞咳嗽，气逆胸懑，身热唇燥，肌肤干槁。

诊断：脉右浮滑，左弦涩，舌苔白薄，弦则为风，涩则为燥，滑则为痰。脉证相参，乃感秋凉之燥风，即徐洄溪所谓病有因风而燥者，宜兼治风是也。

疗法：《内经》谓燥淫所胜，平以苦温，佐以酸辛。故以杏仁之微苦温润为君，生白芍之微酸，桂枝木之微辛为臣，时至秋燥，每多咳逆，故佐前、桔以宣肺，使蜜枣以润肺，肺气宣畅，则燥气自然外解矣。

处方：光杏仁三钱　生白芍钱半　桂枝木八分　前胡二钱　苦桔梗一钱　蜜枣一枚，劈

次诊：连进两剂，鼻塞通而头痛止，微汗出而寒热除，惟咳嗽胸懑依然，脉左虽柔，右仍浮滑，此燥邪不去，由肺不清，则咳闷不止，治以疏肺消痰，仿程氏止嗽散加减。

次方：甜杏仁三钱，去皮　蜜炙橘红一钱　紫菀三钱　蜜枣一枚，劈　炒蒌皮二钱　蜜炙百部钱半　苏子钱半　金橘脯两枚，切片

效果：三剂后，咳嗽大减，胸懑亦除，寝食精神复旧。后以橘红、麦冬泡汤代茶，辛以通气，甘以润肺，忌口一旬，调理而痊。

廉按：沈氏目南，谓燥气属凉，谓之次寒，乃论秋燥之胜气也。胜气多由于冷风，方用桂

枝杏仁汤加减，深合经旨。接方用止嗽散增损，亦属凉燥犯肺、气逆痰嗽之正方。

《全国名医验案类编》

高纠云

魏国安，年二十二岁，工界，福建。

病名：暑咳。

原因：素嗜姜辛味，后因感冒暑气。

证候：头身发热，咳嗽痰黏，气逆胸闷，两手厥冷。

诊断：左关数涩，右寸浮数，余脉亦数，舌边尖红，此暑热犯肺也。夫肺为暑热所铄，而失清降之能，气反上逆，故咳；肺失清肃之职，故胸闷；其手厥冷者，热深厥亦深也。

疗法：用牛蒡子、连翘、银花、贝母、兜铃，清其肺热。杏仁、蒌皮、桔梗，宣清肺气。桑叶、菊花，平肝清热，防其升逆太过。桑白皮、枇杷叶，以降其肺气。

处方：牛蒡子钱半　济银花二钱　青连翘二钱　川贝母一钱　杜兜铃钱半　甜杏仁二钱　瓜蒌皮二钱　桔梗一钱　冬桑叶二钱　滁菊花一钱　桑白皮钱半　鲜枇杷叶一两，去毛，抽筋

效果：二剂热退喘减，原方去杏、桔，加陈阿胶钱半、鲜莲子十粒，三剂两手转温，咳嗽亦止。终用吴氏五汁饮，调理而痊。

廉按：暑气从鼻吸入，必先犯肺，因之作咳，故用轻清之药，专治上焦，方颇灵稳，恰合时宜。

《全国名医验案类编》

陈在山

陈董氏，五五，脉来沉数无力，素有阴虚喘咳之患，近日咳甚，痰多胁痛，拟用清肃肺金法治之。

第一方：玉竹　沙参　寸冬　橘红　杏仁　甘草　当归　醋芍　双叶　阿胶　枳壳　生地　茯神　焦枣仁

第二方：玉竹　生地炒　莲房炒　橘红　杏仁　桑叶　寸冬　莲肉　山药　芡实　元参　当归　醋芍　藕节　甘草

第三方：玉竹　桑叶　杏仁　橘红　当归　寸冬　山药　莲房　藕节莲子　芡实　甘草　香附　醋芍　天冬

第四方：蜜百合　皮苓　广木香　桑叶　寸冬炒　杏仁　橘红　熟地炒　玉竹　山药　莲子　莲房炭　芡实　甘草

以上数方自服之后，诸证已经全愈，饮食加餐，惟肺嗽未能利，便言及汤药实属难进，欲求丸药服之，以防病后。

羚羊三钱　当归身四钱　玉竹四钱　山药四钱　百合四钱　橘红四钱　杏仁二钱　桑叶三钱　炒生地四钱　莲肉四钱　芡实三钱　莲房炭三钱　寸冬三钱　贡胶四钱　甘草三钱　淡寸蓉四钱

细末蜜小丸，每服二三钱，白开水送下。

陈董氏，夏日之嗽，业经治愈，又逢秋凉，动作不慎，咳嗽复发，脉来惟右寸关小数，余皆虚缓之极，此阴虚之证也，仍用清理法。

毛橘红　杏仁　桑叶　玉竹　生地炒　寸冬　莲房炭　百合　山药　芡实　甘草　阿胶珠

又丸药方：羚羊尖　玉竹　山药　百合　化橘　杏仁　桑叶　莲子　莲房炭　芡实　寸冬　贡胶　甘草　寸冬　生地　枸杞　东洋参

共研末蜜丸，三钱重。

冯致安，脉弦涩微数，舌白口渴，多嗽少食。此暑邪客于肺胃二经，闭塞不出之故也，当清暑利气。

厚朴　广皮　薄荷　苏叶　汾草　枳壳　天水散　山楂　藿香　木香　仁米　杏仁　花粉　茅术　竹叶

服前药，诸证皆效，惟咳嗽无功，系肺经邪热，留连不解之故，再用清肺解热法。

橘红　杏仁　枳壳　皮苓　厚朴　仁米　汾草　薄荷　天水散　双花　竹叶　火香

李广海，四五，脉来弦数，咳血少痰，中满气喘，心悸头眩，小水黄，便溏，夜间无眠。以上诸证是内伤心神，神伤则气败，肺心虚，虚久自然化热，致令心肾不交，阴亏于下，阳沸于上。拟以解热补阴，交通心肾之治。

茯神　玉竹　节蒲　莲须　丹参　莲子　寸冬　生地　藕节　汾草　丹皮　橘红　莲房炭　枳壳炒　枣仁　灯心

李广海自服药后，除咳嗽未效，余皆霍然，饮食亦加餐，纯用清痰理肺一方，多服则嗽自止矣。

化橘红　沙参　玉竹　杏仁　百合　枳壳　厚朴　香附　半夏　甘草　寸冬　薏米　山药　建莲肉　皮苓　生地

以上出自《云深处医案》

张仲寅

戈，脉弦为饮家，呛咳气逆，白痰黏腻。此脾弱不能摄涎，肺虚不能摄气。宗《金匮》外饮治脾法。

川桂枝　法半夏　焦秫米　光杏仁　生白术米泔汁浸　广皮　益智仁　款冬花炙　云茯苓　瓜蒌皮　海浮石　川蛤壳　镑沉香

二诊：咳逆已减，痰有化机。《金匮》云：饮家当以温药和之。

川桂枝　云茯苓　盐半夏　炒秫米　焦白术　潞党参　炙款冬花　广皮　生甘草　叭杏仁　炒白芍　川蛤壳　海浮石　镑沉香

三诊：呛咳少减，脉弦细数，再当蠲饮和中。

南北沙参　广皮　益智仁　海浮石　炒麦冬　盐半夏　橘红　川蛤壳　炒白芍　炙款冬花　叭杏仁　焦秫米　镑沉香

《张氏医案》

缪芳彦

王，遇雨滂沱，背受寒，咳久不止，变法治之。

猪肺管一个，用去节麻黄三分，入肺管内，两头缚好　紫菀一钱　苏子一钱五分　橘红一钱　桔梗一钱

服十五帖而愈。

《缪芳彦医案》

曹惕寅

永年里沈忆椿君素有痰咳痰，疾作必来诊，每诊必立愈。某岁复发，其戚绍以皖医，重表不足，继以针砭，一时喘咳之险，实所仅见。其夫人仓皇来寓云："此番弄糟了！"以急诊为请。余曰："忆翁之病知之素矣。彼乃肺热痰厚，痰利则喘平，痰堵则喘剧。只须清泄肺气，流畅痰浊，则不难迎刃而愈。盖肺主皮毛，又为清净之脏。今为痰气壅塞，故气化失其自然，而致鼻塞额热。误用伤寒重表之法，厚痰盖见胶韧，艰咯引动气急，加之气弱之躯，更觉无力运行。"付以桑叶、枇杷露、白前、紫菀、杏仁、象贝、冬瓜子、竹茹、橘红、通草、茅根、瓜蒌，一剂而咽润痰活。略事清养，即得痊愈，亦轻可去实之意也。

寓苏谭筱君肺脏本热，加以肾虚过甚，乃至元海无根，气机塞逆，咳呛不已。迭进三才贞元加减法，乃得气平喘定。然每发必始为鼻塞，继则咳嗽，非鼻气畅通，咳不得愈。盖咳不离乎肺，肺有二窍，一在鼻，一在喉，喉窍常闭，鼻窍常开，鼻窍宜开不宜闭，喉窍宜闭不宜开。今鼻塞不通，则喉窍将起而为患。爰嘱其每遇鼻塞欲咳，急以纸捻蘸卧龙丹取嚏，嚏后则畅吐痰浊而平。

以上出自《翠竹山房诊暇录稿》

陈约山

久病未复，虚邪袭腠，致肺气不能清肃，多痰咳逆，寒热迭更。金滞水旺，连及左肋痛剧，诊脉右部弦滞带数，右部较突。肺家失化，显然拟专手太阴治之。

法夏　杏仁　通草　前胡　橘红　金沸草　蒌皮　草郁金

二诊：脉息已和，唯脾气未平，舌本尚胖。脾气未宣，拟养肝和脾法，冀自安。

生牡蛎　赤芍　金石斛　橘白　桑叶　沙参　制首乌　法夏　生谷芽

三诊：气亏肝逆，失输津液，反复，阳微，畏冷，减食，滋燥疏利，未见大效。诊得脉象甚是软弱，拟温润健中。阳旺开纳，清气自利；附方鉴政。

中熟参　淡苁蓉　生益智　茯神　炒白芍　新会皮　肉桂　炒杞子　黑芝麻

《陈氏医案》

孔继菼

张甥存政，长妹之次子也。丁巳新正，偶冒风寒，咳嗽发热，不以为意。积三月，嗽热渐重，兼之腰股痛楚，肩膊尤甚，饮食几废。予适过之，诊其脉，浮劲而数，责问长甥存吉，弟

病胡不早治？存吉曰：久欲为治，弟固言无妨，迟日自愈，不料一旦疼痛如此。予曰：初病时，绝不疼痛乎？曰：彼时止言头项痛，止缘数日之后，头项痛止，故冀嗽热之自愈，不然，亦久为调治矣。予曰：头痛项强，太阳病也。此证起自正月，彼时天寒衣厚，风不能入，缘风池、风府两穴在项后发际，风寒由此而入，故痛现于头项。夫太阳受病，止应发热，不应咳嗽。其同时而嗽热俱起者，必更有风寒之邪，从口鼻而入，中于肺脏也。一日之感，从后入者中于经，从前入者中于脏，内外俱病，不为不重，不借药饵而望其自愈也难矣。且风寒在肺，正气不能外运，而太阳之邪乃得由头项而窜于肩膊，抵于腰股，此皆其经络之所及也。头项之痛自止者，邪迁于他处也。夫邪在太阳，浸淫至于三月之久，此不可以言感，盖已着而为痹矣。再复不治，入于腑则膀胱病，必为胞痹；入于里则少阴病，将为肾痹；重以肺甲之邪，变寒化热，生死何可预料？养痈贻患，莫甚于此。吾为搜而去之，非多药不可也。两甥唯唯。乃为订疏风散寒之方，服二剂，漠若不知。予曰：脉来浮劲，本应温散，以浮中带数，内热已成，故不用温而用清。今邪气不解，不得不用温热，姑以甘寒为监制，勿令内伤肺脏，俟痛止之后，咽喉不愈，再为清解可也。盖此时存政已患咽痛矣。乃用桂、麻、参、附、归、芍、杏仁等，而以石膏为反佐。服二剂，汗出甚多，疼痛尽止，热清嗽亦减，而咽喉之痛则浸加重矣。转用清解，二剂遂愈。数日复病，视之，则风寒复感，太阳又病矣。复与发散乃归。其后又病，二弟辉照愈之。其后又病，予复往视，因谓之曰：汝病已五月，时轻时重，嗽热尚未全止，外感已经四次，若复不慎，虚弱之体，岂堪屡感？转成弱证不难矣。此番愈后，必谨避风寒，勿更犯也。书方与之，病良解。至六月初旬，嗽热俱止，自谓无患矣。一日大风骤雨，披衣不及，寒战交作，顷之大烦大躁，一夜不宁。予闻往视，则所感更重于前。长妹泣曰：此子屡痊屡犯，将来势必不起。渠祖父以来，皆以发热死。此子前日发热作嗽，吾家老人已谓与祖父同病，今复如此。若真系外感，犹尚可为，若阴虚作热，则鬼箓中人矣。奈何？予曰：汝家前人吾不及知，止妹夫当日确系风寒外感，得之马上，误用庸医，一见嗽热，便为阴虚，补而又补，遂致热者益热，其后吐脓吐血，肺胃俱伤，避人畏客，心窍已迷。乌有内伤发热之证而迷茫如此者？此予前日发热作嗽，本太阳与肺甲之病，辗转既久，阴亦未尝不虚。然由外感累及阴分，病本不起于内，故外邪解而阴亦易复。其所以屡痊屡犯者，汗解之后，腠理虚疏，风寒易得乘间内侵。究之入者甚易，出亦不难，故稍一发散而风寒尽解。若系阴虚作热，其能屡当汗剂乎？且阴虚之嗽，发于下焦，其音中空而近于燥。此子之嗽，发于胸中，其音中实而近于湿。阴虚之热盛于晚间，扪之热自内泛，愈久而愈重。此子之热，盛于午后，扪之热在皮肤，愈久而愈轻。其他恶食恶烟，作满作疼种种现证，俱属外感所有，而为阴虚所无。若作阴虚治，此时久已难言矣。况前日热嗽已止，可知不是阴虚。此番久病之后，暴受风寒，来势凶猛，安得不热？又且风邪内郁，寒气外束，烦躁无汗，与伤寒大青龙汤证同。阴虚中有此证，则天下阴虚之人皆旋病旋危，必无有历半载一年者矣，有是说乎？此病仍是外感，无可疑者。乃用甘寒解表之品，一夕连与二剂，汗出津津，热减大半。次日书方毕，适以事归，数日复返，则余热郁为斑疹，已隐隐满身矣。因指谓其家人曰：阴虚中有此证乎？皆曰无。复与透表之药。次日，热清食进，以胁下痞硬，小便不利，用旋覆代赭汤加猪苓、泽泻等，促令急服。长甥曰：病已愈，缓调不可乎？曰：此系积水，必非一日之故，故若不立为解散，非上而作呕作喘，则停而为胀为疼，甚则溢为肿胀矣。涓涓不塞，尚令积为江河乎？服一剂，满腹水响，漉漉有声，从胁下直趋小腹。予曰：可矣，此必大小便俱利。促令再服，乃归。盖风寒之邪，至是尽解无余，予亦以为无患矣。五日复感，凶危弥甚，气促胸满，殆不可支。病数日，予始知，急驰往视，则病势弥留，不可为矣。噫！长妹孀居二十余载，仅得二子成人，复天其一，多病之躯，何以能堪！予之悲是甥也，又不仅在甥矣。

皋立王姊丈，自去腊出门得病，发热、咳嗽，自是风寒外感。其所以久而不愈，一曰迁延失治，二曰内有积病，三曰忧思过甚，其四则吾辈治之未必尽合法度，而中窾窍，此亦不可不思也。何也？风寒之感，至于发热咳嗽，外则足太阳一经，内则手太阳一脏，同时俱病，非表里双解不能愈。彼时适值腊尽春初，未及延医，而邪之在内者，日益蔓延，在外者渐且内逼，久而外感之风寒，与身中之正气，混为一处则感也，而近于痹矣。此痞闷、烦热等证之所以作也，是迁延之失也。然自用药调治，人人皆识为风寒，亦既屡经解散矣。而绵延至今者，新病牵连旧病，新病退而旧病未瘥也。《金匮》曰：夫病痼疾，加以卒病，当先治其卒病，后乃治其痼疾，夫痼疾何以言治？可知卒病一起，痼病未有不发者。皋翁有痼疾在心下，腹中累累成块，接胁连脐，尽属正虚邪盛之区，风寒入里，未有不乘虚而凑于此者，此时治新邪，则牵动其旧邪，新邪之根未久，去之犹易，旧邪盘踞已深，拔之实难。以故热屡平而复发，嗽屡瘥而又起，吐痰唾血屡止而更见。若系新伤，岂能堪此？此正旧邪之上泛也。一处动则一处开，所以既吐之后，胸膈反觉清爽也。然以渐而吐，则非一日所能告罄矣，此内积之害也。夫内积渐开，最属病家美事。每见小儿积聚及妇女癥瘕，往往因伤寒时疫，暴热蒸灼，随汗下而解散者，皋翁正在此例。且病经半载，肌肉不减，饮食无碍，何妨安之如常？而皋公心地窄狭，念上顾下，时存隐忧。予每见其平日无病时，偶逢一时不顺，辄垂首咨嗟，眉如山压，笑比河清，双搓两手，无片刻安。今病已积久，户庭不出，死生存亡之见，岂能一息去诸怀乎？积虑伤脾，积忧伤心，病之出于身者，虽见减，病之结于心者，恐但见增矣，此忧思之累也。至于治此病者，皆吾至亲，兄弟三四人，有事则去，获间辄来，原无彼此之殊。然时疫病变，难拘一格，其中寒热温补亦有不容不商者。前日辉照欲用大黄，予持疑不决，其后猝用，且屡用，且与芒硝同用，而病人未尝不支，则予之见浅也。今外邪量已无余，内积亦见开尽，所未动者，当脐之久病耳。此已自具窠囊，决不轻自泛动，在病人亦不敢言去，在治者又谁肯妄攻？揣情度理，此时用药，止宜清养调和之品，寒凉非所宜也。盖皋翁平日之脉，虽不足四至，谅亦在三至以外，以目下言之，病脉也，亦才四至耳，较之平时则少赢，较之四五月病盛之时，则退已多矣。夫天下未有脉退而病不退者，亦未有脉来四至，而发热不止者，其所以发热之故，必由于阴不和阳，其所以阴不和阳之故，必由于寒凉少过。何也？寒凉之药，其性主于肃清，其用归于凝闭，入之脏腑之中，无本之邪热，得借清肃以自解，天真之正气，亦每因凝闭而不宣，然而阴气可闭，而阳气猝不可闭也。夫阳者本乎天而主动，阴者本乎地而主静，静者可闭，动者岂能常闭乎？唯阴气凝然内伏，阳气充而外散，于是遂行周流之处，有熏炙而无濡润，是以口鼻气热，皮肤作蒸，上有痰嗽之迫，下有亢阳之征也。且夫伤于寒而必作热者，谓寒闭而阳气郁也。伤于外寒，阳既郁而为热，伤于内寒，而谓阳必不郁而不热，有是理乎？及其犹能作热，寒凉犹未甚过，若今日芩、连，明日翘、连，至全无热意，则周身皆固阴沍寒之境，恐有不可言者矣。治有窾窍，药有法度，所以必待商酌者，正恐此事之未尽合也。虽然，予为此说，将谓皋翁之病，遂可以温补济乎？非也。其始病也以外邪，其久病也以内积，胡可言补？惟是人非有余之人，脉非有余之脉，必病者先自去其啾唧之心，治者亦尽化其偏执之见，温补固不轻投，寒凉亦勿恣意，庶几与时消息，可以无误。则谓予之说为姑备一解可也，为意外多虑亦可也。夫存彼此之见，专己而自用其智，与有言而不以告人，岂吾侪之用心哉？

徐姓者，居湖滨，耕而且渔，勤劳作家人也。以病诣予，再至不遇，遂留弗去，居二日，予归，遂求诊。予视其人，肌肉未脱，而咳嗽音哑，息短而喘。问病几日，厥证云何？曰：自去岁八九月间，始觉咳嗽，不以为意。其后日重一日，益之发热，畏风恶寒。求医诊视，以为感冒，用发汗药，两剂不愈，反攻破腹作泻，自此时泻时止，药亦未敢再用。入春以来，饮食渐不能进，腹中结聚一块，硬结膅疼，医亦不复立方矣。予诊其脉，虚大无力，中部微有搏结之象，而未越五至。问：医云何证，遂不立方？曰：医未说病名，但云破腹音哑，药不能治。其实腹不常破，止偶尔大泻一二次，然每逢泻后，咳嗽反觉减轻。时表丈王公在座，予谓之曰：丈知之乎？此病又是医家误认。其始发热致泻，药中必有麻黄，近日不与立方，则以为阴虚，不可救也。其人曰：然。去岁药中果有麻黄。予曰：此即医之误也。去岁秋热太甚，金行火令，咳嗽者多，并非风寒感冒，乃肺金为时令之燥所伤也。其所以发热者，金病于上，气不下行，肾水绝生化之源，故孤阳内燔，蒸而为热也。畏风恶寒者，肺主皮毛，肺病而卫外之气不固，故不任风寒也。此时止宜清金养肺，数剂可以全愈，治不出此。而用麻黄，大热大燥之肺，岂堪益以热燥乎？肺热不支，奔注而下，移热于大肠，此所以破腹作泻，一泻而咳嗽反觉轻减也。然虽暂时轻减，病本依然未退，特值三冬寒水之令，势不加重尔。至春而肝木用事，木挟风火，又乏水润，其亢燥不平之气，乘时横行，乃益以重，肺家之燥，而如火益热矣。此所以音为之哑，息为之短，甚则气逆而为喘，甚则热结而成块，以至作疼作胀，饮食不进也。夫饮食脾胃之事，非肺病之所及也。然肺燥而子不扶母，脾胃犹可自持，肝燥而木来乘土，饮食安能强进？此病若不急治，一交夏令，火旺刑金，肝病未必见退，肺病因而益深矣。然此时言治，较前已大费手，前止清金，今当并益其水，以肝气方亢，并借水力不能化刚为柔也。前止润肺，今当并养其脾，以肺金已萎，非借土气培养，不能变柔为刚也。吾为君立一方，必多服乃可。王丈曰：养脾必用参、术，其阴不虚乎？予曰：其阴安得不虚？然由阴分而病及阳分者，阳病终轻于阴；由阳分而病及阴分者，阴病终轻于阳。此病虽水亏肝燥，而病本终在肺家。观其息短音哑，且喘且咳，肺经诸证俱急，而大肉未脱，尤能步行二十里，来此就诊，若使阴亏已极，岂能徒步来去乎？且阴虚之不可为者，脉细且数也。此证脉来虚大，犹胜于细，未过五至，不可言数，其中部搏结之象，则肝经之燥气，结于胁腹也，皆非不治之证，何惮之有！特参、术则宜斟酌，未可放胆大用耳。遂为书方，用地黄、芍药、当归、麦冬、黄芩、菊花、生甘草，而少加参、术，兼用陈皮以和之。嘱令十剂之后，再来易方。其人归，服五剂，嗽止热退，饮食倍进，遂理旧业，不服药也。月余，其邻人王姓病，指令求予，兼寄一信云：病愈，不须易方也。然王姓为予言，其音尚未尽复云。

以上出自《孔氏医案》

贺季衡

施男。肺主出气，肾主纳气，寒痰久阻于中，出纳渐失其职，咳逆有年，遇寒尤甚，痰多质厚，气粗不平，脉濡细而滑，舌苔白。延有积饮及哮喘之害。

茅白术各二钱　淡干姜五分，五味子五分合杵　大杏仁三钱　薄橘红二钱　大白芍二钱，桂枝三分拌炒
云苓四钱　生诃子肉二钱　姜半夏三钱　黑苏子二钱　炙桑皮三钱　白果七粒，姜一片共研汁冲

范女。病由一夏操劳，感风而起，呛咳失音未解，遽行凉降，风邪遂伏肺部，继又清养润

肺，邪气更无出路，肺之治节无权，于是气多痰壅，痰为气薄，间咳无声，痰难出，面浮目窠肿，渐及遍体，两胁作胀，脉弦滑细数，舌红根黄。此下虚上实，肝木横中候也。有攻之则不及，补之则不化之弊。

甜葶苈三钱，炒 川贝母二钱 金苏子二钱 法半夏三钱 贡沉香四分，人乳磨冲 鲜姜衣四分 旋覆花二钱，包 生桑皮二钱 橘红二钱 连皮苓四钱 大白芍三钱

二诊：昨为开肺达邪，降气化痰，面部目窠肿见退，两眼已能睁视，脉之数象亦减，转为细滑少力，舌苔转白就形腐腻，咳声略扬，痰仍难出，肢肿脘满，拒按作痛，两胁俱有胀意。种种见证，痰湿久留于脾，肺气壅仄，下元虽虚，不宜呕补，以原方更增温运之品为是。

甜葶苈三钱，炒 川朴一钱 金苏子二钱 旋覆花二钱，包 贡沉香四分，磨冲 大杏仁三钱 桂枝木一钱 桑白皮二钱 连皮苓四钱 姜半夏三钱 新会皮二钱 鲜姜衣四分

同日午后又诊，午后以开化中更增温运，颇能安受，舌上白腐苔更多，几将满布，痰声较起，而仍难出，咳则火升面绯，右脉亦略数。中宫久积之痰，正在化而未化之间，再以三子养亲汤合二陈汤降气化痰，以补前药之不逮可也。

莱菔子三钱，炒 白芥子一钱五分，炒 金苏子二钱 大杏仁三钱 姜半夏二钱 陈皮二钱 云苓四钱 旋覆花二钱，包

郭女。春初呛咳痰多而黏，曾经带血，入夏咳减而胃呆，日来气从上逆，脘闷，呼吸引痛，不得平卧，便结口干，舌红中黄，切脉右手小数。胃之宿痰壅遏，左升太过，右降无权。亟为清肝润肺、降气化痰，毋令痰鸣气粗为要务。

大麦冬三钱 大白芍三钱 竹沥半夏三钱 金苏子二钱，蜜炙 川贝母二钱 黄郁金二钱 煅龙齿八钱 青蛤壳八钱 旋覆花二钱，包 沉香二分，梨汁磨冲 云苓神各四钱 玉蝴蝶一钱五分

改方：去龙齿，加南沙参三钱。

二诊：进清肝润肺、降气化痰一法，尚合病机，气之上逆就平，渐能平卧，黏痰亦吐去不少，脉息止渐调，惟久按尚有息止伏，余部较前略浮而滑，痰气之纠结初化，而又适感新邪，表分微热，两腿清冷不和，舌苔顿转滑白满布。一派新感见象，当先从标治。

蜜炙前胡一钱五分 川郁金二钱 薄橘红二钱 旋覆花二钱，包 云苓四钱炒竹茹一钱五分 金苏子二钱 竹沥半夏三钱 大白芍三钱 大杏仁三钱 姜皮三分

三诊：经治来，烦扰、脘闷及诸多枝节俱退，夜分不得久卧，卧则气逆懊恼，必得呛咳吐去痰涎而后快，胃纳未复，大便燥结，舌心及根端板腻而黄，两足肿，越夜则退。胃失和降，加以肝家气火本旺所致。未宜滋补，当再降气化痰润肃肺胃。

南沙参三钱 竹沥半夏二钱 大杏仁三钱 全瓜蒌三钱，打 白苏子二钱 炙桑皮二钱 淡天冬三钱 旋覆花二钱，包 川贝母一钱五分 连皮苓四钱 海浮石四钱 枇杷叶三钱

服二三剂后，如大便见调，原方加青蛤壳五钱。

润肠方：白芝麻二两，炒研 松子肉二两 大杏仁二两 胡桃肉二两 白苏子一两，炒

捣泥，瓷罐收贮，每晨白蜜调服五六钱。

拟方从下虚上实立法。

南沙参三钱 法半夏三钱 川贝母一钱五分 生牡蛎八钱，先煎 大白芍三钱，沉香二分煎汁炒 焦谷芽四钱 生诃子肉一钱五分 白苏子二钱，炒 大麦冬三钱 云神四钱 薄橘红二钱 玉蝴蝶一钱五分

符男。咳经一年，近三月尤甚，气逆不平，痰极难出，或呕吐食物，胃纳因之减少，脉浮弦滑，舌苔腐白。肺气已伤，胃复不和，酒湿化热生痰也。根株已深，殊难速效。

南沙参三钱　法半夏三钱　大杏仁三钱　川贝母一钱五分　淡天冬二钱　炒苡仁四钱　金苏子二钱　海浮石四钱　旋覆花二钱,包　坚白前三钱　薄橘红二钱　枇杷叶三钱

另止咳保肺片。

二诊：进清养肺气，兼化酒湿，久咳已减，呕吐食物酸水亦折，胃纳未复，多食则呛，可见肺气已伤，脉浮弦已减，舌苔腐白已化。当守原意，更增保肺益气可也。

南沙参三钱　白苏子二钱,炒　法半夏三钱　炙冬花二钱　川百合三钱　枇杷叶三钱　生诃子肉二钱　旋覆花二钱,包　炒苡仁四钱　云苓四钱　陈橘皮一钱五分

另琼玉膏、百花膏。

三诊：经治以来，久咳已十去八，呕吐食物酸水亦止，惟咳甚则作恶，或带血色，劳则气粗如喘，脉转细数而滑，舌白已化。肺胃初和，肾气之亏未复耳！

生诃子肉一钱五分　云苓四钱　炙紫菀二钱　五味子八分　法半夏二钱　佛耳草三钱　白苏子二钱,炒　川贝母一钱五分　叭杏仁三钱　青蛤壳八钱　陈橘皮一钱五分

以上出自《贺季衡医案》

赵文魁

十月二十七日，赵文魁请得端康皇贵太妃脉息：左关稍弦，右寸关滑而近数。肺胃蓄饮较减，惟肝热尚欠清和。今拟清肝调中化痰之法调理。

杏仁泥三钱　瓜蒌六钱　浙贝三钱　胆草三钱　莲子心三钱　丹皮三钱　竺黄三钱　橘红三钱　腹皮子各二钱　枳壳三钱　酒军一钱五分　青皮三钱,研

引用焦三仙各三钱、枯芩三钱。

按：浮风虽解，但肝胃饮热未解，肺热未净，仍需清肝调中化痰之法治疗。方中杏仁、瓜蒌、浙贝、竺黄、橘红宣肺清热化痰；胆草、莲子心、酒军、丹皮清肝泄热；腹皮子、枳壳、青皮理气和胃；引用焦三仙消食和胃，枯芩泄肝肺蕴热，用之为引以求肺、胃、肝并调，气道宣通，痰热自易清化。

十一月十九日，赵文魁请得端康皇贵太妃脉息：左关沉弦，右关沉滑。诸证均愈，只上焦浮热未清。今拟清上调中抑火之法调理。

甘菊花三钱　桑叶三钱　薄荷八分　胆草三钱　青皮子三钱,研　姜连二钱,研　姜朴三钱　枳壳三钱　腹皮子四钱　酒军一钱五分　酒芩三钱　木通二钱

引用橘红三钱、焦楂四钱。

按：肝经郁热化火上犯，肺气不利，中州蓄饮。前方服后，诸证轻减，但上焦浮热未清，中焦停饮化而未尽，胆经郁热仍有；故仍需以清上调中抑火之法调理。甘菊花、桑叶、薄荷清肃上焦浮热；青皮子、姜朴、枳壳、腹皮子调中理气化饮；胆草、酒军、酒芩、木通清泻肝经火热，使肝经火热不致上犯；引用橘红、焦楂和胃化饮，以治肺胃。

二月初八日，赵文魁请得端康皇贵妃脉息：左关弦而近数，右寸关滑数。肝肺结热，痰饮

不宜，以致左臂作疼，时有咳嗽。今拟清肝理肺化痰之法调理。

酒胆草三钱　姜朴三钱　羚羊角六分，面　丹皮三钱　苏子叶四钱　杏仁三钱，炒　橘红三钱　瓜蒌八钱　辛夷仁二钱，研　黄芩三钱　枳壳三钱　酒军二钱

引用钩藤三钱、桑叶一两，熬汤煎药。

按：肝肺结热，痰饮不宣，痰热互结，阻于络脉，故有左臂作疼、时咳嗽等证；痛在肝肺，而又有痰热，治当以清肝理肺化痰之法。方中酒胆草、羚羊角、丹皮、黄芩、酒军入肝经清肝热；姜朴、苏子、杏仁、橘红、瓜蒌、辛夷仁、枳壳理气宣肺化痰；引用钩藤、桑叶入肝经，平胆热，使本方重在清肝热，则肝热清，肺气宁，痰自易化。况且病本在肝，而肺为标，故以其二味为引药恰合病机。

二月初九日，赵文魁请得端康皇贵妃脉息：左关弦数，右寸关滑数。肝气渐舒，肺热湿饮未化。今拟清肝理肺化饮之法调理。

小生地四钱　胆草三钱　羚羊角八分，面煎　生栀四钱，仁研　炙桑皮四钱　瓜蒌六钱，捣　杏仁四钱，研　苏子四钱，研　枯黄芩三钱　广红三钱　薄荷三钱　甘菊三钱

引用酒军一钱五分。

按：肝气虽渐舒，但肺热湿饮未化，治当续以疏肝清肺化痰饮之法。方中薄荷、甘菊入肝肺二经，能疏泄二经之热；小生地、胆草、羚羊角、生栀养肝阴而清热；炙桑皮、瓜蒌、杏仁、苏子、枯芩、广红清热肃肺化痰；引用酒军，酒制则入肝经，且能增强行气活血之功，《大明本草》称它有"通宣一切气，调血脉，利关节"的功用，可见酒军之功主要在于宣气活血，作为本方之引药，调肝和肺，理气和血，是很恰当的。

二月初十日，赵文魁等请得端康皇贵妃脉息：左关弦而近数，右寸关沉滑。肝气较舒，惟肺热痰饮不化。今议用理肺调中化痰之法调理。

溏瓜蒌六钱，捣　杏仁四钱，炒　辛夷二钱，后下　苏子三钱，炒　苏薄荷二钱　姜朴三钱　枳壳三钱　橘红三钱　羚羊角面六分，煎　枯芩三钱　生栀四钱，仁研　甘菊三钱

引用炙桑皮三钱。

按：服前方后，肝气较舒，惟肺热痰饮欠化，病变重点在肺，故治疗以理肺化痰为主，佐以调肝；方用甘菊、薄荷、辛夷疏风泄热调气；溏瓜蒌、杏仁、苏子、姜朴、枳壳、橘红、黄芩清热宣肺化痰和胃；羚羊角、黄芩、生栀清泄肝热；引用炙桑皮甘寒，泻肺化痰，引药入于肺经，重在泻肺化痰，符合病情。

二月十一日，赵文魁等请得端康皇贵妃脉息：左关弦缓，右寸关沉滑。诸证均愈，惟肺热痰饮欠清。今议用理肺清热化痰之法调理。

南苏子三钱，炒　杏仁四钱，炒　瓜蒌六钱，捣　桑皮三钱，炙　旋覆花三钱　枯芩四钱　羚羊角六分，面　生栀四钱，仁研　青皮子三钱，研　枳壳三钱　橘红三钱　酒军一钱五分

引用法半夏（研）三钱。

按：诸证均愈，惟肺热痰饮欠清，故重在理肺清热化痰，又素体肝热气郁，故当佐以清肝理肺。方中苏子、杏仁、瓜蒌、桑皮、旋覆花、枯芩清热宣肺化痰；羚羊角、山栀、枯芩清其肝经郁热；酒军入血调气；青皮子、枳壳、橘红理气开郁，共调气血。引用法半夏辛温入肺经，

能化痰消痞散结，作为引药旨在使全方之功用重在理肺化痰。

二月十三日，赵文魁等请得端康皇贵妃脉息：左关弦缓，右寸关沉滑。诸证均愈，惟肺经浮热未清。今议用清上理肺化痰之法调理。

甘菊花三钱　薄荷二钱　防风二钱　杏仁四钱，研　苏叶子各二钱　瓜蒌六钱，捣　枯芩三钱　生栀四钱，仁研　酒胆草三钱　橘红三钱　枳壳四钱　酒军一钱五分

引用金沸草三钱。

按：诸证均愈，惟有肺经浮热未清，故以清上理肺化痰为法。方用菊花、薄荷、防风疏风泄热；杏仁、苏叶子、瓜蒌、橘红、枳壳宣肺化痰；虽病重在肺，但素体肝热，故用枯芩、生栀、酒胆草、酒军清降肝热而和肺，肝热得降则肺热易清；引用金沸草，金沸草为旋覆花之全草，入肺经能降气行水消痰；用之为引旨在加强全方理肺化痰之功。

宣统十四年正月二十一日，赵文魁诊得春格脉息：左关稍弦，右部浮滑。浮风袭肺，致令伤风作嗽。今用疏风清肺止嗽之法调治。

木笔花二钱　白芷二钱　薄荷一钱五分　杏仁三钱，炒　炙桑皮三钱，炒　陈皮二钱　枳壳三钱　前胡三钱　清夏片二钱　粉葛二钱　酒军一钱五分

引用酒芩三钱。

按：肺主气，司呼吸，外合皮毛，主宣发肃降，其气以下行为顺，性属娇脏，不耐邪侵，无论外感六淫，抑或内生痰浊饮热，均能阻碍肺气宣降，使之失却治节之令，气逆于上，咳呛作矣。以内因言，每以痰热阴滞为多，以外因论，辄以感受风邪为最。《内经》云："风者，百病之长也"，其性轻扬，中人多伤人之上部，肺居上焦，外合皮毛，故必首当其冲。脉浮主风邪在表，脉弦滑主痰热内蕴。从病机推论，当有发热、恶寒、头痛、鼻塞、流涕等证。故治疗当用疏风清肺、化痰止嗽方法。

方中白芷、木笔花（即辛夷），辛温芳香，入肺经善散肺中风邪而通鼻窍，入胃经能引胃中清阳之气上达头脑以止头痛。薄荷辛凉入肝、肺，疏散上焦风热，清头目，利咽喉，芳香透窍。葛根辛甘性平，升阳生津，解肌退热。黄芩、桑皮清泻肺中实火，兼行肺中痰水。肺与大肠相表里，故用大黄走大肠，荡积滞，导肺热下行。杏仁苦温，入肺和大肠，《本草求真》谓："杏仁，既有发散风寒之能，复有下气除喘之力。"前胡，苦辛微寒，入肺经，《本草纲目》谓其能"清肺热，化痰热，散风邪。"《本草逢原》称其"功长于下气，故能治痰热喘嗽，痞膈诸痰，气下则火降，痰亦降矣。本品为痰气之要味，治伤寒寒热及时气内外俱热。"前、杏合用，则散风下气，祛痰止咳之力尤著。陈皮、半夏健脾和胃，理气燥湿化痰，以绝生痰之源。枳壳理气宽胸，运中焦而助肺气升降，内外兼治，上中齐调，用心可谓良苦矣。

正月二十二日，赵文魁诊得春格脉息：左部微弦，右部滑而近缓。浮风渐解，只肺热尚欠清和。今用化风清肺止嗽之法调治。

木笔花一钱　薄荷一钱五分　白芷二钱　杏仁三钱　炙桑皮三钱　枯芩三钱　陈皮三钱　法夏三钱　大瓜蒌六钱　前胡三钱　苏子三钱，炒

引用炒栀仁三钱。

按：上药服后，脉已不浮，弦势亦减，说明药已中病，风邪渐解，痰热已轻。但病势尚未

尽退，肺热尚欠清和，故仍宗前法出入，旨在尽逐穷寇也。

今方仍有木笔花、薄荷、白芷疏散上焦风邪。桑皮、黄芩清泻肺热。陈皮、半夏燥湿化痰，健脾和中。复配瓜蒌宽胸理气，化痰清热。栀子宣泄三焦郁火。前胡、苏子下气利膈，消痰止咳。俾热尽清，痰尽消，肺气清和，咳痰乃瘳矣。

十月二十三日，赵文魁请得端康皇贵太妃脉息：左关尚弦，右寸关滑而近数。肺热较减，惟肝木欠舒。今拟用清肺舒肝化痰之法调理。

溏瓜蒌六钱　杏仁四钱，研　桑皮四钱，炙　酒芩四钱　酒胆草三钱　生栀四钱，仁研　竺黄三钱　浙贝三钱，研　青皮子三钱，研　枳壳三钱　酒军二钱　前胡三钱

引用生石膏（研）八钱、橘红三钱。

九月二十四日，赵文魁诊得老太太脉息：左关滑数，右关沉弦。肺经郁热，蓄滞痰饮，以致鼻干口燥，咳嗽有痰。今用清肺止嗽化痰之法调治。

杏仁泥三钱　前胡三钱　莱菔三钱，炒　苏子二钱，研　炙桑皮三钱　夏曲三钱　广皮二钱　条芩三钱　瓜蒌仁四钱，研　川柏三钱　礞石四钱，煅

引用炙麻黄二分。

老太太清肝化湿代茶饮方：

龙胆草三钱　青皮二钱　枳壳二钱　姜朴三钱　葶苈子三钱，包　半夏曲二钱　广皮二钱　木通一钱

水煎代茶。

按：本案脉象，左关滑数，为痰热蕴郁之象。右关沉弦，脉主里证，单手脉弦，亦主内有痰饮。痰饮所得，以脉象分析，非从外感，而由内伤。痰热壅阻肺气，肺失清肃，故咳嗽气粗，痰多，质黏厚或稠黄，咯吐不爽。肺热内郁，灼伤津液，则见鼻干口燥。其舌苔当薄黄腻，舌质当红。因此，清热肃肺，止嗽化痰是其正治。

方中杏仁，能散能降，"缘辛则散邪，苦则下气，润则通秘，温则宣滞行痰"（《本草求真》）。前胡亦长于下气，"故能治痰热喘嗽，痞膈诸痰，气下则火降，痰亦降矣，为痰气之要药"。两药配伍，均归肺经，以降气为主，又都具疏散之性，一温一凉，相得益彰。莱菔子、苏子并用，取《韩氏医通》三子养亲汤意，降气消痰，止嗽平喘。桑白皮、黄芩清泄肺热，陈皮、半夏有二陈汤燥湿化痰顺气止嗽之功。瓜蒌仁，润肠通便，上下同治，大肠火泄，肺气亦得肃降。方中尚用了黄柏、青礞石二味，乍看似与病状有隙，但与下述清肝化湿代茶饮对照互参，即可了然。以药测证，患者当有肝经湿热之象，如胸胁胀痛、口苦易怒、小溲短赤等。因肝脉布两胁，上注于肺，肺经痰热，燔灼肝经，使其络气不和。疏泄失司，而致金木同病。因此除内服清肺化痰方外，亦以龙胆草、青皮、木通等组方，清泄肝胆经热，频服常饮，加强疗效。

诸药配伍，热清肺肃，痰化嗽平，效益得彰。

九月二十五日，赵文魁请得老太太脉息：右关滑数，左关沉缓。肺热轻减，痰滞亦清，惟有时咳嗽，痰热犹盛。今用清肺止咳化痰之法调治。

杏仁泥三钱　苏子二钱，研　广红三钱　法夏三钱　炙桑皮三钱　条芩三钱　川柏三钱　苦梗三钱　枇杷叶三钱，炙　寸冬三钱　川贝三钱

引用煅礞石四钱。

按：详析脉证，可知为痰热壅肺之证，初诊药后，症状已轻，但脉仍滑数，时有咳嗽，知其痰热未尽，仍用清肺化痰止咳方法调治。杏仁、苦梗、杷叶宣肺止咳，苏子、法夏、桑皮肃肺化痰，升降相因，理其肺脏。臣以条芩、川柏、广红、贝母清化痰热。佐以寸冬养阴护肺且"能泻肺火化痰"（《本草从新》），更引用青礞石清化痰热以为使。

十月二十四日，赵文魁请得端康皇贵太妃脉息：左关略弦，右关沉滑。肺热轻减，惟稍有咳嗽。今拟用清肺止嗽化痰之法调理。

大瓜蒌四钱　酒芩三钱　生栀三钱，仁研　竺黄三钱　杏仁泥三钱　浙贝三钱，研　前胡三钱　枳壳三钱　天花粉四钱　橘红三钱　胆草三钱　熟军二钱

引用鲜青果打（五个）。

十月二十二日，赵文魁请得端康皇贵太妃脉息：左关尚数，右寸关缓滑。肺热较减，惟痰饮欠清。今拟照原方加减调理。

甘菊花三钱　薄荷二钱　防风二钱　杏仁四钱，炒　大瓜蒌六钱　桑皮四钱，炙　酒芩四钱　生栀四钱，仁研　生石膏八钱，研　竺黄四钱　浙贝三钱，研　元参六钱

引用橘红三钱、风化硝六分。

按：郁热内蕴，浮风外受，则肺热痰嗽，前服清上理肺化痰之剂，肺热得以轻减，既然得效当以续前方之法，以清肝调肺化痰浊。方中甘菊花、薄荷、防风疏风清热以调肝肺；杏仁、大瓜蒌、桑皮宣肺化痰；酒芩、生栀、生石膏、竺黄清宣肺热以化痰；浙贝、玄参理肺清热化痰结；引用橘红理肺化痰，风化硝咸寒化痰结而泻热，二药为引旨在理肺清热化痰浊。

十月二十一日，赵文魁请得端康皇贵太妃脉息：左关尚数，右寸关缓滑。肺经风热未净，痰饮欠清。今拟用清上理肺化痰之法调理。

荆芥穗三钱　防风三钱　薄荷二钱　杏仁四钱，炒　苏叶子各二钱　瓜蒌六钱　桑皮四钱，炙　酒芩四钱　生石膏八钱，研　生栀四钱　胆草三钱　竺黄四钱

引用橘红四钱、风化硝（煎）八分。

十月二十日，赵文魁请得端康皇贵太妃脉息：左关尚数，右寸关缓滑。肝气较舒，惟肺经痰热未清。今拟照原方加减调理。

荆芥穗二钱　防风二钱　薄荷二钱　杏仁四钱，炒　苏叶子各二钱　瓜蒌六钱　酒芩四钱　生栀四钱，仁研　生石膏八钱，研　青皮三钱，研　枳壳三钱　熟军一钱五分

引用橘红三钱、鲜青果（打）七个。

十月十九日，赵文魁请得端康皇贵太妃脉息：左关稍数，右寸关缓滑。风热较减，惟肝肺余热未清。今拟用清上调肝理肺之法调理。

荆芥穗三钱　防风三钱　薄荷二钱　甘菊三钱　苏子叶各二钱　杏仁三钱，炒　瓜蒌六钱　酒芩四钱　生石膏八钱，研　青皮三钱，研　枳壳四钱　酒军一钱五分

引用橘红二钱、胆草三钱。

八月二十八日，赵文魁请得端康皇贵妃脉息：左关弦而近数，右寸关滑数。肺气渐和，咳嗽较轻，惟肝阳鼓荡，气道欠调，以致有时烦急，气窜作疼。今拟用和肺调气化热之法调理。

苏叶子三钱　前胡三钱　防风三钱　钩藤三钱　炒杏仁三钱　瓜蒌五钱　浙贝三钱，研　秦艽二钱　生石膏六钱，研　黄芩三钱　知母三钱　橘红络各三钱

引用羚羊角面（先煎）六分、青皮子（研）三钱。

按：风邪伤肺，肝阳鼓荡，内外交病，肝肺气滞，气道不利，以致有咳嗽、烦急、气窜作疼之证，虽连服清肝调肺之剂，郁热渐开，咳嗽渐轻，病势有减，但肝肺之气仍未调和，故仍当以和肺调气化热之法。方中苏叶子、前胡、防风、杏仁疏风和肺；瓜蒌、浙贝、生石膏、黄芩、知母清肺化痰；钩藤清热平肝；秦艽、橘红络化痰和络；引用羚羊角清热平肝，青皮子疏肝理气，二药入肝经，旨在镇肝阳以和肺气。

八月二十三日，赵文魁请得端康皇贵妃脉息：左关弦而近数，右关滑而稍数。肺气未和，肝阳未静，以致有时咳嗽，食后身倦。今拟用和肺清肝之法调理。

苏叶子三钱　前胡三钱　防风二钱　浙贝三钱，研　炒杏仁三钱　瓜蒌五钱　黄芩三钱　橘红三钱　炒枳壳三钱　胆草三钱　焦三仙各三钱　酒军一钱五分

引用羚羊角面（先煎）三分。

八月二十五日，赵文魁请得端康皇贵妃脉息：左寸关弦而近数，右寸关浮滑。肝肺有热，外感风凉，以致头闷肢倦，胸满作嗽。今拟清解和肝理肺之法调理。

苏叶子各二钱　薄荷一钱五分　防风一钱五分　杏仁三钱，炒　地骨皮三钱　玉竹三钱　淡豉三钱　橘红三钱　大瓜蒌六钱　枳壳三钱　酒军一钱五分　枯芩三钱

引用羚羊角面（先煎）六分。

八月十九日，赵文魁请得端康皇贵妃脉息：左关微弦，右部缓滑。风邪渐解，蕴热较轻，惟头闷肢倦，口渴作嗽。今拟照原方加减调理。

荆芥穗三钱　薄荷二钱　防风二钱　苏叶子各二钱　溏瓜蒌六钱　杏仁四钱，炒　橘红三钱　生石膏六钱　枯黄芩三钱　花粉四钱　酒军一钱五分　生栀仁四钱，研

引用羚羊角面（先煎）六分。

按：连服疏风理肺清热之剂，外风渐解，蕴热也得轻减，惟头闷肢倦、口渴作嗽之证仍在，故续前方，继以疏风理肺清胃之剂调理。方中荆芥穗、薄荷、防风、苏叶疏风邪而调肺胃之气；苏子、溏瓜蒌、杏仁、橘红理肺化痰；生石膏、枯黄芩、花粉、酒军、生栀仁清理肺胃之热；引用羚羊角面，清肝平肝，以解肝经蕴热，以求新旧之痰并祛。

八月十八日，赵文魁请得端康皇贵妃脉息：左关弦数，右部缓滑。风邪欠解，肺胃蕴热尚盛，以致头闷肢倦，口渴作嗽。今拟用疏风清胃之法调理。

荆芥穗三钱　薄荷二钱　防风三钱　苏叶子各二钱　溏瓜蒌六钱　杏仁四钱，炒　橘红三钱　枯黄芩四钱　酒胆草三钱　石膏六钱，生研　酒军二钱　淮牛膝三钱

引用羚羊角面（先煎）六分。

以上出自《赵文魁医案选》

张山雷

毛左。延病三月。现上午有寒，下午有热，寅卯咳痰浓厚，胃纳甚少，抑且味苦，脉数，舌苔后半白腻，无汗。治法尚须开泄痰湿，参以疏解。

川桂枝1.5克 炒大白芍4.5克 炒柴胡1.5克 炒豆豉4.5克 生远志9克 姜半夏4.5克 广藿梗4.5克 炒常山6克 广皮4.5克 建曲4.5克 干佩兰4.5克 姜竹茹4.5克 九节菖蒲1.8克

二诊：前进疏解开泄，凛寒已躅，咳痰较松。惟午后腹笥觉热，频泛涎沫，脉数且搏，舌苔根腻。仍是湿阻未化，再踵前方出入。

制半夏6克 新会皮4.5克 炒枳壳3克 苏梗4.5克 藿香4.5克 制川朴1.5克 白蔻仁3粒，打 九菖蒲0.9克 绿萼梅4.5克 大腹皮4.5克，酒洗 小青皮3克 炒茅术1.2克

孙右。肺失展布，咳嗽痰稠，脉小弦，舌苔薄黄，先以泄化。

瓜蒌皮6克 广郁金4.5克 象贝母6克 杜兜铃4.5克 生紫菀9克 胖大海2个 路路通6克，去刺 生打代赭石9克 苏半夏4.5克 薄荷1.2克 霜桑叶6克

二诊：痰热未楚，咳嗽减而未净，经事逾期，腹笥稍有膜胀。此气火上行致令经尚未行，舌根黄腻，脉则右弦。是宜柔肝泄降，化滞通经。

生玄胡6克 四花青皮4.5克 苏半夏6克，打 当归尾4.5克 生光桃仁9克，打 泽兰叶6克 楂肉炭6克 生紫菀9克 杜兜铃4.5克 炒黑荆芥4.5克 茺蔚子9克 瓜蒌皮6克

三诊：经事未净，腹胀已躅，胃纳已醒，鼻流浊涕，脉右弦搏，舌心薄黄，是肺有郁热。再以毓阴培本，清肺治标。

炒萸肉4.5克 甘杞子6克 厚杜仲6克 象贝母3克 杜兜铃3克 生桑白皮6克 霜桑叶6克 鲜竹茹4.5克 荆芥炭4.5克 生紫菀6克 熟女贞子12克 天台乌药7.5克 泽兰叶6克

陈右。肺气上逆，呕吐涎沫，胃纳呆钝，入暮倦怠，体肥积湿，脉濡胸闷，咳嗽不松，舌根苔腻，小溲短少。法宜宣展降逆。

制半夏4.5克 九菖蒲1.5克 姜炒竹茹4.5克 广陈皮4.5克 橘络3克 炒枳壳4.5克 白蔻仁2粒，打，后入 淡吴萸7粒 川黄连0.9克，同炒 干佩兰4.5克 云茯苓6克 生紫菀6克

胡右。咳久不爽，鼻塞带多，脉小极，舌薄黄。法宜肃降。

杜兜铃4.5克 路路通4.5克，去刺 大象贝6克 萸肉4.5克 藿梗6克 佩兰3克 沉香曲4.5克 代赭石9克 紫菀9克 杜仲9克 核桃肉6克 半夏6克

二诊：前授清金纳肾，咳则稍舒，带脉稍固，胃纳亦进，月经逾期是其常态。脉有起色，颇见弦象，舌则黄糙，自知引饮。治法仍踵前意，参以行滞填阴。

萸肉6克 杜仲6克 杞子6克 藿梗6克 佩兰4.5克 泽兰4.5克 补骨脂6克 沙参6克 杜兜铃4.5克 茺蔚子4.5克 紫菀4.5克 鸡内金4.5克 楂肉4.5克 胡桃肉3个 青皮4.5克 桑叶4.5克

祝翁。高年阴弱阳浮，肝火挟痰热内扰。咳嗽胸痞，胃呆无味，左腹隐隐作痛，大便燥结不畅，小溲短涩，脉弦劲有力，舌根腻而前半无苔。宜疏肝化痰为先，俟胃气来复，然后滋

养之。

旋覆花9克，包　薤白6克　蒌皮6克　香附6克　乌药4.5克　杏仁9克　大贝母9克　郁李仁3克　枳实导滞丸9克，包煎

二诊：前方二服，大腑畅解，腹角隐痛已除，脉之弦劲得和。自觉火热上腾熏灼顶巅，高年阴弱阳浮，宜潜阳不宜凉降。胃纳未苏，夜少熟寐，舌质光滑暗白无苔，胃阴伤矣。是宜养液潜阳。

原金石斛9克　北沙参9克　大麦冬9克　鳖甲9克　龟板9克　首乌藤9克　枣仁9克　杞子9克　白芍9克　归身4.5克　川楝子9克　橘红3克　蔻壳1.2克　远志4.5克

三诊：胃纳佳，大腑调，舌光渐复，足软无力都是湿热内阻，脉重按有力。前方减滋腻厚味，加入清利之品。

北沙参9克　大麦冬9克　金石斛9克　白芍9克　杞子9克　枣仁9克　蔻壳1.2克　远志4.5克　苍术4.5克　川柏3克　米仁9克　蒌皮4.5克

钟右。阴虚于下，气火不戢，上升为咳，胁内隐痛，经络不舒，脉颇滑数，舌不腻。所喜胃纳如恒，法当填阴纳气，当可渐就范围。

大生地9克　砂仁米1.2克，同打　生紫菀9克　制香附4.5克　甘杞子6克　杜兜铃4.5克　炒萸肉4.5克　旋覆花9克，布包　大白芍9克　白前薇各6克　旱莲草9克　熟女贞子12克　广橘络4.5克　别生淡鳖甲15克、生龟板12克、生打代赭石12克，三物先煎。

祝右。肝肾真阴久亏，气不摄纳，上冲咳嗽无痰，甚则呕吐。脉小已极，头痛眩晕，舌滑根有薄苔，纳谷碍化。宜泄肝纳气，和胃健脾。

生打石决明24克　生研代赭石12克，包煎　炒山萸肉4.5克　生紫菀12克　紫石英9克　杜兜铃4.5克　广郁金4.5克　生鸡内金4.5克　制女贞子12克　潼蒺藜9克　制半夏4.5克　旋覆花9克，包　款冬花9克　枇杷叶2片，刷净毛，包煎

二诊：肝、脾、肾三阴久亏。纳食不思，眩晕气促，心中懊侬，咳嗽甚则干呕，脉细已极，舌根薄黄。姑再养胃阴，以潜气火。

东洋参3克　北沙参6克　原枝金石斛9克，三物先煎　广郁金4.5克　制半夏4.5克　大白芍4.5克　生鸡内金4.5克　广藿梗4.5克　生山萸肉4.5克　丝瓜络4.5克　生紫菀6克　熟女贞子9克　枣仁泥9克

叶左。气火未戢，早则咳，晚仍不免，咳痰颇浓，咳声尚爽。脉弦大搏指，右手为甚，纳谷消化尤迟，舌根尚有腻苔。总之阴虚有素，还须涵阳毓阴，纳气化痰。

大白芍6克　山萸肉6克　生紫菀9克　款冬花9克　生鸡内金4.5克　瓜蒌皮9克　天台乌药4.5克　旋覆花9克，包　甘杞子6克　砂仁壳1.5克　杜兜铃4.5克

二诊：气不摄纳，上凌肺金则为咳，授摄纳宣展，尚属相安。脉涩而弦，阴虚有火，舌滑少苔，素有梦泄。法宜踵步，滋潜摄纳火气，参以封固真元，可多服也。

生紫菀9克　桑白皮9克　杜兜铃4.5克　旋覆花9克，包　款冬花9克　川柏皮4.5克　山萸肉12克　大白芍6克　熟女贞子12克　枸杞子6克　金樱子膏15克　生打牡蛎24克　生打苍龙齿6克　生打鳖甲15克，三物先煎

以上出自《张山雷专辑》

范文甫

李女。风热犯肺，咳呛痰稠，气喘，舌红，脉滑而数。

桑白皮9克　葶苈子4.5克　苏子9克　黄芩9克　海石9克　天冬9克　橘红4.5克　杏仁9克
竹茹9克

应师母。燥咳无痰，为日已久，口干咽燥，午后潮热，脉细而弱，舌中脱苔。阴虚生热，治颇不易。

生石膏30克　麦冬24克　小生地24克　炒麻仁24克　炙鳖甲9克　杏仁9克　枇杷叶9克　清甘草3克　肺露500克，代水
　　二诊：小生地24克　驴胶珠6克　生白芍9克　麦冬24克　生龙骨9克　炙甘草3克　炒麻仁12克　生牡蛎24克　杏仁9克　肺露750克

施根生。寒咳不止。见咳治咳，无人不能。证见咳嗽气喘，痰如蟹沫，腰酸无力，神疲少气，此为肾阳素亏，寒邪直中少阴。如仍与麻杏及止嗽散之属，则犯虚虚之戒。宜温肾阳，散寒湿。

茯苓9克　白术9克　白芍9克　附子9克　生姜6克　五味子6克　细辛0.9克

松老家人。久咳四五月，咳声闷而不畅，久治不能愈。邀余治之。余曰，宜服小青龙汤。松云：已试过三帖，无效。余曰：请以冰煎之。松恍然悟曰：善哉此法！依照上法服之，果即见瘥。盖余曾见此人于烈日中大饮冰合水，此咳嗽自天热而起，故投之即见效也。

以上出自《范文甫专辑》

魏长春

王松茂君，年三十岁。十二月二十六日诊。

病名：虚咳嗽。

原因：喉证痊后，肺胃痰涎未清，虚火内炎咳嗽。

证候：咳嗽痰白厚黏，夜不安寐，潮热目赤。

诊断：脉弦细数，舌光绛破裂。肺胃液耗，虚火上炎证也。

疗法：清肺胃燥火为先。

处方：桑叶二钱　白菊花二钱　叭杏仁三钱　生米仁四钱　生甘草一钱　竹茹三钱　冬瓜仁三钱
瓜蒌仁四钱　白茅根四钱　川贝二钱　丹皮一钱　枇杷叶五片，去毛

次诊：十二月二十八日。咯痰略爽，咳嗽稍差，目赤已退，夜寐亦安，脉软缓，舌红润。拟甘露饮法。

次方：钗石斛二钱　原麦冬三钱　天冬三钱　大生地四钱　黄芩一钱　生甘草一钱　枳壳一钱　生米仁四钱　茯苓三钱　枇杷叶五片，去毛　桑叶二钱　天花粉三钱

三诊：十二月三十日。咳嗽差，咯痰爽，胃气已苏，口润有液，舌色淡红，裂痕已合。古人病后调理，皆以脾胃药收功。今拟六君汤加味治之。

三方：西党参三钱　生冬术三钱　茯神四钱　炙甘草一钱　橘红一钱　制半夏二钱　生白芍三钱　夜交藤四钱　生枣仁三钱　淮山四钱　杜百合四钱　生米仁四钱

效果：服后咳愈，胃醒停药。

炳按：肺虚咳嗽，先从脾虚而起，故治法亦兼健脾益胃，而兼补肺也。

冯士标君，年二十岁。十月二十四日诊。

病名：寒咳嗽。

原因：脾肾阳气衰弱，感寒咳嗽。前医过施凉腻，如沙参、麦冬、川贝之类，阴凝不化，变成寒饮。

证候：畏寒咳嗽，痰黏带血，面部浮肿。耳窍失聪，鼻塞不闻香臭。

诊断：脉象迟细，舌红。阳虚误药成饮也。

疗法：用温药开肺化饮。

处方：炙麻黄一钱　桂枝一钱　苦杏仁三钱　炙甘草一钱　茯苓三钱　制半夏三钱　五味子一钱　干姜一钱　炒白芍三钱　橘红一钱　紫菀三钱　旋覆花三钱，包煎

次诊：十月二十六日。咳痰黄白，头痛，面部浮肿，腰间发冷，左脉弦，右脉缓，舌淡红。元阳不足，寒饮为患，再宗前法，更进一步。

次方：桂枝一钱　茯苓三钱　炒白术三钱　炙甘草一钱　苦杏仁四钱　制半夏三钱　厚附子二钱　干姜一钱　五味子一钱　炒白芍三钱　吴茱萸一钱

三诊：十月廿八日。两耳失聪，头部眩痛，腰间冷气上升，痰从鼻孔而来。脉象软缓，舌红。拟温补肺脾肾。

三方：炙黄芪四钱　桂枝一钱　炒白芍三钱　炙甘草一钱　茯苓三钱　厚附子二钱　款冬花三钱　干姜一钱　炒白术三钱　制半夏三钱　陈皮一钱　五味子一钱

四诊：十一月五日。咳痉痰多，鼻嗅已知香臭，耳窍聪明，面肿已退，腰暖不冷，微觉酸楚。脉象缓和，舌苔白腻。寒饮已化，宗外台茯苓饮加减。

四方：西党参三钱　炒白术四钱　茯苓四钱　枳实二钱　干姜一钱　炙甘草一钱　制半夏三钱　陈皮一钱　生米仁四钱　桂枝一钱　苦杏仁三钱

效果：服茯苓饮，痰化病愈。

炳按：肺寒咳嗽，当温肺气以达窍，温则气行，而液不为痰矣。

孙永康君，年七十五岁。三月二十日诊。

病名：痰火热咳。

原因：肺素蕴热，风寒外来，酿痰咳嗽。病起一月，曾服化痰降气药无效。

证候：咳嗽痰黏，气促，内热便艰。

诊断：脉弦滑大，舌红。邪郁化热，热蒸于肺，肺炎叶举，清肃之令不得下行，故咳逆加剧。

疗法：拟麻杏石甘汤加味，开肺达邪，清化痰热。

处方：炙麻黄五分　苦杏仁三钱　生石膏五钱　炙甘草一钱　全瓜蒌五钱　射干二钱　马兜铃三钱　紫菀三钱　川贝二钱　款冬花三钱　牛蒡子三钱　苏子三钱

次诊：三月廿三日。咳嗽未已，咯痰稍利，内热未尽，口干，脉大，舌红。仍拟开肺化痰

清热。

次方：炙麻黄八分　苦杏仁三钱　生石膏八钱　炙甘草一钱　制半夏三钱　全瓜蒌五钱　黄芩三钱　白前三钱　白薇三钱　川贝一钱五分　竹茹二钱　玄参四钱

三诊：三月二十六日。脉滑舌红，咳嗽痰少。内热未尽，肺痹已开，专用化痰清肺法治之。

三方：旋覆花三钱，包煎　苦杏仁三钱　紫菀三钱　黄芩二钱　款冬花三钱　炙甘草一钱　海石四钱　川贝一钱五分　浙贝三钱　带皮苓四钱　制半夏三钱　橘皮一钱

效果：服药后咳愈，热退身健。

炳按：肺炎热咳，咳嗽痰黏，多兼肝火烁肺。清金保肺，泄肺中之蕴热，镇肝火之上灼，则气平火清，咳自愈矣。

以上出自《慈溪魏氏验案类编初集》

沈绍九

肺阴不足，虚则生热，干咳，失眠，潮热盗汗，应予养阴清肺。

沙参五钱　苦杏仁二钱　川贝母一钱五分，冲服　桑白皮三钱　地骨皮三钱　生甘草一钱　鲜石斛五钱　生地三钱　芍药三钱

吴某，患风热挟湿，误进滋腻药，身热，咳嗽，手颤，口舌生疮，口角流涎，语言謇涩，时有神昏谵语，舌苔白，舌尖红，小便黄，两脉沉细弦数。予疏风清热祛湿之剂：薄荷、杏仁、藿香、贝母、郁金、芦根、瓜蒌壳、广陈皮、竹茹、厚朴花、连翘、六一散、枇杷叶、天竺黄。服后热减神清，遂就原方加石斛以养胃阴，丹皮以清血热，又服数剂全愈。

此病乃内郁湿热，因新感外闭，为滋腻药物所误，致湿热胶结难解，有似邪传心包，入营入血之象；但舌质不绛，苔不黄腻，所以仍从气分透解。如果过早使用清营凉血之药，反而引邪深入，难于宣透。

以上出自《沈绍九医话》

曹颖甫

叶瑞初君。初诊：咳延四月，时吐涎沫，脉右三部弦，当降其冲气。

茯苓三钱　生甘草一钱　五味子一钱　干姜钱半　细辛一钱　制半夏四钱　光杏仁四钱

二诊：两进苓甘五味姜辛半夏杏仁汤，咳已略平，惟涎沫尚多，咳时痰不易出，宜与原方加桔梗。

茯苓三钱　生草一钱　五味子五分　于姜一钱　细辛六分　制半夏三钱　光杏仁四钱　桔梗四钱

按：叶君昔与史惠甫君为同事，患咳凡四阅月，问治于史。史固辞之，以习医未久也。旋叶君咳见痰中带血，乃惧而就师诊。服初诊方凡二剂，病即减轻。服次诊方后，竟告霍然。

《经方实验录》

刘云湖

病者：李英品，年二十七，汉阳人，充鄂军电信队排长。

病因：患干咳喉痒。

证候：胸闷微喘，稀唾零星，睡觉麻木，难以转侧。

诊断：愚诊六脉濡涩，知湿横胸膈，影响肺络，致气不流利也。

疗法：与利湿之剂。

处方：藿梗四钱，苍术、云苓、枇杷叶（去毛）各三钱，木防己、泽泻、猪苓各二钱，厚朴一钱五分。

效果：一剂而愈。

理论：咳嗽一名呬嗽，病源曰呬嗽者，咳嗽也。呬，玉篇吸呬也，即引息也，西医名气管炎，东医译作气管枝加答儿病。刘河间病机气宜保命集曰，咳谓无痰而有声，肺气伤而不清也。嗽谓无声而有痰，脾湿动而为痰也。咳嗽谓有痰而有声，盖因伤于肺气动于脾湿也。《内经》曰，秋伤于湿，冬必咳嗽，盖咳嗽脾湿居其大半。脾为生痰之源，肺为贮痰之器也。湿咳之证有四：有干咳者，干咳多喉痒，睡不止，胸不开，喘不息，湿横肺络也，宜藿香、枇叶、苍术、石菖蒲、厚朴、杏仁、苡仁、蔻仁之类。有痰多唾重者，其人嗽不已，身面黄，痰饮如注，良久化为稀水，脾湿也，宜苍、白术、生米仁、藿香梗、佩兰叶、大腹皮、白芥子、云苓、泽泻之类。有兼热者，其人面赤气粗，声如曳锯，唾地涎液，狼藉膏黏，亦湿留于肺络也，宜蒿、苈、飞滑石、白芥子、淡黄芩、芦根、荷叶、云苓、泽泻、苡仁、杏仁之类。有挟风寒者，其人或喘或不喘，或闷或不闷，痰应声而出，唾地起泡，或涎引，或鼻塞，或头痛，或骨节痛，或恶寒发热，亦肺病也，宜苏叶、藿香、薄荷、半夏、厚朴、芥子之类。大抵咳证多端，而湿咳所该者只此耳。夫咳嗽除脾、肺二经而外，另无湿证可推，治疗家总以肺、脾两经湿邪浑浊靠定，下药虽用辛散，而必兼以渗利者，使邪有出路，即《内经》所谓"开鬼门，洁净府"之治法也。

方论：此方即用四苓散中枇叶、藿香、防己、厚朴也，苍术得厚朴有平胃之作用，藿香配厚朴有宽中之企图。湿之在胸膈者，得此可以消化。而再以枇叶抑其逆气，防己散其湿邪，使湿浊之在螺旋体支气管间者，一齐由下而降也，湿去则喉不痒，喉不痒则咳嗽平矣。

《临床实验录》

汪逢春

杨先生，三十二岁，四月二十一日。

咳嗽咽痒，痰不易咯，鼻塞声重，舌绛苔白，两脉细弦滑数。肺有内热，感受风邪。治以辛凉清解，肃降化痰。

薄荷叶五分，后下　鲜枇杷叶三钱　金佛草钱五，同包　连翘三钱　苦杏仁三钱，去皮尖　嫩前胡钱五　忍冬藤三钱　苏子霜钱五　冬桑叶钱五　象贝母四钱，去心　鲜梨皮一个　瓜蒌皮三钱　枳壳片一钱　冬瓜子一两　鲜芦根一两，去节

《泊庐医案》

周镇

龙泉庵僧微明。丁巳二月下旬诊：身热，见风则畏，已经二月。脉紧数，舌浊而腻，痰多

咳嗽，气逆口秽。是冬令膏滋，既者感邪，仍不停服，客邪为补堵塞，故热久不退。连翘、荆芥、冬瓜子、兜铃、郁金、杏仁、瓜蒌、竹茹、枇杷叶、前胡、芦根。另以鲜萝卜、生西瓜子洗净，煎汤代水。服三剂。续诊：痰吐漉漉，咳嗽转轻，形寒足厥，口渴，溲黄，无汗，邪仍不撤。疏豆豉、山栀、前胡、荆芥、杏仁、薏仁、青蒿、枳实、竹茹、新会红、瓜瓣。另顺气消食化痰丸。三诊：下午形寒减，痰亦少，惟里热未止。苏梗子、瓜瓣、杏仁、薏仁、苍耳子、路路通、秦艽、丝瓜络、前胡、象贝母、瓜蒌、桑枝。四诊：热减，背尚作寒，痰咳已平。春寒为补束缚，不能底撤，再为搜剔蕴邪。豆卷、桔梗、秦艽、山栀、枳壳、苍耳子、枫果、竹茹、杏仁、柴胡、桑枝、保和丸。热渐全止。此等证最多，易为病欺。要知果为虚损，服膏方应精神矍铄；而不然者，有邪外客也。

　　戴右，沪北。戊申春仲咳嗽气逆。寿医初投清肃，咳稍解。因其带多腰酸，用杜仲、牛膝、杞、芍之类，旋加参、术。是妇多气腹胀，故服之胃口钝。加以新感寒热，热解胃钝脘胀，就诊于予。自述不时鼻衄干燥，痰韧如生虾，有木火刑金之象。气滞多嗳，而胃土亦病，宜治其肝。疏方香附、金铃、八月札、糯稻根、黑山栀、旱莲、花粉、石斛、莱菔缨、青蛤散、白芍、甜杏仁、芦根、枇杷叶等。服后，气通嗳爽，复用木蝴蝶、苏噜、橘白叶、青蛤散、绿豆衣、地骨、丹皮、茅花、扁金斛、芦根、枇杷叶等。诸恙均减，纳食胜前，续定滋水清肝之法而安。肝咳与外感嗽治法迥异，张伯龙《雪雅堂医案》颇备，此宗其意，以见一斑。

　　陈顺与，年二十余岁，住惠山。甲子五月初三日，身热，咳逆不爽，胸灼，痰白而秽，热以夜甚，谵语。医投栀、豉、牛蒡、荷、杏、薄荷等，不应。初十日延诊，案云：身热一候，咳嗽气逆，痰韧白，口渴引饮，胸前灼热，不能盖被，热以夜甚，谵语，连宵不寐，痰中见血，足厥不暖，溲赤如血。脉濡不扬，右见涩数，苔白而干。素喜饮酒，伏火挟酒湿熏蒸肺胃，瘀热留著，恐其昏喘。冬甜瓜子五钱、光杏仁三钱、生薏仁三钱、粉沙参五钱、玉泉散九钱、鲜薄荷五钱、射干钱半、郁金三钱、通草一钱、新绛五分、紫菀二钱、知母二钱、兜铃三钱、茅芦根一两、鲜竹叶三十片、枇杷叶五片、竹沥（温冲）三两。另西月石三分、猴枣八厘、雄精五厘，研细末，竹沥温调服。一剂而定。后以效方加减，即渐愈。

　　朱锦冒，甲戌年廿八岁。因连丧二子，郁忿，日气上十余次，单咳连绵，口苦溲黄。乙亥七月来诊，病已年余，木火刑金最重，且脉左关弦数与嗌苦，实是肝咳重证。拟醋炒柴胡、黑山栀、丹皮、白芍、金铃子、旋覆、代赭、娑罗子、莪术、泽泻、夏枯草、乌梅。左金丸九分，先服。另上沉香五分、刀豆子一钱、青黛二分，研末，冲。服四剂，咳大减，气逆退半，脉弦数稍和，溲黄。再理气清肝，化湿摄纳。龙胆草八分、黑山栀三钱、醋炒柴胡五分、丹皮三钱、白芍六钱、川楝子四钱、代赭石七钱、旋覆四钱、娑罗子五钱、莪术三钱、泽泻三钱、乌梅一钱、夏枯草三钱。左金丸九分，先服。另净青黛一分、刀豆子一钱、上沉香五分，研末，卧前服。丸方附后：木火刑金，咳中重恙。单咳气逆经年，咳盛目花，气上则胸脘不达。审知肝脉弦数，口苦溲黄，爱好运动，以清肝下气、解郁润养为法，如鼓应桴。兹宗前意，以冀救平，还须节劳远热，勿迟眠熬夜伤神为嘱。粉沙参、生山药、首乌、白石英、獭肝、天冬、牛膝、稆豆、百合、二至、海藻、黛蛤、挂金灯、功劳子、射干、乌药、黑山栀、二苓、泽泻、白芍、黄柏、丹皮、远志、乌梅、夏枯草、香附、川黄连、胡黄连、木蝴蝶、莪术、金铃子、香橼、刀豆子、甘菊、檀香泥，研末，用桑枝膏八两、龟板胶二两、鳖甲胶二两，化烊为丸。每次服四钱。

荣某氏，辛亥春初亥刻咳剧，痰味则咸。询知此证发于立春之日，口渴，气短，欲呕，颧赤，少腹震痛。脉弦，舌红。因思立春木气上僭，消瘦易怒，木火之质，卫气上升，化火灼津，宜与镇摄。决明、青铅、紫石英、甜杏仁、旋覆、龟板、牛膝炭之类。知医者过来视方，颇讶此非治咳药而以为询。余详解此旨，径投之去。竟以潜摄之品三剂而定。

江左，丙子九月廿四日诊：感暑冒风，咳嗽痰黄，鼻灼，晨见红，身热汗多，咳引背痛。伏邪挟风伤肺，防其入损。桑叶、荆芥、僵蚕、蝉衣、牛蒡、黑山栀、薏仁、地骨、黄芩、茜草炭、竹茹、黑豆衣、茅苇茎、瓜瓣、浮小麦。宁嗽丸，秋露温服。

廿六日诊：鼻灼咽痒、痰黄、身热、寐汗均减，血未见。惟脉数滑，左弦，舌净。肺蕴风热犹盛，防其反复。炒桑叶、地骨、金铃子、牛蒡、瓜瓣、薏仁、僵蚕、象贝母、黄芩、知母、茜草炭、黑豆衣、茅苇茎、浮小麦、竹叶、鲜梨。另净青黛、月石、珍珠母、辰砂，研服，秋露温饮。

廿九日诊：鼻灼咽痒均减，痰黄转白，里热寐汗亦少，血止。脉数左较盛，舌滑。内伏壮火，外袭风热，防其留恋。炒桑叶、制僵蚕、牛蒡、白薇、黄柏、黄芩、女贞、旱莲、瓜瓣、黑豆衣、地骨皮、元参、金铃子、茅苇茎、浮麦、竹叶。另净青黛二分、珍珠母二钱、柿霜五分，研末，冲服。

十月二日诊：鼻灼、咽痒、痰黄、寐汗均减，梦已觉少。再清金降火，因脉尚弦大不敛也。瓜瓣、白薇、冬青子、旱莲、地骨、桃干、黑豆衣、牡蛎、黄芩、牛蒡、元参、挂金灯、金铃子、茅苇茎、小麦。另净青黛二分、珍珠母二钱，研末，冲服。

十月六日诊：鼻灼、咽痒、痰黄、寐汗、咳减十之四，再循原方增减。以左脉弦，参入滋养。蜜炙款冬、功劳叶、南烛子、二至、瓜瓣、牡蛎、金铃子、紫菀、桃干、黑豆衣、元参、黄芩、地骨、小麦。另青黛二分、珍珠母钱半，研末，冲服。知柏八味丸四钱，下午服。循愈。

王瑞生，丝厂工作。因肺病，冬令来委膏方。询知痰多而浓，喻其此非膏类所宜，为制丸方。服经数年，咳竟全愈。案云：咳经数年，始因淋雨，形寒饮冷则伤肺也。热天寒令均重，甚则呕恶，咳以晨盛，退时痰黄。邪伏肺腧，牵及中州，食入阻饱。以前曾经见红，鼻塞亦肺气窒也。宜奠土以引饮邪下行，而搜涤久伏之邪，拟匮药丸法。于术四两、远志四两、山药四两、青蛤散四两、功劳子叶各三两、怀牛膝四两、川断二两、白石英四两、薏仁二两、苏子三两、猪茯苓各二两、广皮二两、竹沥半夏二两、霞天胶（蛤粉炒）二两、泽泻二两，研末。雪梨膏八两，加开水，泛如秫米，晒。百部八两、白前八两、款冬三两、桑枝三两、紫菀八两、桔梗四两、佛耳草六两、石韦二两、荆芥二两、挂金灯二两、山栀仁三两、象贝母二两，研末。用枇杷叶膏十两，加开水泛于前小丸上，至绿豆大，晒。早晚卧前各服四钱。

沈姥，年六十余。癸丑正月，寒热咳嗽，脘闷便秘。某君照风邪外感治之，不减。脉滑数，苔白罩黄，腹中按之满痛，决为痰气食交阻。拟苏梗、厚朴、半夏、茯苓、瓜蒌、枳实、竹茹、陈皮、浙贝、杏仁、豆豉、楂炭、莱菔煎汤代水。服后，痰食下行，遂得畅便，咳嗽脘闷渐退，寒热自止。

陆左，阳明乡，在沪花厂做工。己未秋患感，热退咽痒，干咳一月，肢软溲黄，脉数舌红。肺有蕴邪，兼挟劳勚。进桑皮、知母、黄芩、地骨皮、黑山栀、冬瓜子、薏仁、瓜蒌、通、秦艽、茵陈、草薢、茅苇茎、灯心。服数剂，咳略爽，有痰气腥，热留肺中见证。瓜瓣、薏仁、杏仁、象贝母、蒌皮、桑皮、黑山栀、功劳叶、知母、青蛤散、鱼腥草、芦根、茵陈。服后痰腥减，溲黄亦减。惟咳恋咽痒，足酸力乏。清肺涤痰化络湿为法。桑皮、紫菀、知母、地骨、瓜瓣、象贝母、蒌皮、薏仁、青蛤散、白前、茯苓、茵陈、草薢。另西月石、僵蚕、川贝母、薄荷，研末，卧前另服。三剂，得便痰浊，咽痒大减，咳退十八，足酸已减，惟多行无力，脉见虚数。肺邪将清，络隧尚虚。用南沙参、瓜蒌、冬瓜子、西茵陈、草薢、秦艽、丝瓜络、薏仁、杏仁、紫菀、玉竹、川断。另川贝母、甜杏仁、木蝴蝶、鸡苏，研服。咳减十之九，力气略振，拟丸以善后。南北沙参、叭杏、瓜蒌、薏仁、草薢、丝瓜络、玉竹、续断、狗脊、茵陈、黄柏、紫菀、山栀。病由花絮呛入气管引起，嘱预防勿忽。

戴定礼，金坛。癸丑十一月诊：风寒内袭肺腧，脾湿蕴酿成痰，咳嗽六年，时愈时作。脉弦数，苔微黄。太阴之气不足，蕴邪将欲化热。宜脾肺同治，以冀减轻。膏方用百部、白前、茯苓、玉竹、橘络、枇杷叶、经霜丝瓜藤、杏仁、苏子、蛤壳、于术、泽泻、竹沥、半夏、瓜瓣、薏苡、黑小豆、牛膝、桑枝、功劳子叶，煎浓去渣，加燕窝汤、梨膏、阿胶、冰糖、白蜜收膏。

袁揆仁表戚之室，乙卯四月患桑毒咳嗽。桑毒者，系无锡乡间一种特别证，因春蚕汛中桑地浇肥，日晒雨淋，其土淫热，系桑者赤足践踏，初则足肿生疮，不数日足肿减，即咳嗽喉颈粗，痰吐腥韧，是桑地热毒湿火迫于肺。即疏桑皮、地骨、枯黄芩、黑山栀、茯苓、冬瓜子、薏苡、杏仁、枳实、瓜蒌、兜铃、防己、芦根。另用川贝母、银花、月石、雄精、净青黛，研细，化服。咽腻、咳嗽、颈胀大减。
复诊原方加减，渐即告痊。
此证失治后即延疳黄，浮肿无力，或转泄泻，淹笃不治。

朱左，西乡，业蚕。乙卯五月桑毒咳嗽，引咽喉痛，气腥痰多而韧。脉滑数，苔白。先由足肿有疮，骤愈而延于华盖。即疏白僵蚕、蝉衣、瓜瓣、薏苡、光杏仁、浙贝母、鼠粘子、射干、芦根、郁金、桑皮、黑山栀、知母。另用制雄精、月石、银花、川贝母，研末，临卧冲服。三剂，咳嗽咽痛轻减。复诊原方出入，幸即渐痊。另有面黄力乏，锡谚名桑黄者，更难图痊。

陈永安，盐城。辛酉正月咳嗽，渐增胃呆力乏。延至五月，服药百余剂。就江北某医，视为损证，因见过痰红，药多黄芪、生地、沙参、阿胶、乌梅、白芍，以致咳恋夜甚，面晦，肤生黑晕，宛如瘵证矣。五月下旬来诊时，知其牛肉摊设于棚下，风寒有征，损则未必。惟脉却细濡，苔白，咽有痰腻。此宜舍脉从证，由开展肺气涤痰着想，所谓退一步由表面设法也。苍耳子、枫果、款冬花、前胡、苏子、杏仁、薏仁、冬瓜子、宋半夏、竹茹、蒌皮、郁金、射干。另月石、生白矾末、雄精，研细，萝卜汤卧前服。

复诊：咳减痰爽，原方增损，并予止咳散（内系桔梗、荆芥、紫菀、百部、白前、陈皮、甘草）数服，其咳愈稀，面与手上之黑晕自蜕，惟手指之黑晕退稍迟。不过十余剂而嗽竟止。

四诊中问在三而切在四。今世病者，每不肯先述病因，以为脉之自得，此风宁波、江北尤甚。医如误会其脉，不耐烦审因，鲜不误者。

以上出自《周小农医案》

方公溥

卓男。6月30日诊，咳嗽缠绵日久，痰带白沫，声音不扬，面色晦暗，动见气急，证势已深，急与理肺培元，候政。

款冬花9克　大淮药9克　仙半夏9克　云茯苓9克　炙甘草3克　新会皮4.5克　光杏仁9克　全福花4.5克　炙兜铃9克　北沙参9克　冬虫夏草9克　香谷芽9克

7月1日复诊：进理肺培元，夜卧较酣，咳嗽较减，声音较扬，胃纳渐增，药既应手，再宗原意化裁之。

处方同前。

7月2日三诊：咳嗽减而未痊，食欲较香，精神困倦，病情稍有转机，再进一步调理。

处方同前，除马兜铃。

7月3日四诊：夜来咳嗽较差，痰沫渐减，声音渐复，再与理肺和中，处方同前，除淮山药，加五味子9枚。

7月4日五诊：病势较前大有转机，再进一步调理。

处方同前，除陈皮、全福花、香谷芽、五味子加麦门冬9克、生苡仁9克、肥玉竹9克、淮山药9克，改光杏仁为甜杏仁9克。

按：患者咳嗽既久、声音不扬、痰带泡沫、面色晦暗、动则气急等一系列证候，符合虚劳中肺气虚、津液伤之候，经方师采用健脾、培元、理肺润肺、化痰之剂，病情日见好转而痊。

《方公溥医案》

翟竹亭

东郭外边继勋，初感寒甚重，未曾服药。月余后，咳嗽发喘短气，饮食减少。迎余诊治，肺脉沉迟，脾胃脉细弱，此因禀赋不足，中气不能送出寒邪，寒邪仍在肺经，久则变成肺痨，实难治疗。今虽不能速愈，倘肯服药，或渴望好。治宜十全大补汤加减，服十帖痊愈。

加减十全大补汤：熟地15克　当归10克　川芎10克　黄芪10克　白芍10克　党参10克　白术10克　茯苓10克　炮姜6克　川羌活6克　防风10克　附子6克　肉桂6克　荆芥6克　白芷10克　炙麻黄3克　炙甘草6克

水煎服。

邑西北三十五里王庄村，王金山，年三十余，家贫劳甚。季秋出门作小贩，饮食不足，斯年十一月间，天气分外寒冽，日积月累，形寒伤肺，从此咳嗽吐痰，亦无甚痛苦。至腊月病势大作，冷热无时，吐痰如涌，饮食日减，头目眩晕，四肢懒动，自知不能支持，雇人送回。迎余诊治，脾胃二脉极细，肺脉劲硬，此壮年当忌之脉，余辞不治。伊母含泪告余曰："吾寡居三十年，所盼者此儿。若有不测，合家零散，老命转沟壑矣，望先生重怜老妇孤苦，救我子命，不惜倾资以报。"余闻惨然，勉开一方，先固先后两天，加以宁肺之药，嘱以服八帖后再诊。伊果如数服完，诸证均去大半。原方未改，又服十帖，饮食日增，诸证尽去，脉象精神俱复原状。始终共服药二十帖，不大加减。

补脾宁肺汤：百合15克　茯苓10克　山萸肉6克　丹皮6克　泽泻6克　白术12克　芡实12克　熟地15克　山药12克　附子6克　破故纸6克　肉桂10克　半夏10克　橘红6克　炙麻黄6克　巴戟天10克　砂仁6克　牛膝6克　炙甘草6克

水煎服。

赵瑞亭，年十八岁，从余学医。家贫甚，终日苦读，余诫之不听，三年即能应世。又二年，在邢口村行医，患咳嗽，吐痰，短气，饮食日减。就诊于余，心脉微散，脾脉虚弱，少神。余谓少年见此脉，决非佳兆。此为习医、行医操劳过度，致伤心血。心火虚则不能生脾土，脾土虚则不能生肺金。三经俱虚，则心火上炎，肺金最怕火灼，是以咳嗽成焉。治宜子母俱补，使肺金有源，肾子不盗母资，有不愈者乎？方用子母两济汤，服十帖，略有转机。奈彼性急，欲求速效，又投别医，指为心火，用黄连泻心汤，遂渐加重，形体日削，精神日减，危困于床，不久告绝。

子母两济汤：白术15克　薏苡仁12克　山药15克　扁豆10克　莲子10克　炒枣仁10克　茯苓10克　菖蒲6克　天竺黄15克　麦冬10克　柏子仁10克　远志6克　辰砂2.4克　炙甘草10克

邑北十八里陈寨村，余友夏殿三君。腊月赴汴返里，偶逢天变，北风大雪寒甚，彼恃健强，冒雪至家。从此每日咳嗽，少有寒热，不以为意。又月余，嗽略带血，寒热如疟，饮食减少。邀余诊治，肺脉紧数，脾胃微细。土不能生金，乃元气大虚之兆。非服药数十剂，温补脾胃，培养后天，使肺金有源，断难痊愈。伊以余言太过，乃更某医，某医不明经旨"虚者补之，寒者温之"之义。但见吐血，便指为血热妄行，遂投麦冬、丹皮、黄芩、桑皮、枇杷叶之类，服十余帖，吐血虽止而音哑矣。又见寒热如故，复用柴胡、黄芩、地骨皮、鳖甲、龟板之类，专务清热，由是大便洞泻，虚汗似雨，面如枯骨，青色绕口，危困于床。重邀余诊，肺脉散乱，脾脉已见雀啄，形色脉象，死证俱见，万无生理，越二日而殁。书此以为延医贻误者戒。

以上出自《湖岳村叟医案》

孔伯华

李女，七月十八日。肝肺气郁，热居上焦，头部晕楚，咳嗽胸中闷损，身倦腰疼，脉弦滑，左关大。亟宜平肝降逆，兼肃肺络。

杏仁泥三钱　川郁金四钱　白蒺藜五钱　龙胆草二钱　苏子霜钱五分　青竹茹四钱　酒黄芩二钱　石决明八钱，生研生煎　全栝楼五钱　清半夏三钱　海浮石五钱　荷叶一张　滑石块五钱　杭菊花三钱
二剂。

二诊：七月二十日。服前方药后，肺热较平，咳嗽渐止，第肝阳仍盛，头部尚不能清楚，湿邪为肝气所迫，腰部仍觉痛楚，脉属弦数，左关仍盛，再从前方加减。

生石膏四钱，先煎　石决明八钱，生研生煎　知母三钱　川黄柏三钱　地骨皮三钱　青竹茹四钱　龙胆草钱五分　白蒺藜五钱　桑寄生四钱　杏仁泥三钱　霜桑叶三钱　荷叶一个　生滑石块三钱　羚羊角一分，锉片，另煎兑入　二剂。

吕男，十月十四日。湿痰久注于肺，呛咳经年而未得治，痰属稀涎，脉弦滑而数。治当涤痰降逆，以肃肺络。

黛蛤粉六钱，布包先煎　生桑白皮三钱　旋覆花钱半，布包煎　代赭石钱五分　青竹茹五钱　甜葶苈子二钱　川郁金二钱　苦杏仁泥三钱　苏子霜钱五分　盐橘核四钱　知母三钱　生滑石块四钱　法半夏三钱　鲜雅梨一两　二剂。

二诊：十月十七日。晋服前方药后，征象业经渐减，第痰咳经年，不能即愈，舌脉如前。仍当攻痰降逆，以祛实邪而安肺络。

黛蛤粉一两，布包先煎　生桑白皮三钱　旋覆花一钱五分，布包煎　代赭石钱五分　青竹茹六钱　甜葶苈子三钱　川郁金二钱半　苦杏仁泥三钱　法半夏二钱　生橘核四钱　知母三钱　生滑石块四钱　栝楼皮四钱　苦桔梗一钱　鲜梨皮一两三剂。

以上出自《孔伯华医集》

章成之

王男。颈长肩耸，面容清癯，十之八九易攘损证。今以咳为主诉，前年曾咯血，不亟加休养，行将进展无已。

北沙参9.0克　大麦冬9.0克　京元参9.0克　阿胶珠15.0克　血燕根9.0克　肥知母9.0克　大熟地15.0克　玄武板30.0克　蒸百部9.0克　水獭肝9.0克，焙研吞

别：琼玉膏180.0克、川贝末（和入膏中）18.0克，每天早晚各服一食匙。

施男。以左肋痛为苦，不能向右侧卧，短气，咳嗽，西医诊为浆液性肋膜炎。其效固非旦夕可期。

银柴胡9.0克　前胡9.0克　桑白皮9.0克　旋覆花9.0克　象贝母12.0克　杏仁泥18.0克　粉丹皮9.0克　葶苈9.0克　新绛2.4克　炙乳没各9.0克

二诊：两药后左肋之痛大定，其效之速，非始料所及。

桑白皮12.0克　粉丹皮9.0克　知母9.0克　白芍12.0克　象贝母12.0克　葶苈9.0克　玉竹9.0克　紫花地丁9.0克　粉甘草2.4克

李女。咳而呕，古称痰饮，不可予刺激性祛痰剂。平素缺乏营养，面色不华，与咳有关联性。

茯苓9.0克　桂枝2.4克　白术9.0克　清炙草2.4克　旋覆花9.0克，包　姜半夏9.0克　橘皮6.0克　白芍9.0克　五味子2.4克

胡男。此证古称痰饮，现称慢性支气管炎。多发于冬令，每日清晨其咳益甚。不易根治，用药无非祛痰、镇咳。

蒸百部9.0克　远志肉4.5克　杭芍9.0克　嫩白前9.0克　紫菀9.0克　款冬9.0克　葶苈子9.0克
白果12枚，去壳　粉甘草3.0克　鹅管石24.0克　柏子仁12.0克

李女。慢性气管炎，前人有痰饮之称。必刺激之而后痰爽，予三子养亲合苓桂五味姜辛半夏汤。

炙苏子9.0克　莱菔子9.0克　白芥子4.5克　云苓12.0克　川桂枝2.4克　五味子3.0克　北细辛2.4克　生姜1片　姜半夏9.0克　光杏仁12.0克

另：白果9粒、橘皮6.0克，煎汤代茶。

施女。慢性气管炎，古称痰饮，当以温药和之。温药皆能祛痰，苓桂术甘殆其代表剂。其痰活，其咳因之减少。若云根治，难矣。

川桂枝2.4克　生白术9.0克　旋覆花9.0克，包　云苓9.0克　炙甘草3.0克　款冬9.0克　紫菀9.0克　细辛2.4克　五味子9.0克

崔女。慢性之咳，际此冬令，难奏捷效。除服钟乳补肺汤（丸）剂外，以此方振作疲乏之精神。

当归9.0克　潞党参9.0克　功劳叶9.0克　生黄芪9.0克　脱力草12.0克　升麻4.5克　苎麻根12.0克　杭白芍9.0克　川桂枝24.0克

赵男。药一帖热退，但临风仍洒洒然有寒意。医用祛痰药，其咳增多，不足虑也；痰不得出，反是隐患。

黄芪9.0克　焦白术9.0克　防风6.0克　白芥子3.0克　炒苏子12.0克　莱菔子9.0克　橘皮4.5克　远志4.5克　银杏10枚，去壳

王女。主诉为咳与腰痛，此二者皆为风寒之侵袭，以其苔白也。

生麻黄2.4克　川桂枝3.0克，后下　杏仁12.0克　细辛2.4克　炙紫菀9.0克　生苍术6.0克　苡仁12.0克　甘草3.0克　西河柳9.0克

郑男。病咳未满一候，已剧烈不能平卧。前贤论不能平卧之原理，属之水寒射肺；假使不能平卧而见上气，则属之肾不纳气。病者盖因痰涎壅塞气道，祛其痰，卧斯平矣。

葶苈子9.0克　莱菔子9.0克　苏子9.0克，包　射干4.5克　生麻黄2.4克　远志4.5克　炙紫菀9.0克　干姜3.0克　鹅管石18.0克，先煎　杭芍9.0克　细辛2.4克　白果12枚，去壳

另：皂角末2.4克、肉桂末2.4克，分六包，睡后两小时服一包。

卢女。近二月清晨食入则呕，便亦燥结，自觉痰黏，喉间不爽利。此肺病而见胃肠功能障碍者。

淮山药9.0克　桑椹子15.0克　杏仁泥12.0克　首乌9.0克　麦门冬9.0克　苏子9.0克　蜜炙枳壳9.0克　谷麦芽各9.0克　象贝母9.0克　天花粉9.0克

二诊：肺与大肠相表里。咳呛痰少，此肺燥也，故大便难。

桑白皮9.0克　马兜铃9.0克　麦门冬9.0克　玉竹9.0克　甜杏仁18.0克　浙贝母9.0克　北沙参9.0克　杭白芍12.0克　桑椹子15.0克　粉甘草3.0克

三诊：叠用清润法，咳呛有痰且活，大便亦见调整。再事原法加减。

桑白皮9.0克　马兜铃9.0克　浙贝母9.0克　麦冬9.0克　北沙参9.0克　甜杏仁12.0克　粉甘草3.0克　白芍9.0克

叶女。久咳而见舌光滑者，虽在老年，亦有肺痨嫌疑，所幸两脉不数；又舌光，有厚痰，不宜用温燥化痰药。

淮山药12.0克　北沙参9.0克　仙鹤草12.0克　知母6.0克　麦门冬9.0克　生侧柏叶30.0克　杭白芍9.0克　玉竹9.0克　粉甘草4.5克

黄男。干咳而见鼻衄、膺痛，即非细故。盖肺病初起，亦有此等症状故也。

桑白皮9.0克　百部9.0克　麦门冬9.0克　地骨皮9.0克　杭白芍9.0克　马兜铃9.0克　川百合6.0克　白前6.0克　粉甘草3.0克　黑木耳12.0克

以上出自《章次公医案》

张汝伟

高右，年四十二，常熟。冬温袭肺，咳呛，未经疏散，延绵至春暮，已五阅月矣。诊见面赤颧红，骨削神消，饮食不进，气喘音微，痰吐粉红，或黄块，苔薄质绛，脉细无力。此久咳肺伤，兼及于胃，经事不止，浮游之火上泛，亟宜纳胃潜阳，和胃生津，勿沾沾于治肺。

制熟地三钱　山萸肉三钱　生淮药三钱　云茯苓三钱　甘枸杞三钱　川贝母三钱　菟丝子三钱　五味子一钱　炙甘草八分　化橘红钱半　款冬花钱半　生牡蛎一两　生蛤壳一两

本证始末：此证病已五月，问治于伟，为列此方，家中人亦略知医，曰此方无治咳药。余曰：款冬、川贝、橘红不是治咳药么？其他六味地黄法加减，是肾咳专剂，乃取服之，不料服二剂后，即咳止气平，渐能食粥矣。嗣转一方，乃加沙参、天冬，旬日之间，即告痊愈，其夫为登感谢广告数天云。方义说明，见前不赘。

朱左，年三十五，黟县。久咳不已，每咳一声，尾脊及腰相引而痛，右胁及肩背亦痛。痰吐青黄，脉来弦滑。状如劳风，良由肝火上逆，将肺胃之热，蕴遏煎熬其痰所致，仍宜清肺胃之痰热，而兼镇肝理气为要。

炒牛蒡三钱　桑白皮三钱　天花粉三钱　冬瓜子三钱　炒苡米三钱　旋覆花钱半　炙紫菀钱半　炒防风钱半　丝瓜络钱半　代赭石四钱，先煎　生浮石四钱，先煎　生蛤壳五钱

本证始末：朱君是安徽银行职员，他患病时在南京，医家云系肾咳，用巴戟天、补骨脂、麻黄、附子、细辛、肉蔻、诃子等辛酸温补之品。服后鼻衄如流，气逆作痛益甚，不能纳食，勉强回沪，始来诊治，为出上方。服药二剂，其痛若失，血止痰爽，而咳亦停矣。

方义说明：照吐青黄之痰，似属劳风，咳则引痛腰胁尾脊，似属肾亏，则前医之方，何以反不愈而加剧，伟从脉之弦滑而诊，是可断为肝火蕴遏、蒸迫脾胃之痰所致，是木克土证。方药则用清肺肃肺之品，是清金以制木，肺气有权，肝火自熄，是隔二隔三之治法。所以看似病

重而药轻，肝病而治肺，亦是煞费苦心矣，然亦想不到效力有如此之速者耳。

以上出自《临证一得》

陆观虎

宋某某：女，62岁。

辨证：咳嗽。

病因：外感风邪，兼有内热。

证候：头痛，咳嗽，喉痛，心悸，纳少，四肢酸痛。脉细数。舌质红，苔微黄而黏。

治法：清化风热。

处方：连翘9克　山楂炭6克　生枇杷叶6克，拭毛，包　净银花9克　大贝母6克，去心　黛蛤散9克　陈皮6克　焦稻芽9克　杭甘菊9克　炒赤芍9克　冬瓜子9克　炒竹茹6克　苏薄荷3克，后下

方解：银花、连翘、薄荷轻宣散结清热解表而止喉痛。杭甘菊疏风热而止头痛。赤芍泻肝散郁。焦稻芽、陈皮开胃。冬瓜子、枇杷叶止咳嗽。竹茹、贝母、黛蛤散化痰热泻肝散郁火。三剂而愈。

李某某，男，21岁。

辨证：咳嗽。

病因：内热伤风，汗出当风。

证候：鼻塞咳嗽，气短，胸痞作堵，腰痛三天。脉细数。舌质红，苔黄。

治法：清热疏风化痰。

处方：冬桑叶9克，水炙　大贝母9克，去心　生枇杷叶6克，拭毛　白蒺藜6克，去刺，炒　炒赤芍6克　黛蛤散9克，包煎　冬瓜子9克，杵　丝瓜络6克　川通草3克　炒竹茹6克　苏薄荷3克

方解：桑叶、薄荷清热疏风。贝母、竹茹清痰热而散结。冬瓜子、枇杷叶清肺止咳。丝瓜络除风化痰通络止腰痛。黛蛤散、白蒺藜化痰清肝热。赤芍泻肝散郁。川通草入肺胃二经利溲兼清湿热。连服三剂，风热解痰亦化，肺气顺，诸恙悉除矣。

万某某，女，46岁。

辨证：咳嗽。

病因：内热伤风，肺胃不和。

证候：头胀，咳嗽，鼻塞，乏力，心悸，纳食不香。脉细数。舌质红，苔黄。

治法：清热疏风，两和肺胃。

处方：冬桑叶9克，水炙　大贝母9克，去心　鲜枇杷叶6克，拭毛　白蒺藜9克　陈皮丝6克　丝瓜络6克　冬瓜子9克，杵　炒黄芩6克　川通草3克　炒竹茹6克　苏薄荷3克

方解：桑叶、薄荷疏风去鼻塞。黄芩清上焦热。冬瓜子、贝母、枇杷叶、竹茹清肺化痰以止咳嗽，疏肝泻肺散肝风而治头胀。丝瓜络除风化痰兼通经络而去乏力。以通草利水。陈皮和胃化痰，俾得风热解肺胃和。先服二剂，后再复诊。

二诊：

证候：头胀鼻塞，咳嗽已减，纳少。脉细弦。舌质红，苔薄黄。

治法：再与两和肺胃，清热疏风。

处方：冬桑叶6克，水炙　大贝母6克，去心　鲜枇杷6克，拭毛　白蒺藜6克，去刺，炒　炒赤芍6克　丝瓜络6克　冬瓜子9克，杵　炒栀子6克　草决明9克　鲜茅芦根各3克　焦稻芽9克

方解：药后证候均减，即于前方内去薄荷、竹茹、黄芩、通草、陈皮，加入鲜芦茅根清肺胃之热。栀子清三焦热。草决明平肝而止头胀。赤芍泻肝散瘀。焦稻芽开胃。再服二剂病即痊愈。

王某某，男，40岁。

辨证：咳嗽。

病因：风热郁于肺胃。

证候：咳嗽痰少，头微晕，流涕已三星期。脉细数。舌质红，苔黄。

治法：清热疏风。

处方：冬桑叶9克，水炙　大贝母6克，去心　生枇杷叶6克，拭毛　冬瓜子9克　炒赤芍6克　黛蛤散9克，包煎　炒竹茹6克　炒栀子6克　陈皮丝6克　杭甘菊6克　苏薄荷3克，后下

方解：桑叶、薄荷、杭甘菊疏风兼清头目。冬瓜子、枇杷叶清肺止咳。大贝母、黛蛤散清痰热而散结凉肝。陈皮和胃化痰。竹茹清痰热而通络。栀子清三焦之热。赤芍泻肝散郁。连服二剂即稍愈，后再复诊。

于某某，男，54岁。

辨证：咳嗽。

病因：内热上蒸，风邪外束。

证候：咳嗽，存水不下，微热，喉痛。脉细弦而数。舌质红，苔薄黄。

治法：疏风清热。

处方：冬桑叶6克，水炙　大贝母6克，去心　生枇杷叶6克，拭毛，包　白蒺藜9克，去刺，炒　炒赤芍6克　川通草3克　冬瓜子6克，杵　栀子皮6克　金灯笼6克　粉丹皮6克　苏薄荷3克，后下

方解：桑叶、白蒺藜、薄荷疏风。金灯笼苦寒治其喉痛。丹皮、栀子清热。枇杷叶、冬瓜子止咳。大贝母清痰热而散结。赤芍泻肝散郁。川通草利水兼入肺胃二经。连服三剂，风热解喉痛止，病即痊愈。

叶某某，女，29岁。

辨证：咳嗽。

病因：风火上炎，兼有痰滞。

证候：身热、咳嗽、作吐、痰声频作，喉痛，头痛，肢痛。脉细数。舌质红，苔黄。

治法：清解风火，兼以化痰。

处方：连翘9克　大贝母9克，去心　生枇杷叶6克，拭毛，包　净银花9克　炒赤芍6克　杭甘菊6克　金灯笼6克　栀子皮6克　粉丹皮6克　苏薄荷3克，后下　黛蛤散9克，包煎

方解：银花、连翘轻宣散风火清热解毒。金灯笼止其喉痛。薄荷、杭甘菊清上焦、疏风止头痛。栀子、丹皮清内热。大贝母化热痰而散结。赤芍凉血散瘀。黛蛤散清肝化痰。枇杷叶止咳。

李某某，女，61岁。

辨证：咳嗽。

病因：痰湿互滞。

证候：咳嗽，气短，心悸，失眠，脘堵腹胀纳呆，白带颇多，皮肤起湿疹，手肿。脉细数。舌质红，苔黄腻。

治法：疏化痰湿，兼清内热。

处方：前胡6克，水炒　大腹皮9克　生枇杷叶6克，拭毛，包　白前6克，水炒　炒枣仁9克　海浮石9克，杵　冬瓜子皮各9克　青陈皮各6克　山楂炭9克　焦稻芽24克　茯苓皮9克　苏子6克，炙，杵，包　猪赤苓各6克

方解：前胡、白前泻肺清热止咳。苏子、海浮石一升一降取其调气。茯苓皮、冬瓜子、猪赤苓渗湿治其白带兼化皮肤湿疹手肿等证。青陈皮开胃而消脘堵。枣仁止心悸能安眠。焦稻芽、山楂炭健胃。大腹皮消腹胀。

王某某，男，42岁。

辨证：咳嗽。

病因：湿痰互滞。

证候：咳嗽痰多，音嘶胁痛，关节不利。脉细弦滑。舌质红，苔薄黄。

治法：疏化湿痰，兼以舒筋活络。

处方：冬瓜子9克，杵　大贝母9克　宣木瓜9克，酒洗　胖大海2个　炒赤芍6克　嫩桑枝30克　云茯苓6克　丝瓜络6克，炙　猪赤苓各6克　焦苡米9克　生枇杷叶6克，拭毛，包

方解：冬瓜子、焦苡米、猪赤苓渗湿。加枇杷叶止咳。胖大海治音嘶。木瓜、桑枝、丝瓜络舒筋活络以利关节。大贝母清痰热。赤芍泻肝散郁。

二诊：

证候：药后湿痰化，又感风邪，咳嗽痰多不易咯出，胁紧腕痛。脉细弦。舌红，苔薄黄。

治法：再以疏化湿痰通经络为主，佐以疏风之品。

处方：冬瓜子9克，杵　陈皮丝6克　嫩桑枝30克，酒炒　炒竹茹6克　丝瓜络6克，炙　苏薄荷3克，后下　制半夏6克　甜杏仁6克，去尖皮　猪赤苓各6克　白蒺藜6克，去刺，炒　焦苡仁12克　冬桑叶9克，水炙　生枇杷叶6克，拭毛，包

方解：竹茹、杏仁降肺气。桑叶、薄荷疏风。白蒺藜祛风止痛。陈皮、半夏化湿痰而和胃。

三诊：

证候：再诊后湿痰已化，内热外达，咳嗽见轻，喉痛，脸部起疖，余恙均退。脉细。舌红，苔微黄。

治法：止咳化痰，清热解毒。

处方：冬瓜子9克　大贝母9克　川通草3克　炒竹茹6克　炒赤芍9克　黛蛤散9克，包煎　紫花地丁6克　蒲公英9克　鲜枇杷叶6克　金灯笼6克　栀子皮6克

方解：将原方内加紫花地丁、金灯笼、蒲公英清热解毒散结。赤芍泻肝散瘀。大贝母清热痰而散结。栀子清三焦之热。黛蛤散化痰热。川通草利水入肺胃二经。又服三剂病已霍然而愈。

庄某某，女，49岁。

辨证：咳嗽。

病因：积食受风。

证候：咳嗽痰声频作，鼻塞。脉细数。舌质红，苔黄腻而垢。

治法：疏风化食。

处方：冬桑叶 6 克　大贝母 6 克　生枇杷叶 6 克，拭毛，包　冬瓜子 6 克，杵　山楂炭 9 克　朱通草 6 克　甜杏仁 6 克，去皮尖　陈皮丝 6 克　竹沥半夏 6 克　苏薄荷 6 克，后下　黛蛤散 9 克，包煎

方解：桑叶、薄荷疏解风邪。冬瓜子、甜杏仁、枇杷叶止咳嗽而化痰。贝母、黛蛤散化痰散结清肝。陈皮、竹沥半夏和胃化痰。山楂炭消食。通草入肺胃二经兼清湿热。连服三剂病已告愈。

曾某某，男，32 岁。

辨证：咳嗽。

病因：积食受风，兼有郁火。

证候：咳嗽，音哑，唇干，喉干，似有痰堵。脉细濡。舌质红，苔浮黄。

治法：化食疏风。

处方：冬桑叶 9 克　大贝母 9 克　生枇杷叶 6 克　粉丹皮 6 克　冬瓜子 9 克　炒赤芍 6 克　天花粉 9 克　苏薄荷 6 克，后下　炒竹茹 6 克　山楂炭 9 克　黛蛤散 9 克，包　胖大海 6 克　净蝉衣 3 克，去翘、足，炙

方解：薄荷、桑叶疏解风邪。山楂炭化食。大贝母、竹茹化痰清热散结。天花粉化痰热而止喉干。蝉衣、胖大海治其音哑。冬瓜子、枇杷叶清肺止咳。黛蛤散化痰清肝热散郁火。丹皮、赤芍泻火化瘀凉血。

丁某某，男，50 岁。

辨证：暑风（咳嗽）。

病因：湿痰蕴结，暑风外束。

证候：咳嗽痰黏，胸闷纳呆。脉细。舌质红，苔薄白。

治法：清暑利湿，化痰止咳。

处方：冬瓜子 9 克，杵　大贝母 6 克，去心　土泽泻 6 克　炒竹茹 6 克　陈皮丝 6 克　猪赤苓各 6 克　焦苡米 9 克　杭白芍 9 克，炒　生枇杷叶 6 克，拭毛，包　制半夏 6 克　益元散 9 克，鲜荷叶包刺孔

方解：冬瓜子、枇杷叶止咳。陈皮、半夏化湿痰而和胃兼理嗽。炒竹茹、大贝母清热痰。泽泻、猪苓、赤苓、焦苡米健脾。杭白芍补脾阴而平肝。益元散、鲜荷叶清暑渗湿升阳。

曹某某，男，30 岁。

辨证：暑风（咳嗽）。

病因：平素血热，暑风袭肺。

证候：咳嗽、脸红，素体血热。脉细弦。舌质红，苔浮黄。

治法：祛暑风，清血热。

处方：冬桑叶 9 克　大贝母 9 克　生枇杷叶 6 克，拭毛，包　冬瓜子 6 克，杵　炒赤芍 6 克　黛蛤散 9 克，包煎　杭甘菊 6 克　炒栀子 9 克　天浆壳 6 克　炒竹茹 6 克　鲜佩兰 6 克，后下　粉丹皮 6 克　六一

散9克，包

方解：鲜佩兰祛暑风。桑叶、杭甘菊清风散热。赤芍、丹皮清血热。大贝母、竹茹、黛蛤散、天浆壳化痰清热。冬瓜子、枇杷叶止咳。炒栀子清三焦之热。六一散清暑热并能利水。

刘高氏，女，40岁。

辨证：暑风（咳嗽）

病因：暑风袭肺。

证候：咳嗽、发热、痰多，月水已见五天。右腰髋、腿酸痛。脉细数。舌质红，苔微黄。

治法：疏风清暑，利湿化痰。

处方：鲜佩兰6克　大贝母6克，去心　丝瓜络6克，炙　白蒺藜9克，去刺，炒　炒赤芍6克　益元散9克，鲜荷叶包刺孔　杭甘菊6克　陈皮6克　生枇杷叶6克，拭毛，包　冬瓜子6克，杵　鲜藿香6克，后下

方解：鲜佩兰、鲜藿香芳香和胃化浊。白蒺藜、杭甘菊疏肝风，清风热。赤芍泻肝散瘀。陈皮化痰和胃。冬瓜子、枇杷叶止咳嗽。大贝母清痰热。丝瓜络通络，止腰髋腿痛。益元散、鲜荷叶清暑利湿。

以上出自《陆观虎医案》

赵海仙

有声无痰为咳。火灼金伤，卧则气急，牙龈浮肿，食入作呕，已延数月。夜来盗汗。肺胃中伤，肾水亦亏。理当金水六君，因秋燥伤肺，未便腻补，谨防喉痛音哑。

老苏梗一钱五分，蜜炙　白桔梗一钱五分　粉甘草五分　太子参二钱　炙冬花一钱五分　川百合一钱五分　苦杏仁三钱　云茯苓三钱　糯稻根须四钱

复诊：

加南沙参三钱。

复诊：咳呕盗汗已止，尾脊疼痛。肾亏，督脉亦虚。

加胡桃肉三钱。

火干肝络，咳嗽痰红。心中火燥，暴怒伤阴。肝火、心火皆旺，气不调达所致。当静心戒怒，庶与药饵兼功。

桔梗一钱二分　女贞子三钱　牛蒡子二钱　杏仁三钱　旱莲草三钱　茅根一钱　马兜铃一钱　麦冬三钱　童便一杯

清金养肝，痰红已止，咳嗽已平，心中不躁。既已获效，原方加川贝母。红止咳安，心亦不躁。宜养水滋肝，清心保金，以丸代煎。回府徐徐调养可也。

大生地三两　炒牛子三两，糯米五钱同用　马兜铃八钱，蜜炙　苦桔梗一两　淮山药三两　粉甘草五钱　连心麦冬一两五钱　藕粉炒阿胶二两　女贞子三两　苦杏仁三两　旱莲草三两　川贝母二两　云茯苓四两五钱

上药共为细末，以蜜为丸。每日服二钱，开水送下。

以上出自《寿石轩医案》

叶熙春

殷，女，三十二岁。杭州。阴虚之体，感受风邪，初起失治，风从热化，热壅肺胃，发热干咳无痰，喉痛声哑，口干咽燥，喜饮，脉象弦滑，舌淡苔黄。拟用甘凉润剂。

生石膏15克，杵，先煎　知母9克　桔梗5克　生甘草5克　连翘9克　山豆根9克　牛蒡子6克，杵　金锁匙9克　乌元参9克　石菖蒲5克　老蝉3只，去头足

二诊：前方服后，热退，喉痛已止，声音渐扬，口干咽燥减轻。宗原法，续服三剂，声音清朗，诸证俱瘥。

宣，男，三十九岁。四月。杭州。风寒外袭，内有郁热，恶寒身热，咳嗽气急痰黄，胸胁震痛，口渴喜饮，脉紧数，舌苔黄糙。麻杏石甘汤加味。

生麻黄4克　白杏仁9克，杵　生石膏15克，杵，先煎　甘草3克　竹沥半夏8克　炙前胡6克　冬瓜子皮各9克　竹茹6克　茯苓9克　炙橘红4克　白茅根12克

二诊：外寒束表，得汗身热渐解，里热内遏，咳嗽痰黄依然，胸痛气急如故，舌苔黄糙已转薄润。仍用前方加减。

麻黄2.4克　生石膏18克，杵，先煎　甘草3克　炙前胡6克　浙贝母9克　白杏仁9克，杵　炙橘红4克　竹茹12克　炙枇杷叶12克　白茅根4克　冬瓜子皮各9克　竹沥半夏8克

三诊：表邪已解，寒热尽退，肺气犹未清肃，咳嗽欠爽。证势虽平，务慎饮食。

赤白苓各9克　浙贝母9克　仙露夏5克　生蛤壳18克，杵　蜜炙前胡5克　白杏仁9克，杵　白茅根12克　冬瓜子皮各9克　炙枇杷叶12克　炙橘红4克　金沸草8克，包

寿，男。五十五岁。四月。酒后触风引起湿痰，而致身热头疼咳嗽，痰稠胸闷，食减肢酸，舌苔白腻，脉弦。拟辛温解表法。

桂枝尖2.4克　杏仁9克　炙前胡8克　炒香豉5克　荆芥5克　藿香6克　橘红6克　刺蒺藜8克　杜苏叶5克　宋半夏8克　象贝9克

二诊：形寒身热已解，头疼咳嗽亦差，胸闷得宽，目尚昏眩，舌白，脉缓。再以宣肺化痰。

杏仁9克　宋半夏8克　象贝9克　炒苏子8克　白前6克　旋覆花8克，包煎　炙冬花9克　制南星4克　省头草6克　天麻5克　决明子9克

金，男，四十岁。三月。杭州。风热外袭，肺卫失肃，身热咳嗽，痰滞不爽，便秘溲赤，舌绛苔黄，脉象浮数。拟清热涤痰。

桑叶9克　白杏仁9克，杵　炒牛蒡子6克　青连翘9克　甘菊花6克　炙前胡6克　枇杷叶12克，拭毛，包　天花粉9克　浙贝母9克　全瓜蒌12克，杵　竹茹12克

二诊：痰为热留，热因痰困，痰热交煎，日耗气液，前以清热涤痰，热势已退，咳嗽如故，肺失清肃之令，痰浊尚恋，舌绛起有芒刺，津液未复故也。治拟肃肺涤痰，兼清余热。

鲜石斛9克，劈，先煎　橘红橘络各5克　茯神15克　川贝母9克　竹茹9克　黛蛤散12克，包　天花粉9克　黑山栀6克　粉丹皮5克　白杏仁9克，杵　白薇9克

三诊：热退，咳痰减少，大便秘结，食入胀闷，头晕乏力。乃邪去正虚之证也。

扁石斛9克，劈，先煎　米炒麦冬9克　细生地12克　抱木茯神12克　生白芍5克　制木瓜2.4克

山楂肉9克　范志曲6克，包　生谷芽9克　火麻仁12克，杵　蜜炙枳壳5克

赵，女，三十三岁。八月。余杭。脾湿生痰，痰阻于肺，清肃不行，咳痰稠白，湿滞于中，胸脘窒闷，饮食亦减，脉滑，苔白。治宜理脾化湿，肃肺涤痰。

白杏仁9克，杵　泡射干4克　炒甜葶苈子6克，杵，包　炒香枇杷叶12克，包　化橘红5克　姜汁炒竹茹9克　宋半夏8克　茯苓12克　盐水炒前胡6克　金沸草9克，包　炒苏子9克，包

二诊：进前方后，稠白之痰，日渐减少，咳嗽亦止，湿注于下，腰酸带多，舌苔白腻，脉濡而滑。再拟肺脾同治。

赤白二苓各9克　制茅白术各5克　宋半夏8克　炙橘红5克　金沸草9克，包　炒白薇6克　炙白前6克　煅赭石18克　炒杜仲18克　潼蒺藜9克　炙白鸡冠花12克

杨，男，二十九岁。五月。杭州。阴虚火升，火刑金铄，咳而咽燥，两胁震痛，午后有虚潮之热，脉象弦数，舌红而干。延有失血之虞。

清炙桑白皮6克　地骨皮9克　黛蛤散12克，包　煅赭石12克　天花粉6克　川郁金5克　橘红络各5克　粉丹皮5克　蜜炙白薇9克　川贝9克　冬瓜仁12克

二诊：潮热已减，咳嗽胸痛见瘥，脉不数，失血之累或可幸免矣。

白杏仁9克，杵　地骨皮9克　蜜炙枇杷叶12克　炙白薇9克　清炙桑白皮6克　代赭石15克　蛤壳12克，杵　川贝6克　炒橘红5克　川郁金5克　泡射干2.4克　炙紫菀6克

三诊：火不铄金，金润始复，热退咳减，胁痛已止，脉弦，舌红。再拟清润养肺。

南沙参9克　麦冬9克　甜杏仁9克，杵　代赭石12克　蛤壳15克，杵　炙紫菀6克　川郁金5克　炒橘红5克　冬瓜仁12克　蜜炙冬花9克　川贝6克　杜仲12克

洪，男，二十九岁。三月。杭州。相火内炽，肾水不济，上则咽喉作痛，咳嗽痰中夹血，下则梦遗失精，腰脊酸楚，脉来左寸、右尺数劲。证属金水两亏，久延防成虚损。

根生地15克　元参9克　生首乌15克　甘草3克　原麦冬9克　粉丹皮6克　潼蒺藜9克　盐水炒川柏4克　马勃5克　芡实9克　生牡蛎18克，杵　茯神12克

二诊：咳轻血止，咽喉之痛已瘥，近日亦未梦遗。仍守原法增损。

大生地15克　制女贞9克　潼蒺藜9克　麦冬9克　陈萸肉6克　茯神12克　生牡蛎18克，杵　芡实12克　粉丹皮6克　淮山药9克　元参9克

王，男，六十九岁。十月。绍兴。高年气虚，肺肾两亏，肃纳无权，久咳不已，腰背引痛，动生气逆，痰多稀白，脉沉细，苔薄白。治拟温肾健脾，肃肺化痰。

炒菟丝子9克，包　炒杜仲18克　盐水炒桑椹子9克　盐水炒甘杞9克　米炒上潞参9克　茯苓12克　宋半夏8克　天冬9克　炙冬花9克　炮姜3克　拌捣五味子2.4克　参贝制陈皮5克

二诊：咳逆俱差，痰亦减少，但体虚一时难复，仍宗前法加减再进。

米炒潞党参12克　炒冬术6克　云茯12克　盐水炒甘杞子9克　炮姜3克　拌捣五味子2.4克　炙款冬花9克　炒橘红5克　宋半夏9克　盐水炒杜仲15克　盐水炒菟丝子9克　潼蒺藜9克

以上出自《叶熙春专辑》

施今墨

张某某，男，53 岁。1950 年以来，体力逐渐不支，消瘦无力，易于疲倦，常患感冒，咽痛，偶有咳嗽，重则感觉胸痛，下午烦躁，胃纳日减，1959 年底即无力工作，乃于 1960 年来京就医于阜外医院，诊断为右上结核瘤、右侧结核性胸膜炎、喉炎（早期结核所致）给链霉素、异烟肼及去氢可的松治疗。三个月后复查，胸水基本吸收，其他无改变，以体力关系未考虑手术，仍继续注射链霉素口服异烟肼，旋即回内蒙古自治区海拉尔市人民医院就诊，随后转回工作地扎兰屯结核病院治疗，先后休息一年多，透视照像复查五次，诊断为右上结核瘤、右下胸膜变化兼两下肺气肿，服异烟肼迄未间断。患者于 1961 年 9 月来京就诊，现证消瘦，面色无华，形神委顿，咳嗽气短，食欲不振，夜间偶有盗汗现象，二便如常。舌苔微黄，脉象沉细。

辨证立法：脉证参合，虚象具备，然而虚不宜峻补，以其病灶尚在，补身亦补病，必无功效，故驱邪重于扶正，先拟汤剂，以观究竟。

处方：西洋参6克，另炖浓汁兑服 冬瓜子15克，打 北沙参10克 甜瓜子15克 旋覆花5克，海浮石10克同布包 干薤白6克 苦桔梗5克 赤白芍各6克，柴胡5克同炒 青橘叶10克 炙百部6克 云苓块10克 紫丹参12克 苡仁米15克 清半夏6克 焦远志5克 鸡内金10克 炙甘草5克 三七粉3克

分二次随药送服。

二诊：汤药共服五剂，症状无大改变，病属慢性，图治勿急，拟用丸药，并继续服用异烟肼，双管齐下。

处方：田三七30克 炙百部30克 左牡蛎30克 白及面60克 杭白芍30克 青橘叶30克 北柴胡15克 苦桔梗15克 南红花30克 干薤白30克 炒香附30克 云苓块30克 炙黄芪60克 制乳香30克 紫河车30克 紫丹参30克 制没药30克 北沙参30克 炒白术30克 炙甘草30克

共研细面，蜜丸重6克，早晚各服1丸，白开水送服。

三诊：服完丸药后已三月余，自觉症状有好转，食欲转佳，体力较强，不似以前委顿不堪，胸痛及下午烦躁均见减轻，脉由沉细转为升起且甚悠扬，再拟丸方继进。

处方：西洋参30克 磁朱丸30克 瓦楞子30克 野党参30克 云茯块30克 海浮石30克 三七面30克 炒白术30克 炙紫菀30克 白及面60克 清半夏30克 炙百部30克 炒远志30克 化橘红30克 左牡蛎30克 柏子仁60克 炒枳壳30克 杭白芍30克 苦桔梗30克 干薤白30克 紫河车30克 炙甘草30克

共为细面，蜜丸，每丸重10克，每日早晚各服1丸，白开水送下。

韩某某，男，29 岁。三日前感冒并发高热，自购西药服后，下午体温仍在 38℃ 左右。咳嗽痰不易出，胸胁震痛，口渴思饮，小便黄，食欲不振，夜寐不安。舌苔微黄，脉浮数。

辨证立法：风邪乘肺，内热被束，遂发高热，肺失清肃而为咳。治宜疏表清热宣肺，以五解五清之法治之。

处方：鲜芦根18克 炙白前5克 炒香豉10克 鲜茅根18克 炙前胡5克 炒山栀6克 桑白皮5克 白杏仁6克 炒芥穗5克 冬桑叶6克 苦桔梗5克酒条芩10克 冬瓜子18克，打 炒枳壳5克 炙甘草3克 炙化红5克

邓某某，女，41 岁。感冒两日，鼻塞声重，流涕，咽痛咳嗽，痰吐不爽，发热不高，身痛不适。舌苔正常，脉浮数。

辨证立法：风热外受，自表及肺，上呼吸道感染之症状均现，即用辛凉解表清肺法治之。

处方：炙前胡 5 克　白芦根 15 克　金银花 6 克　炙白前 5 克　白茅根 15 克　金银藤 6 克　炙苏子 5 克　苦桔梗 5 克　牛蒡子 6 克　轻马勃 5 克　黛蛤散 6 克同布包　炒杏仁 6 克　冬桑叶 18 克　薄荷梗 5 克　青连翘 10 克　嫩桑枝 18 克　凤凰衣 10 克　粉甘草 3 克

张某某，男，45 岁。十数年来咳嗽痰多早晚较重，每届秋冬为甚。近时眠食欠佳，大便不实。屡经治疗，效果不大，经西医检查，透视化验均未发现结核病变，诊断为慢性支气管炎，今就出差之便，来京就诊。舌苔薄白，脉缓弱。

辨证立法：脾为生痰之源，肺为储痰之器，脾肺两虚，不能摄养，故咳嗽多痰，大便不实，多年不愈。治宜补肺健脾为主。

处方：炙百部 5 克　炙紫菀 6 克　云茯苓 10 克　炙白前 5 克　炙化红 6 克　云茯神 10 克　野党参 10 克　小于术 10 克　川贝母 6 克　北沙参 6 克　枇杷叶 6 克　炒杏仁 6 克　炙甘草 3 克　半夏曲 10 克　炒远志 10 克　南沙参 6 克

二诊：服药六剂，咳嗽大减，食眠亦均转佳，二便正常，前方加玉竹 10 克、冬虫草 10 克。

三诊：服五剂后，咳嗽基本停止，返里在即。嘱将前方剂量加五倍研细面，炼蜜为丸，每丸重 10 克，每日早晚各服 1 丸，白开水送服。并嘱其加强锻炼，防止外感。

白某某，女，35 岁。昨日天气酷寒，晨起外出，旋即发冷发热，继而咽痒欲咳，晚间则咳重，但无痰，头痛如裂。全身骨节酸楚。舌苔薄白，脉浮紧。

辨证方法：脉浮为风，紧则为寒，时届冬日，原蓄内热，风寒暴感，腠理紧闭，阳气不越，寒热互争。肺为娇脏，最畏寒冷，遂致咳嗽不停。《诸病源候论》云：“肺主气，合于皮毛，邪之初伤先客皮毛，故肺先受之。”急拟辛温解表并清里热，用七解三清法治之。

处方：炙前胡 5 克　炙麻绒 1.5 克　炙白前 5 克　酒黄芩 10 克　杭白芍 10 克，川桂枝 3 克同炒　广陈皮 5 克　桑白皮 5 克　海浮石 10 克　蔓荆子 6 克，炒　冬桑叶 6 克　旋覆花 5 克，布包　瓜蒌根 6 克　苦桔梗 5 克　炙甘草 3 克　瓜蒌皮 6 克　炒杏仁 6 克

按：患者服药三剂诸证全解。冬日酷寒若有内热，常致暴感，病势甚急，治宜既解风寒又须兼清内热。本案以麻黄汤解风寒，用黄芩清里热，七解三清为法。

杨某某，女，36 岁。夙有慢性气管炎，日前外出感寒，干咳不止，畏冷喉干。舌苔薄白，六脉紧数。

辨证立法：素患咳嗽，肺气已伤，肺主皮毛，腠理不固，易受外感，风寒袭肺，遂致干咳不止。治宜疏散风寒，宣肺止咳。

处方：炙麻黄 1.5 克　炒杏仁 6 克　软射干 5 克　炙白前 5 克　炙桑皮 5 克　炙前胡 5 克　炙陈皮 5 克　五味子 2.4 克，北细辛 0.6 克同打　炙紫菀 5 克　川桂枝 3 克　酒黄芩 3 克　炙苏子 5 克　杭白芍 10 克　云茯苓 10 克　苦桔梗 5 克　炙甘草 3 克

以上出自《施今墨临床经验集》

第十七章　哮喘

秦昌遇

一贵人因恼怒，饮食不思已三月矣。春初患左胁痛不能向左眠，三日后又感暴寒邪风，遂咳嗽，喘急，短气，恶风喜重衣覆身，汗流不止，不时呕吐清水及痰。每偏左卧久则痛而且烦，或饮冷水才觉稍舒，胸膈中脘痞塞，上下气不相通，日夜烦躁，止饮米汤碗许，耳鸣如风刮树，手指肉瞷振摇不已。予始至诊得两手寸脉微浮而涩，关尺微虚不固。此日大便溏泻三次。其子问曰："何如？"予曰："虚劳咳嗽之证。靠左不得眠者，肝胀；靠右不得眠者，肺胀，及咳嗽自汗喘急，俱在难治例。况涩脉见于春时，金来克木亦是可畏，但神气尚未乏极，虽少春夏之脉，而两带浮尚有微阳，小便黄稠而微长，面色焦黑而微有黄气，数件或可皆耳。仲景云：脉虚微弱，下无阳。又云：微虚相搏，乃为短气。又云：微浮伤客热。东垣云：阴虚先亡阳，欲得去，乃见热壅口鼻，为之假热之证。各条所云颇合此证，总得之七情伤阴，烦劳伤阳，风寒入得以乘虚而入。胸膈痞塞，因邪在半表里，又为冷水停凝证。似支结胁侧不能卧，麻觉痛。虽云饮留肝实，亦是元气不充不调兼之。咳嗽喘急，短气自汗，耳鸣肉瞷、振摇不已，呕吐泄泻，俱属正气已疲，合从止治，虽有表邪，亦惟调其气，使邪自释。养其血，使气自平。用顺气营汤加桂枝、甘草，二剂，诸证顿减。但关尺之脉沉涩可虑，易以补中益气汤顺春升之令，补不足之阳，少佐小青龙汤一二分以和荣卫而散其未尽之邪。又二剂，自汗喘咳呕吐已除，但痞塞胁痛不甚减，更以六君子汤倍半夏、陈皮，少佐木香、白豆蔻，向左右侧卧俱不痛，脸上焦黑之色日渐减耳。而脾胃不实，再制四陈丸以固之。左尺且弱，知肾为胃之关，肾虚则胃之化机未运，又合六味丸投之。六味服之空腹，六君服之日中，四神服之临卧。自此月余而病体霍然矣。

《秦景明先生医案》

程从周

汪让之婢者，年约十五六岁，病数日方延予过诊。乃至房门外，即闻喘声如雷，举家惶惧，且发热，浑身叫疼，耳且聋，问之多不解应，六脉细数而浮，大便五日未通。余先用加味麻黄汤一剂。次日再诊时，在榻边方微闻喘急之声，乃再以清金之剂加酒大黄，大便随通一两次，而病退矣。后以清热化滞调理而安。然此证内外俱实，予故先取其标，而后取其本，亦乃急则治标之意也。

黄州牧美汲先生孝廉时年近五旬，或多酒色。都门春试回，得痰喘咳嗽之证，口唇干燥。其时侨寓广陵，自去年十月医至次年二月，绝无寸功，日渐羸尪，面色萎黄，肌肤瘦削，夜皆拥衣而睡，不能就枕，其喘时作时辍，安静之时犹可步履，但喘急一来既不能卧，又不能立，惟隐几而坐，以双手按棹边。听其哮喘二三时许方定，两足无时顿跳，大汗如雨，自云："喘发时似乎上下气皆不相连续，而两足不得不频频顿跳也。"二月初旬，社友徐田仲郡丞素精于医，见其服药不应，乃荐余诊视。脉皆弦细而滑，两尺更弱，经云：喘而多汗，法当难愈。所喜手温，而脉近滑，犹有可治之机。初医皆作外邪，表散太过，而肺气益虚。且肺主皮毛，腠理不密，故喘动即汗，汗愈多而喘愈盛，此皆肺虚之极也。又云：初病而喘，责之肺实；久病而喘，责之肺虚。据证宜以参、芪为务。但喘时上下气不通者，痰客中焦而然，痰气未清，恐不能遽行补剂。因都门用煤为焚，又受煤火之毒，火来刑金。古云：肺受火邪者忌有人参。乃今只以清金保肺顺气化痰。用天麦二冬、白芍、橘红、桔梗、酒芩、青黛、知母、贝母、五味、茯苓、甘草之类，出入加减服之，稍应。喘发时，再以牛黄丸噙口中，而喘略定。但一喘即要坐起，因表虚易于感冒，故不敢脱衣而卧者数月矣。一日，美汲先生谓余曰："贱恙久无进退，渐觉羸弱，先生其谓之何？"余曰："尊恙来既远，其去亦迟，曷能以旦夕计功？况尊体贵重，而不佞黔驴之技止此，盍再延一二医商之何如？"先生曰："杨城贵道，延之过半，非惟无效，而反欠安。惟先生药服之甚妥，虽未即愈，仍觊加功。"余思药病相对，所未奏效者，邪重剂轻，一篑之功未成耳。清晨，再以补阴丸药滋其化源。口干作渴，诚勿啜茶，制玄霜膏一料。无时以茶挑咽下，竟入肺经，大能止嗽化痰。临睡时，又进清气化痰细丸药一服。如斯四月，终方得解衣伸足而卧，喘嗽俱愈。噫嘻！如斯之证，若以寻常汤剂安能奏功。此亦先生知予之深，而专任之笃，故能尽一得之愚也。迄今廿载，论交有自来矣。

以上出自《程茂先医案》

李用粹

歙商吴维宗，年将耳顺。忽然染吐血嗽痰，昼夜不安。医见年迈多劳，误投参、芪，遂觉一线秽气直冲清道，如烟似雾。胸间隐隐而疼，喘气不卧，阖门悲泣。特遣伊侄远顾蓬门，具陈病概，并言，伊子幼龄，倘成沉疴，何人抚育，深为惨恻。予悯其恳切，细为审度，知水干龙奋焦灼娇脏，将见腐肺成痈，所以咳咯不止。盖金水一气，水火同源。乾金既可生水，坎水又能养金。惟源流相济，则离焰无辉，如真水涸流则相火飞越。俾清虚廓然之质，成扰攘溷浊之气，况乎甘温助阳愈伤肺液，宜壮水之主以镇阳光，使子来救母而邪火顿息也。方以生、熟地黄各二钱，天冬、麦冬各一钱五分，茯苓、紫菀、川贝、枯芩、瓜蒌霜、甘草节各一钱，二剂而烟消雾散，喘息卧安。以后加减，不旬日而咳嗽俱止。

秦商张玉环。感寒咳嗽，变成哮喘，口张不闭，语言不续，呀呷有声，外闻邻里。投以二陈、枳、桔，毫不见减。延予救之，诊六脉右手寸关俱见浮紧，重取带滑，断为新寒外束，旧痰内搏，闭结清道，鼓动肺金。当以三拗汤宣发外邪，涌吐痰涎为要，若畏首畏尾，漫投浮浅之剂，则风寒闭锢，顽痰何由解释？况经曰：辛甘发散为阳。麻黄者，辛甘之物也，禀天地轻清之气，轻可去实，清可利肺，肺道通而痰行，痰气行而哮愈矣。乃以前药服之，果一剂而汗出津津，一日夜约吐痰斗许，哮喘遂平。越二年，因不忌口。复起前证而殁。

以上出自《旧德堂医案》

郑重光

邵子易兄令眷，年四十外，形盛多痰，素有头风呕吐之病，每发一二日即愈，畏药不医，习以为常。二月间感寒，头痛呕吐，视为旧疾，因循一月，并不服药。渐致周身浮肿，咳喘不能卧，呕吐不能食，已五日矣。方请医治，切脉至骨，微细如丝，似有如无。外证则头疼身痛，项强肤肿，足冷过膝，咳喘不能卧，滴水不能下咽，沉寒痼冷，证皆危笃，必须小青龙汤，方能解表里之寒水。但苦药不能下咽，先以半硫丸一钱，通其膈上之寒痰，继以麻黄、桂枝、细辛、附子、干姜、半夏、茯苓、吴萸，煎剂与服。初剂尚吐出不存，又进半硫丸一钱，次剂方纳。如斯三日，虽小有汗，足微温，而脉不起，全不能卧，寒水之势不退。余辞之，令其另请高明。有一浙医视为湿热，用木通、灯草、腹皮为君，幸病家粗知药性，不令与尝。专任于余，改用生附子，十剂至四五日，通身得汗，喘咳始宁，方得平卧，频频小便而下体水消，非此大剂，何能化此坚冰。后用理中桂苓加人参，匝月方健。询彼家仆人，乃平素贪凉食冷所致。若此证属脾肾虚寒，则不可治矣。

《素圃医案》

王三尊

圬者孙伯魁，岁二十余。体素健，伤风咳嗽将一月。忽痰喘，卧床不食，脉微数而弱。予舍脉从证，治以消风驱痰之品二帖。呕痰甚多，然余证不减，脉亦如前。予思风邪宿痰俱去，脉当出而证当减。今仍如前者，真虚证也，遂以六君子汤加归、芍、龙眼肉与之。喘嗽渐止而思食，四帖全愈。问其平日，过饥则汗出而颤，其中虚可知，勿谓少年藜藿之人，无外感虚证也。

《医权初编》

周南

林重兵卫年仅四旬，体亦不肥。从幼痰多、气喘，迩来积病三年，面色夭白，胸膈气滞，懒于言语，小腹少力，多言气升，有似疝气上升之状；痔疮下血，以致颐疼、耳鸣、行动晕眩；宗气动且应衣，饮食不下，食则饱胀，或吐水苦酸，夜不能寐，痔痛气升精自流出。脉左寸细涩，右关滑大。此火不生土，金不生水之证也。左寸细涩，君火虚也；右关滑大，痰气盛也。火虚而水反凌之，所以心君不宁。金不生水则真水亏，土不制水则邪水溢。所以为痰为饮上逆于肺则喘息，溢于胃则吐水，聚于中则为胀，阻于经隧为气上升，为头疼，为眩晕，为耳鸣。至于精滑不寐皆心肾不交之虚证错杂其间。治当审其标本缓急，而调治之火土之虚本也。痰饮为患，标也。本不亏而治标，当以急剂，病去而正不伤本。已虚而治标，当以缓剂，扶正而邪自退。拟以苓桂术甘汤加半夏、陈皮，十剂而病去其半，又五剂而愈十之七八，再服人参养荣汤不及十剂而全愈。总之，饮为阴类，挟下焦之阴气而上逆为患，非助上焦之阳不足以胜之。故以桂枝赤色通心者为君，以扶其阳；茯苓白色入肺者为臣，以行治节，以伐肾邪；苍术之苦温以燥湿健脾；甘草之甘而先入脾；加二陈以消痰理气。药味皆阳刚雄烈，而阴类自消矣。若以心肾之虚，而用滋阴，反助痰饮为患，所以经几年而不愈也。

《其慎集》

任贤斗

蒋宜山，麻疹收后微喘，由渐而甚，动则汗出，脉濡食少，身体倦怠。余曰：此必麻疹时过服寒凉，致伤脾胃，土亏金无以生，肺气无主，致生喘促，补土生金必愈。与温胃饮加黄芪，十数剂而愈。

温胃饮：人参　白术　扁豆　陈皮　干姜　当归　甘草

《瞻山医案》

永富凤

有一医生，每冬初微喘，按其腹部，诸脏逼上。余曰："是喘息之候也，可急吐。唯脐上一寸有动气，吐后胃中空虚，则上逆冲心，不可大吐。"乃与瓜蒂末五分，自旦至晡时吐数十回，晡后吐黑血三四合，困眩不可堪，额上冷汗如洗。急与冷粥一盏止吐，服三黄汤二大盏。其翌，增进三黄汤，经三日灸肓门及七俞各百壮，数日后不闻喘声。

《漫游杂记》

陈念祖

哮喘气急，脉细数，系寒入肺俞，痰凝胃络而起，发之日久，则肺虚必及于肾，胃虚必及于脾，脾肾两虚。寒痰凝滞不化，气机被阻，一触风寒，病即复发。治法在上宜责之肺胃，在下宜责之脾肾，然此证治病非难，除根实难，宜分临时平时两种治法。临时以肺胃为主，平时以脾肾为主，一标一本先后并治，庶可冀收全效，兹列二方于后。

紫菀二钱　款冬花二钱　苏子一钱　橘红一钱　白茯苓三钱　桑白皮二钱　杏仁二钱，去皮尖　制半夏二钱　淡条芩一钱　沉香五分，研细末冲

临发时用上方煎服。

熟地黄五钱　五味子一钱　陈皮一钱　薏苡仁三钱　白茯苓三钱　紫石英二钱，煅　牡蛎三钱　胡桃肉二钱　川杜仲二钱，炒　制半夏二钱

平时用上方常服。

情怀抑郁，津液日受蒸熬，痰结成块，如絮如核。喉间常苦壅塞，胸痞闷尤甚，上气喘急，系内伤外感之兼证。此时若专治内伤，恐外邪不能出；若仅治外感，又恐内伤不能愈，治法最难。拟先和解表里为兼筹并顾之计，列方于下。

炒白芍四钱　当归身三钱　炒白术三钱　柴胡一钱　白茯苓三钱　制半夏一钱　苏叶八分　厚朴八分　陈皮八分　甘草一钱

水同煎服。

以上出自《南雅堂医案》

中神琴溪

棋山先生之室，喘家也，一夜发甚急，遽招先生往诊之。脉促心下石硬，喘急塞迫，咽中作引锯声，唯坐不能卧。他医二三辈，先在坐焉，治法已穷，待先生。先生至曰："予有一奇方，往往用之颇奏奇功，请尝试之。"即作生萝卜汁，注之咽中，未尽一盂，喘顿止大息，曰：

"精神始爽。"

《生生堂治验》

程文囿

哮嗽多年，原属痼疾，往岁举发尚轻。此番发剧，胸满喘促，呼吸欠利，夜卧不堪着枕。药投温通苦降，闭开喘定，吐出稠痰而后即安。思病之频发，膈间必有窠囊，痰饮日聚其中，盈科后进。肺为华盖，位处上焦，司清肃之职。痰气上逆，阻肺之降，是以喘闭不通。务将所聚之痰，倾囊吐出，膈间空旷，始得安堵。无如窠囊之痰如蜂子之穴于房中，莲子之嵌于蓬内，生长则易，剥落则难，不刈其根，患何由杜。考《金匮》分外饮治脾，内饮治肾。且曰：饮邪当以温药和之。议以早服肾气丸，温通肾阳，使饮邪不致上泛。晚用六君，变汤为散，默健坤元，冀其土能生金，兼可制水。夫痰即津液所化，使脾肾得强，则日入之饮食，但生津液而不生痰，痰既不生，疾自不作。上工治病，须求其本，平常守服丸散，疾发间用煎剂搜逐，譬诸宵小，潜伏里闬，乘其行动犯窃，易于拘执，剿抚并行，渐可杜患。

《杏轩医案》

许珏

宁人郑姓子，甫七岁，患哮吼证。脉形俱实，结喉两旁青筋突起如笔管，喉中作牛马声。此系果饵杂进，痰浊壅塞。始用苏子降气汤加减，服六七剂不效。余思病重药轻，遂以苏梗八钱，易本方之苏子，余药分量加重，分服二剂，青筋隐而不露，脉亦和软，鸣声不作矣。凡治病虽用药不误，而分量不足，药不及病，往往不效。

郭姓，年四十许。素有痰饮，每值严寒，病必举发，喘咳不卧，十余年来大为所苦。甲申冬因感寒而病复作，背上觉冷者如掌大，喉间作水鸡声，寸口脉浮而紧，与小青龙汤二剂即安。至春乃灸肺俞、大椎、中脘等穴，以后不复发矣。凡饮邪深伏脏腑之俞，逢寒病发，非用灸法不能除根。惜人多不信，致延终身之疾，可概也！

祖庙巷高太太，年三十余。平素肝阳极旺而质瘦弱，患痰火气逆，每日吐痰一两碗，喉间咯咯有声，面赤烦躁，舌苔中心赤陷无苔，脉弦细虚数，乃感受风邪，少阳木火偏旺，风得火而愈横，风火相扇，肺金受制，阳明所生之津液，被火灼而成痰，旋去旋生，是以吐之不尽。痰吐多而肾液亦伤，故内热。《素问》云：大颧发赤者，其热内连肾也。痰随气以升降，气升痰亦升。治当用釜底抽薪法，先以清火降气为主，火降、气降而痰自瘳矣。方书"治心肝之火以苦寒，治肺肾之火以咸寒"。古有成法，方用咸苦寒降法。丹皮、山栀、青黛、竹茹、竹沥、杏仁、黄连、黄芩、羚羊角、石决明、川贝母、旋覆花、海浮石，加指迷茯苓丸三钱。连服三剂，气平热退，痰喘俱瘳，安卧如常。后用清肺降火化痰之药，如沙参、麦冬、石斛、竹茹、青黛、山栀、牡蛎、鳖甲、阿胶、川贝母、海石、茯苓、仙半夏、橘红、首乌、雪羹等，出入为方。调理数剂而愈。

宁波蓬莱宫羽士陈信良，患虚喘。咳逆而无痰，动喘乏力，脉虚自汗，证属肺脾两虚。与西洋参、冬虫夏草、川贝、青盐、陈皮、阿胶、当归、杞子、枇杷叶、蒺藜、牡蛎等。土金相生，二十余剂而愈。

广东盐大使汪公，回杭途次偶感微邪，又加忿怒，遂致喘逆倚息不卧。余因治桑观察之证，乘便召诊。其息甚促，音不接续，面色黧黑，中有油光，脉浮部豁大，中部空芤，沉部细弱，不相连贯。余曰："此证邪少虚多，勿误用表散。"进二加龙牡汤，二剂而安。

以上出自《清代名医医话精华》

黄凯钧

徐，二八，肺气失于清肃，则欠下行，致生腹胀痰喘，小便赤短，治法宜行秋令。

石膏　茯苓　通草　桑皮　苏梗　杏仁　厚朴　连翘

四服，腹不胀，痰喘缓，小便清长，改用：

北沙参　麦冬　茯苓　桑皮　杏仁　连翘　甘草　茅根

《肘后偶钞》

李文荣

包式斋患尿血，二年未瘥，后觅予调治而愈。盖肾亏人也。偶然伤风，某医发散太过，转致喘，不能卧者屡日，急乃延予。予曰："咳出于肺，喘出于肾，肺肾为子母之脏。过散伤肺，母不能荫子，则子来就母，而咳变为喘，肾虚人往往如此。今已肾气上冲，脉来上部大，下部小，而犹以为风邪未尽，更加发散，无怪乎喘不能卧也！"与以都气全方加紫衣胡桃肉三钱纳气归肾，一药而愈。越二年，又因伤风，某医肆意发散，致喘不能卧者三日，又请予治。曰："此与前证无异，彼昏不知，子何毫无记性耶？"曰："因伊在舍诊病，偶贪顺便，不意在此。"予曰："无他，仍服前方可也。"其内因夫病着急，忽得笑证，终日哑哑不止，亦求予诊。其左关寸皆数甚，予曰："膻中为臣使之官，喜乐出焉。此肝火犯心包络也。"与犀角地黄汤加羚羊角。次日复请予至，则笑病一药而瘥。而式斋则夜仍喘不能卧，唯下半夜稍平耳。余曰："异哉！何药之灵于当年，而不灵于此日哉？"细诊脉象，上部大，下部小，实属肾气不纳，毫无他疑。静思良久，因问："昨何时服药？"曰："晚饭后。"予曰："是矣！今可于晚饭前服药，当必有效。"次日问之，则喘定气下，一夜安眠矣。伊问："何故？"曰："药本纳气归肾，饭后服药，为饭阻不能直达于肾，故上半夜全然无效，下半夜药性渐到，故稍平也。今于饭前服药，腹中空空，药力直达肾经，然后以饭压之，肾气岂有不纳者哉！"嘱其多服数帖。后加十倍为丸，常服。并嘱偶有外感，不可任医发散，其证乃不复发。

张伟堂二兄，吾乡南张榜眼公嫡派，先居城南塞上，太夫人患疟，服凉药太多，病剧。其戚严嘉植素信予，荐诊。知其本体虚寒，始以温解，继以温补而愈。嗣迁居扬州，十余载不相往来。道光五年十二月十七日，忽接严嘉兄信，据云：伟堂病已垂危，诸医朝至以为暮必死；暮至以为朝必死，即如此，何敢复以相累。但病者忽忆当日母病系兄挽救，思得一诊，虽死瞑目，务恳屈降，死生均感等语。因其言直，谅不欺，二十日渡江，下昼到张府，即上楼诊视。

见其痰涌气急，坐伏茶几，一人两手扶其头，不能俯仰，十余日不得一卧矣！人事昏沉，不能言语，诊其脉滑数两大，虽已空象，而尺部尚觉有根。遍阅诸方，自八月服起，皆作外感治，尽用发散消导；月余后想觉人虚，易而为补，总以人参为主；后想因痰多气阻，又改用化痰；又或疑外感，加用疏解。现在诸医皆云不治，无药可用，唯一朱医与伟堂至好，一日数至，以二陈汤作丸与服，见证愈坏，束手流泪而已。予乃曰："此肾气上冲证也！诸气以下行为顺，今肺不清降，肾反上冲，气降则痰降，气升则痰升，故痰涌气急，不能俯仰；且其脉象甚数，似杂湿热，阴虚湿热不化，亦随肾气而上冲。若能纳气归肾，气降痰降，湿热亦降，可以安卧，可以调理，证虽重，无妨也。"于是用六味为君，以都气法原本六味，而六味地黄古称为治痰之圣药，又称为下焦湿热之圣药，有三善焉，而皆合乎此证，故特用之。大熟地八钱、山萸肉四钱、怀山药四钱、粉丹皮三钱、福泽泻三钱、云茯苓三钱、外加北沙参四钱、杏仁泥三钱以润肺降气；胡桃肉三钱以助纳气；福橘皮一钱，取其顺气而不燥。开方后，予往候九峰先生，因即止宿。次日复请，予至门，严嘉翁迎出，问服药如何？曰："差不多。"若有不豫色，予心窃疑之。至厅坐定，予问曰："药吃坏耶？何吾兄之怏怏也！"曰："并未服，正以远劳吾兄，又不服兄药，故不快耳。"予闻未服药，心转定，因问："何不服药？"曰："朱先生坚称熟地不可服，故耳。"伊家闻予至，又请上楼诊脉。太夫人曰："昨方因有熟地，不敢服，今恳另定良方。"予曰："熟地乃此证要药，吾方君药，舍此更有何法？且闻所请先生不少，朝称夕死，夕称朝死，无药可治。今服熟地不合，亦不过死，况予尚许君家不死耶？此证服熟地则生，不服则死，服与不服，悉听君家，予无他方。"下楼，予即欲行，严嘉兄曰："今已将午，不及到镇。饭后兄仍往九峰先生处，明早动身可也。"予唯唯。嘉兄又曰："此地有好浴堂，陪兄去一浴何如？"予曰："甚好。"正欲偕行，忽一人告曰："老爷过矣！请严大太爷勿他往。"嘉兄彷徨欲止，予笑曰："予诊脉未久，岂有死在顷刻而不知者耶？此不过痰厥，片时即醒，其尺脉根本尚在，保无虑也。"转拉嘉翁出浴。浴罢而归，曰："醒久矣！"时有伊戚邹翁亲闻予言，进告太夫人曰："伊言如此有准，其药尚不可服耶？"半晌，其侄出问："今日如服先生方，可肯在此住宿否？"予曰："服吾方，吾敢在此；不服吾方，吾不敢在此。"又半晌，其侄出问曰："如服熟地不合，可有解药否？"予笑曰："今日如此谨慎，何不慎之于当初耶？药中佐使已解在内，不必过虑。"盖诳之也。然后其家始肯依方制药，而尚止服一半，服后气痰渐平，已觉能俯。乃又进一半，觉痰与气随药而降，并能仰矣。迁延太甚，已二鼓。后复请予看脉，脉亦渐平。伟堂并能说话，谓予曰："药真如神，但尚不能平卧，君能令我一卧，则快甚矣！"予曰："惜君家不肯早服予药耳！昨肯服药，今日安眠矣！虽然，明日保君酣睡无虑也！"次日依方再进，傍晚服药，旋即能卧，卧则熟寐，三更始寤。以后予用药，无复敢赞一词，而总本初方，略为加减，地黄则始终未减分毫，八剂后，其证大痊，余乃辞归。次年复请调理，煎方、膏方悉本原方。盖伟堂素嗜虾油，每食不撤。其湿热甚重，因热生痰，因痰致咳。所用辛散，即诛伐无过；所用人参亦助热锢痰。因咳致喘，肾气上冲，犹以二陈丸治痰，岂不去题千里乎？唯六味地黄三补可保肾气，三泻兼治湿热，于伟堂最宜。况痰之本在肾，肾安痰亦自减也。

以上出自《仿寓意草》

吴篪

亚相英煦斋每早入朝，偶感风寒及遭凉气，即咳嗽痰喘，气急声粗，呕恶食少，秋冬严寒喘嗽尤甚。余曰：脉虚浮滑，此肺气虚乏则腠理不密，易感风邪，以致痰涎壅盛而为哮喘之恙。且知喘有夙根，故遇感冒即发，遇劳亦发也。先以华盖散及金水六君煎加减参用甚效。继以保肺清金、益气固表之剂乃安。按：此证未发时，以扶正气为主，既发时以祛邪气为先。惟哮喘痼疾猝难根除耳。

南路司马汪柳湖太翁，年逾七旬，患气短喘促，神昏懒言，饮食不入，能坐不能卧，势已垂危。延余往祝，六脉微细，系阳衰气怯、营卫败剧之候，法在不治。幸两尺重按有根，若能惟余是听，可救十中之一。每帖用人参、当归各三钱，熟地八钱，桂、附各钱半，日投两帖，小效。以原方加五味子、蛤蚧，服数剂，脉旺、气缓、喘减，食粥后，以峻补元气，俱重用参、附，调摄三月而安。

协揆英煦斋太夫人，年近八旬，忽痰喘不语，视其神疲气逆，语言謇涩，肢体俱冷，汤饮不进，六脉细微，独右关浮大而滑。时协揆随扈五台，众医见病沉困，不敢议方。余曰：系高年阳气衰弱，脾虚不能运化水谷，故致中痰壅滞，上下不得宣通。所幸禀质素厚。且神门重按有根，脾脉虽滑大而不躁。亟进四味回阳饮以救元阳，虚脱尚可望痊。服药后即吐脓痰成碗，手温能言，脉亦有神，唯喘不能止。自云胸中痰多即欲吐出为快，奈无气为送出。仍以原方重用参、附，加制胆星、当归。越日，吐痰涎甚多，而喘总不止。乃真阴命火俱衰。用六味回阳饮加肉桂，服数帖，脉旺，证减。以六君子汤加当归、蛤蚧，服数帖，喘定痰少。改投贞元饮加人参，并五福饮加姜、附，服药月余而安。

尚书那绎堂太夫人，年逾八旬，患气促痰喘，饮食不进，足膝俱肿，脉旺躁痰，有表无里，此高年气血将竭、孤阳离剧之候。急进四味回阳饮加当归速救元阳，防其虚脱。乃定方后，主家固畏温补，又有坐知医者云：现在饮食不进，痰火上逆，岂可温补？另延他医，服化痰降气之药，不一月而逝。

相国庆树斋夫人，年逾七旬。因食饱遭凉，即痰喘气急，饮食不纳，医治月余罔效。余曰：脉见浮大滑数，皆由肺虚感寒，既失疏散，复误温补，以致寒束于表，阳气并于膈中。久则郁而成热，火铄肺金，不得泄越，故膈热喘急弗止也。即进定喘汤，去麻黄，加枇杷叶、茯苓以清热降气，涤痰疏壅，服后痰喘减半，更用加减泻白散，甚效。后以百合固经汤，调理而安。

以上出自《临证医案笔记》

何书田

去冬吐血后，阴亏气不归根，喘急日甚，肢浮腹满；六脉虚弦无根，不易治之证。姑与金匮肾气法，未知稍效否？

制附子　炒熟地　五味　菟丝子　怀膝　泽泻　车前子　赤肉桂　山萸肉　山药　茯苓皮腹皮

肺虚，气不下降，腠理不密，易感发喘；脉象虚弦无力。此根难断。

西党参　川贝母　花粉　白茯苓　炒怀膝　麦冬肉　甜杏仁　橘白　炒苏子

阳虚恶寒，肺气不降，咳喘少纳；六脉沉微不振。劳怯之候也。盛暑防汗脱。
生黄芪　橘白　款冬花　生蛤粉　炒苏子　白茯苓　玉竹　川石斛　煅牡蛎　炒怀膝

积劳咳嗽，气喘脉微。劳怯之根也，不易全愈。
西党参　炒怀膝　五味　枸杞子　川石斛　麦冬肉　炒苏子　橘白　款冬花　白茯苓

肺气不降，络伤肺热，咳血气喘；脉弦细无力。宜降气化痰之法。
西党参　代赭石　麦冬肉　川贝　款冬花　旋覆花　炒怀膝　甜杏仁　橘白　枇杷叶
膏方：西党参　熟地　茯苓　炒枣仁　甜杏仁　款冬花　炙绵芪　萸肉　枸杞　煅牡蛎
麦冬肉　橘白

咳嗽失血，其根已深。近因肝郁不舒，渐至举动气喘；右胁作胀，胃不贪纳；脉形细数无
力。此属肝肺肾三阴俱亏，虚怯已成，难期全愈也。拟润肺化痰法，接以纳气摄下之剂。未审
少有效否。
紫菀茸　甜杏仁　五味子　川斛　炒怀膝　款冬花　川贝母　麦冬肉　橘白　枇杷叶
接方：炒熟地沉香拌　麦冬　款冬　山药　紫石英　坎气　山萸肉　五味　橘白　怀膝盐水拌
胡桃肉

咳嗽多年，近兼喘急，得痰出而咳稍止，间有红色；脉沉软无力。此肺痨已成之象，不易
全愈。扶过暑天，方得少安也。
生黄芪　炙桑皮　甜杏仁　川贝母　橘白　西洋参　地骨皮　款冬花　川石斛　枇杷叶

肺气不肃，咳痰不已，举动喘急；脉形未见弦数。不宜用偏阴之药，当从手太阴调治。然
一时未能速效也。
党参　炒阿胶　甜杏仁　款冬花　霍斛　枇杷叶　洋参　生黄芪　冬虫草　川贝母　橘白
丸方：大熟地　炙黄芪　山药　五味　川贝母　炙甘草　山萸肉　西党参　茯苓　麦冬
甜杏仁　枇杷叶
炼蜜为丸。

劳嗽根深，近兼腹胀气喘。此肾水内亏，火不归根。高年患此，难治也。
炒熟地　五味子　山药　车前子　新会皮　怀膝　炒萸肉　甜杏仁　茯苓　建泽泻　胡
桃肉

病经八载，血证根深。现在喘急咳痰，气不下降；脉虚微而数。此本元虚竭之象，炎夏如
何得过耶？姑与一方而已。
炒熟地沉香拌　麦冬　款冬花　橘白　牡蛎煅　枇杷叶　潞党参　甜杏　金石斛　怀膝炒　胡
桃肉

复诊：外来之热已解，内发之热亦减，喘急不卧，其本病也。气有降无升，则胃益不和，而足欲浮肿矣。盛暑伤气，惟有益气降喘主治。

潞党参　代赭石　炙紫菀　款冬　茯苓　胡桃肉　旋覆花　炒怀膝　金石斛　川贝　橘白

久咳见血，气喘神倦；六脉细微，四肢略肿，便溏胃闭。此系火不生土、土不生金之象，虚怯已成，难治。

炒熟地_{沉香拌}　制于术　橘白　款冬　牡蛎煅　枇杷叶　制附子　白茯苓　天冬　五味_炙　胡桃肉

自夏及冬，血证虽属不发，而真阴亏竭，喘急不已；脉细软而神委顿，水火两不济矣。天气渐寒，恐日形憔悴，姑与温纳根元一法。

干河车　炙龟板　枸杞子　天冬　紫石英　山药　大熟地　山萸肉　五味子　麦冬　胡桃肉　橘白

阴亏，肾气不摄，晚间必发喘急；脉形细数。舍纳补无策。

大熟地　五味　麦冬肉　淮山药　白茯苓　山萸肉　丹皮　煅牡蛎　紫石英　胡桃肉
每朝服八仙长寿丸四钱。

先患肛漏，后即吐血。现在咳喘神倦，右脉芤弦不摄。此金水两亏，气不归根也。怯疾已成，只图扶持岁月而已。

炒熟地　萸肉　麦冬　牡丹皮　茯苓　坎气　炙龟板　五味　川贝　淮山药　橘白
复诊：送投温补重剂，气喘神倦，略有气色，而水泛为痰，咳吐不已，总属肾水不摄也。夏令火炎，诸宜加意调护。

制附子　枸杞　五味　炙黄芪　法半夏　陈皮　炒熟地　萸肉　赭石煅　甜杏仁　白茯苓　胡桃肉

平昔多劳少逸，内伤外感，气阴两为所耗，以致骨热多汗，五心燔灼；舌紫绛而心滑脱液，脉形虚数，右关尺尤甚。可见真水大亏，虚阳不时游溢，则汗出无度，而咳喘并作矣。大势非轻，拟方备用。

龟板　人参　麦冬肉　炒知母　川贝母　枇杷露　生地　洋参　炙五味　天花粉　金石斛

肺气不降，下焦奔豚之气上升，喘急不已；脉弦而无力。非浅恙也，防汗脱。

熟地　枸杞　麦冬肉　川贝母　炒怀膝　橘白　党参　五味　甜杏仁　代赭石　胡桃肉　沉香
复诊：照前方去赭石、贝母，加牡蛎、萸肉。
又复：喘急稍平，下元之气大亏。宜丸子调理，扶过夏令，庶可无虞。
西党参　熟地　萸肉　麦冬肉　淮山药　炒怀膝　炙黄芪　枸杞　五味　甜杏仁　白茯苓　胡桃肉

疬疾后失调，喘咳气逆；六脉虺软细数。气阴交亏之象。且曾患痰血，已近怯门，非浅恙也。急须静养珍摄，否则恐血证复作。

西党参　麦冬　甜杏仁去皮尖　煅牡蛎　川斛　橘白　炒阿胶　款冬　川贝母去心　制女贞　枇杷叶

肺俞受寒，哮喘痰升。急切不能平复。

炙麻黄　生黄芪　炙桑皮　法半夏　款冬花　光杏仁　炒苏子　淡黄芩　橘白　白果肉

天炎多汗，腠理不固，肺气不肃，哮喘旧患又作。宜护表，以泻肺主治。

生黄芪　地骨皮　葶苈炒　光杏仁　川贝　大枣　炙桑皮　炒苏子　白前　海浮石　橘白

哮喘根深，兼之咳痰带红。此金水两脏受伤矣，焉能冀其全愈耶！

炙紫菀　光杏仁　白前　川贝　白茯苓　款冬花　炒苏子　桑皮　橘白　海浮石

以上出自《龢山草堂医案》

王孟英

孙渭川令侄，亦患哮，气逆欲死。孟英视之：口渴头汗，二便不行。径予生石膏、橘（皮）、贝（母）、桂（枝）、（茯）苓、知母、花粉、杏（仁）、（紫）菀、海蜇等药，服之而愈。

耳姓妇，回族，患哮。自以为寒，频饮烧酒，不但病加，更兼呕吐泄泻。两脚筋掣，既不能卧，又不能坐。孟英诊曰：口苦而渴乎？泄（泻）出如火乎？小溲不行乎？痰黏且韧乎？病者曰：诚如君言，想为寒邪太重使然。孟英曰：汝何愚耶？见证如是，犹谓受寒，设遇他医，必然承教，况当此小寒之候，而哮喘与霍乱，世俗无不硬指为寒者。误投姜、附，汝命休矣。予北沙参、生苡仁、冬瓜子、丝瓜络、竹茹、石斛、枇（杷）叶、贝母、知母、栀子、芦根、青果、海蜇、莱（菔）汁为方，一剂知，二剂已。

鲍继仲，患哮，每发于冬，医作虚寒治，更剧。孟英诊之：脉滑，苔厚，溺赤，痰脓。予知母、花粉、冬瓜子、杏（仁）、贝（母）、茯苓、滑石、栀子、石斛，服之而安。

张氏妇，患气机不舒，似喘非喘，似逆非逆，似太息非太息，似虚促非虚促，似短非短，似闷非闷，面赤眩晕，不饥不卧。补虚清火，行气消痰，服之不应。孟英诊之，曰：小恙耳，旬日可安。但必须惩忿，是嘱。予黄连、黄芩、栀子、楝实、鳖甲、羚羊角、旋覆、赭石、海蜇、地栗为大剂，送服当归龙荟丸，未及十日，汛至，其色如墨，其病已若失，后予养血和肝调理而康。

邻人王氏妇之父王叟，仲秋患痰嗽不食，气喘不卧，囊缩便秘，心摇摇不能把握，势极可危。伊女浼家慈招孟英救之。曰：根蒂欲脱耳，非病也。以八味地黄汤　去丹皮、泽泻，合生脉散，加青铅、龙骨、牡蛎、紫石英、胡桃、楝实、苁蓉（为剂投之）。大解行而诸恙减，乃减去苁蓉、麦冬，服旬日而瘳。

邵奕堂室，以花甲之年，仲冬患喘嗽，药之罔效。坐而不能卧者，旬日矣。乞诊于孟英。邵述病源云：每进参汤，则喘稍定。虽服补剂，仍易汗出，虑其欲脱。及察脉，弦滑右甚。孟英曰：甚矣！望、闻、问、切之难。不可胸无权衡也。此证当凭脉设治，参汤切勿沾唇。以瓜蒌、薤白、旋覆、苏子、花粉、杏仁、蛤壳、茯苓、青黛、海蜇为方，而以竹沥、（莱）菔汁和服。投匕即减，十余帖痊愈。

同时，有石媪者，患此，（病）极相似，脉见虚弦细滑。孟英予沙参、蛤壳、旋覆、杏仁、苏子、贝母、桂枝、茯苓（等药之）中，重加熟地而瘳。所谓病同体异，难执成方也。

张孟皋少府令堂，年逾古稀，患气逆殿屎，烦躁不寐。孟英切脉滑实，且便秘面赤，舌绛痰多。以承气汤下之，霍然。逾年以他疾终。

王致青醮尹令正，患痰喘，胡某进补肾纳气，及二陈（汤）、三子（养亲汤）诸方，证濒于危。顾升庵参军令延孟英诊之：脉沉而涩，体冷自汗，宛似虚脱之证，惟二便不通，脘阿苔腻，是痰热为补药所遏，一身之气机窒痹而不行也。予（瓜）蒌、薤（白）、旋（覆）、赭（石）、杏（仁）、贝（母）、栀（子）、（紫）菀、兜铃、海蛇、竹沥等以开降，覆杯即减，再服而安。

王小谷，体厚善饮，偶患气逆，多医咸从虚治，渐至一身尽肿，酷肖《回春录》所载康复转运之证，因恳治于孟英。脉甚细数，舌绛无津，闻（间）有谵语。乃真阴欲匮。外证虽较轻于康，然不能收绩矣。再四求疏方。与西洋参、元参、二地、二冬、知母、花粉、（竹）茹、贝（母）、竹沥、葱须等药，三剂而囊肿全消，举家忻幸。孟英以脉象依然，坚辞不肯承手，寻果不起。

吴蕴香大令宰金溪，自仲春感冒而起，迨夏徂秋，痰多气逆，肌肉消瘦，延至初冬，诸证蜂起，耳鸣腰痛，卧即火升，梦必干戈，凛寒善怒。多医咸主补虚，迄无小效，卧理南阳，已将半载，群公子计无所施，飞函至家，嘱大公子汾伯副车，叩求孟英来署，已仲冬之杪日矣。诊脉弦细，而左寸与右尺甚数，右寸关急搏不调，且病者颈垂不仰，气促难言，舌暗无苔，面黧不渴。孟英曰：病虽起于劳伤挟感，而延已经年，然溯其所自，平昔善饮，三十年来，期在必醉，非仅外来之客邪，失于清解，殆由内伏之积热，久痼深沉，温补杂投，互相扇动，营津受灼，内削痰多，升降愆常，火浮足冷，病机错杂，求愈殊难，既承千里相招，姑且按经设法。以石膏、知母、黄芩等清肺涤痰；青蒿、鳖甲、栀子、金铃等柔肝泄热；元参、女贞、天冬、黄柏等壮水制火；竹茹、旋覆、枇杷叶、橘红等宣中降气，出入为方，间佐龙荟丸，直泄胆经之酒毒，紫雪丹搜逐隧络之留邪，服三剂而舌布黄苔，蕴热渐泄。服六剂而嗽减知饥，渴喜热饮，伏痰渐化。季冬八日，即能出堂讯案。十剂后，凛寒始罢，足亦渐温，肺气果得下降。望日出署行香。继而兵火之梦渐清，夜亦能眠，迎春东郊，审决积案，亦不觉其劳矣。方中参以西洋参、生地、麦冬充其液；银花、绿豆、雪羹化其积。至庚戌岁朝，各处贺年，午后护日，极其裕如，且肌肉渐丰，面黑亦退，药之对病，如是之神，调养至开篆时，起居如旧，各恙皆瘥，而孟英将赴宜黄杨明府之招，酝香为录其逐日方案，跋而记之，兹特采其大略如此。

鲍继仲，于季春望日，忽然发冷，而喘汗欲厥。速孟英视之，脉沉弦而软滑带数，是素患痰饮。必误服温补所致也。家人始述去冬服胡某肾气汤颇若相安，至今久不吐痰矣。孟英曰：病在肺。肺气展布，痰始能行。虽属久病，与少阴水泛迥殊，辨证不明，何可妄治？初服颇若相安者，方中附、桂刚猛，直往无前，痰亦不得不为之辟易，又得地黄等厚浊下趋之品，回护其跋扈跳梁之性。然暴戾之气，久而必露，柔腻之质，反阻枢机，治节不伸，二便涩少，痰无出路，愈伏愈多。一朝猝发，遂壅塞于清阳升降之路，是以危险如斯。须知与少阴虚喘，判分霄壤。切勿畏虚妄补。投以薤（白）、（瓜）蒌、枳（实）、杏（仁）、旋（覆）、赭（石）、半（夏）、紫（菀）、（竹）茹、芦根、蛤粉、雪羹之剂而平。继与肃清肺气，而涤留痰，匝月始愈。

潘肯堂室，仲冬陡患气喘，医治日剧。何新之诊其脉无常候，嘱请孟英质焉。孟英诊曰：两气口之脉，皆肺经所主，今肺为痰壅，气不流行。虚促虽形，未必（即）为虚谛。况年甫三旬，平昔善饭，病起于暴，苔腻痰脓，纵有足冷面红、不饥、不寐、自汗等证，无非痰阻枢机，有升无降耳。遂与石膏、黄芩、知母、花粉、旋覆、赭石、蒌仁、通草、海蜇、竹沥、（莱）菔汁、梨汁等药，一剂知，二剂平。乃去"二石"（石膏、赭石），加元参、杏仁，服旬日而安。俟其痰嗽全蠲，始用沙参、地黄、麦冬等，以滋阴善后。

余朗斋令堂，秋间患伏暑，孟英已为治愈，失于调理，复患气冲（喘）自汗，肢冷少餐，攻补不投，仍邀孟英治之。与填补冲任，清涤伏痰法，合甘（草）、（小）麦、大枣以补血而愈。

以上出自《王氏医案》

林佩琴

王。丹溪治哮专主痰，每用吐法，不用凉剂，谓寒包热也。今弱冠已抱宿根，长夏必发，呼吸短促，咳则汗泄，不能平卧，脉虚，左尺搏大，不任探吐，乃劳力所伤。暂与平气疏痰，俟哮咳定，当收摄真元。先服桑白皮汤去芩、连、栀、夏，用桑白皮（蜜炙）、甜杏仁（炒研）、茯神、竹茹、贝母、苏子（炒研）、薄橘红。数剂后，服生脉散、潞参、五味、麦冬，加海浮石、海螵蛸、远志肉、山药、炙草、茯苓。

巫妇。梅夏宿哮屡发，痰多喘咳，显系湿痰郁热为寒邪所遏。暂用加减麻黄汤温散。麻黄三分，桂枝五分，杏仁二钱，苏叶、半夏（制）各钱半，橘红一钱，桔梗八分，姜汁三匙，二服后随用降气疏痰：瓜蒌皮、桑皮（俱炒）一钱，贝母、杏仁（俱炒研）各二钱，海浮石三钱，前胡、枳壳各八分，苏子（炒研）六分，茯苓二钱，姜汁三匙。数服哮嗽除。

赵。衰年喘嗽痰红，舌焦咽燥，背寒，耳鸣颊赤，脉左弦疾，右浮洪而尺搏指。按脉证系冬阳不潜，金为火铄，背觉寒者，非真寒也。以父子悬壶，忽而桂、附，忽而知、柏，忽而葶苈逐水，忽而款冬泄肺，致嗽血益加，身动即喘，坐则张口抬肩，卧则体侧喘剧，因侧卧则肺系缓而痰益壅也。思桂、附既辛热助火，知、柏亦苦寒化燥，非水焉用葶苈，泄热何借款冬，细察吸气颇促，治宜摄纳。但热蒸腻痰，气冲咽痛，急则治标，理先清降。用川百合、贝母、杏仁、麦冬、沙参、牡蛎、阿胶（烊化），燕窝汤煎。一啜嗽定而痰红止。去杏仁、牡蛎、阿胶，加生地、竹茹、丹皮、元参、羚羊角午服，以清上中浮游之火，用熟地、五味、茯神、秋石、龟板、牛膝、青铅晚服，以镇纳下焦散越之气，脉证渐平。

族某。七旬以来，冒寒奔驰，咳呕喘急，脉弦滑，时嗳冷气。夫寒痰停脘必呕，宿痰阴气必咳。老人元海根微，不任劳动，劳则嗽，嗽则气升而喘，必静摄为宜，仿温肺汤，用辛温止嗽以定喘。淡干姜、五味（干姜、五味摄太阳而定喘，古人治嗽喘，必二味同用），桑皮（炙）、茯苓、潞参、甜杏仁、橘红、制半夏、款冬花、紫衣胡桃，数服喘呕俱定，十服全瘳。

贡。积年痰嗽，脉细形衰，动则疝气偏坠，病因肝肾久损，客冬心事操劳，身动即喘，痰嗽益剧，肉消骨立，是五液悉化为痰，偏卧不舒，是阴阳亦乖于用，所谓因虚致病、积损成劳候也。右脉沉数无力，左脉浮数无根，良由下元真气失纳，以致下引上急，吸入颇促而为短气，若不纳使归源，将下元根蒂都浮，喘嗽何由镇静，况证本肾虚水泛为痰，必非理嗽涤饮可效。奈何胆星、竺黄、芥子、芩、柏等无理乱投，不知顾忌。昨议服固摄之品，痰气较平，而脉象未改，是损极难复，维系不固，有暴脱之忧。今酌定晨服都气丸加参、术、远志、故纸，晚服肾气汤去黄、泻、丹皮、桂、附，加茯神、五味、杞子、沙苑子、莲子、枣仁。冀其气平而痰嗽自定。

李。喘由外感者治肺，由内伤者治肾，以肺主出气，肾主纳气也。出气阻而喘，为肺病，吸气促而喘，为肾病。今上气喘急，遇烦劳则发，不得卧息，必起坐伏案乃定，近则行步亦喘，是元海不司收纳之权，致胶痰易阻升降之隧，急急摄固真元。熟地炭、牛膝炭、茯神、五味、黄肉、补骨脂、莲子（俱炒）。数服颇安。

岳。少年体质阴亏，兼伤烦劳，脉虚促，热渴颊红，痰血喘急，速进糜粥以扶胃，食顷喘定，证宜清调肺卫、润补心营。甜杏仁、阿胶（烊化）、沙参、川贝、茯神、枣仁、麦冬、石斛、蒌仁、黄芪（蜜炒）。三服脉匀证退。继进燕窝汤，嗽喘悉止。治以培土生金，潞参、山药、炙草、玉竹、五味、茯神、杏仁、莲子、红枣，食进。丸用加减都气而安。

服侄。初春脉左弦长，直上直下，喘嗽吐红，梦泄。冬阳不潜，足少阴经与冲脉同络，阴虚火炎，气冲为喘，络伤为血，乃元海根蒂失固。医者不知纳气归原，泛用归、芪、术、草，证势加剧，寒热咳逆，血升气促，冲脉动诸脉皆动，总由肺肾失交，急急收纳，务令阳潜阴摄。阿胶（烊化）、牡蛎（醋煅）、龟板（酥炙）、龙骨（煅）、五味、山药、高丽参、茯神、枣仁、坎气（焙研）。数服嗽平血止，去坎气，加青铅，冲气亦定。

倪。年近七旬，木火体质，秋嗽上气喘急，痰深而黄，甚则不得卧息，须防晕厥。治先平气定喘。蜜桑皮、苏子、杏仁、川贝母、茯神、瓜蒌、百合。二服后，加白芍、麦冬。述旧服两仪膏痰多食减，今订胶方，减用熟地（砂仁末拌熬晒干）四两、高丽参一两、茯苓三两、甜杏仁（炒研）五两、莲子八两、枣仁一两、枇杷膏四两、燕窝两半、橘红八钱、贝母一两、山药三两、阿胶一两，各味熬汁，阿胶收，开水化服。

某。肾不纳气则喘息上奔，脾不输精则痰气凝滞。今痰哮不利，呼吸颇促，病本在脾肾，而肺胃其标也。由冬延春，脉候若断若续，忽神烦不寐，语谵舌灰，虚中夹温，治先清降。杏仁、瓜蒌、象贝、茯神、潞参，菖蒲汁冲服。一剂嗽定得寐，舌苔稍退，进粳米粥，喘息乃瘳，脉见虚促，急用纳气归原，冀根蒂渐固。高丽参、五味、牛膝炭、远志、茯神、杞子、莲子、牡蛎粉，六服。间用七味地黄丸而安。

堂弟。肺主出气，肾主纳气。今肾少摄纳，时交惊蛰，阳气大升，两关尺通滑兼弦，气由冲脉逆冲而上，子夜阳动，喘嗽汗泄，必起坐不能安卧，皆真元不纳之咎。屡用参芪保固，肺脾既属不济，即用知柏，名为滋肾，岂能骤安。仿叶氏镇摄法，青铅三钱、牡蛎（煅研）、钱半、茯神三钱、五味八分、炮姜四分、远志（炒炭）钱半、故纸（盐水炒）一钱。三服气平喘止，饮食大进，弦脉顿减，后用峻补膏方得痊。

堂弟。呛嗽气急，脉弦数，适逢秋令，予谓此火刑金象也，当滋化源。以自知医，杂用梨膏止嗽，予谓非法。入冬寒热间作，厥气冲逆，灰痰带红，良由阳亢阴亏，龙雷并扰，冬藏不密。今近立春，地气上升，内气应之，喘嗽势必加重，拟方阿胶（烊化）、山药（炒）各二钱，洋参、熟地（炒）、茯神、藕节各三钱，川贝母（炒研）一钱，甜杏仁（炒研）钱半，枣仁（炒研）八分，五味五分。数服颇效。又五更服燕窝汤，晚服秋石汤，降虚火而喘定。

以上出自《类证治裁》

方南薰

蔡耀南，临邑武夫也。善修养，能使口中津液送至丹田，气血流走周身，上贯泥丸，满而不溢，故生平无病。居乡偶感风寒，医者不察，投以麻黄、桂枝一剂，遂扰动元气，喘息抬肩，逆呃不止，迁延七日，来省求治。予诊其脉，幸而未散，因用高丽参二钱以益气，熟地八钱以滋阴，炒枣仁以收心气之散，山茱萸以收肝气之散，炒白芍以收脾气之散，北五味以收肺气之散，益智仁以收肾气之散，龙骨、牡蛎、龟板以潜入阴分，连服三剂，呃声渐减。再加白术、茯苓以镇中州，由是周身之气翕然归根，呼吸如旧。

同乡魏姓少妇，偶沾感冒，请医服表药二剂，因用细辛太重，开发肺窍，扰动少阴，以致气出如喷，饮食不下。迎余视之，见其面色怫郁，手足掣跳，难以定诊。少顷，病势少懈，诊之脉上涌无根，未几复喘，此时纵用药得当，滴水不能吸受，可若何？别思良法。令将秤锤烧红焠醋，使酸气入鼻，稍宁片刻，庶几煎药可入。如法行之，气促略平，随用洋参二钱、五味二钱、麦冬一钱、炒白芍一钱五分，极力收敛，二剂而安。

以上出自《尚友堂医案》

抱灵居士

一中年，舟上受风，面肿。曾服解表利水顺气之品，屡服牵牛、甘遂之类，泻黄水而消。数月气虚作喘，五更泻二三次，以补中益气、济生肾气不效，气上喘咳，足胀，溺多，脉虚大、关数小，此脾肾两虚、气不归原也。以熟地、淮山、牛膝、故纸、炙草、沉香、青铅、归、麦、味、桂、附，三剂，喘定，五更泻四次，口干；以前方加寸冬则烦，溺多便频；以四神丸不效；以八味去泽、苓、丹，加益智、五味、故纸、牛膝、青铅，三剂好，夜发热，视灯光有碗大，咳甚，此助阳阳不回，而阴又亏也，法在不救。后或虽用十全归脾养荣之类不应，终至发笑而危，则心火之炎可知。

《李氏医案》

顾德华

张。前进养血平肝法。哮发减轻过半，脉息左数右弦，心中似乎烦扰，寐不安，癸水将至。营虚血热，再防反复，当加意养金水为妙。

乌犀尖一钱五分　细生地四钱　杜苏子五分　秦艽一钱五分　羚羊角一钱五分　瓜蒌皮三钱　莱菔子一钱五分　白薇一钱五分　川贝母三钱　银杏肉三钱　左金丸五分

又诊：喘哮每发于经至之前，营虚显然矣。今值癸水将至，其病必发，无外感可驱。急先存阴平木，兼以治风先治血法，冀能由渐转轻为幸。

羚羊角二钱　广郁金五分　焦杏仁三钱　归身一钱五分　细生地四钱　瓜蒌皮三钱　怀牛膝二钱　赤芍五分　秦艽一钱五分　川贝母三钱　银杏肉三钱　左金丸五分

《花韵楼医案》

蒋宝素

《内经》无哮喘之名，有肺痹、肺壅、息奔之旨。《难经》有肺积、息贲之论。《金匮》有胸痹、短气之条。后世又有呷嗽、齁𫛛、𫛛𫛛诸证，皆其类也。由于先天不足，酸咸甜味太过，为风寒所袭，幻生痰饮，如胶如漆，为窠为臼，黏于肺系之中，与呼吸出入之气搏击有声。起自幼年，延今二十余载，终身之累。现在举发，疏解豁痰为主。平复后，脾肾双补为宜。

淡豆豉　紫苏子　桑白皮　款冬花　苦杏仁　制半夏　陈橘皮　海螵蛸　白螺壳　银杏

四进疏解豁痰之剂，哮喘已平，浊痰亦豁。自当培补脾肾，以求其本。褚侍中、李东垣补脾肾各有争先之说，莫若双补并行不悖为妙。即以《医话》脾肾双补丸主之。

人参　黄芪　冬白术　当归身　炙甘草　制半夏　陈橘皮　云茯苓　广木香　酸枣仁　远志肉　大熟地　粉丹皮　建泽泻　怀山药　山萸肉

水叠丸。早晚各服三钱，滚水下。

脉来滑数，数为热，滑为痰，痰热郁于肺中，清肃之令不降，哮喘痰鸣，巅痛，唇干舌燥，溲浑，食减。宜先清肃肺金。

南沙参　桑白皮　地骨皮　苦杏仁　甜桔梗　生甘草　自知母　黄芩　羚羊片　活水芦根

清肃肺金，已服三剂。哮喘稍平，痰声渐息，数脉渐缓。饮食未畅，溲色未清，巅顶犹疼，唇舌仍干。原方加减。

北沙参　大麦冬　甜桔梗　羚羊片　黄芩　白知母　生甘草　甜杏仁　活水芦根

原方加减，又服四剂。饮食较进，哮喘大减，巅疼、唇燥、舌干俱已。惟溲色犹浑，值暑湿司权，金令不肃，移热州都，仍宜清上。

北沙参　甜杏仁　天门冬　大麦冬　甜桔梗　生甘草　川贝母　瓜蒌皮　白知母　黄芩　活水芦根

清上之法，又服六剂。溲色已清，诸证悉退，眠食俱安，形神复振。哮喘既平，自宜清补，近交秋令，最得时宜。仍以清上为主，实下辅之。

南沙参　北沙参　天门冬　大麦冬　白知母　川贝母　大熟地　大生地

水叠丸。早晚各服三钱。

哮喘虽有伏风，总是湿痰盘踞脾肺曲折之处，回搏经络交互之间，岂铢两之丸散所能窥其繁牖，故前哲在立秋前后，用攻剂捣其巢穴，今值其时，拟三化汤下之。

生大黄　朴硝　枳实　川厚朴　羌活　皂角炭

连进三化汤，大下痰涎、结粪盈盆，哮喘立止。宜戒酸、咸、甜味。再以《医话》阳和饮加减为丸，以善其后。

大熟地　麻黄　怀山药　山萸肉　鹿角霜　人参　白芥子　油多肉桂　制附子　赤茯苓　猪牙皂角　白枯矾

水叠丸。早晚各服三钱。

喘在子、丑、寅之时，阳气孤浮于上可据。法当纳气归原，导龙归海。金匮肾气加味主之。第肾不纳气，本是危疴，多酌明哲。

大熟地　粉丹皮　建泽泻　怀山药　山萸肉　赤茯苓　制附子　上肉桂　人参　车前子　怀牛膝　鹿茸

连进金匮肾气加减，喘促渐平，脉神形色俱起，肾气摄纳有机。肾乃立命之根，阳无剥尽之理。纳气归原，导龙归海，前哲良规，依方进步。

大熟地　怀山药　山萸肉　赤茯苓　怀牛膝　制附子　油多肉桂　当归身　枸杞子　人参　鹿茸

金匮肾气加减，又服六剂，喘促虽定，反觉痰多。痰即肾水津液，脂膏所化，犹乱世盗贼，即治世良民，法当安抚。且金匮肾气能治痰之本，依方加减为丸，以善其后。

大熟地　怀山药　山萸肉　赤茯苓　菟丝子　制附子　油肉桂　怀牛膝　鹿茸　当归身　枸杞子　人参

水叠丸。早晚各服三钱，淡盐汤下。

以上出自《问斋医案》

曹存心

年逾古稀，肾气下虚，生痰犯肺，咳喘脉微，当与峻补。

金水六君煎（麦、地、橘、夏、苓、草）合生脉散，加桃肉。

另八仙长寿丸、肾气丸。

原注：补命门之火以生土，清其生痰之原，则肺之咳喘自宁。煎方金水六君煎以治脾肾，生脉以养肺，桃肉以补命门。其奠安下焦之剂，另用丸药常服，斟酌可谓尽善矣。

气喘痰升，胸痞足冷，是中下阳虚，气不纳而水泛也。已进肾气汤，可以通镇之法继之。

旋覆代赭汤去姜、枣，合苏子降气汤去桂、前、草、姜，加薤白、车前、茯苓、枳壳。

诒按：于肾气后续进此方，更加旋、赭以镇逆，薤白以通阳，用意极为周到。

交冬咳嗽，素惯者也。今春未罢，延及夏间。当春已见䟽肿，入夏更增腹满，口燥舌剥，火升气逆，右脉濡数，左脉浮弦。风邪湿热由上而及下，由下而及中，即经所云：久咳不已，三焦受之，三焦咳状，咳而腹满是也。际此天之热气下行，小便更短，足部尚冷，其中宫本有痞象，亦从而和之为患，用药大为棘手。姑拟质重开下法，佐以和胃泄肝之品。

猪苓　鸡金　白术　石膏　寒水石　雪羹　肉桂　枇杷叶

原注：风邪归并于肺，肺气素虚者，由肺而陷入于脾，尚是一线；加以口燥舌剥，阴虚有火之体，更属难治。用河间甘露之意，质重开下，方则极妙，未识效否？

诒按：病情纷错，实难着手，以桂苓法增减出之，已属苦心经营。特于痞满一层，尚恐与两石有碍，方中茯苓、滑石，似不可少。

寒热后咳嗽痰浓，头疼口渴，舌红脉数，大便溏泄。冬温之邪郁于肺分，而从燥化，当泄之清之。

葳蕤汤（葳蕤、石膏、青木香、薇、麻、芎、葛、羌、草、杏）。

原注：此冬温咳嗽也。麻杏开泄外罩之凉风，羌活、葛根佐之；石膏清内伏之温热，白薇、玉竹佐之。冬温必头痛便泄，青木香治便泄之药也。病比伤寒多一温字，方比麻黄去桂枝一味，加入石膏以治热，有因方成珪遇圆为璧之妙。

诒按：此病即见痰脓口渴，则已有邪郁化热之征。方中羌、防、葛根，似宜酌用。

寒必伤营，亦必化热，咳嗽不止，呕吐紫血，咽中干痛，苔白边青，脉紧而数，近更咳甚则呕，气息短促。肺胃两经皆失其清降也。郁咳成劳，最为可怕。

荆芥　杏仁　紫菀　桑皮　地骨皮　苏子　麦冬　金沸草　玉竹

再诊：白苔已薄，舌边仍青，痰出虽稀，咳逆未止。观其喘急呕逆，多见于咳甚之时。正所谓肺咳之状，咳而喘；胃咳之状，咳而呕也。

桑皮　骨皮　知母　川贝　淡芩　浮石　桔梗　甘草　紫菀　麦冬　芦根　莱菔汁

原注：风寒之邪，郁于肺胃，久而化火，遂至见血，先用金沸草散、泻白散，以搜剔其邪。第二案即加入芦根、知母，清营中之热。用法转换，层次碧清。

诒按：此证先曾吐瘀，加以舌边色青，似有瘀血郁阻。方案中何以并不理会及此！

伤风不醒，咳嗽呕恶，所见之痰，或薄或浓，或带血色。左关脉独见浮弦且数，小有寒热，此损证之根也。千金法治之。

苏叶　党参　川连　乌梅　橘红　川贝　柴胡　杏仁　桑皮　地骨皮

原注：此用柴前连梅煎意，千金法也。咳嗽由来十八般，只因邪气入于肝，即是此方之歌诀。此方效，转方加竹茹一味。

诒按：弦数独见于左关，故知其病专在肝。

咳嗽吐出青黄之痰，项强恶风音铄，寒热分争，是名劳风。服秦艽鳖甲而更甚者，当进一层治之。

柴前连梅煎（柴胡、前胡、黄连、乌梅、薤白、猪胆汁、童便、猪脊髓）。

附：秦艽鳖甲煎（秦艽、鳖甲、地骨皮、柴胡、青蒿、归身、知母、乌梅）。

再诊：进前方咳嗽大减，所出之痰，仍见青黄之色，身热虽轻，咽中苦痛，脉形弦细数。风邪未尽，中下两虚，制小前方之外，参入猪肤法，一治身热，一治咽痛。

柴前连梅煎合猪肤汤，加党参、花粉。

原注：此方治伤风不醒成痨，比秦艽鳖甲又进一层。其见证每以咳吐黄绿青痰为据。

咳嗽，时盛时衰，粉红痰后变为青黄，劳风之根也。

柴胡　前胡　乌梅　川连　薤白　童便　猪胆汁　猪脊筋

诒按：童便易秋石甚妙。

再诊：进劳风法，咳嗽大减，红痰亦无。但痰色尚带青黄，左关脉息弦硬不和，肝胆留邪容易犯肺胃俞也。毋忽。

麦冬　沙参　淡芩　炙草　白芍　川贝　青黛　广皮

原注：此方极玲珑，先生用之每灵。大约风喜伤肝，风郁于肝，久而不出，必有青黄之痰，所谓劳风是也。

诒按：先生案中治劳风一证，必用柴前连梅煎，自云法本千金，用之神效。查《千金方》所载劳风治法，及所叙病原，与此不同，即所用之柴前连梅煎，仅见于吴鹤皋《医方考》，《千金方》中并无此方，先生偶误记耳。

右脉弦滑而数，滑为痰。弦为风，风郁为热，热郁为痰，阻之于肺，清肃不行，咳嗽自作。

金沸草　前胡　半夏　荆芥　甘草　赤苓　川芎　枳壳　紫菀　杏仁　桑白皮　蒌皮　竹沥

原注：方中芎、枳二味，是升降法也。必有一团寒风化热，郁闭于肺，用芎之升，枳之降，以挑松其火；若火重者不可用，有阴火者更不可用，恐火升则血易动耳。

诒按：此金沸草散去麻、芍，加芎、枳，以挑动之，菀、杏以宣泄之，桑、蒌以清降之。细玩其加减，可识其心思之细密，用意之周到矣。按语亦简练老洁。

晨起咳嗽，劳倦伤脾，积湿生痰所致。久而不已，气喘畏风，金水因此而虚，补中寓化，一定章程。现在身热口干苔白，脉息细弦而紧；紧则为寒，寒风新感。必须先治新邪，权以疏化法。

香苏饮合二陈，加枳壳、桔梗、杏仁、通草。

又接服方：

麦门冬汤合二陈，加旋覆、冬术、牛膝。

诒按：此即六君加麦冬、旋覆、牛膝也，恰合脾虚有湿痰，而伤及金水者之治。

《内经》云：秋伤于湿，冬生咳嗽。喻氏改作秋伤于燥，冬生咳嗽。岂知初秋之湿，本从夏令而来，原为正气，若论其燥，则在中秋以后，其气亦为正令，二者相因，理所固然，势所必至。仲景早已立方，独被飞畴看破，今人之用功不如古人远矣。

麦冬　半夏　甘草　玉竹　紫菀　泻白散

原注：此麦门冬汤也。先生以肺燥胃湿四字提之，故此案以燥湿二字为言。

去冬咳嗽，今春寒热，至秋令而咳嗽或轻或重。惟喉痒则一。所谓火逆上气，咽喉不利，此等证是也。最易成痨，未可以脉未促，气未喘为足恃。

麦门冬汤合泻白散，加橘红、茯苓、甘草、玉竹。

再诊：内热已除，咳嗽亦减。气火之逆上者，渐有下降之意。静养为佳。

前方加枇杷叶。

原注：此病必有舌苔，而不夜咳，所以与四阴煎证有异。

肺经咳嗽，咳则喘息有音，甚则吐血；血已止，咳未除，右寸脉息浮弦，弦者痰饮也。良以饮食入胃，游溢精气，上输于脾，脾气散精，上归于肺；而肺气虚者，不能通调水道，下输膀胱，聚液为痰，积湿为饮，一俟诵读烦劳，咳而且嗽，自然作矣。补肺健脾，以绝生痰之源，以清贮痰之器。

麦门冬汤合异功散，加薏仁、百合。

原注：此曲曲写出痰饮之所由来。用二陈以化痰，佐以薏米；用麦冬以养肺，佐以百合；用白术以健脾，佐以党参。味味切当熨帖，看似寻常，实是功夫纯熟之候。

诒按：以上数案，均是麦门冬汤证，乃燥湿互用之法。

以上出自《柳选四家医案》

憩岩杨。中虚湿热，生痰生饮，为咳为嗽，甚至为喘。喘出于肺，关于肾，肺病及肾，水失金之母也。如此日虚一日，而所患之湿热菀蒸于内，化热伤阴。溺黄、口干、口苦、苔白、脘痞、头昏耳闭、小有寒热等证继之于后，更觉无力以消。所以右脉虽空，其形弦大且数，左部虽沉，仅见弦急不舒。从肺肾立方，本属堂堂正正，无如湿热反蒸乎？

甘露饮去草，水泛资生丸，取炒香花生果肉煎汤代水。

复诊：寒热一除，精神有半日之爽，未几复蹈前辙。是湿邪尚盛为热，热又蒸湿，蒙其清窍。将前之减其补者，重乎清降。

大生地　麦冬　半夏　茵陈　西洋参　川斛　枳壳　苏子　枇杷叶　桑皮　通草　竹沥

《延陵弟子纪要》

何平子

气亏表弱，不时寒热，营络空虚，气喘火升，六脉不甚有力，须气阴兼顾。

真西党　北沙参　蛤粉炒阿胶　茯神　淮山药　制透于术　枸杞子　焙麦冬　橘白_{临服入化青}
盐少许

又方：连进补剂，并不膈胀作痛，不但营液有亏，表阳亦不固密。宜用重剂频补，庶乎
奏效。

西党参　熟地　茯神　炒枣仁　煅牡蛎　北沙参　怀膝　麦冬　川百合　藜肉三钱

肺气不足，痰喘频发。以密腠理降气，徐徐安痊。

炙黄芪　沙参　熟地　款冬　杞子　苏子　橘白　麦冬　半夏　桑叶

复诊：元气久虚，咳喘频发，此非外感，可用丸子调理。

炙芪　麦冬　淮膝　牡蛎　真白前　沙参　甘菊　橘白　云苓

丸方：炙芪　麦冬　法夏　淮膝　杞子　熟地　五味　橘白　牡蛎　胡桃霜

中虚挟湿，湿化为热，以致气喘肉削，右脉滑数。先用健脾分理，再进温补。

生于术　云苓　款冬　生米仁　石决明　法半夏　苏子　橘红　小郁金

接方：西党参　法半夏　茯神　新会皮　枸杞子　生于术　益智仁　菟丝子　牡蛎　胡
桃肉

复：气虚火微，多痰喘逆，纳食无味，亦属下焦真火不充也，仍拟培土助元阳法。

制于术　菟丝子　甘杞子　橘白　茯神　西党参　法半夏曲　款冬花川贝

丸方：西党参　菟丝子　甘杞子　半夏曲　橘白　制于术　茯苓　五味肉　麦冬　淮膝
沉香末　干河车　淡蜜水泛丸

元阳气亏，兼之喘逆，右脉洪数，金水交亏也，甚为棘手。

自注：并有疝气。

真西党三钱　北沙参二钱　枸杞子二钱　橘白一钱　牡蛎煅五钱　大熟地四钱　麦冬肉二钱　炒淮
膝二钱　川百合三钱　枇杷叶钱半　胡桃肉二个

喘咳稠痰转剧，咽痛脉弱，此非有余之火克金，乃气虚肝液亏也。若再投凉剂，必至脾胃
困败矣。须重剂滋补，图其奏效。

大熟地　川贝　橘白　焙麦冬　茯苓　制于术　枸杞　天竺黄　淮山药　建莲

膏方：党参　于术　枸杞　燕屑　北沙参　熟地　茯苓　枇杷叶　胖海参　建莲肉

煎汁去渣，另研川贝粉一两、百合粉一两、沉香末三钱、人中白三钱，同入收膏。

以上出自《壶春丹房医案》

费伯雄

某。痰火内郁，风寒外束，哮喘发呃，脉滑舌腻。化痰肃降。

蜜炙麻黄三分　苏子霜一钱　杏仁三钱　橘红一钱　法夏二钱　象贝三钱　蒌仁三钱　赭石三钱
旋覆花二钱,包　海浮石三钱　桑皮三钱　款冬二钱　杷叶三钱,炙　沉香三分

某。素有哮喘之疾，近因外邪触发，痰稀，脉细。寒湿之邪，非温不解，桂枝合六安煎

加减。

西桂枝三钱　中朴一钱,姜炒　制半夏一钱半　白芍一钱半,酒炒　当归二钱　茯苓三钱　炙草四分
炙紫菀一钱半　上沉香三分　杜苏子二钱,炒　旋覆花一钱半,包　浮水石三钱　生姜一片　大枣一枚
枇杷叶四钱,去毛,蜜炙

某。风痰堵塞肺之小管,而为哮喘。痰鸣气不能降,夜不能睡,脉象浮滑。治当三子养亲汤加味调之。

苏子霜一钱　白芥子一钱　莱菔子三钱　法夏二钱　赭石三钱　旋覆花一钱半,包　枳实一钱　陈皮
一钱　桂枝四分　马兜铃三钱　茯苓三钱　炙草四分　沉香三分　竹茹一钱半

某。痰气哮喘,肺气不降,肾气不纳,脾多湿痰,呛咳而喘。宜扶土化痰,降纳气机。

家苏子　制半夏　橘红　瓜蒌仁　象贝　桑皮　郁金　怀牛膝　云苓　杜仲　生熟苡仁
甜杏仁　补骨脂各三钱,核桃拌炒　沉香三分

某。气喘汗流。宜酸甘化阴。

旋覆花一钱半,包　怀牛膝二钱　人参五分　麦冬二钱　五味四分　杜仲三钱　象贝三钱　杏仁三钱
牡蛎三钱,煅　补骨脂一钱　橘红一钱

某。肺胀而喘,欲卧不得,面红流汗,系肾气不纳故也。

川贝三钱　潼白蒺藜各三钱　五味子十粒　天竺黄二钱　牡蛎四钱,煅　伽楠香四分

以上出自《费伯雄医案》

李铎

吴氏妇,年四十余,气喘而急,咳嗽痰鸣,稠痰带红,胸胀而痛,不能倚卧,面色暗瘁,唇淡白,昏冒闭厥,脉细欲绝。以脉象形色而论,似属产后虚损之证,据所见病候,又是热积痰凝之状,询其家人辈,述因郁气及嗽久服糖食过多,以为顺气化痰。讵知水橘糖食助热生痰,且甘能令人满,是以食下即满闷,此际本元固虚,而标证更急,当舍脉从证治,加味四七汤。

杏仁　半夏　川朴　茯苓　苏子　香附　神曲　北沙参
竹沥一羹匙,姜汁一茶匙,入服。
又:昨方颇效,大吐稠痰,诸候渐平,爰议固本,兼治其痰。
高丽参　茯苓　沉香　苏子　橘红　半夏　神曲　厚朴　竹沥
此方服二帖,气顺痰下,食进病除。

东坑傅姓妇,年五旬余,论哮证之发,原因冷痰阻塞肺窍所致,故遇寒即发者居多。盖寒与寒感,痰因感而潮上也,此番加以食冷物糍果,犹滞其痰,肺窍愈闭愈塞,呼吸乱矣,脉亦乱,而哮自加甚。是以旬日来不能安枕,困顿不堪,时际严寒,虽拥衾靠火,难御其寒。非重用麻、杏、细辛猛烈之性不能开其窍而祛其寒,佐以半夏、厚朴、苏子而降气行痰,再加麦芽、神曲消食导滞,引以姜汁利窍除痰,连服四剂,必有效也。

此方服二剂，即能就诊而卧，可谓奏效之速，其子持方来寓云：乃母言药虽见功，而不敢再进，求易方。余晓之曰：麻辛虽猛烈，能发汗，一到此证，虽盛夏之月，屡弱之躯，不发汗，不伤气，何况此严寒冻栗之际，冷痰塞窍之病，非麻辛不能通痰塞之路，非诸苦降辛通佐使之味不能除冷滞之气，且既获效，又何虑焉。令其照方再服二帖，必痊愈。但不能即刈其根而不复发也，宜常服药，歼其痰伏之魁，拔其痰踞之窠，庶或能除其根耳。

肺腧之寒气与肺膜之浊痰，窒塞关隘，非猛烈药，何以奏效。寿山

余某，年六旬，气喘逾月，医用疏肺降气法不效。此病在肾，非肺胀实证，乃肾虚而喘也，议都气丸加附子、沉香、淮牛膝，十余帖而愈。

杨秉南，年五十余，面色鲜明为饮，脉息细沉为虚，气喘入暮加甚，明是浊饮上干。按饮为阴邪，阳虚不能旋降，冲逆不得安卧，当宗仲景真武法加减。

附子　川姜　茯苓　沉香　白芍　泽泻　山参

汪某，五旬有六，阳气渐衰，过服阴药，渐至气喘不续。昨用摄纳定喘之法，原以下元已虚，肾不纳气，痰饮随地气上升而作喘，依理应奏效，服之气更喘。细思浊饮自夜上干，填塞隧道，故阳不旋降，冲逆不得眠卧，于夜分更甚。法当通阳，议仲景真武加桂主之。

喘证之因，在肺为实，在肾为虚，此为喘证提纲。然实证宜分寒热，虚证宜分精伤气脱。

喘促者，气上冲而不得倚息也，当与痰饮咳嗽、哮证参看。寿山

余某，年五十余，形躯丰盛，病气喘。视其面色青如蓝，身汗如油，四肢逆冷，诊脉皆萦萦如蛛丝。与其子曰：病不及是夜矣，果如斯而逝。又朱家巷一车夫，东乡人，五鼓敲门请诊，脉沉于筋间，劈劈急硬如弹石，声如曳锯，鼻气有出无入，能呼而不能吸，此肾气绝也。余亦断以不出是夜死，次早果殁。

喘证之因，在肺为实，在肾为虚。此二证皆肾真已绝，气脱则根浮，吸伤元海，危亡可立而待。且《素问·五色生死篇》曰：色见青如草滋者死，黑如炱者死。又《世审治篇》曰：病不许治者，病必不治，治之无功矣。

分局罗巡丁，年四旬，形肥而长，素有喘病。三月间因差务驱驰，劳力冒风寒，喘甚气上冲而不得倚息者月余，服药不效，形容暗瘁，不能食，余诊得右脉虚滑，左沉细，所喜手足温暖（若四肢逆冷不治），初以附子、麻黄、杏、朴、苓、半、甘草、桂枝、生姜煎服，气略平（以此先治外邪）。因其痰饮甚多，投椒、附、桂、苓、半夏、甘草，生姜通阳祛饮，不应，而声如曳锯，形状甚危，复诊得石脉，虚滑无力，与七气汤（高丽参、当归、肉桂、炙草）合青娥方（故纸、胡桃），一帖，喘急大减，再剂喘定气平，即能着枕正偃，并可纳食，令其层进数剂寻愈。

陈修园曰：喘者气上冲而不得倚息也，有内外虚实四证，外则不离乎风寒，内则不离乎水饮，实则为肺胀，虚则为肾虚，宜分别治之。余按此证，虚兼内外，治分次第，归根于虚。以七气合青娥方，内有参能定喘，而带皮胡桃则敛肺气，故如此效也。

李，六五，脉来大旺，冬令非宜，且老人脉宜缓弱，亦忌燥亢，惟喜尚有根，不同阳脱之候。外证喘促头晕，小便频多，虽老年人常态，而总宜温理下焦，以固真阳。

附子　焦术　盐沉　白蔻　胡巴　固脂　益智　小茴

晚进黑锡丸三钱。

又，前剂有效，足微温，理下焦不谬，盖下焦乃阴阳之道路，元气之所藏。一病虚冷，则肾气不能归原，必泛逆而见诸证。兹则脉象渐平，然总近亢燥，须得温以培固，重以敛镇，使肾气有归，而真阳不越，乃为正治。

附子　白术　吴萸　川椒　胡巴　固脂　上桂少许　益智　黑锡一大块，煎　牡蛎

以上出自《医案偶存》

浅田惟常

余治一男子喘证，遇夏季必作，冬时反愈，与他人患喘证者相别，青龙法投之不效，香薷合六一散投之即愈。以治暑证之药治喘，盖其喘实因暑而起也。所以治病必求其本谓可信。征韩一役，患喘者甚多，青龙法皆不效，惜乎未谛审及此。

一老人痰喘气急有癥瘕，细柳安以为劳役，与补中益气汤，痰喘益剧。余诊曰，此人性豪强，壮年起家，故肝郁生癥，加之水饮聚结以为喘急也。乃与宽中汤加吴茱萸。病安后感寒为下利，因与真武汤利止。以四逆散加薯蓣、生芐全愈。

以上出自《先哲医话》

徐守愚

剡西太平镇邢匡超日晚脉沉弦有力，按久不衰，乃阳气郁伏，不能浮应卫气于外，一得水气上逆，而喘咳呕哕所由作焉。早晨脉沉弦而紧，按之稍缓，乃阳气式微，不能统运营气于表，则阴盛生内寒，而腹痛、泄痢所由生焉。昼夜而分两脉，病机乃致。叠变并进补药，虽有小效，而根株终不拔，法宜大开大阖，使上下一气，庶沉疴可去。暂用仲圣小青龙，放胆服之，俾阴阳交而水饮涤，便是效验，无须云虚损忌此方也，独惜用之不早耳。

据述此病自三月初起咳嗽痰多，医者咸谓火盛刑金，不知其为饮邪滔天也。日以沙参、麦冬、紫菀、款冬花之类用事。不及一月，渐加微寒微热，饮食减少，乃阴盛阳衰所致，正与阴虚火旺之病相反。医者见其发热也，以为阴虚，用景岳熟地，佐当归以滋阴；一法见其恶寒也，以为阳虚，用人参配甘草以补阳；一法其方以大补元煎为主，自行加减，服至数十剂而呕、哕、泄痢因之丛生，后迭更数医，俱以六味丸为主。有加知母、黄柏以清金降火者；有加东参、麦冬以润肺止嗽者；有加龟板、驴胶、柴胡、白芍，肝肾同治以祛寒除热者。自夏至冬，纷纷杂投，意欲求安，而不知速使之危也。迨余诊时，而喘咳、呕哕、泄痢、腹痛，病根已固而命根已斫，谓之痨瘵，夫复奚辞？宜先用小青龙汤数剂，俾饮涤、胃开，然后进以温补。才投一剂而诸证果得稍减，本可续进，以尽其能。无如其兄某，粗知医理，谓证属虚损，不可再投。不知余小青龙汤取其涤饮之中，兼交阴阳。以虚损有交阴阳之法，姑置不与论，默计此法乃一傅众咻，其证必九死一生。医者当此正跋前疐后，实有无可如何之势。凝思良久，谓其兄曰："参

芪建中汤加五味子，接服二十剂，至立春后，叩谐复诊何如？"时岁聿云暮，归心如箭，只图脱身，非真望其有济也。谁知其兄此方亦不合意，谓桂枝辛散，力专横行，干姜辛热太过，恐致涸阴。满口俗论，不明经旨，而仲景立方之旨茫然不知。余卸去后，闻医仍以麦冬、川贝、龙骨、牡蛎、玉竹、东参等味，谓不寒不热，大有殊功，其兄从之。自是而参芪建中视为鸩毒，不复入口矣。越二旬立春节交，病者身冷汗出五日而气乃绝。若是证始终以纯阴之药，枉其归阴，或亦劫运使然。匡超有知，其果瞑目于地下否耶？嗟嗟！昔喻嘉言有云：时医世界，一曝十寒，难与图成。大抵以此。

嵊城盐业店主汪某，年臻六旬之日，四肢浮肿，气喘下痢，是脾、肺、肾三经为病，固非轻渺。然揣目下病情，总由饮邪盘踞，水气上逆，而喘息、便痢诸证因之叠起。按脉迟弦，迟则为寒，弦则为饮，显有明征。昔仲圣谓饮邪当以温药和之，愚见以熟附配生姜一法专务于此，极处逢生，理固有诸，倘得饮邪一涤，而诸证从此渐平。亦即子贡存鲁霸越灭吴之意。淡附子三钱、生姜（捣冲）三钱、潞党参三钱、姜半夏二钱、桂枝二钱、木瓜一钱、广皮一钱。

此证前医用金匮肾气丸，接服十余帖，非第无效，渐且加喘加痢。后更医改用金水六君，数剂又不效，技穷卸去，金日不治。余方服四剂而渐渐向安，至十余剂乃得坐卧自如，周旋户庭。而元气终不能复。以人生年五十一脏衰，况花甲已周者乎？带病延年，夫复何望？

剡城潘蕙亭在嵊业盐，余亦熟识。体质虚弱，平日常需药饵。近因辛苦而喘大作，时某不究其原。猥云，肺感风寒，肺气不得升降故喘，用杏仁、薄荷、苏子等味以治之。不知肺与大肠相表里，其人患痔多年，一开肺则气虚而痔遂坠痛不堪，喘亦渐加，伊谓气虚下陷，非升提不堪，用补中益气不效；又谓肾不纳气所致，改用崔氏八味丸加沉香与之。只知喘由肾阴之虚，而不知其为肾阳之寒也，服后喘益甚，几至于死。余诊其脉沉弱，按久愈微，舌苔厚白而两边带灰，显然阴象可睹。先以苓桂术甘汤加干姜与服数剂，而喘减半，得进稀粥，再以真武汤加杞子、桂枝，接服五剂而喘乃除，胃亦渐开，惜勉强行走，数武力不能胜，头汗即出，怯证已成，为之奈何？时岁将暮矣，归期在即。伊求调治方药，余乃书一参芪建中汤，嘱服二十剂，不见变动，可卜无虞。不意越二旬节交立春，其喘旋发，不数日而逝。是知病愈而元不复者，势必至此。

王泽韩林松，六脉细微，肿胀所忌。平素喘息多痰，至今更加大腹胀闷，腿肿如斗，膞大如升。壮者患此已属可虑，况年臻花甲有余者乎？由病证而察，病情总因天道不下济，地轴不上旋，上下浑如两截，有似否卦之义。所以肺气逆而喘作焉，脾气窒而胀成焉，肾气寒而水聚焉，脾肺肾三脏俱病，明系棘手重证。治宜开天户，转地轴，使上气下济，下气上旋，复天地运行之常。庶几喘由此平，胀由此宽，水由此行。医理如是，但不知效之所奏何如耳？方用消水圣愈汤加生薏仁。

附子一钱五分　桂枝二钱　麻黄一钱　知母三钱　生姜三钱　大枣三个　甘草一钱　薏苡仁四钱

剡西崇仁镇史美林，年臻五旬。夜间赤身立阶下撒小尿，偶尔感冒，次日即身热咳嗽，日夜危坐，不得就枕。所谓外感之喘多出于肺，尔时用麻黄、桂枝峻散可愈。乃医者因其平素体质虚弱，而用苏杏轻剂不效，改投参附温补而病遂增。后延裘小山、周渔帆二先生，一用赭石旋覆花汤，一用半夏泻心汤。喘得稍平而满口白苔，板实如故。其间邀余数次，适往烟山，越十余日余归。复邀诊脉，右关息止，左寸见结，而舌苔又板白如雪，是火不制金，心气绝而肺色乘于上也。法在不治，然病者望余救药已久，余怜其一息尚存，勉用小青龙汤折为小剂与服，倘肺气一开，得复外降之常，便有生机，此亦医家婆心则然耳。服药后，至半夜渐可着枕，定属向安。不意次朝顽痰上壅，顷刻而逝。可知病危至此，医者慎勿幸愈为心，贪功而招杀人之谤也。谚云：送终难过，信然。

以上出自《医案梦记》

吴达

甲申春季，诚济堂王耀庭兄请诊。诊得脉象浮大无伦，两尺沉伏，舌有薄白之苔，平铺满布，咳痰盈碗，喘息肩耸，喉声煦煦然，气短语言不续，小便点滴不通，起卧均不适，举家惶然。余以为湿痰中郁，外感风邪也。大凡人有外邪感冒，初起必有白苔满布舌边，至于舌边无苔，湿苔在中而毛，此乃外邪渐解，或系久病变象。至于杂证，舌苔变现无定，又不能拘泥，不得与外感初起之舌并论也。此证因时交春令，外感风邪，皮毛闭郁。缘风为阳邪，鼓动营卫，触其当令之木火，风火相击，湿痰在中，又因风火冲击而升，不得下降，以致风、火、湿三邪，共犯肺胃，是以异常喘急，证情危险矣。治法用薄荷、前胡、半夏、杏仁、橘皮、淡芩、泽泻、苡仁、石斛、滑石、生草等。一剂平，二剂愈。

《医学求是》

徐镛

郡城西门外奚藕庄客幕于外，上年道途受热，曾患喘嗽，服自便而愈。今复患喘嗽，投自便而加剧。医亦概用清肺补肺，终不见效。自疑为阴虚重证，彷徨无措，遂延余诊。余为脉象见紧，似数非数。前患暑热，故自便可愈，今患寒邪，故反增剧。用小青龙汤而愈。

《医学举要》

温载之

葛味荃署忠州刺史时，于夏日半夜，忽患汗喘吐泻之证。余时任汛事署，在城外。俟天时，延余诊视。其脉浮无力，大汗大喘，吐泻兼作，腰疼欲折，其势甚危。署中有知医者，已拟用藿香正气散，窃幸煎而未服。余谓："此证系由肾水上泛，真阳外浮。若服散剂，必至暴脱。况夏日阳浮于外，阴浮于内，乃真阳外浮之证。并非感冒实邪，正气散断不可服。"即用真武汤招阳镇水，汗喘自止。一剂喘汗俱平，二剂吐泻皆止。随用温肾固脾之药调理而愈。

联军门星阶镇重庆时，余隶麾下，有疾皆令余治。优礼有加，赏识逾分。委权巴汛，四历星霜，感恩知己，兼而有之。嗣奉督宪饬回忠州本任。乙亥冬，忽患痰喘之证。医家误认肾虚作喘，概用滋阴补肾之剂，其喘愈甚。渝城不少名医遍延，无效。气息奄奄，众皆束手。不得已，飞函赶余回重医治。来使舟行下流如飞，一昼一夜即到。但忠距重陆路八站之遥，兼程而进，恰只四朝。到时晋谒，见其人事恍惚，痰声如锯，气喘吁吁。诊其六脉沉迟，四肢冰冷。此乃水泛为痰，阴霾用事，何堪滋阴之腻？如再稍迟，必气高不反矣。余即用真武汤回阳镇水。连服二剂，随得厥回气平。继用苓桂术甘及六君子汤调理而愈。

章云亭年届古稀，冬日患吼喘咳嗽。医谓肺虚水亏。概用补肺滋水之剂，愈服愈剧。甚至喘息胸高，不能睡卧，每夜坐以待旦，自分必无生理。其子求余诊治。审其脉现沉紧。乃寒入少阴，水气凌肺。宜用小青龙汤以温散寒邪。其子见有麻黄、细辛，恐其年老不胜药力。余曰："此方乃和解之剂，有开有合，非大散之品。常云有病则病当，非此方不能平其喘咳。"其疑始解，煎而服之。次日，喘平咳止，身始安枕。随用温平之剂，调理而愈。今人一见麻黄，畏其大表。至于羌活气味雄壮，全不畏忌。殊知麻、细二味，仲景伤寒各方屡屡用之，皆由医家误用与病相反，是以病家畏惧。由其未读《神农本草》，不谙其性耳。犹如正人身负恶名，岂不冤哉？

以上出自《温病浅说温氏医案》

汪廷元

方赞武兄暑月病哮，从淮来扬就医，喉中痰喘，汗出不辍，夜不能上床而卧，医莫能疗。切其脉，右寸浮滑，尺中带洪。因思哮之为病，发时固宜散邪。今气从下逆上，行动则喘甚。盖病久则子母俱虚，肾气不能收摄，亦上冲于肺，是虚为本，而痰为标耳。用人参、熟地黄、北五味、橘红、阿胶、半夏、茯苓，治之不半月而平。

《广陵医案摘录》

许恩普

吴燮臣司业父刑部毓春公咳喘呃逆，延余诊视，脉七八至，将绝之候。服殿撰陈冠生方石膏、黄连多日，以至此剧。余拟肾气汤加减，以救垂绝之阴阳，服之见效。次早来请，以为得手，至则见喘已轻，呃逆已止，精神大好，原可挽回复依原方加以滋阴扶阳之品。适陈冠生至，持方连曰："火上添油也！"余请示姓名，知为殿撰。曰："何知为热？"陈曰："脉数。"曰："浮数为风热，沉数为寒热，洪数为大热；数而有力为实热，数而无力为虚热。今数而无力，不及之象，犹灯油将尽，拍拍欲绝之候。添油犹恐不燃，若加滴水即灭矣。"陈曰："脉之理微。"曰："诚然！然优人胡琴、二弦，三指挑拨，五音合调，君能之乎？"陈曰："未习也。"曰："以此即知脉理，未习故不知也。"遂辞。燮臣司业送出，询以病势，余曰："若听陈君主政，预备后事不出三日也。"旋陈病，自用苦寒之药，亦亡。

福建陆路提督程魁斋军门年六旬，伤寒。时医以年老气衰，重用参、芪补药，固邪于内，痰喘不眠，病剧。延余诊视，脉紧数，知系闭塞寒邪，化热痰喘。拟以小青龙汤加减解寒邪、疏通肺气、化痰之品。金曰："年老气衰，不可服。"余曰："有证无损，开门逐盗之法，姑试少服。"其堂弟从周军门天姿过人，以为然。嘱先服半，咳喘顿减，终服大好。依方加减，十日而愈。

己丑，候选通判缪仲勉少君伤寒。他医误为瘟疫，重用凉药，以致病剧。卧床两月，痰喘欲绝。延余诊视，脉沉濡而滑相等，尚可挽回。拟以生脉散加半夏、杭芍，服之见效，数服即能饮食。治理数月，两腿不能伸屈站立。其母只此一子，不胜情急，询余曰："废否?"余曰："以脉缓和无力，不至残疾。"即用十全大补汤加杜仲、牛膝下注三阴；并令捶打以舒筋血。又两月痊愈矣。

以上出自《许氏医案》

陈菊生

喘之内病，有风寒，有暑湿，有痰壅，有气郁，有水气上泛，有火邪上冲，致喘者不一，喘要不越表里寒热虚实之分。先哲有言，治病以辨证为急，而辨喘证为尤急。盖见庸工治喘，拘守偏见，不能随证施治也。兹姑举其一。壬辰秋，余至天津，适张汉卿观察病气喘甚剧，终夜不得卧，绵延已月余，邀余往诊，脉虚细数，审是夏季伏暑未清，阴虚火升为患，用润气汤加石膏，一剂喘嗽平，能安睡矣。后承是意加减，两旬余而愈。当初治时，有闻方中用石膏，传为大谬者，愚思证起六月，暑邪内伏，非石膏不解，何谬之有? 彼以石膏为谬者，殆患喘而不敢用石膏者也。否则辨证不明，误用石膏治寒喘，未得其法者也。夫仲景续命汤、越婢汤等方，俱加石膏以为因势利道之捷诀。李士材治烦暑致喘，用白虎汤，古人治火邪上冲，喘不得息者，罔不藉石膏以为功，盖暑喘用石膏，犹之寒喘用干姜，虚喘用人参，实喘用苏子，不遇其证则已，既遇其证，必用无疑。俗流信口雌黄，原不足辨，所不能不辨者，此等喘证最顽，愈未几时，倏焉又发，投剂稍差，贻误非小。丙申冬，刘讳齐大令之令郎，病喘甚剧，数日一发，发则头痛身热，转侧呻吟，苦不可堪。余切其脉，右部虚数，左更微不可辨，按久，又似有数疾情状，知是阴虚阳盛，与以冬地三黄汤，喘势渐平，继减三黄进以参芪，调养而痊。丁酉夏，因劳复发，他医以头痛身热为外感，而用温疏，以形瘦脉微为中虚，而与补益，病势又剧，余仍前清养法治之，旬余而愈，可见喘系宿疾，多由气质之偏，不得以寻常脉证相例，总恃临证者，随时论病，随病论治，阴阳虚实，辨得清耳。

《诊余举隅录》

张乃修

贾左。气喘不止，厥气尽从上逆，无形之火亦随之而上，火冲之时，懊憹欲去衣被。金无治木之权。姑清金平木。

瓜蒌霜四钱　杏仁泥三钱　川贝母二钱　郁金一钱五分　海浮石三钱　风化硝七分　黑山栀二钱　蛤粉四钱　粉丹皮一钱四分　竹茹一钱，盐水炒　枇杷叶六片

二诊：大便未行，灼热依然不退，寅卯之交，体作振痉，而脉并不数。无非肝胆之火内炽，不得不暂排其势。

杏仁泥三钱　羚羊片一钱五分　郁金一钱五分　丹皮二钱　竹茹一钱　瓜蒌仁五钱　法半夏一钱五分　川贝母二钱　青黛五分，包

三诊：火热之势稍平，略近衣被，不至如昨之发躁，咽喉气结稍舒。的属痰阻滞气，气郁生化。再展气而清熄肝胆。

瓜蒌霜　夏枯草　羚羊片　郁金　川贝　橘红　鲜菊叶　松罗茶　黑山栀　杏仁　枳实

四诊：火热渐平，然两肋胀满气逆，甚至发厥。良由气郁化火内炽，火既得熄，仍还于气。再平肺肝之逆，而开郁化痰。

郁金　杏仁　竹茹　山栀　丹皮　蒺藜　橘红　枳壳　枇杷叶　皂荚子一钱五分

重蜜涂炙研末，每服分许，蜜水调。

五诊：中脘不舒，两肋下胀满，妨碍饮食不能馨进，气逆不平。脉象沉弦。此肝藏之气，挟痰阻胃，胃气不降，则肺气不能独向下行，所以气逆而如喘也。

整砂仁　广皮　杏仁　旋覆花　制半夏　炒枳壳　香附　苏子　瑶桂二分研末，泛丸

六诊：中脘渐松，两肋胀满亦减，气逆火升略定。的是寒痰蔽阻，胃气欲降不得，肺气欲降无由，一遇辛温，阴霾渐扫，所以诸恙起色也。再从前法进步。

桂枝　制半夏　瓦楞子　茯苓　薤白头　枳实　广玉金　瓜蒌仁　橘红　干姜

江左，痰饮咳逆多年，气血逆乱，痰每带红。日来兼感风邪，风与湿合，溢入肌肤，面浮肤肿，喘咳不平，腹胀脘痞，小便不利。脉数浮滑，舌苔白腻。有喘胀之虞。

前胡一钱五分　荆芥一钱　光杏仁三钱　橘红一钱　茯苓皮四钱　葶苈五分　防风一钱　制半夏一钱五分　白前一钱五分　大腹皮二钱　生姜衣四分　川朴一钱

二诊：痰喘稍平，浮肿亦减，然中脘仍然作胀。肺胃之气，升多降少，致风与湿横溢肌肤。效方再望应手。

大腹皮二钱　川朴一钱　杏仁三钱　生薏仁四钱　煨石膏三钱　制半夏一钱五分　炙麻黄四分　陈皮一钱　枳壳一钱　茯苓皮三钱炒　生姜二片　冬瓜皮三钱，炒

三诊：开上疏中，适交节令，痰气郁阻不开，痰出不爽，腹胀面浮足肿，小溲不利。脉形细沉。夫痰饮而致随风四溢，都缘脾肾阳虚，不能旋运，所以泛滥横行，有喘胀之虞。拟千缗汤出入以开痰，真武以温肾而行水。

制半夏一钱五分　橘红一钱　大腹皮二钱　生姜衣四分　真武丸三钱　皂荚子二粒，蜜炙　枳实一钱　连皮苓三钱　炒于术一钱五分

改方去皂荚子，加葶苈。

四诊：开肺之气，温肾之阳，肺合皮毛，遍身自汗，水气因而外越，面浮肤肿大退，胸闷较舒，胀满大退，痰亦爽利。然大便不行，足肿未消。还是水气内阻，不得不暂为攻逐之。

大腹皮二钱　姜衣四分　白茯苓三钱　冬瓜皮四钱，炒　泽泻一钱五分　上广皮一钱　于术二钱　生薏仁二钱　熟薏仁二钱　制半夏一钱五分　禹功散一钱，先调服

五诊：痰化为水，泛溢肌肤，先得畅汗，水湿之气，从汗外溢，继以缓攻，水湿之气，从而下达，故得腹胀面浮俱减。拟运土分化。再望转机。

葶苈五分　橘红一钱　冬术二钱　大腹皮二钱　炒范志曲二钱　光杏仁三钱　茯苓皮三钱　猪苓二钱　泽泻一钱五分　生薏仁二钱　熟薏仁二钱　枳壳七分　生姜衣四分

左，肾本空虚，闭藏不固，冬令气不收摄，燥气外袭，干咳无痰。去冬阳气升动，由咳而喘，不过行动气逆片时即定，初未尝太甚也。乃春分节令，阳气发泄已甚，肾气不能藏纳，气喘大剧。耳聋作胀，咽中如阻，二便不利，口渴咽干，形神消夺，偶有微痰咯吐，色带灰黑。脉细少情，舌红苔白干毛。冲阳挟龙相上逆，遂令肺气不能下通于肾，肾气不能仰吸肺气下行，

所谓在肾为虚也。恐阳气泄越，再加汗出。勉拟交通肺肾，参以丸药入下，以免腻药壅滞胃口。即请商裁。

磁石五钱，煅　淡秋石二钱　天麦冬各二钱　紫蛤壳七钱　茯苓三钱　怀牛膝三钱　车前子三钱　粉丹皮三钱　肥知母一钱五分　都气丸五钱，分二次服

二诊：交通肺肾，丸药入下，耳聋转聪，小溲通利，气喘稍有休止之时。然仍口渴咽干，身体不能行动，动则依然喘甚。脉象细数少情，右尺尤觉细涩。其为根本空虚，不能摄纳，略见一斑。昨药进后，不觉滞闷，勉从前意扩充。但草木之功，未识能与造化争权否。

熟地炭四钱　生白芍一钱五分　粉丹皮二钱　煅磁石三钱　茯苓三钱　天花粉三钱　黄肉炭一钱　肥知母二钱，炒　紫蛤壳六钱　牛膝三钱　天麦冬各二钱　炙桑皮三钱　刚䁂五味子三分，开水分二次另吞服

严某，辛温寒合方，气喘大减。的是寒热，互阻于肺。不入虎穴，焉得虎子，效方进退。

炙麻黄五分，后入　生甘草三分　橘红一钱　枳壳一钱五分，炒　茯苓三钱　光杏仁三钱，打　石膏三钱，煨　广郁金一钱五分　生姜汁三滴

二诊：哮喘复发。暂用重药轻服。

麻黄三分，蜜炙　生熟草各二钱　淡干姜三分，五味子四粒同打　茯苓三钱　石膏一钱五分，煨，打　白芍一钱五分，酒炒　川桂枝三分　制半夏一钱五分　北细辛三分　杜苏子三钱

三诊：用喻氏法，初服甚验，再服气喘复甚，其喘时重时轻，经月已来，浊精自出。脉沉弦，右部虚软。下虚上实，用雷少逸法。

制半夏一钱五分　熟地炭四钱　杜苏子三钱，炒，打　车前子二钱，盐水炒　上川朴七分　前胡一钱　白茯苓三钱　牛膝炭三钱　紫口蛤壳五钱　橘红一钱

四诊：标本并顾，气喘大定，精浊亦减。的是上实下虚，虚多实少。前法扩充。

制半夏一钱五分　苏子三钱，炒，研　川桂枝四分　车前子三钱，盐水炒　粉前胡一钱　橘红一钱　奎党参二钱　淮牛膝三钱，盐水炒　熟地五钱，炙　胡桃肉一枚，打，入煎

五诊：投剂之后，气喘未发，而胃气呆钝，形体恶寒。肾气不收，痰饮上踞。拟上下分治。

制半夏一钱五分　苏子三钱，炒，研　白茯苓三钱　粉前胡一钱　橘红一钱　车前子二钱，盐水炒　旋覆花二钱，绢包　光杏仁三钱　怀牛膝三钱　都气丸五钱，分二次服

六诊：恶寒已退，痰喘未发。上实下虚无疑。再上下分治。

制半夏一钱五分　茯苓三钱　车前子三钱，盐水炒　淮牛膝三钱，盐水炒　杞子三钱，炒　苏子三钱　橘红一钱　紫蛤壳六钱　淮山药三钱，炒　黄肉二钱，炒　枇杷叶四片，去毛　都气丸六钱，分二次服

七诊：肾阴渐得收摄，而阳升头胀少寐。阳之有余，阴之不足也。前法扩充。

生地四钱　山药三钱　牛膝三钱，盐水炒　生白芍二钱　云茯苓二钱　黄肉二钱，炒　车前子二钱，盐水炒　生牡蛎五钱　夜交藤五钱　龙骨三钱，煅　都气丸五钱，分二次服

邱左，痰湿素盛，而年过花甲，肝肾日亏，木少滋涵，于一阳来复之后，骤然气喘，痰随气上，漉漉有声。其病在上，而其根在下，所以喘定之后，依然眩晕心悸，肢体倦乏，肝木之余威若此。下焦空乏，不足以涵养肝木，略见一斑。脉象左大少情，右濡细软。诚恐摄纳失职，复至暴厥。

炙熟地四钱　海蛤粉五钱　朱茯神三钱　煅龙骨三钱　炒杞子三钱　牛膝炭三钱　煨磁石三钱　白

归身二钱，酒炒　　炒白芍一钱五分　　沙苑子三钱，盐水炒

二诊：补纳肝肾，证尚和平，然左脉仍觉弦搏。下焦空乏，根本之区，不易图复，理所宜然。

龟甲心五钱　　牛膝炭三钱　　沙苑子三钱　　炙河车三钱　　茯苓神各二钱　　炙生地四钱　　海蛤壳六钱　　煅龙齿三钱　　炒白芍二钱　　建泽泻一钱五分

三诊：左脉稍敛，心悸眩晕俱减。再摄纳下焦。

龟甲心五钱　　牛膝炭三钱　　紫河车三钱　　海蛤壳四钱　　川断肉三钱　　生熟地各三钱，炙　　煨龙骨二钱　　粉丹皮二钱　　炒白芍一钱五分　　沙苑子三钱，盐水炒　　泽泻一钱五分

四诊：脉象较前柔静，饮食亦复如常。虚能受补，当扬鞭再进。

龟甲心七钱　　辰茯苓三钱　　泽泻一钱五分，秋石拌炒　　生熟地四钱，炙　　紫河车三钱　　海蛤壳一两　　沙苑子三钱，盐水炒　　杭白芍一钱五分　　粉丹皮二钱　　龙齿三钱，煨　　牛膝三钱，炒　　厚杜仲三钱

五诊：滋填甚合，再参补气，以气为统血之帅，无形能生有形也。

人参须七分　　黑豆衣三钱　　女贞子三钱　　厚杜仲三钱　　白归身二钱　　生熟地各四钱，炙　　元武板八钱　　杭白芍一钱五分，酒炒　　粉丹皮二钱　　西潞党三钱，九米炒　　煨龙骨三钱　　泽泻一钱五分

用紫河车一具，微炙研末为丸，每日服三钱。

陈某，向有痰饮，咳嗽痰多，习为常事。兹以感冒新风，肺气失肃，发为咳甚，兼以肝木郁结，风气通肝，肝木从而勃动，腹痛泄泻。此初起之情形也，乃热减痛止泻定，转见神志模糊，喉有痰声，而不得吐，气喘不能着枕，四肢搐动，面色红亮，汗出津津。舌苔灰滞，而脉象濡滑。良由痰饮之邪，随外感所余之热，肝经郁勃之气，蒸腾而上，迷蒙清窍，阻塞肺气。清窍被蒙，则神机不运，而神识模糊。肺气阻塞，则出纳失常而气喘不能着枕。肺气不能下通于肾，则肾气立见空虚，肾为封藏之本，肾虚则封固不密，而为汗出。本虚标实，恐成必败之局。勉拟扶正化痰，降胃纳肾。即请商裁。

吉林参七分，切小块，开水吞　　旋覆花三钱，包　　怀牛膝三钱，盐水炒　　陈胆星一钱　　焦远志肉五分　　炒苏子三钱　　车前子二钱，盐水炒　　天竺黄二钱　　煅磁石四钱　　广蛤蚧尾一对　　竹沥姜汁五滴，冲　　白金丸一钱，包煎

二诊：补泻兼施，上下兼顾，如油如珠之汗已止，神志稍清，痰出较多，而稠腻如胶，牵丝不断，汗虽止而不时懊烦。脉见歇止，舌苔浊腻灰滞。无形之气火，有形之浊痰，蕴聚胸中，肺出肾纳之道路，为之阻塞，肾气虽欲仰吸肺气下行，而无路可通。此时欲降肺气，莫如治痰。标实本虚，元气能否胜任，实非人事所能为也。勉再议方。

白前三钱　　白茯苓四钱　　炒苏子三钱　　旋覆花三钱，包　　蜜炙橘红一钱　　陈胆星一钱五分　　炒葳皮三钱　　竹沥半夏三钱　　紫口蛤壳一两　　白果肉四粒，打烂　　礞石滚痰丸一钱，开水先服

雪羹汤代水。

以上出自《张聿青医案》

王旭高

高。寒入肺底，久而化热，同一痰喘，先后不同矣。初病在肺，久必及肾，虚实不同矣。补肾纳气，清金化痰，是目下治法。

大熟地_{海浮石拌} 麦冬 川贝 蛤壳 五味子 牛膝 杏仁 沙参 地骨皮 枇杷叶 雪梨皮

卢。肾司纳气，开窍于二阴。病发每因劳碌之余，先频转矢气，而后气升上逆，短促如喘，饮食二便如常。其病在少阴之枢。宜补而纳之。

六味地黄合生脉散，加青铅。

陆。喘哮十二年，三疟一载。疟止复来，喘发愈勤。中虚痰饮不化，虽痰中带血，而不可以作热治也。拟六君子加杏仁、旋覆、姜、桂方法。

六君子汤加杏仁、旋覆花、桂枝（细辛同炒）、干姜（五味子同打炒）。

渊按：痰中见血，仍用姜、桂，非老手不辨。

冯。年逾七旬，伏暑挟湿，湿能生热。病起微寒微热，咳嗽痰稠，曾经吐血。今血虽止而咳仍然，脉涩而数，舌苔灰白而渴，乃湿热痰浊恋于肺胃。病将匝月，元气大伤。脾胃不醒，谷食少进。初起大便坚，今则软而带溏矣。病在肺、脾、胃三经，治在化痰、降气、和中。

甜杏仁 茯苓 款冬花 蛤壳 沙参 紫菀 川贝母 苡仁 陈皮 雪羹

另：用人参、珠子、血珀、沉香、礞石，研细末，匀和一处，再研极细。分四服，日一服。

又：夫咳嗽痰喘之病，浅则在肺胃，深则属肝肾。凡用方之法，由浅而深。按脉察色，知其虚中夹实。实者，痰浊也，故先以化痰、降气、和中为法。两剂，咳嗽稍平，惟气之喘而短者有出多纳少之意，则其本虚矣。左脉细微，肝肾之虚大著。虽舌苔黄浊不化，亦当以摄纳为要。且额上汗冷，胃泛不纳，将有虚脱之虑。

人参_{一钱五分} 五味子_{八分} 麦冬_{钱半，元米炒} 山萸肉_{二钱} 泽泻_{一钱} 大熟地_{六钱，附子三分煎汁，浸片时，炒成炭} 怀山药_{五钱，炒} 茯苓_{二钱} 紫石英_{三钱} 怀牛膝_{三钱} 紫衣胡桃肉_{二个，不去皮}

另：用好肉桂三分、上沉香三分、坎气二条。

上三味，各研末，和一处，再研细，分作二服。今晚一服，燕窝汤调下。明日再进一服。若得额汗收敛，左脉稍起，犹有生机可理。若不应手，难为力矣。

杜。咳嗽有年，每遇劳碌感寒即发。并无痰涎，此属气喘。据述病起受寒，早用麦冬清滋之药，遂至邪恋于肺，曾服麻黄开达见效。然病根日久，肺气日虚。虚而不治，累及子母。今三焦并治，乃肺、脾、肾三脏兼顾也。

杜苏子 淡干姜_{五味子合捣} 甜杏仁 橘红 半夏 款冬花 炙甘草

早服附桂八味丸一钱、金水六君丸三钱，开水送。

又：久咳，肺脾肾交虚，前用温纳相安。今交夏令，肾气丸中桂、附嫌刚，改用都气丸可也。

都气丸三钱，朝服。金水六君丸三钱，晚服。俱盐汤下。

又：肺为贮痰之器，肾为纳气之根。肾虚不纳，则气逆而生喘；肺虚失降，则痰贮而作喘。前方辛通肺气，补摄肾气，服下稍安，而病莫能除。良以多年宿恙，根深蒂固。然按方书内饮治肾，外饮治肺，不越开上填下之意。

法半夏 茯苓 橘红 杏仁霜 款冬花 干姜 白芍 五味子 炙甘草

上药为末，用麻黄三钱、白果肉三十粒、枇杷叶二十片，煎浓汁，泛丸。每服一钱，朝晚并进，与都气丸同。

王。高年烘火，误烧被絮，遭惊受寒，烟熏入肺，陡然喘逆，痰嘶，神糊，面浮。防其厥脱。

旋覆花　前胡　杏仁　川贝　代赭石　茯神　苏子　沉香　桑白皮　款冬花　竹油冲　姜汁冲

渊按：此火邪伤肺而喘也。与寻常痰喘不同，故不用温纳。

徐。喘哮气急，原由寒入肺俞，痰凝胃络而起。久发不已，肺虚必及于肾，胃虚必累于脾。脾为生痰之源，肺为贮痰之器。痰恋不化，气机阻滞，一触风寒，喘即举发。治之之法，在上治肺胃，在下治脾肾，发时治上，平时治下，此一定章程。若欲除根，必须频年累月，服药不断，倘一暴十寒，终无济于事也。此非虚语，慎勿草草。

发时服方：

款冬花　桑皮　紫菀　苏子　沉香　茯苓　杏仁　橘红　半夏　淡芩

平时服方：

熟地　五味子　陈皮　苡仁　胡桃肉　紫石英煅　半夏　蛤壳　杜仲茯苓

又：喘哮频发，脉形细数，身常恶寒。下焦阴虚，中焦痰盛，上焦肺弱。肺弱故畏寒，阴虚故脉数。喘之频发，痰之盛也。有所感触，则病发焉。病有三层，治有三法。层层护卫，法法兼到。终年常服，庶几见效，否恐无益也。

发时服方：

桂枝生晒干　款冬花蜜炙　橘红盐水炒　杏仁霜　莱菔子　桑皮蜜炙

共研末，用枇杷叶（去毛）十片，煎汤，再用竹油半茶杯、姜汁一酒杯，相和一处，将上药末泛丸。发喘时，每至卧时服此丸二钱，苡仁、橘红汤送下。

平时服方：

大熟地砂仁拌　丹皮盐水炒　茯苓　牛膝盐水炒　泽泻盐水炒　肉桂　山萸肉酒炒　怀山药炒　五味子盐水炒　磁石

上药为末，用炼白蜜捣和，捻作小丸，丸须光亮。俟半干，再用制半夏三两、陈皮二两、炙甘草一两，研极细末，泛为衣。每朝服二钱。发时亦可服。

叶。喘之标在肺，喘之本在肾，脉迟者，寒也。舌白者，痰也。以金水六君煎加味。

大熟地蛤粉炒　半夏　陈皮　茯苓　杜仲　款冬花　桂枝　紫菀　杏仁　五味子　胡桃肉

又：喘发已平，咳嗽不止，吐出脓痰，今宜降气化痰。

苏子　旋覆花　当归　款冬花　桑白皮　橘红　半夏　茯苓　杏仁

金。痰气声嘶，面仰项折，久而不已，防有鸡胸、龟背之变。盖肺气上而不下，痰涎升而不降，上盛则下虚，故病象若此。宜清肺以降逆，化痰而理气。

生石膏　紫石英　半夏　茯苓　橘红　石决明　川贝母　蛤壳　紫菀　杏仁　竹油　姜汁

另：不蛀皂荚三枚，去皮弦子，煎浓汤一饭碗，用大枣三十枚，将汤煮烂，晒干，将汁再浸，再晒干。每日食枣五六枚。

某。汗出不休，气短而喘，是气血阴阳并弱也。足常冷为阳虚，手心热为阴虚。营不安则汗出，气不纳则喘乏。法当兼顾。

大熟地<small>附子三分，拌炒</small> 黄芪<small>防风一钱，拌炒</small> 归身 白芍 五味子 紫石英 茯苓 党参 冬术 浮麦 红枣

渊按：此劳损虚喘也。金受火刑，经所谓耐冬不耐夏。夏令见之，都属不治。黄芪为汗多而设，若喘而无汗，即不相宜。

又：汗出减半，气尚短喘。今当大剂滋阴，再参重以镇怯。

人参固本丸 龟胶 磁石 紫石英 白芍 五味子 胡桃肉

又：周身之汗已收，头汗之多未敛。气喘较前觉重，交午愈甚。掌心觉热，脉形细数，饮食减少。阴津大亏，肺气伤戕。兹当炎暑，水衰火旺，金受其灼。咳嗽痰黄，渐延损证。拟清金丽水，冀其应手为妙。

沙参 麦冬 大生地 龟板 川贝母 五味子 知母 西洋参 川黄柏

以上出自《王旭高临证医案》

柳宝诒

孙。先患咯血，营阴亏损。因时感邪热，肺胃津液亦伤，咳迫气喘，晚热盗汗，营阴之损象日深，脉象虚细而数，舌苔光绛润。下滋肝肾，上养肺胃，是属一定之理。惟食少便溏，上损及中矣，又当参入培土之意，方为稳当。

北沙参 麦冬肉 生地炭 白芍 百合 苡仁 牡蛎 怀山药 白扁豆 霍石斛 白薇 丹皮 炙甘草 燕窝

另：琼玉膏（地黄、茯苓、人参、白蜜），临卧枇杷汤下。

二诊：养阴清肺，兼培中土，阴热似乎稍减；惟内热盗汗，咳喘便溏，频作不已，则肺胃之液，肝肾之阴，均难遽复。且中气虚陷，大便不实，凡凉肾之剂，尤宜斟酌用之。拟以培土生金为主，兼用滋摄之法。

党参 北沙参 怀山药 白扁豆 麦冬 苡仁 生地 五味子 丹皮 白薇 霍石斛 蛤壳 燕窝 胡桃肉

尤。咳嗽痰黄，经年不止，内热盗汗，经停，脉数，是属营损金伤之病。神色枯瘁，气促胸板，肺金受伤已甚。而向晚腹痛，便溏下血，脾土先虚。舌白少纳，又未可专投滋腻。病势固深，用药尤多碍手。姑拟培土生金，清阴和络，用上中同治之意。但顾虑既多，用药即难于奏效耳。

北沙参 生于术 川贝 砂仁 麦冬 川百合 紫菀 生地炭 丹皮炭 旋覆花<small>新绛同包</small> 橘络 木香 炙甘草 枇杷叶

于。咳吐秽痰，自夏及秋，金伤已甚，喘逆不能平卧。姑与清肺降逆，疏化痰浊。

南沙参 苡仁 冬瓜仁 桃仁 川贝 紫菀 合欢皮 旋覆花 蛤粉 橘红 枇杷叶 青

芦管

方。气逆痰壅，甚至喘不能卧，脉象细弱而涩。老年正气已弱，此非轻证。

旋覆花　代赭石　盐半夏　橘络　枳壳　紫菀　太子参　于术　茯苓　瓦楞子　胡桃肉　竹茹

顾。痰喘宿病，因产后而发，咳逆痰黏，息促偏卧。肺胃有痰浊阴窒，复感风温，蒸蕴而发，肝络上逆，肺不下降。当疏肺胃，和络降逆。

旋覆花　代赭石　归须　橘红　半夏　冬瓜仁　杏仁　紫菀　苡米　牛膝炭　牡蛎　银杏肉　胡桃肉

郑。春间外感咳嗽，经夏不愈，痰色黄稀。病由外感与痰涎蒸结于肺，久而不化，熬炼熏铄，肺液被伤。刻当秋金司令，宜清泄郁伏之邪。望其肺气得清，可以乘时调复，乃为至美。

南沙参　冬瓜子　苡仁　旋覆花　蛤壳　桑叶皮各　茯苓　瓜蒌皮蜜炙　海浮石打　丝瓜络姜汁炒　嫩芦根去节　枇杷叶刷毛，烘

戎。内热咽燥，痰热先蕴于肺。今春劳倦感邪，肺络被其窒塞，嗌干失音，内热愈甚，右脉虚细，左脉按之弦数，舌苔浊腻。痰浊壅而肺气窒，内热甚而肺阴伤，本虚标实，法当两面兼顾。

马兜铃　紫菀　旋覆花　洋参　鲜沙参　白薇　丹皮炭　冬瓜子　苡仁　海浮石　黛蛤散包　元参　小生地炒　芦根　竹叶茹各

马。肺为热灼，咳吐痰秽带红，历夏不愈，色浮肢肿，内热不纳，脉虚细而数。津枯肺痿，渐次损及脾土；而秽热未净，痰色黄红未干，未可遽与培土。兹拟清养肺阴，疏化浊热。

鲜沙参　北沙参　蛤壳　川贝　鲜石斛　丹皮炒　桑叶皮各　小生地炒　苡仁　冬瓜仁　桃仁　芦根　枇杷叶

二诊：前与清肺疏浊，痰秽略减，纳谷渐增；但浊热未净，肺脏久伤，脉象左手弦数无神，阴气先伤，有金损不复之虑。再与养阴束肺。

鲜沙参　玉竹　小生地　黛蛤散包　川贝苡仁　冬瓜仁　百合　麦冬　丹皮炒　淡黄芩　生甘草　知母　芦根　枇杷叶

华。承示华君失音病原一纸，再四推度，此证因伤风而起。发言即觉气促吃力，其为肺气不利可知。看书即心嘈动气，心火升而肺气不降也。当伤风咳嗽之时，其因不忌油腻，致热痰胶结，肺窍不利而然乎！否则风邪化热，外为寒气所遏；或骤进冷物凉饮，与痰热搏激，亦能致此。若是大实大虚之证，则绵历年余，必有变动，不应若此之安然也。治疗之法，既非虚证，自不应补；病久肺阴渐伤，更不宜燥；即与清火化痰，似乎中病，而不能疏涤肺窍，则久结之痰，嵌于肺隧者，仍不能化，而音仍不能出也。鼻准微红，即有痰火之据。痰火壅而肺津渐铄，故喉间喜食清润，而不宜燥辣。延久失治，肺液日枯，亦将致重。刻下忌饮酒以助热，忌食油

腻浊厚之物以助痰；再用清涤肺窍之物，制膏常服。俟一月以外，观其效否若何？录方候高明教政。

甜杏仁　苦杏仁　广橘络　南枣肉　通草　鲜竹茹　石菖蒲　西洋参　百部蜜炙

上药煎浓汁，滤净约一大碗许，加入鲜生地汁、鲜沙参汁、人乳各两碗，再熬至稠厚，入西血珀末、川贝末成膏。

每日两许，含入口中，细细咽之，用枇杷叶汤过口，早晨临卧服两次。嫩芦根（去节）泡汤代茶。燕窝汤常服。

冯。前承手示，读悉一切病原。细审贵恙情状，此病盖不在肺而在肾也，《内经》谓内夺而厥则喑痱，少阴不至者厥也。是失音一证，因有由于肾气之虚者矣。呼吸之气，呼出心与肺，吸入肾与肝。从前多言伤气，勉强提振，吸入之气，不能归藏于肾，肾气日耗，致少阴之气，不至于咽而喑。稍说话即觉吃力，不过因肾气虚，而无力以下吸耳。至咽痛乃吸动虚火循络而升，故转不觉其虚，其病盖更深一层矣。其看书亦觉吃力者，前人以不能近视责之水亏。看书则目光专力于近，亦能吸动肾阴故也。作文则劳心，行动则劳形，皆不专关于肾，故于病无增损耳。平日因看书说话受伤，所损者是无形之气，与精血枯槁者不同，故能起居饮食，一切如常，病经久淹，不致摇动其根本也。以此推求，则治肺之药，确于病原不合，其数年服药而不效者，得无以此故乎。兹姑就刍见所及者，拟方录呈，以便采择。

大熟地　党参　龟板　牡蛎　牛膝　潼蒺藜　远志　杞子　菟丝子　天冬　巴戟肉　肉苁蓉　车前子　川石斛

二诊：读前案及方，深合病机。惟伏热浊痰两层，虽投轻清，而未与疏泄。据述自粤至沪，在船大呕，登岸后服青宁丸，又复泄去浊垢如痰者甚多。此皆病之去路，故迩日病势颇减。刻诊脉象，软细带数，两关略浮。其伏热之在阴，浊热之在胃者，大段虽去，而余炎犹存。气升喘喝，劳动则甚，肾气不摄，肺气不降也。遗泄频发，肝脏有热下注疏泄也。口苦舌燥，热久而液干也。此证就虚一面论，不过病久阴伤，金水不承，自当用养阴调摄法，以善其后；就实邪论，则从前肺胃痰浊蕴热，固未能一律清泄，即肝肾之郁热，亦未能清澈如常。所以上而肺胃，下而肝肾，其见象总不能霍然也。灰中余火虽若无多，而日引月长，亦有铄液耗阴之虑。此病之最易慎防者，即在乎此。兹拟两法，一则疏彻其余热，以除其致病之原；一则清养其阴液，以补其被伤之地。相继进服，调理一月，可以复原。

鲜沙参　原石斛　苡仁　牡蛎　旋覆花　白薇　丹皮炒　黄柏盐水炒　洋参　黄芩酒炒　川贝　紫菀　百合　芦根去节

三诊：续服清养阴液方。

大生地　天冬　洋参　黄柏盐水炒　春砂仁　白芍　牡蛎盐水煅　丹皮炒　麦冬　苡仁　川贝　生甘草　莲子须各

金。失音咳呛，津不能咽。病因金体受伤，火气浮逆，不能肃降所致。神枯肉削，脉数少神，证情颇难着手。如与壮水制火，保肺降逆之法，佐以清咽化毒，以外治之。

洋参　元参　天冬　大生地炒炭　怀牛膝盐水炒炭　磁石煅　蛤壳　川贝　川百合　生甘草　枇杷叶　竹茹

别：濂珠粉、犀黄、柿霜、人中白、生甘草、大梅片，以上各取净末和匀，用蜜调含咽，或干药吹之亦可。

以上出自《柳宝诒医案》

马文植

某。饮邪喘咳，已过月余，动则喘息抬肩，脉来虚弦而疾，兼带歇止，左三部推之少神。肾亏于下，肺虚于上，肾气浮则诸气皆浮，喘出下焦，最为恶候。拟肃肺纳肾。

西洋参　北沙参　青铅　法半夏　甜杏仁　乌贼骨　大麦冬　牡蛎　云茯苓　潼沙苑　黑料豆　毛燕

复诊：服药后喘定，脉亦有神。原方去青铅，加丹参、夜交藤。

某。肾气不纳，肺气不降，脾有湿痰。咳嗽气喘，甚则自汗，小水短数，下部乏力。拟纳气降气，以化湿痰。

北沙参　黑料豆　款冬花　杏仁　法半夏　瓜蒌子　破故纸　牡蛎　炙草　银杏　沉香　茯苓

复诊：昨进纳气降气之剂，喘咳不平，而痰不爽，肺气壅塞。拟用三子养亲汤。

炒苏子　桑皮　茯苓　白芥子　莱菔子　嫩前胡　杏仁泥　橘红　枳壳　生姜　款冬花　贝母

某。喘咳有年，肺肾气虚，脾湿陷下，足肿而冷，已及少腹，小溲欠利，不能动劳，脉来濡细。湿胜阳虚，虑湿邪入肾，有不克平卧之势，证非轻浅。真武汤加减，喘平乃佳。

熟附子　陈皮　白术　牛膝黑料豆　淡干姜　杏仁泥　苡米　法半夏　茯苓

复诊：喘势稍平，惟不能动劳，肾虚气不归窟，足冷稍和，而肿未减，气不化湿。仍议昨法，参以纳肾之品，俾气归于肾，渐可向安。

参须　破故纸　白芍　白术　法半夏　核桃肉　附子　新会皮　牛膝　黑料豆　茯苓　炒黑干姜

某。喘咳之证，发于三阴者最剧，肾虚气不摄纳，肺虚气不约束，脾虚气不化津，痰嗽气喘，不能平卧，二便有时不禁，眩晕肢凉，证势极重。宜摄脾化饮，兼纳肾气。

炙款冬　沉香人乳磨冲　黑料豆　参须　焦于术　淮山药　煅牡蛎　法半夏　甜杏仁　茯苓　毛燕　旋覆花

复诊：喘咳较平，而脉沉未起，气馁阴伤，肝肾又失约束，脾气下陷，小溲勤短，五更便溏，火升头痛，左目视物不清，亏损已极。当补三阴气血。

党参　于术　淮山药　潼白蒺藜　煅牡蛎　菟丝饼　白芍　款冬花头蜜炙　桃肉　毛燕

以上出自《马培之医案》

沈祖复

光复门外王文魁年四十余，面色㿠白浮肿，少腹坚硬，气逆喘急，彻夜不寐，咳嗽痰多，两脉沉细，舌质淡白。始用旋覆、代赭、坎气、冬瓜皮、鸡金散等，而喘急如故。先生曰："此系肾阳不足，气不摄纳，脾不温运故也。"因用细辛四分、制附子五分、炒枣仁三钱、带皮苓五钱、炒苏子五钱、老桂木四分、青铅一两、制半夏三钱、甜杏仁（连皮）三钱、枇杷叶（去毛）三片、沉香三分，服后气喘大平，夜得安卧，面肿亦退，舌质转红，右脉似觉有力；唯咳嗽未止。前方去枣仁、枇杷叶、沉香，加巴戟肉三钱、姜皮七分、坎气一条，三剂喘平肿退。

西门外太平巷某媪年七十三，每值夜半子时气逆喘促起坐，至天明其气稍平，汗出不止，微咳稍有痰，不得吐。诊脉细软，舌上少苔。其孙问先生曰："此何故耶?"曰："子时者，阴静阳动之时，高年阴分已亏，阴不敛阳，故气促汗出。"仿高鼓峰用六味地黄丸一两五钱，坎气、青铅、小麦、白芍、牡蛎等同煎，服数剂而安。

南门外盐场许某，喘逆咳嗽痰多，筋惕肉瞤，昏昏欲睡，自语不休，中脘格拒，饮食少进，已经一载。医用旋覆代赭及人参半夏茯苓汤，而气喘更甚，大便不解。诊脉虚细，舌苔滑腻，先生以为脾胃之阳不足，肾虚摄纳无权。始用黑锡丹及温中之味，服后二脉有力，痞满消除，脐气宣通，大便得解。然气喘不平，再用北沙参、五味子、蛤蚧、坎气、巴戟肉、吴萸、白芍、银杏、紫衣胡桃等，气喘遂平，浊痰亦少，能进饮食。先生观其苔，黄而腻，舌质少有裂纹，又以为阴分亦伤，痰乃津液所化，非填下焦阴液不可。用龟板、制首乌、煅牡蛎、白芍、盐水炒巴戟肉、杞子等，连服数剂而饮食愈增，惟夜少安卧。原方加柏子仁、煅龙齿、抱木茯神、淮小麦，安眠如常。后服调补气血之药而痊。

邹律师之子病气逆痰鸣喘急，不能平卧。先生诊视曰："此喉风也。"用猴枣一分，同贝母、制胆星研末调服。服后喘热大定，得以安睡，呼之不应，家人以为昏迷也，孰知竟愈矣！考猴枣古书所无，马培之征君首用此药，先生承师法继用之有效，今则人人皆知用此物矣。然唯风痰、热痰可用；若寒痰、湿痰用之，无怪凌永言君訾议之也！吾以为非药之咎，是医之不良于用药之过也！

北门外陈合茂行主，年五十余，有烟霞癖，素有痰喘之证。忽起寒热不扬，不进饮食者累月。咳嗽痰多，形神消瘦，脉沉细，苔浊腻。龚医用达邪化湿之品，不效，反致汗出如雨，呃逆不止，神迷谵语。先生以为气阴皆伤，中阳不足。同张君砚芬用老人参一钱、生姜一钱、西洋参、天生术、牡蛎、五味子、半夏、茯苓、伽楠香、再生稻叶等，一剂汗出，再剂苔化，能食煮烂焦锅巴。调理旬日而愈。

又羊毛行陈某亦有烟癖，神情迷糊，谵语，气逆喘急，循衣摸床。先生诊其脉沉细，舌苔浊腻。用人参、干姜、附子、半夏温补之法。适王医至，见方用人参，扬言不可服。诊脉后在楼下相遇，不置可否而去。病家信，服一剂而神情清爽，诸象均退。

以上出自《医验随笔》

张锡纯

天津宁某某，年近四旬，素病虚劳，偶因劳碌过甚益增剧。

病因：处境不顺，家务劳心，饮食减少，浸成虚劳，已病倒卧懒起床矣。又因讼事，强令公堂对质，劳苦半日，归家病大加剧。

证候：卧床闭目，昏昏似睡，呼之眼微开不发言语，有若能言而甚懒于言者。其面色似有浮热，体温38.8℃，问其心中发热乎？觉怔忡乎？皆颔之。其左脉浮而弦硬，右脉浮而芤，皆不任重按，一息六至。两日之间，惟少饮米汤，大便数日未行，小便亦甚短少。

诊断：即其脉之左弦右芤，且又浮数无根，知系气血亏极有阴阳不相维系之象。是以阳气上浮而面热，阳气外越而身热，此乃虚劳中极危险之证也。所幸气息似稍促而不至于喘，虽有咳嗽亦不甚剧，知尤可治。斯当培养其气血，更以收敛气血之药佐之，俾其阴阳互相维系，即可安然无虞矣。

处方：野台参四钱　生怀山药八钱　净萸肉八钱　生龙骨八钱,捣碎　大甘枸杞六钱　甘草二钱　生怀地黄六钱　玄参五钱　沙参五钱　生赭石五钱,轧细　生杭芍四钱

共煎汤一大盅，分两次温饮下。

复诊：将药连服三剂，已能言语，可进饮食，浮越之热已敛，体温下降至37.6℃，心中已不发热，有时微觉怔忡，大便通下一次，小便亦利，遂即原方略为加减俾再服之。

处方：野台参四钱　生怀山药一两　大甘枸杞八钱　净萸肉六钱　生怀地黄五钱　甘草二钱　玄参五钱　沙参五钱　生赭石四钱,轧细　生杭芍三钱　生鸡内金钱半,黄色的捣

共煎汤一大盅，温服。

方解：方中加鸡内金者，因虚劳之证，脉络多瘀，《金匮》所谓血痹虚劳也。用鸡内金以化其血痹，虚劳可以除根，且与台参并用，又能运化参之补力不使作胀满也。

效果：将药连服四剂，新得之病全愈，其素日虚劳未能尽愈。俾停服汤药，日用生怀山药细末煮粥，少加白糖当点心服之。每服时送服生鸡内金细末少许以善其后。

沈阳高某某，三十二岁。因伏气化热伤肺，致成肺痨咳嗽证。

病因：腊底感受寒凉，未即成病，而从此身不见汗。继则心中渐觉发热，至仲春其热加甚，饮食懒进，发生咳嗽，浸成肺痨病。

证候：其咳嗽昼轻夜重，时或咳而兼喘，身体羸弱，筋骨酸疼，精神时昏愦，腹中觉饥而饮食恒不欲下咽。从前惟心中发热，今则日昳时身恒觉热。大便燥，小便短赤，脉左右皆弦长，右部重按有力，一息五至。

诊断：此病之原因，实由伏气化热久留不去。不但伤肺而兼伤及诸脏腑也。按此证自述，因腊底受寒，若当时即病，则为伤寒矣。乃因所受之寒甚轻，不能即病，惟伏于半表半里三焦脂膜之中，阻塞气化之升降流通，是以从此身不见汗，而心渐发热。迨时至仲春，阳气萌动，原当随春阳而化热以成温病（《内经》谓"冬伤于寒，春必病温"），乃其所化之热又非如温病之大热暴发能自里达表，而惟缘三焦脂膜散漫于诸脏腑，是以胃受其热而赖于饮食，心受其热而精神昏愦，肾受其热而阴虚潮热，肝受其热而筋骨酸疼，至肺受其热而咳嗽吐痰，则又其显然者也。治此证者，当以清其伏气之热为主，而以滋养津液药辅之。

处方：生石膏一两,捣碎　党参三钱　天花粉八钱　玄参八钱　生杭芍五钱　甘草钱半　连翘三钱　滑石三钱　鲜茅根三钱　射干三钱　生远志二钱

共煎汤一大盅半，分两次温服。若无鲜茅根，可以鲜芦根代之。

方解：方中之义，用石膏以清伏气之热，而助之以连翘、茅根，其热可由毛孔透出；更辅

之以滑石、杭芍，其热可由水道泻出；加花粉、玄参者，因石膏但能清实热，而花粉、玄参兼能清虚热也；用射干、远志者，因石喜能清肺宁嗽，而佐以射干、远志，更能利痰定喘也；用甘草者，所以缓诸凉药之下趋，不欲其寒凉侵下焦也；至加党参者，实仿白虎加人参汤之义，因身体虚弱者，必石膏与人参并用，始能逐久匿之热邪外出也。

复诊：将药连服四剂，热退三分之二，咳嗽吐痰亦愈强半，饮食加多，脉象亦见缓和。知其伏气之热已消，所余者惟阴虚之热也，当再投以育阴之方，俾多服数剂自能全愈。

处方：生怀山药一两　大甘枸杞八钱　玄参五钱　生怀地黄五钱　沙参五钱　生杭芍三钱　生远志二钱　川贝母二钱　生鸡内金钱半，黄色的捣　甘草钱半

共煎汤一大盅温服。方中加鸡内金者，不但欲其助胃消食，兼欲借之以化诸药之滞泥也。

效果：将药连服五剂，病遂全愈。而夜间犹偶有咳嗽之时，俾停服汤药，日用生怀山药细末煮作粥，调以白糖当点心服之以善其后。

天津张某某，年九十二岁，得上焦烦热病。

病因：平素身体康强，所禀元阳独旺，是以能享高年。至八旬后阴分浸衰，阳分偏盛，胸间恒觉烦热，延医服药多用滋阴之品始愈。迨至年过九旬，阴愈衰而阳愈亢，仲春阳气发生烦热，旧病反复甚剧。

证候：胸中烦热异常，剧时若屋中莫能容，恒至堂中，当户久坐以翕收庭中空气。有时，觉心为热迫怔忡不宁。大便干燥四五日一行，甚或服药始通。其脉左右皆弦硬，间现结脉，至数如常。

诊断：证脉细参，纯系阳分偏盛、阴分不足之象。然所以享此大年，实赖元阳充足。此时阳虽偏盛，当大滋真阴以潜其阳，实不可以苦寒泻之。至脉有结象，高年者虽在所不忌，而究系气分有不足之处，宜以大滋真阴之药为主，而少加补气之品以调其脉。

处方：生怀山药一两　玄参一两　熟怀地黄一两　生怀地黄八钱　天冬八钱　甘草二钱　大甘枸杞八钱　生杭芍五钱　野台参三钱　赭石六钱，轧细　生鸡内金二钱，黄色的捣

共煎三大盅，为一日之量，徐徐分多次温饮下。

方解：方中之义，重用凉润之品以滋真阴，少用野台参三钱以调其脉。犹恐参性温升不宜于上焦之烦热，又倍用生赭石以引之下行，且此证原艰于大便，赭石又能降胃气以通大便也。用鸡内金者，欲其助胃气以运化药力也；用甘草者，以其能缓脉象之弦硬，且以调和诸凉药之性也。

效果：每日服药一剂至三剂，烦热大减，脉已不结，且较前柔和。遂将方中玄参、生地黄皆改用六钱，又加龙眼肉五钱，连服五剂，诸病皆愈。

以上出自《医学衷中参西录》

巢渭芳

巢良荣孙，目直视，痰声漉漉，身微热，舌晦苔腻，以葶苈子、川贝母、射干、杏仁、川郁金、枳实、生草、橘红、法半夏、淡芩、竹沥、鸡子清，煎服而愈。

某，素体阴液不足，吸烟好色，至中年略为维护，光境裕如，知调摄之得宜也。三年来哮咳频发不已，今春更剧，喘不能卧，卧则言语支离，两目不张，痰亦难咯。用清上纳下之剂，

初颇见效，甚则以蛤粉含于口中，喘势始平，汗亦止。不数日又作，痰且胶黏，以某夜甚险，渭以九转灵砂丹一分，兼投清降痰逆而效。后虽屡萌，均投灵砂丹开降痰气而愈。越一载，冒秋燥，引动旧恙而殁。

本城张林成，年甫四旬，哮喘十年，正值暑天亢热，感温一候，彼兄偕渭诊之。神烦气粗，脉大而芤，口渴，苔白满布少津，汗多不黏，不能着枕安卧，自问必死。当以西洋参、川贝母、蛤粉、麦冬、五味子、瓜蒌皮、生熟牡蛎、熟石膏、藕汁五大杯、鲜枇杷叶露四两，药汁并进。次晨彼兄来谓大势已平，可啜粥汤否？渭改以藕粉汤进之。复诊：再减轻洋参，以霍石斛、扁豆等调肺胃而痊。

以上出自《巢渭芳医话》

邵兰荪

安昌娄。阴火上升，咳嗽气喘，着枕不耐，脉滑数，舌黄燥底赤。宜防变幻。候正。三月七号壬寅十九日。

鲜生地六钱　瓜蒌子三钱　白石英三钱　赖橘红八分　陈萸肉钱半　川贝二钱　天冬三钱　海石三钱　粉丹皮二钱　杜兜铃钱半　光杏仁三钱　青铅一两

三帖。

又。据述痰气稍平，胃钝，浮肿溺少，恐痰壅致险。仍遵前法加减。候正。四月十二号癸卯念五日。

瓜蒌子三钱　苏子二钱　炒谷芽四钱　海金沙四钱　川贝三钱　橘红一钱　白石英三钱　杜赤豆四钱　光杏仁三钱　通草钱半　紫菀二钱

清煎二帖。

史介生评：喘病之因，在肺为实，在肾为虚。此则虚实兼夹，肺肾同病。虚则虚于肾之不固，实则实于湿痰壅逆。盖因下元已虚，肾气不为收摄，痰随气升，壅住肺气，肺气不降，以致气喘不能着枕。初方镇摄固纳，清宣肃降，得以痰气稍平。然湿浊尚未净退，而浮肿溺少，继进清肺渗湿以化痰。治法标本兼顾。

《邵兰荪医案》

何长治

左，复。胸烦咳呛，俱得减；惟不甚聪，脉数。是关劳心烦火上炎。夏令更宜静养。

生黄芪钱半　湖丹皮钱半　远志肉钱半　白蒺藜二钱　广陈皮八分　生甘草四分　中生地三钱　秦艽肉钱半　煅龙齿三钱　甘菊花钱半　炒黄芩钱半　细桑枝五钱　干荷蒂三枚

左。热久肺气受伤，又复作泻，脉细弱。非补不可。

潞党参钱半　制首乌三钱　款冬花钱半　干百合三钱　生甘草四分　焦冬术钱半　煅牡蛎三钱　麦门冬三钱　酸枣仁三钱　广皮八分　冬虫夏草钱半　佛手柑四分

左。中虚气弱，脾经生痰，致上焦肺气不肃，吐咯颇艰，甚则气逆似喘；小便不禁，寐则口角流涎，肢冷指麻，腿膝弱而艰步，言钝神呆；舌白中黄，脉左寸细弱，右寸关沉滑。正虚邪盛，恐其变端。拟方以冀神清为幸。

于术钱半　半夏钱半　远志钱半　茯苓三钱　橘红八分　牡蛎三钱　炙草四分　桂枝五分　川贝母二钱　菖蒲钱半　郁金钱半

陈，四十八岁。壬申五月十五日。哮咳，脉弱。当用补摄。

潞党参二钱　麦门冬二钱　炒苏子三钱　炙甘草四分　款冬花钱半　煅瓦楞子三钱　原生地三钱　五味子四分　广陈皮一钱　茯苓二钱　胡桃两枚，杵　水姜一片

陈，十五岁。癸酉九月十三日巳刻。杂食伤中，哮咳气逆，多痰，脉细数。金水交困。先宜理肺。切忌生冷。

潞党参钱半　原生地四钱　麦门冬二钱　炒苏子三钱　款冬花钱半　五味子五分　煅瓦楞四钱　白茯苓二钱　枸杞子二钱　旋覆花钱半，绢包　炙甘草四分　广陈皮一钱　水姜二片

左。哮咳多痰常发，腰背酸楚，脉细数无力。当从肝肺滋化。营分久亏，调理非易也。炎令最宜节养。

生黄芪二钱　中生地三钱　生甘草四分　款冬花钱半　肥玉竹二钱　广陈皮八分　地骨皮钱半　瓦楞壳三钱　天花粉三钱　炒苏子钱半　桑白皮三钱　盐水炒竹茹钱半　藕节四枚

复诊：哮咳，痰滞艰出，脉细软无力。由肺气不摄。此方接服。节劳为要。

潞党参二钱　北沙参三钱　中生地三钱　款冬花钱半　炒苏子钱半　煅瓦楞壳三钱　白前钱半　生甘草四分　广陈皮八分　佛手柑八分　肥玉竹二钱　冬虫夏草二钱　枇杷叶二片，去毛

左。劳倦，哮咳久作，气逆，脉涩。肺肾已枯，衰年调理非易也。

潞党参二钱　白茯苓三钱　炒苏子钱半　五味子三分　炮黑姜四分　焦冬术二钱　炙甘草四分　枸杞子三钱　款冬花钱半　广陈皮八分　佛手柑八分　煅瓦楞子三钱　旋覆花钱半

左。哮咳，脉芤弱。法当补摄。

潞党参二钱　炒苏子钱半　原生地三钱　煅瓦楞子三钱　广皮八分　麦冬三钱　款冬花钱半　五味子三分　白茯苓三钱　炙草四分　胡桃肉两枚，打　水姜二片

左。气虚，哮咳，脉芤，神困。当从肺肾滋养。

炒党参二钱　原生地三钱　款冬花钱半　桑白皮二钱　生鳖甲三钱　广皮八分　麦门冬三钱　炒苏子钱半　干百合三钱　煅牡蛎三钱　象贝母三钱　生草四分　银杏三枚，打

左。气虚，哮咳时作，脉细无力。难以取效也。

炒党参二钱　款冬花钱半　象贝母三钱　五味子三分　广皮八分　旋覆花钱半　麦门冬三钱　炒苏子钱半　山萸肉钱半　炒干姜四分　炙草四分

左。向有哮咳，近因疟后时发，虚热多汗，痰塞，脉细数。暂从疏化。

生黄芪钱半　炒枳壳钱半　炒黄芩钱半　山楂炭三钱　佛手柑五分　广陈皮八分　制首乌三钱　真神曲三钱　生鳖甲三钱　炒青皮钱半　茯苓三钱　生甘草四分　炒柴胡五分　姜汁炒竹茹钱半

以上出自《何鸿舫医案》

也是山人

沈妇廿八。唇裂频呕，口干头痛，不寐足冷，左胁向有痕聚，便秘，胸腹热炽，面色黄，脉左关弦大，右寸搏大，此属温燥内郁。喉间呼吸有声，是证虽属痰喘之象，但麻黄一味大谬。议喻嘉言清燥救肺汤合肺肝之治。

霜桑叶一钱　生石膏三钱　白蒺藜二钱　鲜生地五钱　杏仁三钱　石决明三钱　拣麦冬三钱　生甘草二分　大麻仁一钱五分　鲜枇杷叶二张，去毛，蜜炙

又。呕频稍减，唇裂退。

霜桑叶　炒石膏　拣麦冬　真阿胶　杏仁　白蒺藜　制洋参　鲜生地　生甘草　枇杷叶三钱

又。呕大减。润肺燥，益肝液。

鲜枇杷叶　北沙参　紫石英　白蒺藜　真川贝　真阿胶　甜杏仁　拣麦冬　炙鳖甲　霍山石斛　黑芝麻

又。呕减，潮热，咳乃胀痛，肝脉仍弦，大便秘。肺胃衰，肝阴亏，肝火上越。

紫菀草一钱　拣麦冬三钱　白蒺藜二钱　甜杏仁三钱　紫石英五钱　郁李仁　真石斛二钱　真阿胶二钱　咸苁蓉五钱　鲜枇杷叶三钱　小川连三分

《也是山人医案》

王仲奇

陆，南市，七月初十日。年前由泻而痢，脾肾元阳不振，肌肉渐瘦，肢酸乏力，不耐烦劳，喜暖恶寒，感凉则腹筩作痛，大便非温润不畅，脉濡弦。当以温下。

淡苁蓉三钱　巴戟天二钱　益智仁一钱　淫羊藿二钱　全当归三钱，小茴八分同炒　补骨脂二钱，炒九香虫一钱二分，炒　沉香曲钱半，炒　胡芦巴钱半

二诊：八月初四日。肺主气，呼吸出入，痰液之分泌皆属于肺，气候忽热忽凉，肺气卫外不力，痰得壅逆于上，咳嗽旧恙又作，痰多，喉间有声，脉弦滑。恐渐入哮嗽痼疾，且以温药和之。

法半夏钱半　甘草八分，淡干姜四分同杵　杏仁三钱，去皮尖　佛耳草钱半，布包　玉苏子二钱　百部八分，蒸　射干一钱　桑白皮钱半，炙　款冬花钱半，炙　茯苓三钱　生苡仁三钱

宋右，闸北。咳嗽、哮闭、喘急，呼吸紧迫，喉间有水鸡声，卧难安枕，脉濡弦。痰沫壅逆，肺布叶举，姑以温药和之。

麻黄泡去上沫，炙　杏仁去皮尖　茯苓　淡干姜　甘草前二味同炒　紫菀蒸　桑白皮炙　鼠粘子炒制川朴　马兜铃炙　法半夏　莱菔子炒　射干

二诊：咳嗽、哮闭、喘息见瘥，呼吸较畅，卧得安枕，脉濡滑而弦。肺恶寒，仍以温药

和之。

麻黄泡去沫，炙　杏仁去皮尖　射干　制川朴　马兜铃炙　鼠粘子炙　紫菀　款冬花炙　百部蒸
玉苏子　白前　莱菔子炒

王右，马浪路。痰沫上壅，肺苦气逆，咳嗽气急作闭，甚则卧难安枕，喉痛、头痛均偏着
左边，昼轻夜甚，脉弦滑。治以宣豁。

桑白皮炙　马兜铃炙　紫荆皮　百部蒸　款冬花炙　鼠粘子炒　白前　茯苓　杏仁去皮尖　射
干　紫菀　金钗斛

二诊：气急作闭较愈，卧得安枕，咳嗽较减未辍，头痛向安，偏左喉痛未已，经水适来，
腰俞作酸，脉濡弦。守原意出入之。

桑白皮炙　鼠粘子炒　紫荆皮　马兜铃炙　款冬花炙　紫菀　杏仁去皮尖　射干　续断炒　泽
兰　绿萼梅　茺蔚子炒　茯苓

三诊：头痛向安，气急作闭较愈，卧得安枕，微咳未罢，喉痛作干，左肢胁引痛，口舌黏
腻不爽，脉濡滑而弦。保肺清金可也。

海蛤粉包　金钗斛　生苡仁　马兜铃炙　紫荆皮　白药子　紫菀　款冬花炙　射干　天花粉
甘草　鲜青果

四诊：喉痛较瘥，咳呛、气急作闭、左肢胁引痛均已见愈，卧得安枕，食欲较启，唯右腿
肢仍然清厥，脉濡弦。守原意为之。

海蛤粉包　金钗斛　紫荆皮　山豆根　淮山药　生苡仁　杏仁去皮尖　紫菀　冬虫夏草　茯
苓　罂粟壳　十大功劳

郑，石路黟县。初诊（佚）。
二诊：八月十九日。咳嗽、哮闭见瘥，呼吸稍畅，卧得安枕，惟晨起尚觉痰壅欠适，左肢
胁吸气引痛，顽痰濡滞未清，仍守原意为之。

鹅管石一钱，煅透　杏仁三钱，去皮尖　甜葶苈一钱二分，隔纸炒　玉苏子二钱　射干一钱二分　鼠粘
子钱半，白芥子八分同杵　金沸草三钱，布包　桑白皮钱半，炙佛耳草钱半，布包　马兜铃钱半，炙　麻黄根
四分　丝瓜络三钱，带子

三诊：八月廿九日。咳嗽、哮闭时愈时发，日来咳痰又觉不爽，左肢胁引痛，卧难安枕，
晨起脘中难过，纳食胸脘中亦不适。仍以宣气豁痰，泻肺降胃。

鹅管石一钱，煅透　杏仁三钱，去皮尖　甜葶苈一钱二分，隔纸炒　玉苏子二钱　金沸草二钱，包　桑
白皮钱半，炙　鼠粘子钱半，白芥子八分同杵　化橘红一钱　佛耳草钱半，包　莱菔子一钱，炒　麻黄根四分
茯苓三钱　射干一钱二分

四诊：九月初七日。左肢胁引痛向愈，痰壅肺实未瘥，咳嗽，哮闭，卧难安枕，喉间痰黏
不爽，自闻气味恶浊，神疲，鼻窍不爽。仍以泻肺豁痰可也。

鹅管石一钱，煅透　杏仁三钱，去皮尖　甜葶苈一钱，隔纸炒　桑白皮钱半，炙　款冬花钱半，炙　马
兜铃钱半，炙　鼠粘子钱半，炒　莱菔子一钱，炒　佛耳草钱半，布包　百部八分，蒸　玉苏子二钱　赖橘
红一钱　射干一钱　白果肉六枚，炒去壳

五诊：九月十七日。痰壅肺实，咳嗽哮闭，鼻息不爽，卧难安枕，午后呼吸稍觉舒畅，脉
弦滑。乃以宣肺豁痰。

鼠粘子钱半，白芥子六分同杵　百部八分，蒸　杏仁三钱，去皮尖　桑白皮钱半，炙　甜葶苈一钱，隔纸炒　款冬花钱半，炙　北细辛二分　赖橘红八分　玉苏子二钱　莱菔子一钱，炒　射干一钱二分　佛耳草钱半，包　麻黄根四分

李君，五月初九日。肾间动气为生气之本，三焦之原，阴阳翕辟存乎此，呼吸出入系乎此。肾气怯弱，气不运痰，而饮食入胃以传于肺，又酿痰而不生血，肾失固纳，肺苦气逆，病机日深，元气日乏矣，咳嗽、喘息、痰胶腻难出，交睫即梦梦忽忽，肢指掣动如瘛疭之状，脉濡滑，浮取尚盛，重取则微，右部三五不调，偶有代象，精神不振，元气欲离，何恃而无恐？兹拟纳肾气以运痰，肾气稍振，自能使痰活动，然而难矣。

冬虫夏草一钱二分　鹅管石一钱，煅透　远志肉一钱，炙　海蛤粉四钱，包　参贝陈皮一钱　银杏肉六枚，炒去壳　茯苓三钱　金钗斛三钱　百部八分，蒸　蛤蚧尾六分，刮鳞炙研末吞　罂粟壳钱半　款冬花钱半，炙

二诊：五月十二日。纳肾气以运痰，肾气稍振，痰稀且少，气逆喘息较安，惟精神仍然虚弱疲敝，欲眠交睫仍梦梦忽忽，指瘛肢疭，脉濡滑而弦，左右相等，惟右尺重按稍觉空大。肾命精气仍怯，精、气、神为人身三奇，乃生生之本，衰怯不振非一朝一夕之故，其渐久矣。溲长而多，亦属下虚。证、药虽云相安，但真元已惫，非外因时邪可比，不能以稍减即谓险岭已过也，仍拟原意出入之。

远志肉一钱二分，炙　罂粟壳钱半　鹅管石钱半，煅透　左牡蛎三钱，煅先煎　海蛤粉三钱，包　银杏肉六枚，炒去壳　冬虫夏草一钱二分　参贝陈皮一钱　淮牛膝二钱，炒　淮芪二钱　茯苓三钱　金钗斛三钱　蛤蚧尾六分，刮鳞炙研吞

程，太平坊。七月廿九日。望七年岁，阳明脉衰，宗气怯弱，气不运痰，痰壅于上，为咳嗽、痰多、喘急，头脑如蒙，小溲夜频，脉弦滑。治以运气豁痰，宣肺纳肾。

远志肉一钱，炙　鹅管石一钱，煅透　海蛤粉三钱，包　银杏肉六枚，炒去壳　法半夏钱半　益智仁一钱　罂粟壳钱半　冬虫夏草一钱二分　参贝陈皮一钱　佛耳草钱半，包　款冬花钱半，炙　百部八分，蒸

二诊：八月廿八日。望七年岁，阳明脉衰，宗气怯弱，元海失固，咳嗽痰多喘急，小溲夜频，心有余，力不逮，行动维艰，指臂亦不肯受驱使，脉弦滑。仍以纳肾调元，益气运痰。

海蛤粉三钱，包　远志肉一钱，炙　鹅管石一钱，煅透　款冬花钱半，炙　金钗斛二钱　赖橘红一钱　巴戟天钱半　胡桃肉钱半，补骨脂钱半同炒　罂粟壳钱半　百部一钱，蒸　冬虫夏草一钱二分　蛤蚧尾三分，刮鳞炙研分吞

三诊：九月十四日。痰嗽喘急较安，精神稍振，纳食略强，惟足膝仍然酸软，乏力步趋，脉弦滑。仍以纳肾调元，益气运痰。

海蛤粉三钱，包　远志肉一钱，炙　鹅管石三钱，煅透　鹿角钱半，煨　金钗斛二钱　菟丝饼三钱　潼沙苑三钱　冬虫夏草一钱二分　巴戟天钱半　金毛脊一钱，炙　罂粟壳钱半　胡桃肉钱半，补骨脂钱半同炒　蛤蚧尾三分，刮鳞炙研细末吞

以上出自《王仲奇医案》

孙采邻

孙妪舟人，素有咳喘证，交冬更甚，肺俞畏寒，喘咳频增，闻烟酒则愈咳。年五旬又四，

交冬即发者，贫妇不免单衣食薄，舟中又不能避风寒，所以咳无停，而常有畏寒兼喘之势。欲求方愈疾，而又惜费。余怜其贫苦，而想一省便简易之方以应之，药虽平淡，实有至理存焉，因识之。

生白果肉二十一粒，去心衣　胡桃肉两枚，连皮用　冰糖五钱　鲜生姜一钱五分

四味共捣，极烂。用滚水冲服，连渣齐饮，每早晚各饮一服，无间。

按：是方也唯外感风寒而致身热头疼，鼻塞喘咳者，则禁服，竹亭再识。

遵法服之五日，不第喘咳止，而畏寒之势顿平矣。后偶遇寒冷，劳力复发，如法行之，一服而止。予乃一时之灵机，竟成千古之秘方。

《竹亭医案》

王堉

里中武庠杨乐斋之二嫂，廿余而寡，抚一子，人颇精强，一切家政，皆经其手，诸妯娌不及也。然郁郁独居，肝气时作，发则喘咳交臻，呻吟不食，如此者经年矣，延医数辈皆以痨瘵论。壬戌春，病复发。卧床月余，阖家无可措手。杨邀余视之，诊其左关滑数，右寸关俱甚。乃告之曰，此气郁停痰，并非痨证。前必多服补药，因而增剧，万勿为虑，药不十剂，保无恐矣。乃以平胃、二陈、四七汤合进之，药入口才刻许，膈间漉漉作声，顿觉宽展，二帖后，喘咳息，而食少进。家人皆惊其神，以为全愈，遂停药。余亦忘之，未过三日病又作。又延余视，诊之，脉少衰，而滑数未改。因问服几帖？以二对。告曰：二帖路已开，病未愈，少亦须四服，但得大解胶黏秽物，则全去矣。不必易方，宜照前服之，三日后再见也。病者听之，越日晨起，暴下恶物数次，食大进，喘咳皆归乌有。更告以香砂六君子丸调摄之，尤当稳固，而其家皆淡漠，不知听之否也。倘调养不善，恐明春再作也。

《醉花窗医案》

顾恕堂

陈某，哮发三载，每于隆冬而发。上焦积饮泛溢，极难除根。

小青龙汤。

复诊：哮发三载，虽缓，积饮未除。

苏子　旋覆　橘红　款冬　白果　杏仁　半夏　前胡　海石　竹茹

《横山北墅医案》

红杏村人

沈左，暑夜露眠，裸体贪凉，酣睡骤遭阵雨沾背，致令寒邪深入肺俞，咳嗽喘逆，捧腹抬肩，玄府紧闭，汗出不畅，脉浮数，舌白，口渴，病情极难图效。勉拟开鬼门，肃肺金，冀免喘脱。

麻黄　杏仁　粉草　前胡　桑白皮　款冬　苏梗　芦根　丝瓜络

又复：昨幸得汗颇畅，咳喘顿平，谷食增旺。因起居失慎，感受新凉，兼之风湿相搏，偏

体肢节疼痛不能转侧，肩臂伸举艰难，脉弦，苔白。姑议疏风理湿，佐以通络。

秦艽　防风　独活　白蒺藜　豆卷　山栀　桑枝　木瓜　苡米　丝瓜络

濮左，喘出乎肾关乎肺，肺为主气之标，肾为纳气之本，本虚标实，咳喘并作，脉弦滑数，舌白边红。上实下虚最易喘脱。

旋覆　代赭　沙参　苏子　莱菔子　白芥子　川贝　橘红　蛤壳　杏仁　芦根

又复：咳喘必肾为本而肺为标。急则先治其标，缓则宜治其本。今诊脉左弦细，右浮滑数，舌色边尖红根转黄糙。中脘痹痛，倚息不得卧下。痰随气升，气因痰阻，深虑昏喘而脱，勉仿清燥救肺法。

羚羊　沙参　麦冬　枇杷叶　杏仁　川贝　桑皮　蒌霜　茯神　五味

又复：温邪必先犯肺，肺气膹郁，咳而且喘，加以痰浊上干，扰动擅中，膻中为气之海，上通于肺，下达于肾，兹以痰气交阻，失其清旷之常，其气有升无降，是以喘逆不能卧也。欲平其喘必先顺气，欲顺其气必先涤痰。痰清气降，息息归元则喘自平矣。

沙参　麦冬　五味　海浮石　川贝　竹沥　补骨脂　胡桃　蛤壳　蒌霜　青铅

汤左，积年哮喘频发益剧，倚卧不能着枕，喉间呼吸有声。窃惟喘逆虽出于肺，其源实本乎肾，是肾为本而肺为标也。诊脉右部浮滑带弦，左尺独见细弱，足征肺气散越，肾乏摄纳而成上实下虚之象。治宜肃肺以宣其标，纳肾以固其本。

参地　麦冬　补骨脂　胡桃肉　女贞子　川贝　甜葶苈　蛤壳

又复：肺为月藏，不耐寒暄，一有感触则咳喘并作，必俟所入之邪宣泄无遗，痰消气顺，始能息息归元。是以古人治法专以清润通降为主也。

鲜沙参　麦冬　瓜蒌霜　川贝　茯苓　杏仁　知母　生蛤壳　枇杷叶

以上出自《医案》

费承祖

山西任静斋，患呛咳气喘，诊脉细弦。系肾阴久虚，肝阳上灼肺阴，清肃无权。法当育阴制阳。

北沙参四钱　生杜仲三钱　女贞子三钱　白芍一钱五分　甘草五分　大生地三钱　川贝母三钱　瓜蒌皮三钱　川石斛三钱　杏仁三钱　冬瓜子四钱

连服十剂，病乃霍然。

安徽余仲庚，先受风而后受寒，咳嗽气急，喉有痰声，脉来浮弦。治必泄邪肃肺。

苏梗一钱五分　牛蒡子一钱五分　苦杏仁三钱　瓜蒌仁三钱　橘红一钱　甘草四分　冬瓜子四分

连服二剂而愈。

南京蒋寿山，发热咳嗽，烦躁难以名状。余诊脉弦滑，邪热挟痰，销铄肺津。治必生津泄邪，清热豁痰。

香豆豉三钱　黑山栀一钱五分　冬桑叶一钱　天花粉三钱　象贝母三钱　瓜蒌皮三钱　冬瓜子四钱

鲜竹沥二两　薄荷叶一钱

　　进两服，热退躁止，惟咳嗽、口干引饮，苔黄溲赤。此邪热外泄，而痰热未清也。前方去豆豉、山栀、薄荷，加石斛三钱、竹茹一钱五分、梨五片。进两剂，口干引饮、苔黄溲赤皆退，惟咳嗽尚未止。痰热虽化，肺津暗耗，清肃无权。前方去桑叶、象贝、竹沥，加南沙参四钱、川贝母三钱、杭菊花一钱半。连进三剂，霍然而愈。

　　常州瞿梅阁，咳嗽哮喘，举发无常，甚则喉际痰声漉漉，寝食俱废。诊脉沉细而弦。风寒挟痰饮阻肺，清肃之令不能下行。

　　薄橘红一钱　云茯苓二钱　制半夏一钱五分　苏子三钱　紫菀一钱　杏仁三钱　苡仁三钱　当归二钱
煨姜二片　大枣两枚

　　服六十剂而霍然。

　　四川倪太令淑，素精医理。因公来沪，事多烦劳，咳嗽气喘，夜难平卧。请医投以补肾纳气，不应。更医用通阳涤饮，病转剧。口渴引饮，大便溏泄。倪氏年近古稀，自觉支持不住，延余诊之。脉来沉滑。此痰热销铄肺阴，肃降无权。补肾纳气，滋腻未免碍痰；通阳涤饮，辛温反助火劫阴。火盛灼津，津枯失润。乃以生梨切片频进。

　　北沙参三钱　川贝母三钱　瓜蒌皮三钱　川石斛三钱　生甘草四分　生白芍一钱五分　甜杏仁三钱
冬瓜子四钱　鲜竹沥二两

　　连服三剂，口渴、便泄已止，咳喘渐平，卧能着枕。前方加海浮石三钱、荸荠五枚。再服二剂，咳嗽气喘皆平，夜寐甚安。前方去竹沥，加吉林人参须一钱、淡竹茹一钱，进服六剂，眠食俱佳，精神振作而愈。

　　溧阳洪瑞初之夫人，咳嗽哮喘，喉际痰声漉漉，口渴引饮，夜坐凭几而卧。诊脉弦滑洪大。此痰火销铄肺阴，肺气肃降无权。辛温祛寒涤饮，反为痰火树帜而劫肺阴。

　　梨汁　荸荠汁　芦根汁　冬萝卜汁　鲜竹沥

　　上药隔汤炖温连进二次，喘咳皆平，即能平卧。

　　南沙参四钱　川贝母三钱　瓜蒌皮三钱　甜杏仁三钱　苡仁三钱　冬瓜子四钱　海浮石三钱　鲜竹茹一钱

　　服五剂，口渴止而病若失。

　　孟河都司刘文轩之太夫人，发热，汗出不解，咳嗽气喘，苔黄带灰，胸腹胀痛，势濒于危，急延余诊。脉来沉滑。此痰滞交阻，肺胃失肃降之权，非攻下不可。

　　礞石滚痰丸五钱，淡姜汤送下。

　　服后大便即行，热退痛止，喘咳皆平。太夫人性不喜药，以饮食调养而安。

　　徽州曹君物恒，略受外邪，而不自觉。医用补药数剂，遂发热喉痛，口干胁痛。予诊脉浮弦，邪热由气灼营，法当清透。

　　牛蒡子一钱　薄荷一钱　马勃八分　蒌皮三钱　桑叶一钱五分　连翘一钱五分　丹皮二钱　象贝母三钱　甘草五分　竹叶三钱

连进两剂，汗出热退，喉痛胁疼皆止，邪从汗解。惟津液暗亏，口干便结，不思饮食，夜不成寐。用甘凉益胃而安。

南沙参四钱　麦冬三钱　白芍一钱五分　石斛三钱　天花粉三钱　茯神二钱　生谷芽四钱　生甘草五分

淮安任守谦，咳嗽痰多，脘闷作吐，举发无常。进辛温发散，病益剧。肺俞穴畏寒，必须棉裹。诊脉沉细而弦。前因发散太过，肺胃气液皆虚，湿痰阻气，肃降无权。治必培养气液，兼化湿痰，方能奏效。

吉林参须五分　北沙参四钱　燕窝根一钱五分　川贝母三钱　紫菀一钱　橘红一钱　枳壳一钱　海浮石三钱　杏仁三钱　冬瓜子四钱　红枣五枚

服两剂，颇效。连服十剂，遂愈。

东台石品山，患咳嗽哮喘，喉际痰声漉漉，举发无常。发时自觉胸脘热盛，心烦不安。苔黄口干，脉来滑大。此痰火销铄肺阴，清肃无权。辛温逐饮，反劫阴液而助痰火，所以遍治无功。

沙参四钱　麦冬三钱　豆豉二钱　象贝母三钱　蒌皮三钱　杏仁三钱　石斛三钱　冬瓜子四钱　竹茹一钱　竹沥一两

进八剂，有卓效。前方加女贞子三钱、杜仲三钱。二十剂全愈。

浙江朱竹石之夫人，病咳嗽气喘，难以平卧，心烦懊憹，脘闷口腻，饮食少进，面浮腿肿，夜不成寐，势极危险。延余往诊，脉来洪大弦数。气液皆虚，肝阳上亢，挟素蕴之痰湿，阻塞肺胃，肃降无权。法当培养气液，清肝化痰。

吉林人参须一钱　西洋参一钱半　杜仲三钱　茯神二钱　川贝母三钱　枳壳一钱　瓜蒌皮三钱　女贞子三钱　杏仁三钱　白芍一钱半　牡蛎四钱　龙齿二钱　冬瓜子四钱　竹茹一钱

进二剂，肝阳上亢之势渐平，心烦懊憹已止，夜能安寐。照前方加石斛三钱、梨五片、荸荠五枚。大便畅行，痰从下泄，肺胃肃降，喘咳皆平，夜能平卧，饮食渐进，面浮腿肿渐消。照前方加毛燕三钱，调理半月而康。

以上出自《费绳甫医话医案》

曹沧洲

某左。肾气不摄，肺气不降，夜热，腰腿酸软，咳逆痰吐如沫。近日外证稍好，即守前意增损。

北沙参一钱半　麦冬一钱半，去心　白芍一钱半　沙苑一钱半，盐水炒　大熟地七钱，海蛤粉炒　川贝三钱　甘草炭四分　川断三钱　紫石英五钱，煅　甜瓜子五钱　朱茯神四钱　料豆衣加玉蝴蝶七张

某左。病久阴阳并亏，无脏不虚，近日所最虑者，肾不纳，肺不降，浮阳上越，痰不化，自汗不已，气急不止，自觉胸闷不能饮食，约已六昼夜不能合目，病情危急已极，而又大便不实，畏热作躁，脉虚数。藏失所司，理之非易。

大熟地一两，切小块急火煎四五十沸去渣　蛤蚧尾一对，盐水炙以汤煎药　左牡蛎二两　抱木茯神六钱　苍龙齿五钱　南沙参四钱　海浮石五钱　淮山药五钱　紫石英五钱　川贝三钱，去心　紫河车根五钱　甘草炭一钱半

某左。肺虚久喘动肾，胃家痰热上亢，气急痰嘶，神识迷蒙，舌糙燥无津，气不至口，燥中无阳故不渴，脉至数不匀，肢振。病深药浅，不易立方。

鲜霍斛　左牡蛎　玄参　海浮石　西洋参　紫石英　川贝　竺黄片　生地炭　河车根　盐半夏　茯苓

某右。温邪包裹肺气，咽间哮紧，音哑极，舌白口腻，畏寒。经曰形寒饮冷则伤肺，以肺恶寒也，拟宗六安煎法治之。

苏叶一钱　蝉衣七分，去足　陈皮一钱　生米仁三钱　白杏仁四钱，去尖　牛蒡三钱　宋半夏一钱半　冬瓜子五钱　象贝四钱，去心　赤芍三钱　生蛤壳一两　通草一钱　紫菀一钱，生

某幼。童哮积久，大便溏泄，质小病深，理之不易。

苏子一钱半　陈皮一钱　茯苓四钱　紫菀一钱半，蜜炙　干菖蒲四分　泽泻三钱　白杏仁三钱，去尖　象贝四钱，去尖　漂白术一钱半

以上出自《吴门曹氏三代医验案》

曹南笙

某左。远客路途，风寒外受，热气内蒸，痰饮日聚，藏于络脉之中，凡遇风冷或曝烈日或劳碌形体，心事不宁，扰动络中夙饮，饮泛气逆咳嗽，气塞喉底胸膈，不思食物，着枕呛吐稠痰，气降自愈，病名哮喘伏饮。

小青龙汤去细辛。

某右。宿哮肺病，久则气泄汗出，脾胃阳微，痰饮留着，有食入泛吐之状。夏三月，热伤正气，宜常进四君子汤以益气，不必攻逐痰饮。

四君子汤。

某左。饮邪泛溢喘咳，头身摇动，喘逆不平。食则脘中痞闷，卧则喘咳不得息，肺主出气，肾主纳气，二脏失司，出纳失职，议早进肾气丸三钱以纳少阴，晚用小青龙法涤饮，以通太阳经腑，此皆内饮治法，与乱投腻补有间。

小青龙去麻、辛、甘、芍，加茯苓、杏仁、大枣。

某右。初诊：脉弦坚，动怒气冲，喘急不得卧息。此肝升太过，肺降失职，两足逆冷，入暮为剧。

仲景越婢法。
二诊：左胁冲气使喘，背上一线寒冷直贯两足，明是肝逆夹支饮所致。

金匮旋覆花汤法。

某右。劳烦哮喘是为气虚，肺主气，为出气之脏，气出太过，但泄不收，则散越多喘，是喘证之属虚。故益肺气药皆甘，补土母以生子。若上气散越已久，耳目诸窍之阻，皆清阳不司转旋之机，不必屡治。

人参建中汤去姜。

某左。望八之年，因冬温内浸，遂致痰嗽暮甚，诊脉大而动搏，察色形枯汗泄，吸音颇促，似属痰阻，此乃元海根微，不司藏纳，神衰呓语，阳从汗出，最有昏脱之变。古人老年痰嗽喘证，都从脾肾主治，今温邪扰攘，上中二焦留热，虽无温之理，然摄固下真以治根本，所谓阳根于阴也。

熟地炭　胡桃肉　牛膝炭　车前子　云茯苓　青铅

某右。先寒后热，不饥不食，继浮肿喘呛，俯不能仰，仰卧不安。古人以先喘后胀治肺，先胀后喘治脾。今由气分膹郁致水道阻塞，大便溏泄不爽，其肺气二肠交阻，水谷蒸腐之湿横趋脉络，肿由渐加。

肺位最高主气，为手太阴脏，其体恶寒恶热，宜辛则通，微苦则降，若药气味重浊，直入中下，非宣肺方法，故手经与足经大异。

麻黄　苡仁　茯苓　杏仁　甘草

某左。疮毒内攻，所进水谷不化，蒸变湿邪，渍于经隧之间，不能由肠而下，膀胱不利，浊上壅遏，肺气不降，喘满不堪着枕，三焦闭塞，渐不可治，议用中满分消之法，必得小便通利方可援救。

葶苈　杏仁　桑皮　厚朴　猪苓　通草　大腹皮　茯苓皮　泽泻

以上出自《吴门曹氏三代医验集》

陈良夫

许妻。生痰之源有二，脾与肾也。痰沫稀薄味咸，咳呛气逆，动则喘息，脉细滑，舌碎，苔薄白。此肺气先虚，肾水亦乏使然，宜清上益下法。

生地炭　制女贞　杏仁　紫石英　款冬花　蛤壳　淮牛膝　川柏　黛灯心　川贝　紫菀

张男。肾与膀胱为表里，同司下焦，肾者主蛰，封藏之本，精之处也；膀胱者，州都之官，津液藏焉，水泉不止者，乃膀胱不藏也。阴精所奉其人寿，阴阳离决，精气乃绝，此皆《内经》之要旨，为治病之准的也。平素遗溺，肾气之虚，不言可喻，近复气升欲喘，动则更甚，神思恍惚，形瘦神疲，手指时有抽搐，舌绛苔花，上罩灰色，脉来细数。拙见阴精大亏，下焦失纳，虚阳亢而化风浮越，水火失于交济，肺肾不相接续，阴与阳已有离决之虞。高年之体，脏气已衰，恐草木之功，未可挽回造化矣。

霍石斛　冬青子　玄参心　辰麦冬　煅龙齿　龟板胶　生石决　五味子　山萸肉　熟地

吉林参须

沈男。初诊：肺气以下行为顺，上升为逆。始起胸膈痞痛，渐至气喘痰鸣，胁腹亦觉不舒，咳呛，咯痰稀白，脉弦滑，苔浮腻。乃湿聚化痰，阴滞气分，肺金之宣降失司，周身流行之气，亦乖常度，《内经》所谓诸气膹郁，皆属于肺是也。若久郁不宣，便成气喘之证，拙拟宣其肺以利其气，化其湿以涤其痰，务使肺得宣降为妙。

旋覆梗　甜葶苈　仙半夏　炙紫菀　细白前　白芥子　光杏仁　象贝母　代赭石　苏子　车前子　白茯苓

二诊：人之气机，本周行而无滞，湿为阴邪，最能滞气，进理气宣肺、祛湿涤痰之剂，咯去积痰颇多，气逆渐减，胸膈之满闷，亦觉稍舒，惟便下未能通畅，兼有哕恶，脉仍弦滑，舌黄薄腻。拙见肺金失于清肃，升降之气，尚乖常度，祛其有形之痰，利其无形之气，务使周行无滞，斯呼吸平匀则诸疴自退矣，能再加以静摄尤为妥善。

旋覆梗　象贝母　仙半夏　莱菔子　白前　光杏仁　代赭石　陈皮　苏子梗　白芥子　滚痰丸

秋翁。肺气以下行为顺，上升为逆。平素饮酒，湿热必然内盛，久之能化火生痰。痰热内郁于肺，偶伤风寒，遂至咳呛频作，咯痰欠豁，气逆如喘，不得平卧，口时干而喜饮冷，脘闷胁痛，不思纳食，脉来细滑带数，舌苔糙黄中剥。病已一旬，因留痰不从外出，阻滞肺气，是以润降因之失职，且火郁不宣，尤易伤津，不可不知也，且拟清化肃降肺气之法。

北沙参　鲜石斛　炙紫菀　款冬花　枯苓　炒苏子　细白前　甜葶苈　海浮石　代赭石　炙桑皮　青铅

周男。声响者谓之哮，气逆者谓之喘，气时喘逆，喉声如锯，胸闷痰黏，吐咯不利，脉滑苔腻，是积痰内涌，肺气失降，治以顺气涤痰。

旋覆梗　炒枳实　光杏仁　熟菔子　煅礞石　炒竹茹　炒苏子　云苓　代赭石　沉香　川朴　葶苈

以上出自《陈良夫专辑》

徐渡渔

哮喘久年，痰泛作咳，咳剧辄喘，卧不着枕，作于子、丑二时。哮乃肺病，久则虚，涉于肾。肺主出气，肾主纳气，虽然感风辄发，发则气根不立，须自保下真，现在平善保肺摄肾以固气根，庶可御外邪之侵。

大熟地　淮山药　化橘红　大麦冬　海参　云茯神　白杏仁　海蛤壳

《徐渡渔先生医案》

丁泽周

屈左。痰饮咳嗽已有多年，加之遍体浮肿，大腹胀满，气喘不能平卧，腑行溏薄，谷食衰少，舌苔淡白，脉象沉细。此脾肾之阳式微，水饮泛滥横溢，上激于肺则喘，灌溉肌腠则肿，凝聚膜原则胀，阳气不到之处，即是水湿盘踞之所，阴霾弦漫，真阳埋没，羔势至此地步，已入危险一途。勉拟振动肾阳，以驱水湿，健运太阴，而化浊气，真武、肾气、五苓、五皮合黑锡丹，复方图治，冀望离照当空，浊阴消散，始有转机之幸。

熟附子块二钱　生于术三钱　连皮苓四钱　川桂枝八分　猪苓二钱　泽泻二钱　陈皮一钱　大腹皮二钱　水炙桑皮二钱　淡姜皮五分　炒补骨脂五钱　陈葫芦瓢四钱　黑锡丹一钱，吞服　济生肾气丸三钱，清晨另吞

二诊：前方已服五剂，气喘较平，小溲渐多，肿亦见消，而大腹胀满，纳谷不香，咳嗽夜盛，脉象沉弦。阳气有来复之渐，水湿有下行之势，既见效机，率由旧章。

原方去黑锡丹，加冬瓜皮二两，煎汤代水。

三诊：又服五剂，喘已平，遍体浮肿减其大半，腹胀满亦松，已有转机。惟纳谷不香，神疲肢倦，脉左弦右濡，舌虽干，不欲饮。肾少生生之气，脾胃运输无权，津液不能上潮，犹釜底无薪，锅盖无汽水也，勿可因舌干而改弦易辙，致反弃前功。仍守温肾阳以驱水湿，暖脾土而化浊阴。

熟附块五钱　连皮苓四钱　生于术三钱　川桂枝六分　猪苓二钱　福泽泻五钱　陈皮一钱　大腹皮二钱　水炙桑皮五钱　淡姜皮五分　炒补骨脂五钱　冬瓜子皮各三钱　陈葫芦瓢四钱　济生肾气丸三钱，清晨吞服

四诊：喘平肿消，腹胀满亦去六七，而咳嗽时轻时剧，纳少形瘦，神疲倦怠，口干欲饮，舌转淡红，脉象左虚弦，右濡滑。脾肾亏而难复，水湿化而未尽也。今拟平补脾肾，顺气化痰。

炒潞党参五钱　连皮苓四钱　生于术三钱　陈广皮一钱　仙半夏二钱　炙远志一钱　炙白苏子五钱　旋覆花五钱，包　水炙桑皮五钱　大腹皮二钱　炒补骨脂五钱　冬瓜子皮各三钱　陈葫芦瓢四钱　济生肾气丸三钱，清晨吞服

五诊：喘平肿退，腹满亦消，惟咳嗽清晨较甚，形瘦神疲，纳谷不香，脉濡滑无力。脾肾亏虚，难以骤复，痰饮根株，亦不易除也。今以丸药缓图，而善其后。

六君子丸每早服三钱，济生肾气丸午后服三钱。

朱左。咳喘十余年，遇感则剧，胸闷纳谷减少，舌苔灰黄，脉象寸浮关弦，素性嗜酒，酒湿生痰聚饮，渍之于肺则咳，肺病及肾，肾少摄纳刚喘，上实下虚，显然可见。酒性本热，温药难投。姑宜开其上焦，以肃肺气，斡旋中枢，而纳肾元。是否有当，尚希明正。

蜜炙麻黄三分　光杏仁三钱　仙半夏二钱　薄橘红八分　炙白苏子五钱　象贝三钱　炙桑皮五钱　海浮石三钱　甘杞子三钱　厚杜仲三钱　炒补骨脂五钱核桃肉二枚，拌炒

二诊：咳喘均减，肺金之风邪已去，而多年之痰饮根深蒂固，脾肾之亏虚，由渐而致。脾为生痰之源，肺为贮痰之器，今拟扶土化痰，顺气纳肾，更宜薄滋味，节饮食，以助药力之不逮。

炙白苏子二钱　光杏仁三钱　仙半夏二钱　薄橘红八分　云苓三钱　炙远志一钱　象贝母三钱　水炙桑皮二钱　海浮石三钱　旋覆花五钱，包　甘杞子三钱　厚杜仲三钱　补骨脂五钱　核桃肉二钱

三诊：咳嗽已减，纳谷渐香，肺得下降之令，胃有醒豁之机，然嗜酒之体，酒性本热，易于生湿生痰。痰积于内，饮附于外，新饮虽去，宿饮难杜，况年逾花甲，肾少摄纳，故气易升。再拟崇土化痰，肃肺纳肾，亦只能带病延年耳。

南沙参三钱　云苓三钱　淮山药三钱　炙远志一钱　炙白苏子二钱　甜光杏三钱　仙半夏二钱　薄橘红八分　海浮石三钱　旋覆花五钱，包　甘杞子三钱　厚杜仲三钱　补骨脂五钱　核桃肉二枚，拌炒

俞右。暴寒外束，痰饮内聚，支塞于肺，肃降失司，气喘咳嗽大发，故日夜不能平卧，形寒怯冷，纳少泛恶，苔白腻，脉浮弦而滑。拟小青龙汤加减，疏解外邪，温化痰饮。

蜜炙麻黄四分　川桂枝八分　云苓三钱　姜半夏二钱　五味子四分　淡干姜四分　炙苏子二钱　光杏仁三钱　熟附片一钱　鹅管石一钱，煅

哮吼紫金丹两粒，另吞，连服二天。

二诊：服小青龙汤两剂，气喘咳嗽，日中大减，夜则依然，纳少泛恶，苔薄腻，脉弦滑。夜为阴盛之时，饮邪窃踞阳位，阻塞气机，肺胃下降之令失司，再以温化饮邪，肃降肺气。

川桂枝八分　云苓三钱　姜半夏二钱　橘红一钱　五味子四分　淡干姜四分　水炙远志五分　光杏仁三钱　炙苏子五钱　旋覆花五钱，包　熟附片一钱　鹅管石一钱，煅

三诊：气喘咳嗽，夜亦轻减，泛恶亦止，惟痰饮根株已久，一时难以骤化。脾为生痰之源，肺为贮痰之器。今拟理脾肃肺，温化痰饮。

原方去旋覆花、远志二味，加生白术五钱、炒补骨脂五钱。

胡左。暴感寒凉，内停食滞，引动痰饮，互阻中上二焦，肺胃之气不得下降，哮喘喉有痰声，胸闷呕吐，不能纳谷，身热恶风，有汗不解，苔腻，脉弦滑，此留饮也。拟五苓、平胃，解肌达邪，和胃涤饮。

川桂枝五分　云猪苓各三钱　福泽泻五钱　陈皮一钱　苍术一钱　厚朴二钱　半夏五钱　枳实炭一钱　白蔻仁五分　炒麦芽四钱　莱菔子三钱，炒研　藿香梗五钱　玉枢丹四分，开水磨冲服

复诊：寒热解，哮喘平，呕吐亦减，而胸闷嗳气，不能纳谷，小溲短赤，腑气不行，苔薄腻，脉弦滑。宿食留饮，难以骤化，夜不能寐，胃不和则卧不安。胃以通为补，今拟通胃消滞，和中涤饮。

陈广皮一钱　仙半夏二钱　枳实炭一钱　厚朴一钱　赤茯苓三钱　泽泻五钱　姜竹茹五钱　莱菔子三钱，炒研　生苡仁四钱　炒谷麦芽各三钱

文右。旧有痰饮咳嗽，触受风温之邪，由皮毛而上干肺系，蕴郁阳明。饮邪得温气之熏蒸，变为胶浊之痰，互阻上焦，太阴清肃无权，以致气喘大发，喉有锯声，咳痰不出，发热畏风，舌苔腻黄，脉象浮弦而滑。阅前方降气化痰，似亦近理，然邪不外达，痰浊胶固益甚，颇虑壅闭之险。书云：喘之为病，在肺为实，在肾为虚，此肺实之喘也，急拟麻杏石甘汤加味，清开温邪，肃肺涤痰，冀望热退气平为幸。

蜜炙麻黄四分　光杏仁三钱　生石膏三钱，打　生甘草五分　炙白苏子二钱　旋覆花五钱，包　竹沥半夏三钱　水炙远志一钱　炙兜铃一钱　海浮石三钱　象贝母三钱　冬瓜子三钱　活芦根一尺，去节　淡竹沥一两，冲服

二诊：前投麻杏石甘汤加味，已服两剂，气喘已平，身热亦退，佳象也。惟咳嗽痰多，胸闷不思饮食，苔薄黄，脉滑数不靖，温邪已得外达，痰浊留恋上焦，肺胃肃降失司，适值经临，少腹隐痛，挟宿瘀也。今制小其剂，佐入和营祛瘀之品。

炙白苏子二钱　光杏仁三钱　象贝母三钱　水炙桑叶皮各二钱　竹沥半夏二钱　水炙远志一钱　旋覆花五钱，包　海浮石三钱　炙兜铃一钱　紫丹参二钱　茺蔚子三钱　冬瓜子三钱　干芦根一两，去节

以上出自《丁甘仁医案》

余右。哮喘咳嗽音喑，喉中痰声漉漉，脉象弦滑，新寒引动痰饮，堵塞肺俞，清肃之令不行，证势非轻。姑宜开肺化痰。

旋覆花包，钱半　净蝉衣八分　嫩前胡钱半　嫩射干八分　光杏仁三钱　炙白苏子钱半　云茯苓三钱　仙半夏二钱　炙远志一钱　象贝母三钱　莱菔子二钱　白芥子钱半，炒不开　炙款冬钱半　淡竹沥一两，冲服

陈左。脉象虚弦而数，舌光苔黄，不能平卧，卧则气逆而喘，心中懊㤞恍惚，似中无所主之象。口干不多饮，此少阴阴分早亏，肝阳挟冲气逆肺，肺失清肃之令，咳嗽咯痰不爽，肺燥津液不布为痰也。书云：喘之病在肺为实，在肾为虚喘也。颇虑喘极而汗脱，急宜纳气归肾为主，清燥救肺佐之。

甘杞子三钱　生左牡蛎四钱　青龙齿三钱　南沙参三钱　朱茯神三钱　炙远志一钱　竹沥半夏钱半　川石斛三钱　川贝母二钱　瓜蒌皮三钱　甜光杏三钱　水炙桑叶皮各钱半　枇杷叶露六两

珍珠粉、真猴枣各一分，二味冲服。

二诊：气逆渐平，心悸恍惚，夜寐不安，舌质红绛，脉象虚弦。少阴阴阳两亏，津少上承，肝阳冲气易于上升，心肾不得交通，再宜填补肾阴，以柔肝木，俾得水火既济，阴平阳秘则诸恙渐愈。

大生地四钱　甘杞子三钱　生牡蛎六钱　青龙齿三钱　朱茯神三钱　炒枣仁三钱　五味子四分　怀山药三钱　西洋参钱半　川石斛三钱　大麦冬二钱　川贝母二钱　珍珠粉二分，冲服　甜光杏三钱　琥珀多寐丸钱半，包

王左。肾虚不能纳气，湿痰逗留肺胃，行动则气急，咳嗽痰多，舌苔白腻，脉象细滑。宜顺气化痰，纳气归肾。

甘杞子三钱　厚杜仲三钱　仙半夏三钱　陈广皮一钱　云茯苓三钱　炙远志一钱　象贝母三钱　炙款冬钱半　旋覆花钱半　沉香片三分　银杏七粒，去皮壳　核桃肉二枚，去紫衣

以上出自《丁甘仁医案续编》

江少萱

倪宗璐先生，前清秀才，才学兼优。庚戌年南洋道南学校聘为校长，校务过劳，致患痰喘，喉间汩汩有声，呼吸不能相续。他医以纯热药投之，反增心下动悸，小水短赤而频。延余往诊，寸口脉滑，尺部细数。谓曰：痰本乎湿，湿久生热，挟下焦水饮上蒸为痰，侵肺作喘。上焦痰饮，下焦湿热，宜止下以治上也。故以附子、半夏降上焦以助阳，阳旺而痰自消；龙骨、牡蛎敛心神以补阴，阴充则动悸自止；又以滑石、茯苓、猪苓、泽泻开其支河，使湿热痰饮尽趋太阳水腑，源流俱清，诸病可愈也。连服二剂，诸病果皆全安。以后多食牛肉调理两月，康健如常矣。

《奇证实验》

周镇

史姓，忘其年名，住沪南。

病名：湿痹肿喘。

原因：先由湿郁化肿，继则由肿转咳喘，屡治不应，改延予诊。

证候：面浮足肿，腹满有形，更加喘咳痰多。

诊断：脉濡带涩，苔白。据脉证是湿痹不宣，其所以痹而不宣者，由于气滞络瘀也。

疗法：仿前哲五子五皮饮加减，参以通络宣气。

处方：莱菔子三钱　苏子二钱　葶苈子钱半　瓦楞子六钱，煅研　新绛二钱　旋覆花二钱　大腹皮三钱　橘皮络各一钱　连皮苓四钱　竹沥半夏三钱　代赭石四钱，打

先用冬瓜皮子各一两、葱须一钱，煎汤代水。

效果：叠进两剂，陡吐狂血如紫黑块甚多，喘先定，继诊通络宣痹，绛覆汤合吴氏宣痹汤〔新绛二钱，旋覆花二钱，拌滑石（包煎）四钱，光杏仁、竹沥半夏、焦山栀、连翘、赤小豆皮各三钱，生苡仁、晚蚕沙各四钱，汉防己钱半，葱须八分〕服二三剂后，肿亦退，腹宽面浮亦平，肿满因血阻窒有如此。故治肿满病，不但宜理气也。如此重证骤愈于数日之内，即病者亦意所不料。

廉按：此肿而且满，满而转喘之实证，治法方用顺气开痰，通络宣痹，面面顾到，煞费经营，其病之去路，全在陡吐狂血如紫黑块甚多，学者宜注意之。

《全国名医验案类编》

王楚江之妻，沪南。禀质阴亏。丙午立春之汛，咳嗽忽作，先与清扬肃肺，转觉气逆脉弦。楚江言及气从脐上冲，而痰则带咸。于疏化痰浊药中，加石英、青铅、沉香、蛤壳。气逆一平，咳即大减。越数旬，凛热，不饥，便阻，恶风，头痛。自后喘咳又作。脉左弦右滑。卫气既僭，兼有新感。桑叶、旋覆、瓜瓣、杏仁、半夏、陈皮、茯苓、瓜蒌皮、竹茹、枇杷叶、芦根、雪羹。有荐戴济川者，戴谓：不识此证，如何应诊！此恙仅须一二剂即愈。疏方则小青龙汤也。且谓初诊姑减其制，若第二剂麻黄三分要加倍云。楚江以药分寒热，不自主裁。会有罗店沈君在沪，邀其一视，即是予议，云非伏寒，姜、桂、麻黄不可用也。仅加甜葶苈、制半夏而已。服后气平咳减，诸恙亦退。沈君回罗，嘱仍邀予调治。病者最不喜药，一退即不善后。嗣回宁波，闻其交节则喘汗，形肉大削。甬医用温散，更不相宜。盖此证宜于平日常服七味都气丸之类，以养肝肾而潜卫气，与治外感咳不同。

张彦卿之妻，素体肥，有喉痛。丙辰二月患咽痒，频咳痰多，凛寒不扬。脉滑数，舌掯黄厚。看前医之方，拟定春寒，且寒水司天，径用麻黄、桂枝之剂。驯至高枕不眠，痰韧可扯长至尺许。不知春令风气已温，外寒束状，郁于肺部，辛温开泄，熬夜成痰，愈吐愈多。即用兜铃、射干、冬瓜子、杏仁、芦根、象贝母、瓜蒌、桑皮、枇杷叶、鼠粘子、莱菔汁、半贝丸。

复诊：喘咳大定，已能起坐，惟苔色罩灰。减半贝丸，用雪羹汤代水煎药。另用川贝母、月石为末，同甜杏仁霜冲服，以泄热痰，渐以向愈。

施耀庭，五十余岁时，患咳，痰白，自服膏滋。癸亥冬杪寒热后，膏滋未停，以致痰多如脓，色黄而韧。甲子正月延龚医，投旋覆、代赭；另疏吉林参须，以竹沥和服。烦闷不舒，气逆不卧者半月。脉则洪滑不敛，有时虚濡。气喘则头汗淋漓，宛如脱证。舌白，余谓伏热留肺，得补不安，即为实证。疏冬甜瓜子、光甜杏仁、薏仁、紫菀、兜铃、葶苈、粉沙参、黄芩、蛤

壳、天竹子、枇杷叶、茅芦茎、竹沥、莱菔汁。另猴枣、雄丹、生矾、月石，研服。二剂，咳喘大减，询悉尚有气忿。前方去葶苈、兜铃、黄芩，加金铃子、木蝴蝶、浮石，并嘱服雪羹。数剂，喘定痰稀，调养就痊，赴沪就业。越一年，又发喘咳，吴医用温，追招余，已不及矣。

以上出自《周小农医案》

贺季衡

蔡男。去冬呛咳起见，或轻或重，甚则痰鸣气粗，喘息有音，不能平卧，痰难出，舌苔腐白，脉沉细不起。伏风与痰浊久结肺络，随气机而升降，状如哮喘。拟小青龙汤出入，开肺化痰。

麻黄八分　淡干姜八分　姜半夏一钱五分　五味子八分　旋覆花一钱五分，包　薄橘红一钱　金苏子三钱，炒　云苓三钱　贡沉香五分　大杏仁三钱　川桂枝八分　姜汁三滴　白果七粒，取汁冲

二诊：昨进小青龙汤，哮喘就平，痰出极多，惟仍未能平卧，痰鸣脘闷，右脉较起，舌苔仍腐白。伏风顽痰搏结未化，肺气不利。当守原意进步。

麻黄八分　川桂枝八分　淡干姜八分　大白芍二钱　五味子八分，炒　北细辛五分　姜半夏二钱　炙甘草五钱　大杏仁三钱　金苏子三钱，炒　薄橘红一钱五分　姜汁三滴　白果七粒，取汁冲

和尚。哮喘十余年，愈发愈勤，月必两发，发则寒热，无汗，咳喘，痰出间或带血，不得平卧，脉浮数，舌红。寒邪包热，肺络日伤之候，铲根不易。

麻黄八分　生石膏八钱　法半夏一钱五分　川桂枝八分　射干二钱　大杏仁三钱　五味子五分　橘红一钱五分　炙甘草五钱　金苏子二钱，包　姜一片　白果七粒，取汁冲

二诊：进大青龙汤，十余年之哮喘大减，寒热亦清，惟发后痰中仍带血，脉细数，舌红，寒邪包热可知。当润肺气，以安血络。

北沙参三钱　青蛤壳五钱　象贝三钱　橘红一钱五分　瓜蒌皮五钱　淡天冬三钱　大杏仁三钱　小蓟炭三钱　桑叶二钱　子芩二钱　白茅花四钱　枇杷叶三钱

膏方：南沙参四两　蜜桑叶二两　海蛤粉四两　白苏子一两五钱　藕节炭四两　肥玉竹四两　淡天冬三两　枇杷叶三两　大生地五两　海浮石四两　大杏仁三两　瓜蒌皮四两　法半夏一两五钱　云苓三两　旋覆花一两五钱，包　炒苡仁五两

煎浓汁，入清阿胶二两，再白蜜收膏。

以上出自《贺季衡医案》

赵文魁

十二月初一日，赵文魁请得老太太脉息：左关沉弦，右寸关滑而近数。肺经有热，留饮不宣，以致胸闷喘促、咳嗽有痰。今拟清肺定喘化痰之法调治。

杏仁泥二钱　川贝二钱，研　橘红三钱　桑皮三钱，炙　莱菔炭二钱　瓜蒌四钱　葶苈一钱　酒芩二钱　炙杷叶三钱　前胡三钱　炒栀三钱

引用竹茹一钱五分。

按：喘息之证，有虚实之分，与肺肾两脏直接相关。肺主一身之气，以清肃下降为顺，为

呼吸之本；肾主纳气，为呼吸之根。实喘多责于肺，由邪气阻滞于肺，肺失宣降，气道不利所致。虚喘多责于肺肾两脏，病由肺虚日久，殃及于肾，肾失摄纳，气奔于上而起。本案病人脉息，左关沉弦，说明内有停饮；右寸关滑而近数，说明胸膈之处有饮热滞留。痰饮郁热，蕴蓄于肺，肺气不宣则胸闷，气逆于上则咳嗽喘促。病性属实，当以祛邪为治，用清肺定喘化痰蠲饮之法。

方中杏仁消痰润肺，下气止咳定喘。川贝清热化痰，润肺止咳，"能散心胸郁结之气"(《本草别说》)。瓜蒌甘寒润降，清热化痰，利气降浊宽胸。竹茹、枇杷叶清热化痰止咳，和胃降逆止呕。橘红理气化痰燥湿。前胡下气祛痰，清热散风。桑皮走肺性降，味甘淡，能行肺中痰而利小便，性寒凉能清肺中之火，以为泻肺平喘之用。葶苈辛散苦泄而性寒，功专泻肺中之实而下气定喘。莱菔炭下气化痰而消食除胀。黄芩清肺中之火及上焦实热，栀子清心、肺、三焦之火而导热下行。综观全方，乃针对肺中痰饮热邪而治。

十二月初二日，赵文魁诊得二老太太脉息：左关沉弦，右寸关滑而近缓。肺热轻减，痰饮未清，所以喘促轻微，咳嗽尚作。今以理肺止嗽化痰之法调治。

杏仁泥三钱 橘红三钱 法夏三钱 瓜蒌四钱 莱菔炭二钱 葶苈一钱五分 酒芩三钱 前胡三钱 白芥子二钱，炭 胆草三钱 炒栀三钱

引用浙贝三钱、知母三钱。

按：经用清肺化痰定喘之法，肺热减，喘促轻，说明药物切中病机。惟痰饮未清，咳嗽仍作，当继用前法变化，加强化痰止嗽之力。

方中杏仁、半夏、前胡下气化痰，降逆止咳。橘红、莱菔炭理气化痰止咳。浙贝母、瓜蒌清热化痰，宽胸散结。葶苈子泻肺行水，下气定喘。白芥子豁痰利气，止嗽定喘。胆草清肝胆湿热。栀子降三焦郁火。知母清肺胃实热，且能"消痰止咳，润心肺"(《日华诸家本草》)。诸药协同，功专力宏，直捣病所，求其速愈也。

赵右，72岁。秋令渐深，肺金行令，肺主一身之气，性喜肃降，肺气不足则肃降力差，中阳虚必少气无力，下肢沉重作肿，喘满不能平卧。益其气兼化湿邪，湿邪化则肿胀自退。当忌盐类。

绵黄芪八钱 西洋参三钱，另煎兑 杭白芍三钱 炙杷叶三钱 桂枝二钱 白术二钱 防己四钱 茯苓三钱 生姜三片 大枣五枚

按：肺居上焦，其气以清肃下降为顺，职司一身之气，主通调水道；脾位中土，为气血生化之源，主运化水湿。脾化生精微以充肺，肺肃降气机以助脾。今肺脾两虚，水谷不化精微，则气血亏损，宗气生化乏源，呼吸失助，肌肉失养，故见少气不足以息，体倦无力。水液之代谢，有赖于肺气之通调，脾气之转输，还要靠肾阳蒸腾化气为之主持。患者年逾古稀，肾气必衰无疑，肾气不足，肺气不降，脾气不运，则水湿留聚，水湿流注于下，则下肢沉重肿胀，水气上凌于肺，肺气益不能降，则见喘满不能平卧。治疗当运脾降肺，益气化湿，通阳利水。盐类能伤肾助湿，故在所忌。

方中用大剂黄芪，甘温入脾肺，补气益阳，"内补治虚喘"(《药性论》)，利水消肿胀。西洋参苦微甘而气寒，入肺肾而补气养阴清火。白术、茯苓健脾益气，燥湿利水。炙杷叶降气平喘，化痰止咳。防己苦辛而寒，入肺、膀胱经，善能利水消肿、祛风止痛。用白芍苦酸入肝、

脾，养血敛阴、利水缓急。《本经》称其"主邪气腹痛，……止痛，利小便，益气。"桂枝辛温发散，通阳化气，利水消肿。大枣甘温，补脾益气养血安神以助参、芪。生姜辛温，通阳利水，和胃调中以助苓、桂。二者合用，能调补脾胃，调和诸药。脾气健旺，肺行治节，水道通调，则肿胀自退。

以上出自《赵文魁医案选》

魏长春

俞燧生君之母，年约六十岁，住华家巷。九月二十三日诊。

病名：中寒夹哮喘。

原因：素患哮喘，猝中寒邪。

证候：昏眩自汗，肢冷腹痛，泄泻，鼻冷气喘。

诊断：脉象沉细，舌淡红。真火衰微，寒中脾肾，经所谓阳气衰于下，则为寒厥是也。

疗法：用真武汤合龙牡救逆法，加黑锡丹，温纳元阳。

处方：淡附子一钱　炒白芍三钱　炮姜一钱　炒白术三钱　茯苓四钱　化龙骨四钱　煅牡蛎四钱　炙甘草一钱　黑锡丹一钱，吞

效果：服后阳回肢暖，痛泻皆止，病愈。

炳按：脾肾虚寒，外寒重袭肺胃，则成是病，故用真武合龙牡，加黑锡丹，以镇摄肾气，而见效。

《慈溪魏氏验案类编初集》

沈绍九

刘某，男性，六十余岁，有痰喘旧疾，夏日偶感时邪，高热汗出，喘咳痰多，倚息不得卧，气短不能接续，舌苔白滑，满口黏涎，口渴不欲饮，六脉虚大而数，重按似有似无。当断为下虚痰饮，热伤元气，用益气固肾，佐以清热祛痰。

洋参须三钱　法半夏三钱　杏仁三钱　茯苓四钱　菟丝子五钱　淫羊藿五钱　枸杞四钱　连翘三钱　淡竹叶三钱　黄芩三钱　甘草一钱

服后热衰汗少，喘咳俱减，再剂则热退汗止，可以平卧矣。后以六君子汤加补肾之药调理遂安。

病者某，喘咳不能行动，尺脉虚大，系下虚水泛为痰所致。曾服理中、二陈无效，用杜仲五钱、补骨脂五钱、菟丝子五钱、枸杞五钱、淫羊藿五钱、茯苓三钱、制首乌三钱、丁香二钱、泽泻二钱、砂仁三钱、安桂二钱、附片二钱。连服十剂，病渐愈。

老年脾肾阳气不足，水湿上犯，咳嗽气喘，行动更甚，心悸，腰疼，便溏，肢冷，苔白，脉沉迟。证属虚寒，议温补脾肾之阳以化水湿。

制附片三钱，先煎　白术三钱　炒芍药三钱　生姜一钱　桂枝二钱　茯苓三钱　杜仲四钱　补骨脂四钱　核桃肉五钱，连皮

以上出自《沈绍九医话》

姚甫

姚某某，男，56 岁，住陇县东南公社板桥沟。素患喘证，遇寒即发。1981 年夏收看麦场时，因贪凉露卧，喘咳复作，心悸而浮，脘闷食少，时欲呕逆，医以其喘系受凉而得，与小青龙汤二剂，喘虽稍减，因汗多腠理开泄，着衣则烦，去衣则冷，受风则喘又大作。姚甫诊之谓："此病虽因受凉而得，但无寒伤表证，用姜、辛、五味温肺则可，用麻、桂发汗则难免有虚表之弊。现胸胃间有饮邪未净而表已虚，当用苓甘五味姜辛半夏汤，加桂、芍以调和营卫，加黄芪以固表。"服五剂喘即平。

按：姚师认为，寒喘多因外寒内饮，内外合邪而发。但寒气偏表，当着重发散，饮邪偏内，宜注重降逆。如外寒引动内饮，必有头痛身疼、发热恶寒、无汗等表证，宜用小青龙汤发汗解表，温化水饮；但有眩冒喘悸，或呕恶、面目浮肿等证而无伤寒表证者，属饮邪内盛，宜苓甘五味姜辛半夏汤，逐水降逆。二方虽同以干姜、细辛、五味温肺为主，而偏寒偏饮是必须明辨清楚的。

《宝鸡市老中医经验选编》

曹颖甫

张志明。初诊：暑天多水浴，因而致咳，诸药乏效，遇寒则增剧，此为心下有水气，小青龙汤主之。

净麻黄钱半　川桂枝钱半　大白芍二钱　生甘草一钱　北细辛钱半　五味子钱半　干姜钱半　姜半夏三钱

二诊：咳已全愈，但觉微喘耳，此为余邪，宜三拗汤轻剂，夫药味以稀为贵。

净麻黄六分　光杏三钱　甘草八分

冯仕觉。自去年初冬始病咳逆，倚息，吐涎沫，自以为痰饮。今诊得两脉浮弦而大，舌苔腻，喘息时胸部间作水鸣之声。肺气不得疏畅，当无可疑。昔人以麻黄为定喘要药，今拟用射干麻黄汤。

射干四钱　净麻黄三钱　款冬花三钱　紫菀三钱　北细辛二钱　制半夏三钱　五味子二钱　生姜三片　红枣七枚　生远志四钱　桔梗五钱

拙巢注：愈。

以上出自《经方实验录》

刘云湖

病者：吾乡王基兴，年三十余。

病因：中暍田野，又饮冷水。

证候：病哮喘气逆，痰饮狼藉，面赤声如曳锯。

诊断：六脉沉伏，此暑伤肺络也。

疗法：拟泻肺清暑。

处方：炒苍术六钱，云苓、滑石各三钱，葶苈、枇叶各二钱，泽泻、芥子各一钱五，甘草一钱。

效果：服二剂而安。

理论：暑伤肺络而成哮喘，因肺为气出入之门户也。而脉又赖气以行之，肺络既痹，气未有不壅闭于间。此脉之所以沉伏也，昔人云，人但知暑伤肺气为气虚，而不知暑伤肺络为肺实，若此固肺实也，故当泻肺。

方论：葶苈与滑石同用，谓之葶苈六一散，乃古人治暑邪入于肺络，咳嗽喘逆、面赤气粗、昼夜不宁等证，以甜葶苈能入肺泻气，可引滑石直泻肺邪，其病自除，然遇肺实乃可用之。若肺虚误用，反能损肺矣（友人王若泉云，余三叔患咳嗽多痰，医用蝎苈之类，服之痰消，数日复积，如前方又服之，又消，如是者数月，渐至失音而卒，不知为葶苈之害也，本草十剂，论其泻肺与大黄同功，信然）。更有寒留肺络，而痰饮喘逆者，此益得之平日见风寒则愈甚，又皆麻杏之证，非葶苈所司也，葶苈有甜、苦两种，宜用甜者，炒研入药。

《临床实验录》

汪逢春

刘先生，四十岁，四月廿七日。

咳嗽四五月。近因重感，身热，胸胁相引掣痛，心跳气促，喘逆，舌苔白腻而厚，两脉弦滑而数。一派停饮在胃，上迫太阴之象。拟以轻宣肃降，化痰利水。

嫩前胡一钱，麻黄汤煮透，去麻黄　象贝母四钱，去心　新绛屑钱五　鲜枇杷叶三钱，布包　家苏子钱五，莱菔子二钱同包　苦杏仁三钱，去皮尖　生海石五钱，先煎　鲜佛手三钱　制半夏三钱，粉草钱五同炒　细辛二分，川连七分同打　甜葶苈一钱，焙　大腹皮三钱，洗净　赤苓皮四钱　建泻片三钱

二诊：四月二十九日。

身热退而未净，咳嗽有痰，气分渐顺，心跳已止，舌苔厚腻，大便通利甚畅，左脉细濡而数，右弦滑。前法既效，毋庸更张。

嫩前胡一钱　莱菔子二钱　鲜枇杷叶三钱，布包　制半夏三钱，粉草钱五同打　家苏子钱五　冬瓜子一两　鲜佛手三钱　保和丸四钱，布包　甜葶苈一钱，焙　大红枣三枚，同包　生紫菀一钱　苦杏仁三钱，去皮尖　细辛二分，川连七分同打　大腹皮三钱，洗净　生海石五钱，先煎　赤苓皮四钱　建泻片三钱

《泊庐医案》

方公溥

杨女。十月二十九日诊：痰喘剧发，胸闷不舒，痰多白沫，脉象浮弦，舌苔白腻。法当温降平喘祛痰。

蜜炙麻黄9克　制半夏6克　淡远志6克　杜苏子9克　五味子3克　炙甘草4.5克　淡干姜3克　北细辛3克　川桂枝4.5克　白芍药9克　光杏仁9克　嫩射干6克　炙冬花9克

十月三十一日复诊：投以温降平喘祛痰，喘咳较有转机，咯痰较易，再从前法化裁。

处方同前，除苏子、细辛、干姜、桂枝，加白当归9克、新会皮4.5克、云茯苓9克、白石英（打）12克。

十一月二日三诊：咳嗽哮喘减而未痊，痰多，牙痛，仍宗前意出入。

处方同前，除白当归、白石英、白芍、五味子，加杜苏子 9 克、嫩白前 9 克、全福花（包），9 克。

吴女。十二月十五日诊：痰喘故恙，感寒复发，气急痰虚，背部酸楚，夜不能平卧，脉浮滑，舌苔薄白。亟拟温降理肺，平喘化痰。

净麻黄 4.5 克　淡桂枝 4.5 克　光杏仁 12 克　淡远志 6 克　粉甘草 3 克　嫩射干 4.5 克　新会皮 4.5 克　淡干姜 3 克　五味子 3 克　炙冬花 9 克　白芍药 9 克　制半夏 9 克　紫苏子 9 克　白茯苓 9 克

十二月十八日复诊：投以温降理肺、平喘化痰，证势大有转机，药既应手，再从前法化裁调治。

处方同前，除陈皮，加嫩白前 9 克。

十二月二十一日三诊：咳嗽痰喘减而未净，近见头痛肢楚，仍从前法出入。

处方同前，除桂枝、白前、五味子、干姜，加新会皮 4.5 克、制川朴 4.5 克、香白芷 9 克。

以上出自《方公溥医案》

丁叔度

患者某某，男，23 岁。患时疫，懊憹不安，面赤而喘，胸间烦闷，呼吸紧促，坐卧不安，发热恶寒，指梢冰冷，脉数而急促。

处方：麻杏甘石汤。重加银花 120 克、连翘 60 克、芦根 30 克、蝉蜕 15 克、栀子 15 克、豆豉 9 克，水煎服。

外用刮搓法：用细碗边蘸鸡蛋清刮其前胸后背，由随汗而去。

《津门医粹》

赵寄凡

吴某某，女，56 岁，农民。咳喘十余年，每年冬春加霞，1962 年春来津治病，途中劳累又感受风寒咳嗽。喘不能平卧，吐大量白泡沫样痰，恶寒，发热，无汗，周身疼痛，脘腹胀满，不能进食，口不渴，二便利，脉弦，舌淡紫苔白腻。辨证：痰饮内停，外感风寒，给以小青龙汤原方。

麻黄 10 克　桂枝 10 克　芍药 10 克　甘草 10 克　五味子 10 克　干姜 10 克　细辛 3 克　半夏 10 克

服药二剂咳喘症状大减，可以平卧入睡，饮食增加，精神、面色明显好转，查舌质已不紫舌苔见化，脉弦亦见缓，病人十分高兴，连声称赞赵大夫救他一病，又给原方三付加茯苓，咳喘基本已愈。

《津门医粹》

章成之

唐女。慢性气管炎，多有痰。今虽咳于冬令，但为干咳，届时亦能自止，仍是急性气管炎。

生麻黄6克　五味子4.5克　杏仁泥12克　白前9克　天竺子9克　车前子12包　旋覆花9克, 包
百部9克　桑白皮9克　粉草4.5克

二诊：服药数剂，咳嗽大减，再事原法加减。

生麻黄4.5克　杏仁泥12克　天竺子9克　白前9克　桑白皮9克　百部9克　粉甘草4.5克　冬
瓜子9克

朱男。咳引胸中痛，咯痰不爽，当以祛痰为先，镇咳次之。

苦桔梗9克　白前6克　知贝母各9克　杭白芍9克　苏子9克　杏仁12克　桑白皮9克　柏子仁9
克　炙马兜铃9克　枇杷叶5片, 包

张女。当咳之初起，音即为之嗄。其咳迄今旬日，此风袭于肺。盗汗、自汗、心中悸，则
关乎平日之虚。

蜜炙麻黄3克　射干6克　川贝母2.4克, 研末分冲　杭白芍9克　粉甘草4.5克　五味子3克　浮
小麦12克　桑白皮12克　麦门冬9克

朱男。以咳为主证，痰作白沫，量少而不易咳出，多是气管有炎症。兼见咽干作痛，音为
之嗄，则炎证之由来，系风燥之侵袭。

前胡9克　桔梗4.5克　牛蒡子9克　薄荷3克, 后下　浙贝9克　桑叶皮各9克　冬瓜子12克　光
杏仁9克　生甘草3克　枇杷叶3片, 包　胖大海3只

陈男。一日之内，热势数度变迁，证与脉俱是外邪侵袭。咳呛痰黄，气管有炎症也。

薄荷4.5克, 后下　连翘12克　桔梗9克　射干9克　冬桑叶12克　粉前胡9克　杏仁12克　杭白
芍9克　旋覆花12克, 包　粉甘草3克　枇杷叶12克, 包

叶女。听其呛，乃急性气管炎。痰白而黏，白是寒，黏是湿。

生麻黄1.2克　苏芥子各9克　白前6克　炙紫菀9克　生苍术3克　橘皮6克　炙冬花9克　射干
3克　粉甘草2.4克　桔梗6克　山慈菇片9克, 研末分2次调入

赵女。咳六七日，干呛少痰，因此气粗喘促。夫治咳有痰，总当祛之，无痰则镇之。

生麻黄4.5克　旋覆花9克, 包　白前6克　杏仁泥12克　款冬9克　苏子9克　百部9克　粉甘草
3克　杭白芍9克　白果5只

张男。凡暴病平卧则气逆者，病在于呼吸系居多，不在肺便在肋膜。与久病之在循环系者
有别。病者热虽不高，而痰中带血，病在肺。

银柴胡4.5克　麦门冬9克　杏仁泥12克　百部9克　海蛤壳15克, 先煎　旋覆花12克, 包　冬青
子9克　玉竹9克　杭白芍9克　桑白皮9克　生侧柏叶30克　粉甘草3克

任男。痰饮并发哮喘，痰饮已成宿疾；哮喘则有时发作，多作于春秋气候剧变之时。上海
地滨大海，尤易发作。此二者，皆少根治之法。今予小青龙汤。

生麻黄6克　淡干姜4.5克　细辛3克　川桂枝3克　杭白芍9克　五味子6克　白果9枚，去壳
姜半夏9克　炙紫菀9克　粉甘草3克　远志4.5克　白芥子9克

二诊：加味小青龙汤两服后，气平，咯痰仍薄。治痰饮者，当以温药和之。

旋覆花9克，包　干姜4.5克　白芥子9克　款冬9克　五味子4.5克　紫菀6克　粉甘草3克　远志4.5克　茴香6克　杏仁12克

另：葶苈子9克、鹅管石12克、肉桂3克，共研细末，分吞。

石男。十指如鼓槌状，大致为支气管扩张，虽见咯血，却非肺痨，但其咳可以累及终身。

五味子4.5克　昆布9克　罂粟壳9克　杏仁泥12克　款冬9克　杭白芍9克　海藻9克　蒸百部12克　旋覆花12克，包　生侧柏叶30克，煎汤代水

另：蛤粉炒阿胶15克，令碎为小粒，口中含化。

解男。支气管扩张，如见痰黄、脉带数时，清热药宜重用。

净连翘15克　银花12克　桑叶皮各9克　黄芩9克　川象贝各9克　桔梗9克　前胡9克　白苏子12克　生甘草4.5克

二诊：药后痰量减少，脉见平定。再拟原意出入。

净连翘12克　银花12克　黄芩9克　川象贝各9克　桔梗9克　桑叶皮各9克　粉草3克

庄女。鼓槌指多见于呼吸系病及循环系病，盖末梢循环瘀血故也。今咳呛气逆，不能平卧，祛痰镇咳，固属重要，强心药亦不可少。

炮附块9克　全当归9克　熟地黄15克　远志3克　北细辛2.4克　五味子4.5克　炙款冬9克　胡桃肉9克　炮姜炭4.5克　罂粟壳9克　补骨脂9克

吴老。气急不能平卧，已历二月之久，左卧则腹中水声漉漉，痰不多，必用力乃能咳出。今察其两足浮肿，胸次窒闷异常，尿少，脉微弱，当从肾治。

炮附块9克　熟地黄15克　远志4.5克　北细辛3克　五味子4.5克　苏子12克，包　茯苓9克　核桃肉9克　白果10粒，去壳　鹅管石24克，煅，先煎

陈女。四日来，哮喘发作，服麻黄碱后，喘稍减而盗汗多。

附块6克　银杏15枚，去壳　五味子4.5克　陈皮6克　天竺子9克　甘草9克　麻黄3克　黄芪12克　远志4.5克　紫菀9克

二诊：哮喘大发，喉间有水鸡声。

麻黄6克　黄芪12克　党参12克　浙贝15克　远志9克　紫菀9克　冬花9克　厚朴6克　杏仁12克　甘草6克　肉桂1.8克

三诊：哮喘稍定，但周身汗出漐漐。

巴戟9克　仙灵脾9克　破故纸12克　炮附块4.5克　当归12克　白术18克　黄芪18克　党参12克　麻黄6克　甘草6克　肉桂2.4克

四诊：哮喘已成尾声。

原方加益智仁9克，细辛4.5克。

五诊：今日上班工作，体力不支，腰背酸，失眠。

巴戟9克　仙灵脾9克　破故纸12克　当归9克　益智仁9克　党参12克　山药12克　炙甘草6克　白术15克　黄芪12克　肉桂1.8克

裘男。病者是急性气管炎。素无咳痰，一也；在此时令（12月），二也；洒然有寒意，三也；痰作白沫，喉痛，四也。

牛蒡子12克　桔梗4.5克　白苏子12克　桑白皮9克　射干4.5克　山豆根4.5克　杏仁泥12克　知贝母各9克　杭白芍6克　冬瓜子12克　柏子仁9克甘草3克

以上出自《章次公医案》

张汝伟

胡右，六十九，藕渠。高年脾肾两亏，宿有痰饮，近感冬温之邪，肺气被遏不宣，咳呛气急，喉中鸣响，自汗如雨，两颧绯赤，少腹牵引作痛，状如戴阳，诊脉右寸关滑数无伦，左尺略浮，拟旋覆代赭，合越婢意。

川桂枝五分　沉香片五分　旋覆花钱半，包　姜竹茹钱半　粉前胡一钱　生石膏五钱　竹沥半夏三钱　光杏仁　云茯苓三钱　生蛤壳一两　生牡蛎一两　煅代赭一两，先煎

二诊：昨进旋覆代赭合越婢法，表热已退，痰气亦平，自汗已止，颧红大减，痰吐焦黄，夜卧已安，仍用前法增损。

玉泉散五钱，包　竹半夏三钱　云茯苓三钱　大白芍三钱　南花粉三钱　淡芩炭一钱　生蛤壳一两　生牡蛎一两　炙甘草八分　枇杷叶二张　姜竹茹钱半

本证始末：胡某系伟常熟故邻居米行职员，伊家住离城五里之藕渠镇，病者是伊之母。病起时，医者先用沙参、桑叶、蝉衣等润肺疏表，继用三子养亲降气涤痰，而喘益甚。又经西医用平喘止咳之剂，针砭并用，都无效。伟去诊时，亲友邻居麇集一堂，达五六十人，包围问余，可有救乎。余曰：姑服此药或可挽救。服此方后，仅二天即能纳谷安眠，起居如常，不惟合家欢悦，即近邻亲友，亦互相惊奇云。

方义说明：此种痰喘证，人人知得，即中西医治法及立方，也不可认为不合。所以不效而反加剧者，治不得法也。大凡喘证，非虚即实，非寒即热，他们见自汗，见颧红，都认为虚；见咳呛，都认为痰，不知脉右寸关滑数，左尺略浮上，可以证明在阳明胃之热甚也。所以方中用药，以石膏一味为紧要，胃火一清，其气自平，尤必佐以桂枝，而石膏之功用乃显，余药人所易识，无须多赘矣。

刘老太，年六十九，福建，住富民路富民村四弄四号。宿有痰饮，近患咳嗽，气急多痰，形寒畏风。脉象濡细，苔布白腻，肺肾两亏，痰湿中阻。用苓桂术甘，合旋覆代赭意。

川桂枝八分　大白芍钱半，炒　姜半夏二钱　甜冬术二钱，炒　化橘红一钱　磁朱丸三钱，包　茯苓神各三钱　象贝母三钱　代赭石四钱，煅红先煎　旋覆花钱半，包　姜竹茹钱半

二诊：前方服后，咳喘较平，形寒亦减，头晕胸痛仍有，大便少畅。苔白起花，边尖露红，脉迟而大，此金气过甚，克木，肝阳上逆。拟改为平肝理气，润肠养阴治之。

潼沙苑三钱　炒枣仁三钱　象贝母三钱　朱茯神三钱　制香附三钱　姜半夏二钱　明天麻一钱　炒

白芍三钱　淡苁蓉三钱　青陈皮各三钱　姜竹茹钱半

三诊：进平肝理气之方后，头痛胸痞，咳逆吐痰已除。只因高年气血两虚，肾亏心火旺，耳鸣甚剧，自汗，夜不安寐。揆度苔脉，虚不受补。姑先养心宁神，化痰理气调之。

南沙参三钱　杜苏子三钱　潼沙苑三钱　生枣仁三钱　柏子仁三钱　川贝母三钱　冬瓜子三钱　朱茯神三钱　夜交藤三钱　生芪皮三钱　仙半夏二钱　新会皮二钱

四诊：前方服后，诸恙均安，痰喘亦平。精神较好，已能阅报间谈。苔化薄，终因高年肾气不足，虚阳上窜，耳鸣不靖，头晕间有，再用熄风平肝育阴调之。

灵磁石四钱，先煎　珍珠母一两，先煎　潼沙苑三钱　夏枯草三钱　制女贞三钱　滁菊花三钱　菟丝饼三钱　夜交藤三钱　净蝉衣八分　净钩藤三钱，后下　苦丁茶一钱

五诊：精神体力很好，所有耳鸣，未曾痊愈过，近头顶之上，似痒非痒，似痛非痛。脉来细软，今表邪已净，当从本治。从金匮治肝补脾，隔二之意立方。

潞党参三钱　蜜炙黄芪三钱　磁朱丸三钱，包　甘枸杞三钱　刺蒺藜三钱　制首乌三钱　炒白芍三钱　北细辛四分　炙甘草八分　姜竹茹钱半　红枣三枚

六诊：治肝补脾，兼隔二之治。进后，精力充沛，起居如常。所余者，耳鸣仍有，偶有心悸。仍从前意，进一步调之。

潞党参　蜜炙黄芪　野于术　炒枣仁　柏子仁　甘枸杞　厚杜仲　川续断　金毛狗脊　磁朱丸包

本证始末：此人系西医刘永钧眼科之母，其夫在福建原籍，亦一老中医师。本人对于中医，亦甚明了。此证前经一同乡不行医者，为之处方，服之无效。后经余治，一月有余，始得完全治愈。愈后，单独至哈尔滨次子处，游玩七个月回来，颇为欣喜，特招余报告情况云，本证方义说明，很难详解，阅者在案中可以研求，兹不赘。

王右，年五十八，宁波，住顺昌路承庆里二十四号。肺气郁结，胃湿内蕴，外袭风寒，以致肺气不宣，咳呛气急，痰吐腻浊，形寒。进三子养亲法后，形寒已除，而喘逆依然，痰吐黄腻，口渴不欲多饮。舌绛脉弦滑，此气滞痰凝，胃有伏热。拟用麻杏甘膏法。

带节麻黄五分　炙紫菀二钱　玉桔梗二钱　炙款冬二钱　炒苏子二钱　玉泉散三钱，包　象川贝三钱　光杏仁三钱　忍冬藤三钱　代赭石五钱，先煎　沉香片三分，炒　香麦芽四钱　茅芦根各一两，去心节　枇杷叶二片，去毛包

二诊：进麻杏甘膏加味法后，气喘已平，咯痰亦爽。天气突转严寒，喘逆又作，比前较轻。苔绛，根黄腻，脉转濡弦，改投越婢法加味。

川桂枝四分，炒　大白芍三钱　姜半夏二钱　炙款冬钱半　生石膏四钱，打　薄荷叶八分，打　沉香片四分，后入　玉桔梗一钱　细生地四钱　川贝母三钱　代赭石四钱，先煎　茅根肉一两，去心

本证始末：按此证因戒除嗜好而起，每年逢冬必发，本年尤剧。此次共诊三方，上列两方服后，得能痊愈，但以后可保不发。在平日之调养得宜为要。

方义说明：寻常喘证，寒证为多。小青龙证，是立方要点。今因舌绛、苔黄、脉弦之故，二方中均用石膏一味，为中心重点。三方用生地，是滋液清热以化痰之法，不可视为滋腻之用。生地同石膏用，即玉女煎之法。亦即釜底抽薪之意。非必用承气者为抽薪，此处方之灵活应用处。

以上出自《临证一得》

冉雪峰

肖某之女，长沙人，前在新疆乌鲁木齐工作，往来戈壁沙漠间，由于携带衣具少，适值大风，为风沙袭击，患胸痹短气，咳逆齁喘不得卧，音暗，目钝少光，珠微突出，病历有年，时轻时重，时发时止，来中医研究院诊察。X 线透视见肺门纹理粗糙，两肺野显示透明度较强，两膈位置较低（下降）并运动不良，为加简明按语：咳逆喘急，不得卧，音暗，脉虚数，病历年久，肺伤较重，清肺利膈，豁痰散结，以开上痹，敛浮越，畅中气。拟方：柔紫菀、百部根各三钱，全瓜蒌四钱，大浙贝三钱，川厚朴一钱五分，小杏仁、天竺黄各三钱，化橘红一钱五分，左牡蛎四钱，鲜苇茎六钱，甘草一钱，鲜竹沥四钱，同煎去滓，冲入竹沥，分温二服。复诊三次，约三星期，有效，咳喘减缓，勉能安寐，声音渐出。审度此病，肺伤较重，决不如是痊可之易，但既有效，即按法治疗，不敢多事，若病发时，再做进一步治疗办法。喘病在上为实，在下为虚，未发治脾，已发治肺，此病与脾关系小，拟未发疏肺，已发泻肺，后在疾病过程中，微发则加重疏肺并微兼泻意亦有效。两月余相安无恙。曾再至新疆及回长沙故里，长途奔驰，舟车劳顿无恙，讵住京偶因感冒突然触动大发，齁喘如曳锯，鱼口气急，目钝色苍，证象特殊（此为本院治疗中大发第一次）。即按前规划，急与泻肺，药用：全瓜蒌五钱，半夏三钱，枳实、厚朴各二钱，苦葶苈（炒研）瓜瓣各四钱，小杏仁、天竺黄各三钱，苡仁四钱，鲜竹沥八钱，三剂减缓，六剂平复。后于清肺养肺中，亦侧重疏肺，勿俾浊痰滞气瘀塞，容易再发，现经年少发，胸次开豁，食思转旺，体重加增，面间欣然有腴色，病已向愈，再经调摄休养，可望恢复正常。

武昌粮道街，伍亿丰伍秀章君，体质素弱，下元衰败，又肺气痹阻，患齁喘有年，秋冬起北风，天时陡变时易发，每发六七日，或十日以上不等。症状较剧，气逆奔迫，齁齀如曳锯，不得卧，几不能支，以两手握床柱，张口息肩，目胀如欲脱状。但其喘为肺喘而非肾喘。为气痰胶结、肺气痹闭之实喘，非真元不固、真气欲脱之虚喘。喘病在上为实，在下为虚，古有此说，苟果肾喘，连经则生，连脏则死，气还则生，气不还则死，早生危变，遑能久安。频年屡经诊治，知其病历，此病实而夹虚，不是虚反成实。未发治脾，勿俾痰生；已发治肺，勿俾痰阻，古人亦均论及。病发若轻，疏上兼可固下，病发若重，不遑其他，惟专治上，可分用亦可合用，并可参错用，或日服疏肺剂，晚服固肾剂，后服疏肺剂，随病所至，适事为故。现拟先疏肺，所谓疏，非仅疏利之疏，乃包括滑利泄下等。总之疏而勿令伐正，固而勿令滞邪，是为得之。拟方：紫菀、百部各三钱，苦葶苈四钱，竹沥、荆沥各四钱（如无荆沥，竹沥用八钱，如姜汁少许），苡仁、百合各五钱，瓜瓣四钱，鲜苇茎八钱，七味煎，冲入二沥，分温二服。二剂，喘减三之一。复诊，原方葶苈减为二钱五分，又二剂，齁喘减三之二。三诊，日服原方，晚另服黑锡丹一钱，三剂，齁喘止。四诊，紫菀、百部、百合各一两五钱，瓜蒌、川贝各二两，厚朴、橘红各一两，茯神一两五钱，杜仲、补骨脂、紫河车各一两，适量竹沥为丸，如梧子大，烘干，每服一钱至二钱，日二次。疏上固下，九剂缓调，一方两扼其要。后予因事去鄂，病发，守前方前法出入加减，亦颇有效。

以上出自《冉雪峰医案》

陆观虎

张某某，女，63岁。

辨证：咳喘。

病因：风寒束肺，痰热上攻。

证候：咳喘，发冷发热，脊背痛，纳少，脸手浮肿。脉浮数。舌质红，苔微黄。

治法：解风寒，祛湿痰，标本兼顾。

处方：炒青蒿6克　前胡6克　制半夏6克　白前6克　苏子6克　茯苓皮9克　冬瓜子皮各6克　海浮石9克　丝瓜络6克　远志6克　橘红3克

方解：半夏、橘红降逆利气，除湿化痰。苏子、海浮石降气润肺，定喘止嗽，润下降火。前胡解风寒，下气降火，止咳喘。白前降气下痰止嗽。炒青蒿芳香清热。茯苓皮、冬瓜子皮行水，消肿胀，止咳。丝瓜络除风化痰，行血通络。远志交通心肾，泄热散郁。

张某某，女，18岁。

辨证：咳喘。

病因：痰热郁结。

证候：咳喘月余，胸闷，纳呆，月水已见三天，色泽不正，头痛。脉细濡。舌质红，苔黄腻。

治法：清热化痰，佐以调血。

处方：白前6克　前胡6克　苏子6克　大贝母6克　赤芍6克　通草3克　延胡索6克　川芎3克　银杏9克　焦稻芽9克　冬瓜子9克　海浮石9克　益母草9克

方解：白前、前胡宣肺气。大贝母、银杏清肺定喘。苏子平降肺气。海浮石化痰涎。赤芍、益母草清血热调血分。通草、冬瓜子通水道。焦稻芽醒脾开胃。

张某某，女，30岁。

辨证：咳喘。

病因：痰火郁结。

证候：咳喘痰多且黄，自汗，口角生疮，脸肿，牙痛。脉弱滑。舌质红，苔微黄布刺。

治法：清火化痰，止咳定喘。

处方：冬瓜皮子各9克　大贝母9克　桑白皮6克　茯苓皮9克　苏子9克　橘红6克　前胡6克　海浮石9克　黛蛤散9克，包　白前6克　炒银杏9克

方解：冬瓜皮、茯苓皮利湿消肿。苏子、海浮石、橘红、桑白皮、银杏止嗽定喘，清火化痰。前胡、白前、黛蛤散清热化痰止咳定喘。

孙某某，女，38岁。

辨证：咳喘。

病因：气水不化。

证候：咳嗽作喘，脸肢均肿，腹胀而臌，羌经九月。脉细迟。舌质红，苔薄黄。

治法：宣肺行气利水。

处方：冬瓜子皮各 9 克　茯苓皮 9 克　陈橼皮 6 克　桑白皮 6 克　五加皮 9 克　春砂花 3 克　沉香曲 6 克　车前子 9 克，包　炒银杏 9 克　大腹皮 9 克　文竹 9 克

方解：冬瓜子皮、茯苓皮、五加皮、桑白皮、文竹润肺止咳，宁心行水消胀。炒银杏定喘咳，益气降痰。春砂花、香橼皮、沉香曲行气消胀以治腹膨胀。车前子利小便而消肿。

二诊：

证候：咳嗽喘止，少胀微肿，脸肢肿消。脉细弦。舌质红。苔微黄。

处方：按前方去五加皮、桑白皮，加鸡内金 6 克、怀牛膝 6 克。

方解：鸡内金能消水谷。牛膝引药下行，益肝肾强筋骨。

马某某，女，52 岁。

辨证：咳喘。

病因：肺肾虚弱，气水不化。

证候：咳喘，脸肢作肿，溲色深。脉细濡。舌质红，苔黄腻。

治法：理气化水，补肾利尿。

处方：冬瓜皮 6 克　橘红 6 克　猪赤苓各 6 克　茯苓皮 6 克　竹沥半夏 6 克　黛蛤散 6 克　川通草 3 克　枇杷叶 9 克　银杏肉 7 个　苏子 6 克　海浮石 9 克

方解：冬瓜子皮、茯茯皮、猪赤苓、通草宣肺行水，清热利小便，引热下行以消脸肢浮肿。橘红、竹沥半夏、黛蛤散、枇杷叶、银杏、苏子、海浮石化痰理气、清热宣肺以定喘止咳。

二诊：

证候：咳喘已减，仍气短，脸肢肿，溲色深而少。脉细数。舌红，苔黄。

处方：按初诊之方去竹沥半夏、枇杷叶，加黑豆衣 6 克、熟女贞子 6 克。

方解：服前药后，咳嗽已减，故去燥湿化痰之半夏，宣肺止嗽之枇杷叶。换加黑豆衣、熟女贞子以补肝肾利水下气。

三诊：

证候：咳喘轻而痰化，夜眠不安，脸肢左肿见消，溲仍色深而不利，气短略减，口臭。脉细数。舌质红，苔薄黄。

处方：按二诊之方去茯苓皮、银杏，加茯苓茯神各 6 克、白茅根 12 克。

方解：服二诊方后，因夜眠不安去茯苓皮、银杏，加茯苓、茯神，宁心渗湿，定志安神，因口臭加白茅根，除伏热利小便。

四诊：

证候：咳喘已止，纳少腹胀痛，溲仍不利，脸肢肿，时消时起，夜眠见安，口臭已退。脉细数，舌质红，苔微黄。

处方：按三诊之方去白茅根、冬瓜子皮、茯苓、茯神，加焦稻芽 15 克、广木香 3 克、大腹皮 9 克。

方解：焦稻芽调肠胃利小便，去湿热。广木香泄肺气，疏肝气，和脾气。大腹皮泄肺和脾，下气行水消胀。

五诊：

证候：左肢时肿，脸肿、腹胀痛见消，纳增，溲多。脉细弦。舌质红，苔薄黄。

处方：按四诊方去猪赤苓、川通草，加枳壳 6 克、陈香橼 6 克。

方解：陈香橼下气消食，快膈化痰。江枳壳宽肠胃，化痰止喘消痞胀。

六诊：

证候：左肢肿已消，腹胀疼已止，惟仍夜眠不安。脉细。舌质红，苔微黄。

处方：按五诊之方，去广木香、陈香橼、江枳壳、大腹皮，加云茯神9克、白芍6克、远志6克、菖蒲3克。

方解：云茯神宁心益智安神。白芍泻肝火安脾胃、和血脉。远志强志益智利窍。菖蒲宁心利窍，除痰消积而治失眠。

七诊：

证候：夜眠见安，诸恙均愈。脉细。舌质红，苔微黄。

处方：按六诊方去苏子、海浮石，加焦苡米12克、炙甘草3克。

方解：苡米益胃健脾渗湿。炙甘草补中益气解毒。

陈某某，女，43岁。

辨证：咳喘。

病因：心肾两虚，气逆上攻。

证候：心悸，夜眠不安，咳喘，小便频数，畏冷，头晕，手足浮肿，麻而酸困。脉沉数。舌质红，苔薄黄。

治法：交心肾，止咳喘。

处方：云茯神9克　冬瓜子6克　杭甘菊6克　杭白芍6克　煨益智6克　远志肉6克　苏子6克　丝瓜络6克　炒青蒿6克　炒枣仁6克　海浮石6克　鲜枇杷叶6克　炒银杏6克

方解：云茯神、远志益智宁心、安神。缩泉以交心肾。苏子、海浮石、枇杷叶、银杏降气化痰，止嗽定喘。杭甘菊、青蒿除头风，清虚热。白芍和血敛阴。丝瓜络通经和血脉以治手足浮肿，麻而酸困。

以上出自《陆观虎医案》

赵海仙

肺脾肾交虚，遂致咳喘并见，甚至形动气喘。肾气不纳可知。

东洋参一钱五分　野于术一钱五分　淮山药三钱　粉甘草五分　法半夏一钱五分　紫石英一钱五分　大蛤蚧三钱，去头足，蜜炙　云茯苓三钱　福橘红一钱　菟丝子一钱五分　胡桃肉一钱五分

复诊：加扁豆衣三钱，兼服黑锡丹八分。

坤贞本能，载物自征，厚重不迁。然土之所赖以生者，出于离火之先天元阳，亦为离火五行禀赋。火分为二：君火为主，相火为佐。劳力伤脾，伤脾即伤土；土为火子，子虚累母。书云：脾胃者，仓廪之官，掌职出入。仓廪失职，则转输不捷，由是积谷成饮，积饮成痰，痰饮凌心。每遇劳碌外感，致宿饮上干，咳逆气短。人身之三焦，心肺居上，脾胃居中，肝肾居下。呼吸之所过，出心肺，纳肝肾。脾胃中任转运。命火藏于肾，真阳寓于真阴，阴败即火败耳。火弱则不能纳气，故气入则短。种种见证，阴长阳消，火弱土虚之象。至于脉象、舌苔，皆属阴霾之势。病延有年。治难骤效，拟方徐图之。

云茯苓三钱　冬白术一钱五分，土炒　粉甘草五分　川桂枝五分　炙紫菀一钱五分　橘皮一钱五分　南烛叶一钱五分　炙冬花一钱五分　乌扇片一钱五分　北细辛二分　淡干姜五分，五味子七粒同杵　法半夏一钱五分　银杏叶二十四片　枇杷叶二片，去毛

圣济射干丸二钱。

复诊：即用前方。

去紫菀，加朴花四分。

注：如喘甚，用黑锡丹五分。

以上出自《寿石轩医案》

叶熙春

钱，男，七十六岁。十一月。上海。耄耋之年，下元久虚，入冬以来，咳喘频发，痰多稀白，行动气逆，形寒怕冷，饮食少进。今午突然口张息促，额汗如珠，面青足冷，俯伏几案，不能平卧，按脉两手沉细近微，舌淡苔薄。真气衰惫，孤阳欲脱，亟拟扶元镇固，以挽危急。

别直参9克，另煎和入　蛤蚧尾1对，研细末，分2次吞　淡熟附块9克　炮姜5克　北五味子5克　局方黑锡丹12克，杵，包煎

二诊：昨进扶元救脱之剂，喘息略平，额汗已收，足冷转温，面容苍白，脉象细弱，精神疲乏。虚喘在肾，再当温摄下元。

熟附块12克　熟地炭15克　牛膝炭9克　煨补骨脂9克　炒胡芦巴9克　制巴戟9克　北五味子5克　沉香末2.4克，分冲　紫河车5克，焙，研细末，分吞盐水炒紫衣胡桃肉4枚

三诊：咳喘较平，已能平卧，饮食稍进，精神见振；惟腰膝酸软，动则气逆，脉象虽细，较前应指。再拟原法续进。

熟附块9克　大熟地15克　盐水炒　怀牛膝9克　煨补骨脂9克　制巴戟9克　潼蒺藜9克　炒菟丝子9克，包　北五味子3克　灵磁石30克，先煎　紫河车3克，焙，研细末，分吞

四诊：喘逆渐平，咳少痰稀，胃纳已苏，面色转正，脉来细缓，舌苔薄白。再拟固摄肾气。

金匮肾气丸，每日早晚各服6克，用淡盐汤送吞。

张，男，六十五岁。十一月。杭州。喘嗽已历二十余年之久，每在气候转变或过于疲劳即发。入冬以来，宿喘举发，咳嗽短气，抬肩掀肚，饮食不进，口干唇燥，脉象沉细而软，舌淡苔燥。实喘治肺，虚喘治肾，如今肺肾同亏，治拟益气补肾。

移山参9克，先煎　麦冬12克　北五味子2.4克　炒玉竹9克　川贝6克　熟地炭18克　茯苓12克　炒杜仲12克　紫石英15克，杵　胡桃肉3枚，连衣打

二诊：虽能略进饮食，而喘促未平，口干咽燥如故，小溲短少，脉象沉细。本元已虚，病深日久，难图速效，再宗原法出入。

移山参9克，先煎　麦冬12克　大熟地炭15克　淡苁蓉9克　炒杜仲9克　茯苓12克　北五味子2.4克　煨补骨脂9克　紫石英15克，杵　川贝9克　胡桃肉3枚，连衣打　炒怀牛膝9克

三诊：前方服后，气逆略平，胃纳渐增，而小溲仍然短少，脉象沉细，舌苔转润。既见效机，原意毋庸更改。

移山参6克，先煎　麦冬12克　北五味子3克　茯苓12克　炒杜仲12克　淡苁蓉9克　大熟地炭

12克　萸肉6克　泽泻6克　米炒怀山药9克　胡桃肉3枚，连衣打

四诊：气逆已平，纳食如常，而小溲仍然不多，脉象沉细，苔白。肺气虽得肃降，而肾虚未复，再以济生肾气丸加减。

桂心1.8克，研粉，泛丸吞　大熟地12克　淡附片5克　萸肉6克　淡苁蓉9克　车前子9克　炒怀牛膝9克　茯苓15克　泽泻9克　米炒怀山药12克　甘杞子9克　制巴戟6克　胡桃肉3枚，连衣打

五诊：气平，小溲增多，肾气丸12克，每日分二次送吞。

赵，男，三十六岁。八月，乔司。感邪失解，肺胃痰热郁滞，身热口渴，喉间哮鸣，气逆，难以平卧，痰呈稠黄，大便秘结，脉滑数，苔黄燥。风热挟痰之证，治用麻杏石甘汤加味。

炙麻黄3克　生石膏15克，杵，先煎　白杏仁9克，杵　生甘草2.4克　炒黄芩5克　清炙桑白皮9克　炒甜葶苈子6克，杵，包　莱菔子9克，杵　旋覆花9克，包　海石12克　瓜蒌皮12克　广郁金9克

二诊：热退便通，痰热已得开泄，咯痰得爽，哮喘渐平，舌苔黄薄欠润，脉滑带数。再清肺胃之热，佐以豁痰平逆。

黛蛤散12克，包　生石膏15克，杵，先煎　知母8克　川贝6克　白杏仁9克，杵　清炙桑白皮9克　淡黄芩5克　鲜竹茹9克　旋覆花9克，包　天花粉9克　鲜芦根1尺，去节

三诊：哮喘已平，痰少咯爽，卧能着枕向安，苔转淡黄而润，脉来缓滑。当予清肺养胃，以撤余邪。

南沙参9克　麦冬9克　天花粉9克　川贝6克　川石斛12克　清炙桑白皮9克　鲜竹茹9克　冬瓜仁15克　蛤壳18克，杵　东白薇9克　枇杷叶12克，拭毛，包

王，男，十六岁。九月。杭州。哮喘自幼而起，每因外感诱发。昨起形寒肢冷，气喘不得平卧，胸闷痰多稀白，喉间如水鸡声，脉沉弦，苔白滑。拟用小青龙法。

麻黄3克　桂枝2.4克　白杏仁9克，杵　茯苓15克　生甘草2.4克　北细辛2.1克　泡射干4克　姜半夏9克　化橘红5克　炒白芥子5克，杵　炒苏子6克，杵，包　淡干姜2.4克　前胡6克

二诊：形寒已解，肢冷转暖，气喘渐平，痰咯亦松，喉中痰声已杳，夜卧尚可着枕，脉弦右滑。再守原法续进。

炙麻黄3克　泡射干4克　北细辛1.5克　炒橘红5克　姜半夏9克　茯苓12克　炙甘草2.4克　桂枝2.4克　干姜2.4克　五味子2.1克　前胡6克　红枣3只

三诊：气逆已平，痰咯亦爽，惟人倦少力，纳钝胸闷，脉缓滑，苔薄白。再拟益气健脾而化痰湿。

米炒潞党参8克　苏梗6克　枳壳2.4克　炒白术6克　茯苓12克　炙甘草3克　姜半夏9克　陈皮5克　淡干姜2.4克　桂枝2.4克　前胡6克　红枣3只

以上出自《叶熙春专辑》

施今墨

吴某某，男，38岁。自幼即患喘嗽，至今已三十余年。每届秋冬时常发作，近两年来逐渐加重，发作多在夜间，胸间憋闷，不能平卧，咳嗽有痰，北京协和医院诊为肺气肿、支气管哮喘。昨晚又行发作，今日来诊。舌苔薄白，脉象洪数。

辨证立法：久患喘嗽，腠理不固，外邪极易入侵，遂致时常发作，脉象洪数是邪实也。当先驱邪再治其本。拟麻杏石甘汤合葶苈大枣汤主治。

处方：炙白前5克　炙紫菀5克　炙前胡5克　葶苈子3克，大红枣3枚去核同布包　炙陈皮5克　炙麻黄1.5克　白杏仁6克　生石膏15克　苦桔梗5克　炙苏子6克　旋覆花6克，代赭石10克同布包　紫油朴5克　炙甘草3克

二诊：服药二剂，喘已减轻，但仍咳嗽，唾白痰，脉象滑实，外邪初退，其势犹强，拟前方加减。

处方：炙麻黄1.5克　杏仁6克　嫩射干5克　细辛1.5克　炙白前6克　旋覆花6克，代赭石10克同布包　五味子5克　炙紫菀6克　炙苏子5克　炙陈皮5克　莱菔子6克　白芥子1.5克

三诊：前方服四剂，昼间喘咳基本停止，夜晚即现憋气不舒，喘嗽仍有发动之势，拟定喘汤合三子养亲汤化裁治之。

处方：炙麻黄1.5克　生银杏14枚，连皮打　款冬花5克　炙桑白皮5克　莱菔子6克　炙白前5克　炙桑叶5克　白芥子1.5克　炙百部5克　炙紫菀6克　炙苏子6克　白杏仁6克　苦桔梗5克　炙甘草3克

四诊：服药六剂，夜晚胸间憋闷大减，拟用丸剂治之。

处方：每日早、午各服气管炎丸20粒。临卧服茯苓丸20粒。

五诊：服丸药一个月现已停药三月未见发作，昨日晚间又发胸闷胀满。

处方：细辛1.5克　白杏仁6克　代赭石6克，旋覆花6克同布包　五味子5克　半夏曲6克　葶苈子3克，布包　生银杏14枚，连皮打　建神曲6克　嫩射干5克　炙百部5克　炙苏子5克　苦桔梗5克　炙白前5克　炙紫菀5克　炒枳壳5克　紫油朴5克　炙麻黄1.5克　生石膏15克　炙甘草3克

王某某，女，47岁。患咳嗽多年，初时每届天气转凉即行发作，近年来不分季节，喘嗽已无宁静之时，每觉肺气上冲，咳呛难忍稍动即喘。去年二月发现周身逐渐浮肿，心跳、心慌，经县医院检查诊断为肺源性心脏病。舌苔淡黄，脉细弱、并有间歇。

辨证立法：凤患咳喘，肺气久虚，失其清肃之权，日久及于心脏。心主血，肺主气，气血失调，水湿不运，遂生浮肿，拟强心以养血，平气逆以治咳。

处方：云茯神60克　柏子仁10克　南沙参10克　云茯苓10克　龙眼肉12克　北沙参10克　炒远志10克　阿胶珠10克　炙化红5克　冬瓜子25克　代赭石10克，旋覆花6克同布包　炙白前6克　炙苏子5克　炙草梢3克　炙紫菀6克　白杏仁6克

二诊：服药二剂后，即见症状减轻，遂连服至十剂，浮肿见消，咳喘大减，心跳心慌亦轻，饮食睡眠均佳，拟返乡要求常服方。

处方：朱茯苓10克　炙白前6克　朱寸冬10克　代赭石10克，旋覆花6克同布包　炙紫菀6克　炒远志10克　龙眼肉12克　化橘红5克　柏子仁10克　阿胶珠10克　广橘络5克　款冬花5克　枇杷叶6克　半夏曲10克　白杏仁6克　白薏仁12克　炙草梢3克

某某，喘息经常发作已有三年，秋冬较重，夏日略轻。发作时咳喘、心跳、痰吐不利，呼吸有水鸣声，胸部胀满而闷，不能平卧，影响食眠。最近一年来病情增剧，据述曾经医院检查诊断为支气管哮喘。每日服用氨茶碱片。舌苔白稍腻，六脉均滑。

辨证立法：经云"诸气膹郁，皆属于肺"，痰湿壅阻，肺气不降，以致呼吸不利，咽喉有声

如水鸡之鸣。治宜降气、定喘、止嗽、化痰法。

处方：炙苏子6克　莱菔子6克　枇杷叶6克　炙紫菀6克　白芥子3克　半夏曲10克　炙麻黄1.5克　嫩射干5克　炙甘草3克　细辛1.5克　五味子5克　云茯苓10克　云茯神10克　炙前胡5克　炙白前5克　陈橘红5克　陈橘络5克　葶苈子6克，大红枣5枚去核，同布包

二诊：服药五剂，第二剂后诸证逐渐减轻，痰涎排出较易，呼吸畅利无声，胸部胀满尚未全除，已能平卧但睡不实，饮食乏味，大便二三日一行，脉滑，拟原方加减。

处方：薤白10克　炙紫菀6克　葶苈子6克，大红枣5枚去核，同布包　全瓜蒌25克　炙苏子6克　苦桔梗5克　枇杷叶6克　炙前胡6克　炒枳壳5克　半夏曲10克　炙化红6克　嫩射干5克　炙麻黄2克　炙甘草3克　莱菔子6克　白芥子3克　细辛1.5克　五味子5克

三诊：服药四剂，喘息基本消失，呼吸平稳，痰涎减少，胸满亦爽，食眠均有好转，大便虽通而不畅，脉象由滑转缓，病甫向愈，尚须当心护理。

处方：细辛1.5克　五味子5克　炙苏子6克　炙化红6克　莱菔子6克　白芥子3克　炒枳壳5克　枇杷叶6克　葶苈子5克，大红枣5枚去核，同布包　苦桔梗5克　半夏曲10克　白杏仁6克　冬虫草10克　淡苁蓉15克　野党参6克炒远志10克

李某某，男，38岁。喘息已八年，近年发作频繁，稍动即喘，呼长吸短，不能自制，喘甚则不得卧，自汗、食减、身倦，消瘦，四末发凉。经西医检查诊断为支气管哮喘，慢性气管炎，肺气肿。屡经治疗，未获显效。舌有薄苔，脉虚细。

辨证立法：肺主气，肾为气之根。肾不纳气，心力衰弱则气短、身动即喘。治宜强心益肺纳肾气为法。

处方：人参3克，另炖兑服　陈橘络5克　黑锡丹3克，大红枣5枚去核，同布包　陈橘红5克　麦冬10克　杏仁6克　云茯苓10克　云茯神10克　五味子5克，打炙甘草3克　北沙参10克

二诊：服药四剂，汗出止，喘稍定。前方加胡桃肉25克、蛤蚧尾1对，研极细粉分二次随药送服。

三诊：服八剂，喘息已平，余证均轻，机关嘱到南方疗养。改拟丸剂常服。

处方：人参30克　北沙参30克　黑锡丹15克　紫河车60克　南沙参30克　胡桃肉60克　蛤蚧尾3对　云茯苓30克　云茯神30克　玉竹30克　冬虫草30克　五味子30克　淡苁蓉30克　寸冬30克　白杏仁30克　巴戟天30克　补骨脂30克　橘红15克　橘络15克　炙甘草30克

共研极细末，蜜丸重10克，每日早晚各服1丸，白开水送下。

王某某，男，38岁。自幼即患喘息病，祖、父均有喘疾。屡经治疗，时愈时犯。近二年来绝少发作。本年五月，发现颜面足跗浮肿，经江西医院诊断为肾炎，治疗后好转，但浮肿迄未全消。半年后，于就诊前一周喘息突又发作，咳嗽、腰酸、尿量甚少，旋即全身浮肿，日益加重，入院治疗未效，遂来诊治。舌苔白厚，脉沉滑。

辨证立法：肺为水之上源，肾为水之下源，肺肾双损，水道壅塞，小便不利，遂致全身浮肿而喘嗽。治以纳肾气，利水道，化痰降逆法。

处方：炙白前6克　车前草10克　旋覆花5克，代赭石10克，同布包　炙紫菀6克　旱莲草10克　北细辛1克　赤茯苓12克　冬葵子12克　五味子2克　赤小豆12克　冬瓜子12克　大腹皮6克　大腹子6克　炒远志10克　葶苈子5克，大红枣5枚去核，同布包　白杏仁6克　炙草梢3克　黑锡丹3克，分二次随

汤药送服

二诊：服四剂，浮肿大减，咳嗽亦轻，惟喘息气闷尚未显效。

前方去大腹皮、子，加陈橘红、络，各 5 克。

三诊：服六剂，浮肿已去十分之九，喘嗽亦大减轻，尚觉喉间发紧，痰嗽不畅。

处方：陈橘红 5 克　车前子 10 克　代赭石 10 克，旋覆花 6 克，同布包　陈橘络 5 克　车前草 10 克　葶苈子 3 克，布包　嫩射干 5 克　炒远志 10 克　炙白前 5 克　云茯苓 10 克　北细辛 1 克　炙紫菀 5 克　云茯神 10 克　五味子 2 克　冬瓜子 25 克　白杏仁 6 克　炙甘草 3 克　冬葵子 12 克　苦桔梗 5 克

四诊：浮肿基本消失，喘嗽亦大见好，希予常服方剂。

处方：每日早服强心丹 16 粒，午服气管炎丸 20 粒，晚服金匮肾气丸 12 克。

以上出自《施今墨临床经验集》

第十八章　结胸

齐秉慧

　　曾治乡中一健汉患伤寒，结胸证具，烦躁不宁，胃气将绝之候。促骑求治。予与之化结汤。用天花粉五钱、枳壳二钱、陈皮二钱、麦芽三钱、天门冬三钱、桑白皮三钱、吴神曲三钱。连煎二剂。即结胸开而津液自生也。此方用天花粉代瓜蒌，不致陷胸之过猛。盖天花即是瓜蒌之根也。最善陷胸，而无性猛之忧。枳壳消食宽中。麦芽与桑皮同用，而化导最速。神曲、陈皮调胃，真有神功。天门冬善生津液，佐天花粉有水乳之合，世人鲜有知也。且天花粉得天门冬化食化痰，殊有不可测识之妙。所以既结者能开，将死者可活。若以大陷胸汤荡涤于已汗已下之后，鲜有不速其死矣！予又不得不深为告诫也。

《齐有堂医案》

方南薰

　　南昌杨锦云，形貌魁伟，年近四旬，从无他疾。偶患发热咳嗽，医人认为阴亏，投以熟地、白芍，而病益笃。丙戌夏，予应试江省，闵君文思力荐予治。登其堂，则举家号哭，时有四医在座，商定一方匿于砚底，以待予诊。其脉左手浮，右手滑，舌白不渴，壮热恶寒，右乳上下漫肿如盘，约高二寸，左侧不能就寝。予以麻黄附子汤加砂仁、白蔻、陈皮、神曲与之，四医诘曰："先生视为何证，而用此等药耶？"予曰："此夹痰伤寒，阴凝不解，寒痰结胸之证。"四医又曰："先生年轻，我辈皆须发皓白，阅历甚多，况三人占则从二人之言，今我四人酌用大承气汤，先生何天渊至此？"余曰："今日杨君之病不死于寒凉，必死于温表，非立担当字据不能使其再生。"四医不肯立，遂散去。令以前方煎成，对姜汁服之，下咽即咳，呛出寒痰碗许，乳肿随消。二服，汗出热退，乃去麻黄加附子、肉桂，调治月余，厥疾告瘳。闵君谓余曰："杨君此证，绝处逢生，当有古稀之寿。"余曰："杨君质清脉浊，人长脉短，三年之后恐难免也。"果至己丑夏月，病咳嗽汗出，延至九月，气脱而终。

《尚友堂医案》

王燕昌

　　一少年，四月戒烟，午节感冒。自用桂、附、燕窝，致尿赤、多汗、谵语。医误用大黄，致大便数泻，结胸十日矣。诊其左脉沉细无力，右脉皆洪，寸上鱼际，尺下尺泽，耳聋，唇舌如常，有津而渴，喜饮热，频汗，频泻，长卧而已。知非实热，而结胸又不能补。用洋参、白芍、贝母等药无效。又十余日，问知戒烟未久，而患此病。急用洋烟泡一粒，开水化服，又用生首乌、洋参、甘草、麦冬、牡蛎、贝母等味，仍如烟泡一粒，并服。数日愈。

　　凡有烟瘾者，皆忌桂、附等疏肝之药，防汗也；又忌大黄等攻下之药，防泻也。瘾者，阳受烟耗而虚，阴受烟耗而竭，苟汗之，下之，难为止也。

《王氏医存》

朱增藉

戴全堂妻苏氏，病近一月，延余治。诊之，脉浮弦，舌白，胸次壅塞疼痛若石压，手不可近，匍匐床塌，刻难耐过。审系结胸证，阅所服方，皆行气导滞，间用滋补之剂；而药石究未曾下。此乃表邪传至胸中，正居少阳部分，致少阳枢机不利尔。用小柴胡汤转少阳之枢，加枳、桔扩开胸次。一服小效，二三服全愈。

《疫证治例》

王旭高

吴。温邪五日，舌苔干黄，壮热无汗，胸腹板满硬痛，手不可近。此属结胸。烦躁气喘，口吐涎沫。防其喘厥。

黑山栀　豆豉　蒌仁　川连　杏仁　生大黄　葶苈　柴胡　枳实　淡芩　元明粉　皂荚子

凡结胸证，烦躁气促者死。此方是大柴胡汤、大小陷胸、栀豉合剂。

渊按：烦躁无汗而有气喘者，柴胡不可用。用柴胡仍蹈前人治伤寒之故辙也。幸有硝、黄、连、杏主持其间，否则坏矣。

又：下后结胸之硬满已消，而烦躁昏狂略无定刻，舌苔干燥，渴欲凉饮，壮热无汗。邪气犹在气分。以苦辛寒清里达表，冀其战汗无变为妙。幸其壮热无汗，可冀战汗。若汗出而仍壮热，则内陷矣。此方三黄石膏汤、鸡苏散与栀豉合剂。

又：战而得汗，脉静身凉，邪已解矣。舌黄未去，胃中余浊未清，尚宜和化。

川贝　赤苓　豆豉炒　连翘　黑山栀　通草　滑石　枳壳炒　竹茹

凡战汗后脉静身凉，用方大法，不外乎此。

《王旭高临证医案》

余听鸿

泰兴太平洲王姓妇，始而发热不甚，脉来浮数，舌苔薄白，因其初热，投以二陈、苏叶等，其舌即红而燥。改投川贝、桑叶等，其舌又白。吾师兰泉见其舌质易变，曰：此证大有变端。使其另请高明。王姓以为病无所苦，起居如常，谅无大患。后延一屠姓医诊之，以为气血两虚，即服补中益气两三剂，愈服愈危，至六七剂，即奄奄一息，脉伏气绝。时正酷暑，已备入木。吾师曰：王氏与吾世交，何忍袖手，即往视之，见病人仰卧正寝，梳头换衣，备入木矣。吾师偕余细看，面不变色，目睛上反，唇色尚红，其形似未至死。后将薄纸一张，盖其口鼻，又不见鼓动，气息已绝，按脉亦绝。吾师左右踌躇，曰：未有面色不变，手足尚温而死者。后再按其足上太冲、太溪，其脉尚存。曰：未有见足脉尚存，而手脉已绝者，必另有别情。即将其衣解开，按其脘中，石硬而板，重力按之，见病人眉间皮肉微动，似有痛苦之状。吾师曰：得矣，此乃大结胸证也。非水非痰，是补药与热邪搏结而成，医书所未载也。即书大黄一两、厚朴三钱、枳实三钱、莱菔子一两、芒硝三钱、瓜蒌皮一两。先煎枳、朴、莱、蒌，后纳大黄，滤汁，再纳芒硝，滤清，将病人牙关撬开，用竹箸两只插入齿中，将药汁渐渐灌入，自午至戌，方能尽剂。至四更时，病人已有气息，至天明，稍能言语，忽觉腹中大痛。吾师曰：病至少腹矣，当服原方，再半剂，腹大痛不堪，下燥矢三十余枚，而痛即止。后调以甘凉养胃。因胃气不旺，病家又邀屠姓医诊之，曰：被苦寒伤胃，即进以姜、附等温补之品，又鼻衄如注。仍邀吾师诊之。曰：吾虽不能起死回生，治之转机，亦大不易，尔何听信他人乎。即婉言谢之而去。嗟乎，有功受谗，亦医家之恨事耳。

《余听鸿医案》

张锡纯

天津张姓叟，年近五旬，于季夏得温热结胸证。

病因：心有忿怒，继复饱食，夜眠又当窗受风，晨起遂觉头疼发热，心下痞闷，服药数次病益进。

证候：初但心下痞闷，继则胸膈之间亦甚痞塞，且甚烦热，其脉左部沉弦、右部沉牢。

诊断：寒温下早成结胸，若表有外感，里有瘀积，不知表散药与消积药并用，而专事开破以消其积，则外感乘虚而入亦可成结胸。审证察脉，其病属结胸无疑，然其结之非剧，本陷胸汤之义而通变治之可也。

处方：病者旬余辍工，家几断炊，愚怜其贫，为拟简便之方，与以自制通彻丸（即牵牛轧取头次末，水泛为小丸）五钱及自制离中丹两半，俾先服通彻丸三钱，迟一点半钟，若不觉药力猛烈，再服下所余二钱，候须臾再服离中丹三钱，服后多饮开水，俾出汗。若痞塞开后，仍有余热者，将所余离中丹分数次徐徐服之，每服后皆宜多饮开水取微汗。

效果：如法将两种药服下，痞塞与烦热皆愈。

天津赵某某，年四十二岁，得温病结胸证。

病因：季春下旬，因饭后有汗出受风，翌日头疼，身热无汗，心中发闷，医者外散其表热，内攻其发闷，服药后表未汗解而热与发闷转加剧。医者见服药无效，再疏方时益将攻破之药加重，下大便一次，遂至成结胸证。

证候：胸中满闷异常，似觉有物填塞，压其气息不能上达，且发热嗜饮水，小便不利，大便日溏泻两三次。其脉左部弦长，右部中分似洪而重按不实，一息五至强。

诊断：此证因下早而成结胸，又因小便不利而致溏泻，即其证脉合参，此乃上实下虚外感之热兼挟有阴虚之热也。治之者宜上开其结，下止其泻，兼清其内伤外感热庶可奏效。

处方：生怀山药一两五钱　生莱菔子一两，捣碎　滑石一两　生杭芍六钱　甘草三钱

共煎汤一大盅，温服。

复诊：服药后上焦之结已愈强半，气息颇形顺适，灼热亦减，已不感渴，大便仍溏，服药后下一次，脉象较前平和仍微数，遂再即原方略加减之。

处方：生怀山药一两五钱　生莱菔子八钱，捣碎　滑石八钱　生杭芍五钱　甘草三钱

先用白茅根（鲜者更好）、青竹茹各二两，同煎数沸，取汤以之代水煎药。

效果：将药煎服后，诸病皆愈，惟大便仍不实，俾每日用生怀山药细末两许，水调煮作茶

汤，以之送服西药百布圣五分，充作点心以善其后。

以上出自《医学衷中参西录》

萧伯章

　　工人黄某，素嗜酒而多湿，初患感冒，屡治转剧，因迭进温补，痰咳神昏，头晕耳聋，胸痞而呕不止，脉混淆不清，舌红而苔垢，口臭逼人，不可向迩，医者皆却走，哗以不治。余曰：此湿郁化热，为温补所锢闭，胸中大气失其升降，邪热痰涎无从宣泄，故现以上险恶之证，法当清利湿热，涤除痰垢，使胸膈宽舒，肺胃清肃，则乾坤自有一番新景象。疏方用小陷胸合温胆汤加黑栀、槟榔、木通、滑石、竹茹等药三帖而诸证顿减大半，脉显滑数，小溲热赤，大便通利，复就原方稍为增减，又数帖，各恙递蠲，舌露鲜红，改授养阴清热而瘥。

《遁园医案》

周镇

　　王士宝子，年弱冠，住迎龙桥。甲子春正月，晚餐食饭，夜半身热，人事不知。越日招顾医按摩，并招余诊。脉右沉滞左数，气逆口噤。撬其齿，观舌色红。探其胸腹，重按至胸即呼痛。此伏温挟痰食壅胸膈，结胸闭证。何批《广温热论》谓胸膈为升降阴阳之路，食填之则气闭，宜清温涤痰，宽胸行食，小陷胸汤出入。瓜蒌仁三钱、枳实一钱、宋半夏三钱、川连三分、紫菀三钱、苏梗子二钱、乌药三钱、香豉三钱、葶苈一钱、郁金三钱、枇杷叶（去毛）五片，茅芦根各一两。另生明矾一分、牙皂五厘、雄丹七厘、保赤丹一分，研末，用竹沥二两、莱菔汁一杯，温热调服，引吐痰涎。得便溏，人事尚浑。继投万氏牛黄清心丸一粒，神识方省，热减旋愈。

　　吴妇，嘉兴，年廿余岁，甲子七月产双胎，均不育。避江浙战，转徙无定，甚或野处露宿。迨明春正月，感邪身热，咳嗽痰多。诊脉软不扬，苔黄而掯，按其胸腹则痛且灼。病日经来即止，有血结胸之象。体虚邪实，通宵失眠，兼挟惊悸也。拟枳实、半夏、瓜蒌、雅连、黑山栀、冬瓜子、杏仁、象贝母、赤苓神、桃仁、茅芦根、莱菔汁。另月石三分、雄精一分、血珀五分、辰砂一分、保赤丹（研末服）八厘。一剂，便解一次。越日再诊：寐安，咳嗽腹灼均轻，惟耳聋神乏。脉更软，苔已化。知其营气不足，无津液为汗。脉之软且涩，舌颤动，不能伸足，气血不足可知。用金石斛、粉沙参、天冬、瓜瓣、杏仁、薄荷、豆豉、花粉、连翘、黑山栀、竹叶、茅根，助阴解肌，得汗热退。

以上出自《周小农医案》

冉雪峰

　　汉口雷某，患风湿痹，肢节痹痛，腰脊为甚，自觉尻骨下近臀际凹处胀闷不舒，偶至我处诊视。予曰：风湿乃常有证，不足异，所可异者，尻骨下凹处为长强穴，乃督脉基缘所在，前连任脉，后贯脊髓，上通脑海，邪入此中，酝酿成患，治疗不易。后肢节痹痛向愈，惟尻部痹痛转剧，难以转侧，羁延日久，诸药不效，始忆吾言，来我处诊治，多方以求，幸而获愈。越次年，患化脓性胸膜炎，于胸部右侧开口，放出秽浊腥臭脓血，但术后二阅月脓不尽，不收口，遣其爱人来我处商治，往诊，见其病虽险恶，尚在可治之例，按原方加减。拟方：瓜蒌实四钱、枳实二钱、桃仁、土贝母各三钱、瓜瓣、苡仁各五钱、土茯苓四钱、桔梗一钱五分、甘草一钱、鲜苇茎一两，上十味，以水七杯，先煮苇茎取五杯，去滓，再煎瓜蒌实等各药，取一杯半，分温二服，晨午各一次，晚另服雷氏六神丸五粒，白饮、银花露各半吞下。三剂，病略佳，煎剂仍用原方，丸剂六神丸为三粒。又三剂，胸次渐舒，脓出亦少，前方去六神丸，煎剂改用全瓜蒌四钱，桑白皮、地骨皮、土贝母各三钱，蒲公英、土茯苓各四钱，苡仁、鲜苇茎各五钱，青木香三钱，乳没一钱五分，甘草一钱，嘱守服二星期，脓尽收口，平复如常人。

《冉雪峰医案》

第十九章 肺胀

程文囿

黄敬修兄店内，有同事鲍宗海者。因感风寒，喘嗽多日。就彼地某姓老医看视，谓其证属内亏，药与地、归、参、术。予见方劝其勿服。宗海以为伊体素虚，老医见识不谬，潜服其药，是夜喘嗽益甚。次日复往加减，医谓前药尚轻更增黄芪、五味子。服后胸高气筑，莫能卧下，呻呀不休，闭闷欲绝。敬兄询知其故，嘱予诊治。予曰："前药吾原劝其勿服，伊不之信，况加酸敛，邪锢益坚，如何排解。"敬兄云："渠与我同事多年，不忍见其死而不救。"揣摩至再，立方用麻黄、桂枝、细辛、半夏、甘草、生姜、杏仁、葶苈子，并语之曰："此乃风寒客肺，气阻痰凝，因而喘嗽。医不开解，反投敛补，以致闭者愈闭，壅者愈壅，酿成肺胀危证。《金匮》云：咳逆倚息不得卧，小青龙汤主之。予于方中除五味、白芍之酸收，加葶苈、杏仁之苦泻者，盖肺苦气上逆，急食苦以泻之，如救眉燃，不容缓待也。"敬兄欣以为然，即令市药，煎服少顷，嗽出稠痰两盂，胸膈顿宽。再服复渣，又吐痰涎盏许，喘定，能卧。宗海始悟前药之误，泣求救援。予笑曰："无妨，枉自吃几日苦耳。"次剂麻、桂等味分量减轻，参入桔梗、橘红、茯苓、苏子，更为调和肺胃而痊。

《杏轩医案》

袁焯

乙巳二月，季姓妇，咳喘倚息不得卧，恶寒发热，头疼身痛，胸闷不舒，心痛彻痛，脉沉而滑，舌苔白腻，此风寒痰饮内外搏结，肺气不得下降而成肺胀也。乃用小青龙汤合瓜蒌薤白汤：麻黄、细辛各四分，干姜、五味子各五分，瓜蒌、薤白各三钱，甘草五分，余药各一钱五分，服后得汗，而寒热喘息俱平，惟身痛咳嗽未已。易方以桂枝汤和营卫；加干姜、五味子各五分，细辛三分以治咳。一剂效，因贫不复延医诊，遂渐愈。

《丛桂草堂医案》

周镇

李女，十月十五日诊：热经半月，无汗，咳喘，鼻扇，口渴，痰多，面浮足肿。脉濡数，苔白。风邪挟饮上袭，有肺胀之险。昨尚进新米，腹常作痛，兼有积也。净麻黄、杏仁、玉泉散、射干、枳实、郁金、甜葶苈、冬甜瓜子、生薏仁、通草、薄荷、桑皮、兜铃、茅芦根、枇杷叶。另西月石、生明矾、礞石、槟榔，研末，冲。服药得汗，吐韧痰碗许，气喘鼻扇大减，转清肺涤痰，愈。

《周小农医案》

施今墨

班某某，女，50 岁。高热四日，咳嗽喘息胸胁均痛，痰不易出，痰色如铁锈。经西医诊为大叶性肺炎，嘱住院医治，患者不愿入院，要服中药治疗。初诊时体温 39.6℃，两颧赤，呼吸急促，痰鸣漉漉，咳嗽频频。舌苔白，中间黄垢腻，脉滑数，沉取弱。

辨证立法：风邪外束，内热炽盛。气逆喘满，是属肺胀。热迫血渗，痰如铁锈。气滞横逆，胸胁疼痛。急拟麻杏石甘汤合泻白散，葶苈大枣汤主治，表里双清，泻肺气之胀满。

处方：鲜芦根 30 克　炙前胡 5 克　葶苈子 3 克，大红枣 5 枚去核，同布包　鲜茅根 30 克　炙白前 5 克　半夏曲 6 克　炙麻黄 1.5 克　炒杏仁 6 克　生石膏 15 克，打，先煎　炙陈皮 5 克　冬瓜子 15 克，打　旋覆花 6 克，代赭石 12 克，同布包　炙苏子 5 克　苦桔梗 5 克　鲜杷叶 12 克　地骨皮 6 克　西洋参 10 克，另炖服　鲜桑皮 5 克　炙甘草 3 克

二诊：服二剂痰色变淡，胸胁疼痛减轻，体温 38.4℃，咳喘如旧。

拟麻杏石甘汤、葶苈大枣汤、旋覆代赭汤、竹叶石膏汤、泻白散诸方化裁，另加局方至宝丹 1 丸。

三诊：服药二剂，体温 37.5℃，喘息大减，咳嗽畅快，痰易吐出，痰色正常，胁间仍痛，口渴思饮。

处方：鲜杷叶 10 克　肥知母 10 克，米炒　天花粉 12 克　鲜桑白皮 5 克　大红枣 3 枚，去核，葶苈子 2.1 克，同布包　鲜地骨皮 6 克　旋覆花 6 克，代赭石 10 克，同布包　半夏曲 6 克　炙紫菀 5 克　生石膏 12 克，打，先煎　黛蛤散 10 克，海浮石 10 克，同布包　炙白前 5 克　冬瓜子 15 克，打　苦桔梗 10 克　青橘叶 5 克　炒杏仁 6 克　淡竹叶 6 克　焦远志 6 克　粳米 百粒，同煎

四诊：前方服二剂，体温已恢复正常，咳轻喘定，痰已不多，胁痛亦减，但不思食，夜卧不安。病邪已退，胃气尚虚，胃不和则卧不安，谓理肺胃，以作善后。

处方：川贝母 10 克　炒杏仁 6 克　冬瓜子 12 克，打　青橘叶 6 克　酒黄芩 6 克　苦桔梗 5 克　生谷芽 10 克　旋覆花 6 克，海浮石 10 克，同布包　半夏曲 5 克，北秫米 10 克，同布包　生麦芽 10 克　炙紫菀 5 克　广皮炭 6 克　佩兰叶 10 克　炙白前 5 克　焦远志 6 克

《施今墨临床经验集》

第二十章　肺痿

何世仁

久嗽失音，喉中哽痛，津液内损，不司上承，是为肺痿重候。

北沙参二钱　麦冬二钱　生米仁四钱　紫菀二钱　枇杷叶二钱，去毛　人中白一钱　川贝一钱五分　冬瓜子二钱　甘草四分　橘白一钱五分

久嗽咽干，频吐涎沫，此肺火清肃，不能输津四布也。证属肺痿，不易收效。

北沙参二钱　紫菀二钱　生甘草四分　白及二钱　白花百合三钱　生米仁四钱　麦冬二钱　天竺黄二钱　橘白一钱五分　生鸡子白一钱

久咳膈痛，右脉弦数无力，肺痿之渐，莫作轻视。

沙参　紫菀　川贝　苡仁　云苓　桑叶　蛤壳　冬瓜子

以上出自《清代名医何元长医案》

何书田

肺家郁热蒸痰，痰多气秽。防吐脓血而成肺痿。

小生地　桑白皮　地骨皮　川贝母　橘白　生石膏　肥知母　甜杏仁　天花粉　芦根

先曾失血，咳久音哑，纳食咽痛。乃木火铄金、金破无声之象。肺痿已成，难治也。

川连蜜水炒　鸡子黄　人中白　川贝母　天花粉　阿胶蛤粉炒　牡丹皮　甜杏仁　干百合　枇杷叶

阴虚火炽，肺金被铄，咳吐脓血，已成肺痿。高年患此，不易治也。

清阿胶　马兜铃　北沙参　知母　天花粉　橘白　原生地　冬桑叶　麦冬肉　白及　枇杷叶

六脉弦数，浮阳铄金，金碎无声，咳呛音闪。肺痿之候，难许全愈。

羚角片　炒阿胶　甜杏仁　花粉　西洋参　梨肉　牡丹皮　人中白　麦冬肉　川贝　枇杷叶

以上出自《簳山草堂医案》

曹存心

咳嗽而见臭痰络血，或夜不得眠，或卧难着枕，大便干结，白苔满布，时轻时重，已病半

年有余。所谓热在上焦者，因咳为肺痿是也。左寸脉数而小，正合脉数虚者为肺痿之训。而右关一部不惟数疾，而且独大独弦独滑，阳明胃经必有湿生痰，痰生热，熏蒸于肺，母病及子，不独肺金自病，此所进之药，所以始效而总不效也。夫肺病属虚，胃病属实。一身而兼此虚实两途之病，苟非按部就班，循循调治，必无向愈之期。

紫菀一钱　麦冬二钱　桑皮钱半　地骨皮钱半　阿胶一钱　薏仁五钱　忍冬藤一两　川贝钱半　蛤壳一两　橘红一钱　茯苓三钱　炙草三分

诒按：论病选药，俱极精到。此方亦从苇茎汤套出，可加芦根。

再诊：诸恙向安，右脉亦缓。药能应手，何其速也。再守之，观其动静。

前方加水飞青黛三分。

三诊：右关之大脉已除，弦滑未化，数之一定，与寸相同，湿、热、痰三者，尚有熏蒸之意，肺必难于自振。

前方加大生地（蛤粉炒）三钱、沙参三钱、蜜陈皮一钱。

四诊：迭进张氏法，肺金熏蒸，日轻一日，金性渐刚，颇为佳兆。然须振作，以著本来之清肃乃可。

前方去薏米，加麻仁。

五诊：夜来之咳嗽，尚未了了。必得肺胃渐通乃愈。

前方去蛤壳、茯苓，加川斛、百合。

六诊：肺虚则易招风，偶然咳嗽加剧，而今愈矣。脉数右寸空大，阴气必虚。自当养阴为主；然阳明胃经，湿热熏蒸之气，不能不兼理之。

前方去百合，加知母。

七诊：右脉小中带数，肺阴不足，肺热有余；其所以致此者，仍由胃中之湿热熏蒸也。

前方加丝瓜络、冬瓜仁、苇茎。

八诊：肺属金，金之母土也；胃土湿热未清，上焦肺部焉得不受其熏蒸，所谓母病及子也。肺用在右，右胸当咳作疼。未便徒补，必使其清肃乃可。

前方加薏仁、杏仁。

九诊：来示已悉。因思动则生火，火刑于金则咳逆，火入于营则吐血。此十七日以后之病，失于清化，以致毛窍又开，风邪又感，咳嗽大作，欲呕清痰，血络重伤也。事难逆料，信然，悬拟以复。

桑皮　地骨皮　杏仁　甘草　淡芩　茅根知母　川贝　苇茎　忍冬藤

两剂后去淡芩，加麦冬、沙参、生地。

又丸方：

大生地　白芍　丹皮　泽泻　沙参　茯苓　山药　麦冬　阿胶

用忍冬藤十斤煮膏蜜丸。

原注：此病道理，尽具于第二案中。先生平日所言，起手立定根脚，以下遂如破竹。大约此病，拈定胃火熏蒸四字，方中得力尤在忍冬藤一味。

《柳选四家医案》

徐州刘。失血后咳嗽不已，痰涎不少，甚至寒热分争。左部细软，右寸关部数大不宁。饮食少纳，纳则胸脘不利。此系伏热伤胃，延及肺金。金受热伤，变为肺痿。肺既痿矣，水绝生源，则肝肾两经即使不虚者而亦虚矣。然虚则补之，本来一定章程，无如肺胃两经之伏热尚属不少，暗劫津液。若非清养肺胃以去病根，而徒补肝肾无益也。苦论所吐痰涎，本从热化，而不知胃家有热，所进食不能化为气血，亦易酿成痰饮，上泛于肺。肺又失其清肃之常，不能通调水道，下输膀胱，则肺自旋受而旋吐也。吐已多而且久，最虑气喘，喘则肾本肺标，上下皆损而恐归虚脱。如此看来，一清一养之下稍能应手方幸。

冬瓜子　苡仁　白杏仁　芦根　炙甘草　蛤壳　丝瓜络　紫菀　海浮石　鳖甲　淡姜渣
秦艽　云茯苓

《延陵弟子纪要》

何平子

久咳膈痛，右脉弦数，肺痿之渐，其作轻视。

沙参　川贝　黄芪　云苓　冬瓜子　紫菀　蛤壳　米仁　橘白　桑叶

《壶春丹房医案》

黄堂

丁，咳嗽音瘖不扬，吐涎沫甚多，脉形虚数，《金匮》肺痿之象。咳逆上气，咽喉不利，止逆下气者，麦门冬汤主之。然体质素亏，最恐喘急。

茯苓　半夏　桑皮　橘红　炙甘草　麦冬　粳米　地骨皮　竹茹　枇杷叶

二诊：前进益胃生金颇安，且得寐而咳减，最为佳处。但气逆未平，仍多涎沫，柔金娇脏大伤，脉形小芤，显然可征。

人参　五味子　半夏　紫石英　桑皮　枇杷叶　麦冬　茯苓　橘红　生蛤壳　杏仁
炒米汤代水。

《黄氏纪效新书》

王旭高

周。咳吐臭痰，已延三月。脉数而虚，其阴已伤。面白无华，饮食渐减，肺失所恃，防成肺痿。

沙参　黄芪　麦冬　白及　茯苓　元参　大生地　杏仁　百合　芦根尖

又：咳痰腥臭，面色青晦，脉数而虚，纳谷大减。此木火乘金，金伤及土，脏气克贼，恐延不治。

北沙参　桑白皮　麦冬　苡仁　茯苓　白扁豆　野荸根　橘红　紫菀　元参　芦根尖

《王旭高临证医案》

余听鸿

常熟西弄徐姓，金陵人，年五十余，因子不肖，动怒兼郁，咳嗽吐痰。延某医治之，进以木香、厚朴、豆豉、牛蒡等，咳更甚，面红，痰沫频吐，起坐不安。前医见其面红烦躁，进以鲜生地、鲜石斛、栀、翘、芩、连等，更甚。吾友仲鸣徐君，偕余往诊之。脉虚大无办，烦躁面赤，舌白底绛，频频吐痰，满地白腻如米饮，虽臭不甚。余曰：燥伤肺金，再进苦寒，中阳阻遏不通，肺无肃化之权，清阳不能上升，津液不能上承于肺，肺之蓄水不能下行，愈吐愈干，肺将痿矣。即用千金炙甘草汤原方，取姜、桂之辛散，开中宫阻隔之阳，引酸咸柔润之药下行，化津液救上之燥，取参、草、枣培土壮气，使土气可以生金，麦冬、麻仁，润肺而柔阳明燥金，加薏仁泄上蓄之水下行，肺气清肃下降，津液方能上承。此方为千金治肺痿屡效之方，故补入金匮。后人用此方每去姜、桂，畏其辛热也。不知大雨雪之前，必先微温，一派柔腻阴药，赖辛甘之味可以通阳，藉其蒸化之权，下焦津液上腾，肺之清气自可下降，云蒸雨施，始有效耳。照方服两帖，痰沫已尽，咳嗽已止。后服甘凉清润，生黄芪、北沙参、百合、玉竹、川贝、枇杷膏、甘草，壮气润肺清热，十余剂而痊。今已五六年，强健逾昔。古人之方，不欺后学。人言将古方治今病，如拆旧屋造新房，使后人拟古酌今，非使后学不用古方也。

《余听鸿医案》

巢渭芳

东洋桥，某左，六十一岁。形瘦，咳血腥秽，痰多，时值初春一之气中，五心烦热、面色㿠白，食少脉虚，以甘凉清降为治。淡天冬、生苡仁、大贝母、甜杏仁、炙紫菀、生草、海浮石、瓜蒌皮、石斛、款冬花、黑玄参、炙鳖甲、鲜梨一两。作肺痿治之而愈。

《巢渭芳医话》

陈莲舫

冯。肺分痈痿，痿则缓也，臭痰连月，不甚咳呛，脉息滑细，治以排解。

马兜铃　生米仁　瓜蒌仁　川石斛　白茯苓　橘红　冬瓜子　光杏仁　细白前　地骨皮川通草　枇杷叶

《莲舫秘旨》

曹沧洲

某左。肺经伏热，痰多而臭，咳嗽神乏，百节痛，防延肺痿，不可忽。

鲜沙参五钱　桑白皮二钱，蜜水炙　茯苓四钱　甜瓜子七钱　川贝四钱，去心　竹茹三钱　甘草节四分　生米仁三钱　黛蛤散七钱，绢包　地骨皮一钱五分　白杏仁三钱，去尖　丝瓜络一钱五分　鲜芦根一两，去节

《吴门曹氏三代医验集》

陈约山

肝肺络伤，胃经失血，右肋隐痛，咳吐秽痰，属肺痈。现证迁延日久，脉形弦而带苋。经久不痊，屡被暑阳凌逼，论证论脉知痈传为痿之候也。胃伤委顿弥甚，生望失成。舌苔腻白，脘次懊憹，补品与凉剂两非所宜，姑拟扶土排滞，冀其胃开络舒，再商别策。

川石斛　橘叶　紫菀　蒌仁　西瓜仁　薏苡仁　琥珀　石英　马兜铃　枇杷叶

露方：鲜石斛　谷穗　荷叶　川贝母　大豆卷

二诊：饮食加餐，胸次旋舒，舌苔清澈，姑为佳境。惟咯血痰嗽未净，左关弦而动，右寸洪而数，究系肝阳内扰，秋暑未熄，以致少寐，脾溏虚衰土弱。虽有转机，尤虑正邪难敌。仍拟扶胃生津、化瘀安神法，希图寸效。

真血珀　马兜铃　扁豆衣　桑叶　茯神　甜瓜瓣　五味子　广橘白　紫菀　米仁　陈米

《陈氏医案》

孔继菼

杨某，年二十余，病越十月，日渐羸瘦，就予求诊。音哑不能出声。问其证？曰：发热，咳嗽。问寝食何如？曰：食不能多，寝不能寐，但咳嗽痰多，兼苦气壅，喘息不利。问嗽自何时？几时失音？曰：去岁七月，骤然大嗽，塾师知医，用参、术、桂、附等药数剂，愈热愈嗽，遂失音。先生以为不治，改延他医，用地黄汤，然终觉药热。大约五六补后，必须一剂清凉，始得瘥安。予始接其形声，心亦以为怯证，既又讶其失音之早。诊其脉，始知为误治所致。议曰：此肺痿证也。经曰：肺热叶焦，则为肺痿。《金匮》云：热在上焦，因咳而为肺痿。其论证也，曰：风舍于肺，其人则咳，口干喘满，咽燥不渴，时唾浊沫，时时振寒。其论脉也，寸口脉浮而数。又曰：脉数虚者，为肺痿。今右寸虚大而数，正是此证。右关沉结而滑，浊痰停积胃中也。右尺虽数而平静，可知不是相火炽盛。左三部虽数，而沉取不空不涩，且不细，可知不是阴虚。惟作阴虚治，斯病加重也。何也？肺者相傅之官，治节出焉。胃为仓廪之司，脏腑资气。此因胃中痰积，不得以健运之力，全用之于熟腐之地，故谷入日少，金燥失润，相傅受病，又不能为胃行其精微，以达于五官百骸，故日益瘦损，骨节酸软无力也。夫洒淅恶寒，肺证外现也；音哑无声，脾病内证也；过午发热，阳明用事之时也；饮食减少，仓廪邪踞之征也。此时不从肺胃用药，而日以补阴为事，阴不虚，固不必补；阴果虚，尤不及补也。何为乎不及？夫补阴之品，必主下焦，然必中焦为之传送，上焦为之输灌，然后药之气味，得传达于下焦根蒂之地。今胃中痰踞，传化不灵，肺中气闭，散布难周，强用滋补，徒为痰树党耳。因补以滋痰，因痰以滞气，气滞则胸中之清阳不宣，势将郁而益热，热日增，嗽将日甚，渐至骨立不起，乃成真弱证矣，补可及乎哉？盖此证若是阴虚，亦必先病而后热，热甚而后嗽，嗽久而后瘦，瘦极热极，嗽亦日极，乃渐至于失音，失音而不起矣。今闻此证，骤嗽数日，便尔失音，正由嗽本热嗽，又用热药，金受火灼，痰复上乘，安能复响？此时急用凉肺清金之品，犹可渐愈。而矫其失者，过用地黄滞腻之物，此所以痰日多，而病卒不愈。知其所以失，则知其所以得，谅高明何待悉言？

《孔氏医案》

翟竹亭

邑西南十五里王氏寨，王国安之妻，年三十余。产后体虚，午后恶寒，两颊发赤，饮食渐减，潮热自汗。请余往诊，肺脉微数，脾胃脉虚。乃寒化为热，金受火刑，恐肺痿将成矣。此证非服药数十剂，不能不愈，彼信任不疑。用大补脾土，以生肺金，内加清金宁肺之味。五帖后，寒热稍退，喘呛如故。又服十帖，饮食大进，喘呛渐轻。原方出入加减，共服四十余帖，始收全功。经云："虚者补其母"，信哉。

补土生金汤：西砂仁6克　党参10克　茯苓10克　白术10克　炙甘草6克　扁豆10克　炒薏苡仁12克　莲子10克　芡实10克　百合15克　陈皮6克　川贝10克　阿胶10克　沙参10克　马兜铃6克　橘红6克　五味子6克　半夏10克　桔梗6克　枇杷叶6克

水煎服。

《湖岳村叟医案》

冉雪峰

杨某，湖北武昌人，年四十。久咳，遂成肺痿。来我处诊时，病已造极，潮热盗汗，脉虚数，肌肉消脱，皮肤甲错，面目黧黑，稍动即息贲，气不接续，浊痰胶结，浓于黏糊，不能平卧，亦不能仰靠，须两手撑床，曲背如虾状，以头向下，如小儿游戏翻筋斗然，不能寐，万分疲极时，作此状稍安。所以然者，浊痰堵塞，无力搏出，必益背头向下，痰方稍松，气方稍平。予多方以求，清肺热，化肺痰，理肺气，润肺燥，补肺虚，遵依古方，与病消息，似效不效。一日，杨与友人闲谈，闻某病肺痿，系服樟木刨叶治愈，适邻舍木工，有用樟木者，拾其刨叶煎水服一盅，是夜小安，深信樟木之效；翌日，拾一大包约斤许，用大罐煎之，满饮两大碗，逾时腹痛泻利不已，脉弱气微，不能动弹，困惫不支，奄奄一息。急请予诊，至则现证虚败欲脱，以止泻固脱救治。方用：苡仁、芡实各五钱，石莲肉、山药各四钱，人参一钱五分，粟壳三钱，干姜炒半黑一钱，甘草一钱，二剂泻止，勉进薄粥。自此，年余未平卧者居然平卧。续用五白宁肺散、紫菀汤、百部散出入加减，热潮渐退，痰滞渐豁，约一月病大转好。后以延年贝母煎、崔氏苏子煎调摄全愈。予因此有感于中，樟木水何以能疗肺痿？盖樟木香臭甚烈，有毒，滑泻力强，能稀释胶结，搜剔幽隐，涤荡潴秽，与葶苈大枣泻肺汤类似，但葶苈大枣泻肺汤是治肺痈实证，此是肺痿虚证，何以亦能治？且前次我按法用药，何以不救？自服樟木水后，何以服用前药又有效？盖前药未达有效量耳。浊痰随来随积，去少积多，如何能效？服樟木水后，浊痰老巢已破，半疏半调足矣，所以得愈。惟杨服樟木水过量，是以变生险象，但病反因而速愈，亦未始不由于此。可见大病须用大药，不得先将一个"虚"字横在胸中。如虚劳门诸虚百不足，用大黄䗪虫丸，水气门胸满惊烦，不猝死，用十枣汤，诸可推证。后友人何镜澄室及王惠桥张姓病，痿象已成，均仿此案意治愈。

《冉雪峰医案》

赵海仙

肺如悬钟，为五脏华盖，空则鸣，实则嗄破则哑。于二十五年前，因急躁即哑，或愈或反。今年又因思虑急躁，声音遂哑，咳嗽，痰红气急。卫虚不耐风寒，呵欠则喉中作痛。脉来虚数。火郁阴伤，金伤成痿。深为可虑。

太子参三钱　老苏梗一钱五分，蜜炙　生甘草八分　半夏粉一钱　苦桔梗二钱　猪肉皮一两，去肥白糯米粉团用蜜包内蒸透和煎左脉细涩，右脉细数。久咳音哑，痰带血丝，喉痛色白，现已溃破。金水交伤，肺痿已着。前用八仙长寿方，未见动静。病势已深，难于调治。拟方多酌明哲。

太子参三钱　粉甘草五分　牛蒡子三钱　南沙参三钱　淮山药三钱　苦桔梗一钱五分　冬虫夏草一钱五分　陈干菜三钱　鸡子清一枚

以上出自《寿石轩医案》

第二十一章　肺痨

秦昌遇

一友脉数而涩，肺部无力如丝，数为内热，涩为血虚，因火热不已遂成咳而潮热。总之阴分有伤，卫气无损之患。煎剂先要滋阴清肺，阴得所滋则身热自愈，肺得清化则咳嗽自平。但禁用寒凉之品。

橘红　麦冬　天冬　知母　柴胡　丹皮　地骨皮　秦艽　丹参　玄参　甘草　贝母　生姜　怀地黄

按：秦艽、柴胡，风药也。热极生风，骨蒸潮热，此不能。非此不能引邪走毫窍而出也。凡遇骨蒸潮热者必兼知母、丹皮而用之也。又方服四五剂，随宜此四帖。

北五味　陈皮　知母　麦冬　地骨皮　贝母　柴胡　当归　怀地黄　白芍药　紫菀　紫苏子　人参

十二月十四复诊之：脉数已减，重按有神，病减十之六矣。但有带数而微，则血分尚虚，脾气尚弱，肺部尚有虚痰也，又立后两方。

煎方：熟地二钱　陈皮二钱　白芍二钱　人参一钱　贝母二钱　白术一钱　茯苓一钱　五味九粒　麦冬二钱　甘草二钱　豆蔻一钱

丸方：当归四两　熟地四两　橘红二两　知母三钱　丹参二两　茯神二两　杏仁二两　杜仲三两　山萸三钱　山药三钱　续断三两　半夏二两

炼蜜为丸。

一男子六脉微数，重按少力，此正气虚而精滑也。自今咳嗽身热，脾胃不实，饮食少进，系肝木乘脾，脾土受制，则肺失其所养。所以咳嗽未止，触之便发。所谓母病而子亦病矣。治宜保中州之土，滋肾中之水。土旺则万物生，阴旺则心火降，痰自不生，咳嗽自愈，热不清而亦除矣。六君子汤去甘草，加米仁、款冬、五味、白芍、山药，生姜水煎。

膏方：生地八两　姜汁一两　砂仁一两　丹皮三钱　麦冬二两　山萸四两　泽泻三两　杜仲二两　牛膝二两　茯苓三两　五味半两

照常煎膏二三匙，白汤调化，日服数次，惟饱时不必服也。

以上出自《秦景明先生医案》

李用粹

休宁汪振先夫人。受孕八月，胎前劳瘵，肉削肌瘦，环口黧黑，舌色红润，饮食如常，六脉滑利，状若无病。予曰：九候虽调，形肉已脱。法在不治，所赖者胎元活泼，真阴未散，线息孤阳依附丹田。譬之枯杨生花，根本已拨。胎前尚有生机，恐五十日后虽有神丹，总难回挽。盖分娩之时，荣卫俱离，百节开张，况处久病之躯，当此痛苦之境，恐元神无依。阴阳决绝，仅陈躯壳，而生气杳然，岂能再延耶？越二月果子存，母殁。

《旧德堂医案》

齐秉慧

曾治南邑张配先，其家殷实。年三十患劳瘵，前医乃用全真滋膏治之，一载无功。病在垂危，伊舅宋肇堂代为请视。诊之两寸浮大而空，余脉沉微，面部黑暗，毛发干燥，肤无润泽，形神俱疲，声哑无音，欲咳气紧，步履维艰。余曰："足下初患三阴虚寒之证，法当驱阴回阳。医者不知分经辨证，一味滋阴，以致阴愈长而阳愈亏，种种难明之疾具矣。然欲治之，非数百剂之汤药，数十斤之丸饵不可。问愈期以年许，不可以月计，仆方认劳也。"彼曰："贱躯十死，祇冀一生耳，先生怜而救之，敢不惟命是听。"爰与补中益气汤，加麦冬、五味、茯苓、半夏、诃子、杏，三十余剂，病未增减。又与前药三十剂，兼服八味丸，加鹿茸，去附子，十二斤，咳声虽小，其音清亮。又三十剂，其气渐平。又服十全大补四十剂，前丸十二斤。是时冬至，明年仲春，汤丸服毕，皮肤光泽，声音和谐，欢笑如旧矣。又与人参养荣汤六十剂，前丸十二斤，又明年春，病已全愈。彼曰："再服一年，庶免后患。"余曰："善。"又与补中益气四十剂，以滋化源，龟鹿地黄丸十六斤，滋补肝肾，至今十五载而无恙。计服汤药二百三十剂，丸饵五十二斤，此服药之最有恒者，予亦遇之罕矣。可为较量锱铢，不知爱身惜命者示。

《齐有堂医案》

王孟英

夏间，顾听泉邀孟英视其所视屠绿堂之恙，孟英曰：阴生可虑，果于夏至前五日而卒。

屠之五令郎，患痰嗽者数年，近因悲哀病作。徐某见其嗽甚则吐也，投以参、术，病乃益甚。闰七月十七日夜，绿堂忽示梦云：汝病须延孟英诊视，服温养药可愈。觉而异之，即邀过诊。孟英曰：此阴虚劳嗽，嗽久而冲气不纳则呕吐，非胃寒也。经言："劳者温之"，亦温养之谓，非可以温补施之者。病者见案，更为惊叹，始以父梦告焉。孟英亦为之肃然。方用西洋参、熟地、苁蓉、二冬、茯苓、龟板、牡蛎、紫石英、玉竹、枇杷叶、橘皮，服之果安。予谓：凡事皆可以感天地，格鬼神，况医为性命之学耶？即此一案，可以知孟英之手眼通天，非幸获虚名者所能仰望也。

《王氏医案》

蒋宝素

阳邪之极，害必归阴。五脏之伤，穷必及肾。肾伤水不济火，又不涵木，木击金鸣，火载血上，吐血甚涌，痰嗽频仍，面戴阳色，内热燔蒸，舌有红槽，形神不振，心烦自汗，夜寐不沉，脉来弦数少神。已入虚劳之境，殊属可虑。爰以十药神书法，观其进退。

花蕊石　大小蓟尖　茜草根　大生地　黑山栀　大白芍　犀角片　粉丹皮　十三制大黄
侧柏叶　新荷叶　白茅草根　白藕节　陈京墨　童子小便

四进神书法，涌吐之血竟止。痰嗽未平，戴阳蒸热，自汗，心烦少寐，舌上红槽等证均皆未减，弦数之脉未缓，总是阴亏水火不济，心肾不交。岂旦夕之故，所从来远矣。仍以稚川法加以三才意。

天门冬　大生地　人参　紫菀茸　川贝母　五味子　马兜铃　百部　川百合　炙甘草桔梗

连进稚川法加以三才汤，诸证未见退机，反觉痰嗽更甚。良由肾室久亏，子盗母气。肺损于上，清肃之令不行，金衰不能平木，反为肝火所铄，将成肺痿危疴。仍以稚川法参入紫庭方。

大生地　大熟地　天门冬　麦门冬　白知母　川贝母　当归身　款冬花　杏仁泥　肥桔梗诃黎勒　十三制大黄

两进稚川法合紫庭方，痰嗽减半，夜寐颇安，虚烦亦定，戴阳之色稍退，燔蒸内热稍减，自汗渐收。药合机宜，依方进步。

大生地　大熟地　天门冬　大麦冬　川黄柏　白知母　人参　五味子　诃子肉　地骨皮

依方进步又服二剂，痰嗽全止，骨蒸亦除，戴阳亦退，饮食亦增，形神亦振，弦数之脉亦缓，都是佳征。惟舌上红槽更阔，自汗仍多，润下之水不足以济炎上之火，再以清上实下主之。

大生地　赤茯苓　白知母　天门冬　大麦冬　川黄柏　北沙参　五味子　玄武板

昨进清上实下之剂，舌上红槽较淡，自汗亦觉渐收。证属阴亏，阴难骤补。经言无阳则阴无以生，无阴则阳无以化。再以阴阳相引之剂主之。

大生地　人参　女贞子　旱莲草　鹿角霜　玄武板　大麦冬　五味子　附子水炒川黄柏肉桂水炒川黄连

服阴阳相引之剂，因合机宜，遂连服八剂，舌上红槽十退八九，自汗尚未全收。汗为心液，舌为心苗。阴难来复，乃因巳月纯阳，天地之阴亏极，而况于人。用药迎夏至一阴来复可也。

大生地　人参　大麦冬　五味子　粉丹皮　建泽泻　怀山药　云茯苓　白知母　川黄柏玄武板

连服迎夏至一阴来复之剂，已交夏至，反觉虚炎之火上腾，亦由偶遇心感神伤之事。舌上红槽未减，自汗依然。经言：阴气者，静则神藏，躁则消亡。静不胜动，恐来复之阴如牛山之木。宜乎澄心息虑，恬淡无为。再以壮水济火，补阴潜阳为主。

大生地　玄武板　九肋鳖甲　川黄柏　白知母　人参　大麦冬　五味子　犀角片　羚羊片

壮水济火，补阴潜阳，又服四剂，虚炎之火已平，舌上红槽全退，自汗全收，脉神形色俱起，眠食俱安。惟真阴虽复未固。以阴液难成易亏，况值五阳一阴时令，切戒烦劳、动怒，清心静养为宜。再以医话介潜丸加减，杜其反复。

大生地　玄武板　九肋鳖甲　左牡蛎　石决明　蚌珠粉　人参　麦门冬　五味子

水叠丸。早服三钱。

《问斋医案》

张锡纯

天津陈某某，年十八岁。自幼得肺痨喘嗽证。

病因：因其母素有肺痨病，再上推之，其外祖母亦有斯病。是以自幼时，因有遗传性亦患此病。

证候：其证，初时犹轻，至热时即可如常人，惟略有感冒即作喘嗽。治之即愈，不治则两三日亦可自愈。至过十岁则渐加重，热时亦作喘嗽，冷时则甚于热时，服药亦可见轻，旋即反复。至十六七岁时，病又加剧，屡次服药亦无效，然犹可支持也。迨愚为诊视，在1930年仲冬，其时病剧已难支持，昼夜伏几，喘而且嗽，咳吐痰涎，连连不竭，无论服何中药，皆分毫无效。惟日延西医注射药针一次，虽不能止咳喘而可保当日无虞。诊其脉左右皆弦细，关前微浮，两尺重按无根。

诊断：此等证原因，肺脏气化不能通畅，其中诸细管即易为痰涎滞塞，热时肺胞松缓，故病犹轻；至冷时肺胞紧缩，是以其病加剧。治之者当培养其肺中气化，使之翕辟有力，更疏化其肺中诸细管，使之宣通无滞，原为治此病之正规也。而此证两尺之脉无根，不但其肺中有病，其肝肾实亦有病，且病因又为遗传性，原非一蹴所能治愈，当分作数步治之。

处方：生怀山药一两　大甘枸杞一两　天花粉三钱　天冬三钱　生杭芍三钱　细辛一钱　射干三钱杏仁二钱，去皮　五味子二钱，捣碎　葶苈子二钱，微炒　广三七二钱，捣细

药共十一味，前十味煎汤一大盅，送服三七末一钱，至煎渣再服时仍送服余一钱。

方解：方中用三七者，恐肺中之气窒塞，肺中之血亦随之凝滞，三七为止血妄行之圣药，更为流通瘀血之圣药，故于初步药中加之。

复诊：将药连服四剂。咳喘皆愈三分之二，能卧睡两三点钟。其脉关前不浮，至数少减，而两尺似无根，拟再治以纳气归肾之方。

处方：生怀山药一两　大甘枸杞一两　野党参三钱　生赭石六钱，轧细　生怀地黄六钱　生鸡内金钱半，黄色的捣　净萸肉四钱　天花粉四钱　天冬三钱　牛蒡子三钱，捣碎　射干二钱

共煎汤一大盅温服。

方解：参之性补而微升，惟与赭石并用，其补益之力直达涌泉。况咳喘之剧者，其冲胃之气恒因之上逆，赭石实又为降胃镇冲之要药也。至方中用鸡内金者，因其含有稀盐酸，原善化肺管中之瘀滞以开其闭塞，又兼能运化人参之补力不使作满闷也。

三诊：将药连服五剂，咳喘皆愈，惟其脉仍逾五至，行动时犹觉气息微喘，此乃下焦阴分犹未充足，不能与阳分相维系也。此当峻补其真阴，俾阴分充足自能维系其阳分，气息自不上奔矣。

处方：生怀山药一两　大甘枸杞一两　熟怀地黄一两　净萸肉四钱　玄参四钱　生远志钱半　北沙参四钱　怀牛膝三钱　大云苓片二钱　苏子二钱，炒捣　牛蒡子二钱，捣碎　生鸡内金钱半

共煎汤一大盅温服。

效果：将药连服八剂，行走动作皆不作喘，其脉至数已复常。从此停服汤药，俾日用生怀山药细末，水调煮作茶汤，少调以生梨自然汁，当点心用之以善其后。

天津徐某某，年三十四岁，得肺痨痰喘证。

病因：因弱冠时游戏竞走，努力过度伤肺，致有喘病，入冬以来又兼咳嗽。

证候：平素虽有喘证，然安养时则不犯，入冬以来；寒风陡至，出外为风所袭，忽发咳嗽。咳嗽不已，喘病亦发，咳喘相助为虐，屡次延医，服药不愈，夜不能卧。其脉左部弦细而硬，右部濡而兼沉，至数如常。

诊断：此乃气血两亏，并有停饮之证，是以其左脉弦细者，气虚也。弦细兼硬者，肝血虚津液短也。其右脉濡者，湿痰留饮也。濡而兼沉者，中焦气化亦有所不足也。其所以喘而且嗽者，亦痰饮上溢之所迫致也。拟用小青龙汤，再加滋补之药治之。

处方：生怀山药一两　当归身四钱　天冬四钱　寸麦冬四钱　生杭芍三钱　清半夏三钱　桂枝尖二钱五分　五味子二钱，捣碎　杏仁二钱，去皮　干姜钱半　细辛一钱　甘草钱半　生姜三片

共煎一大盅温饮下。

方解：凡用小青龙汤，喘者，去麻黄，加杏仁，此定例也。若有外感之热者，更宜加生石膏，此证无外感之热，故但加二冬以解姜、桂诸药之热。

复诊：将药煎服一剂，其喘即愈，又继服两剂，咳嗽亦愈强半，右脉已不沉，似稍有力，左脉仍近弦硬，拟再以健胃养肺滋生血脉之品。

处方：生怀山药一两　生百合五钱　大枸杞子五钱　天冬五钱　当归身三钱　苏子钱半，炒捣　川贝母三钱　白术三钱，炒　生薏米三钱，捣碎　生远志二钱　生鸡内金钱半，黄色的捣　甘草钱半

共煎汤一大盅温服。

效果：将药连服四剂，咳嗽全愈，脉亦调和如常矣。

天津罗某某，年三十四岁，得肺痨喘嗽病。

病因：数年之前，曾受肺风发咳嗽，治失其宜，病虽暂愈，风邪锢闭肺中未去，致成肺痨喘嗽证。

证候：其病在暖燠之时甚轻，偶发喘嗽一半日即愈，至冬令则喘嗽连连，必至天气暖和时始渐愈。其脉左部弦硬，右部濡滑，两尺皆重按无根。

诊断：此风邪锢闭肺中，久而伤肺，致肺中气管滞塞，暖时肌肉松缓，气管亦随之松缓，其呼吸犹可自如；冷时肌肉紧缩，气管亦随之紧缩，遂至吸难呼易而喘作，更因痰涎壅滞而嗽作矣。其脉左部弦硬者，肝肾之阴液不足也。右部濡滑者，肺胃中痰涎充溢也。两尺不任重按者，下焦气化虚损，不能固摄，则上焦之喘嗽益甚也。欲治此证，当先宣通其肺，俾气管之郁者皆开后，再投以滋阴培气，肺肾双补之剂以拔除其病根。

处方：麻黄钱半　天冬三钱　天花粉三钱　牛蒡子三钱，捣碎　杏仁二钱，去皮捣碎　甘草钱半　苏子二钱，炒捣　生远志二钱，去心　生麦芽二钱　生杭芍二钱　细辛一钱

共煎汤一大盅，温服。

复诊：将药煎服两剂，喘嗽皆愈，而劳动时仍微喘。其脉左部仍似弦硬，右部仍濡，不若从前之滑，两尺犹虚，此病已去而正未复也。宜再为谋根本之治法，而投以培养之剂。

处方：野台参三钱　生赭石八钱，轧细　生怀山药一两　熟怀地黄一两　生怀地黄一两　大云苓片二钱　大甘枸杞六钱　天冬六钱　净萸肉五钱　苏子三钱，炒捣　牛蒡子三钱，捣碎

共煎一大盅温服。

方解：人参为补气主药，实兼具上升之力。喻嘉言谓："气虚欲上脱者专用之转气高不返。"是以凡喘逆之证，皆不可轻用人参，惟重用赭石以引之下行，转能纳气归肾，而下焦之气化，遂因之壮旺而固摄。此方中人参、赭石并用，不但欲导引肺气归肾，实又因其两尺脉虚，即借以培补下焦之气化也。

效果：将药连服十余剂，虽劳动亦不作喘。再诊其脉，左右皆调和无病，两尺重按不虚，遂将赭石减去二钱，俾多服以善其后。

天津于某某，年近五旬，咳嗽有痰微喘，且苦不寐。

病因：夜间因不能寐，心中常觉发热，久之，则肺脏受伤，咳嗽多痰，且微作喘。

证候：素本夜间不寐，至黎明时始能少睡。后因咳嗽不止，痰涎壅盛，且复作喘，不能安卧，恒至黎明亦不能睡。因之心中发热益甚，懒于饮食，大便干燥，四五日一行，两旬之间大形困顿，屡次服药无效。其脉左部弦而无力，右部滑而无力，数逾五至。

诊断：此真阴亏损，心肾不能相济，是以不眠。久则心血耗散，心火更易妄动以上铄肺金，是以咳嗽有痰作喘，治此证者，当以大滋真阴为主，真阴足则心肾自然相交，以水济火而火不妄动；真阴足则自能纳气归根，气息下达，而呼吸自顺。且肺肾为子母之脏，原相连属，子虚有损于母，子实即有益于母，果能使真阴充足，则肺金既不受心火之铄耗，更可得肾阴之津润，自能复其清肃下行之常，其痰涎咳嗽不治自愈也。若更辅以清火润肺化痰宁嗽之品，则奏效当更捷矣。

处方：沙参一两　大枸杞一两　玄参六钱　天冬六钱　生赭石五钱，轧细　甘草二钱　生杭芍三钱　川贝母三钱　牛蒡子一钱，捣碎　生麦芽三钱　枣仁三钱，炒捣　射干二钱

共煎汤一大盅，温服。

复诊：将药连服六剂，咳喘痰涎愈十分之八，心中已不发热，食欲已振，夜能睡数时，大便亦不甚燥。诊其脉至数复常，惟六部重按仍皆欠实，左脉仍有弦意。拟再峻补其真阴以除病根，所谓上病取诸下也。

处方：生怀山药一两　大枸杞一两　辽沙参八钱　生怀地黄六钱　熟怀地黄六钱　甘草二钱　生赭石六钱，轧细　净萸肉四钱　生杭芍三钱　生麦芽三钱　生鸡内金钱半，黄色的捣

共煎汤一大盅，温服。

效果：将药连服二剂，诸病皆愈，俾用珠玉二宝粥常常当点心服之，以善其后。

或问：两方中所用之药，若滋阴、润肺、清火、理痰、止嗽诸品，原为人所共知，而两方之中皆用赭石、麦芽，且又皆生用者其义何居？答曰：胃居中焦，原以传送饮食为专职，是以胃中之气，以息息下行为顺，果其气能息息下行，则冲气可阻其上冲，胆火可因之下降，大便亦可按时下通，至于痰涎之壅滞，咳嗽喘逆诸证，亦可因之递减，而降胃之药，固莫赭石若也。至于麦芽，炒用之善于消食，生用之则善于升达肝气。人身之气化原左升右降，若但知用赭石降胃，其重坠下行之力或有碍于肝气之上升，是以方中用赭石降胃，即用麦芽升肝，此所以顺气化之自然，而还其左升右降之常也。

邻村许某某，年十八岁，于季春得劳热咳嗽证。

病因：秉性刚强，劳心过度；又当新婚之余，或年少失保养，迫至春阳发动，渐成劳热咳嗽证。

证候：日晡潮热，通夜作灼，至黎明得微汗其灼乃退。白昼咳嗽不甚剧，夜则咳嗽不能安枕。饮食减少，身体羸瘦，略有动作即气息迫促。左右脉皆细弱，重按无根，数逾七至。夫脉一息七至，即难挽回，况复逾七至乎？犹幸食量犹佳，大便干燥（此等证忌滑泻），知犹可治。拟治以峻补真阴之剂，而佐以收敛气化之品。

处方：生怀山药一两　大甘枸杞八钱　玄参六钱　生怀地黄六钱　沙参六钱　甘草三钱　生龙骨六钱，捣碎　净萸肉六钱　生杭芍三钱　五味子三钱，捣碎　牛蒡子三钱，捣碎

共煎汤一大盅，温服。

方解：五味入汤剂，药房照例不捣。然其皮味酸，核味辛，若囫囵入煎则其味过酸，服之恒有满闷之弊。故徐灵胎谓宜与干姜之味辛者同服。若捣碎入煎，正可借其核味之辛以济皮味

之酸，无事伍以干姜而亦不发满闷。是以欲重用五味以治嗽者，当注意令其捣碎，或说给病家自检点。至于甘草多用至三钱者，诚以此方中不但五味酸，萸肉亦味酸，若用甘草之至甘者与之化合，可增加其补益之力（如酸能齼齿，得甘则不齼齿是明征），是以多用至三钱。

复诊：将药连服三剂，灼热似见退，不复出汗，咳嗽亦稍减，而脉仍七至强。因恍悟此脉之数，不但因阴虚，实亦兼因气虚，犹若力小而强任重者其体发颤也。拟仍峻补其真阴，再辅以补气之品。

处方：生怀山药一两　野台参三钱　大甘枸杞六钱　玄参六钱　生怀地黄六钱　甘草三钱　净萸肉五钱　天花粉五钱　五味子三钱，捣碎　生杭芍三钱　射干二钱　生鸡内金钱半，黄色的捣

共煎一大盅温服。为方中加台参恐服之作闷，是以又加鸡内金以运化之。且凡虚劳之甚者，其脉络间恒多瘀滞，鸡内金又善化经络之瘀滞也。

三诊：将药连服四剂，灼热咳嗽已愈十之七八，脉已缓至六至，此足征补气有效也。爰即原方略为加减，多服数剂，病自除根。

处方：生怀山药一两　野台参三钱　大甘枸杞六钱　玄参五钱　生怀地黄五钱　甘草二钱　天冬五钱　净萸肉五钱　生杭芍三钱　川贝母三钱　生远志二钱　生鸡内金钱半，黄色的捣

共煎一大盅温服。

效果：将药连服五剂，灼热咳嗽全愈，脉已复常，遂停服汤剂。俾日用生怀山药细末煮作茶汤，兑以鲜梨自然汁，当点心服之，以善其后。

以上出自《医学衷中参西录》

陈莲舫

韩。劳伤，百节疼痛，胁腰尤甚，咳嗽，溏稀，脉息濡细。治以和养。

旋覆花　白茯苓　半夏曲　冬瓜子　桑寄生　补骨脂　炙款冬　细苡米　广陈皮　生白芍　川杜仲　沉香屑　丝瓜络

沈。咳呛日久，营卫偏则潮热盗汗，升降阻则气怯便溏，脉息濡滑。病势至此，不知能否转机。

吉林须　补骨脂　北五味　生白芍　金石斛　枇杷叶　野于术　菟丝子　甘枸杞　冬虫夏草　新会皮　银柴胡　红枣

任。咳呛绵延，潮热，经阻。上虚下损，日久过中作泻，肢肿纳呆。脾胃一伤至怯，病无可治法。脉息细弦，拟用和补。

吉林须　补骨脂　北五味　生白芍　白茯苓　金石斛　野于术　制香附　炒夏曲　焦谷芽　新会皮　银柴胡　红枣

甪直，某。据述咳呛痰多，仍潮热形寒，仍泻减而未除，纳食依然未旺。脾胃损伤属虚极过中，本难调治，再拟和中而摄上下。

吉林须　补骨脂　北五味　生白芍　白茯苓　金石斛　野于术　炙款冬　炒夏曲　焦谷芽　新会皮　生绵芪　红枣

　　嘉善，鞠垒二兄。久咳不已，营卫偏胜，形寒形热，气息少痰。营阴内亏，肺肾渐欲过中。越人谓：过中难治。如此脉濡无力，色㿠，便溏，恐冬春更加。

　　吉林须　生绵芪　旋覆花　紫石英　淮牛膝　金石斛　炒夏曲　枇杷叶　黄防风　炙款冬　冬虫夏草　生白芍　广陈皮　红枣

　　上海，某。旧咳复发，必因感受而起，发于三月之后。由肝及脾，司令肝阳内炽，脾气内困，遂至五心燔灼，出汗频频，或为呕逆，或为自利；致土不培金，肝反侮脾，咳呛之根淹缠。脉数带弦，两尺无力。诸脏之虚，牵制肠胃，腑邪由传送失职而成。总核病机，腑实脏虚最难调理。若论咳病至纳少便溏，即越人所谓过中之势。拟培养肝木，兼调肺气。

　　吉林须　银柴胡　淮山药　白苡米　半夏曲　生白芍　金石斛　柔白薇　白茯苓　姜竹茹　广陈皮　绿萼梅　洋佩兰

　　复方：咳呛之根，虽发不重，入夏至秋，脾胃易损，或痢或溏，纳少不饥，渐至色㿠，足肿，行动气怯，掌热，舌剥，口渴喜饮。营卫出于中焦，病久入中，致营卫为偏，升降愆度。脉象细软，重按带弦。拟先理脾胃，以冀纳开泻止，且土能生金，与咳嗽亦有关涉。

　　吉林参　金石斛　白茯苓　白苡米　生白芍　厚朴花　西洋参　野于术　扁豆衣　生谷芽　炒竹茹　干佩兰

　　黎里，某。痢咳俱止，气虚液亏，脉息细弦，舌糙，治以和养。

　　吉林参须　西洋参同煎　大丹参　制女贞　白茯苓　白苡米　生白芍　川石斛　沙苑子　黑料豆　扁豆衣　炒夏曲　红枣

以上出自《莲舫秘旨》

邵兰荪

　　大西庄马。病损成劳，呛咳，形寒盗汗，曾经失血，脉小数，舌黄。肺气受戕，非轻貌之证。

　　北沙参三钱　云母石三钱　紫菀钱半　光杏仁三钱　生牡蛎四钱　茯神四钱　川贝二钱　橘络钱半　清炙芪皮八分　五味子十粒　冬虫夏草钱半　红枣三枚

　　四帖。

　　又：案列于前，顷脉仍属小数，咳痰脓厚带红。总之，肺气受戕，形寒，属虚劳重证。

　　北沙参三钱　白及片钱半　煅蛤壳四钱　紫菀钱半　生牡蛎四钱　橘络钱半　光杏仁三钱　白薇钱半　川贝二钱　侧柏炭三钱　冬虫夏草钱半　枇杷叶五片，去毛

　　四帖。

　　史介生评：肺主皮毛，肺伤则失其卫护之职。热伤元气，气伤不能生津而敛液，以致呛咳形寒而盗汗。但虚劳而至于失血，诚属重极之证。照此证候，宜用黄芪建中汤急建中气，俾饮食增而津液旺，以至充血生精，而复其真阴之不足。惟此人肺气受戕，故初方全是清肺生津之品，又佐以善治肺痨之冬虫夏草，最益肺经之云母石，确治肺痨之妙剂。据戴氏白及枇杷丸，（用白及一两，枇杷叶、藕节各五钱，为细末。另以蛤粉炒阿胶五钱，生地汁调之，火上顿化，入前药为丸，如龙眼大，每服一丸）为治咳咯肺血之专方。今次诊仿戴氏之意以拟治，真是异

曲而同工。

蜀阜马妇。劳嗽潮热，脉涩，左细数，舌白，中心红。经阻形怯，非轻藐之证。

生玉竹钱半　紫菀钱半　丹参三钱　黄草三钱　川贝钱半　橘红一钱　白石英三钱　省头草钱半
地骨皮三钱　白前钱半　谷芽四钱　枇杷叶三片，去毛

四帖。

又：咳嗽未除，形怯潮热，脉虚细右弦，舌微黄，脘闷便泻。究属重险之证，宜清气和中。
候正。

南沙参三钱　藿梗二钱　谷芽四钱　银胡一钱　扁豆衣三钱　川贝钱半　茯苓四钱　地骨皮三钱
桔梗钱半　新会皮钱半　砂仁七分　江西术一钱

清煎三帖。

史介生评：冲任皆损，二气不交，五液消耗，延为劳怯。初方镇冲活血，清肺养胃，双方
兼顾，未能应验。次诊又见便泻，是属脾气虚弱，虽于清养肺胃之中，参用扶脾理气之品，究
属难愈之疴。

以上出自《邵兰荪医案》

王仲奇

张，衢州。冲年失血后，咳呛气急，右胠引痛，日晡寒热，夜寝盗汗，形瘦肤燥，脉濡弦
数。肺痨病深，未易疗治。

海蛤粉包　金钗斛　生苡仁　香白薇炒　地骨皮炒　紫菀　百部蒸　款冬花炙　马兜铃炙　茯
苓　茜根炒　枇杷叶去毛，布包

二诊：寝汗已戢，晡热未除，右胠引痛见瘥，咳呛较减，侵晨尚甚，前尝失血，形瘦肤燥，
脉弦滑而虚。冲年肺痨病深，未可疏忽。

海蛤粉包　金钗斛　地骨皮炒　香白薇炒　马兜铃炙　百部蒸　款冬花炙　紫菀　桑白皮炙
杏仁去皮尖　玉苏子　枇杷叶去毛，布包

三诊：寝汗已戢，咳呛较减，右胠引痛见瘥，唯日晡潮热，鼻窍多涕，时清时浊，形瘦，
脉濡弦。仍以保肺、宁心、清脑，肺痨病深，证药相安，仍守原意。

香白薇炒　地骨皮炒　百部蒸　款冬花炙　紫菀　桑白皮炙　金钗斛　野料豆　野茯苓　辛夷
甘草　紫贝齿煅

四诊：寝汗已戢，夜热未除，咳呛稀微，右胠引痛见愈，唯鼻窍多涕，时清时浊，脉弦滑。
再以保肺清脑可也。

香白薇炒　地骨皮炒　百部蒸　白蒺藜　香白芷　桑白皮炙　蔓荆子　紫菀　款冬花炙　金钗
斛　辛夷　紫贝齿煅　野茯苓

五诊：肺病较瘥，脑力虚弱，寝汗已戢，夜热亦减，咳呛尚安，鼻窍已较清利，唯右胁下
欠舒，脉濡滑。肾气将盛，精气溢泄之际，强肾清脑可也。

香白薇炒　香白芷　蔓荆子　白蒺藜　金钗斛　野料豆　丝瓜络　冬青子　野茯苓　辛夷
紫贝齿煅　凌霄花

六诊：寝汗已戢，夜热轻微未净，鼻窍较清利，咳未罢休，痰或爽或不爽，右胠胁稍有欠

舒，脉虚滑。仍以强肾、肃肺、清脑。

香白薇炒　香白芷　蔓荆子　白蒺藜　金钗斛　百部蒸　款冬花炙　紫菀　丝瓜络　辛夷　野茯苓　玫瑰花

叶，浦江，四月廿日。咳呛失血，痰中带红，间有遗泄，腹痛，大便不调，或秘或泻，晡热，盗汗，形瘦，脉濡弦数。肾亏肺伤，肠回拘急，已成劳瘵，冲年尤属可虑，幸勿疏忽。

海蛤粉三钱，布包　金钗斛二钱　香白薇二钱，炒　地骨皮三钱，炒　北沙参三钱　茯苓三钱　罂粟壳钱半　紫菀钱半　款冬花钱半，炙　甘草八分　白扁豆二钱，炒　杭白芍二钱，炒

二诊：四月廿四日，大便较调，腹痛未已，咳呛较减，痰红未净，晡热、盗汗如昔，形瘦，神疲，力乏，脉虚弦数。肺伤肠急，已成劳瘵，冲年尤难治。

海蛤粉三钱，布包　金钗斛二钱　生苡仁三钱　苏芡实三钱　茯苓三钱　白扁豆二钱，炒　香白薇二钱，炒　北沙参三钱　紫菀钱半　罂粟壳钱半　夜交藤四钱　淮小麦三钱

三诊：四月廿八日，咳呛较减，痰红已净，大便较调，腹痛未已，晡热、盗汗未戢，形瘦纳减，力乏神疲，脉濡弦稍数。肺伤肠急，已成劳瘵，前方虽尚安，仍须慎摄为妙。

海蛤粉三钱，布包　白扁豆二钱，炒　香白薇二钱，炒　地骨皮三钱，炒　金钗斛三钱　生苡仁四钱　淮山药三钱　杭白芍二钱，炒　甘草八分，清炙　茯苓三钱　夜交藤四钱　紫菀钱半　罂粟壳钱半

包右，小南门。屡瘦体弱，能食而肌不充，咳呛胸闷，痰中不时带血，经事失常，带下频仍，夜卧微觉肤热，脉濡弦稍数。治以清络保肺，年轻入怯极易，宜注意。

海蛤粉布包　金钗斛　生苡仁　茜根炒　香白薇炒　丹参　款冬花炙　紫菀蒸　百部蒸　霜桑叶　杏仁去皮尖　玫瑰花

二诊：痰红已弭，肤热亦退，带淋较减，惟咳呛未罢，有声无痰，脉濡滑微弦。仍以保肺宁金，用防入怯。

海蛤粉布包　金钗斛　生苡仁　马兜铃炙　紫菀蒸　款冬花炙　杏仁去皮尖　百部蒸　茜根炒　茯苓　乌贼骨炙　鸡冠花

唐，善钟路，四月十八日。久咳肌肉渐瘦，神疲力乏，声欠清扬，痰曾带血，右卧咳甚而欠逸，脉濡弦。有肺坏叶焦之虑，幸勿疏忽。

海蛤粉三钱，布包　马兜铃钱半，炙　川石斛三钱　野料豆三钱　冬青子三钱　南沙参三钱　木蝴蝶四分　甘草八分　紫菀钱半，蒸　枇杷叶三钱，去毛，布包　生苡仁四钱　琼玉膏四钱，分冲

二诊：四月廿四日，声音较亮，卧得转侧，咳呛、痰多，气急如旧未减，腰俞作酸，左肤胁内痛，脉濡弦。仍以保肺，参以强肾，以防肺坏叶焦。

海蛤粉三钱，布包　马兜铃钱半，炙　川石斛三钱　紫菀钱半，蒸　白前钱半　丝瓜络三钱　生苡仁四钱　霜桑叶二钱　粉丹皮钱半，炒　款冬花钱半，炙　续断二钱，炒　枇杷叶三钱，去毛，布包　琼玉膏四钱，分冲

三诊：五月七日，腰酸、左肢胁内痛皆已见愈，卧得转侧，喉痛且痒较减，咳呛、痰多、气急如故，声欠清扬，小溲澄澈有粉，脉濡弦。肾亏肺伤，有金碎失音之虑，慎旃切切。

海蛤粉三钱，布包　款冬花钱半，炙　金钗斛三钱　野料豆三钱　冬青子三钱　天冬三钱　大麦冬二钱　百药煎钱半　木蝴蝶四分　甜百合三钱　干苇茎三钱　琼玉膏四钱，分冲

康右，同孚路。初诊：（佚）

二诊：咯血痰红已愈，咳呛卧下益甚，胸宇闷痛，腰俞作酸，音欠清扬，午后掌跖内热，脉虚数而弦。肺伤成劳，慎旃切切。

海蛤粉_包　金钗斛　生苡仁　马兜铃_炙　白前　紫菀_蒸　百部_蒸　款冬花_炙　杏仁_{去皮尖}　茜根_炒　枇杷叶_{去毛，布包}　十大功劳　琼玉膏_{分冲}

三诊：胸宇闷痛较愈，声音亦稍清扬，咳呛卧下较甚，咳甚腰胁引痛，肺失清肃，金令不及，木寡于畏，致呕逆吐苦，脉濡弦稍数。肺伤成劳，宜慎毋忽。

海蛤粉_包　金钗斛　生苡仁　马兜铃_炙　霜桑叶　杏仁_{去皮尖}　紫菀_蒸　旋覆花_包　百部_蒸　款冬花_炙　罂粟壳　十大功劳　枇杷叶_{去毛，布包}

四诊：咳呛较减，呕逆吐苦已平，胸宇闷痛较愈，声音亦见清扬，唯近来左乳生疖赤肿而痛。肺伤成劳，务宜自慎，照述再拟一方。

海蛤粉_包　金钗斛　生苡仁　马兜铃_炙　紫菀_蒸　杏仁_{去皮尖}　象贝母　夏枯草　忍冬藤　茯苓　橘络　十大功劳

江，婺源，四月十九日。脾运委顿，清阳不升，肺苦气逆，肠回拘急，咳嗽已经一载，腹胀，大便溏泻，形瘦，神疲，畏寒，夜寝汗出，脉濡弦。病机入瘵，宜慎勿忽。

生于术_{二钱}　茯苓_{三钱}　益智仁_{一钱}　白果_{钱半，煨}　杭白芍_{二钱，炒}　川桂枝_{钱半}　白扁豆_{二钱，炒}　紫菀_{钱半，蒸}　款冬花_{钱半，炙}　生苡仁_{三钱}　罂粟壳_{钱半}

二诊：四月廿一日，咳嗽乍疏乍数，已经一载，腹胀，食难消受，形瘦容黄，大便溏泻，精神疲惫，惟寝汗畏寒稍愈，脉濡滑而弦。脾顿肠急，肺苦气逆，病机入瘵，未易疗治。

生于术_{二钱}　茯苓_{三钱}　川桂枝_{钱半}　杭白芍_{二钱，炒}　肉果_{钱半，煨}　益智仁_{一钱，炒}　陈六神曲_{三钱，炒}　新会皮_{二钱}　百部_{八分，蒸}　佩兰_{三钱}　罂粟壳_{钱半}　荷叶_{三钱}

三诊：四月廿六日，舒肠运脾，腹胀溏泻较愈，容黄略有津泽，咳嗽未休，仍稍畏寒，脉濡弦。脾顿肠急，肺苦气逆，病机入瘵，仍须慎摄为妙。

生于术_{二钱}　茯苓_{三钱}　川桂枝_{钱半}　杭白芍_{二钱，炒}　白扁豆_{二钱，炒}　益智仁_{一钱}　肉蛤_{钱半，煨}　佩兰_{三钱}　紫菀_{钱半}　百部_{八分，蒸}　生苡仁_{四钱}　罂粟壳_{钱半}　陈六神曲_{三钱，炒}

何，震泽。脾少健运，肠急失舒，腹胀痛，肠鸣便溏，食难消受，日来咯痰见血，掌跖内热，形瘦，脉濡弦。病机渐入瘵途，及早注意可也。

生于术　野茯苓　白芍_炒　益智仁_炒　肉果_煨　陈六神曲_炒　茜根_炒　左牡蛎_{煅，先煎}　佩兰　川楝子_煨　陈大麦_{炒杵去外层粗皮}　使君子肉

二诊：痰红已弭，掌跖内热亦退，腹胀痛、肠鸣、便溏未已，食难消受，形瘦，脉软弦。病机入瘵，慎旃勿忽。

生于术　野茯苓　肉果_煨　补骨脂_炒　川楝子_煨　佩兰　鸡内金_炙　广皮　陈六神曲_炒　罂粟壳　陈大麦_{炒杵去外层粗皮}　使君子肉

王右，华格臬路。失血之后，咳呛不已，胸闷气急，掌心内热，月事三阅月不来，形瘦，脉濡弦数。病机入瘵，未易疗治。

海蛤粉_包　金钗斛　生苡仁　丹参　茜根_炒　香白薇_炒　款冬花_炙　紫菀　马兜铃_炙　甜百合

茯苓　枇杷叶去毛，布包

二诊：咳呛见减，气急亦安，掌心内热已净，惟经停四月未行，脉软弦。病机入瘵，守原意出入之。

海蛤粉包　金钗斛　马兜苓炙　生苡仁　香白薇炒　百部蒸　杏仁去皮尖　紫菀　款冬花炙白前　鬼箭羽　续断炒　益母草　月季花

蒋姑，城内，八月十三日。年前经来淋沥，数月方净，胞脉既伤，嗣后月事不来已经载余，骨蒸盗汗，渐成干血，近复加以怫郁，伤风，咳嗽胸痛，舌赤无苔，脉弦数。治以清肝保肺，养心调营，宜慎毋忽。

香白薇二钱，炒　茯苓二钱　丹参二钱　金钗斛二钱　绿萼梅八分　川郁金钱半　紫菀钱半，蒸　川贝母钱半，去心　杏仁三钱，去皮尖，杵　玫瑰花两朵　枇杷叶三钱，去毛，布包

二诊：八月廿三日，经事淋沥之后，胞脉为闭，月事不来，已经载余，骨蒸较减，盗汗未戢，咳嗽有痰，右胠胁引痛，舌绛赤较淡，脉弦数。劳瘵干血，至不易治。

香白薇二钱，炒　地骨皮二钱，炒　海蛤粉三钱，包　川贝母钱半，去心　金钗斛二钱　茯苓三钱生苡仁三钱　丹参二钱　丝瓜络三钱　紫菀钱半，蒸　新绛钱半　玫瑰花两朵

三诊：八月卅日，寒热未除，盗汗仍泄，精神气力虚乏，咳痰仍有气味，痰中血筋已净，右软胁引痛，月事未来，舌苔腻、中露绛剥，脉濡弦数。仍以清蒸养营，保肺凉肝。

海蛤粉三钱，包　川贝母钱半，去心　香白薇二钱，炒　地骨皮三钱，炒　银柴胡一钱，炒　鳖甲三钱，先煎　金钗斛二钱　生苡仁四钱　青蒿二钱　紫菀钱半冬瓜子四钱　淮小麦四钱

四诊：九月初十日，寒热已瘳，盗汗亦戢，痰中血筋已净，咳嗽亦较轻微，舌腻露绛均减，惟月事未行，足肢酸麻。再以养营清肝，兼肃肺金。

金钗斛二钱　生苡仁三钱　丝瓜络三钱　丹参二钱　茺蔚子二钱，炒　泽兰三钱　紫菀钱半，蒸　淮牛膝二钱，蒸　续断二钱，炒　野茯苓三钱　玫瑰花两朵月季花三朵

时右，太仓。肠鸣便溏，由来已久，经常愆期，带下频仍，劳顿吃力则子脏下坠，腰酸，头眩，咳呛声欠爽适，只得偃卧，不可侧眠，脉濡弦。肺肠并病，劳瘵是虑，幸勿忽也。

生于术　茯苓　白扁豆炒　肉果煨　赤石脂煅　续断炒　潼沙苑　紫菀　款冬花炙　乌贼骨炙罂粟壳　鸡冠花

二诊：便溏转硬，肠鸣未息，带淋缠绵，子脏下坠较愈，咳呛亦减，但仍只可偃卧，不可侧眠，脉濡滑而弦。肺肠并病，劳瘵是虑，前方尚安，守原意为之。

生于术　茯苓　白扁豆炒　生米仁　赤石脂煅　肉果煨　杏仁去皮尖　紫菀　款冬花炙　罂粟壳　乌贼骨炙　鸡冠花

刘，棋盘街，十月十七日。右胠内痛，呼吸不畅，劳动即觉气逆，咳呛失血，此属肺伤，络为进裂，日前色红，昨则紫而成块，盖血已离络，忍而后出也，脉芤数而弦。治以清络保肺，然宜少毋躁为要。

仙鹤草三钱　甜三七八分　丝瓜络三钱　蒲黄钱半，炒　丹参二钱　降香一钱　茜根钱半，炒　小蓟钱半，炒　玉苏子二钱　粉丹皮钱半，炒　生苡仁四钱　藕节四钱

二诊：十月廿日，血少痰多，咳呛较减，右胠内痛未瘥，惟呼吸稍畅，少寐多梦，脉弦数

略平。仍以清络保肺，用戢阴火。

仙鹤草二钱　茜根一钱二分，炒　蒲黄钱半，炒　海蛤粉三钱，包　生苡仁三钱　丝瓜络三钱　橘络一钱　丹参二钱　野茯苓三钱　金钗斛二钱　淮牛膝三钱，炒炭　藕节四钱

三诊：十月廿八日，血静，咳休，右肤内痛已愈，呼吸畅适如常，脉濡缓微弦。再以清络保肺，为调理之计。

生地黄四两　茯苓二两　金钗斛二两　丝瓜络两半　丹参两半　仙鹤草两半　旱莲草二两　淮山药三两　女贞子二两　野料豆二两　北沙参三两　藕节三两　海蛤粉三两　川贝母一两　生苡仁三两　陈阿胶二两，烊化

上十六味，除阿胶外，入铜锅内，慢火熬透，去渣取汁，将阿胶烊化和入，加冰糖一斤收膏。每早空心开水冲服一羹匙。

四诊：十一月廿八日，清络保肺调理，颇觉相安，惟胸膈中尚有隐痛，仍有轻微痰嗽，脉弦象减退。守原意制膏。

北沙参三两　淮山药二两　生苡仁三两　金钗斛二两　旱莲草二两　女贞子二两　茯苓三两　甘草八钱，炙　川郁金一两　野料豆二两　海蛤粉三两　丹参二两　橘络六钱　紫贝齿二两，煅　红枣三两　枇杷叶二两，去毛，布包

上药入铜锅内，慢火熬透，去渣取汁，另用阿胶二两烊化和入，再加冰糖一斤收膏。每早开水冲服一羹匙。

敖，三洋泾桥，七月廿二日。咳嗽轻微，晨起痰内带红三月之久，仍未获痊，裂痕在肺叶深处，心肺相依为用。故心悸，汗易泄，不耐烦劳，向有遗精，脉虚滑。治以清络养阴，肃肺宁心。

旱莲草三钱　女贞子三钱　丝瓜络三钱　海蛤粉三钱，包　陈阿胶二钱，蒲黄炒珠　丹参二钱　生苡仁四钱　藕节五钱　滇三七六分　淮牛膝钱半，炒炭　曜仙琼玉膏三钱，分冲

二诊：七月廿九日，精神稍振，心悸略宁，汗泄亦减，惟肺叶深处裂痕仍未平复，晨起咯痰仍带紫血，咳嗽轻微，今日头脑又觉不清，脉虚细而数。仍以清络养阴，保肺宁心。

旱莲草三钱　女贞子三钱　白及片八片　丝瓜络三钱　滇三七六分　生苡仁四钱　海蛤粉三钱，包　淮牛膝二钱，炒炭　血余炭六分，包　陈阿胶二钱，蒲黄炒珠　地榆三钱，炒　曜仙琼玉膏四钱，分冲

三诊：八月十三日，痰中血星渐淡渐少，肺络裂痕有平复之联，惟阴虚阳强不密，时觉火热上炎，心悸，头眩，脉细稍数。心肺相依为用，仍守原意以治。

旱莲草三钱　女贞子三钱　金钗斛二钱　海蛤粉三钱，包　淮牛膝二钱，炒炭　地榆三钱，炒　陈阿胶二钱，蒲黄炒珠　丹参二钱　滇三七六分　合欢皮三钱　淡秋石钱半

王，虹口，七月廿一日。咳痰带血之后，阴亏肺燥，继以头脑剧痛，既而肌瘦形羸，气力虚乏，咳不减而痰多，声音殊失清扬，脉濡弦稍数。防有肺痿叶焦之患。

海蛤粉三钱，包　白石英三钱，煅，先煎　金钗斛二钱　南沙参三钱　生苡仁四钱　冬瓜子四钱　野料豆三钱　甘草一钱　冬虫夏草一钱　款冬花钱半，炙　玫瑰花两朵

二诊：七月廿七日。阴亏肺燥，咳呛痰曾带血，血弭后咳不休而痰多，形瘦，纳食未减，舌燥口干，咳声未能清扬，久延肺痿叶焦是虑。更以肃肺保金可矣。

海蛤粉三钱，包　杏仁三钱，去皮尖　金钗斛二钱　生苡仁三钱　冬瓜子四钱　川贝母一钱二分，去心

款冬花钱半，炙　紫菀钱半　北沙参三钱　甘草一钱，炙　枇杷叶三钱，去毛，布包　玫瑰花两朵

三诊：八月初六日。咳呛已减，痰亦渐少，气力略强，大便溏薄，脉濡弦滑。仍以肃肺保金，兼养脾胃。

北沙参三钱　金钗斛二钱　生苡仁三钱　淮山药三钱　茯苓三钱　罂粟壳钱半　川贝母钱半，去心　款冬花钱半，炙　紫菀钱半　杭白芍钱半，炒　甘草八分　白扁豆二钱，炒　玫瑰花两朵

四诊：八月十二日。咳痰渐瘥，胃纳略强，惟脾元运化未健，夜卧腹胀欠适，大便仍溏，形瘦，脉濡弦。仍以健脾胃、肃肺气，蔓延仍非所宜。

金钗斛二钱　茯苓三钱　益智仁一钱　生苡仁三钱　橘红衣一钱　紫菀二钱　款冬花钱半，炙　杭白芍二钱，炒　罂粟壳钱半　禹余粮三钱，制，先煎　生熟谷芽各五钱

五诊：八月廿四日。腹痛、便溏、纳食胀闷皆已见愈，惟饮食仍不知味，水谷酿痰，故咳嗽甚剧，而肌瘦形羸，蔓延殊属不宜。

于术一钱二分，蒸　杭白芍二钱，炒　益智仁八分　生苡仁三钱　金钗斛二钱　茯苓三钱　橘红衣八分　百部八分，蒸　款冬花钱半，炙　紫菀钱半，蒸　杏仁二钱，去皮尖　罂粟壳钱半　生熟谷芽各四钱

六诊：八月卅日。腹痛见愈，大便仍溏，咳嗽如旧未减，纳食胀闷虽瘥，但酿痰而不生血，以致肌瘦形羸，脉弦搏。蔓延防肠劳，宜慎勿忽。

于术一钱二分，蒸　金钗斛二钱　橘红衣一钱　使君子肉钱半　茯苓三钱　款冬花钱半，炙　百部八分，蒸　益智仁八分　生苡仁三钱　白鲜皮二钱　白芍二钱，炒　榧实二钱，炒

七诊：九月初六日。腹痛已瘥，大便稍硬，咳嗽较前略减，纳食微觉胀闷，肌瘦形羸如故，脉弦劲有力。防延肠劳，仍以和中扶羸，幸勿疏忽。

于术一钱，蒸　杭白芍钱半，炒　益智仁八分　金钗斛二钱　白鲜皮二钱　茯苓三钱　橘红衣一钱　苡仁二钱，炒　杏仁二钱，去皮尖　百部八分，蒸　金沸草二钱，布包　前胡钱半　使君子肉钱半

以上出自《王仲奇医案》

杨左，松江。初诊：少阴肾脉循喉，喉鼻为呼吸出入之道，上通于脑。脑虚肾弱，清空失清，作强弗强，咳呛声欠爽适，曾见痰红鼻衄，左耳下颈间鼠瘘累累。脉濡滑而弦。摇精走泄，务宜自慎，饮食冷物亦当注意也。

左牡蛎四钱　苏芡实三钱　茯苓四钱　紫菀一钱五分　海藻三钱　莲须一钱五分　夜交藤四钱　白蒺藜三钱　炙甘草八分　橘核二钱　淮山药三钱　夏枯草三钱　月季花四朵

复诊：左耳下颈间鼠瘘累累较消，遗精滑泄亦止。惟咳呛时轻时剧，迄未罢休，日来痰中又复带血，面色不泽，足跗微浮，午后脉数有潮热。病机渐入瘵途，以能食便实为贵。

海蛤粉三钱，包　香白薇三钱，炒　丝瓜络三钱　茯苓四钱　麻黄根一钱　紫菀一钱五分　凌霄花二钱　陈赤豆四钱　川石斛三钱　地骨皮三钱　甜百合三钱

三诊：痰中带血已弭，咳亦稀微，跗浮减退，遗精滑泄获止，左耳下颈间鼠瘘累累较消。惟午后脉数，稍有潮热，鼻窍恒欠清利。喉鼻为呼吸出入之道，上通于脑，守原意以治。病机入瘵，以能食便实为贵。

海蛤粉三钱，包　香白薇三钱，炒　巴戟天三钱　甜百合三钱　川石斛三钱　白蒺藜三钱　丝瓜络三钱　苏芡实三钱　茯苓三钱　夜交藤四钱　陈赤豆四钱　辛夷仁一钱五分

四诊：痰红已弭，咳亦稀微，左耳下颈间鼠瘘累累较消。惟潮热依未见退，鼻窍仍欠清利，形色精神仍未愉快，踝跗午夜复见浮肿。脉濡数。病机入瘵，再以固精消瘰，退热止咳，扶羸

调元，应机为幸。

海蛤粉三钱，包　茯苓四钱　地骨皮三钱　甜百合三钱　左牡蛎四钱　巴戟天三钱　鳖甲六钱　苏芡实三钱　川石斛三钱　辛夷仁一钱五分　夜交藤四钱　陈赤豆四钱

五诊：踝跗浮肿业已见退，形色精神亦稍稳起，大便已调，鼻较清利，咳嗽未罢，潮热依然未除，鸡鸣平旦仍有寝汗，左耳下颈间鼠瘘较消，微有未弭。脉虚数。再以清骨扶赢，以俟机宜。

鳖甲八钱　地骨皮三钱　银柴胡一钱五分，鳖血拌炒　炒知母三钱　海蛤粉三钱，包　青蒿三钱，鳖血拌炒　麻黄根一钱　茯苓四钱　香白薇三钱，炒　左牡蛎四钱　夜交藤四钱　甜百合三钱

六诊：潮热略淡，寝汗亦戢，咳呛见瘥，形色稍起。惟日来肠腑又翕辟失常，腹痛肠鸣便溏。脉濡弦微数。再以腑脏兼调。

鳖甲八钱　左牡蛎四钱　制禹余粮三钱　霞天曲四钱　煨肉果一钱五分　青蒿三钱，鳖血拌炒　乌梅肉八分　地骨皮三钱　香白薇三钱，炒　茯苓四钱　甜百合三钱　制蛇含石二钱

七诊：潮热寝汗已戢，大便已调，小溲亦清。惟肠鸣未息，腹中仍稍作痛。近日来又曾遗泄。骨少髓养，作强弗强，致足肢酸软乏力。跗又微浮，色夭不泽。脉濡滑微弦。再以扶赢强肾，腑脏兼调。

大有芪四钱　霞天曲四钱　巴戟天三钱　茯苓四钱　煅牡蛎四钱　广皮白一钱五分　乌梅肉八分　淮山药三钱　煨肉果一钱五分　补骨脂二钱　夜交藤四钱　莲须一钱

八诊：原方去霞天曲、夜交藤、广皮白，加甜百合三钱、款冬花（炙）一钱五分、紫菀一钱五分。

以上出自《近代中医流派经验选集》

袁焯

城内红旗口王善余之子，十九岁，由常州病归，头疼身重，肢节酸痛，发热谵语，咳嗽痰中带血，面色晦暗，脉息滑数，盖湿温而兼肺病也。用小陷胸汤加青蒿、黄芩、贝母、苡仁、连翘、滑石、生地、茅根、枇杷叶等。一剂头面得汗，咳少减；二剂热退神清，夜间能睡矣。复以原方减轻其剂，接服两日，得大便一次，每餐能进粥碗许，遂改用北沙参、扁豆、苡仁、白术、麦冬、白芍、黑豆、甘草、茯苓等养胃之品而瘥。未几日，因口腹不慎，复病。胸闷不饥，饮食大减，乃与二陈汤加沙参、麦冬、佩兰、桔梗、苡仁等消补之品。两剂，饮食能进矣，但消瘦日甚，复用六君子汤加麦冬、枸杞子、苡仁、红枣等补养之剂，并诫其勿食煎炒油腻等难消之物，但以米粥、蔬菜，调养半月，而康复如初。

孙姓妇年四十余，素有肺病，咳嗽痰中带血，头晕心悸，彻夜不寐，精神疲惫，心内觉热，饮食不多，脉息细弱，此平日劳神太过，血液衰耗。肺病日久，将成肺痨也。拟方用百合、枣仁、茯神、柏子仁各三钱，沙参、麦冬、地黄各二钱，阿胶一钱五分，服后血止能寐。但汗多气喘，原方去百合，加黄芪五分、枸杞子二钱、浮麦三钱、胡桃肉三钱。接服两剂，汗收喘定，但尚有咳嗽而已，原方去黄芪，加地骨皮、贝母、枇杷叶。服三剂后，咳大减，精神亦健，能乘车出门。遂改用集凝膏，令其常服而痊。

以上出自《丛桂草堂医案》

陈良夫

金女。初诊：肝气宜疏，肝阴宜养，此不易之治法也。气郁则生火，阴弱则阳浮，寐醒必有咳痰，时或气升头眩，块耕体灼，脉来细滑兼数，舌苔易脱，此由阴阳不充，肝气郁而化火上乘，肺金受灼。拙拟疏降柔养并行不悖，徐图效力。

细生地　女贞子　稆豆衣　紫石英　金铃子　煅石决　川贝母　霍石斛　玉蝴蝶　广郁金　蛤壳　谷芽

二诊：肺为柔金，最畏者火，肝者火之母也，亦为多气多郁之乡。脾与胃皆属土，谓主纳而喜降，脾主运而喜升，一脏一腑为后天之根本，尤关紧要也。平素咳痰间作，偶因失血，咯痰愈黏，气易升逆，耳常鸣响，甚则欠聪，形瘦神乏，便下有时溏泻，杳不思纳，脉来细滑兼弦，苔糙尖光。种种现象，良由肝郁化火，柔金受制，木来乘土，久之而土不生金，此纳呆、便溏之所由来也。且人之气阴，依胃为养，纳食呆滞，则生化之源不旺，肠腑皆失其禀受，形疲神乏，职是之故。拙拟培土以生金，平肝以降火，冀其肺降有权，斯木有所畏，中土不再受侮，庶免积虚成损之虑，特见效殊非易易耳。

北沙参　制冬青　甜冬术　稆豆衣　煅蛤壳　原石斛　煅石决　焦白芍　焦谷芽　炙紫菀　盐水炒橘白

三诊：昔人谓土旺则金生，勿泥泥于保肺，金清则木畏，毋呕呕于平肝。昨宗此意立方，投以培土保肺、平肝降火之剂，便溏稍实，而夜分频咳，痰黏气逆，耳仍鸣响，体灼而手指易震，脉弦细，苔糙光剥。良由阴液不足，肝经气火，化风旋扰，金受火刑，土受木侮。证势频觉淹缠，不易速效，再以前法出入主治。

北沙参　女贞子　川贝母　焦白芍　桑皮　鳖甲　霍石斛　云茯神　稆豆衣　蛤壳　生石决　谷芽　黛灯心

赵男。肺为金脏，最畏者火。心者火之主，肝者火之母也。咳已累月，咯痰黏薄，胸胁均有引痛，体灼热，午后为甚，迩日又见汗疹，口常干燥，咽喉作痛，形疲神乏，脉来弦滑带数，舌苔花糙尖脱。证由阴液损伤，心肝之火内亢，津液炼为痰沫，有积虚成损之势。考肺胃之阴，津液是也，肝肾之阴，精血是也。咳久痰黏，汗疹频见，肺胃之津液、肝肾之精血，均受损伤矣，治之殊非易易。姑以润养清化主治，从上下并顾，觇其动静，然必得咳呛递缓为吉。

霍石斛　麦冬　炙鳖甲　炙桑皮　川贝母　黛蛤壳　女贞　川百合　辰茯神　地骨皮　玄参心　冬瓜子

以上出自《陈良夫专辑》

金子久

脉静舌光，气急痰嗽，起于已久，确是损证。当用清宣肺气，滋养真阴。

别直参　大生地　毛燕　盐水炒牛膝　灵磁石　青龙骨　煅牡蛎　麦冬去心　炙甘草　叭杏仁　川贝　冬虫夏草

二诊：前方清养肺气、滋补真阴，诸恙较减，脉亦柔和，正气之虚未复。仍宗前意出入。

别直参　茯苓　炙甘草　川贝　冬虫夏草　麦冬去心　毛燕根　炒谷芽　盐水炒大生地　于术　煅青龙骨　蒺藜

咳呛无痰，非脾湿是肺燥，腹痛气逆，是肝气非胃寒，晡有面红目糊，定是阴虚阳亢，经停一年不转，显然血虚气滞，脉象细弦而数，舌苔薄黄而腻。清轻养肺阴而滋肾水，介类潜肝阳而泄肺火。

紫丹参　叭杏仁　白芍　牛膝　橘红　毛燕　旋覆花　玄参　牡蛎　枇杷叶
以上出自《金子久专辑》

丁泽周

徐先生。痰血渐止，咳呛气逆，潮热晚甚，小溲短赤，口干不多饮，左脉弦小而数，右脉滑数，舌苔薄黄。肺经早伤，肝火内炽，风温燥邪乘隙而入，还虑增剧。今拟清燥救肺，清温祛邪。

南沙参　生甘草　霜桑叶　嫩白薇　朱茯神　金银花　连翘壳　冬瓜子　光杏仁　茜草根　川象贝　侧柏炭

二诊：吐血渐止，咳嗽依然，潮热纳少，舌中剥绛，苔薄腻而黄，脉弦细而数。肺阴已伤，湿热酿痰，留恋宿瘀，郁蒸为热，损证根萌已著，非易图治。再拟培土生金，养肺祛瘀，未识能得挽回否，尚希明正。

南沙参三钱　抱茯神三钱　淮山药三钱　嫩白薇一钱五分　茜草根二钱　丹参二钱　通草八分　生苡仁四钱　川象贝各二钱　瓜蒌皮二钱　甜杏仁二钱　冬瓜子四钱　生熟谷芽各四钱
《丁甘仁晚年出诊医案》

沈左。脉象左弦右濡滑而数，咳久伤肺，肺病及肾，肾不纳气，咳痰不爽，动则气逆，咳甚多汗，舌质红，苔薄腻微黄。顾虑入于肺损一途，肺为娇脏，最畏火刑。宜培养脾土，生金养肺，虚则补母之义。

南沙参三钱　抱茯神三钱　怀山药三钱　蛤粉炒阿胶二钱　炙远志一钱　瓜蒌皮三钱　炙款冬钱半　甜光杏三钱　煅牡蛎三钱　潼蒺藜三钱　冬瓜子三钱　川象贝各二钱　北秫米三钱，包　核桃肉二枚，去紫衣

朱左。初病风热，包热于肺，咳嗽音喑；继则肺阴渐伤，音哑愈甚。颇虑延成肺痨。姑宜培土生金，开肺化痰。

怀山药三钱　抱茯神三钱　南沙参三钱　生甘草五分　川象贝各二钱　瓜蒌皮三钱　净蝉衣八分　嫩射干八分　轻马勃八分　蜜炙兜铃一钱　凤凰衣钱半　玉蝴蝶一对　蛤粉炒阿胶二钱

二诊：咳嗽音哑，咯痰不爽，外感而致内伤，已入肺损一途。再宜培土生金，开肺化痰。

蛤粉炒阿胶钱半　生甘草五分　抱茯神三钱　蜜炙兜铃一钱　南沙参三钱　怀山药三钱　轻马勃八分　川象贝各二钱　瓜蒌皮二钱　甜光杏三钱　净蝉衣八分　嫩射干八分　凤凰衣钱半　竹衣三分

陈左。脾肾两亏，痰饮恋肺，咳嗽一载有余。动则气逆，形瘦神疲，不时遗泄，舌苔薄腻，

脉象虚滑，虑成肺痨。宜培土生金，肃肺化痰。

怀山药三钱　抱茯神三钱　炙远志一钱　仙半夏二钱　甜光杏三钱　川象贝各二钱　炙款冬钱半　煅牡蛎四钱　冬瓜子三钱　北秫米三钱，包　核桃肉三枚，去紫衣　鹅管石一钱，煅

马左。久咳肺伤，音声不扬，形瘦神疲，脉象虚弦而数。肛痛脓水淋漓，损怯已著，恐鞭长莫及，勉拟培土生金，养肺化痰。

蛤粉炒阿胶二钱　左牡蛎四钱　川贝母二钱　甜光杏三钱　抱茯神三钱　炙远志一钱　怀山药三钱　南沙参三钱　瓜蒌皮二钱　广橘白一钱　冬瓜子三钱　北秫米三钱，包　凤凰衣钱半

沈右。仲夏咳嗽起见，至初冬更甚，屡屡痰中夹血，外感而致内伤，渐入肺损一途。姑拟补肺阿胶汤加减。

蛤粉炒阿胶二钱　甜光杏三钱　炙远志一钱　蜜炙马兜铃一钱　川象贝各二钱　抱茯神三钱　怀山药三钱　冬瓜子三钱　广橘白一钱　紫丹参二钱　芫蔚子三钱　北秫米三钱，包　炒竹茹钱半

宋左。肺肾两亏，脾多湿痰，咳嗽已延一载，虚热久而不愈，颇虑延入损途。姑拟培土生金，养肺化痰。

南沙参三钱　抱茯神三钱　怀山药三钱　炙远志一钱　仙半夏二钱　川象贝各二钱　甜光杏仁三钱　左牡蛎三钱　花龙骨三钱　炙款冬钱半　北秫米三钱，包　冬瓜子三钱　枇杷叶膏三钱，冲服

徐左。肺脾两亏，肃运无权，氤氲之邪外袭，咳嗽音声不扬，形寒内热，四肢浮肿，形瘦色痿，脉象濡小而数，舌光无苔，势将成损，恐难完璧。姑拟培土生金，开肺化痰。

抱茯神三钱　怀山药三钱　炙远志一钱　连皮苓四钱　川象贝各二钱　光杏仁三钱　炒黑荆芥一钱　水炙桑皮钱半　净蝉衣八分　冬瓜子三钱　生熟苡仁各三钱　广橘白一钱　凤凰衣钱半

陈左。咳嗽已有一载，音声欠扬，外感而致内伤，渐入肺损一途。姑拟培土生金，清肺化痰。

南沙参三钱　抱茯神三钱　炙远志一钱　川象贝各二钱　甜光杏三钱　净蝉衣八分　瓜蒌皮二钱　冬瓜子三钱　怀山药三钱　黑穞豆衣三钱　轻马勃八分　北秫米三钱，包　凤凰衣钱半

仲左。久咳伤肺，肺病及肾，咳呛动则气逆，腑行不实，脾土亦弱。脉象虚弦而数，舌苔白腻而黄，外感而致内伤，已入肺痨一途。姑拟培土生金，摄纳肾气。

炒怀药三钱　抱茯神三钱　煅牡蛎四钱　花龙骨三钱　炙远志一钱　炙白苏子钱半　甜光杏三钱　川象贝各二钱　仙半夏二钱　炙款冬钱半　广橘白一钱　核桃肉三枚，去紫衣　生熟谷芽各三钱

杨左。肺以能食便结者为吉，今咳嗽已久，曾经吐血，迩来纳少便溏，脉象濡小带数。土败金伤，子盗母气，脉证参合，恐难全璧。治宜培土生金。

南沙参三钱　抱茯神三钱　怀山药三钱　米炒于术钱半　炒扁豆衣三钱　川象贝各二钱　煅牡蛎四钱　花龙骨三钱　诃子皮二钱，炒　御米壳三钱，炒　广橘白一钱　炒谷芽三钱　炒苡仁三钱　干荷叶一角

朱先生。咳嗽已久，动则气逆，形瘦神疲，脉象濡细，舌光无苔。脾肾久亏，冲气逆肺，今日上吐下泻，中土败坏，清气下陷，颇虑久虚成损，损而不复，延成虚痨。宜培土生金，摄纳肾气。

潞党参三钱　米炒于术钱半　怀山药三钱　煅牡蛎三钱　云茯苓三钱　半夏二钱　远志一钱　橘白一钱　款冬钱半　炒川贝二钱　炒补骨脂二钱　炙粟壳钱半　炒谷麦芽各三钱　干荷叶一角

二诊：吐泻虽则渐止，惟咳嗽痰多，不时气逆，形瘦神疲，四肢浮肿，舌光微有糜苔，脉象濡细无力。纳谷衰少，肺肾久亏，脾土亦败，颇虑虚中生波。再宜培土生金，摄纳肾气。

米炒党参三钱　米炒于术二钱　炒怀药三钱　煅牡蛎三钱　云茯苓三钱　炙远志一钱　仙半夏二钱　炙款冬钱半　潼蒺藜三钱　炒补骨脂钱半　炒川贝二钱　炒谷芽三钱　炒苡仁三钱　冬瓜子皮各三钱　冬虫夏草钱半

以上出自《丁甘仁医案续编》

陈在山

病者：家慈，五十五岁。

病名：肺痨。

原因：少年时，劳碌过度，损伤气血，而肺气不得气血荣养，津液遂枯矣。

证候：遇冬必犯咳嗽，气喘痰多，减食少眠，甚则寒热往来，舌干口渴，大便秘结，小水红涩，每犯时，昼轻夜重，睡不得卧，如此七年之久，痰中或带血痕。

诊断：详诊六脉，独右寸洪滑有力，余脉数而弦软，邪热在肺无疑，盖心火炽盛，销铄肺中津液，金燥不能生水，水涸阴虚，而阳必亢矣。通俗治法，一有内热，不问虚实，即用苦寒败胃之品，殊不知胃为肺之母，胃败则土气衰，而乏生生之理，故有食减口渴之证；按肺邪有升无降，浊痰随气上涌，肺主皮毛司气，肺气不降，则皮毛闭固不开，或因时邪外袭，或因郁火内燃，故有寒热便秘之证；要欲理肺，先当补脾，古人有言曰：虚则补其母也。然而肝不平，则脾土受制；胃不清，则肺金难生。而浊痰何以化，气息何以调，久则成痈成痿，不可救药也。速宜疏通肝木，淡润脾土，俾肝宁脾健，而肺脏自清，庶克有济矣。

疗法：仿俞氏清燥救肺汤加减，拟用当归、生地理血润肺，茯神、枣仁宁心摄气，醋芍、枳壳平肝，沙参、阿胶补肺，薏苡、皮苓淡润脾气，寸冬、花粉生津止渴，橘红、杷叶化痰益气，杏仁、双花润肺驱邪，甘草和中，桑叶泻肝经之邪，藕节消瘀，羚羊散肺部之热，以上诸药次第加减用之。

处方：橘红三钱　桑叶二钱　醋芍三钱　阿胶三钱　皮苓三钱　寸冬三钱　花粉三钱　藕节三钱　生地三钱　甘草二钱　蜜杷叶二钱　杏仁三钱　双花三钱

引用白糖一匙后同。

又方：橘红三钱　生地三钱　茯神三钱　焦枣仁三钱　阿胶三钱　薏苡米四钱　甘草二钱　花粉三钱　藕节三钱　沙参三钱　蜜杷叶二钱　甜杏仁三钱

又方：橘红三钱　羚羊钱半　白人参二钱，沙参换　生白芍醋芍换　茯神三钱　当归三钱　蜜杷叶二钱　熟地三钱，生地换　寸冬三钱　甘草二钱　阿胶三钱　焦枣仁三钱

结果：以上三方，前后共服三十余剂，满一月之期，诸证霍然全愈，次年病势如失，永不

再犯。

孔继菼

姻戚马莲亭，年近六十，久病痨嗽，肢体羸瘦。癸丑仲冬，为病增剧，延予诊视。时饮食不下，已数日矣。诊毕，书案曰：此本痨嗽证，阴阳久已两亏，目下吐脓血而不咳，肺病尽移于胃矣。夫胃水谷之海，五脏六腑所资以受气，败血浊痰入而踞之，则上焦纳谷之道不顺，饮食何以能下？中焦腐熟之力不充，强食安得不膜？经云：安谷者昌，绝谷者亡。谷入日少，何所资以为奉生之地？以故阴虚阳乘，而发热之证现；阳虚阴乘，而恶寒之证作。阴阳并虚，进退互乘，遂致倏尔恶寒，倏尔发热。且败血浊痰由阳络下注者，得从清道溢出而为吐；由阴络下注者，以传送无力，河车路涩，块结小腹，聚而不出，此所以有若覆盆、若覆碗之形也。今脉左三部微细无力，犹是阴阳两虚之诊。右尺沉而涩，少腹之停积未去也；右关沉滑而搏，浊痰败血尤多也；右寸虽微而沉部带结，上焦余滞未尽也。据此余邪，而当气血两亏之候，补气则生热，补血则生痰，不补而用攻，正气又不能支。不得已斟酌其间，惟用疏气利痰之品，先从肺胃立治。肺气运则余邪可以渐去，胃气转则谷物不患难容。缓缓调之，使正气不伤，真阴无损，庶几邪退正复，犹是回春之机，然非一朝一夕所能奏功矣。如法治之，以羸甚，猝不能康健。数月，仅能起，亦不复言治矣。岁余，病复作，时予在曲阜，求予不获，遂以病殁。

贺季衡

周男。呛咳有年，肺络已伤，屡次失血，咽痛音嘶，痰鸣咯之难出，内热自汗，脉细数。证现一派传尸痨瘵之象，图治不易。

北沙参三钱　生诃子肉一钱五分　大麦冬二钱　五味子七分　川贝母一钱五分　冬桑叶一钱五分　炙乌梅一钱　肥玉竹四钱　白桔梗一钱　淮山药三钱，炒　枇杷叶三钱，去毛，炙　凤凰衣一钱五分

二诊：咽痛虽减，音嘶如故，呛咳痰鸣，咯之难出，潮热自汗，屡次失血，脉细数，舌红。肺络大伤，肾阴复损，金水不相生，虚阳上灼，入怯已深，图治不易。

北沙参四钱　大麦冬二钱　五味子七分　大熟地四钱，蛤粉炒　马勃八分　白桔梗一钱　乌玄参三钱　川贝母一钱五分　肥玉竹四钱　叭杏仁三钱　榧子肉二钱

注：另嘱吃独瓣大蒜头，炖加麻油、冰糖。又嘱吃榧子肉。

三诊：日来咽痛潮热虽减，而音嘶如故，呛咳痰鸣，屡次失血，今又腹痛便溏，脉细数无力，舌赤如朱。肺脾肾三经大亏，虚阳内灼，入怯已深，收效不易耳。

北沙参四钱　生诃子肉一钱五分　五味子八分　大麦冬二钱　川贝母一钱五分　白桔梗一钱　大熟地五钱，蛤粉炒　冬桑叶一钱五分　肥玉竹五钱　炙乌梅一钱　榧子肉二钱　凤凰衣一钱五分

膏方：以上方加紫河车（酒洗净）三两、莲子五两、川百合三两、淮山药三两、大杏仁三两。

邹趾痕

　　阎仕道者，四川重庆贩书营业人也。逊清光绪十三年春，仕道年三十七岁，患肺痨咳嗽，形销骨立，就诊于愚。愚察其咳喘息促，痰涎胶黏，咳急则呕，呕急复咳，则吐泡沫白涎，连带硬核之痰，痰夹血丝，胸满胁痞，面目浮肿，语之曰："肺痨已成，肺叶沿边已生许多米粒疮核，核溃脓出，脓中夹血，随痰唾出，是以唾出之痰，有疮脓臭味，又有血丝也。所以咳喘息促者，因肺泡之胀缩迟慢也。盖肺主呼吸，呼吸之息，出入于肺泡之内，以肺泡之胀缩敏速而消纳于不觉，今肺热叶焦、肺泡燥强，胀缩不灵，是以喘促也。况又水气逆行，清面濡目，是以面目浮肿。具此诸证，病已入脏，不易治疗。《素问·阴阳应象大论篇》曰：治五脏者，半生半死。此之谓也。"仕道问能治否，愚曰："试治之耳，不敢必也。"仕道又问假或能治，当以若干月日？愚曰："当以十五年为限。"仕道退，又以愚言问于他医，他医曰："谬己哉是言也！君病已深，不能延到年终，安得有十五年之寿以待其治疗乎？"仕道不能答，又以问于愚，愚曰："俗医不知医，但知以方试病，以效为功。倘以俗医试效之法疗君之病，诚然不能延到年终。假若君服其方，未到年终而死，俗医必曰：此病当死，非医之过。彼俗医安能自知其过哉！"仕道问故，愚曰："此无他，俗医不知病理，不能分别病之善恶缓急，不以根本痊愈为目的，但以暂效为功。譬如君之病，肺叶疮脓沿边腐坏，肺泡干燥，胀缩迟缓，医当以救肺为急务，止咳为末务。俗医不知急救其肺，并不知救肺当用何法，但知止咳之小法耳。况救肺无近功，初服救肺方不见其效，但见其咳益剧，喘益促，不如服止咳方之有速效也，不知止咳是肺痨病之大忌。所以俗医断定君病不能延到年终者，以君服彼止咳方之故也。彼乌知越多用止咳方，越速坏其肺，肺坏则死，此所以不能延到年终也。君若不服俗医方，又肯服愚方，不但年终不死，愚敢保两年内必无死灾，但不敢保三年后耳。"仕道问"三年后不免于死乎？"愚曰："不敢知，但知三年后，有一危险关耳。圣经所谓'治五脏者，半死半生'，正是指此关。此关者，白虎关也。白虎者，肺也。肺不下交于肾则息高，肾不上交于心则手足逆冷，脉微欲绝，不能寐。上下不交则必死，上下交则手足温，息平和，乃不死也。必要到危关当前，视其病势之善恶，乃能决其生死，非此时所能预决也。惟其不能预决，故圣经不曰必死，而曰半死半生也。"仕道殷殷请曰："鄙人病已不治，皆由前此服止咳方太多之故，不但医以止咳为功，鄙人亦以止咳有效而乐服之，鄙人但知效之为功，安知效之为害？微先生言，鄙人必再服止咳方而死不悟也。今幸尚有一息之存，尚有半生之希望，今而后惟先生之言是听。自今日始，摒绝一切俗医方，不贪止咳之小效，请以半不死之余生，求挽救于圣方。"愚于是着手治疗。至年终，咳益剧，痰益多，终日咳无暂停，咳急不能言，言亦不能成句，以致痰盂不离左右。人有关怀于仕道者，语仕道曰："痰者，人身精血所化也。精血在人身中，坚筋长肉。今精血化痰吐出，精血空虚，则筋不坚，肉不长，君体所以形销骨立，瘦消不支者，皆精血化痰吐出之故也。若不止咳，必至精血尽化为痰，痰干气竭，尚得生乎？"仕道闻而大惧，以问于愚，愚曰："君若深信此说而不疑也，愚请辞退，以让贤能。若犹有游移待决之余地，愚请为君解其惑。夫止咳为苟安，救肺为出险。欲出险者，必先冒险。俗医能苟安而不敢冒险者，苟安之医，简单易学，能止咳便充良医，冒险之医，须具全才，病有不测之变，医有应变之方，最不易学也。俗医止咳小技，止咳之外无它技，虽有暂效之功，阴伏养痈之患，此俗医之所以不可靠也。真医知其病已陷于危险，非冒险不足以脱险，故必冲入险关，与邪奋斗，虽摧挫而不回，益坚忍而必赴，病变百出，应变百方，终必出险，一劳永逸，此冒险之医所以难学也。然而苟安即是守死待毙法，冒险乃为出死得生法，是故君服俗医方，隐受其害，至于一息残喘，不能年终，而君不悟，服愚方渡过年终之难关，延到今日，居然无恙，而君反大疑。君既相疑，则此一年内，遇险而不觉险，不算有功，可告无过，理合辞退，以让贤能。君若口说不疑，而心中骑墙未决，隐怀见可而进，遇险则退之观望，则鼠首偾事，为害尤烈。其知者谓君自误，不知者谓愚误君，况前途之困难尤多，险象难测，而三年后之危关，愚向无必胜之把握，曷若即于此时，听君自便之为得乎？"仕道闻愚言，乃大悟曰："今乃知从前之大错也。从前不知择医，但知其方效之为良医，不效之为庸医。彼俗医即以止咳小效投合于鄙人，鄙人受其止咳方之害，遂使浅病酿成今日之大病，今又不悟，又听俗医止咳之邪说，辜负良医苦海慈航之渡，暗惑至此，安望出死获生？况鄙人之病经过多医，皆言不能延到年终，今已年终渡过，则今日之一息尚存，皆君之赐。今后之病，不敢望必生，其死其生，一惟先生倚任之，勿疑鄙人也。"愚感其诚，语之曰："君能言此，可谓大彻大悟。君病大邪已入肺脏，肺属西方金，其色白，其伤人也如虎，君病譬如身入白虎口中。经云：入脏则死，出脏则生。今欲死里求生，非与虎战不可，即愚所谓冲入险关与邪奋斗之义也。彼俗医何知？欲以不奋斗而脱险，乌可得耶？诸葛武候曰：与其坐而待亡，孰与伐之？君病之谓也。今君既以重负委任于愚，愚当尽心力而为之，以期无负君意可耳。"于是继续治疗，可攻者攻之，可补者补之，当温者温之，当清者清之，当毒者毒之，总不止咳，而咳亦不剧。光绪十六年秋，仕道服愚方三年半矣，一日晨起，忽头昏目眩，心恍惚不能自主，息上壅喘促，呕不能食，颇欲吐复不能吐，愚诊其脉微细欲绝，手足逆冷，语之曰："白虎关至矣。息虽上壅喘促，幸未至于目直视不能眴，观此来势虽险，尚有可救之机，或不至死。"与四逆汤加半夏、生姜、吴茱萸。一剂无效，但呕轻耳。愚诊其脉微细如故，欲绝不绝，久按之绝而能续。愚曰："非愚方之不效，但药力不足耳。"于是前方再用附片一两，干姜、生姜各八钱、半夏、吴茱萸各五钱，大枣八个，甘草三钱，喘稍平。于是原方附片加至二两，干姜、生姜加至一两五钱，乃能食，手脚乃温。再与真武汤，加肉桂、厚朴、杏仁，连服七八剂，喘息乃平。以理中汤加附子调理之，或桂枝人参汤以补益之，遂得脱险。然而又发现头风疼痛，赤脉贯入目珠，瞳子墨花，时重时轻，胸胁苦满，服药五年而头风脱根。又四年，胸胁痞满复作，心下坚硬而痛不能食，愚以为泻心汤可愈，殊知服泻心汤三剂无效，乃知此证必有久年坚积，改用大承气汤，加黄芩、黄连，又服三剂，坚硬不解，亦不大便，愚思此证，必有别故。病人自言："鄙人二十年前，曾患心下坚硬而痛不能食，食则痛剧，百药不效，遂不服药，因循数年此病消灭于无形，不料今又发作，此系旧疾，向无治法，今拟仍以不治置之可乎？"愚曰："今当为君除此积年不愈之根。"愚于是用大陷胸汤，加黄连、黄芩、生白芍、枳壳、厚朴，服三剂，则夜得大便，大下六七次，心下硬块乃由大便泻出，胸胁之坚硬乃快然永除。以后遂无大险，但视其虚之所在而调理之。又一年余，诸病尽愈，貌渐丰，体加健。病人喜极，而自言曰："今乃知无病之福。"时光绪二十八年也。

《圣方治验录》

周镇

张妇，年三十余岁，住仓浜。病经二月，初患少寐，羸瘦形寒。医不见效，来诊。腹痛脉滞，询无饮冷七情。忆《研经言》有尸注似肝气病，乃询曾在丧家成服否？曰："邻人子瘵病故，招往帮忙。手抚亡者之首，其冷如冰。明日即得病。"尸注显然。案云：腹痛撑胀，气逆便薄，外寒不暖。脉迟，苔淡黄。经事不准。尸注病也。益智、砂仁、乌药、桂枝、小茴、车前炭、煨木香、乌拉草、鬼箭羽、红花、五灵脂、橘核络、北细辛、娑罗子。另九香虫、沉香、獭肝、鸡内金，研末冲服。三剂。复诊：腹痛大减，气逆亦平，惟外寒依然。病由尸气，确切不移。适值经行，再宣气通瘀辟恶。全当归、川芎、桃仁、红花、鬼箭羽、乌药、乌拉草、桂枝、鹿角、蒺藜、瓦楞子、鼠矢。另疏雄精、獭肝、沉香、九香虫，研末服。数剂，全愈不发。

《周小农医案》

翟竹亭

余友屯庄村魏兴治，年二十八。于腊月出外讨账，偶遇风雪，感受严寒，头疼身痛，冷似水浇。误服冯了性药酒两许，戌时服下，身冷倍增。又一时许，大汗如雨，衣被透湿，胸膈极疼，遂吐鲜血两三碗。从此饮食日减，咳嗽日甚，痨证成矣。时轻时重，后有声哑，卧床不起。招余诊视，神色已败，脉见屋漏。执余手泣曰："此生已矣。"余虽爱之，莫能助也，越二日果殁。

邑人余廷贞之妻，因患肺病，体弱感寒。初得寒热往来，饮食减少，后加咳嗽短气，四肢无力，即往西医院调治。据西医云：此证乃是肺结核，业已到第二期，已成为险证。非注射药水数十针不可。徐君愿治，共二三十针，病仍如故。又请余治，诊肺胃二部脉，弦紧沉细，微带滑象。经云："形寒饮冷则伤肺。"滑主有痰，非大补脾土以生肺金、兼固命门之火不可，能使金土有源，方可渐愈。用桂附八味汤加减，服二十余帖，始获痊愈。

桂附八味汤加减：熟地 15 克　山药 10 克　丹皮 6 克　茯苓 10 克　山萸肉 6 克　紫油桂 10 克　制附子 6 克　羌活 6 克　百合 12 克　炙冬花 10 克　薏苡仁 12 克　白术 10 克　巴戟肉 10 克　广陈皮 10 克　炙草 6 克　水煎服。

友人朱金襄者，年三十余，患肺痨证。干嗽无痰，屡愈屡发，渐至面黄肌瘦，少气无力，后又胸膈肺部时疼。余忽忆有虫痨之说，或是此证，亦未可知。遂用健脾杀虫之药，暂且试之。早晨服一帖，至戌时又服二煎。天未晓，来告余曰："所下之虫，宽如韭叶，长者六七寸，短者寸余，共七十余条，色皆灰白。"由是咳嗽渐减，饮食能进，又改用补脾胃之药，以善其后，十余帖诸证全瘳。

荡虫汤：榧子 10 克　雷丸 10 克　芜荑 10 克　使君子 12 克　槟榔 10 克　苦楝根 6 克　黄柏 6 克　川椒 6 克　白薇 10 克　鹤虱 10 克　白术 12 克　党参 10 克 炙草 6 克　水煎服。

以上出自《湖岳村叟医案》

王静斋

1930 年，患者羊某某，女，十七岁。初患风热，误服补剂，以致发烧不退，咳嗽，痰中带血，经 X 光照相为肺结核，求治于王氏。其脉细数而疾，时烧时止，饮食减少，形体消瘦，肺痨已成，即用桑菊饮加生石膏，服七十余剂而愈。越三年，其姊又病，复受传染，肺痨又作，仍以前方加生鳖甲、生龙牡、知母、黄柏、犀黄丸、紫雪丹，出入为方。服药二百余剂，方始痊愈。观察二十年未再反复。如患者急于求愈，医者不耐心治疗，未见其能愈也。

《津门医粹》

章成之

石男。古今治虚劳潮热之方，扼其要，可分三大类：一养阴，二祛瘀，三温补。虽因证候而异，其希冀热之下降则一，究其实，多不验。盖热为结核菌刺激病灶之产物，主因不除，热无由而解。

黄芪9克　鳖血拌银柴胡9克　青蒿9克　全当归9克　蒸百部9克　地骨皮9克　川贝母12克　天竺子9克　旋覆花9克,包　粉甘草3克

附丸方：钟乳石18克　紫白石英各18克　肉桂6克　麦冬18克　五味子12克　蛤粉炒阿胶24克　北细辛9克　款冬花12克　干地黄24克　淡干姜6克　元武板18克　糯米30克

共研细末，蜜丸如桐子大，早晚各服卅粒。

朱男。古人以痰与血浮于水面上者属肺，下沉者属肝肾。盖肺上有气体含藏泡沫于内故浮。今咳而见痰与血，不但浮，且如脓，痨瘵潜伏于内久矣，音嘎暗之先声也。

冬青子12克　杏仁24克　生阿胶24克,烊化　仙鹤草24克　旱莲草12克　百部12克　罂粟壳12克　旋覆花9克,包　天竺子9克　款冬花9克　粉草4.5克

二诊：镇其咳其血能止。其痰黄而厚如脓，此肺部空洞之分泌物也。其痰下泄则成肠痨，久过气管则为喉头结核。

麦门冬9克　生侧柏叶30克　知贝母各9克　杭白芍12克　柏子仁9克　玉竹9克　葶苈子4.5克　桑皮9克　粉草2.4克　大枣9枚

李男。咯血以后如见两脉细数者，皆与肺有关系。比来微见咳逆上气，皆病在呼吸系之明征；食欲不振，倦慵乏力，消化系受影响而营养缺乏。

潞党参9克　远志肉4.5克　生白术9克　淮山药9克　五味子4.5克　冬青子9克　仙鹤草12克　全当归6克　炙甘草3克　香麦芽9克

二诊：血后如见舌尖红绛、便难，皆属津液涸竭；咳痰不爽，亦肺燥也。前方用参、术，意在补脾益肺，此方意在润肺育阴。

小生地12克　麦门冬9克　北沙参9克　钗石斛6克　杭白芍12克　知贝母各9克　桑皮9克　炙马兜铃9克　玄参9克　粉草3克

潘女。每日午后四时许，即凛寒潮热，已经匝月；面容逐渐消瘦，咳痰不爽，胸胁为之牵痛；昨因咳剧而痰中带血，脉弦数。非细故也。

桑叶皮各9克　蜜炙牛蒡9克　生侧柏叶12克　蜜炙兜铃9克　阿胶珠9克　杏仁泥12克　蒸百部9克　肥知母9克　清炙枇杷叶9克　夏枯草9克　黛蛤散9克,包　小蓟12克

陈男。两脉细数，见于英年，便有损怯之可能，何况肌热盗汗，痰中带有小血点。凡损证之热最难遂退，而痰中之小血点，比狂吐更不易止。此二者皆非绝对静卧不为功。

陈阿胶 24 克，烊冲　蜜炙兜铃 9 克　杏仁泥 12 克　川贝母 4.5 克　麦冬 9 克　桑白皮 9 克　地骨皮 9 克　嫩白薇 12 克　茜草炭 9 克　旱莲草 9 克　仙鹤草 15 克

王女。夙有肺损，今咳剧咯吐鲜血，两脉细数无伦。此方以止血为主。

白及末 6 克　阿胶珠 12 克　杭白芍 9 克　麦冬 9 克　小蓟炭 9 克　干地榆 18 克　地骨皮 9 克　洋菜 9 克　炙桑皮 9 克　旱莲草 9 克　粉草 3 克

郑男。日晡所潮热，有虚实之分；时证属阳明实热，痼疾属阴虚火旺。今口唾白沫，五心烦热，肺液已伤，实肺痿之端倪也。

北沙参 9 克　京元参 12 克　天麦冬各 9 克　知贝母各 9 克　炙桑皮 9 克　淮山药 15 克　炙鳖甲 24 克，先煎　蛤粉炒阿胶 12 克

毛男。两脉起落不充盈，入夜盗汗如涔而冷，虽见咳呛，亦当温补。

炮附块 3 克　生黄芪 9 克　全当归 9 克　杭白芍 6 克　山萸肉 9 克　五味子 4.5 克　桑椹膏 20 克　远志肉 4.5 克　酸枣仁 9 克　清炙草 3 克　浮小麦 30 克
另：两仪膏 180 克，左牡蛎 60 克（研极细末和入膏中），早晚各服一食匙。

赵男。据其经过有肺病之嫌疑。咳呛匝月不除一也；曾经痰中带血二也；每夜盗汗三也；面色不华，舌光少苔四也。善加调养，或能免其进展。

炮附片 4.5 克　五味子 3 克　麦冬 9 克　大生地 15 克　杭白芍 9 克　旋覆花 9 克，包　当归 6 克　秦艽 9 克　浮小麦 12 克　延胡索 9 克　煅牡蛎 30 克，先煎　甘草 4.5 克

陈女。形容消瘦，有微热，入夜盗汗淋漓，痰中带血，其量虽少，实不可忽，胯间结核，数月不消，俗称阴痰，皆非小恙。

北沙参 9 克　麦冬 9 克　肥知母 9 克　青蒿子 9 克　嫩白薇 12 克　粉甘草 2.4 克　桑白皮 9 克　杭白芍 9 克
二诊：一药而热退，喜事也；但虑其停药而热再升。入夜依然盗汗淋漓，其脉沉细无力。凡脉沉细而无数象者，寒凉药不宜再用。

生黄芪 12 克　蜜炙防风 6 克　生白术 9 克　白归身 9 克　山萸肉 9 克　五味子 4.5 克　杭白芍 9 克　炙麻黄根 9 克　浮小麦 15 克　煅牡蛎 30 克

马男。凡以似疟非疟为主诉者，最不可忽视。有不少温病初起一如疟状，盖从少阳开始发病者也。患者今年曾两次痰中带红，面容清瘦，舌光剥，脉虚数，畏风自汗，食少便溏，则又是一种情况。予仲景黄芪建中汤加补阴药。

炙黄芪 12 克　杭白芍 12 克　川桂枝 2.4 克　干地黄 12 克　麦冬 9 克　阿胶珠 9 克　侧柏叶 9 克　仙鹤草 15 克　清炙草 2.4 克　生姜 3 片　大枣 5 枚　饴糖 9 克，烊冲

俞女。肺结核如见面浮足肿，表示心脏衰弱，例属难治；加以肌热恶寒，表示毒素弥漫。除甘温以外无别法。

附块4.5克　黄芪9克　白术12克　山药12克　巴戟9克　诃子肉9克　炮姜1.2克　当归9克　萸肉9克　肉豆蔻6克　益智仁9克　甘草4.5克

赵男。肺病之热，可以消耗体内一切物质，而更形羸瘦。退此热，古人以甘温、甘寒两法：甘寒退热，而兼营养；甘温退热，能强心脏。先予甘寒。

京元参9克　仙鹤草12克　鲜生地12克　冬青子9克　炙鳖甲15克　潼沙苑9克　蒸百部9克　甜桔梗4.5克　杏仁泥12克　百合9克　粉甘草3克

潘女。此证之热，究属外感，抑是内伤？当参考其他证候：音哑，一也；舌厚胖大，苔不匀，二也；脉细带数，三也。

鳖血炒柴胡4.5克　嫩白薇9克　穞豆衣12克　香青蒿9克　冬青子9克　淮牛膝9克　炙鳖甲18克　秦艽9克　杭白芍9克　清炙草3克　海蛤粉18克

二诊：潜伏性肺病，在进展时与外感颇类似，偶一不慎，便能偾事。

大生地12克　京元参9克　杭白芍9克　旱莲草9克　女贞子9克　麦门冬9克　桑白皮9克　穞豆衣12克　潼蒺藜9克　粉甘草3克

以上出自《章次公医案》

王文选

王某某，男，32岁，干部。1956年6月10日初诊。

自诉二年前因易感冒、咳嗽、唾清痰。继之盗汗潮热，咳血。在天水某医院，诊断为右肺浸润型肺结核，住院给抗结核治疗二月而减轻。出院后未按医嘱继续坚持服药，仅有微咳，自以为愈。自今年入春，因患流感后，咳嗽剧烈，胸痛、咳血，胸透为两肺浸润型肺结核。给抗结核治疗，仅见小效。后来咳嗽痰中有血不止，迁延至今已半年。自觉骨蒸潮热盗汗，面色黄，两腮潮红，遗精，体乏无力，脉细舌淡红，唇赤而干。按肺结核治之，拟用清金补肺之药。

青贝4.5克　桔梗4.5克　麦冬3克　天冬3克　瓜蒌仁4.5克　知母3克　茯苓4.5克　紫菀6克　冬花6克　阿胶珠3克　甘草3克　大枣三枚

6月17日二诊：服药五剂，咳嗽略减，咳血已止，唯觉胸胀满而痛。

青贝9克　桔梗4.5克　蛤粉4.5克　茯苓6克　苡米仁6克　沙参4.5克　苏叶3克　枳壳1.5克　甘草1.5克　胡桃肉9克。

三剂，水煎食后服之。

6月22日三诊：胸痛减轻，再以6月10日处方五剂。

7月1日四诊：各证均有减轻，有精神，脉象沉，舌淡。当从长远打算，治宜养肺肾之阴。用下处方隔日一剂，或做丸药自服半年，各证消失。1957年2月，经胸透两肺有钙化点，就此告一段落。

熟地6克　山萸4.5克　山药6克　茯苓4.5克　天冬3克　石斛3克　苡米仁5克　菟丝子4.5克　紫菀3克　冬花3克　荷叶3克　大枣3枚　炙杷叶3克

《中医医案医话集锦》

施今墨

宋某某，男，27岁。咳嗽已半年，音哑近四个月，经天津市立结核病院检查为浸润性肺结核。现证：咳嗽不多，音哑喉痛，食欲不振，腹痛便溏，日渐消瘦。舌苔白垢，脉象滑细。

辨证立法：久嗽不愈，伤及声带，遂致发音嘶哑。肺与大肠相表里，肺气不宣则腹痛便溏。脾胃不强则消化无力，食欲减退，营养缺少，身体消瘦。幸无过午潮热夜间盗汗之象，阴分未见大伤，尚冀恢复可期。拟清肺健脾以治。

处方：炙白前 5 克　炙紫菀 5 克　半夏曲 10 克　炙百部 5 克　化橘红 5 克　枇杷叶 6 克　炒杏仁 6 克　野于术 5 克　土杭芍 10 克　焦苡仁 6 克　紫川朴 5 克　云茯苓 10 克　冬桑叶 6 克　苦桔梗 6 克，生炒各半　诃子肉 10 克，生煨各半　粉甘草 3 克，生炙各半　凤凰衣 6 克

二诊：服药二剂，大便好转，日只一次，食欲渐增，咳嗽甚少，喉痛减轻，音哑如旧，仍遵前法治之。前方去桑叶，加南北沙参各 6 克、炒苍术 6 克。

三诊：前方服四剂，大便已正常，食欲增强，精神甚好，咳嗽不多，音哑虽未见效，但觉喉间已不发紧。

处方：诃子肉 10 克，生煨各半　苦桔梗 6 克，生炒各半　粉甘草 3 克，生炙各半　炙白前 5 克　化橘红 5 克　黛蛤散 6 克，马勃 5 克同布包　炙百部 5 克　炒紫菀 5 克　炒苍术 6 克　云茯苓 10 克　白杏仁 6 克　炒白术 6 克　紫川朴 5 克　凤凰衣 5 克　土杭芍 10 克

四诊：前方服四剂，现证尚余音哑未见显效外，它证均消失，拟专用诃子亮音丸治之。

处方：诃子肉 30 克，生煨各半　苦桔梗 30 克，生炒各半　粉甘草 30 克，生炙各半　凤凰衣 15 克

共研细面，冰糖 120 克熬化兑入药粉做糖球，含化服之。

《施今墨临床经验集》

脾胃病卷

第二十二章 呕吐

程从周

吴君用尊政年三十六岁。四月三十日，因怒其婢，未遑责治，其夜卧床郁郁不乐。次晨，五月朔日，又未发泄，胸次已觉气胀不宽，乃以腌生萝卜啖粥，午间吃饭亦用萝卜，而夜间亦然。三时俱吃此物，不无生冷过多，因而饮食俱滞。至夜间，呕吐大作，先吐粥食，继吐痰沫，连日吐之不已。已易数医，或消导，或顺气，或开郁，或降火，俱无寸功，而日加重，勺水不能入，药饵不能存。延至半月，事势已急，方邀余诊视。见其左脉弦而带软，右脉浮缓无力，及询其受病之源，而证属阴寒，前药何以得效？丹溪云：明知身受寒气，口食寒味，即宜温中。况今年当夏至之后，天气应热而反凉，时令不正，人衣夹衣，又食萝卜太多，讵非身受寒气，而口食寒味者乎？余乃用茱萸、干姜、茯苓、白术、陈皮、藿香、枇杷、制半夏之类：一剂而吐止，数剂而痊瘳。后因怒触复吐，照前方加减，治之而愈。

《程茂先医案》

李用粹

徽商朱圣修内人，呕逆吐食，出多入少。皆利痰白沫，眩晕气急，半月有余。大肉尽消，治者咸谓反胃、谓吐沫，脾败已无救矣。余调治，手少阴脉动甚，两尺滑利，为结胎之兆，而见恶阻之候，非反胃也。用人参、橘红、白术、半夏、苏梗、桔梗、赤苓、砂仁、枇杷叶、伏龙肝，水煎服三剂而吐减，数剂而全瘥，后产一女。

茂才虞葛来，少年多欲，醉饱无惮，初患胁痛，继而嘈杂，渐成反胃。医久无效，邀家君往视，见面色如土，面上两颧稍带赤色，六脉细数，食饮即吐。历览前方，颇不相应，但四君、理中频服不瘳，知病不独在中州也。信为无阴则吐耳，况诸呕吐皆属于火，而季胁又属肝肾之乡，即以地黄汤加石斛、沉香。愈后一载，秋前旧证复发。适家君有携李之行，予诊治。左关弦长，知怒气伤肝，故现独大之象，用加味逍遥散而安。又两月，因劳忍饥恣酒感怒，前证蜂起，较前尤甚，六脉虚软，胁痛胀闷，卧则气塞欲绝，此大虚而得盛候，为脉证相反，法在不治。伊父强请立方，仍有逍遥散，更医用小建中汤二十余剂，胁胀稍宽，痛则仍在，咯血稠痰，腥秽难近，复余治，往者虚软之脉，变成蛛丝之细，两眸露白，气促声嘶，脾元大坏，肺气孤危，此肺痿之恶候也。时冬水将弱，春木方强。延于冬者得肾水之相助也。记初十立春，木气临官，肺受其侮，脾受其乘，岂能再延耶？果殁于初十之寅时。

歙人，方李生儒人，向患左胁疼痛，服行气逐血之剂，反加呕逆，甚至勺水难容。脉左沉右洪，明属怒动肝火来侮脾阴，过投峻药转伤胃气，俾三阴失职，仓廪无由而化，五阳衰惫，传道无由而行。所以中脘不通，食反上涌，斯理之自然毋容议也。方以异功散加白芷、肉桂于土中泻水，并禁与饮食。用党参五钱、陈仓米百余粒、陈皮一钱、生姜三钱，加伏龙肝水三碗，煎耗一半，饥时略饮数口，二三日后方进稀粥。庶胃气和而食不自呕，依法而行，果获奇效。

以上出自《旧德堂医案》

郑重光

吴言修封翁夫人年近六十，素有痰饮证。发则胁肋大痛，呕吐屡日，痰尽则痛吐自止。乙亥首春，痛吐已六日，前医以宣气利痰为主，用旋覆代赭石汤加吴茱萸、干姜，药皆不纳。第七日召余，左右手六脉皆伏，推筋着骨皆无，水饮不能下咽，似属逆证，而声高音明，坐起如常，厥逆、汗出等证，此吐甚伤气，致脉全伏。当以温里为急，用干姜、附子、人参、半夏、茯苓各钱半，吴茱萸五分，一剂即下咽不吐，再剂相安得寐，四剂痛止。但脉不出，续进米汤，三日后脉出如丝，大进粥食，脉始全见。嗣后每痛吐，脉必伏，用前药即效。痛吐止后数日，方能服白术理中等汤，而甘草竟不能入剂，用则必吐。至壬午年四月，痛吐数日不止。因年增气弱，即痛引肩背，欲食冷物，畏亮阴躁，以幔蔽窗，有虚阳上越、痛吐亡阳之机。余每剂用人参四钱，附子三钱，姜、夏、茯苓各二钱，而病者坚不服参。不得已，暗加人参，大剂温补，三日方阳回躁定，去蔽窗之幔，不畏亮光。嗣后常服半硫丸，则饭食多餐，而姜、附之剂，居恒不能久辍。人之脏腑虚寒，此固世不多见者也。

方哲先足在室令爱，夏月恣食瓜果，伏暑霍乱，泻止而呕吐不已，已三日矣。他医用薷藿二香汤，皆吐不纳。第四日延余而脉细紧无伦，他医以紧为数，将用黄连，乞余决之。余曰："若暑霍乱一经吐泻，邪解即愈。今泻止而吐逆更甚，此中寒厥逆于上也。紧寒数热，相去天渊。今阴阳格拒，药不能下，失之不温，发呃烦躁厥冷，即不可治矣。"先以来复丹以开格拒而止吐，继用四逆汤去甘草，加半夏、茯苓以温里。嘱煎成冷饮，仍令质之前医再行与服，恐招谤也。及余甫出门，病者即发呃，少顿即欲下床卧地，方以余言不谬。先化来复丹，果吐定，再服四逆汤，片刻稍宁。继服二煎，呕止得卧。次日再诊，紧脉下移两尺，乃寒注下焦，反增腹痛，仍用前剂加肉桂、甘草，服三日而愈。

以上出自《素圃医案》

王三尊

杨寿明令堂，年将九旬，素健。忽暴吐。脉滑数有力，治以消导清凉而愈。是知有病则病受之，不可因年高而遂废消导一法也。但中病则止，不必尽剂耳。

《医权初编》

陈念祖

食已复吐，肢浮肿，小便茎觉微痛。系中焦阳气不运，下焦湿热阻滞之故。经云：三阳结为之膈，三阴结为之水。此证反胃而兼浮肿，是三阴三阳俱结，于治法最为棘手。盖太阴无阳明之阳；少阴无太阳之阳；厥阴无少阳之阳。阴盛于内，是以阳气不通，膀胱不化而水成焉。

脉见沉细，显然重阴之象。急宜温通理阳，或克有济。

人参二钱　干姜一钱　吴茱萸一钱　白茯苓三钱　制半夏二钱　杏仁二钱，去皮尖　茅术一钱　肉桂八分，去粗皮

阳虚之体痰湿居多，脉短涩无神，阳衰邪伏，更觉显然，肌肉微白，属气虚，外似丰硕，内实虚怯。试观肌疏汗淋，唇舌俱白，烦渴引饮，干呕胸痞，皆由脾胃阳气消乏，阴邪得以僭踞。所谓肥人之病虑虚其阳是也。停留不解，正衰邪炽，热恐增剧，况寒凉之剂未必能攻其热，邪未清而胃阳先伤，于法岂为妥全？亟行调和胃气，犹虑其晚，毋再峻行致误。拟方列下：

人参一钱　炒白术三钱　白茯苓三钱　制半夏二钱　枳实一钱　生姜一钱

水同煎服。

气逆上吐下结，饮食不得入，便溺不得出，腹痛，按之略减，脉涩而伏。探求病因，由乎肾气之衰。胃为肾之关，今肾气不能上达则胃关不开，安能容纳食物？肾主二便，膀胱气化亦肾气化之也，肾气不通，便溺何由而出？上下开合之机全在于肾，法宜大补肾中水火两脏。庶克有济，拟方列下：

大熟地六钱　白茯苓四钱　淮山药四钱　人参一钱　麦门冬三钱，不去心　白术三钱　牛膝一钱　车前子一钱　五味子八钱　肉桂八分

水同煎服。

朝食暮吐，或至次日又复吐出。本为肾虚之候，然肾有水火两脏，食入即吐多属肾水之亏；食久始吐多属肾火之衰。此证乃食久而始吐，非肾寒而何？盖脾胃土居中央，必赖命门之火以生，所谓母旺则子生也。治宜益火之源，使一阳复转，大地融和，其恙自平矣。方列下：

大熟地六钱　陈萸肉三钱　白茯苓三钱　肉桂一钱　附子八分

水同煎服。

以上出自《南雅堂医案》

中神琴溪

五条高仓东药屋某，患胸痛呕吐，七年变为噎膈。师诊之，六脉细小，心下悸，而有水声，沥沥然。与枳实薤白桂枝汤，赫赫丸，每服三十丸。三日所下利，皆黑色如漆，病势颇退。后十数日，心中懊侬，吐出黑痰胶固者，前患方除。后经十余年之久复发死。

一男子来请治曰："每食必胸膈满闷，而发呕吐，其谷气不吐尽则不罢。"医者皆认为反胃，荏苒已二年，犹未见微效。先生曰："此胸上有寒饮也。"乃与郁金散三钱，如法服之，吐黏胶者一升许。日一次，凡五日而全瘥。

以上出自《生生堂治验》

程文囿

秀兄年逾五旬，向在维扬贸易，患病数月，延医多人，愈疗愈剧，因买舟载归。望其形容

枯槁，行动艰难。诊脉弦劲欠柔。询其病原，据述旧冬少腹病起，渐次痛连中脘，时作呕恶，彼时纳谷虽减，尚餐烂饭一盂，交春病势日增，即啜稀糜亦吐，形羸肉脱，药饵遍尝，毫无一效。迩来更加恶闻药气，入口即吐，君将何以教之。予曰：医之审病，如吏之审案，审案必得其情，审病须明其理，推详脉证，其病机已了然心目矣。按弦为肝脉，诸痛属肝，厥阴之脉循少腹，究缘平日情怀不适，木郁失条，少腹因而致痛。然肝为将军之官，脏刚性急，医投辛香温燥，希图止痛，肝阴被劫，怒木益横，冲胃为呕。此肝为受病之源，胃为传病之所，医多药杂，胃气益伤。夫胃为水谷之海，气血俱多之经，既不安也，气血从何生化。肤无血润则枯槁，肠无血润则干燥，阳气结于上，阴液衰于下，欲走噎途，岂区区草木所能回枯转泽耶。经云：诸涩枯涸，干劲皴揭，皆属于燥。燥者濡之，治法固无难也，无如濡润之品，恒多凝滞。现今胃气空虚，呕吐恶闻药气，焉能强进。考古人治血气两伤之候，先当益气，气为血之帅也。但益气药品殊多，首推人参者，以其能回元气于无何有之乡也。再考东垣云：胃中虚热，谷气久虚而为呕吐者，但得五谷之阴以和之，则呕吐自止，不必用药。谨择参米水饮一方，气味冲和，谅当合辙。于是每日用人参二钱，陈米水煎，果受不呕，服至匝旬，餐加色转，再合参乳汤，守服两月，便濡肤泽而起。如此大证，只此二方，并未别参他味，药简功专信矣。

　　萃翁公郎葆晨兄，禀质素弱，曩患滑精，予为治愈，案载初集中。斯病之始，偶因登山跌仆伤足。吾乡专科接骨颇善，但其药狠，弱者每不能胜。葆兄缘伤重欲图速成，日服其药，已戕胃气。又患腹痛，更服温肝行气活血等方，胃气益伤。神疲倦卧，痛呕不止，药食不纳，邀予诊视，脉虚细涩，气怯言微，面青自汗。谓萃翁曰："公郎病候，乃药戕胃气，恐蹈脱机。人以胃气为本，安谷则昌，治先救胃，冀其呕止谷安，然后以大补气血之剂继之，不徒愈病，且足得血而能步矣。但治呕之药，最宜详辨气味，不独苦劣腥臊不能受，即微郁微酸亦不能受。惟人参力大，气味和平，胃伤已极，非此莫可扶持。而单味独用，分两需多，购办不易，姑以高丽参代之。"日用数钱，陈米水煎，缓缓呷之。守服数日，呕止食纳，神采略转。接服大补元煎，渐可下床，移步尚苦，筋脉牵强，行动艰难，翁虑成跛。予曰："无忧，血气未复耳。"仍服前方，半载后，步履如常。

以上出自《杏轩医案》

黄凯钧

　　周氏，四十，兼旬进食辄呕，近日粥饮亦吐，神识潦倒，大为危候；皆因平素善怒，肝血不足，木火易升，上凌胃土，拟苦辛酸法，必可纳谷，再商扶治。

　　党参二钱　半夏一钱五分　生白芍一钱五分　川连六分　生牡蛎三钱　橘白八分　丹皮一钱五分　山栀一钱五分　吴茱萸三分　老姜渣二钱

　　服一剂，胸脘宽舒，纳食不呕，面青稍退，略有口苦，脐旁动气，宜养脾阴，切戒动怒。

　　生地　归身　白芍　丹皮　牡蛎　桑叶　麦冬　甘草

　　数剂安然，后因不戒于怒复发，仍来招余，力辞难治，缠绵两月，竟成膈证而殁。

《肘后偶钞》

吴篪

观察吴渭崖久患呕吐，医令常服香砂六君子，奈闻药气即吐。余诊右关虚滑，尺部迟涩，系脾肾中亏，胃气虚弱，故一闻香燥刚剂，不能容受，入口便吐。宜服六味回阳饮加茯苓，补阳之中寓以温润，使阳旺胃强，则呕吐自已。连进数剂甚效。后以八味地黄汤、理阴煎、养中煎，相间服之乃痊。

张，呕吐气逆、心烦躁乱、舌燥口渴、脉洪大有力，此邪在阳明，胃火上冲，肺受火克，表里俱热所致。即用白虎汤加竹叶、麦冬、山栀以清肺金而泻胃火。服二剂，邪退呕止。更以甘凉清热之剂而痊。大都呕吐，多属胃寒而复有火证。如此者经曰：诸逆冲上皆属于火，即此是也。

鹤铨部乃郎十三岁，喜食瓜果生冷，病呕吐腹胀。幼科以清利导滞之剂不效，复加大黄，因而更损胃气，遂致吐蛔。初吐尚少，日甚日多。诸医但知攻虫，旋去旋生，百药罔效。后延余诊视，脉沉细涩，形气羸困，既伤生冷，复误于苦寒苦伐，故脾胃虚寒，阴湿气聚，至吐蛔日多者，以胃寒无食，仓廪空虚，蛔因求食而上出也。如但事攻虫，虫去复生，非徒无益，而脾必败坏。急当温养脾胃，以杜寒食化生之源。遂用温脏丸加附子，服未半月而愈。

以上出自《临证医案笔记》

陈士兰

归，噎呕清水。

旋覆代赭汤，加益智仁、柏子仁、陈皮、吴萸。

二诊：吞酸发噯吐清水，入暮身热头痛。

川连　干姜　半夏　香附　茯苓　姜　枣　吴萸　益智仁　橘红　白芍　丁香

三诊：膈渐开。

附子理中汤，加茯苓、陈皮、益智仁、半夏、丁香皮、沉香汁。

《陈士兰先生医案》

何书田

杂食伤胃，而致噎噯呕吐，治在肝胃。

川黄连米炒　旋覆花　法半夏　炒乌梅　广陈皮　淡干姜　代赭石　瓜蒌仁　广藿香　佛手柑

肝木乘土，呕吐频作，脉形弦紧。且当风木之令，未易霍然。以抑制厥阴，和理阳明为治。

川连米炒　炒白芍　旋覆花　瓜蒌仁　广藿　淡干姜　小郁金　法半夏　薤白头　陈皮

以上出自《簳山草堂医案》

王孟英

陈芰裳之太夫人，陡患呕吐，彻夜不止。次早延孟英诊之，自述因寒而致。孟英知芰裳进场，家无主药之人，若明言属"热"，必致畏药不服，漫应曰：固"寒"也。而疏方则以（黄）芩、（黄）连、栀（子）、（川）楝等，以大苦寒为剂，投之良愈。

赵子善令媛，患发热呕吐，口渴便秘，而年甫三龄，不能自言病苦。孟英视其舌，微绛，而苔却干黄。因与海蛇、鼠矢、竹茹、知母、花粉、杏（仁）、贝（母）、（山）栀、（石）斛之药，二剂，果下未化宿食，色酱黏腻。设投俗尚，予温燥消散法，必致阴竭而亡。继往维扬，孟英临别赠言，谓其体质，勿宜温补。次年患病，果为参、术殒命，惜哉！

朱湘搓令郎留耕，忽于饱食后大吐而厥，冷汗息微。急延孟英视之，厥甫回而腹痛异常，口极苦渴，二便不行，脉来弦缓。乃痰滞而热伏厥阴，肝气无从疏泄也。投雪羹、栀（子）、楝（实）、元胡、苁蓉、（吴）萸、（黄）连、橘核、旋覆、竹茹、（芦）菔汁之药，一剂痛减，再服，便行而愈。

以上出自《王氏医案》

林佩琴

蔡。小腹气上冲膈，食下呕吐，寒热，便泻，溺痛。病久脉弦左虚，乃厥阴浊逆为吐，攻肠为泻。治在泄浊安胃。吴萸（泡）、川楝子（酒蒸）、小茴香（酒炒）、茯苓、车前子、橘核、白芍（俱炒）、生姜、半夏曲。数服诸证退，去吴萸、川楝子、车前子、生姜，加砂仁、炮姜、广皮。服愈。

本。久嗽气促，中夜必起坐，是亥子阳升，丹田不纳。今长夏每食必脐下气冲，涌吐无余。更由劳动阴火，扰胃劫痰，直上冲咽。先予降逆，苏子、橘红、枳壳、瓜蒌、杏仁、降香、贝母，一啜吐止。议镇冲脉，青铅、坎气、牛膝、山药、五味、熟地炭、茯神。三服气定嗽减。

叔。深秋吸受秽邪，呕吐不已。先服藿香正气散，入口即吐，身热足厥，面黑眶陷，或进导痰温胃饮，呕恶不纳。诊之脉虚少神，予谓此中宫虚极也。速用潞参、山药、茯苓、炙草、白术、橘白、苏子、莲子、红枣、煨姜、粳米煎。稍稍与服，竟不吐，思食粥矣。后加减数味，调理而康。

以上出自《类证治裁》

方南薰

壬午冬，余君敬先病患呕吐，所吐清冷而酸，脉两寸迟弱，两关底脉细软，两尺豁大空虚。如此证脉，用寒凉则败脾，用克伐则伤气。脾败气伤，不旋踵而反胃，泄泻之害滋矣。余酌用理中汤加附子以补火培土，砂仁以温中散逆，吴茱萸以达下止吐。未及三服，忽一医至，谬谓左关脉弦，随用竹茹、花粉以清其热，继投附桂八味以治其虚。东家疑信莫决，因请立案商之。按景岳云，呕家虽有火证，然必面赤唇红，大热烦躁，口气蒸手，五心壮热，脉息洪数者，乃可授以清凉。今数者俱无，何所见而为火也？《难经》云，脉弦者，有风、有痰，未闻脉弦有热也，况脉本不弦乎？景岳又云，吐泻交作，毋论受寒受热，法当重用参术以温补脾胃，若误用寒凉，必至脾败胃绝而不可救。且君性嗜酒，酒中有湿，兼之荤腻叠进，能保不伤脾哉！至吐酸一证，尤属彰明较著，凡人阳气旺者，三餐入胃，随即消化，使消化略迟，则胃中火力便有不到之处，若再吐出，则胃中火力不到更可知矣。兹为酸为腐，岂非脾气无权，胃阳不鼓，饮食停蓄所致，而犹用地黄以滋阴，丹皮、泽泻以去火，能无误耶？或曰："理中桂附最易见功，前已服十余剂，病不见减，何也？"余曰："桂附理中最易见过，前已服十余剂，病不见加，何也？"得此辨明，狐疑顿释，果服理中汤数十剂而愈。《内经》云：有故无殒。其斯之谓欤？

《尚友堂医案》

抱灵居士

一中年，干呕甚，头汗，以二陈汤加干姜、砂仁止之。间日饮冷，呕苦，恶风，汗多，以不换金正气散加香砂不应；以高粱壳呕减；又以二陈汤合玉屏风散加砂仁二剂而止。间日水入口即呕，汗出如雨不止，此名水逆，五苓证也。以前方不应；以八味加麦、味、膝、沉香、黑锡一剂，烦躁好，呕汗止，或咳嗽甚，吐脓血；以苏子降气汤加紫菀、茯苓、沉香一剂好。间日食鳖又呕，烦躁，额上冷汗，身微肿，宜济生肾气丸。赵进以术、附肿亦甚，阴囊亦肿，烦躁，至割囊流水斗余而危。

《李氏医案》

蒋宝素

抑郁伤肝，土为木克，健运失常，升降道阻。呕吐食少，泄泻频频，中脘胀痛不舒，舌赤无苔、近紫，胸喉气哽，面目浮虚，脉来弦数少神，不至三阳内结为顺。爰以归脾、六君加减，一助坤顺，一法乾健。

大生地　绵州黄芪　酸枣仁　东洋参　云茯苓　冬白术　炙甘草　当归身　陈橘皮　制陈半夏　煨木香　远志肉

归脾、六君加减，共服二十四剂，饮食渐进，便泻较减，六脉亦缓，中枢颇有旋转之机。中脘仍然胀痛，舌色仍然紫赤，面目仍然浮肿。证本木郁脾伤，阴阳并损，驯致肾中水火俱亏。水不涵木，火不生土，又值春木司权，中土益困，脾胃重伤。是以上为呕吐、食少，下为便泻频仍。忽焉昏厥无知，肝风发痉之象。论其主治诸法：益火生土，则桂无佳品，附子非真，乃乌喙，服之不应；补阴和肝，与脾胃饮食不利；香燥开胃则伤气；通调水道，分利清浊则伤阴。然则不从标本，从乎中治可也。至哉坤元，万物资生，诸虚百损，皆赖脾胃为之斡旋。所谓有胃气则生，无胃气则败。但得饮食渐进，便泻渐止，方有生机。治脾胃诸方，惟归脾汤最得中正和平之气。脾土得健，则肝木自安，饮食自进，便泻自止。其余诸证自可徐徐调治。若便泻不止，饮食不进，虽扁鹊、仓公复起，乌能措其手足。

人参　云茯苓　冬白术　炙甘草　绵州黄芪　熟枣仁　远志肉　煨木香　龙眼肉　老生姜

大黑枣　净黄土

　　病原已载前方，兹不复赘。第治肝大法有二：壮水以生木；崇土以安木是也。譬植林木，先培其土，后灌其水，则根干繁荣，故前哲见肝之病，当先实脾，又宜补肾。盖土薄则木摇，水涸则木枯。木离土则不能独生，土无木则决然无用。木土虽有相克之机，亦有相生之意，固在调剂之何如耳。服归脾五十日以来，便泻已止，浮肿已消，饮食较进，胀痛亦减，六脉亦起，都是崇土之功。宜间进壮水之剂，水能生木，土能安木，水土调平，云蒸雨化，则木欣欣以向荣。此不治肝而肝自治。再以六味、六君令其水土平均，无令太过不及而已。

　　大熟地　怀山药　山萸肉　云茯苓　粉丹皮　福泽泻　人参　冬白术　炙甘草　法制陈半夏　广橘皮

　　水叠丸。早晚各服三钱。

《问斋医案》

曹存心

　　脾为阴土，胃为阳土，阳土病则见呕恶，阴土病则见泄泻。二者互相为患，此平则彼发，令人应接不暇。现在呕止而泄，似脾病而胃不病。不知脾胃属土，木必乘之，不乘胃土而呕，必乘脾土而泄。治病必求其本，本在木，当先平木。必使阳土阴土，皆不受所乘，方为正治。

　　理中汤　乌梅丸　吴仙散吴萸、茯苓　白芍

　　诒按：推究病机，既能融会贯通；斟酌治法，自然入彀。

　　上焦吐者从乎气。气属阳，是阳气病也；胸为阳位，阳位之阳既病，则其阴分之阳更属大虚，不言而喻。恐增喘汗。

　　吴萸　干姜　人参　川附　茯苓　半夏　木香　丁香　炙草　饴糖　食盐　陈皮

　　再诊：进温养法，四日不吐，今晨又作。想是阳气大虚，浊阴上泛。究属膈证之根，不能不虑其喘汗。

　　前方去干姜，加当归、生姜。

　　原注：阳气大虚，浊阴上泛，此病之枢纽也。吴茱萸汤补胃阳，佐以熟附、丁香，温之至矣；辅以二陈燥其痰，饴糖去其垢，更加炙草以和中，食盐以润下，用意极其周密。

　　嗜酒中虚，湿热生痰，痰阻膈间，食下不舒，时欲上泛。年已甲外，营血内枯，气火交结，与痰相并，欲其不成膈也，难矣。

　　七圣散　归身　白芍　薤白　代赭石　藕汁　红花

　　原注：嗜酒者必多湿热，须用竹茹、连、蔻；又易夹瘀，参入藕汁、红花；薤白辛而兼滑，又是一格。绝去温热刚燥之品。先生曰：惟善用温药者，不轻用温药，信然。

　　向患偏枯于左，左属血，血主濡之。此偏枯者，既无血以濡经络，且无气以调营卫，营卫就枯，久病成膈。然一饮一食，所吐之中，更有浊痰紫血；此所谓病偏枯者，原从血痹而来，初非实在枯槁也。勉拟方。

　　每日服人乳两三次，间日服鹅血一二次。

诒按：偏枯已属难治，更加以膈，愈难措手矣。方只寥寥两味，而润液化瘀，通痹开结，面面都到。此非见理真切，而又达于通变者，不能有此切实灵动之方。愚意再增韭汁一味，似乎更觉亲切。

湿热生痰，阻于胃脘，得食则噎，噎甚则吐，此膈之根也。

半夏　陈皮　川连　竹茹　白蔻　生姜　鸡距子　枇杷叶　楂炭

原注：指为湿热，想因苔带黄色也。用七圣散者，中有橘皮竹茹汤，又有温胆汤，两方在内，更加枇杷叶泄肺，楂炭消瘀，鸡距子消酒积。总不外湿热二字，此犹是膈之浅者。

食已即吐，脉弦苔白，便溏溺清。湿痰内胜，被肝经淫气所冲。

旋覆花　代赭石　陈皮　半夏　莱菔子　生姜　茯苓　雪羹汤

再诊：吐逆大减，胸前尚痞，嗳气不舒。

旋覆代赭汤　雪羹汤

诒按：此证阴液未曾大亏，通阳开结，专理其痰，痰降而呕逆自减，尚非证之重者。

以上出自《柳选四家医案》

何平子

气痹停饮，便艰呕吐。此内腑无火，温润分清调治。

真西党参　姜制半夏　块茯苓　淡干姜　麻油炒茅术　制川附　炒白芍　淡苁蓉　代赭石　橘叶　乌梅肉

复：纳水谷不克传送下焦，以致膈痛呕吐，大便艰难，并六脉沉弱无力。唯用温润分清法，舍此无策。

炒西党　姜制半夏　制川附　大腹仁　茅术　上肉桂　瓜蒌皮　块茯苓　代赭石　乌梅　谷芽

寒湿上冲，呕吐自汗，脉不应指，殊非轻恙，姑拟平胃理中法。

党参　赤苓　广藿　附子　半夏　茅术　厚朴　干姜　赭石

复：冲逆势稍缓，脉象不甚应指，可见胃腑略通，秽邪未能骤逐，所以小便未畅，口不作渴，兹拟扶正逐邪法。

党参　半夏　附子　牛膝　泽泻　于术　干姜　赤苓　车前　冬瓜子

以上出自《壶春丹房医案》

曹存心

太仓陆。脉见两弦，非痰即败。今所呕者，幸有痰涎，尚非败证。然久吐不已，究恐成败，断非不敢以痰涎上泛小恙目之。惟治痰饮者，多用温法。而此间肝阴不足，其火本旺，舌红且皱，用药最难。况酒客中虚，湿热又胜，刚柔相济之品难矣。拟连理汤合戊己法加减。

生于术　茯苓　干姜　炙草　制川附　白芍　陈皮　制半夏　潞党参　川连

另生姜、食盐、饴糖、炙草四味煎汤代茶。

《延陵弟子纪要》

费伯雄

某。胃阴枯涸，呕吐作痛，大便不利。育阴制阳，柔肝和胃，兼以流畅，待阴分渐复，阳明渐和，呕吐自止，大便自通。

西洋参八分　大丹参二钱　云苓三钱　冬术一钱　炙草五分　郁金三钱　刺蒺藜三钱　天麦冬各二钱　法夏一钱　川朴一钱　青陈皮各一钱　赭石三钱　旋覆花一钱五分　檀香五分　生熟谷芽各三钱　姜竹茹二钱　麻仁三钱

某。荣血久亏，胃气不和，湿痰不化，胸闷呕吐。宜和营调中，化痰理气。

刺蒺藜三钱　广郁金三钱　青陈皮各一钱　法半夏二钱　连壳蔻八分　上沉香三分，乳磨冲　当归二钱　荜澄茄一钱　茯苓二钱　木香五分　佛手八分　姜竹茹一钱五分　枇杷叶三钱，姜汁炒　手拳米一撮

某。经云：肾者，胃之关也。皆缘命火不足，水谷不分，关门不利，胃失冲和，宜其食入反出。今拟釜底加薪，蒸动肾气，乾健不失，浊气下利，其呕当止。

熟附片　益智仁　炒于术　制半夏　茯苓　麦冬　小茴　淡吴萸　粳米

以上出自《费伯雄医案》

李铎

徐某，年三十余，胸痞，面赤，干呕，医投丁蔻暖胃药愈甚。余诊得脉数，呕哕有声无物，明系气病，非胃寒也。书曰：哕者，少阳也。少阳多气少血，气有余便是火也。刘河间曰：胃膈热者，则为呕，火气炎上之象也。但胸痞，中焦必有痰隔，当以胃中有痰与火而哕也。医不审究，胃热、胃寒、胃虚又不能辨，呕、吐、哕是三经之病，当分别施治，殊属误人匪浅。余用半夏三钱，陈广皮二钱，炒栀子二钱，青竹茹一大丸，水煎，和姜汁一盏，缓缓服之，一剂十愈六七，再剂痊愈。后以此法治多人，悉验。

按：经曰，诸逆冲上，皆属于火。证用燥热，极宜详慎，斯证之谓也。

丹溪曰：刘河间谓呕者火气炎上也，此特一端耳。有痰隔中焦，食不得下者，有气逆者，有寒气郁于胃口者，有食滞心肺之分，新食不得下，而反出者，有胃中有火与痰而呕者。

梦觉道人曰：呕吐之证，一曰寒，一曰热，一曰虚。寒脉迟，热则脉数，虚则脉虚，即其脉可以分其证。最宜治者寒，阳明为消磨五谷之所，喜温而恶寒，一自寒犯于内，两相龃龉，食入即吐，不食亦呕，彼法夏、丁香、白蔻、砂仁，本草所注一派止呕定吐之品，非不神效，不如一碗生姜汤而其效更速者，谓寒气客于肠胃，厥逆上出，故痛而呕是也。最误治者热，寒之不已，郁而为热，医不知其热，仍以辛热治其寒，愈呕愈热，愈热愈吐。彼麦冬、芦根止呕定吐，书有明文，尚不知用，何况石膏之大凉大寒（经验方：石膏、麦冬、粳米、炙草）。不知石膏为止呕定吐之上品，本草未注其性，《内经》实有其文，经曰：诸逆冲上，皆属于火，诸呕吐酸，暴注下迫，皆属于热是也。最好治者虚，不专责之胃，而兼责之脾，脾具坤静之德，而

有乾健之运，虚难转输，逆而呕吐，调理脾胃，乃医家之长策，理中汤、六君子汤（二方皆以黄芪易人参），皆能奏效。经曰：足太阴之脉，挟咽连舌本，是动则病舌本强、食则呕是也。夫呕吐，病之最浅者也；噎膈，病之至深者也，极为易辨。呕吐，其来也猝；噎膈，其来也缓。呕吐，得食则吐，不食亦有欲呕之状；噎膈，食入方吐，不食不呕。呕吐，或寒、或热、或虚，外见寒热与虚之形，噎膈不食，亦与平人一般。呕吐，不论年之老幼，噎膈多得之老人。呕吐，脉有迟，有数，有虚，噎膈脉缓。方书所论呕吐，牵扯噎膈之文，噎膈半是呕吐之方，有何疑似之（难辨），而茫茫无定见也。道人此论颇超，余所治呕吐之案，寒热虚证不下数十，惜遭于寇贼焚毁，仅遗数案，殊为缺憾，故附录此论，以备参仿，且以补余之未备也。

《医案偶存》

王廷俊

乐山刑名汤竹卿弟子陈心泉病疝，医用景岳暖肝煎，不效，非大谬也。大令李静山，为竹卿东道主，高兴谈医，谓脉不大宜桂附，大黄下之。药进，腹大痛，又刺手足弯，增瘀疲，复延前医，医遁，心泉叫嚎不休。竹卿令服胡椒汤，希以大辛散其大寒。进一盂，痛剧，呕吐，初吐清水。四日外吐黄水、绿水、黑水；水尽，大便自口出，臭秽难堪，欲觅自尽。李诒卿慰之曰："尔病死证不死，盖上省求寿芝活乎？"心泉赁车卧车中，任其吐，三日至成都，已除夕矣。授函寓中，予往诊，恶臭不可近，询其故，俱道之。伏气再诊，以为绝粒将一月，胃脉必坏，乃见两手俱空大，而不散乱不促竭，告曰："脉尚可生，病情瞀乱，容予细想。"静坐时许，悟到"关格"门，喻嘉言用进退黄连汤，先用进法，降阳和阴，肾为胃之关，三阴以少阴为开合，开者合，胃气降，自可止呕纳食。心花乱发，不禁狂喜，书方与之。元旦门者报予：陈姓病退。闻之益喜，至彼再候，伊云服药后腹如雷鸣，虚恭十数响，下燥矢两枚，臭水随之大泻，上脘空若无物，即啜清粥一瓯，顷许思食，又啜一瓯，津津汗出，昏昏睡去，不知魂之天外飞回也。脉空大皆敛，其细如丝，令以东洋参四两，浓煎取汁煮粥，服一日再议。初二日胃脉微和，糜水时下，径用理中汤；初四晤面，杖而后起，叙及空乏，欲返乐山，温慰而别；初六已买舟行矣。

进法黄连汤：黄连一钱半　干姜一钱半　法制半夏三钱　东洋参二钱　生甘草一钱　桂枝一钱　大红枣二枚

煎熟去滓，药水倾入铫中，再煎，作一次服。

王晋三曰：此即小柴胡汤变法。以桂枝易柴胡，以黄连易黄芩，以干姜易生姜。胸中热，呕吐，腹中痛者，全因胃中邪气，阻遏阴阳升降之机，故用人参、大枣、干姜、半夏、甘草，专和胃气，使入胃之后，听胃气之上下敷布，交通阴阳；再用桂枝宣发太阳之气，载黄连从上焦泄热，不使其深入太阴，有碍虚寒腹痛。

前解精矣。借治此证得效者，予更有解焉。疝，厥阴肝病也。病此者，脉多弦紧，弦紧为阴气凝结，景岳暖肝煎，亦系辛温化气法，所以不为大谬；但驳杂不纯，且罗东逸云：厥阴之脏，相火游行其间，经虽受寒，而脏不即寒，不得遽用姜、附，况肉桂耶？此其所以不效也；然不为大谬者，以尚在温一边设想耳。李静山胡猜乱撞，斥他人之温者非，而用大黄，则寒益加寒。三阴交困，腹大痛之由来也。刺又重伤经络，肝为诸经之属，络脉受伤，能不拘挛？反其道而用胡椒以驱寒，椒性辛燥，激动大黄之寒，寒热两拒，胃气大逆，以至吐出绿水、黑水、粪水；肝肾大动，有升无降，岌岌乎殆哉！究竟不死者，良由心泉自浙来川，毫无房失，年甫三十，精气内秘，受此大创而未拔根耳。子用黄连汤，方中黄连，足解胡椒之辛燥，干姜复解大黄之寒苦；寒热两解，恰与前服误药针锋相对。又有半夏之降，桂枝之升，升降回旋，中宫大治，洋参、甘草、大枣，纯固其虚，借大力以为运动诸药之主，面面周到，宛若古人知有此病，早立此方，以救败求生也。修园先生云：经方愈读愈有味，愈用愈神奇，于此益信。

《寿芝医案》

徐守愚

剡南蠡湖沈渭川呕吐证。

病者年五十余，询知今岁春初，忽然呕恶不止，腹内胀满，不得饮食，少顷即吐，每食惟进酒数爵，纵饮当饭。自春至夏，日甚一日，日前肌肉瘦削，步履艰难。按脉右关寸浮大，左关寸沉弦。明系肝木侮脾及胃，证非轻渺。余用半夏泻心汤加茯苓、乌梅，数剂获效。可知寒热错杂，气道阻塞，以致食物不入，必借芩、连之苦降，人参之补运，干姜之辛开，半夏之平冲逆，茯苓之开胃阳，始尽止呕进食之妙。况甘草合干姜之辛为辛甘化阳，合乌梅之酸为酸甘化阴，不第寒热互用，抑且阴阳并调矣。

姜夏四钱　潞党三钱　川连一钱　黄芩一钱　甘草一钱　茯苓三钱　乌梅二钱　干姜一钱　大枣三枚

《医案梦记》

徐麟

嵊城高德和五茂乃郎瑞老，年轻体怯，疮疥经年，浸淫一身。医生喻某任用辛香、表汗以治疮，服其药数剂疮转黄水淋漓。改投利水之剂，胃口紧闭，疮加痛苦不堪。一日忽吐绿水，终夜不住，急延余医，诊左脉洪数，右脉浮大且革，舌苔中间黄燥，口渴腹痛，证甚危急。默思《内经》有曰："诸水浑浊，皆属于热；诸痛痒疮，皆属于心。"执此以思前医喻某，不读圣经，妄施辛香燥血之剂，以致血燥生风，木动侮土。再以利水渗湿之剂，是犹下井而复投之以石也。盖脾土之性喜滋润，而不欲燥涸；肾为水脏，喜洋盈溢而不欲尽竭，一经利湿则土燥而津涸，肾亏而火炽，肝木被焚，势必移热于胆；胆为清静之府，斯时胆欲静而肝阳扰之，则胆必泄出本经之苦汁，以胁肝而共济，遂纵行而入于胃，胃性恶寒者也，肝性至刚者也，肝藉胆助，即呈坚刚不屈之勇，乘脾犯胃，胃不顺受，所以青绿之水呕逆而出也。余用黄连以熄心火为君，乌梅、炮姜平肝安胃为臣，桑叶、丹皮柔顺微寒，取其长于克刚而奠安清静之胆府为使，姜夏、栀子等味平其冲逆，以清无根屈曲之火为佐。虽出臆见，而方义默契。于经旨焉。同道邢翁柏雨先生见余论证拟方，称羡不已，嘱余志之，以为此证罕闻而鲜见。次诊绿水顿除，脉亦渐平，一日之内腹痛几阵，或腹痛甫止蛔泛上出，痰涎杂涌，胃口未开，舌苔尖红而根黄，改以大柴胡汤加乌梅、川椒、川柏、桂枝化痰安蛔，蛔不复吐，疮亦敛小结靥，胃可容食矣。以建中汤加当归、黄芪、炮姜炭、广木香、川椒、陈皮、乌梅、川连，二三剂而愈。

《医案梦记附案》

张畹香

胃中梗塞，或酸或苦，无物不呕，已有三月。舌黄厚，脉弦细，当属肝阳犯胃。

炒川连一钱　杏仁二钱　陈皮八分　降真香一钱　炒干姜三钱　姜半夏二钱　当归三钱　川郁金一钱半　枳壳一钱半　广木香一钱　生白芍三钱　荷叶一角

诊两手脉皆滞，舌苔根黄厚，头胀虽瘥而未除；胃开气冲，至喉作痒而干呕。所患者是肝胃不知，头胀是阳气不达巅顶，故有起落，而据脉与苔，恐有湿病之起，故以越鞠丸加减。

焦茅术三钱　半夏曲三钱　煨葛根一钱半　制香附三钱　炒建曲二钱　炮姜炭六钱　陈皮八分　阳春砂八分，冲　茯苓三钱　鲜荷叶一角

以上出自《张畹香医案》

吴达

潘镜波先生，以医相识也。其少君叔仪世兄，年甫弱冠，体系素柔，屡来就诊。今九月中，又偕潘醴翁、金兰翁寓申就诊。脉象濡浮，舌无苔垢，脾阳失运，不饥少纳者，已两旬矣。余初用和中渗湿、鼓运脾阳之法，继增苦辛泄降之品。五剂后欣喜殊甚，食饮多进矣。是夜过半，忽肩舆促诊。来者云：潘客病甚。余殊骇异。至则见其吐泻交作，吐出之水酸秽殊甚，胸腹疼痛，按之有形，畏寒烦扰，呻吟床席，转侧不安。询知至申后，未能节劳，饱啖酒醴腥厚，且食生蟹。兰翁等见此病状，相顾错愕。余曰：此食郁霍乱，不难愈也。但易去者实邪，难旺者脾阳耳！方用制夏、云苓、砂仁、陈皮、焦楂、麦芽、枳实、鸡距子、雅连、干姜、吴萸，引用百炙灰，药调服。越日金兰翁来云：病已霍然矣。又一日，自来复诊，余邪未清，腹尚微痛，大便尚溏，易方理余邪而兼调理，但脉象尚弦，面色带青，缘肝木扰乱脾土之故。坚嘱其节劳、慎饮食，药饵可以见功，否则内多思虑，外更劳形，饮食不调，中气难复也。人可不慎疾乎？

《医学求是》

温载之

余内子因大病后脾虚神倦，时吐延沫，不思饮食，夜间失眠，六脉濡弱。适余亦在病中。延请渝城老医陈九一先生调治，谓其脾湿气虚，处以理脾涤饮之剂、温中祛湿之品。余以为然，乃香砂六君子汤之类。连服数剂，如以水沃焦，全不见效，吐沫更甚，一日数碗。每剂茯苓用至二两，其湿并不见利。余心甚愁，晚间假寐，偶梦先君归来，示以药未投证，何须愁烦。当用补中益气汤以治之。余梦中遂谓："此乃脾湿之证，服恐无益。"先君命之曰："补中汤能治清阳下陷，服后方知。"言毕，忽尔惊觉。坐以待旦，即照方拣服。果然涎止神清，安眠思食矣。仙乎！仙乎！先君在世聪明正直。年逾古稀，应观察曹颖生先生之聘办理团练。因黔匪猖乱，逼近川疆，并无官守，犹能带勇杀贼捍卫生民。寿享八秩，始返仙乡，其精灵至今不爽也。

友人汤聘三之少君子惠侨寓省垣患呕吐之证。医认为胃火上逆，屡用清降，其吐愈甚，因吐气逆上焦，略现热象，复用泻火之剂，以致饮食不下，缠绵数月，势甚危殆。适余因公晋省，相延诊视。细审其脉，两寸微洪，两关沉迟，系上热下寒之象，乃肝阳不足，阴气上逆，须用温肝降逆之剂，苦寒大非所宜，遂用吴茱萸汤以温之，药宜凉服，两剂吐平食下。随用温中健脾调理而愈。

以上出自《温病浅说温氏医案》

汪廷元

黄砚亭兄，夏杪由徽来扬。时炎威未退，舟抵姑苏而疟作矣。医用芩、连、石膏、羚羊角等。寒凉太过。及到扬店，饮食少入，肠鸣彻痛，时作呕哕，朝食而暮吐。甚则所食之物，过一二日，仍带痰涎到底吐尽，腹中少安。予曰：君之胃脉弦而迟，肾脉虚而细。王太仆云：病呕而吐，食入反出，是无火也。君今为寒凉伤胃，阳气大损，不能蒸糟粕而化精微。至隔日而食仍吐出，则釜底无火可知。然尚非高年阳败槁在幽门者比也。前此不知补火，故久而无功。因投附子、白术、炮姜、益智仁、丁香、茯苓。三剂而吐止，十剂而已痊。

《广陵医案摘录》

朱增藉

房济美于庚寅春患腹痛，延余诊之，脉迟弱，主温中之剂。病虽愈而脉如故。令其加意保养，庶免复发。至季秋病果复作，服原方不应，更医治之亦不应。至辛卯春仍延余，谓自去秋病发以来，至冬渐次小便短少，胸膈皮肤肌肉之分，刺痛不休，内腑无恙，每日午后更甚，昼夜张目不眠，匍匐床榻，病状苦不能诉。诊之，脉虽沉迟，却有胃气，主术、附、姜、苓、桂、砂、沉香辈。余住其家数日，连延数医至，皆以余方为善。服数剂少平，过日复作如故。自是遍求名医，愈治愈危。至七月杪，适余住族玉峰家，其兄元吉来告曰："吾弟大肉已脱，日进参茸而汗不止，且呕清涎。后事已备，请诊以决久暂。"余至其家诊之，形色暗惨，生气索然，病势较前尤甚。审辨间，忽呕清涎盆许，大汗如雨。坐视片时，问胸膈尚刺痛否？曰："呕出此涎，刺痛即止，过日复如故。近日来大略如此。所服诸药，如水激石，吾病恐不起矣。"余曰："脉尚有胃气，难作凶论。"细思呕水汗出，小便短少，乃是水邪射肺。肺居胸膈而主皮毛，故胸膈皮肤肌肉之分刺痛。必居肺下，水气凌之，则心君不宁，百体失令，故张目不眠，匍匐床榻。饮邪停蓄内腑，得一涌而出，而散在皮肤者，非从汗不能解。故呕汗之后，刺痛顿止。过日水邪续积，故病复作。不治水焉能愈？始悔前病机未露，见不及此，然亡羊补牢，犹未为晚。遂宗长沙水逆证治之，主五苓散。元以汗出不敢进。余曰："此水邪泛溢皮肤，当从汗泄，非汗脱者比。服之水道通利，汗必自止。"一服果然，促令服数剂，痛亦稍减。随令服苓桂术甘汤决愈，不必别求方术。后服三十剂，身微浮肿，颈项强急。余以病机向外，原方加防风、附子，更增桂枝。服数剂，项强证减。仍服原方以收全功，服至五六十剂病愈。渐次复元矣。

《疫证治例》

陈菊生

呕哕有气血多少之分，有寒热虚实之异。实而热者，清之泻之，可以即瘳；虚而寒者，温之补之，不能速愈。壬辰秋，余客天津，张鸿卿观察来速余诊，据云夙病呕吐，延今偶触凉风，即泛冷涎，若将哕逆者然。余切其脉，沉细而迟，知是积寒久郁，非用大热药，不足消沉痼之逆冷，不能复耗散之元阳。用四逆汤加味，重剂与之，每剂用附子一两，共服至百数十剂，宿恙始瘥。或问附子禀雄壮之质，用至一两，不嫌多乎？答曰："大寒证，非用斩关夺将之药不治，惟附子能通行十二经，无所不至，暖脾胃，通膈噎，疗呃逆，同干姜则热，同人参则补，同白术则除寒湿如神，为退阴回阳必用之味，近世疑而不用，直待阴极阳竭，而用已迟矣。"古人于伤寒阴证厥逆直中三阴及中寒夹阴，虽身热而脉细，或虚浮无力者，俱用附子以温理之；或厥冷腹痛脉沉细，甚则唇青囊缩者，急须生附以温散之。东垣治阴盛格阳，面赤目赤，烦渴引饮，脉来七八至，按之即散者，用干姜附子汤加人参，余于此证，附子外又加干姜、吴萸、白术、人参，共服至百余剂而止，可见阴寒痼结，非重剂不为功也。

《诊余举隅录》

张乃修

倪右。肝胃不和，夹痰内阻。中脘不舒，甚则呕吐痰涎。脉形弦滑，重按空虚。血虚胆火犯中。姑和中而泄胆木。

桑叶 金石斛 制半夏 海蛤粉 炒杞子 丹皮 白蒺藜 云茯苓 钩钩 水炒竹茹

二诊：和中气，泄少阳，脉象相安。舌苔薄白，底质带红。痰多中脘不舒，迷沉欲寐，甚则呕吐，其痰更觉胶腻。胃为水谷之海，胃受谷气，则化津化气，以调和于五脏，洒陈于六腑也。西河抱痛，则木郁生火，木火扰中，则脘痞不舒，水谷之气，为火所炼，则不能化津化气，而反凝浊成痰，阳明遂失其通降之常，太阴亦失其清肃之令，所以呛咳痰多，咽中干毛也。伤寒六经中惟少阴有欲寐之条，既非肾阳虚而浊阴弥漫胸中，即是肾阴虚而真阴不能上潮于心矣，所以一则主以四逆，一则主复脉也。姑循序进之。

金石斛四钱 制半夏一钱五分 茯苓三钱 广皮一钱 桑叶一钱五分 丹皮二钱 白蒺藜三钱 磨枳实二分 钩钩三钱 远志肉五分 炒竹茹一钱五分 姜汁二匙

陈左，食入辄作呕吐，脉两关俱弦。肝阳冲侮胃土，久恐成膈。拟苦辛通降法。

制半夏一钱五分 淡干姜三分 茯苓三钱 土炒白芍一钱五分 川雅连五分 代赭石三钱 橘红一钱 旋覆花一钱五分，绢包 枳实一钱 竹茹一钱五分，炒

二诊：脉弦稍平，呕吐略减。的属肝阳犯逆胃土。再和中镇逆，苦降辛开。

制半夏一钱五分 白蒺藜三钱，去刺，炒 代赭石四钱 土炒白芍一钱五分 沉香曲一钱五分，炒 旋覆花二钱，包 淡吴萸一分五厘 川雅连五分，同吴萸炒 竹茹一钱五分，炒

三诊：呕吐虽减，仍未能止。木克胃土，以致清浊混淆。不入虎穴，焉得虎子。

制香附一钱五分 枳实一钱 炒香甜杏仁三钱 沉香益一钱五分，炒 炒竹茹二钱 橘皮一钱 白蒺藜三钱 来复丹八分，开水另下

四诊：大便通调，三日未经呕吐。胃中之清浊，渐得分化。药既应手，再守前意。

川雅连五分　炙黑草二分　广皮一钱　淡干姜四分　制半夏一钱五分　川桂枝四分　白茯苓三钱　枳实一钱　炒竹茹一钱　来复丹六分，先服

五诊：苦降辛开，分化清浊，胃中之阴阳渐和，呕吐渐定。药既应手，未便更彰，但猛剂不宜久投耳。

制半夏一钱五分　炙黑草四分　川雅连四分　枳实七分　川桂枝四分　白茯苓三钱　淡干姜三分　竹茹一钱，水炒　白芍一钱五分，土炒　来复丹六分，先服

另拟一方备服：

制半夏一钱五分　川雅连四分　炙甘草三分　茯苓三钱　橘皮一钱　杭白芍一钱五分　淡干姜四分　吉林参七分，另煎冲　焦麦芽二钱

以上出自《张聿青医案》

柳宝诒

金。呕吐酸浊，不能纳谷，痰浊内阻，胃气不降，幽门不通。每吐必先撑痛，病因情志不舒，肝木内克而起，与王太仆所称食入反出者不同。大解艰燥，肠液渐枯。姑与泄肝降胃，通幽化痰，冀胃气得以下行为顺。

干姜盐水炒　川连姜汁炒　干菖蒲　制半夏醋炒　吴萸　云苓　黄芩　枳实　白芍土炒　杜苏子　小青皮醋炒　野于术　竹二青　陈佛手

钟。肝胃不和，呕痛不纳，病历数十年矣。愈发愈甚，不特不能纳谷，并汤饮亦不能安。脉象迟软，年迈气衰之象。近八日来，水谷均呕，而痛势仍发。喻氏谓关格之证，病在胆胃，皆因木气横逆，幽门不通所致。此证于稍进水谷之后，必胀痛极而始呕，与寻常反胃之属者不同。拟即仿喻氏之意治之。但高年久病，势难持久，必得胃气速转，渐能纳谷，乃无他虑。

川雅连吴萸煎汁，拌炒　广橘白盐水炒　淡黄芩干姜煎汁，拌炒　制半夏醋炒　北沙参　枳实　白芍　茯神　瓦楞子醋煅　乌梅　九香虫　鲜竹茹姜汁炒

庞。痰浊内阻，由乎胃气不降；而胃气之所以逆者，由乎肝火之内克。刻下纳谷则胀，纳饮则呕，口中甜浊上泛，时作嘈杂，气机迫促，肝气升而肺胃均不降矣。拟方清泄木火，疏降肺胃。

川连姜汁炒　干姜盐水炒　制半夏　苡仁　茯苓　枳实　佩兰　瓦楞子醋煅　旋覆花　赭石醋煅　于术　砂仁　桂丁子　竹茹姜汁炒

二诊：改方去佩兰叶、旋覆花、代赭石，加人参须、广陈皮。

三诊：肺气稍平，胃气尚未顺降，而病原实由乎肝气之不平。脉象带数，木火不化。拟前方煎剂疏胃气，丸剂清肝木。

川连吴萸煎汁，炒　制半夏　茯苓　党参　于术　枳实姜汁，炒　新会皮　砂仁　煨木香　干姜盐水炒　青皮醋煅炭　制香附　川朴　炙甘草

上药为末，用沉香磨汁泛丸，用姜汁、竹茹汤送下。

文。呃逆久而不止，动则更甚，咳嗽痰稀，咽喉碎痛，脉象浮弦数搏，左手尤甚。平素嗜

酒伤中，未免湿停火郁；近夹木火，胃气上逆，肺胃阴液转涸。用药滋燥两难，拟方先从上焦清降。

洋参　元参　青盐半夏　麦冬　枳实　旋覆花　海浮石　橘红盐水炒　川连盐水拌炒　瓜蒌皮　竹茹　柿蒂　枇杷叶

郭。《内经》论关格之病，谓寸口四倍于人迎，为格阳。关则不得小便，格则吐逆。兹病小便淋浊已久，近更吐沃涎沫，不能安谷，寸口之脉，硬大如箸，病属关格无疑。此证在古人本无善法，惟喻西昌之论最精，所立进退黄连汤外，其《寓意草》中治案，遇此等病证，每以旋赭法取效，颇与此证病情相合，即仿其意立方，望其吐逆稍平，再商进步可耳。

淡干姜盐水炒　台参须　旋覆花　代赭石醋煅　姜半夏　川连姜汁炒　炙甘草　春砂仁　沉香磨　竹茹姜汁炒

杜。肝木横逆，化火生风，夹痰瘀蒙扰神明。刻下大势已平，而胃气被其冲逆，不得下降。纳谷扰呕，脉象虚软而数，是土虚木乘之证。据述左胁块撑作艰，肝络不通，气瘀交阻。拟煎方以疏木降胃为主，另拟膏方，以疏化气瘀，俟呕止后服之。

细川连吴萸煎汁，拌炒　姜半夏　广陈皮盐水炒　太子参　白芍土炒　青皮醋炒　黑山栀姜汁炒　川贝母　干姜盐水炒　枳实　竹茹姜汁炒

以上出自《柳宝诒医案》

黄述宁

钱朴齐，失血呕吐，服甘寒之药而效。月余复吐，诊脉右寸洪滑，余俱沉弦，所食者少，而所吐者多。证属有寒有热，初用旋覆代赭汤加竹沥不效，继用二陈加木香、沉香不效，汤饮不留，半月遍身皆冷，六脉沉陷，夜半汗出欲脱，细思寒痰痼结中下二焦，非辛温不通，因用：

吴萸　沉香　丁香　砂仁　蔻仁　广皮　木香　郁金　乳香

作丸，以干姜汤送之。

至次日，腹中微响，手足或温而旋冷，三四日腹中大响，饮食半纳，调理半月而安。

泰州周汉极，去年正月，因急躁伤气，以致饮食噎塞，起入口则有之，继食亦能下，近日则只能食粥，干物不能矣。然初入口，即薄粥亦呕。从前之痰尚稠，近则皆涎沫矣。

诊脉六部皆弱，而两寸关兼涩，是中宫之瘀滞使然，治法以和气化瘀为主。

得食即吐知为火，停久而来却是寒。久病胃虚因不纳，或缘气逆与停痰。食填胃口多生呕，新谷如何得下关？欲辨热寒虚实候，大微迟数脉中参。今两寸关涩而弱，乃胃虚而有瘀故，治法不敢急攻，徐则可知。

初诊用四物加延胡索、香附、郁金、白蔻仁、广皮、枇杷叶。

复诊，得食仍呕，而两乳旁胀而且痛，乃瘀滞豁而未行之故，大便燥结。

药加五灵脂、生蒲黄、桃仁。

又诊脉涩少退，瘀滞稍行，胸膈之胀达，小便酱色，紫黑之物尚未下净。

药加苏梗、枳实。

又诊，右涩脉全退，大解已见黑色，初食上焦仍胀，吐一口则愈，胃冷，身亦恶寒，不知饥饿。

药减生地、赤芍，加砂仁、炮姜。

又诊，六部虚而迟，凡饮食入胃，必胀而吐，吐出之物极冷，小腹亦胀。据此仍属虚寒。前方服之，瘀虽下而未尽，今天气寒，背心怕冷而胀。

暂用理中汤加桂，理中汤去甘草，加红花、千年健、川椒。

以上出自《黄澹翁医案》

马文植

塘头，周某。痰气蕴于胃腑，胸闷嗳腐吞酸，呕吐食物，有热辣之气，腑气不畅，势成关格。拟养阴和胃，理气化痰。

法半夏 泽泻 枳壳 石斛 橘红 甘草 竹茹 芦根 麦冬 茯苓

二诊：昨进养阴清胃，以降痰热，嗳逆呕吐已见减轻。胸闷未舒，口干作渴，食难下膈，胃阴大伤。从原方进治。

原方加北沙参、枇杷叶、粳米。

三诊：肝胃之热较清，惟气机未舒，呕吐上嗳未除，阴伤而胃逆未降。宗原方进治。

北沙参 竹茹 枳壳 茯苓 枇杷叶 金橘叶 郁金 泽泻 青盐 半夏 粳米 麦冬 广皮 石斛 佩兰叶

后服方：原方去泽泻、竹茹、枳壳，加淮山药、黑料豆、毛燕。

《马培之医案》

刘子维

何某之子，吐泻，食入即吐，吃药亦吐，食入不能容，还要吐出，十分危难，将死了。

老连一钱 黄芩三钱，酒炒 干姜五钱 白术二两，土炒 厚朴八分，姜汁炒 法夏一钱，姜汁炒 木香八分 神曲二钱 姜黄二钱 黄土一块 藿香二钱

三付，一服即安。

李俊注：此土虚火逆也。土虚则中无主持，故上吐下泻；火逆则有升无降，故食入即吐。《金匮》大黄甘草汤治食已即吐，乃通地道，以承天气，与此不同，盖一则大便虚，一则大便实也。

夫胸中之阳，离照当空，下行交土者也。水谷之气，变化精微，由土以转输于四脏者也。火逆则土中无火而土寒，水谷不入，则土无所禀，而四脏皆虚甚矣，其危也。

人身脾胃居中，主持气化，为后天生化之源，一旦失其转输、出纳之常，而上吐下泻，岂特虚且寒哉？必有所不通矣。

寒者，温之；虚者，补之。干姜、白术暖土之寒，补土之虚，建中立极，唯兹是赖。然而心火上逆，不用芩、连折之，何以下行交土乎？血凝气滞，气化辍息，不用朴、夏之辛开苦降，二香之快气和中，神曲之消食化积，姜黄之破血下气，何以反逆为顺，反塞为通乎？黄土秉坤

顺之德，擅静谧之功，中央戊已经此大乱，动宕不安久矣，故用黄土以安之，亦以土和土，以静和动之意也。一服即安，抑何神邪？

《圣余医案诠解》

余听鸿

夫热极似寒之证，最难辨别。余诊同乡赵惠甫先生之孙卓士，是年九月间，忽起呕泻，邀余诊之，进以芳香理气，淡以分泄。至明日，舌苔白而转红，脉滞而转滑，呕吐已止，再进以辛凉甘淡，存阴泄热。至黄昏忽然发狂，持刀杀人。至明日，阖家无策。余曰：热透于外，非泻不可，即进以三黄石膏法。

黄连三钱　黄芩五钱　黄柏三钱　大黄二两　石膏二两　栀子五钱　淡豆豉五钱

煎浓汁两大碗。余曰：多备而少饮，缓缓作数次服之。服一杯，即泻稀粪，又服一杯，又泻稀粪，连服四杯，连泻四次，神识稍倦，狂躁略减，药已尽过半矣。扶之使睡，呓语不休，如痴如狂。即进以存阴清热之剂。

生牡蛎四两　元参二两　麦冬二两　细生地二两　金石斛二两　鲜竹心一两　石膏二两　竹沥二两　鲜沙参四两

大剂灌之，即能安寐。明日醒，仍呓语，神识或浑或清，后每日服竹叶石膏汤一剂。

西洋参钱半　麦冬五钱　石膏一两　鲜竹叶四钱　姜半夏钱半　生甘草一钱　知母三钱　粳米二两

此方共服二十余剂，而神气亦清，呓语亦止。此证共服石膏二十余两而愈。病由呕泻而起，《内经》云：热迫下注则为泻，胃热上沸则为吐。所以呕泻一证，亦有热秘呕泻，不可不防也。壬寅年之吐泻，有服凉药冷水而愈者。治病贵看证用药，不可拘于成见。如时邪之吐泻，泥于仲景之三阴证，用四逆、理中等法，其误事尚堪设想乎。

《余听鸿医案》

沈祖复

惠山赵某之妻，气体丰腴，每日呕吐百余次，饮食难进，诸药罔效。先生用秋石五分泡汤，每日服二次，三日愈。此胃火上逆，秋石味咸，取咸能下降之意。

《医验随笔》

张锡纯

大城王某某妻，年近四旬，时常呕吐，大便迟下，数年不愈。

病因：其人禀性暴烈，处境又多不顺，浸成此证。

证候：饭后每觉食停胃中，似有气上冲阻其下行，因此大便恒至旬日始下。至大便多日不下时，则恒作呕吐，即屡服止呕通便之药，下次仍然如故。求为诊治，其脉左右皆弦，右脉弦而且长，重诊颇实，至数照常。

诊断：弦为肝脉，弦而且长则冲脉也。弦长之脉，见于右部，尤按之颇实，此又为胃气上逆之脉。肝胃冲三经之气化皆有升无降，宜其下焦便秘而上焦呕吐也。此当治以泻肝、降胃、镇冲之剂，其大便自顺，呕吐自止矣。

处方：生赭石两半，轧细　生杭芍六钱　柏子仁六钱　生怀山药六钱　天冬六钱　怀牛膝五钱　当归四钱　生麦芽三钱　茵陈二钱　甘草钱半

共煎汤一大盅，温服。

效果：服药一剂，大便即通下，即原方略为加减，又服数剂，大便每日一次，食后胃中已不觉停滞，从此病遂除根。

或问：麦芽生用能升肝气，茵陈为青蒿之嫩者亦具有升发之力，此证即因脏腑之气有升无降，何以方中复用此二药乎？答曰：肝为将军之官，中寄相火，其性最刚烈，若强制之，恒激发其反动之力；麦芽、茵陈，善舒肝气而不至过于升提，是将顺肝木之性使之柔和，不至起反动力也。

掖县任某某妻，年五旬，得胃气不降证。

原因：举家人口众多，因其夫在外，家务皆自操劳，恒动肝火，遂得此证。

证候：食后停滞胃中，艰于下行，且时觉有气夹火上冲，口苦舌胀，目眩耳鸣，恒有呃欲呕逆或恶心，胸膈烦闷，大便六七日始行一次，或至服通利药始通，小便亦不顺利。其脉左部弦硬，右部弦硬而长，一息搏近五至，受病四年，屡次服药无效。

诊断：此肝火与肝气相并，冲激胃腑，致胃腑之气不能息息下行传送饮食，久之，胃气不但不能下行，且更转而上逆，是以有种种诸病也。宜治以降胃理冲之品，而以滋阴清火之药辅之。

处方：生赭石两半，轧细　生怀山药一两　生杭芍六钱　玄参六钱　生麦芽三钱　茵陈二钱　生鸡内金二钱，黄色的捣　甘草钱半

共煎汤一大盅，温服。

效果：每日服药一剂，三日后大便日行一次，小便亦顺利。上焦诸病亦皆轻减，再诊其脉，颇见柔和。遂将赭石减去五钱，又加柏子仁五钱，连服数剂，霍然全愈。

天津迟氏妇，年二十二岁，于季秋得温病。

病因：其素日血分不调，恒作灼热，心中亦恒发热，因热贪凉，薄受外感，即成温病。

证候：初受外感时，医者以温药发其汗，汗出之后，表里陡然大热，呕吐难进饮食，饮水亦恒吐出，气息不调，恒作呻吟，小便不利，大便泄泻日三四次，其舌苔薄而黄，脉象似有力而不实，左部尤不任重按，一分钟百零二至，摇摇有动象。

诊断：其胃中为热药发表所伤，是以呕吐，其素日阴亏，肝肾有热，又兼外感之热内迫，致小便不利水归大肠是以泄泻，其舌苔薄而黄者，外感原不甚剧，舌苔薄，亦主胃气虚，而治以滋阴、清热，上止呕吐、下调二便之剂。

处方：生怀山药一两　滑石八钱　生杭芍八钱　生怀地黄六钱　清半夏五钱，温水洗三次　碎竹茹三钱　生麦芽三钱　净青黛二钱　连翘二钱　甘草三钱　鲜茅根四钱

药共十一味，先将前十味水煎十余沸，再入茅根同煎七八沸，其汤即成，取清汤两盅，分三次温饮下。服药后防其呕吐可口含生姜一片，或于煎药时加生姜三片亦可。至药房中若无鲜茅根，可用干茅根两半煎汤，以之代水煎药。

方解：方中之义，山药与滑石并用，一滋阴以退热而能固大便，一清火以退热而善利小便；

芍药与甘草并用，为甘草芍药汤，仲师用之以复真阴，而芍药亦善利小便，甘草亦善补大便，汇集四味成方，即拙拟之滋阴清燥汤也。以治上有燥热下焦滑泻之证，莫不随手奏效。半夏善止呕吐，然必须洗净矾味（药房清半夏亦有矾），屡洗之则药力减，是以用至五钱。竹茹亦善止呕吐，其碎者为竹之皮，津沽药房名为竹茹粉，其止呕之力较整者为优。至于青黛、生姜亦止呕吐之品也。用生麦芽、鲜茅根者，以二药皆善利小便，而又善达肝木之郁以调气分也。用生地黄者，以其为滋补真阴之主药，即可为治脉数动摇者之要药也。

复诊：将药煎服一剂，呕吐与泄泻皆愈，小便已利，脉象不复摇摇，仍似有力，至数未减，其表里之热稍退，气息仍似不顺，舌苔仍黄，欲投以重剂以清其热，犹恐大便不实，拟再治以清解之剂。

处方：生怀地黄一两　玄参八钱　生杭芍六钱　天花粉六钱　生麦芽三钱　鲜茅根三钱　滑石三钱　甘草三钱

共煎汤一大盅，分两次温服下。

三诊：将药煎服后，病又见轻，家人以为病愈无须服药矣，至翌日晚十一点钟后，见其面红，精神昏愦，时作呻吟，始知其病犹未愈。及愚诊视时，夜已过半，其脉左右皆弦硬而长，数近七至，两目直视，其呻吟之声，似阻隔不顺，舌苔变黑，问其心中何如？自言热甚，且觉气息不接续，此其气分虚而且郁，又兼血虚阴亏，而阳明之热又炽盛也。其脉近七至者，固为阴虚有热之象，而正气虚损不能抗拒外邪者，其脉亦恒现数象，至其脉不为洪滑而为弦硬者，亦气血两亏邪热炽盛之现象也。拟用白虎加人参汤，再加滋阴理气之品，盖此时大便已实，故敢放胆治之。

处方：生石膏五两，轧细　野台参六钱　知母六钱　天花粉六钱　玄参六钱　生杭芍五钱　生莱菔子四钱，捣碎　生麦芽三钱　鲜茅根三钱　粳米三钱　甘草三钱

共煎汤一大碗，分四次温饮下，病愈不必尽剂。

效果：将药分四次服完，热退强半，精神已清，气息已顺，脉象较前缓和，而大便犹未通下，因即原方将石膏改用四两，莱菔子改用二钱，如前煎服，服至三次后，大便通下，其热全退，遂停后服。

说明：愚用白虎加人参汤，或以玄参代知母（产后寒温证用之）、或以芍药代知母（寒温兼下痢者用之）、或以生地黄代知母（寒温兼阴虚者用之）、或以生山药代粳米（寒温热实下焦气化不固者用之、产后寒温证用之），又恒于原方之外，加生地黄、玄参、沙参诸药以生津液，加鲜茅根、芦根、生麦芽诸药以宣通气化，初未有加莱菔子者，惟此证之气分虚而且郁，白虎汤中加人参可补其气分之虚，再加莱菔子更可理其气分之郁也。至于莱菔子必须生用者，取其有升发之力也。又须知此证不治以白虎汤而必治以白虎加人参汤者，不但为其气分虚也，凡人外感之势炽盛，真阴又复亏损，此乃极危险之证，此时若但用生地黄、玄参诸滋阴之品不能奏效，即将此等药加于白虎汤中亦不能奏效，惟生石膏与人参并用，独能于邪热炽盛之时立复真阴，此所以伤寒汗吐下后与渴者治以白虎汤时，仲圣不加他药而独加人参也。

以上出自《医学衷中参西录》

陈莲舫

杭州。肝气侮中，脾胃不主升降，脉象细弦，治以调中。

淡吴萸　煨益智　制川朴　抱茯神　法半夏　川郁金　真獭肝　荜澄茄　焦建曲　远志肉
广陈皮　檀香

上洋，钱。当脘胀满，得食不消，非呕即泻，脉象沉弦，厥阴冲犯阳明，当要治以温养。

安肉桂　煨益智　制川朴　法半夏　川郁金　白茯苓　真獭肝　荜澄茄　焦建曲　新会皮
生白芍　姜竹茹　檀香

陈。湿阻中虚，神倦恶心，脉息濡滞，治以和中化湿。

法半夏　焦白术　枳椇仁　川郁金　白茯苓　生谷芽　陈秫米　川石斛　葛花　新会皮
白蔻仁　竹茹

以上出自《莲舫秘旨》

邵兰荪

大西庄黄。肝逆犯胃，脘格呕恶，脉右细滞，左弦，舌色还和。宜苦辛通降为妥。八月十
四日。

干姜四分　猬皮钱半　蔻壳钱半　乌药二钱　厚朴一钱　通草钱半　赤苓四钱　玫瑰花五朵　仙半
夏钱半　谷芽四钱，吴萸五分拌炒　川连八分

清煎三帖。

又：呕恶已除，脉弦细，舌微白，着根淡黄。湿热未净，气机不利，宜和中利湿为妥。八
月廿八日。

藿梗二钱　蔻壳钱半　谷芽四钱　甘松四分　省头草钱半　赤苓四钱　枳壳钱半　绿萼梅钱半　厚
朴一钱　新会皮钱半　通草钱半

史介生评：气机阻滞，清阳不展。初方以平肝和胃，而胃气渐和，呕吐已止。次以湿尚未
净，故进利气渗湿之方。

《邵兰荪医案》

王仲奇

高。南市，十月初四日。痰气壅滞，胃逆失降，胸脘闷痛，呕恶反食，必将痰涎酸水呕出
乃已，脉濡弦。势成反胃，久恐关格。治以苦降辛通。

薤白二钱　全瓜蒌三钱　法半夏钱半　陈枳壳钱半，炒　旋覆花二钱，布包　玉苏子二钱　淡干姜六
分　川连三分，炒　娑罗子二钱　山豆根钱半　射干一钱　沉香曲钱半，炒　茯苓三钱

二诊：十一月廿四日，幽门得通，阳明腑气顺行，胸脘闷痛、呕恶反食及痰涎酸水皆已见
愈，脉软弦。仍以苦辛通降剂丸，兼除萌蘖。

薤白一两　全瓜蒌两半　法半夏一两　淡干姜四钱　川黄连二钱，炒　佩兰两半　藿香八钱　玉苏
子一两　山豆根一两　陈枳壳一两，炒　沉香曲一两，炒　前胡一两　娑罗子一两　佛手柑八钱　云茯苓
两半

上药研为细末，用旋覆花（布包）八钱熬水法丸，每早、晚以开水送下三钱。

余右。二马路。肝气偏亢，胆失清静，胃少降和，头胀且眩，耳鼓鸣响，胸闷，呕苦吐逆，食亦呕出，耳鼻内痒，脉弦。治以疏肝降胃，清泄少阳，但年老未可疏忽。

法半夏　野茯苓　条芩炒　陈枳壳炒　旋覆花布包　代赭石先煎　玉苏子炙　白蒺藜　绿萼梅　广皮　夏枯草　二青竹茹姜汁炒

二诊：呕逆吐苦已平，胸闷亦舒，头胀且眩、耳鼓鸣响已较清静，惟耳、目、鼻内仍痒，脉濡弦。仍以清泄少阳可也。

霜桑叶　甘菊花　白蒺藜　夏枯草　法半夏　旋覆花布包　条芩炒　山栀炒焦　茯苓　绿萼梅　金钗斛　二青竹茹姜汁炒

三诊：气火内扰，清空失清，胃少降和，头胀且眩，耳鼓鸣响，肢麻善惊，耳、目、鼻内仍痒，日来又曾呕苦吐逆，脉弦滑。仍以清泄少阳、阳明可也。

夏枯草　白蒺藜　绿萼梅　金钗斛　法半夏　全瓜蒌　茯苓　甘菊花　旋覆花布包　无花果　代代花　二青竹茹姜汁炒

四诊：气火内扰，犯胃过膈，上凌清空，头胀且眩，耳鼓鸣响，肢麻善惊，耳、目、鼻内作痒，口苦呕逆，便秘，腰酸，脉弦。再以清泄少阳、阳明可也。

法半夏　全瓜蒌　川黄连姜汁炒　陈枳壳炒　旋覆花布包　白蒺藜　条芩炒　杏仁去皮尖杵　绿萼梅　续断炒　玉苏子炙　代代花

以上出自《王仲奇医案》

吴鞠通

恒氏，二十七岁。初因大惊，肝气厥逆，呕吐频仍；后因误补，大呕不止，呕即避人，以剪刀自刎，渐至粒米不下，体瘦如柴，奄奄一息，仍不时干呕，四肢如冰，后事俱备，脉弦如丝而劲。与乌梅丸法。

辽参三钱　川椒炭四钱　吴萸三钱,泡淡　半夏四钱　姜汁三匙　川连二钱,姜炒　云苓块五钱　乌梅五钱,去核　黄芩炭一钱

服二帖而进米饮，服四帖而食粥，七帖后全愈。后以两和肝胃到底而大安。

癸亥三月二十日，金，六十八岁。旧有痰饮，或发呕吐，仍系痰饮见证。医者不识，乃用苦寒坚阴，无怪乎无可存之物矣。议食入则吐是无火例。

淡吴萸五钱　半夏八钱　淡干姜五钱　生薏仁六钱　广皮三钱　生姜汁三匙

水五杯，煮二杯，分二次服，渣再煮一杯服。

廿三日：前方业已见效，但脉迟紧，与通养胃阳。

人参一钱五分　淡吴萸三钱　半夏三钱　生薏仁三钱　茯苓二钱　生姜五片

不拘帖。

辛卯五月廿八日，喻，六十一岁。肝郁停痰呕吐百余日，治不如法，肝未愈而胃大伤。议与苦辛以伐肝，甘淡以养胃阳。

姜半夏五钱　人参三钱　淡吴萸三钱　云苓五钱　川椒炭四钱　炒川连五钱　生姜汁三匙,冲

煮三杯，分三次服。

六月初四日：于前方内减川椒炭一钱、淡吴萸一钱，加旋覆花（新绛纱包）三钱、香附三钱、姜半夏一钱。

初六日：肝木横穿土位，呕逆百余日不止，与苦辛伐肝，用甘淡养胃阳，已见大效。俟胁下丝毫不胀，用此方镇肝逆，养肝阴，补中阳。性情之病，胸中须海阔天空，以迓天和。

代赭石八钱　人参三钱　姜半夏六钱　云苓块六钱　炙甘草三钱　旋覆花三钱，包煎　生姜三钱

煮三杯，分三次服。

以上出自《吴鞠通医案》

曹沧洲

某右。肝胃不和，痰饮气机交郁，食下作噫，噫久闷胀稍松，易泛酸，吐清沫痰，脉软弦，延防膈气，未可因循旁贷。

上川连五分，盐水炒　枳壳一钱半　旋覆花一钱半，包　戌腹米三钱，包　淡吴萸二分，盐水炒　法半夏一钱半　茯苓四钱　炒谷芽四钱，包　煅瓦楞粉一两　橘红一钱　沉香片三分　绿萼梅一钱，去蒂

某右。胃阳式微，肝木乘之，脘次作痛，泛吐酸水，得食呕吐，舌白黄，脉细软，大便旬日一行，少腹胀硬，痰湿气机互郁，中运无权，体乏病深，防成膈气，理之不易。

旋覆花一钱半，绢包　淡吴萸二分，盐水炒　白芍一钱半，桂枝三分同炒　炙鸡金四钱，去垢　代赭石四钱，煅　白芥子一钱　淡干姜三分　火麻仁泥一两　沉香片三分　制半夏一钱半　瓜蒌皮四钱，姜水炒　绿萼梅一钱，去蒂　露天曲一钱，包生谷芽五钱

肝胃不和，积饮作泛，脉软弦，宜导之下行。

旋覆花一钱半，绢包　橘红一钱　泽泻三钱　瓜蒌皮四钱，切　代赭石四钱，煅　制半夏二钱　苏子钱半　炒谷芽一钱，包　淡吴萸二分，盐水炒　茯苓五钱　绿萼梅瓣一钱

以上出自《吴门曹氏三代医验集》

徐锦

朱观察延诊案云：风邪湿热交阻，兼夹积滞，胸痞，呕吐酸水，寒热去来无定，溺短而赤，大便坚燥，表里俱病，且先开提少阳，俾得准疟方妥。小柴胡汤去参、甘、姜、枣，加苏梗、枳实、六曲、川朴、左金、桂枝、泽泻、陈皮、赤苓，一剂而呕吐稍缓，矢气频而大便不行。

再诊案云：邪滞溷阻不解，腑气旬日不通，既不转疟，舌干焦黄，苔垢，防有劫津变幻之险，拟双解法。照前方去枳、桂、曲、左金、泽，加姜皮、制军、川连，一剂而腑通未畅，余谓邪滞未净，必得彻底澄清，方无反复。

三诊：川连、川朴、枳实、青皮、蒌皮、陈皮、制军易生军、赤苓，一剂而燥屎甚多，余谓寒热渐减，舌苔稍化，险津已越，尚须清理。

四诊：黄连温胆汤加青蒿、黄芩、蒌实，两剂诸恙向安，以开胃健脾，佐消痰食之剂渐次调治而痊。

《心太平轩医案》

丁泽周

谭左。肝气夹痰饮交阻中焦，胃失降和，气升胸闷，食入呕吐，脉象弦细，入夜口干，脾不能为胃运其津液输布于上也。姑拟吴茱萸汤合覆赭二陈汤加减。

炒党参钱半　仙半夏二钱　淡吴萸三分　云茯苓三钱　陈广皮一钱　旋覆花钱半，包　代赭石三钱　淡干姜三分　炒谷麦芽各三钱　佩兰梗钱半　白蔻壳八分　陈香橼皮八分　姜水炒川连三分

《丁甘仁医案续编》

傅松元

刘河一海口也，五方杂处，光蛋匪类，往来如织，幸不出事者，实赖粮帮文殿玉一人。其手下人既多，又肯慷慨周济，故虽有匪来，只许一宿，不准久留，此刘河一方之得以安全也。当辛亥光复之际，绅商学界，同请文君议练商团，保安全镇。殿玉乃领队梭巡，自秋入冬，日夜不懈，及春劳悴太过，渐至食少神疲，脘窒不通。至初夏，实已神疲力竭，方始养息。至端午节病益剧，早食暮吐，自知病重，乃买棹赴苏，就费家医治一月，非维不减，竟至粒米不进，随食随吐。六月中回刘，其徒祁三益往候谓之曰："曾记老管二十年前，患热病发斑，几至危殆，傅先生一力治愈，何不仍请医之？"殿玉云："我病既经费医之大误，不必言医，毋来溷我。"三益云："何妨请求一诊。"匆匆走至余家，告以老管之病，如是如是。余至，见其面，不识其人。正食西瓜，食入随吐。切其脉，沉细无力，形如骷髅，声音低塞，问其饮食，粒米不受者已一月。问其吐出之味变乎？云西瓜食下是甜，吐出即酸。余为之用炮姜、白蒺、党参、煨葛、法夏、陈皮、川朴、赭石、白石粉一方，嘱伊家煎半杯，白石粉调服。及二帖，云吐已无酸。第三日为其改用平胃散加虎腊、炮姜、赭石，仍吐。后祁三益相晤告云："今老管吐已不酸，惟食不得下，奈何？"余为疏穄麦细粉，煮稀粥饮之，初食一口即止，停三时再食，两口即止。明日初食二口即止，第二餐三口便止，以后日渐加增，初不必其多，只须能受也。如是一月后，日可食二碗，两月后可食三碗，至岁底，虽未尽复元，亦可小愈矣。穄麦一名元麦，非大麦小麦，吾乡磨碎和米煮饭，性能下气也。

《医案摘奇》

贺季衡

陆女。痰浊阻中，降化失职，脘闷或作痛，呕吐不已，酸水痰涎杂出，烦扰不寐，便结不通，经居两月，脉沉细左伏，舌苔腐腻。以脉论，防闭逆。

左金丸八分　藿香一钱五分　旋覆花一钱五分，包　炒枳实一钱　姜半夏一钱五分　云苓三钱　新会皮一钱　大白芍二钱　川郁金二钱　姜山栀二钱　姜竹茹一钱五分　姜汁三滴，冲

另：辟瘟丹一块，开水磨服。

二诊：今日呕吐已止，烦扰渐安，而脘闷及痛未已，便结不通，经居两月，左脉渐起，舌苔仍腐腻满布。中宫积蕴未透，守原意更进为宜。

姜川连四分　淡干姜七分　炒枳实一钱五分　姜半夏一钱五分　旋覆花一钱五分，包　黑山栀二钱　大白芍二钱　陈橘皮一钱　藿香一钱五分　白蔻八分，杵　云苓三钱　姜竹茹一钱五分　姜汁三滴，冲

三诊：脘痛呕吐俱减，而仍不时烦扰，渴而不饮，便结不通者旬余，经居两月，左脉已起，舌苔厚腻前畔已化。中宫暑湿初化，肝胃之气不和，当再宣化。

姜川连四分　淡干姜七分　炒枳实一钱五分　上川朴一钱　全瓜蒌四钱，姜汁炒　姜半夏一钱五分　云苓三钱　陈橘皮一钱　旋覆花一钱五分，包　大白芍二钱　佩兰二钱　姜竹茹一钱五分　佛手八分

刘女。始而下痢腹痛，或杂白垢，既止后，便结不通，胸痞烦扰，呕吐酸水痰涎，脉沉细右伏，舌苔腐白，口渴喜饮。肠胃余浊未净，肝气上逆也。通降为先。

上川连四分　淡干姜五分　姜半夏一钱五分　大白芍二钱，吴萸三分拌炒　白蔻八分，杵　枳实一钱　云苓三钱　旋覆花一钱五分，包　藿香一钱五分　川郁金二钱　姜竹茹一钱五分　姜汁三滴，冲

二诊：今日呕吐已止，烦扰亦安，胸痞亦减，腑通未爽，右脉已起，舌白转黄，口渴喜饮。肝胃初和，肠腑余浊未尽耳。守原意出入。

姜川连五分　淡干姜五分　姜半夏一钱五分　川郁金二钱　枳实一钱　大白芍二钱，吴萸三分拌炒　旋覆花一钱五分，包　佩兰二钱　藿香一钱五分　姜山栀二钱　姜竹茹一钱五分　姜汁三滴，冲

三诊：日来呕吐烦扰俱退，腑通亦爽，左脉亦起，舌白转黄，口渴。肝胃初和，守原意进步。

姜川连三分　淡干姜五分　姜半夏一钱五分　白蒺藜四钱　旋覆花一钱五分，包　枳实一钱　川郁金二钱　佩兰二钱　大白芍二钱，吴萸三分拌炒　云苓三钱

以上出自《贺季衡医案》

赵文魁

十一月初七日，赵文魁请得端康皇贵太妃脉息。左关沉弦，右关沉滑。肝热轻清，惟中焦饮热欠清。今拟清热调中化饮之法调理。

大瓜蒌六钱　胆草三钱　炒栀三钱　酒芩三钱　腹皮子四钱　枳壳三钱　橘红三钱　焦楂四钱　炒稻芽四钱　姜连二钱，研　酒军二钱

引用鲜竹叶水煎药。

按：前服清上调中舒化之方，肺肝结热轻减，而中焦饮热仍未清解，故仍当以清热化饮调中和胃之法调理。方中大瓜蒌、胆草、炒栀、酒芩、姜连、酒军清泻肝胃饮热；腹皮子、枳壳、橘红、焦楂、炒稻芽理气调中，和胃化饮。引用鲜竹叶清热利尿，导饮热从小便而出。

九月十三日戌刻臣佟文斌、赵文魁请得老佛爷脉息。左关弦数，右部沉滑。此系胃蓄饮滞，肝热上乘，以致有时头晕、食后作呕。谨拟清肝调胃之法调理。

菊花三钱　薄荷三钱　天麻二钱　羚羊角二钱，另煎兑　陈皮三钱　法半夏二钱　竹茹二钱　姜朴三钱　枳实三钱，炒　槟榔三钱　焦三仙六钱

引用一捻金一钱，分冲服。

按：从左关弦数来看乃肝经之郁，郁久化热之象，脉右部沉滑，脉沉主里，又主水蓄，脉滑为痰，是有形之阴邪。其证有时头晕，食后作呕，也说明肝热上乘，胃蓄饮滞。针对病因采用清肝热、定头晕，降逆逐饮以调胃腑之方法。

方中以菊花、薄荷、天麻清肝经之风热，且能定肝热引起的眩晕。羚羊角色白入肝、肺二

经，在清肝肺之热中确是妙药。陈皮、半夏、姜朴、枳实合用具有平胃和中，展气退胀之功，又能降逆定呕，所以在肝热蓄饮、头晕、恶心、木郁上逆、胃气失降时，用之甚效。本方陈皮和胃宽中，法夏降逆和胃，姜川朴以宽中焦而展气，枳实破气结而兼导滞，竹茹和胃止呕，槟榔化水邪而导积滞，焦山楂化肉食，焦神曲以化面食，焦麦芽以化稻谷之积又能通导胃肠，共为清肝热，降逆气，宽中导滞之功，故一药而愈。

方中最后，引用一捻金一钱五分，随汤药送服。考一捻金散，为六科准绝方，治小儿重舌、木舌。药用：雄黄二钱、硼砂一钱、脑子少许、甘草五分。研为细末用。

一捻金为临床小儿科常用药物，一般用于小儿蕴热口疮、重舌、木舌等证。因本品能清热化痰，故在痰热便秘时常用。北京地区药店甚多，配方也不一致，是否还加有清泄痰热之品也不一定，故录之以供参考。

在本方中何以用小儿清化痰热之药？余以为本药为儿科药品，又有效。用之副作用定微小，又可取效，这也是临床家经常运用的手法。为什么古人尚能临证变通用药，而今有人在教学中还是为教学而教学。如果不通过大量的临床实践，将自己临床所得再讲到书中去，那就再过一千年还是讲太阳病脉浮头痛……于治疗现代诸多疾患无益。必须既能介绍古人的思维，又能合今天的科学时代，将中国医学提高地运用于临床，更好地造福于人类。

五月十四日戌刻，赵文魁请得皇上脉息。左寸关弦数，右寸关浮数。中州蓄饮，外受暑邪，以致头晕肢倦，时作呕逆，手心烧热，舌苔滑白。今拟清暑止呕化湿代茶饮调理。

藿香叶一钱五分　苏梗一钱五分　川连一钱五分，研　陈皮二钱　腹皮子各二钱　木通一钱五分　条芩二钱　竹茹一钱

引用益元散（包）三钱、三仙炭各二钱。

按：病属内有停饮，外受暑邪，"热得湿而愈炽，湿得热而愈横"，暑湿相合，弥漫上下，郁遏阳气，可见头晕、肢倦、呕逆诸证。治当清暑止呕，芳香化湿。药用藿香叶轻清走上，芳香解暑，兼能理气止呕，川连、条芩苦寒燥湿清热，苏梗、陈皮、腹皮理气宽中燥湿，竹茹清热止呕，木通、益元散清暑利尿，三仙炭消食导滞。合方代茶饮，以使三焦畅，湿热清而病解。

五月十五日赵文魁请得皇上脉息。左寸关弦数，右寸关浮象较减，右关仍觉滑数。暑邪微轻，惟中州湿饮尚盛，以致头晕、肢倦、湿热下行。今拟和中化湿代茶饮调理。

藿香梗二钱　粉葛二钱　茅术二钱，土炒　陈皮二钱　赤苓皮三钱　猪苓二钱　扁豆三钱，炒　川柏二钱　六一散三钱，包煎　木通一钱

按：药后暑邪渐解，中州湿饮尚盛，故仍有头晕、肢倦等征象，拟和中化湿法。遵循"通阳不在温，而在利小便"这一基本原则，药用赤苓皮、猪苓、扁豆、木通、六一散等健脾利尿；伍以藿香梗芳香化湿，理气和中；粉葛升阳；陈皮理气健脾；川柏清化湿热。合方代茶饮服，使湿有去路，邪热亦随之而去，气机调畅，则病向愈。

五月十六日赵文魁请得皇上脉息。左寸关弦缓，右寸关滑而微数。诸证轻减，惟湿热未清，胃气欠和，今拟和胃化湿代茶饮调理。

赤苓皮三钱　扁豆三钱，炒　苡米三钱，炒　新会皮一钱　冬瓜皮二钱　壳砂六分　木通一钱

引用焦槟榔二钱、六一散（包煎）三钱。

按：服药二日，诸证轻减，脉证合参，证属湿热未清，胃气失和，拟化湿和胃之法，邪去而正安，不可一味壅补。药用赤苓、扁豆、苡米健脾益气，淡渗利尿；木通、六一散利尿清暑；

冬瓜皮肃肺化痰兼以通利小便；壳砂醒脾和胃；焦槟榔通畅肠腑。湿热去，气机调，胃气安和。

五月十七日赵文魁请得皇上脉息。左寸关弦缓，右寸关滑缓。诸证均愈，惟中焦浮热未清，今拟和中清热代茶饮调理。

赤苓皮二钱　扁豆三钱，炒　新会六分，白去　寸冬二钱，带心　淡竹叶六分　栀皮一钱五分，炒　木通一钱

按：调理数日，诸证均愈，惟中焦浮热未清，以清淡平和之品清热利湿，健脾和胃而收功。

闰五月初七日，赵文魁诊得五奶奶脉息。右寸关滑数，左寸关弦数。蓄饮为热，膈间气道不舒，曾作呕吐，腹下作胀。允宜调中清热兼于利水调治。

南苍术二钱　法半夏四钱，研　云茯苓三钱　广陈皮二钱　生槟榔三钱　青皮子三钱　煨木香一钱五分　建泽泻三钱　广缩砂一钱五分　瓜蒌根三钱　生杭芍二钱　宣木瓜一钱五分

引用白通草一钱。

按：右寸关脉滑数主饮热内蓄于肺脾，阻塞于胸膈；左寸关弦数主肝经郁热，肝气横逆，膈间气道不利。脾胃居于中焦属土，职司运化水谷，又为气机升降之枢纽。脾升胃降，以维持饮食物的正常消化吸收，使水津四布，气机调畅。肝居胁下属木，正常情况下，能曲能直，保持着升发条达冲和之性，能疏利气机，使气道通畅；疏泄脾土，助脾胃运化；疏通三焦使水道畅达。若脾胃运化失职，则水谷不化精微反为痰饮，饮邪蓄于中，必阻气机升降，使脾土壅滞，土壅则木郁。肝为刚脏，木郁不伸，久必化热，肝气横逆，乘脾克胃，使中焦气机升降逆乱，饮热之邪，郁气流窜，冲逆于上，则发呕吐；阻滞于下，则生腹胀。证属木土不和，治当疏土平土，调中柔肝，清热化饮，兼以理气行水。

方中用苍术、半夏、陈皮燥湿健脾，化饮和胃止呕。砂仁辛温，归脾、胃、肾经，辛温通，芳香理气，偏行中下二焦之气滞，尤善理脾胃之气滞，醒脾和胃，止呕除胀。青皮子色青入肝，疏肝理气，以开肝经之郁。白芍、木瓜酸甘化阴，补肝之体，以缓肝之急，且能定抽，兼能和中祛湿。木香辛苦而温，归肺、肝、脾、胃、大肠经，辛散、苦降、温通，芳香而燥，可升可降，通理三焦，尤善行脾胃之气滞，《珍珠囊》称其能"散滞气，调诸气，和胃气，泄肺气。"槟榔降气利水导滞。茯苓、泽泻、白通草淡渗利水，导饮热从小便而出。瓜蒌根清胸胃之烦热，且能生津润燥，以缓和诸药峻烈之性。本方饮、热、气并治，配伍严谨，所虑甚周。

闰五月初八日，赵文魁诊得五奶奶脉息。右关沉滑，左寸关弦而近数。呕逆已愈，只气道尚欠协和。今拟清胃调肝之法调治。

赤苓块四钱　法夏三钱　陈皮三钱　壳砂一钱　杭白芍三钱　槟榔三钱　青皮三钱　川连一钱五分，研　酒胆草二钱　木通二钱　泽泻三钱

引用益元散（包）三钱。

按：昨日药后，治中肯綮，病势衰减，呕逆已止。余邪未尽，气机尚欠调和。故治仍宗前法化裁，清胃调肝，击鼓再进。

方中半夏化痰降逆，和胃止呕。陈皮、青皮、砂仁行气消积化滞。张子和云："陈皮升浮，入脾肺，治高而主通；青皮沉降，入肝胆，治低而主泻。"二者合用，通利三焦气机。白芍缓肝之急，胆草泻肝之火，川连清胃之热。槟榔降气行水。茯苓、泽泻、木通、益元散（滑石、甘草、朱砂）利湿化饮，泄热清火。诸药合用，使饮化热清，肝脾协和，气机通畅，而恙可瘥。

孙右，52 岁。

七情郁结，木土不和，肝热胃受其克，土郁气反上逆，呕吐月余不止。分调升降，呕吐自愈。

川黄连一钱五分　干姜炭一钱　法半夏二钱　乌梅炭一钱　黄芩二钱　炒官桂一钱　砂仁壳一钱，研　茯苓三钱

按：肝为刚脏，气升于左，在五行属木，主疏泄，主藏血，性喜条而恶抑郁，体阴而用阳。肝之疏泄功能正常，则人体气机调和，精神愉快，协助脾胃气机升降，以防脾土壅滞，又可促进胆汁之分泌、排泄，助脾胃之消化功能。然就脏腑之特点而言，肝气易郁，肝阳易亢，脾土易虚，若其人忧思恼怒，所愿不遂，七情郁结，便可致肝气郁滞，气机不畅。"气有余便是火"，气郁日久，不得发泄，便可化热化火，肝热上冲，肝气横逆，恃强凌弱，乘脾克胃，侮其所胜，遂致木土不和。但肝气之所以能横犯脾胃，必先有脾土之虚，若脾土不虚，纵有肝木之盛，亦不受侵。肝气犯胃，胃气不降反上逆，故见呕吐。中阳本虚，故病延月余而不愈。除此之外，尚可见胁腹胀痛、口苦、泄泻等证。治当扶土抑木，燮理气机，以复其升降。

方用黄芩、黄连苦寒，清泄肝胃之热以平其冲逆之势；干姜炭、官桂辛热，温中补阳，厚脾胃止泄，寒热并用，以能降其格拒之势。干姜炒炭，守而不走，温而不散。乌梅酸涩收敛，养肝之阴，缓肝之急，止呕止泻，炒炭用，旨在增其传涩之力。且能防其留邪。砂仁壳辛温芳香，辛温能行气温中，芳香能化湿醒脾，用之可调中健脾，理气止痛，止呕止泻。半夏辛温而燥，化痰饮，和胃气，止呕逆。茯苓甘淡，健脾补中，利水渗湿，扶助中土。本方既用姜、桂、夏、砂之辛，复有芩、连之苦，辛以开通郁闭，苦以降逆泄浊，辛开苦降，调理气机，使之升降有序。更有乌梅之酸收缓急，茯苓之淡渗调中。且寒热并投，各得其所。用药虽少，立意颇深，痼疾虽久，亦可痊矣。

十一月初六日申刻，赵文魁请得端康皇贵太妃脉息。左关沉弦，右关滑而近数。肝肺结热，气道欠调，以致食后作呕，有时头疼。今拟清上调中舒化之法调理。

甘菊花三钱　薄荷二钱　抚芎一钱五分　胆草三钱　腹皮子四钱　炒栀三钱　姜连二钱，研　橘红三钱　炒枳壳三钱　酒军二钱　焦楂四钱　酒芩三钱　瓜蒌六钱　郁李仁三钱。

以上出自《赵文魁医案选》

范文甫

张先生。食入于胃，运化在脾，脾升则健，胃降则和。今胃阳不足，不能纳食，脾气不足，不能运食，以致食入反出，胸中闭塞，大便秘结，舌苔白腻，脉象弦细。以胃脉本下行，虚则反逆，用仲景大半夏汤主之。以半夏降逆止呕，参、蜜补虚安中，脾胃调，升降常，呕吐从此可愈矣。

姜半夏12克　西党参9克　白蜜2匙

忌葱。

宋君。元神虚极，脉来无力，舌淡面㿠。前患肿胀。今无论其病因如何，以急救其元，尚恐不逮。因兼呕恶，食欲不振，不得不从此商治，否则药不入胃，何望效果。

茯苓9克　　党参12克　　姜半夏9克　　姜炭3克　　白蜜2匙

以上出自《范文甫专辑》

沈绍九

曾某子，生十余日即病呕吐，嘱用煨生姜、法半夏、茯苓，煎水随时饮之，恐久吐损伤脾胃，引起不良转变。用小半夏加茯苓汤以定吐，取其功专也。满月后前来诊视，见其形瘦而面色青白，此先天不足，不能专治其痰，宜扶后天之土，用甘温益阳法。方用：

党参一钱五分　　秦当归一钱五分　　砂仁一钱五分　　白术一钱　　煨生姜一钱　　广陈皮五分　　炙甘草五分

服此方俟吐定后，可用六君子汤的药物为粗末，同姜、枣煎汤缓缓调治。以前曾治一婴孩，因吐泻伤阳，形瘦，面色苍白，将转慢脾，先用辛热温阳之剂，好转后即用此方调理月余渐愈。

曾某照嘱服药，病儿逐渐好转壮健。

《沈绍九医话》

姚甫

张某某，女，28岁。住拢县东南公社高庙大队。1981年10月找姚师就诊。停经两月，开始胃纳不佳，饮食无味，倦怠嗜卧，晨起头晕恶心，干呕吐逆，口涎增多，时或吐出痰涎宿食。经服中药温胆汤等未愈。渐至水饮不入，食入则吐，所吐皆痰涎清水，稀薄澄澈，动则头晕，呕吐增剧。姚甫诊治。脉细而滑，苔白而腻。脉证合参，一派虚寒之象。遂拟干姜5克、党参10克、半夏5克，水煎，日一剂。连服三剂呕吐大减，始能进食，尽四剂呕吐俱停。但饮食尚少，继以香砂六君汤调理而安。后顺产一男孩。

按：姚师体会此方应用对象，当以《医宗金鉴》所指的"胃中素有寒饮"为准则。而胃有寒饮，必由于脾虚运化无权，此种脾虚又当责之火不生土。因脾为湿土，职司运化五谷为精气而主升；胃为燥土，职司纳谷而主降。今脾虚不为胃行其津液，则胃阳不降。痰饮潴留胃中，上逆而为呕。故本方以干姜大辛大热，温中散寒；佐以人参补其中土之虚而治本；兼用半夏之辛温燥湿，和胃祛痰，以止上逆之呕吐。三药皆入脾经，而干姜兼能入肾，所谓暖火以生土。药仅三味，组织严密，标本兼顾，用于虚寒之妊娠恶阻，实有药到病除之妙。

干姜人参半夏汤（丸）方出《金匮·妇人妊娠病脉证并治》云："妊娠呕吐不止，干姜人参半夏丸主之。"《医宗金鉴》注曰："妊娠呕吐，谓之恶阻。恶阻者，谓胃中素有寒饮，恶阻其胎，而妨饮食也。"姚师曾用本方治疗属于胃虚有寒之妊娠恶阻及由于胃有寒饮而致的腹痛吐逆、眩晕、痛经等，收效都很满意。

陈某某。男53岁。陇县东南公社梁家村大队人。患者有吐蛔虫史，最近月余，每日早饭后即呕吐饮食涎沫，其味酸苦，嘈杂心烦，一直延至下行1~2小时方止。致每日不敢早餐，曾服止呕药罔效。于1973年5月1日姚甫诊治。手足发厥，上热下寒，口渴不欲饮，食少肌瘦，大便稀溏，午后身热面赤，苔薄白，脉弦细。证属肝逆犯胃所致。用乌梅丸转枢厥阴。处方如下：

乌梅15克　　党参12克　　细辛5克　　桂枝5克　　附片6克　　干姜5克　　黄连4克　　黄柏6克　　当归6克
花椒5克　　法夏10克

煎服三剂，病大减轻。后用原方丸服至半月后，呕吐已平，手足温和，饮食渐增。又处以下方调理。

党参30克　白术30克　山药30克　莲肉30克　酒芍30克　川芎30克　神曲30克　炙草9克　扁豆4克

九味为末，姜汁打神曲糊丸，如梧子大。每服60丸，空心开水送下，每日二次。药尽病愈。

按：姚师受陆渊雷先生《伤寒论今释》乌梅丸项下之案例启发，经临床反复实践，体会到乌梅丸在方剂书中虽列在驱虫剂内，但实际效用并非专为杀虫而设，而是治疗厥阴经寒热错杂蛔厥证的代表方剂。用以调理寒热，和胃止呕及久痢不止，均有捷效。特别是治疗呕吐有奇效。但其证必以肝逆犯胃为征，夹有手足发厥、上热下寒、渴不欲饮、苔薄白、脉弦细等证。

以上出自《宝鸡市老中医经验选编》

刘云湖

病者：武昌上新河恒心里二号，倪妇，年四十余，青山人。

病因：与夫不睦，而有离居之恨，不免胸怀抑郁。

证候：一日偶病呕吐，不寒热而心烦痞，呕吐苦水，勺水不入，腹胀满而痛，五六日来病不增减。

诊断：脉沉而弱，此乃肾气上冲、凌心之证也。

疗法：与左金丸合代赭旋覆汤主之。

处方：上平片四钱，潞党参、炒白术、杭芍各三钱，灶心土二钱，旋覆花、乌梅各一钱五分，黄连、甘草各一钱，吴萸、赭石各八分，淮牛膝一钱五分。

效果：二剂而安。

理论：素多抑郁之人，其肝气多不舒，肝气之不舒，复加以胃气过虚，故此证适合而发，五六日来勺水不入，不寒热而心烦痞，呕吐苦水，腹胀满而痛，木邪乘虚侮土之证也，伤寒论发汗若吐若下解后，乃有此证。今病五六日之久，不寒热非伤寒之汗，下后可比，是知中胃素虚，而肝邪乘隙而侮，故发现此种种矣。腹胀满而痛，胃虚有虫动之热，故以温补降逆为剂也。

方论：此方以温胃降逆为主，方本加味代赭覆，亦即泻心汤之变剂也。胃气既虚，故以潞党、白术安胃，木邪侮土，当以白芍、赭石平肝，腹胀而痛，乃脾胃虚，阴寒互结，蛔虫有不安之势，故以云苓制水气，吴萸合黄连为左金以通肝气，乌梅安蛔，旋覆、牛膝、赭石以降逆也。柯氏云，虚气上逆，非得金石之重为之镇坠，则痞鞭不能遽消，而噫气无能停止，代赭石秉南方之赤色，入通于心，坚可除痞，重可治噫，故用以为主剂也。

病者：孙瑞兰之母，年近六旬。

病因：陡然气逆。

证候：勺水难入，寒热间作。

诊断：愚诊关脉弦急，知肝胃气冲，因感寒而发。

疗法：与温散降逆之药。瑞兰曰，方虽此，恐难于过喉耳。愚曰，无妨，请令堂静卧，使人在旁以匙频频灌之，即令吐出，仍再灌之。俾令一二匙入腹，即不吐矣。

处方：炒香附三钱，半夏、云苓、吴萸、熟附片、生赭石各二钱，桂枝、毛化橘、砂仁各一钱五分，旋覆花（布包）一钱，降香末八分，煨姜大片。

效果：瑞兰依愚服法，初进数匙，入口即吐，良久进二三匙，即不吐矣，尽剂而愈。

理论：或问，气何以上逆。答曰，人身之气有两种：一种为先天之气，是谓元气，又谓之元阳，藏于脐下（脐下有气海、气街等穴），由命门中相火发源也；一种为后天之气，是谓宗气，又谓之大气（《内经》谓胸中之气为宗气，宗者大也，义同），积于胸中（胸中亦称气海），胸中之气，亦命火发源，系胃中谷气以充实耳。盖大气之作用，仍赖元气以为贯穿，以全生理之活泼，如元气衰，或偶食伤胃伤脾，则肝肾之元阳，既已不济，而杀谷之气，亦不上充于胸部，肺感空虚之困难，不能下降而与元气合，中间又大寒冷之滞隔绝，则气必逆行，所以勺水不入也。间发寒热者，即中焦寒滞之表现矣。

方论：此方用吴萸、桂枝、姜、附等以温肝胃而散风寒。香附、旋覆花、降香、半夏、桂枝等和肝胃而降冲气，又能疏通胸膈之滞，以赭石镇之。庶气之上逆者，得以平复，但生赭石分量过少耳。

以上出自《临床实验录》

周镇

荆妇荣氏，肝气每于立春前为甚。肝气乘胃，呕吐一日数次。服疏肝降胃之剂数剂，吐止食进而愈。方为制香附、片郁金、宋半夏、连皮苓、醋炒柴胡、白芍、金沸草、赭石、檀香泥、远志、鸡内金、陈香橼、生谷芽、左金丸等。迨闰五月，先病右胁腹闪痛；半月后，左胁亦痛引肩。性素肝旺易忿，气聚络瘀窒痹。用金铃子五钱、没药二钱、莪术钱半、白术一钱、赤白芍各二钱、生香附钱半、金沸草二钱、红花六分、归须钱半、丝瓜络三钱、首乌藤四钱、鸡内金三钱、参须五分、青葱管三茎、荷梗一尺。二剂，经行有瘀爽行，左右胁引痛均止。

观沧子，戊辰春在沪，胃病大发。食则呕吐，不饥不纳，每日只进汤心鸡蛋。医诊两次未应，回锡来诊。消瘦异常，始因忧虑伤食。按脉濡软，脾虚不运则呕食，心悸，溲黄。拟和中健运，理气化湿。半夏、苓神、薏仁、朴花、于术、蔻仁、益智、远志、旋覆、麦芽、党参、甘松、鸡内金、通草、藿香正气丸。嘱其稍进饮食，尚安。翌日呕止，饮食略多。用茯苓神、薏仁、于术、益智、党参、扁豆、新会皮、蔻仁、谷麦芽、鸡内金、黄精、菟丝。另备两剂，研末为丸，带沪。复吐，后将方改研末药，开水调服，竟愈。

以上出自《周小农医案》

翟竹亭

楮皮岗胡姓妇，年近七旬，患反胃证。每日饭后不一时许，呕吐不停，所食之饭，尽净吐出。某医作倒食治之，行气调胃止呕之药，无非香燥顺气之品，服过无数，四月不愈。邀余诊治，诊得肺胃脉洪数有力，年虽老而病有余。此是大肠有结粪，停滞不行，下窍不通，必反于上，肺脉之洪数，实由此也。胃为仓廪之官，大肠不通，胃中之水，不能由小肠传入大肠，胃有入无出，所以尽净吐出也。倘治肺胃，此是舍本求表，如何能愈！余用大黄 18 克、芒硝 12

克、桃仁 15 克、川牛膝 10 克、蜂蜜（冲服）30 克，一帖，下燥粪大如胡桃者三枚，如楝子者三十枚，皆硬似石子，由此诸证皆瘳。

《湖岳村叟医案》

孔伯华

刘男，正月十三日。酒家伤液，初患噎，半年后转为反食，津液为痰闭，兼肝家气逆所致也，脉弦滑而数大，亟宜清滋降逆。

生石膏两　鲜竹茹两　玉竹三钱　川牛膝三钱　鲜石斛六钱，先煎　旋覆花五钱　代赭石五钱　花粉五钱　板蓝根四钱　黛蛤粉两，布包　知母三钱　清半夏二钱　鲜芦根两　酒川军钱　郁李仁二钱　竹沥水五钱，分冲

二诊：正月十六日，加厚朴钱半。

《孔伯华医集》

赵寄凡

患者马某某，男，78 岁。因吃拌河蚌，呕吐食水不止，后为黏沫，大便亦泻稀水，面色苍白，四肢发凉。家属非常恐惧，意见不一，有的要去西医院急诊输液，有的说先服中药。赵氏看过病人，认为患者年老体弱，平素脾胃虚寒，又进食河蚌大凉食品，乃属两寒相加。寒邪上逆，故呕吐不止；脾阳虚，故下利清水；中阳不振，阳气不能达于周身，故四末发凉。给吴茱萸汤一剂：吴茱萸 10 克、党参 10 克、生姜 20 克、大枣 7 枚。一剂，水煎分二次服。服药半付，一小时后，患者安静吐止，又进半付药后，四末转温，安静入睡。第二天可进食米浆而不吐，又将吴茱萸汤一剂分二次服完，病愈，嘱患者以后饮食多加注意。

《津门医粹》

张汝伟

袁右，二十二岁，宁波。感风袭寒，子夜猝起呕吐，下则泄泻不止，腹中绞痛，冷汗直流。时在腊冬，状如霍乱，形寒身热，脉来浮数，苔布白腻，此湿热积滞蕴于内，外袭风寒，致肠胃之气，上冲下斥，宜疏解宣化法。

炒牛蒡三钱　苏叶梗三钱　仙半夏三钱　象贝母三钱　连翘壳三钱　焦神曲三钱　炒枳壳钱半　炒广皮钱半　广郁金钱半　姜竹茹钱半　薄荷叶一钱，后下　玉枢丹一块，打碎过服

二诊：前方服后，身热已退，形寒亦除，呕吐亦定，而泄泻依然，脉转濡弦，苔仍薄腻，渴不欲饮。湿犹未尽，再拟化湿和中，分泄小便治之。

制半夏三钱　焦枳实三钱　平胃丸三钱，包　大腹皮三钱　益元散三钱，包　猪赤苓三钱　佩兰梗三钱　青陈皮三钱，炒　佛手柑钱半　防风根钱半　广郁金钱半　姜竹茹钱半

本证始末：此为余弟媳袁蕴珍，系感寒、伤食、受气而起。二方服后，仅一日夜，得全告平息。但立方之意，倘认为痧气，而投香窜，必致热陷厥阴，转为痉厥，若误作伤寒；过投温表，必致实邪留恋，转成食厥，或发狂。此证认清是渴不欲饮，小溲短少，故用药如暑邪治。

第一方之苏叶梗、玉枢丹，第二方之佩兰梗、平胃丸是也。

《临证一得》

陆观虎

王某某，女，51岁。

辨证：呕吐、哕。

病因：感受暑邪。

证候：呕吐绿水而苦，纳少，全身作痛。脉细弦。舌质红，苔浮黄腻。

治法：清暑，和中，温胆。

处方：鲜佩兰6克，后下　伏龙肝6克，先煎去渣　制半夏6克　陈皮6克　炒黄连6克　炒枳实6克　炒竹茹6克　扁豆衣9克，炒　荷梗6克　益元散6克，包　鲜藿香6克。

方解：鲜佩兰、鲜藿香、扁豆衣、荷梗芳香清暑健脾利水，升清通气。伏龙肝、制半夏、陈皮、炒黄连、竹茹、枳壳清热开郁，温胆和胃以止呕吐绿水，兼以化积。益元散宁心清暑利水。

吴某某，女，43岁。

辨证：呕吐、哕。

病因：寒气入胃，气食相逆，复出于胃。

证候：得食作哕，脘鸣，脘腹胁作痛。脉细弦。舌质红，苔薄黄。

治法：理气，消食。

处方：伏龙肝6克，先煎去渣　焦稻牙15克　云茯苓6克　建曲炭9克　山楂炭9克　大腹皮9克　杜仲炭9克　代代花3克　佛手6克　玫瑰花3克　淡姜炭3克

方解：伏龙肝调中祛湿，降逆止哕。焦稻芽、建曲炭、山楂炭消食开胃化积以分清浊。代代花、佛手花、玫瑰花理气疏肝以止哕，兼止痛。大腹皮、淡姜炭行气消胀祛寒止脘腹胁作痛。杜仲炭固肾止腰痛。云茯苓健脾益气。

郭某某，女，35岁。

辨证：呕吐、哕。

病因：肝胃不和，气逆。

证候：得食作哕，脘中难受，便燥，头作痛而晕，小产二十余天。脉细数。舌质红，苔浮黄腻。

治法：柔肝和胃。

处方：白蒺藜9克　杭甘菊6克　紫丹参6克　粉丹皮6克　炒赤芍6克　蒲公英9克　茺蔚子9克　山楂炭9克　陈皮丝6克　丝瓜络6克　忍冬藤9克

方解：紫丹参破宿血生新血调经。炒赤芍泻火行血。粉丹皮和血凉血生血。白蒺藜、杭甘菊散风、平肝熄风以治头作痛而晕。茺蔚子调经养血，祛瘀生新。陈皮丝、山楂炭调中快膈，顺气行气，散瘀消食以止得食作哕。丝瓜络通经络行血脉，忍冬藤、蒲公英益血清热解毒。

卢某某，女，25 岁。

辨证：呕吐、哕。

病因：脾胃气虚，逆气上溢。

证候：得食作哕，脘胀腹痛频作。肩痛。脉细弦。舌质红，苔浮黄。

治法：健脾理气。

处方：炒萸连6克　杭白芍9克　苏梗6克　广木香3克　大腹皮9克　小茴香6克　丝瓜络6克，炙　扁豆衣9克，炒　陈皮丝6克　荷梗6克

方解：苏梗、广木香、小茴香、荷梗、大腹皮理气消胀以止脘腹胀痛。炒萸连、杭白芍泻心清火，行气解郁，伐肝安脾。陈皮理气和中以止得食作哕。丝瓜络通经活络以止肩痛。扁豆衣补脾除湿。

以上出自《陆观虎医案》

叶熙春

金，男，三十八岁。五月。上海。热郁中焦，胃失降和，食入即吐，口干而苦，齿龈肿痛，心烦寐劣，大便不畅，小溲短赤，脉象弦数，舌苔黄燥。治拟泄火降逆。

姜汁炒川连2.4克　炒黄芩6克　制大黄5克　黑栀9克　姜汁炒竹茹6克　盐水炒橘皮5克　淡吴萸1.2克　姜半夏6克　炒枇杷叶9克，包　生姜2片　原干扁斛12克，劈，先煎

二诊：前方服后，呕吐已止，大便畅通，口干咽燥不若前甚。仍守原法出入。

姜汁炒川连2.4克　黄芩5克　姜汁炒竹茹9克　茯苓12克　原干扁斛12克，劈，先煎　黑栀6克　姜半夏8克　淡吴萸1.5克　盐水炒橘皮5克　生姜2片　麦冬9克

《叶熙春专辑》

第二十三章　反胃

中神琴溪

　　竹屋街釜坐西丹后屋，三即兵卫者，来见先生曰："吾患反胃，已半年，众医药之弗愈。日不可为也，殆不可治乎。今也所赖者，阖都唯先生而已。"先生诊之，脉沉实，按胸下有一块而塞，曰："欲吐时，其块必先大痛难支。"曰："水块也。"即与导水汤，下利日五六行，月余乃愈。

以上出自《生生堂治验》

齐秉慧

　　曾治筠邑令叶进士，坐西台回任，涂中沐雨栉风，致患反胃之证。余有一面之交，令进八味地黄丸。不信，初食官燕，次饮牛乳，数旬无功，以致朝食暮吐，命在垂危。叶与余友王馨桂同乡，交好莫逆，时王母年逾七旬，亦患证同叶。延余诊治，余曰："伯母之恙，乃肾中真水竭，真火衰，非得上上紫油肉桂合八味丸壮水之主、益火之原不可活也。"忽叶令书至，托王聘余治疗，余曰："叶公之恙，前不信余方，延至今日，恐不及也。"王友迫至筠邑诊之，果不能起。

以上出自《齐有堂医案》

吴篪

　　佟，食久而吐，大便不实，胸膈痞闷，呕逆吞酸，脉伏迟细。是由脾胃虚寒，命火阳衰，土无以生。亦犹釜底无薪，不能腐熟水谷，故胀满翻腾。即王太仆曰：病呕而吐，食入反出，是无火也。用六君子加炮姜、白豆蔻、黄连、制吴萸，早吞八味丸，补命门火以生脾土。服药月余乃愈。

　　范氏，年近七旬，呕吐多痰，食不得入，日进粉饮腐浆数钟，且吐其半，脉弱沉细，系中气虚寒，气郁生痰，痰气阻滞胃脘，妨碍道路，故饮食难进，噎塞所由成也。用理中汤加半夏、姜汁、蜂蜜，遂服四剂，甚效。十帖，得食糜粥。更以十全大补汤加姜汁、白蜜，服药一月乃安。

以上出自《临证医案笔记》

何书田

　　中虚木郁，兼夹湿痰，时欲呕恶吐酸，此反胃之根也。及早节饮为要。

炒川连　炒白芍　旋覆花　法半夏　陈皮　生谷芽　淡干姜　西党参　广藿　生益智　佛手柑

饮食不调，致伤胃阳之气，不时脘痛呕吐，此反胃根萌。节劳调理，勿食生冷为嘱。

炒川连　旋覆花　法半夏　川楝子　乌梅炒　陈皮　黑山栀　代赭石　炒蒌皮　川郁金　姜汁

中虚受寒，不时发咳呕痰，四肢困怠。拟益气和中主治。

西党参　淡干姜　茯苓　新会皮　煨木香　焦白术　法半夏　炙草　煨益智　炒竹茹

以上出自《簳山草堂医案》

林佩琴

某。长夏吐食，证属反胃，服四君异功加炮姜、桂、附，不应。予谓五脏以守为补，六腑为通为补，此不易之经训。四君异功本脾药，非胃药，胃腑宣通则和，一与守中，必致壅逆，白术、炮姜皆守剂，且阳土喜柔凉，忌刚燥劫液，久吐则胃阴伤，须辛通使胃气下行则效。韭子（炒研）、杏仁、豆蔻衣、半夏、砂仁、太子参、姜汁粉、瓜蒌仁。戒毋谷食，暂用面食，盖谷性阴而滞，面性阳而通，加意调养可痊。

《类证治裁》

顾德华

张。脾肾阳衰，早食暮吐，完谷不化。是无火也，并非火热暴迫之完谷下趋耳。舌质淡而苔白，脉细带弦。温中以理气分。

上肉桂　淡吴萸　白茯苓　老苏梗　益智仁　煨肉果　炒白芍　新会皮　半夏

又诊：水谷入胃，易生痰湿者，多由脾虚土衰，今且肝木来侮。上则嗳腐吐食，下则便泄腹胀，升降皆属格碍。专理中宫之阳为的当也。

淡干姜　益智仁　云苓　新会皮　淡吴萸　甘草炭　炒白芍　姜半夏　玫瑰花

又诊：温煦脾胃，中焦气机已得旋运，果然阴复迟而阳复速也。

制附子　煨肉果　炒白芍　苡仁　制厚朴　淡吴萸　橘白　建曲　云苓

又诊：反胃已止，当扶脾胃之气，佐以养肝之血。

人参条　云苓　新会皮　净归身　生冬术　炙草炭　姜半夏　炒白芍　炒苡仁　香谷芽

停药剂后，以香砂六君丸三钱，每朝炒黄米泡汤送下。

《花韵楼医案》

李铎

张成基上舍，年七旬，冬月感寒，食猪血过多，遂成夹食腹痛，月余才愈。如厕忽眩晕昏卧不醒，醒时身冷形寒，则寒邪已深入里矣。此后，人事常不清爽，渐至饮食减少，厌近荤腥，延成膈气反胃，初起饮食下咽，停久带涎沫吐出，渐至食才入喉，如有物梗塞，旬日来，仅能进薄粥盏许，仍随痰涎上壅。高年患此，实为重证，加以近年连遭郁勃之伤，更属难治，诊脉沉小无神，重按全无，声微息低，精神惫甚，夜卧不适，所吐尽是稠痰胶黏，间或偶带食物呕出。

按：食入反出，是无火也。又自觉腹中冷气，冲上则呕，明是中寒胃冷，火土两败也。阅诸前医所用理中温胃及藿朴、香砂、平胃，导食除痰皆无效，反见加剧。惟宗竺香孝廉进椒、附、干姜，通阳除饮，丁、蔻、荜茇补火暖胃，吴萸镇纳厥阴之逆气，一派辛刚以祛浊饮之味，得大泻数次（此天气下降，地道自通之理），稍能纳粥而只吐涎沫，是为效征。但病者自言身觉腾空，上重下轻，如微风吹毛之感，此盖由二十日来，胃中全无水谷，冲气上逆，气高不返，是以有此，最防上脱。因细为筹划，悟仲圣大半夏汤一法，以半夏能降冲脉之逆，人参为辅而生既亡之液。又考喻氏治膈气反胃，用旋覆代赭汤，屡奏奇绩，此方中原有人参、半夏，成方可采代赭石之重以镇虚逆，干姜之大辛大热以开拒格而温胃，旋覆花之咸温能润下而散结气，再加沉香能下气而坠痰涎。东垣谓沉香上至天，下至泉，用为使，最为良，揆之以理，诚为对证不易之方。无如病家不谙医理，药一下咽，遽求病除，服一二剂，又更一医，温凉杂投，越二日，复延予诊，脉仍细如丝，据述初服此药，腹内得一阵刮痛，次日再进，则平平而冲气一上，啜药少许即止，此降逆之功已显著矣。且所吐之涎亦减半，饮食稍知味，身体亦不腾空，此等重证，得二三善状，似有转机，倘能专任，仍宗大半夏汤为主，合大建中意，以甘润蜜水煎药，润阳明之燥，俾胃阴下降，则便润食进，必有一番新景象矣。

食入反出，胃寒无火，脉细神衰，脾虚气弱，《内经》无专论，治宗《金匮》，确乎不移，后拟以大半夏合大建中二汤，原使胃阴下达，则幽门、阑门滋润而二便通能，服十余剂，定奏奇效。寿山。

于，年五旬，吐酸反胃，病起三载。诊脉浮细，中沉有力，此肝木侮土之象，是以任进辛香温胃之属无效，而徒增诸燥象，此《内经》所谓诸呕吐酸，皆属于热，又曰少阳之胜，民病呕酸是也。又大便三四日一解，朝食暮吐，有时食入即吐，病在阑门，胃气不主下降，肠胃燥结可知。法主柔润兼施。

吴萸　黄连　附子只用一钱引热下行　白芍　半夏　牛乳　韭汁　姜汁

又：进丹溪左金、六一、韭汁、牛乳法，近五日呕吐酸水差少，稍能纳食，不致全数吐出，似有效矣。惟交早咽燥，明是阴津已乏，古称反胃噎膈，都因阴枯而阳结也。且操持茹苦太过，积劳伤其血分，必有瘀浊阻滞而成。观丹溪治法，禁用辛香燥热之味，亦是一大法门，而景岳历訾其非，乃执一偏之见，谓反胃都是火虚，宜补，宜温，余不敢专从其说矣。且是证前呕酸水日久，夫酸者，肝木之味，由火盛制金不能平木，则肝火自甚而为酸矣。拟方仍从前意，苦降宣通，调化机关，和润血脉，以质高明。

川连　半夏　吴萸　郁金　竹茹　甘蔗汁　藕汁　姜汁　韭汁　牛乳

以上出自《医案偶存》

陈菊生

饮食之后，气忽阻塞，如有物梗者，名曰噎；心下格拒，饥不能食，或食到喉间，不能下咽者，名曰膈；如食下良久复出，或隔宿吐出，名曰反胃。证有寒热虚实之分。己丑夏，同邑张娃室病噎膈证，据云，患已三年，初起数旬一发，今则五日一发、三日一发，饮食减少，大便燥结，较前尤剧。余诊之，脉虚濡细涩，右关独滑数，其时天气甚热，病者独穿夹衣，畏寒不已，知是胃脘热滞，清不升，浊不降，中宫失健运之司，治以开关利膈汤加石膏、枳实。一剂，舒快异常；二剂，夜半，腹中忽痛，便泄一次。复诊，脉象右关已平，余部亦起，去石膏、枳实，参用旋覆代赭汤，后又加四君子汤，调理而愈。丁酉秋七月，应试金陵，柯受丹观察嘱为汪君鹤清治一反胃证，据云，前病外证，愈已半年，后渐神倦体疲，食入即吐。余见其鼻准有红紫色斑如豆大，切其脉，六部滑数，尺尤有力，知是肠胃宿火未清，浊邪因之上乘，非通下窍不可。初进承气汤去川朴，加滋、清药，呕吐即平，继进地冬汤加味，月余而证悉愈，此热者清之，实者泻之之一证也。壬辰冬，余客天津，苏州庞某患反胃月余，清涎时泛，食入即吐，神疲体倦，羸弱不堪，人以吐为肝风，迭进平肝之味，不效，延余往诊，脉象迟弱，知是胃中无阳，命门火衰所致，以附子理中汤加肉桂、丁香，数十剂而病愈。甲午冬，余旋里，同邑毛君寿恺，病噎膈二年，食少胸闷，痿惫殊甚，余切其脉，细缓无神，知是虚寒痼疾，非重剂温补不可，用四逆汤、理中汤等方加味，证稍平，十数剂后，渠寄书问余，意欲速效，余答曰："治病如行路，路有千里，仅走数里，即期速到，恐医药中，无长房缩地法也"。嗣后附、姜热药，俱增至一两与八钱。据云，服至年余，病始痊愈。此寒者热之，虚者补之之一证也。或见后证药热，迥异前证药寒，问其所以异，余曰："太阳之人，芩、连、知、柏可常用，虽冬月亦如之；太阴之人，参、附、姜、桂不绝口，虽暑月亦如之。此气质之不同也。然有时苦寒太过，素畏热者，转而畏寒；辛热太过，素畏寒者，转而畏热，此又气质之变易也。总之，或寒或热，随证论定。见为热，治以寒，事宜急，缘火性至速，迟恐不及也。见为寒，治以热，事以缓，缘火有功候，九转丹成，非十二分功候不辨也。故余遇热证用寒药，轻者一二剂即愈，重者不过数十剂，并须加壮水药以制之；至遇寒证用热药，轻者亦易疗，重者必须数十剂，甚至百余剂。累月经年服温补药者，无他，水之性缓，而用可急；水之性急，而用转缓。譬如以水洗物，可以一洗即净；以火煮物，不能一煮即熟，其势然也。且清火后，必归本于扶脾。补火后，必急顾其真阴。又有以火济水，以水济火，次第布施之道焉。非漫漫可以从事耳。"

《诊余举隅录》

王旭高

孔。先曾呕血，胃中空虚，寒饮停留，阳气不通，水谷不化，食入呕吐酸水，谷食随之而出。脉细肢寒，阳微已甚。证成反胃，虑延脾败难治。

熟附子　干姜　丁香　橘饼　苁蓉干　九香虫　二陈汤其中甘草炙黑

渊按：噎膈、反胃从呕血而起者甚多。盖血虽阴物，多呕则胃阳伤而不复，不能运水谷而化精微，失其顺下之职，始则病反胃，久则肠液枯槁而为膈证矣。

某。叠进温中运湿，腹中呱呱有声，朝食则安，暮食则滞，卧则筋惕肉𥆧，时吐酸水。中土阳微，下焦阴浊之气上逆，病属反胃。温中不效，法当益火之源，舍时从证，用茅术附子理中合真武法。

附子理中加茯苓、陈皮、生姜。

渊按：水谷不化精微而生酸痰，肝木失于濡润，筋惕肉瞤，是肝有燥火也。徒事温燥无益。

以上出自《王旭高临证医案》

张锡纯

天津陈某某，年五十六岁，得反胃吐食证，半年不愈。

病因：初因夏日多食瓜果致伤脾胃，廉于饮食，后又因处境不顺心多抑郁，致成反胃之证。

证候：食后消化力甚弱，停滞胃中不下行，渐觉恶心，久之，则觉有气自下上冲，即将饮食吐出。屡经医诊视，服暖胃降气之药稍愈，仍然反复，迁延已年余矣。身体羸弱，脉弦长，按之不实，左右皆然。

诊断：此证之饮食不能消化，固由于脾胃虚寒，然脾胃虚寒者，食后恒易作泄泻，此则食不下行而作呕吐者，因其有冲气上冲，并迫其胃气上逆也。当以温补脾胃之药为主，而以降胃镇冲之药辅之。

处方：生怀山药一两　白术三钱，炒　干姜三钱　生鸡内金三钱，黄色的捣　生赭石六钱，轧细　炙甘草二钱

共煎汤一大盅，温服。

效果：将药煎服后，觉饮食下行不复呕吐，翌日上午，大便下两次，再诊其脉不若从前之弦长，知其下元气化不固，不任赭石，之镇降也。遂去赭石，加赤石脂五钱（用头煎和次煎之汤，分两次送服）、苏子二钱，日煎服一剂，连服十剂霍然全愈。盖赤石脂为末送服，可代赭石以降胃镇冲，而又有固涩下焦之力，故服后不复滑泻也。

《医学衷中参西录》

方耕霞

姚。噎膈证，昔张鸡峰谓神思间病，非内观静养，不能愈。

代赭　旋覆　肉桂　干姜　半夏　青皮　归身　吴萸　川连　澄茄　沉香汁

濮。饥而疾行，伤及胃腑，为反胃，为呕血。病久由腑及脏，肝、脾亦病矣。倘能善于调摄，尚可扶延。

肉桂三分　炒白芍　丁香　炙草　陈皮　桃仁泥　旋覆花　淡苁蓉　归身　参须　代赭　姜半夏

二诊：脉见数象，是肝有热、胃有寒也。前法虽合，宜少为变通。

原方去桃仁、苁蓉，加荜澄茄、雪梨汁、磨槟榔汁。

三诊：嗜好深而肝肾之精气并亏，加以关格。譬寒弱之师而饷道匮乏，非久顿之计。

肉桂　杞子　干姜　半夏　参须　炙草　归身　苁蓉　沉香汁

归。反胃三十年，饮食后则作痛，汩汩有声。脉细而微，舌干而腻，此痰饮阻中，胃无生化之权，木失向荣之职矣。须从辛以通胃，温以疏木，更佐以润肠之品，庶饮邪去而腑气通。

吴萸　青皮　归身　香附　香橼　麻仁　旋覆　澄茄　桃仁　蔗汁一杯　藕汁一杯，冲

钱。素患脘痛，近来朝食暮吐，诊脉寸弦尺微，脾肾根底索然，殊属难治。

半夏　吴萸　肉桂　归身　旋覆　炙草　丁香　麦冬　煨姜　姜竹茹

二诊：火不生土，乃肾命阳衰之故，男子中年以后得此，即是膈证之根。虽极力扶持，不过延年而已。

冬术　炙草　附子　苁蓉　半夏　陈皮　旋覆　归身　丁香　姜竹茹

三诊：火土之气渐振，外束风热上乘，目睛赤痛，治本参以治表。

荆芥　连翘　炙草　丁香　旋覆花　甘菊　茯苓　归身　半夏　冬术　姜竹茹

以上出自《倚云轩医话医案集》

吴鞠通

甲子十一月廿五日，周，七十五岁。老年阳微浊聚，以致胸痹反胃。三焦之阳齐闭，难望有成，议先通胸上清阳。

桂枝尖五钱　半夏五钱　瓜蒌二钱　薤白三钱　小枳实八分　白茯苓二钱　白蜜半酒杯　厚朴一钱
姜汁三小匙

水八杯，煮取三杯，分三次服。

三十日：老年阳微浊聚，反胃胸痹，用开清阳法，业已见效；但呕痰仍多，议食入则吐为无火例，用茱萸汤合大半夏法。

吴萸八钱，泡淡　半夏一两二钱　白蜜一黄酒杯　洋参八钱，姜炒　生姜二两

水八碗，煮取三碗，分三次服，渣再煮半碗服。

初三日：即于前方内加茯苓块五钱。

初十日：于前方内去吴萸，加薤白三钱。

《吴鞠通医案》

傅松元

一梅姓女，年二十许，已字于陆。因陆子不务正业，女即忿恚，而起中膈之证，呕吐吞酸，早食暮吐，暮食早吐，有时食亦难下，形羸瘦，脉弦急。余曰："三阳结谓之膈，今证已成，宜自爱，或可挽回。"其祖母曰："渠父母已许其不嫁而心安，先生为之施治可也。"余乃用左金丸、枳实、厚朴、乌、沉、赭石、郁金、代代花，加白石粉一钱（白石粉即"钙炭氧二"）。二剂，呕稍减而未尽止，胸膈窒塞，仍不少解，惟酸已平。第二方去枳、乌、石粉，加九香虫、金石斛。又嘱其日呼酣字五百声，取声出气下，导引疏通之意，膈塞乃渐平。

施天顺患膈塞，食物难下，勉强食之，早食暮吐，暮食早吐，卧床一月，形瘦无力，惟声音如常，脉左右双弦直。余曰："经云三阳结谓之膈。脉法云双弦者不治。"其妻曰："贫病相连，本应待毙，以于幼女小，日夜哀痛。"适邻人传信于其亲家翁陈，陈来，病者述所苦，陈愿代赊药饵，并借以钱，是以请先生。今闻言，妾肠断矣。余曰："且试一方以观效

否。"遂立黄连、厚朴、苏梗、法夏、陈皮、赭石、虎腊、白石粉、沉香、砂仁等一方。服二剂，竟不吐，而食总难下。又授伊一法，用有嘴之壶，购高粱半壶，使酒在嘴眼下，上口封固，壶嘴紧塞。用时在上口刺一小孔，以口吸酒气而不饮。吸后，以膏药帖孔上，吸则去膏药开孔，日夜吸十数次，待酒无味，出而换之，再吸如前，膈塞渐通，五六日竟能食，而从此不吐矣。

以上出自《医案摘奇》

贺季衡

任女。朝食暮吐，责之无火；随食随吐，责之有火。食入随吐有年，食物杂黏涎而出，月事先期，腹痛，少腹胀，脘痛心悬，脉弦细，舌苔腻黄。胃有宿痰，肝气横逆，荣卫失和而来。

左金丸八分　白蒺藜四钱　旋覆花二钱，包　新会皮一钱　姜半夏二钱　云苓三钱　炒枳实一钱　大丹参二钱　大白芍二钱　金香附一钱五分　姜竹茹一钱五分　佛手八分

另：二陈丸二两、四物丸二两，和匀，每服三钱，开水下。

汤男。反胃已久，气从上逆，脐下气突如瘕，或隐或现，便结溲少，口渴舌红，脉细滑左弦。胃之阴气已伤，肝气横梗，有升无降，气化不行。仿古人大半夏汤法。

东洋参三钱　法半夏二钱　陈橘皮一钱　贡沉香三分　云苓三钱　旋覆花一钱五分，包　白蒺藜四钱　炒竹茹一钱五分　大白芍二钱　郁李仁四钱　白蜜一两

甘澜水煎。

二诊：用古人大半夏汤法，久经反胃之呕吐大减，渐能纳谷，脐下气突如瘕亦较平；惟腑气未通，可见肠腑传送之功用不力也。仍守原方更进。

东洋参三钱　法半夏二钱　旋覆花一钱五分，包　郁李仁四钱　贡沉香二分，人乳磨冲　黑苏子一钱五分，炒　大白芍二钱　云苓三钱　白蒺藜四钱　陈橘皮一钱　白蜜一两　姜汁三滴，冲

甘澜水煎。

三诊：仿古人大半夏汤以和中润下，反胃之呕吐大减，气从上逆亦折；惟腑气未通，频有坠胀之意而已，脉沉细，舌光。胃汁未充，肠腑之传送不力，但肾亦恶燥，宜辛以润之。

东洋参三钱　淡苁蓉四钱　油当归三钱　黑苏子一钱五分，炒　法半夏二钱　大白芍二钱　陈橘皮一钱　云苓三钱　姜汁三滴，冲　白蜜一两　人乳磨沉香二分

甘澜水煎。

四诊：迭进大半夏汤加姜蜜和中，归、郁润下，腑已畅通，燥屎长而且细，肠胃血液已伤，肠管收小可知；日来呕吐虽止，胃纳尚少，神疲，脉细，舌淡而光。虚象显然，亟为补中益气。

潞党参三钱，姜汁炒　炒于术二钱　法半夏二钱　陈橘皮一钱　大白芍二钱　大砂仁八分　白蒺藜四钱　当归二钱　贡沉香二分　柏子仁四钱　云苓三钱　白蜜一两

五诊：迭进大半夏汤，大腑迭通两次，反胃之呕吐已安，而小水不利，点滴不爽，肢冷气怯，脉沉细。气化不及州都，姑为通阳，以利水道。

潞党参三钱，姜汁炒　桂枝尖八分　云苓四钱　新会皮一钱　台乌药一钱　炒于术一钱五分　泽泻二钱　淮牛膝一钱五分　益智仁一钱五分　补中益气丸五钱，杵碎包

另：豆豉三钱，食盐少许，葱一握，杵为饼，贴关元。

六诊：始进大半夏汤加味，反胃呕吐先止；继投温润通阳，大腑见通；复参苦温渗化，小水亦渐利。惟仍气坠，肛脱不收，宿疝反形收小，脉沉滑弦细，舌略起苔。腑阳初化，浊阴下趋，俱属佳兆也。

潞党参三钱　云苓四钱　当归二钱　淡苁蓉四钱　泽泻二钱　台乌药一钱　淮牛膝一钱五分　大白芍二钱　小茴香三分，炒　川楝子一钱五分　广皮一钱

通关丸三钱，开水另服。

七诊：反胃呕吐先止，腑气继通，小水之点滴亦利；惟仍气坠，幸脱肛渐收，木肾反收小，食量虽增，而神疲气怯，寐中惊惕，脉沉细，舌白。宗气大伤，亟为温理。

潞党参三钱　炒白术二钱　淡苁蓉四钱　油当归二钱　云苓神各三钱　淮牛膝一钱五分　大白芍二钱，沉香二分炒　橘皮一钱　炙草八分　炒谷芽四钱　生姜两片　红枣三个

以上出自《贺季衡医案》

赵文魁

冯左，73岁。

朝食暮吐，完谷不化，脉象沉迟无力，面色萎黄消瘦。久病中阳不足。当益气温阳，助其真火。

吉林参三钱　公丁香五分　干姜二钱　淡附子三钱，先煎　炒川椒一钱　半夏三钱　茯苓三钱　熟地三钱　肉桂一钱，研冲

按：本案属于"反胃"证。反胃之证，多由饮食不当，饥饱无常，或嗜食生冷，损及脾阳，或忧愁思虑，有伤脾胃，以致中焦虚寒，不能运化水谷，饮食停留，终致呕吐而出。反胃日久，可致肾阳亦虚，所谓下焦火衰，釜底无薪，不能腐熟水谷也。《圣济总录·呕吐门》云："食久反出，是无火也。"本案患者为一年逾古稀之老翁，命门火衰，无以上助，病延日久，中阳既虚，肾阳亦亏，无火消谷，食停中脘，胃中浊气上逆，故见朝食暮吐，完谷不化。水谷不化精微，气血亏虚，面色失荣则萎黄，形体失充则瘦消。阳气无力鼓动血脉，则脉来沉迟而无力。《临证指南医案·噎膈反胃》云："夫反胃乃胃中无阳，不能容受食物，命门火衰，不能熏蒸脾土，以致饮食入胃，不能运化，而为朝食暮吐。治宜益火之源，以消阴翳，补土通阳，以温脾胃。"

方中人参味甘微苦气温，大补元气，补脾生津养血。附子大辛大热，具纯阳之性，功专助阳气，能大补命门真火，逐除风寒湿邪，能上助心阳，下补肾命，内温脾土，外固卫阳，《本草汇言》称附子乃命门主药。参、附相配，功擅益气回阳，救逆固脱，以壮真火。干姜辛热，主入中焦，偏于回阳温中散寒，与附子同用，则兼温中下，补阳助火。《本草求真》云："干姜大热无毒，守而不走，凡胃中虚冷，无阳欲绝，乃以附子同投，则能回阳立效，故书有附子无姜不热之句。"肉桂辛甘大热，纯阳之性，能外散风寒之邪，内补肾命之火。温下元补肾命，功近附子；温中焦暖脾胃，效似干姜。川椒辛热有小毒，入脾、胃、肺、肾经，《本草纲目》谓其能"散寒湿，解郁结，消宿食，通三焦，温脾胃，补右肾命门"。丁香辛苦而温，辛温相合，则温中散寒，味苦则降逆止呕，入脾胃则暖中焦而降胃气，入肾经则温下焦而助肾阳。熟地甘微温，养血滋阴，补精益髓，盖真水真火同寄于命门，真火衰则真水亦不足，补真水亦助真火之源，即张景岳所谓"善补阳者，必于阴中求阳，则阳得阴助，而生化无穷"。半夏辛温而燥，"消痰，

下肺气，开胃健脾，止呕吐，去胸中痰满"（《药性论》）。茯苓甘淡而平，既能补脾益心，又能利水渗湿，助人参健运中焦，协半夏化饮降逆。本方组方法度谨严，立意颇精，功专力宏，用之当效。

《赵文魁医案选》

张山雷

叶左。病淹许久，变态多端，无非寒饮素积，脾胃消化失职，中阳不司转运，大气欠于斡旋。近状舌底廉泉多开少合，似呃非呃，总是气少展布。刻按脉、望舌无异状，姑先从健脾助运温养，以展气机，以观动静，徐商损益。

贡潞党9克　煨益智4.5克　丁香柄4只　云苓片9克　制冬术4.5克　姜半夏2.1克　干柿蒂3枚　广藿梗4.5克　乌药4.5克　旋覆花9克，布包　白蔻壳1.5克　姜汁炒竹茹4.5克　玫瑰花3朵

二诊：寒饮久渍，总缘脾阳失于敷布，消化器官力疲。近喜食芳香，确是脾运不及之征。脉左右亦和，尚不迟缓，舌虽不腻，而望之未免有一层浊气，于理中外实无新奇可言。但久病气疲则亦难有近效耳。

贡潞党12克　炒茅术6克　法半夏6克　广木香2.4克　广藿梗4.5克　干姜1.8克　白芥子3克，研　沉香曲4.5克　生鸡金6克　生远志肉9克　酒炒薤白头4.5克　细桂枝1.5克

王左。朝食暮吐是为反胃，王太仆所谓无火者是也。脉小且迟，舌滑无苔，姑先温运。

酒炒薤白头3克　姜汁炒瓜蒌皮4.5克　炮姜炭1.5克　延胡索6克　丁香柄4只　荜茇1.2克　淡吴萸1.2克　川黄连0.6克，同炒　广郁金4.5克　生鸡金4.5克　五灵脂4.5克　苏木4.5克　家韭子6克

二诊：反胃授剂，幸已不吐，但上脘微痛则气尚滞也。脉细已甚，舌无腻苔，再以理气而助健运。

薤白头6克　山萸肉4.5克　生鸡内金4.5克　沉香曲4.5克　制半夏4.5克　生延胡4.5克　枳壳1.2克　淡吴萸0.6克　炮姜炭1.5克　甘杞子4.5克　五灵脂3克　乌药4.5克

以上出自《张山雷专辑》

周镇

都洪毅，小渲，丁巳，年将及耄。缘气忿而致反胃不食，嗳噫脘闷，便阻溲秘。余诊脉弦急，舌苔白。枢机窒塞，防其气厥。拟宋半夏、川厚朴、木蝴蝶、香附、苏噜子、香橼皮、金铃子、老苏梗、玄胡、鼠矢、苁蓉、牛膝、车前。另沉香、真狗宝、玉枢丹、黑丑，研末。一服大便通，反胃止，纳食能受，连服三剂。复诊：脉弦略缓，反胃虽定，尚有恶心。大便虽通，小溲其少。再理郁气而开州都。用郁金、老苏梗、川朴、川楝、两头尖、玄胡、莪术、香附、黑山栀、石韦、莱菔子、石菖蒲。小溲通而不多，四肢不暖，少腹滞疼，恐溺壅上冲，速宜宣导以防胀病。紫菀、滑石、玄胡、冬葵子、金铃子、瞿麦、萹蓄、鼠矢、车前子、生薏苡、杨柳叶。另用西血珀、蝼蛄、蟋蟀干，研末，食远时服。小水大通，逐渐馨食。其戚以病后欲进参，余曲譬止之。后数旬，自服参须，枢机复阻，呕泄如霍乱，且有身热。余用藿香正气丸增

损为方，复赠三盒济生丸，即愈。逾年秋，以他疾终。

《周小农医案》

章成之

张女。早食，暮亦不能消，得噫与呕，即见舒畅。古人所称之胃寒，此证最吻合。

炮附块6克　荜茇9克　淡干姜3克　橘皮6克　赤石脂15克，包　淡吴萸5克　姜半夏9克　肉桂末1.8克　云茯苓9克　姜汁几滴

《章次公医案》

叶熙春

胡，男，三十四岁。九月。杭州。食入脘闷作胀，朝食暮吐，宿谷不化，大便秘结，形寒恶冷，按脉迟细，舌苔白润。脉证相参，病属中土失运，肾阳亦衰，乃至水湿内停，上下失其通利。先拟温运通阳。

淡附子5克　肉桂心5克，研细，泛丸吞　吴茱萸2.4克　公丁香0.9克，杵，后下　姜半夏9克　炮姜6克　茯苓15克　炒广皮6克　炒建曲9克　制苍术6克　炒苡米12克　全瓜蒌15克，杵　厚朴5克

二诊：阴霾满布，得阳光之煦而趋消散，水湿已行，胃得通降，吐止纳增，大便亦通，脉细较前有力，苔薄白。续予附子理中加减。

淡附子6克　东洋参6克，先煎　炒冬术6克　炮姜6克　炒当归9克　姜夏8克　云苓15克　新会皮8克　煨肉果5克　泡吴萸2.1克　炒苡仁9克　建曲8克　红枣3只

《叶熙春专辑》

第二十四章 吐酸

李用粹

青溪何伊群之内，患吞酸已二十余载矣。因病随年长，复加恚怒，胸膈痞塞，状若两载，食入即反，肢体浮肿。治者非破气消导，即清痰降火，投剂累百，未获稍安。邀予治之，左三部弦大空虚，右寸关沉而滞涩，乃苦寒伤胃，清阳下陷之征也。盖胃司纳受，脾主运动，胃虚则三阳不行，脾弱则三阴不化，致仓廪闭塞，贲门阻滞，奚能化导糟粕转输出入乎？况气者升于脾而降于胃，运用不息流行上下者。今胸膈气噎，乃气虚而滞，非气实而满。如误认有余之象，妄施攻伐之方，不特无补于脾而反损于胃。所以投剂愈多，而病势愈剧也。立方用六君子加炮姜、官桂，先将代赭石一两槌末和入清泉，取水煎药，才服入口觉胸宇不宁，忽然有声，隔绝隧道，食亦不吐。或云：虚而用六君子此千古正治，毋庸议论，如代赭石治法今人未闻，愿领其详。予曰：医者意也。代赭系代郡之土，禀南离之色，能生养中州。脾胃属土，土虚即以土补，乃同气相求之义也。

《旧德堂医案》

曹存心

脾气素虚，湿郁难化，而木之郁于内者，更不能伸，所以酸水酸味虽有减时，而灰白之苔终无化日，无怪乎脉小左弦，脘胁胀痛也。此膨胀之根，毋忽。

附子理中汤合二陈汤，加川朴、香附、川芎、神曲。

诒按：似可参用柴、芍辈，于土中泄木。

《柳选四家医案》

方耕霞

蔡。前议治胃之法，原属中权扼要，以土主四维也。谓四维失职，则更难为力矣。今吐酸不减，仍宜专理中州。

丁香　蔻仁　白术　半夏　陈皮　吴萸　澄茄　炙草　旋覆花　茯苓　党参

再诊：进辛通甘缓，果然血止吐除。倘见血治血则谬甚。

六君子汤加蔻仁、吴萸（川连炒）、旋覆花、骨脂。

《倚云轩医话医案集》

顾恕堂

何某，遭丧悲悼，情怀不舒，噫酸欲呕。此属肝郁也。

金斛　半夏　丹皮　白芍　玫瑰花　黑栀　橘红　桑叶　佛手　枇杷叶

又：吐酸已止，肝郁未和。

四七汤磨服。

《横山北墅医案》

吴鞠通

癸亥二月二十日，许，四十七岁。脉弦而紧，弦则木旺，紧则为寒，木旺则土衰，中寒则阳不运，土衰而阳不运，故吞酸噫气，不寐不食，不饥不便，九窍不和，皆属胃病，浊阴盘踞中焦，格拒心火不得下达，则心热如火。议苦辛通法。

半夏一两　小枳实三钱　广皮二钱　薏仁五钱　厚朴三钱　淡吴萸三钱　生姜六片　炒云连二钱

用甘澜水八碗，煮成三碗，分三次服，渣再煮一碗服。

廿四日：六脉阳微，浊阴盘踞，不食不饥不便，用和阳明兼驱浊阴法；今腹大痛已归下焦，十余日不大便，肝病不能疏泄，用驱浊阴通阴络法，又苦辛通法，兼以浊攻浊法。

台乌药二钱　厚朴三钱　淡吴萸三钱　川楝子三钱　小茴香三钱，炒黑　两头尖三钱，拣净　槟榔二钱　小枳实二钱　炒良姜二钱　广皮一钱五分

以得通大便为度。

廿七日：服以浊攻浊法，大便已通，但欲便先痛，便后痛减，责之络中宿积未能通清，脐上且有动气，又非汤药所能速攻，攻急恐有瘕散为蛊之虞。议化瘕回生丹缓攻为妙。

《吴鞠通医案》

何金扬

肝升在左，肺降在右。两关脉弦，木强土衰，积湿成饮，饮蓄于胃，偏着于左。厥阴肝，阳明胃，一脏一腑，内外相依。肝升则饮随气逆，肺胃失降，嗳腐吐酸，酸水交出，或三五日、五七日一发。此留饮、伏饮证也，久恐酿成悬饮，内痛则难治矣。俗传肝胃不和，即是此证。今宗仲圣十枣汤法，变通用之。试服三帖，再议可也。

方取真于术（米泔水浸，去皮，切片，晒干）两。另用甘遂一钱、芫花一钱、大戟一钱，上三味同煮，去渣取汁，入于术片，浸一宿。取出晒干，再拌，再晒，以汗尽晒干为度。每服用于术片五分，加赤苓三钱，现切生姜一小片，拍奠汤饮之。

《何金扬先生医案》

汪逢春

刘左，五十三岁，四月十七日。

春寒料峭，胃病复发，呕吐酸苦黄水，且有血丝，面黄无华，气分短促，舌苔黄厚，大便干结，两脉弦滑而数。营阴太亏，胃病已久。拟以镇逆安中，以观其后。

旋覆花二钱　左金丸二钱　鲜枇杷叶三钱，三味同包　鲜竹茹三钱，姜汁炒　干芦根一两，去节　鲜橘子皮四钱，去白　煨姜七分　苏子霜钱五　川军炭钱五，后下　顶头赭石一两，先煎　冬瓜子一两

二诊：四月十九日。

呕吐虽止，左肺部作痛，其势颇剧，心跳气促，舌苔黄厚，两脉细弦而滑。胃病及肺，深虑动络见红，姑再以昨法加减味，备候高明政定。

旋覆花钱五　左金丸钱五　鲜枇杷叶三钱，三味同包　姜竹茹三钱　小枳壳钱五，瓜蒌皮四钱同炒　焦麦芽四钱　橘子络钱五　家苏子钱五　陈米一两，布包　丝瓜络三钱　苦杏仁三钱，去皮尖　鲜橘皮三钱，去白

薤白头四分，研细末，小胶管装好，匀两次，药送下。

《泊庐医案》

陆正斋

陈某某，6月5日诊。脘痛嘈杂，口泛酸水。

吴萸1.5克　高良姜1.8克　香苏梗7.5克　茯苓10克　广陈皮3克　砂仁1.8克　半夏6克　延胡索3克　炒神曲4.5克　金铃子7.5克　煨姜1片　香橼皮3克

按：此中焦虚寒而气机不畅，故用吴萸配良姜、煨姜以温中，以苏梗、砂仁、半夏、茯苓以健脾和胃而畅达气机耳。

严某某，女，78岁，住李选区，6月25日诊。脘腹胀痛，吐清酸水，食不甘味。

香苏梗4.5克　制半夏6克　橘皮3克　吴萸2.5克　白茯苓10克　川朴3克　木瓜2.5克　砂仁2.5克　沉香1克　佩兰4.5克　老蔻米2.5克　煨姜1片　金橘脯1枚

按：痰湿中阻，中焦不运，故腹胀、食不甘味，气机不畅，郁而成酸，先生以二陈合理气温化之品，是为对因治疗。

张某某，男，41岁。吐清酸水，脘痛，大便秘结，腿痛。

瓜蒌皮10克　鲜薤白5克　麸炒枳壳5克　泽泻5克　淡吴萸2克　制半夏6克　带皮苓10克　橘皮5克　苏梗5克　老蔻米2克，后下　车前子10克，包　生姜汁2滴，和服　金橘脯1枚

王某某，女，68岁。3月13日诊。肝逆犯胃克脾，脘腹攻痛，呕吐黄色酸水。

炒白芍12克　吴萸1.5克　金铃子5.4克　炒枳壳4.5克　延胡索5.4克　白茯苓12克　制半夏5.4克　广橘皮4.5克　旋覆花5.4克，包　苏梗5.4克　广郁金5.4克　新绛2.4克　陈香橼皮5.4克

按：此疏肝和脾法，肝气得疏，气机得畅，中焦得运，则酸水自除矣。

以上出自《陆正斋医疗经验》

章成之

朱男。受寒则泛酸，但进酸物质，并不增加其酸，胃部亦不嘈杂，然则其酸是消化不良而来。

炮附块6克　荜茇9克　川椒目3克　橘青皮各9克　肉桂末1.8克　吴萸5克　姜半夏9克　云苓12克　薤白头12克

吴女。吐酸而兼有白沫者，多属消化不良之胃酸缺乏；如果气候转变，经期以内，其发益频，亦是神经之过敏。此二者可作古人之胃寒论治。

淡吴萸 5 克　炮附块 6 克　旋覆花 12 克，包　干姜 2.4 克　荜茇 9 克　姜半夏 18 克　云苓 15 克　延胡索 9 克

朱男。感寒则胃中泛酸。此种酸多属一时性之胃酸增加，温之。

姜半夏 9 克　旋覆花 12 克，包　云苓 9 克　橘皮 6 克　公丁香 3 克　薤白头 12 克　吴萸 5 克　苏子 12 克，包　荜茇 9 克

徐男。古籍中吞酸多用温药；大便难复，复入下剂。但此指不痛者而言。痛者当注意其是否有炎症，炎症则不能温。病者服刺激性食物，则酸作而不痛，以口腻为苦。

荜澄茄 9 克　炮姜炭 3 克　佩兰梗 9 克　云苓 9 克　谷麦芽各 9 克　煨草果 3 克　生茅术 9 克　陈皮 6 克　沉香曲 9 克

解男。吐酸每发于冬令，进硬固食品时，其酸益甚，得吐乃舒。痛在少腹右下角，此不能肯定其为溃疡病。多酸之由来，疑是神经性而引起消化不良者。

生黄芪 9 克　川桂枝 5 克　杭白芍 9 克　当归 9 克　吴萸 2.4 克　炮姜炭 5 克　生甘草 3 克　生姜 2 片　饴糖 9 克，冲服

二诊：非溃疡性疾患以吐酸为主证者，附子粳米汤，吴茱萸汤皆其选也。

炮附块 9 克　吴萸 2.4 克　半夏 12 克　党参 9 克　炙草 2.4 克　粳米 1 杯　生姜 2 片　大枣 7 枚

王女。知饥而不能食，食入则胀。以往曾经吞酸。此与胃酸过多可以鉴别。苔腻，胃不健也。

淡吴萸 2.4 克　荜茇 9 克　制川椒 2.4 克　炮姜 5 克　薤白头 9 克　生鸡金 9 克　谷麦芽各 9 克　陈广皮 6 克　佛手片 6 克

徐男。胃酸过多之原因甚繁，因怫逆而起者属于神经性，古人所谓肝气犯胃；受寒而起者属于消化不良，古人称谓胃寒。胃溃疡亦有胃酸过多，其溃疡即因胃酸过多而起者。他则胃分泌不正常，则因胃之实质变化。凡胃酸过多，对证疗法多用钙剂中和之。原因疗法：消化不良者如吴茱萸汤；肝气怫逆者如逍遥散、一贯煎；胃溃疡者当保护胃黏膜，如吸着剂旋覆代赭汤、独圣散之滑石。亦有胃酸不足亦能吞酸者，以上诸法皆无效，受寒则泛泛有酸意而大便溏、腹痛，不受寒则否，所谓一时性之胃酸过多。

炮附片 5 克　淡吴萸 3 克　沉香曲 9 克　延胡索 9 克　公丁香 3 克　肉桂末 1.8 克，分 2 次吞　炮姜炭 3 克　益智仁 9 克　荜茇 9 克　生艾叶 5 克

以上出自《章次公医案》

附：嘈杂

北山友松

水野氏，前二年患疟。后嗳气，嘈杂，腋汗，腰痛，足弱，遇寒则便结，疝动则溺黄，脐腹痛，睡则身麻，夜不能寐，双眼蒙昧，肌肉瞤动，右胁筑块，脉弦而少数。

初用方：破郁丹料。

终用方：固真饮子，加青皮、香附子。

《北山医案》

何书田

中虚气郁，少纳易嘈，久之恐成噎膈。开怀调理为嘱。丸方：

西党参　炒白芍　半夏　新会皮　砂仁　煨姜　炒于术　炙甘草　茯苓　煨木香　大枣

水泛为丸。

《簳山草堂医案》

张乃修

徐右。先发肝厥，既而嘈杂脘痛，涌涎少寐。皆木郁之极，致肝阳冲胃。刻当经行之后，带下如注，以奇脉隶属于肝，肝病则奇脉不能固摄矣。先从肝胃主治。

制香附二钱　炒枳壳一钱　潼沙苑四钱　左金丸五分　豆蔻花五分　朱茯神三钱　煅牡蛎四钱　炒白芍一钱五分　金铃子一钱五分

宋女。脘痛偏左为甚，时为嘈杂。脉象细弦。肝胃不和。当平肝和胃。

香附二钱　白芍一钱五分，土炒　砂仁五分　茯神三钱　金铃子一钱五分　干橘叶一钱五分　炙草五分　炒枣仁二钱　大南枣三枚　淮小麦五钱

又：脘痛不止，有时嘈杂涌涎。肝阳冲侮胃土，致胃中阳气不旋。前法扩充之。

青皮一钱，醋炒　制香附二钱　淡吴萸三分　白蒺藜三钱　炒枣仁二钱　白芍二钱，土炒　川楝子一钱五分　延胡索一钱五分　炙黑草三分　茯神三钱　淮小麦五钱　大南枣三枚

以上出自《张聿青医案》

王旭高

周。胸痛吐清水，自幼酒湿蕴蓄胃中，阳气不宣，浊气凝聚。遽述前年又得暴喘上气，额汗淋漓，发作数次。今又增心嘈若饥，此皆胃病。用小半夏汤。

半夏　茯苓　陈皮　竹茹　生姜

渊按：暴喘额汗，肺肾亦病，不独胃也。

复：停饮生痰，呕吐酸水，胸中板痛。前用小半夏汤，所以蠲其饮也。今风邪伤肺，咳嗽内热。拟金沸草散宣风降气，仍寓祛痰蠲饮，肺胃兼治之方。

金沸草　半夏　陈皮　茯苓　款冬花　杏仁　荆芥　前胡　竹茹　枇杷叶

《王旭高临证医案》

柳宝诒

尤。肝火游行于外，发为肤疹。脉象浮弦而数，舌苔白腻。火扰于中，兼作嘈杂。当于清肝和营。

蒺藜　丹皮　归身　赤芍　黑山栀　荆芥　川连　半夏　广陈皮　茯苓　苡仁　生甘草　竹茹

二诊：风疹虽平，而仍作嘈杂，木火未能静熄。法与清肝和胃。

黑山栀　丹皮　白芍　蒺藜　菊花　青皮　橘红　左金丸包　半夏　茯苓　苡仁　竹二青

《柳宝诒医案》

章成之

陈女。胸中嘈而不能食，古籍大致以为肝胃病。吾人当测其在肝、在胃：在肝属神经之感觉，在胃多属胃酸过多。进甜食，其嘈益甚，病在胃。

熟地12克　知母12克　云苓9克　杏仁泥18克　怀山药12克　柏子仁12克　葛根9克　米仁12克　晚蚕沙9克，包　郁李仁12克

何女。腹胀满，用酵素类、挥发油类而愈。愈后心嘈善饥，其舌并不光红。此与中消可以鉴别。

生黄芪9克　桂枝9克　潞党参9克　甘草6克　杭白芍18克　当归9克　生姜2片　大枣6枚

以上出自《章次公医案》

张汝伟

顾左，年二十，无锡。心中嘈杂，坐立不宁，哭笑不得，脘中窄狭，阵阵隐痛，得食即平，多食则胀。脉来细弦，舌绛苔光。此二阳之病发心脾，其传为风消之证也。宜育阴和胃。

南沙参三钱　天花粉三钱　炒白芍三钱　细生地三钱　酸枣仁三钱　京元参三钱　云茯苓三钱　大麦冬二钱　生炙甘草各四分　姜竹茹钱半　津红枣三个

二诊，诸恙较减，心中仍有荡漾之象，大便少畅，病去六七。原方增损，无多更张为要。

前方中减去元参、麦冬二味，加入生谷麦芽、益智仁、郁李仁各三钱。

本证始宋：此证共诊二次，实开一方，计服十余剂痊愈。一年以后，因他证来治，云嘈杂老病，从未复发云云。

　　方义说明：沙参、花粉，清肺之热，生地、元参，益肾之阴，茯苓和脾悦胃，生炙甘草，缓中而和，麦冬养胃，枣仁宁心，竹茹豁痰气。改方生谷麦芽，养脾胃，比麦冬不滋，益智宁心，郁李仁通中寓守。因二阳之病，得一曲字，方中用药，取一通字，治病处方，悟到此理论，方知用药之神。

《临证一得》

第二十五章 纳呆

王三尊

感寒时疫，人只知其愈后早食之害，而不知其迟食之误。缪僧感寒，医妄下，损伤胃气，全不思食。予视脉证皆虚，自言口渴身热，实不渴不热也，此乃中气浮越。再视小便已白，令与薄粥，渐思食而愈。予昔患疟，饿损胃气，全不思食，但觉胃中作犯，强食粥，则犯止。兹后作犯，便知其为饿也。如此数日，终不思食，乃以虾米、猪油、葱、醋作粥食，方引开胃气觉饿。此二证若待饿时方食，则至死不饿矣。

《医权初编》

北山友松

一大夫加纳氏，壬午秋杪于江府患疟。某府侍医酒井三伯与冈本友菊商治，或清或攻，或用独参出入。五十日余，寒热似退，四体羸尪，不能起于眠褥，大小便时令侍士数辈舁出于圊室。又虑风湿再袭，用纸屏围之，劳神也多矣。且恶食气，不食完谷，口舌烦躁，而又吐涎，只饮汤水者十日余矣。其亲友中川氏素知医事，乃问于三伯曰："加纳氏沉疾将两月矣。日重一日，且又断食，未知安否？其脉色何如？"三伯曰："外候乃众士目击，其疾沉笃不在言也。论其脉弱甚，盖脾胃绝证也。"中川氏错愕曰："胃气绝难再生也，易他医如何？"伯曰："一任加纳氏之意矣。"于是与在府亲戚诸士商议，别请他医，众士一齐愿请予下手。中川氏曰："此举是也。吾欲再举一医为之副何如？"众亲士曰："敢问其举。"中川氏曰："吾所举者，祇园顺庵也。顺庵常以师长待北山氏，而北山氏亦以友弟视顺庵也。今大夫病危，非日夜诊视，临时处置，则失机宜。若再一变，则无起日矣。且二人之见，或胜一人之识，未可料也。使顺庵把匕副之，北山氏直言正之，乃一举两得之谋也。"众从其言。乃禀某侯临危换医之事，侯然之。遂命召二人同诊，临夜至邸诊之。左微弱，右弦弱。予曰："今夜只用参汤补接，待来晨再诊，而后相议药方可也。"众从之。于是翌早天光时候，再到而诊视。时顺庵侍某侯夫人直邸，路遥来晏，适予有某邸之行，曰暍回寓。顺庵乃待予回于寓，曰向诊大夫之脉，与昨无异，乃因日夜阙服。朝来大夫请药甚急，亲士议曰："暂撮一贴先煎，待先生回时领教未迟。"以故从众撮一贴，而付之也。予曰："是何药剂欤？"曰："六君子汤加麦门、白豆蔻耳。"予良久大笑曰："吾由子能解《内经》，能辨《本草》，将谓良材矣，临病必也能干，原来只如此耶。"曰："请大教"。曰："吾为子述子之臆度可乎？"曰："诺"。曰："脾胃怯弱，不能起居，主用四君。吐涎似痰，主用二陈。口舌干燥，润以麦门。恶闻食气，醒以豆蔻。且夫六君豆蔻，薛己以后，名医藉此补益脾胃，医案多多，故效颦也。"顺庵曰："实如先生之说，未审有何不是。"曰："子于端午见绘纸旗上的桥辨庆乎？"顺庵罔措。予笑曰："牛若子右手扬刀，左手举扇，脚穿木履，且踏栏杆，未审都能成功乎？"顺庵颇解其事，曰："每闻先生戏论，使小子通身流汗也。其过且置，望先生垂教而改之。"予曰："钱氏白术散何如？"曰："中有木香未审可乎？"曰："此正是张易水教李东垣调中益气方中橘皮之下有云：如腹中气不转运，加木香一分者是也。大夫于今恶食气，唯饮汤者，由腹中气不运也。藉藿香之芬芳，与木香斡旋同功，则思食而不恶也。"曰："若气转而思食，则不用木香而加陈皮何如？"予嘉之曰："举一反三者，子之谓也。然方中人参须倍用之才当矣。所以然者，曾闻前医调治，或用柴平，或小柴胡，或截疟饮，或养胃汤，各有人参在乎方中矣，且又别煎独参汤，而间服矣。然则不倍黄参，恐保中气之力弱矣。"顺庵然其言。即撮白术散加倍人参，其木香只用一分许怀之，至病家而易自撮之前药云。服三贴，粥饮进。五贴后，颇知谷味。至第三夜有少烦热，次晨又请予议药。顺庵曰："夜来之烦，莫非木香之咎乎？"予曰："脉无变易，非药之为也。但多日不食，恐一时喜食，食气夹滞而致然乎。东坦所谓若喜食，一二日不可过食，恐损胃气，而生热也。须薄味之食，或美食助其药力，益升浮之气，而滋其胃气也。然论虽如是，退烦之物，不可不备也。子将加酒芩乎？抑加黑栀乎？"顺庵拟议，予解颐曰："子平日强记《本草》，何不应此期会乎？"顺庵默然。予曰："久病未复，脾气未充，苦寒之物，绝不可饵。唯一味竹叶甘寒可充，五七叶清其胃气可也。"顺庵大悦，手搭席曰："利名共得者，谓斯事也。"如前法出入，调养五十余日，诸见证平复。六脉和顺，而右关弦脉尚在，予曰："须加芍药可也。"顺庵曰："当归、芍药，曾用数回矣。"予曰："何不用酒以砂锅炒香？"曰："何也？"曰："用酒炒香而用土器，则理脾而伐肝，能退土中之木也。"曰唯然。他日加纳氏令椿一游翁特差使致谢云："嗣子此番沉疴，遥闻先生用意居多，所以百死之中，而得一生，所谓绝后更苏者也。此恩此德，难以补报者，由先生赐嗣子于老夫，而为送老之乐也云。"

《北山医案》

林佩琴

严。中年气从季胁横攻中上脘，呕沫失血，年余未愈。近日食少神衰，服燕窝汤滋胀，两关虚缓，冷涎上泛。此肝浊瘀滞，久则入络致满，宜辛温泄浊。

吴萸盐水炒　半夏姜制　广皮　延胡酒焙　厚朴姜制　茯苓　降香末　当归须

二服冷涎痛胀悉止。但阳衰胫冷，法在益阳，去吴萸，加桂枝、炮姜、草果（煨）等。三剂食进。

《类证治裁》

曹存心

中阳不足，寒浊有余，脘痞纳少，舌白便溏，脉细小。法当温化，即平为妙。

茅术理苓汤，加大腹皮、鸡内金、葛花、川朴。

再诊：温化不足以消胀满，阳之虚也甚矣。重其制以济之。

茅术钱半　川附钱半　干姜钱半　党参三钱　肉桂七分　防风二钱　茯苓三钱　五加皮三钱　陈皮一钱

三诊：诸恙向安，仍守前法，以祛留湿。

川附一钱　桂枝一钱　党参三钱　生于术钱半　干姜四分　茯苓钱半

诒按：茅术改于术，想重浊之白苔已化也。此证纯以温化得效，所谓阳运则湿自化也。

胃虚则纳食无味，脾虚则运化无常。

六君子汤合治中汤，加熟地、益智仁、粳米。

诒按：脾喜温升，宜香燥；胃喜清降，宜柔润。脾阳健则能运，胃阴充则能纳。凡脾胃同治者，用药须识此意。愚意去熟地，加石斛，似与胃虚者更宜。

五脏六腑，皆有营卫，营卫不调，则寒热分争。此病分争之后，肌肉暗消，因思脾主肌肉，肌肉暗消，正所以昭脾之营卫虚也。无怪乎脘痞纳少，力乏嗜卧，脉形软弱，有种种脾虚见象。于法当健脾为主，而八八已过之年，阳气必衰，又宜兼壮元阳，使火土合德，尤为要务。

乌龙丸合香砂六君丸，加首乌、当归。

脾阳不足，湿浊有余，少纳多胀，舌白脉迟。

茅术理中汤合四七汤。

诒按：此湿滞而兼气郁之证。

以上出自《柳选四家医案》

张大曦

病经匝月，表热解后，杳不思纳，脉静舌净，神倦言懒。既无外感留恋，又非老景颓唐。睛光流动，面色开旷，问所服之药，苦寒沉降者多矣。谅系胃气为药所困，非病也，亦非衰也。且进和中醒中，以悦脾胃，令其纳谷乃昌。

人参须五分　炒麦冬一钱　炒橘白五分　北沙参三钱　甘草三分　霍石斛三钱　生谷芽一两，煎汤代水　野蔷薇露一两，冲服

服药后令煮糜粥，以备半夜病人思纳，切嘱不可多与。

诒按：此方清润有余，尚欠流动。如胃气呆钝，稍加香、砂；胃有寒涎，稍增姜、夏；欲专和胃，加扁豆、莲子；欲兼和肝，加木瓜、乌梅；均可于此方随宜增入也。

再诊：胃气乍醒，脉形软弱；久饥之后，脏腑之气尚微，纳谷以匀为稳。至于用药，尚利轻灵，须俟胃气日降，方可峻补。盖凡投补剂，必藉胃气敷布故也。经云：百病以胃气为本。又云：安谷则昌。其斯之谓欤。

人参须一钱　益智仁四分　炙甘草三分　石斛三钱　茯神三钱　南枣两枚　北沙参三钱　炒麦冬一钱五分　橘白七分　香谷芽一两

诒按：名言至理。凡进补剂者，须识此意。

竟日悲思，半载纳减。询非恼怒感触所致，在病人亦不知悲从何来。一若放声号泣，乃能爽快，睡醒之际特甚，余如默坐亦然。韩昌黎云：凡人之歌也有思，哭也有怀，出于口而为声者，其皆有不平者乎！夫悲哀属肺，寝则气窒，醒则流通。想其乍醒之际，应通而犹窒焉，是以特甚。揆之脉象，右寸细数而小滑，伏火夹痰有诸。或更有所惊恐，惊则气结，结则成痹，痹则升降失常，出纳呆钝，胃气所以日馁耳。拟以开结通痹为先，毋急急于补也。

旋覆花一钱五分　玄参一钱　炒竹茹一钱五分　瓜蒌皮一钱五分　薤白头三钱　紫菀七分　橘络一钱　安息香三枝　生铁落两许

用铁锤，于擂盆内，和开水研至数百转，取汁冲入一小盉。

诒按：推想病情，思路曲折以达。

再诊：两进开结通痹之后，悲哀之态顿释，咯痰黄厚，胃纳稍思，脉之滑数亦缓。其为痰火痹结也明矣。拟以清泄通降继之，补不可投，岂妄谈哉。

炙桑皮—钱五分　炒竹茹—钱五分　瓜蒌霜—钱五分　杏仁三钱　黑栀—钱五分　丹皮—钱五分　橘络一钱　冬瓜子三钱　紫菀五分　丝瓜络—钱

以上出自《柳选四家医案》

李铎

宗竺香孝廉内室，六月初二日初诊。除往病不论外，据今诊左关虚而带弦，右关衰极，余皆细虚无神，是木旺土败中下交损之象。据述平日餐少，厌近荤腥，现在全不纳谷，其火土之败，又显然矣。神倦嗜卧，头痛不能起坐，背心作寒，酷暑有此，阳虚固不待言矣。阅昨方急求脾胃极是，但宜少佐疏肝之品，以木喜条达，郁则阳气抑遏不舒也。

附子　姜炭　焦术　白蔻　桂心　白椒　柴胡　香附　陈皮　炒芍　四剂

按：背为一身外藩，时正酷暑炎蒸而背心极畏冷，其藩篱不固，阳虚生寒，已见大概矣。

又，连进温胃理阳疏肝之法，身体稍知温暖，胃能纳谷，然亦不多，此等沉寒痼冷之证，得二三善状，便有端的，前方有效，仍步此意再进。

又，初八日补火暖土，兼温中下。

又，叠进补火暖土温理中下法，饮食渐加，背心作寒亦稍除，如此则益增其效矣。前者细究斯病及详参所开，病原将成五虚之证。《素问》谓五虚者死，今胃纳渐旺，则是一大生机也。经言纳谷者昌，有胃气者生，此之谓也。由此观之，重扶胃气乃为上策，议早进三因胃爱散，专理胃气，午夜仍用温理中下之法，庶为合治，其余诸款，再缓图治可也。

又，阳虚之人，偶感新秋凉气，误服前方峻补之剂，闭塞腠理，寒邪不能外散，遂变为疟，先寒后热，热多寒少，间日一作，头额皆痛，左关脉不和，当从少阳主治。小柴胡汤加果仁川朴陈皮知母。

《医案偶存》

张乃修

沈左。中虚湿阻，不纳不饥，脾土不运，胃土不降，二土气滞，木气遂郁，如种植然，其土松者其木荣，其土坚者其木萎，土病及木，大概如此。今诊六脉细弦，均有数意，舌红苔黄，微带灰霉。谷食不进，气冲哕恶。若以痰浊上泛，则脉象应当滑大，今细弦而数，其为土虚木乘无疑。夫土中有木，木土相仇，虽饮食倍常者，且将由此而减，而况先从脾胃起点乎。欲求安谷，必先降胃，欲求降胃，必先平肝，《金匮》厥阴篇中每以苦辛酸主治，即宗其意，以观动静如何。方药即请厚甫先生商政。

台参须—钱，另煎冲　雅连四分　杭白芍二钱　橘白—钱　佩兰叶—钱　淡干姜三分　淡黄芩—钱　制半夏—钱五分　茯苓三钱　炒麦芽—钱　泽泻—钱　水炒竹茹—钱

二诊：哕恶少定，胃纳略觉增多，寐稍安稳。舌红略淡，灰霉已化，脉象细弦，仍有数意。

中脘微痛，土中有木，即此可知。中气素虚，胃浊素重，然浊虽中阻，而缠绵二月，和中化浊，屡投频进，而何以浊不得化，胃不得和。良以木火犯中，浊被火蒸，则胶滞难化，胃中之浊气不降，则胃中之清气不升，不纳不饥，势所必至。前投扶土熄木，尚合机宜，再拟扶持中气，化浊和中，仍参熄木，以望肝胃协和，清升浊降，胃气从此鼓舞，然不易也。方药即请商裁。

小兼条参一钱五分，另煎冲　制半夏一钱五分　炒香甜杏仁二钱　云茯苓三钱　煅代赭石三钱　佩兰叶一钱　盐水炒竹茹一钱　旋覆花一钱五分，包　焦麦芽二钱　广橘白一钱　枳实一钱　左金丸七分入煎，另四分开水先送下

三诊：扶中熄木，哕恶又得稍减，舌心揩白之苔，亦得全化，胃中之浊，有渐化之机，肝木亦得稍平。惟胃纳仍未馨增，胃气虚而不复，胃中之清气，不能鼓舞。再扶持中气，养胃化浊，即请商裁。

小兼条参二钱，另煎冲　炙甘草四分　水炒竹茹一钱五分　茯苓三钱　炒木瓜皮一钱五分　制半夏一钱五分　橘皮一钱　炒香甜杏仁三钱　炒谷麦芽各一钱　炒焦秫米一钱五分　佩兰叶一钱五分　玫瑰花三朵，去蒂

四诊：气虚脾弱，湿热留停，不能旋运，以致湿气泛滥，入于肌肤，由足肿而致肤胀面浮。恐延蔓入腹。

大腹皮二钱　茯苓皮二钱　通草一钱　泽泻一钱五分　五加皮二钱　广陈皮一钱　猪苓二钱　生姜衣二分　生熟薏仁各五钱　炒冬瓜皮一两，以上二味煎汤代水

周左。湿寒内伏，脾胃健运迟钝，胃呆纳少，形体恶寒。非寒也，卫气之阻也。

炒于术二钱　川桂枝四分　广皮一钱　生熟薏仁各二钱　猪苓二钱　制半夏一钱五分　白茯苓三钱　砂仁壳五分　炒谷芽一钱五分　玫瑰花二朵

二诊：胃纳稍起，痰多微咳。再温脾胃阳气。

制半夏一钱五分　煨益智七分　橘皮一钱　生熟薏仁四钱　藿香二钱　炒于术二钱　白茯苓三钱　炒竹茹一钱　炒谷芽二钱　玫瑰花二朵　老生姜二片

以上出自《张聿青医案》

沈祖复

唐蔚芝先生之太翁若钦老先生年七十余，足上数发酒湿，忽而饮食少进，请城南某君诊视，用消运之品，屡服如故。先生诊之曰："此高年气虚，无力运化，非用参术不可；若用消导，是更伤其中气矣！"用补中益气汤加减，一服而胃醒，连服数剂而饮食如常。

《医验随笔》

方耕霞

徐。脾泄十年，伤其阳气。带下两年，耗其阴血。阴阳两损，中土无权，木更横逆，逆甚则腹痛，痛甚则发厥。于是无所归束，为四肢浮肿，为痞胀不纳，证既棘手，治难两尽。不得已先治其肝逆，使脾胃稍醒，再商进步，然亦不过扶延而已。

肉桂　炒白芍　醋炒青皮　吴萸　炙草　高丽参　归身　茯苓　艾绒　金柑皮　沉香汁

二诊：肝平胃醒，已能纳谷，大是佳兆。药向效求，且勿纷更。

前方加阿胶一钱半。

三诊：肝逆虽平，左脉弦细如循刀刃，肝之脏气大伤也。带减未止，再补肝以摄冲任之陷。

熟地　补骨脂　艾绒　茯苓　醋炒青皮　半夏　煨姜　沉香汁

四诊：胃纳稍多，阳气稍振，然不能持以无恐。

高丽参　肉桂　制附子　枣仁　风木瓜　补骨脂　于术　吴萸　白芍　车前子　茯神　炙草

五诊：证虽无增无减，究竟正气告匮，只能延缓而已。

前方去枣仁、木瓜、炙草，加麦冬、杜仲、砂仁、香附。

《倚云轩医话医案集》

何长治

左。纳食主胃，运化主脾；脾为湿土，宜刚宜燥；胃为阳土，宜柔宜润。口苦食少，脾胃同病也。

炒党参二钱　半夏钱半　茯苓三钱　米仁三钱　陈皮八分　益智钱半　川石斛三钱　泽泻钱半　于术钱半　糯稻根须三钱

《何鸿舫医案》

王仲奇

臧。小西门，四月廿九日。脾少健运，胃失醒豁，神疲力乏，舌淡寡味，不欲饮食，脉濡滑而弦。治以运脾健胃可也。

生于术二钱　茯苓三钱　白芍二钱，炒　益智仁一钱　佩兰三钱　续断钱，炒　宣木瓜八分　广皮二钱　无花果三钱　陈六神曲三钱，炒　谷芽四钱，炒　荷叶三钱

二诊：五月一日。胃气已稍蠕动，饮食稍进，惟运化迟钝，力乏神疲，脉濡滑而弦。仍以运脾健胃可也。

生于术二钱　茯苓三钱　白芍二钱，炒　益智仁一钱　宣木瓜八分　无花果三钱　续断二钱，炒　陈六神曲三钱，炒　白扁豆三钱　生苡仁三钱　新会皮二钱　陈大麦三钱，炒杵去外层粗皮

陈君。北平，三月廿日。湿阻痰壅，胃气苦浊，清阳失其舒展，上焦不行，下脘不通，胸脘痞闷难受。呕恶吐逆，头脑昏蒙，卧难安稳，五日未进谷食，脉弦滑，病非腑实，所以攻下不见影响。

法半夏二钱　佩兰三钱　白豆蔻一钱　淡干姜钱半　川黄连四分，前二味同炒　陈枳壳钱半，炒　旋覆花二钱，布包　玉苏子二钱　全瓜蒌三钱　茯苓三钱　杏仁三钱，去皮尖　新会皮二钱

二诊：三月廿二日。清阳渐宣，胃气降和，胸脘痞闷见舒，呕逆亦平，稍能安寐，惟胃气仍未醒豁，廉泉善开，不时有清水泛溢，不欲饮食，脉濡滑而弦。再以芳香、除陈、醒胃可也。

佩兰三钱　藿香一钱　白豆蔻一钱　陈六神曲三钱，炒　法半夏二钱　淡干姜一钱　川黄连三分，前二味同炒　旋覆花二钱，布包　陈枳壳钱半，炒　茯苓四钱　陈大麦三钱，炒杵去粗皮　橘叶三钱

以上出自《王仲奇医案》

吴鞠通

乙酉五月十四日，李，十三岁。六脉俱弦，不浮不沉不数，舌苔白而滑，不食不饥，不便不寐，九窍不和，皆属胃病，卧时自觉气上阻咽，致令卧不着席，此肝气之逆也；额角上有虫斑，神气若昏，目闭不欲开，视不远。医云有虫，亦复有理。议先与两和肝胃，如再不应，再议治虫。

半夏一两　旋覆花五钱，包煎　秫米一合

二十日：六腑不通，九窍不和，医者不知六腑为阳，以通为补，每见其二便闭也，则以大黄、蒌仁寒药下之，以后非下不通，屡下屡伤，遂致神气若昏，目闭不开，脉弦缓，而九窍愈不通矣。已成坏证，勉与通阳。

姜半夏三钱　云茯苓三钱　厚朴三钱　白蔻仁二钱　益智仁二钱，煨　鸡内金二钱，炒　广皮二钱　大腹皮三钱

廿三日：六腑闭塞不通，有若闭封之象。按闭之得名，以坤阴长阳消之候，将来必致上下皆坤而后已。坤为腹，故腹大无外，坤为纯阴，初爻变震为复；然则欲复其阳，非性烈如震者不可，岂大黄等阴寒药所可用哉！

天台乌药散二钱，加巴霜二分，和匀，分三份，先服一份，候五时不便，再服第二份，得快便即止。

廿四日：服一次，五时得快便，宿物下者甚多，目之闭者已开，神气亦清，稍食粥饮，知玩笑矣。

廿五日：六腑不通，温下后大便虽通，而小便仍然未解，心下窒塞，不饥不食，六脉弦迟。急急通阳为要，与开太阳阖阳明法。

半夏五钱　云苓皮五钱　良姜二钱　猪苓三钱　川椒炭三钱　安边桂一钱　公丁香一钱　泽泻三钱　广皮三钱

六月初一日：大便已能自解，胃能进食，是阳明已阖；惟小便不通，是太阳不开。与专开太阳。

云苓皮五钱　桂枝三钱　猪苓三钱　安边桂一钱五分　晚蚕沙三钱　苍术二钱　泽泻三钱　飞滑石三钱

煮三杯，分三次服，以小便通为度。若小便已通而尚浑浊者，再服一帖，以小便清为度。

初六日：服前方二帖，小便暂通，连日大小便复闭，大便不通已七日，自觉胃中痞塞，脸上虫斑未退。议用前配成之乌药散，再服四份，如二便俱通，即停药，统俟初八日清晨再商；如大便通一次，而小便不通，或大便竟不通，明日再服三份，若大便二三次，而小便仍然不通者，即勿服。

初八日：服乌药散四份，纳巴霜四厘，已得快便，今朝且能自行小便，六腑俱通矣。只与和胃，令能进食，可以收功。盖十二经皆取决于胆，皆秉气于胃也。

云苓块四钱　益智仁一钱，煨　半夏三钱　生薏仁五钱　广皮炭二钱　生姜五钱

庆室女，十六岁。不食十余日，诸医不效，面赤脉洪。与五汁饮降胃阴法，兼服牛乳，三日而大食矣。

甘蔗汁　梨汁　芦根汁　荸荠汁　藕汁

各等份拌匀。

以上出自《吴鞠通医案》

金子久

人之气血精神者，所以养生而固于性命者也。血气赖于水谷以资生，水谷多则气血亦多，水谷少则气血亦少，精神藉阴阳以维持，阳气足则神有归宅，阴气足则精有储蓄，一言以蔽之，血气即阴阳。发病以来，纳食其微，气血之源从何丰裕，阴阳二气由何振作。少寐者，阳不入阴之预兆；颤掉者，气不充络之明征。头不晕目不眩，肝阳固无动摇。左脉涩多弦少，舌中光而边白，人身之阴庇于阳，人身之血生于气。调治之法，不可亟亟以滋阴，庶免窒碍其胃气，为今之计，似宜温其宗阳，藉以充长肝营。

蜜炙绵芪　远志　茯苓　淡甘草　冬桑叶　乳蒸于术　枣仁　归身　滁菊　黑芝麻　别直参

二诊：少寐者，责之营卫循行有偏，少食者，责之胃阳健运无力。脾胃主乎营卫，营卫即是气血，气血生于水谷，水谷蒸化为清浊，清者为营，浊者为卫，卫行脉外，营行脉中。经络跳跃，定是营卫之空虚，无以灌溉于脉络；头为颤掉，亦是筋络之牵动，并非内风之鼓舞。更衣不通，已有三日，非血液之枯耗，属气失其传导。左脉独涩不弦，涩为血少，右脉独沉不浮，沉为阳虚，阴血既亏，则阳未尝不亏，阳气既伤，则阴焉能不伤，治以两益气血，以调营卫，参用疏补脾胃，以安寐食。

别直参　绵黄芪　白芍　归身　辰茯神　红花汁染丝吐头　远志　霞天曲　枣仁　乳蒸于术　瓜蒌　仙半夏　带皮苓

三诊：人身之动属阳，人身之静属阴，寤则动气，寐则属静。盖多动而少静，致有寤而失寐，无梦不寐，无寐不梦，亦阳动之征，属阴虚之踪。头掉向右，足掣偏左，此肝血失藏，则经络遂无涵养之司。昨解大便稍有黑色，非有形之积，是无形之气火灼于营液。大病之后，气血并耗，五志之火，由此易动，七情之气，随之而起，自觉气逆，并非有余之气逆，大凡阳升则肝火亦上升。左脉虚弦，重按似涩，右脉沉细，重取颇弱，舌苔燥湿不一，起而红白无常，治法两益阴阳，参用交媾精神，使阴平阳秘，则精宁神安。

绵黄芪　乳蒸于术　石菖蒲　川贝　远志　归身　青龙齿　丝吐头　白芍　茯神

四诊：万事之变，不出乎阴阳偏胜四字，百病之起，总不离六淫七情两端。出于阳则寤，入于阴则寐，昨夜似朦似胧，达旦寤而不寐，阴阳之偏，固无疑义。病缠既久，源出内因，五脏俱虚，七情易感，惊怖疑恐，惊为肝主，恐为肾主。肝为藏血之司，肾为主水之职，多惊多恐，伤肝伤肾。血不足无以灌溉经络，水不衡无以承制君火，不寐颤掣其由来也。左脉涩势较减，稍有搏指之象，右脉弦势殊少，重按弱而无力，治法暂辍温养脾胃之气，前方增用滋育心肝之营。

丹参　白芍　青龙齿　川贝　橘红　夜交藤　远志　枣仁　淮小麦　归身　茯苓　鸡血藤膏

五诊：左手之脉复见虚细而涩，并无搏指形状，右手之脉依然细弱而沉，又无弦滑现象，舌质不红不燥，苔色有白有润，昨夜阴阳稍有交济，所以寤寐略见日睫。惟头尚为颤掉，而足亦见抽掣，其动在络而不在脏。一身经络皆主于肝，人身牵动皆属于气，气主动，血主静，肝血无藏，肝气无摄，其前之头足动摇总不出气乘于络，设或肝风妄动，何以头目不眩，静以制动，血以濡气，姑从缓投，敛阴养胃，理所必需。

白芍　远志　清炙草　川贝　丝吐头　茯苓神　小麦　枣仁　青龙齿　归身　炙橘红　鸡血藤膏

《金子久专辑》

施今墨

秦某某，男，45岁。经商十数年，往来南北，饮食起居无有定时，食欲渐减，遂至不知饥饿，虽有佳肴，亦不欲食，懒言、倦怠、精神大不如前。舌苔薄白，脉缓而细。

辨证立法：脾胃为后天之本，人受水谷之气以生，劳倦思虑，耗伤津液以致脾胃失调，运化功能紊乱，致使胃纳呆滞，拟调气机养胃阴生津液为治。

处方：北沙参10克，米炒　金石斛12克　谷麦芽各10克　鸡内金10克　野于术10克　绿萼梅10克　乌梅肉5克　炒荷叶6克　宣木瓜10克

二诊：服八剂，能稍进饮食，自觉精神较好。前方续服。

《施今墨临床经验集》

胡慎柔

一妇，年五旬。二寸浮洪，二尺小，右关弦，不思食，头眩。余曰：二寸浮洪，病主头眩，亦主上膈不清，此阳气虚而越上，不能归根复元，不能养温脾胃，是以右关脉弦，饮食不消而少飧也。理宜敛阳气归于下焦丹田之内，下焦温暖，脾胃自健，水谷自化矣。用桂枝、白芍各六分，五味子二分，白茯一钱，黑姜三分，人参五分，杜仲一钱，破故纸五分，炙草四分，汤泡半夏一钱，加煨姜，十余剂而愈。

《慎柔五书》

第二十六章　痞满

程从周

　　程启吾年近四旬，面色青白，向因郁怒。且罹讼事过饥，今患痞满，不能饮食，大便燥结，四肢无力，形质渐瘦，邀余诊视。左寸滑数，左关弦细而濡，左尺沉迟而弱，右寸亦与左寸同，右关微弦而缓，右尺颇同左尺，脉证相参，乃脾虚不运，而兼痰与郁火也。且脾主中州而贯四脏，虽具坤静之德，而有乾健之运。今脾气一虚，健运失职，则气道亦不能流利，壅闷妨食，皆脾虚之过也。经云：壮者气行则愈，怯者著而成病。由此观之，良由饥饱忧郁所伤，以致胀满痞塞。又云：痞者，否也，天地不交之象。所云郁者，丹溪云：气血冲和，百病不生，一有佛郁，诸病生焉。盖又尝因郁怒，所以肝脉当此蕃衍之际，然犹弦细而濡者，得非肝气有所伤乎？且气乃无形之物，不能独病，今此痞满中焦，必兼痰滞经络而然。又云火者，何也？河间云：七情过极，皆属于火。且二手上部脉皆滑数，无火之证见斯脉乎？大便结燥，又非火乎？所以云：脾虚不运，而兼痰与郁火者，盖本此也。经云：急则治标，缓则治本。今乃暂用消痞、健脾、清痰、降火之药，以治其标。俟其痞塞颇通，大便回润，仍复补以参芪壮其正气，正气一旺则邪气自消，坎离一交，而地天即泰矣。如斯加减而治，再复惩忿窒欲，其谁曰厥疾弗瘳？吾亦未之信也。久之果愈。一如所言。

《程茂先医案》

李用粹

　　大名司理陈玉山，素患胸膈胀闷，四肢顽麻，六脉坚劲似扺类革，咸属冲和虚损、清阳散耗之证。用六君子汤加益智、肉桂以培脾，并进金匮肾气丸一料，已获稍安。至丙午春，偶遭奇讼，恚怒不舒，胸膈痞塞，右胁胀痛，下便瘀血，上增呕恶，粒米不进者二十余日。六脉顿退，重按豁然。予曰：脉为神机，神为气立，全赖胃气充沛者也。今脉息无神则知郁结伤脾，脾病传胃，俾磅礴浩大之气，停留郁滞于中，所以胃脘痞满者，脾主中州也。右胁胀痛者，坤出西南也，况木虽条达依土为生，土既硗薄，木无生长，此物理中之常耳。故郁怒太过，不但重损脾阴，而肝亦自病，所以不能藏血而血瘀，血去而阴伤，阴伤则阳无以自主，将有飞越之虞也。速宜培养元神，不使涣散，乃可万全。遂用附子理中汤数帖，食能渐进，后用六君子汤兼八味丸而安。

《旧德堂医案》

王三尊

　　族兄东旸，善饮，体健。染疫脉弱，胸膈痞满，舌黄润。予舍脉从证，用小承气汤屡下之，共用生熟大黄约二两余，石膏一斤，枳、朴数两，雪水数钵。至八日忽发战，思冷饮，家人惟执以热茶催汗，故头汗而止。然渐愈后食复，亦八日发战得头汗而解。外凉而内热不除，复以大承气汤，下宿垢甚多而愈。忽然传肺，咳嗽不止，用麦冬一味愈。予闻江有声言，八日自汗，证多不稳。仲景云：头汗齐颈而还，当发疸。由此证观之，则二言皆不足信矣。

潘国彩，时疫，脉实大，舌青紫，时呃逆，思饮滚热茶，素善饮，目珠忽微黄。予用发表清里药，有汗不解盖七日，自汗证也。彼欲急效，延远来一医视之。彼认为杂证发黄，遂用姜、桂、芪、术、茵陈、半夏、黄连等，且劝频进饮食，以致谵妄拈须，舌强不语。延朱笠葊、江有声皆未至，复延予视。撬开齿缝，水始得下，数日前，舌有微苔擦去，故视舌虽干而无苔。又曾胃口饱闷，以滚痰丸下过。因舌干无苔又曾下过，不敢用承气汤，惟以石膏、滑石频煎与之，以冀自汗。次日头汗至颈而还，仍与前药。又次日汗方出透，则所延之医皆至矣。里证尚未解，议与半夏泻心汤去参、枣，加熟军，微下一遍，改用清凉药数帖而愈。因未大下，后二十余日不大便，服润药与蜜导皆不效，复饮熟军、元明粉而愈。是知朱笠葊之下证定于舌，潘国彩之下证定于脉耳。噫！微矣哉。余思此二实证，皆喜热饮者，因胃家原有痞结故也。得热则开，得冷则愈结，故如是耳。五泻心汤皆干姜合芩、连，其意可见。朱笠葊胃有旧疾，潘国彩呃逆不休，皆痞结证也。笠葊痰滞俱有，故舌黄燥；国彩素无积聚，只有痰饮碍其升降。书云：中多痰饮，则舌苔微。以痰饮微胎，先曾擦去，故舌虽干而无苔。至于舌色青紫，想因气结不行，以致血亦凝滞欤。

以上出自《医权初编》

周南

梵云师，京上人也，二十九岁。六脉弦数，幼而病疝，长而患痞，胸膈常塞，自左胁攻至鸠尾，其形如拳，肝气逆也。寅刻则动，木旺时也。脐间按如弓弦，任脉急也。时而气郁如坐瓮中，如冒大帽，其证甚怪。皆痰饮伏于胸胁，水势涨天，阴霾蔽日之象。必平肝涤饮而病自已。方用苍术、香附、川芎以开郁，加青皮以伐肝，灵仙以消癖，吴萸以降逆，半夏以消饮，脉既数则以黑山栀佐之。十余剂而诸证大退，又因湿热生痒疮，续用清利湿热等药而内外皆安。

平兵卫，中年之人。禀不甚薄，左脉沉细，右脉沉迟。沉为里病，迟为有寒。所以胃中作胀，食入更甚，满腹板硬，气升胸膈，腰痛耳鸣，臂疼头重，不时作泻。见证虚实不齐，作楚年月已久，总之脾肾两虚之证也。脾不能为胃行津液则胀，胀之甚则上支，膈下板硬矣。脾胃多痰，则头重臂痛。腰为肾府，耳乃肾窍，虚则痛与鸣皆作也。治之之法，又不可因虚而用补法，病实本虚惟宜祛邪而无伤于正，决非扶正可以祛邪之谓矣。方以理中汤以益土之卑，监合平胃以治其敦阜，加桔梗以开上焦之气，槟榔以破下焦之积，神曲以腐熟水谷而推陈致新。三剂而病去其半，六剂而腹皆柔和宽快。向之冰坚雪积者，不知消归何处矣。腰痛亦减，但耳鸣未除，乃以温补肾经之剂取益火以生土，加利窍之品而纯阴腻滞者在所禁也。十剂大效。经年难愈之病一月霍然，亦快事也。

以上出自《其慎集》

何书田

痞满作胀，肝脾气滞所致，将成单鼓矣。不易治。

炒川连　焦茅术　赤茯苓　制香附　陈皮　炒中朴　法半夏　炒青皮　大麦芽　川郁

肝郁气滞，脘次作痛成块，食不下化，大便闭结。此五积之中痞气也。不易治。

川连姜汁拌炒　淡干姜　瓜蒌仁　归尾　瓦楞子　槟榔　上肉桂　炒枳实　炒白芍　郁金
川楝子

肝郁成痞，中虚受侮，神色委顿；脉形弦紧而数。此由积劳忧郁所致。立春腹胀可虞也，治之不易。

炒川连　焦茅术　制香附　川郁金　陈皮　砂仁　黑山栀　炒川朴　焦神曲　法半夏
赤苓

气郁成痞，纳食窒塞不化，久防腹满。

焦茅术　炒枳实　广陈皮　黑山栀　砂仁末　炒川朴　法半夏　焦建曲　制香附

产后血虚，积郁成痞，久痛不止。纳食格滞不舒，脉细神倦，不易治之证也。姑与清疏一法。

川连姜汁拌炒　炒白芍　制香附　黑山栀　郁金　橘叶　上肉桂　炒中朴　焦神曲　炒谷芽
陈皮

疟后阴虚结癖，渐致腹满而坚，不易消去也。

炒柴胡　生茅术　草果仁　小青皮　陈皮　荷叶　生鳖甲　炒川朴　川郁金　焦建曲
赤苓

疟后结痞，滋蔓成形；腹中作胀，延久必成鼓证。惟有疏消一法而已，然恐未必速效也。

炙鳖甲　炒白术　制香附　青皮　茯苓　淡海蜇　焦茅术　法半夏　炒枳壳　陈皮　地栗

肝阴伏热，类疟久缠，以致腹痞微胀，久防成鼓。此为七情郁结使然，诸宜开怀调理为要。

生于术　炒白芍　制香附　川芎　法半夏　淡干姜　黑山栀　焦神曲　新会皮

病久，脉弱肌削神困，脘次隆起，形如覆杯，此脾积也。病实脉虚，难治之候。

川连姜汁炒　淡干姜　生白术　大麦芽　新会皮　川朴姜汁炒　炒枳实　焦建曲　缩砂仁　赤茯苓

下元真气不足，奔豚上逆，脐旁作痛不止；两尺虚软。当用温补滋纳之法。多服数剂，庶可奏效。

上肉桂　炒白芍　补骨脂　怀膝盐水拌，炒　淮山药　炒熟地　山萸肉　炙五味　潞党参　白

茯苓　小茴香　荔枝核

疟久肝脾两伤，痞满作胀，渐致肌削肢肿，大小便俱不利，甚则溏泄下痢；脉弦而空。知脏阴内损，及于下元矣。势已棘手难治。

炒于术　炒白芍　半夏　焦麦芽　带皮苓　猪苓　炮姜　炒苡仁　陈皮　煨木香　大腹皮　泽泻

以上出自《簳山草堂医案》

王孟英

翁氏妇，患目疾，自春徂夏，治不能瘳。渐至腹中痞胀，痛不可当，食不能下，便秘形消。孟英视之，乃肝郁痰滞，而误补以致殆也。脉弦数而滑，予金铃子散合雪羹煎（汤），吞当归龙荟丸及礞石滚痰丸。三投即效，服至二十余日，各恙皆蠲。眠食如旧。

《王氏医案》

林佩琴

金氏。诸阳受气于胸中，喻氏谓胸中阳气所经，如离照当空，旷然无外，设地气一上，则晦塞有加。今脘闭食胀，清阳不旋，浊气失降，午后足肿，阳益下陷矣。用升清降浊。桔梗、半夏、橘白、升麻、砂仁壳、枳壳、茯苓，加姜、枣，煎。服愈。

金氏。寒热拘急，脉不紧数，胃痛，饮入辄呕，中焦痞阻，溺涩痛。宜宣通法。白通草、制半夏、橘白、草豆蔻、枳壳、苏梗、赤苓、甘草梢、煨姜。一啜证减，痞满未除。用泻心法。半夏、黄连（俱姜汁炒）、黄芩、干姜、陈皮、枳壳、甘草梢、木通、山栀。二服全安。

从侄。左乳下一缕气升，热痛至项，明是肝阳郁久致然。恰当暑湿炎蒸，每岁屡发，本由怫悒，肝久失畅，经隧痰气阻塞，致肺胃不主升降。痞嗳吞酸，大便忽溏忽硬，脉来沉涩。仿丹溪越鞠丸。山栀、川芎、神曲、香附醋炒、蒌仁、旋覆花、杏仁、贝母、枳壳。煎服辄安。

以上出自《类证治裁》

蒋宝素

三经客感，病后绝不思食，时或知饥，食入则痞，显系中伤未复。脾胃为中土之脏，仓廪之官，赖命门真火以生。火不足以生土，驯致营卫不和，时有寒热。脉来胃少弦多。温健中阳为主。

人参　冬白术　炙甘草　炮姜炭　制附子　蛀青皮　化州橘红　南枣肉

服附子治中汤四十余剂，中州复振，健运如初。第肾火久亏，治中虽效，未能达下。再拟金匮肾气加减，以善其后。

大熟地　怀山药　山萸肉　制附子　油肉桂　枸杞子　鹿角霜　当归身

水叠丸。早晚各服三钱，淡盐汤下。

心下满，按之微痛，如心积伏梁之状。延今半载有余，诸药无效。年当盛壮，二气素充，非五泻心汤合治不可。

制半夏　黄芩　炮姜　炙甘草　人参　川黄连　生大黄　制附子　生姜　大枣

三进五泻心，大便畅行十余次，痞势全消，饮食如故，沉痼之疾，一旦霍然。安不忘危，善后宜慎。

人参　云茯苓　炙甘草　冬白术　当归身　陈橘皮　银柴胡　绿升麻　制半夏　生姜　大枣

以上出自《问斋医案》

何平子

脉滑多痰，胸次不宽，由肝郁夹湿，以疏腑涤痰治。

生术　麦冬　刺蒺　半夏　橘红　郁金　厚朴　赤苓　瓜蒌皮　竹茹

复诊：生术　生地　半夏　枣仁　橘红　郁金　麦冬　茯神　豨莶

复诊：生术　半夏　云苓　归身　刺蒺　木瓜　新会　厚朴　茅术　桑枝

丸方：西党　法夏　归身　于术　白蒺　新会　木仁　茯苓　麦冬　甘菊　木瓜　秦艽砂仁汤丸。

肋痞胀楚，久延渐剧，恐有停饮。以燥土分清法，以视动静。

半夏　赤苓　川楝子　郁金　泽泻　麻油炒茅术　瓜蒌皮　木香　藿香　冬瓜子　焦冬芽

复：肝脾气郁为患，非汤药所能奏效，兹用小丸调理。

于术　郁金　白芍　香附　茯苓　橘叶　半夏　木香　当归　山栀　荷蒂

丸方：去茯苓、荷蒂，加茅术、砂仁、泽泻、钩藤法丸。

气逆膈胀，艰于平卧，兼六脉代而不利。中焦寒痰所阻，气不归纳也。

生黄芪　全福花　代赭石　炒苏子　法半夏　炮姜　厚朴　茯苓　橘白　沉香

另服青麟丸二钱。

复诊：脉象扬动流利，膈间自觉松快，中焦阳气通达也。

西党参　法半夏　款冬花　炒苏子　代赭石　炮姜　淮牛膝　炒白芍　茯苓　胡桃　沉香青麟丸

以上出自《壶春丹房医案》

曹存心

南濠邓。天之热气下，地之湿气上。人在气交之中，无隙可避。感而受者，名曰暑。暑之为气也，有湿有热，不问可知。其为患也，或疟或病，不一而足。所谓使天只有三时而无夏，则人之病也，必稀正为此等证而叹也。姑置勿论。此间寒热往来，少阳受暑也，少阳见证也。

尔时所受之暑，出入于胆经。乘势提之，近似有理，而不知其在气分者，已从出时而达，在血分者，反从入时而陷。所以疟疾止后，舌苔之黄色依然不改；小溲之浑浊，亦未化清。甚至嘈烦易饥，饮食无味，精神委顿不能复元。如此情形，已为累事。不意风以外束，邪自内蒸。变为发热不休，独在阳明之经，反不若少阳成疟，尚有歇时也。然疟已转病，一候不解，舌质颇红，干不多饮，头胀且蒙，胸闷不开，背后独疼，恶心唇燥，其势不轻。加以音暗不扬，四肢无力，岂非阳明血热，无路可出，上熏于肺，肺热叶焦，则生痿躄耶。病势有增无减，精气曾夺者，遇知窃恐不胜其任，而有昏喘厥塞之虞。此乃余之过虑，非有意骇人也。经云：治痿独取阳明。即宗此旨，出一枇杷叶散法，加减应无不合。

枇杷叶　茅根　西洋参　厚朴　羚羊角　丹皮　地骨皮　知母　川郁金　橘红　川贝母

次诊：进前方，音之不扬者已扬，肢之无力者亦已有力。所称肺热叶焦则生痿躄之状可以免矣。得之于心，应之于手，在医者本宜。第身热之象，夜重日轻，首还如裹，背独尚疼。二便失调于下，口苦不和于上，恶心痞闷于中。三焦正病，暑气正多，所以脉形弦细，不见缓和，用药最难着手。然河间论暑，每以三焦为训。观其三焦之邪孰轻孰重，则药即随之而进退。因思此间上下两焦见证轻于中焦，中焦痞闷、恶心一减，则上下之见证亦可轻松。痞闷于内，恶心于外，最为现在所苦，速宜和解。当以泻心汤法，参入枇杷叶散方中，以作结者开之之计。如能取效，庶免风波。

小川连　淡芩　西洋参　半曲　羚羊角　厚朴　川贝母　藿香　枇杷叶　青蒿　鲜茅根　干姜

取生谷芽、焦谷芽煎汤代水。

三诊：所言三焦见证：首如裹、背之疼、口舌之不和、二便之不调，以及胃脘之恶心、哕逆，无一而非随药向安。岂非美事？然美中不足。独有身上之热、胸中之痞，依然不改。因思痞者，痞也，痞而不泰之谓也。无形之热，有质之湿，结而不开，变而为痞。苟非阳气得转，则清浊混淆。痞无虚日，热无退时。久病如此，能不虑起风波乎？就脉数芤细而论，邪留一半，正已大虚。虚则补之，邪则化之，斟酌于二者之间。出一半夏泻心汤，专开其痞。痞若得开，热亦可退。否则徒退其热而亦不能退也。

半夏泻心汤（去参）加薤白。

《延陵弟子纪要》

徐麟

剡北孙嶴孙辉庭母病。初诊六脉弦紧，胸膈痞塞，面目四肢浮肿，一得饮食，饱闷莫容。余思胸痞一证系大气失其转运。先哲云，上下交病，当治其中。由是推之治法，绰然遂用理中汤加半夏、广木香、薏仁。接服二剂，干呕，脚肿如脱，但饮食入口，不过胸腹，饱闷未除，继用甘桂姜枣、麻辛附子汤，加知母，日服一剂，胸腹似觉宽展，饮食可进，第面上犹有纤息之浮。此方本为肿胀立法，余移之治胸腹饱闷，岂非张冠李戴耶？要知饱闷，即肿胀之渐，譬诸未雨绸缪，病根未固，所以一药而愈。时余经手证多，不能逗留，拟理中汤加木香方而还。越旬日证本全愈。一日家中斋戒礼忏，偶触锅中菜油气，顿时大吐大呕，终日不住。旋变痉厥，十指筋牵，双目上视，神昏龂齿，一昼夜三四厥，兼之干呕频频，便泄无度，及余至已经三日。问近日所用何药？前医执定薛生白湿热充表里，三焦以致痉厥，用紫雪丹，外用芳香逐秽之品，有因干呕不止，手指拘挛，妄名寒痧者，遂招专挑痧者。辩论满座，余独默不一语。按六脉动而中止，脉书名代；舌白脘闷，口渴不喜饮，身热便泄，显是三阳受伤之危证。再用辛香散气之药，是速其死也。幸而余不怕死，却悟致呕之由，触油沸之气而起呕，甚则脾阳受伤，转运失司，肾中阴寒之气上乘于脾肺。书云，肾传脾为微邪，易治，虽泄泻无度，犹无妨于大事耳。盖脉至结代，法在不治。然亦当思呕甚以致四运之机失司，脾阳式微，肾水泛澜。《脉诀》云，脉见代象，气血不续。此气即肺经之气，能分布于周身；血谓脾经之血，统驭转输于十二经，一至大吐大下，脾肺自顾不暇，安能宣播气血于诸脉？代之现也，势所必然。余承先大人济世之苦心，奚暇计其旁议之。纷纷，竟拟参附术附汤加当归、萸肉、半夏、杏仁、炙草、桑寄生合为一方，服后熟睡至三更，再进原方一剂，呕厥并止，泄泻亦减少。病者自能目辨五色，稀粥可进。次诊六脉弦硬，惟两关犹有代象，证虽渐愈，脉未循位，病家改忧为喜。医者返喜为忧。改投理中汤加桂附、当归、木瓜，二日之间服药四剂，两关之代亦不再见。舌苔中间之厚白亦得尽退，胃气大振，但十指之筋或时拘急，环、中二指之筋显见其拘急所起之处。更服内补建中加野高丽二钱，生黄芪四钱，附子一钱，姜夏三钱，茯苓四钱，仙居术、大枣、老姜、饴糖。服二三剂，十指之筋却不挛急，只睡去朦胧不清，余知大病之后，阴阳不调，心肾不交，往往有此。方用温肾化气补土生金，法自《金匮》。无如病家嫌王道收功迂远，遂用理中加枣仁、萸肉、桂枝、黄芪、半夏、秫米、鹿胶、大枣交阴阳，以补脾肾。服之果然安卧。病者自言此药最好不过，膈间略有窒意。余思此方服后阴阳已交，不妨减去枣仁、萸肉之酸苦，半夏、秫米之甘酸。仅用内补建中加高丽参、黄芪、山药、制香附、宣木瓜，再服十五剂，庶可复元。余平生不足存案，于此独详其巅末者，以古方治新病，胜如勾践灭吴，一鼓而平，俾专用俗套者，见此宜知返矣。

《医案梦记附案》

学山公

泗港陆九文昆仲，夙年相知也。仲秋之月，久凝三公郎忽寒热头痛，从胸至腹，胀闷不堪，久文知医，先服解肌消导之剂，不效，来镇相邀，值予在云亭曹氏，乃请承调元往诊，用小柴胡加石膏，头疼虽止，诸证转甚，加以恶心，使者相望于道，适又他出，不得已延余弟宇瞻诊视，云是结胸，主以瓜蒌、山栀、枳实、竹茹、黄芩等药，服后，胸闷愈痛，伊兄允升，躬叩予门，同仲儿寻至慕义庄，飞棹归家，薄暮始得抵彼，病者闻声欣然曰："先生其救我乎！"盖望之久矣。予因思结胸成于下早，否则日久邪陷亦成，今疾作而痛随起，定非结胸，细按右脉弦中带紧，其间必有寒物阻住升降，以寒凉治之，所以胀痛日甚，况是日阴雨两旬，天时之湿，感召极速，必平胃散加藿香、腹皮、苏梗、半夏、柴胡、乌药，始得破其壅塞。忙服一剂，下咽后恶心顿止，觉腹有声如雷，顷刻胀痛若失，遂能安卧无虞。丙申仲秋存案。

苍术　陈皮　厚朴　甘草　藿香　腹皮　苏梗　半夏　柴胡　乌药

《龙砂八家医案》

朱增藉

友人袁君可知商安邑染疫归，治经月余。延余至，中上二焦痞塞不通，按摩导引不可释手，四肢厥逆冷过肘膝，势在危急。阅所服方，在安邑则用表剂，归家纯用温剂，愈治愈甚。审之确系痞证，独不解四肢厥逆如是之甚，细而思之，必是诊邪盘踞上中，郁遏阳气不达四末，非半夏泻心汤不能使痞塞顿通、阳气四布也，遂主之。一服减半，二三服全愈。后以平补复其体。

《疫证治例》

张乃修

某，中气虚弱，不饥不纳，二便不利，中脘痞阻，卧难成寐。脉细而滑，口腻苔浊。湿热郁阻，升降失司。拟开上焦。

制半夏　郁金　川雅连　光杏仁　炒枳实　广陈皮　干姜　薤白头　佩兰叶　瓜蒌皮　炒竹茹

二诊：中脘痞阻，饮食不进，口腻痰多。脉象濡滑。浊阻胃中。先为通降。

藿香　制半夏　金石斛　广皮　茯苓　佩兰叶　川朴　大腹皮　瓜蒌皮　枳实　鲜佛手竹茹

三诊：通降胃腑，仍然不纳，略一进谷，辄中脘不舒，味变酸浊。脉象濡滑。痰湿闭阻胃口。再降胃化痰，而宣气郁。

香豆豉　炒杏仁　黑山栀　瓜蒌皮　降香屑四分　上川朴　制半夏　炒枳壳　生姜汁

四诊：脉象濡细，重按少力，舌苔白腻不化。不纳不饥。中气不足，不能化浊。再扶持中气，而展胃阳。

人参须　制半夏　橘白　佩兰叶　炒谷芽　益智仁　云茯苓　玫瑰花　鲜竹茹　砂仁二粒

五诊：扶持中气，而展胃阳，稍能知饥安谷。药既应手，宜再扩充。

人参须八分　淡姜渣三分　茯苓三钱　佩兰叶八分　玫瑰花二朵　益智仁六分　制半夏一钱五分　橘白一钱　焦麦芽二钱

六诊：胃气虽得稍醒，然略一多纳，气辄上冲。脉濡细，右关带滑。中气不足，不能运化，以致湿热结聚，通降无权。拟苦辛开通。

制半夏一钱五分　川连四钱　藿香一钱五分　枳实一钱　佩兰叶一钱　橘皮一钱　干姜二分　茯苓三钱　竹茹一钱

《张聿青医案》

柳宝诒

童。中气不畅，肝木侮之，致气机结怫，湿痰中阻。数日来脘痞不饥，大便不爽，皆肝脾阻结之证。脐腹两旁，僵硬及脘，中气伤矣。舌苔极白不浮，胃气亦不松利。脉象软而少力，惟左关略弦，病久气弱，未可专投攻克。拟温脾化湿，疏肝和胃，消补兼施之法。

桂枝　白芍土炒　淡干姜盐水炒　于术　枳实姜汁炒　炒苡仁　炙鸡金　豆卷　生熟神曲各　小青皮醋炒　平胃散　麦谷芽各

另：小温中丸。

《柳宝诒医案》

马文植

某。时感病后绝不思食，时或知饥，食入则痞，调治半载方痊。近劳忧太过，复不思食。脾胃为中土之脏，仓廪之官，赖肾火则生。火素不足，中州不振，胃虚卫不外护则寒，脾虚荣失中守则热，非外感可比。脉来胃少弦多，原当益土，现在春木上升，宜先崇土培木，拟治中汤加附子。

人参—钱　冬术三钱　炙甘草五分　炮姜—钱　橘红—钱　细青皮—钱　附子—钱　南枣二枚

复诊：服附子治中汤四十余剂，化机复健，饮食日增，中土已得平调。肾火久亏，治中虽然益火，未能达下，益火之本，以消阴翳，中病下取，古之法程，每日仍服附子治中丸三钱。

熟地八两　丹皮三两　东洋参三两　泽泻三两　淮山药四两　山萸肉四两　枸杞四两　归身三两　云苓三两　冬术三两　附子—两半

为末，蜜丸桐子大，每晚服四钱。

《马培之医案》

刘子维

黄某，胃上有一块，不食亦可，如食过点，腹即下泻，神少，出汗多，半年多了。

砂仁三钱　白芍五钱　干姜五钱　枯芩三钱　木香二钱　白术五钱　巴戟八钱　枳壳—钱　桂枝二钱　腹皮三钱　白前根二钱　牡蛎五钱　艾叶—钱

此方不计付数，但云服毕病减三四，想不仅一二付也。

李俊注：此痞证也。《伤寒论》有结胸、藏结与痞三证，大要结胸为阳证，藏结为阴证，痞则为阴阳不和之证。病发于阳而反下之，热入因作结胸；病发于阴而反下之，因作痞，此其因也。心下满而硬痛者，为结胸；但满而不痛者，为痞，此其别也。结有凝结之义，故痛；痞则聚而未结者也，故不痛。

结胸总由下之太早，痞则有不尽然者。盖邪之所凑，其气必虚，不分外邪、内邪也。汗者，心之阳，汗多则心气伤，寒水之邪则乘虚上犯，蓄于心下，故误下足以成痞，过汗亦足以成痞也。生姜泻心汤证曰：伤寒汗出，解之后，胃中不和，心下痞硬，是过汗成痞之征也。而误下成痞，亦不尽由外邪内陷。甘草泻心汤证曰：伤寒中风，医反下之，其人下利，心下痞硬，复下之，其痞益甚。此非结热，但以胃中虚，客气上逆，故使硬也。所谓客气者，非外邪也，即中虚而下焦湿土与寒水之邪乘虚上犯也。太阴病提纲曰：太阴之为病，腹满而吐，自利，腹痛，若下之，必心下结硬，尤足证明与外邪无关也。

此证胃上一块而不痛，即《伤寒论》所谓痞也。痞而食少，胃肠虚也；痞而下利，脾阳虚也；痞而神少，中气虚也；痞而多汗，表虚而营卫不和，风木之气有余也。

戊土在肾，虚则并虚，干姜暖胃以化痞块，白术暖脾以节大便，巴戟暖肾以除风湿，此皆补主气以胜客气，治其本也。胃上一块，气与水合聚而成者也，香砂、腹皮开郁理气，白前、枳壳破气降痰，艾叶通下焦之阳以逐寒湿，共驱客气以安主气，治其标也。

土之不足，由于木之有余，白芍平之，合桂枝则调和营卫以止汗，合牡蛎则化痰软坚以敛汗。

痞为阴邪，阴邪据于阳位则阳郁于上而下济者寡，凡阴阳不和之证，往往脾胃寒而胸中反有热者，此也。故用黄芩以清之，此与诸泻心汤之辛开苦降无二理，惟寒多热多，则在临临时细心斟酌，以为辛温、苦寒进退之标准也。

又方：怀药三钱　白术一两　当归二钱　黑豆三两　制附片八钱　故纸三钱　蔻仁一钱　茯苓三钱　益智仁三钱　枣皮三钱　丹皮一钱　黄芪五钱　建曲二钱　生姜五钱

三付，服毕平安如常。

李俊注：用药有先后之着，不可不知也。此证脾胃两虚，中气不足，前方何尝不可补气，惟癥块在胃，上焦不清，心肺之令难以廓然下行，补气尚非其时；今则病减三四，癥邪已轻，非复向日之负固矣。此前方所以只用白术，而后方则芪、术并用，补中而兼固表也，益智温中摄水，茯苓和脾利水，则佐白术以成建中，立极之功者也。

食少自利，固属脾虚，亦火不生土也。前方温肾而兼祛邪，故宜巴戟、艾叶。后方则专补命火以生土，故宜故纸、附片。命火必蛰藏而后能生土，其不易藏者，肝木为之疏泄也。枣皮敛肝以藏之，惟化痰软坚，非其所长，肝有邪热，亦非其候，故不宜于前方。

阳必配阴而后有守，有守而后有生化，白术、益智温燥药也，故以淮药之阴配之，附片、故纸辛热药也，故以黑豆之阴配之。《素问·玉机真脏论篇》所谓定其血气，各守其乡者，此也。

蔻仁、建曲、生姜等与前方之砂、姜、枳、前用意同而力较轻，本前方用桂枝之意而易以当归，则和营而不燥；本前方用黄芩之意而以丹皮则清火而在血，此皆先后之着也。至于有枣皮之酸温，即有丹皮之辛凉，又合中有开，温中有清也。

《圣余医案诠解》

余听鸿

李仪藩，常熟毛家桥人，胃脘中坚硬如盘，约有六七寸，他医皆谓胃脘痛，治之罔效，就余诊之。脉来坚涩，饮食二便行动如常。余曰：饮食二便如常，中宫无病，此非胃脘痛也，癥积证也。寒气夹痰阻于皮里膜外，营卫凝涩不通，况烟体阳虚，阴气凝结少阳，气失运化，非温补不可。进附、桂、鹿角、枸杞、杜仲、巴戟、茴香、当归、仙灵脾、参、术、木香、姜、枣等，温补通气活血，外用附子、肉桂、阿魏、丁香、细辛、三棱、莪术、水红花、麝香、鹿角粉、木香、麻黄等品研末。摊厚膏药贴之。服药五十余剂，贴膏药两月余，而硬块消尽，软复如旧。

甘露镇华姓，年五十余，脘中癥硬，中脘穴高突，按之坚硬不痛。余曰：此气阻积滞壅塞，急宜化滞理气，用枳、朴、槟榔、麦芽、神曲、木香、瓜蒌、砂仁、青皮之类。服两剂，下燥粪甚多，脘中平软如故。后服参苓白术散十余剂，胃苏而愈。

以上出自《余听鸿医案》

张锡纯

天津陈某某，三十五岁，于孟冬得大气下陷兼小便不禁证。

病因：禀赋素弱，恒觉呼吸之气不能上达，屡次来社求诊，投以拙拟升陷汤，即愈。后以出外劳碌过度，又兼受凉，陡然反复甚剧，不但大气下陷，且又小便不禁。

证候：自觉胸中之气息息下坠，努力呼之犹难上达，其下坠之气行至少腹，小便即不能禁。且觉下焦凉甚，肢体无力，其脉左右皆沉濡，而右部寸关之沉濡尤甚。

诊断：此胸中大气下陷之剧者也。此证因大气虚陷，心血之循环无力，是以脉象沉濡而迟，肺气之呼吸将停，是以努力呼气外出而犹难上达。不但此也，大气虽在膈上，实能斡旋全身统摄三焦，今因下陷而失位无权，是以全身失其斡旋，肢体遂酸软无力，三焦失其统摄，小便遂泄泻不禁。其下焦凉甚者，外受之寒凉随大气下陷至下焦也。此证之危已至极点，当用重剂升举其下陷之大气，使复本位，更兼用温暖下焦之药，祛其寒凉，庶能治愈。

处方：野台参五钱　乌附子四钱　生怀山药一两

煎汤一盅温服，此为第一方。

又方：生箭芪一两　生怀山药一两　白术四钱，炒　净萸肉四钱　萆薢二钱　升麻钱半　柴胡钱半

共煎药一大盅，温服。此为第二方。先服第一方，后迟一点半钟即服第二方。

效果：将药如法各服两剂，下焦之凉与小便之不禁皆愈，惟呼吸犹觉气分不足，肢体虽不酸软，仍觉无力。遂但用第二方，将方中柴胡减去，加桂枝尖钱半，连服数剂，气息已顺。又将方中升麻、桂枝，皆改用一钱，服至五剂，身体健康如常，遂停药勿服。

或问：此二方前后相继服之，中间原为时无多，何妨将二方并为一方？答曰：凡欲温暖下焦之药，宜速其下行，不可用升药提之。若将二方并为一方，附子与升、柴并用，其上焦必生烦躁，而下焦之寒凉转不能去。惟先服第一方，附子得人参之助，其热力之敷布最速，是以为时虽无多，下焦之寒凉已化其强半；且参、附与山药并用，大能保合下焦之气化，小便之不禁者亦可因之收摄，此时下焦受参、附、山药之培养，已有一阳来复，徐徐上升之机。已陷之大气虽不能因之上升，实已有上升之根基。遂继服第二方，黄芪与升柴并用，升提之力甚大，借之以升提下陷之大气，加人欲登高山则或推之，或挽之，纵肢体软弱，亦不难登峰造极也。且此一点余钟，附子之热力已熔化于下焦，虽遇升柴之升提，必不至上升作烦躁，审斯则二方不可相并之理由，及二方前后继服之利益不昭然乎。

天津姚某某，年五十二岁，得肝郁胃逆证。

病因：劳心太过，因得斯证。

证候：腹中有气，自下上冲，致胃脘满闷，胸中烦热，胁下胀疼，时常呃逆，间作呕吐。大便燥结，其脉左部沉细，右部则弦硬而长，大于左部数倍。

诊断：此乃肝气郁结，冲气上冲，更迫胃气不降也。为肝气郁结，是以左脉沉细，为冲气上冲，是以右脉弦长，冲脉上隶阳明，其气上冲不已，易致阳明胃气不下降。此证之呕吐呃逆，胃脘满闷，胸间烦热，皆冲胃之气相并冲逆之明征也。其胁下胀疼，肝气郁结之明征也。其大便燥结者，因胃气原宜息息下行，传送饮食下为二便，今其胃气既不下降，是以大便燥结也。拟治以疏肝降胃安冲之剂。

处方：生赭石一两，轧细　生怀山药一两　天冬一两　寸麦冬六钱，去心　清半夏四钱，水洗三次碎竹茹三钱　生麦芽三钱　茵陈二钱　川续断二钱　生鸡内金二钱，黄色的捣　甘草钱半

煎汤一大盅，温服。

方解：肝主左而宜升，胃主右而宜降，肝气不升则先天之气化不能由肝上达，胃气不降则后天之饮食不能由胃下输，此证之病根，正因当升者不升，当降者不降也。故方中以生麦芽、

茵陈以升肝；生赭石、半夏、竹茹以降胃，即以安冲；用续断者，因其能补肝，可助肝气上升也；用生山药、二冬者，取其能润胃补胃，可助胃气下降也；用鸡内金者，取其能化瘀止疼，以运行诸药之力也。

复诊：上方随时加减，连服二十余剂，肝气已升，胃气已降，左右脉均已平安，诸病皆愈。惟肢体乏力，饮食不甚消化，拟再治以补气健胃之剂。

处方：野台参四钱　生怀山药一两　生赭石六钱，轧细　天冬六钱　寸麦冬六钱　生鸡内金三钱，黄色的捣　生麦芽三钱　甘草钱半

煎汤一大盅，温服。

效果：将药煎服三剂，饮食加多，体力渐复。于方中加枸杞五钱、白术三钱，俾再服数剂以善其后。

说明：身之气化，原左升右降，若但知用赭石降胃，不知用麦芽升肝，久之，肝气将有郁遏之弊，况此证之肝气原郁结乎？此所以方中用赭石，即用麦芽，赭石生用而麦芽亦生用也。且诸家本草谓麦芽炒用者为丸散计也，若入汤剂何须炒用，盖用生者煮汁饮之，则消食之力愈大也。

或问：升肝之药，柴胡最效，今方中不用柴胡而用生麦芽者，将毋别有所取乎？答曰：柴胡升提肝气之力甚大，用之失宜，恒并将胃气之下行者提之上逆。曾有患阳明厥逆吐血者，初不甚剧。医者误用柴胡数钱即大吐不止，须臾盈一痰盂，有危在顷刻之惧，取药无及，适备有生赭石细末若干，俾急用温开水送下，约尽两半，其血始止，此柴胡并能提胃气上逆之明征也。况此证之胃气原不降乎？至生麦芽虽能升肝，实无妨胃气之下降，盖其萌芽发生之性，与肝木同气相求，能宣通肝气之郁结，使之开解而自然上升，非若柴胡之纯于升提也。

以上出自《医学衷中参西录》

陈莲舫

邱。肝胃不和，肝有郁火，胃有寒饮，当脘作胀，攻动有声，心悸少寐，头眩腰楚，有时泛呕痰沫，脉息细涩，左弦。尊年防其痹中，急宜静养调治。

吉林须　杭菊花　白蒺藜　抱茯神　炒丹参　法半夏　姜竹茹　真獭肝　生白芍　潼蒺藜苍龙齿　沉香屑　广陈皮　白木耳

硖石，某。当脘坚肿，溏稀溺短，肝脾久伤，脉象细弦，经水渐为不通，气虚则积痰壅滞，治以和养。

制香附　安肉桂　炒当归　制丹参　法半夏　沉香屑　真獭肝　淡苹萁　生白芍　抱茯神广陈皮　淮牛膝　竹茹

复方：左金丸　淡苹萁　九香虫　生白术　柔白薇　法半夏　制香附　佛手柑　乌沉香生白芍　制丹参　广陈皮

蒋。脘腹外肿内胀较前减轻，惟久虚气痹，而复阴伤郁火。脘嘈纳少，痞块屡升，盗汗自汗种种，厥阴受伤，营气偏胜。脉息沉弦，不虑劳病而虑复肿。

吉林须　制香附　玉蝴蝶　佛手柑　川杜仲　代代花　绿萼梅　制香附　制丹参　酸枣仁

生白芍　姜竹茹　檀香

冯。肝郁生风生痰，乳窜有年，脘腹胀，头眩心悸，腰酸甚则肢节俱酸，治以通降。

全当归　桑寄生　生白芍　抱茯神　远志肉　紫丹参　旋覆梗　白蒺藜　广陈皮　厚杜仲
生牡蛎　丝瓜络

以上出自《莲舫秘旨》

何鸿舫

左。脘闷嗳腐得平，脉浮数，气机不舒。惟因秋暑之感，恐肝弱不摄。拟柔养法。

潞党参钱半　酸枣仁三钱　秦艽钱半　龙齿三钱　陈皮八分　炙草四分　制于术钱半　辰茯神三钱
远志钱半　门冬二钱　苏子钱半　沉香片八分　姜汁炒竹茹钱半

左。腹胀后，大吐瘀血，痞痛脘闷，脉细涩。肝脾久困。须节力少食，免致重发。

焦冬术二钱　广木香五分　炒苏子钱半　泡吴萸四分　炒小茴香五分　山楂炭三钱　炒枳壳钱半
焦白芍钱半　炮黑姜四分　大腹皮二钱　茯苓三钱　炒青皮钱半　姜汁炒竹茹钱半　官桂五分

左。咳呛止，气逆未舒，痞积不减，脉细软无力。踵前法温理。少食为妙。

潞党参二钱　焦冬术二钱　炒归身二钱　广陈皮八分　枸杞子三钱　炙甘草四分　炒枳壳钱半　广
木香五分　茯苓三钱　五味子三分　炒苏子钱半　炮黑姜五分　砂仁壳六分　官桂五分

龚右，四十四岁。丁丑二月十二日辰刻。肝郁气阻，脾不克运，致痞积；临经腹痛；脉数
无力。当用和理。少食为佳。

焦冬术钱半　酒炒归尾二钱　香附炭三钱　广木香四分　泡吴萸四分　炒白芍钱半　炮黑姜五分
炒枳实一钱　广艾绒一钱　茯苓三钱　甘草三分　官桂四分　砂仁壳六分

左。烦心，木郁，夹暑，好酒变痰。脘闷，头眩目昏，舌燥不润。拟和肝化胃之法，先祛
痰滞如何？

焦冬术钱半　广木香五分　藿梗钱半　炒黄芩钱半　秦艽钱半　炒青皮钱半　茯苓三钱　制川朴一
钱　法半夏钱半　建曲二钱　楂炭三钱　荷叶边一角　姜汁炒竹茹钱半

左。胸闷心烦，脉来滑数，气化为火，液化为痰，痰火郁为病。

细生地三钱　石决明三钱　瓜蒌皮三钱　炒枳壳钱半　天冬二钱　夜交藤三钱　橘红五分　半夏钱
半　小川连三分　羚羊片五分，另煎　竹沥一两，冲

以上出自《何鸿舫医案》

王仲奇

邱。湖州。郁闷气失条达，胸闷欠适，咽间作梗，稍有心悸，时作嗳噫，大便不利，脉濡

滑而弦。治以宣郁、利咽、快膈可也。

法半夏　全瓜蒌　陈枳壳炒　白豆蔻　玉苏子　旋覆花包　杏仁去皮尖杵　射干　佩兰　茯苓　橘叶　陈大麦炒杵去粗皮

二诊：郁闷气结，清阳失其展舒，肠胃腑气失和，胸闷咽梗，稍有心悸，时或嗳噫，脉弦滑。仍以通和宣郁，利咽快膈可也。

法半夏　全瓜蒌　陈枳壳炒　白豆蔻　玉苏子　旋覆花包　杏仁去皮尖杵　山豆根　佩兰　新会皮　茯苓　陈六神曲炒　生仁米

脾胃为仓廪之本，乃化糟粕转味出入之主，脾之健运有亏，则小肠之受盛分泌，大肠之传导皆受其困，大便恒溏，痰唾频多，有由来矣。宗东垣脾升则健之旨以立方。

祁术土炒　野茯苓　益智仁炒　白芍炒　肉果霜　青防风炙　禹余粮制　荷叶包饭烧焦

三诊：脾胃为仓廪之本，刚柔互用，以膜相连，中枢之健运稍有乖违，水谷之悍气着而不行，则精气不能敷布，以致太仓有壅滞胀闷之患，头眩耳鸣，心悸不寐，随之以起，盖九窍不和，都属胃病。前方既合，毋事更张。

祁术土炒　全当归　白芍炒　野茯苓　宣木瓜　沉香曲炒　石菖蒲　益智仁炒　刺蒺藜　砂仁　橘红　代代花

左。平昔嗜饮，早年曾经呕逆吐酸，近则胸脘闷痛，肩胛作酸，喉间有痰不爽，口中涌水，入寐多梦，大便溏泻，日或数起，脉濡弦。肠胃并病，节食慎啖为要。

佩兰三钱　法半夏钱半　广皮二钱　茯苓三钱　荜茇一钱　白豆蔻一钱　沉香曲钱半，炒　旋覆花二钱，布包　肉果钱半，煨　赤石脂三钱，煅　娑罗子三钱　陈大麦三钱，炒杵去粗皮

二诊：嗜饮曲糵，伤其肠胃，早年呕逆吐酸，近则胸脘闷痛，右旁时觉火热，喉间有痰不爽，晨泻，入寐多梦，肩胛作酸，脉濡滑而弦。守原意出入治，仍须节食慎啖为妙。

法半夏钱半　北秫米三钱，布包　茯苓三钱　荜茇一钱　肉果钱半，煨　益智仁一钱，炒　赤石脂三钱，煅　白豆蔻一钱　宣木瓜八分　生于术二钱　旋覆花三钱，布包　佩兰三钱

三诊：晨泻已愈，胸脘闷痛、肩胛作酸亦瘥，喉间仍有痰不爽，入寐多梦，脉濡弦。证药相安，仍守原意。

生于术二钱　茯苓三钱　益智仁一钱　远志肉一钱，炙　肉果钱半，煨　赤石脂三钱，煅　霞天曲三钱，炒　白豆蔻一钱　宣木瓜八分　法半夏钱半　北秫米四钱，包　十大功劳二钱

四诊：嗜饮曲糵，脾不制湿，清阳失其展舒，水谷分泌不清，晨泻虽愈，大便或硬或溏，肩胛作酸，入寐多梦，鼻塞嗅觉不灵，近日因感风咳嗽有痰，脉弦滑而濡。运脾升清可见也。

生于术二钱　茯苓三钱　川桂枝钱半　鹿衔草三钱　青防风一钱二分，炙　香白芷钱半　辛夷钱半　宣木瓜八分　益智仁一钱，炒　肉果钱半，煨　罂粟壳钱半　十大功劳二钱

以上出自《王仲奇医案》

王堉

介之城东，马如村郭某，在城货烛，人素迂谨。夏间由介赴祁，往返数四，以躁急故，患胸满不食。时我介疫气流行，自以为染疫，急服散药，而气乏声微，愈不可耐，别易一医以为肾虚，用医家肾气丸补之，服四五剂转益甚，几至昏不知人，乃转人延余治。至其家，问何病？

则曰，成虚痨矣。问午热自汗，咳嗽气喘乎？曰否。然则非虚痨。提腕而诊之，则两寸尺俱平平，两关皆坚而滞，而右关微带弦象。乃告之曰，此肝木克脾土也。病由一时气不遂，兼发急躁，以致肝气壅塞脾胃，因而胸满不食，理宜平肝清燥，医者以桂附补之，脾胃愈塞，不增甚何待乎。此时宜先解桂附之药力。然后进以疏肝健脾之品，不过半月保无事矣。病者喜急索方，乃开平胃散加山楂、麦芽以消之。病者争曰，余素无食积，兼久不进食，君用消食之药，不亦悖乎。余笑曰，君第知平胃散为消食之药，不知君脾胃中虽无食，却有桂附，我之用平胃散非消食，乃解药毒也。药毒不解，胸中终难爽快。人第知平胃散消食，而不知药亦积，非此不能开脾胃之路，此俗医拘其方，而不究其理，所以多误也。病者欣然服之。越三日又请视之，则胸中宽展，渐思食矣。乃继以逍遥散理其脾而清其肝。告曰，不五剂君必起，但服香砂六君子丸半斤，便更壮健。郭如言服之，半月后仍入城货烛矣。

《醉花窗医案》

曹南笙

某左。痛乃宿病，当治病发之由，今痹塞胀闷，食入不安，得频吐之余，疹形转发，是陈腐积气胶结，因吐经气宣通，仿仲景胸中懊憹例，用栀豉汤主之。

二诊：胸中稍舒，腰腹如束，气隧有欲通之象，而血络仍然锢结，就形体畏寒怯冷，乃营卫之气失司，非阳微恶寒之比，议用宣络之法。

归须　降香　青葱管　郁金　新绛　柏子仁

《吴门曹氏三代医验集》

丁泽周

朱左。诊脉三部弦小而数，右寸涩，关濡、尺细数，舌苔腻黄。证见：胸痹痞闷，不进饮食，时泛恶，里热口干不多饮，十日未更衣，小溲短赤浑浊，目珠微面黄，色灰暗无华。良由肾阴早亏，湿遏热伏，犯胃贯膈，胃气不得下降。脉证合参，证属缠绵，阴伤既不可滋，湿甚又不可燥，姑拟宣气泄肝，以通阳明，芳香化浊，而和枢机。

瓜蒌皮三钱　赤茯苓三钱　江枳实一钱　荸荠梗一钱五分　薤白头一钱，酒炒　福泽泻一钱五分　炒竹茹一钱五分　鲜枇杷叶三片　绵茵陈一钱五分　仙半夏二钱　通草八分　银柴胡一钱　水炒川连四分　鲜藿佩各二钱　块滑石三钱

二诊：脉左三部细小带弦，右寸涩稍和，关濡尺细，舌苔薄腻而黄，今日呕恶渐减，胸痞依然，不思纳谷，口干不多饮，旬日未更衣，小溲短赤浑浊，目珠微黄，面部晦色稍开。少阴之分本亏，湿热夹痰滞互阻中焦，肝气横逆于中，太阴健运失常，阳明通降失司。昨投宣气泄肝，以通阳明，芳香化浊，而和枢机之剂，尚觉合度，仍守原意扩充。

仙半夏二钱　赤茯苓三钱　银柴胡一钱　绵茵陈一钱五分　上川雅连五分　鲜藿香佩兰各二钱　广郁金一钱五分　建泽泻一钱五分　瓜蒌皮三钱　炒枳实一钱　生熟谷芽各三钱　薤白头一钱，酒炒　块滑石三钱　炒竹茹一钱五分　通草八分　鲜枇杷叶三片，去毛、包　鲜荷梗一尺

三诊：呕恶已止，湿浊有下行之势，胸痞略舒，气机有流行之渐，惟纳谷衰少，小溲浑赤，苔薄黄，右脉濡滑，左脉弦细带数。阴分本亏，湿热留恋膜原，三焦宣化失司，脾不健运，胃

不通降，十余日未更衣，肠中干燥，非宿垢可比，勿亟亟下达也。今拟理脾和胃，苦寒泄热，淡味渗湿。

瓜蒌皮三钱　赤茯苓三钱　黑山栀一钱五分　鲜荸荠梗三钱　薤白头一钱，酒炒　炒枳实七分　通草八分　鲜枇杷叶三片　仙半夏二钱　川贝母二钱　块滑石三钱　鲜荷梗一尺　水炒川连四分　鲜藿香佩兰各二钱　生熟谷芽各三钱

四诊：胸痞十去七八，腑气已通，浊气已得下降。惟纳谷衰少，小溲短赤浑浊，临晚微有潮热，脉象右濡滑而数，左弦细带数，苔薄腻微黄。肾阴亏于未病之先，湿热逗留膜原，三焦宣化失司，脾胃运行无权。叶香岩先生云：湿热为黏腻熏蒸之邪，最难骤化，所以缠绵若此也。再拟宣气通胃，苦降渗湿。

清水豆卷六钱　赤茯苓三钱　银柴胡一钱　鲜枇杷叶四片　鲜荷梗一尺　黑山栀一钱五分　炒枳实八分　块滑石三钱　仙半夏二钱　川贝母二钱　通草八分　谷麦芽各三钱　川黄连三分　鲜藿香佩兰各二钱　瓜蒌皮三钱　荸荠梗一钱五分

五诊：门人余继鸿接续代诊。小溲浑赤渐淡，胃气来复，渐渐知饥。头眩神疲，因昨晚饥而未食，以致虚阳上扰也。脘痞已除，午后仍见欠舒，良由湿热之邪，旺于午后，乘势而上蒸也。脾胃虽则渐运，而三焦之间，湿热逗留，一时未能清彻。口涎甚多，此脾虚不能摄涎也。今拟仍宗原法中加和胃运脾之品。

清水豆卷六钱　赤茯苓三钱　块滑石三钱　鲜枇杷叶四片，去毛　鲜荷梗一尺　黑山栀一钱五分　生于术八分　通草八分　仙半夏一钱五分　谷麦芽各三钱　炒枳实八分　鲜藿香佩兰各二钱　杭菊花一钱五分　瓜蒌皮三钱　川贝母二钱　橘白络各一钱　荸荠梗一钱五分

六诊：饮食渐增，口亦知味，脾胃运化之权，有恢复之机，小溲赤色已淡，较昨略长，湿热有下行之势，俱属佳征。神疲乏力，目视作胀，且畏灯亮，此正虚浮阳上扰也。口涎渐少，脾气已能摄涎。舌苔薄腻，而黄色已化，脉象右寸关颇和，左关无力，两尺细软，邪少正虚。再拟温胆汤，加扶脾宣气，而化湿热之品，标本同治。

清水豆卷六钱　赤茯苓三钱　川贝母二钱　鲜枇杷叶四片　鲜荷梗一尺　生于术一钱五分　橘白络各八分　谷麦芽各三钱　杭菊花一钱五分　广郁金一钱　生苡仁三钱　炒竹茹一钱五分　仙半夏一钱五分　鲜藿香佩兰各二钱　通草八分　建兰叶三片

此方本用枳实、瓜蒌皮二味，因大便又行兼溏，故去之。

七诊：腹胀已舒，饮食亦香，小溲渐清，仅带淡黄色，昨解大便一次颇畅，作老黄色，久留之湿热滞浊，从二便下走也。今早欲大便未得，略见有血，良由湿热蕴于大肠血分，乘势外达，可无妨碍。脾胃运化有权，正气日渐恢复，当慎起居，谨饮食，不可稍有疏忽，恐其横生枝节也。再与扶脾宣化，而畅胃气。

生于术一钱　朱茯苓三钱　通草八分　鲜荷梗一尺　鲜藕节三枚　清水豆卷四钱　橘白络各一钱　川贝母二钱　仙半夏一钱五分　生苡仁三钱　谷麦芽各三钱　京赤芍一钱五分　炒竹茹一钱五分　杭菊花一钱五分　建兰叶三片　荸荠梗一钱五分

八诊：脾胃为资生之本，饮食乃气血之源，正因病而虚，病去则正自复。今病邪已去，饮食日见增加，小溲渐清，略带淡黄，三焦蕴留之湿热，从二便下达，脾胃资生有权，正气日振矣。舌根腻，未能尽化，脉象颇和，惟尺部细小。再与扶脾和胃，而化余湿。

生于术一钱　朱茯苓三钱　谷麦芽各三钱　鲜荷梗一尺　鲜建兰叶二片　清水豆卷四钱　橘白络各一钱　稽豆衣一钱五分　仙半夏一钱五分　生苡仁三钱　炒杭菊一钱五分　炒竹茹一钱五分　鲜藿香佩兰

各二钱　通草八分

九诊：脉象渐渐和缓，脏腑气血，日见充旺，病后调养，饮食为先，药物次之。书云：胃以纳谷为宝。又云：无毒治病，十去其八，毋使过之，伤其正也。补养身体，最冲和者，莫如饮食。今病邪尽去，正宜饮食缓缓调理，虽有余下微邪，正足则自去，不必虑也。再与调养脾胃，而化余邪。

生于术一钱五分　橘白络各一钱　谷麦芽各三钱　鲜荷梗一尺　清水豆卷四钱　生苡仁三钱　佩兰梗一钱五分　建兰叶二片　朱茯神二钱　生淮药二钱　稽豆衣一钱五分　炒杭菊一钱五分　鲜佛手一钱　通草八分

十诊：病邪尽去，饮食颇旺，脉象和缓有神，正气日见充旺。小便虽长，色带黄，苔薄腻，余湿未尽。四日未更衣，因饮食多流汁之故，非燥结可比，不足虑也。当此夏令，还宜慎起居，节饮食，精心调养月余，可以复元。再拟健运脾胃，而化余湿。

生于术一钱五分　瓜蒌皮三钱　川贝母三钱　鲜佩兰三钱　清水豆卷四钱　朱茯神三钱　生苡仁三钱　通草一钱　鲜荷梗一尺　橘白络各一钱　生熟谷芽各三钱

《丁甘仁医案》

赵文魁

十二月初二日，赵文魁等请得端康皇贵妃脉息：左寸关弦数，右关滑数。阴分较充，夜间得寐，仍有胸堵、烦急、口干、头晕。今议用养阴清肝之法调理。

大生地八钱　归身八钱　杭芍八钱，生　香附六钱，炙　青皮四钱，子研

引用郁李仁（研）六钱、萸连（研）三钱。

按：原方所用归身、杭芍，二诊都加至八钱，以增强养血育阴力量。更引萸连，仿照《丹溪心法》左金丸意，辛开苦泄，调畅气机，清泻肝火，郁火得清，则胸堵、烦急诸证悉除。

十二月初四日，赵文魁等请得端康皇贵妃脉息：左关尚弦，右部略滑。肝热轻减，惟阴分浮热未清，今议用和肝清热益阴之法调理。

炙香附三钱　青皮四钱，子研　瓜蒌八钱，捣　枳壳四钱　厚朴花三钱　胆草三钱　萸连二钱，研　条芩六钱　大生地八钱　杭芍六钱，生　油归八钱　丹皮六钱

引用郁李仁（研）六钱、军炭三钱。

本方加珍珠母（生）六钱、薄荷（后煎）二钱。

按：此方用意同前，但以清降肝经阴分浮热为治疗着力点。理气和肝以治其本。

十二月初五日，赵文魁等请得端康皇贵妃脉息：左关略弦，右部滑缓。阴分充畅，惟肝经气道欠和。今议用调气清热之法调理。

炙香附三钱　青皮三钱，子研　瓜蒌八钱，捣　枳壳三钱　厚朴花三钱　沉香一钱五分，研　杭芍六钱，生　油归八钱　生地六钱　条芩六钱　胆草三钱　军炭三钱

引用郁李仁（研）六钱、甘菊三钱。

按：浮热渐减，阴分得充，然气机不畅，故处方重在调肝理气，用香附、青皮、枳壳、朴花、沉香、瓜蒌等药疏肝调气，辅以养阴清热之药。理法清晰，配伍恰当。

十二月初六日，赵文魁请得端康皇贵妃脉息：左关略弦，右关滑缓。诸证均愈，惟肝胃欠和。今议用清肝调胃之法调理。

大生地六钱　胆草三钱　杭芍四钱，生　生栀三钱，研　青皮子三钱，研　香附四钱，炙　瓜蒌八钱，捣　槟榔四钱　厚朴花三钱　锦纹四钱　枳壳四钱　谷芽六钱，焦

引用郁李仁（研）六钱、薄荷三钱。

按：用清肝之法，以治饮热，调胃之法而畅气机，助脾运，理法精当严谨。

三月二十四日酉刻，赵文魁请得端康皇贵妃脉息：左寸关沉弦，右寸关沉滑。肝经有热，气道欠调，以致胸胁堵满，中气不舒。今拟和肝调气舒化之法调理。

青皮子三钱，研　姜朴三钱　沉香八分，研　橘红三钱　杭白芍四钱，生　焦渣六钱　黄连二钱，研　枳壳三钱　腹皮子四钱　酒军二钱　丹皮三钱

引用瓜蒌八钱、胆草三钱。

按：肝经之热，多用于肝郁化热，肝气郁结，气道不利，横逆化胃，则有胸胁堵满之证，脉沉弦或沉滑，是饮邪内蓄之象。治当以疏肝和胃、理气化饮之法，以气顺则饮湿之邪自化。方中白芍酸苦微寒，入肝经，养肝阴而柔肝体；青皮子、姜朴、沉香、橘红、枳壳、腹皮子疏肝理气，和胃化饮；黄连、酒军、丹皮清肝热，和肝血。引用瓜蒌味甘性寒，归肺胃大肠经，甘寒润降，导痰浊下行为其所长，《本草纲目》称它"能降上焦之火，使痰气下降"；胆草苦寒，长于泻肝经火热，二药为引旨在泻肝热，化痰浊，宣通气机。

三月二十五日，赵文魁等请得端康皇贵妃脉息：左寸关沉而近数，右寸尚滑。肝气较舒，饮热亦减，惟胃胁堵闷，中气欠调。今议用和肝调中清热之法调理。

小生地四钱　杭芍四钱，生　瓜蒌八钱　青皮子三钱，研　炙元胡三钱　沉香八分，研　姜朴三钱　萸黄连二钱，研　酒胆草三钱　生栀四钱，仁研　焦楂四钱

引用羚羊角面（先煎）六分。

按：本案虽肝气较舒，饮热亦减，但胃胁堵满之证，仍是肝胃不和、气机不畅之证，脉来近数，肝热未除之象，故法以调肝为主。方中生地、白芍养肝阴，清肝热；青皮子、元胡入肝经，理气和血；沉香、姜朴、瓜蒌理气和胃化饮；焦楂和胃化滞；萸黄连、酒胆草、生栀仁清肝热，泻肝火。羚羊角面，入肝经，清肝热，泻肝火，用为引药，重在泻肝经火邪，以平肝气。

三月二十六日，赵文魁请得端康皇贵妃脉息：左关略弦，右关沉滑。肝气渐舒，饮热亦减，惟胸膈满闷，有时口渴。今拟用宽中调气化饮之法调理。

溏瓜蒌六钱　薤白一钱五分　枳壳三钱　沉香八分，研　青皮子三钱，研　香附四钱，炙　元胡三钱，炙　黄连二钱，研　生栀三钱，研　赭石四钱，煅　酒军二钱　胆草三钱

引用羚羊角面（先煎）六分。

按：本案证情与前案相近，惟痰浊阻于胸膈不化，故有胸膈满闷，有时口渴之证，故加用薤白、赭石以降痰浊，开胸痹；且赭石与酒军合用，功在降泄肝经火热，这样痰浊火热之邪从下而解，胸膈满痛之证也自能除矣。

苏右，40岁。

湿郁胸中，肺气失宣，自觉痞满，故右脉濡滑，左脉弦细，此木郁脾胃受克，宣郁化湿，调养肝胃。

半夏三钱　苏梗二钱　茯苓四钱　木香一钱半　砂仁壳五分　鸡内金三钱

按：肺的生理功能概括起来讲，可以说有宣、降两个方面。所谓宣，是指宣发，即宣布、发散。肺主宣发主要体现在以下两个方面：一是由于肺气的推动，气血津液始能布散全身，以温润肌腠皮毛，五官九窍；二是指肺气通鼻窍、玄府等完成气体交换。降，是指肃降，即清肃下行之义。肺居胸中，为身之华盖，其气以下降为顺，肺主肃降，使人体气血津液精微物质向下向内运行。肺的宣降作用是相对而言的，二者常常是互相配合，完成人体气血津液的代谢。如在水液代谢方面，肺的宣降就起着重要作用。肺气宣发，不但可将饮食精微宣发于全身，并能主司汗液的排泄；肺气肃降，可使多余的水液下输于肾与膀胱，从而保持水液代谢正常运行。从本案的病理情况看，肺失宣降，气聚生湿，湿郁气中，则胸闷痞满。另外，肺主一身之气，调节着全身各脏腑组织的活动，肺气郁闭，湿聚胸中，气机阻塞不畅，而影响肝之疏泄，脾之运化，导致木郁不疏，横克脾土，故见右脉濡滑，此为湿郁阻肺，左脉弦细，此为木郁不达，土反受克之象。故以宣郁化湿为主，兼调肝胃。

苏梗性味辛而微温，能行气宽中，《金匮要略·痰饮咳嗽》提出："病痰饮者，当以温药和之。"故大凡水饮湿聚之病，当用温化之品，以行之散之。苏梗性温，宣降肺气，使停聚之水湿得行。用半夏燥湿化痰，入肺、脾、胃经。古云："脾为生痰之源，肺为贮痰之器。"半夏具有温燥之性，用于脾不化湿，痰涎壅盛，上逆于肺，凝聚不散之证。苏梗与半夏相配降气化痰湿。茯苓甘平，利水渗湿，药性平和，利水而不伤正，助脾运化水湿，使肺清肃下行。木香行气调中，运行脾胃气滞。砂仁化湿行气，用于湿阻中焦脾胃气滞，并能辛散温通，为醒脾和胃之要药。脾胃气运，肺气自得宣降，故用木香配砂仁开通气机。用鸡内金化滞调气，以助水湿消散。细看上述方药有半夏厚朴汤之义，只是用木香、砂仁取代厚朴，并加鸡内金以化积滞，实为脾肺并治，调肝亦寓在其中矣。

七月初五日，赵文魁诊得老太太脉息：左关沉缓，右部滑缓。肝郁已疏，脾亢亦畅，只痰热尚盛，胸膈微满。今用清肝益元化痰之法调治。

杭白芍四钱　姜朴二钱　川芎三钱　黄连一钱五分，研　炒莱菔三钱　法夏三钱　桑皮四钱，炙　川贝三钱，研　煅礞石四钱　蒌仁四钱，研　条芩四钱　赭石四钱，煅

引用云茯苓四钱。

按：药后脉已不弦知肝郁已达，故治疗重在清其痰热，止其胸满。减上方开郁之品，加用莱菔子、黄芩、黄连以增强清化痰热之力，赭石平肝降逆以止胸满。更去焦术降其壅滞，引用云苓健脾元、利水湿，《本经》谓之"主胸胁逆气……寒热烦满"，故用以为使。

正月初三日申刻，赵文魁请得端康皇贵妃脉息：左关沉弦，右寸关滑数。肝经有热，湿饮欠调，以致胸膈堵满，身肢酸倦。今拟清肝调气化饮之法调理。

青皮子三钱，研　香附三钱，炙　枳壳三钱　胆草三钱　全当归六钱　赤芍三钱　丹参三钱　厚朴花三钱　汉防己三钱　牛膝三钱　锦纹三钱　橘红三钱，老树

引用焦楂一两、郁李仁四钱。

按：本案脉象见沉为内里的疾病，脉弦属郁，气郁不达，肝郁不畅，就可见到弦数。脉象

滑数，为痰湿饮邪，蓄久不解，蓄而化热。肝经郁热不解，痰湿饮邪停聚不化，则见左关脉象沉弦，右寸关滑数。痰饮内蓄，阻碍气机，气行不畅，胸阳不展，故胸膈堵满、身肢酸倦。立清肝调气化饮之法，合三法为一剂，清肝热而利气机，畅中焦而通水道。

药用青皮子，乃因青皮色青入肝，皮善破气疏肝，子善散结化痰；香附辛甘微苦，理气解郁；枳壳苦泄微寒，破气除积，行气除痞，三药相合，疏肝调气。再以龙胆草清泄肝胆之热，与上三药相配，清肝泄热解郁。用全当归甘温补血活血，赤芍凉血化瘀通络，以止疼痛。丹参活血祛瘀，除烦安神，三药相合而养血和血，凉血化瘀。肝脏体阴而用阳，主藏血调血，肝之阴血不足，则易致浮阳扰动而生郁热，故补肝血以养肝之体，而配肝之用。厚朴辛苦而温，行气化湿，降逆除痰。橘红苦温，长于祛痰化湿。正所谓"病痰饮者，当以温药和之"之意。然痰饮蕴郁日久，渐趋化热，恐过温而助热，故以汉防己大苦而寒相佐，既无过温化燥之弊，又能化痰散饮，三药相配化痰除湿蠲饮，宽中除满，利水行气。牛膝酸苦性平，活血通络，疏筋利痹；锦纹苦寒泄热，逐瘀通络。前者走血脉，后者善通胃肠，二药相合使气血、胃肠积滞郁热，疏导下行。焦楂消导积滞，调畅气机，消除胀满；郁李仁滋阴滑润，肃降化痰，润肺通腑，四药共合，通导积滞，疏调胃肠，通行血脉，使痰饮郁热内消下泄而外达。

正月初四日，赵文魁等请得端康皇贵妃脉息：左关沉弦，右部沉滑。湿热较轻，惟肝热尚滞，以致胸膈堵闷，身肢酸倦。今议用和肝调气化饮之法调理。

大生地八钱　全归六钱　赤芍四钱　川芎三钱　炙香附四钱　青皮三钱，子研　枳壳四钱　瓜蒌六钱，捣　牛膝三钱　茅术四钱　川柏二钱　酒军三钱

引用：橘红（老树）四钱、郁李仁四钱。

按：脉象左关弦数，为肝经郁热犹存，右部沉滑。为痰饮内阻未去。服上药后，湿热较前为轻，然肝热痰饮仍滞而未行，阻遏胸中阳气，胸阳不展，气机升降出入受阻，故胸膈堵闷，阳气不达四末，肢体失于温养，故身肢酸倦。以脉测证，肝热内郁，当伴有心烦急躁梦多，为热扰心神之象。立养血和肝调气化饮之法。

关于切脉方法，中医历来极为重视，尤其是在皇庭贵族，有时切脉竟成了解病情的唯一手段，因此应对脉学给以足够的重视。我在继承古人和父辈经验的基础上，将脉诊发展成为三部十二候诊法，即寸关尺三部，每部用浮、中、按、沉四法取脉，合成十二候，以应人体卫、气、营、血四个不同层次的变化。详细内容可见有关专著《文魁脉学》。

药用大生地、全当归、赤芍、川芎，仿四物汤之义，但取其法而易其药，以大生地、赤芍代替熟地、白芍，增强其凉肝清热、化瘀行滞的作用。香附、青皮子、枳壳疏肝调气，宣展胸阳，宽中除胀。瓜蒌清热化痰，宽中散结，用橘红化痰利气，郁李仁润肺通肺，肃降化痰，故三药相配痰热互阻之结可开，胸膈堵满之闭可除。牛膝引气血下行；锦纹（即大黄）破瘀滞，导陈积外出。川黄柏苦寒，清热燥湿泄火，使湿热之邪渗于下面泄于外。茅苍术之苦温，健脾渗湿，既能反佐大黄、黄柏苦寒之性，又能燥化中焦之湿。

正月初五日，赵文魁等请得端康皇贵妃脉息：左寸弦数，右部略滑。湿饮轻减，惟肝气尚欠调畅。今议用疏肝清热开郁之法调理。

青皮子三钱，研　香附四钱，炙　元胡四钱，炙　瓜蒌八钱，捣　炒枳壳四钱　台乌三钱　全归六钱　杭芍六钱，生　大生地六钱　黑栀四钱　丹皮四钱　黄连三钱，研

引用：橘红络各三钱、沉香（研）一钱。

按：脉象左关弦数，为肝郁内热之象，右部略滑，为痰饮尚存，减而未净，《濒湖脉学》说："滑脉如珠替替然，往来流利却还前"，对于滑脉的主病，又说："滑脉为阳元气衰，痰生百病食生灾，上为吐逆下蓄血，女脉调时定有胎"。可知滑脉主实热、痰热、停食等证。根据其他症状断定，本证脉滑，必有饮热羁留。肝郁气机不舒，最易横逆侵犯脾土，故依据病机可测知，或兼胸脘满闷不舒，甚则胀痛，或气逆不降，呕逆嗳恶。肝郁日久，势必化热，肝热则见心烦急躁梦多。故立疏肝调气，清化痰热开郁畅达之法。

药用青皮子、香附、枳壳三药相合，疏肝解郁，调畅气机，宽中除满。橘红理气化痰，与瓜蒌相配清化痰热。乌药为辛温之品，通行于三焦上下，行气止痛，治胸腹闷胀疼痛，中寒气滞，腹部冷痛；沉香辛苦性温，破气止痛，用于气滞寒凝所致的脘腹冷痛，常与乌药相配。此证病机本为肝热，而为什么用了一些温燥之品？中医认为，气得温则行，得寒则凝，血脉遇寒则涩而不流，以方药测证，必有郁滞疼痛之证，故先以温药破其郁，行其滞。而本证毕竟有肝郁痰热的病机，热证得温药则气壅，过用温燥亦为害矣。故必配以寒凉之品相佐，取其寒温并用，以寒清热，以温行滞开郁。丹皮清热凉血，活血化瘀；山栀泄火除烦，二药相配清肝解郁，萸连乃吴茱萸炮制的黄连，是左金丸之义，治肝经火旺之证，如右胁作痛，脘痞吞酸，更配以元胡理气活血止痛。最后，再以大生地、杭芍、全当归仿四物汤之义养血和血，柔肝清热。

正月初七日，赵文魁等请得端康皇贵妃脉息：左关尚弦，右部沉滑。气通较舒，饮热欠化，今议用清热育神化饮之法调理。

大生地六钱　杭芍四钱，生　胆草三钱　生栀四钱，研　牡丹皮六钱　姜连二钱，研　牡蛎四钱，生　青皮子三钱，研　炙香附四钱　瓜蒌六钱，捣　枳壳三钱　锦纹四钱

引用橘红（老树）四钱、焦三仙各三钱。

按：服上药后，肝热渐轻，饮热渐去。因痰饮素伏，气郁不畅，难于尽退，故左关仍弦，右部沉滑。以脉测证，素有胸膈满闷、身肢酸倦等，或仍可见，但表现程度会有为减轻，故宜守法守药，以求全功。

本方与前方相比较，共有大生地、杭芍养血育阴清热；龙胆草、生栀、丹皮清肝泄火解郁；青皮子、香附、枳壳疏肝理气；瓜蒌、锦纹清化痰热，宽胸快膈，导滞下行；橘红化痰祛湿，利气降肺。根据病机肝热渐轻，痰饮未去，故去橘红络之甘苦而寒，单用橘红化痰去饮，并将萸连改为姜连，燥烈之性略缓，而降逆上呕尤盛。去木香之香燥，丹参之活血，而加牡蛎，咸寒软坚，化痰散结，以治久积沉痰，用焦三仙消食导滞，以畅气机。

正月初九日，赵文魁等请得端康皇贵妃脉息：左关渐缓，右部略滑。眠食均好，惟肝热稍欠和畅。今议用和肝清热之法调理。

大生地六钱　杭芍四钱，生　归身四钱　香附四钱，炙　青皮子三钱，研　瓜蒌六钱，捣　胆草三钱　生栀四钱，仁研　粉丹皮四钱　姜连二钱　酒军三钱　枳壳四钱

引用橘红（老树）四钱，厚朴花三钱。

按：脉象左关渐缓，为肝经郁热将除，脾气渐复，故关脉呈现缓和有神之象，右脉略滑，为热饮退而未净。饮从何来？脾胃留饮故也；热自何生？肝经郁热所致。肝热虽存，其势大减，故夜寐较安。饮邪虽留，而气道渐开，故饮食尚好。前药收效，故宜守法，巩固疗效。

方用大生地、白芍、归身成四物汤法，凉血育阴清热。枳壳、香附、青皮子调畅气机，疏肝解郁。瓜蒌、橘红宽中快膈，清痰降气，加厚朴增强其理气化湿作用，治胸腹气滞胀满。用龙胆草、丹皮、生栀清泄肝胆火热；姜连清化胃热，以和胃降逆，泄化饮热；酒军荡涤胃肠积热。

连日调治，诸证悉平，唯恐素邪伏饮易于反复，故正月初九日又处以清肝化饮膏，长期服用，可见其用心周密。膏方选用药物皆由上述方药综合提炼而来，故不赘言。

十一月十八日酉刻，赵文魁请得端康皇贵妃脉息：左寸沉弦，右寸关沉滑。肝气郁滞，中州蓄饮，以致胸满作疼，头闷呕恶。今拟清上和肝舒化之法调理。

青皮子三钱，研　元胡三钱，炙　姜朴三钱　沉香六分，研　腹皮子四钱　姜连一钱五分，研　橘红三钱　甘菊三钱　炒枳壳三钱　酒军一钱五分　木通二钱

引用胆草三钱、焦楂四钱。

三月十六日戌刻，赵文魁请得端康皇贵妃脉息：左寸关弦而近数，右部沉滑。肝热气滞，胃蓄湿饮，以致胸闷胁胀，肢节抽疼。今拟清肝调中活络之法调理。

青皮子四钱，研　姜朴三钱　元胡三钱，炙　瓜蒌六钱　橘红络各三钱　钩藤三钱　醋柴一钱五分　焦楂四钱　焦槟榔三钱　枳壳三钱　酒军二钱　法夏三钱

引用郁李仁（研）三钱、胆草三钱、薄荷一钱五分。

按：肝主疏泄，外主筋脉而布胸胁，肝郁气热，经脉不利，胃有湿饮，气机不畅，故有胸胁闷胀、肢节抽疼之证。治当以清肝理气和中活络化饮之法，以求气血宣通，饮热自除。方中醋柴、青皮子、姜朴、元胡、枳壳疏肝理气；钩藤、酒军清肝热；瓜蒌、橘红络、焦楂、焦槟榔、法夏消滞化痰，和胃活络；引用郁李仁，性滑祛滞；胆草苦寒泻肝热；薄荷辛凉发散通气；三药为引，功在清肝调肝以去滞热。

三月十七日，赵文魁请得端康皇贵妃脉息：左关弦而微沉，右关沉滑。肝热较减，惟气道仍欠调和。今拟调肝活络舒化之法调理。

青皮子三钱，研　姜朴三钱　沉香六分，研　元胡三钱，炙　腹皮子四钱　黄连二钱，研　酒芩三钱　瓜蒌六钱　橘红络各三钱　钩藤四钱　枳壳三钱　酒军一钱五分

引用天仙藤三钱、淮牛膝三钱。

按：肝热渐减，惟气道仍欠调和，故以理气活络为主，佐以清热疏化之法治之。方中青皮子、姜朴、沉香、元胡、腹皮子、瓜蒌、橘红络、枳壳疏理肝气，化饮活络；黄黄连、酒芩、钩藤、酒军清肝热；引用天仙藤、淮牛膝入络活血，以祛络中之郁滞而和气道。

三月十八日，赵文魁请得端康皇贵妃脉息：左关沉弦近数，右关沉滑。肝阳郁遏，气道不调，以致两胁作疼，肢臂抽痛。今拟清肝调气活络之法调理。

杭白芍四钱　醋柴一钱五分　元胡四钱，炙　黄连二钱，研　羚羊角面六分，煎　沉香八分，煎　姜朴三钱　瓜蒌六钱　橘红络各三钱　钩藤四钱　焦楂四钱

引用青皮子（研）三钱、炒枳壳三钱。

按：肝气郁结，气道不调，阳郁化热，络脉不调，故有脉沉弦近数，两胁作疼，肢臂抽痛

等证；素体肝胃不调，胃有湿饮，故脉又见沉滑之象。法当调气为先，佐以清肝活络化饮之法。方中白芍敛肝阴，柔肝体；柴胡疏肝解郁，二药合用重在调肝顺气。黄连、羚羊角、钩藤清肝热，平肝阳；元胡、焦楂行气活血，调肝和胃；沉香、姜朴、瓜蒌、橘红络理气和胃，化饮活络。引用青皮入肝经，疏肝理气，枳壳入胃经，行气宽中，二药为引重在疏肝解郁，理气和胃。

三月十九日，赵文魁请得端康皇贵妃脉息：左关沉弦，右关沉滑。诸证轻减，惟肝胃尚欠和畅。今拟清肝调气舒化之法调理。

青皮子三钱，研　姜朴三钱　元胡四钱，炙　沉香四分，研　羚羊角面四分，先煎　姜连一钱五分，研　焦楂四钱　酒军二钱　钩藤四钱

引用郁李仁（研）四钱、瓜蒌八钱。

按：服前方后，诸证轻减。惟肝胃之气尚欠和畅，脉见沉弦、沉滑之象，湿饮未去亦可知，故用清肝调气疏化之法。方中羚羊、姜连、枯芩、酒军、钩藤清肝热，平胆阳；陈皮子、姜朴、沉香、枳壳、橘红络疏肝理气，和胃化饮；引用郁李仁下气祛滞，瓜蒌行气宽胸化痰浊，二药为引，功在理气化饮而调肝胃。

闰五月二十日，赵文魁请得端康皇贵妃脉息：左寸关弦而近数，右寸关沉滑。肝热尚盛，气道仍欠调和，以致胸膈满闷，身肢疲倦。今拟清肝调中化湿之法调理。

青皮子三钱，研　姜朴三钱　沉香六分，研　胆草三钱　腹皮子四钱　粉葛二钱　橘红络三钱　枳壳三钱　炒茅术三钱　酒军一钱五分　木通二钱　泽泻三钱

灯心竹叶水煎药。

按：肝热内盛，气道不利，以致胸膈满闷，身肢疲倦。法当清肝热调气机，和脾胃化湿浊。方中青皮子疏肝气；胆草、酒军清降火；姜朴、沉香、腹皮子、橘红、枳壳、炒茅术、泽泻理气和胃，运脾化浊；葛根甘辛凉，能升发清阳而解热生津；木通苦寒，能清心降火而通经络，二药一升一降，升清降浊，旋转气机。灯心、竹叶清心利尿解暑，炎夏用之，为时令用药，功在解暑热而利湿也。

闰五月二十一日，赵文魁请得端康皇贵妃脉息：左寸关弦而近数，右部沉滑。肝热欠清，气道未畅，以致湿饮不化，头晕肢倦，胸闷作疼。今拟用清上调中化饮之法调理。

甘菊花三钱　薄荷二钱　粉葛三钱　防风二钱　青皮子三钱，研　姜朴三钱　沉香一钱五分，研　枳壳三钱　酒胆草三钱　元胡四钱，炙　生栀四钱，仁研　酒军二钱

引用西瓜翠衣熬汤煎药。

按：肝经郁遏之阳，横窜上逆，以致气道不畅，湿饮不化，清窍不利，而见头晕肢倦、胸闷作疼等证。法当清上平肝，调中化饮。方中菊花、薄荷、粉葛、防风疏风清上而调肝气；青皮子、姜朴、沉香、枳壳、酒胆草、元胡、生栀仁、酒军，诸药合用，既能疏胆和胃，理气化饮，又能清肝和血，使气血并畅，则肝经郁热自得清解。引用西瓜翠衣，取其能清热解暑，生津利尿，有涤暑解渴之功，是为时令之药。

闰五月二十二日，赵文魁请得端康皇贵妃脉息：左寸关弦缓，右部尚滑。肝热较轻，停饮渐化，惟有时头晕，气道尚欠调和。今拟用清上和肝化饮之法调理。

甘菊花三钱　薄荷二钱　粉葛三钱　防风二钱　腹皮子四钱　沉香一钱，研　姜朴三钱　青皮三钱，研　生栀仁四钱，研　花粉四钱　枳壳三钱　酒军二钱

引用西瓜翠衣熬汤煎药。

按：服前方后，肝热渐减，停饮渐化，惟有时头晕，气道尚欠调和，故仍用前法续进，在前方的基础上，减去胆草、元胡，加用花粉以清热生津而和肺胃。

闰五月二十三日，赵文魁请得端康皇贵妃脉息：左关略弦，右部滑缓。诸证轻减，惟肝气尚欠调和。今议用和肝清热化饮之法调理。

杭白芍四钱　生地四钱　甘菊三钱　薄荷一钱五分　酒胆草三钱　生栀三钱　花粉三钱　瓜蒌四钱　青皮子三钱，研　姜朴三钱　枳壳二钱　熟军二钱

西瓜翠衣熬汤煎药。

按：肝气欠和，肝热内郁，湿饮内蓄，治仍用和肝清热化饮之法。肝体阴而用阳，方中白芍、生地养肝阴敛肝阳；甘菊、薄荷、青皮疏风清热，理气开郁；胆草、生栀、熟军清肝泻热；花粉、瓜蒌、姜朴、枳壳理气和胃化饮；西瓜翠衣，辛凉涤暑，为时令之药。

以上出自《赵文魁医案选》

张山雷

丁左。脾阳少乾运之能，中脘膜胀，脉小而弦，舌浊垢。先宜芬芳运滞。

炒茅山术6克　乌药4.5克　炒沉香曲4.5克　生鸡内金6克　炮姜炭1.2克　广藿梗4.5克　青皮4.5克　广木香2.4克　炙五谷虫1.8克　陈香橼4.5克　带壳紫蔻仁1.2克，杵　九节菖蒲1.5克　瓜蒌实9克

二诊：中阳少运，肝木挟痰热上逆，泛恶膜胀，脉颇细实，舌根黄腻，中心独光。再以芳香化浊，调胃和肝。

炒茅术4.5克　淡吴萸7粒，以黄连0.9克同炒　制半夏4.5克　广郁金4.5克　广木香2.1克　炒枳壳1.2克　象山贝9克　瓜蒌皮9克　青皮1.2克　九节菖蒲1.5克　炙五谷虫1.2克　生鸡金4.5克

三诊：湿痰郁滞，肝木助虐，中脘膜胀，膨大如鼓，再与和柔，诸证未减，大便黏稠。湿热下行尚为顺境，而腹绷依然，恐成单腹，殊非轻渺。姑进商疏化，冀得应手为吉。

茅术炭6克　陈枳实1.5克　九菖蒲2.1克　广郁金4.5克　炒建曲6克　生鸡金6克　炙干蟾腹1只　花槟榔3克　炒莱菔子9克　广木香2.4克　陈香橼6克　青皮4.5克　炙五谷虫2.4克　干姜皮1.5克

丹溪小温中丸9克，分两次吞。

四诊：湿热痰蟠结不化，气滞不宣，中脘窒塞。腹筒膨隆，脉弦涩，重按甚搏，大府干结，舌苔黄垢剥落。再和肝木，开结泄痰。

金铃子6克　生延胡6克　油当归6克　茅术4.5克　乌药4.5克　陈胆星4.5克　建神曲4.5克　生鸡金6克　广木香2.1克　生远志肉6克　九节菖蒲2.1克　枳实导滞丸12克，布包，同煎

《张山雷专辑》

曹颖甫

沈家湾陈姓孩年十四，独生子也。其母爱逾掌珠，一日忽得病，邀余出诊。脉洪大，大热，

口干，自汗，右足不得伸屈。病属阳明，然口虽渴，终日不欲饮水，胸部如塞，按之似痛，不胀不硬，又类悬饮内痛。大便五日未通。上湿下燥，于此可见。且太阳之湿内入胸膈，与阳明内热同病。不攻其湿痰，燥热焉除？于是遂书大陷胸汤与之。

制甘遂一钱五分　大黄三钱　芒硝二钱

返寓后，心殊不安。盖以孩提娇嫩之躯，而予猛烈锐利之剂。倘体不胜任，则咎将谁归？且《伤寒论》中之大陷胸汤证，必心下痞硬，而自痛，其甚者或有从心下至少腹硬满，而痛不可近为定例。今此证并未见痞硬，不过闷极而塞，况又似小儿积滞之证，并非太阳早下失治所致。事后追思，深悔孟浪。至翌日黎明，即亲往询问。据其母曰，服后大便畅通，燥屎与痰涎先后俱下，今已安适矣。其余诸恙，均各霍然。乃复书一清热之方以肃余邪。嗣后余屡用此方治愈胸膈有湿痰，肠胃有热结之证，上下双解，辄收奇效。语云，胆欲大而心欲小，于是益信古人之不予欺也！

《经方实验录》

周镇

袁培荣，甬人，颜料业。丙午春来诊：脘闷，鼻塞，便约。脉弦数，苔白。询知烦恼则易动肝，亦多思虑。予四七气汤加郁金、川贝母、蛤壳、石菖蒲、麻仁、冬葵子等。各证均减。余劝其勿烦恼以防动肝，勿思虑以碍脾运。为定丸方，服于饭后。如参、术、茯苓、益智、橘皮、扁豆、蒺藜、川贝母、香附、梅萼、合欢、预知、砂仁、石斛、胡麻、柏子、菖蒲，研玫瑰花打浆丸。是畅脾疏肝之品也。

《周小农医案》

孔伯华

严女，七月十二日。肠胃停滞，脾湿颇盛，遂致食后胃脘胀满，大便秘，精力疲倦，口渴喜饮，小便如常，脉弦滑数而实，亟宜清渗芳化。

云苓皮四钱　炒秫米三钱　广藿梗钱五分　代赭石三钱　旋覆花三钱，布包　川厚朴五分　法半夏三钱　青竹茹四钱　焦六曲三钱　莱菔子三钱　炒枳壳钱五分　大腹绒三钱　小川连八分，吴萸二分同炒　滑石块三钱　肥玉竹三钱　天花粉三钱　珍珠母四钱　藕两　保和丸三钱，分吞

《孔伯华医集》

章成之

朱男。叠用消导，依旧胸中痞窒。夫痞本有虚实之分，故仲景心下痞有用参之例。今仿四磨饮。

潞党参9克　尖槟榔6克　佩兰梗9克　谷麦芽各9克　台乌药9克　沉香曲9克，后下　佛手9克　麸炒枳实9克

另服香砂六君子丸或香砂胃苓丸。

二诊：此证初起，却是肠胃有所阻滞。叠用消导攻下，心下所以仍痞，少腹所以隐痛，痞

是功能障碍，痛是气体之刺激。当宗醒胃运脾之法，不能再事摧残，致有虚虚之戒。

土炒潞党参9克　生白术9克　台乌药6克　炮附块5克

另：沉香2.4克　鸡内金6克　晚蚕沙9克　蓬莪术6克

共研末，每服1.5~3克。

三诊：病十去其八，依旧不能畅进饮食，虽少量，亦哕噫腐气。

潞党参9克　云苓12克　薤白头12克　荜茇9克　粉甘草3克　佛手9克　生白术9克　半夏9克　川椒目5克　谷麦芽各9克　麸炒枳实9克

另：淮山药9克　厚朴3克　生鸡内金9克　莱菔子9克

共研细末，每次吞服3克。

四诊：服益气健脾温通之剂，哕噫腐气少作。今予异功散加味，缓缓图之。

潞党参15克　白术15克　云苓12克　陈皮9克　谷麦谷各12克　炙甘草6克　淮山药15克　莱菔子18克　生鸡金18克

共为细末，每次3克，食后服。

赵女。其主证：一为呼吸不均匀；一为两肋有发作性之胀满，胀满而不均匀益甚。此二者，胸襟怫逆，操作过度，其主因也。

仙鹤草12克　旋覆花9克，包　全当归9克　五味子5克　香甘松5克　延胡索9克　炮附块6克　补骨脂9克　金毛脊9克　清炙草3克

二诊：其主证有两肋撑胀，其胀经历数日之久，服强壮剂、镇静剂，胀向下移，原来是官能性之变化。

金铃子12克　当归9克　甘草5克　生姜3片　延胡索12克　白芍9克　饴糖4只　大枣9枚　良附丸9克，分2次吞服

三诊：下脘按之板硬，其胀与肋间胀满相互发作，不能疑为胃之实质上变化。胀，古人多用芳香行气之属，扩张可治，功能衰减亦可治。

炮附块6克　薤白头12克　橘青皮各6克　莱菔子9克　佛手片9克　荜茇9克　川椒3克　神曲9克　延胡索9克

四诊：凡一切组织上变化皆难治。以体用言，组织体也，功能用也。体既败坏，用于何有？所谓皮之不存，毛将焉附者矣。今下脘板硬，有所推动，则前方可重其制。便难者，佐下之。

川椒目3克　佩兰梗9克　莱菔子9克　沉香曲9克　薤白头12克　官桂皮5克　半硫丸6克，分2次吞　谷麦芽各9克

另服灵丑散。

五诊：主证心下痞硬，终日不思饮食，较前改善。近则骨节亦酸。此二者，皆宜辛温挥发之属。

生苍术9克　香白芷9克　川桂枝5克　晚蚕沙9克，包　炮姜炭5克　羌独活各6克　川椒目5克　荜茇9克　谷麦芽各9克　平胃散9克，分2次吞

六诊：两肋痛之有发作者，多属神经性。藜藿之人，多因劳倦。心下痞硬亦见平定，惟骨节尚酸楚。

全当归9克　汉防己12克　延胡索9克　杏仁泥15克　旋覆花9克，包　炮附块6克　羌独活各6克　大川芎6克　香甘松5克

王男。主证在胃，进食无论量之多寡皆胀，自觉脘与腹汩汩有声，其外观并不胀满。此非水而是气。发之时吞酸而不吐不痛，关键在消化不良。

炮附块9克　姜半夏12克　蓬莪术9克　海南片9克　生莱菔子9克，研　淡吴萸6克　川椒目5克　沉香曲9克　台乌药9克　上肉桂末1.2克，分2次吞下

二诊：药两服，进食胸次梗介不得下者，大见轻快，再拟芳香辛开健胃剂复方。

蓬莪术9克　佩兰梗9克　淡吴萸5克　姜半夏9克　莱菔子9克，研　春砂仁3克，研冲　川椒目5克　薤白头12克　橘皮6克　生姜3片

王女。怫逆则肝失调达，气机滞结中脘不散，胸闷，善太息，越鞠丸实为的当。

大川芎9克　生苍术9克　制香附9克　生枳实9克　神曲9克　山栀5克　谷麦芽各9克　台乌药6克

以上出自《章次公医案》

第二十七章　宿食

程从周

刘尧周年三十五岁，色苍而瘦弱。七月间，因连日早起吃熟牛肉，随即过河下盐。此饮食后渡河，而即受风寒，初寒或轻，不以为意。次日，又吃牛肉。如此三日矣，以致病渐沉重，已更二医，只云：气血虚弱之甚，又连日下盐辛苦，此劳倦太过。药用滋补，而病益甚，或有汗，或无汗，身上或热，或凉，无力以动。延至八九月间，昏昏沉沉，至午后，发热，坐卧不宁，烦躁不安。及邀余过诊，六脉沉细无力，舌润无苔，口亦不甚干，惟脐腹按之微疼，胸膈不宽。以脉论之，殊无大热，若云有滞，而脉又不应指，且面黄，而相带孤夭，辗转无力，赢弱不堪，似难议用重剂。细询之，初病因食牛肉而起，连日大便虽解而甚微。愚意其中积滞尚多，故热发于午后，此正食积而潮热也，当用化滞大柴胡汤，大黄先用三钱。服后大便略解，而烦躁略宁。次日，因食清米饮数口，随即作热，而腹又膨，余曰："是矣！"仍用前方重加大黄两许，方得行下积垢若干。次日热退身凉，亦不烦躁，惟尚不知饿，余曰："此腹中仍有未尽者。"乃复再行一次，方思饮食，调理数日而瘥。但此证若以色脉为拘，或富贵之家畏首畏尾，不肯轻用大黄者，亦未必即能奏效矣。大都此证重在初食牛肉而致病，既病其滞自然不化，且又未经通利大便微解，故其烦热如此，非滞而何然。又不以脉拘者，何哉？有一等至愚至贱之人，常时六脉极微，似有似无。或亦有两手绝无脉者，而其人则精神强健，无异众人，此皆禀赋不同，万中而一。如医治此等人，又当别议也。

《程茂先医案》

任贤斗

周永兴，当脐痛甚不移，按之则痛稍止，得食更痛，面淡白，色暗晦，此必丹田阳气先亏，食伤脾胃之病也。年幼不知利害，未免纵情恣欲，以致丹田阳亏，熏蒸减力，当脐乃丹田之系，按之痛稍止者，阳虚喜按也，治法必须补阳。胃为受纳之腑，脾为运化之脏，下焦之熏蒸既亏，则中焦之运化无力，故食滞幽门而作痛也。夫食停内腑，必然拒按，此证反喜按者何也？盖糟粕已去，油腻尚停，油腻非坚硬之物，按之则油腻稍开而痛止，如按湿泥之状，按之则湿暂散，住手则湿复聚，此一理也。得食更痛者，食积昭然也。第丹田阳虚，宜补，幽门食滞宜消，用药将从补乎？将从消乎？然丹田阳虚为本病，腻停中焦为标病，标病痛甚，急宜导消以治痛，即用暖肝煎加附片、砂仁、青皮，三剂而安，是急则宜治标也。及腻去痛止，随用枸杞、附、桂之类，以培丹田阳气，禁食难化之物，免腻滞复聚，使先天之熏蒸有力，则后天之运化有权，而滞痛之灾可杜矣，果如法全愈。

王秦川之妻，临产发作时吃鸡汤泡饭一碗，约一时久，即眼斜口牵，手足掣掉，人事不省，恐临产气虚，用芪、术补剂不醒。次日迎余诊，面色惨淡，身有微汗，脉六七至而紧结，余曰：

此鸡汤泡饭之为害也，其体乃阳虚中寒，汤饭饱食，停滞胃脘，即化痰阻塞脾之大络，遏蔽灵气，致精神昏乱，而为仆倒牵引，如痫证然。治宜消导，与二陈汤加厚朴、砂仁、山楂、麦芽、菖蒲二剂，呕出顽痰而醒。

以上出自《瞻山医案》

北山友松

一武官江马氏直番江都，忽闻在乡老母病笃，焦虑太甚，夜不成眠，饮食减少，面色惨然，官暇不打话只打瞌睡，乞诊于予。诊之，左沉滑右沉紧时一止。予问曰："曾调理乎？"答曰："已服友菊拙斋二医商榷之归脾汤将百帖矣，服之不验。更请太医见教，太医亦劝我多服前药，只令加半夏、陈皮二种耳。"予曰："此正是严用和治思虑过制变生诸证之妙剂。后薛立斋加远志、当归以充肾气与心血也，且胃气不和，加半夏、陈皮之良法也。然以脉论之，良因遥忆令堂病笃，心脾郁结不畅，官事犹冗，不免强餐而应役，早晚不自觉加餐，以故胃有食滞，气不畅达，而不能化也。法曰：伤食恶食，是以恶食而食减少矣。且《下经》曰：胃不和则卧不安。右脉沉紧，亦是食滞于胃也。法当先以香砂平胃散倍加母姜煎成，日饮数次，以至不恶食气乃停服。啐时然后须以归脾，六君子辈补益庶可也。"渠中心病快然从之，遂用前法，不月告瘳。或禀上某侯，侯召愚问曰："下药相同，治病有此大异何也？"愚对曰："岐伯曰，治病先其脏腑，诛其小过，后调其气。盛者泻之，虚者补之，必先明其形志之苦乐，定乃取之。"侯曰善。

一男，常患肚弱，伤于食，右胁痞气，脐下亦然。或似伤风，肩背紧。或秋末痰支咽喉。或闻鸟羽声，则胸心怔忡不时，口舌或咸，有时便燥，脉滑数，右关无力。

初用方：二陈汤　青皮　苍术　茴香　香附子　川芎
次用方：行气香苏散
终用方：柴物汤兑二陈汤　知母　黄柏　延胡索

以上出自《北山医案》

陈念祖

王孙章湖壮年，戊寅七月间，秋收忙迫，饥食二鸡子、酒数杯，时因恼怒至暮，风雨大作，又当风沐浴，夜半身热寒战，腰背脊强，胸满腹痛。一医用五积散发汗，身凉战止，惟头额肚腹大热。又服柴苓汤半月，不愈，大便虽去不去，每出些须即时作痛。又用大黄，下三五行，病仍不减，反加胃寒吐逆，饮食入口即吐，吐时头汗如雨，至颈而还，四肢或厥冷，或发热，大便一日二三次，小便如常，饮食不进者四十余日，亦不知饥，形瘦日甚。其父洪山殿下召予诊治。左手三部俱平和无恙，惟大肠与脾胃脉俱沉紧，按之则大，时一结，坚牢者力推之不动，按之不移。予曰："此气里食积也，下之则愈。"先以紫霜丸二十一粒，温水送下，二时不动，又进七丸，约人行三五里，腹始鸣，下如血饼者五六块，血水五七升，随腹饥索食，以清米饮、姜汁、炒盐少许一二杯与之，神气顿生。次早复诊，右寸关脉豁然如左，以平胃合二陈汤，日服一剂。后用补中益气汤加麦冬、砂仁，侵晨服六味地黄丸，调理不一月，痊愈。

《陈修园医案》

何书田

劳伤食伤，陡然腹胀，不易治也。姑与健土消食，以冀小效。

焦茅术　炒厚朴　广陈皮　焦神曲　赤苓　腹皮　炒枳实　炒青皮　川郁金　大麦芽　冬瓜皮

《簳山草堂医案》

徐镛

南汇南门张宝华，劳倦之余，又兼食滞，乃内伤中之有余者，脉象狂大，热渴异常。予系旧戚，平日相信不疑，即用下夺清中之法，但前因葬事太劳，未即痊愈。亲友中又疑为失表之证，嘱其更请他医调治。医谓从未得汗，热邪内陷之象，和葱豉等发汗，汗竟不出，反发昏沉。仍恳予治。予惟以清降为事，渐渐神清食进，始终无汗而愈。愈后大便艰涩，惟服大黄，补药一剂不服。于以知外邪宜汗，内伤禁汗；内伤之虚者，为劳倦伤，宜补中益气；饮食伤，虚中挟实者，宜枳术丸；内伤之纯实者，则宜攻下也，王安道辨之甚详。

《医学举要》

温载之

官竹农大令，年逾耳顺。夜间吃水饽饽，因此伤食。胸前胀满，饮食少思。延医诊治。见其年高，谓脾虚脉弱。遂用理中汤以温之，服后胸愈作胀。连更数医，均云脾虚宜补。于是精神困倦，饮食不思，更加微热头昏，寒热互用。邀余往治。诊其胃脉，沉细兼迟。细问起病根由，并曾服何药。遂述其所以。余曰："右关脉固是沉迟，却非虚也。乃误服补剂，气不充畅故耳。"当舍脉从证，应用平胃散加楂肉、麦芽、莱菔、枳壳以推荡之。服二剂。延余复诊。云及胸胀已消，略进稀粥。余用半消半补之剂，数日而愈。今之市医一见年高减食，不问病从何起，不辨虚实，遽谓脾虚宜补，因而补死者不知凡几。

《温病浅说温氏医案》

学山公

今春三月中旬，周庄俞君爱次子来，述其兄病证危笃，坚请一诊。至则见其面鳖神瘁，口噤自合，脉来软弱，沉思半晌，因诘之曰："是病外无六经之邪，内无五脏之患，莫非负重远行，枵腹任劳乎？何厥状之困顿至于此极也。"其家人曰："兴工筑岸，半月来勿得休息，继又到贵镇探视，食生冷难化之物，归至中途，呕吐频作，胃中由是胀痛，三月前服导滞丸，大便行过数次，然终饮食不思，胀痛自若，转觉神气愦乱，今病危矣，原先生有以救之。"乃恍然曰："劳苦旬余，过伤脾胃，复食以难化之物，其不能容而吐出也宜矣。一吐则脾胃愈伤，从前困倦之态，始显呈于外，药贵半养神而半和胃，乃能奏效收功。"服下二剂，果不爽言。

《龙砂八家医案》

王旭高

浦。伏邪挟积，阻塞中宫。疟发日轻日重，重则神糊烦躁，起卧如狂。此乃食积蒸痰，邪热化火，痰火上蒙包络，怕其风动痉厥。脉沉实而舌苔黄，邪积聚于阳明，法当通下，仿大柴胡例备商。

柴胡　淡芩　川朴　枳实　生大黄　瓜蒌仁　半夏

又：下后热净神清，竟若脱然无恙。惟是病退太速，仍恐变幻莫测。拟方再望转机。

川连姜汁炒　陈皮　半夏　淡豆豉　淡芩　枳实　郁金　瓜蒌仁　六神曲　竹茹

病退太速，仍恐变幻，老练之言宜省。

凡下后方法总以泻心加减，仍用瓜蒌、枳实何也？盖因胸痞未舒，舌苔未化故耳。

又：昨日疟来，手足寒冷，即腹中所撑，上塞咽喉，几乎发厥，但不昏狂耳。此乃少阴疟邪，内陷厥阴，上走心包为昏狂，下乘脾土为腹撑。脾与胃为表里，前日昏狂，病机偏在阳明，故法从下夺。今腹胀，舌白，脉细，病机偏在太阴，法当辛温通阳，转运中气为要。随机应变，急者为先，莫道用寒用热之不侔也。

淡芩　半夏　陈皮　茯苓　熟附子　川朴　丁香　槟榔　草果　白蔻仁　通草

前方用寒，后方用热，随证用药，转换敏捷，不避俗嫌，的是一腔热血。

渊按：少阴阴邪，上凌君火，下乘脾土，经所谓有余则制己所不胜，而侮己所胜。案亦老练，必如此转语，方不为病家指摘，否则虽有热肠，亦招谤怨。

又：投姜、附、达原、神、香、二陈合剂，喉中汩汩痰声顿时即平，腹胀遂松。今脉缓大，神气安和，腹中微觉胀满，痰多黏腻。脾脏阳气虽通，寒热痰涎未化。仍宗前法，轻减其制。

前方去附子、槟榔，加大腹皮。

又：腹中之气稍平，湿热余邪未尽，所以微寒微热，仍归疟象。头胀身痛，知饥能食。法拟疏和，兼调营卫。

《王旭高临证医案》

何长治

左。向有痞积脘闷，腹胀足肿，纳谷即吐，脉细涩。暂从温疏。忌生冷，少食为妙。

焦冬术钱半　法半夏钱半　广木香五分　炒川连四分　泡吴萸四分　炒小茴香五分　煨益智钱半　炒枳壳钱半　炮黑姜四分　香附炭三钱　茯苓三钱　炒青皮钱半　肉桂五分　姜汁炒竹茹钱半

左。精研文学，屏气，积食不消。致脘闷腹胀，发肿，迄今已逾四旬。近虽得连下瘀滞紫黑杂色，脘闷见舒，肿势虽减；而少腹继未得畅行鼓运，大便又结四日矣；时觉头眩耳鸣。舌滑黄润，诊脉左部浮数无力，右部细数且紧。夫脾之蒸化物食，全赖厥阴疏达之功。用心过度，木郁之火燎于上焦，精液为火耗；肺失清肃。大肠为之闭塞，致下瘀积；而真精亦因之受损，故发浮肿；此为上虚下实之明证。鄙拟当从肝脾和理，参以清热之法，未审合否，候高明裁之。

生黄芪钱半　生归尾二钱　炒黄芩钱半　佛手柑八分　炒枳壳钱半　鲜石斛三钱　秦艽钱半　生麦芽三钱　朱茯神三钱　紫丹参钱半　山楂三钱　甘草四分　竹茹钱半　冬瓜子三钱

以上出自《何鸿舫医案》

王仲奇

盛右，巨籁达路，七月十三日。病机越旬日，先曾有寒热，欲作呕恶，既而右胁前后腰脊疼痛，痛剧难受，如在骨中，然上下前后无定，四肢大骨无恙，且右软胁亦痛，肠胃幽门之间按之觉硬，显属腑气失和，肝胆络血瘀滞附着于胁骨，其实病不在骨也，况小溲涩热而数，咽间不利，颈部微肿，皆属胃气翳滞，气行有阻见证，矧病之始起有如痧胀，脉来又滞涩而弦，盖起于食物壅滞，兼感秽浊时行之气。兹拟通腑、舒肠、和络、宣气、行瘀，参以化浊。

泽兰三钱　红花八分　川芎一钱，炒黑　旋覆花二钱，布包　沉香曲钱半，炒　降香一钱　陈枳壳钱半，炒　茯苓三钱　蒲公英三钱　五灵脂钱半，炒去砂石　陈大麦钱半，炒杵去粗皮　鲜佩兰三钱　左金丸四分，分吞

二诊：七月十五日，据述痛已见减，惟右软胁肠胃幽门之间，按之仍觉硬而不舒，大便溏薄，精神委顿。肠胃化糟粕，转味出入皆取决于胆，东垣胜于脾胃者，其立方亦以鼓动少阳生气，今为病似在肠胃间，前方尚安，拟守原意。

泽兰三钱　川芎一钱，炒黑　红花八分　于术二钱，炒　杭白芍二钱，炒　益智仁一钱，炒　旋覆花二钱，布包　沉香曲钱半，炒　五灵脂钱半，炒去砂石　茯苓三钱　柴胡八分，炙　蒲公英三钱　陈大麦三钱，炒杵去粗皮　左金丸四分，吞

三诊：七月十九日，肠胃化糟粕，转味出入皆取决于胆，肠胃幽门之间瘀滞不通，按之觉痛，不动不按不痛，元阳素来不振，少阳生气今失鼓舞，日久则少火有几熄之虞。照述再拟一方。

柴胡一钱，炙　杭白芍二钱，炒　当归三钱　于术二钱，炒　茯苓三钱　川芎八分，炒黑　旋覆花二钱，布包　沉香曲钱半，炒　九香虫一钱，炒　巴戟天钱半　陈大麦三钱，炒杵去粗皮　紫油肉桂四分，研冲

四诊：七月廿二日，肠胃幽门之间瘀滞渐通，痛已见瘥，惟有时按之稍觉不舒，舌苔已净，略能安谷，且可稍行数武，但起立转侧稍一急疾尚仍觉痛。照述病机向愈，调摄尚须慎而勿忽。

柴胡一钱，炙　杭白芍二钱，炒　当归三钱　于术二钱，炒　茯苓三钱　川芎八分，炒黑　陈六神曲三钱，炒　巴戟天三钱　紫油肉桂四分，研冲　肉果钱半，煨　益智仁一钱，炒　陈大麦三钱，炒杵去外层粗皮

五诊：七月廿七日，病机向愈，肠胃幽门之间已渐舒适，略能安谷，亦可稍行数武，惟久坐吃力行动急疾则觉气力不支、仍稍觉痛，且大便或秘或泻，莫非虚象，守原意变通之。

柴胡一钱，炙　杭白芍二钱，炒　当归三钱　于术二钱，炒　茯苓三钱　巴戟天二钱　淡苁蓉三钱　益智仁一钱　肉果钱半，煨　紫油肉桂四分，研冲　吉林人参四分，研末冲　补骨脂二钱，炒

翁，南市。食滞在腑，复加忤气，先有便泻，继而脘痛腹胀，呕恶酸水绵涎，脉弦。治以疏气调中。

法半夏　制川朴　陈枳壳炒　白豆蔻　新会皮　陈六神曲炒　野茯苓　洗腹皮　前胡　藿香　佩兰　陈大麦炒杵去粗皮

二诊：脘痛腹胀见瘥，呕恶酸水绵涎获止，腑气已通，胃得降和，脉濡弦，舌苔净。守原意出入可出。

法半夏　玉苏子　白豆蔻　陈枳壳炒　白蒺藜　野茯苓　广皮　杏仁去皮尖　陈六神曲炒　佩兰　藿香　陈大麦炒杵去粗皮

以上出自《王仲奇医案》

王堉

定襄西厅程裕堂，都中人，春初到任，而定缺苦甚，岁入不足二百金，而定俗尤鄙陋不堪，一切起居日用多不遂意。又以老母在京，迎养则不给，不迎又不可，忧思抑郁，手生一疗，延本处牛医治之，牛屡施针灸，半月而后愈。然程素有积滞，兼日来忧郁，遂胸膈胀满，饮食不思，精神馁惰，面目瘦削，牛以为病后大虚，用桂、附补之，二服而满益甚。知余在县署，急衣冠来拜，幼安问其病，即指余告之曰，润翁医道如神，山陕诸相好，无不服者，宜请治之。余诊其脉，六部沉数，右关坚欲搏指。笑曰，君腹中如塞井而下之石，积滞无隙，宜乎饮食之减少也。此有余之证，急下之，则舒畅。误认为虚，则相悖矣。程曰：精神馁困，肌肉消瘦，非虚而何？余曰，俗医但知书上病，不知身上病，焉有是处。精神不足者，气血不流通之故；肌肉消瘦，饮食不生发之故也。盖脾胃为容受转输之官，积则无所容受，滞则不能转输，胃气一停，百脉皆败，无怪其然也。程请一方，以对金饮合保和汤合进之。两服而胸腹作声。洞下秽物数次，顷刻间，饥不可忍，神气亦清。晚笼灯而来，伏地作叩曰：此方真灵丹妙药，前尚未深信，今乃知俗医之多误也。余曰，人腹中如常平仓，最须年年出陈易新方好，但旧积既去，胃气尚弱，新物入口，停滞尤易，须节俭也。程首颔之。即折束相邀，余怜其苦力辞之。越日余束装归里，程乃饬差送数里外。时雨后多泥，凡难行处，即转轮负载，余遣之去，则曰，家主之命不敢违。过十里而后返。

医人强学潮之妻，蜂目而豺身，顽物也。夫殁后，益无忌，仇媳而爱女。在家则捶楚其媳。其女适吾里王姓，粗悍不让其母，而其母年过六旬，往返吾里日数四，疾健如奔。壬戌春，气后食停，得心胃疼证。前尚忍之，后不可忍。延任医治之，任更愦愦，谓年老气虚，施补剂，服则痛滋甚。又请任治，任拒曰：疾不可为矣。其女家与前习天主教者为邻，知余看王病，乃请治其母，余本欲辞，而王再三怂恿。不得已，为一诊，见其右关实大而滑数，肝部亦郁。告曰：此气滞停食也，必与人争气后，遂进饮食，食为气壅，郁而作痛。其女从旁极赞余神，反诟其母，常劝尔勿食时生气，而尔不悛，今谁怨焉！请一方。乃以越鞠平胃散加枳实，重用香附。告曰：两服后保无虞矣。后五日遇其女于街，告曰：母病已痊愈，称谢数四。

裕州牧莲舫兄之夫人，号杏云，灵石漪泉翁女也。工书画，善音律，一切博弈棋酒，无所不通。适李时，莲舫尚诸生，劝之读书，不数年得乡举，后以誊录议叙牧裕州。杏云随之往，日行事件，多经其手。而莲舫多萎靡，且好狎邪游，并取二妓。以防捻不力失官，后虽开复，而空坐省城，益不自释，日与夫人反目。辛酉秋，夫人不得已回介，家道式微，翁姑俱老，诸事赖之保全。余曾一次，即为余画桃花春燕扇幅，至足感也。壬戌夏，忽遣人邀余，问之，则杏云病矣。急随之往，则衣饰楚楚，诊其脉，则六部沉伏。余曰，此郁滞也，宜逍遥散。夫人亦知医，点头称是。二服而全。又隔月，余赴捕厅之饮，先见晓圃，晓圃曰：兄来正好，五嫂又病矣，何不一视。入而问之，杏云曰，以为感冒，但觉憎寒发热，肢体沉困，用柴胡四物汤，一服而腹作痛，昨夕犹缓，朝来无止时矣。时疫气流行，恐其为疫，故请大哥一视。诊之则余脉俱平，惟右关颇实而滞。告曰，此非外感，亦非瘟疫，仍是食为气滞，故中脘不通。不惟增痛，且多胀也。况胸间作闷，时时作暧气，以藿香正气散疏之则无病矣。杏是之，称不谬。乃处一方。越二日，遇晓圃于酒市，问之，则曰二服全愈，家五嫂命致谢焉。

间壁郝源林之继室，虽再醮而抚子孙如已出，内外无间言，里党咸重之。秋初忽得不食证，精神馁败，胸膈满闷。且年过五旬，素多辛苦，以子延楷来求余治，视之，则气乏面枯。问头疼发热否？曰否。诊之，右关独大，余俱平平，知为食积。告曰，病极易治，药须三服必全愈。病者摆手曰，余素不能吃药，吃药则吐，余笑曰，既不服药，此病又非针可除，难道医者只眼一看而病去也？请易以丸何如？病者有难色。其子曰，请一试之，万一丸药亦吐，则听之矣。病者应允，乃令服保和丸不一两当愈。其子为入城买保和丸，劝服之才三四钱许，则膈间作声，晚则洞下数次，越日而起，精神作，且思食也。后遇其子于途，称神者再再。

余在京用庖人某，忘其名，拙艺粗才，百无一长，以奔走枵饿之腹，骤得饱餐，啖饮兼数人之量。又常饮凉水，众止之，曰：余惯此，不吃茶也。一日忽患腹痛，少食辄吐，大便闭，汗出如雨，呼号辗转，众以为急证。余曰：此饱食伤胃，兼冷水凝结，大便通，则愈矣，故置不问。晚餐后，匍匐求余，挥涕不止，乃难之曰，疾由自取，余何能为，必欲余治尔病，先取十桶水，置两缸倾倒之，必足三十度，然后可。庖人曰：小人病莫能兴，十桶水何由致！余曰：不能则勿望余治也。不得已，饮恨力疾而起。同人以余为太忍。庖人乃取水如命倾倒之，未至二十度，腹中漉漉鸣，汗津欲滴，急如厕，洞下之，软不能起。同人扶之床，坦然睡去。二刻许稍醒，则腹虚体轻，求饮食矣。余入厨问曰，腹尚痛否！曰不痛矣。尚作呕否？曰不呕矣。乃曰：尔之病，我已治之愈，比汤药针灸何如？取水之苦，可不怪我矣。庖人惭惧叩头。又告之曰，后须少食，不然将复痛，庖人敬诺。

同寓者请其故，余曰：……。余命取水倾倒，则俯仰屈伸，脾胃自开，焉有不愈者。众乃服。或曰，何不用药。余曰，用平胃散合承气汤，未尝不可，但药可通其肠胃，不如令其运动，皮骨具开，较药更速也。

以上出自《醉花窗医案》

孔继菼

有病者诣予求治，问其苦，弗能道也。问病几时，亦不自知。惟饮食不进已近三月，精神忽忽，日以不给。现在周身内外，若无一非病者，而亦莫能言其状。予曰：君有忧乎？曰：无。曰：有何失意及求而未得者乎？曰：无。予曰：此必脾胃病也。诊其脉，细微欲绝，无力无神。予曰：异哉！观君神气虽弱，形体尚不甚瘦，何脉象至此？此病今日尚未可言治。姑用理中调气药，少和脾胃，两剂之后，再来诊视，可也。遂以六君子合香附、砂仁、当归、芍药、柴胡、升麻为剂，书方与之。越日复来，脉遂变，六部俱起，惟右关涩滞，沉取尤甚。予曰：此真脾胃病，停滞也。今日可以治矣。书方仍用六君子合归、芍、大黄、枳实、槟榔、桃仁与之。其人得方迟疑曰：先生以为停滞良是。予好昼寝，多在饭后，由此致积，或亦不免。但先生已见为积，何不竟用泻药？似此半补半泻，几时方可见功？予曰：此非君所能知也。凡泻药之孤行者，非外感入里，热邪炽昌；则积滞初萌，元气未败。此时用泻，既无需乎补药之相济，而又有助热增滞之戒，故泻则直泻，不用参术，恐其夹杂牵制，取效反不灵捷。若久病之人，正气已虚，平时未用攻伐，已自神弱气怯，行坐无力，骎骎乎有不可支之势，而更以孤行之泻药，伤其脾胃，有不困顿偃卧，衰而益衰者乎？然积聚在中，不泻又不能去。以可泻之病，值不可泻之人，遂不得不合补泻以并用，此古人之成法，其由来已久，非一日矣。且夫积何由而起？

本以脾胃之虚弱。若使胃能腐化，脾能消磨，即饮食偶尔失调，亦自有正气运动，不旋时而转动以去，积于何有哉！惟中气有不充之处，乃至停留而成积。而留积既成之后，又复阻碍而伤气，是以运化日迟，容纳日少，渐历日久，而饮食日以不进，正气几于无余，则周身内外，皆无所禀以为生息之机。而现之于脉证者，乃遂厌厌不振，无病亦如有病，有脉而几如无脉矣，犹堪急攻峻下，一往不顾乎哉？夫攻积之药，亦借人之胃气以行，非悍然无知之药力，遂能曲达病所，劫病以出者也。以君衰微之胃气，已不能变现于气口，才得两剂参术，微觉生机发动，而更以峻药蹙之，真气一伏，药力独行，其沉阴苦寒之性，自然直走下部，能复停留胃中，从容荡涤积聚哉？兹借六君子之甘温平和，一以缓泻药之剽峻，勿令伤及脾胃；一以壮脾胃之元气，勿令慑于苦寒。调剂得宜，则中焦生发之气，资药力以潜增，而泻药之入胃者，亦可以载以少停矣。直行峻下之药，得胃气以为载，而积聚在中者，并可以借以相寻矣。势以相辅而有成，理以相反而得济。虽奏效不无少迟，而用法期于无过，此中方略，本应如此。不然，去病以全命也，急一日之效，用劫夺之药，倘病去而人亦不起，将舍命以殉病乎，抑捐生以试药乎？惑莫甚于此者矣。其人唯唯，持方去。数日复来，曰：服药二剂，始服从不知觉，历一日夜，始下积滞一二升，黑色稠黏，亦不辨为何物矣。断服，腹中微疼，泻下积块累累，中带水团五六个，皮薄如纸，破之皆水，此生平所未闻也。连日以来，饮食倍进，精神健旺，不知尚有余积否？更求一诊。予视其脉，往来有神，涩滞悉化。曰：脉似无病，但君初来时，微弱脉中，积滞何以不现，此亦未可定也。前方去大黄、桃仁，加山楂、神曲，再服数剂，有病可以尽下，无病亦不为害，此平稳之治，调理法也。其人感谢，因问水在腹中，停留不下则恒有，何以遂有衣膜？其下也，历肠胃曲折，衣膜又何以不破？予曰：曩治赵某之病，亦有水团数个，与积俱下，其脉证亦类君，此恒有之事，未足为异也。夫水性就下，其在人腹中，亦犹是。就下之性，可以不积者也。其积者，非结气为之吸聚，则滞气为之阻碍。水既留于一处，而未结未滞之气，日往来升降于其旁，乃遂结为衣膜，欲去无由矣。夫气岂为水用哉？惟胃中不息之天真，实人身自然之造化，血由此变，精由此生，津液由此酝酿，宁一如纸如脬之水囊不能结乎？造物无心而万汇成，亦此理也。喻嘉言先生曾言，积水必有游囊，徒有言，理未悉，遂为庸医所笑，下士闻道固亦无足深怪也。至于下而不破，则亦胃中津液，肠中脂垢，如濡如膏，有滑润而无滞涩，遂得从容顺下，有何疑乎？其人欣欣然，得意而去。今不忆其名字矣，居濒湖沛人也。

《孔氏医案》

曹颖甫

　　谢先生。三伏之天，盛暑迫人，平人汗流浃背，频频呼热，今先生重棉叠衾，尚觉凛然形寒，不吐而下利，日十数度行，腹痛而后重，小便短赤，独其脉不沉而浮。大论曰：太阴病，脉浮者，可发汗，宜桂枝汤。本证似之。

　　川桂枝钱半　大白芍钱半　炙甘草钱半　生姜二片　红枣四枚　六神曲三钱　谷麦芽各三钱，炒　赤茯苓三钱

　　按：谢君先是应友人宴，享西餐，冰淋汽水，畅饮鼓腹。及归，夜即病下利。三日不解，反增剧。曾投轻剂乏效。愚则依证治之，虽三伏之天，不避桂枝。服后果表解利稀，调理而瘥。

《经方实验录》

周镇

　　袁舅，向有心疾，中年在宜兴办窑货，能食糯团至廿个，迨六旬犹怀故智。丙辰春，向火受热，即行卸衣，兼食团八枚，益以中晚餐，遂病寒热，食结于胸，懊闷呻吟，咳嗽痰多。脉滑数，舌红苔薄。即疏栀、豉、杏仁、郁金、半夏、象贝、前胡、牛蒡、枳实、楂炭、瓜蒌、苏叶、陈皮，另以缪制半夏曲一钱，莱菔汁调。咳痰渐爽。转加枳实导滞丸，得下食滞，其热寻已。

　　管云泉，慧山，工业。丙辰三月，寒热旬余，脘腹痛拒按，热以暮盛而不口渴，溲黄便闭。脉濡不甚数，苔薄白。询因忍饥，于晨起九时趁船往荡口，下午四时方得大嚼而病起，是感邪轻而脾伤积滞不下。即疏郁金、川朴、广藿、黑山栀、陈皮、枳壳、薏仁、杏仁、大腹皮、连皮槟、瓜蒌、滑石。另温化丸三钱。锡汪医定丸：干姜、木香、枳实、六曲、香附、吴萸、乌药、砂仁、青皮、川朴、广皮、桂枝、大黄，重姜汁拌，晒，水泛丸。余之用温下者，因其人体弱伤饥，凉攻伤脾，而又不得不下也。外用莱菔子、橘皮、桃仁、葱、姜、盐、麸皮，炒热，布包，熨脘腹。积渐下腑，寒热陡退。此身热并非兼伏热者。

以上出自《周小农医案》

陆观虎

　　何某某，女，21岁。
　　辨证：伤食。
　　病因：湿热蕴结，食水化迟。
　　症状：得食脘胀、腹鸣、疼痛。脉细弦。舌质红，苔根黄。
　　治法：化湿，理气，消食。
　　处方：苏梗6克　广木香3克　陈皮6克　半夏6克　大腹皮9克　猪赤苓各6克　山楂炭6克益元散9克，包　云苓9克　焦稻芽9克　焦苡米9克
　　方解：苏梗、木香理气，治脘胀，腹鸣痛。陈皮、半夏和胃，兼化湿痰。大腹皮消脘胀，行气止痛。山楂炭、焦稻芽助消食。茯苓、苡米、猪赤苓渗湿利水。益元散清心、祛湿热。
　　二诊：得食脘胀鸣痛已减。脉细。舌质红，苔根黄，湿热见化，食水化迟。于前方内去大腹皮、益元散，加白术补脾阳而益气，保和丸健运而化食水。再服三剂。
　　三诊：得食脘胀腹鸣渐止。脉细。舌质红，苔薄黄。湿热已化，食水见化，于二诊方去焦白术、猪苓，加大腹皮、通草利水顺气消胀，再服三剂。

　　董某某，男，21岁。
　　辨证：伤食。
　　病因：肠胃不和，停食不化。
　　症状：胸疼、停食不化，便燥。脉细。舌质红，苔微黄。
　　处方：伏龙肝6克，先煎去渣　佩兰叶6克　炒萸连6克　苏梗叶各6克　制半夏6克　陈皮丝6克，水炙　淡姜炭3克　广木香3克　大贝母9克，去心　炒赤芍6克　薄荷3克，后下

方解：伏龙肝、制半夏、陈皮丝、淡姜炭、佩兰叶祛风寒，止呕吐。炒萸连清寒火以止吐。苏梗叶、广木香解风寒，和肠胃。大贝母、炒赤芍清热散结，泻肝散瘀。薄荷疏风解表，治身软发冷。

以上出自《陆观虎医案》

第二十八章 胃痛

胡慎柔

万历壬寅六月间，家君年五十三矣。患心口痛，呕食面黄。诊之，脉细弦数六至余。即灸气海、乳根各数壮，服补中益气汤加吴萸、姜炒黄连、山栀，二三十帖。又以四君加减丸补脾，遂愈。明年天旱，家贫车臼力罢，复吐酸如前，再服前剂及八味丸而安。

一妇人，年五十余。素有心疼，久已疏矣。七月间，旧病忽作，医以宽中导气消坚攻血等剂，致中气愈虚，不思饮食，神愦，迎予治之，已五六日不食。诊之，六脉俱沉，惟脾胃弦细，似有神，寻亦难得；外证则心口痛，左胁胀硬，呕苦酸水，但能饮清汤，如吃米汤一口，即饱胀不胜，正木来克土之证也。然其人脉病虽笃，面色、肌肉犹不甚脱，忆古人凭证不凭脉之语，投以异功散加吴萸、干姜，佐以姜炒山栀三分。二帖，病失十五，再二帖而愈。

以上出自《慎柔五书》

郑重光

洪育沧兄令眷，于归未久。正月上旬，胃中大痛，前医用苍朴、炮姜、香附不效，至夜痛厥。次日迎诊，六脉沉紧而滑，昏卧于床，不知人事，手足微温，身体软重，告曰："寒痰满中，非辛热不醒。"时孙医先用附子，不敢服，余用附子、干姜、半夏、茯苓、白蔻、陈皮一剂，服后半夜方醒，自言为人释放回也。次日再诊，谆言人虽醒，而脉未回，寒邪犹在，仍须前药，勿功亏一篑也。而洪宅素畏热药，弃置不用，以他医参、术、炮姜、半夏平和之药为稳妥，殊不知邪未退而温补，反致助邪。医将一月，终日呕哕不息，饮食不餐，至二月初三，哕变为呃，其音似吠，越邻出户，连声不息，口张不能合，四肢厥冷，扬手掷足，欲裂衣袂，目珠上视，其势危笃，从未经见者也。京口名家，见病愈重，而药愈平，但用丁、沉、柿蒂、乌药、橘红、半夏应世之药而已。急复求治，余曰："脉细疾无伦，几于不见，若不以大温之药，疾驱其寒，亥子之交，必致阳脱。"遂用生附子、生干姜、半夏各三钱，吴茱萸一钱，一剂气平，二剂手足回温，其夜计服四剂，吠声方止。仍如前呃，次日仍用前方，但换熟附子，加茯苓、橘红，每日仍服半硫丸三十颗。一月后，加白术合理中六君，共计服药百剂，方能食饭不呃，经水始通，渐次调治而愈。此证可为病家医家，惟求平妥，酿病不医之鉴。

《素圃医案》

沈璠

士老向有痰火，郁于胃中，上升则眩晕；不得疏泄，则嘈杂似饥；上铄肺金，则痿软乏力；散于四肢，则手足心烦热。脉息沉数带滑，右关尤甚。此尔胃中郁痰郁火，所以结成有形之物，理宜豁痰、清火、理气之药为治。

半夏　广皮　天麻　钩藤　枳壳　川连　夏枯草　石膏　麦冬　山栀

《沈氏医案》

陈念祖

肝胃气逆上冲，胸脘作痛甚剧，久则气血瘀滞。曾经吐血，是阳明之血因郁热蒸迫而上也。血止后痛势仍未减，每发必在午后，脉小而紧数，舌红无苔。乃血去阴亦受伤，气分之郁热仍阻于肝胃之络，不能透达。宜理气解郁，取辛通而不耗津液者为合，议方列下：

旋覆花二钱　广郁金一钱　川楝子一钱　延胡索一钱　制香附一钱五分　白茯苓二钱　炒栀子二钱　陈皮八分　石决明二钱

水同煎服。再吞左金丸二钱。

脉沉弦而紧，舌苔白腻，渴不欲饮，大便似通非通。素有肝胃气痛，中焦兼有寒积，是以胸脘胀满作痛，势不可忍。恐系脏结之证，岂寻常小恙视之，非温不能通其阳，非下不能破其结，宗许学士法，方拟于下：

炮附子八分　肉桂一钱　干姜八分　姜炒川朴二钱　枳实二钱　大黄三钱

水同煎服。

以上出自《南雅堂医案》

程文囿

闵某处境艰难，向多忧虑，脘痛经岁，诸治不瘳，望色萎黄，切脉细弱，问："痛喜按乎？"曰："然。""得食痛缓乎？"曰："然。"予曰："此虚痛也。"古云痛无补法，此特为强实者言，非概论也。为订归脾汤，嘱多服乃效。如言，服廿剂有应，百剂获痊。后一丐者患同，某检方与之，服数十剂亦愈。

《杏轩医案》

黄凯钧

柴妪，五一，两脉虚细，当脐作痛，连及胸胁，而兼身热足冷，此系元虚阳亏，当投温补。

党参　于术　黄芪　归身　白芍　桂心　橘皮　香附　炙草　煨姜　大枣

四服，热退神旺。

沈，三七，寒湿内侵，腑气不行，腹痛下痢。

苏叶　羌活　茅术　楂肉　厚朴　橘白

一服而愈。

以上出自《肘后偶钞》

吴篯

万，廉山刺史，以善医自负，好食蟹而不善饮。因食后畏其性寒，服附子理中汤温之，讵胃脘作痛，烦躁口渴，大小便秘，自以为食蟹之为患。余曰：按蟹不过寒胃动风，今诊脉洪大，证见火盛，皆缘误服姜、附燥热之药，热伤胸膈，中焦燥实使然，非蟹患也。即投凉膈散推荡其中，使热邪下行而膈自清。次日，病势更增，询知方有硝、黄，惮未敢服。予云：证系火邪蕴结，壅热在膈，非凉泻不解。既畏前方，竟单用大黄丸以藕汁送下五钱，且藕能解蟹毒，又缓大黄之猛烈，遂服二次，即得大泻而安。

汪薰亭阁学胃脘气疼，遭凉遇劳即痛连胸腹，时吐清水，脉弱迟细，系阳衰气怯，气血虚寒，不能营养心脾，所以触冒不时之寒邪，则气凝而作痛。宜进附子理中汤，以温中益气，服之甚效。嗣用人参两半、焦干姜七钱，炼蜜为丸桐子大，随身常嚼而愈。

抚军张兰渚，食后胃脘䐜胀，饮食不纳不消，倦怠多痰。诊脉虚迟涩，由于案牍思虑过度，劳伤心脾，命火不充，阳衰气弱而然。盖胃司受纳，脾主运化，若能纳而不化，此脾虚之兆。今既不能纳，又不能运，此脾胃之气俱属大虚。即用六君子加附子、干姜、当归、枣仁补阳、益气、养营，使气足脾运，则寒痰除而谷食倍进矣。

以上出自《临证医案笔记》

陈士兰

朱，脘痛不能纳食，此系久伤胃阳，遇劳感寒，或因耐饥、动气四者则发。
四七汤，加延胡、槟榔、香附、郁金、木香、砂仁。

《陈士兰先生医案》

何书田

肝郁气滞，先从小腹作痛，上升及于胃脘，痛无间断，脉左弦右细。此木乘土位也。久恐呕吐反胃。
川连　川楝子　归须　枳实　瓦楞子　吴萸　川郁金　白芍　瓜蒌　橘叶

胃寒，蛔厥作痛。左金参安胃法治之。
川连　干姜　川楝子　山栀　陈皮　吴萸　半夏　白芍　乌梅　瓦楞子

脘痛反复无定，两关脉弦迟勿劲。此由天气严寒，中州遏滞，所以时止时作，一时难以奏效。交春伊迩，且恐加剧。以益气疏肝主治。
潞党参　吴萸　半夏　白芍　益智　川连姜汁拌炒　干姜　陈皮　炙草　佛手

肝木乘土，久痛不止，气分大伤，急切不能奏效。与温中定痛法，以冀势松为幸。

党参　干姜　益智　半夏　云茯苓　九香虫　肉桂　白芍　炙草　陈皮　川楝子

中虚夹寒，脘痛频作，甚至呕吐，脉无力而左右皆四至。可见阳气素亏，中州虚馁不振。勿忍饥受凉。

党参　白芍　炙草　陈皮　谷芽　干姜　益智　半夏　云苓

以上出自《簳山草堂医案》

王孟英

金朗然之母，偶发脘痛呕吐。医与温补药，初若相安，渐至畏寒不寐，四肢不仁。更医云是"风痹"，仍投温补。因而不饥不食，二便不行，肌肉尽削，带下如溺。始延孟英诊之。曰：暑伏脾胃耳。其多投温补而不遽变者，以熟地等阴柔腻滞为之抑制也。然津气灼铄而殆尽，脂液奔迫以妄行，治节无权，阳明涸竭，焉能卫皮毛而畅四肢，利机关以和九窍哉？与白虎汤加西洋参、竹茹、橘皮、丝瓜络、石斛、花粉、竹沥、海蜇，连进二十剂，始解黑矢，而各恙渐安。嗣与和肝胃，调八脉以善后，遂愈。

初秋又患脘痛，上及肩尖，向以为肝气。辄服破消之品。孟英曰：亦非也。以砂仁炒熟地、炙橘红、楝实、延胡、枸杞、当归、茯苓、桑椹、蒺藜，为方服之，良效。继即受孕矣。

李某，向患脘痛，孟英频与建中法获瘳。今秋病偶发，他医诊之，闻其温补相投，径依样而画葫芦。服后，耳闭腿痛，不饥便滞。仍就孟英视之。曰：暑邪内伏，误投补药使然。治宜清涤为先，彼不之信。反疑为风气，付外科灼灸，遂至筋不能伸而成痼疾。孟英曰：此证较金病轻逾十倍，惜惑于浅见，致成终身之患，良可叹也！独怪谋利之徒，假河间太乙针之名，而妄施毒手。举国若狂，竟有不惜重价，求其一针，随以命殉之者，吾目击不少矣。夫《内经》治病，原有熨之一法，然但可以疗寒湿凝滞之证。河间原方，惟二活、黄连加麝香、乳香耳，主治风痹。今乃托诸鬼神，矜夸秘授，云可治尽内伤外感四时十二经一切之病。天下有是理乎？况其所用之药，群集辛热香窜之品，点之以火，定必伤阴。一熨而吐血者有之，其不可轻试于阴虚之体与夹热之证也，概可见矣。吾友盛少云之尊人卧云先生，误于此而致周身溃烂，卧床数载以亡。仲圣焦骨伤筋之训，言犹在耳。操医术者，胡忍执炮烙之严刑，欺世俗而罔利哉？

沈某，患脘痛呕吐，二便闭涩，诸治不效。孟英视之，脉弦软，苔黄腻。曰：此饮证也，岂沉湎于酒乎？沈云：素不饮酒，性嗜茶耳！然恐茶寒致病，向以武彝红茶叶熬浓而饮之，谅无害焉。孟英曰：茶虽凉，而味清气降，性不停留。惟蒸遏为红，味变甘浊，全失肃清之气，遂为酿痰之媒，较彼曲糵，殆一间耳。医者不察，仅知呕吐为寒，姜、萸、沉、附，不特与病相反，抑且更扇风阳。饮藉风腾，但升不降，是以上不能纳，下不得通，宛似关格，然非阴枯阳结之候也。以（黄）连、楝（实）、栀（子）、（黄）芩、旋覆、竹茹、枇（杷）叶、橘（皮）、半（夏）、（茯）苓、泽（泻）、蛤壳、荷杆、生姜衣为主，送服震灵丹。数剂而平，匝月而起。

庄芝阶舍人令嫒，孀居在室，陡患气冲欲厥，脘痛莫当。自服沉香、吴萸等药，病益剧，而呕吐发热，略有微寒。孟英按脉，弦滑且数，苔色滑腻微黄，而渴喜冷饮，便秘溲热，眠食皆废。是伏痰内盛，肝逆上升，而兼吸受暑热也。予吴萸水炒黄连、枳实、竹茹、瓜蒌、石膏、旋覆、赭石、知母、半夏、雪羹，服二剂，吐止痛减，五剂热退而解犹不畅，旬日始得豁然，乃去石膏、知母、旋（覆）、赭（石）调之而愈。

吴蕴香大令仲媳，汛愆而崩之后，脘痛发厥，自汗肢冷。孟英脉之，细而弦滑，口苦便涩。乃素体多痰，风阳内鼓，虽当崩后，病不在血。与旋（覆）、赭（石）、羚（羊角）、（竹）茹、枳（实）、贝（母）、薤（白）、（瓜）蒌、蛤壳为方，痛乃渐下，厥亦止。再加金铃、延胡、苁蓉、鼠矢，服之而愈。

迨季冬，因猝惊发狂，笑骂不避亲疏。孟英察脉，弦滑而数。与犀（角）、羚（羊角）、元参、丹皮、丹参、栀子、菖蒲、竹叶、鳖甲、竹沥，吞（服）当归龙荟丸，熄风阳以涤痰热，果数剂而安。

然平时喜服补药，或有眩晕，不知为风痰内动，益疑为元气大虚。孟英尝谏阻之，而彼不能从。至次年春季，因伤感，而狂证陡发，毁器登高，更甚于昔。孟英视之，苔黑大渴。与前方，加珍珠、牛黄服之，苔色转黄，弦滑之脉略减，而狂莫可治。改以石膏、朱砂、铁落、菖蒲、青黛、知母、胆星、鳖甲、金铃、旋覆、元参、竹沥，为大剂，送服礞石滚痰丸，四服而平。

继而脚气大发，腹痛便闭，上冲于心，肢冷汗出，昏晕欲厥。与（黄）连、楝（实）、栀（子）、（竹）茹、小麦、百合、旋（覆）、贝（母）、延胡、乌药、雪羹、石英、鼠矢、黄柏、藕（肉）等药，服之而安。

吴沄门，年逾花甲，素患脘痛，以为虚寒，辄用温补，久而益剧。孟英诊曰：肝火宜清，彼不之信。延至仲夏，形已消瘦，倏然浮肿，胁背刺痛，气逆不眠。心辣如焚，善嗔畏热。大便时泻，饮食下咽即吐。诸医束手，乃恳治于孟英。脉软而数。与竹茹、黄连、枇杷叶、知母、栀（子）、楝（实）、旋（覆）、赭（石）等药而吐止。饮食虽进，各恙未已。投大剂沙参、生地、龟板、鳖甲、女贞、旱莲、桑叶、丹皮、银花、茅根、（竹）茹、贝（母）、知（母）、（黄）柏、枇杷叶、菊花等药，出入为方。二三十剂后，周身发疥疮而肿渐消。右耳出黏稠脓水而泻止。此诸经之伏热，得以宣泄也。仍以此药，令其久服，迨秋始愈。冬间能出门矣。

以上出自《王氏医案》

林佩琴

房叔。胃脘痛，脉细涩，服香砂六君子汤去白术，加煨姜、益智。痛定后，遇劳复发，食盐炒蚕豆，时止时痛。予谓昔人以诸豆皆闭气，而蚕豆之香能开脾，盐之咸能走血，痛或时止，知必血分气滞，乃用失笑散，一服痛除。

巢氏。素有胃气，或用温胃之剂，不效，延至痛引背胁，脉短涩，予谓短为宿食，涩为气中血滞，宜疗痛无已也。用延胡、五灵脂（酒炒）、当归、红曲、降真香末，痛止。

薛。痛久热郁，口干内烦，不宜香燥劫液，询得食痛缓，知病在脾之大络受伤，由忍饥得之。甘可缓痛，仿当归建中汤法。炒白芍二钱半、当归钱半、炙草一钱、豆豉（炒）钱半、橘白八分、糯稻根须五钱、饴糖（熬冲）三钱，数剂痛定。常时食炒粳米粥，嗣后更与调养胃阴。杏仁、麦冬、白芍、当归、蒌仁、半夏（青盐炒）、南枣。数服痛除。

以上出自《类证治裁》

抱灵居士

一老妇，胃痛，心悸，喉干，呕涎，便秘，舌净，身胀喜捶，痛时则太阳筋露，额汗热蒸，杂治一年不效。予诊脉洪滑有力，此肝火克胃也。以凉膈散去硝下之，痛减；以二陈汤加枳壳、桂皮、白芍、元胡、韭汁一剂，又用滚痰丸下黑恭，痛住两日，三更痛一回，头汗止，背掣好；以木通、灵脂、白芍、桂皮、栀子、茯苓、陈皮、瓜蒌、姜汁、竹沥、韭汁四剂，吐血子如豆，病减十之八九。宜再进一剂，因便秘，或以青礞石丸、坠痰丸利四次，大吐痰涎，痰逼喉，咳，心慌，汗出而痛。予以温胆汤加白术、黄连、竹沥、姜汁；又以滚痰丸，下利如胶漆者甚多，日夜痛，分明攻痰太过，胃虚之象。或以导痰、化痰二剂，泻二次，就要知机，或又以凉膈散大泻六七次，慌痛汗泻，前是有余，今乃不足也。予欲进归脾汤或六君子汤加干姜，又以养心汤不应。后虽以六君子汤加枣、志、芡实，一剂，痛好；以诃、蔻、苓、术，泻好；以玉屏风散，汗止；以六君子汤加芡实、枣、志、山药，慌好。莫非变虚宜补之理，惟归脾汤加二陈为妙，然老年气衰虽补不复，变证百出矣。

《李氏医案》

曹存心

胃脘当心而痛，少腹气升，呕吐酸苦痰涎，脉形弦数。显系寒热错杂之邪，郁于中焦，肝属木，木乘土位，所有积饮，从此冲逆而上，病已年余，当以和法。

附子理中汤　川连姜汁炒　川椒　黄柏　归身　细辛　半夏　桂枝　乌梅肉

原注：此连理汤合乌梅丸。吐涎酸苦，是胃中错杂之邪，用姜连、半夏以化之，逆冲而上之肝气，用乌梅法以和之。

诒按：半夏反附子，在古方多有同用者，然可避则避之，亦不必故犯也。

中脘属胃，两胁属肝，痛在于此，忽来忽去。肝胃之气滞显然，已历二十余年，愈发愈虚，愈虚愈痛。气分固滞，血亦因之干涩也。推气为主，逍遥散佐之。

肉桂　枳壳　片姜黄　延胡　炙草　逍遥散

再诊：病势不增不减，诊得左脉细涩，右部小弱。气血久虚，致使营卫失流行之象，非大建其中不可。

肉桂　归身　白芍　川椒　饴糖　干姜　陈皮　炙草　砂仁

原注：前方严氏推气散也。先生谓左胁作痛，是肝火，用抑青即左金以泻心平木。右胁作痛，是痰气，用推气法以理气化痰。按姜黄入脾，能治血中之气；蓬术入肝，能治气中之血；郁金入心，专治心包之血；三物形状相近，而功用各有所宜。

诒按：久病中虚，故转方用大建中法。

病分气血，不病于气，即病于血，然气血亦有同病者。即如此病，胃脘当心而痛，起于受饥，得食则缓，岂非气分病乎。如独气分为病，理其气即可向安，而此痛虽得食而缓，午后则剧，黄昏则甚，属在阳中之阴，阴中之阴之候，其为血病无疑。况但头汗出，便下紫色，脉形弦细而数，更属血病见证。但此血又非气虚不能摄血之血，乃痛后所瘀者，瘀则宜消，虚则宜补，消补兼施，庶几各得其所。

治中汤合失笑散

另红花、玄明粉，为末和匀每痛时服二钱。

原注：分明两病，一是脾虚，气分不能畅达而痛，得食则缓，宜补可知。然人每疑痛无补法者，以痛必有痰气凝滞也。先生用理中以补脾，即加青皮、陈皮以通气；至于便紫脉弦数，肝家之血必有瘀于胃脘者，此时不去其有形之瘀滞，痛必不除，病根不拔也。此种病，世医不能治，往往以为痼疾，不知不去瘀，则补无力，徒去瘀则脾胃更伤。先生则双管齐下，立案清彻，度尽金针，非名家恶能如是。

以上出自《柳选四家医案》

太仓殷。病分气血，不病于血，即病于气。然亦有气血同病者，未必各有所分也。即如此，病胃脘当心而痛，起于受饿之余，得食则缓，岂非气分病乎？然独气分为病，得食痛缓，宜乎即刻向安。而此痛虽能得食而缓，午后则剧，黄昏为甚，属在阳中之阴，阴中之阴之候，其为血病无疑。况但头汗出，便下紫色，脉形弦涩而数，更属血之见证。但此血又非气虚不能摄血之血，乃酒热所瘀者。瘀则宜消，气虚宜补，消补兼施，庶几各得其所。

治中失笑，另元明粉、红曲为末和匀，每服二钱，痛时服。

《延陵弟子纪要》

费伯雄

某。中脘作痛，寒凝气滞，宿食不化，阻塞中焦，上下不畅，以致脘痛不舒。治宜温中导滞。

陈广皮一钱　焦苍术一钱　川朴一钱　广木香八分　大砂仁一钱　茯苓二钱　六神曲三钱　焦楂肉三钱　川郁金二钱　枳实一钱　青皮一钱　佛手八分　藿苏梗各一钱

某。肝气湿热交阻中焦，胃失降和，以致脘痛大发，呕吐不止，胁肋亦胀，脉来弦滑，苔腻，不时潮热。宜抑木畅中，兼苦降辛开。

刺蒺藜　淡干姜　川连　姜夏　陈皮　云苓　蔻仁　沉香　姜竹茹　佛手　藿梗　郁金

以上出自《费伯雄医案》

李铎

上舍吴老十内人，患胃脘痛，牵引左胁，半载不已，医方杂投，愈治愈剧。一医作脾虚肝木侮土，进参术六君则痛楚异常，每痛时呕吐痰水，味多酸苦，不能进食，大便六七日不解，诊两关弦实，坚劲不和。论病本是肝木侵犯胃土，但久病入络，必有凝痰聚瘀，是以每投参术补气，壅塞隧道，而痛增剧，且便闭脉实，吞酸吐酸，皆属于火。又年仅四七，形非大衰而天癸不通，是未及时而先止，必无是理，乃经闭也，此为病之根本。余拟一方，用金铃子、元胡、灵脂、归须、桃仁、生蒲黄、苓、半、香附、青皮、桂枝心入络行瘀、平肝除痰之剂，及进神香散二钱，痛缓进食，捷效已著。次日复投一剂，痛又作，询知因私进娣姒单方，欲图速愈，以致前方不效。第三日复诊，脉如原，改用行瘀通下之法，莪术、田七、元胡、灵脂、红花、归尾、梧桐子，水煎，吞百顺丸二钱，先下燥粪，再下溏粪，痛始克止，人事困顿，令其停药两日，再商调理，以痛初止，不可骤药。后服调营养肝，渐次复原，经水果通。

肝木犯胃入络，兼之痰凝瘀聚，不为宣络行瘀，平肝除痰，反用壅补诸药，医之不明，误人实甚。寿山

吴妪，年六旬，患胃气痛，手不可近，僵卧不能转移，极苦难名，脉弦涩，口燥唇紫，舌苔微黄，热痰稠黏，便闭。此是肝木乘胃，热厥而痛。据述昨晚发厥，头昏大汗，则自服附桂理中丸三枚，汗虽止而痛愈剧。且常患胃痛甚轻，服肉桂磨汁则渐止，此番因食鸡酒肉腻而发，显然肝实作痛，兼食滞停于中脘，断非寒痛也。法宜泻木清胃为主，佐以导滞，方用吴萸、黄连、白芍、川楝、甘草、山楂、厚朴、荔枝核，煎水吞百顺丸三钱。食顷先下燥矢，复下垢滞不少，痛减六七，二剂去百顺丸，加元胡、枳壳，痛止如失。

桂附理中，寒痛则可，若系肝实食滞，则大相左矣，后治合宜。寿山

以上出自《医案偶存》

徐麟

剡城薛某胃脘痛案。人身胸中如太空然，惟清阳充塞而已矣。至于脘之作痛者，无非下焦阴寒之气上冲，以致太阳减其光明，腐草因化为萤。凡一切秽浊阴液，阴湿互相感召，肆虐于上，饮食下咽，一遇性味之寒凉者，甫入贲门，顿时痛作；遇性味之辛热者，痛虽不加却亦不舒。法当开其心阳以退阴翳，温其肾阳以潜龙雷。参以红花、赤芍、枳壳等味，去脘中之瘀积，更以生地、萸肉、川连等味寒热并用，荡涤脘中之饮邪。余于治脘之套法一味不杂，连服此方十余剂，脘痛尽除矣。

桂枝 干姜 炙草 制附子 红花 姜半夏 赤芍 枳壳 干地黄 川连 泡吴萸 当归 大枣

人之胃脘，其突节娇嫩向下，每致脘痛，几经呕吐，其向下之嫩节已被呕伤，突节垂下，空凹之处，必有瘀积。若不先祛其瘀，不但脘痛难愈，日久必成膈塞之类。或但脘痛而无呕逆，得热则痛更甚者，仲景黄连汤加紫参、桔梗亦有奇效。

《医案梦记附案》

杨毓斌

刘恭人。自胃上脘至胸骨尽处，旁牵腰胁少腹，后及脊背，全部逆满胀痛异常。四肢厥冷，

气机壅塞，痞闷不能坐卧，脉伏涩若无。用辛开苦降、顺气泄满、舒郁化滞，药入旋吐，如是三昼夜，困殆已极。予细绎诸法，均属正治，而皆不应；此必由于冲脉横逆、营气失调，以致肝胃络脉不能交通。冲为血海，附肝丽胃，逆则俱逆，且胀痛不解，必入络伤营。非平冲气，和络脉，土木不能合德。徒事芳香开气舒郁无益也。爰用蜜炙半夏、醋炒当归、须茜草、淡吴萸、玫瑰花、醋炒青皮络、醋炒净柴胡、赤白茯苓、煅牡蛎、生麦芽。一剂知，二剂平，稍加木香、枳壳以运疏之，三服遂瘳。

《治验论案》

许恩普

侍郎许筠庵胸脘绞痛，他医均为热证。延余诊视，脉沉，知为新受寒邪，滞气胃脘作痛，非心痛也，拟排气饮加减。公子㭊药内阁言："素服肉桂，恐系受热。"余以脉论，的寒非热。出诣李山农方伯，具以告。渠以许公郎舅至亲，兼知医，急往请服余方，遂愈。

《许氏医案》

张乃修

某。痛势大减。然气冲至脘，则痛仍剧，大便不行。肝胃不和，气浊内阻，再为疏通。

青皮　金铃子　郁金　整砂仁　木香　槟榔　白蒺藜　制香附　川雅连淡吴萸同打

二诊：大便已行，并呕涎水，痛势递减，而仍未止，再辛通胃阳。

薤白头　制香附　沉香片　砂仁　上瑶桂　制半夏　青陈皮　瓜蒌仁　茯苓

范右。中脘不时作痛，痛则牵引背肋，甚至呕吐痰涎，肤肿面浮，往来寒热。肝胃不和，夹饮食内阻。拟辛润通降法。

薤白头三钱　制半夏一钱五分　白蒺藜三钱　白僵蚕三钱　橘红一钱　瓜蒌霜四钱　白茯苓三钱　煨天麻一钱　紫丹参二钱

二诊：脘痛已止，胸闷呕吐亦减，两关脉弦，还是肝阳犯胃未平也。

制半夏一钱五分　代赭石三钱　旋覆花一钱五分，包　白蒺藜三钱　炒竹茹一钱　白茯苓三钱　橘皮一钱　川雅连二分，淡干姜二分同炒

许右。温通而痛仍不定。谅以节令之交，阴阳转换之时，气机难于畅达，勿为药之罔效，而变计焉。

薤白头　半夏　香附　乌药　砂仁　青皮　瓦楞子　陈皮　上安桂三分，去粗皮，研，后入

二诊：吃面食果，气寒肝横，防厥。

吴萸　青皮　金铃子　白芍　砂仁　香附　枳壳　沉香片　陈皮

三诊：中脘作痛，得温即定，此中阳为湿寒所阻。经云，温则消而去之。

高良姜　广皮　郁金　陈香橼皮　乌药　半夏　香附　公丁香　白蔻仁二味研细末，先送下

洪左。中脘作胀，而且剧痛，呕吐涎水。脉象沉弦。此寒饮停阻胃中，恐致痛厥。

上安桂七分，后入　荜茇六分　赤白苓各一钱　香附三钱　公丁香三分　制半夏三钱　广皮一钱五分　香附三钱　薤白头三钱　上沉香三分　黑丑一分，后二味研细末，先调服

二诊：剧痛欲厥，业已大定，出险履夷。幸矣幸矣。前法再进一步。

上安桂　半夏　广皮　薤白头　老生姜　瓦楞子　香附　乌药　香橼皮　茯苓

徐左。中脘作痛，腹满气撑，便阻不爽。脉两关俱弦。厥气夹痰，阻于胃腑，久则成隔。

薤白头三钱　瓜蒌仁四钱　酒炒延胡索一钱五分　青皮一钱　瓦楞子五钱　制香附二钱　淡吴萸五分　枳壳一钱　沉香二分　公丁香三分　黑丑三分　湘军四分，后四味研细末，先服

二诊：脘痛微减。然稍有怫逆，痛即渐至。还是肝胃不和，再为疏泄。

赤芍吴萸四分同炒　制半夏　香附　乌药　薤白头　陈香橼皮　砂仁　青皮　延胡　瓦楞子

俞左。寒饮停聚胃中，胃阳闭塞，中脘作痛，甚至有形。按之漉漉，不入虎穴，焉得虎子。

薤白须　大腹皮　公丁香　白茯苓　川朴　制半夏　老生姜　白蔻仁研，后入　黑丑三分　交趾桂一分　上沉香一分，后三味研细末先调服

二诊：温通胃阳，兼逐停饮，中脘作痛大退。的是寒饮停于胃腑，从此切忌寒冷水果，勿再自贻伊戚。

制半夏一钱五分　木猪苓一钱五分　大腹皮一钱五分　泽泻一钱五分　公丁香三分　制香附三钱　白茯苓三钱　川朴一钱　高良姜四分　橘皮一钱　生姜二片

以上出自《张聿青医案》

王旭高

某。自咸丰四年秋季，饱食睡卧起病，今已五载。过投消积破气之药，中气伤戕。脘间窒痛，得食则安，不能嗳气，亦不易转矢气，脉迟弦。肝胃不和，阳虚寒聚于中。拟通阳泄木法。

苓桂术甘汤加陈皮、白芍、吴茱萸、干姜、大枣。

孙。中虚土不制水。下焦阴气上逆于胃。胃脘作痛，呕吐清水，得食则痛缓。拟温中固下，佐以镇逆。

四君子汤去草，加干姜、乌药、白芍、熟地、紫石英、代赭石、橘饼。

渊按：土虚水盛，用熟地未合。若欲扶土，不去草可也。

时。脘痛不时发作，曾经吐蛔，兼见鼻血。女年二七，天癸未通。想由胃中有寒，肝家有火。

金铃子散加五灵脂、香附、干姜、川连、使君子肉、乌药、乌梅、茯苓。

又：肝胃不和，脘胁痛，得食乃安，中气虚。拟泻肝和胃。

二陈汤去草，加川莲、六神曲、乌药、高良姜、香附、砂仁。

张。脘痛两载，近发更勤。得温稍松，过劳则甚。块居中脘，患处皮冷，法以温通。

二陈汤去草，加炮姜、吴茱萸、木香、川朴、归身、神曲、泽泻、生熟谷芽。

又：腹痛有块，肝脾不和，食少面黄。治以疏和。

丹参　白芍　怀山药　茯苓　茯神　冬术　神曲　香附　砂仁

以上出自《王旭高临证医案》

柳宝诒

方。脘右块撑作痛，痛势颇重。气机板室，肝木犯胃，胃络之气，因之窒胀不通。块痛有形，此必有痰瘀交阻，较之气痛入络者为重。脉象左关独弦，余部带数，口苦舌干，兼有木郁化火之象。拟方平肝疏滞。

金铃子酒炒　延胡索醋炒　枳壳醋炒　前胡　瓦楞子醋炒　归尾　丹参　法半夏　川连吴萸煎汁炒　白芍土炒　九香虫　沉香曲　檀降香片各

陈。脘腹痛呕而胀，本属木邪为患。甚则胆火上逆，目为之黄，耳为之聋。每值胀痛，即形寒发热，状如疟疾。少阳之气，郁而不宣，营卫因之乖隔。病由内因，而形同外感。当清木以泄郁热，和胃以畅气机，不得拘黄疸旧例，而用湿温套方也。

细柴胡　酒炒黄芩　刺蒺藜　黑山栀　炒丹皮　姜半夏　广陈皮　生熟神曲各　枳实　川连酒炒　青皮酒炒　竹茹　香橼皮

以上出自《柳宝诒医案》

黄述宁

句容杨庆侯，左寸关空软极矣。血已大亏，左尺亦弱，精元甚衰，右关甚弦，脾土受克，难以生金，而肺气致虚。据证颐后有蟹爪纹，胃脘痛极，年余以来，每发食物即止，近将一月，审此乃血瘕为祟，已成虫矣。

延胡索　当归尾　楝根　百部　川连　桃仁　红花　使君子　生地　千年健

服前方两剂，痛减，解虫二条；加鹤虱，痛大减，又解去虫二三条，蟹爪纹退。丸用四物加川连、百部、白术、白蔻。

《黄澹翁医案》

赖元福

周左，脘痛胀满，愈发愈甚，已经年余。腹痛下痢，里急不爽。姑以和中调气为法。

川楝肉三钱　淡吴萸四分　沉香片四分　延胡索一钱五分　制半夏一钱五分　焦白芍三钱　制香附三钱　新会皮一钱五分　子芩炭三钱　煨木香五分　砂仁壳六分，后入

二诊：脘痛胀满，腹痛便泄，较前均减。按脉沉细，此由肝脾未协、运行失司所致，再以和中理气为法。

炒于术一钱五分　制香附三钱　焦枳壳一钱五分　淡吴萸四分　新会皮一钱五分　川楝肉三钱　煨益智二钱　制半夏一钱五分　元胡索一钱五分　白蔻仁四分　鲜佛手一钱五分，后入

《赖氏脉案》

沈祖复

凌学放之夫人病肝胃气痛，先生治之而愈，案云：厥阴脉起大敦络，抵少腹下脘，为肝之部。十月为阳之尽，阴盛阳衰，厥气横逆，上侮胃土，则呕恶不喜饮食。脉象弦细，虚寒无疑，须交一阳来复，方能霍然。兹本经旨："肝欲散，急食辛以散之。"木静则土亦安。

高良姜、制香附、制附子、青皮、陈皮、煨木香、谷芽、白芍，吴萸四分同炒台乌药；另荜茇一分半、蔻仁二分、瑶桂三分、沉香二分，研末泛丸。

复诊：天寒阳伏，阴气当权，厥阳为阴中之至阴，缘以质本虚寒，遇冷即痛，况脾胃素多痰浊，肝木上侮土也。再用制香附、干姜、橘络、细青皮、煨木香、公丁香、砂仁、半夏、乌药、炒莱菔子、小茴香，另公丁香、沉香、蔻仁、瑶桂，研末泛丸。

《医验随笔》

方耕霞

任。辛通甘缓，为肝胃两经之治法。而甘味固能崇土御木，亦能满中碍胃，再思变而通之。

半夏　陈皮　苏梗　茯苓　白术　香橼　香附　归身　白芍　柴胡　吴萸　玫瑰

殷。肝为将军之官，病则侮脾凌金，气逆作痛，由脘及腹，癸事亦为不行，病由厥阴而及冲任，建功不易。

香附　丹参　苏叶　乌药　肉桂　炒白芍　砂仁　延胡　桃仁　白薇　小茴炒归身　青皮

二诊：温脾疏肝既合，仍宗其意。

香附　丹参　白薇　茯苓　乌药　沉香　归身　砂仁　青皮　五灵脂　吴萸炒白芍

三诊：脘痛已止，腹痛未静，肝邪之不平，亦由瘀阻所致。

香附　归尾　砂仁　丹皮　乌药　丹参　吴萸　炒白芍　白薇　泽泻　桃仁　青皮　五灵脂

李。脘块攻痛无定，脉见小弦。夫弦为肝邪，小为胃弱，舌苔白腻，由湿痰阻中，清气少升耳。疏肝温胃，佐以化痰。

吴萸　柴胡　煨姜　小茴炒归身　白芍　姜半夏　砂仁　炙草　茯苓　陈皮

以上出自《倚云轩医话医案集》

凌奂

朱（左年廿六，上兴桥）。寒湿气滞，肝胃不和，胃脘当心而痛，痛甚欲呕，脉右弦缓，治拟泄木和中。

生米仁　宣木瓜　东白芍桂枝三分拌炒　赤苓　缩砂仁或用阳春砂仁　广藿香左金丸三分拌　新会皮　延胡索　小青皮　制香附　法半夏　瓦楞子　焦麦芽

如干姜、吴萸、刺猬皮、九香虫、肉桂、沉香之类，随意用之，常服香砂养胃丸大佳。

《凌临灵方》

张锡纯

天津徐氏妇，年近三旬，得胃脘疼闷证。

病因：本南方人，久居北方，远怀乡里，归宁不得，常起忧思，因得斯证。

证候：中焦气化凝郁，饮食停滞艰于下行，时欲呃逆，又苦不能上达，甚则蓄极绵绵作疼。其初病时，惟觉气分不舒，服药治疗三年，病益加剧，且身形亦渐羸弱，呼吸短气，口无津液，时常作渴，大便时常干燥，其脉左右皆弦细，右脉又兼有牢意。

诊断：《内经》谓脾主思，此证乃过思伤脾以致脾不升胃不降也。为其脾气不上升，是以口无津液，呃逆不能上达；为其胃气不降，是以饮食停滞，大便干燥。治之者当调养其脾胃，俾还其脾升胃降之常，则中焦气化舒畅，疼胀自愈，饮食加多而诸病自除矣。

处方：生怀山药一两　大甘枸杞八钱　生黄芪三钱　生鸡内金三钱，黄色的捣　生麦芽三钱　玄参三钱　天花粉三钱　天冬三钱　生杭芍二钱　桂枝尖钱半　生姜三钱　大枣三枚，劈开

共煎汤一大盅，温服。

方解：此方以山药、枸杞、黄芪、姜、枣培养中焦气化，以麦芽升脾（麦芽生用善升），以鸡内金降胃（鸡内金生用善降），以桂枝升脾兼以降胃（气之当升者遇之则升，气之当降者遇之则降），又用玄参、花粉诸药，以调剂姜、桂、黄芪之温热，则药性归于和平，可以久服无弊。

复诊：将药连服五剂，诸病皆大轻减，而胃疼仍未脱然，右脉仍有牢意。度其疼处当有瘀血凝滞，拟再于升降气化药中加消瘀血之品。

处方：生怀山药一两　大甘枸杞八钱　生黄芪三钱　玄参三钱　天花粉三钱　生麦芽三钱　生鸡内金一钱，黄色的捣　生杭芍二钱　桃仁二钱，去皮炒捣　广三七二钱，轧细

药共十味，将前九味煎汤一大盅，送服三七末一半，至煎渣再服时，仍送服其余一半。

效果：将药连服四剂，胃中安然不疼，诸病皆愈，身形渐强壮，脉象已如常人，将原方再服数剂以善其后。

《医学衷中参西录》

陈莲舫

昆山，谢。当脘胀满，漉漉攻痛，大便溏稀不利，脾胃输运无权，肝气乘之。脉息细软，左弦，舌黄。中有郁火，痰湿互结，拟苦辛通降。

左金丸　厚朴花　绿萼梅　抱茯神　炒归身　法半夏　真獭肝　玉蝴蝶　生白芍　制丹参　范志曲　广陈皮

枫泾，秦。当脘痛胀，头眩呕逆，营亏气痹，治以和养。

吉林须　炒香附　法半夏　川杜仲　桑麻丸　白蒺藜　真獭肝　佛手花　生白芍　淮牛膝　黑料豆　潼蒺藜

松江，某。肝气不调，犯上为脘痛，犯下为溏稀。肝邪又为刑金，咳呛盗汗。右脉浮濡，左弦。拟调肝肺。

旋覆梗　绿萼梅　补骨脂　川杜仲　法半夏　白茯苓　制香附　生白芍　菟丝子　桑寄生

广陈皮　枇杷叶

程。中气内亏，积痰蓄饮，脘痛胀满，推动有声，腹旁又有痞攻。络脉抽搐致脾胃内伤，肝邪因此气痹化风也。脉息细滑，治以调降而充八脉。

制香附　鸡血藤膏　炒归身　法半夏　川郁金　白茯苓　佛手花　抱茯神　生白芍　广陈皮　川杜仲　姜竹茹　丝瓜络

以上出自《莲舫秘旨》

邵兰荪

安昌李文彬。脘痛窒极，口涌清水欲呕，脉弦，舌白，中心微黄，肢梢乍冷。宜厥阴阳明同治。七月廿四日。

干姜二分　草蔻一钱　降香八分　瓦楞子三钱，打　吴萸三分，拌炒　川连八分　桂丁四分　厚朴一钱　仙半夏钱半　谷芽四钱　通草钱半　玫瑰花五朵

清煎三帖。

又：脘痛未除，呕恶已差，脉弦，肝横，舌厚嫩黄。宜疏泄厥阴为治。七月廿七日。

川楝子三钱　枳实钱半　瓜蒌皮三钱　郁李仁三钱　延胡二钱　炒谷芽四钱　薤白一钱　玫瑰花五朵　草蔻一钱　猬皮钱半　厚朴钱半

清煎三帖。

又：脘痛较减，脉弦，嗳气上逆。肝木未和，姑宜镇逆和胃为安。八月初四日。

金沸花三钱，包煎　川楝子三钱　瓦楞子四钱　炒谷芽四钱　代赭石三钱　延胡二钱　薤白一钱　鸡内金三钱　仙半夏钱半　猬皮钱半　厚朴钱半

清煎四帖。

史介生评：肝气逆行犯胃，而清水泛溢作呕，胃脘痹痛。初方通阳泄浊，次则和胃平肝。终则参以镇逆之品，秩序不乱，故多奏效。

《邵兰荪医案》

何长治

左。烦心，木郁气阻。脘闷作痛，时嗳酸水；脉两关皆弦数，两尺俱见细软。系阳衰不能生土，火亏水旺，为噎膈之根，调理非易也。须节烦，少食乃可。

焦冬术二钱　法半夏钱半　炮黑姜四钱　茯苓三钱　炒枳壳钱半　炒小茴香八分　煨益智一钱　广木香五分　泡吴萸四分　制附片五分　炒青皮钱半　香附炭三钱　肉桂五分　姜汁炒竹茹钱半

二诊：脘胀得畅吐酸水而舒；嗳气未通，脉仍见涩。中州化运失宣。拟疏中法，以觇进止。

米炒党参二钱　制川朴八分　建曲二钱　泡吴萸四分　炒青皮钱半　焦白芍钱半　焦冬术二钱　木香五分　黑姜四分　茯苓三钱　炒小茴香八分　玉桔梗一钱　姜汁炒竹茹钱半

三诊：腹胀呕酸俱得舒化，脉有起色。当从温理。

炒党参二钱　制小朴八分　山楂炭三钱　泡吴萸四分　炒青皮钱半　焦白芍钱半　焦冬术二钱　木香五分　炮黑姜四分　茯苓三钱　川楝子钱半　炙草四分　荔枝核三钱　姜汁炒竹茹钱半

四诊：呕酸脘胀，俱得舒化，脉有起色；惟下焦运化未宣。拟和理法。

炒党参钱半　制小朴八分　酒炒白芍钱半　茯苓三钱　炮黑姜四分　炒青皮钱半　山楂炭三钱　制于术钱半　炒川楝子钱半　广木香五分　炙草四分　泡吴萸四分　姜汁炒竹茹钱半　荔枝核七枚

沈，二十二岁。壬申六月二十六日复，脘痛嗳酸虽减，脉细涩。肝脾犹未和也。踵前法温疏。

焦冬术钱半　煨益智钱半　炒枳实钱半　白茯苓二钱　广木香四分　焦白芍钱半　山楂肉三钱　炮黑姜五分　炒小茴香六分　广陈皮一钱　砂仁末四分，冲　公丁香五只

蒋右，四十一岁。壬申六月二十六日，脘痛久，脉涩。肝脾失运，当用温疏。

焦冬术钱半　炒归身钱半　广木香四分　泡吴萸四分　煨益智钱半　炮黑姜五分　炒枳实钱半　炒小茴香六分　法半夏钱半　广陈皮一钱　白茯苓二钱　砂仁末四分，冲　官桂四分

王右，四十四岁。乙亥八月初四日巳刻。脘痛吐酸常发，又兼咳呛，脉弱。当用滋养，切忌生冷。

炒党参钱半　焦冬术钱半　炒苏子二钱　山楂肉三钱　款冬花钱半　煅牡蛎三钱　炮黑姜四分　广木香四分　炙甘草三分　炒枳实钱半　茯苓三钱　广陈皮一钱　白蔻壳四分　冬瓜子三钱

以上出自《何鸿舫医案》

王仲奇

吴梅笙君，汉口，三月十五日。肝者，中之将也，谋虑出焉，取决于胆；胃者，水谷之海，六腑之大源也。胃、大肠、小肠、膀胱、三焦能化糟粕，转味出入皆取决于胆，胆居肝叶之上，为肝之府。形乐志苦，肝之疏泄不达。肝者，东方木也，气盛于春，受制于秋；肝主疏泄，疏泄不得，为逆，逆春气则少阳不生，肝气内变。少阳者，胆与三焦也，肝病必轻胃，胆随肝以为逆，势必影响于三焦。上焦主纳而不出，中焦则腐熟水谷，下焦主出而不纳，肝气横梗，病及中枢。病之始起也，胃脘右胁下痛，盖肝脉贯膈，布胁肋，两胁皆属于肝，肝体实居右，不过气运升降行诸左耳。元时滑伯仁先生亦尝言之。若大便秘结，嗳腐吞酸，无非肝气倒行逆施，迫令胃气不得下行。痛本不通之义。至于腰痛，非肾胃相关之故耶？但作始也简，将毕也巨，微邪者大邪之所由生也。今病已逾半载，谷食全不能进，而菜肉又禁不予食，胃气伤残极矣。人以胃气为本，中焦为津液气血朝会之所，胃气愈伤，消化愈弱，精液气血渐涸，肌肉筋骨何所赖以养？稍进饮食，胸脘即胀闷欠适，是中焦之腐熟水谷呆钝，大便秘，小溲少，应出不出，甚则呕酸，则应纳而反出矣。腹虽膨，按之则软而不坚，定非有形积滞，了无疑义。诊脉百至，虽有弦象，幸不刚劲；舌光无苔，胃气消乏大抵如此；久病色夺，亦属寻常，惟肌肉消瘦太甚，形羸不能服药，扁仓以为难，学术简陋，智识浅短如鄙人者，恶能胜其任也。特蒙征诸千里之外，敢不竭其愚拙，报答知己殷殷求治之心？若谓斯疾易图，则吾岂敢。

蒸当归三钱　杭白芍钱半，微炒　旋覆花钱半，布包　西藏红花三分　宣木瓜一钱　野茯苓三钱　蒲公英二钱　无花果二钱　陈大麦三钱，微炒去外层粗皮　伽楠香二分，到细末分二次服　建兰草二钱

二诊：三月十七日，脉象如前，虽弦，而尚和缓悠扬，惟色㿠，少津泽，非经旨久病色夺，其脉不夺之状耶？经不云乎，阳明之气以下行为顺，上焦不行，则下脘不通。两日来，牛乳、

面包啖饮尚适，但未大便，小便亦未畅，所谓九窍不利，肠胃之所生也。久病胃薄，以顾后天为急务，形羸若此，谷少又若此，是宜以适胃为要。拟从原意，毋事更张，何如？

油当归三钱　杭白芍半钱，微炒　旋覆花二钱，布包　西藏红花三分　宣木瓜一钱　野茯苓三钱　蒲公英三钱　赖橘红八分　郁李仁二钱，杵去壳　建兰草三钱　陈大麦四钱，微炒去粗去　鲜菖蒲五分

三诊：三月廿日，脉仍如前，色转津泽，形羸肌瘦如故，有形血肉原不能遽然充复，幸饮食增进，后天资生有赖，岂云小补？惟脾、胃、大肠、小肠、膀胱、三焦为仓廪之本，名曰器，化糟粕转味出入，六腑满而不能实，故传化物而不藏。三日来大便未下，腰脊少腹胀闷，是脾元之健运仍未灵转，肠胃之变化传导受盛亦各得其所，如机轴然，停顿已久，旋转运行，难得骤复。要之此恙，如谷食日增，二便通调，不添枝节，庶可渐入佳境。

油当归三钱　蒲公英二钱　红花六分　玉苏子二钱，研去壳　桃仁五粒，去皮尖研　郁李仁二钱，研去壳　火麻仁研，三钱　野茯苓三钱　赖橘红八分　建兰草三钱　霞天曲三钱，炒　荞麦钱半，炒炭　鲜石菖蒲五分

四诊：三月廿三日，脉象较前缓和，形色亦稍充旺，能进牛乳、糜粥、面包，大便通调，小溲较畅，有日趋有功之象。惟纳食后胸脘间微觉胀闷，脐腹内呱呱作鸣，则由脾胃健运磨化困惫已久，一时未易灵转之故。宜静养缓图，勿求治太急。

全当归三钱　蒲公英三钱　赖橘红一钱　白蔻仁一钱　玉苏子二钱，研去壳　茯苓四钱　川朴花钱半　省头草三钱　陈六神曲三钱，炒　荞麦二钱，炒炭　建兰草三钱　鲜石菖蒲八分

高，苏州。肝气横梗，阻遏胃降，食下闷塞，难于消受，甚则呕恶酸苦，食亦呕出，形瘦容晦，脉濡弦涩。年逾五旬，难以疗治。

薤白　全瓜蒌　法半夏　陈枳壳炒　淡干姜　川黄连前二味同炒　沉香曲炒　降香　旋覆花包　代赭石煅　玉苏子　泽兰

二诊：胸脘闷痛见瘥，大便仍然难解，下流不通，势必上泛，以致呕恶酸苦，食亦呕出，且觉心荡，形瘦容晦，脉来弦涩。年逾五旬，难以疗治。

薤白　全瓜蒌　法半夏　陈枳壳炒　淡干姜　川黄连前二味同炒　佩兰　旋覆花包　代赭石煅　沉香曲炒　桃仁去皮尖杵　红花　陈大麦炒杵去外层粗皮

三诊：胸脘闷痛见愈，食入仍难下膈，胃逆失降，势必呕恶酸苦，食亦呕出，大便秘，形瘦容晦，脉弦。年逾五旬，未易治也。守愿意为之。

薤白　全瓜蒌　法半夏　陈枳壳炒　淡干姜　川黄连前二味同炒　白豆蔻　玉苏子　旋覆花包　鸡内金炙　佩兰　沉香曲炒　陈大麦炒杵去外层粗皮

以上出自《王仲奇医案》

王堉

心胃痛一证，《内经》条目甚多，先辈名公，分为九等，极为详尽，《金鉴》遵之，编为歌诀而莫不有虚实之分，可谓无遗蕴矣。

曾忆邻村有医士姓王名维藩者，余同谱弟丹文茂才之族叔也，故业医，货药饵，邻有妇人病胃痛者请王治之，王用《海上方》中失笑散，服之立效。后凡有患心胃痛者，王辄以失笑散治之，效否各参半。王素食洋烟，一日自觉胃痛，亦自取失笑散服之，痛转甚，至夜半痛欲裂，

捣枕推床，天未明寂然逝矣。

因思失笑散为逐瘀之药，王之邻妇必因瘀血凝滞，故用之立效。其余风寒暑热、饮食气郁，皆能致之，若概以失笑散施治，又不求其虚实，几何不误人性命乎。

王用失笑散不知曾杀几人，故己亦以失笑死，殆冥冥中之报也。业医者，可不多读群书，以求其是乎。

医士郭梦槐之妻，以家道式微，抱郁而病，发则胸膈满闷，胃气增痛，转侧不食。郭以茂才设童蒙馆，而赀不给馕粥，见其妻病，以为虚而补之。病益甚。乃来求余，诊其六脉坚实，人迎脉尤弹指，因告之曰，此气郁而成痰也，则发头晕，且增呕逆，久而胃连脾病，恐成蛊。郭求一方，乃以香砂平陈汤加大黄、枳实以疏之，二服而大解，病若失矣。

以上出自《醉花窗医案》

顾恕堂

范某，脘痛之后纳少，神萎，心悸，便艰，脉濡弱。阅方久进刚燥，胃阴被劫，肝为润之，降之，方为合法。

西洋参　金石斛　橘络　炙草　茯神　苋麦冬　半夏曲　秫米　柏子仁　川石斛

又：胃纳渐苏，和胃平肝，仍再守之。

复脉汤去姜。

《横山北墅医案》

费承祖

江西李德元，患胸脘作痛，咳嗽食少，余诊脉弦滑。此湿痰阻塞肺胃，气不下降。治宜化湿痰而肃肺胃，方为合法。

酒炒薤白三钱　制半夏一钱五分　全瓜蒌三钱　橘红一钱　杏仁三钱　炙紫菀一钱　冬瓜子四钱

一剂痛止，再剂咳平，遂愈。

安徽陈竹亭，患胸腹作痛，心烦遗精。余诊其脉细弦。此胃气虚寒，而肝阳疏泄太过也。治必温胃清肝。

别直参一钱　荜澄茄一钱　淡吴萸二分　陈广皮一钱　制半夏一钱五分　全当归二钱　左牡蛎四钱　广木香五分

连服八剂而愈。

如皋刘清溪，入夜脘痛，诸药不效。余诊脉弦大而牢。此瘀血阻气，徒调肝胃无益。

延胡索一钱　金铃子一钱半　红花五分　桃仁一钱　广木香五分　陈广皮一钱　当归二钱　丹参二钱

连服二剂，粪如胶漆而愈。

镇江王登瀛，患胸脘偏左作痛，脘右弹之有声，胁肋气觉流窜，从二便不利而起。余诊其脉，左沉弦，右滑。肝气夹湿痰阻胃，气失下降。

肉桂二分　吴茱萸二分　橘红一钱　半夏一钱五分　厚朴一钱　茯苓二钱　杏仁三钱　冬瓜子四钱　川楝肉一钱五分　山栀一钱五分　当归二钱薤白一钱五分　瓜蒌三钱　椒目二十粒

进两剂，溲利便通，脘痛大减。接服八剂，其病若失。

上海姚妪，胸腹作痛，饮食减少，数年图治无功。余诊其脉沉弦，此肝阳刑胃，胃气失降。酸苦泄肝，甘凉养胃，必能获效。

白芍一钱五分　牡蛎四钱　川楝肉一钱五分　木瓜一钱五分　酒炒黄连二分　吴茱萸一分　北沙参四钱　瓜蒌皮三钱　川石斛三钱　陈皮一钱

连进三十剂而全愈。

以上出自《费绳甫医话医案》

吴鞠通

乙酉五月初二日，余，五十二岁。胃痛胁痛，脉双弦，午后更甚，阴邪自旺于阴分也。

半夏五钱　川椒炭三钱　吴萸二钱　苡仁五钱　公丁香一钱五分　香附三钱　降香三钱　山楂炭二钱广皮三钱　青皮二钱　青橘叶三钱

煮三杯，分三次服。接服霹雳散。

十七日：诊视病稍减，脉仍紧，加小枳实三钱，减川椒炭一钱，去山楂炭、青橘叶。

廿四日：脉之紧者稍和，腹痛已止，惟头晕不寐，且与和胃令寐，再商后法。

半夏一两　小枳实三钱　云苓一钱　苡仁一两

煮三杯，分三次服。以得寐为度。如服一二帖仍不寐，加半夏至二两，再服一帖。

乙酉五月初三日，李，廿四岁。每日五更，胃痛欲食，得食少安。胃痛则背冷如冰，六脉弦细，阳微，是太阳之阳虚，累及阳明之阳虚，阳明之阳虚现证，则太阳之阳更觉其虚，此等阳虚，只宜通补，不宜守补。

桂枝八钱　广皮四钱　川椒炭五钱　半夏六钱　干姜四钱

煮三杯，分三次服。

十四：背寒减，腹痛下移，减桂枝，加茱萸、良姜。

乙酉五月廿八日，钱，廿七岁。六脉弦紧，胃痛，久痛在络，当与和络。

降香末三钱　桂枝尖三钱　乌药二钱　小茴香二钱，炒炭　半夏三钱　归须二钱　公丁香八分　良姜一钱　生姜三片

煮三杯，分三次服。此方服七帖后痛止，以二十帖为末，神曲糊丸，服过一料。

八月十九日：六脉弦细而紧，脏气之沉寒可知；食难用饱，稍饱则膜胀，食何物则嗳何气，间有胃痛时，皆腑阳之衰也。阳虚损证，与通补脏腑之阳法。大抵劳病劳阳者十之八九，劳阴者十之二三，不然，经何云劳者温之。世人金以六味八味治虚损，人命其何堪哉！永戒生冷，暂戒猪肉介属。

云苓块五钱　半夏六钱　公丁香二钱　白蔻仁三钱　良姜三钱　小枳实二钱　益智仁三钱　生姜五钱　广皮炭四钱　川椒炭三钱

煮三杯，分三次服。

经谓必先岁气，毋伐天和，今年阳明燥金，太乙天符，故用药如左，他年温热宜减。

廿四日：前方已服五帖，脉之紧，无胃气者已和，痛楚已止，颇能加餐，神气亦旺。照前方减川椒一钱、公丁香一钱，再服七帖，可定丸方。

三十日：前因脉中之阳气已回，颇有活泼之机，恐刚燥太过，减去川椒、丁香各一钱。今日诊脉，虽不似初诊之脉紧，亦不似廿四日脉和肢凉，阳微不及四末之故。与前方内加桂枝五钱，再服七帖。

丸方：诸证向安，惟六脉尚弦，与通补脾胃两阳。

云苓块八两　人参二两　益智仁四两　生薏仁八两　半夏八两　小枳实二两　于白术四两　广皮四两　白蔻仁一两

共为细末，神曲八两煎汤法丸，如梧子大。每服二三钱，日再服，日三服，自行斟酌。

备用方：阳虚之体质，如冬日畏寒，四肢冷，有阳微不及四末之象，服此方五七帖，以充阳气。

桂枝四钱　炙甘草三钱　生姜五钱　白芍六钱　胶饴一两，去渣化入　大枣三枚，去核

煮二杯，分二次服。此方亦可加绵黄芪、人参、云苓、白术、广皮。

甲子十月廿九日，尹氏，二十一岁。脉双弦而细，肝厥犯胃，以开朗心地为要紧，无使久而成患也。

降香末三钱　半夏六钱　乌药二钱　广皮一钱五分　广郁金二钱　淡吴萸二钱　川椒二钱，炒黑　青皮一钱五分　生姜三片　川楝皮二钱

水五杯，煮取两杯，分二次服。三帖。

乙酉四月十六日，李，四十六岁。胃痛胁痛，或呕酸水，多年不愈，现在六脉弦紧，皆起初感受燥金之气，金来克木，木受病未有不克土者，土受病之由来，是自金始也。此等由外感而延及内伤者，自唐以后无闻焉。议变胃而不受胃变法，即用火以克金也，又久病治络法。

云苓五钱　生苡仁五钱　枳实四钱　半夏五钱　川椒炭三钱　生姜五钱　广皮三钱　公丁香一钱

煮三杯，分三次服。

廿三日：复诊仍用原方。

五月初二日：现有胃痛胁痛吐酸之证不发，其六脉弦紧不变，是胸中绝少太和之气，议转方用温平，刚燥不可以久任也。

桂枝四钱　生苡仁五钱　广皮三钱　半夏五钱　云苓块五钱　生姜三钱　白芍四钱　炙甘草二钱　大枣二枚，去核　干姜二钱

煮三杯，分三次服。无弊可多服。

十一日：诊视已回阳，原方去干姜，减桂枝之半。

廿四日：复诊脉仍紧，加益智仁，余仍照原方。

桂枝二钱　焦白芍四钱　广皮三钱　云苓五钱　益智仁二钱　生姜三钱　半夏五钱　炙甘草二钱　大枣去核，二枚　苡仁五钱

煮三杯，分三次服。

以上出自《吴鞠通医案》

曹南笙

某右。胃痛久而屡发，必有凝痰聚瘀，老年气衰，病发日重，乃邪正势不两立也。今纳物呕吐甚多，味带酸苦，脉得左大右小，盖肝木必侮胃土，胃阳虚完谷而出且呃逆，沃以热汤不减，其胃气翻腾如沸，不嗜汤饮，饮浊弥留脘底，用药之理，远柔用刚，嘉言谓能变胃而不受胃变，开得上关，再商治法。

紫金丹，含化一丸，日三次。

某左。肝厥胃痛兼有痰饮，只因误用芪术人参固守中焦，痰气阻痹致痛结痞胀，更医但知理气使降，不知气闭热自内生，是不中窍，前方专以苦寒辛通为法已得效验，况酸味亦属火化，议河间法。

金铃子　延胡　川连　黑山栀　橘红　半夏

以上出自《吴门曹氏三代医验集》

杜钟骏

袁大总统病胃痛，经西医用通利药，屡愈屡发，历月余不瘳，得便则痛释，得食则痛作，精神日倦，不耐劳事。因嘱左丞杨杏城士琦电邀予来京。时在奉天供财政顾问也，到京诊其脉，两关俱弦，按之则软，因谓之曰：此诚胃病，虚中有实。通则滞下而胃空，食则胃壅而气滞，此所以攻补皆无功也。治脾胃之法，莫详于东垣之《脾胃论》。脾胃合治，以升清降浊为主；逮后叶天士以脾胃分治，治脾宜运，治胃宜通，又分体用，是以治多获效。今屡通而胃伤气弱，弱则食入不化，阻滞为痛。无已必双管齐下乎。东垣枳术丸，枳实攻之，白术补之；《外台》茯苓饮，人参补之，枳实攻之。兹仿此意以为法，一帖胃痛释，能进炸酱面矣。项城语左右曰：不意中药如此之效，今而后不偏信西药矣。未数帖，其疾全瘳。

《药园医案》

陈良夫

高男。背部酸疼，脘痛仍作，脉沉细，舌苔糙腻。证属寒湿滞气，肝木失达，法宜辛泄温通，必得痛缓为妙。

公丁香　炒川芎　制川朴　青陈皮　九香虫　石菖蒲　台乌药　广藿梗　薤白头　白蔻壳　佛手片　焦六曲

益男。脾主运化，胃主纳受，脘腹胀疼而纳食少运，肢体疲软，大便溏薄，脉弦小，苔薄腻。脾胃湿阻滞气，运化违常候也。拟以疏运为主，清理为佐。

冬白术　制香附　炒枳壳　炒米仁　车前子　白蔻仁　炒陈皮　焦六曲　赤茯苓　佛手柑　台乌药

二诊：前从脾胃湿阻、郁滞气机议治，服后脘痛即减，大便已实，惟纳食未旺，气机虽调而转运未克健旺。顷按脉来细缓，苔薄边腻，再宜健脾参调气主之。

冬白术　焦六曲　炒橘皮　广木香　大腹绒　车前子　炒米仁　益智仁　法半夏　制香附炒谷芽　赤茯苓

某女。胃居中脘，最畏木侮，肝属木而主藏血，其脉挟胃而贯膈，气与火皆从肝出。据述素性怫郁，近则胸膈痞窒，得饮辄吐，或见涎沫，或见酸水，现近旬日，食不下咽，语言声低，口干苔剥，便下失达，信事淋漓不绝又几半月，脉来细滑而沉。种种现象，良由木气化火，乘侮阳明。胃气既失通降，营血又受冲激，若迁延日久，胃液肝阴势必两受其伤，愈多变态。考仲圣有急下存阴之法，今便秘不行腹胀且疼，半由于腑气失于和降，半由于肝木失于疏泄。失拟通腑泄浊，和胃抑木，为斩关夺门之策，候其腑气通利，再觇进止。

生大黄　厚朴　炒枳壳　广郁金　鲜菖蒲　法半夏　姜山栀　姜竹茹　姜川连　生白芍川楝子　原金斛

汪男。初诊：经云气出中焦，此指生生之气而言；又云肺主一身之气，此指流行之气而言；丹溪谓上升之气自肝而出，此指肝气之过旺而言。其实脾喜健运，肺喜肃降，肝喜条达，今饱食易胀，大腹膜满，脐下作疼，而便行不畅，脉细，苔薄腻。拙见三焦之气均违常度，法宜疏运之，转输之，从气分议治。

炒枳壳　白蔻仁　制半夏　砂壳　橘白　川朴　乌药　竹茹　茯神　佛手片

二诊：经云胃主受纳，而转运之权，惟脾经操之，脾弱则木从而侮之，脘腹易于闷胀，或少腹作痛，溏薄随之，脉细苔腻，其为脾运失健，肝木乘侮可知，再拟运中泄木治之。

枳术丸　广郁金　佛手片　白蔻仁　茯苓神　台乌药　炒橘白　炒麦芽　焦六曲　扁豆衣

三诊：景岳云诸经之病，胀满而已，惟肝能作痛。陡然腹痛，气升及脘，随即膜胀，其为木气骤升，脾之转运即乖可知。其痛甚牵连背部，以脏腑之腧皆在于背故也。脉不甚弦，苔腻，法宜调其升降，合泄木之品，使其呕止痛缓，易以养阴可也。

枳术丸　制香附　台乌药　焦六曲　蔻壳　砂壳　新会皮　法半夏　广郁金　茯苓　白芍山栀

某女。胃气以下行为顺，肝气以横逆为害。湿热痰沫，阻遏中宫，则胃失降而肝木乘侮，脘腹痞闷，噫恶频频，脉弦细，苔糙干，治宜和中泄木。

藿梗　左金丸　法半夏　广郁金　石决明　橘红　金铃子　赤茯苓　山栀　姜竹茹　佩兰叶

二诊：气与火皆从厥阴而来，上冲于咽道者，都是火。进和降法，噫恶已止而咽干，痰黏不豁，脉细数，苔糙，中宫之湿热渐化，木火之亢盛未平，宜清降之。

左金丸　山栀　广郁金　黄芩　川楝子　仙半夏　蛤壳　杏仁　石决明　竹茹　黛灯心

以上出自《陈良夫专辑》

金子久

脘痛及背，背痛及胁，辗转不痊，已越四日，痛而且胀，中脘积湿积痰，阻气阻络，肝木素有郁勃，郁则化火，自觉腹有热气，即郁火也。旧春右手似痹似酸，今春左足似麻似木，左右升降交错，阴阳道络窒碍，升多降少，肺亦受害，喉痒咳呛是其征也。一团气火湿痰互相胶聚于中，遂使脾失其运，胃失其布，饮食易停，更衣为艰。痛属乎气，气属无形，气之升降无定，痛之上下无常。脉象两关弦涩，舌质中央薄腻，治法疏肝之郁，宣胃之滞，借此潜降其火，疏化湿痰，俾肝胃和则气络自通，气络通则胀痛自止。

八月札 姜半夏 瓜蒌仁 青皮 桂枝 丝瓜络 竹茹 九香虫 金铃子 玉蝴蝶 橘络 白芍 玫瑰花 郁金

肝肾阴分不足，延及奇经八脉，汛水先期，时或带下，近以夹食阻气，加以夏令之湿随气逗留，致使脘腹作痛，痛久入络，故胁肋前后皆痛，胃纳式微，大便维艰，脉来濡而不畅，右部小软带弦。体虚湿留，未便峻补，当先疏木以舒络，和胃以通腑，务使络隧流通，腑气宣畅，庶有通则不痛之义。

桂枝 炒白芍 川楝子 延胡 青皮 吴萸炒川连 枳壳 豆蔻 橘络 半夏 茯苓 瓜蒌 丝瓜络红花染

纳谷式微，中土少砥柱之权，胃脘作痛，气分失宣运之机，痛剧入络，故心背牵引亦痛，痛剧动肝，故肝气上乘作噫，胸中自觉冷者，清阳失展何疑，脘次颇觉闷滞，浊阴蟠聚使然，左关脉象弦紧而大，右关脉来软涩带滑，舌苔薄白，根底微腻。当用疏肝调气，宣中理湿，使肝胃气机得畅，有通则不痛之义。

丁香 炒白芍 九香虫 青皮 云神曲 谷芽 八月札 香附 茯苓 姜半夏 川郁金 枳壳 瑶桂

按：中阳失旷，浊阴蟠聚，气失宣运，脘痛由是而作。中土既虚，肝木乘之，而成肝胃不和之证。治以温通中阳、疏肝理气为主，仍取"通则不痛"之义。

肝强脾弱之质，中焦易受湿浊，浊阻气分，不通则痛，连及胁肋，半由病久入络，半由肝木横逆，因肝脉贯于膈，布胁肋所致。脉象左部紧大，右手滞窒欠利，时或呕恶吐酸，纳谷索然，由其肝木乘犯阳明，遂使胃失下行，为顺之旨。痛甚之际，稍有汗泄厥冷，乃胃阳已久戕伤也，当于温运理中，佐以辛香宣络，且肝得辛香，亦有泻肝之一助。

吉林须 于术 黑干姜 茯苓 姜半夏 橘红络 淡川附 乌药 桂枝 炒白芍 枳壳 带壳豆蔻 红花拌丝瓜络

头痛逢冬则剧，此水不涵木也。脘痛五月，肢末常冷，得甜始缓，纳食如常。此肝厥中虚也，两关脉来紧大，先当健中理胃。

西党参 茯苓 桂枝 干姜 饴糖 于术 炙甘草 白芍 仙半夏 红枣

土被木侮，肝厥脘痛，痛久入络，胁背亦痛，久病伤阴，掌心微热，心悸胆怯，多梦少寐，更衣燥结，脘腹不舒，脉象弦滑，舌质中剥，当泄厥阴以舒其用，和阳明以通其腑。

西洋参 川贝 橘红 白芍 云茯神 瓜蒌皮 木蝴蝶 左金丸 枳壳 竹茹 代代花

二诊：木失水涵，土被木侮，肝厥脘痛，频频举发，久痛入络，于是胁背皆痛，久病入阴，遂令掌心微热，心悸胆怯，多梦少寐，龈痛头痛，形寒形热，乃营阴之不足，而浮阳之有余，阴虚则血燥，更衣为之艰难，阳盛则气痹，脘腹为之窒塞，脉来弦紧而滑，舌质中有块剥，胃津日耗，肾液日衰，肝气愈失条达，胃气愈失和通，胀闷之势在所难免，治法泄厥阴以舒其用，和阳明以通其腑。

左金丸　白芍　木蝴蝶　竹茹　代代花　枳壳　西洋参　云茯神　橘红　川贝　瓜蒌皮谷芽

以上出自《金子久专辑》

周声溢

田氏女，苏州人。胃气痛甚，剧痛则狂呼，已五日不食，食则呕，神气甚惫。自述其自四月起病已五阅月矣。经历中西医士不少，旋愈旋发，备历其苦，已不能支矣。切其脉六脉紊乱，时急时缓，且甚结涩。余问之曰：月事何如？曰：自四月至今五阅月，停而不行久矣，中间惟第四月来过一点滴，旋即不现。余问之曰：来此点滴之时，胃痛如何？曰：稍适。余曰：此经气逆冲之痛，痛并不在胃。肝气闭塞，隧道不通，蕴瘀之久逆而上冲，是以痛剧时咽喉梗阻，得食时因冲而呕也。与以畅达肝气之方，桑枝、白芍、郁金、旋覆花、代赭之属一剂，而经行能食矣，再剂而痛止食加矣。来复诊与以香附、元胡、红花之属，八日而经尽病愈矣。前服之方余虽未见之，大率皆暖胃和气之品，专治在胃，是以无效也。

《医学实验》

丁泽周

韦左。脘腹作痛延今两载，饱食则痛缓腹胀，微饥则痛剧心悸，舌淡白，脉左弦细、右虚迟。体丰之质，中气必虚，虚寒气滞为痛，虚气散逆为胀，肝木来侮，中虚求食。前投大小建中，均未应效，非药不对证，实病深药浅。原拟小建中加小柴胡汤，合荆公妙香散，复方图治，奇之不去则偶之之意。先使肝木调畅，则中气始有权衡也。

大白芍三钱　炙甘草一钱　肉桂心四分　潞党参三钱　银州柴胡一钱五分　仙半夏二钱　云茯苓三钱　陈广皮一钱　乌梅肉四分　全当归二钱　煨姜三片　红枣五枚　饴糖六钱，烊冲

妙香散方：人参一钱五分　炙黄芪一两　淮山药一两　茯苓神各五钱　龙骨五钱　远志三钱　桔梗一钱五分　木香一钱五分　甘草一钱五分

上药为末，每日服二钱，陈酒送下，如不能饮酒者，米汤亦可。

按：韦君乃安庆人也，病延二载，所服之方约数百剂，均不应效，特来申就医，经连诊五次，守方不更，共服十五剂而痊愈矣。

章右。胸脘痛已延匝月，痛引胁肋，纳少泛恶，舌质红，苔黄，脉弦而数。良由气郁化火，销铄胃阴，胃气不降，肝升太过。书所谓暴痛属寒，久痛属热，暴痛在经，久痛在络是也。当宜泄肝理气，和胃通络。

生白芍三钱　金铃子二钱　左金丸七分，包　黑山栀二钱　川石斛三钱　川贝母二钱　瓜蒌皮三钱黛蛤散四钱，包　旋覆花一钱五分，包　真新绛八分　煅瓦楞四钱　带子丝瓜络二钱

复诊：两剂后，痛减呕止，原方去左金丸，加南沙参三钱、合欢皮一钱五分。

傅右。旧有胸脘痛之宿疾，今新产半月，胸脘痛大发，痛甚呕吐拒按，饮食不纳，形寒怯冷，舌苔薄腻而灰，脉象左弦紧右迟涩。新寒外受，引动厥气上逆，食滞交阻中宫，胃气不得下降，颇虑痛剧增变。急拟散寒理气，和胃消滞，先冀痛止为要着。至于体质亏虚，一时无暇顾及也。

桂枝心各三分　仙半夏三钱　左金丸六分，包　瓜蒌皮三钱，炒　陈皮一钱　薤白头一钱五分，酒炒云茯苓三钱　大砂仁一钱，研　金铃子二钱　延胡索一钱　枳实炭一钱　炒谷麦芽各三钱　陈佛手八分神仁丹四分，另开水冲服

二诊：服药两剂，胸脘痛渐减，呕吐渐止，谷食无味，头眩心惊，苔薄腻，脉左弦右迟缓。此营血本虚，肝气肝阳上升，湿滞未楚，脾胃运化无权。今拟柔肝泻肝，和胃畅中。

炒白芍一钱五分　金铃子二钱　延胡索一钱　云茯苓三钱，朱砂拌　仙半夏二钱　陈广皮一钱　瓜蒌皮二钱　薤白头一钱五分，酒炒　紫丹参二钱　大砂仁一钱，研　紫石英三钱　陈佛手八分　炒谷麦芽各三钱

三诊：痛呕均止，谷食减少，头眩心悸。原方去延胡索、金铃子，加制香附三钱、青龙齿三钱。

以上出自《丁甘仁医案》

甘左。少阴阴阳两亏，厥气夹浊阴上干，胃失降和，脘痛吞酸，时轻时剧，脊背畏冷，脉象弦紧。今拟助阳驱阴而和肝胃。

别直参一钱　熟附块一钱　仙半夏二钱　淡吴萸五分　云茯苓三钱　陈广皮一钱　制香附钱半　花龙骨三钱　带壳砂仁八分　炒白芍二钱　煅牡蛎四钱　炒谷麦芽各三钱　生姜一片

二诊：脊背畏冷略减，吞酸渐止，头痛脑鸣，腑行溏薄。少阴阴阳两亏，肝阳易于上升，脾胃运化失常。再宜培补阴阳，柔肝运脾。

别直参一钱　熟附块一钱　仙半夏二钱　左金丸六分　云茯苓三钱　陈广皮一钱　煅牡蛎四钱　花龙骨三钱　炒白芍二钱　春砂壳八分　黑穞豆衣三钱　炒谷麦芽各三钱　金匮肾气丸四钱，包煎

姜左。脘痛气升，纳谷不香，食入之后，易于便溏，肝旺脾弱，运化失其常度。宜平肝理气，扶土和中。

焦白芍二钱　白蒺藜三钱　生白术二钱　云茯苓三钱　陈广皮一钱　大腹皮二钱　煨木香八分　春砂仁八分　六神曲三钱　干荷叶一角　炒谷芽三钱　炒苡仁三钱

二诊：脘痛已止，纳谷减少。再宜平肝理气，和胃畅中。

紫苏梗钱半　炒白芍二钱半　金铃子二钱　白蒺藜二钱　云茯苓三钱　炒枳壳一钱　陈广皮一钱　制香附钱半　带壳砂仁八分　炒谷芽三钱　佛手八分　佩兰梗钱半

傅左。阴虚质体，肝气横逆，脘腹胀痛，纳少便溏，易于伤风咳嗽，舌质淡红，脉象虚弦而滑。证势非轻，姑拟标本同治。

川石斛三钱　生白术二钱　荆芥炭钱半　嫩前胡钱半　赤茯苓三钱　炒扁豆衣三钱　陈广皮一钱　象贝母三钱　制香附钱半　春砂壳八分　川郁金钱半　炙粟壳二钱　炒谷芽三钱　炒苡仁三钱　干荷叶一角

陈右。肝气横逆，犯胃克脾，胸闷脘痛又发，食入作胀，心悸少寐，右肩胛酸痛，痰湿入络也。宜平肝理气，和胃化痰。

大白芍二钱　金铃子二钱　延胡索一钱　制香附钱半　春砂壳八分　云茯苓三钱　陈广皮一钱　仙半夏二钱　沉香片四分　紫降香四分　嫩桑枝三钱　焦谷芽三钱

肖右。营血亏耗，肝气横逆，脘胁作痛，痛引背俞，纳谷减少。宜柔肝理气，和胃畅中。

全当归三钱　大白芍二钱　金铃子二钱　延胡索一钱　云茯苓三钱　陈广皮一钱　仙半夏三钱　制香附一钱　带壳砂仁八分　煅瓦楞四钱　荜澄茄八分　紫降香四分

以上出自《丁甘仁医案续编》

陈在山

魏恩波，素患痰饮，膈逆有声，自云：因服寒凉水果等物，触犯胃脘疼痛，致令吞酸频频，脉来极沉而软，拟用温通降逆之法。

台乌　川朴　陈皮　甘草　木香　半夏　枳壳　皮苓　官桂　苍术　缩砂　公丁　吴萸　生姜　竹茹

魏恩波服前方，不甚见功，又比他医用代赭覆花汤一剂，较轻后服礞石滚痰丸数付，全愈。

许成玉，脉来弦细，怒气伤肝，食后胃痛，应用开郁和胃之法。

香附　广皮　砂仁　枳实　木香　神曲　焦楂　麦芽　潞参　皮苓　茅术　川朴　莲肉　车前　生姜　大枣

服前方，胃脘愈。觉不舒是脾弱，阳虚不受消导之故，再审其脉象，乃细软无力，另议六君子汤主之。

以上出自《云深处医案》

曹惕寅

吴午楼先生脘痛多年，医药不效，特来诊治。原肝主藏血，血燥则肝急，急则诸恙丛生。如膜胀胸满肋痛腰胀，无一非刚性难驯之象。甚至反侮于土，而致运化不及，浊气填塞，撑胀加厉，治之者每拘于下之则胀已之法，病此者致蒙旋泻旋胀、真气受戕之害。夫肝阴之不足必得真水以滋之，血液以濡之。务随其条畅之性，则郁者舒矣。而滋肝即所以扶土，土旺则运健而胀安。至若处方之权衡，尤贵燥土而无铄于阴，补阴而无滞于气，久病必清其源。爰为拟膏滋方，用党参、二地、元参、鳖甲、阿胶、于术、山药、茯苓、归身、白芍、玉竹、橘白、半夏、橼皮、沉香曲、乌药、石斛熬膏，逐日化服。后挈其子小楼来诊，且曰："余之脘疾不复发者久矣！"

《翠竹山房诊暇录稿》

傅松元

钱佐，年古稀外，脘腹痛呕恶不能食，来请余父诊。余父出诊未归，而钱家刻不容缓。余曰："如欲速，余代可乎？"来人云可。余至。佐老云："我病已十数发，每发必请令尊，每一剂即止，君能如是乎？"余切其脉沉细，右关更无力，舌白不食饮，此胃寒痛；宜温胃主之。乃书炒西潞、炮姜炭、高良姜、煨木香、厚朴、玄胡、半夏、陈皮、沉水香一帖。明日钱佐至镇，谓余父曰："世兄家学渊源，不愧先生之令子也。"

《医案摘奇》

张山雷

某左。阴液久薄，胃脘当心结痛，呕吐不撤，阳亦惫矣。脉细软已甚，左手隐隐带弦，舌苔白而滑。胃纳方呆，不得遽投滋填，先以调和中土。

黄连0.9克　淡吴萸1.2克，同炒　天仙藤6克　台乌药4.5克　广郁金4.5克　乌梅肉炭3克　生延胡6克　金铃子4.5克　制半夏3克　小青皮2.4克　佛手花3克　绿萼梅2.4克　沉香曲1.2克

二诊：肝胃不和，总是液虚为本，气滞为标。治痛之方脱不了香燥行气，然非培本久服之法。此其弊陆氏《冷庐医话》言之最透。兹贵恙痛犹不剧，胃纳尚佳，脉稍带弦，舌色不腻，拟用标本两顾，或尚可以多服少弊。

益智仁4.5克　炒萸肉6克　大元地6克　台乌药4.5克　淡吴萸0.9克　生淮山药9克　甘杞子6克　生延胡4.5克　广木香2.1克　炮姜炭1.2克　北细辛0.6克　乌梅肉炭3克　砂仁2.1克

汪右。肝胃气滞，向有脘痛。今胃纳仅粥饮而已，中气素弱，脉象弦细，舌薄白，宜和胃。

金铃子6克　台乌药4.5克　广木香1.5克　黄郁金4.5克　焦谷芽4.5克　陈香橼4.5克　炒茅术2.4克　九节菖蒲2.4克　青陈皮各4.5克　煅瓦楞子12克　生延胡索4.5克

二诊：脾气稍健，胃纳渐苏，中气不滞，胸脘亦疏。脉细而弦，舌苔薄白，虽宜清养，尤贵灵通。

瓜蒌皮4.5克　川楝子9克　乌药4.5克　炒党参4.5克　广木香1.8克　炒竹茹4.5克　春砂仁2粒　青陈皮各4.5克　茅术2.4克　九节菖蒲1.8克　延胡4.5克　制香附4.5克

三诊：连授调和肝脾，胃纳已醒，膜胀不作，胸脘舒适。适逢姅届，腰脊酸疼，脉弱已极，舌腻尽化。宜踵滋养。

炒潞党4.5克　炒冬术4.5克　炒杜仲6克　全当归6克　炒阿胶珠3克　蕲艾炭1.5克　天台乌药4.5克　金铃肉9克　广木香1.5克　生延胡6克　青陈皮各4.5克　带壳春砂仁2粒

章右。脾运久衰，肝木来侮，腹痛膜胀，兼以郁结。先前崩中，元阴大惫，色萎神疲，脉小苔薄而燥。证情不善，姑先运脾和肝。

金铃子4.5克　生延胡4.5克　四花青皮4.5克　金钗斛9克　炒萸肉4.5克　大白芍4.5克　生鸡内金4.5克　甘杞子4.5克　苏半夏4.5克　广藿梗4.5克　带壳春砂仁0.9克，打　天台乌药4.5克

二诊：脾虚腹痛膜胀，元阴大亏，肝木来侮，脉小已极，舌淡白无苔。再以扶土柔木，助消化而运大气。

炒贡潞4.5克　山萸肉6克　甘杞子4.5克　四花青皮4.5克　广藿梗4.5克　炮姜炭1.5克　生延胡4.5克　生鸡内金4.5克　炙五谷虫1.2克　代代花10朵　带壳春砂仁1.2克，杵

三诊：脾运失司，腹疼膜胀。再授和调，幸已桴应。脉小数，舌已生苔，胃纳未爽。仍守

前法，不可早与滋补。

炒贡潞 4.5 克　山萸肉 4.5 克　甘杞子 6 克　天台乌药 4.5 克　四花青皮 4.5 克　广藿梗 1.2 克　生延胡 6 克　制香附 4.5 克　生鸡内金 4.5 克　炙五谷虫 1.8 克　广木香 2.1 克　全当归 4.5 克　炮姜炭 1.2 克　生厚牡蛎 15 克

汪左。肝木侮土，食后膜胀，难于消化，昨授温运，业已桴应，脉尚弦搏，舌无苔。再拟踵步前法。

炒贡潞 6 克　炒干姜 1.2 克　生鸡内金 4.5 克　广藿梗 4.5 克　广木香 2.1 克　台乌药 4.5 克　炒枳壳 1.2 克　建神曲 3 克　丁香柄 3 只　制香附 4.5 克　山萸肉 6 克　甘杞子 6 克　大元地 6 克　砂仁末 1.2 克，同打　小青皮 4.5 克

二诊：脾运不及，肝木来凌，中脘膜胀，前拟和调肝脾，稍参益阴，业已相安。惟填补反碍消化，脉仍显弦，舌尤白腻。再以柔肝运滞，先顺气机。

天台乌药 4.5 克　广木香 2.4 克　广藿香 4.5 克　炙五谷虫 2.1 克　广郁金 4.5 克　焦枳实 1.2 克　炒沉香曲 4.5 克　生延胡 4.5 克　五灵脂 4.5 克　苏木 4.5 克　生鸡内金 4.5 克　干姜皮 1.2 克

吴左。胃脘当心而痛，呕吐酸水，痛已多年，今已匝月，纳胀，脉弦数。肝木甚旺，络脉不舒，舌滑无苔，真阴已薄。先以和肝行气，暂平其标，须得痛减，再商清养。

川楝子 9 克　淡吴萸 1.2 克，同炒　川黄连 0.9 克　生延胡 4.5 克　乌药 4.5 克　北细辛 1.2 克　黄郁金 4.5 克　青陈皮各 4.5 克　炒枳壳 1.8 克　炒竹茹 4.5 克　煅瓦楞子 12 克　苦桔梗 4.5 克

二诊：胃脘疼痛稍减，呕恶已定，大便不畅，脉弦有力，肝气不疏，舌无腻苔。再疏厥阴之络。

金铃子 9 克　生延胡 6 克　黄郁金 4.5 克　炮姜 1.2 克　细辛 0.9 克　川连 0.9 克，同炒　淡吴萸 0.9 克　台乌药 4.5 克　广木香 1.8 克　陈皮 4.5 克　九痛丸 10 粒　带壳紫蔻仁 2 粒

三诊：胃脘痛再议和肝行滞，时止时痛，其势较松。大腑不畅，纳谷尚少，舌滑无苔。痛已有年，元阴受伤，再踵前意参酌。

金铃子 9 克　延胡索 9 克　吴萸 1.2 克　细辛 1.2 克　川连 1.2 克　川椒红 10 粒　乌梅 0.9 克　杞子 4.5 克　陈皮 4.5 克　木香 1.8 克　北沙参 4.5 克　乌药 4.5 克　香橼皮 4.5 克　带皮紫蔻仁 2 粒，杵，后入　九痛丸 14 粒，吞

四诊：脘痛再议温养运化，痛势步减，胃纳有加。而大腑五日不行，矢气自转，此阴液不充，阳明燥结，所以脉细带弦，舌前半滑而色淡。大气久弱，脾胃阴阳两虚，再参滋养，并通地道，俟其大腑畅行，更商。

北沙参 6 克　当归身 4.5 克　大白芍 6 克　金铃子 6 克　炮姜 1.2 克　炒冬术 4.5 克　北细辛 1.2 克　生延胡 6 克　台乌药 3 克　广木香 1.8 克　青陈皮各 4.5 克　沉香曲 4.5 克　带壳春砂仁 2 粒　半硫丸 4.5 克，分吞

五诊：脘痛屡授温养，痛已大减。前因大便闭结，用半硫丸已得畅行。脉仍细弦，舌滑无苔，舌淡不红。少年阴液已伤，是宜滋养真阴，斡旋大气。

炒贡潞 4.5 克　炮姜炭 1.2 克　广木香 1.2 克　台乌药 4.5 克　北沙参 6 克　甘杞子 4.5 克　北细辛 0.9 克　青陈皮各 4.5 克　当归身 4.5 克　大白芍 6 克　川楝子 6 克　郁金 6 克　丝瓜络 4.5 克　枳壳 2.7 克　带壳春砂仁 2 粒，杵，后入

章左。胃脘当心而痛，入春则发，入暮则剧，肝气内应，大气不司旋运。脉小迟而弦，舌根垢腻，胃纳呆滞，大腑不行。法宜温养泄化，行气滞而柔肝和脾。

金铃子6克　乌药4.5克　天仙藤4.5克　煅瓦楞子15克　广木香2.1克　北细辛0.6克　姜半夏4.5克　炒瓜蒌4.5克　延胡索6克　枳壳炭1.5克　楂肉炭4.5克　青陈皮各4.5克　带壳砂仁2粒

以上出自《张山雷专辑》

范文甫

萧。食后胃脘作胀作痛，呕吐嗳气，因饮食不慎所致，已有旬日。舌苔浊腻，良由健运失职，气机不调。拟用宽中行气，消食和胃为治。

六神曲9克　麦芽12克　山楂9克　枳壳3克　鸡内金10.5克　煅瓦楞子15克　陈香橼9克　薤白头10.5克

吴成明。脘痛喜按，纳食减少，神疲无力，大便溏薄，舌淡脉弱。中焦虚寒，脾阳不振之证，宜温中健运。

厚附子9克　炙甘草6克　西党参12克　炮姜3克　白术9克

二诊：厚附子9克　党参12克　甘草6克　白术9克　炮姜3克　黄芪24克　归身9克

以上出自《范文甫专辑》

沈绍九

胃脘痛连两胁，食入则吐，苔白，脉弦。由于肝气上逆，导致胃气不降，治宜疏肝和胃。

柴胡二钱　广木香一钱五分　肉桂一钱　茯苓三钱　陈皮二钱　法半夏三钱　生姜汁一匙，分三次兑服

逆气从右胁上冲至胃，脘痛彻背，嗳气腹胀，病因肝胃气机失调，拟通降法。

炙旋覆三钱，布包　代赭石三钱　茯苓三钱　陈皮二钱　法半夏三钱　煨生姜一钱　薄荷一钱　苏子二钱　厚朴二钱　炒枳壳二钱

《沈绍九医话》

曹颖甫

史左。阙上痛，胃中气机不顺，前医投平胃散不应，当必有停滞之宿食，纳谷日减，殆以此也，拟小承气汤以和之。

生川军三钱，后入　中川朴二钱　枳实四钱

拙巢注：服此应手。

《经方实验录》

周镇

张女，年三十余，住上海四马路。守独身主义，茹素。因其嫂与其母争产涉讼，气忿，肝胃撑痛，甚则欲吐。甲子三月，请余至沪。时张女仅食粉糊一小盅，脉以痛甚不起，舌淡苔白。

此肝气顺乘胃脘，宜为理气宣络，和肝苏胃。茯苓五钱、制半夏三钱、白芍五钱、旋覆花三钱、新绛一钱、橘叶络各一钱、金铃子钱半、生香附二钱、娑罗子五钱、乌拉草一钱、木蝴蝶一钱、枸橘李一钱、老苏梗二钱、青葱管三茎。另伽楠香一分、狗宝八厘、龙涎香一分、鸡内金一具、桂子二分，研末冲服。服数剂，痛即减轻。继疏丸方：脘痛既减，食入作饱，迟食作嘈，火冲则呛。和胃运脾，清肺理气为法。黄精、白术、益智、远志、金铃子、采芸曲、菟丝、鸡内金、归、芍、香附、木蝴蝶、甜杏仁、娑罗子、陈香橼、功劳子、青蛤散、麦芽、乌药。交粹华药厂机制提炼，米粉糊丸如赤豆大，晒。中、晚餐后各服数分。即以健旺。

孙惠林之室，住青山湾。辛酉八月诊：向有肝胃，因气又发，脘腹攻撑，气机不通，驯至脘如石板，痛不可按，四肢厥冷，目瞪而厥，脉亦伏匿。其女掐人中呼唤，历时许稍醒，延诊。脉细伏，苔黄，口渴里热，身强不能转侧，中脘有形如板，二便俱闭。肝火为炎，厥气乘胃，枢机痞塞，九窍皆闭。拟清肝解郁，开降气机。柴胡、丹皮、乌药、香附、金铃子、玄胡、郁金、京三棱、莪术、旋覆、橘叶络、新绛、青皮、枫果。雪羹、茅根，煎汤代水。当归龙荟丸四钱，包煎。另龙涎香、玉枢丹、伽楠香、鸡内金，研末冲服。

复诊：撑痛减，痞软，脉起，便通，渴热减。宜气柔养，旋安。

陆右，西乡。寡居抑郁不舒，有肝胃证。丁巳闰月诊：脘痛呕吐，凛寒微热。脉弦数，苔白。春令木旺，顺乘于胃。用四七气汤，旋覆、代赭、金铃、玄胡、香附、枫果、苏噜子、鸡内金、香橼皮、伏龙肝、左金丸。三剂，呕止痛减，凛寒未罢。饮阻气痹，宜蠲忧恚。复用川楝子、丹皮、玄胡、苏梗、香橼皮、瓦楞子、苏噜子、没药、泽泻、茯苓、香附、乌药、金沸草、赭石。三剂，痛呕全止。即去赭石，加当归、白芍、神曲，糊丸，每服三钱。

以上出自《周小农医案》

朱南山

有一王姓病人，年五十二岁，患胃脘痛已二十余年，痛时牵引胁背，呕不能饮，骨瘦如柴，津液枯涸，舌剥干若树皮，口不能开，脉稍洪大。曾服平胃降逆、解郁顺气等药，仅获微效。求治于先君，认为证缘肝气横降，侮脾犯胃而起，缠绵日久，木郁化火，灼津伤阴，而单用理气药则性偏香燥，苦降药则有损胃气，乃处地丁散方（公丁香八分、鲜生地一两、白术一钱五分、党参六分、麦冬一钱五分、五味子八分、乌梅一钱、甘草节八分）。患者服数剂后，舌润痛止，其后不再发作，顽固的宿疾霍然而愈。

《近代中医流派经验选集》

陆正斋

钱某某，男，26 岁。脘胀痛，便溏，嗳腐败馊味。

土炒白术4.5克　神曲9克　炒薏仁9克　川朴3克　陈皮4.5克　半夏6克　吴萸3克　桂枝2.5克　赤苓皮9克　砂仁3克　木瓜4.5克　煨姜2片

按：食积阻滞中焦，胃失和降，纳化失常，故胃脘胀痛，浊气上逆，则嗳腐馊味。方中除用消食行气之品外，更加吴萸、桂枝、法夏辛开，川朴通降，是行气中寓开降之意也。

崔某某，女。肝木侮土，湿痰阻气，脉象弦细而滑，脘胁痛，腹胀带下。舒肝之郁，化胃之滞，以冀渐退。

橘皮络各4克　川楝子5克　川朴3克　白芍9克，吴萸水炒　枳壳4克，麸炒

陈某某。肝胃不和，络脉痹阻，脘痛如刺，纳谷作胀，恙根深痼矣。

金铃子5克　广皮白3克　旋覆花4.5克　元胡3克　枳壳3克　炒白芍9克　乳没各1.4克　瓦楞子10克　归身4.5克　郁金3克　荷络2.4克　枯糯稻根12克　川连、吴萸各0.3克同杵

二诊。

减枳壳、郁金、瓦楞子、川连、吴萸，加朱茯神9克、炙甘草1.5克、茜草2.4克。

按：久痛入络，治当活血通络，此宗叶天士之法。

韩忠模，8月6日一诊。

肝胃不和，当脘时有阻痛，消化力弱，谷纳不香，舌苔微腻，脉滑而弦，治宜平胃散加味主之。

炒苍术4.5克　炒川朴4.5克　上广皮6克　白茯苓9克　法半夏9克　炒建曲9克　焦谷芽9克　炒枳壳4.5克　甘草3克　玫瑰花4.5克　金橘叶3片　生姜1片

8月7日二诊。

案立前方，服药后尚有效机，惟当脘仍有阻痛，大便色酱，仍苦不畅，谷纳未香，消化力弱，以致胃有陈腐，肠有积垢。治宜清导为先。舌苔白并不腻，脉弦细尚有神。方仿前规加减进步。

炒苍术4.5克　炒川朴4.5克　上广皮6克　瓜蒌皮仁各9克　佩兰9克　白茯苓9克　六和曲9克　焦谷芽9克　炒枳壳4.5克　甘草3克　金橘叶3片　生姜1片

8月8日三诊。

今日大便稍畅，胃脘仍有膨胀，谷纳如恒，舌苔白黏，脉弦细而有滑意，是其余邪未肖，消化力弱，拟宗前法略为增易，再进一筹。

瓜蒌皮仁各9克　炒枳壳4.5克　佩兰梗6克　六神曲9克　橘皮络各4.5克　川朴花3克　焦谷麦芽各9克　赤白茯苓各3克　甘草3克　炒冬瓜仁12克　金橘脯茶洗2块

8月11日四诊。

连进清导之剂，大便已畅，小溲亦多，谷纳尚好。惟当脘微胀，似有停饮，舌苔微腻，脉象弦滑。拟变通前法，兼以渗湿之品。

橘皮络各4.5克　建泽泻4.5克　生白术4.5克　赤白茯苓各9克　木猪苓4.5克　涤饮散9克，包　焦谷麦芽各9克　佩兰9克　六和曲9克　炒冬瓜仁12克　金橘脯茶洗2块

8月13日五诊。

恙有详叙前方，叠进助消化之品，胃中之水已能下行，膨胀减轻，谷纳稍增，舌上已生新苔，脉象弦滑，拟仿前规加减。

橘皮络各4.5克　生白术4.5克　建泽泻4.5克　赤白茯苓各6克　木猪苓4.5克　涤饮散6克，包　鸡内金仁12克　佩兰6克　台乌药4.5克　炒冬瓜仁12克　金橘脯茶洗2块

8月17日六诊。

脾虚蕴湿，消化不良，叠进强脾渗湿之剂，胀满渐轻，纳谷渐旺，舌上渐生新苔，脉亦弦滑有神，可望逐渐康健，方仿前法，略事增损。

涤饮散6克，包 法半夏6克 泽泻4.5克 赤白茯苓各6克 广郁金4.5克 鸡内金9克 生熟谷芽各6克 佩兰6克 生熟苡仁各6克 炒冬瓜仁12克 金橘脯茶洗2块

按：初诊时平胃散加味，温中健运，二诊、三诊重在清导胃肠湿滞，四诊、五诊、六诊因腑气通畅，但停饮出现，遂改以涤饮散加四苓及芳香理气之品，健脾醒胃，以善其后。前后遣方，循序渐进。

赵某某，女，27岁。脘痛，痰涎上泛。

高良姜1.5克 香附6克 半夏6克 郁金3克 茯苓10克 乌药7.5克 橘皮3克 苏梗7.5克 百合10克

按：此案寒积胃脘，升降失常，寒凝气滞作痛，寒为阴邪，阴邪凝滞，阳气被遏，浊阴上逆，则痰涎上泛。方用良附丸散寒行气止痛；二陈燥湿化痰，降逆止呕；乌药配百合，行气中兼降肺气，使寒散气调而脘痛自止矣。

以上出自《陆正斋医疗经验》

章成之

叶男。胃痛时发时止，今因受寒而发，神经痛也。

高良姜6克 延胡索9克 杏仁12克 当归9克 九香虫6克 制香附9克 旋覆花9克，包 甘松6克 川芎6克 佛手9克

另服五磨饮子。

二诊：前方不能治其胃脘之痛，饥则其痛益甚，改作中虚论治。

黄芪9克 全当归12克 杭白芍18克 生姜3片 饴糖30克 川桂枝9克 甘草6克 大枣9枚 谷麦芽各12克

沈男。胃脘痛二年余，其痛隐隐然，发于食后二时许，得食则减。口干、舌红、便难，仿魏玉璜一贯煎法。

麦冬9克 北沙参9克 玉竹9克 当归9克 甘杞子9克 生地12克 川楝子9克 制香附6克 杏仁24克 白芍12克

按：患者原经他医诊治，进服温燥理气之药，虽缓解一时，终未根治。因至先生处就诊。先生予上方，并嘱饮食多餐少量。服二十剂后，其痛由逐渐减轻而至消失。因其有效，原方曾连服四十余剂。舌红、便难亦愈。

陈女。以胃脘痛为主证，形容逐渐消瘦，颇疑其为癌；所幸饱食后痛能略减，以往曾经吞酸，则溃疡性之痛为多，自诉操作则痛剧，休息则轻，然此诊其为神经痛亦可。今以镇痛剂观其后。

延胡索15克 旋覆花12克，包 香甘松6克 赤石脂6克，分2次和入 杏仁泥24克 九香虫6克

六轴子1.8克　陈香橼9克

　　张女。上至中脘，下及少腹，痛有发作性，发则手不可近，此气聚也。

　　肉桂2克　延胡9克　槟榔9克　神曲9克　蚕沙9克　炮姜1.5克　青皮6克　莪术6克　山楂9克
皂角子6克

　　陈女。离药则胃部依然攻筑上下作痛，此气体也。

　　阿魏9克　附块9克　荜茇9克　川芎9克　当归9克　黑白丑各9克　五灵脂15克　沉香曲12克
延胡索12克　甘松6克　川朴3克　莱菔子9克

　　上药研极细末，每饭后吞服2~3克，每日3次。

　　钱男。胃痛有定时，多作于三餐以后，早则二三时，迟则四五时。以现代医学区别之，神经痛、慢性胃炎、溃疡病者。考其从未呕吐，亦无酸水，溃疡之关系较少。先予镇痛剂以消息之。

　　杏仁泥24克　延胡索15克　罂粟壳12克　旋覆花12克,包　当归9克　川楝子9克

　　另：鸡蛋壳煅研末，饭后吞服，每次1.5克。

　　二诊：痛已定。再予前方去罂粟壳及鸡蛋壳粉。

　　刁男。疲劳能使胃脘痛复发，多半属于神经性。自觉胃部灼热如焚，香燥性之镇痛剂不相宜。

　　杏仁18克　延胡索12克　刺猬皮15克　知母9克　旋覆花12克,包　全当归9克　娑罗子9克
姜竹茹9克

　　闵女。全证为胃脘痛，迄今数年，时作时辍，发则手不可近，而转动其痛尤剧。痛剧时抚其背部，则痛稍减。

　　炮附块9克　杏仁泥18克　厚朴3克　赤石脂15克　荜茇9克　谷麦芽各9克

　　另：灵丑散，吞服。

　　二诊：用散药与汤剂之结果，其为神经痛更为显明。盖实质性病变，决无有所事而能遗忘其痛处者。

　　延胡索15克　川楝子12克　旋覆花12克,包　香甘松6克　九香虫9克　晚蚕沙9克,包

　　上药入前方中再服。

　　罗男。以胃脘痛为主证，初起是局限性，近则放散性，与饮食无关。考其痛有时或稀，盖气痛也。

　　延胡索15克　旋覆花9克,包　乌药9克　杏仁12克　细辛5克　罂粟壳12克　刺猬皮15克　香
橼9克　炙乳没各5克　粉甘草3克

　　二诊：作气痛论治，有效，仍之。

　　金铃子12克　延胡索15克　荜茇9克　杏仁12克　小茴香5克　罂粟壳12克　五灵脂9克,包
娑罗子6克　佛手6克

另服五磨饮。

三诊：今用镇痛而无刺激之品。

全当归9克　延胡索9克　杏仁泥12克　五灵脂9克，包　罂粟壳12克　刺猬皮15克　旋覆花12克，包　良附丸9克

四诊：胃痛停顿，纳谷不香，精神倦怠，四肢乏力。予异功散加炒谷芽、神曲以调之。

王女。胃脘痛，得按则舒，属气属寒居多。便秘须通之。

延胡索12克　金铃子9克　刺猬皮15克　杏仁15克　莱菔子9克　黑丑9克　海南片6克　桑椹子15克

另：沉香化滞丸9克，吞服。

潘男。胃脘痛，得食则减，古人以为中虚。

当归9克　杭白芍12克　桂枝6克　生姜2片　生甘草9克　饴糖30克　大枣7枚　旋覆花12克，包

吴女。午后胃部隐痛，大便如栗状。其人体弱，神疲，当消补兼施。

党参9克　鸡内金9克　白术9克　枳壳12克　青皮6克　绿萼梅3克　谷麦芽各9克　怀山药9克

二诊：近来以吞酸为苦，必欲探吐乃舒，其酸多作于食后二小时许，略进饮食可以缓解，当兼用制酸剂。

党参12克　枳壳9克　厚朴9克　绿萼梅5克　鸡内金9克　白术12克　乌药9克　谷麦芽各9克

另：凤凰衣9克、炙马勃9克，二味研极细末，分作21包，每服1包，1日3次，食前服。

三诊：吞酸已止，胃痛亦瘥可。

川朴6克　鸡内金12克　枳壳6克　山药12克　白术12克　绿萼梅5克　青皮6克　乌药9克　黄芪12克

另：凤凰衣9克、上紫桂9克，共研细末，分作21包，每服1包，1日3次。

章男。下血后，胃之左侧痛并未消失，可以测知溃疡并未收敛。

仙鹤草30克　全当归9克　威喜丸9克，包　柿饼霜12克，包　阿胶珠24克

桑男。舌中剥，其剥在舌根，大多胃黏膜有炎症或溃疡。平素嗜酒，病之主因也。此番因怫逆，上膈隐痛，似痉挛状，其痛彻背。加味金铃子散予之。

金铃子9克　延胡索12克　台乌药6克　杏仁泥24克　云茯苓12克　全瓜蒌12克　五灵脂9克　旋覆花9克　谷麦芽各9克　佛手9克

二诊：虽然食后定时作痛，有溃疡嫌疑，但往日从未有之，非深痼难治。

金铃子9克　旋覆花12克，包　赤石脂15克　云茯苓9克　延胡索12克　象贝母9克　杏仁泥24克　杭白芍15克　五灵脂9克，包　佛手片9克

肖男。胃脘痛，痛有定时：一为午后三时许，一为午夜二时许。十二指肠溃疡多有之。

琥珀3克　瓦楞子9克　百草霜9克　杏仁泥12克　六轴子1.2克　云茯苓9克

共研细末，每次饭后一小时半服 1.8 克。

欧阳男。凡胃脘痛，得食能舒者多属胃酸过多，其痛多剧于黄昏时；由胃酸过多酿成十二指肠溃疡，亦属可能之事。

煅瓦楞子 30 克　麦冬 9 克　赤石脂 12 克　全当归 15 克　云苓 15 克　龟板 24 克　五灵脂 24 克　生阿胶 18 克　鳖甲 24 克　淮山药 15 克　延胡索 12 克　杏仁 30 克　焦六曲 12 克　炒枳实 9 克　百草霜 12 克

共研细末，蜜丸为梧子大，每服二三十粒。

张男。无论进食多少，皆胀满难忍。腹中雷鸣，大便难。此肠胃功能不健全，以此方缓图功效。

升麻 9 克　制番木鳖 3 克　莪术 3 克　黄芪 15 克　广木香 6 克　明雄黄 3 克　怀山药 12 克　党参 12 克　生白术 12 克　鸡内金 9 克

共研细末，每服 1.5 克，1 日 2 次。

陈女。胃痛多作于食后两小时许，进硬固食物则其痛更甚，溃疡病之嫌疑最重。凡此等证过用香燥刺激之品，未有不偾事者。慎之！

苦杏仁 24 克　全当归 12 克　白芍 9 克　玄胡索 9 克　桃仁泥 9 克　茯苓 9 克　米仁 15 克　飞滑石 9 克

另：鸡蛋壳置瓦上煅存性，每服 2 克，每日 3 次，饭前服。

裴男。曾经呕吐黑水，大便亦黑。今吞酸嘈杂，作于食后三四小时，脐上自觉板硬而痛。颇疑是溃疡病，切忌辛辣刺激性食物；否则呕血便血，势所难免。

杏仁泥 30 克　当归 12 克　生地榆 9 克　血余炭 9 克　玄胡索 9 克　煅瓦楞 30 克

另：琥珀粉、象牙屑、滑石各 9 克，为极细末，和匀，每饭后吞 2 克。

高男。胃痛开始多作于饥饿时，得食则减；其痛由渐加剧，乃至食前食后皆痛，曾呕吐紫黑色物。今经常嘈杂、饱闷、腹泻。古人属诸痰火，切忌辛香燥烈药。

凤凰衣 9 克　琥珀屑 9 克　炙马勃 9 克　柿霜 18 克　杏仁泥 18 克　象贝 18 克　野蔷薇花 9 克　花粉 9 克　血余炭 9 克

上药研细末，每服 1.5 克，每日 3 次。

二诊：病势已减轻。今予益气健胃剂，与前方先后进服，以培其本。

党参 60 克　怀山药 60 克　鸡内金 60 克　煅龙骨 30 克

共研为散，每服 3 克，每日 3 次。

三诊：增用益气健脾之品，以治其本。

陈女。胃脘痛其原因最多，主要当分主动、被动，主动多属胃之本身疾患，胃溃疡、胃炎、胃痉挛之类；被动多由某种原因使之作痛，如胃酸过多、冷食及刺激等。病者乃主动之痛而属于神经性者。

炮附片 5 克　延胡索 9 克　制香附 9 克　当归 9 克　旋覆花 9 克,包　刺猬皮 5 克　娑罗子 9 克　小茴香 6 克　佛手片 6 克

二诊：胃痛将作，背部先有不快感，《金匮》所谓"心痛彻背，背痛彻心"之证也。非神经痛即胃痉挛也。

杏仁泥 24 克　炮附片 9 克　旋覆花 9 克,包　赤石脂 9 克　延胡索 15 克　香甘松 6 克　佛手 9 克　当归 12 克

以上出自《章次公医案》

张汝伟

黄左，年三十，常州。上下焦有热相扰，惟中阳有寒滞阻塞，所以脘中刺痛，大便艰约，小溲短少，口碎苔腻，作噫泛酸，胸中时冷，此肝脾相乘也。前法已效，再用枳实理中，合辛香流气法，捣其巢穴，一鼓而平之。

淡吴萸 六分　小川连 三分,同炒　淡干姜 四分　生炙甘草 各五分　生延胡 一钱　枳实炭 二钱　川楝子 钱半　海南子 钱半　小青皮 钱半　广木香 四分　姜半夏 三钱

本证始末：此为徐家汇大中华橡胶厂厂长，患病后，即来诊治。先用小建中法，痛缓，继用薤白瓜蒌法，各恙均减，此方服后，诸恙顿失，后用旋覆花汤，合香砂枳术法，痊愈，体复如常。

方义说明：胃脘之痛，不外肝旺气郁，湿痰中阻者多。此证用小建中时，必有形寒肢冷，继用薤白瓜蒌汤，寒气得桂芍而和，阳气仍郁而不达，空恶而便坚。本方用左金合枳实理中，其旨在于通便化滞、疏肝之气，尤妙在用川楝、延胡深入厥阴之里而辛咸苦甘之用，均能得其各个击破之力矣。

《临证一得》

陆观虎

张某某，男，37 岁。

辨证：胃痛。

病因：感受风寒，直中胃脘。

症状：脘痛纳少，打呃有生食味，形瘦。脉细濡。舌质红，苔薄黄。

治法：祛寒理气，调胃。

处方：焦稻芽 3 克　陈皮丝 6 克　佛手 3 克　苏梗 6 克　山楂炭 9 克　代代花 3 克　广木香 3 克　六曲炭 9 克　保和丸 9 克,包　炙半夏 6 克　佩兰叶 6 克

方解：苏醒、广木香、佩兰叶、代代花、佛手祛寒理气，止脘腹痛。山楂炭、焦建曲、焦稻芽、保和丸开胃止呃。陈皮丝、半夏和胃，兼化湿痰。

二诊：

症状：脘时作痛，纳增，打呃已减，仍有味。脉细。舌质红，苔微黄。

处方：服药三剂后，寒邪已解，胃已调。仍守前方加减，去佩兰叶，加杭白芍 9 克、青皮 6 克，以缓急解痉理气止痛。再服三剂而愈。

王某某，男，41 岁。

辨证：胃痛。

病因：胃肠不和，外受寒，内郁热。

证候：脘腹攻痛，通气大便稀，头晕，食多嘈杂。脉细弦。舌质红，苔浮黄。

治法：和肠胃，祛寒火。

处方：苏梗6克　大腹皮9克　荷梗6克　广木香3克　建曲炭9克　扁豆衣9克　焦稻芽15克　山楂炭9克　益气散9克，包煎　炒萸连6克　佩兰叶6克，后下

方解，苏梗、广木香、佩兰芳香理气和胃，治其脘腹攻痛。迫气嘈杂，以萸连祛寒火，止大便稀。焦稻芽、山楂炭、建曲炭、扁豆花健运而和肠胃以治便稀。荷梗通气升阳。益元散利水兼清郁热。连服三剂而愈。

刘某某，男，34 岁。

辨证：胃痛。

病因：脾胃失运，湿盛郁热。

症状：脘痛，口围湿瘭起泡。便亦黄。脉细弦。舌质红，苔微黄。

治法：和脾胃，消湿热。

处方：焦稻芽15克　大腹皮9克　泽泻6克，土炒　冬瓜皮9克　建曲炭9克　猪赤苓各6克　茯苓皮9克　山楂炭9克　广陈皮6克　焦苡米12克　保和丸6克，包煎

方解：建曲炭、山楂炭、保和丸、焦稻芽、陈皮消食和脾胃，止其脘痛。冬瓜皮、茯苓皮、泽泻、猪赤苓、焦苡米渗湿，利尿，祛其热盛郁热。

二诊：脘胀痛已止。纳增，口围湿瘭仍起泡。脉细，舌浮黄。脾胃已运，郁热未净仍守前方加减，去建曲炭、山楂炭、保和丸。扁豆衣9克、鸡内金6克健脾和胃。蒲公英6克化湿毒以治湿。

张某某，女，56 岁。

辨证：胃痛。

病因：肝胃不和，兼有瘀血。

症状：恙经四月，胃脘痛作吐，以两餐间为甚，大便色褐带血，胁亦痛。脉细而疣。舌质红，苔浮黄腻。

治法：和肝胃，化瘀血。

处方：焦稻芽15克　山楂炭9克　制乳没各6克　夏枯草6克　焦六曲6克　制僵蚕15克　朱茯神9克　炒赤芍9克　左金丸3克，包冲　远志肉6克，去心炙　槟榔炭6克

方解：焦六曲、槟榔炭、焦稻芽和胃消食止脘痛作吐。山楂炭、赤芍散瘀止其大便色瘀。左金丸疏肝气。乳没、制夏枯草、制姜蚕散瘀血并止胁痛。朱茯神、远志安神宁心。惟恙经四月，初服汤剂，十余剂后证减，制成丸剂连服而愈。

冯某某，女，31 岁。

辨证：胃痛

病因：肝胃不和，兼有瘀血。

症状：脘腹作痛，拒按，羔经年余，春秋为甚。脉细涩。舌质红，苔微黄。

治法：理气化瘀。

处方：苏梗6克 杭白芍9克,炒 川楝子6克,炒 广木香3克 盐吴茱萸3克 代代花3克 当归身6克 陈皮丝6克 佛手3克 制川芎6克 春砂仁3克

方解：苏梗、广木香、砂仁、代代花、佛手理气止其脘腹作痛。当归、白芍、川芎以化瘀血。吴茱萸、川楝子疏肝气以止脘痛。先后服十五剂愈。

赵某某，男，55岁。

辨证：胃痛。

病因：食水停滞，肠胃不和。

症状：脘胀作痛，便坠纳少，病已周日。脉细。舌质红，苔浮黄。

治法：消导化滞，顺气利水。

处方：苏梗6克 沉香曲6克 泽泻6克,土炒 广木香3克 焦六曲6克 猪赤苓各6克 焦稻芽9克 青陈皮各6克 扁豆衣9克 荷梗1尺 焦苡米9克

方解：苏梗、广木香、沉香曲顺气治其脘胀作痛。焦稻芽、焦六曲、青陈皮、扁豆衣建运和胃消食以治便坠纳少。荷梗通气。泽泻、猪苓、焦苡米渗湿健脾。

傅某某，女，34岁。

辨证：胃痛。

病因：胃肠不和，感受风寒。

症状：脘痛，腹痛左甚，纳少，发热头痛，腰痛。脉细濡。舌质红，苔浮黄。

治法：祛寒理气，和肠胃。

处方：苏梗6克 焦六曲9克 大腹皮9克 广木香3克 山楂炭9克 青陈皮各6克 焦稻芽15克 鸡内金9克 瓜蒌皮仁各9克,杵 代代花3克 杭甘菊9克 保和丸6克,包 佛手花6克

方解：苏梗、广木香、代代花、佛手花祛寒理气，止其脘腹、腰痛。杭菊清风热，止头痛。焦六曲、山楂炭、焦稻芽、保和丸、鸡内金助消化而和肠胃。青陈皮、大腹皮理气治脘腹之痛。瓜蒌皮仁润便兼和肠胃。

以上出自《陆观虎医案》

赵海仙

阳络受戕，曾经失血。胃热熏灼，脘中时痛，前后心痛。客多多渴善饮，多食善饥。脉象弦急。拟方力图之。

抱木茯神三钱 福橘红、络各五分,盐水炒 粉甘草三分 粉丹皮一钱五分,酒炒 霜桑叶一钱五分 川石斛三钱 瓜蒌霜一钱五分,去油 黄玉金一钱五分 香苏梗七分 苦竹根五分,姜汁炒 降香屑三分

复诊：加乌扇八分、溏灵脂（醋炒）八分、旋覆花（布包）五分。

肝气反胃，水饮停中，脘痛哕吐。脉象沉细而滑。拟方缓图之。

娑罗子一枚 开口吴萸五分 云茯苓三钱 黄玉金一钱五分 新会皮一钱 制半夏一钱五分 川朴

花四分　汉防己八分　涤饮散（即七制于术散，野于术七两）三分五厘　苏茎七分　煨姜一片

复方：

川鹿角尖七分，磨汁冲　制半夏一钱五分　云茯苓三钱　苏茎七分　五灵脂一钱五分　旋覆花二分五厘　汉防己一钱　黄玉金一钱五分　橘皮、络各八分　通络散（即九制于术散，野于术九两）三分　降香屑三分

又：照原方，加白蔻衣一钱五分、砂仁壳一钱五分、佛手柑四分。

以上出自《寿石轩医案》

叶熙春

毛，男，六十一岁。上海老闸桥。胃称水谷之海，最能容物，今不能容，其来也渐，非朝夕之所能成。初起劳倦太过致中虚，复因饥饱不匀致脾馁，消化不良，食常停滞，大便秘结不畅，脘痛时作时微，痛甚上连胸胁，下及腰背。肝木乘隙而犯胃土，呕致泛涎，亦间有之。四肢于脾。脾阳不振，形寒而肢冷，足胫麻木不仁。年届花甲，命火式微，以致火虚不能蒸土，土虚不能化物，上不能食，下不得便，阴枯而阳结，乃有关格之虞矣。

老山参90克　米炒于术60克　米炒潞党参90克　茯苓90克　娑罗子90克　米炒怀山药90克　姜夏60克　炒菟丝子90克　制巴戟60克　潼蒺藜90克　荜茇75克　黑姜炭24克　炒补骨脂90克　炒冬术60克　陈皮60克　制木瓜90克　炙陈佛手柑75克　炙甘草30克　砂仁15克，拌炒　大生地120克　炒玉竹60克　炒扶筋90克　盐水炒杜仲60克　炒当归90克　四制香附60克　煨肉果30克　炙红绿萼梅70克　桂枝炒白芍60克　盐水炒杞子60克　煨木香30克　泽泻90克　玫瑰花30朵　龙眼肉120克　南枣120克　莲子120克　阿胶90克　霞天胶75克，另炖烊，收膏时和入　冰糖480克，收膏入

唐，男，三十岁。九月。杭州。胃脘痛起已多年，受凉易发，食入脘胀不舒，迩来更衣溏薄，夹有紫褐瘀块，肤色萎黄，寐况欠佳，舌淡红，苔白腻，脉象迟细。脉证两参，病属中焦虚寒，脾阳不运，胃气失和，治宜温摄脾阳。

炒于术8克　炮姜5克　炙黑甘草8克　煨南木香5克　姜夏9克　炙新会皮6克　炒谷芽12克　炒秫米12克，包　红藤12克　旱莲草9克　蒲公英12克　红枣5只

二诊：前方服后，脾阳渐运，脘痛减轻，便中瘀块已少，精神亦较前为振。仍守原法出入。

炒于术8克　炙黑甘草9克　炮姜5克　炒赤芍6克　槐米炭9克　红藤12克　煨南木香5克　炒香谷芽5克　蒲公英9克　旱莲草9克　红枣5只

三诊：脘痛已止，胃纳见增，食入得增，便色转黄。惟寐中尚多梦扰，乃胃气未和耳。

炒于术9克　姜夏9克　炒秫米12克，包　炮姜3克　炒赤芍6克　清炙草9克　煨南木香3克　蒲公英9克　旱莲草12克　红藤12克　槐米炭12克　红枣5只

四诊：眠食二便如常，苔腻转薄，脉尚迟细无力。再予理中加味续进。

米炒上潞参8克　炒于术6克　炮姜4克　清炙甘草8克　红藤12克　新会皮8克　槐米9克　煨南木香4克　带壳春砂3克，杵，后下　蒲公英9克　云苓12克　红枣5只

五诊：迭进温运，中寒已祛，脾阳得展，健运有权，诸恙消失，肤色亦转润泽，精神渐趋振作，舌净，脉缓。再当治本。

米炒上潞参9克　炒于术8克　清炙甘草8克　米炒怀药9克　炒白芍6克　炙新会皮5克　姜夏

9克 红藤12克 焦麦芽15克 煨南木香5克 盐水炒娑罗子9克 红枣7只

董，男，三十五岁。十一月。昌化。脘腹作痛，有气攻鸣，大便不时溏薄，肢末作冷而多自汗，曾经吐血，脉细无力，舌苔薄白。脾阳不振，寒自内生，拟鼓动中阳，小建中加味。

炙桂枝3克 炒白芍8克 姜夏9克 炙黑甘草6克 炮姜5克 辰茯苓15克 炒晒术6克 炒秫米12克，包 盐水炒娑罗子9克 煨南木香4克 天仙藤9克 制香附8克 生姜2片 红枣5只 饴糖半匙，和冲

二诊：脘腹胀痛减轻，肠鸣已除，饮食略增，大便亦转正常，惟肢末依然作冷，动辄自汗，寐况欠佳。原法增减续进。

炙桂枝尖2.4克 炒晒术6克 茯苓12克 炙黑甘草5克 炒白芍8克 炮姜5克 煨南木香5克 天仙藤9克 夜交藤12克 炙黄芪9克 红枣5只 饴糖半匙，和冲

王，女，成年。九月。昌化。初起右胁胀痛，继而胃脘作痛，持续不止，痛甚呕恶泛酸，纳食减退，苔白脉弦。肝木侮胃之证，治宜疏肝理气。

左金丸5克，吞 麸炒枳壳3克 炒白芍9克 盐水炒娑罗子9克 蔻壳6克 盐水炒川楝子9克 夏枯草9克 炙青皮6克 广郁金6克 煅海螵蛸15克 鸡金15克

二诊：前方服后，呕恶泛酸虽止，惟气滞不运，脘胁尚觉隐痛，食入不舒如故。原方增减再进。

煅白螺蛳壳18克 炙青皮5克 煅海螵蛸12克 麸炒枳实4克 制香附8克 盐水炒娑罗子9克 广郁金6克 炒白芍8克 绿萼梅5克 炙鸡金15克 左金丸3克，另吞

三诊：右胁胃脘胀痛已除，饮食见增，仍拟肝胃并治。

盐水炒川楝子9克 炒白芍8克 广郁金6克 炙青皮5克 盐水炒娑罗子9克 炒香麦芽15克 煅海螵蛸15克 四制香附9克 青盐陈皮5克 炙鸡内金9克 姜半夏8克

应，男，四十六岁。上海。起于操持过劳，喜怒不节，饥饱失匀，偏积成患。水不涵木，木侮所胜，犯脾伐胃。侮脾则土郁不宽，消化为之不力，腹笥时或作胀；伐胃则气窒胃关而脘痛，痛无定时，甚则肝气分窜，循两胁、扰胸旷，或呕吐酸汁，或大便硬结，病证随作随隐，缠之已有十余稔之久。前进疏肝扶脾，补偏救弊之剂，胃纳已展，消化较力。惟兹亢悍之肝气与久虚之胃气，尚未平和，是则膏剂滋之，不专在补，并祛病也。

砂仁24克，拌炒大生地120克 盐水炒当归60克 炒杭芍60克 老山参90克 米炒西潞参120克 茯苓90克 土炒于术90克 原支怀药90克 炒玉竹60克 盐水炒枣杞60克 制远志75克 捣核桃肉12个 盐水炒杜仲90克 狗脊120克 淡苁蓉60克 炒杵枣仁75克 陈皮90克 木香30克 制香附75克 降香75克 佛手柑75克 八月札75克 沙苑蒺藜90克 米炒麦冬60克 川郁金75克 玫瑰花20朵 白檀香90克 南枣60克 龙眼60克 莲肉60克 阿胶60克 霞天胶75克，共炖烊，收膏时入冰糖720克，收膏入

以上出自《叶熙春专辑》

施今墨

齐某某，男，42岁。十三岁起即患胃酸过多之病，中间曾一度好转，约有十余年未犯，近

几年来病势又渐发展，腰痛，胃痛，大便燥结，劳累过度大便检查即有潜血，曾经医院诊断为消化性溃疡。舌淡苔白，脉沉弦而细。

辨证立法：经云："肾主二便，大便难者，取足少阴。"腰为肾之府，肾虚则腰痛。泛酸责在肝，肾为肝之母，标在胃肠而本在肾虚。故因证用药，益肝肾为法。

处方：鹿角胶6克，另烊化兑服　陈阿胶10克，另烊化兑服　黑升麻5克　山萸肉12克　火麻仁15克　黑芥穗5克　川杜仲10克　生地炭15克　鸡血藤15克　炒续断10克　熟地炭15克　杭白芍18克　酒当归10克　炒枳壳6克　淡苁蓉10克　炙甘草10克

二诊：服十剂，腰痛好转，大便正常，食欲渐增，服药后腹中鸣，其他无变化，仍依前方增加药力。

处方：川杜仲10克　黑升麻5克　生地炭18克　川续断10克　黑芥穗5克　熟地炭18克　二仙胶15克，另烊化兑服　淡苁蓉15克　山萸肉12克　杭白芍10克　当归身10克　炙黄芪18克　炒枳壳6克　漂白术6克　炙甘草10克

三诊：服药十剂，诸恙均除，时届深秋，天气稍凉，只觉腹中时鸣，仍依前方增损药味为治，以期巩固疗效。

处方：故纸炭10克　二仙胶15克，另烊化兑服　甘枸杞15克　川杜仲10克　生地炭18克　当归身6克　炒续断10克　熟地炭18克　炒枳壳6克　胡桃肉30克　山萸肉12克　炙黄芪18克　炒建曲10克　漂白术6克　炙甘草10克

四诊：服药十剂，已完全恢复正常，期内离京返闽，要求丸药常服，巩固疗效。

处方：按二诊处方将药量加五倍为蜜丸，每丸重10克，早、晚各一丸，白水送服。

王某某，男，40岁。胃脘疼痛半年余，屡愈屡发，断续不止，痛甚时掣及腰部，进食后稍感舒适，二三小时后，痛又发作。食不甘味，大便燥结色黑，三四日一次，腹胀而有矢气。前曾在市立三院检查，诊断为消化性溃疡。舌苔黄垢，脉弦数。

辨证立法：结郁中焦，腑气不行，逆而作痛。宜润燥和胃，消导为治。

处方：杭白芍15克　火麻仁15克　炒枳壳6克　莱菔子6克　香附米10克　桃杏仁各10克　莱菔英6克　细丹参15克，米炒　川厚朴5克　炙甘草6克

二诊：服药六剂，胃脘痛见轻，食欲渐增，大便仍结，一二日一行，带有黑色，舌苔仍垢。

处方：杭白芍12克　炙甘草10克　炒白术10克　炒枳壳5克　云茯苓10克　晚蚕沙10克，炒皂角子6克同布包　川厚朴5克　佩兰叶10克　火麻仁15克　米丹参15克

三诊：服八剂，此间只痛一次，食欲转佳，大便已畅，日行一次，色黄，有时仍感脘腹胀闷不适，拟方常服。

处方：野党参10克　沉香曲6克　砂仁3克　野于术10克　半夏曲6克　蔻仁3克　云茯苓10克　广皮炭6克　香附米10克　川厚朴5克　炒枳壳5克　火麻仁12克　炙甘草6克

张某某，男，38岁。胸脘胁肋胀满窜痛已十余日，甚则掣及后背，食欲不振，嗳气，泛酸，有时欲呕，大便较干，易发烦躁，夜寐欠安，周身倦怠乏力。舌苔薄黄，脉沉涩微弦。

辨证立法：综观脉证，乃因血虚不能养肝，肝气横逆，胃失和降，气机郁滞所致，拟用疏肝和胃治之。

处方：柴胡5克　薤白10克　丹参25克　杭白芍10克　瓜蒌20克　砂仁5克　炒枳壳6克　酒川

芎 5 克　檀香 3 克　醋香附 10 克　广皮炭 6 克　炙草 3 克　半夏曲 6 克　沉香曲 6 克　旋覆花 6 克，代赭石 12 克同布包

杨某某，女，18 岁。昨日午饭后，突然恶心不适，旋即呕吐，胃脘疼痛胀满颇剧，嗳气，稍进饮食疼痛更甚，大便微溏，小便黄，身倦夜寐不安，月经正常。舌苔厚腻，脉沉弦。

辨证立法：饮食积滞，中焦气机升降失常。治以调气和中消导化滞。

处方：香附米 10 克　姜竹茹 6 克　姜半夏 10 克　紫苏梗 5 克　吴茱萸 1 克　春砂仁 3 克　霍香梗 5 克　川黄连 2.4 克　白蔻仁 3 克　白檀香 5 克　酒丹参 12 克　鸡内金 10 克，焙　广皮炭 6 克　炒枳实 5 克　炙甘草 3 克

以上出自《施今墨临床经验集》

第二十九章　腹痛

胡慎柔

刘某夫人，年及三十，禀体元弱。未病十日前，身如舟中行，后忽遍身痛，脐下痛，牙关紧不言，目瞪汗出，大小便不通，身热。延余视之，诊其脉俱浮细，来往不定，一息十余至，重按则无。退而思之，外证皆属阳虚，脉又无神，脐下痛甚，目瞪至死而醒，阳和之气欲绝，而胃气虚，升降失司，故大小便不通。且东垣云：里虚则急。以此思之，则内外俱虚，宜先建中，将四君去茯苓，加归、芪各二钱、熟附二分，午时服一帖，遍身痛稍缓，而小便溺矣。申时又进前剂，汗止，遍身痛已，大便亦通，但脐下痛不减，及两胁痛，此阳虚也，寒甚也。又加附子五分，脐痛止矣。但大便了而不了，有欲出而不出之状，正东垣所谓血虚，加当归身，一帖而愈。

邱生，年十八岁。正月间，过食曲饼汤面，遂不快，发热，头痛。邀余诊之，脉略紧，中沉洪滑。曰：当先除去风寒，以九味羌活汤一帖，寒热、头痛悉失，但觉不快耳！予适他去，彼延别医，用柴平汤一帖，病不减。晚归诊之，脉洪，汗出，而腹痛甚，不可按。以元明粉泡汤下导滞丸二钱，其痛减半，尚有胀，再用前丸一剂，而饱胀如脱，但腹痛耳，复增疟状。予又诊之，六脉俱细弦，此脾土受木乘，又被伐之过，宜用温补，以理中汤二剂，肚痛除。又以过食复饱，诊之，弦细如前，仍以前汤，但温脾胃，而食自消，诸证去。

以上出自《慎柔五书》

秦昌遇

一友偶患伤寒，将及月余矣。因食糯团子，为食所伤，自用自专，竟服消食降气之剂，有伤元气。此时稍进粥一杯许，则腹左右痛不可忍，必待手按摩之，此痛方止。余到，问目下所服何方？彼云：补中益气汤。正合愚意，然痛不止者何故？盖以多用木香之故也。气多弱而反欲行气，焉有不痛之理。余即以此方去木香一味，加参一钱，服药而痛竟立止矣，食饮大进矣。乃知医之长短，止在药之一二味也。

《医验大成》

程从周

洪征之年二十九岁，六月尽间因心事怫郁，少腹作疼，大便泄泻一两日，似有作痢之意，延余过诊。时六脉全无，细寻经渠、列缺之间，脉亦不应，手臂俱冷，令人探其足，亦冷至膝，惟小腹痛甚，予曰："此又非痛极而脉伏之，比观其手足如冰，其阴寒必矣。"询之，乃云："适有友人送痢疾药一服，服之大行数次，遂致委顿，而腹疼不已。"予曰："证属虚寒，而复用瞑眩之剂大下之，以致脉绝，手足如冰。当此之时，治标为急，痢之一节且置之度外。"于是，重用姜附一剂而脉见，两剂而手足温，此亦急用温中，幸尔无虞。迟则事未可知，又何暇治其痢疾也。

郑超宗孝廉之尊人东里先生年五十八岁，素多能，而家事繁剧，其中虚可知。上年鼻衄，日注数盆，六七日方止，其血虚可知。今年八月间，患滞下初痊，中气伤而未复，因过劳得少腹痛之证，渐致痛连胸膈，大汗如雨，非虚而何？医作疝治数日，悉皆破气之品，虚而又虚，大便不通，更医仍作疝治，只云："通则不痛，痛则不通。"遽不知其脉之虚实、寒热也，妄用大黄丸一服，兼以治疝之药，痛益甚，汗益多。次早，又进前丸一服，则发呃矣。至午间方延钱君羽、吴敬心同余诊视，六脉将绝，而足冷过膝，一手冷过肘，面色青黑，自汗淋漓，余曰："不可为也。"不得已乃用人参五钱，加以姜附温中之剂，药性未行，而申时告变矣。呜呼！若此之类，皆医误之耳，岂可概归天命邪？倘东里先生自能择医，不专任于凡庸，或可无死。读孝廉君行略，益知其有终天之恨矣，业斯道者可不慎哉！

以上出自《程茂先医案》

李用粹

文学包曰：余因食蟹腹痛，发则厥逆，逾月不已，延余商治。述前服平胃、二陈，继服姜、桂、理中不但无效，反增胀痛。余曰：痛非一端，治亦各异，感寒者绵绵无间，因热者作止不常，二者判若霄壤。尊恙痛势有时，脉带沉数，其为火郁无疑，虽因食蟹，然寒久成热，火郁于中，热郁似寒，厥冷于外，此始未传变之道，明训可考。奈何执泥虚寒，漫投刚剂，是以火济火，求愈岂不难哉？以四逆散加酒炒黄连一剂而愈。

春元唐次仲，小腹脐旁刺痛连胁及胸，坐卧不安。余诊六脉弦滑，重取则涩，此食后感怒，填寒太阴，致肝气郁而不舒，胸困作痛。经曰：木郁达之，解其郁而痛自止。用二陈汤合平胃散加枳壳、木香一服而愈。

胡文宰子舍，向患怯弱。乙巳季夏，方饮食后，急腹中绞痛，自谓着暑，调天水散一服不愈。又疑停食，进山楂麦芽汤其痛更增，发厥昏晕，无有停歇，中脘硬痛，手不可近，两眼露白，舌缩谵语，状若神灵。延医调治，或曰：大便实而用枳、朴，或云积暑而用芩、连。诸药杂投，病势益增，当事者咸疑惧无措。余独谓虚证，力主大补之剂。盖平昔脉弦洪兼数，且右手更旺，今也转数成迟，左手更觉无本根，此至虚有盛候。凭脉合证之良法，急煎理中汤加陈皮、半夏与服，庶胃气充肺，元阳流动，总有蓄积盘踞，方隅定然，向风自化，果一剂而稍安，数剂而全愈。

以上出自《旧德堂医案》

郑重光

山西典客宋兄因多餐肉食而兼生冷，微有感冒，胸中饱胀，腹痛便秘，此当温中化滞。而前医概用山楂、神曲、麦芽、腹皮、枳、朴消导之剂，殊不知冷食积中，须温方化，过用消克，反伤胃阳而食愈结。医不知此，消导不效，以大黄下之，惟便粪水，又以丸药下之，则冷结不通。计二十日，请治于余。脉细紧，手足清冷，胸结而硬，舌紫苔白。幸肾阳不虚，上结于胸，下结于脏，用苍术、半夏、干姜、附子、白蔻，十剂胸结方开。下注腹痛，加肉桂，日服半硫丸二钱。惟进谷汤，不令清饿，冷秘二十八日，大便微通，初硬后溏。大黄丸得温方化，洞泻数次，然后胸腹大开，后以理中汤加苓、夏、砂仁温胃，匝月方瘥。

程若思守戎令眷年二十外，腹痛作泻已久，渐增口舌生疮。因疮痛不能食热物，益致痛泻不止。前医谓痛泻宜温，口疮宜凉，用药牵制，辞不治。决之于余，诊其脉，两关虚大无力，食物便呕，呕止即腹痛，痛则下泻，而满口之疮，白如米粒。余曰："此脾虚寒也。盖脾土虚则肾水乘之，逼心火上逆，致口舌生疮，乃上焦假热，实中焦实寒，惟治其寒，不惑其热。宜用附子理中汤冷饮，使暗度上焦之假热，而冷体既消，热性随发，脾土得温而实，则肾水不上乘心，心火不逆，口疮不治而自愈。此五行相乘之道也。"遂以附子理中汤加茯苓，令其冷饮，病人不知有姜附也。服四剂，口疮果不痛，再求治痛泻。予曰："但药热饮，则痛泻自止。"温补一月，痛泻方愈。后十余年，怀孕病痢，亦用桂、附、干姜而愈，胎竟不堕。人之脏腑各异，不可以一例论也。

以上出自《素圃医案》

王三尊

仲景云：少阴脉沉，小便白。予治赵公著，徐氏子二证，俱内中阴寒之证，少腹痛，痛甚则汗出，此一定无疑之证。余证则，泻而鼻衄，口渴，舌有白苔；不泻不渴，而唇皮裂卷。至于脉皆浮数，小便皆黄，俱用附、桂、吴萸、黑姜、元胡、牛膝、乳没而愈。此乃下焦阴寒逼火于上，故见此脉，小便黄者。二人原有此旧疾，凡寒证久郁不散，皆变为火。然此处非比他处，虽有寒火夹杂，仍当用热药以散之，是又不可概以脉浮数，小便黄，鼻衄，唇裂，谓非少阴证也。

雉煅陈相文，言在盯眙县行医，有卖枣子客人，体甚健。色事后多食面饼冷羊肉，满腹胀痛甚剧，众医以常例治之不效，陈用巴豆丸八钱治愈。又治一胃证，已一日矣。用黄连三钱而愈。予以为谬言。家舅母年八十四，今岁胃疼复发。舌黄干不能语，脉迟有力，诸表兄弟以为年老，不许用瞑眩之剂。予只得用香砂、二陈、炒栀、枳、朴、熟军一钱半，人参八分毫不见效。用木香一钱，炒栀、吴萸各八分，川连一钱半，元胡、半夏各二钱，青皮、枳实各一钱，服后三泻而痛止。脉转浮数，郁火伸矣。舌犹干，强不肯服药，频饮西瓜水而愈。然炒栀三钱，不减黄连钱半之力，方知陈言用黄连三钱不谬矣。此既不谬，而用巴豆丸八钱，又岂全谬耶？然未经目睹，终难轻用也。按巴豆丸，我地之人服五分为止，陈云盯眙之人可服一钱半为止。山东之人较强盯眙，此系山东之最健者，故能任此大剂也。

以上出自《医权初编》

周南

藤崎贞右卫门，年三十七岁。禀弱久病，劳心办事，面色萎黄而浮青气，饮食少而无味，大便常泄；心神恍惚，坐卧不宁；小腹疝气、胀痛，胃中聚气攻冲；足腨筋痛，牵引肩臂；脉沉迟，尺尤无力。此脾肾两虚、土火失职之证，药饵罔效，行将束手矣。予思脾之腐熟水谷，全赖肾中之真阳为之蒸动。少火一亏，无以生气，所以面青、神倦；土失健运，所以口中无味，而大便常泄也。下焦虚寒，则疝气作胀；中焦阳衰，则聚气攻疼。脾主四肢，脾阳不布于四肢，牵引绞痛所由生也。阴寒迫处于心下，心亦震动不宁，所以恍惚如丧神守。理宜温中补火为主，以参附理中汤加茯苓、桂枝以治火土之不足，以治阴寒之上逆。方中加茯苓、桂枝者，以茯苓伐肾邪，桂枝治奔豚。其腹中攻冲作患，为痛为胀，而上凌心气者，皆肾邪也。肾阳虚而肾阴用事，故侮其所不胜，而凌其所胜也。制剂重四钱有零，服二剂而腹中快然，足温脉起，但口无味。再以六君子汤加川附子、桂枝，连进五剂，口亦知味，饮食如常，诸痛皆除，但无力耳。仍以六君子汤又十日，而痊愈。自八月二十一日服药至九月初七，而迎神观戏，竟无恙矣。此证之得愈者，在于不拘俗情之用参附故也。何也？初剂理中汤加人参五分、附子一钱，旁人皆沮之，病者以所苦之久，挤服一剂，下咽即效，后不复疑。予思久虚痼冷之证，若只一二分参附，如重阴冱寒以爝火熏之，不见其温，而曰火之失温也。非火之不温，势不足以敌之也。

盐屋弥右卫门，年逾五旬。昔曾患毒疮，服土茯苓及五灵丹，愈后即腹痛，左有块如梅子者五六枚，右腹有积如竹根，上攻心坎，痛不可忍，上及乳膺，左乳且酸，每日必发二次；大便一二旬一度，如羊屎；小便短少，涩疼。曾坐温泉，略觉轻可。今夏更甚，探吐一回，暂宽一时，所吐唯酸水及痰。额汗，头微痛，足冷，胃痛下引命门穴，周回及脐。素有痔疮，行动则肛下脱。此久病正虚，欲成关格之兆。前因毒而过用寒凉，则成积聚。又服升炼之药，则燥肠胃。所以块如竹根，便如羊屎也。阳虚不能下制夫阴，而大肠之传送，膀胱之气化皆不利，故上而吐酸胃痛，下而小便短涩，足冷，脱肛之证作也；阴逆而上潜夫阳，故胸乳胀痛且酸，额汗头痛之证作也。治宜扶上、中二焦之阳，则阴自不上逆。以桂苓术甘汤合疏肝降肺之药三剂而大便通，积痛减。又三剂而硬处皆软，带脉亦宽。见效甚捷，竟不加减又十剂而愈。

附方：桂枝 茯苓 苍术 甘草 香附 川芎 丹皮 麦冬 杏仁 柴胡

桂、苓、术、甘扶阳以除饮；香附、川芎以解郁；丹皮以补肝血；柴胡以疏肝气；麦冬、杏仁以润肺，即所以通大肠。病之头绪多端，而方不得不庞杂也。

森田久兵卫，年已望六，人瘦，久病二三年，患腹痛，夏愈冬发，积困至今，着床二旬日矣。饮食甚少，咽下如有物者，然气自腰或小腹从胁上攻，作胀且痛，惟右为更甚，时吐清水，或作酸或嘈杂，六脉沉迟。此火虚无以生土，肝肾之阴上潜故也。何则后天之气以先天之气为之本？《难经》曰："脐下肾间动气，人之生命也，十二经之根本也。"故名曰："原三焦者，原气之别使，主通行三气，经历五脏六腑。"《内经》曰："宗、荣、卫三气常从足少阴之分间行于五脏六腑。"可见肾气一逆，则三气皆不顺。宗气积于膻中者，出于肺，循咽喉，呼出吸入而如有物以窒凝也；荣气之出于中脘者，不能腐熟水谷，故作酸嘈杂而吐清水也；卫气之出下焦者，不能济泌别汁而渗入膀胱，所以气从小腹上攻而为胀为痛也。右更甚者，脾肺之道路，通于右，阴气上逆不得下降故也。治之之法，欲水不上溢，必先培土；欲土健运，必先去寒湿。是非暖水脏而伐阴邪不可。方以桂、附以益火之原，茯苓以伐肾之邪，半夏以涤饮之流，白术以助脾之正，佐以桔梗、橘红利气，甘草和中。连进十五服，腹乃不胀痛，脉亦不迟，作酸嘈杂皆已。清水间或稍吐，减去附子，仍以前方二十剂，而前证悉除，饮食乃增。续以资生丸补其后天，总计两月，而行动如常。

以上出自《其慎集》

任贤斗

李永敬，腹痛，痛在脐上，痛而且胀，拒按，脉数，微恶寒，微发热，头不痛，口不渴，恶食，得食更痛。夫伤于食者必恶食，拒按亦属积滞，食滞中焦，其脉多有数者，证属食滞无疑。第食积之证，发热不恶寒，微恶寒者，是兼表邪乎？若是表邪，必有头痛，此人无头痛，是无表邪也，此恶寒者何也？盖食饮停胃，乃是阴物，阴必贼阳，阳虚故恶寒，阴盛于中，必致格阳，故发热，此恶寒者，实因食塞胃中所致，非表邪也。与大和中饮，服一剂，腹中即响，痛胀减半，连进三剂，半夜大泻一次而痊。古书云食积证，决不恶寒，然亦有恶寒者，后学宜知之。

大和中饮：陈皮　枳实　砂仁　山楂　麦芽　厚朴　泽泻

《瞻山医案》

北山友松

一男子，因食鱼生腹痛，左甚，作泻，脉实。常患腹胀，面赤上气。

厚朴　山楂子　青皮　木香　藿香　缩砂　甘草　芍药　乌梅　槟榔皮　半夏　陈皮　香附子　青黛　共十四味

《北山医案》

永富凤

大阪一贾竖感暑泄利，其妻少而娇。时医皆以为虚火上冲，与益气汤三十余日，下既绝而心下绞痛，三日间无间断，四肢拘挛，口不能言，服附子理中汤数帖不瘥，欲死，请余。余曰："是邪毒结而上攻，可下也。"医生及旁人皆曰不可。贾竖独言："虽下死，虽不下亦死，死则一也，不如下之，无遗憾。"于是与备急丸二十粒，服后烦闷食顷，绞痛不发，而便未肯下。余按其腹，脐下隐然怒胀。曰："是虽心下既解，药气为疝所闭。"乃作黄连泻心汤二帖进之。其夜二更而便下，家人来报，余曰："意者五六行，无它故。"至明下六行，神气轻健而可步行，与半夏泻心汤加大黄汤，二十日而全愈。

余平常多病，虚羸过人，寒暑易侵肌。癸未之七月病暍，时方乞治者多强往来闾里数日。八月五日食虾、鱼、鸡卵，其夜半觉腹痛，服家猪胆三分、四逆汤一盏，不解，到明益甚，心下温温结不散。于是服瓜蒂二分，居顷刻益剧，脉伏，四肢冷，舌举不下。余以为一块吐则侥幸万一，而不能举头吐；又以为余死则端坐。强扶而坐，坐则吐，寻探吐者三次，胸间微利，而后自旦及午时探吐十余，心下结散，自起如厕。昏睡半日一夜。其翌依病谢治疗，集谐士谈笑。

以上出自《漫游杂记》

陈念祖

中脘之下为阳明胃土之位,即铜人图所谓建里穴者是也。今痛时作时止,乃中土虚而胃气因之不和。检阅从前诸方,多用行血消导之剂。急宜加以温补,以手重按,痛势稍减,是中土内虚,虚而且寒之明征。拟用香砂六君加味治之。

人参二钱　炒白术二钱　白茯苓二钱　炙甘草一钱　制半夏二钱　陈皮一钱　广木香八分　缩砂仁八分　干姜二钱　大枣两枚

腹痛甚,两胁亦觉胀痛,口苦作呕吞酸,欲泻不得。此系肝木气郁,下克脾土,土被木克致阳气不能升腾,因之下行欲泻。然下焦亦无疏泄之机,复转而上行作呕,上下牵制,是以攻痛不已。宜升脾胃之阳,并疏肝脏之滞,庶木气条达,中土安和而痛自止矣。拟用逍遥散加减法。

柴胡一钱　白术二钱,黄土微炒　炒白芍三钱　白茯苓三钱　当归身二钱　陈皮一钱　制半夏一钱　炙甘草八分

以上出自《南雅堂医案》

瑞昌王孙镇国将军,久患腹痛,每饮诸药不效,饮烧酒数杯顿止,无能识此病者。甲戌孟夏,予诊治之。其脉左寸沉大有力,左关弦大而坚,时或一快,左尺沉弱无力。予曰:“此乃积血证也。”彼不信,至仲冬,其疾大作,面红目碧,眼胞浮肿,神乱气促,腹痛,饮烧酒亦不止。是夜诊其脉,与初月无异,惟人迎、气口二脉,洪滑侵上,知其有欲吐之意。投以盐汤一盏,遂大吐,吐出血饼,大如杯者,大如枣栗者,各数十,兼有白饭,清水不杂,如笔管者二三条,吐讫,胸中宽快,仍不服药。次日黎明,口鼻气塞,四肢厥冷,昏不知人,心胸间微热而已。予复诊,幸两尺犹存,根本尚在,急以烛火暴其曲池、虎口、中脘、气海,病者略知有痛,即令官人夹坐,勿令睡倒,随进独参二服,手足微温,继用人参汤五钱,附子二钱,作理中汤,日与饮之,六脉微见。过七日,方开眼识人,小便始通。既以补中益气汤、六味地黄丸,兼服半月,元气壮实,诸病悉除。

《陈修园医案》

中神琴溪

上立卖室街西小泉源五者,男,年二十又一。一日更衣,忽腹痛施四肢急缩,不能屈伸。家人闻其闷呼就视之,昏绝四肢厥,即扶之卧室内,延医针灸。徐徐而厥反脉应,腹复进痛,闷呼,不可闻,肛门脱出,直下如腐烂鱼肠者,脓血交之,心中懊恼,食饮不下咽。医为噤口痢,疗之数日。时闻先生多奇术,遽走人迓先生。往诊之,脉迟而实,按之阖腹尽痛,至脐下,则挠屈拗闷,曰不堪其痛。先生曰:腹痛也。先渍食冷水食之,病者鼓舌喜尽一盂,因与大黄牡丹汤,五六日全愈。又其妹十七岁,特食果实不近五谷者月余。皆以为妊娠,计之先生。先生诊之,切其腹胁满,心下悸,其余百举无异。恒曰:非妊也。食盐三匕以温汤吞之,忽涌黏痰升余,其夜既就晡饭云。

高仓锦小路北桔梗屋，某仆二十岁，晡饭后可半时，率然腹痛入阴囊。阴囊挺胀，其疼如剐，身为之屈不能复伸，镇镇闷乱，叫喊振伏。遽迎先生诊之，其脉弦，而三动一止，或五动一止。四肢微冷，而腹热如燔。囊大如瓜，按之石硬。先生曰："此不可治，即张机所谓藏结入阴筋者死是也。如此疾余尝见二三人，辄大黄、芒硝、乌头、天雄，或镵针以挫其急暴，然皆自如不起矣。"为悯然，拱手苦思者良久焉。病者昏愦之中，愀然告曰："心下有物，如欲上冲咽者状。"先生闻之，乃释然抚掌谓曰："汝可拯矣。"以瓜蒂散一钱，涌寒痰一升余。次与紫圆三分，泻五六行。及其夜半，熟睡达明，前日之病顿如忘，居三日自来谢。噫呼师遇若病作若奇术，实神之所通人有不可知者。

河东古门前松叶屋利助母，腹猝然攻痛，迷闷无极，叫号几死。众医技既穷，而及于先生。其脉闭塞，按其腹硬，顾旁人谓曰："此必平生月事不顺者邪？"曰："不，其行倍他人。"曰："然则无子邪？"曰："否，已生三子。"于是先生怃然有阻色。时弟子在侧，以为此众医所去，既不可治，然先生断之血证，而不中，遂自疑惑，此宜速辞矣。有少焉，曰："可治矣，求生泥鳅数头来。"主人乃走人得之于肆而还。即以冷水生吞之，自觉其悖悖焉，下至腹而痛顿已。座中大惊，后不再发。

以上出自《生生堂治验》

程文囿

灿翁年近七旬，向患腹痛，一夕忽吐下紫瘀血块数碗，头晕自汗，目𥈭神疲，诊脉芤虚。谓其子曰："此血脱证也。"书云：久痛多蓄瘀。盖腹痛数年，瘀蓄已久，一旦倾囊而出，夫气为血之帅，高年气虚，切虚晕脱。古人治血脱，每用独参汤以益其气，但目下参价甚昂，恐难措办，乃订大剂黑归脾汤，资其化源，固其统摄，未几获痊。次年病复，虽不若前之剧，亦觉困倦莫支，仍守前法治愈。其子忧甚，恐其再发，商图善后之策。予思蓄之故，必有窠囊，如水之盈科而进。按胃为生血之源，脾为统血之脏，苟脾健胃强，则气血周流，何蓄之有。经以六经为川，肠胃为海，譬诸洪水泛滥，究缘江河失疏。为订二方，早用归脾丸，晚用参苓白术散，每方俱如丹参、干漆二味，冀其祛瘀生新。服药经年，其病遂绝。

嘉庆辛未春，予患眩晕，不出户者累月。友人张汝功兄来，言洪梅翁病剧，述其症状，起初少腹痛呕吐，医谓寒凝厥阴，投以暖肝煎，痛呕益甚。又谓肾气上冲，更用理阴煎合六君子汤，每剂俱用人参，服之愈剧。脘痞畏食，昼夜呻吟，面目色黄，医称体亏病重，补之不应，虑其虚脱，举室忧惶。复有指为疸证，欲进茵陈蒿汤者。嘱邀予诊以决之。予辞以疾，汝兄强之，于是扶掖而往。诊毕笑谓翁曰："病可无妨，但药只须数文一剂，毋大费主人物料。"方疏加味逍遥散，加郁金、陈皮、谷芽、兰叶。乃弟并锋翁曰："家兄年将花甲；病经多日，痛呕不食，胃气空虚，轻淡之品，恐不济事。"予曰："此非虚证，药不中病，致益剧耳。经云：诸痛属肝。病由肝郁不舒，气机遏抑，少腹乃厥阴部位，因而致痛。肝气上逆，冲胃为呕，温补太过，木郁则火郁，诸逆冲上，皆属于火，食不得入，是有火也。至于面目色黄，亦肝郁之所使然，非疸证也。"逍遥一方，治木郁而诸郁皆解，其说出赵氏《医贯》，予辑载拙集《医述》中。检书与阅，翁以为然。初服各证均减，服至四剂，不痛不呕，黄色尽退。共服药十二剂，服食如常。是役也，翁病召诊，曰皆汝兄代邀，语予曰："翁前服参药不应，自以为殆，予药如此之轻，见效如此之速，甚为感佩，嘱予致意，容当图感。"予曰："医者愈病，分所当然，惟自抱疾为人疗疾，行动蹒跚，殊可笑耳。翁有盛情，拙集辑成，藉代付梓，亦善果也，胜酬多矣。"晡间，翁问："尊集成乎？"予曰："未也。"翁问："且诶脱稿，薄助剞劂。"阅兹甘载，集成而翁已仙矣。集首阅书姓氏款中，谨登翁名，不忘其言。

己丑季夏，旌邑孙村汪宅延诊。下榻塾中，时二鼓既寝，急欲大便。灯灭，暗中摸索跌仆，莫能挣扎，大孔汩汩，遗出如泻水状。呼仆持火至，扶起视地，皆污色如漆，汗淋气坠，即忙就枕。汪宅献楠、志仁二公闻之，驰至，殊为首惊。予曰："无妨。此因久痛蓄瘀，刻瘀下脱，未免伤气耳。"饮党参、桂圆汤。少顷，气稍续，汗亦敛。次早登厕，犹有余瘀。予恐其瘀复脱。遄归。到家更衣，瘀已无矣。自此，腹不再痛，餐饭如常。细求其故，究由瘀凝肠胃，阻其传导之机，以故食入则痛。夫血犹水也，血之结而为瘀亦如水之结而为冰，所以痛处常冷，按熨饮醇，热气至，故觉稍快。至于瘀蓄年久，胶锢已深，一旦倾囊自出，理殊不解，得无长夏炎蒸，奔驰烦劳，动则相化，如雪消而春水来耶？从斯悟入，书称久痛在络，络主血，不独肢体之痛为在络，即胸腹之痛，痞积之痛，皆为在络，皆宜治血，无徒从事于气。又如噎膈一证，方书虽有胃脘枯槁，及阳气结于上，阴液衰于下等语，然由瘀血阻塞胃口者恒多。进而思之，予疾将十年，固未能自知瘀蓄于先，然不药稳持，尚不失为中驷，不然补泻杂投，不殒于病，而殒于药矣。予见败坏之证，自萎者十之二三，药伤者，十之七八。药本生人，而反杀人，可不惧哉！自今以往，伏愿医家，证未审明，勿轻用药，病家疾如可待，勿急求医，如此或亦可为卫生之一助耳。

以上出自《杏轩医案》

李炳

赵仰葵习于医，母病腹痛，不敢自治。卜之曰："三日死。"翁诊之曰："三日愈。病得之阳气陷于阴。以吴茱萸、人参治之。已。"赵谢之。翁又诊曰："未也。脉有燥气，日午必烦。宜小承气汤。"已而果烦，下之愈。

《李翁医记》

齐秉慧

曾治余天明患腹痛不能忍，按之愈痛，口渴饮冷水即止，少顷依然大痛。其兄皇迫，予曰："此火结在小肠。若不急疗，顷刻即逝。"乃与定痛至神汤。用炒栀三钱，甘草一钱，云苓一两，白芍五钱，苍术五钱，大黄二钱，厚朴二钱。水煎一剂，服毕痛止。此方妙在舒肝木之气，利膀胱之水。更妙在甘草和诸痛，栀子泻郁热。又恐其效不速，更佐之走而不守之大黄，则泻火逐瘀，尤为至神也。

曾治梁济舟患腹中痛极，手足皆青。予曰："此乃寒邪直中肾经也。"急与人参三钱，白术五钱，黄芪五钱，熟地五钱，附子二钱，肉桂二钱，吴茱萸五分，干姜五分。煎服即安。此方妙在急温命门之火，而佐热其心包之冷，故痛立止，不致上犯心而中犯肝也。临证之工，当于平日留心，不致以仓促误人性命也。

以上出自《齐有堂医案》

张千里

关王庙吴，咳嗽四五月才止，春木司令即两胁走注作痛，入秋渐增腹满足肿，筋见青色，食少䐜胀，脉弦沉附骨。此属郁怒伤肝，痰阻气痹，中满已成，难许见效。

西洋参一钱五分　陈皮一钱五分　蛤壳三钱　海石粉二钱　桑白皮一钱五分　茯苓三钱　米仁三钱　丝瓜络三钱　大腹皮二钱　苏子一钱五分　川贝二钱　枇杷叶两片

又：上呕痰饮，下泻瘀血，阳明似有通运之机，虽饮食稍进，脉象稍起，而蕴蒸之湿外达为黄，内阻为胀满者，岂能易化，故论证仍在险途。

西洋参一钱五分　小川连四分　川黄柏一钱五分　左牡蛎三钱　陈皮一钱五分　茵陈蒿一钱　鸡内金一钱五分　生谷芽二钱　茯苓皮四钱　炒山栀一钱五分　炒泽泻一钱五分

姚光祖按：此亦肝脾两伤之证。

南浔汪，少腹痛，子后午前较甚，三月不止，加以咳嗽胃钝，舌黄，少寐，亦已月余，脉右沉小弦，左弦大坚，肝脾营虚气郁，故腹痛。宜以丸缓治。肺胃阳虚饮聚，故咳而寝食皆乖，宜以汤液和之。

粉沙参一钱五分　杏仁二钱　宋半夏八分　枳实五分　炙甘草四分　云苓二钱　陈皮一钱五分　秫米二钱　炒谷芽二钱　生姜三分　姜竹茹八分

丸方：大生地三两　川芎七钱　小茴香一两苍术一两，米泔水浸　归身一两五钱　吴萸三钱　元胡索二两　白芍一两五钱　炙草四钱　制香附一两五钱

又：腹痛少减，咳倦如故，脉两手皆弦，而左尤甚，右弦为饮，左弦为肝之郁，乘脾则环脐痛，痛甚于暮，是肝胆旺时也，肝阳扰肺则咳逆气急，胃不和则疲倦少食也。

潞党参三钱　茯苓二钱　炒冬术一钱五分　枳壳八分　陈皮一钱五分　苏子一钱五分　炙甘草四分　蛤壳三钱　法半夏一钱五分　桔梗三分　沉香片三分

以上出自《张千里医案》

吴篪

李司马沈饴原当编修时，出湖北试差，其夫人忽患心腹大痛，服香苏饮及四七汤不应。延任君视之，云：此气血虚寒，而心脾郁结，当用归脾汤加桂、附，服二剂后，病势转增，又延医者皆云：证属虚寒，温补为宜。余曰：体质固弱，今寸口弦急而滑，是痰食交结，遂违众，用香砂二陈汤，两帖痛即略减，而困苦烦闷更甚，易以胃苓汤加半夏二钱、大黄三钱，下黑粪数枚，痛减过半。仍以前方，用大黄四钱，下胶痰甚多，疼痛始止。

宗室相国禄迪园，云其夫人腹常疼，每缘思虑劳碌即胸膈胀满，痛连胁肋，呕逆吞酸，服疏肝行气之药，日甚一日。余曰：脉虚沉迟，由于食寒饮冷致伤脾胃，久则营卫虚寒，不能营养心脾肝肾，故遇忧劳及受寒气而发痛胀者，皆气虚血寒所致也。宜进附子理中汤，加吴茱萸、

芍药以润肝燥脾，温中解郁，而痛自已。遂服数帖，甚效。嗣用归脾汤、大营煎（当归、熟地、枸杞、杜仲、牛膝、肉桂、炙甘草）、暖肝煎（当归、枸杞、茯苓、小茴香、乌药、沉香、肉桂、生姜）相间服之而安。

待御杨静庵，少腹连绵隐痛，大便不实，精神日衰，不能耐劳。余曰：脉弱迟涩，乃真阴精血亏损，下部虚寒，元阳不足，是以神疲气怯，痛徐而缓，莫得其处也。宜用右归丸去当归，加补骨脂、吴茱萸、肉豆蔻，常服则不惟痛泄可止，而神气亦自强矣。

明，据云欲后受寒，少腹疼痛异常。余曰：脉沉迟细，因事后中寒，以致阴寒气滞而痛极者。即外用葱、姜捣烂炒热或烧热砖，熨其脐腹，以解其寒极凝滞之气；内服附子、理阴煎（熟地、当归、炙甘草、干姜、肉桂）以温补阴分，托散寒邪而愈。

以上出自《临证医案笔记》

何书田

肝郁气滞，腹痛频作，面黄神倦；久恐成痃癖之患。难许速效。

炒白芍　枸杞子　紫石英　炒艾绒　小茴香　炒归身　川楝子　制香附　川牛膝

虫积腹痛。

胡黄连　炒白芍　焦建曲　炒枳壳　炒乌梅　炮黑姜　川楝子　大麦芽　煨木香

脾肾气亏，命火衰弱，腹痛便柔，纳食间欲呕吐。舍温补中下焦，别无善策。

上肉桂　焦于术　菟丝子　煨肉果　淮山药　炮姜炭　炙黑草　补骨脂　新会皮　白茯苓

素有腹痛之患，投温剂则稍效。现在愈发愈密，胸次不舒，胃减便闭，脉软神倦。此属肝脾郁滞，下元命火失化也。治以温润之法。

上肉桂　菟丝子　淡苁蓉　煨益智　陈皮　西党参　枸杞子　柏子仁　法半夏　煨姜

以上出自《簳山草堂医案》

王孟英

友人洪岳山，用仙人杖炭与煅牛齿等份研末，柏子内青油调，以箍脓甚效。后余治一肝郁为病，中脘胀滞作痛，腹渐大，欲成胀病。治以宣利疏养之法，二十余剂，腹中已觉宽畅，惟大腹仍空阜不瘪。思索再四，于原方加入仙人杖数寸，一剂果平。盖嫩竹出土自枯，取其自然之性，遂合病机，而收捷效。愚谓方药主治，皆可借用。

角里街怡昌烛铺苏妪，年已六旬。偶患腹痛，医谓寒也，进以热剂，痛渐剧而腹胀便闭，按之甚坚，又以为肠痛，攻之而愈痛，遂绝粒不眠，呼吸将绝。挽余诊之，脉滑而数，舌绛苔黄，口臭溺无，热阻气也。以雪羹煎汤调益元散五钱徐灌之，即痛减气平；次日以雪羹汤送当归龙荟丸三钱，便行溺畅；随以轻清药数帖而痊。

贤倡桥朱君兰坡令堂，年已六旬。素患跗肿，夏季患疟转痢，痢止而腹之疼胀不休，渐至脘闷面浮，一身尽肿，遍治罔效，卧榻百日，后事皆备。闻余游禾，谆乞一诊。左极弦细，右弱如无，舌赤无津，呻吟呕沫，不眠不食，溲短目眵。系肝旺之体，中土受伤，运化无权，气液两竭。如何措手，勉尽人谋。方用参须、石菖蒲、仙夏各一钱，石斛、冬瓜皮、建兰叶各三钱，竹茹一钱五分，姜汁炒川连四分，陈米汤煎服。诘朝兰坡忻忻然有喜色而相告曰：已转机矣。求再诊。余往视，面浮已减。病者辗然曰：胸腹中舒服多矣，故不呻吟。且进稀粥，按脉略起。遂于原方加冬虫夏草一钱、乌梅肉炭四分，服后连得大解，色酱而夹蠕蠕之虫盈万，腹之疼胀遂蠲，肢肿亦消，舌润进粥。又邀余诊，色脉皆和，喜出望外。初亦不知其虫病也，所用连、梅，不过为泄热生津、柔肝和胃之计，竟能暗合病情，殆兰坡孝心感格，故危险至是，可以一二剂取效。谨识之，以见重证不可轻弃，而余侥幸成功，实深惭恧。将返棹，留与善后方，惟加燕窝根、薏苡、白蒲桃干而已。冬初余再游禾，询其所亲，云已出房，因索原方案归录之。

邱氏妇年四十余，患少腹瘕聚，时欲上冲，昏晕而厥，卧榻数月，足冷面红，寤不成寐，诸治不应。余按脉虚细而弦，口干无液。与大剂一贯煎，覆杯即愈。人咸诧异称神，余却愧钞来墨卷也。

以上出自《归砚录》

陈春湖令郎子庄，体素弱，季秋，患腹痛，自汗，肢冷，息微。咸谓元虚欲脱，孟英诊之，脉虽沉伏难寻，而苔色黄腻，口干溺赤。当从证也。与（黄）连、（厚）朴、楝（实）、栀（子）、元胡、蚕沙、省头草等药，服之而康。次年患感，复误死于补。

夏酝泉，延孟英视钱妪之病，腹痛欲绝，因见弦滑之脉，与当归龙荟丸而安。

许仲筠，患腹痛不饥，医与参、附、姜、术诸药，痛胀日加，水饮不沾，沉沉如寐。孟英诊脉：弦细，苔色黄腻。投以枳（实）、（厚）朴、（吴）萸、（黄）连、栀（子）、楝（实）、香附、蒺藜、延胡等药，二剂。便行脉起，苔退知饥而愈。

阮范书明府令正，患腹痛欲厥，医见其体甚弱也，与镇逆通补之法，而势日甚。孟英察脉，弦数左溢，是因忿怒而肝阳勃升也。便秘不饥，口苦而渴。与雪羹、栀（子）、楝（实）、旋（覆）、绛（屑）、元胡、丹皮、（竹）茹、贝（母），调下左金丸而愈。逾年，以他疾殁于任所。

张月波令弟，陡患腹痛，适饱啖羊肉面条之后，医皆以为食滞。连进消导，痛甚而渴，得饮大吐，二便不行。又疑寒结，叠投燥热。其病益加，呻吟欲绝，已四日矣。孟英视之，脉弦数，苔干黄，按腹不坚。以海蛇一斤、凫茈一斤，煎汤频灌，果不吐。令将余汤煎（山）栀、（黄）连、楝（实）、（石）斛、（竹）茹、（黄）芩、枇杷叶、知母、延胡、柿蒂、旋覆为剂，吞龙荟丸，投匕而溲行痛减。次日更衣而愈。

以上出自《王氏医案》

林佩琴

潘。少腹本厥阴部分，疼痛不已，利下黏腻如鱼脑，又呕紫血甚多，继以鲜红，夜烦不寐，足厥冷，左脉虚弦，右虚小。此土受木侮，必饮啖后郁勃动肝，厥阴凌犯中下焦，清浊互伤，呕利并剧，节交雨水，风阳猝乘，药忌刚燥，但柔肝熄风缓痛为宜。阿胶（水煨）、白芍、木香、小茴香（盐水炒）、香附（醋炒）、延胡（酒炒）、茯神。一服血止，痛利大减，足亦和。再加炮姜、黑楂肉服，证悉平。改用潞参、茯苓、白芍、山药、炙草、砂仁、诃子肉、粳米、枣肉，调脾而食进。但呕利伤阴，精神未复，因事怅触，寒热烦痛，按捶略爽，是营卫流行之机，未免钝窒矣。且咳喘痰灰，肾虚气少摄纳，必补中则营卫自和，摄肾则喘嗽可定。潞参、炙芪、归身、炙草、茯神、五味、山药、骨脂、核桃肉、沙苑子。渐次调理向安。

夏氏。当脐疼痛，触寒屡发，痛来饮食都废，神色清减，脉虚弦。据述服和肝调气不应，数年前曾以鸦片烟脚为丸，服下痛止。夫鸦片能行下身经络，此证明系血络阻滞为患，况痛久入络，宜辛温以通之。若但如四七汤、四磨饮仅开气分。昔贤谓经主气，络主血，不分经络，安能应手。用当归须（酒拌）、延胡、小茴（酒焙）、新绛、桃仁（研）、旋覆花（绢包煨），服效。

以上出自《类证治裁》

方南薰

彭凤书先生室人，年届五旬，经信未断而兼失血，入冬后，腹时作痛，医药叠更，无效。延及孟春，腹痛愈剧，咳嗽多痰，头背恶寒；手足冰冷，腰酸体重，少腹胀痛，饮水倾吐，色如屋漏，危急之际，迎余诊治。六脉沉迟而弱，两尺更甚，面白唇淡，口不作渴，山根筋现，腹得热手重按，痛乃稍缓。此太阴痰饮，少阴真寒，厥阴呕逆之证，授以附桂理中汤加砂、蔻以涤饮，椒、萸以散逆。先生见方药迥不侔前，因谓余曰："内子生平肝脉过旺，体瘦多火，常患齿痛，一切温热之品素所禁用。"余曰："尊阃向来脉证，弟固不知，由今而论，其为三阴真寒无疑。盖脉沉迟，三阴里寒也；弱者，病久气虚也；腹痛，寒盛于中也；头背恶寒，寒淫于外也。阳微不能顺布，故四肢厥逆，阴寒上逆则吐，吐水如屋漏而有秽气者，喻氏所谓胃底之水也。但此证服桂附理中汤，必得泄泻，乃能痛减，喻氏所谓阴邪从大便而出，呱呱有声者是也，景岳所谓通则不痛是也，舍此温补，别无他法。"先生见余议病详悉，放胆令服，然腹痛每日不减，兼之大便闭塞，于是生熟附子大剂陡进。服至两旬，而大便略解，经信亦通，服至三旬，而冬尽春回，里阳来复，阴凝自化，乃得泄泻，胀痛俱除，饮食加进，百体顺昌。是证也，非先生确有真见，相信之深，既服桂附而腹痛未已，则以为药不对证，或因大便闭久，则以为燥热伤阴，势必更医易方，其不至偾，乃事者几希矣。

靖安李龙国腹痛呕逆，余诊六脉沉迟，知属中寒，投以砂半理中汤，入喉即吐。复诊，见病者两手按腹，唇红舌白，再与附子理中汤加吴茱萸，下咽仍吐，饮食不进者六日，死蛔皆从吐出，余曰："证脉相符，用药何以不效？大抵肝胆之火为呕所升，无以制之，则逆而不降，况阴盛之极，亦能格阳。"乃以附子理中汤煎好，另用黄连炖汁，搀和服之，遂不作吐，再服而愈。

罗姓妇，三年腹痛，痛则闭门静卧，羞光怕日。余诊其脉，沉迟而弱，明系中寒，何以历治不效？总由恣食寒凉荤茹，又不耐心服药，故时愈时发，令服丸药一料，乃得全愈。

黄芪三两，酒炒　党参二两，米炒　白术二两，土炒　茯苓一两　半夏八钱　砂仁一两　小茴一两五钱　川椒一两　附片二两　广皮五钱　公丁香六钱　破故纸二两　吴茱萸八钱　神曲一两　上肉桂六钱

共研末，红枣（去核）一斤、煨姜（去皮）二两，煎汤和丸，小豆大，早晚开水吞服三钱。

次媳朱氏，体素薄弱。戊戌仲春，患胃气疼痛，牵引少腹，医者不知暖中驱寒，徒执便闭为阳结，口渴为热盛，投以生血寒凉，腹痛日甚，连更数医，若出一辙。病延两月，日增沉重，食少肌瘦，卧床不起，奄奄待毙。余偕次儿后静侨寓江城，未之知也。四月望后，遣人至省告余，即命次儿携药以归。用附桂理中汤加吴茱萸、川椒、砂仁、小茴，大剂煎服，腹痛稍减。服至三十余剂，计用熟附三斤有余，方能阳气遍达，阴寒痰饮不敢肆虐，结聚脐中，发为阴毒，坚大如盘，溃流清水。又服芪、术、附、桂、干姜、党参、茯苓、山药、故纸、小茴，年余乃得脓干口敛，肌肉复生。《伤寒》书云，脏结者不治。其此证欤？

以上出自《尚友堂医案》

抱灵居士

宋母，左胁痛至腹，手冷至节，吐清水，脉沉细小、右伏，或以平胃散加香砂、吴萸、肉桂，不纳药。予推三关、掐老龙穴，痛止；以附子理中汤不纳药；以槟榔、丁香、枳壳、当归、木香、陈皮、紫苏、灶心土、马鞭草一剂，纳药，痛减，脉出，潮热，手温，右脉沉细，以小柴胡汤加槟榔、枳壳、白芍、木香之类而全愈。

《李氏医案》

何昌龄

胀，便泄而腹胀日增者，脾虚肝木来乘之候也，脉沉面浮，势将浊阴上逆，而成肿满。

制香附三钱　姜枳壳一钱　炒白芍一钱半　白茯苓三钱　青皮一钱　六曲一钱半　焦冬术一钱半　炮姜一钱　川桂枝四分　泽泻一钱半　木香七分，后入　艾绒八分　砂仁四分，后入

复诊：腹膨十减其七，脉不数而自觉内热，纳谷殊少。气机未利，热因虚作，宜清利为主。

香附炭三钱　炒白芍一钱半　姜枳壳一钱　炒麦芽三钱　光杏仁三钱　桑白皮一钱半　焦冬术一钱半　姜山栀一钱半　白茯苓三钱　炒苏子三钱　紫菀一钱半　砂仁末四分，后入

《何端叔医案》

顾德华

俞。阴虚之体，肝火劫伤胃液，痰气凝结于胃，下午腹痛，痛甚无寐，头眩便燥，患经五月，防痛甚致厥。

瓦楞子三钱　姜半夏一钱五分　青皮一钱　白芍一钱五分　金铃子一钱五分　枳实一钱　乌梅一钱
使君子三钱　老苏梗五分　鲜佛手一钱五分

又诊：前进两和肝胃，脘痛得减，痰血未呕，大便续通未畅，唇色泛紫，瘀痰犹滞络中也。

苏梗五分　炙鳖甲五钱　枳壳一钱　木瓜五分　瓦楞子三钱　使君子三钱　青皮七分　单桃仁三钱
川楝子一钱五分　乌梅七分　鲜佛手一钱

又诊：叠进平肝和胃，蛔厥之痛虽止，阴血已伤，起居宜慎。

制首乌四钱　炙鳖甲五钱　川楝子一钱五分　香苏梗五分　炒山药三钱　乌梅肉一钱　瓦楞子三钱
宣木瓜五分　川石斛三钱

《花韵楼医案》

曹存心

腹左气攻胀痛，上至于脘，下及少腹，久而不愈，疝瘕之累也。痛极之时，手足厥冷、呕逆，当从肝治。

当归四逆汤（归、桂、芍、草、辛、通、姜、枣）合二陈汤。

吴仙散（吴萸、茯苓）。

诒按：病偏于左，更加支厥，此肝痛确据也。

再诊：痛势已缓，尚有时上时下之形，邪未尽也。

吴仙散合良附散、二陈汤，去甘草，加当归（小茴香炒）、白芍（肉桂炒）。

瘀血腹痛，法宜消化。然为日已久，脾营暗伤，又当兼补脾阴为妥。

归脾汤去芪、术，加丹参、延胡。

诒按：此病用补，是专在痛久上着眼。

当脐胀痛，按之则轻，得食则减，脉形细小而数，舌上之苔左黄右剥，其质深红，中虚伏热使然。

治中汤，加川连、雪羹。

诒按：此等证不多见，立方亦甚难，须看其用药的当处。

少腹久痛未痊，手足挛急而疼，舌苔灰浊，面色不华，脉象弦急。此寒湿与痰，内壅于肝经，而外攻于经络也。现在四肢厥冷，宜以当归四逆汤加减。

当归小茴香炒　白芍肉桂炒　木通　半夏　薏仁　防风　茯苓　橘红

诒按：寒湿入于肝经，病与疝气相似，治法亦同。

再诊：少腹之痛已止，惟手冷挛急未愈。专理上焦。

蠲痹汤（防、羌、姜黄、归、芪、草、赤芍），去防，合指迷茯苓丸。

少腹作痛，甚则呕吐，脉右弦左紧俱兼数，舌苔浊腻，口中干苦，头胀溺赤。此湿热之邪内犯肝经，夹痰浊上升所致。泄之化之，得无厥逆之虞为幸。

旋覆花汤、三子养亲汤（苏子、白芥子、莱菔子）、金铃子散。

另乌梅丸。

诒按：旋覆、金铃以止痛，三子以除痰，更用乌梅丸以泄肝，所以面面都到也。

再诊：呕吐已减，白苔稍化，头胀身热亦缓。惟腹之作痛、便之下痢、脉之紧数，以及口中之干苦、小水之短赤，尚不肯平。肝经寒热错杂之邪，又夹食滞痰浊为患也。仍宜小心。

葛根黄芩黄连汤，加延胡、楂炭、赤苓、陈皮、莱菔子。

另乌梅丸。

诒按：想因下利较甚，故用药如此转换。

三诊：余邪流入下焦，少腹气坠于肛门，大便泄，小便短，舌苔未净，更兼痔痛。

四苓散合四逆散，加黄芩、黄柏、木香。

诒按：至此而内伏之湿热，从两便而外泄矣。

肝脉布于两胁，抵于少腹，同时作痛，肝痛无疑。肝旺必乘脾土，土中之痰浊湿热，从而和之为患，势所必然。

逍遥散（柴、荷、苓、术、归、芍、草），加栀、丹，合化肝煎。

诒按：此治肝气胁痛，诚然合剂，案所云湿热痰浊，虽能兼顾，嫌未着力。

以上出自《柳选四家医案》

张大曦

脾肾之阳素亏，醉饱之日偏多。腹痛拒按，自汗如雨，大便三日未行，舌垢腻，脉沉实。湿痰食滞，团结于内，非下不通，而涉及阳虚之体，又非温不动。许学士温下之法，原从仲圣大实痛之例化出，今当宗之。

制附子五分　肉桂四分　干姜五分　生大黄四钱　枳实一钱五分　厚朴一钱

诒按：论病立方，如良工制器，极属微至之妙。

再诊：大腑畅行，痛止汗收，神思倦而脉转虚细。拟养胃和中。

北沙参三钱　甘草三分　橘白一钱　白扁豆三钱　丹皮一钱五分　石斛三钱　白芍一钱

《柳选四家医案》

何平子

元阳气亏，腹痛便溏，以温下焦分理，自然安适。

川桂枝　川楝子　法半夏　煨木香　白芍　真茅术　云茯苓　橘核　谷芽　青皮

复：川石斛　川楝子　云茯苓　煨木香　草薢　炒白芍　山萸肉　菟丝　生米仁　煨姜

《壶春丹房医案》

费伯雄

某。胸腹作痛，为时已久，常药罔效。权用古方椒梅丸加味主之。

当归身二钱　杭白芍一钱　真安桂四分　荜澄茄一钱　瓦楞子三钱　小青皮一钱　延胡索二钱　广

木香五分　春砂仁一钱，打　乌药片一钱　新会皮一钱　刺蒺藜三钱　焦乌梅一粒　花椒目二十四粒

《费伯雄医案》

李铎

徐某，年二十六，腹痛溏泄，小水短赤，胸满肠鸣，呕吐恶食，舌苔微黄，脉右微弦，左缓弱。是水谷内因之湿郁蒸肠胃，致清浊不分，遂为痛泄。究其源，总为脾胃不和，健运失司。仲景云：弦为胃减，缓是阳虚，法宜和胃升阳为主，佐以分消，时值夏末，预防滞下也。

白术　党参　云苓　干姜　茯苓　广皮　桂枝　泽泻　甘草

又：前方和胃升阳去湿，痛泄已止，小水清长，寒热已退，已属捷效。惟精神困倦，不思饮食，头目昏眩，实为脾肾阳虚，议益脾温肾法。

白术　党参　云苓　干姜　半夏　陈皮　智仁　甘草炙

杨子，年十八，脉沉细而无力，头目昏重，舌苔滑白，手足冷痹，身痛腹痛，痛无休止，大便溏泄。显是阴寒内伏，法宜温中祛寒，附子理中汤加桂枝、白芍，二帖而愈。

附子　白芍炒　干姜　桂枝　甘草炙　大枣　白术炒　生姜

腹痛脉见沉细无力，兼有溏泄等证，必是太阴寒结，非气滞、湿郁、食积、热结之比，误则防变莫救。寿山

吴某，年二十，小腹急痛，四肢冷痹，头目眩晕，冷汗淋漓，呕吐清水，口中气冷，脉见沉微。此少阴寒中腹痛，误服寸金丸，是以加剧也。急以真武合吴茱萸汤救之，一剂愈。

附子　茯苓　白术　白芍　吴萸　干姜　肉桂　党参　甘草　大枣

吴赉臣明经，脐腹绞结，胀痛非常，头晕形寒，手足冷痹。诊左脉沉细，右洪滑而弦，禀质素弱，食停肠胃，冷热不调，服行气导滞止痛诸方无效。法宜寒热并行，宗《千金》温脾汤以进。

附子　干姜　大黄　芒硝　文党　当归　甘草

服此方后，形寒肢厥已除，痛亦稍缓，似属投恰，而口燥渴，唇紫，舌苔黄，现出热象。改用苦辛清降轻剂，痛复如故，二便仍闭，腹胀肠鸣，心悸呕恶，渴喜热饮，竟夜不寐，上下牙齿时自相交击，得食愈痛，痛时须重按抚摩，右脉坚滑搏指。仍进温脾法二剂，大下溏粪，并用酽醋炒麦麸乘热频熨，痛渐止。后以厚朴温中合五苓以温中而通膀胱，诸病悉除矣。

此证寒热互见，药亦寒热并投。寿山

高玉傅长子兆魁，年五岁，腹痛甚，时作时止，医以槟榔丸投之愈痛。幼科某作虫治，服杀虫通利之剂，虽得虫下而大便总闭结不通，痛至七八日，极危之际，迎余诊之。脉沉而迟，眼目露神上视，口出冷气，大渴烦躁。细为审究，据眼神口气本属脏寒虚痛，而便闭口渴又似伏热之象，既有伏热，服寒凉通利之剂何以不应？辗转思维，忽悟古人寒极似热之论，此脏寒无疑矣。其便闭显系寒凝泫冻，是以愈下愈急，一定至理。乃用附桂理中丸一大枚，令其速进，外用葱头一大握，捣烂炒热，摩熨腹脐，冷则换之，不逾时，大便大下，粪如败酱，腹痛顿减，

遂进附子理中加丁、蔻，二剂全瘳。

寒极似热，证实难辩，非涉猎不精者所能知其一二。寿山

曾香未客，患积热腹痛，医以疏寒消滞药叠进无效。痛极时大汗如雨，十指微冷，神昏懒言，更请一医，见其形状，不究虚实，作阴寒治，拟投附桂理中。病者未敢遽服，延余诊视，脉沉而弦数，两颧赤，舌苔黄，口不渴，二便闭，胸腹胀痛，手不可按。以脉证细为推究，显属实热之象。但何得指冷大汗？因思内有实热，阳明痛极，必汗出指冷，其神昏懒言，乃痛难支持之故。若三阴虚寒之痛，必面青背曲，喜重按，下利，此为明辨耳。遂以大承气加槟榔攻之，一服二便通利，痛随利减，再剂胀痛如失，此正古人谓通则不痛之义也。

丁阃府绍裘之媳，年三十余，腹满而实，如有孕状，已逾年矣。服理气宽胀、消导克伐皆无效。延余诊脉，寸关大而虚，两尺不应，明是火衰阳微之象。腹为至阴之地，此浊阴凝沍而为虚满，非实证也。且日食不能夜食，夜食则作胀而痛，及平日不能进肉食，一食豚肉，不但加胀痛，而且泄，其为火土两败显然可知。此病失治，有单腹胀之忧。为拟一方，用附子、干姜、官桂、丁香、砂仁、益智、茯苓、白术、枳实、陈皮，兼硫黄丸。一派补火暖土之药，少佐枳实合枳术丸，为消补兼施。令服三十剂，腹内微烧而大泄数行，自觉腹消其半。转方去茯苓、白术、枳实、砂仁，加蜀椒、白蔻纯阳之品，仍令服四十剂，兼服黑锡丸二两，硫附丸服至二斤许，方奏全绩也。

此病非其家相信之笃，虽有确见，难收全功，余治此等证，独开生面，效验常著。如治杨耐轩孝廉，高彩卿上舍及宋某老、许安人，诸案可考。

肿满诸治，生面独开，大都从兼证上讨出消息，学者其细参之。寿山

周氏妇，年三十，常患心腹痛。痛时腹膨肠鸣，周身骨节酸痛，手足麻痹，医率用破气行血药反甚。余与丹参饮一剂痛减，二剂良愈。后以此方治妇人心腹诸痛，屡验。

丹参一两　砂仁一钱　白檀香一钱

宋氏妇，年三十二，患心腹痛，上下攻刺，呕吐涎沫，或吐清水，食后尤痛，时作时止，面色青黄，凡治气痛药皆不效。余曰：此虫痛也。其姑笑曰：若辈亦有虫乎？余曰：常用之，治之靡不应手而愈。与化虫丸二十粒，乌梅花椒汤空心吞下，二服果下虫一裹，痛遂瘥，继以椒梅理中汤数剂，永不复发。

不于时作时止、面色青黄、呕哕涎沫辨是虫痛，何能奏效。寿山

以上出自《医案偶存》

潘名熊

顺邑马荔隐方柏第五姜，据荔隐述，每戌亥必腹痛（戌亥为至阴之时，肝肾为至阴之脏，奇经八脉皆发源于肝肾故也），其痛始脐下，渐绕脐上，及两胁，以至于心，天晓则安然无恙。平日惯以八珍汤获小效，而自能渐安。今陆医与之诊，谓脉近有力，当清其源，然后永无再发，转用苦寒剂，痛益增。明日再诊，谓倍有力，论脉当清，前剂轻小，药力不到耳，古人谓通则

不痛（至若寒者温之使通，虚者补之使通，医似不晓），且每三两日始一更衣，此治必合（幽门气钝血燥，医似未明），用大承气汤加桃仁、川楝子，大剂进服。大便泻后，日夜皆痛（阴阳两伤），且频呕不食。特延君愈之。余脉之曰："证属虚寒，理宜温补。"荔隐曰："脉鼓指否？"余曰："鼓指。"曰："脉若是，安能补？"余曰："未进承气前，纵似有力，未必鼓指。"曰："诚如君言，何也？"曰："此真气虚，而邪气实耳。夫胃气充足者其脉缓，今苦寒攻伐，胃气愈伤，是以鼓指。凡实热脉，重按仍有力，今重按则软，且唇白而困倦无神，岂有余证耶？少腹痛必心痛者。经云，阴维脉病苦心痛也。奇经八脉，皆发源于肝肾，原当治下。因苦寒更伤中州，法不得不中、下兼顾，使急逐其寒邪，而复其胃气。愚见拟用吴茱萸汤合附子粳米汤加减先进。"方用野山丽参四钱，吴萸、附子各二钱，炒粳米、半夏、生姜各三钱，大枣二枚。一服吐止痛减。次日诊，仍用前方，加于术三钱、炙草一钱，煎服。三日诊，脉象和缓，痛减八九。转用当归（小茴五分拌炒，仍用同煎）、紫石英（生研）各五钱，潞党、杞子各四钱，盐水炒破故子、制香附、制蕲艾叶各一钱。服四帖后，间或加天生术、关沙苑同煎，或加野山土木人参、北鹿茸末各一钱，另炖冲服，调养将一月而瘥。半载后因房事痛复发，且少腹胀，左尺弦劲（肾虚风动），用转方七味去潞党、石英、故子，加海螵蛸、白蒺藜各四钱，茜根一钱，蝎尾梢一分，二剂渐愈。后仍用归杞七味方，与配人参、茸、野术、砂仁、熟地出入而调养，以收全功。

香邑黄阁乡麦树基，每日交酉必腹痛（脏腑十二时流注说，以酉属肾经），将交戌，痛乃渐止，病年余，无有能愈之者。一医曾作热积治，用朴、枳、连、柏，渐增肠鸣（寒气），更或时吐时泻。又更一医，治以自制小丸，此后则诸恙倍增。肠鸣虽远坐亦闻，腹痛每至于闷死，必酉刻将尽，始渐醒而痛缓，日日如是，无有间者。危急之际，邀余诊，脉无神，结见两关左尺。拟附子粳米汤加味治之，熟附子三钱，炒粳米、制半夏各四钱，丽参、木瓜、炙草、南枣肉各一钱。是晚痛虽止，而肠尚鸣，亦将交戌而其鸣乃息。翌日诊，原方加土炒白术五钱，枣肉改用三钱，木瓜改用一钱半，是晚诸恙俱安。隔年余，适到黄阁，复邀诊，据述今年上半载无恙，后半载每月复发一二次，因痛不比去年之甚，故加味复方，仅服半剂，而自能渐安。余仍用附子粳米汤合理中汤加味为小丸，令其常服，以防后患。防党参、白术各四两，附子、当归各一两，丽参、半夏、干姜、木瓜、甘草各五钱，用大枣、糯米煎稠粥为小丸，每服三钱，早用淡盐汤送。后闻连服五料，乃收全功。

以上出自《评琴书屋医略》

徐守愚

剡西王胜堂仁仲吕淇园胃脘腹痛多年，自新昌陈曼卿灸之，余药之后即全愈不复发。去秋事为多怫，心常蕴结，因而脘腹微痛，乍作乍止，尔时犹不介意。一交大寒至春分，候为初气，厥阴风木主令，其痛遂甚，且连少腹，有时肝气纵行乘脾，横行乘肺。乘脾则痛而腹满，乘肺则痛而恶寒。是以食减便溏，肌肉瘦削，宛然一虚怯证矣。余甫至嵊，即邀余施治，其日适三月上巳，余谓淇园曰："今当为仲除不祥耳。"淇园腹痛不堪，口不能言，手不停摩，卧则四肢拘急，坐则腰脊不举，即行走数步，俯不能，仰如鞠躬。然诊脉左关短涩，右关沉弦，显然肝经气血郁滞不行，木凌土位。而弦脉反见于右，此之谓离宫，治法当缓肝之急以舒筋；补土之虚以御木。且肝与胆相表里，肝阴宜养而胆热亦宜清，方用：当归、酒芍、仙居术、冬桑叶、丹皮、木瓜、柴胡，加生姜、大枣煎好，冲猪胆汁一枚，但服药时已臻一更矣。少顷而得酣睡，至三更醒而索粥，粥后再服药一剂，睡到天明而腹痛已愈。步履之间俯仰自如。淇园欣欣然近余前而言曰："真神方也。"余曰："仲病在肝，肝属木而主春，阳春有脚，能走而亦能来，未可遽以为喜。须加静养工夫方不反复。"于是淇园出从前所服之方见示，乃医书腹痛门中解肝煎、排气饮、木香调气散、左金丸、龙胆泻肝汤等，渐次杂投，无一效者。犹之按图索骥，未之有得，甚至近日疑其有积也，进五积散以除积；疑其有邪也，进双解散以祛邪。徇名用方更属大谬，所以病至斯极耳。余乃正色相告曰："医关生死，十年功深，精微难得。前辈成方必凭脉审证，丝毫无爽，始可运用，仲于斯未曾入门，百年寿命自治必致自误。何轻身乃尔乎？吾闻君子赠人以言，爱人以德，故甭屑及此。"淇园起而承之曰："肺腑之言，殊令人服，今藉兄妙手，垂危乃得复生，感德何极！日后方药举不敢师心妄用，自贻伊戚矣。"次朝余将归城，临行时，嘱原方加党参再服五剂，继以参芪建中汤服二十剂再商。不意家政纷繁，劳心之余兼劳其力，不及半月而腹痛复发，且寅卯木旺之时，频频梦遗，因之便数茎痛，日夜不安，举家彷徨。飞速邀余诊视，脉得虚细软弱，于腹痛尚不见忌，独二尺洪数，乃龙火沸腾使然。余诊视甫毕，正凝思间，淇园低声问曰："今弟病上加病，犹之雪上加霜。兄其何以救我？"余举笔良久曰："舍滋肾丸合金铃子散，其无别法。"淇园曰："愿闻其旨。"余曰："滋肾丸罗东逸注云：知母凉肺清金，滋阴化阳以通小便；黄柏苦以坚肾，能伏龙家沸腾之火，而精不摇动；肉桂甘温反佐，兼以导龙潜海，使水火之相入而不相射也；金铃子散陈修园谓引心包络之火，下行从小肠、膀胱而出，延胡索和一身上下诸痛。方义大略如此，药宜速进，病乃速愈。"于是一日频服二剂，至三日而诸证霍然。淇园语余曰："兄活我屡矣，其病根不拔，奈何？"余直示之曰："嗣后宜远房帏，节饮食，高养山斋，怡情适志，投以对证药饵，可无后患。"淇园从之。旋即谢绝一切，往石碑岳家将息。复邀诊视，余乃嘱以日服理中汤一剂，夜服逍遥散去薄荷一剂。二方相继并进，致数月之久，自然逐日生色，何虑元气之不复乎？仲其勉旃，我日望之！

《医案梦记》

徐麟

嵊城东门汪文华妇，平生多郁，一日早膳已，忽尔腹中疼痛，连及少腹，还而上冲于心窝，旋而攻脐则呕吐眩晕，稍住，手足麻木不仁，或得食稍许，似觉痛胀，心胸满闷，直待吐出所食原物。稍得宽舒，而肚腹之痛又作矣。伊夫伯父亦知药味，疑其头痛吐逆，腹痛绕脐，误认外感，药用疏散，一剂而头痛更甚；改芳香行气而专治腹痛，而腹痛愈剧，口加渴，又腹痛，疑有虫积，投杀虫之品。仍然头痛、吐逆而腹中似饥，食不能进。其夫文华即延余医，诊得左关涩滞，右关浮大而弦劲，左寸虚软无力，右寸细数而实，腹痛喜按而复拒按，以脉合证，明明是肝木乘脾，以致土病不能生金，金不能制木，木势猖獗，清气不升，浊气不降，上而充塞乎玄穹，所以呕逆、眩晕生焉。肺主卫而心主营，营卫稽滞，血脉凝泣而手足有时不仁也。脐腹心窝痛攻纵横与乎，饥不能食，皆肝邪之所致也，其脉左涩右大者，谓之脉离其宫也。肝病本拟左大于右，今之左右各具病脉者，木乘土中，土木相忤，因此而脉不得相安于本宫也。方宜缓肝之急以用甘，泻肝之刚以用酸，散肝之郁以用辛，参之以清胆热，兼用桑叶、丹皮、胆汁，佐以金铃子引心包相火下行，延胡索和一身上下诸痛，此方接服五六剂，诸证脱然。

附方：桂枝　酒芍　炙草　炮姜　乌梅　桑叶　丹皮　猪胆汁　延胡　金铃子

《医案梦记附案》

王燕昌

一富翁，年六十余，夏感暑风，腹疼不泻。医者用清暑益气汤表愈；又用六君子加山楂、神曲，疼减而身热不食；又用香砂六君子加柴胡，证减而倦食。乃更医，又用六味地黄汤等方，月余不愈，续生痰嗽、尿赤、汗喘等证；改用十全大补，遂卧不起，不食，腹疼而泻。诊之左关弦数，肝胆热也；右寸、关洪有力，热积胸胃也。因用柴胡、白芍、厚朴、枳壳、黄芩、知母、麦冬、萹蓄、滑石之类，二剂而愈。溯其由来，腹疼非食，乃肝旺克胃；身热、不食，肝气未平，胃又误补也；次证减，少食，肝清而胸不满也；次月余不愈，病未减，而脾又湿也；痰嗽、尿赤、汗喘，皆脾湿助热之故；次不起、不食，热盛也；腹疼、便泻，肝胆木旺而疏泄脾湿也；熟地湿脾，桂、附暖肝，故疼泻也。

一仆人，二十余岁，脐下板痛，右关、尺浮芤而数，余皆细平。用归、芍、桃仁等服之；外用炒葱熨之，大下紫血。每日以何首乌煎服愈。

以上出自《王氏医存》

徐养恬

左，五十八。腹右积滞，蕴结板痛，舌光灼，寒热，脉弦，大便通而痛胀不减，乃夹血之证。

制大黄　桃仁　炒枳实　赤芍　金铃子　酒延胡　瓜蒌　山楂炭　钩藤

二诊：积松痛减，饮食宜慎。

金铃子　延胡　山楂炭　丹皮　冬瓜子　全瓜蒌　米钩藤　炒枳实　茅根肉

《徐养恬方案》

吴达

陈竹坪先生，沪上大善士也。常以活人为心，专治服生鸦片，经其挽救者千百人，遇贫且病者，恒代延医给药，施以钱米，人甚德之。曾诊其夫人之恙，因而识予。癸未四月，邀诊一倪姓童，年甫九龄，因父病，家不举火，乞食于邻，邻人饲以冷粥，遂腹痛、泄泻。沪上有时医子，全未读书，仅执数方以袭父业。以耳为目者多延之，以为名医后，必名医也。被其戕害者，不可胜计。是证适先延之，乃进以发散消导之剂，旋即饮食不进，头汗淋漓，呻吟不绝。问之，但云胸中难受，莫名其状耳。余谓童年并无七情六欲之感，冷粥停滞，乃最易治之证。用参、苓、归、芍，加调气之药，一方而愈。原其头汗出者，误服豆卷发散之品也。再有桂、曲、麦芽、槟榔、枳实，枯肠馁腹，何以克当，必至中气日伤，归于不救，直是无端索其命耳！

余见此君之仅用数方，以应万病者屡矣。欲面规之，窃恐水火不入，故尝为论说，登诸日报，深冀此君见之，知以人命为重也。

《医学求是》

杨毓斌

王老太太。证见胸腹满痛，不思食，舌苔白腻，时有一股热气从少腹下窜肛门，坠痛异常，便溏而难小溲，必得热汤熏蒸始稍出，脉右滑实左弦细，杂治无效。予按滑实为痰滞积中，弦为痛，细为营弱，此系肺金为实邪阻遏，不能通调。姑从运阳和营，以调化之。

桂心五分　酒洗白芍一钱五分　制半夏二钱　茯苓二钱　六曲一钱　木香五分　茜草五分　大腹皮一钱　甘草梢五分　橘核八分　生谷芽五分

次诊：胸腹拒按稍松，舌苔前半亦减。

泽泻三钱　土炒白术钱半　桂枝八分　白芍二钱　原蚕沙钱半　生楂肉钱半　浮小麦二钱　姜汁少许

证减，胸满未除，易方两服愈。

桂枝五分　川朴五分　牡蛎三钱　泽泻二钱　白术钱半　生楂肉二钱　原蚕沙三钱　盐水炒陈皮一钱五分　生谷芽五钱，先煎　生姜汁少许

朱如捷。病经两月，杂治益剧，延予往。诊得胸前痞闷；小腹硬如石，时觉隐痛；小便短赤若塞，玉茎上缩；呼吸若不相续，吸气尤短促；心悸，入梦惊汗不安；四肢软怯，时作麻木；腰如束，腨如踏，空坐必贴实。此心肾大亏，脾肺失运，乙甲并病，冲督交伤，冰火无既济之占，阴阳有坐困之象。本体内损，医以杂感温病例之，无怪其剧矣。揆厥由来，非得于起居不慎，即座受虚惊所致。幸神色虽馁，六脉尚无败象。然难治已甚，再误不救。时庚寅长夏八日。

初方：酒炒白薇　桂枝　夜交藤　醋炒当归　熟附块　茯神　茜草　法半夏　牡蛎　莲心

初九日复诊：前方去茜草，加龙齿、妇人发灰。

十二日，前方两服，诸证向愈。五日不更衣，腰微酸，饮食无味。

茯神　夜交藤　牡蛎　桂枝木　蜜炙半夏　酒洗当归　白芍　续断　炙芪　炙草　六曲　谷芽　莲心

十四日，诸恙悉愈。大便溏，用异功散加减，数服而安。

土炒白术二钱　炙草一钱　茯神五钱　煨木香五分　盐水炒陈皮一钱五分　六曲三钱　白芍三钱　续断三钱　炮姜炭一钱　谷芽五钱

以上出自《治验论案》

温载之

辛巳季夏，丙子徒患腹病。四肢发厥，少腹左旁突起一包，疼痛非常，口不知味，饮食难进，时作干呕，颇似奔豚。用奔豚汤不效。向来脾虚气滞，改用香砂六君子汤亦不效。势愈危笃。因悟及仲景先师吴茱萸汤方，能治厥阴呕疼。况少腹起包，正厥阴部位，观此危证，非大剂不能奏效。急用吴茱萸八钱，潞党二两，生姜二两，陕枣十枚。浓煎与服。服后片刻，即吐出冷痰碗许，其痛立减。随服二道，下咽即吐。意谓将药吐出，细视概系痰涎比前较多，少腹

之包已散。须臾思食。此由于阳气素虚，值夏季月，湿土当令。饮入于胃，失其运化之权，停蓄于胃。化为痰涎。阻遏清道，以致不思饮食、腹中起包。方用吴茱萸之大辛大温，宣通阳气；佐人参冲和以安中气；姜枣和胃以行四末，实为胃阳衰败之神方也。岂仅厥阴之主方哉？足见仲师之方应变无穷。故志之。

锡观察韦卿之妾，于夏日偶患腹中疼痛，吐泻交作，四肢厥逆。医谓夏日霍乱吐泻。例用正气散以和解之。其病愈甚，汗出不止。观察惶惧，延医满座，并邀余诊治。审其六脉沉伏，舌苔白滑。此必过服生冷，停滞中焦。缘夏日伏阴在内，不胜其寒，脾阳不运，是以吐泻交作。必用四逆汤大温之剂，方能解释。观察谓其暑日炎天大温，恐非所宜，疑而不用。仍服别医平和之剂，不效。次日，复召余往。仍主前方，两剂全瘳。

以上出自《温病浅说温氏医案》

汪廷元

吴涵斋先生为江越门先生门人，以编修告假在籍，留予寓店中一载，恨相见之晚也。先生一日腹中大痛而喜按，自汗出，肢冷至肘，浑似虚状。众议欲投温补。予曰："脉虽弦细，而右关沉滑，此食填太阴，温之固当。若以汗厥为虚，而用补，是逆之也。"与槟榔、枳实、厚朴、炒山楂、神曲、炮姜、砂仁。一服良已。

《广陵医案摘录》

许恩普

甲午秋，戎部李星若夫人，腹痛如绞，日久欲死。延余诊视，脉沉细，知系虚寒气结，他医误用凉药以致病剧。余始拟以附子理中汤加减，一服而愈。旋因食抄，绞痛如故，九日不便。诊脉虚细，系九结中之秘结，不可攻下。拟以前方加润导之品，便通而愈。旋又风抄，九月初一日痛绝，齿脉俱闭，仅存一息。其胞兄内阁中书虹若言："女初三日吉期，设无救，奈何？"余为情急，恐药饵不及，嘱星若亲炙章门、虎口、三里等穴；并将前方加山甲、牛膝、桂枝、木香等品；乌药攘牙，以箸启齿呷药。一时而苏，脉复。余出曰："包办喜事无虞。"数服而愈。丙申年来请，言夫人血崩晕厥。往诊，脉扰急，知系小产，非血崩也。治以生化汤加参芪去旧生新之品，遂愈。马积生太史夫人亦患腹痛如绞，数月病剧。延余诊视，脉息腹痛相同，因体因证加减拟方，不敢服，以为与他医用寒药相反也。适曾任广州府冯端本太守寿日，与马姻亲，李星若亦姻娅，同往。称祝既，马遍询同乡可否服余之药？金云："可。"归即试服，次早请余，言病减半矣。深信不疑，连服数剂而愈。农部张馨庵、屠逊庵亦河南人，两夫人亦患此证欲死，均为如法治愈。

《许氏医案》

陈菊生

腹痛一证，有热，有寒，有气，有血，有浊，有虫，有实，有虚，有内停饮食，有外感风寒，有霍乱，有内痈，治苟如法，虽数年宿恙，不难应手奏功。壬辰冬，余寓天津，苏州严某，每于申时后、子时前，腹中作痛，上乘胸脘，甚至呕吐，静养则痛轻而缓，劳乏则痛重而急。病经十年，医治不效。余切其脉，虚细中见弦数象，知是气血两亏之体，中有酒积未清，故至申子二时，蠢然欲动，尝见书载祝由科所治腹痛证一则，与此情形颇合，惟彼专祛病，故用二陈汤加川连、神曲、葛根、砂仁，而此则病经多年，正气既虚，阴血亦损，法当标本兼顾，因师其方，加参、术、地、芍治之，服至十数剂，病果由重而轻，由轻而痊矣。当此证初愈时，十年夙恙，一旦奏功，人闻其异，索方视之，以为效固神奇，药乃平淡，莫名所以然，殊不知治病原无别法，不过对证用药而已，药与证合，木屑尘根，皆生人妙品，岂必灵芝、仙草，始足却病以延年！

《诊余举隅录》

张乃修

柳右。腹痛脉沉。气寒而肝横也。

制香附　砂仁　桂枝　磨木香　炮姜　小青皮　沉香　乌药　枳实炭　楂炭

二诊：腹痛稍减，脉形沉细。前年大便解出长虫。良由木失条达，东方之生气，夹肠胃之湿热，郁而生虫矣。调气温中，参以劫虫。

广郁金一钱五分　使君子一钱五分　金铃子一钱五分　制香附二钱，打　白蒺藜三钱　川桂枝五分
朱茯神三钱　陈皮一钱　焦楂炭三钱　砂仁七分　炙乌梅一个

三诊：脉证相安，但腹痛仍未全定。前法进退，以图徐愈。

金铃子一钱五分　使君子一钱五分　玄胡索一钱五分　广皮一钱五分　制香附二钱　砂仁七分　广郁
金一钱五分　鹤虱一钱五分　楂炭二钱　乌梅八分

严右。腹时疼痛，眩晕头昏，心中跳荡，带下舌光，脉象虚弦。此液虚不能涵养，致阳气升腾不熄。拟平肝而熄风木。

杭白芍一钱五分，酒炒　醋炒香附二钱　煅磁石三钱　阿胶珠三钱　川楝子一钱五分　炒川雅连三分
石决明四钱　朱茯苓三钱　潼白蒺藜各一钱五分，盐水炒

二诊：腹痛已止，眩晕亦减。然心中时仍跳荡，荡则神觉昏糊。还是肝阳上扰。再宁神和阳养肝。

阿胶珠二钱　杭白芍一钱五分　茯神三钱　煅龙骨三钱　大生地四钱　炒枣仁二钱，研　生牡蛎五钱
块辰砂三钱　钩钩三钱，后入　金器一件，悬煎

以上出自《张聿青医案》

王旭高

顾。当脐硬痛，不食不便，外似恶寒，里无大热，渴不多饮。寒食风热互结于脾胃中，用《局方》五积散合通圣散，分头解治。

五积合通圣，共为末。朝暮各用开水调服三钱。

又：用五积合通圣温通散寒，便通而痛未止。脉迟，喜食甜味，痛在当脐，后连及腰，身

常凛凛恶寒。此中虚阳弱，寒积内停。拟通阳以破其沉寒，益火以消其阴翳。

四君去草，加肉桂、制附子、木香、元明粉、乌药、苁蓉。

又：温脏散寒，腹痛已止。今当温补。

淡苁蓉　杞子　熟地　当归　茯苓　陈皮　吴茱萸　制附子　乌药　砂仁

渊按：尚嫌腻滞。仍从四君加减为妙。

某。中气不足，溲便为之变。腹中结瘕，亦气之不运也。

二陈汤去草，加白术、沙苑子、焦神曲、苡仁、泽泻、砂仁、通草。

又：肝胃不和，脘腹作痛，呕吐酸水痰涎，经来则腹痛。先与泄肝和胃。

川连　半夏　陈皮　茯苓　瓜蒌皮　薤白头　干姜　蔻仁　猩绛　旋覆花

又：腹中久有癖块，今因冷食伤中，腹痛泄泻，呕吐不止，心中觉热。拟苦辛通降，先止其呕。

二陈汤去草，加黄芩、川连、川朴、苏梗、藿梗、蔻仁、泽泻。改方加神曲。

胡。腹中雷鸣切痛，痛甚则胀及两腰，呕吐酸苦水。此水寒之气侮脾，乃中土阳气不足也。温而通之。

附子理中汤去草，加川椒、吴茱萸、水红花子。

又：脾脏虚寒，宿积痰水阻滞，腹中时痛，痛甚则呕。仿许学士法。

附子理中汤加当归、茯苓、吴茱萸、枳实、大黄。

渊按：温下之法甚善，惜以后易辙耳。

又：腹痛，下午则胀，脉沉弦。此属虚寒夹积。前用温下，痛势稍减。今以温中化积。

川熟附　党参　干姜　花槟榔　茯苓　当归　青皮　陈皮　乌药

又：腹痛三年，时作时止，寒在中焦，当与温化无疑。然脉小弦滑，必有宿积。前用温下、温通两法，病虽减而未定。据云每交午月其痛倍甚，则兼湿热，故脉浮小而沉大，按之有力，此为阴中伏阳也。当利少阴之枢，温厥阴之气，运太阴之滞，更参滑以去着法。

柴胡　白芍　枳实　甘草　吴茱萸　茯苓　木香　白术

另：用黄鳝三段，取中七寸，炙脆，共研末，分三服。

渊按：既知宿积，何不再进温下？三年之病，谅非久虚。脉浮小沉大，乃积伏下焦。盖痛则气聚于下，故脉见沉大。此论似是而非。

又：腹痛，左脉弦，木克土也。仲景云：腹痛脉弦者，小建中汤主之。若不止者，小柴胡汤。所以疏土中之木也。余前用四逆散，即是此意。然三年腹痛，痛时得食稍安，究属中虚；而漉漉有声，或兼水饮。今拟建中法加椒目，去其水饮，再观动静。

老桂木　白芍　干姜　炙甘草　党参　川椒目

渊按：此寒而有积，为虚中实证，与建中甘温不合，故服之痛反上攻，以甘能满中，胃气转失顺下也。

又：用建中法，痛势上攻及胃脘，连于心下，左脉独弦滑，是肝邪乘胃也。姑拟疏肝。

金铃子　延胡索　吴茱萸　香附　高良姜　木香　白檀香

以上出自《王旭高临证医案》

姚龙光

彭璞山令郎，年二十，患腹痛。每日申刻发热，腹乃大痛，上及胸胁，烦躁不安，夜不成寐，至天明则热退痛止，无汗，微渴。余见其色黑而瘦，两脉弦数无力，饮食不进，不能起床者已，念多日前所服药，均术、附、香、砂之类、因语之曰：此木为久郁，木来克土，则腹痛而及胸胁者，肝脾部位也，至申酉便发者，大气已困，至金气得令之时，木气又为金伤，而不甘于受制，则热发痛作，因木以愈困而愈横也，少阳、厥阴经证，无不皆然。为用小柴胡汤加酒白芍五钱，二剂热退痛减，四剂全愈。

《崇实堂医案》

柳宝诒

周。痛由少腹，升引及于脘胁，甚于左半，咳逆掣引，手不可按。凡此痛状，皆因血络阻窒，以致撑胀逆满，与因乎气积阻窒者不同。六七日来，热象蒸郁，二便不畅，脉象细弦而数，舌绛苔黄，神情躁扰不定。此系郁热内蕴，瘀结营络，大约在肝经部分。拟先用疏营清热、通络化瘀之法，望其痛势稍缓再商。

旋覆花包　归尾　橘络　炒丹皮　丹参　小青皮醋炒　醋延胡　赤芍酒炒　川楝子酒炒　长牛膝酒炒　丝瓜络去油，乳香研末，拌炒　青葱管

另：酒炙大黄炭八分　琥珀屑四分　乳香四分　没药四分　元麝五厘

共研末，调服。

二诊：前方专通瘀络，痛势与热象均减。惟腹气胀闷不舒，二便行而不畅，咳引转侧仍觉掣痛，此由气机为络瘀所阻，通运少力，故蒸郁之势虽松，而有形之瘀阻，尚不能通达也。兹拟疏通络气为主，仍佐化瘀之意。缘痛势已缓，即以缓法应之，毋庸以猛剂急攻矣。

旋覆花红花同包　瓜蒌皮　广郁金　归须　橘络　炒丹皮　鲜生地姜汁炒　丹参　醋延胡　乌药　丝瓜络　青葱管　降香片

另：末药仍照前服。

尤。少腹结痛，甚于下午，发热舌红，脉来郁涩，两关较弦。此必有瘀阻营络，故身强足挛，咳嗽牵掣。瘀化为热，冲于胃则呕，熏于心则糊。此与寒气积疝诸证不同，虑有酝酿成痈之变。急宜疏络化瘀，毋致成痈为妙。

桃仁泥　酒丹皮　归尾　长牛膝酒炒　川独活酒炒　藏红花　锦纹大黄酒拌烘干，后入　苡仁酒炒　小生地　丝瓜络酒炙　忍冬藤

又末方：酒浸大黄　西珀屑　桂心　元麝　炙乳香　没药　沉香屑　藏红花

以上出自《柳宝诒医案》

黄述宁

梁垛场胡安明，咳嗽声哑，寒热往来，吐白沫，脐腹痛，小便赤，大便黄。去年十一月起，聪会不仁。本年八月来诊，按脉右尺寸不足，关滑大，左三部软数，据此乃脾胃有留滞之象，

当先理之。

　　陈皮　枳壳　山楂　炙草　赤芍　神曲　半夏曲

　　服此方三剂，腹中响，畅解大便一次，今右关好些，咳亦减，沫亦减，加泽泻八分，右关滑大之象全退。所以腹痛除，白沫少，寒热减，小便淡，咳仍旧，饭后胀。

　　赤苓　陈皮　神曲　谷芽　甘草　白芍　泽泻　黄芩　木通　半夏曲

　　中秋前一日，右关又有弦数之象，鼻塞，上火，皮外热汗，当微解之。

　　荆芥　防风　前胡　陈皮　甘草　桔梗　杏仁　半夏

　　服前药二剂，周身有汗，诸证退些，痰咳未减，皮外微热。

　　桔梗　杏仁　甘草　前胡　柴胡　陈皮　神曲　枳壳　半夏

　　弦象无矣，数尚有之，咳减卧安，但热耳。聪会已仁，督脉热不退。

　　丹皮　白芍　鳖甲　远志　甘草　胡黄连　地骨皮　柴胡

　　证随药减，可喜。但督脉热不除为虑。

　　加山药、石斛、白术、扁豆、人参，去柴胡、鳖甲、胡连、地骨皮。

　　左手脉好，右关复数大。证见肚疼，寒热仍有，大便溏，日一次，小便红黄，脉大好些，证亦减，未全清，但体更弱。

　　照前方加神曲、制首乌。

　　按：咳嗽生痰，乃因痰致嗽，痰去嗽止，病责在脾。内热腰痛，下耐久坐，病责在肾。所以初诊即用理脾药，而腹痛减，再服而止。今脾胃脉虽和，而肾脉尚不足之甚，拟晚用资生丸，早服大造丸，自有后效。

　　早服河车丸加茯神、甘草、人参、山药、牛膝、龟板胶。

　　晚服资生丸。

《黄澹翁医案》

马文植

　　广东，某。脾肾虚寒，真阳不旺，腹痛怯冷，不嗜干物，由来已久，屡进温养，诸恙较减。宗原方进治。

　　党参　白术　肉桂　甘草　白芍　小茴香　黄芪　杜仲　故纸　鹿角霜　杞子　陈皮　姜　枣

　　二诊：进补命肾以生土，精神饮食较增，腹痛已减。还宜温养下焦，俾谷食畅进，诸恙自安。

　　党参　白术　黄芪　小茴香　肉桂　杜仲　故纸　鹿角霜　甘草　当归　杞子　白芍　姜　枣

　　又膏方：原方加菟丝子、桂圆、红枣肉。

　　广东，某。脉细虚，寸濡尺弱，脾、肺、肾三经亏损。气血俱虚，浊阴凝聚下焦，腹痛已久，胃气受伤，不思纳食，神疲气短乏力，颇有羸弱之虑。拟温脾益胃，胃开食进，方能生长气血，精神自复。

　　党参藿香炒　于术芝麻炒　白芍炒　甘草　淮山药　当归　小茴　黑料豆　谷芽　砂壳　佩兰

陈皮　姜　枣

二诊：脾肾虚寒，腹痛已久，过投攻克，脾土受伤。食干物则痛而难运。进扶脾益肾，精神稍振，肢冷稍和，谷食稍馨。胃为卫之本，脾为营之源，精神气血悉由此出。仍宗前方进治。

党参　谷芽　于术　归身　黑料豆　白芍　炙草　广皮盐水炒　淮山药　煨姜　小茴　红枣　益智仁

三诊：脾阳较旺，能食谷物，腹不痛，惟仍怯冷，命门真阳不足。拟用益火生土。

党参　杞子　黄芪　煨姜　归身　破故纸　白芍　小茴　炙草　于术　茯神　陈皮

以上出自《马培之医案》

刘子维

陈刘氏，腹痛，呕，难食，胁下偏痛，腹中满。

干姜五钱　泡参八钱　川椒二钱，炒　生军五钱　制附片一两　细辛二钱　白术五钱　官桂三钱　茯苓四钱　甘草三钱　饴糖三两

三付，服一付好一半，二付痊愈。

李俊注：此太阴寒疝并病也。腹满而吐，食不下，自利益甚，时腹自痛，太阴病也；上冲满痛则为阴寒内盛之寒疝，胁下偏痛则为阴寒成聚之寒疝，皆少阴证也。《金匮要略》曰："胁下偏痛、发热，其脉紧弦，寒也。"夫太阴与寒疝病皆未尝以脉为凭，独此阴寒成聚之寒疝，必以脉为凭者，盖邪既内结，下利上冲，两俱无象，惟紧弦为寒疝正脉，舍此，将何所据耶？此长沙之苦心也，此证寒象悉俱，脉之紧弦，固不切而可决，其不发热者，仅有少阴之里而无太阳之表也。

生理学分大肠为三段，其中段为结肠，连于盲肠下，而上行称上结肠。当脐之右次横行称横结肠，再次下行称下结肠。当脐之左，此证所谓胁下者，乃胁之尽处，偏者，不在中，而在旁，即下结肠之部分也。邪结大肠，非大黄不能攻，寒在少阴，非细辛不能散，阴盛阳微非附子不能补，此《金匮》所以立温下法，而用大黄附子汤也。

太阴病宜理中、四逆等汤；上冲满痛之寒疝，宜大建中汤；阴寒成聚之寒疝，宜大黄附子汤，三病俱则合三病之方为一方，即此病此方也。

《圣余医案诠解》

余听鸿

常熟西弄徐仲鸣幼女杏宝，年八岁。始以寒热腹痛痉厥，经某医以牛蒡、豆豉、枳实、槟榔等味，无效。又经一医以石斛、珠粉、钩藤、羚羊、石决等味，腹痛痉厥更甚，腹痛即厥而痉，痛平则痉厥亦止，一日夜三四十次，证已危险。黄昏邀余过诊。其脉细而微弦，舌心焦黑，舌边干白，目眶低陷，神倦音喑，两目少神，腹痛痉厥，时作时止，身无寒热。余细思热病痉厥，当神昏而腹不痛。若是寒厥，四肢厥冷，只有转筋而无痉。此乃腹痛痉厥并见，定是寒热阴阳杂乱于中。夫温病之厥，关乎手厥阴者，多宜寒凉。寒病之厥，关乎足厥阴者，多宜温凉并进。此证皆不离厥阴一经。先煎仲景乌梅丸三钱，连渣灌下，越一时即吐出白痰半碗，再服，又吐白痰半碗，再服再呕，约服药汁三分之二，而腹痛痉厥亦止，即能安寐。明日复诊，舌黑

亦润，喜笑如常，惟腹中略痛而已。余即进以乌梅丸原法，再服小剂一剂，即饮食如常矣。

壬辰二月，余治常熟青龙巷口钱姓妇。始因肝气寒热，他医进以破气消导发散，而致呕吐，气上冲心，由下焦上升，即昏厥不知人事，气平则醒。邀余诊之。余曰：呕吐气上冲则厥，此是风邪犯于足厥阴肝经，破气温中，俱无益也，当以乌梅丸三钱，煎化连滓服。服后呕吐即止，气冲亦平，再调以平肝降逆之剂，二三剂而痊。大市桥孙姓妇，亦脘痛，气冲胸膈，则肢厥神昏，呕吐额汗。余以乌梅丸三钱煎化服之，气冲厥逆渐平，后服仲景黄连汤加吴萸，三剂即痊。此二证皆春天少阳风热之邪，误服破气消导寒凉等品而入厥阴者，所以病入于里，徒事发表消导无益也。

以上出自《余听鸿医案》

沈祖复

东门内表善坊苍殷君一清，苏州桃坞中学毕业生也，任职上海工部局事。病少腹作痛，间及两胁、胸背，得食则呕，甚至不能直立，卧则气上冲，痛楚莫可言状，缠绵半载，形神瘦弱，面色青灰。江阴朱君用疏肝理气，一派香燥之药，服二十余剂毫不见效。又延他医，以为虚劳损证也，似见小效。一日来就诊，脉沉细，舌苔薄白，按腹板硬，已七日不便，得病以来，便常艰少。先生曰："元气虽虚，定有干结燥粪，非攻下不可，但恐正元不支耳。多服香燥之药，肝阴受伤；腑实不能则其气上泛为逆，故呕恶；肝主筋，本脏既燥，则血不营筋。拟先通腑，取通则不痛之义。"用人参须三分，生大黄三钱，元明粉一钱，枳实二钱，制香附三钱，橘络二钱，制半夏三钱，川雅连四分，淡吴萸三分，炒竹茹二钱，佛手二钱。复诊大便来解，少腹仍痛，再拟攻下。生大黄三钱，元明粉一钱，元参三钱，带皮槟三钱，瓜蒌皮三钱，木香七分，秦艽钱半，沉香五分。服后大便下燥结硬粪尺许，坚如铁，粗如小臂。下时稍觉神疲，腹痛随止，少腹仍板，时吐酸水，肝胃不和也。再用和胃，佐以润肠。藿香梗三钱，法半夏三钱，淡吴萸四分，黄连二分同炒枳壳二钱，带皮槟三钱，省头草三钱，细青皮二钱，香附二钱，橘、白络各钱半，沉香（磨冲）五分。另先服清导丸三粒（系西药）。服后又下燥屎如前，按腹略软，唯呕逆，肝气横撑经络，稍有微痛，中脘不运。仿半夏茯苓汤加减：制半夏五钱，茯苓五钱，枳壳二钱，橘络二钱，炒天生术二钱，沉香屑五分，炒谷芽三钱，沉香屑五发，炒谷芽三钱，左金丸一钱，另醋炒高良姜七分，酒炒制香附钱半煎服，又下燥结与溏润之粪不知凡计，宿积从此清矣，呕逆亦止。只以肝木克土，脾胃受伤，当以培土抑木：天生术兰钱，山药三钱，扁豆衣三钱，白芍五钱，萸肉钱半，炙乌梅五分，橘、白络各一钱，制半夏三钱，茯苓四钱，檀香、炒谷芽各三钱，白残花一钱，胃气大醒，每餐能食碗许，但右胁稍觉微痛耳。再从效法扩充：野于术三钱，怀山药三钱，扁豆衣三钱，白芍五钱，橘络一钱，川断三钱，郁金二钱，萸肉钱半，归身钱半，甜杏仁二钱，甘杞子二钱，生谷芽三钱。饮食加增，唯右胁下稍觉作酸，背旁痛处大如掌，此系有留饮也，当以蠲饮兼调脾胃：茯苓五钱，陈皮一钱，橘络一钱，远志二钱，法半夏二钱，扁豆衣三钱，泽泻三钱，桑枝三钱，神曲三钱，秦艽钱半，炒谷芽三钱，荷叶边一圈。嗣后诸恙日退，调理而瘳。

《医验随笔》

张锡纯

沈阳张姓媪，年过六旬，肠结腹疼，兼心中发热。

病因：素有肝气病，因怒肝气发动，恒至大便不通，必服泻药始通下。此次旧病复发而呕吐不能受药，是以病久不愈。

证候：胃下脐上似有实积，常常作疼，按之则疼益甚，表里俱觉发热，恶心呕吐。连次延医服药，下咽须臾即吐出，大便不行已过旬日，水浆不入者七八日矣。脉搏五至，左右脉象皆弱，独右关重按似有力，舌有黄苔，中心近黑，因问其得病之初曾发冷否？答云：旬日前曾发冷两日，至三日即变为热矣。

诊断：即此证脉论之，其阳明胃腑当蕴有外感实热，是以表里俱热，因其肠结不通，胃气不能下行，遂转而上行与热相并作呕吐。治此证之法，当用镇降之药止其呕，咸润之药开其结，又当辅以补益之品，俾其呕止、结开，而正气无伤始克有济。

处方：生石膏一两，轧细　生赭石一两，轧细　玄参一两　潞参四钱　芒硝四钱　生麦芽二钱　茵陈二钱

共煎汤一大盅，温服。

效果：煎服一剂，呕止结开，大便通下燥粪若干，表里热皆轻减，可进饮食。诊其脉仍有余热未净，再为开滋阴清热之方，俾服数剂以善其后。

大城王某某，年五十岁，少腹冷疼，久服药不愈。

病因：自幼在家惯睡火炕，后在津栖处寒凉，饮食又多不慎，遂得此证。

证候：其少腹时觉下坠，眠时须以暖水袋熨脐下，不然则疼不能寐。若屡服热药，上焦即觉烦躁，已历二年不愈。脉象沉弦，左右皆然，至数稍迟。

诊断：即其两尺沉弦凉而且坠论之，知其肠中当有冷积，此宜用温通之药下之。

处方：与以自制通彻丸（系用牵牛头末和水为丸如秫米粒大）三钱，俾于清晨空心服下。

效果：阅三点钟，腹中疼似加剧，须臾下如绿豆糊所熬凉粉者若干。疼坠脱然全愈，亦不觉凉。继为开温通化滞之方，俾再服数剂以善其后。

天津张姓媪，年过五旬，先得温病，腹疼即又下痢。

病因：因其夫与子相继病，故屡次伤心，蕴有内热，又当端阳节后，天气干热非常，遂得斯证。

证候：腹中绞疼，号呼辗转不能安卧，周身温热，心中亦甚觉热，为其卧不安枕，手足扰动，脉难细诊，其大致总近热象，其舌色紫而干，舌根微有黄苔，大便两日未行。

诊断：此乃因日日伤心，身体虚损，始则因痛悼而脏腑生热，继则因热久耗阴而更生虚热，继又因时令之燥热内侵与内蕴之热相并，激动肝火下迫腹中，是以作疼，火热炽盛，是以表里俱觉发热。此宜清其温热，平其肝火，理其腹疼，更宜防其腹疼成痢也。

处方：先用生杭芍一两、甘草三钱，煎汤一大盅，分两次温服。每次送服卫生防疫宝丹四十粒，约点半钟服完两次，腹已不疼。又俾用连翘一两、甘草三钱，煎汤一大盅，分作三次温服。每次送服拙拟离中丹三钱，嘱约两点钟温服一次。

复诊：翌日晚三点钟，复为诊视，闭目昏昏，呼之不应。其家人言，前日将药服完里外之

热皆觉轻减，午前精神颇清爽，午后又渐发潮热，病热一时重于一时。前半点钟呼之犹知答应，兹则大声呼之亦不应矣。又自黎明时下脓血，至午后已十余次，今则将近两点钟未见下矣。诊其脉左右皆似大而有力，重按不实，数近六至，知其身体本虚，又因屡次下痢，更兼外感实热之灼耗，是以精神昏愦，分毫不能支持也。拟放胆投以大剂白虎加人参汤，复即原方略为加减，俾与病机适宜。

处方：生石膏三两，捣细　野台参五钱　生杭芍一两　生怀地黄一两　甘草三钱　生怀山药八钱

共煎汤三盅，分三次徐徐温服下。

此方系以生地黄代原方中知母，生山药代原方中粳米，而又加芍药。以芍药与方中甘草并用，即《伤寒论》中甘草芍药汤，为仲圣复真阴之妙方。而用于此方之中，又善治后重腹疼，为治下痢之要药也。

复诊：将药三次服完后，时过夜半，其人豁然省悟，其家人言自诊脉疏方后，又下脓血数次，至将药服完，即不复下脓血矣。再诊其脉，大见和平，问其心中，仍微觉热，且觉心中怔忡不安。拟再治以凉润育阴之剂，以清余热，而更加保合气化之品，以治其心中怔忡。

处方：玄参一两　生杭芍六钱　净萸肉六钱　生龙骨六钱，捣碎　生牡蛎六钱，捣碎　沙参四钱　酸枣仁四钱，炒捣　甘草二钱

共煎汤两盅，分两次温服。每服一次，调入生鸡子黄一枚。

效果：将药连服三剂，余热全消，心中亦不复怔忡矣。遂停服汤药，俾用生怀山药细末一两弱，煮作茶汤少兑以鲜梨自然汁，当点心服之以善其后。

说明：温而兼痢之证，愚治之多矣，未有若此证之剧者。盖此证腹疼至辗转号呼不能诊脉，不但因肝火下迫欲作痢也，实兼有外感毒疠之气以相助为虐。故用芍药以泻肝之热，甘草之缓肝之急，更用卫生防疫宝丹以驱逐外侵之邪气。迨腹疼已愈，又恐其温热增剧，故又俾用连翘、甘草煎汤，送服离中丹以清其温热，是以其证翌日头午颇见轻。若即其见轻时而早为之诊脉服药，原可免后此之昏沉，乃因翌日相延稍晚，竟使病势危至极点，后幸用药得宜，犹能挽回，然亦险矣。谚有"走马看伤寒"，言其病势变更之速也。至治温病亦何独不然哉。又此证过午所以如此加剧者，亦以其素本阴虚，又自黎明下痢脓血多次，则虚而益虚，再加以阴亏之虚热，与外感之实热相并，是以其精神即不能支持。所赖方中药味无多，而举凡虚热实热及下痢所生之热，兼顾无遗，且又煎一大剂分三次温饮下，使药力前后相继，此古人一煎三服之法。愚遵此法，挽回险证救人多矣。非然者则剂轻原不能挽回重病，若剂重作一次服病人又将不堪。惟将药多煎少服，病愈不必尽剂，此以小心行其放胆，洵为挽回险病之要着也。

以上出自《医学衷中参西录》

巢渭芳

本城，某童。先天不足，平日疲瘦，年十二岁，值五月中旬，夜半腹痛顿作，呕吐不止，天明就诊。其脉浮，浮如鱼漾水，时或带散，两目上视，苔白神昏，一家知厥疾难起，渭亦曰：尽人道以听天。用川连、乌梅、川楝子、连皮苓、雷丸、山栀仁、通草、木香、川石斛。且口渴不止，并命恣饮荸荠汁，半日间服去五六斤，方有转机。

靖江，薛某某。患腹痛当脐，四围板硬，腰腑不能仰，即伛偻若趑趄步，知病甚奇，先由海

上诸名手诊视罔效，继至镇江西医疗之，匝月间费药资二百余元，未见动静。谷少形羸，因寓某旅馆，其馆主早年患疝气为渭芳治愈，散听说来孟。诊两手脉沉而数，知外疡也。然则延绵两载，肠胃垢结有如斯蕴酿耶？再再窃问，据云有戚庆事，乃口腹不慎，途中寒雨，外冒所致。渭芳见病属实，脉正尚未馁。始则微攻其瘀，以制军、桃仁、木香、归尾、红花、牛膝、麻仁、生草、新会皮、赤芍、降香。间两日一诊，已服药近两月，问其所苦，彼答曰："已稍稍获效矣。时届霜降将过，请拟一方回里。"则亦听其携方而去，即嘱："引中有巴豆霜二分，如大便解后即去之。"讵料到靖后畏方之猛，怯不敢服，来春正月，二次旅孟再诊之。渭芳自觉愧对，彼仍不以为然也，其意中颇为信任。又候忽间五月矣，即面嘱底里，如果避嫌畏药，君之疾恐成痼证，今日之方有保和丸，乃香岩天士法也，宜啜两次药汁过下，能大便畅通一下，始有进步，否则渭芒亦谢不敏矣。彼始俯瞰毕，顿时腹胀痛若失，所下皆坚硬垢粒，意气大爽，腰背皆直。去巴豆霜，调理一旬，脐中津出黄水，数日而愈。前日所服方不计外，而渭芳所手立之方，已有百二十三页，此亦世所稀见之奇疾耳。

以上出自《巢渭芳医话》

何长治

左。腹痛后，下焦积滞未化，下多秽粪；燥热日灼，每致攻痛上气；脉右数而左关细弱，舌干失润，口渴殊甚。是肝肺液亏，宿垢无由滋达也。拟化滞和肝之法，未知合否，但得转愈为佳。

生归尾二钱 炒枳实钱半 香附炭三钱 酒炒黄芩钱半 酒炒白芍钱半 广陈皮八分 炒蒌皮钱半 广木香五分 炒麦芽三钱 建神曲三钱 炮黑姜四分 生甘草四分 白蔻壳六分

左。两足肿势不减，腹痛作胀。肝脾同病也。

苏梗钱半 川楝子钱半 黄柏钱半 木瓜钱半 赤苓三钱 吴萸四分 木香五分 橘皮八分 槟榔钱半 杉木节一两，煎汤代水

左。便泄已止，惟腹硬仍然。厥阴受阴寒。法宜辛通。

桂枝五分 赤苓三钱 山楂肉三钱 泽泻钱半 吴萸四分 白术二钱 川楝子钱半 荔枝核四钱 橘核三钱

左。杂食伤脾。腹痛且胀，脉细涩。当从肝脾温理。忌生冷，少食为要。

焦冬术二钱 生鳖甲三钱 广木香五分 炮黑姜四分 炒麦芽三钱 炒归尾二钱 炒枳实钱半 山楂炭三钱 白茯苓三钱 炒小茴香五分 炒青皮钱半 官桂五分 砂仁壳六分

陆右，天花庵，四十五岁。丙子闰月八日申刻。温肝脾以理劳倦。腰痛，少腹作痛，脉涩。省力乃可。

炒党参钱半 焦冬术钱半 广木香四分 广陈皮五分 炮黑姜五分 焦白芍钱半 香附炭三钱 炮吴萸四分 茯苓三钱 炒枳实钱半 炙甘草三分 砂仁壳六分 官桂四分

以上出自《何鸿舫医案》

王仲奇

沈君，海宁，二月廿五日。肝失疏泄，脾少运行，肠胃腑气滞塞，少腹膨胀，脘腹作痛，昼轻夜甚，食难消受，便秘难解，脉弦。治以疏肝运脾，舒肠调胃。

佩兰三钱　青皮钱半，炒　佛手柑一钱　槟榔二钱　制川朴钱半　白豆蔻一钱　陈枳壳钱半，炒　沉香曲钱半，炒　荜茇一钱　广木香八分　川芎一钱，炒　五灵脂二钱，炒去砂石　川楝子二钱，煨

二诊：三月一日，脘腹痛减，少腹仍然膨胀，便秘难解，脉濡弦。肝失疏泄，脾钝肠急，仍以疏达通调。左目忽起红筋翳障，亦当兼顾。

佩兰二钱　青皮钱半，炒　佛手柑一钱　川芎一钱，炒　川楝子钱半，煨　五灵脂二钱，炒去砂石　枳实皮钱半，炒　杏仁二钱，去皮尖打　红花一钱　槟榔二钱　白蒺藜三钱　晚蚕沙三钱　蝉退衣八分

周太太，山海关路。脾少运行，气机塞滞，肠回亦为之急而不舒，腹痛，痛至左胁，或有全形起伏，脉濡滑而弦。治以运脾舒肠，以利气机。

肉果煨　淡吴萸　补骨脂炒　川楝子煨　佛手柑　荜茇　白豆蔻　台乌药　五灵脂炒去砂石　沉香曲炒　旋覆花包　红花

二诊：腑气通降一有失常，即腹痛肠鸣，欲作呕恶，头亦痛胀且眩，脉弦滞。痛即不通之义，通则不痛也。守原意出入之。

制川朴　陈枳壳炒　佛手柑　青皮炒　白豆蔻　沉香曲炒　五灵脂炒去砂石　台乌药　高良姜　川楝子煨　荜茇　制没药

三诊：脾稍健运，肠回亦舒，胃气醒豁，食欲较启，大便已调，肠鸣较静，唯腹中偶有微痛，脉濡滑。仍以脾、胃、肠兼治。

生于术　野茯苓　佛手柑　白豆蔻　肉果煨　泡吴萸　宣木瓜　白芍炒　阳春砂仁　鸡内金炙　川楝子煨　佩兰　五灵脂炒去砂石

何右，马浪路。肠胃幽门之间瘀滞弗通，阳明失下行为顺之旨，脘痛胁背胀，呕恶酸苦，食难消受，便秘难解，脉濡弦。治以苦辛通降。

薤白　全瓜蒌　法半夏　陈枳壳炒　五灵脂炒去砂石　玄胡索炒　旋覆花包　娑罗子　玉苏子　绿萼梅　沉香曲炒　麻仁丸分吞

二诊：腑通便行，肠回较舒，胃稍降和，脘痛胁背胀较愈，呕逆亦平，唯间或仍有酸水上涌，脉濡涩而弦。守原意出入之。

薤白　全瓜蒌　法半夏　陈枳壳炒　川楝子煨　青皮炒　玄胡索炒　五灵脂炒去砂石　桃仁去皮尖杵　红花　白豆蔻　绿萼梅　麻仁丸分吞

三诊：腑通便利，下流得行，上壅自减，呕恶吐逆及涌酸水皆已见愈，唯脘痛胁背胀稍减尚未尽瘥，脉濡弦。仍以通和。

薤白　全瓜蒌　法半夏　陈枳壳炒　川楝子煨　娑罗子　玄胡索炒　五灵脂炒去砂石　红花　旋覆花布包　佛手柑　沉香曲炒　麻仁丸分吞

腑气闭塞，上焦不行，下脘不通，胸闷脘痛腹胀，食难消受，嗳逆有酸水食物嗳出，头痛，背膂酸胀，夜卧失安，脉濡弦。治以调胃降逆。

薤白二钱　全瓜蒌三钱　法半夏钱半　陈枳壳钱半，炒　旋覆花二钱，布包　广皮二钱　佩兰二钱　藿香一钱二分　沉香曲钱半，炒　白蔻仁一钱　玉苏子二钱　陈大麦三钱，炒杵去粗皮

二诊：肠胃腑气滞塞，阳明失下行为顺之旨，胸闷腹胀，脘中似觉火热，时欲嗳噫，或有酸辣水及食物嗳出，夜眠失安，脉濡而弦。再以通和可也。

薤白二钱　全瓜蒌三钱　法半夏钱半　旋覆花二钱，包　广皮二钱　茯苓四钱　苏梗二钱　藿香钱半　省头草三钱　石菖蒲一钱　陈大麦三钱，炒杵去粗皮　白蔻仁一钱

三诊：腹胀稍舒，脘中仍稍作痛，胸宇微闷，肠间乍鸣，时欲呃噫，或有酸辣水及食物嗳出，夜寐多梦欠安，脉濡弦。病涉精神，少思虑为要。

法半夏钱半　北秫米三钱，布包　橘红衣钱半　野茯苓三钱　佩兰三钱　石菖蒲一钱　藿香钱半　绿萼梅八分　陈六神曲三钱，炒　金沸花二钱，布包　白豆蔻一钱　代代花九支

四诊：脘腹胀痛、呕吐酸水均已见痊，惟胸中炎热；犹有噫逆，头眩，腰酸，心房跳动，脉弦数。由胃病涉及心肾，饮食宜慎，徐图调治。

法半夏钱半　全瓜蒌三钱　制香附钱半　料豆衣二钱　女贞子二钱　台乌药钱半　佩兰三钱　茯苓三钱　条芩八分，炒　柏子仁三钱，杵　石菖蒲八分　麦芽三钱，炒

方右，南市，九月廿四月。木气不达，肝失疏泄，气机不为灵转，胸闷腹胀，与胃相迫则脘痛便难，上冲清空则头眩目赤，脉弦涩，皮肤燥。恐木枯之渐，调摄不容缓也。

冬桑叶二钱　粉丹皮钱半，炒　绿萼梅四分　娑罗子二钱　白蒺藜三钱　川郁金钱半　枳壳钱半，炒　红花八分　桃仁钱半，去皮尖研　杏仁三钱，去皮尖研　火麻仁三钱，杵　代代花七朵

二诊：九月廿九日，大便已行，脘胀腹痛较减，口苦，有时仍呕酸水，头眩，眉棱、目珠酸胀，脉弦涩，皮肤枯燥，恐木枯之渐。仍以荣木柔肝，舒络和胃，以达气机。

冬桑叶二钱　粉丹皮钱半，炒　绿萼梅八分　娑罗子二钱　白蒺藜三钱　续断二钱，炒　旋覆花二钱，包　茯神三钱　西藏红花三分　金钗斛二钱　杭白芍二钱，炒　代代花七朵

三诊：十月十二日，阳明腑气已通，肝气疏泄就和，大便已利，呕酸获安，脘腹胀痛较减，皮肤亦稍润泽，日来气候变易，经水适来，眉棱鼻根又复酸胀，脉软弦而涩。仍从阳明、厥阴治可也。

冬桑叶二钱　粉丹皮钱半，炒　绿萼梅八分　泽兰三钱　续断二钱，炒　茺蔚子二钱，炒　西藏红花三分　玄胡索钱半，炒　川芎八分，炒　白蒺藜三钱　娑罗子二钱　代代花七朵

四诊：十月廿一日，脘腹痛减，面容肌肤较有津泽，惟纳食仍胀而难化，嗳逆作酸，或腰脊酸，目珠痛，脉濡弦。仍从阳明、厥阴治。

娑罗子二钱　续断二钱，炒　茯苓三钱　茺蔚子二钱，炒　川芎八分，炒　白蒺藜三钱　益智仁一钱　金钗斛二钱　杭白芍二钱，炒　陈六神曲三钱，炒　佛手柑一钱

五诊：十一月初二日，脘腹痛减，胃气就和，形色充旺，运化渐强，嗳逆作酸已愈，惟大便仍未通畅，头眩，目珠胀，至夜而剧，盖厥阴者两阴交尽也，脉软弦。仍从阳明、厥阴治。

油当归三钱　杭白芍二钱，炒　桃仁钱半，去皮尖研　红花六分　火麻仁三钱，杵　陈枳壳钱半，炒　金钗斛二钱　白蒺藜三钱　娑罗子二钱　茯苓三钱　夏枯草三钱　代代花七朵

沈太太，仁昌里。初诊：佚。

二诊：厥逆未发，神仍弗宁，未能安寐，交睫头脑胀痛，纳食则胸脘窒闷，或呕黄苦，大便不利，盖上焦不行，则下脘不通也，脉弦滑。守原意出入之。

香白薇炒 龙齿煅先煎 茯神 远志肉炙 法半夏 北秫米包 全瓜蒌 川郁金 旋覆花包 条芩炒 绿萼梅 柏子仁泥 朱砂安神丸吞

三诊：肝气横梗，阻遏胃降，阳明失下行为顺之旨，未能进食，食则壅塞难受，或呕酸苦，夜眠欠安，唯经事已行，厥逆未发，大便通而不畅，脉弦滑。再以通和可也。

法半夏 全瓜蒌 条芩炒 陈枳壳炒 龙齿煅先煎 茯神 远志肉炙 香白薇炒 山栀炒焦 旋覆花包 泽兰 陈六神曲炒 二青竹茹姜汁一滴和水炒

四诊：厥逆既愈，夜眠已安，呕恶酸苦亦平，唯心下脘中仍欠舒适，饮食之后，旋觉有冷气上升。丹溪云：上升之气自肝而出，气有余，便是火。自觉冷者，非真冷也，火极似水耳。脉濡滑。仍以丹溪法可矣。

法半夏 全瓜蒌 条芩炒 陈枳壳炒 绿萼梅 玉苏子 野茯苓 旋覆花包 泽兰 橘叶 陈六神曲炒 陈大麦炒去粗皮

五诊：肝气横梗，胃失降和，胆欠清静，心神为之失宁，阳气浮越，难于下交，以致胸脘有气横亘难过，心悸荡漾，不得安眠，食下欠适，或有苦水上涌，脉弦。再以温胆汤意，参以和阳宁神可矣。

法半夏 条芩姜汁炒 陈枳壳 炒北秫米包 龙齿煅先煎 茯苓 远志肉炙 旋覆花包 绿萼梅 杏仁去皮尖 陈六神曲炒 橘叶 二青竹茹姜汁一滴和水炒

六诊：肝气横梗，胃失降和，已稍见愈，唯心虚胆怯，闻声即觉恐怖，心悸荡漾弗宁，夜难安寐，胸脘间偶仍觉有冷气上升，脉濡弦。守原意变通之。

香白薇炒 龙齿煅先煎 灵磁石制先煎 法半夏 北秫米包 远志肉炙 茯神 柏子仁杵 紫贝齿煅先煎 预知子杵 绿萼梅 橘叶

曹太太。肠胃腑气滞塞，脘中闷痛，腹胀肠鸣，欲嗳气泄气而不畅，夜不得眠则作嘈欲食，四肢作酸，殊觉吃力，脉濡滑而弦。治以疏达通调。

柏子仁杵 玉苏子 瓜蒌仁杵 陈枳壳炒 佛手花 旋覆花包 杏仁去皮尖杵 佩兰 海桐皮 台乌药 续断炒 白蒺藜 橘叶

二诊：腑气不利，大便难解，上焦不行，下脘不通，腹胀脘痛，昼日神倦，夜静不眠，气候变易肢体筋骸作酸，偏右头痛，脉濡弦。仍以疏达通调。

法半夏 北秫米包 柏子仁杵 瓜蒌仁杵 玉苏子 杏仁去皮尖杵 蔓荆子 陈枳壳炒 续断炒 白蒺藜 海桐皮 陈大麦炒杵去粗皮

三诊：夜眠较安，头痛见愈，胃纳亦健，唯肠腑仍欠通畅，大便虽行不快，气泄不利，脐下少腹仍胀，周身筋骸偶仍作酸且胀，脉濡缓而弦。守原疏达通调。

柏子仁杵 全当归 瓜蒌仁杵陈枳壳炒 玉苏子 郁李仁杵去壳 杏仁去皮尖杵 火麻仁杵 白蒺藜 蔓荆子 桃仁去皮尖 陈大麦炒杵去粗皮

陈君，兰溪：怫郁气失条达，精神上未能愉快，胸宇气闷，上冲则嗳噫，下坠则腹胀，头痛且眩，时有心悸，夜眠不安，间有遗泄，脉濡滑而弦。病涉精神，恬愉为贵。

法半夏 全瓜蒌 旋覆花包 刀豆子 龙齿煅先煎 茯苓 远志肉炙 白蒺藜 续断炒 益智

仁 十大功劳 佩兰

二诊：气郁失达，肝亢，胃乃受侮，脑筋宗脉未能清静，头疼且眩，肢体作酸，脘痛腹胀，夜难安寐，卧起面浮，午夜足肿，脉弦涩。仍从阳明、厥阴治。

法半夏 北秫米包 白蒺藜 蔓荆子 茯苓 龙齿煅先煎 远志肉炙 续断炒 旋覆花包 绿萼梅 佩兰 十大功劳

三诊：脘痛腹胀较减，右胁有时作痛，偏右腰部自觉乏力，欲食而食难消受，头疼且眩，寐觉口干，脉濡弦。仍从阳明、厥阴治。

法半夏 全瓜蒌 陈枳壳炒 白蒺藜 蔓荆子 旋覆花包 续断炒 海桐皮 十大功劳 益智仁 茯苓 陈六神曲炒

曹，河南路。病后食滞，腑气闭塞，上焦不行，下脘不通，大便十余日不解，胸闷腹胀，呕恶吐逆，有酸腐苦水，昨日小遗之际，忽然仆倒，脉弦。速以宣通。

法半夏 全瓜蒌 川黄连姜汁炒 陈枳壳炒 杏仁去皮尖杵 前胡 旋覆花布包 白豆蔻 六神曲炒 藿香 佩兰 麻仁丸分吞

二诊：大便虽通，腑行未畅，胃少降和，清空弗清，胸闷、腹胀、胁痛，卧仍呕逆头眩，今晨见鼻衄少许，脉弦滑。仍从肠胃治。

法半夏 全瓜蒌 旋覆花布包 陈枳壳炒 杏仁去皮尖杵 玉苏子 橘红衣 白蒺藜 凌霄花 佩兰 茯苓 陈大麦炒杵去外层粗皮

三诊：痛已见愈，腑气未利，胃气未和，夜眠不安，稍能安谷，屡转矢气而不得便，束带则腹笥失舒，且觉头眩，脉濡滑而弦。再以通和肠胃可矣。

法半夏 北秫米包 陈六神曲炒 杏仁去皮尖杵 橘红衣 白蒺藜 金钗斛 野茯苓 无花果 佩兰 洗腹皮 陈大麦炒杵去粗皮

以上出自《王仲奇医案》

张，杨树浦。脘腹作痛已久，蓄血暴动，先呕清水，既而瘀块与食物并出，大便亦复瘀黑，脉弦涩。治以化瘀，推陈致新。

苏木屑一钱五分 泽兰三钱 玄胡索一钱五分，炒 炒五灵脂二钱 代赭石三钱 旋覆花二钱，包 炒蒲黄一钱五分 降香八分 花蕊石三钱 炒黑桃仁二钱 玉苏子二钱 沉香曲一钱五分

《近代中医流派经验选集》

孙采邻

谈星昭内人，年五十岁，嘉庆己巳八月。六脉沉细，胸腹急痛如锥，呕吐肢冷，汗多且厥。寒凝食滞，气阻中宫。来势甚险。先以熨法，再投煎剂。

熨方：用陈香橼二两、生姜三两、青葱三两、大皂角三两、枳壳一两，五味各切碎。用陈酒一碗，米醋一杯，河水三碗，煎滚。用木棉手巾两块，四褶，浸透略绞。自胸至腹，更换熨之，冷则易，随用后方煎服。

淡干姜八分，炒 代赭石三钱，煅 制香附三钱 陈皮一钱 元胡索一钱半 制半夏一钱半 旋覆花二钱，生绢包 木香六分 山楂炭三钱 六神曲三钱，炒 沉香汁三分，冲 炒出汗川楝一分

一熨一服，痛呕顿平，再剂霍然矣。

《竹亭医案》

王堉

黑六，里中人，遗其名。一日腹痛欲绝，强步至门，跪求余治。余曰，何忽得此疾？泣诉曰，昨日吃莜面条半大碗，饭罢入瓜田渴甚，饮凉水二碗，归家则腹痛作矣，胸中如碗鼓甚，按之如刺。余曰，此食积也。但汝胸中如石塞窦无隙可通，用药治之，恐药弱而病强，攻之不破也。痛者曰，然则听之乎。余曰，尔欲病愈，须遣人扶掖，在田野中，往返疾行数百步乃可，病者辞以不能。余曰，不能则难治也。再三苦求，乃以大剂承气汤加麦芽、槟榔疏之。告曰，三服乃可。病者归，初服而胸中如坠，二服后下气暴作，急如厕，则如桶脱底，胸腹空虚，负耒而耕矣。

邻人刘锡庆，商于楚，年三十余无子，父母共忧之。娶妻数年，百方调补终莫效。一日刘忽患腹痛，邀余往视。众以为霍乱，服藿香正气散不效。诊其六脉沉弱，知为阴虚，因曰，君腹痛必喜按，且时作时止，非常病也，且痛发必在脐下。刘曰，然。乃投以七味都气汤加肉桂二钱，两服而痛止。归后家人问其病，余曰，此阴虚血弱，腹痛易治，惟两尺细仅如丝，毫无胃气，恐命之不久也。越年许，余自京师归，已于数月前，以瘵终矣。刘本孤子，家极贫，以刘贾少裕，刘殁后双亲衰独，抚养无人，兼两餐不继。见者皆恻恻云。

以上出自《醉花窗医案》

张畹香

少腹痛，气升作呕，诊脉两关尺独大，咳嗽多痰，患经四载。此属奔豚，当用石顽先生法。

当归三钱　川楝子三钱　小茴香三钱，炒　酒元胡一钱半　生牡蛎六钱　乌贼骨三钱　降真香一钱半
生香附一钱半　炒白芍三钱　泽泻三钱

《张畹香医案》

顾恕堂

席某，肝脾伏寒，厥浊上干，少腹攻痛，大便艰黑，小便自利，脉沉而涩，甚则肢冷汗出，昨吐瘀黑盈碗，阳明气结暗耗，最防痛剧厥变。

人参　桂枝　柏子仁　赤芍　两头尖　炙芪　炙草　归尾　松子仁

又：昨从温通润之剂，血止便能，诚为佳境也，惟头晕心悸，厌烦少寐，脉仍涩弱，血去阴伤使然。

炙甘草汤，又十全大补汤。

《横山北墅医案》

红杏村人

虞右，秋凉引动伏邪，兼夹食滞，寒热，头痛胸痞，呕吐见血，少腹板痛，刻经旬日，从

未得汗，脉呆数舌白。冀得汗畅疹达，腹痛平帖，方有转机。

葛根　姜枝　豆卷　川朴　海南子　川楝子　青蒿　丹皮　郁金

虞复：昨得汗甚畅，疹点随汗散布，身热渐缓，少腹痛势亦平，所嫌胸次尚形痞窒，脉象弦数而兀，舌苔根糙未除，邪滞犹未清彻，防增反复。

栀　豉　杏　朴　蒿　薇　海南子　楂肉　赤苓　青皮　郁金

《医案》

王苏民

芙月初九日，舌潮黄，腹右作痛，甚则中脘亦痛，神思倦乏，痰黏，夜来潮热，阴分虚气不内敛，宜先治其急。

旋覆花二分，包　川楝子三钱，炒　宋半夏二分　炙鸡金四钱，去垢　沉香曲四钱　廿四制金柑一枚，开水磨汁，另服　煅瓦楞壳一两，杵　青橘皮各二分　原金斛四钱，打，先煎　陈香橼二分，切　车前子四钱，包

芙月十一日，脐右作痛，甚则似有伏块，下午神倦，清早吐痰极热，夜有潮热，便闭两日，溲黄，运不健，气易滞，宜从肠胃立方。

全瓜蒌一两　象贝七钱，去心　旋覆花一钱五分，包　炙鸡金四钱，去垢　广木香一钱五分，切　廿四制金柑一枚，开水磨汁，另服　青盐半夏二钱　原金斛四钱，打，先煎　煅瓦楞壳一两，杵　沉香曲四钱，包　车前子四钱，包

芙月十四日，清早咯痰黏韧，口味如旧，纳仍不旺，食后易暖，少顷即瘥，劳动辄易腿酸，阴分虚，运不健，宜标本两顾。

归身三钱　醋煅牡蛎一两，杵　全瓜蒌一两，打　炙鸡金四钱，去垢　沉香曲四钱，包　九香虫一钱五分，焙　白芍三钱　金铃子三钱，炒　盐半夏二钱　陈香橼一钱五分，切　川续三钱，盐水炒

芙月十八日，清早痰多咯吐白而黏，舌苔清楚，口味如旧，食后作暖亦平，烦劳过甚，腿易瘦，神思倦，阴血不足，运化迟钝，当再标本两顾。

生芪皮一钱五分　白芍三钱　盐半夏二钱　炙鸡金四钱，去垢　杜仲三钱，盐水炒　炒谷芽七钱，包　归身三钱　醋煅牡蛎一两，杵　全瓜蒌一两，打　沉香曲四钱，包　九香虫一钱五分，焙

芙月二十三日，向多痰浊，近日借伤风咯吐不利，舌薄白，口味如旧，右胯腹偶有作痛，少顷即止，大便不利，脉濡数，宜先治新感。

蜜炙紫菀一钱五分　苦杏仁七钱，去皮尖　白夕利四钱，去刺　炙鸡金四钱，去垢　杜仲三钱，盐水炒　炒谷芽七钱，包　款冬花三钱，炙，包　象贝七钱，去心　赤芍一钱五分　沉香曲四钱，包　九香虫一钱五分

芙月二十五日，肢心出汗，痰吐不利，舌薄白黄，夜少安寐，右胯腹偶有作痛，大便不利，脉濡数，肺脏有热，宜先治上焦。

桑白皮一钱五分，蜜炙　苦杏仁七钱，去皮尖，研　煅瓦楞壳一两　炙鸡金四钱，去垢　杜仲三钱，盐水炒　炒谷芽七钱，包　款冬花三钱，炙，包　象贝七钱，去心　枳壳三钱，切　沉香曲四钱，包　真柿霜一钱五分，后入

《王苏民先生脉案》

袁焯

张姓妇年四十余，先于四月间患心悸怔忡，头眩发热，予以天王补心丹加青蒿、地骨皮等

药治愈矣。及至夏间，陡患腹痛上冲于心，呕吐清水，下痢红白，痛甚则手足俱冷，汗出神疲。按其脉沉迟而小，望其色则面白唇淡。盖阳虚中寒之病，殆由乘凉饮冷所致。问之，果连日卧竹床乘凉，且稍食西瓜等物也。与附子理中汤加吴茱萸、桂枝、白芍、砂仁，一服痛稍缓，两剂痛始平，手足温，遂以原方去附子，减轻姜、萸，自是痢止食进，复以归芍六君子汤调治数日而痊。

《丛桂草堂医案》

费承祖

湖南王石庵，胸腹作痛，得食则安，大便溏泄肢冷。诊脉细弱，此脾虚也。当甘温扶中。

别直参二钱　益智仁一钱五分　大白芍一钱五分　粉甘草五分　陈广皮一钱　大枣二枚

五剂即愈。

湖州施紫卿太守，胸腹作痛，陡然而来，截然而止，痛时口多清涎，余诊其脉，细弦而结，此虫痛也。

大雷丸三钱　使君子三钱　陈鹤虱三钱　南沙参四钱　川石斛三钱　陈广皮一钱　开口花椒子十粒

二剂，大便下虫一条而愈。

安徽程慕唐总戎之夫人，胸腹痛不可忍，内热口干，咳痰带血，饮食不进，已经六日，每日但进米汤数匙，已备后事。程氏请余往诊，以决行期，非敢望愈也。诊脉左关沉弦，右关细弱。此郁怒伤肝，阳升灼胃，气失降令。误投辛温下气，助肝火而动胃阴，阴液将枯，木火愈炽，势虽危险，非死证也，尚可设法挽回。程氏喜出望外，请速处方。

白芍一钱五分　牡蛎四钱　酒炒黄连二分　吴茱萸一分　北沙参四钱　麦冬三钱　石斛三钱　甘草三分　广皮白五分

一剂，胸腹作痛即止，内热口干皆退。再剂，咳痰带血已止，饮食渐进。照方去黄连、吴萸，加毛燕（绢包）三钱煎汤代水。服十剂，饮食如常而愈。

丹阳虞子坨之令堂，年已六十有五，忽患痧胀，腹痛作恶，目不见物，耳不闻声，急延余诊，脉皆沉伏。邪夹秽浊，闭塞气道。必须芳香解秽，宣通气机。

香豆豉三钱　藿香梗一钱五分　冬桑叶一钱五分　象贝母三钱　大杏仁三钱　陈广皮一钱　川通草一钱　鲜佩兰一钱　佛手露二钱

一剂知，二剂已。

以上出自《费绳甫医话医案》

吴鞠通

某。脉沉紧为里寒，木旺土衰，浊阴上攻，腹拘急时痛，胁胀腰痛。议苦辛通法兼醒脾阳。

藿香梗三钱　厚朴二钱　生香附三钱　生薏仁三钱　广郁金二钱　官桂一钱　姜半夏三钱　广木香

八分　白蔻仁一钱　荜茇一钱　台乌药二钱　广皮一钱五分

《吴鞠通医案》

曹沧洲

　　某石。据述腹胀稍舒，小溲渐多，少腹仍复胀痛，足肿不退，盖由平日火土不能合德，致寒动于下，气阻于中，湿浸于外，外内合病，升降无权，肝木乘己之胜而侮中工，不易速效。

　　上官桂五分，研细末泛为丸吞服　胡芦巴一钱半　两头尖一钱，绢包　小姜片五分　淡吴萸四分　延胡索一钱半，醋炒　猪苓一钱半　炙鸡金三钱，去垢　川椒目七分　车前子三钱，绢包　泽泻三钱　茯苓四钱　半硫丸一钱，吞服

　　某右。少腹痛，子夜不能安寐，攻逆。法宜疏泄。

　　苏梗一钱半　川楝子一钱半　小茴香七分，同炒　淡吴萸三分　广郁金一钱　制香附一钱半　延胡索一钱半，醋炒　大腹皮三钱，洗　车前子三钱，包　台乌药一钱　五灵脂一钱半，醋炒　陈佛手一钱半　两头尖三钱　炒谷芽五钱，绢包

　　某右。脾为肝木所乘，中脘痛，不时呕吐，系酸苦黄水为多，脉软弦，小溲短赤，中运失宜，理之不易。

　　上川连七分　旋覆花一钱半，绢包　茯苓三钱　制半夏一钱半　淡吴萸五分　代赭石四钱　泽泻一钱半　川椒目七分　淡干姜五分　煅瓦楞粉一两　橘红一钱　陈麦柴三钱　白麻骨四钱

　　某左。当脐痛，二便不流利，脉弦。宜调和肝脾，疏利二便。

　　苏梗一钱半　枳壳一钱半，切　广木香一钱　淡吴萸二分　制香附一钱半　沉香曲三钱，包　车前子三钱，包　川通草一钱　川楝子一钱半　小茴香七分，同炒　炙鸡金三钱，去垢　香橼皮一钱

以上出自《吴门曹氏三代医验集》

曹南笙

　　某右。小便自利，大便黑色，当脐腹痛十五年，渐发日甚，脉来沉而结涩，此郁勃伤及肝脾之络，致血败瘀留，劳役动怒，宿疴乃发，今冬深闭藏，忌用攻下，议以辛通润血，所谓通则不痛。

　　桃仁　桂木　穿山甲　薤白

　　送服阿魏丸一钱。

《吴门曹氏三代医验集》

萧伯章

　　邓某之妻，小产后，患感冒，杂治不瘥，已而身大热多汗，少腹硬痛，势已濒危，其夫仓皇乞诊，脉之弦数，舌色红而苔白，询知痛处手不可近，溲便皆不通利，检阅前方，皆与证反，

殊为可哂，审系瘀血停蓄为患，本宜桃核承气汤，以病久人困，虑其难于胜受，乃变通用四物汤去地黄，加桃仁、红花、肉桂、醋炒大黄一剂，下黑粪，痛减七八，再剂而愈。

谭某，患腹脐畏寒而痛，时值夏历五月，常以火炉贴熨脐间，不可刻离。托敝本家挽余过诊，舌色红，苔黄而厚，饮食不美，精神疲倦，脉弦数，自谓曾服温补无效。余曰："此湿热而兼木郁，温补诸品切不可沾唇，火炉急宜去之，毋助桀为虐。"奈以畏冷，故不愿即去，为疏平胃散合左金丸作汤，三服，冷痛大减，始肯撤去火炉，嗣以越鞠、平胃、左金等方出入加减，二十余剂，平复如初。

以上出自《遁园医案》

金子久

证由气营二亏，外乏卫阳之充养则形寒，内失营阴之灌溉故经少，然阳能生阴，气能生血，所以补气即可以生血也。见证面黄乏华，大便欠实，腹笥常痛，按脉弦细而涩，左脉更弱，脉证参论，系是肝木少柔润之机，脾土失输化之权，清阳少升，浊阴失降，气虚胜于阴亏，专用重培其气，仿东垣补中益气汤，参入柔药和肝。

绵黄芪　米炒党参　熟于术　广皮　茯苓　白芍　归身　胡桃肉拌补骨脂　升麻　柴胡盐水炒甘杞子　南枣　煨老姜

《金子久专辑》

周声溢

某某，腹痛三年不得愈，百药不效，饮食如常人，切其脉皆和缓。余细思其故，是气血滞积于皮里膜外，故药不得达。黄芪、当归各二钱，槟榔、红花各八分，一补气血，一破气血；以香附、元胡各二钱和气血。用猪肚剔开内外之皮，以药裹入，蒸汤服之，使之达到膜间，七服而愈。

《医学实验》

丁泽周

董左。少腹为厥阴之界，新寒外束，厥气失于疏泄，宿滞互阻，阳明通降失司，少腹作痛拒按，胸闷泛恶，临晚形寒身热，小溲短赤不利，舌苔腻黄，脉象弦紧而数。厥阴内寄相火，与少阳为表里，是内有热而外反寒之证。寒热夹杂，表里并病，延今两候，病势有进无退。急拟和解少阳，以泄厥阴，流畅气机，而通阳明。

软柴胡八分　黑山栀一钱五分　清水豆卷八分　京赤芍一钱五分　金铃子二钱　延胡索一钱　枳实炭一钱五分　炒竹茹一钱五分　陈橘核四钱　福泽泻一钱五分　路路通一钱五分　甘露消毒丹五钱, 包煎

复诊：前投疏泄厥少通畅阳明，已服两剂。临晚寒热较轻，少腹作痛亦减，惟胸闷不思纳谷，腑气不行，小溲短赤，溺时管痛，苔薄腻黄，脉弦紧较和。肝失疏泄，胃失降和，所化不及州都，膀胱之湿热壅塞溺窍也。前法颇合病机，仍从原意扩充。

柴胡梢八分　清水豆卷八钱　黑山栀二钱　陈橘核四钱　金铃子二钱　延胡索一钱　路路通一钱五分　方通草八分　福泽泻一钱五分　枳实炭一钱　炒竹茹一钱五分　荸荠梗一钱五分　滋肾通关丸三钱，包煎

《丁甘仁医案》

刘左。新寒引动厥气，夹湿滞内阻，脾胃运化失常，胸闷腹胀且痛，纳少溲赤，舌苔薄腻，脉象濡细。宜疏邪理气，和胃畅中。

炒荆芥钱半　紫苏梗钱半　藿香梗钱半　赤茯苓三钱　枳实炭一钱　制小朴一钱　福泽泻钱半　春砂仁八分　六神曲三钱　炒谷麦芽各三钱　大腹皮二钱

丁少奶奶。少腹为厥阴之界，新寒行动厥气，气逆于上，胃失降和，少腹痛又发，痛引胸脘，纳少微恶，不时头眩，脉弦细而数，舌光无苔。阴血亏虚，宜养血泄肝，和胃畅中。

大白芍二钱　金铃子二钱　延胡索一钱　白蒺藜三钱，去刺炒　赤茯苓三钱　陈广皮一钱　炒竹茹二钱　焦谷芽三钱　制香附钱半　春砂壳八分　煅瓦楞四钱　嫩钩钩三钱，后入　青橘叶钱半　紫丹参二钱

田右。脐腹胀痛、纳少，二便不利，脉沉细而涩，舌苔薄腻。此脾阳不运，肝失疏泄，宿瘀痰湿凝结膜原之间，证势甚重。宜温运分消，理气祛瘀。

熟附片八分　大白芍二钱　肉桂心三分　连苓三钱　金铃子二钱　延胡索一钱　细青皮一钱　小茴香八分　春砂仁八分　台乌药八分　大腹皮二钱　谷麦芽各三钱，炒　乌梅安胃丸三钱，包

以上出自《丁甘仁医案续编》

陈务斋

封其光，年三十余岁，广西容县。

病名：热郁腹痛。

原因：劳心过度，思虑抑郁。诱因饮食不节，过饱过醉，食积停滞，消化不良。素因肠胃积郁，腹中膨胀，湿蓄气聚。

证候：胸腹胀满，隐隐疼痛，食则呕吐。继则腹中绞痛，大小便不通，辗转反侧，眠睡不能，坐立更甚。历旬余之久，昼夜痛剧欲死，肢表厥冷，绝粒不食，肌肉消瘦，面唇指甲青白，精神已失，奄奄一息。

诊断：诊左右六脉沉伏，验诊体温升，听诊中左呈高音，兼带水泡音。以脉参证，定为热郁腹痛证。由食积停滞，中气不畅，脾不运则胃逆；尤复过饱过醉，伤及脾胃，助湿生热；且烦劳抑郁，肝木不能下行疏泄，木横助火，连合君火升提，铄肺刑金。金不生水，水干木郁，脾土益受其克，消运之功能尽失，清阳不能上升，浊气糟粕不能降泄，以致二便不通，气聚热生，湿郁火动，肝气一陷，痛遂立发。前医谓湿寒之证，用附桂理中汤治之，致热伏心肝，血热凝瘀，则肝气更郁，而痛更剧。再以温中治之，则外象愈寒，脉愈沉细。再以温中理气治之，而热愈深，则脉伏肢厥，至成危而欲绝。

疗法：急救汤剂，用大承气汤加减。方取生军、芒硝、桃仁，推荡大肠，去宿清热为君；白芍、黄芩、红花，平肝泻火，去旧生新为臣；厚朴、枳实、郁金，宽中下气，而开郁结为佐；

竹沥水、丝瓜络，通关化痰，疏通经络为使。服后，痛则略减，惟大便仍不通。用手术洗涤大肠，始得立下燥粪数次，而痛立除，肢表不厥，面唇已新，能眠能睡，食量略思。诊脉左右弦数，又用清热逐湿化气汤，取厚朴、扁豆、苍术、川连、茯苓、延胡、郁金、木通、生军、白芍、青皮、土薏理气开郁，运脾土湿，清热降火，通利水。三服后，大小便如常，腹中舒畅，食量已进。诊脉已缓，惟元气已弱，又用补气运脾逐湿汤，取其补气生津，健脾和胃，利水渗湿，活络宁神。

处方：大承气汤加减方

生军四钱　厚朴三钱　芒硝四钱　桃仁三钱　白芍三钱　黄芩四钱　红花二钱　郁金三钱　枳实三钱　丝瓜络五钱

煎后，加竹沥水一盅和服。

又方：清热逐湿化气汤方

厚朴二钱　扁豆四钱，炒　苍术一钱　黄连二钱　茯苓五钱　延胡二钱　郁金三钱　木通钱半　生军三钱　白芍三钱　青皮二钱　土薏六钱，炒

煎服。

三方：补气运脾逐湿汤方

防党五钱　五味钱半　黄芪二钱　白术钱半　淮山药五钱　茯苓五钱　麦冬三钱　土薏五钱，炒　枣仁二钱　桑寄生三钱

煎服。

效果：五日腹痛已除，肢表不厥，十日食量已进，二十日元气已复。

曾仰山之妻，年二十六岁，体素弱，澄海人，住汕头。

病名：伤暑腹痛。

原因：时当盛暑，登楼浇花，至晚头眩，天明无恙，越数日腹痛，适月事后期，医作经治，而不知其有暑邪也。

证候：满床乱滚，时时发昏，四肢发厥，冷汗常流，家人惶骇，惊为不治。

诊断：诊得六脉细涩，沉候数而鼓指有力，询家人曰：畏热乎？大便秘乎？小便数而无多乎？其夫从旁对曰：然。余曰：病系感暑不发，伏于肠胃，阻碍气机，因而作痛。脉证合观，其为暑因误补而腹痛，可无疑矣。其夫曰：最先延吴医诊治，谓系停污，服胶艾四物汤加香附，不应。次加红花、桃仁，不应。继再加三棱、莪术，又不应。乃转请秦姓老医，谓是中气大虚、肝风内动，服黄芪建中汤，加入平肝祛风之药，服三剂而痛转甚。遂日夜叫呼，饮食俱废，发昏作厥，病遂日深。更医多人，毫无寸效。不得已恳救于福音医院之洋医（怀医生莱医生），咸谓周身灰白，乃系血流入腹，非剖视不可。举家酌，绝对不从。今先生曰伤暑，药必用凉，但内子虚甚，其能胜乎？余曰：语云，急则治其标。西昌喻氏曰："议病勿议药，议药必误病。"诚哉其言乎，且夫人惟体正虚，不能托邪外出，是以真面目不露，率尔操觚者，乃至误耳。经曰："暑伤气。"又曰："肺主气。"今肺被暑伤则气虚，气虚不能统血流行，是以脉见细涩，而外形肺虚之本色，周身灰白，西医所以误谓血流入腹也。如果见信，克日呈功。

疗法：主用清热则暑邪自除，通气则腹痛可止，清热通气汤极效。午后三时，水煎取服，翌日再服。

处方：清热通气汤

羚羊角—钱，先煎　金银花二钱　钩藤钩钱半　滑石粉三钱，包煎　小青皮—钱　全青蒿钱半　陈枳壳—钱　甘菊花钱半　川厚朴—钱　淡竹叶钱半　条黄芩二钱　杭白芍三钱

效果：一剂能眠，二剂思食，适月事通，病良已。

廉按：伤暑腹痛，何至满床乱滚，实因诸医不明因证，浸有成方，误补致剧。此案诊断时，全在一番问答，始得查明其原因，对证发药，药既对证，自能应如桴鼓。故诊断精详，为医家第一之要务。

谢可廷，年二十余岁，广东顺德县人，住，广西梧州市，商业，体壮。

病名：寒结腹痛。

原因：患疟疾愈后，气血衰弱，屡屡不能复元。诱因过食生冷果实，停留不化，肠胃蓄湿，湿郁气滞，肝气抑遏。

证候：四肢困倦，食量减少，腹中痞满，肠鸣疼痛，时痛时止，咽干口渴，继则腹中绞痛，历月余之久，昼夜而痛不止，食量全缺，口更燥渴，肌肉消瘦，腹中膨胀，气逆喘急，唇赤而焦，舌干而涩，全体大热，大便燥结，旬日不行。

诊断：诊左右六脉浮大而数，按则无力。验诊体温不足，听诊呈低音，兼水泡音。以脉证合参，定为寒结腹痛之证也。此由病后元气衰弱，过食生冷，停留肠胃，蓄湿积寒，土湿水寒，湿气愈长，阳气愈衰，肾水凝寒，肝木抑郁，肺金干燥，大肠津竭不行，浮火升提。前医用清热理气祛湿之方，数十服则痛甚燥甚，又一医谓表里俱实，用防风通圣散治之，仍痛仍燥，而体热增加，大便更不行，至阴凝于内，阳越于外，成为危急，外象大热，内实凝寒，幸脉尚未散乱，谅能救治。

疗法：汤剂用附子理中汤，加吴萸、木香、白芍、川椒。取姜、附、吴萸、川椒温中达下为君，白术、甘草运脾和胃为臣，白芍、木香理气平肝为佐，人参生津助气为使。一服后腹痛已减，体热略退，燥渴亦减，诊脉略缓。又照方加半倍，连二服后，大便泻下稀量之水，兼有粪粒，形同羊屎，腹满已消，痛渴皆除，唇白舌白，诊脉沉迟。再将此方加三倍姜、附，数服则食进病除。

处方：附子理中汤加减方

熟附子五钱　贡白术五钱　干姜四钱　炙甘草二钱　苏丽参四钱　广木香钱半　吴茱萸二钱　川椒钱半　炒白芍三钱

煎服。

效果：五日腹痛已除，胀痛亦消，燥渴已除，二十日食量已进，元气亦复。

廉按：寒湿伤脾，肾阳将竭，用附子理中，自是正法。

以上出自《全国名医验案类编》

陈在山

刘时雨，脉来弦细有力，胸闷、气满、食呕、便溏，腹内有时痛作。此虚寒兼气郁之故也，用平胃散加开气药治之。

苍术　川朴　木香　党参　广皮　缩砂　汾草　台乌　莲肉　香附　均青　吴萸　皮苓　官桂　槟榔　生姜

刘时雨服前药不应，细审其病因，寒积日久，岂轻导可以为力乎？另议攻不之法，而病主颇为赞成，不虑自己体质虚弱，更以祛病为急务，诊其六脉，颇壮，量无大害，以温脾汤培加开气品。

人参　附子　川军　芒硝　盔沉　干姜　当归　公丁　川厚　竹茹　生姜

卢贵思之内人，气噎腹痛，食后作呕，腹内积块有形，肺来沉涩无力，系脾寒夹气之证，用散寒开气法治，从上焦以俟其效。

台乌　青皮　木香　缩砂　汾草　皮苓　香附　枳壳　焦楂　茅术　川朴　官桂　生姜
红糖

第二方：皮苓　台乌　焦楂　山药　香附　木香　枳壳　川朴　砂仁　官桂　甘草　广皮
茅术　生姜　红糖

服前二方数剂，病觉全愈，越半月后，忽患腰痛，六脉沉细无力，乃系下元寒之所致也，另议暖下之法。

杜仲　南茴　台乌　附子　木党　炙草　炙芪　焦术　广皮　丝子　故纸　香附　缩砂
山药　生姜

单德生之内人，肝气上逆，隔塞不通，小腹寒痛，腰膝酸软，脉象左弦石缓，拟平肝散寒，调气血之治。

香附炒　当归炒　丹参　木香　柴胡醋　炙草　枳壳　均青　熟地炭　焦术　厚朴　皮苓
砂仁　生姜　大枣

服前方，诸病已愈。昨日外出，偶感风寒，觉腹内绕脐痛甚，作呕，脉来沉缓细弱，拟用温中散寒之剂。

焦术　香附　附子　炮姜　广皮　木香　川朴　砂仁　炙草　枳壳　党参　皮苓

李文库，脉来沉缓，无力而弦，年近六旬，脾气已虚，又兼寒气上冲，时时作痛，先服散寒下气药二剂，再制药酒一料，频频饮之，可能全愈矣。

台乌　官桂　南茴　青皮　缩砂　木香　厚朴　橘核　车前　汾草　良姜　毛术　白蔻　公
丁　皮苓　香附

又酒药方：首乌　木香　木瓜　加皮　茯神　远志　熟地　桂枝　白芷　焦术　炙草　人
参　橘皮　归尾　乳香　桂心　杜仲　川断　乌药　良姜

以上出自《云深处医案》

傅松元

浮桥杜守贞妇，小腹痛久不止，至于形瘠食少，岁底烦劳，致不能起居，略食少许，即厥呕，至新岁，竟至昏厥。初四日专人来邀，余于初五日至，据云已三日不食不寐，终夜常昏厥，切其脉沉细无力。问其厥时有汗否？云每厥必有汗。余曰："此痛极而厥脱之兆已显矣，然病久，服药必多，请观从前所服之方。"方十数纸，如温中、利气、平肝、止痛等药，皆已用过而不应。余曰："止痛法已尽，病已危急，若用平常方，与不治同。"守贞又出一纸，系昨日蒋医之方，用当归生姜羊肉汤。余曰："方虽别有意味，恐亦未必得手。"守贞云："昨服下即大呕，而厥至一时许，几至不醒，由是身不能动，动则厥呕立至。"余曰："病不伐根，痛不得止，为议一方。"用川乌、肉桂、椒红、吴萸、䗪虫、大茴香、胡芦巴、乳香、磁石，加蜘蛛、伽楠、沉香，研末为丸，汤药送下。服药后，厥止痛减，略能睡片时。初六日，余再诊，问昨日之方服后如何？云既不呕，略可睡，食粥二匙，身亦可转动无妨。余曰："今病已减，但不可谓愈。"照昨定之方，再一剂煎服，更将此方去磁石，配五帖为末，糊为丸，每服一钱，如寒积未除，可再丸服，必得复元而止。

《医案摘奇》

贺季衡

詹男。胃痛已久，今适举发，用玉枢丹、黑锡丹、半硫丸及辛温破耗之末药，阴气大伤，肝肾两经之精血又为下夺所损，阳失下达，大便反秘结，时时坠急，溲数不爽，会阴穴痛掣及囊，脉小数细滑，舌苔薄腻。虚多实少，徒恃升提，恐增暴喘，拟叶天士温润下元法。

淡苁蓉四钱　淮牛膝一钱五分，盐水炒　云苓三钱　泽泻一钱五分　大白芍二钱，吴萸三分拌炒　上肉桂五分　冬葵子四钱　郁李仁四钱　油当归二钱　广橘皮一钱　炒白术二钱　海参肠两条，剪开酒洗

药后大便未行，拟方再服。

咸苁蓉四钱，略漂淡　云苓四钱　冬葵子四钱　台乌药一钱　淮牛膝一钱五分　郁李仁四钱　牵牛子二钱　皂角子十粒

二诊：进叶天士温润下元法，大腑见通一次，仅得燥结粪块三枚，谷道及会阴穴胀痛略折，而坐则气陷，时欲溲状，溺管痛，掣及后阴，脉较有神，复形弦滑，舌苔反腻。肝肾精血固为下夺所伤，而湿浊随阴气下注，阳不化阴，气不下达，肾不分泌也。非寻常痛闭者可比，以原方更参升清泄浊之品。

淡苁蓉四钱　小茴香七分　淮牛膝一钱五分　泽泻一钱五分　大白芍二钱，吴萸三分拌炒　川楝子一钱五分　上肉桂五分　云苓三钱　牵牛子一钱五分　青升麻七分　通关丸三钱，开水另下

三诊：两进温润下元，佐以升清泄浊，大腑续通溏污且畅，小水亦较多，会阴胀痛亦减，惟坐则如欲溲状，溲赤而秒，脉虚弦而滑，舌苔满腻。阴气大伤，湿浊随气下陷，阳不化阴，膀胱气化不及州都之候。当守原意再进，毋事更张。

淡苁蓉四钱　鹿角霜一钱五分　潼白蒺藜各二钱　淮牛膝一钱五分，盐水炒　青升麻七分　小茴香七分　泽泻一钱五分　云苓四钱　大白芍二钱，吴萸三分拌炒　川楝子一钱五分　通关丸三钱，开水另下

四诊：大腑迭行后，会阴坠胀之痛遂释，小水亦渐通，惟溺出则马口痛，痛已则会阴穴痛，牵及前阴，头部亦时痛，口干，舌苔黄垢就腐，脉之弦象亦减，胃亦较复，俱属佳征。当培理肝肾，佐以化痰泄浊之品。

北沙参四钱　鹿角霜一钱五分　淡苁蓉四钱　潼白蒺藜各三钱　大白芍二钱　小茴香三分，炒　台乌药一钱　淮牛膝一钱五分，盐水炒　云苓四钱　青升麻七分　泽泻一钱五分　川楝子一钱五分　上血珀四分，研粉泛丸过下

另：滋肾丸三钱、缩泉丸二钱，和匀，淡盐汤下。

五诊：经治后，大腑先通，小水继利，会阴之胀痛亦减，而昨今两日，大腑又复秘结，小水亦因之复涩，溲时马口痛，溲后似有沥浊意，脉转弦滑而缓，舌苔黄垢。肠腑血液不充，传

送失职，加以余浊未尽之故也。

淡苁蓉四钱　郁李仁四钱　川萆薢四钱　油当归二钱　泽泻一钱五分　生枳壳一钱五分　淮牛膝一钱五分，盐水炒　冬葵子四钱　云苓四钱　瓜蒌皮四钱　白芝麻三钱，略炒杵，包煎

六诊：历治以来，大腑畅通，会阴胀痛遂退，小水亦利，马口之痛势亦十去其八，沥浊亦将净，胃亦渐复，舌心尚腻，脉之沉分尚滑数，头痛，口干。湿浊初清，肾阴未复，肝阳易于上升耳。

淡苁蓉四钱　潼白蒺藜各三钱　甘杞子二钱，盐水炒　大白芍二钱　杭菊炭二钱　煅牡蛎五钱，先煎　泽泻一钱五分　黑大豆四钱　云苓三钱　淮牛膝一钱五分　荷鼻五个

七诊：二便通调，会阴胀痛亦退，溲后沥浊亦清，惟头痛未已，入夜少寐，易于惊惕，且多噩梦，脉沉弦细滑，舌剥根腻。水不涵木，厥阳上升，心肾失交通之妙用也。

北沙参四钱　甘杞子二钱　潼白蒺藜各三钱　夜交藤四钱　云神四钱　大白芍二钱　远志肉一钱五分　法半夏一钱五分　煅龙齿五钱，先煎　杭菊炭二钱　炒竹茹一钱五分　北秫米三钱

林男。脘右及肋胁又复胀痛，后达腰背，酸楚不得安卧，呕吐便结，不能进谷，盗汗，两足肿，舌苔灰白满布，脉弦细右滑。湿痰久阻于胃，肝气横逆，肠腑之通降失司。先当通阳泄浊。

干薤白四钱　白蒺藜四钱　大白芍二钱，桂枝三分拌炒　苏梗一钱五分　陈橘皮一钱　台乌药一钱　油当归二钱，酒炒　旋覆花一钱五分，包　炒茅术一钱五分　炒白术二钱　江枳实一钱五分　海参肠三钱，酒洗

二诊：进通阳泄浊，大腑未通，业已旬余，胁右及胸背仍攻窜作痛，不得平卧，或呕酸，无以纳谷，两足肿，脉弦细而滑，舌苔腐腻厚布。寒痰湿浊久结肠胃，阳气不通也。非先通腑气不可。

焦茅术一钱五分　淡干姜一钱　川桂枝八分　台乌药一钱　姜半夏一钱五分　旋覆花一钱五分，包　新会皮一钱　大白芍二钱　炒枳壳一钱五分　干薤白四钱　海参肠三钱，破开酒洗

另：半硫丸四钱，分两包，开水先下一包。

如大便已通，原方去干薤白，加广木香八分。

改方：加三物备急丸十粒。

三诊：进半硫丸四钱，大腑未通，继进三物备急丸十粒，大便始通，黏浊成条及积粪不少，胸腹腰背攻痛随减，傍晚又复痛，舌苔腐白厚布较薄，脉仍细滑。肠腑余浊未清，肝肾气逆不和也。

淡苁蓉三钱　上肉桂五分　焦茅术一钱五分　焦白术二钱　旋覆花一钱五分，包　大白芍二钱，吴萸三分，拌炒　当归二钱　广木香八分　淮牛膝一钱五分　云苓三钱　新会皮一钱　海参肠三钱，破开酒洗

四诊：进三物备急丸，大腑畅行污浊后，胸腹攻痛已安，腰俞及右背尚胀痛不已，入夜尤甚，莫能立直，舌苔腐腻已薄，脉尚沉细。肠腑湿浊日化，肝肾虚逆之气未调也。当益肾之虚、疏肝之逆。

淡苁蓉二钱　大白芍二钱，吴萸四分拌炒　焦茅术一钱五分　焦白术二钱　川桂枝八钱　小茴香一钱　淮牛膝二钱　川杜仲三钱　油当归二钱，酒炒　云苓三钱　泽泻二钱，盐水炒　鹿角霜三钱　海参肠三钱，破开酒洗

改方：加青木香七分。

五诊：从下夺后，胸腹攻痛移于腰背，改进益肾疏肝，其痛遂霍然而释。今晨满腹又复胀痛，手不可近，溲赤且痛，舌苔腐白尽脱，转见红干，脉亦弦细。肠腑久积之湿浊虽化，虚逆之气又肆横扰，阴也就伤，殊非正轨。

生牡蛎六钱，先煎　旋覆花一钱五分，包　大白芍三钱　台乌药一钱　炙乌梅两个　宣木瓜一钱五分　川楝子二钱　云苓三钱　左金丸七分，入煎　青木香八分

六诊：今日舌根之灰砂苔复转白腐，且复有津润，惟口舌尚觉干槁，腰腹大痛虽减，而膨胀如故，以手抚之则失气，失气则痛止胀折。可见虚逆之气仍散布于皮膝，未能循经以行也。

当归二钱　贡沉香五分　云苓三钱　大白芍三钱　旋覆花一钱五分，包　淮牛膝一钱五分　潼白蒺藜各三钱　台乌药一钱　淡苁蓉三钱　金铃子二钱，醋炒　白檀香六分

七诊：昨为补肾泻肝，通降虚逆之气，腹痛及胀满手不可近者已减，腰部尚胀痛，喜以物抵撑，舌根复起灰砂苔，汗多溲少，大腑未复通行，脉弦细。虚逆之气郁勃化火，阴气日耗之耗证。当守昨法，增易接进。

淡苁蓉二钱　旋覆花一钱五分，包　生牡蛎八钱，先煎　台乌药一钱　川楝子二钱　淮牛膝一钱五分　潼白蒺藜各三钱　青木香八分　大白芍三钱　路路通七枚　云苓三钱

八诊：腰腿酸痛及腹痛膨胀俱退，水道亦通调，惟大腑乃未行，已旬余矣；昨今又增呕吐痰水，舌苔忽形黑腻满布，脉细数。气运初和，肠胃之湿浊未清，通降失职。先当苦辛通降。

姜川连四分　淡干姜五分　姜半夏一钱五分　大白芍二钱　贡沉香一钱五分　炒枳实一钱五分　云苓三钱　旋覆花一钱五分，包　陈橘皮一钱　姜竹茹一钱五分　姜汁三滴　五香丸三钱，另下

九诊：今日大腑迭行五次，溏结杂下甚多，腹痛及腰膂胀满俱退，呕吐亦止，舌之后端尚灰砂，脉弦细左数。积浊初下，肠胃未和，阴气未复之候，不宜再生枝节也。

南沙参三钱　左金丸八分　大白芍二钱　云苓三钱　炙乌梅一钱五分　旋覆花一钱五分，包　广木香八分　炒枳壳一钱五分　法半夏一钱五分　姜竹茹一钱五分　佛手八分

改方：加焦谷芽四钱、左金丸六分，入煎。

十诊：经治来，腹之胀痛及腰膂酸胀俱退，大腑亦迭通，且带污浊不少，呕吐亦止，胃纳亦略复，脉之弦数亦安，转觉濡滑少力，惟舌苔尚灰腻未清。可见肠角余湿仍未尽，当再和理。

上川连五分，姜水炒　炒枳壳一钱五分　大白芍二钱　泽泻一钱五分　焦谷芽四钱　淡吴萸五分　云苓三钱　法半夏一钱五分　川楝子一钱五分　冬瓜仁四钱　五香丸二钱，另下

十一诊：日来大腑又复迭通数次，污浊已少，呕吐已止，舌苔灰腻复十去其七，脉濡缓细滑，重按尚有数意，腹右尚或窜痛。虚逆之气未和，阴土之伤未复也。步以清调和理为事。

南沙参三钱　陈橘白一钱　焦谷芽四钱　大白芍二钱　炙乌梅一钱五分　广木香八分　清炙草五分　云苓三钱　法半夏一钱五分　冬瓜仁四钱　佛手花八分

十二诊：呕吐止后，舌苔灰腻亦日脱，口槁亦有津润，大腑亦迭通，或带浊物，惟胃纳未复，腰腹尚有酸痛意，脉濡滑少力。种种合参，肠腑湿浊日清，阴亦就复，而虚逆之气尚未就范，胃气未和也。

淡苁蓉二钱　焦白术二钱　白归身二钱　炙甘草五分　大砂仁八分　炙乌梅一钱　淮牛膝一钱五分　云苓三钱　广木香八分　川杜仲三钱　佛手八分　红枣三枚

颜男。小腹及腰俞胀痛，入夜则甚，卧则较平，痛时水声漉漉，饮食二便如常，其病不在肠胃，而在肝肾可知，脉缓滑，两关细数，舌红中黄。寒湿化水，久羁肝肾之络。速效难图，

法当温理。

白归身二钱　川楝子一钱五分，醋炒　青木香七分　川杜仲四钱　泽泻一钱五分　云苓三钱　鹿角霜三钱　炒白术二钱　小茴香八分　淮牛膝一钱五分，酒炒　大白芍二钱，吴萸五分拌炒　海参肠二钱，剪开酒洗

二诊：进疏肝益肾、理气化浊，少腹及腰俞胀痛俱退，水声漉漉亦减，惟立则气坠，腰腹作胀，差幸饮食二便如常，可见其病不在肠胃，而在肝肾之络也。前方既能安受，当率旧章，更谋进步。

淡苁蓉四钱　鹿角霜三钱　白归身二钱　大白芍二钱　川杜仲四钱　小茴香八分，盐水炒　川楝子一钱五分，醋炒　炒白术二钱　炙黄芪二钱　淮牛膝一钱五分，酒炒　陈橘白一钱　陈橘络八分　海参肠二钱，剪开酒洗

以上出自《贺季衡医案》

赵文魁

杨左。

暑令过服寒凉，腹中阵阵作痛，苔白淡腻滑润，两脉沉涩近迟。寒湿阻遏，脾阳不运。温其寒邪，以缓疼痛。

炒川椒一钱半　川桂枝三钱　炮姜一钱　白蔻仁五分　艾叶炭一钱　法半夏三钱　木香二钱　茯苓三钱

按：脾胃同居中焦，为气机升降之枢纽，主运化水湿，脾胃之运化要靠中阳之温煦、推动。患者中阳素亏，复于暑令天气炎热之时，暴进冷饮或过服寒凉，以图一时之快，致使中阳益伤、运化失职、寒湿内阻，而有冰伏之势。中阳不能温煦，气机为寒湿阻滞而不伸，故腹中阵阵作痛。阳虚寒湿潮于上，故舌淡白而苔腻滑润，寒则涩而不流，寒湿阻遏，气血运行不畅，则两脉沉涩近迟。寒湿下注，阳气不能外达，还可见腹泻便溏、四肢厥逆等证。寒湿颇重，非辛温之品不能开其郁邪，散其寒邪，非燥烈之品，不能除其水湿，解其冰伏。

方中川椒辛热有小毒，走脾胃散风寒而温中除湿。川桂枝暖中焦散风寒而通阳化气除湿，解血脉之寒凝。炮姜、艾叶炭，辛苦而温，偏入血分，通血脉，温经散寒以止腹痛。白蔻仁、木香，辛温芳香，醒脾胃，开湿郁，畅气机，配半夏之苦温燥湿，以开中焦气分之郁闭。茯苓甘淡而平，可健脾通阳，化膀胱之气而利湿。本方辛温燥烈，气厚力雄，使中阳振奋，气机宣通，寒湿得除，而诸证可瘳，正所谓离照当空，则阴霾自散矣。

十一月二十四日申刻，赵文魁请得淑妃脉息：右寸关滑数，左寸关弦而近数。肝经有热，气道欠调，以致腹胀作痛，腰酸腿痛。今拟和肝养荣拈痛之法调理。

炙香附二钱　青皮二钱　赤芍二钱　全归三钱　泽兰叶二钱　川断二钱　牛膝二钱　丹参一钱五分　煨木香一钱五分　艾炭三分　抚芎一钱五分

引用炒阿胶六分。

按：右寸关脉象滑数，滑脉其来应指圆滑，往来流利，如盘走珠。常见于实热、痰热等实证。数脉为阳热之象，脉率加快，一息五到六至。《难经·九难》说："数则为热。"滑脉常与数脉并见，主阳盛热证。左寸关弦而近数，弦脉之象端直且长，如按琴弦，指脉的动势弦紧有力，但波幅不大，弦脉主肝病，气郁不畅，又司诸痛，肝郁日久化热，痛甚气血急迫，皆可见弦而

近数之脉。肝经郁热，则气机不畅。肝之经脉"循阴股，入毛中，环阴器，抵少腹"，肝失疏泄，营血不足，肝失所养，少腹作胀疼痛。本证既有肝郁化火之热，又有荣阴不足之虚寒，故养荣和肝以祛其虚寒，调畅气机，以疏解郁热、活血祛瘀以止疼痛。

药用阿胶、艾炭、赤芍、当归、抚芎共成胶艾四物汤之义。阿胶、艾炭有养血止血、温散血寒的作用。并且只取四物汤之义，而去熟地黄养血滋阴之腻滞，加丹参活血祛瘀之通行，丹参能利血脉，善调妇女经脉不匀、血滞经闭、少腹疼痛，且丹参能散能补，故有"一味丹参功同四物"之说。上药共合适用于妇女血虚寒滞、少腹疼痛等证。以方证测之可知，淑妃所患大有可能是妇女痛经之疾，只是因为皇门贵族虽内有抑郁不便明言罢了，故在胶艾四物汤基础上加入行气活血之品，用香附、青皮、木香疏肝理气，调经止痛；用泽兰叶活血祛瘀，常用于经行腹痛、癸事不调等证；牛膝酸苦性平，活血祛瘀，引血下行，常用于瘀血阻滞的月经不调、痛经、闭经等证，且泽兰叶与牛膝相配，活血化瘀，调经止痛。用川断壮腰脊，行血脉，补而不滞。本方在补血养荣散寒滞的基础上，用理气活血之药，以期血海充足，经脉调畅，气血通行，而腰腹疼痛可止。

以上出自《赵文魁医案选》

邹趾痕

危一书者，四川重庆商业场之书贸铺长也。光绪二十七年，其妻年二十三岁，患腹中急痛欲死，请愚诊治。愚察其腹有坚癥，按之胀硬应手，心痞胁满，唇干舌焦，知为干血结成，确为干血痨瘵。然痨瘵初起，面容虽瘦，尚未脱形，问每日心中发烦如火之燃灼否，答曰："近一月内，才有此形。"愚曰："有此情形，便是骨蒸已成，证为不治，但以骨蒸初成未久，姑挽救以观之。"方曰：黄芩、黄连、生地、蒌根各五钱，生栀子、生白芍、粉丹皮、生地榆各四钱，阿胶珠六钱，西洋参三钱，甘草二钱。危君见是凉寒大剂，惧不敢用。危君之近邻有老妇，年已七十矣，老妇本不知医，但知女病有月经关系，禁服凉药之章程。危君执方往问老妇，老妇观之，大大惊异曰："若大凉剂，妇女怎样服得？"老妇于是大发议论曰："妇女之病，总要月经流行，而流行月经之药，必须热药。若服此方，是使月经永不通行矣。"又连声言曰："此方不可服！"危君遂不用愚方，另延他医，他医用辛热大剂，老妇极力赞成曰："真良医也！"病人服之，牙龈高肿疼痛，咽干喉燥，腹痛且胀，又延愚诊。愚知其心无定识，虽有良医，亦必不能成功，于是语之曰："凡妇女之癥块胀痛，皆由月经停蓄留连为瘀，始而结为瘀团瘀渣，或结为瘀条瘀块，肝火烘灼，渐渐将团渣条块黏合为一，结成软大癥块。积日累月，软大癥块由湿质变为燥质。湿则软大，燥则缩小，变为石硬之干血痕。今又加以心中发烦，如火燃灼之证者，系由癥块内发出瘀热，上冲心肺之故。显见干血骨蒸痨瘵已成，病已不治。愚之方非敢谓便能挽救，不过救治之初，不可不从大降瘀热，清肃心肺着手也。今主人既不知病理，又不知谁为可靠之良医，又无认定一医专一倚任之特识，而问道于无识无知之老妇。当此危恶大证，愚出此方者，因一时之热心涌沸，思欲挽救于万一也。今而后，愚不敢矣。但知贪功，不知虑败，愚诚冒昧之甚者也。今不敢再出方矣，请辞而退，以让贤者。"愚辞退后，危君访之于李问卿。李问卿者，即战汗逆回，口鼻涌血，经愚救治死而复活之人也。问卿语之曰："方今全城之医，对于轻浅小病，只敷衍目前，无一医能医大病。能医大病者，惟邹君一人而已。今邹君既云此病不治，则他医断不能治可知矣。与其另延他医误药以死，不如不延医，或不至于速死。"危君黯然曰："天下宁有大病不医而能不死者乎？蒙君明示，乃知邹君能治大病，今欲屈驾，同至邹君处一行。"于是二人偕至舍下，请问此病究竟有无治法。愚曰："病本不治，以愚治干血痨瘵之刘氏妇观之，可知不知证亦有得生者，但必须大痛数次，危而后安。观刘氏妇大痛之经过可例也。病家若欲于不治中求挽救，必须明得此理，又必具此奋斗心，与医同心协力，耐痛耐苦，或者可以脱险。若病家无此特识，无此毅力，但有普通心理，服药效则信，不效则疑，鲜不误事？误事则归咎于医，此愚所以辞而退也。"危君曰："今假问卿之面，以敝内病重累于先生。"愚曰："聆危君言，危君既表同意矣，但恐病人不能许同意。请归取得病人宁痛勿怨之同意，然后再商治疗可也。"明日，危君言已取得病人同意，愚于是着手治疗。先以凉剂解其骨蒸，继以温经汤方，加牛虻、钻脚蛭攻其坚瘕，经三次昏晕，坚瘕始破，瘀血大下三日。三日之后，点滴而下者十余日。瘀下既尽，新血乃生，月经乃通。从此月经每月应期而下，调养数月，居然受孕生子。于是危君问愚曰："敝内之病，干血坚块，何因而至？"愚曰：大凡妇女干血为病，非一朝一夕。其始多由月经差错，而月经差错之因，其因有四：一因风寒外感，二因怒忧内郁，三因嗜食辛燥，四因小病不介意，不肯服药。有此四因，病久传化，伏热日多，积久而成经期差错，又久而积热壅塞经道，遂使月经停滞，至此而求治于医。俗医不知积热所致，但抱血不宜凉之伪法，叠投热剂，遂使瘀血结为瘀团瘀渣、瘀条、瘀块，又合团渣条块结成软濡而大之瘕块，瘀热日深，结为缩小而硬之干血，是故干血之成，皆由积热烘灼而成。俗医梦梦，再进辛热，所以千余年来，妇女血病百无一生者，皆坐血不宜凉之邪说误之也。须知"血不宜凉，得热则行，得寒则凝"这十二个字，是最谬妄、最害人的瞎说，谨遵这十二个字的医生，皆是最谬妄、最害人的医生。此十二个字的谬妄在何处？谬在不知辨证，不须辨证，凡一切血证，皆可以血不宜凉之邪说判定之，皆可热剂通治之。这个医理，何等简单易学？只要会用热药便可充医生，此等俗医太多，无法唤醒，惟有替患血证之病人叫屈而已。今宜将血之真象说明。《灵枢·营卫生会》曰："中焦亦并胃中，出上焦之后，此所受气者，泌糟粕，蒸津液，化其精微，上注于肺脉，乃化而为血，以奉生身，莫贵于此。故独行于经隧命曰营气，夫血之与气，异名同类，何谓也？营卫者，精气也。血者，神气也。故夺血者无汗，夺汗者无血。故人生有两死，而无两生。"此经文请百回读之，便知胃中受水谷气，蒸精液化而为血。是知血之所以流行者，以常有水谷之精液加入血中，水谷之精液有流动性，故血能流行也。经文又曰："营卫者，精气也。血者，神气也。"是知神气不独行，藉精气之流行而行。夫营行脉中，卫行脉外，皆由营卫之气与流行之精液合和而后流行，非单独热气加入，便能流行却病明矣。今俗医之邪说曰："得热则行。"则是不知得水谷之精液乃能流行之理也。妇女月经病，服俗医热剂太多，火燥燔灼，将血中流动之精液，变为胶黏之不动质，因而血不流行。俗医仍守血不宜凉之法，必将再进大热剂以流行之乎。嗟乎！得热则行之邪说，其害大矣！危君闻愚言而大悟曰："敝内之经水变瘀，瘀变干血者，譬如沟渠流水，泥壅为淤，渐不流通，加以烈日亢旱，使濡软之瘀泥，变为干硬之泥块。先生用攻坚破瘀之虻蛭，譬犹用锄锹破硬泥为碎块、为砂粒，推荡而出，然后新血乃得流通。其是之谓乎？"愚曰："是矣，君可谓能悟道矣。"危君复请曰："敝内之病，惟先生能生之，惟先生有此特识，故能操必胜。而鄙人所不解者，先生初诊，不肯赐方，力辞而退者，宁非见可救而不救？恐非操仁术者之所宜有耶？"愚曰："君不闻愚但知贪功，不知虑败之言乎？原夫愚以热肠受谤者，非一日矣。向者凡见可救之病，皆必以大力之方救之，殊知医越热肠，病家越疑心，病人服愚破瘀之方，不惟不效，反增痛苦。病人大骂，阖家咸骂。后医痛诋前医，施展和平稳健之伎俩，以致病人于死，而归其咎于前医，彼后医和平养痈，反搏荣名。愚以热肠救人，反被谤毁。既自被谤，病越不救者，皆愚但知贪功，不知虑败之过也。今尊闲之所以脱险得生者，以君不疑，而又专一倚任之故也。君之所以能专一倚任者，以李问卿一力指导之故也。君之所以得李问卿赞助者，以愚辞退之故也。君亦知愚之所以辞退不救者，乃所以救之乎！"

《圣方治验录》

朱应征

沈左。本体不强，胃阳不健，致易感染痧闭，现以食滞阻塞经络，猝见闷闭，腹痛如绞，兼乍汗而肢厥，有岌岌之势，脉象紧疾，右关细按有力。法宜先活络通腑气。

白方通　炒六和曲　赤白芍　炒谷麦芽　广橘络　广郁金　炒枳实　苏藿梗　左金丸　荷梗

复诊：痰为病本，经络不通，昨方进后，脉有宣意，证亦平减，但右关仍滑，二陈汤加味。

广陈皮去白　炒枳壳　丝瓜络　半夏曲　生谷芽　冬瓜子仁　象贝母　荷叶蒂　甘草节　云茯苓　桂木

三诊：气体渐适，脉象亦趋和缓，仍觉头部、心部不舒。宜养心固气，兼疏痰液，自全安矣。

云茯神　橘络　连皮茯苓　蜜志肉　菟丝子　于潜术　象贝母　松节　半夏曲　吉林参须

《淞滨实验录》

魏长春

周伦康之母，年五十八岁。民国二七年五月十七日诊

病名：气郁腹痛。

原因：抑郁不乐，肝气横窜，克脾腹痛。

证候：腹痛气满，口干胃呆。

诊断：脉弦，舌红。忿怒抑郁，肝气克脾腹痛，是实证也。

疗法：用四逆散加味。

处方：柴胡一钱　枳实二钱　赤芍三钱　炙甘草一钱　香附三钱　川楝子三钱　天花粉三钱　丹参三钱　元胡三钱　焦山楂三钱

效果：服后，气畅痛止。病愈。

炳按：气郁腹痛，畅达气机以开郁结，自必见效。

林平甫君，年二十六岁。民国十三年二月二十三日诊。

病名：虚寒腹痛。

原因：始起肝郁犯脾，腹痛日久，在沪医治，所服皆属破瘀通气，如香附、郁金、檀香、当归、木香、砂仁、豆蔻、柴胡、丹参、神曲等药，腹痛反剧。

证候：泛漾欲吐，腹痛连脐，面色白而微青，大便溏薄。

诊断：脉象软弱无力，舌淡红，苔白厚腻。攻伐过投，真元大伤，肝病传脾证也。

疗法：用真武汤温煦脾肾。

处方：淡附子二钱　炒白术四钱　茯苓四钱　生姜二钱　炒白芍三钱

次诊：二月廿五日。腹痛连脐，得药较减，惟食后胸脘作酸，大便燥结。左脉软缓无力。右脉虚大，舌淡红，苔白腻，治宜温中。

次方：桂枝一钱　生白芍三钱　炙甘草一钱　生姜一钱　茯苓三钱　红枣四个　吴茱萸八分　西党参二钱

三诊：二月廿九日。胸满，腹仍隐痛，胃纳稍苏。脉左软缓右滑，舌苔薄黄。用归芪建中汤加味。

三方：生黄芪四钱　西党参三钱　桂枝二钱　生白芍四钱　当归三钱　炙甘草一钱　生姜二钱　红枣八枚　饴糖一两，冲　制半夏三钱

四诊：三月一日。呕止，精神渐健，食后胸脘微满，两手时冷，腹仍隐痛，左脉缓和，右脉缓大，舌红润，治宜温补。

四方：生黄芪四钱　西党参三钱　炒白术三钱　茯苓四钱　炙甘草一钱　炒白芍三我　当归三钱　桂枝二钱　淡附子二钱　生姜二钱　红枣八枚　饴糖一两，冲

五诊：三月八日。脉象缓和，舌红润。胃纳苏，温中补脾法已效，参以温养肾脏法。

五方：炙黄芪五钱　西党参三钱　白术四钱　炙甘草一钱　淡附子二钱　巴戟肉三钱　淡苁蓉三钱　大生地三钱　五味子一钱　桂枝一钱　炮姜一钱　吴茱萸一钱　泽泻三钱

六诊：三月十八日。腹痛里急，时发时愈，大便微溏。脉象缓和，舌红润。用理中桂枝温养法。

六方：高丽参三钱　炒于术四钱　茯苓三钱　炙甘草一钱　炙黄芪五钱　制半夏二钱　厚附子二钱　炒白芍三钱　桂枝一钱　炮姜二钱　淮山四钱　诃子三钱

七诊：三月二十日。腹痛虽止，仍觉里急，大便溏薄转燥，精神已充，皮肤发生小疹。脉缓，舌红润苔薄。用温补脾肾法善后。

七方：淡附子一钱　高丽参三钱　炒于术三钱　炙甘草一钱　干姜一钱　茯苓四钱　陈皮一钱

效果：继进理中归脾，出入加减，调理一月，身体康健。

炳按：过服破瘀通气诸药，成为虚寒腹痛，改用温煦脾肾，气得阳和而收效。

周妇，年三十二岁。民国十一年五月十七日诊。

病名：瘀结腹痛。

原因：春季经来行房，恣食生冷之物，夹精瘀结腹痛。服药日久无效。

证候：寒热往来，形似疟状，少腹疼痛，小溲刺痛，溺道如塞，大便不畅。

诊断：脉象沉弦急，舌色淡白无苔，夹精瘀结腹痛，是实证也。

疗法：破瘀逐精，清涤子宫。

处方：归尾四钱　穿山甲四钱　鳖甲尖四钱　淮牛膝四钱　青盐二钱　制锦纹三钱　大生地四钱　马牙火硝一钱，冲　人中白一钱　麝香五里分冲　川芎三钱　韭菜根四十支

次诊：五月十九日。背脊酸疼，少腹刺痛，掣连前阴。脉象沉细，舌色淡白。用温通子宫败精法。

次方：穿山甲四钱　鳖甲尖四钱　淮牛膝四钱　桂枝三钱　马牙火硝五分　青盐二钱　川芎三钱　人中白三钱　全瓜蒌五钱　薤白头三钱　归尾四钱　独活三钱　羌活三钱　韭菜根四十支

效果：服后，败精从小便而出，痛止病瘳。

炳按：精瘀腹痛，驱逐败精，以两头尖（鼠屎）、人中白、土牛膝，最效且速，不必马牙火硝之烈性药，尤伤无过之脏。

以上出自《慈溪魏氏验案类编初集》

沈绍九

饮食不节，伤及肠胃，腹痛脘闷，不欲饮食，六腑以通为用，议与导滞和中。

南藿香三钱　苍术二钱　厚朴二钱　陈皮一钱五分　木香一钱　大腹皮二钱　炽枳壳二钱　谷芽三钱，炒

《沈绍九医话》

曹颖甫

蓄血一证，见于女子者多矣，男子患者甚鲜。某年，余诊一红十字会某姓男子，少腹胀痛，小便清长，且目不识物。论证确为蓄血，而心窃疑之。乃姑投以桃核承气汤，服后片时，即下黑粪，而病证如故。再投二剂，加重其量，病又依然，心更惊奇。因思此证若非蓄血，服下药三剂，亦宜变成坏病。若果属是证，何以不见少差，此必药轻病重之故。时门人章次公在侧，曰：与抵当丸何如？余曰：考其证，非轻剂可瘳，乃决以抵当汤下之。服后，黑粪夹宿血齐下。更进一剂，病者即能伏榻静卧，腹胀平，痛亦安。知药已中病，仍以前方减轻其量，计蛀虫二钱、水蛭钱半、桃仁五钱、川军五钱。后复减至蛀虫水蛭各四分，桃仁川军各钱半。由章次公调理而愈。后更询诸病者，盖尝因劳力负重，致血凝而结成蓄血证也。

陈姓少年住无锡路矮屋，年十六，幼龄丧父，惟母是依，终岁勤劳，尚难一饱。适值新年，贩卖花爆，冀博微利。饮食失时，饥餐冷饭，更受风寒，遂病腹痛拒按，时时下利，色纯黑，身不热，脉滑大而口渴。家清寒，无力延医。经十余日，始来求诊，察其症状，知为积滞下利，遂疏大承气汤方，怜其贫也，并去厚朴。计大黄四钱，枳实四钱，芒硝三钱。书竟，谓其母曰：倘服后暴下更甚于前，厥疾可瘳。其母异曰：不止其利，反速其利，何也？余曰：服后自知。果一剂后，大下三次，均黑粪，干湿相杂，利止而愈。此《金匮》所谓宿食下利，当有所去，下之乃愈，宜大承气汤之例也。

以上出自《经方实验录》

汪逢春

张女士，二十一岁，三月十日。

呕吐腹痛颇剧，舌苔白腻而厚，左脉细濡，右弦滑。寒湿气滞，凝聚阳明。拟以温和中焦，防其痛甚致厥。

淡附片二钱　淡吴萸钱五　制厚朴钱五　四制香附三钱　鲜佛手三钱　淡干姜七分　焦苍术二钱　赤苓皮四钱　鲜煨姜一钱　生熟赤芍各二钱　台乌药钱五　建泻二钱

二诊，三月十二日。

药后大便屡通四次，腹痛已缓，舌苔白腻而厚，两脉细弦而涩。寒与气滞，凝聚阳明。再以温通并用。

淡附片二钱　制厚朴钱五　台乌药钱五　瓜蒌仁四钱　单桃仁三钱　淡吴萸钱五　鲜煨姜一钱　生熟赤芍各二钱　赤苓皮四钱　淡干姜一钱　四制香附三钱　小青皮一钱　建泻三钱

上上落水沉香二分、酒军末三分，二味同研，以小胶管装，匀两次，药送下。

三诊，三月十四日。

腹部痛势又缓，舌苔白腻而厚，两脉细弦而滑。寒滞凝聚，壅阻肠胃。拟以温中化滞。

淡附片三钱　焦苍术三钱　败酱草三钱　延胡索钱五　淡吴萸钱五　制厚朴钱五　焦苡米四钱　四制香附三钱　淡干姜一钱　单桃仁三钱　台乌药钱五　肉桂子七分　炮姜七分　木香梗钱五　焦山楂三钱　焦麦芽三钱

四诊，三月十八日。

矢气通而腹痛亦缓，舌苔白腻而厚，左脉弦滑，右细濡，寒滞太甚。右胁与少腹痛势减而不止。再以温和分利。

淡附片三钱　焦苍术三钱　逍遥丸四钱，布包　郁李仁三钱，酒浸　建泻二钱　淡吴萸钱五，金铃子钱五同炒　淡干姜钱五　延胡索钱五　四制香附三钱　猪苓三钱　炮姜一钱　肉桂子一钱　单桃仁三钱　赤苓皮四钱

上上落水沉香末二分，装小胶管，匀两次，药送下。

五诊，三月二十日。

腹痛由右移至左边少腹，舌苔白腻而滑，左脉弦滑，右细濡。拟再以温和络分，通导足太阳、阳明。

淡附片三钱　焦苍术三钱　单桃仁三钱　赤芍二钱，金铃子钱五同炒　赤苓四钱　淡吴萸钱五　炮姜一钱　郁李仁三钱，酒浸　四制香附三钱　建泻三钱　淡干姜钱五　肉桂子一钱　台乌药钱五　延胡索钱五　青皮一钱

上上落水沉香末二分、酒军二分，二味同研，以小胶管装，匀两次，药送下。

六诊，三月二十一日。

左边腹痛止而复作，小溲时腹部必痛，舌苔白腻垢厚。寒湿化而未净。拟再以温中化湿。

淡附片三钱　焦苍术三钱　生草梢钱五　赤苓皮三钱　延胡索钱五　淡吴萸钱五　肉桂子七分　鲜佛手三钱　建泻三钱　陈香橼钱五　淡干姜一钱　焦苡米三钱　台乌药钱五　猪苓四钱　炮姜五分

《泊庐医案》

周镇

徐仲卿，向有脘痛嗳噫，嗜饮，苔煤。甲子春正月，小腹作前，攻掌满腹，坚如石板，灼热，溲热，而口不渴。脉弦数异常。向来肝郁，乘木令而猖獗。宜清肝理气软坚。瓜蒌、白芍、金铃子、玄胡、黑山栀、京三棱、莪术、川连、香橼、丹皮、枸橘李、两头尖、乌药、苏子。海蛇、荸荠，煎汤代水。另龙涎香、鸡内金、伽楠香、瓦楞子，研末，冲服。二剂。痛止，脘闷。用金匮旋覆花汤、金铃子散、化肝煎加减，旋安。后拟丸方：归须、白芍、远志、九香虫、枣仁、丹皮、刺猬皮、瓦楞子、蛤粉、金铃子、乌梅、木瓜、杞子、鳔胶、乌贼骨、蔓荆子、莪术、香橼、香附、沉香曲、鸡内金、百草霜、黑木耳，研，炼蜜丸，晒。早晚各服三钱。

陆仁德，十余岁。辛酉七月初三日，恶寒，身热，胸痞，腹痛，舌白。医投香薷、豆豉、朴花、杏仁、桔、薄、槟榔、蔻仁、神曲、滑石、郁、栀、通草、辟瘟丹，得汗而寒似退。越日身热，热至逾日不退。初八日延予诊，烦懊，口渴引饮，气逆胀闷。按其腹烙热如炉，脐边拒按作痛。脉数，苔转黄色。述如烦闷欲推，或呕痰涎。暑邪挟痰积交阻，恐其热甚变端。益元散（荷叶包）、青蒿、绿豆衣、扁豆衣、二苓、薏、郁、豆卷、藿、通、佩兰、芩、连、竹叶、枇杷叶、西瓜翠衣，用萝卜、茅根煎汤代水。另枳实、槟榔、苏梗、乌药末。服后沃吐痰涎，背部发出斑疹，云头隐隐，其腹灼顿减，暑由血络外泄也。前方去豆卷、二苓、黄芩、薏、通，加菱皮、牛蒡、白蔷薇花、鲜冬瓜；去四磨末，加三合济生丸。是晚颈旁瘙痒。初十日胸腹又发斑疹，腹痛未便，内蕴之积尚留。拟栀、豉、蒿、芩、鸡苏散、绿豆衣、木通、连翘、蒡、薏、蝉衣、野蔷薇花、竹叶、川连、茅根，用冬瓜、萝卜煎汤代水。另指迷茯苓丸。外以皮硝、导滞丸研，同鸡蛋白、面敷脐。大便未行。十一日晨，热未起时，服润字丸一钱。少时先便于黑，后溏，有血瘀状。热起较轻，惟腹尚拒按。原方加减，去润字丸，嘱以鸦胆子去壳日服四十粒。积垢日解。越数日，转为疟象，而有凉退之时。用清脾饮去术、甘，加大腹皮、生薏仁、佩兰花、白茉莉花、野蔷薇花。因秽浊上冲，口味不正也。复用半贝丸二钱，服于未发之一时前，热势更衰。嘱将前药黄昏煮成，露于星月之下，翌日隔水炖热提早服之，寒热全止。后谨慎饮食，未致反复。

张渔户，丁丑十二月廿四日诊：初由脘痛，针治后，移至少腹，拒按，便泄，身热口渴，溲少。邪伏厥阴，痛甚防厥。

川楝子四钱　两头尖五钱　青皮一钱　软柴胡五分　大腹皮三钱　橘核四钱　白芍三钱　枳壳钱半　通草钱半　忍冬藤四钱　射干钱半　红曲三钱　荷叶四钱

另血珀五分、玄胡索三钱、醋炒乌药七分，研末，开水调服。

复诊：寒热痛势均减，小溲仍少。病由食饱后扶人上船，闪挫受惊，惊则气乱，蕴结肠中也。

玄胡三钱　血珀五分　蝼蛄二枚，去头　雄精一分，研末，开水调服　金铃子三钱，茴香汤炒　青皮一钱，醋炒　广木香一钱　荔橘核各三钱　白芍三钱，吴萸汤炒　楂肉四钱　赤砂糖三钱，炒　红曲三钱　大腹皮二钱　桂枝五分　乌药二钱　鼠矢四钱　刘寄奴三钱　乳香三钱　没药三钱　地肤子三钱

外敷豆豉、葱须、皮硝、车前、田螺，捣匀，加鸡子白、面粉，烘热，敷痛处。得溲而安。

徐妇，丁丑六月诊：育蚕劳乏，气郁挟湿，口甜苔黄腻，食入阻饱，左少腹痛。拟理气消食行湿。川朴、蔻仁、远志、香附、甘松、佩兰、通草。二苓、娑罗子、泽泻、橘叶核、金铃子、大腹皮。玄胡、乌药，研末服。二剂。腻苔口甜已减，惟食入阻饱，少腹㽲痛。再通气运食理湿。川朴、苏梗、半夏、薏仁、通草、郁金、莪术、甘松、远志、采芸曲、乌药、橘核、金铃子、大腹皮、檀香泥、沉香末（冲）。五香丸六分，越鞠丸三钱。三剂。气机流畅，脘㽲腹痛均退，饮食加多，口甜苔腻均化，事繁易忿，肝僭眩晕。转宜息风生力，参入前效。甘松、远志、娑罗子、采芸曲、扁豆衣、草薢、刘寄奴、牛膝、蛤壳、泽泻、天麻、檀香泥、蒺藜、滁菊、沉香末（冲）。越鞠丸、五香丸，开水吞服。渐愈。

鲍左，年三十余，宁波厂工人。壬戌三月中旬，腹痛呕吐酸涎，以暮为剧，溲赤黄少，睾

丸左大，得矢气便泄则减。脉右弦左沉。饮停气滞，防厥。

茯苓四钱　泽泻二钱　苍术一钱　蔻仁五分　青陈皮各一钱　吴萸二分　高良姜四分　香附二钱　乌药三钱　旋覆花三钱　制半夏三钱　代赭石七钱　小茴四分　官桂五分　伏龙肝二两

另玉枢丹四分、黑丑五分、丁香二分、九香虫三分、荔核五分，研末，下午姜汤下。水从便泄，痛呕均止。

荣右，沪南。腹痛拒按，暮热。脉左弦搏，右濡，苔薄。血虚肝旺，土衰木乘，先清郁陷之肝火。桑叶、丹皮、银柴胡、青蛤、旋覆、青蒿、橘叶、黑山栀、蒺藜、金铃子、香附、淮麦。五剂。夜热退，腹痛有形。用老苏梗、乌药、白芍、香附、橘叶核、金铃子、玄胡、苏噜子、黑山栀、鸡内金、木香。痛定腹舒，而数月之后又发，以养肝理气之品为丸授之。

以上出自《周小农医案》

方公溥

刘男。12 月 14 日诊：肝郁气滞，脐下疼痛频发，腰部酸楚，脉弦，舌苔白腻。法当温中理气疏肝。

金铃子9克，切开炒　广木香4.5克　胡芦巴9克　小茴香3克　炒延胡9克　小青皮4.5克　福橘叶核各9克　赤茯苓9克　建泽泻9克　白芍药9克　厚杜仲9克　台乌药9克　枸杞子9克

12 月 16 日复诊：投以温中理气疏肝，脐下疼痛已见轻减，腰部酸楚亦差。劳动后尚见气促，再以前法化裁之。

处方同前，加重小茴香（微炒）4.5克，油沉香（研末吞服）1.2克。

沈男。12 月 15 日诊：腹痛频频，大便解而不畅，上溲觉痛，淋漓不爽，治以清理之方。

金铃子9克，切开炒　广木香3克　白芍药9克　花槟榔4.5克　炒枳实4.5克　炒莱菔子9克　小青皮4.5克　川萆薢9克　甘草梢4.5克　赤茯苓9克　地薰草4.5克　焙车前9克，包　干荷梗1尺，切碎

12 月 17 日复诊：腹痛减而未痊，食欲略香，两便已见通畅，再与顺气和中。处方同前，除槟榔、枳实、青皮、地薰草、荷梗，加全当归9克、厚朴花4.5克、延胡索9克、橘皮核各6克、炒竹茹9克，改枳实为枳壳4.5克。

12 月 20 日三诊：腹痛已平，胀闷未除，漉漉肠鸣，二便正常，再与理气调中。处方同前，除甘草、竹茹，加大腹皮9克，改朴花为川厚朴4.5克。

以上出自《方公溥医案》

翟竹亭

邑北十二里寨贾某，年三十余，在田耕作，偶经大雨，身冷衣薄，受寒腹疼。初不为意，日久重甚，饮食渐减，面黄肌瘦，三月未愈，始迎余治疗。六脉浮中沉皆无，推筋着骨，指下劲硬，似有若无，知是沉寒痼疾，非大热药不可。遂用祛寒温里汤，服一帖减半，二帖痊愈。

祛寒温里汤：炮姜30克　油桂15克　附子24克　吴茱萸15克　花椒10克　破故纸15克

水煎服。

官林寨村刘开业者，年三十余，患腹疼证二年余，百治无效。请余诊疗，面黄肌瘦，腹大如盆。诊其脉，乱无统绪，古书云："乱无统绪者，虫积也。"彼云："饥时疼甚，饱时略减，此虫积无疑也。"余用杀虫汤，辰时服下，午时腹疼更甚，余命速服二煎，至戌时，大便解下蛔虫近千条，腹痛消去七八分。隔日又投一剂，又下百余条，服第三剂虫尽无也。后服八珍汤，调理脾胃，月余始获平复，方开于后。

杀虫汤：雷丸 30克　使君子 15克　榧子 30克　芜荑 15克　苦楝根皮 15克　槟榔 10克　白薇 10克　黄芩 10克　寸冬 12克

邑西门内李玉松，年八十二岁，患腹痛十余日，呕吐不止。延余诊治，肝脉弦紧，乃木克土之证。况肝性最急，急则易于作痛，能制肝木者肺金也，补肺以平肝木，则腹自不疼矣。方用百合补肺汤。

建百合 60克　白术 10克　五味子 6克　炙百部 10克　薏苡仁 12克　炙黄芪 15克　广木香 6克　炙马兜铃 7克　辽沙参 15克　炙紫菀 12克　山药 12克

水煎服，三帖而瘳。

官刘寨刘某之妻，年二十余，患少腹疼痛，寒热往来，屡治不愈。迎余诊治，肝脉弦急，脾脉滞涩，此系气郁血滞之故。遂用归附调气汤。

当归尾 16克　川芎 12克　桃仁 15克　红花 10克　五灵脂 10克　玄胡 12克　生蒲黄 15克　香附 15克　茜草 10克　川牛膝 10克　丹皮 10克　三棱 10克　通血香 10克　赤芍 12克　甘草 6克　莪术 6克

水煎服。两帖后自觉少腹雷鸣，知是气欲行之兆，又服二帖，诸证已愈。但愈后身体软弱，及手不能支持，又服八珍汤，数帖方愈。

南门内史兴春，年三十余，患腹痛证，每日午后必犯，痛苦万状，呕吐酸水。诊其脉，太阴脾脉郁滞，确系实证。用枳实厚朴汤，加大黄 15克，服一帖无效，又加焦山楂、神曲各 15克，服下腹内响如雷鸣，移时泻下乌粪似泥，内有燥粪三枚，破开似血类，不知何日所食停留肠胃之间，今得药脱然而下，病证若失。

加减枳实厚朴汤：枳实 15克　厚朴 12克　陈皮 10克　槟榔 12克　莱菔子 10克　焦神曲 15克　麦芽 15克　焦山楂 24克　大黄 15克　香附 12克　青皮 10克

水煎服。

西郭外陈庄有张克明者，年五旬余，患少腹疼证，寒热并作，四肢厥逆，小便赤涩，痛苦万分。某医用行气散寒之药，三剂不效，更加渴思饮水，大肠脱肛，日夜哭泣，后事已备。迎余往诊，两尺脉洪滑有力，此系湿热壅遏下焦之故，若使湿热一行，病当霍然。遂用清肠汤一帖，晚间服下，夜半大便泻下两次，内有脓血甚多，病去大半，又改清湿利热解毒之剂，服四帖渐次痊愈。

清肠汤：金银花 15克　槐花 10克　滑石 12克　生地 12克　栀子 6克　黄连 10克　黄芩 10克　川黄柏 6克　大黄 18克　芒硝 12克　木通 4.5克　乳香 10克　甘草 6克

水煎服。

南马庄马明三先生，年逾不惑，以耕为业。孟秋患右肋疼痛，服药少效，至中秋肌肤锐减，合家惶恐。迎余诊治，脾脉涩而中实，《濒湖脉学》云："涩主宿血。"疼不移处，定是瘀血作祟，遂用当归尾15克、桃仁18克、穿山甲6克、玄胡12克、生蒲黄15克、大黄18克、枳实10克、丹皮10克、藏红花3克、川芎10克、茜草10克、焦山楂15克、当门子0.3克，水煎服。戌刻服下，至子时大便泻下三次，及晓见所下之物内有核五六枚，家人用物破开，内有黑紫败血，由此诸证痊愈。

邑南聂王村刘某妇，年二十余，八月间患腹痛，痛时呕吐不止，渴思饮冷，业已数月，服药罔验。延余往诊，胃脉洪大有力，余脉和平，经曰："火胜则痛"，此因胃中积热，火炎土燥之故。用大承气汤加减。

生石膏15克　生地18克　黄连10克　枳壳10克　大黄15克　玄明粉10克　黄芩12克　玄参18克　甘草6克

水煎服。一剂轻，再剂痊愈。

以上出自《湖岳村叟医案》

章成之

乐男。少腹痛，其痛时轻时剧，病历半年，暑令有数月不发者。比来气候日寒，其发甚频；其并发症口唾酸涎，进食即酸减，腹痛亦能缓解。

旋覆花9克，包　延胡索12克　炮附片5克　全当归9克　杏仁泥15克　赤石脂6克，分2次和入药中　姜半夏12克　云苓12克　生熟米仁各15克　淮山药9克　淡吴萸5克

二诊：酸能减，少腹痛亦因之缓解，可见痛是酸之刺激，则根治在制酸。

煅瓦楞子30克　赤石脂9克，分2次冲　旋覆花9克，包　全当归9克　杏仁泥18克　云苓12克　姜半夏9克　肉桂末2.4克　生熟米仁各15克　沉香曲9克

《章次公医案》

张汝伟

周右，年二十，苏州。行经饮水，瘀滞遂停，少腹偏左胀痛，坚而拒按，溲便均少，胸闷发热。前医投化湿消癖利气疏表等方，反见高热，证情转剧。此寒入厥阴，瘀停胞室，蕴酿发热，内痈可虑，拟通瘀理气，温经疏肝治之。

当归尾三钱，酒炒　小茴香一钱，同打　良附丸三钱，包　上肉桂三分，研末，泛后捣为丸吞服　紫丹参三钱　单桃仁三钱　沉香曲三钱　杜红花钱半，醋炒　小青皮钱半　佩泽兰各一钱半

复诊：少腹之胀块已软，痛势已减，因势利导，进用桃仁承气法。

前方去丹参、肉桂、归尾三味，加当归龙荟丸（包）三钱、降香末一钱、炙乳香一钱半、酒炒丝瓜络二钱。

本证始末：此系云南路老会乐里校书。时适经来，侑客饮酒，同时啖冷，经因遂停而起。

前医迭用表散，荆防羌柴等品，经治累月，几成不起。会稽石君，荐余诊之，两方服后，经来痛定，热退块消而愈。

方义说明：方有标本经重，先后缓急之分，此证是行经饮酒为本，因经阻而有热度为标。病的焦点，在少腹痛而拒按，不是胸痞大腹痛，须认清。医者倒果为因，见有发热，狂用栀豉荆防，舍本逐末，宜乎其加剧也。此方亦不过通瘀散寒之剂耳。所欲说明者，治病不难，识证为难，认证即确，自可迎刃而解。至于是否此证按中医学理是已成肠痈，当时未经西医鉴定耳。

吴左，三十四岁，海宁。戒烟之后，半夜忽患胸中刺痛，注射止痛针剂，痛无稍减，反增少腹左侧撑痛，其气上逆，呕吐绿黑清水，有数面盆之多，小溲浑浊。脉细中带数，细按病情，委系肝逆犯胃，兼夹痰滞之实证，而素体是虚。目前治疗，即不可攻，亦不宜补，此标急而本缓之时，宜先平肝和胃、理气降逆，用酸甘化阴、苦辛下泄法。呕定痛止为要。

淡吴萸六分　炙甘草五分，同打　乌梅炭一钱　川毛连四分，全炒　沉香片四分，后下　姜半夏三钱　云茯苓三钱　川楝子钱半　广郁金钱半　炒枳壳钱半　酸煅瓦楞壳八钱　潼木通一钱，盐水炒

二诊：进甘酸化阴、苦辛降通之法后，肝胃之气，得以通调，呕吐已止，胀痛亦定，惟津液大伤，时作干恶，得食则痞，口干舌红，小溲短赤，肝气虽平，脾阴受伤，不能输精于肺。昨方治标，今宜固本，用育阴生津、和胃养脾、理气化湿调之。

西洋参六分　金石斛三钱，先煎　生白芍三钱　焦谷芽三钱　枳术丸三钱，包　淮小麦三钱　益元散三钱，包　炒广皮钱半　广郁金钱半　姜竹茹钱半　扁豆衣四钱

本证始末：吴君系老友吴克潜之族兄弟，当初发生此证时，已请西医诊过，因呕吐不停，痛势不止，克潜亲来招余同去，乃书此方，不料服后，呕吐即止，而书第二方。据病者说第二方服后，如甘露琼浆，乐不可言，嗣后又书一方，与第二方无甚出入，竟得痊愈，而烟累亦为之除。

方义说明：第一方之用吴萸同甘草，取辛甘发散之意，乌梅与川连，取酸苦涌泄之意，一泄一散，肝胃之气平，再加沉香、枳壳之降逆气，姜半夏、茯苓化痰湿，川楝、瓦楞泄肝木，郁金解郁气，木通清热，从小便而解，所以标证能除。但嗜烟之体，阴气本亏，呕吐之后则阴更伤，标证去后，自然以救阴为要，洋参、石斛滋液生津，白芍、郁金养肝理气，枳实、谷芽消补兼施，小麦和心脾，扁豆养胃阴，广皮化湿，益元散利小便，竹茹清热与上方悬殊，而收到之效不同，此诊病立方之次序，非可作矛盾观也。

以上出自《临证一得》

王文选

蒙某某，男，8岁。1956年9月20日初诊。

患儿经常腹痛，一日二次或三次发作，痛止饮食如常，已半年有余。曾驱蛔未愈，又以其他原因服药多剂，亦未见效。近来腹痛已五天，时轻时重，轻时绵绵不已，剧时满床翻滚；脐周围拒按，唇舌紫，时有雷鸣，但不泄泻便结。脉象沉数，舌质红，苔白厚中燥，不发渴。病因肠内有热，郁结不散，拟用疏解清热之法。仅用二剂痛止，追访半年未复发。

处方：沙参6克　苡米3克　桔梗4.5克　升麻1.5克　柴胡3克　山栀3克　青皮4.5克　香附4.5

克　厚朴4.5克　甘草1.5克　二花3克　防风3克　泽兰3克

《中医医案医话集锦》

冉雪峰

　　陈某外科医生，患少腹偏右痛，日久不愈，自疑为阑尾炎，经彼院同事暨外籍医师诊察，亦以为阑尾炎，迭经会诊，商妥后，始施行手术。讵腹部剖开，阑尾并未发炎，当即缝合，自是腹部愈痛，施手术处硬抵坚凝，多方治疗无效，皮肉渐次消脱，面色黧黑，寒热如潮，不能食，精神颓顿，几于不支，来我处商治。其脉沉弦，参伍不调。予曰：腹膜痹阻，气血两不营周，此本经所谓心腹肠胃气结者。用四逆散加元胡、三七、归须、鳖甲。一星期病减三之一。但痛处仍冷痼硬抵，原方去柴胡，加桂枝、吴萸、细辛、木通，变四逆散之治而为当归四逆汤之治。又一星期，痛锐减，凝固者渐软化。后用当归内补建中汤加元胡、金铃、地龙、地鳖，最后用复脉汤膏剂加三七末收功。诸证消失，颜色转正。予治此病，观其硬固冷痛，知为气不通贯。观其皮肤黧黑，知为血液凝滞。观其手术和治疗经过，知为气化痹阻兼经隧损害。疗法柴胡四逆，枢转以开内痹，当归四逆，温煦以化凝滞。以温为润，以补为通。定痛不用七气、四磨、苏合香，温化不用白通、通脉、诸四逆，化瘀不用抵当、桃仁承气，均堪深思。

　　武昌俞君，劳思过度，心绪不宁，患腹部气痛有年，或三月五月一发，或一月数发不等，发时服香苏饮、越鞠丸、来苏散、七气汤等可愈。每发先感腹部不舒，似觉内部消息顿停，病进则自心膈以下，少腹以上，胀闷痞痛，呕吐不食，此次发而加剧，欲吐不吐，欲大便不大便，欲小便亦不小便，剧时口噤面青，指头和鼻尖冷，似厥气痛、绞肠绞结之类。进前药，医者又参以龙胆泻肝汤等无效。诊脉弦劲中带滞涩象，曰：痛利为虚，痛闭为实，观大小便俱闭，干呕和指头鼻尖冷，内脏痹阻较甚，化机欲熄，病机已迫，非大剂推荡不为功。拟厚朴三物汤合左金丸为剂，厚朴八钱、枳实五钱、大黄四钱、黄连八分、吴萸一钱二分，服一剂，腹中鸣转，痛减；二剂，得大便畅行一次，痛大减，续又畅行一次，痛止。后以澹寮六和、叶氏养胃方缓调收功。嗣后再发，自服此方一二剂即愈。此后病亦发少、发轻、不大发矣。查厚朴三物药同小承气，不用小承气而用厚朴三物者，小承气以泻胃肠为主，厚朴仅用四钱，枳实仅用三枚，因气药只助泻药攻下；厚朴三物以通滞气为主，厚朴加用八钱，枳实加用五枚，故下药反助气药通利，药味相同，用量不一，则主治亦即不同，加左金者，借吴萸冲开肝郁，肝气升发太过，宜平宜抑，肝气郁闭较甚，宜冲宜宣，左金原方萸少于连，此方连少于萸。此病共来较暴，其去较速，苟非丝丝入扣，何能臻此？予本人亦患气疼，与俞病同，但较俞病为剧，因自治较久，体会亦较深。

以上出自《冉雪峰医案》

陆观虎

　　李某某，女，20岁。
　　辨证：腹痛。
　　病因：寒凝气滞。
　　证候：腹痛脘胀，纳少便稀。头晕。脉细沉。舌质红，苔薄白。

治法：散寒理气。

处方：苏梗6克　广木香3克　杭甘菊9克　归身6克　白芍9克　山楂炭9克　淡姜炭6克　炒萸连6克　荷梗6克　陈皮6克　佩兰叶6克，后下

方解：苏梗、广木香、淡姜炭、佩兰叶芳香疏气、散湿寒以止腹痛、脘胀。归身、白芍活血化瘀，敛阴安脾。杭甘菊清风热以止头晕。炒萸连、荷梗清火行气，升清以止便稀。山楂炭、陈皮消食化瘀磨积，开胃以进饮食。

霍某某，女，22岁。

辨证：腹痛。

病因：寒凝气滞。

证候：产后三月，腹痛两月余，腹胀鸣，大便不畅。脉细沉。舌质白，苔微腻。

治法：疏气散寒。

处方：苏梗6克，炒　广木香9克　淡姜炭3克　代代花3克　佛手3克　陈皮6克，水炙　当归身9克　杭白芍9克　小茴香4克　大腹皮9克　川楝子9克

方解：苏梗、广木香、佛手、代代花、陈皮疏气温中止痛。当归身、杭白芍养血敛阴以防方中诸多行气温散之药伤阴。小茴香、淡姜炭、大腹皮、川楝子温中暖胃，疏气散寒，以止腹痛胀鸣、大便下坠各证。

二诊：

证候：服药后腹痛、胀鸣下坠均减，脘堵便稀。脉细，舌浮黄。

处方：按原方去苏梗、广木香、川楝子，加炒萸连3克、焦稻芽15克、香橼皮6克。

方解：炒萸连清火平肝，行气解郁。焦稻芽健脾和胃消食。香橼皮下气消食，快膈以治脘堵便稀。

宋某某，女，27岁。

辨证：腹痛。

病因：气食互滞，肠胃不和。

证候：腹痛，脘部发热，纳少。脉沉弦。舌浮苔腻。

治法：理气化食。

处方：佩兰叶6克　苏梗6克　广木香3克　焦稻芽15克　大腹皮9克，洗　陈皮6克，水炙　山楂炭9克　淡子芩6克　代代花3克　佛手3克　瓜蒌皮仁各9克

方解：佩兰叶、苏梗、广木香、佛手、代代花理气和中，逐秽以治腹痛。焦稻芽、山楂炭、陈皮、大腹皮和胃、消食、磨积、消胀、利水。淡子芩清热除湿以治腹痛。瓜蒌皮仁宽胸膈，润大便以祛脘热。

二诊：

证候：腹痛已减，纳增，脘部仍热，气食见化。脉细弦。舌苔薄黄。

处方：按前方去瓜蒌皮仁、山楂炭，加杭白芍9克、扁豆衣9克。

方解：杭白芍缓中止痛，和血敛阴以止腹痛。扁豆衣调脾暖胃，降浊升清。

三诊：

证候：腹痛已止，脘热亦退。惟心跳乏力，气食已化。脉细数。舌质红，苔微黄。

处方：按二诊方加远志肉 6 克、炒枣仁 9 克。

方解：远志肉安神益智。炒枣仁宁心醒脾以治心跳乏力。

高某某，男，69 岁。

辨证：腹痛。

病因：肠胃气滞。

证候：左腹部痛窜及腰背，纳呆脘闷作鸣，大便不顺。脉细沉。舌质红，苔薄黄。

治法：理气化滞。

处方：苏梗 6 克　广木香 3 克　焦稻芽 15 克　建曲炭 9 克　山楂炭 9 克　大腹皮 9 克　川续断 9 克　川杜仲 9 克　青陈皮各 6 克　扁豆衣 9 克　保和丸 6 克，包

方解：苏梗、广木香、青陈皮理气和中开胃以止左腹腰背窜痛。焦稻芽、建曲炭、山楂炭、保和丸健运和胃，消食磨积以治纳呆脘闷作鸣，并利大便。大腹皮消胀利水以止腹痛。杜仲、川断固肾补肝以止腰背痛。扁豆衣调脾胃，通利三焦，降浊升清。

以上出自《陆观虎医案》

施今墨

都某某，男，58 岁。病程八阅月，腹痛而胀大，小便短赤，腿足均现浮肿，且有麻木及冷感，心跳气短，食睡尚如常。最近一个月兼患疝气，曾经协和医院诊断为结核性腹膜炎。舌苔薄白，六脉沉迟。

辨证立法：肾阳不充，寒湿凝聚不化，腹痛胀大，水道不利，下肢浮肿，近发疝气亦属寒凝之象。当以温肾阳，利水道，调气机治之。

处方：川桂枝 5 克　杭白芍 6 克　车前草 10 克　北柴胡 5 克　台乌药 6 克　旱莲草 10 克　大腹皮 10 克　冬瓜子 12 克　赤小豆 12 克　大腹子 10 克　冬葵子 12 克　赤茯苓 12 克　川附片 6 克　紫厚朴 5 克　川楝子 6 克　炙草梢 5 克

二诊：药服三剂，小溲增多，浮肿渐消，余证仍无变化，病属慢性，丸方图治。

处方：川附片 30 克　川桂花 30 克　巴戟天 30 克　北柴胡 30 克　金铃子 30 克　台乌药 30 克　花槟榔 30 克　车前子 30 克　云茯苓 30 克　橘荔核各 30 克　淡猪苓 30 克　豨莶草 30 克　建泽泻 30 克　大腹皮 30 克　紫厚朴 15 克　盆沉香 15 克　陈广皮 15 克　酒杭芍 60 克　冬葵子 30 克　川草薢 30 克　炒远志 30 克　莱菔子 30 克　炙草梢 15 克

共研细末，炼蜜为小丸，每日早晚各服 10 克，白开水送。

三诊：丸药共服两个半月，近将服完。腹痛大减已不胀，下肢浮肿全消。惟行路过多仍现浮肿，两腿麻木冷痛，亦大好转，小便通利，食睡均佳，疝气亦愈十分之八，再用丸药治之以冀痊可。

处方：威灵仙 30 克　炙黄芪 60 克　川附片 60 克　巴戟天 30 克　醋元胡 30 克　上肉桂 30 克　川草薢 30 克　豨莶草 30 克　酒杭芍 60 克　山萸肉 30 克　云苓块 30 克　汉防己 30 克　北柴胡 30 克　川楝子 30 克　白乌药 30 克　车前子 30 克　广橘核 30 克　大腹皮 30 克　大熟地 30 克　紫厚朴 15 克　春砂仁 15 克　建泽泻 30 克　淡猪苓 30 克　野于术 30 克　均青皮 15 克　广陈皮 15 克　炙草梢 15 克

《施今墨临床经验集》

第三十章　腹胀

秦昌遇

一人忽然胸腹胀满，状似中风，左胁吊痛，痰涎涌塞不快。诊其脉，两手浮大而带歇止，烦躁不得卧而面赤。余知其平素畏风，而好近内，乃精气溢下，邪气上逆也。逆则阴气在上，故生膜胀；上焦之阳，因下逆之邪所迫，壅塞于上，故胁痛而烦躁。予以二陈汤四钱，加人参三钱、钩藤四钱、枳实钱半。又加竹沥，连服二剂，腹中气转如牛吼，下痰涎升许而愈。

《医验大成》

程从周

天启改元之岁，余年近四旬，得腹中胀塞不宽之证，或在食前，或有食后，甚至食未过膈，因而恶心呕去者有之，服宽中消导之剂，或举或辍，然终不能断其根。至次年春，乃以引痰之法，一日吐一两次，吐出青色稠痰，如海粉之类，大约数十次，去痰数碗，其胀再不复作。因思《内经》所载，无非寒热，两途兼之，浊气在上，则生膜胀而已。至于因痰而胀，素所未言，予故表而出之，或亦发前人之所未发也。

《程茂先医案》

李用粹

义与尽臣鲁学师夫人，胎前滞下，胸腹胀痛，饮食艰难，大便赤浓，小便短少。尽翁曰：内子素患胸痛已历多年，在敝地举发，或用枳、朴、槟、黄方能奏效，若投轻剂，徒增困苦耳。余聆其言，而妄为之辩曰：胸为肺室，赖母气以升腾，始能清肃运行，灌溉四脏，一有失调，则天气闭塞，地气冒明，冲和之气，郁而成痞，水谷之滞，搏而成痛，皆缘胃脘气弱，不能行气于三阴三阳也。若不培其元，以固仓廪之虚，泛用苦寒降沉之品，转伤上焦虚无之气，虽暂时爽快，殊不知潜损胃阳，暗增其病，所以多年不瘥，而日就萎黄也。况带下尤为所禁，即宜安胎之中，杂以顺气和血之品，庶便脓愈，而后重除，正气复，而邪自解。用当归、白芍各二钱，白术、茯苓各钱半，陈皮、神曲各一钱、升麻、葛根各七分，煨木香、炙草各五分，姜、枣煎服数帖而愈，后产一子，复用建中、理中二汤出入加减，胸痛亦痊。

参戎王丽堂夫，佞佛长齐，性躁多怒，腹胀累年。历用汤、丸全无奏效。延予治时，腹大脐突，青筋环现，两胁更甚，喘满难卧。此系怒气伤肝，坤宫受制之证。前医但知平肝之法，未知补肝之用。所以甲胆气衰，冲和暗损，清阳不升，浊气下降，壅滞中州，胀势更增。殊不知肝木自甚，则肝亦自伤，不但中土虚衰已也。法当调脾之中兼以疏肝之品，使肝木调达则土自发育耳。拟方用苍术、白术各钱半，白芍、广皮、香附、茯苓各一钱，肉桂、木香、生姜皮各五分，服后顿觉向胀宽，喘平卧安，后加人参调理而全瘥。

以上出自《旧德堂医案》

陈念祖

自述先有胃脘痛，肠鸣泄气，渐致腹满膜胀，不能纳食，大便艰，溺少，脉左弦右缓涩。由情志怫郁不舒，肝木乘侮胃土，清阳之气渐窒，致成胀满，显系气郁使然。由来者渐，非一时遽可奏效。拟用河间分消之法，方列于下。

厚朴一钱五分　杏仁三钱，去皮尖　陈香橼二钱　木通一钱五分　黄郁金一钱五分　海金沙二钱　莱菔子二钱，炒

自述左胁下素有痞气，时起冲逆。近又中满，气攻作痛，呕吐吞酸，脘闷不爽。病由忧怒而起，厥阴郁勃之气侵入太阴之分，木旺土必被克，致酿成胀满之虑。但病已年余，气弱不任攻消，且气机被郁已久，亦难施以补养。姑用和解一法，以平调肝胃，冀可转机，方列于下。

制半夏二钱　白茯苓三钱　宣木瓜三钱　橘核一钱五分　川楝子一钱五分　陈皮一钱　青皮一钱　炙甘草五分

病由咳嗽而起，咳止而气反升，暮晚尤剧，面及足跗浮肿，腹虽未满而按之觉坚。推此病原是为肾风，盖外来风邪乘虚而入于肾，肾气上逆，故气升而入暮尤甚。凡邪入于脏者，必借其所合之腑以为出路。今拟用五苓加味，通膀胱以导肾府之邪，再以都气临晚进之，以培养肾脏之本。庶正邪虚实得以兼筹并顾，免酿成腹满之患，并列于下。

肉桂八分　炒白术三钱　猪苓二钱　白茯苓二钱　大腹皮二钱　陈皮一钱　细辛一钱　泽泻一钱
上药八味，水同煎，午前服。

阴亏火旺之体，脾气又复虚弱，土被木克，是以所进饮食不化，津液聚而为痰为湿。其始在胃，尚可呕吐而出，得以相安无事。久则渗入膜外，气道不清，乃发为胀满。脾为生痰之源，胃为贮痰之器，若不健运中土，并透达膜外，则病安有转机？势将成为膨证，惟久病必虚。宜以和养之品佐之，庶为妥全，方拟于下。

炒白术三钱　白茯苓三钱　陈皮八分　制半夏二钱　当归身二钱　炒白芍二钱　白芥子一钱五分
莱菔子一钱五分　川朴一钱　车前子一钱　大腹皮二钱　竹油两匙　苏子八分
水同煎服。

以上出自《南雅堂医案》

中神琴溪

东洞院高辻西山形屋善四郎之母，年七十有余，患胀满五年。其鞭如石，指弹之，则有声如鼓。师诊之，沉紧，乃与桃花加芒硝汤，下利二十日，满消减半。会为俗医所间，废药五日，胀满复如故。于是始信师，谨服不已。五六月许，腹皮渐作皱。

四条界街西近江屋总七之妻，患腹胀者一年余。先生与之桃花汤下利，则其腹从软，利止复胀满如初，因作鸡屎白散服之，小便快利，百余日遂愈。

鸡屎白散方：鸡屎白二合　曲一升

上二味，研细末，以白汤下之，日二钱。

以上出自《生生堂治验》

费承祖

淮安陈君柏堂之室，患肚腹胀大，脐凸偏左，气觉下坠，头眩溲数，诊脉细弱而弦。肝阳挟痰，耗气灼阴，气虚不摄，横逆作胀。非补气健脾，清肝化痰不为功。

人参须一钱　炙黄芪五钱　甘草八分　当归二钱　白芍一钱半　苁蓉三钱　枸杞三钱　钩藤一钱半　橘红一钱　制半夏一钱半　竹茹一钱半　红枣五枚

进二剂，气坠头眩已止。照前方加白术一钱，连服三十剂而愈。

淮安刘君少瑜，患胸腹作胀，渐及四肢，上至头面。胀极难受，必须人为按摩，得食则安。故时常强食，以冀胀缓。脉来沉弱。气虚不摄已著。向来湿痰多，从来投补。此证非益气不为功，佐以化痰消湿，即无流弊。

潞党参三钱　炙黄芪四钱　甘草五分　当归二钱　白芍一钱半　陈皮一钱　半夏一钱半　苍术一钱　茯苓二钱　大枣五枚

连服二十剂而愈。

以上出自《费绳甫医话医案》

程文囿

近翁同道友也，夏月患感证，自用白虎汤治愈后，因饮食不节，病复发热腹胀，服消导药不效，再服白虎汤亦不效。热盛口渴，舌黄便闭。予曰："此食复也。"投以枳实栀豉汤，加大黄，一剂和，二剂已。仲景祖方，用之对证，无不桴鼓相应。

胡某乃媳，夏月患感证，延诊时已七日矣。切脉弦数搏指，壮热谵狂，面目都赤，舌黑便秘，腹痛拒按。诊毕，令先取冷水一碗与服，某有难色。予曰："冷水即是妙药，饮之无伤。盖欲观其饮水多寡，察其势轻重耳。"其姑取水至，虽闻予言，必尚犹豫，勉倾半盅与饮。妇恚曰："何少乃尔。"予令尽碗与之，一饮而罄。问曰："饮此何如？"妇曰："其甘如饴，心地顿快。吾日来原欲饮水，奈诸人坚禁不与，致躁烦如此。"予曰："毋忧，今令与汝饮，但勿纵耳。"因谓某曰："汝媳病乃极重感证，邪踞阳明，已成胃实。"问所服何药？某出前方，乃小柴胡汤也。予曰："杯水能救车薪之火乎？即投白虎泻心，尚是扬汤止沸耳。"某曰："然则当用何方？"予疏大承气汤与之。某持方不决。邻人曰："吾妇昔病此，曾服此方得效。"于是取药煎服。夜间便行两次，次早腹痛虽止，他证依然，改用白虎泻心及甘露饮三方出入，石膏用至四两，芩连各用数钱，佐以银花、金汁，驱秽解毒。数日间，共计用药数斤，冷水十余碗，始得热退病除。众皆服予胆大。予曰："非胆大也，此等重证，不得不用此重剂耳。"

堰儿年逾弱冠，向无疾病。夏间偶患腹胀，以为湿滞，无关紧要，虽服药饵，然饮食起居，失于谨慎，纠缠两月，腹形渐大，肌瘦食减，时作呕吐。自疗不愈，就同道曹肖岩、余朗亭二公诊治，药如和渗温清消补，遍尝无验。其时尚能勉力出户，犹不介意。予思既诸药无功，谚云："不药得中医。"遂令停药。迨至冬初，因事触怒，病益增剧，食入旋呕，卧即气冲，二便欠利。予忆经云："肝主怒，怒则气上。"得无肝气横逆，阻胃之降，是以为呕为胀。与自拟越鞠、逍遥，及安胃制肝之法，亦不应。渐至腹大如鼓，坚硬如石，筋绽脐突，骨立形羸，行步气促。予技已穷，复邀同道诸公视之，皆称证成中满，消补两难，有进专治鼓胀丸药者，言其音如响，一下其腹即消。予料彼药乃巴黄霸劫之品，今恙久胃虚，如何能受，即古治单胀，有用鸡矢醴一方，顾斯畏食呕吐，气味亦不相投。昼夕踌躇，无策可画。俄延至腊，忽睹梅梢蕊放，见景生情，旋摘数十枝，令以汤泡代茶，日啜数次。机关勘破，触类旁通，家有藏酿，用木瓜橘饼各三钱，另以村醪煎熟，与藏酿兑冲，晚饮两杯，以前腹胀痞塞，绝不响动。如此啜饮三日，腹中微鸣，不时矢气，坚硬稍软。迨至旬余，胀势减半，二便觉爽，食入不呕，夜能安卧。匝月后，腹胀全消。当时胀甚，腹如抱瓮，疑谓何物邪气若此之盛，及其胀消，大便并无秽恶遗出，可知即此身之元气，与此身为难首耳。儿病愈后，咸以为奇。友人问予，所用梅花治胀，出于何书？予曰："运用之妙，存乎一心。此予之会心偶中，无古可师，大概梅占先春，花发最早，其气芳香，故能舒肝醒脾。橘皮调和诸气。肝以敛为泻，木瓜酸柔，能于土中泻木，更藉酒力，是以得效。"友人喟然曰："子良工也。公郎之疾，固虽有术起之于后，尚无法疗之于前。此医之难也。然使此证患于不明医理之家，当其迫切之际，未有不随下药而毙者，此又医之不可不知也。"予聆斯语，不觉悚然。

以上出自《杏轩医案》

何书田

泄泻后，暑热交浸，纳食满闷作胀，胸次不舒；脉形弦紧。此气郁为患也。须开怀调理，否则恐腹满。

炒黄连　炒小朴　炒白芍　焦神曲　茯苓　陈皮　焦于术　法半夏　川郁金　煨木香　砂仁

积瘀吐泻后，宿痞顿消，而营阴大困，腹胀所由致也。舍温补无以为计，然鼓根难脱。
制附子　大熟地　萸肉　广陈皮　苓皮　建泽泻　赤肉桂　炒白芍　山药　炒怀膝　车前

寒湿伤脾，先腹痛而后发胀，坚如覆釜。舍温中化湿，别无良策。
制附子　炮姜炭　苡仁　半夏　怀牛膝　泽泻　炒白芍　焦白术　茯苓　陈皮　大腹皮　冬瓜皮

病后脾虚失化，渐致腹胀食减；脉弦而细，色萎黄，不易治。
制附子　炒黄连　炒中朴　防己　茯苓皮　腹皮　炒白芍　生于术　生苡仁　陈皮　冬瓜皮　泽泻

证属寒湿内浸，脾土受伤，而致腹胀足肿，难许速愈。

炒于术　炮姜炭　生苡仁　猪苓　新会皮　大腹皮　焦茅术　法半夏　宣木瓜　苓皮　泽泻　生姜皮

脾虚寒湿下浸，体浮囊肿，非浅恙也。治以温宣为主。

生茅术　制附子　半夏　五加皮　木瓜　大腹皮　生于术　川桂枝　陈皮　胡芦巴　猪苓　茯苓皮

肝郁伤土，又兼湿郁为患，腹臌肢肿，气喘脉沉，不易治也。

制附子　法半夏　汉防己　陈皮　大腹绒　生白术　炒黄柏　五加皮　苓皮　冬瓜皮

劳伤痰疟，而致腹胀，恶寒；脉象沉微。不易治之证也。

制附子　生茅术　法半夏　大麦芽　陈皮　苓皮　炒白芍　炮姜　生苡仁　炒青皮　腹皮

久痢脾虚，肝木又从而乘之，以致作胀。晨泄，每日如是；脉弦细，而腹微膨。将有臌胀之虞，不易治。

炒川连　焦于术　生苡仁　焦神曲　陈皮　炮姜炭　焦白芍　白茯苓　煨木香　砂仁

先患三消，而后腹满、脉细、舌滑，真阴大亏矣。不易治。

制附子　黄肉　怀膝　陈皮　茯苓皮　大腹皮　炒熟地　五味　山药　泽泻　车前子

以上出自《篛山草堂医案》

王孟英

吴诵青室，年近五旬，天癸已绝，偶患腹胀，局医黄某知其体素羸也。投以肾气汤，而寒热渐作。改从建中法，旬日后，病剧而崩，愈补愈甚。乞援于孟英。脉洪而数，渴饮苔黄，是吸受暑邪，得温补而血下漏也。与犀角、元参、茅根、柏叶、栀（子）、楝（实）、知（母）、（石）斛、花粉、白薇等药，数剂始安。续加生地、二至（丸）、二冬滋养而愈。次年患病，仍为药误而殒。

许某，于醉饱后，腹中胀闷，大便不行，自恃强壮，仍饮酒食肉。二日后，腹痛，犹疑为寒，又饮火酒，兼吸洋烟，并小溲不通，继而大渴引饮，饮而即吐，而起居如常也。四朝，走恳孟英诊之：脉促歇止，满舌黄苔，极其秽腻，而体丰肉颤，证颇可危。因婉言告之曰：不过停食耳，且饮山楂神曲汤可也。午后始觉指冷倦怠，尚能坐轿出城，到家气逆，夜分痰升，比晓，胸腹额上俱胀裂而死。盖知下之不及，故不予药也。

宋氏妇，患感反复，已经向愈。忽然腹胀，上至心下，气喘，便泻，溺闭，汤饮不能下咽，自汗不能倚息。家人惶惶，且极贫，不能延诊，走乞孟英拟方挽救。因以桂枝、石膏、旋（覆）、赭（石）、杏（仁）、（厚）朴、（黄）芩、半（夏）、黄连、通草为剂，果覆杯而病若失。张养之目击，叹为神治。

以上出自《王氏医案》

林佩琴

张氏。腹膜胀连带脉，腰围紧掣如束，脉坚而搏指，此病久兼入奇经。宜通其腑，并理带脉。枳实、大腹皮、怀牛膝（酒蒸）各钱半，砂仁、木通各八分，当归须、茯苓、郁李仁各二钱，郁金六分。四剂胀宽，带脉亦不紧掣矣。后去郁李仁、枳实，加沉香（磨汁）三匙。数服全愈。

陈。五旬以上病单腹胀，食后作饱，得气泄略宽。明系胃病，服谬药，浸至胁满趺冷，脉来沉濡，左关微弦。证由腑气久衰，疏泄失职，气分延虚，渐干水分，致嗌干口燥，小水不清，化源乏力矣。通阳佐以益肾，通阳则传送速，益肾则气化行，腹胀自宽。沙苑子、韭子、怀牛膝（酒蒸）各钱半，益智仁（煨）、橘白、砂仁壳各一钱，茯苓三钱，杞子、大腹皮（洗）各二钱，枳壳（麸炒）钱二分。十服胀宽口润，便爽趺温，右脉渐起，惟两尺虚不受按。加补骨脂、核桃肉，去腹皮、枳壳。食宜淡，戒腥腻难化及一切壅气食物。再以猪肚纳卵蒜其中，扎定，淡者食之。腑气通则纳食不壅，服之甚通畅，胀去七八矣。又加沉香、牡蛎十数服，小腹之硬者亦软焉。

吴。冬初由水泻后腹胀，是脏寒生满，脉虚食少。治先温通理阳。用益智、炮姜、潞参、茯苓、制半夏、缩砂壳、广皮、陈粳米煎汤服。数剂颇适。晚餐少运化，加神曲、鸡内金（俱炒），胀宽。冬季因怫逆动肝，胁腹胀痛，寒热，脉微数。转方用白芍、当归、潞参、苏梗、鲜橘叶、缩砂壳、郁金汁，两合肝胃，痛缓药停。春正上脘痛呕沫，由肝邪乘胃，胃气失降则胀壅，肝阳上升则呕痛，因肝为刚脏，法当柔以软之，甘以缓之。且肝阴久亏，触事生怒，脾元不复，病先肉脱。劣手竟用赭石重镇，桂心刚制，炒术壅气，兼蒺藜、青皮疏肝伐肝，一啜烦躁大痛，再剂胁如刀割，腹绞痛欲绝。予闻，拟甘润柔剂，用阿胶、鸡蛋黄、白芍、甘草、枣仁、当归、饴糖等。遥寄片纸，药未及撮而殁。志此为以刚治刚，好言平肝者鉴。

族某。躯长体壮，病肿胀。或用破气消滞之品，胀益剧，行立肠几裂出，脐突，缺盆平，法本不治。诊其脉细如丝，度必劳力伤精，脾肾两惫之证。询所由，自言长途辇重，池间出浴，酒后入房，忽觉溺涩，通是浊血，惊眩欲仆，食减腹膨，绷急欲死。遂用肾气丸大剂煎服，减附子、丹、泽，熟地炒炭用，一剂腹有皱纹，再剂缺盆现，溺爽膈宽。又数服腹胀渐退，仍用加减肾气丸服。经言用力举重，若入房过度，汗出浴水，则伤肾，故与肾气方合。后不守禁忌，饱食芋及未熟鸡蛋，胀复作。求治，予言前方必不验，卒如言。

以上出自《类证治裁》

顾德华

尤。脉证合参，始由气不摄血，血崩阴伤。自患大疟而产，产后旋即腹胀如鼓。服过斗门方，戒盐半载，病已磨久，而腹大依然，半月或旬日一发。肝脾伤而阳气式微也。脉细如丝。当从证治之，仿仲景法。

人参须七分　制附子三分　炒米仁三钱　云苓三钱　生芪皮一钱五分　制首乌四钱　炒枣仁三钱　元眼肉一钱五分　桑白皮一钱五分　大腹皮一钱五分　苏梗汁五分　竹叶三钱

接服方：

人参须五分　左牡蛎一两　茯苓皮三钱　白芍一钱五分　制首乌四钱　炒苡仁三钱　大腹皮一钱五分　元眼肉一钱五分　枣仁三钱　苏梗汁三分　淡竹叶三钱

又诊：阳回脉起，舌强渐平，肿胀亦减，诸恙皆轻，自觉神情颇振，此亦气旺之明征。拟宗血脱益气法，冀其便血勿崩，病之扼要也。

制附子三分　左牡蛎七钱　带皮苓三钱　炒建曲三钱　制首乌四钱　车前子三钱　焦米仁三钱　大腹皮三钱　苏梗三分　干竹叶三钱　红枣三钱

加赤小豆三钱，煎汤代水。

又诊：腹形瘪小，便血稍见，心悸不寐皆减。时值夏至大节，营卫两虚之体，船路尤易触动风热，还宜谨慎。

人参一钱　川连三分　丹皮炭一钱五分　制首乌四钱　黄芪一钱五分　枣仁三分　地榆炭三钱　生冬术一钱五分　党参三钱　小红枣三枚

又诊：交节前后，便血未行，神脉皆段。

人参一钱　制附子三分　春砂仁五分　云苓三钱　绵芪一钱五分　地榆炭三钱　炒枣仁三钱　苡仁三钱　左牡蛎八钱　小红枣三钱　元眼肉

又诊：便血匝月未发。中气有权摄血矣，血得宁于营，则虚阳不致上越，所以自觉精神行动，颇属安适也。

台人参一钱五分　制附子三分　炒枣仁三钱　左牡蛎八钱　黄芪三钱　陈皮五分，泡汤，炙　煨木香三分　炒木瓜一钱　炒丹皮一钱五分　炒冬术一钱五分　春砂仁五分　大黑枣三钱

《花韵楼医案》

曹存心

太阴腹满，寒湿使然，阳若不旺，势必成臌。

附子理中汤，加川朴、大腹皮、泽泻、猪苓。

诒按：此脾阳不振、寒湿停滞之证，故用温化法。

大腹胀满，已经四十余日，近来气更急促，足跗浮肿，溺黄口干，脉形弦数。湿热之邪，因气而阻，因食而剧，理之不易。

廓清饮（廓清饮用芥陈朴，枳泽茯苓同大腹，莱子生研壅滞通，气逆胀满均堪服），去芥、枳，加黑栀、猪苓、苏梗、川连、香附。

原注：温药留手处，在口干溺黄四字。

单腹胀，脾气固虚，久则肾气亦虚，大便溏者，气更散而不收矣。所用之药，比之寻常温补脾肾者，当更进一层；然用之已晚，惜乎。

附桂理中汤，加肉果、当归、牡蛎、木瓜、茯苓、生脉散。

诒按：案云较之寻常温补，更进一层，观方中所加肉果、当归，是启峻法也。

大腹胀满，便溏，舌苔冷白，干喜热饮，肤热脉数。脾阳大虚，无力运化湿浊，而成臌也。理之棘手。

再诊：进温补四剂，腹胀渐和，其邪从下焦而泄，所以大便作泻。然肤热未退，小便未长，干欲热饮，胃不思谷，白苔已薄，舌质转红。中阳稍振，湿热未清。

理苓汤

原注：舌苔冷白，是桂附把柄。四剂而能便泄，邪从下出，中阳尚好，脾气尚未衰尽。更以舌质转红，知湿热壅甚，所以转方减去附桂。参术已足扶脾，外加四苓祛湿而已。

脾主湿，湿因脾虚而郁，郁蒸为热，所以隐癖僭逆中宫；大腹胀满，纳少便溏，面黄溺赤，咳嗽，身热时作，脉息弦细，极易成臌。

越鞠丸（附、苍、芎、曲、栀）、鸡金散，加赤苓、青蒿、黄芩、川朴。

原注：此越鞠证，而兼隐癖。湿化热者，故合鸡金消癖，芩蒿化热。

以上越鞠丸证。大约越鞠治无形湿热之痞，从泻心化出；鸡金治有形食积之癖，从陷胸化出。且如脘痛门中，郁痰作痛，脉数多渴者，用清中蠲痛汤（山栀、姜汁炒、干姜、川芎、童便炒、黄连、姜汁炒、苍术、童便浸切麻油炒、香附、醋炒、神曲、姜汁炒、橘红、姜、枣。治中脘火郁作痛，发即寒热）。中以寒热为主，即越鞠加姜、连、橘、枣。可知此方治气火湿食血五者之郁，信极妙矣。说者以栀主火，术主湿，香附主气，芎主血，曲主食，分为五郁，似可不必，正如五音必合奏而始和也。

大腹主脾，腹大而至脐突，属脾无疑。然胀无虚日，痛又间作，舌苔薄白，脉息沉弦，见于经期落后之体，显系血虚不能敛气，气郁于中，寒加于外，而脾经之湿，因而不消。

逍遥散合鸡金散，加香附。

诒按：沉弦与沉细不同，沉细色萎则理中证。此证拈住郁字，故用逍遥。

初起痞满，继增腹胀，脐突筋露，足跗浮肿，大便溏泄。此湿热内壅，中虚不化，势从下走也。用药最为棘手，且从口苦、舌红、小便短赤立方。

桂心　茯苓　猪苓　白术　泽泻　石膏　寒水石　滑石

诒按：此河间甘露饮也。用五苓以降湿，三石以清热。

素有隐癖，肝脾之不调可知。去年血痢于下，痞结于中，久未向愈，大腹胀满，溺赤舌黄，脉形弦细而数。湿热内聚，脾虚无力以消，极易成臌。毋忽。

归芍异功散，加川连、川朴、木香，另枳实消痞丸、小温中丸。

诒按：立方稳实。惟归芍异功，似嫌补多消少。

中满者，泻之于内，其始非不遽消，其后攻之不消矣，其后再攻之如铁石矣。此病虽不至如铁石，而正气久伤，终非易事也。

治中汤、五苓散。

原注：以上皆理中加减法也。因记当年侍先生时，问理中之变换如何？曰：理中是足太阴极妙之方，加以中宫之阳气不舒，用干姜者取其散；少腹之阳气下陷，用炮姜者取其守；其变换在大便之溏与不溏。湿甚而无汗者用茅术，湿轻而中虚者用冬术；其变换在舌苔之浊与不浊。此本方之变换也。设脾家当用理中，而胃家有火，则古人早定连理一方矣。设气机塞滞，古人早定治中一方矣。设脾家当用理中，而其人真阴亏者，景岳早有理阴煎矣。其肾中真阳衰者，加附子固然矣；其衰之甚者，古人又有启峻一方矣。此外，加木瓜则名和中，必兼肝病；加枳实、茯苓，治胃虚挟实。古人成方，苟能方方如此用法，何患不成名医哉。因附录之，以为用理中之法。

太阴腹满，寒湿有余，真阳不足，脉弦，下体不温，干不欲饮，妨食气短。其势颇险。拟以温通化湿法。

附子茅术治中汤，加川朴、半夏。

诒按：此亦通补兼施之法。

以上出自《柳选四家医案》

何平子

胃困败，腹胀不松。秋分节近，恐不能奏效，慎之。

炒黄西党三钱　川附子七分，制　炙五味三钱　煨木香四分　炒透于术钱半　淡炮姜七分　带皮茯苓三钱　泽泻钱半　炒白芍二钱　橘叶三片　焦谷芽三钱

复：进补腹松，斯属佳境，并余疾俱减，专治腹胀，易以奏效。

炒黄西党三钱　带皮茯苓三钱　炒车前三钱　炙五味四分　炒透于术钱半　炒菟丝二钱　制川附五分　泽泻二钱　赤肉桂三分，去皮研冲　真橘叶三片　冬瓜子三钱

中州挟湿，气痹腹胀，右脉弦紧，分理疏腑治之。

瓜蒌皮　赤苓　泽泻　米仁　藿香　炒白术　枳壳　法夏　归身　砂仁末

复：膈次稍松，肾部觉空，命门气不充，宗塞因塞用法。

熟地　白芍　黄肉　云苓　法半夏　归身　菟丝　香附　木香　胡桃肉

病本肝郁膈痛而起，延至腹胀气痹，食不运化。先宜通络，然后宗补火健土法。

瓜蒌皮　瓦楞子　郁金　法夏　泽泻　木香　归须　赤苓　青皮　绛屑

接方：西党参　木香　川附　法夏　茯苓　于术　肉桂　益智　白芍　橘叶　麦芽

暑湿伤其气分，寒热腹胀，脉未调达，可见湿热未清，从肝脾通补。

青蒿　赤苓　泽泻　白芍　川斛　米仁　新会　郁金　广藿　谷芽

复诊：去青蒿、广藿、谷芽，加于术、归身、砂仁。

以上出自《壶春丹房医案》

曹存心

嘉兴张。上吐下疝，肝胃两经宿疾也。去冬腹胀，因硬而起，延及于中，二便失调。此即脏寒生满病也。良以一阳未生，寒物内伤，阳气更虚，病情更剧。下焦阳气既因艾灸而醒何不进而求之？俾得一阳来复，浊气渐消，庶几有望。

来复丹一钱五分，清米饮汤送下。

次诊：大温之下，复满不减，减不足言。阳气极亏，即欲来复，尚未得生生不息之机，至七日庶得一阳。

来复丹二钱。

三诊：一阳来复，满者已减其半，岂非美事。然中不足，三阳未泰，尚觉其痞。痞者，否也，否而不泰之谓也。

来复丹三钱，十服。

《延陵弟子纪要》

费伯雄

某。脾虚湿胜，将有木乘土位之势，用宽运分消，服之稍效，惟湿渍脾阳，不胜运化。再用前意推求。

制川朴一钱　苏藿梗各二钱　茵陈一钱　炒白术二钱　砂仁五分　水仙子三钱　枳实一钱　木香五分　法半夏二钱　青陈皮各一钱　赤苓二钱　神曲三钱　佩兰一钱　姜皮三分

某。胸闷腹胀，阴囊肿痛。宜分消法。

冬瓜子三钱　广皮一钱　牡蛎四钱　焦于茅术各一钱五分　茯苓皮三钱　大腹皮三钱　料豆衣三钱　泽泻二钱　麻仁三钱　苏叶梗各一钱　萆薢三钱　黄柏二钱　车前子三钱　鸡内金二钱　木通一钱，酒炒

二诊：肿胀已通，惟阴囊未松，系肝肾两亏，湿浊下注。宜培脾肾，通大便。

党参三钱　茯苓皮四钱　苏叶一钱五分　黄柏三钱，酒炒　生川军三钱　玄明粉二钱　川升麻四分　瓜蒌仁三钱，打　当归二钱　生首乌四钱　细木通一钱，酒炒

以上出自《费伯雄医案》

李铎

刘某，年四十六，胸膈痞满，心下硬痛，气逆喘促，呕吐痰涎，寒热往来，头痛身痛，自汗，面垢目黄，烦躁口渴，唇紫皲裂，舌上黄苔，大便闭结，小便赤涩，夜不能寐，脉息弦数。据病原由于长夏戒途冒受暑湿，不慎口腹而起，近日加剧，显是湿热内蕴，三焦受之。盖邪在上焦则满，中焦则胀，下焦则少腹胀痛，至自汗者，三阳热甚也。古人谓胃实则潮热自汗，信可征矣。议与凉膈合白虎法。

又，两进凉膈、白虎通利泻热，寒热稍退，脉亦差见衰减，惟胸中胀满，小腹胀急而痛，大便黑，小水清长，燥渴谵语，显然邪自太阳不解传入膀胱，与血相搏而作痛也。按大便黑者血瘀也，小水利者血病而气不病也。书云小水自利，而小腹仍急痛者，是为蓄血也。宗仲景桃

仁承气法。

又，进桃仁承气法，小腹胀痛已除，诸证亦减六七，惟寒热往来，心烦呕恶，不饥不食，胸痞胁痛，脉弦而数，是病入少阳，已属吉征，拟小柴胡合小陷胸汤加减。

沙参　柴胡　半夏　炒芩　枳实　黄连　瓜蒌仁　甘草

少腹胀痛是阳明胃实，而三阳腑证兼见，主治井井有法。寿山

《医案偶存》

王廷俊

张启昌，直隶人，以难荫捐升知县，签分四川，太夫人在栈道翻车，伤其手及肘，行行且医，至省已愈其半。天阴雨即痛剧，痛时仍以舒筋活血祛湿滋阴诸品投之，日渐久，不但手痛，遍身皆痛。候补中沙姓者，认作风，又为之去风诸药杂投，遂至饮食锐减，彻夜不眠，心烦意乱，躁扰无休时，午后更甚。更延汤广文医治，谓阴虚已极，非大剂滋水不可，用药仍不离四物、六味寻常套方。是时张启昌奉委西藏巴塘粮务，相去万里，其三子晋昌，痛母病苦，无以为计，遍访能者，遇向竹轩，乃荐予治。观其孝思发于至性，为之往诊。诊得六脉皆弦劲搏指，重按复空大无伦，满面浮红，皮里膜外，色现青惨，喉间痰气筑筑，谓胸膈焦辣，胀满难受，有时发倦，急欲一睡，而头甫就诊，脐上一股恶气上冲，心即震动，强忍不起，眼中金光乱进，即不能不起，起又头目眩晕，如坐舟中，颠簸欲倒，内外合参，其脉其证，确系阴盛格阳、上下将脱之候。按法当以白通、四逆为救逆大药，商议及此，晋昌畏药力峻猛，不敢与服。予观其病，尚可救治，亦不忍舍之遽去，乃以桂甘龙牡汤，变二两为二钱，一两为一钱，开方投之，且将病情脉理，详细讲解，使其明晰，临别危言悚之曰："再为濡滞，根气一脱，断难挽回。"伊似了澈，一剂一煎，昼夜两剂，服后，可以合眼而睡，惟为时太浅，总不安帖耳。子又至寅，为之诊脉，脉如前，而人稍静，急救中宫，以为管摄上下之计，与理中汤，告之曰："脾胃空虚已久，前所服药，皆柔腻滞胃之品，浊阴停蓄胃间，积滞不化，一遇干姜，其性辛温，两相格拒，病状或反，加剧，然顷刻间阳气光昌，阴霾下走，或腹痛作泻，泻去积垢，中宫乃和，自然食进睡安，可以无虑。"连服三剂，果如吾言而愈，惟年近六旬，夙有痰饮，又经此次误治，一线垂绝之阳，虽然接续，而根本受伤，不能复元，饮食稍微过度，寒暖稍为失时，即病，病即延予诊，予只扼定中州主治，补土之白术，回阳之附子，三年中无剂无之。其子启昌藏差期满，亦已旋省，可卸肩矣。启昌者，精明有干才，见母体衰惫，久服吾药，而未臻康复，遇官场中知医者，即延调治，言人人殊，有谓年老血枯者；有谓风湿着痹者；且有谓予只用姜附，不善变化者，日日更医，时时变方，反增大便滑泄，昏晕呕吐诸病，其三子复来邀予，予知浅拙，不敢再往，后闻迁延数月，食入即吐而逝。

理中汤：东洋参三钱　炒白术三钱　干姜三钱　炙甘草三钱

陈修园曰：参草补阴，姜术补阳，和平之药，以中焦为主，上交于阳，下交于阴者也。

程交倩曰：参术甘草，所以固中州，干姜守中，必假之焰釜薪而腾阳气，是以谷入于阴，长气于阳，上轮华盖，下摄州都，五脏六腑，皆以受气矣。此理中之旨也。

观上两解，知理中汤为管摄上下阴阳之大药。今人一见干姜，即恶其燥，江浙医家，用此方，上必写"漂淡"二字，用吴茱黄亦莫不然。推其意，盖恐其燥也，庸陋之见，始于叶天士《临证指南》，后学遂习焉不察，不知姜有三用：生者能临寒气，散布于肌表；炮者变辛为苦，

合炙甘草，能导热下行；干者能守中，性气不同，功用亦异。理中汤取人参之苦，白术之甘，甘草之甘，辛甘相合而化阳，所以健胃。脾何以得阴药而受益？以脾己土也，己属阴，故益其阴而静。胃何以得阳药而健运？以胃戊土也，戊属阳，故健其阳而动，阴阳相济，动静不失其时，自然上清下宁，而天地位万物育矣。《伤寒论》本方无附子，更有说焉，盖加附子则趋重下焦，不得为理中也。此旨甚微，非多读书，多临证，不解经方之义。

《寿芝医案》

徐守愚

嵊城丁惠风乃室腹胀之脉虚小无力，为一忌。兼喘嗽不已，饮食不进，腹硬如石，中有一大块，不时上攻贯膈，嗽则牵引而痛。此上下浑如两截，中土不能转输，失天地运行之常，是以腹胀而危，非一法可以了事者。姑先进小青龙汤一剂，俟有佳处再商。次诊嗽减，气平，腹中宽展，是小青龙汤一法已应矣。然揣目下病情，治宜开鬼门、洁净府，使上气下济、下气上旋，所谓大气一转，其积乃散也。若仅仅行气宽中、健脾消胀之药，不足与也。余方莫畏其峻，二三剂后自有效验，其方义勿赘，一任诸公思而得之耳。越三日复诊处方以为何如？

淡附子一钱　桂枝三钱　细辛一钱　麻黄一钱　知母三钱　生甘草一钱　生姜三钱　大枣三枚

妇年五十余，自九月腹胀，至十一月渐加。咳嗽气急，饮食稀少，腹胀甚而有一大块，不时上攻贯膈，嗽一声而块痛莫当。昼夜不眠，扶坐片刻亦无力以胜。捡其方药，不过见胀治胀，始以木香、厚朴、茯苓、川椒目等味行气利水；继以白术、党参等味补虚实脾，而胀如故。历更数医俱不出此。后又有认为肝气者，用当归、柴胡、白芍、香附、茯苓、半夏、佛手柑、宣木瓜之类不效，旋改景岳三阴煎加香附、佛手柑，方立而余亦至，其子持其方示，余乃面折之曰："胀病用熟地，除肾气丸外未之见也，先生何遽用此？"伊曰："肝病致胀，法当滋水。以木得所养而生，木平则胀消矣。"满口庸论，似是而非。余知其惑于邪说者深焉，始不与辨，引身而退，任他用药。才投一剂，而腹胀倍加，块硬如铁，粒米不入，遂至危笃。乃复哀求余治，诊脉虚小无力，胀病大忌，兼之外证，如此甚属棘手。谓曰："胀病多由天道不下济，地轴不上旋，运行之常一失，有似否卦之义。昔喻氏立治胀三法，曰培养，曰招纳，曰解散。此证以解散为主，但其药峻而功大，所患者，病家信之不笃耳。"其子涕泣而道曰："先严素称先生方与众不同，昔之闻于过庭时者屡矣，悔不早就医治。今家母病势至斯，悉凭先生用药，何敢质疑？"余思先以小青龙汤一剂，水饮涤而嗽减气平。次日即用消水圣愈汤，接服一二剂而腹中大块乃得移动，颇觉小些；服三四剂胀消一半，可进粥饮；服六剂而能起床大解，自言非独解能宽胀，即下气通一次，亦爽快无比。无如岁聿云暮，归期在即。其子于临行时索一善后药方，余一时不能悬拟，然思此证用喻氏解散法即效，岂不可再用培养、招纳二法，用之以善其后乎？然而病势已退，方难遽定，不如守中医不服之法。其子曰："不服药何以善后？"余曰："然不服药，固不可妄服药，亦不可试于不服之中，求一服之之法，宜甘草生姜大枣汤调养脾胃，是或一道。"

以上出自《医案梦记》

雷丰

西乡郑某，水湿内浸于脾，神疲肢软，自疑为体亏而饵大枣，则腹皮日胀，纳食尤剧，来求丰诊。两手之脉，沉缓而钝，以手按其腹，紧胀如鼓，此属气阻湿留，将成臌胀之候。乘此体质尚实，正气未衰，当用消破之剂，以治其标。即以蓬术、槟榔、青皮、菔子、干姜、官桂、厚朴、苍术、鸡金为引，连服七剂而宽。

《时病论》

戚云门

洋岐徐，经云：血脱补气。以有形之血，不能速生；无形之气，所当急固。即太仆所谓：无阳则阴无以生，无阴则阳无以化也。今年高体弱，阳络伤而血外溢。治病之初，但以滋阴降火为事，不知周身之血，悉统摄于脾。脾恶湿而喜燥，过服归、地、芩、连，壅于脾胃，则中州窒塞，升降无由，遂成胀满之候也，况元气素虚，平昔思虑多郁，肝胆之阳，久已不和。去冬先患肿毒，后即继以血证，血去则脾损而气愈弱矣。今诊脉虚弦不和，两关尤大而涩，可知起恙因由，皆关肝脾两脏，是时急于寒凉止血，遂致屈曲之木，愈陷于壅塞之土，时当春令不复，焉有畅茂条达之机？急者先治，莫过调脾和胃一法，则州都运化，决渎宣通，而胃气自能下行，脾气游溢，上可散精于肺，以通调水道，斯清浊自分，上下无不条达，中土既和，精悍得以四布。又何必拘泥于开鬼门，洁净府，逐水消肿之验剂，而胀始释者哉！

补中益气汤去黄芪，倍人参，加茯苓、泽泻、姜、枣煎。

《龙砂八家医案》

张乃修

宣左，脉象弦大，久按濡滑。腹满不舒，而并无胀大情形，足跗带肿。此气虚脾不运旋，湿寒内阻。中满之证，图治非易。

西潞党参二钱，木香四分煎汁收入　杭白芍二钱，炙甘草三分拌炒　连皮茯苓五钱　野于术一钱，枳壳六分，煎汁收入　上瑶桂四分，去粗皮后入　泽泻三钱　猪苓二钱　制香附三钱　淡吴萸五分　姜衣三分　鸡内金一具，炙研细末调服

二诊：投剂之后，脉证尚属和平，未便遽事更张。

野于术二钱　砂仁四粒　制香附三钱　生薏仁二钱　熟薏仁二钱　木香三分　土炒广皮一钱　炒白芍一钱五分　茯苓皮五钱　上瑶桂四分　瞿麦二钱　生姜衣三分　陈米蛀屑三钱，包

三诊：胀满较松，欲嗳不爽。右关脉尚带弦搏。木旺土衰，木旺则其气冲突，土衰则运化无权。再疏肝之用，柔肝之体。

制香附一钱，小青皮一钱同炒　焦秫米三钱，包　炒白归身二钱　炙乌梅肉一枚　炒木瓜皮一钱五分　酒炒杭白芍二钱　金铃子一钱五分，切　干橘叶一钱五分　陈米蛀屑三钱，绢包

四诊：脉象柔软，左关部久按才见弦象。两日内胸腹舒泰，并不胀满，起病以来，未有之境。药既应手，踵效方消息之。

川连三分，吴萸五分同炒　酒炒白芍一钱五分　金铃子一钱五分　乌梅一个　醋炒青皮一钱五分　焦秫

术三钱，包　炒木瓜皮一钱五分　酒炒归身二钱　醋炒香附二钱　陈米蛀屑三钱，绢包

　　金左。先自木郁土中，中脘有形作胀。脾与胃以膜相连，胃土受侮，脾土亦虚，渐致腹笥胀大，肢肿面浮，目眦带黄，如是者已经数月。兹交立冬节令，忽然下利，游澼不爽，脓血相杂，上则恶心呕吐，呕出亦带黑色，四肢厥逆。脉沉如伏。肝强土弱已极，肝为藏血之海，肝经之气纵横逆扰，则肝经之血，不克归脏，有发厥之虞。《金匮》厥阴篇中每以苦辛酸合方，即师其法，能否应手，非敢知也。

　　乌梅五分　川雅莲五分，淡吴萸七粒同炒　白芍三钱　黄芩一钱五分　干姜四分　甘草四分　茯苓三钱
佛手花四分　干橘叶一钱五分

　　再诊：前用《金匮》苦辛酸法，脓血已退，便利大减，卧得安眠，胃亦略起，胀势稍得宽松。而气仍下坠，呕痰仍黑，目畏火光，小溲红赤，舌干口燥，两手稍温，两足仍厥。脉稍起而细弦无力。阴虚木旺，气火尽越于外，经谓热胜则肿也。虽见转机，尚未足恃。拟养肝柔肝，以平气火，气行火平，治肿治胀之道，寓乎其中矣。

　　陈阿胶二钱　炒天冬三钱　生甘草七分　当归二钱，炒黑　泽泻一钱五分　生地炭四钱　生白芍三钱
云茯苓三钱　木瓜皮二钱，炒　车前子三钱　佛手花四分

　　三诊：四肢转温，面肿大退，胀势亦减，上冲之气亦平，小溲渐畅。然便利仍然不止。昨日停药一天，今又脓血相杂。脉象细弦。肝强土弱，营不收摄，湿热蹈暇乘隙，更复伤营。再养血和营，兼清湿热。

　　当归二钱，炒黑　杭白芍三钱　甘草二分，同炒　生地黄四钱　车前子二钱　茯苓三钱　木瓜皮三钱
大腹皮二钱　淡芩一钱五分　丹皮二钱，炒黑　驻车丸三钱

　　酌改方：

　　淡芩一钱五分　甘草三分　干姜二分　丹皮二钱，炒　木瓜皮一钱，炒　白头翁二钱　川连五分　白芍三钱，甘草同炒　秦皮一钱五分　黄柏炭三钱

　　四诊：改方参用白头翁汤，脓血大为减少，便利较疏，胀松呕退，痰色转白，略能进谷。然利仍不止，两足肿胀尤甚，有时恶心。脉象细弦。肝强土弱，湿热伤营，虽屡见转机，而于大局终无所济，不得不预告也。再泄脾胃湿热，参以分化。

　　制半夏二钱　川雅连六分　淡芩一钱五分　广橘红一钱　淡干姜三分　猪苓二钱　茯苓三钱　滑石三钱　木通八分　生熟薏仁各五分　泽泻二钱　白头翁三钱　陈胆星一钱

以上出自《张聿青医案》

王旭高

　　王。病后胃气不醒，脘腹饱胀，近增寒热恶心，痰升气逆，咳呛口干，阻塞咽嗌，大便艰难，小便短涩，左胁有块，大如覆杯，撑攻作痛。此因脾胃不足，肝木亢逆，清气不升，浊气不降，攻消克伐，元气愈伤，纳谷大减，津液日枯，虚火内炽，戕及肺胃，渐见火升颧赤、脉数内热之象，当成劳损。宜以扶土为主，升清降浊，佐以泻火清金，俾得中气安和，自然饱胀渐解。

　　党参　升麻　川连　怀山药　延胡　茯苓　柴胡　白芍　杏仁　枳壳　通草　陈皮　半夏
川楝子　苏梗　蔷薇露　枇杷叶

渊按：痰升气逆咳呛，虽有寒热，升、柴不可用。因攻克而元伤胃减，仍以连、楝苦寒，延、枳破气，无乃矛盾，欲望中气安和，其可得乎！法虽从东垣得来，但东垣不是如此用法。用古人方，须会其意，若徒袭其貌，适为所误耳。

某。暑湿伏邪挟积，阻滞肠胃，中州不运，大腹骤满，腹中时痛，痛则大便黏腻，色红如痢，小水短少。脉沉滑数，是积之征也。拟大橘皮汤送下木香槟榔丸。

四苓散加橘红、大腹皮、木香、木通、滑石、砂仁末、川朴。煎汤送木香槟榔丸三钱。

又：气与水相搏，大腹骤满，脉沉，小便不利，大便欲泄不泄。法以疏气逐水。

香薷　大茴香　泽泻　莱菔子　赤苓　大戟　甘遂　枳壳　黑白丑　生姜

张。气虚则脾弱，肝强侮其所胜，食即饱胀，腹中气冲作泄也。扶土泄木，一定法程。

炙甘草　防风根　砂仁　陈皮　冬术 川朴五分，煎汁拌炒　焦神曲　茯苓　炮姜　白芍 吴萸三分，煎汁拌炒

以上出自《王旭高临证医案》

柳宝诒

竺。向患肝木不平，时作撑痛胀满。于法自以疏化为主，绝无培补之理。乃木郁化火，胃液被其燔灼，则津液宜养也；木动生风，肝阳因而扇越，则潜熄宜急也。所虑者，滋补愈增其壅，疏通愈耗其阴，治此碍彼，此调治之所以难也。兹拟以膏方滋营养液，临卧服之；以丸剂疏木和脾，清晨服之。出入互用，庶几两得其平，勿致久而增弊耳。

西洋参 元米炒　麦冬　炒归身　白芍 土炒　大生地 炙松　炒丹皮　黑山栀　石决明 盐水煅　甘杞子 酒炒　滁菊花　制料豆　茯神　霍石斛 米汤拌蒸　太子参　刺蒺藜　酸枣仁 炒

煎取浓汁，滤净，烊入阿胶，炼白蜜收膏。

丸方：金铃子 酒炒　延胡索 醋炒　制香附　小青皮 醋炒　春砂仁　广木香　白芍 土炒　炙鸡金　川朴　长牛膝 盐水炒　木瓜 酒洗　吴萸 川连同拌，炒透　沉香片 勿见火

上药共为细末，用陈香橼煎汁泛丸。清晨开水送下。

宣。腹右僵硬，两便不爽。病因木气郁结，致肝脾之气，窒而不化。脾气宜升，今反郁陷于下，而浊气凝聚于中，肝阳升越于上。头晕气逆，皆病之兼见者也。向质阴虚，今脉象带数，又属阴虚生热之见端。病愈久，则歧变愈多。而其本，专在肝脾两脏，兹拟从本原着手。

金铃子 酒炒　醋延胡　小青皮 醋炒　归身炭　白芍 土炒　炙鸡金　黑山栀 姜汁炒　广木香　石决明　沉香 水磨　香橼皮　木蝴蝶 炙研，冲

另：小温中丸。

以上出自《柳宝诒医案》

马文植

大路上，某。湿浊阻滞于中，脾阳受困，气机不利，以致肚腹膨硬，食入不舒，便溺不利，

防成胀满。急宜宣中泄湿。

莱菔子　腹皮　青皮　车前　枳壳　茯苓　厚朴　乌药　槟榔　神曲　泽泻　椒目　姜

二诊：腹胀已消三四，惟脘中未畅，食入未舒。仍以前方加鸡内金、郁金。

三诊：大腹膨胀已减三四，惟食入艰运，脾阳未振，湿困于中。用温脾饮主之。

干姜　川朴　黑丑　青皮　车前子　茯苓　山楂　鸡金　莱菔子　福曲　木香　生姜

四诊：腹胀稍松，饮食较增，痞块未消，神尚困倦。

前方去黑丑、木香、车前子、莱菔子、鸡金，加熟附片、焦白术、苡仁、泽泻。

五诊：腹胀已消大半，跗肿亦松。惟食入难于运化，浊阴不尽，脾阳不能升举。当温运和中，以化浊阴。

熟附子七分　干姜五分　焦白术一钱　三棱一钱五分　福曲三钱　苡仁五钱　郁李仁三钱　砂仁八分　川朴八分　茯苓三钱　青皮一钱　青橼皮五分

六诊：腹胀已退八九，惟食入难化，腹痛，大便作薄，头眩乏力，脾土受亏。当健运和中。

白术　木香　川朴　谷芽　当归　苡米　砂仁　青皮　神曲　佛手　焦楂　煨姜

七诊：经治以来，胀消，食入已适，惟下部乏力，脾肾气弱，余湿未清。当养营调脾，佐以淡渗。

当归　黑料豆　白术　巴戟　苍术　陈皮　茯苓　苡仁　木香　怀牛膝　砂仁　煨姜

丸方加党参、附子。

某。便血之后，脾土受亏，肝木侮土，浊阴之气，凝聚下焦，少腹膜胀，气窜作响，大便艰难，势成胀满。宜和肝脾，以化浊阴。

当归　全瓜蒌　乌药　青皮　川楝皮　郁李仁　茯苓　枳壳　泽泻　大腹皮　薤白头　香橼皮

复诊：投和肝脾，泄湿化浊，小便较畅，胀亦较松，惟厥气未和，昨晚气逆，心胸懊侬。仍和养肝脾，以化湿浊。

当归　紫丹参　泽泻　川楝皮　冬瓜子　瓜蒌仁　青皮　台乌药　姜皮　茯苓　枳壳　柏子仁

某。形丰，脉沉细而涩，苔满白，素属湿体。湿为地气，肺为天气，湿困于里，气道不利。肺气不能周行于身，湿由脏腑而外廓，胸胁皮肤，无处不到，现下遍体疮痍已愈，惟胸背胁肋胀痛，大便不利，小溲涓滴，肚腹渐膨，能坐而不能卧，颇有胀满之虞。膀胱为州都之官，津液藏焉，气化则能出矣。天气不降，地道不行。拟肃肺泄浊，小溲行，是为要着。

琥珀　冬葵子　牛膝　茯苓　通草　萎皮　革藓　福泽泻　沉香　蟋蟀

二诊：肿由乎湿，胀由乎气，肿胀之证，不越脾肺肾三经。气不行水，土不防水，以致水湿泛滥，胸腹胀满，腰背胁肋作痛，不能平卧。日昨服药后，大便两次，小溲依然涓滴，腰酸腿肿而乏力，不能任步。少腹硬坚，按之作痛，湿积膀胱内胞。拟通阳泄浊，冀小水畅行为要。

血珀　滑石　沉香　茯苓　椒目　槟榔　革藓　泽泻　牛膝　桑皮　川楝子皮各

三诊：昨晚肚腹胀势较甚，气冲胸肋，不能平卧。黎明下体发现红点，胀势略松，是湿热外达之机。大便一次觉热，小便色赤。湿蕴生热，上焦气化无权，以致膀胱不行。脉象较昨流利，惟右寸尚带细涩，肺气不能宣布也。拟肃肺以通利三焦，三焦通，则上下之气皆通矣。

全瓜蒌　滑石　萆薢　沉香　茯苓　通草　煨黑丑　泽泻　牛膝　琥珀　冬葵子

四诊：脉象细缓，按之有神，细为血少，缓为气虚。湿困于脾，清阳不能舒展，以致浊气不得下降。少腹痛胀虽减，而腰如束带，气升则痛。四日未得更衣，小溲依然涓滴，脾气壅滞，积湿不行，左足肿甚，不能任步。舌中腻苔已化，只有薄白一层带燥，底现红色，阴阳气化无权。拟养阴舒气，兼理二便，勿进攻味，缓缓调治。

沙参　茯苓　萆薢　郁李仁　郁金　当归　黑丑　泽泻　薤白　全瓜蒌　陈香橼皮　川楝子

通州，周左。水亏木旺，土受其制，脾不运则胃不和，湿自内生，少腹䐜胀，食入不舒，已将三月，火升颊赤，头晕耳鸣，动劳气促，大便燥坚。阴损阳浮，浊阴窃踞下焦。当运脾温中，以化浊阴。兼进肾气丸，早晚各服二钱，午服资生丸一钱，一助坤顺，一资乾健。

台参须　炒白芍　熟附子　胡芦巴　归身　薤白头　淡吴萸　云苓　青皮　茴香　川楝皮　煨姜

二诊：进运脾温中化湿，肝火较平，脾阳亦复，惟少腹䐜胀未松。仍温脾以泄厥阴，兼服半硫丸一钱。

原方去川楝皮、薤白头，加炙草、白芍。

三诊：经治后肝阳渐平，颊赤头晕亦减，谷食稍增，食后亦不觉胀。惟少腹肿势未消，晚间稍甚，按之略坚。

原方加乌药八分、巴戟一钱五分，参须改党参三钱。

以上出自《马培之医案》

刘子维

某，腹胀，腰胀，神少，胃不利，心馁，稍稍兴寒冷，肚作痛。

木通一钱　防风一钱　香附三钱，酒炒　玄参五钱　生白芍五钱　生沙参八钱　银花五钱　生甘草一钱　白术八钱　艾叶三钱

五付，服四付愈。

李俊注：此心脾各病其本气也。少阴之上，热气主之，心阴不足则阴火盛而心馁。太阴之上，湿气主之。脾虚不能化湿，则下焦阴气郁于湿而不利，故腹胀、腰胀、肚痛。清气不升则上焦阳气滞于胃而不行，故胃不利、神少、微恶寒。然心馁而头不昏，足征上焦郁热未甚，而火中之土犹未亡也。

玄参补水奉心；银花保肺清肃以治心馁；参、术、甘草补脾祛湿痹，补中益肺气，合艾叶之逐寒湿、利阴气；香附之通经脉、理血气，以治腹胀、腰胀、肚痛及胃不利、神少、微恶寒。盖由脾不健运而生之病，健运复则无不迎刃而解也。土不足则木有余，肝气平则心火降，故用白芍平肝，并用木通下引以为之使。胃逆肝旺则上盛，防风则升阳于上，以散头目滞气也。

上焦郁热未甚，故清散从轻。火中之土未亡，故不用元肉，药随病变，以平为期，此之谓也。

《圣余医案诠解》

余听鸿

常熟西门俞义庄，俞濂洲先生之少君瑞舒世兄，年二十三四。时正酷暑，邀余诊之，腹胀如鼓，足肿卧床。余问其病由，素有便血证。按脉极细，小便短赤。余曰：此乃久痢便血，脾肾两虚，土败之证也。观前医之方，大约槟榔、枳、朴、五皮、香、砂、苓、泻之类。余曰：此证非大用温补助火生土，断难有效。使其向虞山言子坟上取黄色泥土百斤，将河水搅浑澄清，煎药炊茶煮粥，均用此水。若水尽再换泥一石，搅水两石，用尽再换，取土可补土之义。进参、术、附、桂、补骨脂、益智、黄芪、枸杞、巴戟、杜仲、熟地等大剂。腹上系绳紧束。服大补药三剂，以绳验之，约松三指许。后余恐其太补，方中稍加枳壳，所系之绳，仍紧如故。以此验之，破气之药一毫不能用也。专以温补大剂，服百余剂，其胀已消，约用去熟地四五斤，参、芪各四五斤，杞、仲、术等称是。起床后服金匮肾气丸并补剂而痊。至今六年，惟行路常有气喘耳。下焦之虚，不易填也。按此胀属脾肾。

朱云卿，洞庭山人，年三十六七，在琴川老吴市典为业，有气从少腹直冲胸膈，腹胀如鼓，坚硬脐突，屡服槟榔、枳壳、五皮等消导克伐之品，愈服愈胀，匝月未得更衣，两足渐肿，小便不爽，面上色泽渐枯，胃气日惫，欲回籍袖手待毙矣。吾友松筠张君，偕至余寓就诊。余曰：脉迟涩而肌肤枯暗，腹硬而坚，不得更衣，此乃冲任足三阴肝脾肾阳虚，阴气之所结也。冲脉起于气街，挟脐而上。任脉起于中极之下，循腹里，上关元。足三阴之脉，从足走腹。冲脉为病，气逆里急。任脉为病，男子内结七疝。肝脉为病，有少腹肿满。少腹气冲于上，此乃冲疝之类也。阳气虚不能运行，阴寒之气，盘结于中，结聚不消。况下焦阴气上升，非温不纳。中宫虚馁，非补不行。投以东洋参、白术、鹿胶、附桂、茴香、巴戟、苁蓉、枸杞、菟丝、姜、枣等温补滑润之品。服一剂，胀更甚。余曰：此气虚不能运药也。若更他法，则非其治。强其再服一剂，胀益甚，且气阻不爽。余再强其服一剂，忽然气从下降，大解坚粪甚多，其腹已松，气归于少腹角，一块如杯。余曰：当将此方购二十剂，煎膏缓缓服之。服尽而愈。所以治胀病当分虚实脏腑为最要。此证若疑实胀，投以破气攻伐，断无生理矣。然不能辨之确、断之的，见投剂不效，即改弦易辙，有不致偾事者乎。故治病以识证为第一。按此胀属肝脾肾。

常熟县南街面店内某童，年十六七，冬日坠入河中，贫无衣换，着湿衣在灶前烘之，湿热之气侵入肌肉，面浮足肿，腹胀色黄，已有三年。友怜其苦，领向余诊。余以济生肾气汤法。熟地一两，萸肉二钱，丹皮二钱，淮药三钱，泽泻二钱，茯苓三钱，牛膝钱半，车前二钱，附子一钱，肉桂一钱。余给以肉桂一支，重五钱。时正酷暑，人言附、桂恐不相宜。又云：胀病忌补，熟地当去。余曰：此方断不可改。服六剂，小便甚多，猝然神昏疲倦。人恐其虚脱。余曰：不妨。服六剂，有熟地六两，一时小便太多，正气下陷，未必即脱。待其安寐，至明午始苏，而肿胀全消。后服参苓白术散十余剂而愈。

治病之方法，先要立定主见，不可眩惑，自然药必中病，有一方服数十剂，一味不更而病痊者，非老于医者不能也。余在师处见一童，年二十，尚未通精，身长仅三尺余，面黄色萎，腹胀脐平足肿。有戴姓偕来。吾师诊之，问曰：此是何人。戴姓曰：是寒舍之牧牛佣也。问曰：工钱一月若干。戴姓曰：三百文。吾师曰：不必开方，回去待毙可也。戴姓曰：此岂绝证耶。

吾师曰：家贫不能服药，孙真人云，亦不治也。若要病痊，非药资十千文不可，其工价每月止三百文，何得不死。戴姓曰：病若可痊，吾代出十千文，亦周全一命。吾师曰：吾当代赊，如十千文之外，吾代偿可也。即进以济生肾气汤原方。熟地六钱，山萸肉二钱，丹皮钱半，山药二钱，茯苓四钱，泽泻二钱，车前二钱，牛膝钱半，肉桂一钱，附子一钱。服二十剂，面色转红，腹肿渐消。吾师曰：再服前方二十剂。而腹膨足肿，俱已退尽，诸恙霍然。吾问师曰：小儿童身，纯阳之体，前后共服桂、附八两，如炭投冰，四十剂不更一味，而病霍然，神乎技矣。

师曰：胀之一证，宜分虚实、脏腑、上中下，最为准的。若健脾利水，是崇土制水法。脾土不能制水，土被水淹，水泛滔天，一息真阳，被其淹没，用济生肾气，水中取火，蒸动肾阳，而消阴翳。保真阳而泄水邪，为开渠泄水法。水去而土稍旺，火旺土得生气，自然胃气苏、脾运健，而水有所制矣。若专以崇土筑堤，恐堤高水溢，涨至胸膈，水无出路，气喘不休，其证危矣。所以方药对病，如指南之针，心中断不可疑惑。倘服三四剂不效，即更他方，病深药浅，往往误事。吾令其服四十剂而病可痊，胸中早有成竹也。

以上出自《余听鸿医案》

方耕霞

顾。湿热伤脾，中满而成单腹胀。宗东垣法。

中满分消汤加减。

王。从吐瘀便血后单单腹胀，大腹如臌，其病有类乎血虫。然按血虫乃积瘀不行而后胀，此证乃积瘀大行而后胀。从此思之，其虚实寒热可判然矣。夫肝为藏血之脏，脾为统血之官，肝脾受伤，藏统皆失其职，致积瘀不行，若积瘀大行，其肝脾不更伤乎。故愚以为胀非积瘀，乃阴血既去，阳气无所附丽而生。考古治胀之法，实则通之，虚则补之、摄之，必使脏气渐旺，散漫之气有所归束，方不蹈实实虚虚之戒。若一味攻邪，倘至胃败喘逆，将何法以治之乎。

金匮肾气汤，去泽泻，加于术、砂仁。

以上出自《倚云轩医话医案集》

陈莲舫

童。脘腹臌满较减，咳嗽不多，神疲气怯，脉息濡软，再从补摄。

吉林须　法半夏　川楝子　广蛤蚧　沉香屑　旋覆花　枇杷叶　野于术　广陈皮　生白芍
白石英　淮牛膝　白茯苓　竹茹

沈。女科以肝为先天，厥阴冲犯，胃当则胀，脾受则溏，渐至脾胃升降失职。肢肿腹膨，脉象沉弦。气痹，营液俱亏。头眩心悸，无所不至，治以和养。

制香附　绿萼梅　白蒺藜　川石斛　补骨脂　白茯苓　沉香曲　玉蝴蝶　潼蒺藜　生白芍
川杜仲　新会皮　檀香

以上出自《莲舫秘旨》

邵兰荪

闰女腹满气逆，脉濡左弦细。苔黄滑，尖边红，便尿不爽，颜红汗出口渴，属棘手重证。

乌梅一个　大腹绒三钱　丝通草一钱五分　瓜蒌皮三钱　川连八分，茱萸四分拌炒　薤白一钱　沉香四分，冲　佛手花八分　鸡内金三钱　省头草三钱　炒谷芽四钱　三帖

《邵氏医案》

何长治

史兄，癸酉四月十一日未刻复。腹胀已松，而纳食总不能健运。由中气虚失于鼓化。踵前法温养。

炒党参三钱　焦冬术钱半　煨益智一钱　炙甘草四分　广木香四分　炮黑姜五分　淡附片五分　煅牡蛎三钱　炒枳实钱半　炒小茴香六分　茯苓二钱　公丁香五只　砂仁末四分，冲

左。劳倦之体，又兼气郁。寒热久，阴液受伤。致痰多脘胀，二便不行；舌黄口渴，脉数无力。有烦火铄阴之象，调复非易也。

生黄芪钱半　湖丹皮钱半　怀牛膝三钱　肥玉竹三钱　炒黄芩钱半　生甘草四分　中生地三钱　秦艽钱半　煅牡蛎三钱　远志钱半　肥知母钱半　广橘白八分　细桑枝五钱　盐水炒竹茹钱半

左。胃呆腹膨，睾丸易坠。中虚，湿热为病。

炒党参二钱　白术二钱　橘皮八分　山楂炭三钱　小茴香五分　茯苓三钱　福泽泻钱半　大腹绒二钱，洗

右。操劳木火郁炽，积食不消。胁腹作胀，时发哕恶；月事参差；脉细数。当从和理。

制于术　制川朴　山栀　白苓　炒归尾　吴萸　香附　炒川楝子　木香　黑姜　腹皮　炒青皮　竹茹　白蔻壳

胡，四十三岁。乙亥十月初八日午刻复。寒热止，腹胀亦减，惟脉细涩。肝脾已困，故疾难愈。

焦冬术钱半　炒枳实钱半　广木香四分　炮黑姜五分　香附炭三钱　大腹绒钱半，洗　茯苓三钱　焦白芍钱半　广陈皮一钱　炒小茴香六分　炒麦芽三钱　砂仁壳六分　冬瓜皮三钱

沈，二十四岁。丙子三月二十日巳刻。热久，腹胀，脉数。当用疏化。少食为妙。

焦冬术钱半　生归尾钱半　炒枳实钱半　广木香四分　生鳖甲四钱　焦山楂三钱　炒麦芽三钱　白茯苓二钱　秦艽肉钱半　炒小茴香六分　广陈皮一钱　冬瓜子三钱　砂仁壳六分

左。腹微胀，骨热，心跳，腰酸，脉细数。营液久亏，调理非易也。

生芪　生归尾　细生地　地骨皮　秦艽　煅牡蛎　远志　生甘草　玉竹　牛膝　炒枳壳　炒青皮　桑枝　冬瓜子

复诊养营清热。

生芪　归身　生地　生白芍　辰砂拌茯神　生山栀　秦艽　煅龙齿　陈皮　远志　玉竹　生甘草　桑枝　藕节

左。气屏食滞。腹胀，气机不舒，脉细涩。当从温理。忌生冷，少食为要。

焦冬术钱半　广木香五分　香附炭三钱　白茯苓三钱　炒青皮钱半　炒麦芽三钱　炒枳壳钱半　炮黑姜四分　泡吴萸四分　炒小茴香五分　大腹皮钱半　官桂五分　砂仁壳六分

以上出自《何鸿舫医案》

王仲奇

汪。兰溪，绩溪四都，三月十八日。下痢湿滞，垢积瘀塞肠中，腹胀膨脝，足肢浮肿，小溲短少，面容晦暗，脉弦。证属肠蛊，腹左向有积痞，尤难疗治。

草果钱半，煨　陈枳壳钱半，炒　制川朴钱半　干蟾皮一钱，炙　缩砂仁钱半　槟榔二钱　青皮钱半，炒　川芎一钱，炒　莱菔子钱半，炒　瞿麦三钱　小温中丸三钱，包煎　野茯苓三钱

二诊：三月廿一日，腹左向有积痞，传化运行由来钝滞，下利后恶物垢积瘀塞肠中，痹胀膨脝，足肢浮肿，小溲短少，面容晦暗，脉弦涩。证属肠蛊，殊难疗治，守原意出入可也。

草果钱半，煨　陈枳壳钱半，炒　制川朴钱半　青皮钱半，炒　槟榔二钱　干蟾皮一钱，炙　莱菔子钱半，炒　缩砂仁钱半　瞿麦三钱　续随子霜一钱　广木香八分　小温中丸三钱，包煎　佩兰三钱

三诊：三月廿四日，腹胀膨脝较消，足肢浮肿渐见下行，大便日有数起，仍有紫黄垢积恶物，小溲短少，形瘦容晦，脉濡弦。证属肠蛊，前方尚安，仍守原意可也。

草果钱半，煨　肉果钱半，煨　青皮钱半，炒　蛇含石二钱，制　制川朴钱半　广木香八分　槟榔二钱　莱菔子钱半，炒　干蟾皮一钱，炙　缩砂仁钱半　赤苓四钱　续随子霜一钱　小温中丸三钱，包煎

蒋。太仓，四月廿八日。肝失疏泄，脾少运行，肠腑瘀塞腹胀膨脝，按之坚硬绷急如鼓，脐凸，脉弦。速以疏肝运脾，宽中消胀，须慎口腹为要。

草果钱半，煨　制川朴钱半　槟榔二钱　青皮钱半，炒　陈枳实皮钱半，炒　莪术一钱，煨　广木香八分　佩兰三钱　干蟾皮一钱，炙　缩砂仁钱半　茯苓三钱　莱菔子钱半，炒

二诊：五月一日，肝脾疏运着滞，肠腑瘀塞绷急，腹胀膨脝，按之如鼓，前以疏肝运脾，宽中消胀，证药相安，脐凸较愈，脉弦涩。守原意出入之。

草果钱半，煨　制川朴钱半　槟榔二钱　陈枳实皮钱半，炒　莪术钱半，煨　广木香八分　台乌药钱半　缩砂仁钱半　干蟾皮钱半，炙　莱菔子钱半，炒　沉香曲钱半，炒　陈大麦三钱，炒去粗皮　茯苓三钱　小温中丸四钱，包煎

陆。七浦路，九月十一日。湿盛气难输化，肝脾疏运委顿，足肿及膝或过膝，面微浮，目白珠不清，不能进食，食少而胀甚，便微溏，形瘦，脉弦。病势已深，防有木贼土败之虞，姑以疏肝运脾，以达气机，未识何如？

川桂枝一钱　带皮茯苓五钱　佩兰三钱　制川朴钱半　白豆蔻六分　新会皮钱半　蒲公英三钱　木防己二钱　缩砂仁一钱　鸡内金二钱，炙　半夏曲三钱，炒

二诊：九月十四日，面目稍见清爽，足肿及膝或过膝，今亦减退，日来饮食稍进，惟食入仍胀，便略硬，肢指清且麻，形瘦，脉弦。脾元困惫，少运行输化之妙，肝木乘弱而侮，久恐木贼土败，仍守原意出入可也。

川桂花一钱　带皮茯苓五钱　佩兰三钱　制川朴钱半　蒲公英三钱　白豆蔻六分　鸡内金三钱，炙　半夏曲三钱，炒　旋覆花一钱，布包　肉果霜一钱　宣木瓜一钱　陈大麦三钱，炒杵去粗皮

三诊：九月廿一日，面目稍清，足肿减退，脾阳未健，纳食仍胀而运迟，常涌酸水，大便溏泄不适，形瘦，脉濡弦。肝木乘弱而侮，仍守原意为之。

淡干姜六分，炒　半夏曲三钱，炒　川桂枝一钱　于术钱半，炒　茯苓五钱　白豆蔻六分　益智仁一钱　肉果霜一钱　鸡内金二钱，炙　青防风一钱，炒　广木香八分　佩兰三钱

四诊：十月十一日，脾失健运，气约不行，大便数日不解，纳食腹筲胀闷，脘中作痛，或涌酸水，脉濡细微弦。仍以运脾疏肝，通调肠胃。

广木香八分　缩砂仁一钱　茯苓三钱　佩兰三钱　藿梗八分　苏梗钱半　青皮一钱二分，炒　半夏曲三钱，炒　陈枳壳钱半，炒　鸡内金二钱，炙　桃仁一钱二分，去皮尖研　红花六分

方。齐武，九月十一日。阳为湿困，气化失输，腹膨胀，面浮跗肿，纳少而胀甚，咳嗽气逆作闭，行动呼吸紧迫，卧难安枕，脉沉细。病机自下而上，有肺布叶举之势，勿轻视可也。

川桂枝一钱　川椒目一钱，炒　木防己二钱　甜葶苈一钱二分，隔纸炒　杏仁三钱，去皮尖　桑白皮钱半，炙　厚朴花钱半　草果钱半，炒　广皮钱半　青皮钱半，炒　莱菔子一钱二分，炒　茯苓皮五钱

二诊：九月十七日，湿着阳气失化，腹膨胀，面浮跗肿，阴器亦肿，便溺不利，大便有黄白黏积，咳嗽气逆作闭，呼吸紧迫，卧难安枕，脉沉细。势成肿满喘闭，亦沉重之候，速以温化，以冀弋获。

川桂枝一钱二分　川椒目一钱，炒　木防己二钱　甜葶苈钱半，隔纸炒　厚朴花钱半　茯苓皮五钱　北细辛三分　莱菔子二钱，炒　陈香橼皮三钱　草果钱半，煨　黑丑一钱二分，炒　续随子霜一钱　控涎丹五分，分吞

三诊：九月十九日，阳气失化，湿浊瘀滞，腹膨胀坚硬，面浮跗肿，阴器亦肿，两日来投以荡涤之剂，大便曾下黄白恶物，始初爽适，后又滞下，咳嗽气逆作闭较减，脉沉细微弦。仍守原意小其制，以冀应机。

川桂枝钱半　川椒目一钱，炒　木防己二钱　甜葶苈钱半，隔纸炒　厚朴花钱半　茯苓皮五钱　北细辛三分　草果钱半，煨　黑牵牛子一钱二分，炒　芫花六分，麦芽二钱同炒　续随子霜钱半　广木香八分　莱菔子二钱，炒

黄右。枫泾，初诊（佚）。

二诊：胀满既消之后，气机不行，脾少健运，肠急失舒，腹皮仍觉绷胀，脐仍外突，食下觉重且胀，殊难消受，脉濡弦。治以运脾舒畅，疏气消胀。

生于术　野茯苓　佩兰　白豆蔻　制川朴　洗腹皮　青皮炒　台乌药　干蟾皮炙　缩砂仁　地枯萝　陈香橼皮

三诊：胀满既消之后，气机不行，脾钝肠急，经隧弗通，脐仍然外突，皮则绷急欠舒，食难消受，便行则畅，时有嗳噫泄气，卧喜蜷曲，经事六月不转，脉弦涩。仍以运脾舒肠可也。

制川朴　洗腹皮　青皮炒　台乌药　干蟾皮炙　缩砂仁　泽兰　红花　沉香曲炒　泡吴萸

鬼箭羽　陈香橼皮

凌右。歙县沙溪。产后脾阳委顿，肺苦气逆，腹膨胀，食难消受，面浮跗肿，大便溏泄，小溲不爽，咳嗽气紧作闭，卧难安枕，脉濡弦。有肿满喘闭之累，慎旃切切。

生于术　茯苓　川桂枝　桑白皮_炙　甜葶苈_{隔纸炒}　北细辛　木防己　制川朴　白豆蔻　真广皮　洗腹皮　陈姜皮

二诊：湿蕴气中，脾阳失运，肺苦气逆，三焦决渎不行，腹膨胀，食难消受，大便溏泄，小溲短少，咳嗽气紧作闭，跗肿面浮，脉濡缓而弦。有肿喘闭之累，仍以温化可也。

生于术　茯苓　川桂枝　木防己　干蟾皮_炙　缩砂仁　制川朴　泡吴萸　洗腹皮　广木香　北细辛　佩兰　陈香橼皮

三诊：跗肿面浮减退，腹膨胀、食难消受如昔，日来又不思食，大便溏泻，小溲短少，咳嗽气紧作闭，时欲泛呕，盖感受湿邪使然，脉弦缓。仍以温化、分利。

生于术　茯苓　川桂枝　木防己　桑白皮_炙　制川朴　泡吴萸　白豆蔻　肉果_煨　广木香　真广皮　洗腹皮

李君。麦特赫司脱路。始由于气机不行，经隧不通，清浊相干，乱于肠胃，先觉四肢作麻，手麻至胸，足麻过膝，旋即上呕下泻，既而面浮跗肿，按之没指，今犹卧起面浮，午夜足肿，神疲，肢软，乏力，脉濡弦。人生五十始衰，脾肾元阳薄弱，摄养亦当注意也。

生于术　野茯苓　川桂枝　木防己　巴戟天　胡芦巴　补骨脂_炒　益智仁　佩兰　新会皮　路路通_{去刺}

二诊：卧起面浮、午夜足肿已稍见减，两臂亦有微肿，不时耳鸣，精神委顿，肢软乏力，脉软弦。始由清浊相干，乱于肠胃，肢麻呕泻而起，今腑气转清，脾肾元阳薄弱之际，亦未可忽也。

生于术　野茯苓　川桂枝　木防己　巴戟天　胡芦巴　益智仁　五加皮　白蒺藜　远志肉_炙　新会皮　佩兰　路路通_{去刺}

李太太。愚园路。下利之后，脾少健运，清阳不升，气化为阻，面、目、肢体尽肿，手指酸胀，摄握不舒，脉濡弦。治以运脾化气，蔓延亦殊弗宜。

生于术　茯苓　川桂枝　木防己　五加皮　洗腹皮　橘红衣　白蒺藜　白蔻壳　佩兰　路路通_{去刺}　陈赤豆

二诊：下利之后，脾阳委顿，健运失常，气化为阻，面、目、肢体尽肿，手指酸胀，摄握不舒，腹胀，食难消受，脉濡缓而弦。有肿满之累，再以温阳、运脾、化气，以冀应机为幸。

生于术　茯苓　川桂枝　木防己　干蟾皮_炙　缩砂仁　佩兰　洗腹皮　制川朴　白豆蔻　五加皮　真广皮　陈大麦_{炒杵去外层粗皮}

三诊：下利之后，元阳微弱，决渎不行，气化为阻，腹胀，食难消受，面、目、肢体浮肿，手指酸胀，摄握不舒，神倦畏寒，脉濡缓。仍以温阳化气，健运脾气，用防肿满。

生于术　制附块　茯苓　肉果_煨　北细辛　川桂枝　木防己　白蔻壳　制川朴　泡吴萸　缩砂仁　佩兰　洗腹皮

四诊：前以温阳化气，健运脾元，面、目、肢体浮肿尽退，形、色、精神已较充旺，已能安谷，食下亦不胀闷，唯腰俞作酸，口味乏淡，脉濡弦。体虚未复。元阳微弱，守原意出入。

生于术　制附块　茯苓　肉果煨　补骨脂炒　巴戟天　菟丝饼蒸　胡芦巴　淫羊藿　续断
益智仁　北细辛　川桂枝　海桐皮

五诊：形色较旺，面、目、肢体浮肿尽退，已不畏风，唯神倦欲眠，口味泛淡，耳鼓失聪，脉濡细微弦。皆精气衰少，元阳微弱之过。

生于术　制附块　益智仁　淫羊藿　肉果煨　补骨脂炒　巴戟天　胡芦巴　远志肉炙　菟丝
饼蒸　金毛脊炙　佩兰　宣木瓜

霖公。六月初七日，肠胃属腑，化糟粕转味出入，其气常以下行为顺，腑气不畅，回旋弗舒，腹胀痛而拘急，大便难解不快，或带血与黏膜，或觉火热，欲作嗳噫，唇吻燥，头眩，神疲，气不化津，肠胃病又累脑。且拟通调。

杏仁三钱，去皮尖杵　桃仁钱半，去皮尖杵　陈枳壳钱半，炒　旋覆花二钱，布包　枣槟榔钱半　茯苓五
钱　蒲公英三钱　赖橘红钱半　泽兰三钱　苏木屑一钱　全当归三钱　真钢针砂五钱，醋煅七次煎水煎药

二诊：六月初十日，大便较畅，腑气较舒，少腹左旁筋掣索睾，起立稍行数则头脑仍眩，面容肌肤淡黄不泽，唇吻目眦仍淡不红，血质之坏与薄。欲养其脏，先和其腑。

枣槟榔二钱　泽兰三钱　苏木屑一钱　青皮一钱二分，炒　炒楂核二钱　茯苓五钱　赖橘红一钱　全
当归三钱　益智仁一钱　白蒺藜三钱　蒲公英三钱　真钢针砂五钱，煅透煎水煎药

三诊：七月初七日，肠胃属腑，化糟粕转味出入。便溺未能清澈畅适，由于肠胃腑气传导分泌不爽，然六腑闭塞则五脏不和，而九窍不利、头眩、耳鸣亦肠胃之所生，日昨呕恶出胆汁，肠胃化糟粕转味出入原取决于胆也。

泽兰三钱　桃仁一钱二分，去皮尖杵　法半夏钱半　全瓜蒌三钱　蒲公英三钱　陈枳壳钱半，炒　沉
香曲钱半，炒　干蟾皮一钱，炙　鸡内金二钱，炙　白蒺藜三钱　西茵陈二钱　茯苓三钱

四诊：八月初六日，唇舌色红，面容清爽，是血质来复之朕，腿肢作酸，头筋掣痛，则由肾虚脑力不赡所致，惟腹笥胀闷不畅，脘中作嘈热辣，嗳气泄气始适，此则因胃气失降，"气有余，便是火"，安其胃则嘈自已。

法半夏钱半　全瓜蒌三钱　金钗斛三钱　橘红衣一钱，盐水炒　白芍二钱，炒　杏仁三钱，去尖皮　旋
覆花二钱，包　茯苓三钱　无花果二钱　宣木瓜一钱　山栀钱半，炒焦

以上出自《王仲奇医案》

王堉

同谱弟张月谭之姊，所适非人，贪而好气，以故时增烦闷，久而生痰，又久而积食，因之精神委顿，饮食不思，膈满肚胀，自以为痨。一日同入城，月谭邀余诊之，则脉象沉伏，按之至骨而后见。告曰，此气郁痰也。胃气为痰气所壅，则清阳不升，浊阴不降，而头晕目眩，项粗口干，腹满便秘，诸证交作矣。病者称是。乃进以胃苓承气汤，二服后，下秽物十数次。又往视之，病者再三称快。命再一服，即继以香砂六君丸，不及半斤，当健壮倍于昔日矣。

《醉花窗医案》

顾恕堂

程某，湿伤脾阳，腹膨，神恍，久防中满。

白术　干姜　六曲　木瓜　腹皮　川朴　益智　木香　泽泻　谷芽

又：腹膨，便泄作痛，神恍，脉濡滞。脾肾真阳被寒湿渍浸，所以釜底无火也。拟仿烈日以晒之。

党参　附子　茯苓　乌梅　泽泻　白术　干姜　炙草　草果　谷芽

《横山北墅医案》

红杏村人

陆左，幼年频患便血，左胁之下结癖如拳。今夏雨湿过多，耘田劳苦，日浸泞之间。初起足跗肿胀，渐至胸腹痞满，刻下便血虽止，其癖日滋散漫，妨碍饮食，精力疲倦，脉兀舌白。单胀之变难防。

茅术　茯苓皮　炮姜　桂木　腹皮　木香　泽泻　陈皮　苡米　葫芦瓢

又复：进宽中散满、理脾泄湿法，腹胀稍平，坚癖渐软，小便通利，湿热颇有分化之机，谷食加纳，精力日旺。克复转运之权，谨慎口腹，可免鼓胀之变。

平胃散合五皮饮加半夏、泽泻、木香、苡米。

《医案》

袁焯

楚观军舰邹允坤君，年二十八岁。因夏间冒雨追取舢板，感受风湿，遂病腹胀腿肿，下及两脚。初在上海某医院医治，服泻药不效。九月该舰来镇江，延予诊治。发热胸闷，舌苔黄腻，腹胀不舒，脉滑溲赤，盖湿热蕴伏兼有痰滞。初用半夏泻心汤、小柴胡汤、小陷胸汤等方，热退胸宽，惟遍身关节作痛。因于清利湿热方中加羌活、秦艽、桑枝、牛膝等药，以治其痛。据知此药服后，次日忽大喘不止，速予往诊，视之果喘息不宁，精神疲惫，不能起坐。诊其脉，两手俱细弱无神，舌色亦转光而无苔，面色黄淡，盖病退而元气大虚欲脱矣。遂急书方，用潞党参三钱，西洋参三钱，熟地四钱，黄芪、枸杞子、胡桃肉各三钱，干姜八分，五味子、甘草各五分，水煎服。明日其伴某君来延诊，谓予曰："先生真神人也。昨药服后，喘息即止，而神气亦宁，安睡一夜。"予遂偕往观之，果安静如平人，但起坐时，仍觉喘促，因嘱以原方再服一剂。此药服后喘则定矣，而腹忽胀大，如怀孕之妇人，大小便不通，乃以资生丸去黄连，加橘皮、木香作煎剂。一服而胀松，接服五剂，胀全消，每餐能进饭一碗余，并能起立行走，但觉腿脚酸痛无力而已。其时江浙联军方攻南京，该舰奉调，急欲赴宁，乃于前方去山楂、神曲，加炒熟地炭、牛膝、杜仲等药，以与之而行。大凡虚实复杂之病，其中必多转变，医家当随其机而应付之，曲折变化，一如其病。苟稍执滞，其不覆败者几希！虽然，此岂可与浅人道哉！

《丛桂草堂医案》

费承祖

上海道袁海观观察，因事忧郁，胸腹胀懑不舒，纳谷不易运化，口干苔腻，神倦嗜卧。延余诊之，脉极沉细。此肝郁挟痰阻胃，气失通降，治必条达肝气，渗湿清热，令胃和自愈。

川芎八分　香附一钱五分　黑山栀一钱五分　焦茅术一钱　六神曲三钱　石斛三钱　川贝母三钱　南沙参四钱　陈皮一钱

连进六剂而愈。

《费绳甫医话医案》

吴鞠通

徐，三十岁。腹胀且痛，脉弦细，大便泄，小便短，身不热，此属寒湿伤足太阴。

桂枝三钱　生苡仁五钱　厚朴三钱　猪苓三钱　黄芩炭一钱　干姜一钱五分　泽泻三钱　白通草二钱　广皮二钱

煮三杯，分三次服。

癸巳四月初四日，毛，四十四岁。病起肝郁，木郁则克土，克阳土则不寐，克阴土则腹胀，自郁则胁痛；肝主疏泄，肝病则不能疏泄，故二便亦不能宣通。肝主血络，亦主血，故治肝者必治络。

新绛纱三钱　香附三钱　苏子霜三钱　旋覆花三钱,包　归须三钱　小茴香三钱　姜半夏八钱　青皮三钱　广郁金三钱　降香末三钱

头煎二杯，二煎一杯，分三次服。

初七日：服肝络药，胀满胁痛不寐少减，惟觉胸痛，按肝脉络胸，亦是肝郁之故，再小便赤浊，气分湿也。

旋覆花三钱,新绛纱包　桂枝三钱　小茴香三钱,炒黑　川楝子三钱　半夏六钱　晚蚕沙三钱　降香末三钱　归须二钱　两头尖三钱　茯苓皮三钱　橘皮青三钱　白通草二钱

煮三杯，分三次服。

初十日：驱浊阴而和阳明，现在得寐，小便少清；但肝郁必克土，阴土郁则胀，阳土郁则食少而无以生阳，故清阳虚而成胸痹，暂与开痹。

半夏一两　茯苓皮五钱　厚朴三钱　桂枝尖五钱　广郁金三钱　薤白三钱　生苡仁五钱　小枳实二钱　瓜蒌三钱,连皮仁研

煮三杯，分三次服。

十四日：脉缓，太阳已开，而小便清通，阳明已阖，而得寐能食，但腹胀不除，病起肝郁，与行湿之中，必兼开郁。

茯苓皮五钱　半夏五钱　广木香二钱　生苡仁五钱　厚朴三钱　煨肉果一钱五分　降香末三钱　广皮二钱　白通草三钱　广郁金二钱

煮三杯，分三次服。

乙酉十月十七日，单氏，四十二岁。肿胀六年之久，时发时止，由于肝郁，应照厥阴腹胀

例治。

　　云苓皮六钱　厚朴三钱　归横须三钱　旋覆花三钱，包　香附三钱　大腹皮三钱　姜半夏四钱　青皮二钱　广郁金二钱　降香末三钱　木通二钱

　　煮三杯，分三次服。不能宽怀消怒，不必服药。

　　廿六日：服前方八帖，肿胀稍退，惟阳微弱，加川椒三钱；大便不通，加两头尖三钱，去陈菀。

以上出自《吴鞠通医案》

曹沧洲

　　某右。初诊：右脉弦劲，倍大于左，腹大胀满入腰肋，易于音闪，病属单腹膨胀。拟上润肺阴，下疏肝脾，以希服此应手。

　　南沙参一钱半　春砂仁三分，后下　醋煅瓦楞粉一两，包　川石斛四钱　大白芍二钱　通草一钱　旋覆花一钱半，包　朱茯苓四钱　五谷虫二钱，焙　炙蟾皮一钱　川楝子一钱半　小茴香三分，同炒　炙鸡金二钱　冬瓜皮五钱　陈麦柴一两，煎汤代水

　　二诊：满腹膜胀，坐久即易腰右牵引左半，痛则神思顿乏，脉弦少冲和状，口干，头蒙，目睭少力，声音不扬，水不涵木，血不养筋，肝木横肆，上侮肺金，下克脾土，温凉补泻，各有窒碍，理之实非易事，大节尤宜当心。

　　西洋参一钱，米炒另煎　丝瓜络二钱，藏红花三分泡汤炒　白芍二钱　醋煅瓦楞粉一两　炙鸡金三钱，砂仁末五分拌　炙蟾皮一钱半　五谷虫一钱半，焙　杜仲一钱半　香橼皮一钱　路路通一钱半　川楝子二钱，小茴香三分同炒

　　外治水焐方：木瓜三钱　白芷三钱　小茴香三钱　乳香三钱　没药二钱　五灵脂三钱　橘叶三钱　木香藤五钱

　　上药以布包水煎浓汤，用布两块浸汤内，绞干后，趁热更迭熨焐痛处。

　　三诊：昨胃安寐竟夜，胀满腰肋均定，惟脉仍弦劲搏手，神倦，头蒙，本体积虚，血不养肝，水不涵木，拟由原法增损。

　　上肉桂一分，去皮锉末为丸另吞　白芍四钱　麦冬二钱　煅牡蛎一两　茯苓四钱　川断二钱　川石斛四钱　盐半夏二钱　鳖甲心四钱，生　鸡金三钱，砂仁末三分拌炙　川楝子二钱，小茴香三分拌炒　延胡索一钱半，醋炒　绿萼梅一钱　生谷芽七钱，包

　　四诊：肝病起于血少，气失敛藏，脾土受克，转输不健，蒸湿化痰，上铄肺津胃液，满腹膨胀，小溲不利，舌面干，纳食式微，脉状弦。证情虽见起色，但久病积虚，奏功不易，勿以小效为恃。

　　西洋参一钱　南沙参四钱　元参心一钱，辰拌　川石斛四钱　白芍四钱　海蛤粉一两，包　蟾皮一钱半　鸡金三钱　砂仁末五钱，拌炙　鳖甲心四钱　磁朱丸四钱，包　车前子四钱　九香虫一钱，焙　绿萼梅一钱　生谷芽一两，煎汤代水

　　五诊：肝无血养，其气散而不收，脾失运用，肾不摄纳，全是本元自病，互相克贼，病情屡有出入，昨寐得安，似乎诸恙均减，内因之病，小效恐不足恃。

　　吉林老山人参一钱，入秋石三分拌　洋参三钱　风斛三钱　带心麦冬三钱，辰拌　北五味四分　蛤蚧尾一对，洗　生鳖甲五钱　生牡蛎一两　远志一钱　川贝三钱，杵包　杜仲三钱　九香虫七分，焙　车前

子三钱　炒谷芽五钱，包

六诊：形色脉均有佳象，大便欲行不行，音夺不畅，腹大较软，高年积虚之体，久病而涉暑湿主令，最怕波折，格外珍摄为要。

人参一钱，入秋石三分另煎　西洋参三钱，生切　风斛三钱，另煎冲　带心麦冬二钱，辰拌　瓜蒌皮四钱　北五味四分　蛤蚧尾一对，洗　北沙参四钱　生鳖甲五钱　柏子霜四钱　沙苑子三钱　九香虫七分，焙　川通草一钱　生熟谷芽各五钱，包

又因大便不行，加大生地一两，开水浸烂研绞汁冲，火麻仁泥五钱与前药同煮。

七诊：血少气散，近日颇见起色，尚觉积痰黏滞，咯吐不易，大便又阻四日，小溲亦少，六阳升泄之时，只有育阴主之，为固摄根本之法。

人参一钱　洋参三钱　原生地七钱，浸研绞汁冲　风斛三钱　朱麦冬三钱　海浮石四钱　生鳖甲七钱　海蛤粉一两，包　川贝三钱　竹茹三钱　白芍三钱　蛤蚧尾一对，洗　资生丸三钱，包　车前子四钱，包　川续断三钱

某左。湿郁气阻，中州转运失司，满腹胀大，肠鸣不已，大便溏，气化不及州都，小溲为之不利，膨状显著，延恐作喘。

桂枝五分　猪苓一钱半　五加皮三钱　范志曲三钱　生苍术一钱半　泽泻三钱，小茴香二分同炒　胡芦巴一钱半　炙鸡金三钱，去垢　茯苓四钱　水姜皮四分　冬瓜皮五钱　车前子四钱，包　陈麦柴四钱　白麻骨一两

某右。初诊：近日少腹痞胀稍松，其气移至中脘，胃不醒，脉软弦，三阴同病，非温通疏泄不可。

上肉桂三分　归身一钱半，小茴香同炒　淡吴萸三分，盐水炒　杜仲二钱，盐水炒　上沉香三分　紫石英六钱，煅　炙鸡金三钱，去垢　九香虫一钱，焙　春砂末五分，冲　煅瓦楞粉一两　法半夏一钱半　车前子四钱，包　陈佛手一钱半　炒谷芽五钱，绢包

二诊：前方服后脘腹松快，再以此方调理。

归身一钱半　小茴香七分，同炒　橘红一钱　金毛脊三钱，炙去毛　六曲三钱　紫石英五钱，煅　制半夏一钱半　杜仲一钱半，盐水炒　炙鸡金三钱　淡吴萸三分，盐水炒　川断三钱，盐水炒　煅瓦楞子一两　广木香七分　炒谷芽五钱，绢包

以上出自《吴门曹氏三代医验集》

曹南笙

某右。经闭一年，腹渐大，恐延血蛊沉疴，况聚瘕日久，形寒跗肿。议用大针砂丸每日一钱二分。

《吴门曹氏三代医验集》

陈良夫

朱男。初诊：脐以上为大腹，是脾土所辖，四肢亦脾所主也。脾属太阴，为积湿之脏，湿

盛则生痰，痰多则滞气。据述大腹胀满，经久未舒，胸脘痞窒，咯痰稀少，或缓或泛，肢末带浮，杳不思纳，脉细缓滑，舌苔薄腻。拙见是痰湿素盛，中气之运行失其常度，遂致湿从内积，郁久为痰，升降表里之气，均被阻滞。或凝聚而失达，则为胀满；或攻冲而上逆，则为泛恶。甚至中宫阳气不能敷布于四肢，则为浮肿。考脾为阴土，得阳则运，为升降之枢纽，出入之主司。今中气既滞，痰湿之邪，不能走化。计维辛以开之，温以通之，参以芳香醒中之品，务使气机流行，蕴邪松达，庶无喘呃之虑。爰仿正气散合二陈汤主治，应手则佳。

广藿梗　炒陈皮　炒青皮　象贝母　炒枳壳　带皮苓　制川朴　焦六曲　法半夏　苏子　佛手片　佩兰叶

二诊：脾属太阴，得阳则运。痰生于脾，湿亦聚于脾。当其痰湿内滞，脾运不健，不得不暂用温运，以冀蕴邪之走化。故东垣扶中之剂，不外乎升阳泄浊。前宗此意立方，肢末之浮肿虽退，而脘腹仍未舒畅，时或气逆，咯痰不多，谷纳依然不旺。头胀肢酸，溲色赤而便通未畅，脉来两手缓滑，舌苔中脱，边部黄腻，口干思饮。拙见脾经痰湿，虽有松达之机，未克遽行走化，而胃液脾阴，已有暗伤之势。目前征象，凉润纵非所宜，温燥亦难适当。爰以运中为主，养胃为佐，务使痰湿之邪渐从外出，胃纳日见充旺，庶几正胜邪却而少变态。未识能取效否，录方候正。

广藿梗　光杏仁　川贝母　焦六曲　生米仁　粉猪苓　炒陈皮　霍石斛　炒枳壳　香谷芽　川牛膝　佛手片

三诊：连进和中，以化痰湿，参以启胃之法，脘腹痞满，渐移脐下，咯痰不多，纳食尚呆，口干且燥，苔薄黄，内蕴之痰虽得走化，而胃液已经损耗。当易养胃化邪为治，觇其动静。

旋覆花　杏仁　新会皮　霍石斛　制女贞　川贝母　生白芍　泽泻　煅石决　茯神

《陈良夫专辑》

丁泽周

林左。年近花甲，思虑伤脾，脾阳不运，湿浊凝聚，以致大腹胀满，鼓之如鼓，小溲清白，脉象沉细。脾为太阴，湿为阴邪。当以温运分消。

熟附子块一钱　淡干姜八分　生白术三钱　广陈皮一钱　制川朴一钱　大腹皮二钱　鸡金炭一钱五分　炒谷芽四钱　陈葫芦瓢四钱　清炙草五分

二诊：前进温运分消之剂，脐腹胀满略松，纳谷减少，形瘦神疲，小溲清长，腑行不实，脉沉细。良由火衰不能生土，中阳不运，浊阴凝聚，鼓之如鼓，中空无物，即无形之虚气散逆，而为满为胀也。仍拟益火消阴，补虚运脾，亦经旨塞因塞用之意。

炒潞党参三钱　熟附子一钱五分　淡干姜八分　清炙草五分　陈广皮一钱　大砂仁八分，研　陈葫芦瓢四钱　胡芦巴一钱五分　炒补骨脂一钱五分　煨益智一钱五分

三诊：脐腹胀满较前大减，小溲微黄，自觉腹内热气烘蒸，阳气内返之佳象。脉沉未起，形肉消瘦。仍拟益火之源，以消阴翳，俾得离照当空，则浊阴自散。

炒潞党参三钱　熟附子一钱五分　淡干姜八分　清炙草八分　陈广皮一钱　大砂仁八分，研　炒淮药三钱　炒补骨脂一钱五分　胡芦巴一钱五分　煨益智一钱五分　小茴香八分　焦谷芽四钱　陈葫芦瓢四钱

《丁甘仁医案》

丁左。脾虚木乘，浊气凝聚，脘腹胀满，内热口燥，腑行燥结，脉象弦细，舌质红绛，证势沉重。毋宜健运分消而泄厥气。

南沙参三钱　川石斛三钱　连皮苓四钱　生白术二钱　陈广皮一钱　白蒺藜三钱　大腹皮二钱　地枯萝三钱　炒香五谷虫三钱　冬瓜皮三钱　陈葫芦瓢四钱

陆右。经居三月，胸闷泛恶，形寒内热。今经事已行，胸闷腹胀，此肝气横逆，犯胃克脾，且理气畅中。

炒荆芥一钱　藿香梗钱半　陈广皮一钱　槐花炭三钱　赤茯苓三钱　炒枳壳钱半　白蔻壳八分　佛手八分　制香附钱半　春砂壳八分　大腹皮二钱　仙半夏钱半

以上出自《丁甘仁病案续编》

张山雷

孙左。病久气营两亏，咳呛绵延，痰中前曾见血，胃纳无多。近收胁下膜胀，大腑溏薄，且觉腹痛，脉细少神，舌则红而光。正气甚疲，调复非易，姑先顺气和肝，调中摄纳。

米炒贡潞党各4.5克　天台乌药4.5克　生紫菀24克　生延胡4.5克　广橘络4.5克　旱莲草6克　大贝母6克　带皮苓6克　广木香1.2克　旋覆花9克,包　川朴花4.5克　炒山黄肉4.5克　广藿梗4.5克　生打代赭石6克

二诊：腹胀原是脾肾两亏，所以能食而不易化。日来舟居，未免新风外袭，咳呛益甚，络脉激痛，脉小舌光且滑。培本固元，未易速功，且肺气不展，宜疏新感而两顾之。

炒大力子4.5克　青防风1.2克　生紫菀9克　杜兜铃4.5克　延胡6克　象贝母6克　台乌药4.5克　广木香2.4克　旋覆花9克,包　广郁金4.5克　大腹皮9克　尖槟榔2.4克　带壳砂仁1.2克,杵

《张山雷专辑》

李如九

赵某某，男，40岁。宝鸡县人民政府干部，一九五三年八月五日就诊。

长期患多种慢性病。西医诊为：慢性肝炎；慢性肾炎；胃下垂（十四公分）合并胃窦炎；陈旧性肺结核（无活动病灶）。

证见：青年时代即患肺结核，现已愈。继因烦劳过度，饮食失节，体力日见下降，消瘦与日俱增，倦怠嗜卧，腰疼腿困（尿中仅见微量蛋白，无水肿），体困乏力，面色㿠白，纳差特甚，一日仅食二三两，食则腹胀并小腹垂堕，胁痛隐隐，口淡无味，小便清长，大便溏薄，一日二次。历时全休三年，医药鲜效。脉虚缓弱微弦，舌淡薄白苔。辨为脾阳不振，中气虚衰，土虚木乘。治以温运脾阳，补中益气，培土抑木。

处方：高丽参五分,另煎兑服　白术二钱　炙芪三钱　当归一钱,土炒　陈皮五分　升麻二分　柴胡一分　炮姜一钱　炙草六分　生姜二片　大枣一枚　五剂

二诊：精神稍好，纳食较舒，大便一日一次仍稀，食欲仍不佳，稍多食则腹胀满而隐痛，且伴呕逆感。脉舌同前，仍拟上方加枳壳六分，六剂。

三诊：纳食增进，食后不舒感减，稍多食亦无所苦，但仍不敢多食，恐前证复作，两胁亦

较舒，但小腹仍垂胀。脉弦象减，舌同前。仍拟前方，十剂。

四诊：诸证好转，纳食日可五两余，腹仍稍胀，小腹觉著，脉舌同前。

处方：丽参二钱，另煎兑服　白术五钱　炙芪一两　当归四钱　陈皮二钱　柴胡三分　升麻五分　炮姜三钱　破故纸五钱　炙草二钱　生姜六片　大枣六枚　十剂

五诊：面色㿠白象减，精神体力好转，纳食日可至八两，食后胀满感消失，大便正常。后再以上方略事化裁治疗月余，继以前方加山药、荜澄茄、金樱子等益肾滋精之味为丸剂服药两月余。去西安医学院某附院检查，胃下垂八公分，除陈旧性肺结核仍为原诊外，余均告愈。自觉一切尚可，乃恢复正常工作。

按语：李氏认为此证情复杂，历时较久，体质如此虚弱，但综观脉证，重点在脾。虽有肝炎，证见胁痛隐隐，纳差腹胀时有呕逆，大便失调；脉见虚缓弱微弦，虽《金匮》："见肝之病，当先实脾，乃木乘土之象为主。"此则土虚木乘，以脉虚弦为辨，证亦证之，故仍是一个"脾"字。至于肾炎，辨证"虚劳"即可，仅见微量蛋白，乃精气外泄之象，乃以健脾固中为主，后期益肾滋精，既与"先为热中，末传寒中"及脾病及肾之旨不悖，亦为"穷必及肾，扶正固本"采平补脾肾为长治久安之策之意。至于用药，东垣用药味多而量轻，前者先贤，褒贬纷纭。后者李老认为：宜悉心体查，虽俞震尚说："岂以气味配合得当，机灵而径捷耶？"可见信疑参半。但李氏既以脾胃为重点，药物治病均要通过脾胃，如喻昌谓："药以胜病，以至脾胃不能胜药，犹不加察，元气一坏，变证多端。"既病"不能胜药"，大量重投，速其"不能胜"与病何益。费伯雄谓"平淡之极，乃为神奇"之法亦与此义相通。上病例脾胃病重证，至日食二三两，若大剂呆补，其弊可知，故以轻剂以助生机，鼓舞胃气，加强运化，促进饮食及接收药物的能力。待四诊正气渐复，则非大剂重投不克厥功。《难经》尚有"损其脾者，调其饮食，适其寒温"，"调"亦应包括药物在内，药物乃饮食之另一途也，又如抽丝缓则能清其绪，急则愈坚其结矣。此外升、柴之量有递增之势，但终量小，其一仅协助主药升阳举陷，其二以寒为主热毋庸属意。

《宝鸡市老中医经验选编》

刘世祯

杨幼竹君有一工丁，年五十余岁，患遍身肿，腹鼓胀气。短促，手足疼痛，不能起床，已经半载，皆曰不可救药，一日因诊杨君之病，谈及此病，请余诊视。切其脉弦大而硬，大便闭，小便短赤，知为风中于筋，湿流关节，久之脾胃虚，故湿气乘虚尽聚于中州，致成鼓胀。用枳实白术桂枝附片茯苓泽泻汤治之，服数剂面肿渐消，始终用祛风、除湿、通筋之品，连服数十剂，肿尽消能扶杖行走，脉亦渐和平，遂告痊，盖脉弦大而硬，为脾胃受伤，脾胃伤则中气不转，中气不转故小大便不利，若下之则胃气绝而死矣。

《医理探源》

周镇

袁福庆子，阳明乡，养鱼为业，寒暑均感。辛酉八月下旬，身热足厥，腹胀便泄。王医治以普通伏暑方，不应。腹胀至甚，呻吟不绝。延诊时已二候，脉细濡，舌绛无苔，尖刺，渴欲热饮。按其腹则灼手。问其生活，则常宿池边舍中，水大溢时且下池力作。其寒热暑湿杂受且

重，太阴阳明均病，不可以苔色为重而与纯清，当先治寒湿之里病。晚蚕沙、滑石、柴前胡、二苓、泽泻、豆卷、青蒿、大腹皮、薏仁、荷叶、扁豆花、三合济生丸。外用苍术、艾叶、浮萍、桑叶、葱、姜煎汤，手巾绞，热揩熨四肢。病者快适异常。复诊：腹胀大定，便泄亦稀，脉细濡依然，舌绛已淡，上生薄苔，腹部按之灼热作痛，是邪热炽兼挟积也。前方去柴胡，加银花、七液丹，并与通肠止利散及复方鸦胆子四十粒。积去，身热亦止。

吴鸿昌，酒业，其妻某氏，因继姑苛虐，肝气撑胀。饭中冲咸汤少许，则胀不可支。易于嗔怒，寒热屡发。已经三年，服药不效，名医回绝。迨甲寅腊月，厥气更横，经事忽停，小溲不行，渐成肿胀。体仍灼热，目不能睹腹，足不能移动，气逆痰上，势已危殆。余诊时已除夕，脉弦数，苔干红，憔悴无神，音亦低细。劳热与肿胀并患。治水之药，温燥为多，与阴虚之体不宜。忆王孟英有阴虚热胀例，用极苦泄热、微辛通络之法，虽无药品，而其治康康候副转之恙，治偏阴虚；张伯龙亦有肝受湿热肿胀之例。因宗二君遗法，拟金铃子、山栀、紫菀、香附、茯苓、香橼、蛤壳、苏梗、旋覆、川贝母、丹皮、郁金。另车前子、陈麦秸、冬瓜皮，煎汤代水。又外治法：田螺、车前、葱须捣烂，用麝少许，置脐内，布扎。溲渐多，腹渐软，烘热略减。乙卯正月初二日复诊：脉弦数异常，肝火极盛，热湿伤阴，仍照前法清肝通络。方为金沸草、知母、郁金、橘叶络、丝瓜络、金铃子、丹皮、川贝母、紫菀、黑山栀、决明、连翘、干蟾。三诊：脉弦数未平，腹热尚盛，足肿大减。药加极苦泄热，猪胆汁拌胡黄连；解郁疏肝，则加合欢花、木蝴蝶。四诊：弦数之脉大靖，烘灼之热大退，肿胀十愈其五。脘分胀满，耳鸣气逆，中有蕴痰宿滞。方拟金铃子、玄胡、山栀仁、蛤粉、青黛、花粉、木蝴蝶、橘叶络、白薇、郁金、钩藤、香附、鸡内金。另苏梗、苏噜子、化州橘红、上沉香少许，研细，竹沥调。服后便解溏行，如痰如积，白韧为多。且肛门灼热，腹满顿觉大减，气逆耳鸣亦减。所异者肿退八成而蜕皮肤燥，左胁筋痛，脉弦少柔，系属肝燥。至是转用柔养。用川石斛、生扁豆衣、淮小麦、稽豆衣、蒺藜、木蝴蝶、云苓、合欢皮、桑寄生、橘络、枣仁、白芍、秫米。胃纳渐馨，肤糙发蜕，胁肋尚觉块垒不平，筋痛微咳，肝阴大伤。方拟石斛、白芍、橘络、淮麦、料豆、狗脊、合欢皮、寄生、杞子、川贝母、青蛤散、功劳子、络石藤。上方补而不滞，连进数剂，肿胀退尽，腹撑既停，能食至二碗，加咸汤亦不饱胀，微能行动。多药且厌，又因进益微薄，遂停煎剂。稍劳则午夜发热，盗汗如雨，又来问方。余曰："三年劳热，木火入络而肿胀。今肤廓仅存，总非松柏之坚固，夏令难关宜防，虽有良药，总恐不久长也。"因拟熟地、云苓、丹皮、泽泻、金铃子、乌贼、苁蓉、归身、白芍、杞子、鳖甲、獭肝、河车、坎气、冬虫夏草，为末，阿胶、鸡血藤膏熔化，炼蜜合丸，养肝肾而潜肝奋。另用石斛、玉竹、川贝母、橘络、功劳子、淮麦、白薇、合欢、香附、木蝴蝶、鸡内金，研末，用萱花、谷芽汤泛丸，疏郁滞而化痰浊。嘱配一料，常服勿间。仅配半料，二丸照服，寒热、盗汗、撑胀均不发，饮食如常，移居母家。由大暑而立秋，起居如常。其母或来道及，嘱丸药宜续办一料，不信。九月有人劝伊服自来血。服仅六日，口糜咽痛，舌经苔黄，倏而寒热。会有人强借，忿气一动，撑胀复作，又来相邀。余以病家信心不足，决绝辞之。后闻另请他医，延至舌糜咽肿，肌如沸煎，腹如抱瓮，饮食不进而故矣。今志以前得愈之由，以见孟英、伯龙之法尚系实验，非偶然矣。

陆老，扬名乡贫户。因子违逆，气郁不舒，甲寅冬患腹胀。来诊时按腹坚满，略有筋绽，脉弦舌白。询得病由，即晓之曰："气郁成鼓，非旷怀不为功，否则不治。"疏方清木火之入络，理气机之郁滞。金铃子、玄胡、沉香、鸡内金、白芍、香附、乌药、橘络、新绛、郁金、苏梗、丹皮、路路通等出入为方。服数剂，连得矢气，腹满渐软。乙卯春来诊，已愈十之八九，嘱其宽胸勿闷，毋任气结。至秋，来诊。询以前次不善后之意，云胀既全消，自谓速愈，后复气恼，以致复胀，已有数旬，自报不来调理。审其腹脐突数寸，已为忌款，决辞不治，后果不起。噫！已愈数月，不就范围，失于善后，七情之伤，生死反掌耳。

以上出自《周小农医案》

章成之

王男。饮与食，中脘皆胀，迟食则饥不可忍，而胀如故，按其胃部膨满，幸为时仅一来复，官能病也。

台乌药9克　薤白头12克　沉香曲9克　炒苡仁12克　杏仁泥12克　生枳实9克　海南片6克　莱菔子9克　谷麦芽各9克

王男。验小便无蛋白质，则非肾脏病。验大便发现淀粉颗粒甚多，然则腹胀纯是异常发酵。

神曲12克　晚蚕沙9克，包　谷麦芽各9克　枳实6克　山楂肉9克　两头尖9克　莱菔子9克　五灵脂9克，包　佛手9克

常服鸡屎醴。

祁男。进流汁亦胀，消化不良，脾之吸收亦障碍也。腹部膨满，责之大便不利。

潞党参12克　枳实9克　薤白头9克　姜半夏9克　姜川连1.5克　厚朴6克　生锦纹5克　白芍9克　杏仁泥9克　当归9克　甘草3克

袁男。以脘闷胀为主证，加味五磨饮主之。

台乌药9克　沉香曲9克　广木香3克　海南片9克　生枳实9克　佛手9克　佩兰梗9克　谷麦芽各9克

以上出自《章次公医案》

赵海仙

肝郁中伤，脾虚气胀，腿脚发肿，蔓延于心，心虚头眩，防成中满。

冬术三钱　远志一钱　薏苡仁三钱　新会皮一钱　泽泻一钱五分　真琥珀五分，用灯心一分研极细　茯神二钱　炒枣仁一钱　冬瓜仁四钱

复诊：原方加木香八分、净归身三钱、潞党参三钱、野于术（土炒）三钱、白术三钱。

腿肿已消，腹胀未愈，中满之证极难求痊。养心脾，和肝胃，有效乃吉。

归脾，去芪、甘草，加建泽泻一钱五分、砂仁七分、车前子一钱五分、新会皮八分、杭白芍三钱、琥珀屑五分、冬瓜子（炒）三钱、干蟾皮一钱五分、青皮八分。

红糖为丸。上药十帖共为细末，和水泛丸。

《寿石轩医案》

施今墨

曲某某，男，30 岁。二月以来，呃逆频频，胸脘满闷，不思纳食，大便不畅，睡眠不实。舌苔白，根部略厚，脉象沉弦。

辨证立法：胃虚气滞，出入升降失其中和，治宜降逆和中顺气法。

处方：白芝麻 30 克，生研　公丁香 3 克　干柿蒂 7 枚　厚朴花 6 克　炒枳壳 5 克　代赭石 10 克，旋覆花 6 克同布包　代代花 6 克　广陈皮 5 克　米党参 10 克　清半夏 10 克　云苓块 10 克　炒荷叶 6 克

二诊：前方服三剂，呃逆大减，仍有时发作，胸脘微觉不舒，食欲增进但仍不如常，大便通畅。前方加谷麦芽各 10 克，以助胃气。

金某某，男，32 岁。病已月余，腹胀而痛，右少腹时现突起一块，按之则上移，或左窜，并不固定。肠鸣漉漉，但不腹泻，且间见大便干结。饮食睡眠正常，经单位诊疗所诊断为消化不良肠胀气证。舌苔厚腻微黄，脉弦涩间见。

辨证立法：平时饥饱不匀，加之情志郁结，日久胶痰固积，留滞于六腑，郁气邪火充塞于上焦，气血失其常候，脏腑不能传导，清阳不升，浊阴不降，升降失调，遂发气痛，当以理气为法治之。

处方：川厚朴 5 克　香附炭 10 克　台乌药 6 克　青皮炭 5 克　莱菔子 6 克　苏桔梗各 5 克　陈皮炭 5 克　莱菔英 6 克　炒枳壳 5 克　云茯苓 10 克　法半夏 6 克

二诊：前方服七剂，腹胀减轻，胸间堵闷并有一硬块，按之则痛，大便干。仍遵前方，增加药力。

处方：青皮炭 5 克　瓦楞子 30 克，生牡蛎 15 克同布包先煎　代赭石 10 克，旋覆花 6 克同布包　陈皮炭 5 克　紫油朴 5 克　法半夏 6 克　香附炭 10 克　苏桔梗各 5 克　薤白头 10 克　全瓜蒌 25 克　台乌药 6 克　炒枳壳 5 克　炙甘草 3 克　晚蚕沙 10 克，炒皂角子 10 克同布包

三诊：服药六剂胀痛全消，大便通畅，希配常方，以防再发。嘱其将二诊方留用，稍觉胀满即服二三剂。

闫某某，男，27 岁。数年以来，每于饭后即感脘腹痞满不适，有时微觉坠痛，嗳气，食欲不振，大便干结，睡眠欠佳，头晕，腰酸，身倦，四肢无力，精神委顿，体重日渐下降，郑州某医院检查诊断为胃下垂。面色苍白，舌苔白，脉细缓。

辨证立法：胃主受纳，脾主运化，脾胃失其健运则胀满、嗳气、嘈杂、便结等证随之而起。元气因之不充，身倦、肢乏、消瘦等衰弱之象，亦由之而现，治宜补中益气为主。

处方：炙黄芪 15 克　升麻 5 克　建神曲 6 克　炙甘草 3 克　柴胡 5 克　半夏曲 6 克　米党参 10 克　小于术 10 克　油当归 12 克　云苓块 10 克　砂仁 5 克　苦桔梗 5 克　炒荷叶 6 克　广陈皮 5 克

二诊：服药五剂后，诸证均有减轻，食欲仍不振，自觉精神好转，前方内加焦内金 10 克，再服五剂。

三诊：服六剂后，食欲增进，诸证大减，即返河南，仍按原意改拟丸剂常服。

处方：每日早服香砂六君子丸 9 克。每日临卧服补中益气丸 9 克。连服三十日，均用白开水送下。

以上出自《施今墨临床经验集》

第三十一章　呃逆

李用粹

素君，素多劳动，因乘暑远行，遂胸臆不宽，呃忒连发。八日以来，声彻邻里，自汗津津，言语断落，汤药遍尝，毫无效果。举家惶恐，特请余治。现证虽脉尚有根，况准头年寿，温润不晦，法令人中光泽不枯，若论色脉生机犹存，但徒藉汤丸，恐泄越之阳不返，潜伏之阴难消，当先用艾火灸期门三壮，并关元、气海诸穴，再煎大剂四君子汤加炮姜、肉桂为佐，丁香、柿蒂为使，内外夹攻。譬之釜底加薪，则蒸气上腾而中焦自暖，四大皆春，何虑阴翳之不散，真阳之不复耶？果一艾而呃止，再进而全愈，共骇为神奇。

《旧德堂医案》

任贤斗

李恩高，病呃逆，诊脉五至和平，颜色举动皆如常，无据可察。问起自何时，彼云半夜睡寐，忽然呃逆而醒，由此呃呃不止。余思故寒格新谷。必起于食饮之后，今起于卧寐，非故寒可知，颜色饮食俱如常，又无他病，非食滞，虚弱亦可知。细问其口虽不渴，腹中却喜茶，举动轻捷，必是内有火使然，与安胃饮加石膏，连进三剂无效。细思腹中喜茶，愈饮愈快，必是血虚有火，况凉药三剂不效者，即经所谓寒之而热者取之阴，此证是也。改投玉女煎，倍用熟地，二剂呃止，呃止后仍喜茶饮，此属内水不足，与左归饮，十余剂全安。

安胃饮：陈皮　山楂　麦芽　木通　泽泻　黄芩　石斛

《瞻山医案》

何书田

中虚胃寒而发呃逆，戒酒为要，否则防格疾。

西党参　代赭石　淡干姜　广陈皮　广藿香　旋覆花　法半夏　白茯苓　炒白芍　公丁香

中虚气亏，浊阴上逆为呃也。治宜益气降呃，然须调养气分为要。

上肉桂　炒于术　半夏　茯苓　代赭石　煨姜　西党参　炒白芍　益智　炙草　公丁香　大枣

阴虚气逆发呃，脉形沉细而数促，危候也。姑与镇纳法。

西党参　山萸肉　五味　款冬花　丁香　胡桃肉　熟地沉香拌炒　炒白芍　麦冬　代赭石　橘白

复诊：呃逆少平，而脉数如前。未许全吉也。

党参　熟地　麦冬肉　橘白　紫石英　胡桃肉　黄肉　五味　淮山药　沉香　煅牡蛎
坎气

以上出自《鞟山草堂医案》

王孟英

朱浦香，年五十六，幼患童痨，继以吐血。三十外，即绝欲，得延至此。而平素便如羊矢，其血分之亏如是。今秋，陡患呃忒，连服滋、镇、温、纳之药，势濒于危。延孟英诊视，脉至弦滑搏数，苔黄厚而腻，口苦溺赤。主大剂凉润，如雪羹、蒌仁、竹沥、枇杷叶、苇茎、元参、紫菀、射干、兜铃、菖蒲等，多剂，连下赤矢始瘳。如此衰年虚体，尚因痰热致呃，故虚寒之呃，殊不多见。

《王氏医案》

林佩琴

潘。冬初寒热自利，烦渴不寐，呕吐浊痰，右脉小数模糊，左关弦而微劲。是协热下利，胃虚木欲乘土，必作哕逆。治先表里清解，仿景岳柴陈煎。柴胡、黄芩、半夏曲、茯苓、陈皮、瓜蒌、枳壳、姜，寒热退，烦渴解，而呃果作。此系浊痰不降，木气上升，宜降痰兼镇逆。用苏子、杏仁（俱炒研）、橘红、竹茹、茯苓、赭石、石决明（醋煅研）、姜汁。一服左关脉平，再服呃逆亦定。惟右关虚，乃商镇补中宫法，所谓胃虚则呃也。用山药、扁豆、薏仁（俱炒）、炙草、半夏、陈皮、茯苓、沉香汁，呃平。但宵分少寐，上脘略闷，则痰沫随气上泛，呃仍间作。治用通摄，佐以运脾，所谓脾能为胃行其津液也。蒌仁、煨姜、生薏米、茯神、橘白、砂仁、半夏、莲子。气平呃止思食，前方去蒌仁，加潞参、山药、枣仁，健饭如初。

张。运息强通督任，致动冲气，从阴股内廉入阴囊，抵关元，直上挟脐，升至中脘，气即停泊，偏绕右膈，冲咽欲呃。此震伤冲任经气，由丹田交会，入脘作呃。《灵枢》亦谓冲任并起胞中，为经络之海，其浮而外者，循腹右上行，会于咽喉也。此气升逆，神不自恃，恍惚无寐，自汗神烦，身左虚堕，良由精血失涵，任乏担承，冲惯升逆，不呕不胀，无关脏腑，一切补脏通腑，奚由入络，拟镇养奇经。诊脉左右动数，仍防喘热耳。牛膝、黄肉（俱酒炒炭）、当归须（酒拌）各一钱，熟地炭、龟甲心（炙）、杞子（焙）各二钱，茯神、降香末各三钱，桂心（隔水煨冲）三分。

以上出自《类证治裁》

张大曦

恼怒伤肝，木火犯胃入膈，支撑胸背，呕吐血块痰涎，不纳不便，舌白苔腻。胃为水谷之海，多气多血之腑，性喜通降，所畏倒逆。经此气火冲激，湿浊乘机错乱，倘肆其猖狂，厥势立至。若再侮脾土，胀满必增。左脉弦硬，右脉细软，谷不沾唇者已五日，胃气惫矣。而呕尚甚，中无砥柱，何恃而不恐。诸先生所进苦寒沉降，盖欲止其呕而顺其气，诚是理也。然《内经》云：百病皆以胃气为本。苦寒性味，又属伐胃；胃不能安，药力何藉？拙拟苦寒以制肝之逆，苦辛以通胃之阳，而必参以奠安中气，庶几倒逆之势得缓，幸勿拘于见血畏温之议。

人参一钱　吴萸二分　旋覆花一钱五分　川楝子七分　川椒二分　法半夏一钱五分　茯苓二钱　川连三分

另肉桂四分、酒炒龙胆草三分，二味同研，泛丸，煎药送下。

诒按：论病颇有卓见，立方亦稳。惟丸方肉桂合龙胆，一寒一热，似不如肉桂合川连，取交济之意更佳。

再诊：呕逆已止，胀痛亦缓，左脉弦硬固平，右脉歇止渐见。土德大残，中气亦竭。急进补中立中，仍参约脾制肝之法，惟望胃纳能醒是幸。

人参一钱五分　肉桂三分　炙甘草三分　白术一钱五分　茯苓三钱　炒白芍一钱五分

诒按：此建中合四君法。

三诊：胀痛大减，呕逆未平，稍能纳粥，脉俱濡细，胃气渐有来复之机。经云：纳谷则昌。信不诬也。

人参一钱　煨肉果三分　白芍一钱五分　橘白七分　白术一钱五分　炙甘草三分　煨木香三分　茯神三钱　谷芽一两

诒按：此养胃和中，善后之方。

《柳选四家医案》

李铎

丁守中上舍，呃逆不止，膜胀形寒，咽干，口苦，乃胃寒膈热、浊气上冲所致。诊左脉带弦，右细涩，又显属木旺土伤，则木挟相火，直冲清道而上，故作呃。此非纯寒中气戕败之证，治宜理胃降气，议橘皮竹茹汤加柿蒂，一剂效。

橘红皮　半夏　柿蒂　洋参　麦冬　枇杷叶　赤苓　甘草　竹茹　姜　枣

《医案偶存》

浅田惟常

一人患哕五十日许，众医束手。余审其腹候，与建中汤二剂全止。按西医说以哕逆为膈膜挛急所致。建中汤所以效也，盖翁非信洋说者。治术精思，偶诣此耳。

大津小野又三郎者，患天行发呃逆，五六日微利，其脉变幻无测。众医以为脱候皆辞去。予诊视半许，谓旁人曰，此脉非恶候，即肝火亢盛之所为，因四逆散加地黄古金汁服之，脉顿定，诸证随痊。

以上出自《先哲医话》

黄堂

尤，积饮有年，呕吐酸水腻浊，甚至一二斗，必须倾囊而止。自言喜得小便则适，交春其病转剧，肢麻呃逆，脉弦而迟，胃阳式微，肝木肆横。先以吴茱萸合半夏汤，服得稍平。然察色按脉，正气日馁，几至厥象，殊属险途，勉拟方。

人参　姜夏　茯苓　蔻仁　陈仓米　熟附　干姜　白芍　丁香

二诊：连进温中镇逆，呃逆不止，间有神志失守，语言无序，脉濡少力，起卧不安。气藏丹田，肾司纳气，倘引动真气，阳升厥脱奈何？考之古训，上中不效，须究下焦。宗景岳摄固立方，引气归原之旨。

人参　干姜　龙齿　紫石英　沉香　牛膝　熟地　茯神　炙草　五味子　丁香　柿蒂

《黄氏纪效新书》

朱增藉

吾友王君复旦妻朱氏，患呕逆证。气息奄奄，势危急，延余诊之。脉微数，述所服温燥药俱不应。干呕，咽中干燥至贲门，欲饮水自救，水入即呕，饮食不进已二十余日矣。余思胃主受纳，其脘通咽，谷气从而散宣。此必胃阴不足，欲散精上营于咽而不能，所以咽燥干呕。加之温燥日进，其阴更伤，法当补养胃阴。倘胃阴一线未尽，或者可效。遂用人参、山药、芡实、炙草养胃，天精草清燥止渴。频频灌入，一服呕平，数剂全痊。

《疫证治例》

张乃修

杨左，疟后肿胀，攻下之后，胀退成痢，两日来更兼呃忒。中阳欲败，有厥脱之虞。

台参须　熟附片　公丁香　云茯苓　泽泻　广木香　制半夏　姜汁炒竹茹　粳米一撮

二诊：下痢呃忒，投温补中阳，呃仍不止，沃出涎水。脉象弦滑。胃中夹杂痰食。勉方图幸。

公丁香　制半夏　木香　楂炭　陈皮　泽泻　台乌药　云茯苓　砂仁　猪苓　炙柿蒂

三诊：满腹作痛，不时呕吐，气冲呃忒。肝木犯胃，恐至暴厥。

川连　乌梅　金铃子　代赭石　砂仁　吴萸　香附　延胡索　旋覆花　香橼皮　磨刀豆子

《张聿青医案》

余听鸿

常熟慧日寺伤科刘震扬，始因湿温发疹，其人体丰湿重，医进以牛蒡、山栀、连翘等，已有十余日。邀余诊之，脉来涩滞不扬，舌薄白，神识如蒙，冷汗津津不断，身有红疹不多，溲少而赤，呃逆频频，证势甚危。余曰：肥人气滞，湿邪化热，弥漫胸中，如云如雾，充塞膜原，神识昏蒙。况呃之一证，有虚实痰气湿血寒热之分，不可专言是寒。鄙见看来，上焦气机阻逆，断不可拘于丁香、柿蒂之法，先立一清轻芳香，先开上焦，佐以降逆泄热。进以苏子梗、藿香梗、通草、郁金、沉香屑、杏仁、茯苓、薏仁、佩兰、半夏、橘皮、姜竹茹。另研苏合香丸汁频频呷之。服后神气日清，诊七八次，皆进以芳香苦泄淡渗法，而热退呃平，乃愈。此证若误疑呃逆为虚寒，投以温补，立毙。所以看病当看全局，遇兼证并病，宜先立一着实主见，自不致眩惑彷徨。然非临证多者，不克臻此。

《余听鸿医案》

陈莲舫

李。劳伤有年，已成关格，呃逆不止，大便不利，治以温养。

法半夏　左金丸　细香附　生当归　茯神　焦建曲　广陈皮　真獭肝　佛手柑　生白芍
远志肉_{去心}

《莲舫秘旨》

沈明生

松陵唐玉如，夏间患血淋，越数日淋止，发呃，举体震动，声大且长。有以开胃消痰之剂治之，不应而愈甚，勺粒不入，如是者两日夕沉困几殆矣。议者咸欲进丁香柿蒂汤，甚且议加姜、桂、参、芪。师诊毕，命及门诊之，曰：此阴衰火炎症也。师曰：诚然，盖此君从事簿书兼有房劳，时际烦劳，水不制火，血既有耗，气亦上冲，是以腹满不食，呃逆不已。今六脉洪数，颜如煤炽，询其大便已六七日不解，小水亦滴沥不快。经云：诸逆冲上，皆属肾火。先哲云：呃满须看前后部，乃肾虚不能纳气归原，故呃声长大，从丹田出，岂丁蒂汤可妄投耶？于是先用胆导得垢数枚，随觉两足微暖，师乃谓曰：此逆气已下达也。即以六味汤料稍减山药、萸萸，加入黄连、栀子、车前、牛膝四味，薄暮煎服，不夜分而呃全愈矣。明晨粥饮可进，滞色渐清。存一案曰：呃证有寒热之分；呃声有上下之别。今以劳极之体，血淋后见之，是不由于胃而由于肾也；六脉洪数，二便不利，是不由于寒而由于热也。真水耗于平日，火证萃于一时，虚则肾肝不能纳气，自下焦上逆而为声，非中焦邪实之比也。其腰痛、面黑俱属可虞，所幸得解而足温，得补而哕止，乃壮水制阳光之明验，亦坎离既济之佳征也。自后玉如依方调理半月而全瘳。

《鹤圃堂治验》

顾恕堂

潘某，脾肾之阳素亏，去冬寒侵厥络，今春疝气复发，腰痛如折，木邪侮土，脾寒湿渍，大便溏泄，脐旁作痛，湿浊凝闭，清阳被遏，呃呃连声，四日不已，小溲短赤，舌白苔腻根浊，不欲饮水，两关脉搏促，余部小弦。中气久伤，脾阳不伸，湿为阴邪，上逆为呃。同议温降法。

丁香柿蒂加川朴、白术、猪苓、泽泻、茯苓。

二诊：述病转方。

人参　乌梅　茯苓　半夏　陈皮　粳米　干姜　川椒　赭石　川朴　炙草

三诊：呃忒初止，大便飧泄，夜烦少寐，厥浊上干难平，脾湿脾寒不除，舌仍黏白，脉弦怯冷，拟东垣法。

六君子加青皮、木香、蔻仁、扁豆、姜粳米。

赵某，胃虚呃逆，脉有代象，中气不支为病，虑多变幻。

人参　旋覆　半夏　丁香　竹茹　代赭　干姜　橘白　柿蒂

复诊：呃忒止，胃未和。

橘皮竹茹汤

以上出自《横山北墅医案》

袁焯

城内磨刀巷李善门君，年四十余。呃逆不止，呃声震床帐。先是李君病，经某医屡用汗药，微有呃逆。嗣又延某医诊治，断为湿温病，用大承气汤，云非下则呃不能止。病家信之，据知承气汤服后，不惟呃逆加甚，且不能坐、不能言矣。予视其舌质焦燥无津，按其脉尚有胃气，扪其身则不发热，遂勉强担任，用北沙参、麦冬、玉竹、石斛、干地黄各三钱，贝母一钱五分，甘草一钱，莲肉十粒作煎剂。非专为治呃也。不过以其津枯气弱，命在垂危，姑以此药救其津液耳。不料此药服后，安睡两小时，呃声顿止，特醒后则呃又作，予因诫其家人，今日之药，服后宜任其熟睡，不可频频呼唤，扰其元神，俟其自醒，则自然不呃矣。第三日复诊，果如予言，呃全止，且能进粥矣。惟神气呆滞，状若痴愚，其家甚以为忧，且恐予药之误。予曰："无恐也，再过半月，即不痴矣。"因以六君子汤养胃汤出入，培养胃气。接服数日而起。近世生理学家谓呃逆由于横膈膜之痉挛，麦冬、生地为补液制痉之圣药，故能止呃，特未见前人发明及此，而西医之治呃，又仅有吗啡麻醉之一法，然则李君之病，于医学界乃有绝大之关系也。此病治愈。次年六月，有王某者，亦病呃。先是王在南京与人涉讼，被拘多日，遂病回镇江，予见其呃逆连声，言语阻碍，询其病状，则胸闷不舒，不饥不食，舌苔白腻，脉息沉小，盖抑郁过甚，痰水停结于胸膈间而不能消化也。乃与厚朴半夏汤加柴胡、黄芩、香橼皮、佛手、沉香，接服两剂，胸闷松，能饮食，惟呃逆如故，其苦异常。因思李善门之事，用麦冬三钱、干地黄四钱，少佐木香、香橼、半夏、生姜、红枣等，服后醋睡两小时，而呃逆不作矣。翌日来复诊，病人感谢至于泣下。然则此二药者，殆真有止呃之特效乎？特痰滞壅阻，人实、证实之呃，则当先豁痰，未可骤用此药矣。

《丛桂草堂医案》

费承祖

南京金元美，患泄泻。用西法，泄泻虽止，呃逆不休，饮食不进，彻夜不寐，心悸脘闷，内热口干，舌绛作痛，头眩汗多，有欲脱之象。余诊脉细弱，气液皆虚，中无砥柱，倘加气喘即脱。

吉林参须一钱　西洋参二钱　大麦冬三钱　茯神三钱　鲜生地四钱　女贞子三钱　黑料豆三钱　川贝母三钱　天花粉二钱　川石斛三钱　冬瓜子四钱　薄橘红五分　生甘草五分　鲜竹茹一钱　旋覆花一钱，包

连服二剂，呃止食进，汗收能寐，气液有来复之机。惟阴虚阳亢，内热口干，舌绛破碎，作痛异常。治宜育阴制阳。照前去吉林参须、旋覆花，加玄参钱半、灯心三尺。接服五剂而安。

《费绳甫医话医案》

费伯雄

某。时邪发呃，宜降逆和中。

酒炒黄连四分　淡吴萸三分　赤茯苓三钱　广藿梗一钱　新会皮一钱　制半夏一钱半　广木香五分
春砂仁一钱　佩兰叶一钱　白蒺藜三钱　粉葛根二钱　佛手片五分　姜竹茹一钱

《费伯雄医案》

吴鞠通

癸亥六月十五日，王，三十岁。六脉俱濡，右寸独大，湿淫于中，肺气膹郁，因而作哕。与伤寒阳明足太阴之寒哕有间，以宣肺气之痹为主。

飞滑石三钱　竹茹三钱　白通草二钱　生姜汁每杯冲入三小匙　杏仁泥三钱　柿蒂三钱　生薏仁三钱
广皮二钱

十七日：泄泻胸闷，于前方内加茯苓三钱、藿香梗二钱。

十九日：脉之濡者已解，寸之大者已平，惟胃中有饮，隔拒上焦之气，不得下通，故于其旺时而哕甚。今从阳明主治。

茯苓块五钱　半夏六钱　杏仁泥二钱　飞滑石三钱　小枳实一钱五分　生薏仁五钱　广皮三钱　藿香梗三钱　白通草三钱　柿蒂三钱　三帖

廿二日：哕虽止，而六脉俱数，右手更大，泄泻色黑，舌黄，气分湿热可知。

连翘二钱　茯苓皮五钱　黄芩炭一钱　银花二钱　飞滑石三钱　厚朴一钱　扁豆皮三钱　生薏仁三钱　泽泻三钱　白通草二钱

煮三杯，分三次服，三日六帖。

《吴鞠通医案》

曹南笙

某右。面冷频呃，总在咽中不爽，此属肺气膹郁，当开上焦之痹。盖心胸背部，须藉在上清阳舒展，乃能旷达耳。

枇杷叶　川贝　郁金　射干　白通草　香豉

某左。脉微弱，面亮戴阳，呃逆，胁痛，自利。先曾寒热下利，加以劳烦伤阳，高年岂宜反复，乃欲脱之象，三焦俱有见证，宜从中治。

人参　附子　丁香皮　柿蒂　茯苓　生干姜

以上出自《吴门曹氏三代医验集》

陈良夫

高男。初诊：鼻衄过多，肝木本失所养。又复感寒，引动木气，遂致少腹胀疼，气升即呃，便下不通，脉弦细，苔黄腻。木郁气滞，疏泄失司，横逆为患。先宜疏达泄降，觇其进止。

左金丸　广藿香　炒橘皮　广郁金　槟榔　川楝子　炒枳实　制大黄　番泻叶　炒白芍

二诊：肝喜条达而恶郁遏，阳明之气，宜降亦宜通。进泄肝降浊之剂，便通未畅，少腹依然胀痛，频频呃忒，苔糙腻，脉弦细。证属木气郁滞，疏泄失司，肝旺太过，则阳明受其乘侮，所谓中脘不行、下脘不通者即此候也。再拟泄木和中法，必得呃止为吉。

沉香片　公丁香　广藿香　玫瑰花　上官桂　淡吴萸　台乌药　广郁金　川楝子　柿蒂　青陈皮　炒枳实

另服燕制丸二粒。

三诊：昨进通阳泄浊之剂，大便曾得畅解，继以矢气，少腹胀疼即减。惟呃逆未能遽止，口渴神疲，脉象弦细滑数，苔糙色黄。木气虽渐调达，而阳明仍有浊邪，失其和降之职，且木郁有化火之象，当易以和中抑木主治，必得呃止为吉。

抑青丸　鲜菖蒲　炒橘皮　鲜竹茹　刀豆壳　槟榔　川朴　佛手　枳壳　广郁金　柿蒂

四诊：胃居中脘，为升降之主司，肝经之脉，挟胃而贯膈。进理中泄木之剂，呃已止而气逆亦平，略思粥饮，升降之气渐得条达。惟神气愈显疲乏，脉象弦滑，苔糙。正气已伤，浊邪将从热化，拟和中安木，兼化蕴邪，不致反复为佳。

法半夏　旋覆梗　炒枳壳　炒白芍　广郁金　佛手　炒橘皮　制香附　白蔻仁　鲜竹茹　焦六曲　柿蒂

五诊：人生清气宜升，浊气宜降。叠进旋转中阳，佐以泄浊之剂，呃逆已止。纳食渐启，而矢气频作，原属浊降清升之候。但神疲力乏，懒于言语，脉细滑，苔薄糙，中宫之湿热浊邪未净，而正气已匮乏。当以扶助中阳，参理邪安木为治，能得正气渐复，方为稳妥。

广藿香　炒橘皮　白蔻壳　法半夏　白茯苓　广郁金　佛手片　旋覆梗　炒白术　潞党参　焦谷芽

黄女。初诊：胃气以下行为顺，上升为逆，湿热留痰，最能滞气。初起腹部胀疼，便下如痢，继转呃忒，昼夜无间断，脉沉滑，苔垢腻。证属湿热挟痰，阻滞气机，肝木先失调达，胃土又失和降，势尚未定，姑先以疏和化利为治，必得呃止则吉。

藿梗　左金丸　菖蒲　熟菔子　苏子　柿蒂　法半夏　台乌药　广郁金　青陈皮　白蔻壳　姜竹茹

二诊：呃忒之证。原因不一。进和中降逆，佐以化痰之剂，呃略缓而咳痰频多，胸膈尚觉痞塞，腹鸣嗳气，脉象细滑兼弦，舌本带光，中有薄苔。良由湿痰内遏，中气滞而肝木上逆，势尚未稳，再拟前法增减。应手则吉。

左金丸　广郁金　橘红　沉香　川贝母　代赭石　台乌药　法半夏　薤白头　佛手片　旋覆梗　柿蒂

以上出自《陈良夫专辑》

金子久

呃逆一也，中下判焉；中焦呃忒，其声短，浊饮盘聚也；下焦呃忒，其声微，正邪搏也。今见呃忒，甚而呕恶，责之中焦为患，经云脾气散精，上输于肺，地气上升也；肺主治节，通调水道，下输膀胱，天气下降也。试观天地间有时地气上为云，必得天气下降为雨，二气相合，晴爽立至，设或地气多升，中焦必有晦塞，浊饮无以所化，上逆于肺，呃逆作矣。丹溪云上升之气多从肝出，肝有相火所寄，气升则火升，火升则浊升，浊升则呃升，呃升则呕升。脉象左部柔细而缓，右部偏大而滑，舌苔满布腻白，尚无枯燥索饮，患起多日，纳谷如废，后天胃气已少坐镇之力，厥阴肝木似有上乘之势，今订理中汤加附子，以扶胃阳而搜浊饮。

别直参　于术　茯苓　黑甘草　广皮　牛膝　丁香　炒白芍　代赭石　干姜　川附子　姜半夏　荷蒂　上上真肉桂

二诊：身半以上阳主之，身半以下阴主之，阴气过甚而乘阳位，则有气满呃忒，所谓地气上为云者是也。浊邪本居下焦，每随火势而上升，所谓火升者浊气升也，然浊气随火而升，亦可随火而降，但阴火本非实火，原非苦寒泄降以为善策，昨投理中汤加附子以扶胃阳，而逐浊阴，顷已呃忒平复，胃纳亦进糜粥，脉象右部仍形偏大，较之于昨略见和缓，兹当仍蹈前辙，第其大便未更，腑尚室滞，略佐和胃通腑，按腑以通为补之义。

附子　干姜　黑甘草　广皮　牛膝　冬术　广郁金　谷芽　瑶桂　云茯苓　麻仁

《金子久专辑》

丁泽周

陈左。寒客于胃，胃气不降，呃逆频频，甚则泛恶，宜丁香柿蒂合旋覆代赭石汤加减。

公丁香四分　大柿蒂三枚　代赭石三钱　旋覆花钱半，包　云茯苓三钱　仙半夏二钱　陈广皮一钱　川郁金钱半　春砂壳八分　姜竹茹钱半　枇杷叶三钱，去毛，姜水炒

石左。肝气上逆，饮湿中阻，胃失降和，呃逆频频，胸闷纳少，脉象弦小而滑。虑其增剧，宜覆赭二陈汤加减。

旋覆花钱半，包　代赭石三钱　陈广皮一钱　仙半夏二钱　云茯苓三钱　川郁金钱半　春砂壳八分　炒谷麦芽各三钱　刀豆壳二钱　姜竹茹钱半

郁右。中脘作胀，胸闷不思饮食，时时呃逆，脉象沉细，此中阳不运，厥气上逆，浊阴互阻，胃失降和。兼以经行不多，带下绵绵，证势沉重。姑拟温运中阳而化浊阴；和营调经而束带脉。

熟附片八分　代赭石三钱，煅　旋覆花钱半，包　云茯苓三钱　陈广皮一钱　仙半夏二钱　带壳砂仁八分　刀豆壳三钱，炒　紫丹参二钱　茺蔚子三钱　丁香四分　大白芍钱半　柿蒂五枚　青橘叶钱半

以上出自《丁甘仁医案续编》

陈在山

张振翼，患气郁之证，膈呃有声，自诉因行路时，食烧饼子一枚，遂觉气隔于下，不得上升，有午后潮热，不欲饮食之现象，诊脉左弦滑微数，右浮大无力，此脾湿化热，浊痰阻气之证，当用降浊开郁之剂。

柿蒂　枳实　厚朴　橘红　甘草　姜夏　焦楂　陈皮　皮苓　茅术　木香　薄荷　盆沉竹茹　生姜

服前方无效，后调数方亦不应，又用大承气汤加盆沉、于术等药，服一剂，霍然全愈矣。

《云深处医案》

张仲寅

魏，热结中焦，舌黑而干，呃逆连声，大便旬余未解。此邪热夹秽停阻中宫也。宗六腑以通为用法。

鲜生地　瓜蒌皮仁各　黑山栀　天花粉　元参　大麦冬　金银花　炒枳壳　连翘心　滑石　元明粉冲　淡竹叶

又：更衣丸钱半，盐汤过。

二诊：拟前法仍不大便，呃逆更甚，再施前法。

三诊：上午先服丁香柿蒂、旋覆代赭汤。

四诊：热结中焦，劫津耗液。用清润法，呃逆已止，大便已通，舌黑亦化。但干涸无津，心胸烦懊，乃阴阳二气不和，胃津不复也。

北沙参　炒玉竹　炒枣仁　远志　炒麦冬　盐半夏　茯神　生谷芽　川石斛　灯心　甘蔗皮

按：铨跋服前方两剂，复得大便，而呃逆止，显系结粪而然。即吴鞠通先生谓阳明实热壅塞为哕者下之。连声哕者属中焦，声断续属下焦。惟中焦之呃，阳明太实，逼迫肺气不得下降，两相攻结也。故吴氏但言下之，而不出方，临证须悟。不可全恃实热而忽寒呃、气呃、火呃，虚呃最杂，须当考察古书。

《张氏医案》

曹惕寅

医者治疾犹治军也，虚者实之，实者虚之。而用法之变化，尽出于心灵活泼，佐以医术之原理，神而明之，有不可思议之处。娄门木商郎君之妻，无端呃之不已，别无痛苦，惟觉胸次痞闷耳。来寓坐以待诊，余闻之，询以曾否服药，答曰："药多矣，不效。"遂即以纸捻令其取嚏，连得十余嚏，而呃顿止。盖以肥人多痰，饱食即卧，作呛而醒，痰气哽嗌，乃至作呃。气通呃止，理之当然。

《翠竹山房诊暇录稿》

邵杏泉

病后失调，中虚呃逆。

附子　白术　丁香　吴萸　刀豆子三钱　干姜　甘草　柿蒂五个　陈皮　人参

二诊：投温中阳而呃逆止，湿热未尽，治宜兼顾。

旋覆　陈皮　焦米仁　猪苓　泽泻　代赭　半夏　人参　茯苓皮

三诊：呃逆止而舌苔转黄。

厚朴　丁香　苏子　青皮　半夏　杏仁　柿蒂　芥子　陈皮

《三折肱医案》

傅松元

一农妇，素嗜藜藿，年四十余。腹痛滑泄，乍去乍来，延已三载。其年夏末秋初，稍食瓜桃，致腹痛大泻，泻三日而邀余治。舌白，不食，脉沉微如伏，神疲不寐。乃与理中汤，加桂、附、山药、茯苓、炙粟壳，二剂痛停泻减。第五日，去党参、附子，加东洋参、五味、肉果、诃子，而食进泻停。第八日，复邀余诊，原痛泻既止，略食生冷，致呃忒二日，又不欲食，乃与四君子加丁香、肉桂、砂仁，三服，而呃渐平。

《医案摘奇》

魏长春

徐养和君五媳，年十九岁。住东岙。

病名：气呃。

原因：日前受寒夹气，身体倦怠，昨晚气冲成呃。

证候：哕呃连声，气从腹上冲，四肢微厥无热。

诊断：脉迟缓，舌淡红，是虚寒气呃证也。

疗法：用旋覆代赭汤加丁香、沉香、吴萸，温中降气治之。

处方：旋覆花四钱，包煎　生代赭石一两　西党参三钱　炙甘草一钱　制半夏三钱　生姜二钱　红枣八枚　公丁香三钱　沉香五分　吴茱萸三钱

效果：服后气降，呃止病愈。

炳按：肺胃气逆呃逆，以枇杷叶、竹茹、小柿蒂、广郁金等，宣降肺气，即愈。

毕镇华君，年二十岁。十月十三日诊。

病名：热呃。

原因：平时体壮，肠胃蓄热，大便艰滞，近服补药，热遏气壅成呃。

证候：呃逆连声，气从腹升，潮热便闭。

诊断：脉滑，舌红。肠胃热蕴，误补气滞成呃，此乃实热证也。

疗法：用大承气汤加味，降热化积。若泥于冷呃之说，而用温降，何异抱薪求火乎。

处方：生锦纹三钱　枳实一钱　川朴一钱　元明粉三钱　莱菔子三钱　橘皮一钱　竹茹三钱　乌梅一钱　川连一钱

次诊：十月十四日。便解，热退呃止，脉弦，舌淡红。气机仍未调畅，脘满，用苦辛降逆，和中平肝法。

次方：橘皮一钱　竹茹三钱　枇杷叶五片，去毛　公丁香一钱　柿蒂五个　刀豆子三钱　炒白芍三钱　川连一钱　吴茱萸一钱

效果：服后气调，胃苏病瘥。

炳按：若无误补实热挟食诸候，不必先用大承气汤，如次诊方，亦足可治呃也。

傅阿宝，年四十一岁。业泥水匠。住小西门。八月二十六日诊。

病名：虚寒呃。

原因：操劳过度，真元耗伤，气不归纳，上冲为呃。

证候：呃逆旬日，连声不止，形萎神疲，自汗咳逆。

诊断：脉象软弱，舌淡红。病系元虚，气不归纳，危证也。

疗法：用旋覆代赭汤加刀豆子，降逆和中止呃。沉香、石英、牛膝纳气归根。

处方：旋覆花三钱，包煎　代赭石八钱　西党参三钱　炙甘草一钱　制半夏三钱　生姜一钱　红枣四个　刀豆子三钱　沉香一钱　紫石英八钱　淮牛膝三钱，盐炒

次诊：八月廿七日。汗敛呃差，脉缓，舌淡红，胃呆。用敛汗纳气，参以和中降冲法。

次方：化龙骨三钱　生牡蛎三钱　白芍三钱　炙甘草一钱　刀豆子三钱　公丁香一钱　柿蒂七个　西党参三钱　生姜一钱　红枣四个　紫石英八钱

三诊：八月廿八日。呃差汗止，脉缓，舌淡，胃苏。劳倦之体，脾肾气不归纳，用固表和中，纳气归根法。

三方：炙黄芪五钱　防风一钱　炒冬术三钱　沉香一钱　大熟地一两　当归三钱　炙甘草一钱　紫石英一两　公丁香一钱　柿蒂七个

四诊：八月廿九日。呃差，竟日之中，尚作十余声，汗止。脉缓，舌淡。精神稍振，用温纳肾气，宗景岳贞元饮加味。

四方：大熟地一两五钱　当归三钱　炙甘草一钱　紫石英一两　炒白芍三钱　炙龟板一两　厚附子一钱　淮牛膝三钱　吴茱萸一钱　山萸肉五钱

效果：服后呃止力强，病愈。

炳按：此治下虚冲逆呃逆，故用重镇摄纳之法。

以上出自《慈溪魏氏验案类编初集》

周镇

汪左，丁卯正月廿一日诊：湿热浊淋，由他医清理已减。旋起呃忒，清涎上泛。良由湿浊不得下泄而从上腾，宜温化水饮。茯猪苓二钱，泽泻二钱，淡干姜三分，宋半夏三钱，桂枝四分，枳实一钱，淡吴萸四分，制苍术钱半，川朴八分。另公丁香三分、蔻仁四分、控涎丹四分，研末，姜汤冲服。

廿二日诊：服后得便溏水，呃忒之势略减。口咸沃水，水饮上逆。再温化水饮，降胃和动，制胃筋之痉挛。茯猪苓二钱，老桂木四分，制苍术一钱，川朴七分，宋半夏三钱，金铃子（茴香汤炒）钱半，乌药钱半，玄精石钱半，泽泻二钱，炒麦冬钱半，滑石五钱，陈皮一钱，荜茇四分。另丁香三分、蔻仁四分、玉枢丹二分、荔核一钱、鸡内金一具，研末，姜汤冲服。

廿六日诊：呃忒较轻，痰涎上涌较少，苔仍不化。良由中阳不振，故水饮停阻，外有恶寒，亦属明证。桂枝一钱，淡干姜五分，五味子（同打）七粒，净麻黄五分，白芍钱半，北细辛二分，制半夏三钱，茯猪苓各二钱，泽泻二钱，制苍术一钱，煨木香一钱，乌药钱半，丁香五分，赭石八钱。黑锡丹八分，开水送下。

廿九日诊：呃忒已止，恶寒已解，大便仍溏，脘闷口燥，夜有烘热。脉濡，苔化带干。阳气虽复，水饮亦化，而卫外不固，自汗，宜避风节食。桂枝四分，白芍二钱，炒麦冬钱半，宋半夏三钱，潞党参钱半，茯苓三钱，牡蛎六钱，泽泻二钱，制川朴四分，野于术二钱，银柴胡八分，麻黄根六分，小麦五钱。

二月初一日诊：呃止，恶寒腹痛皆止。惟神疲口燥，苔干。阳气已展，水饮已化，而脘闷食少，津少湿恋。前法参入润养和中化湿。川石斛三钱，炒麦冬一钱，竹茹七分，花粉一钱，南北沙参各钱半，白芍二钱，郁金钱半，糯稻根五钱，小麦五钱，泽泻钱半，茯苓二钱，萆薢二钱，谷芽三钱。三剂，旋愈。

《周小农医案》

翟竹亭

邑人管青山，年三十余，患呃逆证二十余日，饮食难用。某医云呃逆病多危，辞不治。患家固求，伊始开方。用药大概柿蒂、藿香、半夏之类，服二帖无效，又迎余疗。诊得脾胃脉沉实有力，此证得之于饮食塞胃，中焦停滞不行，阻碍胃气不能下降。下既不通，必反于上，自然之理也。但使宿食一下，三焦之气上下通顺，不治呃逆，而呃逆自除矣。某医云多危者，乃久病忽加呃逆，谓之后天已败，故多危。此是新病，不能同论也。遂用枳实10克，川大黄18克，焦山楂15克，神曲15克，麦芽12克。煎服一帖，午时大便不解。原方又加川大黄12克，煎服。至戌时大便解下二次，而呃逆立愈。

西门内丁鸿宾之妻，年五十二，患呃逆月余，治之不愈，迎余往治。诊得肺脉洪大无伦。此是肺火上冲。治宜清金宁肺，一药可愈。用苏子18克，寸冬15克，生桑皮15克，黄芩10克，栀子10克，海浮石12克，葶苈子10克，桔梗10克，玄参12克。水煎服。一帖其病如扫。

邑北郑寨黄姓老翁，患呃逆十余日。有曰气滞者，有曰胃寒者，有曰虚火者，有曰危证者，纷纷不一，用药均无效验，延余诊治。诊得脾胃之脉沉滑有力，此乃寒痰为病，又实证也。治宜温胃祛痰。用白术12克，炮姜10克，丁香6克，煅礞石10克，枳实10克，白芥子12克，莱菔子10克。早晨服下，至晚间病如故。再服一帖，至夜半病去四五，饮食渐进，气已顺矣。越一日，更进一帖，遂获平复，永不再发。

周岗周姓子，年六龄，患呃逆证十二日，饮食难进，强食则噎而呛。他医认为食积，治之不验。延余往疗，诊得肺胃之脉均沉迟。此是肺胃之气被寒邪凝结，不得下降之故，何食积之有？无怪乎治之不愈也。遂投温胃降气汤，一帖见效，二帖痊愈。

温胃降气汤

炮姜6克　炙甘草10克　丁香3克　柿蒂8个　肉桂6克　藿香9克　清夏6克　橘红6克　广木香2克　陈皮6克　炙麻黄6克

水煎服。

邑南张山头王某，年六十岁，久病忽添呃逆。某医认为久病呃逆者死，辞不治。邀余往疗，诊得六脉虚数无力，此乃孤阳不敛、虚火冲上之故。治宜纳气归肾，引龙归海。遂用熟地18克，山药12克，茯苓12克，丹皮10克，泽泻10克，山萸肉10克，巴戟天12克，川牛膝10克，肉桂6克，附子6克。水煎服。一帖少效，原方服三帖全瘳。前医云："久病呃逆者死"，确有所本。可惜未察无犯绝证，是知常而不知变者也。

以上出自《湖岳村叟医案》

孔伯华

徐男，九月初四日。脾家湿困，运化遂差，阳明盛而喜食，渐至化热，呕逆脘阻，面色黄滞，脉弦滑而数，舌苔白腻，治当清渗宣化。

云苓皮四钱　炒秫米四钱　茵陈一钱　苦杏仁三钱，苏子钱半同拌　知母三钱　炒栀子三钱　川黄柏二钱　青竹茹四钱　炒谷芽三钱　炒稻芽三钱　枯黄芩二钱　鸡内金三钱　中厚朴七分　杜牛膝三钱生桑白皮三钱　盐橘核三钱

《孔伯华医集》

陆观虎

徐某某，男，54岁。

辨证：呃逆。

病因：肝胃气逆。

证候：打呃，脘堵不舒。脉细弦。舌质红，苔薄黄。

治法：镇逆止呃。

处方：旋覆花9克，布包　生赭石9克，包　刀豆壳9克　荷柿蒂各7个　建曲炭9克　陈皮炭6克佛手3克　代代花3克

方解：旋覆花、生赭石苦辛下气，温通血脉，消痰结，除噫气，镇虚逆。刀豆壳温中止呃。荷蒂、柿蒂降气止呃逆。建曲炭、山楂炭消食磨积和胃以助胃气。佛手花、代代花顺气平肝以止呃。

孟某某，男，45岁。

辨证：呃逆。

病因：素有酒湿不化，肠胃失和。

证候：打呃，腰痛，大便稀软，曾患痢疾。脉弦滑。舌质红，苔浮白腻而垢。

治法：消食祛湿。

处方：焦稻芽15克　炒萸连6克　苦参6克　六曲炭9克　山楂炭9克　扁豆衣9克　荷梗6克保和丸6克，包　朱通草3克

方解：苦参苦寒，苦燥湿，寒胜热。焦稻芽、六曲炭、山楂炭、保和丸健脾养胃，固肠消食磨积。炒萸连、扁豆衣、荷梗泻心清火，行气解郁，健脾利水，升清通气。制半夏、陈皮利气祛湿，降逆调中。朱通草宁心利便。

二诊：打呃渐轻，大便见顺，腰痛未止。脉细滑。舌浮、苔黄腻。仍宗前方加减，去制半夏、陈皮、保和丸，加川杜仲9克、川续断9克、丝瓜络6克补肝肾、通经络、治腰痛。

三诊：打呃已减，脘中不舒，腰痛已止。脉细，舌薄，苔黄。按二诊方法，去川杜仲、川续断，加佛手3克、代代花6克疏肝理气以止打呃，和中以祛脘中不舒。

齐某某，男，30岁。

辨证：呃逆。

病因：食水不化，脾虚失运。

证候：打呃脘胀作痛，纳呆面红。脉细弦。舌质红，苔浮黄。

治法：健脾利湿，开胃化积。

处方：焦稻芽15克　云茯苓6克　焦苡米9克　焦建曲6克　山楂炭9克　制半夏6克　陈皮6克　扁豆衣9克　黑豆衣9克　鸡内金6克　猪苓6克　泽泻6克

方解：制半夏、陈皮降逆顺气化痰以止其打呃。焦稻芽、焦建曲、山楂炭、鸡内金健脾开胃、消化磨积，祛其脘胀作痛。云茯苓、焦苡米、泽泻、猪苓健运渗湿。扁黑豆衣补脾除湿，升清补肾利水。

孙某某，男，41岁。

辨证：呃逆。

病因：气郁食积，脾虚失运。

证候：打呃，得食不化，羌经十余月。脉细迟。舌黄腻。

治法：健脾理气，消食开郁。

处方：焦稻芽15克　苏梗6克　广木香3克　制半夏6克　陈皮6克　广郁金6克　淡姜炭3克　六曲炭9克　山楂炭9克　扁豆衣9克　保和丸9克，包

方解：焦稻芽、六曲炭、山楂炭、保和丸开胃健脾，和中以消食积。苏梗、广木香理气和中。广郁金开郁舒气。制半夏、陈皮降逆调中，化痰开胃止呃。扁豆衣补脾除湿。淡姜炭温中止呃。

以上出自《陆观虎医案》

附：嗳气

何书田

中气不足，易饥发嗳，兼之木郁成痞，积久恐其腹胀，须节劳、旷达为妙。

丸方

炒归身　西党参　炙草　炒白芍　陈皮　砂仁　制于术　煨木香　茯苓　法半夏　郁金

上为末，以煨姜、大枣煎汤泛丸。

饮食失调，气虚艰于运化，不时噫嗳，胸次不舒。此木乘土位也。

炒川连　炒白芍　法半夏　白茯苓　焦神曲　焦于术　炒中朴　新会皮　煨木香　砂仁

以上出自《簳山草堂医案》

王孟英

予素患噫气，凡体稍不适，其病即至，既响且多，势不可遏，戊子冬，发之最甚，苦不可言。孟英曰：阳气式微，而浊阴上逆也。先服理中汤一剂，随以旋覆代赭汤投之，遂愈。嗣后每发，如法服之，辄效。后来发亦渐轻，今已不甚发矣。予闻孟英常云：此仲圣妙方，药极平淡，奈世人畏不敢用，殊可陋也。

袁某，患噫，声闻于邻。俞某与理中汤暨旋覆代赭汤皆不效。孟英诊之，尺中虚大。乃诘之曰：尔自觉气自少腹上冲乎？病者云：诚然。孟英曰：此病在下焦。用胡桃肉、故纸、韭子、菟丝、小茴、鹿角霜、枸杞、当归、茯苓、覆盆、龙齿、牡蛎，服一剂，其冲气即至喉而止，不作声为噫矣。再剂寂然。多服竟愈。

许太常，滇生之夫人。患腰腿痛而素多噫气，或指头一搓，或眉间一抹，其噫即不已。向以为虚，在都（指京城）时，服补药竟不能愈，冬间旋里，孟英诊脉：弦滑。乃痰阻于络，气不得宣也。以丝瓜络、竹茹、旋覆、橘络、羚羊（角）、茯苓、豆卷、金铃、柿蒂、海蛇、荸荠、藕（肉），为方，吞（服）当归龙荟丸而安。

以上出自《王氏医案》

林佩琴

侄，左胁痞闷，上撑胸臆，频嗳不舒。按丹溪云：凡上升之气，自肝而出。左胁肝部也，痞而上逆，必犯胃。仿仲景旋覆代赭汤，成氏所谓咸以软坚、重以镇逆也。代赭汤去甘草、姜、枣，加广皮、瓜蒌皮、枳壳（俱麸炒）。三服而愈。

《类证治裁》

李铎

涂某，年二十六，诊得两寸微而紧，右关弦实。病属风寒食滞，客于肺胃，中州之气不疏，脾失输化之职，以致胸膈痞满，嗳气不除，恶寒，头痛。法宜宣畅调中疏寒为治，拟方以俟高明裁之。

茯苓　半夏　桂枝　防风　苏梗　木香　白蔻　泡姜　广皮　谷芽　杏仁

又：胸膈满闷，嗳气脘痛，舌苔滑白，脉息沉小而弦，惟右寸独大而急，显系阴浊寒滞，凝结胸痞而致，总由禀质阳不充旺，胸中清气不得舒展旷达，偶因触入寒冷，并过服寒凉药味，以治疮毒，遂致噫逆作痛。据述口味作淡，欲啖辛辣，足见胃阳已虚，昨进疏寒宣畅之剂差愈。兹仿厚朴温中汤意。

川朴　陈皮　茅术　吴萸　干姜　蔻仁　半夏　茯苓

又：味淡略可，呕恶嗳逆不除，仿仲景胃中虚，浊逆上干法，当温通镇逆。

旋覆花　代赭石　半夏　干姜　茯苓　大枣　附子

《医案偶存》

张乃修

王左。嗳气略减，浊痰稍得泄化。再降胆胃，胃腑通降，则益肾补心之药，方能任受也。

煅龙骨　九节菖蒲　块辰砂　远志肉甘草汤拌炒　竹茹　炒枣仁　甜广皮　制半夏　炒枳实　龟甲心

二诊：寐稍得安，仍然多梦，气冲嗳噫。胆胃之气，不克下行。前法再参降胃。

块辰砂　石决明　制半夏　炒枣仁　甜广皮　茯苓　泽泻　枳实　生薏仁　姜汁炒竹茹

曹左。久虚不复，肾气不能收摄，气觉短促，冲气上逆。嗳噫作呛。病由遗泄而来。脉象细弦。拟气血并调，以图徐复。

台参须八分　茯苓三钱　蛤壳五钱　生牡蛎五钱　生于术一钱五分　熟地四钱　白芍二钱　煅磁石二钱　炒萸肉一钱五分　丹皮一钱五分　怀山药三钱

二诊：久虚不复，气短自觉上下不续，虽能安谷，实非馨进。脉象细弱如丝，舌滑少苔。中气肾阴皆虚，所以升降失职，胃气不能鼓舞。拟气阴并调。

炙绵芪　生于术　砂仁　炒熟地　白芍　坎气　党参　怀山药　炒萸肉　茯苓

以上出自《张聿青医案》

丁泽周

倪奶奶。脉象左弦涩、右濡滑，舌边红中薄腻，见证胸闷气升，嗳气泛恶，食入作梗，痰多咳嗽，十余日未更衣，经居八旬未至，良由营血亏耗，肝阳上逆，克脾犯胃，湿痰逗留中焦，肺胃肃降无权。羌延匝月，急宜平肝通胃，顺气化痰。

代赭石三钱　旋覆花钱半,包　仙半夏二钱　云茯苓三钱　左金丸七分,包　水炙远志一钱　瓜蒌皮三钱　薤白头一钱,酒炒　川象贝各二钱　炒荆芥一钱　银柴胡一钱　炒谷芽三钱　姜竹茹钱半　佛手

露一两，冲服

黄左，食入呕吐，咽痛蒂坠，嗳气频频，肝气化火上升，胃失降和。宜柔肝和胃而化痰湿。

全当归二钱　大白芍二钱　代赭石三钱　旋覆花钱半，包　云茯苓三钱　仙半夏二钱　陈广皮一钱　制香附钱半　春砂壳八分　生甘草四分　京元参钱半　藏青果一钱　炒谷麦芽各三钱　佛手片八分

以上出自《丁甘仁医案续编》

曹惕寅

东山茶商李君常驻苏门，每疾必经诊愈，故信余至深。某岁他往，忽得异疾，屡药无效，遂弃职来苏就诊。语余曰："病久已成痼疾，慕公特来求治。"观其形色，听其言笑，一如前日，甚讶之。彼即指其右臂，自诊其腕，则连嗳不已。细省之，绝无他证，惟语次或有长叹。因询之曰："君之疾其得于食后盛怒乎？"彼乃击节赞余不止。谓："其初因百元之款为无赖侵蚀，得此消息，正于食后。"因思肝主筋，将军之官，怒则气涌，横窜入络，而湿痰素重，由是痹络留恋。刻下为状仅酸软少力，按之作嗳而已。可见络气阻痹，并不甚重，特加之疑虑忧惧，乃成神经作用。考物理、心理，本可扶助医术，姑嘱其闭目凝神，为之按摩抚捏，由上而下，并令取嚏。霎那间其病释然。按此诊法，征之近世感应神通术，或亦类也。故医者贵能虚衷博访，获益乃多。

《翠竹山房诊暇录稿》

赵文魁

吴右，48岁。

情志不遂，饮食不调，嗳噫时作，脘腹胀闷，脉象弦滑，右关独盛，舌苔根黄且厚。此是木郁克胃受其制。疏调气机，少佐化滞。

旋覆花二钱　苏梗叶各一钱半　青陈皮各二钱　大腹皮三钱　半夏三钱　枳壳二钱　瓜蒌皮五钱　鸡内金三钱

按：肝的生理功能主疏泄，即疏通、畅达宣泄之义。肝的疏泄功能正常，在情志方面，则心情舒畅。疏泄太过，即肝气呈亢奋状态，临床常称为"肝气逆"，表现为性情急躁易怒、失眠多梦、胸胁胀痛等。疏泄不及，即肝气呈抑郁状态，临床上常表现为"肝气郁结"，简称为肝郁，常表现为情志不遂，闷闷不乐，意志消沉。在消化方面，肝失疏泄，可影响脾胃之气的升降和胆汁的分泌、排泄，从而出现消化功能异常的病变如嗳噫时作、脘腹胀闷。患者脉象弦滑，脉弦主郁，滑为痰食积滞，右关独盛，说明肝郁明显。舌苔根黄且厚，胃肠积滞郁热，是木郁胃受其制，脾胃失于运化和降，肠道积滞不化。故疏调气机以解肝郁，调和肠胃，少佐化滞。

药用旋覆花苦辛微温之品，消痰行水，降气止逆，调理肺脾之气而疏解肝郁；用苏梗宽胸利膈，顺气降浊，以其芳香轻灵，助肝气畅达疏泄，胃气和降。用半夏燥湿化痰，降逆止呕，配旋覆花、苏梗降气之力更强；青皮辛散温通，苦泄下行，疏肝破气，散结消滞；陈皮性较温和，偏入脾肺气分，二者相合有疏调肝脾之妙，一则横舒一则降逆。用枳壳，行气消积，化痰除痞，用于痰浊气滞、胸脘痞满，配青陈皮行气消痰，以通痞塞。用大腹皮下气宽中，利水行

痰，用于湿阻气滞、脘腹痞闷胀满；用瓜蒌皮消化痰热，利气宽胸；鸡内金消食导滞，调畅气机，三药相配，除积滞，利气机，导浊下行。故痰湿化，气道畅，而百病不生。

《赵文魁医案选》

张汝伟

宋仲翁，年七十五，高邮，住古拔路富民村四号。肝脾不和，痰气阻滞，上则噫嗳之声不绝，下则便闭，已有旬日，胃呆纳少。脉来弦劲，苔质绛，上罩粉白，此液枯气闭。治拟生津利气，以和肝胃，用生脉和理中法。

川石斛三钱，先煎   川毛连五分   淡干姜五分，打   太子参二钱   川桂枝五分   大白芍三钱，炒   制香附三钱   细生地三钱   淡苁蓉三钱   冬瓜子三钱   佩兰梗钱半   姜竹茹钱半

二诊：进生脉合理中法后，噫嗳之声已止，大便亦通，但胃仍呆，转为咳而多痰，两足无力。舌苔干绛，根黄腻，脉仍弦劲。标证虽除，而津液未复。转用生脉加味，甘缓调和为要。

原金斛三钱   大生地三钱   肥玉竹三钱   川贝母三钱   冬瓜子三钱   太子参二钱   天麦冬各钱半   炙竹茹钱半   生浮石四钱，先煎   生蛤壳五钱，先煎   五味子一钱   生炙甘草各八分

本证始末：此证共诊三次，第二方服后，已全部告愈。第三方，仍服二方，稍易数味而已。

方义说明：嗳气，《内经》作噫证，脾病善噫，又言寒气容于胃，厥逆，从下上散，复出于胃，故为噫。丹溪云，上升之气，自肝而出，上逆犯胃而成噫。今此证，不从肝脾治，而从肺津治，因大便之不通，胃呆而纳少故也。案中所说液枯气闭，即是诊断目标，故用石斛生津，苁蓉润肠、生液，桂枝、白芍建中，太子参以扶气，干姜以开之，生地以润之，香附、佩兰理气解郁，冬瓜子、竹茹以化痰热，所以上下能分解，噫定而便通。第二方，仍守前法，用五味子、生炙甘草酸甘合而化阴，浮石、蛤壳一降一升，以利痰气，仍用参地以合营卫之气，乃根本杜治之方。若用辛温疏泄之方，则大误矣。

《临证一得》

第三十二章 噎膈

陈念祖

一人患膈满，其证胸膈、胃脘饱闷，脐下空虚如饥，不可忍，腰腿酸疼，坐立战摇，日夜卧榻，大便燥结，每日虽进清粥一二盅，食下即呕吐酸水。众作膈治，服药二年许，不效。戊辰岁，请予诊治，诊得左右寸关俱沉大有力，两尺自浮至沉，三候俱紧，按之无力，摇摆之状。予曰："此气膈病也，须开导其上，滋补其下，兼而行之可也。"遂以畅卫舒中汤投之，香附（醋炒）八分，苏梗五分，苍术（泔浸）八分，贝母八分，连翘（去心）五分，抚芎六分，神曲（炒）一钱，沙参一钱，桔梗四分，南木香半分，大剂煎，徐徐呷之，每日空心服八味地黄丸百粒。服二日，嗳气连声，后亦出浊气，五日可以坐立，啖饭二碗，服药至二七，动履如常。

《陈修园医案》

中神琴溪

伏见农人利兵卫，年五十，患噎膈。诸治无寸效，先生诊之，脉涩，按之有力，其心下至脐上，坚如石，身惫，颜色黧黑。先生叮咛之曰："是非医药之所能济，有一术于此，每旦食前食盐二三匙，以新汲水送下，乃应呕出黏胶者。"其人固信先生，故守其法，如教累月不懈。数月而来谢曰："自初奉教，不数日，食既得下，其身体壮实。"

《生生堂治验》

程文囿

宫詹前于乾隆丁未冬，自毗陵抱疾归，证类噎隔，已濒于危，予为治之而愈。嘉庆乙丑，宫詹视学中州，病发召诊，又为治愈，案载初集及辑录中。道光乙酉秋，宫詹在都，前疾又作，初时尚轻，来书语状，予辄忧之，虑其年逾花甲，血气既衰，非前此少壮可比，末又云：幸得请假南归，便图就诊，深为之喜。及至腊底，伊宅报中，详述病情，较前两次发时更剧，体惫不支，势甚危笃。令侄子硕兄亟欲邀予入都诊治。予虽老迈，谊不容辞，适迫岁暮，冰雪严凝，水陆舟车，都难进发，道阻且长，恐其病不及待。子硕兄踌躇无策，再四相商，只得酌拟一方，专足送去，冀幸得以扶持，即可回籍调治，另函致意，劝令速归。回书云：手翰再颁，感沦肌髓，妙剂服之，不似昔年之应手。盖衰惫日久之故，欲归不得，进退维谷，负我良友，何以为人，弟之心绪，不可名状；永别之戚，惨剧难言。然奄忽而殂，胜于痴狂而活也。专泐敬谢，不能多写，企不知结草何时。南望故乡，惟有怅结，未几遂卒。悲夫！宫詹自订年谱未竟，令弟时任乾州，续成之谱，末有云：兄病中尝语人曰：吾生平患此疾，及今而三矣。丁未、乙丑，皆濒于危，皆赖程杏轩治之而愈，今无杏轩，吾病殆不可为矣。予阅及此，不禁泫然。

鲍宫詹未第时，游毗陵幕，抱疴半载，百治不痊。因买舟回里，延予治之。望色颊赤面青，诊脉虚弦细急。自述数月来通宵不寐，闻声即惊，畏见亲朋，胸膈嘈痛，食粥一盂，且呕其半，粪如羊矢，色绿而坚，平时作文颇敏，今则只字难书，得无已成隔证耶？予曰："君质本弱，兼多抑郁，心脾受伤。脾不能为胃行其津液，故食阻；二肠无所禀接，故便干。若在高年，即虑成隔，今方少壮，犹可无虞。"方仿逍遥、归脾出入，服至数十剂，病尚未减，众忧之。予曰："内伤日久，原无速效，况病关情志，当内顾静养，未可徒恃药力。"续得弄璋之喜。予曰："喜能胜忧，病可却矣。"半月后，果渐瘥，仍劝往僧斋静养。共服煎药百剂，丸药数斤乃瘳。因更号觉生，盖幸其殆而复生也。

以上出自《杏轩医案》

吴篪

全氏怒后食饭，患胸膈膨胀，气逆上冲，食不能入。按脉弦滑数，由于忧愁郁结，适与气食相逆，痰涎结聚，壅滞胃脘，阴阳不得升降，遂致噎塞。即用七气汤（半夏、厚朴、茯苓、紫苏、姜、枣）加陈皮、白芍、官桂以行气消痰，则郁解结散，而胸次自通。

《临证医案笔记》

何书田

痰火郁结，恐其成格。
羚羊角　黑山栀　瓜蒌皮　郁金　海浮石　石决明　旋覆花　甜杏仁　橘白　炒竹茹

好饮伤中，木郁侮土，以致呕吐便闭，痞升攻痛；脉来弦细无力。已成格疾，不易愈。
川黄连　淡吴萸　半夏　蒌皮　广藿香　新会皮　淡干姜　炒白芍　益智　代赭　焦谷芽

上焦气闭，下元火衰，关格所由致也。不易愈。
上肉桂　旋覆花　瓜蒌仁　油当归　大麦仁　淡干姜　代赭石　肉苁蓉　柏子仁　新会皮
复诊：大便已通，能食稀粥矣，然终恐成格。仍照前方加减。
上肉桂　党参　枸杞　炒怀膝　益智　焦谷芽　淡干姜　归身　菟丝　法半夏　陈皮
再复：气虚噎格，证本难治。再与一方，以为延挨之计耳。
上肉桂　西党参　柏子霜　法半夏　焦谷芽　淡干姜　白归身　益智仁　广陈皮　饴糖

向有遗泄之患，真阴大亏，命火失化。自去冬至今，纳食辄作哽咽，脉象左空弦而右渐弱。近乎格疾矣，治不易愈。
上肉桂　党参　陈皮　茯苓　菟丝子　高丽参　淡干姜　半夏　益智　广藿　枸杞子
复诊：脉形左三部俱弦，按之空滑，右关依然沉细。总由根底匮乏，火衰不能生土；胃无容纳之权，则噎格不能下行矣。春秋渐高，患此剧疾，恐难收全效也。仍照前方加减为治。
上肉桂　高丽参　益智仁　肉苁蓉　补骨脂　淡干姜　法半夏　广陈皮　枸杞子　韭白汁

年高气亏，痰饮停滞，以致纳食格而欲吐；六脉弦细。难愈。

上肉桂　法半夏　炙甘草　白归身　柏子霜　潞党参　白茯苓　广陈皮　淡苁蓉　沉香汁

中气衰弱，胃不开纳；六脉沉微不振。此大虚之证也，舍补无策。拟方作丸子调理。

上肉桂　西党参　炙草　益智　菟丝子　焦谷芽　高丽参　法半夏　茯苓　广皮　补骨脂

声音略清，纳谷依然哽咽；六脉虚细无神。噎膈与喉痹兼病，殊难措手。

西党参　阿胶　北杏仁　枇杷叶　藕汁　人乳　北沙参　麦冬　广橘白　燕窝屑　梨汁

以上出自《籁山草堂医案》

林佩琴

蒋。色苍形瘦，是体质本属木火，食入脘阻呕沫。经言三阳结，谓之膈。夫三阳皆行津液，而肾实五液之主。有年肾水衰，三阳热结，腐浊不行，势必上犯，此格拒之由，香岩先生所谓阳结于上，阴衰于下也。通阳不用辛热，存阴勿以滋腻。一则瘦人虑虚其阴，一则浊沫可导而下。半夏（青盐拌制）、竹茹、蒌霜、熟地炭、杞子炭、牛膝炭、茯苓、薤白、姜汁。数服渐受粥饮，兼服牛乳数月不吐。

耿。年近古稀，两尺脉微，右关弦迟，气噎梗食，吐出涎沫，气平食入。夫弦为木旺，迟为胃寒。弦迟在右，胃受肝克，传化失司，治在泄肝温胃，痰水自降。丁香、益智仁（煨）、苏子霜、茯苓、青皮、砂仁、姜（煨）。数服痰气两平。

陈。酒客中虚，气阻成噎，必有蒸湿酿痰。脉来迟弱，中脘阳衰，饮米粥亦拒，得热酒辄行，明系阳微欲结。法宜通阳则胸脘得展，湿痰得降，而运纳有权。潞参、茯神、茯苓、砂仁、丁香、半夏（姜制）、广皮、姜、枣，煎。数服，粥饮不拒矣。后再加干姜（炮淡）二分、益智仁（生研），数服胸舒而纳食。

以上出自《类证治裁》

曹存心

关上董。阴枯于下，阳结于上。阳明素有之瘀血、浊痰亦阻膈间，以致饮食之下为噎、为噎，经年不愈，其病更剧，所以胸中窒塞，尚吐白沫。脉象细涩，左关带弦。又兼食后作胀，大便坚结，势欲成膈。膈之用药最难，必须循循渐进，以冀弋获。然噎是神思间病，尤要内观静养，俾得怀抱放开，庶几有益。

当归　白芍　白蜜　鲜芦根　干姜　薤白　槟榔　瓦楞子　党参　半夏

复诊：进前法，胸中之窒塞稍和，白沫之上泛略缓。显系上焦阳气暂得温通之品，结者能开。然虽暂开，尚未生生不息。加以阴血仍枯，是以饮食之下，不惟为噎、为噎。且兼胀逆不舒，大便坚结。脉象细涩，左关带弦。病情正剧时也。悦耳目娱，心志当在服药之先。

淡干姜　炙草　当归　白芍　制首乌　薤白　党参　陈皮　瓦楞子　茯苓　槟榔　乌药

制川附　沉香　芦根　白蜜　制半夏

《延陵弟子纪要》

费伯雄

某。荣血大亏，不能养肝，肝阳太强，犯胃克脾，以致食入作吐作痛，噎膈渐成。宜养荣柔肝，健脾和中。

当归二钱　紫丹参二钱　怀牛膝二钱　郁金二钱　青皮一钱半　乌药一钱半　广皮一钱　制半夏一钱
川朴一钱　木香五分　砂仁一钱　玫瑰花三朵

某。食入作梗，荣血久亏，肝气太旺，犯胃克脾，久为噎膈。宜养血柔肝，理气畅中。

当归　丹参　怀膝　茯苓　郁金　青皮　炙草　乌药　陈皮　川朴　砂仁　香附　延胡
玫瑰花　刺蒺藜　制半夏

某。肺胃不和，痰气交阻，食入作胀且梗，痰涎上泛，腑气不行，贲门不纳，脉来浮虚，谨防呃逆之变。拟方候政。

西洋参　石斛　苏梗　茯苓　旋覆　蒌皮　姜半夏　黑山栀姜炒　左金丸　玫瑰花

以上出自《费伯雄医案》

李铎

吴赉臣明经之母，年六十二，诊脉鼓涩微急，乃郁结伤脾之象，经旬嗳气不除，食入反饱，胸膈满闷，恐成噎膈之患。古人论此证，多由情郁，须得怡情释郁为上，非区区草木药饵可祛其病根也。姑议顺气开郁一法，仿三子养亲汤合六郁丸意。

苏子　芥子　莱菔子　蔻仁　香附　云苓　半夏　广皮　茅术　神曲
又代赭旋覆汤成法。

《医案偶存》

浅田惟常

一男子得病，其证类膈噎，友松诊之，以为心脾肾气不足，胸膈无润泽，故食饮不能下。与八味丸料，加蒌仁、贝母、陈皮、缩砂，兼用金匮大半夏汤（参五分至一钱，时用参附汤）。

《先哲医话》

凤实夫

胡左。望六之年气阴就衰，犹是操劳过度，事多不遂，时每致自恼怒而得是证。夫食难下咽曰膈；食下梗塞曰噎；朝食暮吐，暮食朝吐曰反胃。今见证悉具，若见便艰，关格成矣。诊得脉细而涩，舌白，饮姑进。温润以舒胸阳，降逆以顺气机，急宜向静勿劳，屏却思虑，或冀药饵见功。

肉桂四分　荜茇五分　乌药五分　吴萸二分　川连三分，姜汁炒　苏子七分，炒研　法夏钱半　黑芝麻三钱　沉香汁三匙　甘蔗汁一杯，冲

复诊：温润降逆之法连服三剂，而汤饮与粥不致阻塞，舌苔转红，脉转细数，惟下体畏冷胜常。阳亢于上，阴衰于下，二气之失和极矣。治上治中碍阴，顾阴顾液碍胃，仍守温润。

肉桂四分，作丸吞　柏子仁三钱　麦冬汁半两　荜茇五分　甘蔗汁一杯，冲　鲜地汁一两，冲　制半夏五分，研细，炖烊，药汤冲

再复：温润又投两剂，反胃三日未来，试尝饭食亦受，舌红较淡，畏冷亦和。阴亏阳亢之象虽减，惟二气之亏已甚，再拟温补。

肉桂四分，另煎冲　生地五钱　乌药五分　制附子四分　川连三分，水炒　云苓三钱　干姜三分　炒川椒十五粒　天冬钱半　炒乌梅肉一个

《凤氏医案》

沈登阶

乙酉二月十九日，方大少奶奶心胆虚怯，如人将捕之状，时而惊悸，心中跳动不宁，寤不成寐，胸中之气上冲，则咽中如有肉块堵塞，大便闭结，五六日一行，食物则噎，已有六七年矣。尔来只能食稀粥薄物，倘食干饭，则中脘格拒如针刺疼。按：心跳是怔忡来源，食下阻隔是噎膈已成。此证本属不治，如能看破俗事，不生气，不烦恼，或者可愈。仿仲景法。

川朴　半夏　茯苓　生姜　苏叶

二十一日。

延胡　乳香　苏叶　半夏　生姜

三月初三日，宝应来往船上，因悲哀过度，咽喉堵塞，胸中格拒，食物稀少，勉强纳下，则胸中痛如针刺，大便不通，面色青黑，此病最难著手。

川朴　苏叶　半夏　茯苓　生姜

初四日。

川楝子　延胡　乌药　川朴　半夏　茯苓　丹参　苏叶　陈皮　砂仁

初五日，气郁积劳有年，阳气渐衰，浊凝瘀滞，格拒在乎中焦，饥不能食，或食喉开不能下咽，故水液可行，干物梗塞。此证皆因七情五志过极，阳气内结，阴血日枯，中脘阻隔，如针刺疼，不食不便，噎膈已成，有何法想？遍查古今方书，噎膈之证，四十岁以里者可治，四十岁以外者不可治也。太仓公云："治之得法，未有不愈者。探其源，中脘必有积聚、顽痰、瘀血、逆气，阻隔胃气所致。先用消瘀、去痰、降气以润之，继进猛药以攻其积。或可望通，然此证多反复，必须身心安逸，方可却病"。

川楝肉　延胡　桃仁　红花　薄橘红　川郁金　瓜蒌皮　半夏

初六日。

原方。

初七日。

杏仁　半夏　桃仁　苏子　郁金　枳实　归尾　蒌皮　川连　姜汁

膏滋药。

熟地　生地　山药　枸杞　当归　萸肉　炙草　白蜜

初八日。

三方，一日分早、中、晚服。

初九日。

三方，分早、中、晚服。

初十日，膈者，阻隔不通，不能纳谷，病在胸膈之间。足阳明胃经，燥粪结聚，所以饮食拒而不入，便结而不出，都因忧患气结，日积月累，遂成噎膈之病。必须釜底抽薪，最为紧要。扬汤止沸，愈急愈增，岁月深远，无有不为似是而非之药所误，此膈病之所以不能愈者，天下皆然。鄙意既有积瘀，非下不通，他人以为久病正虚，张眼吐舌。殊不知下法，各有不同，此证积瘀已久，非攻补并施，不能胜任。此法虽猛，百无一生之证，急用之，尚有余望，否则逡巡观望，何济于事？

大黄　人参　芒硝　桃仁　归尾　䗪虫

白蜜为丸，早晚两服。日夜下黑粪如羊矢，黑血胶结半桶，上焦稍宽。

十一日，服法照前，日夜三四回，下粪如羊矢，黑血更多，干粥能进二碗一顿，闻饭香极，无气味矣。

十二日，服丸如前，日夜下粪如黄豆，黑粪半桶而黑血不多矣，早起吃粥加一碗多，能睡而安。

十三日，停服前丸，息二三日，看其动静，服膏滋药三次，时刻想吃矣。

十四日，吃饭一盅，想添不敢添，头面四肢肿盛，此下后虚极而肿。

十五日，前用攻补兼施，直透关钥，引宿积之瘀，一涌而出。所谓陈莝去而肠胃洁，癥瘕尽而营卫昌。胸中豁然，能吃饭一碗矣。胁下腹中作胀，大便三日未行。先进和中畅卫法。

苏梗　香附　连翘　木香　苍术　川芎　神曲　桔梗　川贝　砂仁　生姜

十六日，上焦宽展，下焦胀坠，结粪已在肠间，直至肛门，津液为燥屎耗干，真气虚弱，不能传送而出。用保元养液丹八分，前丸二分，幸而食饭又增，至上灯时，连出四次屎，如羊矢，如小豆，约有半桶而无瘀血矣。

十七日，结屎已行，腹中胀坠不觉，饮食又增矣。鄙意总要宿积去尽，方算拔去病根，恐其日后再聚也。用保元养液丹八分，前丸二分，煎方并用。

大生地　瓜蒌　枸杞　山药　当归　炙草

十八日，安睡太平，又下黑屎如小豆者极多。予思此屎，皆耗亡胃阴之物，今积聚已去，而元气耗损已竭，用保元丹调养心脾，以舒结气而固真源；用补阴丹填精益血，以滋枯燥而补胃阴，防其再为干枯闭小也。如胃阴日充，在上之贲门宽展，则食物入；在下之幽门、阑门滋润，则二便不闭，而膈证愈矣。浑身皮肤虚肿。

十九日，大便已转白色而干，饮食下咽，并无格碍矣。服保元丹二回，煎方一帖，虚肿仍旧。

二十日，大便如猫粪灰白色，是肠胃受伤已极，非数日间所能复元也。保元丹，补阴丹。

二十一日，午后大便，粪色稍转黄色。服保元丹两次，八味丸一次，虚肿仍然。

二十二日，连日饭食加添，且能吃肉，各种丹丸照服，浮肿亦渐见消。

二十三日，大便粪色渐黄，且不结燥，亦不间日而出矣。饮食加增，头昏作痛者，因天暖闷躁，在船上，其气不能舒畅所致。无碍也。

二十四日，中焦膈塞已除，食饭下咽不噎，惟咽喉间似乎有气上堵，或有忽无，此是家常素昔，心有不平之气所致。宜开怀养息，自无此气也。仲景云："吐之不出，咽之不下之气也。七气汤主之。"

《青霞医案》

张乃修

胡云台方伯，年逾花甲，阴液已亏，加以肝气不和，乘于胃土，胃中阳气不能转旋。食入哽阻，甚则涎沫上涌。脉两关俱弦。噎膈根源未可与寻常并论。姑转旋胃阳，略参疏风，以清新感。

竹沥半夏一钱五分　炒竹茹一钱　川雅连五分　淡黄芩一钱五分　淡干姜三分　白茯苓三钱　桑叶一钱　池菊花一钱五分　白蒺藜一钱五分　白檀香一钱，劈

二诊：辛开苦降，噎塞稍轻。然左臂作痛，寐醒辄觉燥渴。脉细关弦，舌红苔黄心剥。人身脾为阴土，胃为阳土，阴土喜燥，阳土喜润。譬诸平人，稍一不慎，饮食噎塞，则饮汤以润之，噎塞立止，此即胃喜柔润之明证。今高年五液皆虚，加以肝火内燃，致胃阴亏损，不能柔润，所以胃口干涩，食不得入矣。然胃既干涩，痰从何来？不知津液凝滞，悉酿为痰，痰愈多则津液愈耗。再拟条达肝木，而泄气火，泄气火即所以保津液也。然否即请正之。

香豆豉　光杏仁　郁金　炒蒌皮　桔梗　竹茹　川雅连干姜六分煎汁收入　枇杷叶　黑山栀　白檀香

三诊：开展气化，流通津液，数日甚觉平和，噎塞已退。无如津液暗枯，草木之力，不能久持，所以噎塞既退复甚。五藏主五志，在肺为悲，在脾为忧，今无端悲感交集，亦属藏燥之征。再开展气化，兼进润养之品。

光杏仁三钱　广郁金一钱五分　黑山栀三钱　竹沥七钱，冲　姜汁少许，冲　炒蒌皮三钱　白茯苓三钱　枳壳五分　炒苏子三钱　大天冬三钱　池菊花一钱　白檀香八分　枇杷叶四片，去毛。

四诊：开展气化，原所以泄气热而保津液也。数日来舌心光剥之处稍淡。然左臂仍时作痛，噎塞时重时轻，无非津液不济，胃土不能濡润。咳嗽多痰，亦属津液蒸炼。肺络被灼，所以藏燥乃生悲感。再化痰泄热以治其标，润养津液以治其本。

白蒺藜三钱　黑山栀三钱　光杏仁三钱　淮小麦六钱　池菊花一钱五分　广郁金一钱五分　炒蒌皮三钱　生甘草三分　大南枣四枚　竹茹一钱，盐水炒

按服方：鲜生地五钱　天花粉一钱五分　大麦冬三钱　甜杏仁三钱　生怀药三钱　白蒺藜三钱　焦秫米二钱　青果三枚，打　梨汁一两，温冲

郭左，肠红痔坠日久，营液大亏。食入于胃，辄哽咽作痛。脉两关弦滑。此胃阴枯槁。噎膈重证，何易言治。

金石斛　北沙参　杭白芍　生甘草　焦秫米　白蒺藜　半夏曲　活水芦根

师云：另取小锅煮饭，饭初收水，以青皮蘸切片铺于米上，饭成，去蘸食饭。

二诊：脉滑而弦。舌心作痛，食入胃中，仍觉哽痛。胃阴枯槁，未可泛视。再拟金匮大半夏汤法。

台参须七分，另煎冲　制半夏三钱　白蜜二钱，同煎与参汤冲和服

此方服七剂。煎成以滚水炖，缓缓咽下。汤尽再煎二次，煎蜜用一钱五分。

三诊：脉左大于右，阴伤不复之，食入哽阻，胃阴万为枯槁，未可泛视。前拟金匮大半夏汤法，当无不合，即其意而扩充之。

台参须　制半夏与白蜜同煎，与参汤同服　左金丸四分，煎汤送下

四诊：食入哽痛渐定，脉弦稍平，而肠红连日不止。肝火内燃，胃阴枯槁，肝胆内藏相火，肾开窍于二阴，铜山西鸣，洛钟东应矣。

台参须一钱　制半夏二钱　白蜜三钱，同上法　细生地四钱　龟甲心五钱　地榆炭三钱　炒槐花三钱泽泻一钱五分　丹皮炭二钱　左金丸四分

以上出自《张聿青医案》

徐养恬

左脉浮弦，右细，纳食则噎膈痛胀。年逾花甲，精液枯槁，兼之肝木乘胃，极宜内观静养，屏除家务为要。拟丹溪法。

西党参一钱半　白蜜一钱　鸡距子三钱　牛乳一杯　法半夏一钱半　香梨汁一杯　藕汁一杯　生姜汁　韭菜汁一杯，用根白捣

《徐养恬方案》

温载之

余姑文张竹痴封翁，工书善画，年逾古稀，体尚康强。因其子应禄，由巫山营外委出师广西，转战江浙。初次克复杭州城后，即奏署杭州，协副将因救援嘉兴，战殁于嘉。音耗传来，封翁忧思成疾。遂得哽噎之证，数日不食，屡濒于危。呼余往治。诊其两寸，浮洪兼滑，乃气逆痰阻。用加味逍遥散和二陈汤，以舒肝降逆，清热化痰。两剂稍松，微进饮食，然胸前终觉不快。继奉论旨，大沛殊恩。张应禄照提督阵亡例议恤，予谥壮愍，御撰祭文，遣官读文致祭，入祀京都。嘉兴及重庆原籍昭忠祠，并赐世袭骑都尉，兼一云骑尉。查取履历，交国史馆立传。封翁得见此文，遂喟然叹曰："圣恩高厚，吾儿尽忠报国，死得其所矣！吾复何憾？"又兼余胞姊许字壮愍，未结缡而遂出征，自请过门守贞，侍奉甘旨。封翁闻之，胸中之忧郁不药而解。后遂康强如初。昔人云七情之病非药饵所能愈，信不诬也。

《温病浅说温氏医案》

王旭高

陈。丧子悲伤，气逆发厥，左脉沉数不利，是肝之气郁，血少不泽也。右关及寸滑搏，为痰为火，肺胃之气失降，肝木之火上逆，将水谷津液蒸酿为痰，阻塞气道，故咽喉胸膈若有阻碍，纳食有时呕噎也。夫五志过极，多从火化，哭泣无泪，目涩昏花，皆属阳亢而阴不上承。目前治法，不外顺气降火，复入清金平木。

苏子　茯苓　半夏　枳实　杏仁　川贝　竹茹　沙参　橘红　麦冬　海蜇　荸荠

此方系四七、温胆、麦冬三汤加减，降气化痰，生津和胃。病起肝及肺胃，当从肺、肝、胃为主。

胡。气郁中焦，得食则呕，已延匝月，虑成膈证。

川连吴萸炒　白术　半夏　藿香　陈皮　焦六曲　香附　茯苓　郁金　白蔻仁

张。营阴虚，故内热少寐。气火逆，故咽喉哽塞。拟四物以养其阴，四七以理其气。

大生地砂仁拌　苏梗　茯苓　当归　川朴　北沙参　白芍　半夏　枣仁　姜竹茹　枇杷叶

陈。营虚火亢，胃枯食噎。心膈至咽，如火之焚，有时呱呱作声，此气火郁结使然也。病关情志，非徒药饵可瘳，宜自怡悦，庶几可延。

旋覆花　代赭石　沙参　黑山栀　茯苓　川贝　焦六曲　麦冬　杏仁　竹茹　枇杷叶

复：气火上逆，咽喉不利，胸痛食噎，膈证已成。况年逾六旬，长斋三十载，胃液枯槁，欲求濡润胃阴，饮食无碍，还望怡情自适。

前方加西洋参、半夏。

丁。脉形弦硬。春令见此，是即但弦无胃。纳食哽痛，大便坚燥，已见木火亢逆，胃汁肠液干枯，治之不易。

旋覆花　杏仁　火麻仁　桃仁　苏子　青果　荸荠　芦根

复：前方润燥以舒郁结，今拟下气化痰之剂。

麦冬　半夏　杏仁　橘红　川贝　茯苓　竹茹　芦根　荸荠　海蜇　枇杷叶

渊按：两方清润可喜，洵属名家。

秦。痰气阻于胸中，故痰多而胸闷，纳食或呕，两太阳胀痛。清气不升，浊气不降。久延不已，恐成膈证。

半夏　橘红　赤苓　吴萸汁炒川连　党参泽泻　藿香　旋覆花　枳壳　川贝　蔻仁　肉桂　大腹皮　冬术　生姜

来复丹一钱，药汁送下。

徐。气郁于胸为膈，气滞于腹为臌。饮食不纳，形肉顿瘦。阴气凝聚，阳气沮没。脉细如丝。姑与培土、通阳、化气一法。

党参　肉桂　白术　大腹皮　熟附子　泽泻　茯苓　来复丹

渊按：伤胃则膈，伤脾则臌。膈多郁火，臌多阳衰。肺金治节不行，肝木起而克贼。

盛。背为阳位，心为阳脏。心之下，胃之上也。痰饮窃踞于胃之上口，则心阳失其清旷，而背常恶寒，纳食哽噎，是为膈证之根。盖痰饮为阴以碍阳故也。

熟附子　桂枝　杏仁　神曲　薤白头　瓜蒌皮　旋覆花　蔻仁　豆豉　丁香　竹茹　枇杷叶

渊按：温中化饮，降逆润肠，不失古人法度。惟豆豉一味不解是何意思。

以上出自《王旭高临证医案》

马文植

某。肝胃不和，痰气郁结，食入气升痰壅，不嗜干物，势成膈疾。急为抑木和中。

法半夏　上沉香　茯苓　陈皮　制香附　炒谷芽　佩兰　川郁金　白蔻仁　枳壳　金橘叶　生姜

二诊：经治后，肝平胃起，气郁较舒，惟干食尚未能入。拟养胃生阴，化痰舒郁。

参须　当归　法半夏　佩兰　蔻仁壳　于术　山药　陈皮　合欢皮　人乳　茯苓　炒谷芽

《马培之医案》

方耕霞

陈。痰饮、噎膈、痔漏三病萃于一身，而三者中噎膈为甚。姑治其甚者。

肉桂　炙草　丁香　干姜　麻仁　白芍　冬术　香附　苁蓉　半夏　旋覆花　香橼皮　沉香汁

再诊：前议既合，仍从其治。

香砂六君子汤，加丁香、归身、白芍。

徐。肝脉弦紧，胃脉无神，将成噎膈。此七情病，非养性情不可也。知命者必能自爱焉。切嘱！切嘱！

川朴　苏梗　沉香　茯苓　旋覆花　半夏　炙草　川贝　砂仁　香橼　小麦

以上出自《倚云轩医话医案集》

张锡纯

天津盛某某，年五旬，得噎膈证。

病因：处境恒多不顺，且又秉性褊急，易动肝火，遂得斯证。

证候：得病之初期，觉饮食有不顺时，后则常常如此，始延医为调治，服药半年，更医十余人皆无效验。转觉病势增剧，自以为病在不治，已停药不服矣。适其友人何某某劝其求愚为之诊治，其六脉细微无力，强食饼干少许，必嚼成稀糜方能下咽，咽时偶觉龃龉即作呕吐，带出痰涎若干。惟饮粳米所煮稠汤尚无阻碍，其大便燥结如羊矢，不易下行。

诊断：杨素园谓："此病与失血异证同源，血之来也暴，将胃壁之膜冲开则为吐血；其来也缓，不能冲开胃膜，遂瘀于上脘之处，致食管窄隘即成噎膈。"至西人则名为胃癌，所谓癌者，如山石之有岩，其形凸出也。此与杨氏之说正相符合，其为瘀血致病无疑也。其脉象甚弱者，为其进食甚少气血两亏也。至其便结如羊矢，亦因其饮食甚少，兼胃气虚弱不输送下行之故也。此宜化其瘀血兼引其血下行，而更辅以培养气血之品。

处方：生赭石一两，轧细　野台参五钱　生怀山药六钱　天花粉六钱　天冬四钱　桃仁三钱，去皮捣　红花二钱　土鳖虫五枚，捣碎　广三七二钱，捣细

药共九味，将前八味煎汤一大盅，送服三七末一半，至煎渣再服时，再送服其余一半。

方解：方中之义，桃仁、红花、土鳖虫、三七诸药，所以消其瘀血也。重用生赭石至一两，

所以引其血下行也。用台参、山药者，所以培养胃中之气化，不使因服开破之药而有伤损也。用天冬、天花粉者，恐其胃液枯槁，所瘀之血将益干结，故借其凉润之力以滋胃液，且即以防台参之因补生热也。

效果：将药服至两剂后，即可进食，服至五剂，大便如常。因将赭石改用八钱，又服数剂，饮食加多，仍觉胃口似有阻碍不能脱然。将三七加倍为四钱，仍分两次服下，连进四剂，自大便泻下脓血若干，病遂全愈。

说明：按噎膈之证，有因痰饮而成者，其胃口之间生有痰囊即喻氏《寓意草》中所谓窠囊，本方去土鳖虫、三七，加清半夏四钱，数剂可愈。有因胃上脘枯槁萎缩致成噎膈者，本方去土鳖虫、三七，将赭石改为八钱，再加当归、龙眼肉、枸杞子各五钱，多服可愈。有因胃上脘生瘤赘以致成噎膈者"论胃病噎膈治法及反胃治法"中曾详论，然此证甚少，较他种噎膈亦甚难治，盖瘤赘之生，恒有在胃之下脘成反胃者，至生于胃之上脘成噎膈者，则百中无一二也。

《医学衷中参西录》

王仲奇

徐君，峡石。初诊：咽者咽物，咽属胃管，为水谷入胃之道。嗜饮曲糵，加以气郁，清阳失其展舒，贲门食道为之窄隘，非但米谷难下，即饮亦复梗阻，或有涎沫随其咯出。脉弦滑。噎证之渐，恬愉为要。

薤白二钱　全瓜蒌三钱　法半夏一钱五分　川黄连三分　淡干姜八分　山豆根一钱五分　海蛤粉三钱，包　射干一钱　白豆蔻一钱　佩兰三钱　旋覆花二钱，包　西月石四分　杵头糠一撮

复诊：贲门见启，食道宽畅，谷食下咽已不窒碍，涎沫自不上泛。日前背脊疼痛甚剧，则由肾亏，肾胃原相关也。脉濡弦滑。平昔嗜饮，复加气郁，守原意出入为治。圣人云：食不语。当注意也。

薤白二钱　全瓜蒌三钱　法半夏一钱五分　海蛤粉三钱，包　鸡距子二钱　山豆根一钱五分　潼沙苑三钱　茯苓三钱　赖橘红一钱　炒续断二钱　海桐皮三钱　十大功劳二钱　旋覆花二钱，包

周，江阴街。初诊：吐血之后，余瘀濡滞在胃，上焦不行，下脘不通，胸脘痞闷难受，食则梗阻难下，便亦不利。脉弦涩。治以苦辛宣泄。

薤白二钱　全瓜蒌三钱　法半夏一钱五分　泽兰三钱　玉苏子二钱　炒枳壳一钱五分　旋覆花二钱，包　佛手柑一钱　沉香曲一钱五分　炒五灵脂三钱　桃仁二钱　红花八分　炒玄胡索一钱五分

复诊：贲门稍启，能进汤饮，既不梗阻难下，入亦未尝呕出。形色已较清爽。脉弦微涩。吐血之后，余瘀濡滞，仍以通降行瘀快膈可也。

薤白二钱　全瓜蒌三钱　法半夏一钱五分　淡干姜一钱　川黄连三分　炒枳壳一钱五分　杜苏子二钱　化橘红一钱　前胡一钱五分　炒五灵脂三钱　旋覆花二钱，包　沉香曲一钱五分

以上出自《近代中医流派经验选集》

费承祖

湖川施少钦封翁之夫人，年已六旬，胸腹作痛，饮食不进，卧床月余，将成噎膈。延余诊

之，脉来细弦。此肝阳上灼胃阴，气失降令。

北沙参四钱　川石斛三钱　白芍一钱半　酒炒黄连二分　吴茱萸一分　陈皮一钱　冬瓜子四钱　生熟谷芽各四钱

进三剂，脘痛即止，米粥渐进。照前方去黄连、吴萸，加麦冬三钱。连进六剂，能进干饭一盏，行动如常而愈。

广西巡抚张丹叔，胸腹作痛，饮食不进，将成噎膈。延余诊之，脉来两关沉弦。此气液皆虚，肝阳挟痰阻胃，气失降令。

吉林参须五分　北沙参四钱　白芍一钱半　牡蛎四钱　酒炒黄连二分　吴茱萸一分　陈皮一钱　制半夏一钱半　麦冬二钱　炒竹茹一钱

连进十剂，胸腹作痛已止，饮食渐进。照方去人参须、黄连、吴萸，加吉林参八分、川楝肉一钱半、冬瓜子四钱。接服十剂，纳谷渐旺，每餐能食干饭一盏，火腿烧鸡、虾饼鱼片，皆能多食而有味，大约收功在指顾间耳。乃偶因动怒，兼食荤油太多，夜间呕吐，所出皆是未化之物，脘痛又作，饮食顿减，从此变端百出，以致不起，甚可惜也。

以上出自《费绳甫医话医案》

吴鞠通

王。左尺独大，肾液不充，肾阳不安其位，尺脉以大为虚，经所谓阴衰于下者是也；右手三部俱弦，食入则痛，经所谓结阳于上者是也。有阴衰而累及阳结者，有阳结而累及阴衰者。此证形体长大，五官俱露木火通明之象，凡木火太旺者，其阴必素虚，古所谓瘦人多火，又所谓瘦人之病，虑虚其阴。凡噎证治法，必究阴衰阳结，何者为先，何者为后，何者为轻，何者为重。此证即系阴虚为本，阳结为标。何得妄用大黄十剂之多？虽一时暂通阳结，其如阴虚而愈虚何！业医者岂不知数下亡阴乎？且云岐子九法，大半皆攻，喻嘉言痛论其非，医者岂未之见邪？愚谓因怒停食，名之食膈，或可一时暂用大黄，亦不得恃行数用，今议五汁饮果实之甘寒，牛乳血肉之变化，降胃阴以和阳结，治其标；大用专翕大生膏，峻补肝肾之阴，以救阴衰，治其本；再能痛戒怒恼，善保天和，犹可望愈。

专翕大生膏方（酸甘咸腥臭直达下焦法）。

大熟地四斤　海参四斤　火萸肉二斤　拣洋参四斤　鳖甲四斤　桂圆肉二斤　鲍鱼四斤　提麦冬四斤　杭白芍四斤　牡蛎四斤　龟板胶四斤　云苓四斤　猪脊髓一斤　乌骨鸡一对　莲子四斤　沙蒺藜四斤　芡实二斤　羊腰子三十二对　真阿胶四斤　白蜜四斤　鸡子黄六十四个

取尽汁，文火煎炼成膏。

甲子二月十三日，张，六十三岁。老年阳结，又因久饮怒郁，肝旺克土，气上阻咽，致成噎食。按阳气不虚不结，断非破气可疗，议一面通补胃阳，一面镇守肝阴法。

代赭石一两二钱, 煅　半夏一两　姜炒洋参二钱　桂枝六钱　旋覆花五钱, 包煎　生姜六钱　茯苓块四钱　七帖。

二十日：阳脉已起，恐过涸其液，议进阴药，退阳药。

代赭石一两, 煅　半夏六钱　炒白芍六钱　旋覆花六钱, 包煎　洋参四钱　炙甘草三钱　桂枝三钱

茯苓块三钱　姜汁每杯冲三小匙

廿五日：前日脉数，因退阳进阴，今日服缓而痰多，仍须进阳，俾中焦得运，以复其健顺有常之体。

半夏一两二钱　代赭石一两六钱　生姜五片　焦白芍三钱　桂枝六钱　茯苓块八钱　洋参二钱　旋覆花六钱，包煎　两帖。

杨，四十六岁。先因微有痰饮咳嗽，误补于前，误下于后，津液受伤，又因肝郁性急，致成噎食，不食而大便燥，六脉弦数。治在阴衰。

大生地六钱　麦冬五钱　麻仁三钱　广郁金八分　生阿胶三钱　白芍四钱　丹皮三钱　炙甘草三钱

服七帖而效，又于前方加鳖甲四钱、杞子三钱，服十七八帖而大效，进食如常。惟余痰饮，后以外台茯苓饮减广皮、枳实收全功。

庚寅五月十八日，陈，三十五岁。酒客不戒于怒，致成噎食，其势已成，非急急离家，玩游山水，开怀畅遂，断不为功。盖无情草木，不能治有情之病。与进退黄连汤法。

云苓块四钱　人参二钱　炙甘草一钱　旋覆花四钱，新绛纱包　炒黄连一钱五分　半夏四钱　生姜汁三匙，冲　薤白三钱　煮三杯，分三次服。

廿二日：效不更方，再服四帖。

廿八日：即于前方内加广橘皮三钱，又服四帖。

六月初四日：怒郁兼酒毒，与进退黄连汤法，业已见效，仍宗前法，余有原案。

人参三钱　云苓块四钱　生姜汁三匙　神曲三钱　旋覆花四钱，新绛纱包　半夏四钱　炙甘草一钱　炒黄连一钱五分　薤白三钱　广橘皮三钱　煮三杯，分三次服。

十二日：诸证虽减，六脉弦紧，于前方减去黄连加温药，调和营卫，余有原案。

人参三钱　云苓块四钱　生白芍三钱　姜半夏四钱　广橘皮三钱　桂枝三钱　旋覆花四钱，包煎　炒黄连五分　炙甘草一钱　大枣肉二枚　薤白三钱　神曲三钱　生姜三钱　煮三杯，分三次服。

廿二日：诸证虽减，六脉弦紧，于前方内去黄连、薤白，加代赭石五钱。

十月十五日，赵，四十岁。噎食，脉弦细，胁痛，前与宣肝络，其痛已止。与代赭旋覆汤治其噎。

代赭石八钱，煅飞　人参三钱　姜半夏五钱　炙甘草三钱　旋覆花五钱，包煎　洋参一钱　云苓块五钱　大枣肉三枚　生姜五钱　煮三杯，分三次服。

廿四日：复诊效不更方，再服四帖，能用关东参更妙。

廿九日：又服四帖。

以上出自《吴鞠通医案》

曹沧州

某左。得食作噎，噎甚则吐，脉弦右不畅，延防成膈。

旋覆花一钱半，包　苏子一钱半　淡吴萸二分　沉香片四分　白芥子七分　煅瓦楞粉一两　橘红一钱　茯苓四钱　代赭石四钱　莱菔子三钱　制半夏一钱半　戌腹米三钱　绿萼梅瓣一钱某左。肝木犯胃，胃浊不降，得食作噎，脘腹作痛，易于呕吐，舌白黄，脉细弦，中挟痰浊，最防迁延成膈，急急通阳泄浊，镇逆疏中。

全瓜蒌四钱，姜水炒　旋覆花一钱半，绢包　淡吴萸二分，盐水炒　霞天曲一钱半　薤白头一钱半，去苗酒浸　代赭石四钱，煅　淡干姜三分　白芍一钱半　制半夏一钱半　沉香片三分　白芥子一钱　绿萼梅一钱，去蒂　生熟谷芽五钱，包

某左。噎膈重证且吐血，脉右细左弦，不易奏效。

旋覆花一钱半，绢包　橘白一钱　藕节炭五钱　煅瓦楞粉一两　白石英五钱　青盐半夏一钱半　沉香片三分　茯苓四钱　川通草一钱　生谷芽五钱，绢包

某左。初诊：膈气胸胁痛不能食，病道深远。

南沙参四钱　上川连四分，盐水炒　旋覆花一钱半，绢包　全瓜蒌七钱，打　淡吴萸三分，盐水炒　煅瓦楞粉一两，绢包　盐半夏三钱　淡姜渣四分　丝瓜络三钱　车前子四钱，绢包　绿萼梅一钱，去蒂　茯苓五钱　戌腹米一钱半，绢包

二诊：膈气之状稍愈，呕吐渐止，食下作痛亦得瘥，唯腹胀不已，肠鸣嘈杂，脉左濡右滑，宜肝脾两治。

上川连四分，姜水炒　茯苓四钱　大腹皮三钱，洗　戌腹米三钱，包　淡吴萸二分　炙鸡金三钱，去垢　火麻仁泥五钱　泽泻一钱半　法半夏一钱半　陈佛手一钱半　川通草一钱　陈麦柴三钱　绿萼梅瓣一钱

以上出自《吴门曹氏三代医验集》

陈在山

病者：魏恩波，六十岁，天津塘沽人，为商营口。

病名：噎膈上气。

原因：素有忿怒之虞，肝气逆甚，有时胸下满闷，结气不消，因食水果一枚，牵动逆气为患。

证候：两胁痛甚，上攻有形，欲吐不出，吞酸痰饮，尽作气逆，呱呱有声，是谓关格之重证也。

诊断：脉来左手坚弦，右手洪大有力，肝郁胃热之证明矣。据说胸满结气，非朝夕之患，其所由来者渐矣，盖因郁久虽有虚寒，亦必化热，热盛阴始虚，肺金消耗，胃土遂衰，子盗母之气也，且阳明既燥，又被寒凉之物所伤，酿为吞酸之证，渐磨生化之机矣。按胃脾皆土也，胃虚必累脾，脾弱定易停湿，湿热化合，而成痰饮。更有可虑者，逆气有声呱呱，如抽气之状，关格不通之故。考方书治法，皆以丁香、柿蒂、代赭、覆花等汤用之，皆无效者，何也？是开气之剂，莫如开痰为妙，痰开气自顺，而膈逆除也。

疗法：先用二陈汤，理气和中，除湿化痰；加胆星、枳实助夏、陈导痰之力，再用滚痰丸数付收功。

处方：半夏四钱，姜制　茯苓　陈皮各二钱　甘草钱　枳实钱　胆星钱半

又滚痰丸原方：青礞石两　大黄　黄芩各八两　沉香五钱　木香三钱，一方无木香

结果：服前方二剂，痰稍轻，膈逆不止，气未舒顺之故，再用滚痰丸数付，每付二钱，痰

气霍然皆效，惟觉身体虚弱，后服助脾丸饵，始觉全愈。

《医学杂俎》

贺季衡

胡男。食入作噎，痰涎上泛者已久。昨略动肝，噎遂更甚；食入则痰涎上壅，脘中隐痛，脉弦细而滑，舌尖赤，舌根薄腻。暂当降气化痰，和胃平肝。

南沙参三钱　白蒺藜四钱　云苓三钱　旋覆花一钱五分，包　煅瓦楞五钱　广皮一钱　大白芍二钱　炒麦芽四钱　炒枳实一钱五分　姜汁三滴，冲　荸荠汁一匙，冲

二诊：今日食入仍噎，痰涎上壅，顷即吐出，愈吐愈干，口渴喜饮，舌绛，舌心砂黄且燥，脉滑数弦细。种种见证，乃由胃中汁液大耗，痰浊阻中，津液不布，因之气逆不降故也。非比寻常之寒痰湿滞可用温理，今易清润降逆一法。

西洋参一钱五分，米焙　姜川连五分　法半夏一钱五分，荸荠汁浸　炒枳实一钱五分　旋覆花一钱五分，包　云苓三钱　贡沉香二分，人乳摩冲　枇杷叶三钱，去毛炙　新会皮一钱，蜜炙　柿蒂三个

三诊：昨用润胃降逆法，噎膈略开，较能进食，惟仍作吐，胸膺痞仄不纾，溲赤且痛，渴饮舌干，舌尖仍绛，舌苔转白，脉数略平。此胃中略润，而痰气未宣。从原方略为增损可也。

南沙参四钱，米焙　姜川连五分　法半夏一钱五分　贡沉香二分，人乳摩冲　炒枳实一钱五分　新会皮一钱　鲜薤白四钱，杵　旋覆花一钱五分，包　云苓三钱　枇杷叶三钱，去毛炙　姜竹茹一钱五分　柿蒂三个

四诊：今日噎膈已开，渐能进食，胸膺痞仄亦畅，溲之赤痛亦减，舌尖干绛亦润。惟大腑未通已七八日矣，仍缘胃中汁液久亏，无以下润于肠腑故也。守原意进步为宜。

南沙参四钱，米焙　云苓三钱　法半夏一钱五分　焦谷芽四钱　枇杷叶三钱，去毛炙　全瓜蒌五钱　炒枳实二钱　鲜薤白四钱，杵　旋覆花一钱五分，包　新会皮一钱　白蒺藜四钱　姜竹茹一钱五分　柿蒂三个

《贺季衡医案》

孔伯华

刘妇，十月初八日。肝家热郁，湿痰阻遏津液，逐致噎食呕逆，脘腹及两胁际疼痛，舌赤无苔，脉弦滑而数，亟宜润化豁痰，柔肝调气。

钗石斛四钱　川郁金三钱，生白矾水浸　天竺黄二钱　栝楼两　旋覆花三钱，布包　代赭石三钱　黛蛤粉八钱，布包先煎　板蓝根四钱　川牛膝三钱　鲜芦根二两　台乌药三钱　竹茹两　鲜九菖蒲根四钱　陈皮一钱　青皮一钱　川楝子三钱　荷梗尺许　郁李仁二钱　桃仁钱半　杏仁钱半

另方：鲜芦根二两、鲜九菖蒲根四钱、雅梨一枚、荸荠七枚、藕三两，共捣汁兑服。

二诊：十月十九日。肝郁脾湿，痰闭津液，渐成噎食，喜纳干物。连晋前方药，胁际痛楚较减，第噎尚不能免，脉仍弦滑，再为增减前方。

钗石斛三钱，先煎　上好天竺黄三钱　天花粉三钱　台乌药三钱　板蓝根四钱　黛蛤粉两，布包先煎　肥玉竹三钱　川楝子三钱　川郁金三钱，生白矾水浸　法半夏三钱　全栝楼一两，元明粉钱拌　郁李仁三钱　荷梗尺许　旋覆花四钱　代赭石四钱　杏仁泥三钱　川牛膝三钱　广陈皮钱半，盐水炒　六神丸三十粒，分吞

另方：鲜芦根二两、鲜九菖蒲根六钱、雅梨一个、藕二两、荸荠七枚，共捣汁兑服。

《孔伯华医集》

章成之

何男。病之经过凡五阅月，初起饮食作噎，最近匝月饮食有所阻隔，有时呕吐，但有时则通行无阻。暂作食道痉挛治之。

全当归9克   香甘松9克   陈广皮9克   沉香曲9克   香橼皮9克   旋覆花9克，包   姜半夏9克   杭白芍9克   台乌药9克   香谷芽9克

二诊：往日中午不能进食，药后中午能进糜粥。

全当归15克   大贝母15克   旋覆花9克，包   杭白芍15克   香甘松3克   香谷芽12克

朱男。古籍所称之气膈，乃神经性食道痉挛。经治后，流汁下咽，毫无梗阻之状；假使食管实质上变化，决不能如此之捷。再步原意出入。

全当归9克   淮山药9克   杭白芍9克   大麦冬9克   稆豆衣12克   云茯苓9克   旋覆花9克，包   沉香曲9克   焦谷麦芽各9克

以上出自《章次公医案》

冉雪峰

李某之爱人患噎膈，自云已三十年，近年加剧。其脉虚数，兼带滞涩象，其证心下痞结，胃脘闷痛，食不得下，自觉食至近胃处，转湾下去，方保安受，否则必须吐出，饥则心慌嘈杂欲食，食则痛剧欲吐，吐后再食，食后又吐，不吐，即以手指探喉际令吐，痛苦莫可名状。拟方利膈舒脘，醒气活血，辛苦开降。方用：瓜蒌五钱，半夏三钱，黄连一钱，干姜一钱五分，枳实一钱五分，郁金三钱，甘草八分。服药三剂后稍安。病者问此病能愈否？予答噎膈重病，非短期可愈，但能安心服药，安心静养，积以时日，亦有向愈者。予思此证虽历年久，体虽虚而为实证。古人治噎膈虚证，有资液救焚汤；噎膈实证，有进退黄连汤。因参酌二方间，合两法为一法，随病损益，半润养，半舒展，半疏利，则不拘拘用其药，却处处师其意。如用前方加参须、归须、柿霜、瓜瓣，或去半夏加蒌根、葳蕤，或去枳实加橘红、缬草，或去郁金加琥珀、血竭。随其所主，多方斡旋，三月病减，半年大减，一年痊愈。此媪已七旬余，现精神康健，自云病未复发。噎膈本难治，而亦有治愈者，录之以供参考。

《冉雪峰医案》

陆观虎

王某某，男，52岁。

辨证：噎膈。

病因：悲、思、忧、恚、郁积。

症状：胸闷作痛、咽噎、纳少难下。脉细弦。舌质红，苔浮黄。

治法：疏积化郁。

处方：苏梗6克   木香3克   橄榄核9克   竹茹9克，炒   陈皮6克   焦稻芽15克   山楂炭9克   通草3克   沉香曲6克   冬瓜子6克   射干6克

方解：橄榄核、射干通化咽喉之阻。苏梗、木香、沉香曲、通草开郁顺气而解胸闷作痛，和焦稻芽、山楂炭以消食化积。陈皮、竹茹、冬瓜子化痰涩而增食欲。

二诊：喉噎稍减，脘堵作扎，气短痛止，纳少难下。脉舌如上。

处方：焦稻芽15克　苏梗6克　广木香3克　射干6克　山慈菇6克　赤芍9克，炒　青皮6克　山楂炭9克　代代花3克　橄榄核9克

方解：仍以前方去冬瓜子、炒竹茹、通草、沉香曲。加炒赤芍、山慈菇活血而清毒热，化痰。青皮、代代花平肝开郁。

三诊：喉噎已减，脘堵见轻，纳增，气食见化。脉细。舌质红，苔薄黄。

处方：焦稻芽9克　橄榄核9克　射干6克　山楂炭9克　六曲炭9克　焦内金6克　川通草3克　代代花3克　佛手3克　竹茹6克　陈皮6克

方解：去苏梗、木香、山慈菇、炒赤芍、青皮。加六曲炭、焦内金、佛手以消食积而舒肝气。竹茹化痰涩。通草顺气利。

马某某，男，52岁。

辨证：噎膈。

病因：火郁闭结。

症状：食之有阻，喉间发噎，脘胀便燥。脉细弦。舌质红，苔薄黄而糙。

治法：清热疏气。

处方：橄榄核9克　射干6克　焦稻芽15克　山楂炭9克　六曲炭6克　炒赤芍9克　蒲公英9克　陈皮6克　代代花3克　佛手3克　草决明15克　瓜蒌皮仁各9克　白茅根15克

方解：以橄榄核、射干、炒赤芍、蒲公英、白茅根通利咽喉而清毒热，以保津液。焦稻芽、山楂炭、六曲炭消食积去脘胀。草决明平肝。陈皮、代代花、佛手、瓜蒌皮仁宽胸利气而润便，以化气滞。

周某某，男，70岁。

辨证：噎膈。

病因：气郁食滞。

症状：不能食硬物，胸脘堵噎而吐，已经半月余。脉涩。舌质红，苔浮黄。

治法：理气开郁化食。

处方：苏梗6克　广木香3克　焦稻芽15克　六曲炭9克　山楂炭9克　鸡内金炭9克　枳壳2克　杭白芍9克　陈皮6克　瓜蒌皮仁各9克　越鞠丸9克，包

方解：苏梗、广木香理气以开郁。焦稻芽、山楂炭、建曲炭、鸡内金炭、江枳壳开胃健脾、化食磨积以止食郁。陈皮、瓜蒌皮仁调中化痰，宽中润燥。杭白芍敛阴和血，收气除燥止痛。越鞠丸理气开六郁。

李某某，女，74岁。

辨证：噎膈。

病因：气滞痰结。

症状：纳食不下，咽噎吐痰，少气，咳喘。脉弦。舌质红，苔微腻。

治法：软坚散结，开郁化痰。

处方：橄榄核9克　射干6克　云茯苓6克　苏子9克　海浮石9克　大贝母9克　蒲公英9克　制乳没各3克　枇杷叶9克　制僵蚕9克　小金丹2粒，汤药送服

方解：橄榄核清咽生津除烦。射干泻火消肿、化痰散结。蒲公英化毒消核。云茯苓渗湿化痰。苏子、海浮石润心肺，下气定喘。大贝母、枇杷叶开郁止咳化痰，化瘿瘤散结。制乳没、蒲公英、制僵蚕、小金丹活血调气散结，消肿解毒化痰，利咽。

张某某，男，51岁。

辨证：噎膈。

病因：气痰互滞，兼以伤酒。

症状：音哑，喉痛，食道堵闷，胸胁闷痛牵及臂肩。脉细濡。舌质紫，苔黄腻。

治法：疏气、化痰、解毒。

处方：橄榄核9克　射干6克　厚朴花4克　云茯苓9克　焦苡米9克　丝瓜络6克　旋覆花6克，布包　生赭石9克，布包　黛蛤散9克，包　蒲公英9克　半夏6克　竹沥60毫升，冲服

方解：以橄榄核、射干、蒲公英通利咽喉，而兼解毒。旋覆花、赭石消痰下气。厚朴花健胃行气止痛。黛蛤散、竹沥、半夏化痰清热。云茯苓、焦苡米、丝瓜络利湿通络。

二诊：

症状：音哑、喉痛已减。手足心发热。食道闷，胸胁仍痛闷。脉舌如前。

处方：枳椇子9克　葛花6克　厚朴花3克　大贝母9克，去心　炒赤芍6克　橄榄核9克　夏枯草9克　制僵蚕9克　制乳香没药各6克　云茯苓9克　焦苡米12克　小金丹2粒，冲服　青陈皮各6克

方解：枳椇子、葛花以解酒毒。夏枯草、僵蚕、乳没、小金丹活血散结。大贝母、青皮、陈皮平肝气、化痰涩而去痰结气滞。

三诊：音哑、喉痛已止。手足心时发热。食道仍堵闷。胸闷胁痛止。气短，左耳作鸣而聋。项筋发胀妨咽，神疲。脉细数。舌质紫，苔浮黄腻。

处方：连翘9克　净银花6克　山慈菇片4克　枳椇子9克　葛花6克　土贝母6克　制僵蚕6克　赤芍6克，炒　橄榄核9克　草决明12克　制香附3克　小金丹2粒，冲服　制乳没各3克　黛蛤散9克，包

方解：连翘、净银花清热解毒。山慈菇片、土贝母化痰散结、清热解毒。枳椇子、葛花解酒毒。橄榄核、僵蚕、炒赤芍、乳没、小金丹活血化痰散结。草决明清肝除热。黛蛤散清热化痰涩。香附利三焦、解六郁、止诸痛，治积聚堵闷。

四诊：食道堵闷见缓，手足心热退，左耳仍聋，项筋胀消已不妨咽，仍神疲。脉细弦。舌质红，苔浮白腻。

处方：云茯苓9克　焦苡米15克　夏枯草9克　土贝母9克　赤芍6克，炒　枳椇子6克　葛花3克　山慈菇片3克　草决明12克　制僵蚕6克　制乳香没药各6克　小金丹2粒，冲服　代代花3克

方解：云茯苓健脾除湿，治膈中痰水。焦苡米益胃渗湿清热。山慈菇片、夏枯草、土贝母、炒赤芍、乳没、僵蚕、小金丹活血化痰散结。草决明除肝热。枳椇子、葛花解酒毒。代代花平肝开郁散气结。

五诊：食道已舒，余恙均退，惟觉乏力。脉细弦。舌质红，苔薄黄。

处方：云茯苓9克　焦稻芽15克　枳椇子9克　葛花6克　大贝母9克　赤芍9克，炒　僵蚕9克

橄榄核9克　小金丹2粒，包　制乳香没药各6克　黛蛤散9克，包

　　方解：云茯苓健脾除湿。焦稻芽和胃化食。枳椇子、葛花解酒毒。大贝母、炒赤芍、僵蚕、乳香、没药、小金丹活血化痰散结。黛蛤散清热化痰。橄榄核通利咽喉。

　　黄某某，男，34岁。

　　辨证：噎膈。

　　病因：血虚、火旺，食水不化。

　　症状：食道胀堵作噎，脘闷窜痛，喉紫，恙经月余。脉细。舌质红，苔薄白。

　　治法：清热、疏气、化水。

　　处方：焦稻芽15克　橄榄核9克　射干6克　赤芍9克，炒　蒲公英9克　金灯笼6克　金果榄9克　代代花3克　佛手1.5克　紫花地丁6克　猪赤苓各6克

　　方解：以橄榄核、射干除喉痹而消食道之胀。蒲公英、紫花地丁、金灯笼、金果榄清热以利咽喉。焦稻芽、代代花、佛手、赤芍解脘闷窜痛，而消胀满。用猪赤苓渗湿利水。

　　二诊：食道胀堵作噎已减，脘闷窜痛亦轻，喉紫转红。

　　处方：橄榄核9克　射干6克　金灯笼6克　大贝母6克，去心　炒赤芍9克　金果榄9克　代代花3克　佛手3克　猪赤苓各6克　蒲公英9克　大青叶9克　板蓝根9克　山楂炭9克

　　方解：以前方去稻芽、地丁，加山楂炭去脘堵而消食积，大贝母、板蓝根、大青叶清利咽喉而解毒热化痰，再服三剂。

　　三诊：诸恙均减轻，惟增腹阵痛、便稀，食水见化，虚火已下，喉红见退，脘中已舒。

　　处方：橄榄核9克　射干6克　连翘6克　净银花9克　大贝母6克，去心　金灯笼6克　大青叶9克　板蓝根9克　赤芍9克，炒　扁豆衣9克　荷梗6克　大腹皮9克　蒲公英9克

　　方解：以前方加连翘、银花清热解毒，扁豆衣、荷梗、大腹皮扶脾通气，以止腹阵痛、便稀。仍服三剂。

　　四诊：食道胀堵，仍噎，减而未净。腹阵痛、便稀均止。喉红赤退。但又增头痛腿麻。

　　处方：橄榄核9克　射干6克　金灯笼6克　大贝母9克，去心　赤芍6克，炒　广郁金6克　蒲公英9克　代代花3克　佛手3克　黛连翘6克　净银花6克　黛蛤散9克，包　白茅根30克

　　方解：以前方去大青叶、板蓝根、扁豆衣、荷梗、大腹皮。加广郁金、代代花、佛手以顺气开郁、消噎。以黛蛤散、白茅根清血热，化热痰，止头痛腿麻，又服三剂。

　　五诊：头时作痛，食道堵胀已见舒，余恙均退，惟有子舌发红。

　　处方：橄榄核9克　射干6克　杭甘菊9克　大贝母6克，去心　赤芍9克，炒　连翘9克　金银花9克　金灯笼6克　鲜石斛9克，先煎　制僵蚕9克　蒲公英9克　金果榄6克　白茅根30克

　　方解：以前方去广郁金、佛手、代代花、黛蛤散，加以鲜石斛、金果榄、制僵蚕化痰散结治喉痹、咽肿，以治子舌发红。杭甘菊以制火平肝，治头痛。接服三剂。

以上出自《陆观虎医案》

赵海仙

　　肝气犯胃凌肺，瘀痰互结，流连支络，脘腹窜痛，上至胸背，吐哕。脉象沉弦而滑。有血膈之渐。

川鹿角尖四分，磨水冲服　云茯苓三钱　福橘皮、络各七分　制半夏三钱　旋覆花二分五厘，布包　煅赭石三钱　薤白头三钱，洗　黄郁金一钱五分　紫苏梗五分　炒萎皮一钱五分　降香屑二分　伏龙肝一两五钱

又丸方：

川鹿角尖六钱，姜汁和入　云茯苓二两　福橘皮、络各八钱，盐炒　黄郁金一两五分　溏灵脂一两五钱　紫苏梗七钱　制半夏三钱　降香屑二钱五分　通络散九两，即九制于术散　野于术一钱五分　络石藤六钱，酒炒　木防己七钱　独角蜣螂四钱，酒炒

上药共为细末，用旋覆花五钱、新绛四钱、伏龙肝十二两，煎汤泛丸，如川椒子大。每早晚用三钱，开水送下。

注：血膈服前二方，即断根株，从未举发。

《寿石轩医案》

施今墨

常某某，男，38岁。经北京协和医院检查，诊断为食道癌，已半年余，近来每日只能食流质，喉间堵闷，胃部胀满，泛酸嗳气，口中痰涎多，背痛，精神倦怠，医院拟手术治疗，患者不愿，故延中医治疗。舌苔厚腻，脉细软。

辨证立法：痰气交结，气血运行受阻，久则气血痰结，阻滞食道胸膈，遂成噎膈之证，拟化痰解郁、调理气血为治。

处方：桃杏仁各6克　大力子6克　法半夏6克　淮牛膝10克　紫厚朴5克　苦桔梗5克　薤白头10克　莱菔子6克　代赭石12克　旋覆花6克，同代赭石布包　全瓜蒌20克　莱菔英6克　茜草根10克　米丹参15克　广皮炭6克

二诊：服八剂，噎减轻，泛酸，嗳气及背痛均稍好，已能食馒头及挂面等物，但食后不易消化。

处方：薤白头10克　全瓜蒌25克　桃杏仁各6克　紫油朴5克　法半夏6克　代赭石12克　旋覆花6克，同代赭石布包　茜草根10克　丹参15克，米炒　淮牛膝6克　大力子6克　山慈菇10克　绿萼梅6克

三诊：月余患者由山西家乡带信来云：第二次方又服十剂，现在每顿饭可吃一个馒头、一碗面条，咽下慢，饮食在入胃时感到滞涩，不易消化，有时吐白沫，背仍常痛，精神觉比前强些。复信嘱其将二诊方加三倍量，研极细末分成二百小包，每日早、午、晚，各服一包，白开水冲服。

程某某，男，65岁。患胃病已二十余年，膨闷胀满，时常作痛，经治多年，时轻时重，迄未痊愈。近年来每服沉香化滞丸，病痛减轻，遂赖此药维持。近两个月虽服前药，不但症状不减，又增咽下困难，固体食物尤为困难，咽下旋即吐出，嗳气频频，口涎极多，每日只食流食少许。日渐消瘦。大便隔日一次。经医院检查为食道下端狭窄。患者吸烟，无饮酒嗜好。舌苔垢腻，脉象沉涩。

辨证立法：久患胃病，脾胃已伤，气机不顺，上逆而呕。消化力弱，积滞不散，胀满嗳气频频，当以降逆行气消积法治之。

处方：干薤白 10 克　莱菔子 6 克　代赭石 15 克　旋覆花 6 克，同代赭石布包　全瓜蒌 20 克　莱菔英 6 克　怀牛膝 10 克　丹参 12 克，米炒　广皮炭 6 克　砂仁 3 克　紫厚朴 5 克　桃仁 6 克　蔻仁 3 克　炒枳壳 5 克　杏仁 6 克　北沙参 3 克　焦内金 10 克　白芝麻 30 克，生研

二诊：服药四剂，胀痛、呕逆、嗳气均见好转，惟食欲不振，仍不能咽固体食物。

前方去牛膝、内金、沙参，加丁香 2 克、柿蒂 6 克、茜草根 6 克。

三诊：连服二剂，呕逆已止，胀痛减轻，嗳气渐少。

处方：薤白头 10 克　半夏曲 6 克　代赭石 10 克　旋覆花 6 克，同代赭石布包　全瓜蒌 20 克　建神曲 6 克　火麻仁 15 克　分心木 10 克　杏仁泥 6 克　莱菔子 6 克　苦桔梗 5 克　广皮炭 6 克　莱菔英 6 克　炒枳壳 5 克　炙草梢 6 克　白芝麻 30 克，生研

四诊：服药四剂，除仍不能咽固体食物外，余证均大为减轻，食量亦增。

前方中加娑罗子 10 克作常服方。

以上出自《施今墨临床经验集》

第三十三章 痢疾

胡慎柔

甲辰闰九月间，天气寒热不时，痢者甚众。予四弟永穆，年二十七岁，忽患痢下红，腹痛后重，已三日矣。来取药，付以芍药汤一帖，香连丸二服。不止，反增心口如刀划，当脐腹痛，肛门痛亦剧，声撼四邻，自认必死，告母诀别，因整囊往乡视之，昼夜不得卧，次数难定，日下红血一桶，痛不可忍，发热流汗不食。脉之，六部皆豁大，浮中沉无力，四至。予曰：虽痛，虽发热，脉无力，已虚寒矣。古人云：脱血益气。此证正宜，遂用异功散加升麻三分、木香五分、炒干姜五分，一剂，服后觉疏，痛亦可忍，至五更，腹痛如前。予曰：此药力尽也。急煎一剂与之，比前愈疏，痛亦减七八，即酣睡至日中方醒，云不甚好过。予又曰：此药只能支持一觉，再煎与之，遂安寝至晚，痛止，后重亦可，还服前剂而愈。一二日后，因吃鸡肉，仍前腹痛、肛肿，秽下不止。第三日，病势笃极，复报予诊之。脉三至余，浮无沉，按之则大，脾命脉微，与补中益气汤不应。此虚脱之甚，加御米壳一钱，亦不应，下如洞泄，流汗发躁，尺脉渐欲收敛，予亦慌急，令人二更后往城取参，至早归，补中益气加人参二钱服之，下咽觉惯。此正气欲复，邪气欲退也。顷之，精神顿增，痢稍缓，恐再作，又一剂。下注、昏惯、发热、躁诸证渐缓，脉亦有神，短脉退。寻思久之，古人云：久泄久痢，汤剂不如丸、散。即合参苓白术散与服，觉疏下，至下午复躁热。予再脉之，左尺洪如火射状，此阴虚火动之象。与加减八味丸至六十丸，精神觉爽，顷之，又下八九十丸，睡至天明，病去十七。方信立斋师加减八味丸治水涸之证。即令朝暮服此丸，复合参苓白术散，渐愈，觉小便痛，想动色事故耳，服以逍遥散、门冬、五味子而平。

《慎柔五书》

程从周

余内子年三十有七。二月间正食米饼，偶遇事怫意，停滞于中，胀痛不安。随用消导，渐好。因而面目浮肿，胸中手按微疼。予以顺气和中丸间煎剂加人参，服之遂愈，而肿亦消。后怀孕三月。八月初旬，午饭毕，又因事怫意，遂停滞饱闷，前证复作。予适赴濡须郑公俞之请，延医治之未效，随变滞下，不数日间而胎且坠。医乃用痢门之剂，无非苦寒之品，恶露遽止，而痢未除，急遣人速仆归来。脉息甚微，仅存皮骨，痢须稍减，而身尚热，少腹犹高。乃用温剂补中，数剂后，血反大行如崩。一昼夜不止，腹中疼痛，且有血片，势甚危笃，频进独参汤则稍定，否则昏晕，内子以为必不可起，向予而泣，余曰："无虑，此盖滞下时过用寒凉之所致也，故有血片而腹痛。若腹不痛，而血无凝片者，则真殆矣！"仍以大补之剂加童便饮之，渐止。过二日，经复大行一日，腹痛方减。乃以黄芪三钱、人参二钱、阿胶二钱 黑蒲黄一钱、炙甘草一钱、黑香附一钱、白术二钱、荆芥穗五分、陈皮五分。服二十余剂后，以补中之法，出入加减，至十月间方能盥栉。

项执竟年二十七岁，身瘦面苍，有志轩岐之业。八月间患滞下，昼夜百余度，腰大痛不能转侧。初缘饮酒御内，医以腰痛为兼阴，莫敢用寒剂，惟分利和解而已。四五日之间，所下益多红白相兼，绝似鱼脑之状，医见不效，又云："下如鱼脑者不治。"乃辞归，以为不可治矣。其亲叶警铭素知予者，乃单骑来城中相迎。及至，其势果重，六脉弦数而大，身且发热，缘腰痛不能下榻，但用草纸承接，顷刻数十行，所下之物，见者惊骇，小腹急痛，而腰更甚。执竟自谓知医，至此亦无张主，惟与尊政乃兄抚床泣涕而已。予谕之曰："痢证所忌者脉大，所畏者身热。今皆犯之，且腰痛亦非所宜。所喜者气实色苍，稍能进些需饮食耳。初医失之通利，故致垂笃。"执竟遽谓予曰："腰痛日久，初又梦遗，虚之极矣。再不宜用行药。"予知其意，故治之曰："兄言是也。但煎剂之外仍有法，制香连丸可以从缓奏功。"于是以苦辛之品，清其内热。再用木香化滞丸消其积滞。乃兄叔南谓予曰："腰痛甚，必先治腰为是。"余曰："急则治其标，缓则治其本，理固宜然。但兄曾见腰痛遽能死人否？如斯痢证再稍迟延，而毒气冲胃，一成噤口，则不可为也。"诸昆玉咸以余言为然。服药之后，其夜所下益多，度数不减。次日，举家环泣。予私喜曰："滞已动矣，可望成功。"于是，汤丸并进，痛愈急，下愈多，积滞既行，其夜度数遂减，痛亦渐除，六脉稍缓，惟午后身犹发热，余曰："此下多亡阴，曷足为虑？"执竟伏枕而告曰："生素志岐黄，未逢高士，若得重生，定拜门下。惟先生怜而教之。"噫嘻！此证初医以为事后沾阴，不敢通利，故致缠绵，殊不知腰痛亦由湿热坠下之故耳，否则事后而致疾者多矣，必兼患腰痛者几何人哉？且痛当下，而病者又畏而见疑，若明用硝黄入于汤剂，则病者情先不惬矣，安肯输心服饵？今改用丸剂，暗里成功。正所谓民可使由之，不可使知之。亦医家之权变也。

以上出自《程茂先医案》

李用粹

娄江金公采谋，秋患痢，昼夜百余次，赤脓腥秽，呕恶不食，口渴发热。向用滞下法竟难奏效，忽冷汗不止，四肢如冰，气促神昏。延予往治，外证虽逆，六脉尚存，乃煎附子理中汤服二剂，四肢渐温，自汗渐收，又服数帖，精神充旺，痢下顿除。若抱痢之赤白，口渴身热，再投凉药，气将脱矣。故曰：泻虚补实，神失其室，此之谓也。

娄红祭酒吴梅村夫人，产后患痢，昼夜百余次，不能安枕，用滞下通导，而后重转增。延家君治之，断为阴虚阳陷，用六味汤加肉桂以保衰败之阴，以补中汤加木香以提下陷之气。盖新产之后，营卫空虚，阴阳残弱，咸赖孤脏之力生血生气，庶可复后天资生之本。既患下痢，则知元阳已虚，又投峻剂，必使真阴愈竭，惟舍通法，而用塞法，易寒剂而用温剂，俾胃关泽而魄门通畅，仓廪实而传道运化自然，精微变化，清浊调和矣。可见胎前产后，所恃者脾元也，所赖者阳气也。坤厚既旺，乾健自复。丹溪云：产后以大补气血为主，虽有杂证以末治之，诚者是言也。

以上出自《旧德堂医案》

郑重光

汪紫臣翁深秋患痢，历冬不瘥，日不过三四次，夜或便，或不便，腹不痛，但腰下一坠，即便脓血矣。历医二三人，皆不效。然饮食起居如常，最后问治于余。诊其脉弦而无力，两尺细紧。余曰："非痢也。此经所谓大瘕泻，乃肾气虚也。盖肾主二便，今大小两便，一齐并出，小便不能单行，此五虚证之一。谓之泻利前后，理宜补气。"用人参、芪、术、当归、桂、附、故纸、五味、升麻。服十剂，紫臣云："全不效。"余曰："虚回痢自止，不能计日取效，非余故留病也。"遂疏方请自制药日服，期以小便能单出为效。服药将一月，相遇于友家，喜曰："昨日能立出小便矣。"令其再服十余剂，勿功亏一篑。后遂痊愈。若作痢治，则去道远矣。

　　族兄晓齐先生尊阃深秋患痢，年近六旬，夏日贪凉食冷，乃寒痢也。以自知药性，喜补畏消，更恶热药，诸医顺其性，惟以平妥套剂治之。因循日久，转变虚寒，有用肉桂者，有用黄连者，无所适从，决之于余。诊其脉两尺全伏，舌苔灰黑，哕声近呃，足冷至膝，布障窗牖，畏见日光，脉证皆大虚寒。以书证病，确当温补，遂用人参三钱，附子、炮姜、肉桂、茯苓、芍药各钱半，暮夜请医不到，势急勉煎，而病人亦神昏不辨何药，服后遂得熟寐。醒索再煎，又照前方一剂，次日足温呃止，痢亦减半。继延团分璜，余适往探，不令余诊，恐余用热药也。然分璜以余药为宜。随又迎京口吴时乘，用药变同，惟加附子三分耳。因病人最恶热药，时乘令将人参、炮姜先煎汤于药罐内，以白术、归、芍、茯苓、甘草、陈皮佐助群药，面投罐内，以免疑畏，用术治愈。

　　休邑黄益之，时寓瓜镇，年七十四岁，秋初患痢疾，六脉虽大而尚有力，赤白相间。初以平胃散加归、芍、香、砂，四剂积滞已行而痢不止，下迫益甚，小便难出，六脉更大而无力。余议用参、附，其邻医曰："痢脉忌洪大，而又有血，反用参、附，殊为不合。"余曰："老人脉大为虚。今脉大而不数，重取无力，此气虚，非热也。乃中气虚寒，逼阳于外，致脉亦浮于外也。痢疾属肾，肾主二便，开窍于二阴。今小便秘而大便不禁，乃元气下脱，宜升阳温肾，非桂、附不可。"遂用人参三钱，芪、术、桂、附、炮姜、当归、茯苓各钱半，升麻、甘草各五分，四五剂后，小便即通，脉亦敛小，不十剂而痢止矣。后用八味地黄丸加破故纸、五味子，调理一月，计服人参半斤而痊。此治痢变法，因其年迈也。

　　方豫章部司素虚寒，初秋患痢，日夜十多次，红白相半，脉弦细紧，反不恶寒而微发热，头疼身痛。若以脉细紧为寒，不当头痛发热；以头痛发热为湿热，脉又不当细紧。然必以脉为准，定属厥阴病，寒凝于内，反逼阳于外也，况厥阴病原有头痛。且肝藏血，理宜用当归四逆汤。本方加附子、干姜、吴萸解肌温里，俾邪外解，每日服药，夜必微汗，次日必热微利减。如此六七日，则表热里痢皆痊，以后三年初秋必病，皆如此治之。

以上出自《素圃医案》

王三尊

　　痢疾之痛在少腹，以其大、小肠俱在少腹也。木匠陈辅廷子，孟秋少腹忽痛。一盐商乃廪膳生，书方送人。人意其医道必通，求方者众。予偶见方内有桂、附、炮姜，问其证，乃云少腹痛。某以为阴寒，故发此单。予思盛暑而服大热方药，若稍有不慎，则杀人于俄顷矣。予为亲视，乃痢疾将发而未出，遂用导滞汤一帖，血痢乃出，后以痢药收功。盖医道贵明理博学阅证，三者缺一不可。儒者固明理矣，奈少博学、阅证何？又有痢疾已发而小腹痛，大腹更有未变痢之食滞而作痛者，又当以导滞汤加桔梗、厚朴、青皮治之。外此更有大小肠痈，并少腹冤热诸证，皆不可用热药，医道岂可轻视哉？

周自西佃者，岁三十余，瘦而健，滞下半月余。一医以为形瘦久痢，自当补涩，遂转增逼迫。求治于予，诊脉滑数有力，犹能徒步十里而至，虽久痢未虚。不但兜涩肠中未清之痢，胃中尚有积滞未下，仍以消导攻下，竟未继补而愈。

夫痢疾之疼为久积黏滞大肠，气亦为之阻滞。然正气终伸，久积必去，剥肠而下痛难忍也。孰知暂有之滞先在于胃，胃气阻滞而疼；继而下至大肠，则大肠之气亦为阻滞而疼，即伤寒阳明证绕脐疼之义也。不可以其在少腹而误认为阴寒之证。予于癸卯初夏，过饥饱食蚕豆，以致气闭于胃，至半夜方疼。清晨连服平胃快气药二帖，皆呕去，绝无宿食。继而下至大肠，则小腹痛甚，不能辗转，高语咳嗽皆不能。下以槟榔丸二钱，然所下皆薄粪，又非伤寒阳明证绕脐疼之硬粪可比。岂予年老气弱，虽稀粪而气亦为之阻滞欤？数行而愈。

以上出自《医权初编》

周南

津司武助二十余岁，暑月病痢，里急后重，日几十行。小便茎中痛，痢如鱼脑兼黑色。医见其食少脉数，至二旬余，皆谢手，始延予。诊其脉，虽数而身不大热，食虽少而谷气未绝。舌有苔，小便痛者丹田之热也。其行数之多不必计也，此初时失于推荡，其暑气未清，故缠绵不已也。当清大小肠热尚有可图。方以黄芩芍药汤加姜茶调天水散，一服而二便顿快，脉乃细缓。即易益气汤加莲子、乌梅，行次减半。乃以芍药甘草汤加莲子平调两日，食增痢减，一昼夜二三行，可无虑矣。但足有肿意，更加实脾补气二旬日而痊愈。

万吉年仅弱冠，久有疮毒。患重痢五六日，里急后重，下瘀积稠黏，紫黄杂色，日四十余度。脉大，有热且不进食。误以艾火灸其腹，痢痛益甚，火升欲绝。此热毒内炽，必须下之，以救其如焚之势也。方以大黄、黄芩为君，柴胡、香薷为臣使，暑热之毒在肠胃者，下行而泄；在经络者，表解而散也。佐以槟榔而去积；芍药、甘草以缓中。加生姜、茶叶为引，一大剂而泽枯润槁，奄奄复苏也。继以黄芩汤二日，痢减，脉缓，有可愈之机。然而变证百出，忽而胃脘痛及满腹，忽而咽痛连颊车，忽而日晡寒热，忽而身痛不寐。俱随机制方，虽效如桴鼓，已费一月之周旋矣。痢愈之后，更有虚证之难复，结毒之为害，或盗汗频频，或半身若痿。曲折多方，几及三月，而行动如常。

以上出自《其慎集》

沈璠

华玉英令郎琴五，患痢。大便泻血水，一日夜五六十次，里急后重，肛门如火，小便不利，诸医用和血、调气、利水之药，不能取效。余诊视脉大而数，唇口俱红，余曰："如此暴注下迫，皆属于火。津液枯耗，焉得小便？惟以水能制之。"用井水调益元散，并以西瓜不时与之，小便即来，用芍药汤加芩、连、枳壳之类，半月平安。计饮冷水、益元散十三碗，西瓜四十余枚而愈（评景岳痢疾条）。

《沈氏医案》

任贤斗

黄绍益，病痢，半月后方迎余诊，脉七八至而涩，面色桃红，浑身大热，渴喜滚茶润口，胃中懊恼，已噤口二日。查前所服，乃消导清火，询其起病无热，服药五六日之后方发热，热亦由渐而甚。余曰：此病乃寒凉残害脾胃阳气而起，前医不知病原，又投寒凉，以致阴盛于中，格阳于外也，何以见之口干欲饮，不欲咽下有寒也？若果中焦有热，必然愈饮愈快，岂有不欲咽者乎？胸中懊恼乃胃虚无主，致水停心下，如怔忡、惊悸之状也，故戴阳于上则面红口干，格阳于外则浑身壮热，逼阳于下则孔热孔痛，是皆寒毒踞中之使然也。伊父曰：果然大孔热痛，足见认证确切。与理中汤加荜茇、肉桂，以温胃逐寒、化气行湿，因胃虚不能多饮，令时时呷之。一日夜，胃口颇畅，饮食颇进，服至三日，浑身壮热亦退，口干亦止，痢下十减其七。第形体尫羸至极，因痢久精气大伤，脾胃大亏，与胃关煎加附子，渐服体亦渐肥，而痢竟未痊愈。余细忖思，此病皆因前医误用寒凉，残损阳气，又妄投槟榔、木香，以伤中气，致溜下路惯肠滑使然，另制九气丹与胃关煎间服，其痢方止，调理月余始健。实由前医误治，以致淹缠。俗语云痢疾莫医尾，正此谓也。

周乃金按：寒湿之痢，温补渗利即效，若红痢由一种细菌发生于大肠，乃传染病之最速者，必用杀菌之药方效，如羌活、姜汁、樟脑、木香、明礬、川椒等是也。

胃关煎：熟地　淮山　扁豆　炙草　炮姜　吴萸　白术

九气丹：熟地　附子　肉蔻　焦姜　吴萸　荜茇　五味　粉草　补骨脂

《瞻山医案》

北山友松

八旬男，患休息痢二年。及本年正月，伤食泻痢愈重。至月初医灸数处，亦作溏泻，或呕吐、头痛、腹满，脉弦细。

初用方：藿香正气散，加酒黄连，兼用驻车丸。

次用方：茯苓三分　白术三分　人参三分　陈皮三分　干姜一分　甘草一分　白芍药二分半　泽泻二分半　升麻八厘

终用方：白术三分　陈皮三分　茯苓三分　人参一分　缩砂二分　酒香附二分　甘草五厘　半夏一分五厘　当归五分　杏仁二分

《北山医案》

永富凤

有一男子病伤寒，发热恶寒，谷肉不失味，下痢日数十行，其舌无苔，不好饮。医以葛根汤发汗三日，下痢不止；与小柴胡汤，下痢徐多；乃与桂枝附子汤三剂，下府益多。医来询余，余往诊其脉，推之无力，其腹如坚实而中气不充。因审问其平生，言频年病梅毒，长服下剂。余顾医生曰："此证极宜附子。"与附子，痢不止，余惑之："不知吾子与附约几许？"医曰："每帖或六分，或七分。"余曰："是过用，不耐其毒。"于是再作桂枝附子汤，每帖附子二分，或增至三分，一日而痢绝，数日而复故。

《漫游杂记》

顾文烜

素质阴亏营热，肝气抑郁，秋初半产之时，而后寒热如疟，邪传太阴，则腹胀消而变痢，痢无休息。复又寒热互作，骨瘦如柴，脉细如丝，舌光如镜，皱纹如纱。此属阴液干枯，阳气外脱，营卫分争之势。正在秋冬之交，历历危惧，竭蹶拟方。

人参　阿胶　归身　生姜　稻叶　白术　炙草　橘白　大枣

《顾西畴城南诊治》

缪遵义

肠中攻动则痛，下痢更甚，明系肝邪为患。曾服补中益气升阳之剂而反剧。则升之无益可知矣。宜从风动飧泄一条比例便治之。

制白术　炒黑秦皮　炒焦菟丝饼　蕲艾叶　煅牡蛎　炒黑骨碎补

休息痢已久，但其为痢也，与寻常之痢有异。其始先下浊水，后则下燥粪。所谓浊水、燥粪，皆微带红色。水与粪各行，全不混入，故其燥愈甚，而水竟独行其事也。夫渣之下，由于大肠，先从小肠而下。小肠属火府，大肠属津液，属金为燥。火性急速，故水速于下，金性燥，故粪结且硬也。治宜益脾阴以润大肠之燥，并缓火性，使勿速下，庶与病机有裨。

生甘草　红曲　料豆衣　鸭血　茯苓　琥珀屑

猪大肠煮烂和丸。夜服威喜丸。

以上出自《缪氏医案》

陈念祖

下痢一月有余，口干发热，饮食不进，腹胀闷作痛而喜手按，小便清利，脉大兼数。系火衰不能生土，内真寒而外假热。辨之宜慎，拟以附子理中汤加减酌治。

淡附子七分　土炒白术二钱　干姜八分　人参一钱　枳实八分　白茯苓二钱　广木香五分

长夏患痢，原由时令湿热。但望七七年，肝肾已亏，病经匝月未减，阴阳二气式微，下焦无收摄之权，势必元气日泄。下焦虚冷愈甚，且神识毫无昏乱之象，此病外感为少，内损居多。更可想见，若徒用胃苓汤等剂，恐不足以济事。治病务求其本，斯不失握要，以图之旨。

嫩鹿茸一钱五分　人参二钱　当归身三钱，炒　白茯苓三钱　生杜仲三钱　沙苑一钱发热呕恶，胸痞舌燥，伏暑湿热之邪挟积内蕴，下痢红白黏腻，饮食不进，势成口噤重证。须胃开纳谷，庶望转机病减，兹将拟方列下。

川朴五分　川连五分，酒炒　白茯苓三钱　陈皮八分，炒　北沙参三钱　淡黄芩一钱，酒炒　炒白芍一钱五分　青皮八分　神曲二钱　谷芽三钱　缩砂仁八分

以上出自《南雅堂医案》

省亭殿下已卯七月病痢。众始治以通利之剂，次行和解，又次滋补。月余而病甚，每日行数次，肚腹绞痛，但泄气而便不多，起则腰痛，屈曲难伸，胸膈胀满，若有物碍，嗳气连声，四肢厥冷，喘息不定，召予诊治。诊得两寸俱沉大，右寸肺脉更有力，右关沉紧，左关弦长而洪，喜两尺沉微，来去一样。予曰："此神劳气滞之病也。"以畅中汤进之，香附八分、苍术一钱、神曲三钱五分、抚芎七分、黄芩八分、枳壳五分、苏梗五分、甘草三分、姜一片、枣二枚，水煎服。服后兀兀欲吐，冷气上升，嗳气数十口，即大便，所去秽污颇多，胸次舒畅，腹中觉饥，自午至酉，只去一次，四肢不厥，肩背轻快，六脉平复。但心内怔忡，头目昏眩，饮食无味，用六君子汤加香附、砂仁，二剂胃气渐复，眩晕怔忡乍止乍作，又以补中益气汤，加蔓荆子、茯神、枣仁、黄柏，半月而诸证痊愈。

《陈修园医案》

程文囿

兑兄尊堂，年将及耋，本质阴虚，时常头昏口干，耳鸣心悸，药服滋补相安。秋初患痢，后成休息，延至次春，昼夜或十余行七八行之不等。每便腹痛后重，粪带鲜红，间见白垢。形疲食少，医治无效。召诊脉如平时。予曰："体素阴亏，原宜滋养，但痢久脾虚肠滑，滋药又非所宜。"方仿异功散，加首乌、白芍、山药、扁豆、莲肉、老米，剂内俱用人参，数服痢仍不止，复诊告兑兄曰："令堂证属休息痢疾，病根在大肠曲折之处，诸药力不能到，即复人参，亦皆无益。"兑兄云："然则奈何？"予曰："非鸦胆子莫能奏效，特此物《本草》未收，他书亦鲜论及，惟《幼幼集成》载其功能，名为至圣丹，予用治此证，颇多获验。"检书与阅。兑兄云："据书所言，并先生经验，自必不谬，第恐此药性猛，家慈年迈难胜耳。"予曰："所虑固是，但每用只三十粒，去壳取仁，不过二三分，且有桂圆肉包裹，兼服补剂，扶持正气，断乎无伤，盖非此莫达病所，病不能除，正反伤矣。"如法制服，三日全瘳。是秋其疾复作，家菡洲兄为治，多日未瘥，复邀同议。予曰："上春曾投鸦胆子见功，何不再用。"兑兄仍以高年质虚为忧。予曰："有病当之不害，亦三服而愈。"兑兄虑疾复萌，商用此味，研入调养丸药内，冀刈病根。予曰："善后之图固妙，然研末入丸，似不合法。"更与菡兄斟酌，仍照原制，每以五粒与丸药和吞，服之两月，至今三年，其病不发，可见此药之功效如神。

族人联升，患休息痢，淹缠两载。药如清火、固涩、补中、升提遍尝无效。偶遇诸涂，望其色萎气怯，知为脱血之候。谓曰："尔病已深，不治将殆。"渠告其故，予曰："吾寓有药，能愈尔病，盍往取之。"比随至寓付药，再服即愈，渠以两年之疾，百治不瘳，此药效速如此，称为神丹。方用鸦胆子一味，去壳取仁，外包桂圆肉捻丸，每早米汤送下三十粒，旋以食压之。此方初得之人传，专治休息痢，并治肠风便血，少则一二服，多则三四服无不应验。然其物不

载《本草》，无从稽考，其味极苦，似属性寒。后阅《幼幼集成》书云：痢久邪附大肠屈曲之处，药力所不能到，用此奇效。思治虚怯沉疴，参、芪、归、地有用数斤愈者；治伤寒热病，姜、附、硝、黄有用数两愈者；何此物每用不过二三分，治积年之病，其效如神，物理真不可测。先哲云：千方易得，一效难求。信矣。

引翁年将花甲，秋季患痢，缠绵日久，清利过剂，肛如竹筒，直下无度，卧床不起。诊脉细濡，望色憔悴，知为脾肾两亏，元气下夺，所幸尚能谷，胃气未败。仿胃关煎调石脂、余粮末与服。两日其痢稍减，再加桑螵蛸，晚间参服四神丸，治疗匝月止。

以上出自《杏轩医案》

齐秉慧

又治牛四，病后久虚。下痢滑脱，诸医不效。延予治之，乃与参、芪、归、术各五钱，怀山、砂、半、白蔻、草蔻各一钱，芡实、故纸、益智各三钱，姜、附各一钱。煎服二剂，而病略减，不思饮食，因令其家以白饭鲜置其前，令香气入鼻观中，胃口顿开，饮食渐进，调理而愈。予常见病后不思食者，即令以鲜淆美食嗅之，亦可引开胃口外助之一妙法也。盖香先入脾，脾喜食自进矣。神而明之，存乎人耳。

又治门丁王五美，亦患痢也，身体炽燥，声音重浊，腹痛心烦，口涩无味，证日加剧，昼夜无宁，胀醉异常，诸医不效，来寓求治。予曰："此秋燥证也。"乃与生地、真阿胶各二两，桔梗、甘草、麦冬各五钱，煎三碗，一日服尽。再煎，夜又服之，明日神清气爽。忽想黄蜡丁鱼汤拌饭，与之食得大汗，而病去如失。门人清华问曰："吾师方中无治腹痛之药而效，其证寒乎？热乎？"予曰："非寒非热，此乃肺气为燥气壅塞。混乱清肃之令，陷入腹中，搏结而为腹急痛。故止清其燥邪，而病去如扫矣。何不效之有。"清华曰："吾师所论，直截了当，弟子涣然而冰释矣。"

曾治武生张三元，患痢甚危。三日不食，医治无效，促骑告急。往视其证，上身发热，下身作冷，此乃阳热在上，阴寒在下也。心中烦热，乃阳明里证，法用石膏。口苦咽干，乃少阳里热，法主黄芩。饮食不下，属太阴脾。身热多汗，少阴亡阳。厥逆腹痛，厥阴里寒。其证错杂，寒热互用。遂与芪、术、砂、半以理太阴。石膏以清阳明腑热，黄芩以解少阳里热，姜、桂、故纸以温少阴亡阳，吴萸、川椒、生附子以驱厥阴之寒逆。煎服一剂。诸证减半。于是减去生附子、石膏、黄芩，再加熟附、茯苓、炙草、芡实、山药，服数剂而全愈矣。

曾治贡太守门丁张四美秋月患痢，恶寒嗜卧，见食即吐，下痢纯白，其证甚微。医者曰："痢而鱼脑必死。"辞以不治。徐友来寓谓余曰："此证还可生乎？"余曰："痢如鱼脑，一味虚寒，何云死证？此太、少二阴之陷邪也。"乃与人参三钱，黄芪、白术各五钱，故纸三钱，苓、半、姜、附各二钱，吴萸、丁香、白蔻各八分。研细末，调药水一剂而效。四剂而全愈矣。

曾治万人和患痢纯红，一日间至数十次，医治无功。来求予治。乃与天师救绝神丹，方用归、芍各二两，枳壳、槟榔、甘草、滑石、莱菔子各三钱，磨广香末一钱调药水，又和苦蘵汁服之，一剂轻，二剂止，三剂全愈。此方妙在白芍用至二两之多，则肝血有余，不去克制脾土，则脾气有生发之机。大肠有传导之化，加之枳壳、槟榔、莱菔子，俱逐秽驱积之神药，尤能于补中用攻。而滑石、木香、甘草调和其迟速。蘵子善能破滞，不急不徐，使瘀浊尽下，而无内留之患也。其有些小痢疾，不必用此大剂，减半治之无不应。不分红白痛不痛，凡夏秋感热气而患痢，用之皆神效。

以上出自《齐有堂医案》

许琏

定海东山脚上某妪，前翁姓之邻居也，年四十余。患血痢，日数十行，里急后重，腹痛如绞，粒米不入者十余日矣。身大热，口大渴，病在垂危，呻吟欲绝。余因治翁姓子之证，乘便邀诊。脉两关尺俱沉弦而数，按之搏指。余曰："证属暑挟食积。"遂与大剂黄连、黄芩、荆芥炭、银花炭、槟榔、木香汁、醋制大黄、归尾、红曲、贯众炭、地榆、槐花、白芷、焦山楂等。一剂而病减半。乃去大黄，加甘草，再剂而十愈七八，腹亦不痛，稍能进食。复去槟榔、贯众、白芷、槐花，而加西洋参、石斛、炒麦冬、鲜荷叶、辰砂、益元散。又三剂而全愈。其四岁孙亦患是证，但稍能食，与芍药汤去桂，加荷叶、益元散、焦山楂、五谷虫之类而愈。余治此三证，转危为安，群以为神，其实不过按证施治耳。

郭通圆，静修庵尼。秋季患痢如鱼脑，腹与胁牵引而痛，气堕肛门肿痛，缠绵月余，面黄肌瘦，里急后重，脉象虚大。余曰："湿热郁蒸为痢，法宜透化。香燥耗液，反助火邪，与病不合，故不能愈。"乃与大豆黄卷、鲜藿香、黄连、黄芩、防风、木香、佛手、柑萝、葡子、茅术、车前、薏苡、泽泻、白芷、荷叶、青蒿、脑滑石等，服两剂而病减半，乃去白芷、豆卷、茅术，加石斛、茯苓，又四剂而病去其七八。后以调胃和中化湿之剂而愈。

以上出自《清代名医医话精华》

黄凯钧

许，五八，身热赤痢，匝月不饥不纳，脉带微弦，证属难治；犹得神气不丧，姑投一方，以观消息。

川连八分，清暑毒　莲肉三钱，去心补脾带涩　白芍一钱五分，清血　橘皮八分，利气　厚朴六分，炒，疏滞　楂肉二钱，消积　银花一钱五分，解毒止利　甘草三分，和中　菜花头五个，此味得春和之气温而能升，所以生万物者也，以提脾胃之气

两帖热退思食，痢减半变白，此证妙在病人不轻服药，从未投剂，所以用方取效尤速，已历险途，可许抵岸。又用：

莲肉三钱　扁豆三钱　茯苓二钱　白术一钱，炒　白芍一钱五分，炒　银花一钱五分　橘皮一钱　厚朴六分

服之痊愈。

周妪，六六，红痢三月不痊，宜逐邪兼顾本原。

谷芽　楂肉　砂仁壳　橘皮　黄芩　炒白芍　炒归身　炒冬术　银花　莲肉　炒山药　炙草

四服痢止。苦以久痢而用涩药，如乌梅、石榴皮、诃子、罂粟壳之类，非不取效。奈痢之所生，由脾胃气滞，暑热内攻。初起必用寒凉清火邪，辛温开滞气；消导如山楂、枳实、神曲，重则大黄，尤为要药。原其故归于清邪逐秽，使肠胃通利，积滞何由而生？前案年高痢久，日夜数十回，逐邪须兼顾本，自然有效。若涩药涩住，往往延为休息痢，或腹胀脚肿，诸患蜂起，病家不知，医者亦不经意，究竟是谁之过欤？

李，四四，痢下五色，腹痛重坠，行数无度，纳食无几，已历五旬，以上各证，亦为不轻，而脉更弦大，非痢所宜，幸神气不惫，当属阳证，用逐热导邪升举之法。若得桴应，可商维持。

川连七分　条黄芩一钱五分　白芍一钱五分　楂肉二钱　厚朴一钱　木香四分　柴胡三分　升麻三分　炙草四分

三服痢仍不减，腹痛后重无矣，脉弦稍缓，舌苔干黄，微渴。因意前投芩、连逐热，反见黄苔，五旬久痢，阴血大亏，用加味四物汤。

生地炭四钱　归身炭一钱五分　麦冬二钱　山药二钱　银花一钱五分　莲肉二钱　蛀枣二枚，因病立方者祥，执方治病者殃

三服痢减大半，谷食顿增，如此重证，得如此速效，信药之有缘也。今但扶脾胃，不治而可愈矣。异功散加熟地、归、芍、山药、楂肉、砂仁壳，不十剂而痊。

蔡氏，五九，血痢两月，医治无法，近日粥饮俱不进矣，胸闷干呕，腹痛不休，里急后重，昼夜六七十行，形神疲困，脉细数而沉，噤口重证显然，幸脉不致弦劲，势虽危险，总因热毒蕴蓄肠胃，非真土败之比，尽人心力，可冀斡旋。

川连一钱　黄芩一钱五分　白芍一钱五分，以上三味立斋先生以为治热痢主药　山楂三钱　厚朴一钱　橘皮一钱　木香少许，磨冲　扁豆花廿朵

两服干呕止，痢变白，但腹痛仍然，行数不能大减，肛坠，前方清热调气，其痢不减分毫，因忆目下天气收肃，出秽转侧，岂无感冒，肺与大肠相为表里，今脏腑之气皆郁而不伸，治病必当求本。

苏叶一钱　防风一钱　升麻七分　橘皮一钱五分　楂肉二钱　苦参一钱五分　白芍一钱五分　甘草四分　厚朴六分　蛀枣两枚，善治秋痢　姜皮四分，辛凉走表

一服痛痢减半，再剂其病如失，饮食渐进，胸膈不甚舒畅，因肝木动故也。况年及甲迄，大病新瘥，中州焉能骤健？缓调平复。

党参　白芍　麦冬白米拌炒　炒银花　归身炒黑　钩藤　橘皮　丹皮　炙草

又方，五味异功散加归芍、熟地、砂仁、麦冬，十余剂而痊。

汤，四三，暑邪内迫，血痢缠绵，宜清热导滞。

苦参　黄芩　白芍　楂肉　厚朴　橘皮　葛根　银花　大蛀枣

病历四旬，三帖而愈。

以上出自《肘后偶钞》

王九峰

下痢一证，《内经》谓之肠澼，《伤寒》《金匮》谓之滞下。其伤于天时者，感冒湿热之气，多属阳邪。其伤于人事者，过食生冷，多属阴邪。见证不同，治法则异。初病责之在肠胃，继则在脾，久则入肾，此由表传里之大概也。抱恙月余，未得松解。刻下一日夜十余次，舌白胸痞，不思饮食。脉来二尺细涩，左关独弦，右关沉细，此缘肾气久亏，命肾之火不能熏蒸脾胃。火衰无生化之源，故脾土失容纳之职。且肝气怫郁，木乘土位，犯胃克脾，真阳不足以补助脾气，虽与饮食，庸得进乎？总之此证，大有土败木贼之虞，并不在热毒蕴结，致成噤口之例。

活党参　茯苓　白术　郁金　小茴香　益智仁　破故纸　陈皮　木香　蒺藜　青皮
枣　姜

《王九峰医案》

吴篪

扎，殍泄三月，复患血痢，脉迟细弱，乃属阳虚阴脱，元气脾胃虚极，故先泄而后痢也，即用附子理中汤，服数剂甚效。更以八珍汤加升麻、炮姜升举之药乃愈。

施，久患白痢，邪迫而后重，至圊稍减，饮食不思，精神日败。按脉迟细涩，乃胃弱气虚，土不能生金，肺与大肠气伤而下坠也。即服补中益气汤加熟附、炮姜，连服十剂，痢减过半。兼用十全大补汤，二十余日霍然起矣。

少司农韩兰亭，述向患痢经年，百药无效。适有戚好自蜀来都，带有一药，名鸦胆子，大如豌豆，去壳用仁，味极苦，能治久泻热痢，屡试屡效。须忌食鸭百日，否则必发。当信，用七粒，以龙眼肉包裹，开水送下，半日腹痛异常，连泻十余阵，下浊垢甚多。越日，腹痛稍减，仍进七粒，又次日再投七粒，痢大减。改用五粒，连服四日，竟获全愈。自后，京师盛行此药。闻此药兼治便血。曾晤舒益斋太守云素患肠红，任长沙府时有友人传治便血偏方，会先服凉血疏风药数帖，继用鸦胆子七粒，以桂圆肉裹之滚汤下，两服可愈。惟包之不紧，入胃必吐出苦水如胆汁，然无害，以米汤饮之即止。

按：鸦胆子《本草纲目》暨本草诸书俱未载，大概味苦性寒而涩，出产西川，湖南、贵州亦出，治热痢、久痢见效，如初痢、寒痢似非所宜。且入胃即吐，其性味苦寒可知，故记之，以为好学者续增本草之备云尔。

宗室晋公泻痢月余，绝谷数日，自虑难痊。余曰：脉沉细微，此虚寒久痢，过服苦寒攻击，致元气脾肾俱损、脂膏剥削受伤，故腹痛后重不已，愈痛则愈欲下泻；愈泻则愈痛而脱肛也。亟进真人养脏汤温补固涩，服之甚效。以原方加升麻、熟附，痢减肛收，更用异功散加温补升提之品乃安。

相国王惺园七十有六，患痢两月，医论寒热虚实不一，延余决之。按脉大滑数，缘湿热蕴积，初作失于清解，郁久则营卫俱伤，气血皆滞，致大便下迫不止，虽年高痢久而幸非虚证。

宜宗河间用芍药汤，行血则脓血自愈，调气则后重自除。遂服二剂，下积滞甚多，惟脉尚大，后重未解。以原方去大黄、槟榔，加升麻提之，服之，脓垢后重俱止。至腹中尚有微痛，乃营气不和、肝木乘脾，以芍药甘草汤和之，继用归芍异功散调摄而痊。

以上出自《临证医案笔记》

何书田

暑湿热交结于大、小肠，溲不利而大便涩滞，下痢不止，胃不喜纳。非浅恙也。

炒黄连　炒枳实酒炒　大黄　煨木香　陈皮　赤苓　炒黄芩　炒中朴　焦楂肉　生甘草　滑石

复诊：协热下痢，里急后重，舌心黄滞。阳明积热未清，三五日未能见效也。延久防其休息。

炒黄芩　炒中朴　煨木香　广藿香　赤茯苓　炒枳实　焦楂肉　炒青皮　炒苡仁　白头翁

下痢两旬，红色夹黄，里急后重，腹痛溲短，舌苔黄滞，六脉沉微，胃不纳食。此阳明热邪、积湿交结为患也。先以清通法，再视进止。

米炒黄连　炒枳实　煨木香　焦神曲　漂滑石　炒黄芩　炒中朴　广藿香　焦楂肉　焦锅巴

热痢二十日以来，昼夜数十次，腹痛后重，脉象沉细无根。可见热邪未泄，而脾土大伤矣。殊非轻恙。

炒黄连　白头翁　炒中朴　炒建曲　炒银花　炒川柏　炒黄芩　煨木香　炒谷芽　炒苡仁　赤苓　泽泻

阳明食积，兼挟湿热内滞，粪中夹痢，三旬不止，脉无虚象。暂与清疏，补剂尚早。

炒黄连　炒黄芩　焦白芍　焦建曲　生苡仁　白头翁　炒丹皮　煨木香　焦楂肉　赤茯苓

暑湿热交迫为痢，两旬不愈。伤及阴分，则来休息。殊可虞也。

生地　炒白芍　白头翁　焦楂肉　广藿香　赤苓　阿胶　炒川连　枯黄芩　煨木香　炒苡仁　煨姜

劳伤血痢不止，脾阴内损，真气下陷，殊不易治也。暂用苦燥酸涩法，以图小效。

炒川连　焦白术　北秦皮　焦楂肉　木香　赤苓　炮姜炭　焦白芍　白头翁　炒乌梅　陈皮

老年脾虚下痢，六脉无神，非浅恙也。恐其肢肿腹膨。

炒川连　焦白术　煨木香　陈皮　炒苡仁　炙草　炮姜炭　焦白芍　广藿香　砂仁　白茯苓

痢后脾虚，四肢软倦，宜用归脾法加减为治。

炒于术　山萸肉　淮山药　白茯神　远志肉　大熟地　炒归身　炙甘草　炒枣仁　陈皮

以上出自《籊山草堂医案》

王孟英

项君香圃患赤痢濒危，所亲庄眉仙少府拉余往视。脉细不饥，口干舌绛，形消色瘁，不寐溺无。禾中医者以其素沉曲蘗，辄进苦燥渗利之药，而不闻景岳云：酒之为害，阴虚者饮之，则伤阴也。况病因暑热，不夹湿邪，温燥过投，阴液有立涸之虞。余将旋里，为定西洋参、生地、甘草、银花、石斛、麦冬、生白芍、扁豆花、枳椇子、藕汁一方，冬瓜汤煎，令其恣服。次年春，余往禾候庄芝阶先生之疾，有一人来拜谢，面如重枣，素昧平生，甚讶之。眉仙曰：即香圃也，面向赤，上年因病危而色脱，故先生不识耳。承惠之方，服十余剂而愈。今又善饮如昔矣。

朱氏妇患赤痢匝月，多医杂治。痢止三日矣，而起病至今，胸痞头胀，米饮不沾，口渴苔黄，瘦热而痛，凛寒身热，夜不成眠，神惫形消。诸医技窘，乞余往视，脉数而弦。伏暑未清，营津已劫，气机窒塞，首议清泄。南沙参、石菖蒲、蒌、薤、栀、芩、茹、连、橘、半、白薇、紫菀，四剂而痰活胸舒，寒热大减，且能啜粥；改用北沙参、生首乌、柏子仁、冬瓜子、元参、蒌、薤、菖、栀，二剂坚矢下，授清养法而痊。

梅溪蒋君宝斋令堂，自上年夏秋间患痢之后，神疲少寐，不能起床，医谓其虚，率投补药，驯致惊疑善悸，烦躁呓语，胁痛巅疼，耳鸣咽痛，凛寒暮热，大汗如淋，晕厥时形，愈补愈殆。李君苍雨邀余诊之，脉弦滑而数，白睛微红，而眼眶如墨，舌绛无苔。因问胸闷乎？曰闷甚。便秘乎？曰秘甚。溺热乎？曰热甚。岂非气郁而痰凝，痰阻而气痹，肺胃无以肃降，肝胆并力上升，浊不下行，风自火出？虽年逾五旬，阴血不足，而上中窒塞，首要通阳。为处小陷胸加菖、薤、旋、茹、芩、枳、郁李仁，群医谓是猛剂，无不咋舌。宝斋云：滋补镇敛，业已备尝，不但无功，病反日剧，且服之。果一剂知，三剂安。已而余有会垣之游，前医谓病既去，复进守补月余，仍便秘无眠，胸痞躁乱，加以发斑腹痛，人皆危之。时余游禾中，函乞往视。仍用前法增损，合雪羹投数剂，连得大解，率皆坚燥，改与柔养，更衣渐畅，粥食渐增，以潜镇舒养之剂善其后。

以上出自《归砚录》

汪左泉，病滞下，昼夜数十行，而即日须补岁考遗才，浼孟英商速愈之策。切脉弦滑，苔黄满布，曰：易事耳。重用（黄）芩、（黄）连，佐以（山）楂、（厚）朴，送服青麟丸四钱，投匕而痊，略无他恙。

金魁官，九月间患五色痢，日下数十行，七八日来，口噤不纳，腹痛呻吟，危在旦夕矣。孟英视之，曰：暑挟食耳，误服热药矣，攻补皆不可施也。轻清取之可即愈焉。以北沙参、黄连、鲜莲子、栀子、黄芩、枇杷叶、石斛、扁豆、银花、桔梗、山楂、神曲、滑石为方，覆杯即安。孟英尝曰：莲子最补胃气而镇虚逆，若反胃由于胃虚而气冲不纳者，是皆热邪伤其胃中清和之气，故以黄连苦泄其邪，即仗莲子甘镇其胃。鲜莲子清香不浑，镇胃之功独胜。

附录：孟英玉芝丸、猪肚一具，治净，以莲子去心入肚内，水煎糜烂，收干捣为丸服，凡胃气薄弱者，常服玉芝丸，令人肥健。

朱某，患痢于越，表散、荡涤、滋腻等药备尝之矣。势濒于危，始返杭乞孟英诊之，神气昏沉，耳聋脘闷，口干身热，环脐硬痛异常，昼夜下五色者数十行，小溲涩痛，四肢抽搐，时时晕厥。曰：此暑热之邪，失于清解，表散荡涤，正气伤残，而邪乃传入厥阴，再以滋腻之品，补而锢之，遂成牢不可拔之势。正虚邪实，危险极矣。与白头翁汤加山栀、黄芩、银花、白芍、楝实、苁蓉、石斛、桑叶、羚羊角、橘叶、牡蛎、海蜇、鳖甲、鸡内金等药，大剂频灌，一帖而抽厥减半，四帖而抽厥始熄。旬日后，便色始正，溲渐清长，粥食渐进。半月后，脐间之硬始得尽消。改用养阴调理，逾月而康。

朱念民，患泄泻。自谓春寒偶薄而饮烧酒，次日转为滞下。左腹起一痞块，痢时绞痛异常。孟英曰：阴虚木燥，侮胃为泻，误饮火酒，怒木愈张，非寒也。亟摒辛温之物，用白头翁汤加（黄）芩、（川）楝、栀（子）、（黄）连、海蜇、银花、草决明、枳椇子、绿豆皮，十余剂而愈。

陈昼三，病滞下，某进通因通用法，痛泄无度，呕恶不纳，汗出息微，脉弱眩晕。孟英曰：近多伏暑痢，此独非其证也。元将脱矣。急投大剂温补，脉候渐安。一月后，甫得健复。

高若舟之庶母，年逾花甲，体丰善泻，张某向用参、术取效。今秋患白痢，张谓寒湿滞中，仍与理中（汤）加减，病遂日增。因疑老年火衰，蒸变无权，前药中复加附子。白痢病果减，而腹胀且痛，不食不溺，哕逆发热，势已危殆。始迓孟英视之。脉沉而滑数梗梗。曰：暑热未清，得毋补药早投乎？与（黄）芩、（黄）连、杏（仁）、（厚）朴、橘（红）、（神）曲、（白）芍、滑（石）、（川）楝、银花、海蜇、鸡内金之类，一剂溺行痛减，而痢下仍白。其女为屠西园之室，乃云：向服补药，白痢已止，今服凉药，白痢复作，盖病本久寒，凉药不可再用矣。孟英曰：言颇近理，使他医闻之，必改温补。但病机隐伏，测识匪易，前此之止，非邪净而止之止，乃血得补而不行之止。邪气止而不行，是以痛胀欲死。夫强止其痢，遽截其疟，犹之乎新产后妄涩其恶露也。世人但知其恶露之宜通，而不知间有不可妄通者；但知疟、痢之当止，而不知邪未去而强止之，其害较不止为尤甚也。今邪未清涤，而以温补药壅塞其流行之道，以致邪不能出，逆而上冲，哕不能食，此痢证之所畏。吾以通降凉润之剂，搜邪扫浊，惟恐其去之不速，胡反以白痢复作为忧？岂欲留此垢滞于腹中，冀得化脂膏而填空隙，何若是之宝惜而不愿其去耶？幸若舟深信，竟从孟英议。寻愈。

戚妪，病痢，某医以其高年，用"舍病顾虚"之法为治，渐至少腹结块，攻痛异常，大渴无溺，杳不知饥，昼夜百余行，五色并见，呼号欲绝。孟英诊之，脉至沉滑而数。因谓曰：纵然暑湿深受，见证奚至是耶？此必温补所酿也。夫痢疾古称滞下，明指"欲下而滞塞不通"。顾名思义，岂可以守补之品更滞其气？燥烈之药再助其虐？现少腹聚气如瘕，痢证初起，因于停滞者有之。今见于七八日之后，且时欲冲逆，按之下硬，则显非停滞之可拟，实为药剂之误投。

察前诸方，果是参、术、姜、萸、附、桂、粟壳、故纸、川椒、乌梅等一派与病刺谬之药。是但知年老元虚，不闻邪实则实？幸未呕哕，尚可希冀一二。遂与苁蓉、（川）楝、（白）芍、（黄）芩、（黄）连、橘（皮）、（石）斛、（山）楂、（神）曲、延胡、绿（萼）梅、鳖甲、鸡（内）金、鼠矢、海蛇，出入互用，数帖渐安。

十八涧徐有堂室，病痢，医作寒湿治，广服温补之药，痢出觉冷，遂谓沉寒。改投燥热。半月后，发热无溺，口渴不饥，腹痛且胀，巅痛不眠。翁嘉顺嘱其求诊于孟英，察脉弦细，沉取甚数，舌绛无津，肌肉尽削。是暑热胶锢，阴气受铄。与北沙参、肉苁蓉、（黄）芩、（石）斛、楝（实）、（白）芍、银花、桑叶、丹皮、阿胶合白头翁汤为剂，次日各恙皆减。痢出反热，有堂不解，问（何以）故？孟英曰：热证误投热药，热结而大便不行者有之；或热势奔迫，而泄泻如火者有之；若误服热药而痢出反冷者，殊不多见也。无怪医者指为久伏之沉寒。吾以脉证参之，显为暑热。然暑热之邪，本无形质，其为滞下也，必挟身中有形之垢浊。故治之之道，最忌补涩壅滞之品。设误用之，则邪得补而愈炽，浊被壅而愈塞，耗其真液之灌溉，阻其正气之流行，液耗则出艰，气阻则觉冷。大凡有形之邪，皆能阻气机之周流。如痰盛于中，胸头觉冷。积滞于腑，脐下欲熨之类。皆非真冷，人不易识。吾曾治愈多人矣。徐极叹服，仍议育阴涤热，病果渐瘳。

丙午春，高汉芳，患滞下。色酱，日数十行。年已七十七岁。自去秋以来，渐形疲惫，即服补药，驯致见痢，黄某径用温补，势乃剧。延孟英诊之，右脉弦细芤迟，口渴溲涩，时时面赤自汗，乃吸受暑邪，误作虚（寒）治。幸其所禀极坚，尚能转痢。一误再误，邪愈盛而正反虚矣。以白头翁汤加（人）参、（白）术、银花、（黄）芩、（白）芍、楝（实）、（石）斛、延胡，二剂即减，五剂而安。继予调补，竟得霍然。后三载，以他疾终。

一叟，患滞下，色白不黏，不饥不渴，腹微痛而不胀。孟英切脉，迟微。进大剂真武汤加人参而愈。

吴尔纯。八月下旬患滞下，腹痛异常，伊外祖许仲廉，延孟英往诊，形瘦脉数而弦，口渴音微，溺涩，乃阴分极虚，肝阳炽盛，伏暑为痢。治法不但与寒例迥异，即与他人之伏暑成痢者，亦当分别用药也。与白头翁汤加知母、花粉、银花 丹皮、金铃、延胡 沙参、（黄）芩、（黄）连服之。
次日复视，痢减音开。而右腹疼痛拒按。为加冬瓜子、乌药、鼠矢，三剂而消，滞下亦愈。惟薄暮火升，面赤自汗，重加介类潜阳而痊。

王瘦石夫人，患滞下，腹痛微呕，不饥口苦，溲短耳鸣。孟英诊曰：脉见细弱之形，肌无华泽之色，汛不行而早断，舌紫暗以无津，是素质阴亏，情怀悒郁，二阳默炽，五液潜消，虽吸暑邪，莫投套药。与白头翁汤，加雪羹、银花、栀子、楝实，数剂而减。继去雪羹，加生地、苁蓉、柿饼、藕汁而安。改授甘（草）、（小）麦、大枣，加西洋参、生地、苁蓉、竹茹、（当）归、芍（药）、葡萄干，而以藕汤煎服，调养体质以痊。

沈缓斋令堂，患滞下色白，医予温运，病势日剧，腹胀昏瞀，汤饮不下。孟英诊为伏暑。用（黄）芩、（黄）连、滑（石）、（厚）朴等药，沈疑高年，且素患脘痛，岂可辄用苦寒？孟英再四剖陈，始服半剂，病果大减，不数帖即愈。按此等证甚多，奈执迷不悟者，虽剀切言之，不能解其惑，亦可哀也已。

曹泳之二尹，将赴代理昌化任，百疟痢并作，寒少热多，滞下五色。迎孟英视之，面垢苔黄，干呕口渴，痛胀溺赤，汗出神疲，脉至洪数不清，与大剂（黄）芩、（黄）连、滑（石）、（厚）朴、知母、花粉、银花、石膏、连翘、竹茹等药，投匕即减，三服而起。

以上出自《王氏医案》

林佩琴

王。痢久鲜红，里急肛坠，兼患三阴疟发，皆暑湿热之邪留恋经腑。但久痢伤肾，久疟伤脾，痢疟合邪，足三阴交损，势必支离困顿。依经旨热淫于内，以酸收，以苦发。用制厚朴、酒黄连各五分，乌梅二枚，甘草（炙黑）一钱，白芍、赤苓、陈皮、黑荆芥各钱半，鲜夜交藤五钱，二服痢俱止。

孙。数年久痢，必伤肾阴，但知健脾，不节腥腻，恐脾阳不复，肾阴益亏。用缪仲淳脾肾双补丸，人参、茯苓、山药、山萸、菟丝饼、砂仁、肉蔻、补骨脂、炮姜、南烛子、莲实，糊丸，一服而效。

谭氏。六旬外，下痢旬余，犹然腹痛后重，溺涩脉洪，目赤颧红，痞烦口干。忽而香连丸，忽而粟壳汤，忽而大黄，忽而肉桂，用药前后不伦，失于疏理。先以荸荠粉、山栀、石斛、丹皮、赤苓、麦冬、白芍、木香汁、枳壳、地榆、灯心，一啜诸证减，纳粥糜矣。转方，用煨木香、陈皮、白芍、当归、茯苓、地榆、车前子、甘草梢，痢大减，惟腹痛不定一处，则虚气滞也。用葱姜末炒麦麸，绢包热熨，痛已，服调理药而安。

堂弟。初秋患痢，因热渴多服梨、藕、莱菔，上吐下痢，口噤不食，奄卧昏沉，脉细欲绝，肢厥目瞑齿噤，汤药难下，急用附子理中汤去参、草。制川附二钱、炮姜二钱、制半夏三钱、白蔻仁八分，煎汤，用箸启齿，以匙挑与之。尽剂手足渐温，与粥汤不吐矣。前方加陈皮、茯苓、炙草、谷芽，再剂痢渐止。嗣用香砂六君子汤而安。

包氏。春雨连旬，感湿成痢，脘闷食减，其治在脾。用平陈汤去甘草，加神曲（炒）、谷芽（炒）、薏米，煎汤，一服便减。再加炮姜、砂仁，服愈。

某。感暑致痢，热渴烦闷，里迫后重，红白稠黏，此湿热蕴结也。用六一散加花粉、薏仁、薄荷梗、枳壳、赤苓、赤芍、丹皮。热退，后重亦减，去花粉、薄荷、丹皮，加黄芩（酒炒）、白芍（酒炒）、煨木香、陈皮。数服愈。

以上出自《类证治裁》

方南薰

丁酉七月，王友吟之试秋闱，患腹痛泄泻，旋转痢疾，红白相兼。其叔岳刘君庆澜亦精医学，知属中寒下痢，投以附子理中汤，五六剂未效。八月七日，漏下二鼓，刘君接家书，知尊翁抱恙甚笃，兄弟泣涕谋归，又以侄婿之病无医可任。适刘竹芬同寓，坚托于余，余曰："刘君昆仲请就道，此任吾当肩之。"及诊其脉，两寸尚浮，关大而软，尺细而弱，察其证，恶寒发热，精神困倦，全不思食，痢下纯红，昼夜百有余遍，里急后重，腥秽之气溢于户外。余曰："此因本体虚寒，复有三阳表邪陷入三阴，宜宗喻氏逆流挽舟之法。"用人参败毒散煎成热服，温覆取汗，以领邪外出，服三剂而寒热解，旋以补中益气汤升提元气而后重除，仍用附子理中汤以收全功。幸刘君用方合法，故余奏功如向，然以附子理中汤治秋月血痢，刘君真卓识哉。

同邑宋某年四旬外，八月病纯红下痢，日夜数十行。前医以脉洪有力，用药无非清凉败毒之品，延至十月，迎余往诊。脉果洪大，惟右寸不见，察其便清不渴，四肢清冷，小腹痛楚，便出全无臭气，其为虚寒下痢无疑，可知脉之洪大或与生俱具，不必顾忌。遂授以参、术、桂、附，祛寒补虚，二日而痢大减，日仅二行，家人喜其应验之速，余曰："未也。证本虚寒，投温补虽折其大势，其沉滞于脏腑间者，实一时驱除不尽，盖阳有一分不足，则痢即有一分不止也，前此九分可以骤除，今后一分殊难尽去。据鄙见必多服桂、附，力补元阳，俟右寸气分之脉复，阴柔变为阳健，然后再为滋阴养血，以恋真阳，庶几可收全功。"病者深信余言，原方服至一载，始获全瘥，复用阴阳平补以封固，善其后焉。

以上出自《尚友堂医案》

抱灵居士

张麻，伤寒十余日，屡治不效，予诊尺脉濡数，寸关伏，发热，口渴，舌黄，微呕不食，至夜寒热如疟，大小便坠，日夜下痢黄赤色二十行，此阳陷阴中也。以小柴胡汤加花粉、茯苓一剂，寒热退，泻止，胸中饱闷，微呕；以前汤去花粉，加枳壳、陈皮，一剂愈，次日腹痛泻痢，以三白汤加黄芩，一剂而愈。

《李氏医案》

顾德华

李。交秋肃降，暑风湿热，壅迫二肠，发为赤白二痢。起经四月，先有寒热，脘腹大痛，汗泄如注，见谷漾漾欲呕。邪势壅遏三焦，高年深恐不能支持。经云：病有急当救里救表者。今里重表轻，当从疏为急。每见里滞充斥者，误用败毒散，多变噤口。

川朴五分　枳实七分　丹皮一钱五分　赤芍一钱五分　川连四分　藿梗一钱五分　青蒿一钱　青皮一钱
秦艽一钱　红曲三钱　楂炭末七分

又诊：痛减痢稀，伏邪尚盛，肝木乘胃虚上逆，为恶心悸惕，表热退净，略可安谷。病虽转机，尚非坦途也。

人参须五分　川朴七分　藿梗一钱五分　赤芍一钱　淡吴萸二分　川连五分　楂炭末一钱　青皮五分

神曲三钱　砂仁末五分　鲜佛手一钱五分

又诊：表热退净，痛减过半，痢稀夹粪，恶心止而谷食加，洵称佳兆。但痢伤肾阴，肾为胃关。舌心光红，高年患痢，液涸生糜之风险，务宜预防。

人参七分　藿梗一钱五分　乌梅炭四分　炒米仁三钱　川连三分　青皮五分　焦白芍一钱五分　炒楂炭三钱　阿胶一钱五分　荠菜花三钱　生甘草三分

又诊：病交一候，痢已全止。高年气阴两亏之体，邪达迅速，诚大幸也。纳谷未旺，神脉尚弱。拟益气生津以恢复之。

人参须一钱五分　制首乌四钱　焦六曲三钱　归身一钱五分　绵黄芪一钱五分　五味子五分　炒苡仁三钱　白芍一钱五分　阿胶一钱五分　荠菜花三钱　枣仁三钱

家母。操劳之体，真阴不足，夏令心阳少畅，交秋肺气郁而不宣，肝木夹暑湿，先从上扰，巅痛咳嗽。旧恙发而未甚，适触秽气，浊邪壅遏，反从下走，先泻转痢，赤白杂下，表有微热。正虚邪盛，势正方张，拟表里合解，邪宜速达，则免伤正。

广藿梗　赤芍　青皮　枳实　秦芃　赤芍　楂炭　建曲　白蔻仁　鲜佛手

又诊：表热得汗而解，病势里急右重，痢次昼夜数十遍，赤白紫滞，纳谷勉强，口苦舌糙。乃血郁热结也。每于痢下甚时，积多粪少，后重极甚，细参病机，痰中略有咳嗽，醒时痛缓，乍醒痛缓之时，积少粪下极畅，似乎痰则气火下行，阴液得养，肺气开而肠胃积滞能下。当顾肾阴而化里邪，逆流挽舟法，断不能用。谨以辨证之法，质诸高明教正焉。

广藿梗　桔梗　青皮　楂炭　丹皮　枳实　建曲　白芍　赤苓　益元散

又诊：气分湿滞已减，但痛势盛于下午，邪伏血分何疑。痢色紫滞夹白，气阴兼理。

西党参五钱　建曲一钱五分，同炒　白蒺藜三钱　青皮五分　乌药一钱　阿胶二钱　荠菜花三钱　丹皮一钱五分　银花炭三钱　侧柏炭一钱　山楂炭三钱　香连丸一钱

又诊：舌苔渐化，纳谷较增，痢畅而稀，其痛势虽在胃脘，观食下时并不作痛，关脉弦数。属血分之邪发越，肝木并逆也。

党参三钱　建曲一钱五分，同炒　丹皮炭一钱五分　枳壳三分　银花炭三钱　阿胶三钱　青皮五分　白蒺藜三钱　侧柏炭一钱　乌药一钱　益元散三钱

又诊：血分之暑邪、郁邪俱化，痛止痢亦将止。脾气肾阴，虚机略振。便时指尖微冷，痰少耳鸣。守脏真为主，和肠胃为佐。

老山人参三钱　炮姜炭二分　五味子五分　枣仁三钱　熟地炭三钱　煨木香三分　白芍一钱五分　云苓三钱　陈皮三分　小红枣三枚

又诊：胃气颇醒，知味加谷，食后气觉下坠欲便，小溲尚少。然痢必伤肾，不宜渗利。盖膀胱为津液之府，与肾为表里者也。

人参三钱　于术一钱五分　制首乌四钱　炒枣仁三钱　党参三钱　生芪一钱五分　阿胶二钱　炒白芍一钱五分　阳春砂仁五分　炒苡仁三钱　炙甘草三分

以上出自《花韵楼医案》

蒋宝素

痢疾挟表，宜先服人参败毒散。

人参　白茯苓　柴胡　羌活　独活　川芎　前胡　枳壳　桔梗　炙甘草

昨服人参败毒散，得汗表解，痢益甚，腹痛，里急后重，赤多，不欲食，防成噤口。香连顺气汤加减主之。

赤芍　当归身　川黄连　生木香　尖槟榔　炙甘草　黄芩　生大黄　细滑石

昨服香连顺气汤略为加减，痢之赤白畅行，腹痛、里急后重俱减，饮食亦进。再拟东垣法，以善其后。

人参　黄芪　冬白术　炙甘草　当归身　陈橘皮　柴胡根　绿升麻　生木香　生姜　大枣

《问斋医案》

张大曦

腹痛下痢，昼夜无度，汗冷肢冷，脉细舌白。暑湿热夹滞互结，病经五日不减，嗜酒中虚之体，邪不能化热外达，而见多汗伤阳，多痢伤阴之险。凡里急后重腹痛者，治法宜通；口燥烦躁溲秘者，又当清渗。此证中阳先馁，不能托化；邪滞未动，虚波已至，诚属棘手。姑拟温清并进，宗泻心汤意，参以疏邪化滞。若正气、保和之类，何足恃耶。

制附子五分　厚朴七分　桂木五分　藿梗一钱五分　建曲一钱五分　赤苓三钱　木香三分　姜渣三分
酒炒黄连五分

诒按：此正虚不能托邪之证，若仅与苦寒香燥痢门之套药，弗能挽回。前后三方，扶阳托邪，选药俱丝丝入扣，所以奏效。

再诊：下痢减半，赤白相杂，肢冷较和，汗亦稀少；舌白苔腻不化，里急后重已缓，诊脉沉细，腹中犹痛。究属中虚湿胜，暑积阻结，不能藉阳和运动。尚非坦途，再拟温中运邪一法。

制附子五分　厚朴七分　黄连三分　白术一钱五分　淡干姜四分　防风一钱　木香三分　枳实七分
丹皮一钱　赤苓三钱

三诊：痢下大减，舌苔渐化，腹痛除而宿垢亦通，小溲赤而两三度，脉象起矣，谷食思矣。中阳既得运动，无虑邪滞不化也。尚当和中。

白术一钱五分　佩兰一钱　青皮七分　藿梗一钱五分　建曲一钱五分　厚朴七分　扁豆三钱　桔梗五分
肉果四分　滑石三钱　薏仁三钱

暑湿热病下痢，始系赤白垢腻，昼夜数十余次，旬日后痢虽减而纯下血矣。伤及肝肾，病情最深，非易治者。姑先清热存阴，宗厥阴下痢之条。拟白头翁汤合黄连阿胶汤意。

白头翁三钱　秦皮一钱五分　丹皮一钱五分　黄连一钱　地榆炭二钱　白芍一钱五分　荷蒂二个　炒
黄柏一钱　阿胶一钱五分，蛤粉拌炒

诒按：方论俱明当。

再诊：下血较昨减半，而其来必阵下，肠中滑泄已甚，关闸尽撤，肾气有下脱之虑。拟用昨方参桃花汤意。

赤石脂四钱　地榆一钱　干姜炭五分　白芍一钱五分　丹皮一钱　阿胶一钱五分，蛤粉拌炒　炙草三分
炒黄柏一钱　粳米四钱　黄连四分

诒按：病虽稍减，尚系紧要关头，不可松手。

三诊：血下缓而大减，脉微神倦，气阴并乏矣。堵塞存阴之药，尚不可撤，拟就昨方加立中意。

原方加人参一钱，另煎冲入。

以上出自《柳选四家医案》

何平子

心脾肾不足，咳嗽下利，须避风忌口，自然安适。

炙芪　炮姜　法半夏　地榆　五味　于术　橘白　炒白芍　淮药　云苓

接方：咳呛轻减，腹痛未除，此脾肾不足也，以温脾肾调治。

西党参　云苓　炮姜　煨木香　淮山药　制于术　炒白芍　五味　半夏曲　红枣　桑叶

《壶春丹房医案》

曹存心

关上金。痢之一证，未有不在乎暑。暑邪先伏肠间，外因凉气一束，其毒下注，则为痢疾。伤于血者，其色必红；伤于气者，其色必白。白也，红也，总不外乎暑毒之所留也。然暑毒之外，每有饮食之积附和其中，所以痢之为名，古称滞下。今痢已十有七日，积之下者不少，暑之解者已多。不然红何以能转白。痛何以能得大减。所虑内留之邪，尚随脾气下陷，苟非脾气上升，则下痢漫无止期矣。拟东垣补中益气汤加减。

补中益气汤去芪，加六一、香连、淡干姜、神曲。

《延陵弟子纪要》

张畹香

锦鳞桥毛妇，患痢，舌黄，口渴，痛在脐上下，用脾痢法。杏仁、厚朴、枳壳、银花炭、香连丸、陈皮。至第七日，脉沉实，用制军、枳实攻之。讵病家申刻即睡，所议方每于次日始服。第八日服下药，则小腹大痛。予谓是转入肝经，药在病后也。再以当归黄芩汤合金铃子散，加柏子仁、炒小茴香，又七日乃愈，是先脾后肝也。

又松林张，年四十余岁，患休息痢两年。是伤及肝分者。用当归黄芩汤合香连丸，加制香附、缩砂舒肝而愈。

又松林薛四兄，做官江西，患休息痢已两载，秋时归里求治于予。予以治须春分，现恐汤药不能效，当用丸，缓治之法。用川连一两、台乌药一两五钱、焦茅术三两、广木香一两五钱、泽泻一两五钱、淡黄芩一两五钱，研末米饮为丸，每服五钱，服七两余，痢亦愈。缘渠痢中夹红，为湿热之在肝者。

予友朱谷堂，寒士也。如君孕八个月，患痢，虽不犯大黄、槟榔，然皆厚朴、枳壳、蒌仁、麻仁通套药，并非遵古治孕痢法。黄昏邀余治，正在腰腹大痛，势欲作产，谷堂手足无措。予诊脉浮大而舌净，今胎动，一产即母子皆伤。因忆《景岳全书》内有治孕痢欲产，用当归补血法，用蜜炙绵芪一两、炒当归三钱、炒糯米一合。幸药铺不远，予为之扇火，速煎下咽，逾时痛止。再诊关尺尚大，恐五更乃产，令再一剂，五更服之。次日午刻，谷堂至，称医为仙，五更果大痛，下咽痛止。以此方为妙，又服一剂矣。予谓中病即止，过剂即属兜塞，此痢胎前不能愈矣！果产后大作水泻，又邀予。予以痢为水泻，为将愈，无须诊，授以五苓散即愈。

大云桥周，二十三岁，其家前门紧对任氏后门，患痢。恶任氏专以攻夺，延姚姓治之。姚则不分肝脾，概以当归、白芍、黄芩治之，治十日不愈。不得已邀任氏以脾治法，又十日更甚，始邀予，时正九月初也。予诊脉弦大，舌白浮，面灰色，喉痛口渴，其泻出颇多。予以病在上焦，肺与大肠表里，用肺分湿热法，喉痛舌黑虽去，而痢总不愈。日邀治，治总不得其窍。一日病甚危，卧床，少腹中有块顶起，喜人以厚棉褥用力按住，而粪乃下且多，旁人告予其囊缩入少腹。此时房内聚集妇女，不避生人。予见床侧有装饰如新妇状者，询系何人，其母云：系病者之续室，三月间娶。八月初六在店中病，初七日归，初八日重，予日夜陪，予云：初七夜汝未必陪也。乃不答。于是知病不谨故，囊缩为入肝，据用大熟地八钱，吴茱萸一钱，肉桂、五味、龟板、归身、淮药。二剂块隐，泻大差，再以脾肾法而愈。

世侄屠，患痢，服大黄药，病甚，其父邀予。予曰："令郎左胁下素有块，若误服大黄，必便紫血，为不治，是犯仲师之禁也。"对曰："血却不见。"比诊正大痢血矣！予即辞。其父再三求。予云："须另请高明，予参未议可耳！"后服人参多剂，终于不治。仲师所谓脐上下左右有动气者，不可汗，不可下也。

西郭陈，患痢，就有名无实，服茯苓、泽泻、米仁等药，痢犹甚。盖痢则禁小溲也。予诊脉弦，舌黄薄，痛在右腰肋，此肝痢也。用当归、白芍、黄芩、甘草、川楝子、炒小茴香、酒延胡、香连丸，两剂即愈。凡泻之似痢非痢者，盲医每认为痢，用通痢套药；即病家亦认为痢，至死不悟，大可叹也。

以上出目《医病简要》

费伯雄

某。下痢胸痞，脉沉迟，胸腹痞闷，此乃寒邪内伏，阳气不升所由来也。宜扶土。

广皮一钱　枳壳一钱　炮姜炭八分　木香五分　焦茅术一钱　炒神曲三钱　乌药一钱半　青皮一钱焦山楂三钱　川朴一钱　桔梗一钱　姜二片

某。发热气喘，下痢不止，更兼脉促。此乃是热邪灼肺，肺与大肠相表里，肺热移于大肠，肠既受热，下痢亦固所宜，加以脉促，阳盛阴衰之至。姑宜养阴肃肺，兼以清化之治。

川黄连四分,酒炒　生地炭三钱　炒丹皮二钱　酒黄芩一钱　酒白芍一钱　南沙参四钱　桔梗一钱炒枳壳一钱　茯苓三钱　冬术一钱,土炒　益智仁一钱　木香四分　石莲子三钱,去心、皮　罂粟壳三钱杏仁三钱

某。痢下纯红，延绵两月余，脾肾两乏必然之理。拟脾肾并补，兼分利调和肠胃之治。

炒于术一钱半　赤白苓各一钱半　炒槐米三钱　赤白芍各一钱半　焦山楂三钱　炒丹皮一钱半　地榆炭三钱　炒泽泻二钱　乌梅炭五分　五味子七粒　补骨脂一钱半　秦皮二钱　炒白扁豆三钱　罂粟壳三钱　茶叶三钱

复诊：上方服后病减六七，加陈棕炭五分、炙升麻四分、荷蒂（炒）七个、潞党参（元米炒）三钱、甘杞子二钱。

某。暑热寒滞并阻，腹痛泄泻延久，刻今不爽，内热甚，溺少，势成痢疾，急宜慎口腹。当导滞提邪，分利之治。

赤苓二钱　荷蒂一枚　姜一片　苏藿梗各二钱　煨葛根二钱　煨木香五分　青陈皮各一钱　车前子三钱　焦山楂三钱　独活一钱　中川朴一钱　制香附一钱

某。先患疟疾，退后复痢，缘邪内陷，腹痛后重，带红无度，苔腻，胸闷，势成噤口。宜导滞提邪。

生熟葛根各二钱，土炒　川连三分　赤苓二钱　车前子三钱　青陈皮各一钱　独活一钱　枳实一钱，炒　焦山楂三钱　地榆三钱　桔梗一钱　佛手八分

以上出自《费伯雄医案》

徐守愚

剡县南乡缸窑山李士标，吃鸦片人，痢久不愈，俗名烟漏，多难治。兹按脉两手微弱而沉，于痢证尚不见忌，其赤白兼下，昼夜数十次，脐腹大痛，时喜手按，身常俯伏，不能直伸，肛门重坠，小溲短少。平素形充色泽，至时而大肉瘦削，肌肤枯燥，身微冷，头微汗，询其饮食，云："粒米不进者已十余日矣。"就证而论，颇难施治。余沉思久之，知其上中下三焦阳气大亏，遂成斯证。盖上则肺卫之阳不固，所以身凉头汗而小便不利，非化源已绝之谓也；中则脾中之阳郁遏，所以肌枯肉削而水谷不入，是中气不运之谓也；下则肾中之阳式微，所以脐腹作痛，肛门重坠，乃蛰藏失司之谓也。如此三焦俱病之证，治宜扼重下焦。凡内损之人，自下损上者，首在肾，以肾兼水火，肾安则水不夹肝上泛而凌土湿，火能益土，运行而化精微。凡痢久必传肾，故肾安则脾愈安。昔孙思邈云：补脾不如补肾，意在斯乎？余方始用真武汤加杞子、桂枝、苁蓉壮肾阳以滋肾阴，即补火致水之旨，不治痢而治痢在其中矣。是故投一剂而酣睡，半日乃得身温汗收，即能食粥。投二剂而痢减痛缓，登厕自觉有力，继用理中汤加乌梅、木香，后天以中气为主，故治法亦不外乎理中，以脾土上交于肺，下交于肾，中治而上下皆治。医理如是，除非以己意出之也。接服四剂而赤白十去其六，间有黄粪，腹痛尽除，终以芪附、术附、参附三方并而为一，亦上中下三焦皆治之义，三方虽不专为治痢，而此证却需之。盖芪附固肺阳，术附固脾阳，参附扶肾阳，上中下三焦阳分大亏者，故必三方合用始无遗漏，如此调治，本可渐愈。无如愚夫做事多不循理，病势方转，反嫌收功太迟，中道更变，叠更数医，俱未能批郤导窾，病者无可奈何，向家人而言曰："服药无效，请医不如求神，且可省钱。"不知其妻早欲见活菩萨，一闻此言，皆大欢喜，遂忙忙然往龙定山求乐，乞神之灵，以图幸愈，卒至日服日重，死而无悔，哀哉！

昔人云，噤口痢乃危险之证，斯言诚然。观证赤白兼下，至今十余日，每日仅能食饮三盏，

是胃气既败矣。脉濡细如丝，乃悬绝之象，尤非痢证所宜，舌苔白滑为火不制金，阳气不得发越所致。窃思病笃如此，惟神水金丹庶几有济。伊叔波水究心于医，问何法施治？余曰："不可救药矣。"波水又诘曰："噤口不食如此证者，岂古人不垂成法，而先生亦无善策乎？"余答之曰："昔丹溪谓胃热故也，善用人参、黄连，此特一曲之见耳。然惟脾胃虚弱，而食不能入者居多；亦有肾气虚，命门不能暖，而化源无主者。所以健脾宜参、术、干姜之属；温下宜用桂、附、吴萸之属。他如热毒闭塞心胸之间而噤口者，《外台》有用参苓白术散加菖蒲、仓米开其胸。次一法又如湿热邪客，早用苦寒致邪无出路而噤口者，躍仙有用半夏泻心汤去甘草，取其补运辛开苦降一法。古训林立，非不可遵，今此证肝胃已败，只得束手，又何善策之与有？"波水闻而叹曰："是殆命也夫！"其夫君惠金欲于死中求生，余勉以附子理中汤加木香，接服五剂，赤白俱减，精神稍能自支，药似对证，然痢久而元已竭，仅仅药有小效，不得许为可治，况胃口仍然不开乎？嘱伊另延良医，脱手而归。

王胜堂吕月汀仁仲六月中旬，时当盛暑，患痢赤白兼下，昼夜数十次，身热腹痛，饮食不进，诊脉浮洪有根，舌苔厚白。其为外感痢显然矣。人参败毒散加陈仓米，转正祛邪，并行不悖。二日之间而频服四剂，乃得热退身凉，能食稀粥，一日一夜不过下痢六七次而已，方谓自后瘳堪渐愈矣。讵知体质虚弱，其痢方减而真元将竭。一日忽然干呕头晕，四肢逆冷，汗出倦怠，有似脱证。急进附子理中汤加乌梅、川椒、茯苓、木香数剂而汗止身温，胃气亦苏，仍能食粥。时余先有新昌俞昂青之证经手，是伊遣舆相迎，余往而不得复诊。后以此方去川椒，服十余剂而病竟霍然。可知对证之药，一方足以定全局。

王胜堂吕宽老下痢赤白，昼夜数十行，里急后重，米饮入口即呕恶，此胃气将绝之候。舌卷唇焦，身蜷足冷，面上一团黑滞，诊脉两手悬绝如丝，法在不治。据述在绍郡二十日，昨始归家。余捡其从前方药，行气消积清热及固脱诸法纷纷杂投，纯是照本誊录治痢套方而已，且多用苦寒以致胃伤不能容食，酿成死证。宜早用温补，庶可挽回。伊母舍泪而探余曰："小儿病虽重，较月前月汀之证若何？"谓曰："彼脉尚有根气，可愈；此证脉象悬绝，不治。况自初至今，药误不一。"淇园系病者堂弟，时同在座中，因问："何药贻误？"余始告渠曰："此证气本下陷，而用木香、槟榔等味行气，是以后重更甚；中本虚衰而用枳壳、神曲等消积，是以元气愈弱，而腹痛转加；痢久多属虚寒而顾以生地、银花清其热；赤石脂、椿根皮固其脱，意在救生，而不知速使之死也。"淇园闻言良久曰："不死于病而死于医，是殆命也！"夫伊母骨肉情深，不忍坐以待毙，欲侥幸万一再三求救。余勉用高鼓峰先生法，附子理中汤加乌梅与服数剂，聊尽人事。然病势至此，药饵曷足恃哉！次朝金鸡山孙世福请诊，余即往焉。越二日而逝。记此一节，以为治痢只用套药者戒。

剡东屠家埠屠阿莲乃室，四十余，患痢红白相兼，每日十余次，此余医时已越二十日矣。其证胸闷呕恶，当脐刺痛，粒米不进，脉左部沉小、右关独大，舌红唇燥，头面赤口不渴，所谓内真寒而外假热，但温其中可也。此方一剂，诸证皆减，即理中汤、苓桂术甘汤二方合用加味法。即二方加广木香、乌药。次服此方病愈七八，惜胃气尚未苏耳。

潞党参　炮姜　炙草　乌梅　广木香　白茯苓　南京术　大枣

嵊西白沙地史经第室人，八月初旬，患痢赤白，至十八日方愈。至二十日小溲始而短少，继而点滴不通，兼之呕恶频频，一似关格者。然余诊时脉微弱，舌微红，询知其口不渴。书云，不渴而小便不利者，热在下焦血分也，宜滋阴化气之法，遂以滋肾丸合五苓散加姜、夏、金樱根，二剂而愈。

　　桂枝　知母　川柏　赤苓　猪苓　泽泻　仙居术　姜　夏　金樱根　老生姜　黑大枣

以上出自《医案梦记》

黄堂

　　蔡，痢经数载，肛门痛为脏阴之伤，大便或溏或结，幸得胃纳尚旺，腹不痛，但觉气陷，此中下交虚，议陷者举之。

　　黄芪　归身　升麻　生地　陈曲　冬术　白芍　柴胡　秦皮　广皮

　　二诊：久痢不已，五更泄泻，责在脾肾。前以温补升阳，兼摄下焦，肛门之痛得减，当进而求之。

　　黄芪　炙草　小茴香　姜皮　广皮　肉果　熟地　补骨脂　冬术　伏龙肝

　　周，大疟久延，暑湿蕴伏，挟滞酿成下痢，腹痛后重不爽，舌苔黄浊，恶心厌谷，脉来右弦数，左濡数，最恐伤胃，经旨六腑宜通，佐以苦辛开泄，冀其痛缓能纳为幸。

　　制川朴　吴萸　藿香　木香　赤芍　赤苓　姜半夏　川连　楂炭　葛根　丹皮　砂仁

　　二诊：前议通腑泄浊，痢大减而胃稍开，苔黄渐化，口仍黏腻，所下宿垢，又得小便，皆属佳处。惟大疟仍来，汗出颇多，有气逆之状，总由正气日衰，中气无托握耳。

　　人参须　于术　楂炭　白芍　赤苓　陈仓米　小川连　木香　银花　青皮　荷花露

以上出自《黄氏纪效新书》

王燕昌

　　一妓从良数年，骄恣无度。秋患烟痢，服药罔效，好食荤辛，痛痢不止，目瞪，面青。余力辞不治。是夜死后，六脉尚跃也。

　　一封翁，年七十余，痢两年不愈，能食而形未脱。乃以大黄三钱、槟榔二钱、厚朴二钱、条参三钱、白芍三钱、山楂炭三钱。勉服一剂泻止，二剂愈。次晨解下积滞，遂以四君、白芍数服而痊。两年不愈者，医者见其老且封翁，概用滋补，则积滞更固结也。能食而形未脱，是脾胃未败，宜亟下其宿物，然后补中。

　　一仆人，血痢，服药不忌口，欲速愈，私服高丽参四钱，即日死。又一仆人，血痢，数经医愈，私食鸭，二日死。

以上出自《王氏医存》

张仁锡

　　张香岩令堂，深秋得下痢，腹中阵痛，肛门重坠，延至初冬，卧床不起。形容憔悴，饮食渐少，微有寒热。治痢诸方几乎遍尝。香岩转恳秋堂邀余诊。其脉沉迟而滞，余曰：郁怒伤肝，思虑伤脾，证属肝脾两伤，原不可与湿热下痢同治，盖木陷土中，土木为仇，转输条达，两失其职。胃中糟粕，不能运化，遂渗入大肠而下。即《金匮》所谓气痢也。用逍遥散加香附、砂仁，连服三剂，病衰其半，再以原方去香附、薄荷、砂仁，加参、地、柏子仁、远志等味，数剂而安。

庚戌季秋，闵松坡以产后下痢证见招。据述前数日，骤起腹痛，所下如鱼脑，或如冻胶。昼夜凡五六十次。昨产一男，败血不下，而痢如故。余以生化汤加味与之。明晨复诊，恶露虽通而下痢仍多。见其头面及四肢微肿。口不渴，唇不焦，脉形细软无神。因谓松坡曰："中焦阳气本亏，又伤生冷，因之升降失常，阴寒独结，饮食所生之津液不能四布而反下陷。不进温补，则阴气日长，阳气日消。将如大地群芳，有秋冬而无春夏，其能生机勃勃乎？"以附子理中汤大剂与服，服后两时许，腹如雷鸣，陡下败血斗许，仍用原方加当归、川芎，两剂后恶露渐少，痢亦顿止。调理数日，康复如旧。

以上出自《清代名医医话精华》

吴达

绪泰杭庄，张葵卿兄，苏垣人也。壬午正月杪请诊，见其面白瘦弱之躯，前有痰喘之恙，今患头痛、发热、少汗、不欲饮水，且有腹痛、泻痢之证。予用桂枝汤加豆卷、杏仁、苓、泽为君，加橘、半、砂仁、姜、枣为佐。一剂汗出热退，经邪尽解，而赤痢未除，少腹疼痛，里急后重，至圊不爽，改用苓、泽、苡仁、车前，重用桂枝、丹皮、焦楂、苁蓉，略佐羌、防、升麻、炙草。两剂诸病失，翌日亲自来寓，调理而安。

《医学求是》

徐镛

府廪生高菊裳名崇瑚，弟药房名崇瑞，选拔又中式令堂，病阳虚久痢，医频服温补，延至半载，病反增剧，昼夜三五十次。余诊时，但述腰脊空痛异常，遂用斑龙丸峻补奇脉。初服一剂，病势大减，自后连服数剂，竟无增减。服参些少，略安片刻，而菊裳药房昆仲以尊人病怀忡经年，参药大费，人参岂能常服。余为沉思良久，改用黄芪建中加鹿角。时有医士李蘅堂秀在座，谓峻补之法，继以宣通阳气，亦是一法，力赞此方为中病。坚服二十余剂而全愈。

《医案举要》

雷丰

鄂渚余某之甥，患痢两月余矣，憔悴不堪，夜不成寐，渴饮不食，脉数苔无，取观所下之痢，五色杂见。丰曰：此五色痢也，乃凶证耳。余某颇谙医药，即告之曰：甥体素系阴亏，今痢久缠，真阴益加虚损，先生谓五色痢，究系温热未尽耶？抑亦真阴有损耶？丰曰：石顽有云：痢下五色，脓血稠黏，滑泄无度，多属阴虚。今此证分明久痢伤肾，下焦不摄，即先哲所谓阴虚痢是也。斯时即有湿证所彰，亦不能投之渗利。当用银花、生地、白芍、黄芩，四者均炒为炭，阿胶炒珠，山药炒黄，与陈皮、石莲，合为一剂，连尝三四服，遂中肯矣。登圊略减数次，惟口渴寐少，脉转小数，欠力欠神，此气血津液，皆亏损也。照前方除去枯芩，加入东参、炙草、夜交藤，服数剂更为合拍。后用六味合四君为主，调治月余，始得痊可。

城东郑某之母，患痢两月来，大势已衰，但频频虚坐，有时糟粕脓血相杂而下。合郡诸医，延之殆尽，仍邀丰诊。脉小而涩，两尺模糊。丰曰：凡治病有先后缓急，初起之时，邪势方盛，故用宣散消导之方，今牵延六十余朝，而脾肾并累亏损者，理当进暖补二天之法，弗谓丰前后之方，相去霄壤，乃用四君、四神加银花炭、炒陈米治之。服三剂，痢已减矣，惟两足加之浮肿，此必因湿从下注，再循旧法，加生薏苡、巴戟天，连尝五剂，逐渐而痊。

城中郑某，赴杭乡试，未入闱时，忽患痢疾，即归桑梓，遂延医疗，未获应手，始来商治于丰，脉之两尺俱虚，余皆濡数，形体尪羸，舌光如镜，眠食俱废，痢下纯血，泄出不禁。丰曰：此阴分被湿所伤，斯时利湿，益伤其阴，补阴恐碍乎湿。正踌躇间，其父出前医之方，阅之，乃补中兼涩。思其吃大瘾之烟，贪非分之色，其真阴未始不耗损者，前医补涩并用，似不冰炭。丰亦从本调治，勉以熟地、阿胶，养其真阴；丹皮、白芍，清其血分；禹粮、赤石，止痢固脱；银花、甘草，养血解毒；生苡、茯苓，扶其脾而渗其湿；东参、荷叶，挽其正而升其清。方已泻竣，谓其父曰：书谓下纯血者死，速当早访高明。后延他医治之，未及一旬而殁。

豫章罗某，痢后下红，淹绵数月。比余诊之，脉来弦小而涩，肛门虚坠，神倦懒餐，此余湿未罄，肝脾内伤，而成休息痢也。前医不辨，乃作肠风治之，投以槐角、地榆，焉望人毂。丰以银花、白芍，育血养肝；潞党、黄芪，补脾益气；薏苡渗其余湿，秦皮清其余痢，谷芽苏胃，荷叶升清。连进四五煎，赤痢渐少矣。后循旧法出入，约十余剂而瘳。

或问曰：曾见《准绳》论肠风，腹中有痛，所下清血纯血，与是痢相似，最易鱼目混珠，不识何以别之？答曰：极易别也，休息痢，因痢而起也；肠风病，因外风内客，随感随见也。

以上出自《时病论》

温载之

叶炯亭夏日患痢，日数十行。其人身体孱弱，贪吸洋烟。医用固气温中补肾之药，即姜、附、参、术熟地等味，愈补愈痢。甚至饮食不思，吸烟无味，心慌意乱，气坠欲脱。延余诊治。审其六脉虚细，惟两寸带浮。细问病从何起？云："系前日暴雨微寒，过贪凉爽，是夜忽尔作泻。服药两剂，遂变而为痢。连更数医，均谓中寒，今更沉重。"余曰："不然。是由寒邪陷入，即应表散。"渠云："气往下坠，表药恐非所宜。"余曰："此时首在开门逐贼，病去方可议补。"遂用仓廪散，并宜覆取微汗。渠更惊疑，云："恐汗出气脱。"余曰："有邪去邪，不致伤正。若不出微汗，则邪无去路，恐无救矣。"见余言之确凿，始行允服。次日，延诊，喜云："其药甚效。微汗后通身清爽，痢亦遂止。"余改用和中固气之品调理而愈。

《温病浅说温氏医案》

孙御千

季二世兄谐禹，赘于赵室，伊妻六小姐，年十七，患痢极重，乃翁韵度乘请入城，时戊子七月十九也，痢已五六日，始纯红，继白色相杂，今下纯白黏腻，昼夜四五十行，后重窘迫，多在腰尻尾闾之间，少腹不过微痛，胃口不能纳食。阅前方并未解，用硝、黄重剂，增剧，外邪暑热凝结，下焦无从解散，先通其壅。

川连　生姜　秦芄　枳壳　木香汁　槟榔汁　楂肉　神曲　桔梗　荷叶　陈仓米_{煎汤}

服一剂，次日坠痛少减，腹中喧响，矢气甚臭，滞未尽而有粪，色赤，且喜知饥纳粥。书谓下痢气者，当利其小便，急开支河以通之。

滑石　茯苓　甘草　川连　青皮　扁豆花　广皮　荷叶　阿胶　白芍

初二日早诊，痢已减半，谷食渐增而安寝，脉皆和缓，右尺独劲大不平，浊邪陷于大肠之分未清。拟将欲降之，必先升之之法。

羌活　升麻_{醋炒}　柴胡_{醋炒}　滑石　甘草　防风根　茯苓　广皮　楂肉　槟榔　荷叶_炒　南沙参　陈米_{煎汤}

晚进末药一服。

地榆　银花　木香　楂肉　麦芽　茯苓　广皮　甘草

以肠胃病必滓质有形，宜散不宜汤也。

初三日痢止便溏，肌润泽有汗，神思清爽，谷食顿加，脉细弱而数，痢后阴亏宜和。

阿胶　白芍　炙草　扁豆　建莲　砂仁　广皮　茯苓

按：戊子少阴君火主气，小满后三之气，正属司天客气，亦属君火加临，二火盘于太虚。风自火出，日日大风亢旱，自春至秋，逢风息之日，即炎蒸异常。立秋之后，上自湖广，下至江浙，皆患疫痢，色赤或五色相杂。虚者受之，不必噤口而入脏肢冷，五六日告毙矣，轻者由赤转白乃愈，疟疾绝少。夫火盛之年，木能生土旺胃，因木火同性，肝胆肆横，挹取胃中津液，肠胃中被窃空虚，暑毒乘虚内袭，故患痢者多疟疾。乃少阳经病，木旺邪不入，故少治痢之法，用往年败毒散、芍药汤、香连泻心等法，俱不效。因肝为刚脏，宜制以柔，阿胶、白芍；胃属阳土，喜通恶寒；人参、茯苓、炙草、陈仓米。因所伤在胃，与脾无与也。荷叶升清，广皮利气，银花清少阴君火而解毒，肠中壅滞，少加槟榔汁。本年治痢之药如此。

太平桥季七翁令正痢疾，戊子七月十六日，季七翁乃室，患痢极重，招予与姜体干诊视，予约体干同去。是日，予先至，痢已半月，五色相杂。始事者令君族侄祝冀堂，为梁溪著名士，因证由脾泻转痢，为脾传肾之脏病，药用干姜、白术、赤石脂、龙骨、蕲艾、人参等，一派辛温燥涩之药，但反佐川连、乌梅，病热日重，饮食已减，面色晦滞，精神困顿已极，诊脉细涩不和，右尺激之，时又鼓指，手温足冷，又时微热，舌苔白，心中烦，腹痛后重如初。予意此非脏病不利，为暑湿内郁肠胃，初未外达，又未内消，邪未去而阴已耗，液已亏矣。拟和阴润燥之剂。

阿胶　白芍　炙草　扁豆_炒　银花　茯苓　沙参　荷叶　丹皮

陈仓米汤煎服。是夜，只痢三次，烦痛亦减，但神倦似睡，汗微欲出，举家咸喜病减，又疑欲脱。十七日早，体干至，同进诊，脉象虚涩，未刻交白露节，正气当倍。

人参　阿胶　白芍　炙草　扁豆花　川连_{姜汁炒}　荷叶梗　神曲　广皮

陈仓米汤煎服。一时许即索粥饭吃，神思稍清而能安卧。惟痔痛小便涩少，口中干燥，饮以麦冬汤一次，至夜，小便二次，痢竟止矣。十八日前方去川连、神曲、扁豆花，加麦冬、小麦以养心调理。令服四剂，饭后同体干归。

以上出自《龙砂八家医案》

汪延元

毕峻功翁年近七旬，患痢日下十数行。予以翁脉虚，内伤为甚，以四君参五苓治之。其老仆亦同，病脉证俱实，乃以寒药下之。两人皆愈。越数日，峻翁偶尔劳心，遂自汗不止，呕哕口干。适他医来寓，托诊之。疑为暑邪不请，用香薷、麦冬、枇杷叶、藿香等。予至谓之曰："此痢后正虚，卫气失固甚，忽为庸庸者所感。"遂与人参、附子、黄芪、白术、枣仁、龙骨。一昼夜服人参两许，汗渐敛，呕始除，而气又从少腹冲上而痛，痰水满口。予确守前方，加茯苓、肉桂，七日来复。

提台具堂马大人，秋深来扬阅兵，舟泊东关。知前白公之病为予奏效，夜以简命白大世兄代招诊视。予至已三鼓矣，大人雄伟壮硕，自述前暑热时，嗜食生冷，腹中微胀，然食饮如旧。日来腹痛，下痢日夜十余次，滞涩不快，口干而不喜饮。切其脉，惟右关尺濡缓，余皆冲和有神。知大人先受暑热，而瓜果辛酪肉面杂进，致伤脾阳，此寒湿欲作痢也。幸体厚兼利湿温中当愈。胃苓汤加炮姜、缩砂壳即已。

以上出自《广陵医案摘录》

许恩普

壬辰，胡吕瑞部郎痢疾。昼夜百余次，汗出如流，年逾五旬，诸医均以年老气血就衰，将脱之象，重用参、芪等药，而痢反剧。延余诊视，脉急有力，寒化为邪，照《内经》初痢用清，久痢用固之法，拟以黄芩汤加减以扶正清热。胡不敢服，强而后可。一服见效，数服减轻，满月后用真人养脏汤加减，滋阴固摄之剂，数服遂愈。

《许氏医案》

陈菊生

今之痢疾，即古之肠澼，其证有表里、寒热、气血、虚实之殊。辛卯秋，入都应试毕，李新吾太史来速余诊，据云，腹痛后重，下痢甚剧，五月初起，绵延至今，百有余日，日十数次，似脓似血，前医曰："烂肠瘟。"时用附子，时用大黄，时用人参，时用莱菔子，温凉补泻，诸法迭试，均不见效。余诊之，脉象细疾，面色黑瘦异常，舌苔黄薄贴紧，知是邪盛正虚，垂危之证，用神效治痢散、补中益气汤加减治之，共三阅月而安。壬辰夏季，佑三观察至北通州，适病痢，以书速余往，黄昏时，余始至。诊其脉，滑而数，知是跋涉长途，感受时令湿热所致，与以葛根治痢散加味，天甫明，痢已愈。合观二证，可知治新病易，久病难矣。然而治痢之难，犹有数端，一则宿恙除根，一则刻期奏效，一则老年不能食，一则孕妇胎下坠。庚寅，余客天津，刘讳齐大令患血痢，已七年，医药不效。秋七月，问治于余，切其脉，虚细弦数，知是宿垢未清，本原已弱，合益气汤、地黄汤、神效治痢散治之，服二十余剂而愈。嗣后，旧恙竟不复发。乙酉，应试金陵，七月杪，秦君湘臣病痢甚剧，日夕数十遍，盛君葵臣代延余诊，切其脉，浮紧沉数，知是浊邪内蕴，寒邪外束，合香薷饮、治痢散加减治之，约以七日为期，至八月初四日，果大便如常，眠食俱安而愈，是年，即举孝廉。壬辰，天津官电局书吏沈姓母，患痢月余，日念余遍，食少神疲，用八珍汤加味而愈。己丑，同城小河沿酒业王姓妇，孕已数月，腹痛下痢，胎动欲坠，用补中益气汤加味而愈。此数证者，皆投剂辄效者也。又有以重药治重病，似不效而实效者。甲午秋，应试都门，有余某患痢旬余，予诊之，脉来滑实，知是浊滞内蕴已深，治用毒痢捷效汤，服后，腹痛异常，至明晨，病已愈十之五六，再服，腹不痛而痢即止。可知驱邪如驱贼，贼势大盛，非力能攻而克之，彼必负固不服，迨夫巨魁既歼，邪从自散，与虚证之遍地疮痍急需抚养者，情形又大不同，然则痢乌可以一法治乎？虽然，痢之不能以一法治者，非迭用温凉补泻；以药试病之谓也。使以药试病，今日一法，明日一法，后日又一法，法愈多，病愈不可为矣。譬如有人于此，患一虚病，吾治之，自初诊至复元，祇有补之一法，即或改方加减，亦如行路然，数武一曲，数里一折，吾不过循曲折而奔赴之，无用别启门径耳。设治病者，一方补之，更一方泻之，又一方温之、清之，是犹行路者不识东西南北，往业踯躅于其途，迨急不能择，铤而走险，遗祸可胜言哉！丁酉夏初，余客天津，叶君灵青之室病剧，来速余诊，据云，向有肠澼宿恙，是年三月，旧恙又发，延今两旬，胸闷腹痛，上吐下痢，日夕数十次，呻吟转侧，食不进，卧不安，证势颇危，余切其脉，疾，右尤盛，知是新邪引动旧邪，中更停滞所致，用枳术和中汤、三黄解毒汤等方，加减治之而愈。按此证，痢疾转霍乱，较疟疾转痢疾，更为危险，然而治效不难者，识路故也。

《诊余举隅录》

张乃修

沈右，痛泄者久。今年风木在泉，秋冬以来，正当旺气在木，痛痢日剧，自夏徂冬，泄痢辄带鲜血，五日来腹痛尤甚，痛起之时，竟有不能支撑之势。饮食入胃，上则痞阻，下则欲泄，心中怔悸，有难以名言之苦，其尤甚之时，似觉心神蒙混，耳鸣头晕。其痛于少腹为重，脉细而两关俱弦。按少腹两旁属肝，居中为冲脉。今冲气不和，肝木偏亢，其横暴之气，郁怒冲突于中，所以一痛而其重若此也。夫抑而下者为气，升而上者为阳，阳气鼓荡，则心神为之摇撼，所以有懊恼莫名之状也。惟于夏秋之间，便中带血，此必有湿热掺杂其间。此时痛势剧盛若是，惟有伐肝和营，或足以制其暴戾之性。向有喉证，药难飞渡。仿徐氏上下分治之法，汤丸并进，冀其不致痛极发厥为幸。

杭白芍二钱　甘草三分　白蒺藜三钱　甜广皮一钱　炒当归二钱　青皮一钱，醋炒　黄柏炭八分　川连炭三分　上瑶桂五分，后三味研细米饮为丸，烘干，开水下

二诊：昨投温脏清腑，伐肝和营，自夜间至午，痛稍和平，而不能大定。其痛甚之时，以手按之，则势稍缓，显不在实痛之列。大便自利，犹然带血，心中热辣，时有难名之苦，嘈杂而不能食。脉两关俱弦，左寸虚微，尺部细涩，苔白浮糙。良以血去太多，木失涵养，致虚肝肆横，下克脾土，上撼神舍，中流渐无砥柱，木乘土位，久而不复，延致入损之证也。再拟柔肝之体，而以和胃兼之。

清阿胶三钱　乌梅肉五分　半夏曲二钱　茯苓三钱　淮小麦五钱　生地炭四钱　淮山药四钱　当归炭二钱　橘白一钱　大枣四枚，劈开　川雅连三分，吴黄汤炒　杭白芍二钱，炙草三分煎汁炒

三诊：投阿胶梅连汤出入，痛势减轻，利下较爽，圊数亦疏。苔虽稠厚，而苔上之糙尽化，脉缓热退。其为脾阴亏损，肝木势横，可以概见。药既应手，再扩充之。

清阿胶二钱　茯苓神各二钱　炙乌梅五分　生熟谷芽各一钱五分　当归炭二钱　川雅连三分，醋炒　炒山药四钱　石榴皮一钱五分，炙　煅牡蛎三钱　泽泻一钱五分　龙眼肉四枚　杭白芍二钱，炙草三分煎汁炒

四诊：投药之后，下痢已减至二次，然未及二日，圊数又至五七次之多，色仍紫赤。良以湿热之邪，留恋于肠腑屈曲之处，不能得楚，而脾阴早已暗伤。差幸肆横之木渐平，剧痛大定。惟心中一痛，辄下鲜赤，心脾兼亏，致营液渗溢。再参补益心脾。

吉林参七分　广木香三分　半夏曲二钱，盐水炒　橘白一钱，盐水炒　朱茯神三钱　炙乌梅三分　远志肉五分，甘草汤炒　生熟谷芽各二钱　当归炭二钱　酸枣仁三钱，炒　真阿胶一钱五分　白芍二钱，土炒

五诊：叠进补益脾阴，柔和肝木，下痢顿止，痛亦若失，胃亦渐开。半载病魔，却于旬日，殊出望外，可庆可庆。惟舌苔未化，心中仍似有烦热之意，脉细弦微数。还是湿热未清之象。再以育阴之中，兼清湿热。

炒丹皮二钱　黑豆衣三钱　炒女贞子三钱　蔷薇露一两　茯苓四钱　金石斛四钱　广橘红一钱　炒半夏曲二钱　鲜谷露一两，温冲　川雅连四分，干姜二分煎汁炒

金左，疹回之后，饮食过节，致腹痛泄泻，身复发热。转痢则重。

淡黄芩一钱五分　煨葛根八分　桔梗五分　生甘草四分　南楂炭三钱　枳壳炭一钱　范志曲二钱　木香五分　白茯苓三钱　炙内金一钱五分　广皮一钱

二诊：升泄陷里之邪，痛痢仍然不止，里结后重，色白如冻，间带赤腻，脐下拒按，不纳不饥，热退不楚。脉象滑数，舌红苔白。停食阻气，遂令风邪湿热，尽趋于下，转成痢疾。两次病伤，何堪经此波折。再拟苦辛开通法。

淡芩一钱五分　白芍一钱五分　广郁金二分，磨冲　真建曲三钱　楂炭三钱　枳实一钱　茯苓三钱　磨木香三分　生草三分　香连丸七分，先服，分二次

三诊：疏通腑气，兼清湿热，解出碎杂散粪。有形之积，已得疏化，理应痛止痢减。乃痢稍减疏，而少腹作痛，有加无已，且从白转红，黏腻之血，鲜紫杂下，火升颧红，唇色如朱，神情委顿，谷粒不食。脉滑数转为细弱，舌红苔黄，近根脱液。有形之积虽化，而风湿热以气入血，血液耗残，木失柔养，虚肝肆横，所以少腹作痛更甚，以少腹居中为冲脉，两旁属肝也。拟酸甘柔润养血。

生地炭四钱　当归炭二钱　阿胶珠一钱五分　生熟草各三分　川连炭五分　丹皮炭二钱　金银花一钱五分　杭白芍三钱　隔年香稻根五钱，如无隔年者用香粳米百粒煎汤代水

四诊：酸甘柔润养血，痛势稍缓，而下痢不减。每交阴分，辄后重气坠，频痢不爽，其营液耗残，略见一斑。然不纳不饥，红积之外，复有涤黑如酱之物杂下。营液既亏，而使肠胃湿热郁阻，不克宣通。前法再参苦辛开通，以冀湿热宣化，而使肠胃怫郁开通是幸。

当归炭二钱　炒丹皮二钱　淡黄芩一钱五分　赤白苓各三钱　杭白芍二钱　炒川连五分　炒红曲一钱五分　香稻根须五钱　滑石块三钱　上瑶桂二分，研，后入

五诊：开通大肠怫郁，痢数稍减，红腻略退。但临圊仍然腹痛，后重气坠，不纳不饥，脉数不爽，舌红苔黄，唇口糜碎。肠胃湿热郁阻，胃浊蒸腾于上，所以不思纳谷。肠中屈曲之处，

亦为湿热所阻，腑气不能宣通，所以后重气坠不爽也，再苦辛通以开肠胃怫郁。

川朴七分　广皮八分　枳壳一钱　淡芩一钱五分　香稻根须五钱　木香五分　槟榔八分　茯苓三钱
川连五分，酒炒

六诊：疏通肠胃，胸中闭结之浊稍开，渐思纳食，痢亦减疏。然仍腹痛后重，色赤如膏冻，脉象细数。厥阴伏热乘脾，肠胃气机皆阻。再拟苦辛开通，而泄厥阴伏热。必得逐步退轻，方为顺象也。

上广皮一钱五分　上川朴七分　炮姜炭二分　杭白芍一钱，甘草煎汁炒　制半夏一钱半　炒丹皮二钱
淡黄芩一钱五分　川雅连五分，姜汁炒　茯苓三钱　槟榔六分，磨

七诊：赤积大退，痛坠略减，所下黄腻起沫者居多，沫属于气，黄属于湿，还是湿热怫郁，欲开不开，蒸腾于胃。发热颧红，小溲浑浊。脉数，舌红苔黄。泄化湿热，疏通肠胃怫郁，是目前之定局也。

川雅连五分　制半夏一钱　广木香五分　淡干姜二分　苦桔梗一钱　淡芩一钱五分　葛根一钱五分
杭白芍一钱五分，酒炒　赤白苓各一钱五分　豆卷三钱　炒红曲一钱五分　六一散三钱，包　鲜荷叶边三钱，炒黄

八诊：赤积渐退，腹痛稍轻，痢数略减，后重气坠亦松，胃气苏醒，颇思饮食，舌根青色亦退，皆属转轻之象。然痢虽减轻，身复发热，一昼夜不能熟寐。脉数右大，舌红苔黄。痧后少腹先觉不舒，舌根色青，遂借饮食过节而成下痢，厥阴必有伏热，其上中湿热，因内虚而陷入于下。今肠胃怫郁稍开，而湿热充斥于三焦，所以熏蒸为热。再仿协热下痢治之。

白头翁二钱　北秦皮一钱五分　朱茯神三钱　益元散一钱五分，包　杭白芍一钱　川黄柏一钱五分
川雅连四分　淡黄芩一钱五分　辰灯心三尺

九诊：邪从上中陷入于下，仍使邪还上中，不表而汗，热势因而大退，痢亦大减，后重已松，腹痛渐止，胃纳大起。种属转机，守效方再望应手。

白头翁二钱　川雅连五分　淡芩一钱五分　川黄柏一钱五分　茯神三钱　生薏仁三钱　辰灯心三尺
益元散三钱，包　北秦皮一钱五分　白芍八分

席左，疏补兼施，百次以外之痢，渐减至二十余行，脐下按痛，已得全化，不可不谓起色。无如气怯懒言，频频哕恶，不能饮食。脉细无神，大有雀啄之意。良以食滞通行，而暑湿热充斥三焦，致胃气遏伏不宣，脾气因而涩滞。较昨虽有起色，正虚病实，犹于大局无裨。

台参条一钱　炒川连五分　广陈皮一钱　水炒竹茹一钱　广木香五分　生姜汁一匙　茯苓三钱　藕汁一两，隔汤炖热冲　白粳米一撮，煎汤代水

呕恶甚，先用石莲，川连以止呕。

二诊：病稍起色。用生姜泻心汤。

三诊：病渐减疏，肛门涩滞，亦已利爽，里急亦松，恶心亦定，脉亦起。

川雅连五分　半夏一钱五分　砂仁七分　鲜竹茹一钱　赤白苓各二钱　甜广皮一钱　淡芩一钱五分
滑石三钱　鲜生姜四钱　香稻根一两五钱　藕一两五钱，煎汤代水

荣右，交节痢数增多。气虚而湿热留恋，补泻两难。姑用七补三泻，以观动静。

炙绵芪二钱　茯苓四钱　广木香五分　升麻四分，醋炒　炒于术一钱五分　诃黎勒三钱　广皮一钱
柴胡五分，醋炒　党参二钱　生熟草各一分

二诊：痢数稍减，其为气虚可见。前法再进一步。

炙绵芪三钱　诃黎勒二钱，煨　党参三钱，炒　炮姜三分　炒川连三分　归身炭二钱　野于术二钱，炒　泽泻一钱五分　真阿胶一钱五分，蛤粉炒　生熟草各二分　茯苓三钱

三诊：脉证相安，再守效方出入。

炙上芪　党参　于术炒　茯苓　驻车丸　菟丝子　柴胡　升麻炙　广皮

四诊：下痢虽减，而有时仍带黏腻。肠胃湿热留恋，脾阳不能升举。前法再进一步。

炙绵芪三钱　阿胶珠二钱　党参三钱　炮姜四分　诃子肉二钱五分，煨　炒川连四分　于术炭二钱　茯苓四钱　炙草三分　当归炭一钱五分

章左，下痢赤腻，里急后重。苔黄糙揩，脉滞不爽。暑湿热郁阻肠胃。烟体当此。未可与寻常并论。

整砂仁四枚　磨木香四分，冲　陈皮一钱　白芍一钱五分，甘草三分煎汤收入　黄柏炭一钱　川雅连五分，酒炒　枳实一钱　茯苓三钱　炮姜三分

二诊：下痢已止，而便尚未调。再和中清理湿热，以清邪薮。

上川朴　猪茯苓　南楂炭　生熟谷芽　川雅连　野于术　广陈皮　泽泻

庞左，下痢不止，所下皆属紫瘀之色，口燥舌干。脉细数，舌苔灰滞。湿热伤营，清津不司流布。恐元气难支，虚中生变。

黄柏炭二钱　北秦皮一钱五分　杭白芍二钱，甘草二分煎汁收入　橘白一钱　当归炭二钱　丹皮炭一钱五分　川连炭四分　炒扁豆衣三钱　白头翁三钱　炒槐花二钱

二诊：下痢大减，血亦大少，然仍赤腻色鲜，口燥舌干。湿热迫伤营分。再参养血和营。

川连炭五分　白头翁三钱　白芍一钱五分　北秦皮一钱五分　丹皮炭二钱　扁豆衣三钱　驻车丸四钱　茯苓三钱

三诊：下痢已止，然阴分损伤不复，口燥，多梦纷纭。再养血和阴。

阿胶珠三钱　丹皮炭二钱　甘草二分　川雅连二分　杭白芍一钱五分　金石斛三钱　当归炭二钱　茯神三钱　炒枣仁二钱　生山药三钱

王左，休息痢虽愈，肠胃必有留邪，夏湿熏蒸，下痢复发，临圊腹痛，色赤黏腻。舌苔近根霉黑。肠中尚有留滞。先为疏通。

川朴一钱　枳实一钱　砂仁五分　白芍一钱五分　范志曲二钱，炒　陈皮一钱　茯苓三钱　木香五分　香连丸六分，分二次开水送

二诊：舌根霉黑已化，下痢较疏，临圊稍爽，赤色亦退。再理气以宣腑热。

广木香五分　广皮一钱　赤白苓各三钱　生熟谷芽各一钱五分　缩砂仁五分　于术一钱　生熟薏仁各二钱　范志曲一钱五分，炒　泽泻一钱五分　枳壳一钱

三诊：下痢已止，大便未实。再培土而参调气。

于术八分，炒　木香四分，煨　扁豆衣三钱　生熟薏仁各二钱　砂仁五分　白茯苓三钱　广皮一钱，土炒　山药三钱，炒　泽泻一钱五分　生姜二片，煨

四诊：大便未实，临圊仍瀄瀄有声。湿热未能尽澈，气滞因而不宣。再导气理湿。

川朴八分　陈皮一钱，土炒　生熟木香各三分　川连五分　焦谷芽三钱　炮姜五分　泽泻一钱五分

生熟米仁各二钱　砂仁五分　茯苓三钱

五诊：圊后带红，色虽不鲜，而甚觉黏腻。还是湿热所化。前年曾患休息，脾气脏阴已虚。拟升脾养脏清腑。

奎党参二钱　于术一钱五分，炒　升麻三钱，醋炙　驻车丸三钱，开水送，分二服　绵芪二钱，炙　生熟草各二分　柴胡三分，醋炙　广皮一钱　砂仁五分

蒋左，痰湿盛极，趋入大肠，肠澼不止。舌红苔黄。宜运脾理湿泄热。

制半夏二钱　生熟苡仁各二钱　枳壳一钱　丹皮炭二钱　台白术二钱　白茯苓三钱　桔梗一钱　防风根一钱　香连丸五分，开水送下

二诊：湿热旁流，势稍减轻。药既应手，宜扩充之。

制半夏一钱五分　煨葛根一钱　桔梗一钱　戊己丸一钱五分，开水先送下　防风根一钱，炒　陈广皮一钱　枳壳一钱　泽泻一钱五分　茯苓三钱　苡仁四钱

三诊：湿热旁流不止，肠红色如猪肝。还是湿热熏蒸之象。再于培土之中，兼清湿热。

炒于术二钱　黄柏炭二钱　生薏仁四钱　川连炭四分　制茅术八分　炒槐花二钱　丹皮炭二钱　白茯苓三钱　防风炭一钱　泽泻一钱五分　炙黑大红鸡冠花三钱

四诊：肠游不止，肛门下坠。脉象滑大。此湿热不化，大肠腑气压坠。拟和营兼清湿热。

当归炭二钱　炒槐花二钱　杭白芍一钱五分　驻车丸三钱，开水先送下　丹皮炭二钱　白茯苓三钱　宋半夏一钱五分　淡黄芩一钱五分　广橘白一钱

卫左，向有便血，阴分久亏。复以寒饮伤脾，脾不统摄，肠澼日久不止，脏阴愈亏，则腑阳愈燥，所以时有燥粪杂下。脉象虚弦。养阴之中，参以培脾，兼清湿热。

奎党参三钱　炙黑草三分　扁豆衣三钱，炒　白芍一钱五分，酒炒　生于术二钱　白茯苓三钱　当归炭一钱五分　半夏曲一钱五分，炒　橘白一钱　驻车丸三钱，开水分二次服

二诊：胃纳渐起，肠澼亦减。再扶持中气，除湿升阳。

白茯苓三钱　扁豆衣三钱，炒　生于术一钱　小条参一钱，另煎冲　炒山药三钱　生熟薏仁各二钱　炒谷芽二钱　橘白一钱，盐水炒　泽泻一钱五分　建莲子三钱，去心

三诊：肠澼之后，食入饱闷，溲少足肿。良以大肠湿热虽化，而脾土气虚，不能运湿，所以在昔为湿热，在今为湿寒，在昔为腑实，在今为脏虚。拟脾肾双调法。

菟丝子盐水炒　真建曲炒　绵芪炙　苡仁炒　补骨脂盐水炒　扁豆衣炒　云茯苓　炙黑草　杭白芍酒炒　奎党参　谷芽炒　于术土炒　怀山药土炒　杞子炒　益智煨　橘白另煎汤，俟诸药汁浓稠然后加入

后加胡桃肉五两，煨姜四两、大枣百枚收膏。

以上出自《张聿青医案》

王旭高

苗。湿伤于下，风伤于上，热处于中。湿夹热而成痢，痢下红血，湿热伤血分也。风夹热而咳嗽，痰稠舌白，风热伤气分也。从手太阴、阳明，一脏一腑立法。

豆豉　荆芥炭　黄芩　薄荷　焦六曲　桑叶　黑山栀　杏仁　桔梗　薤白头　赤芍　通草

孙。湿温邪陷厥阴，下痢色紫后重，左脉沉小，右脉弦大，舌黄，晡热，是阳明积热内恋，而木来乘土。高年体虚神怯，防其厥脱。

沙参　川连　白头翁　升麻　淡芩　焦六曲　川朴　通草　楂肉　秦皮　葛根　金银花　白芍　砂仁

又：前方升阳明、泄厥阴，以提下陷之邪。今改用败毒法，祛其邪，从表解，即喻氏逆流挽舟之意也。

人参败毒散去薄荷、生姜，加神曲。陈米煎汤代水。

又：舌苔灰黄，腹痛下痢，是阳明湿热积滞。而倦怠音低，正气大虚，饮食不纳，虑延噤口重证。仍以苦辛寒化肠胃之湿热，而开通其气，冀其谷进、热和、痢减为妙。

北沙参　川石斛　川连　木香　石菖蒲　川朴　枳实　滑石　白芍　淡芩　焦楂肉　陈皮　荷叶　鲜藕

又：下痢不减，胃气略开。病将半月，高年元气内亏，湿热未化，深恐生变。

沙参　淡芩　川连　川朴　枳实　白芍　广木香　木瓜　西洋参　茯苓　通草　荷梗

又：痢将半月，色如败酱，腹痛后重，舌苔灰黄。湿热胶滞，肠胃不和，纳谷殊少。高年防其虚脱。

西洋参　川连　陈皮　六神曲　谷芽　青皮　当归　白芍　地榆炭　淡芩　砂仁　茯苓皮

又：考治痢方法，因于暑湿热阻滞肠胃者，不出苦辛寒药疏通理气。若胃不纳者，谓之噤口痢，九死一生。今高年体弱，胃不纳谷，舌色灰黄，身热腹痛。既不可补，又难用攻，只得宣通化滞，开其胃气。

白头翁汤加枳实、红曲、白芍、青皮、楂肉炭、木香、荷叶蒂、茉莉花蒂、砂仁（半生半熟炒研）、稻叶。

某。红痢日久，脾气必虚，营气必耗。前方理中汤下驻车丸，颇验。奈轻听人言，服红曲、滑石末，致痢复剧。脉迟缓而涩，舌薄白而底绛。渴不贪饮，口恶甜味。素体多湿，今脾阳失运，湿又动于中矣。徐灵胎云：血痢挟湿者，胃风汤最妙。《医归·痢疾门》亦采是法。

八珍汤去地、草，加肉桂、升麻、粳米。

渊按：理中汤温运中阳，驻车丸分导湿热，从脉象迟涩看出。红曲、滑石适与相反。

李。久吃洋烟，脉沉而细。病方三日，微寒微热，头略胀痛，昼不痢，痢在夜，是属寒邪；而反色赤者，寒伤营也。当以和营散寒、温通阳气为法。勿与常痢同治。

防风根　白术　陈皮　木香　白芍　桂枝三分，煎汤炒　炮姜　砂仁

服二剂愈，应手之至。

渊按：脉细肢寒，昼不痢，痢在夜，乃脾阳不能统摄营阴也。

王。厥阴有寒，肠中有热。少腹冷痛，下痢红黏，身热肢寒，汗出舌腻，恶心不食，虑成噤口。拟辛通厥阴之寒，苦泄肠中之热，用姜萸当归四逆汤加香、连、芩、楂主之。

桂枝　白芍　吴茱萸　炮姜　炙甘草　木通　当归　川连　木香　黄芩　楂肉炭　砂仁

渊按：有热深厥深之象，乃湿热积重遏肠胃，气机不得通化，宜佐通因通用法，使胶黏之邪速去。

陆。《脉经》云：代则气衰，细则气少。多指阳气为言。今下痢而得促脉，脾胃之阳微特著。况形衰畏冷，而小便清长者乎！惟是下痢赤者属血分，腹中痛为有积，立方从此设想，寻其罅而通之补之，亦治病之机巧也。

附子枳实理中汤送下驻车丸。

范。肝胃不和，湿热积滞为痢。痢延半载，仍脘腹胀痛，恶心。治以苦辛泄肝和胃，佐以分消运化。

川连　茯苓　川朴　木香　楂肉　青皮　陈皮　砂仁　赤芍　白芍

另用驻车丸三钱、乌梅丸一钱，和服。

又：痢减腹仍痛，肝胃未和也。现值经来，脉弦寒热，血虚木郁。拟养血疏肝。

八珍汤去草，加香附、木香、陈皮、神曲、砂仁。另驻车丸、乌梅丸、归脾丸各一钱，和服。

张。便痢白腻如水晶鱼脑色，小便小利，少腹偏右板室。诸医以为肠痈，固以相似。然考肠痈为病，有寒有热。《金匮》并出二方，如大黄牡丹汤、苡仁附子败酱散，概可见矣。但此证则属寒积，脉弦紧而数，面色青而不渴，宜用温通。

肉桂五苓散加楂肉、砂仁。

又：温通已效，仍从前方加炮姜、木香。

又：欲溺不爽，溺后气向下坠，便痢白腻虽稀，然腰尻酸痛如折。全属阳虚气陷之象。仿东垣参入前法。

西党参　升麻　冬术　肉桂　茯苓　泽泻　炮姜　木香　诃子煨　砂仁　生鹿角

此方连三剂，大便白腻全无，脾胃已开。按此证并非肠痈，乃寒积下痢耳。因诸医皆云肠痈，只得委曲周旋，但从肠痈有寒有热，轻轻转笔，折入温通方法，既不碍医，又与病相合，不得不然之事也。故志之。

邢。休息痢必有积，延来两月，近今发热，湿热郁蒸于肠胃，痢色或白或赤。化湿热以运中州，疏积滞以和气血。勿以为日既久，遽投固涩也。

白术　川连　白芍　木香　当归　茯苓　广皮　楂炭　升麻　泽泻　防风

另：资生丸、补中益气丸、驻车丸等份，相和一处。每朝服三钱，开水送下。

徐。红痢匝月，仍腹痛后重。据云，先曾发热三次。此属中虚表邪传里。现今脉细肢寒，太阴阳气已弱；小便艰难，膀胱气化又钝。拟开其中焦，化其湿热，兼升阳解表，亦表里双解之法也。

柴胡　桂枝　茯苓　泽泻　川连　木香　白术　党参　砂仁　炮姜　炙甘草

许。热伏营中，久痢纯血，腰疼腹痛。舌苔薄白，底绛，兼有紫点。此属湿热挟瘀之候。病将一载，法以咸苦通涩兼施。

杜仲盐水炒　阿胶川连炒　川断盐水炒　黄柏盐水炒　地榆炭　白芍　防风根　炙升麻　当归　生熟砂仁

又：投咸苦通涩之剂，诸恙皆减，仍宗前法增损。

原方去黄柏、防风，加熟地、淡芩（醋炒）、荷叶蒂。

金。红痢三年，腹左结块板硬不移，按之则痛，漉漉作声，即便下痢。此瘀凝寒积，久留于肠腑。当以温药下之。

苍术炭　川熟附　枳实炭　地榆炭　茯苓　当归　通草　桃仁炒黑研　大黄酒炒

以上出自《王旭高临证医案》

柳宝诒

孙。湿热之邪，留恋于肠腑。腹痛垢痢，气坠不爽，脉象弦数，舌苔浊腻。气机阻窒，故湿热之邪，不得爽达。方以疏畅气机为主。

豆卷　枳壳炒　桔梗　大川芎炭　归尾炒　赤芍酒炒　淡黄芩　连皮茯苓　防风根炭　广木香　砂仁　鲜藕煎汤代水

陈。滞痢垢白，后重腹痛，暑湿挟积阻滞气机。当先疏导邪滞。

藿梗　枳壳　桔梗　木香　槟榔　青皮　砂仁　神曲　茯苓　通草　荷叶

尤。滞痢垢红，而腹不作痛。胃能纳谷，而不知饥。病将一月，脉软数。病邪下注于大肠，亦由脾气虚陷所致。势属淹缠，难期速效。

淡黄芩　赤白芍各　全当归　川芎炭　木香　砂仁　枳壳　桔梗　焦楂炭　红曲炭　炮姜　荷蒂

都。湿热下注而为垢痢，红白兼作。惟向患留瘀腹胀，刻因气机下陷，瘀热并入膀胱，小便淋涩，少腹窒滞。近更神昏谵语，舌謇目暗，脉象弦数右硬，舌苔晦浊底绛。瘀热下阻于腑，上熏及脏，盖挟浊痰蒙扰心胞，已属难治之病。况直视目盲，太阳经气不通，尤为危证。急则治标，先与泄浊通腑。

归尾　赤芍　桃仁　延胡索　木香　砂仁　郁金　丹参　木通　海金沙　鲜生地　干菖蒲　朱灯心　竹叶　藕煎汤代水　真西珀另研，冲服

二诊：前方去归尾、菖蒲、西珀，加全当归、枳壳。

三诊：病势渐轻，滞痢未止。舌苔黄浊罩灰。肠胃垢浊之邪，尚未清泄。舌底有紫斑，小便涩痛不畅。瘀热阻于膀胱者，仍未通行。新邪与宿瘀交阻，调理殊非容易。再与化浊导瘀，两法兼用。

川广郁金各　归尾　泽兰叶　枳实　丹皮　茯苓皮　萹蓄　木香　蔻仁　黑山栀　牛膝梢　鲜藕　荸荠芽二味，煎汤代水

郭。腹痛多年，肝脾营气先伤，复加湿热浊积，久恋不化，气机阻窒，滞下垢痢，面色浮黄，脉象虚数，舌苔灰腻不华。病属湿积交阻，肝脾两弱。拟方姑与和营调气，用虚实兼治之法。

野于术　归身　白芍　炙鸡金　煨木香　江枳壳　桔梗　茵陈　本山术　茯苓皮　干荷叶　煨姜

二诊：中阳不化，湿浊阻遏。肌色浮黄，脘腹肿满，左脉细弱，右脉微数，舌苔灰白不华。中焦阳气淹郁，不能疏运湿浊。拟方以温脾为主，仍参疏化湿浊之意。

党参　于术　本山术　干姜　附子　桂枝　茯苓　川朴　广陈皮　鸡内金　砂仁　茵陈　六神曲

朱。红痢经月不止，脉象弦数，舌尖嫩红，根苔黄浊。湿热之留于肠腑者，尚未清泄。而脾肾之阳气，胃腑之阴液，均已损伤。正气亏而邪不净，与纯虚纯实之证，可以放手施治者不同。拟以煎剂疏化，参用丸药，以培其中。

赤白芍_各　淡黄芩　香连丸　江枳壳　细生地　归身炭　广陈皮　丹皮炭　防风　生甘草　焦楂炭　鲜藕_{煎汤代水}

章。滞痢垢红居多，杂色间出，脉象软数，舌苔中心黄浊。病由暑湿积滞，阻结肠胃，气机不畅，后重不爽。当与畅气和营，俾邪积得以疏达乃松。

木香　江枳壳　淡黄芩　白芍　川连_{姜汁炒}　海南子　归尾　焦楂炭　桔梗　六神曲　茯苓皮　滑石　鲜藕　米蛀屑

二诊：悬拟：大凡痢疾因暑湿内伤营阴，积滞阻塞胃气。舌绛，垢红，里热，皆暑湿内炽所致。其右胁块痛有形，此营络不通。见证阳物浮肿，不可着手，湿热内留于肝胆，以上诸证，无非湿热之现象。前方中亦是从营阴开泄，不过药轻病重，未能取效。至积滞在于肠胃，已蒸蕴而成黑垢。前用木香槟榔丸，欲行通积垢，则在里之暑湿，方得乘机外达，否则无路可以疏泄也。气机阻窒，欲达不达，则上升而为痛呕，下注而为后重不爽，均因乎此。但就邪积一面论病，即使变象齐出，尚无坏证可虑。蒸蕴日久，胃津告竭，则有不可预料者（此指呕厥、肢冷、噤口等象）。此病轻重进退不出乎此。拟照原方：桔梗、神曲、川连（酒炒）、黄柏、白头翁合方中之芩、芍、归、楂疏泄营阴邪热；再加银花炭、丹皮、川石斛，此清养胃阴以预防呕逆者也。至小便胀痛，方中有清泄之药，稍加灯心，只要里热得减，此证自松。惟垢一层，若服药而能渐减，是属最佳。若竟无宿垢下行，必须稍加消导之药，方有效机。拟用元明粉化磨枳实，相和，开水冲服，较木香槟榔丸则稳多矣！

苏。发热痢红，舌苔黄浊，脉象不数。邪机深陷，当挽而去之。
败毒散　归尾　桃仁　海南子　广木香　赤芍　淡酒芩　丹皮　豆卷　神曲炭　荷叶

二诊：红痢五六日，垢色转晦，虚坐努责，后重不已。肠腑之气滞，陷而不疏畅，致湿热之蕴于营分者，亦不能随时疏化。病情已形淹滞，而舌苔黄晦满浊，恶心不纳。胃之上脘，亦有湿浊壅遏。在上者壅而不下，在下者陷而不达。胃气不能输布，将延久而成噤口。古人谓："和血则便脓自愈，调气则后重自除。"兹更参入芳香化浊之品。冀得气机流畅，浊化纳增，则治痢亦易于为力矣。否则正气愈伤，则邪机愈恋，胃气伤而恶候渐增，即难措手。

广藿香　佩兰　蔻仁　石菖蒲　淡黄芩　川连_{姜汁炒}　川芎　赤芍　煨木香　海南子　炒枳壳　红曲炭　藕_{煎汤代水}

三诊：前方去蔻仁、赤芍、海南子、红曲，加东白芍、川朴、茯苓。

四诊：痢势稍减，但舌苔浊厚尚满，胃纳不香。拟用芳香先治其上。

广藿梗　陈皮　佩兰叶　广郁金　菖蒲根　生枳实　蔻仁　淡黄芩酒炒　细川连姜汁炒　苡仁　荷梗　荷叶

储。白痢经年不止，入秋以来，转见红垢，此宿病未已，兼挟新邪之象。脉数带弦。遇劳则滞痢愈甚，正气虚而湿热留恋，此非补涩所宜，法当扶正疏邪，标本兼治。

野于术　黄芪　防风炭　红曲炭　归身炭　槐米炭　广术香煨　枳壳醋炒　炙甘草　荷叶炭　鲜藕煎汤代水

另：驻车丸砂仁汤下。

方。痢疾，去秋迄今，已成休息。其宿垢留于曲折之处，不易清楚；而久痢气陷，正气必虚。拟方虚实兼治。

炒党参　绵芪　白术炭　归身炭　白芍土炒　防风炭　广木香　枳壳炒　砂仁　荷蒂炒

另：酒炙大黄炭、桃仁泥、归尾、广木香、小川朴各一钱，为末，每服一钱，开水送下。

施。滞痢垢水俱红，呕恶不纳，身热腹痛，脉弦数，舌黄。邪郁伤营，浊壅伤胃，痢疾中重证也。

广木香　枳壳炒　砂仁　细川连姜汁炒　淡黄芩酒炒　赤芍酒炒　醋半夏　木瓜酒炒　海南子　桔梗　川芎炭　归尾炒　银花炭　鲜藕

宫。滞痢经久未止，肛门坠痛，红垢未净，肠中之湿热未清也；虽能纳谷，而里气滞闷，气机未能清调也。病久正虚，转运无力，余邪最易留恋。仍当疏畅清泄，兼参扶正之意。

于术　炒枳壳　砂仁　淡黄芩酒炒　丹皮炭　归身炭　白茯苓　炒山药　槐米炭　谷麦芽各　荷蒂　生熟神曲各

二诊：气机渐松，浊邪较化。惟红垢未净，肛门坠痛颇甚。正气虚陷，肠中余邪留恋。在中焦宜清补，在肠中宜疏泄，两者不可偏废。用培脾和胃，调气清腑之法。

于术　炒怀药　北沙参炒　茯苓　陈皮盐水炒　砂仁　枳壳炒　淡黄芩酒炒　归身炭　赤白芍各，酒炒　槐米炭　生熟神曲各　谷麦芽各　荷蒂

三诊：痢势渐减，胃纳亦增；但脉象仍数，右手带弦，舌苔黄灰隐隐，其中尚有余邪留恋。拟清养中，佐以疏泄。

金石斛　西洋参炒　于术　广木香　砂仁炒　生熟神曲各　炙鸡金　白芍土炒　木瓜酒炒　茯苓　生甘草　枳壳炒　谷麦芽各　荷蒂

郑。久痢经年，并且不得休息。脘气不和。魄门坠痛，脉神虚软不鼓。此证之初，必因余邪留恋，今则正气大伤，神色两悴，断不能徒事攻邪。拟与补中法，佐以和气调营。

炒党参　于术　黄芪　归身土炒　柴胡炙　炙甘草　煨木香　枳实醋炒　砂仁炒　生地炭炮姜同拌，炒松　生熟神曲各　煨姜　焦荷叶

魏。虚痢经久不止，足三阴脏气俱损。前与温摄肝肾，虚阳得敛，滞痢减而未止，脉弦未

退，舌红少津。拟与通补三阴方，参入培脾养胃、和营止痢之意。

熟地制附片煎汁，炒　泽泻　萸肉盐水炒　炒丹皮　炒山药　块茯苓　煨木香　炒于术　党参　白芍　霍石斛　麦冬肉　阿胶地榆炭粉拌炒　焦谷芽　鲜藕

程。悬拟，据述患痢将及三月，其下痢情状，与寻常不同者，粪色干结，与无病相似。所下血水，或紫或黑，行于粪后，并无痛坠后重之患，此与便血之证相近；惟以次数甚多，则似乎痢耳。垢色瘀紫，营中必有湿热蒸郁，以致营血腐败。倘遽投止涩，恐瘀垢不净，转生他病。但刻下晚热微来，已有营阴耗损之象。若任其久泄，又恐正气不安。今拟养营而兼和血之法，则疏邪而不至于敛邪矣。以此两方相机互用，庶不至有所偏弊乎！

拟固气摄营方法，早服：

广陈皮　炙甘草　党参　绵芪　于术　归身炭　升麻　乌梅　石榴皮　粟壳　红曲炭　荷叶蒂各　驻车丸随药同服

拟养血清营方法，晚服：

生地干姜炭炒　归身炭　稽豆衣　赤白芍各　丹皮　槐米炭　阿胶酒炒川连、地榆炭，二味研末，拌炒　淡黄芩　牡蛎　参须　杏仁　藕煎汤代水

以上出自《柳宝诒医案》

孙西台

治李妾出斑兼痢疾。日夜百余次，又兼带下，身中乍寒乍热，溅溅然汗出，手足时而厥冷，将倪涵初痢方加减不效。左肾脉将脱，右肾脉歇止，相火微极，肺脾两脉躁疾，为真脏见，心脉微而散，病势深危。《寿世保元》云：下痢如屋漏水者必亡，下如鱼脑者半生半死。此候正同，姑进此方，以冀挽回万一。此证为真元下陷、气血太亏，故用药与寻常治斑、治痢不同，非亟救本原，如其胃气，但治标证，百病丛出矣。此舍证从脉之一端，即《灵》《素》塞因塞用之法也。如执倪涵初之说，谓治痢有三忌，一忌发汗，二忌利水，三忌温补，则温补之药不敢施，真坐以待毙矣，所以研脉不透，难洞识乎根源，施治不精，莫与穷夫变化。是在讲斯业者博综群籍，观其会通，临证时又内外合参，运以灵机而不滞于物，然后较量方药，调剂重轻，医者有慎审之心，庶病者获再生之庆。若夫斑有阴阳二证，冯楚瞻曰：阴斑者寒伏于下，迫其无根失守之火，上熏胃肺而发斑点，其色淡红，隐隐见于肌表，与阳证发斑色紫赤者不同。此胃气极虚，若服凉药，立见危矣。医不达权，安足语比。兹以参、术治斑，达权之用也，法之变者也。

洋参三钱，微炒　于术五钱　伏龙肝一钱五分　炙甘草八分　炒粳米二钱五分　五味子十粒　酒白芍一钱　盐巴戟三钱　沉香末七分，冲　升麻五分　石斛三钱　牡蛎粉一钱　煅龙骨一钱　酒生地一钱五分　潞党参一两　归身三钱　青黛五分　麦冬一钱五分

前方服后痢愈十之五，脉和缓些，进粥少许，惟便未成粪，带下如故，姑进此方。

洋参三钱五分，微炒　冬瓜仁二钱，盐炒　煅牡蛎三钱　盐巴戟三钱　炙黄芪八分　木香末六分，冲　酒芍一钱五分　萸肉四钱，去核　升麻四分　归身三钱　潞党参一两　玉桂心七分　远志八分　五味子十粒　于术五钱　沉香末八分　伏龙肝二钱　炒麦冬一钱　炒粳米二钱五分

服前方后，便渐成粪，脉息细缓有神，白带渐稀，痢愈十之八九，胃气亦调，常思饮食，诸证渐就平复。惟头殊眩晕，相火虚甚，但无他虑矣。此方主之，十剂而愈。

焙附二钱　玉桂八分　潞党参一两五钱　石斛三钱　酒芍一钱五分　炒洋参三钱　熟地三钱，春砂制　炙黄芪一钱　炒麦冬一钱　炒粳米二钱　归身五钱　远志一钱　沉香末八分，冲　五味子十粒　炙甘草八分　生于术六钱　首乌五钱　牡蛎粉二钱　巴戟三钱　萸肉四钱，去核

《昼星楼医案》

张士骧

柳鹤书。血痢纯红，腹痛坠陷，脉细且弱，面色枯白，口渴咽干。素吸洋烟，病缠两月，羸瘦如柴。阴阳两伤，补脾统血，升提固涩。无灵因忆仲景少阴下痢有堵塞阳明一法，尊用桃花汤以固脱，去干姜之辛温伤液，加入熟地以填肾阴，萸肉、乌梅、五味以收三阴之散而敛液，入参、茸、升麻以升阳。化裁古方，亦法外之法也。三剂病证霍然，因并记之。

高丽参四钱　炙甘草钱半　真鹿茸一钱　山萸肉三钱　赤石脂八钱　熟地炭八钱　五味子一钱　禹余粮四钱　绿升麻一钱　乌梅炭一钱

《雪雅堂医案》

马文植

上洋，姚安谷。脾肾两亏，湿浊滞于肠胃。气机不展，绕脐作痛，下痢如鱼脑胶冻，迄今数月，后重不爽，脉象弦细尺濡，阴弱气滞。理气和营，以化湿浊。

木香　白芍　当归　淮药　炙草　茯苓　乌药　乌梅　枳壳　地榆　煨姜　谷芽　灶心土

二诊：后重较好，腹痛未除，痢未减，脉弦细左濡。脾胃阴伤，气陷于下，日内胃不和畅，饮水停顿难消。拟理脾和中。

参须八分　升麻五分，蜜炙　盐水炒小茴一钱　当归二钱　焦冬术一钱，枳壳炒　茯苓二钱　木香五分　乌梅二钱　煨姜二片　白芍五分　炙草四分　陈皮一钱　淮药三钱

灶心土一两，煎汤代水。

三诊：昨进理脾和中，兼升清阳。下痢已减，绕脐之痛已除，惟满腹时如刺痛，浊阴未尽，营卫不和。还宜理脾温中，佐之升举清阳。

前方去参须、煨姜，加党参、炮姜炭。

接服方：

当归　党参　白芍　炙草　木香　益智仁　淮药　茯苓　冬术　小茴　杜仲　续断　姜　枣

某。脾司清阳，胃行浊阴。脾泄多年，清阳不能升举，湿邪由气伤阴，匝月来大便下血，自早至午，腹痛便稀，下午则魄门坠胀，嗳气不舒，频欲登厕，肠胃不和，清浊交混。拟和营理气，以化湿浊。

当归　紫丹参　乌药　山药　赤白芍　炙甘草　枳壳　灶心土　黄柏　佩兰　荷叶　生熟苡米

二诊：进和营理气，腹痛渐平，下痢亦减，惟魄门胀坠痒痛，血垢污衣，湿热滞于肠胃。仍理气化浊之法。

当归　枳壳　秦皮　黄柏　炙甘草　灶心土　木香　丹参　乌药　荷叶　黄连

某。下痢日久，脾肾虽亏，而肠胃湿浊不清。兜涩太早，以致腑气不通，湿浊上腾，上体作烧，口干汗出，恶风怯冷。拟清气养阴，以清湿浊。

沙参　江枳壳　杏仁　薆皮　黑山栀　炙紫菀　玄参　象贝母　茯苓　枇杷叶

二诊：脉来弦涩之象已减，肠胃之气较舒，大便畅行一次，嗣后仍然痹窒后重，股腿酸楚，宿垢不行。拟开肺之法。

全当归　紫菀　杏仁泥　苏子　茯苓　广木香　江枳壳　粉甘草　韭菜汁　枇杷叶

阳羡，徐左。暑湿由肺胃而入大肠，咳嗽下痢白积，里急不爽，去秋迄今未已，脉弦细数右虚，内热，舌色光红。阴分已伤，是为肺痢。拟肃肺养阴，兼清肺胃。

北沙参　淮山药　紫菀　扁豆皮　丹参　粒豆皮　川贝母　云苓　甜杏仁　橘红　干荷叶　枳壳

二诊：肺为辛金，大肠为庚金，一脏一腑，相为表里。咳嗽下痢，肺与大肠同病。热蕴于肺，下逼大肠，已延十月，气腥而秒，脉见细数，阴伤热蕴显然。拟养阴清肠胃。

北沙参　酒炒川连　黄柏　粉草　橘红　枳壳　云苓　紫菀　瓜蒌子炒香　杏仁　淮药　石斛　苡米

三诊：昨进养阴热而兼润下，白痢已止，大便坚结成条，至圊不解。痢久阴伤液涸，致肠胃燥干，咳嗽虽稀，而痰不爽，咽干作痛，气分之热未清。仍养阴清肺润肠。

北沙参　杏仁　枇杷叶　麦冬　云苓　川贝母　淮药　蜜炙紫菀　玉竹　川石斛　瓜蒌子炒香　松子仁

以上出自《马培之医案》

某。夏秋受暑湿之邪，至秋为痢为疟者，何也？盖暑湿之邪，蕴于阳明则痢，发于少阳为疟。少阳为枢，乃半表半里之界，半表属阳，半里属阴，暑湿内蕴，则阴阳乖违，表里纷争，寒热作焉。若论痢证，是暑湿胶于肠胃，胃伤先为不运，食停为积，与内伏之暑湿合而为一。如从肠胃而发，则泄泻为多；若与太阴并病，则疾痢为甚。此证红而转为黄色者，似属由深而浅，从营出卫，病转轻也。但从脘间而至脐下，仍然板硬而痛，干哕不纳，稍有寒热，舌色干黑而裂，扪之无津，脉来仍涩而数，按之少力。想其前途之湿热本未清楚，近又复感邪积而发，气阴暗已受铄，所以为日未久，身中之阴液竟被劫夺矣。当此虚中夹实，用药殊难着笔，不得已，辗转思维，宜从先贤两虚一实之治，未识然否。

生军甘草二分拌炒　雅连　淡芩　犀角　竹茹　木香　玉泉散荷叶包煎　茯苓　石斛　藿梗　通草　残花

二诊：昨进大黄黄连泻心汤合清气化浊一法，服后积势稍爽，兼下积块数枚，未始不美，乃肠中久蕴之湿滞，得药力而下降。昨日案中所云，继又复入新积而发泄，泄由积成，欲其积化而泄减。讵知初下之际，圊数稍少，继则不但无粪，泄数亦复如前，按腹仍呼痛，然较和，苔较昨略化，而仍干霉，手指不温，烦躁不安，恐有厥脱之险。

人参　茯苓神　鲜石斛　泽泻　于术　雅连　扁豆　犀类磨冲

《务存精要》

刘子维

周某，噤口痢二十余日，甚危，殆一日三四十次，肛门肿痛，食不进，每日只能食点茶而已。

粟壳三钱，炙　干姜五钱　地榆三钱　白芍五钱　吴萸二钱　仓米五两　陈茶叶三钱　黑豆二两　广台乌二钱　五谷虫三钱

三付。

李俊注：此痢疾也。痢疾，古称滞下，《内经》谓之肠澼。按《庄子》注：澼，漂也。肠澼者，附肠脂膏，经邪热郁蒸，发酵腐烂，遂漂澼而出于大便也。其初，由生冷食物入于肠胃，凡肠胃间，着受寒气，而气血郁滞之处，即暑湿蕴蓄、糟粕留聚，及肠脂腐坏之处。郁之愈久，则热愈甚，邪愈固，而胶黏腐秽之脓血愈多，其发为肠澼也愈甚。张景岳曰：口不受寒，痢从何得？洵不诬也。夫大肠庚金，本以收为用，而其职司传导，得以降浊，收中又有放者，乃肝以泄之，脾以运之，肾以节之也。大肠气郁，则肝气尤郁，收者过收，泄者必泄，故下而必滞，滞而必下，运、节皆不行矣。

脾主健运，肝主疏泄，肾主二便，不食下利，太阴病也；后重下迫，厥阴病也；开合无节，少阴病也。凡肠澼无不备斯三者，《内经》称其为脾、肝、肾之病，良有以也。噤口痢饮食入口皆吐，乃邪盛于胃而气逆，此证食不下，乃寒盛于中而阳微，非噤口也。其肛门肿痛者，乃厥阴、阳明之气，开合相争，以致湿热毒邪逼于广肠下端而不解也。

先天重肝肾，后天重脾胃，痢而脉静身凉，饮食如故，虽剧无害；痢而脉大身热，或不能食，皆危证也。此证食不进及历时之外，则为正虚，而每日次数之多，及肛门肿痛又为邪盛，正虚宜补，而邪盛不可补；邪盛宜攻，而正虚不可攻，病之难治，孰有逾于此者。盖犹丧乱之局，民不聊生，盗贼纵横，地方糜烂，一于用兵，则恐玉石俱焚，胜算未操；一于安抚，则恐养寇遗殃，噬脐莫及。当斯时也。惟有择守形胜，缮甲修隍，赈恤颠连，怀柔流散，迫贼势孤穷，然后一举而歼之，则事半功倍矣。此证治法何以异是，是故仓米者，甘以养正，淡以除湿，干姜、吴萸温中逐寒湿，以辅之，巩卫仓廪重地也；黑豆者，静以制动，甘以解毒；白芍、粟壳、地榆敛阴，摄正气以辅之，镇定作强重地也；茶叶降火涤垢腻，谷虫清热治秽浊，乌药开郁散结气，共为之使，俾硕果之危，得苞桑之系，可守而复可战矣。

肛门肿痛，非大肠一腑之戾也，方主安定血气，摄回耗散，俾各守其乡，而纠纷自释，虽根株未能痛断，而贼势日孤矣。

痢疾为害，有有形者，有无形者，如下痢不食，肛门肿痛，此有形也；若毒聚于下，肾水暗消，而肝木失养，气争于下，肾志不宁，而真气易散，乃无形也。当此邪盛正虚，补泻均非之时，欲求介于补泻之间，以进正退邪，而可以为君药者，舍仓米、黑豆二味，其谁与哉？盖黑豆甘平沉静，具除热补水、镇肾宁志、活血通脉、消肿止痛之功；陈仓米则甘淡冲和，调胃治痢，施之此证、此时，皆绝无而仅有者。有形无形，靡不适合，虽无煊赫之功，却有回天之力，至平常即至神至奇也；粟壳固肾涩肠，地榆清血涩血，惟久痢正虚而邪不盛者为宜，然善用之则守正而不固邪，观长沙治咳方，往往麻、辛、五味并用，识得此中三昧，神而明之则不泥矣。五谷虫以秽治秽而主毒痢，茶叶不惟涤垢腻，且保上焦清肃，皆以平淡制胜也。

前方服二付，病减八分。

又方：莱菔三钱，炒　生姜三钱　腹皮五钱　砂仁二钱　白芍三两　香附三钱　豆蔻二钱　银花三钱

广香五分　明雄三钱　生白术五钱　山楂三钱　干姜三钱　黄芩一钱

五付。

李俊注：白芍轻重，前后迥殊，其义何居？《伤寒论》曰：太阴为病脉弱，其人续自便利，设当行大黄、芍药者，宜减之，以其人胃气弱易动故也，此前方之所以轻也。今则中焦之温运及下焦之镇固，均已日增，故重用白芍以和气血，并以莱菔、腹皮、香附、木香、山楂、雄黄等或活血利气，或破滞消积，共张挞伐之师，以开肠胃之郁。夫痢之下而必滞者，木欲泄而金收之也，滞而必下者，金欲收而木泄之也，金郁不开则肠胃之邪愈郁、愈固，而里愈急；木郁不达则厥阴之气愈郁、愈鼓，而后愈重，此平肝通肠胃所以为治痢不易之法也。然人身健运在中，布化在上，值此胃气初复，未可一意消导，故不离白术、干姜、砂仁、豆蔻等之甘温补中辛温醒阳，以资健运而行药力。并用生姜以开发之，银、芩以清降之，则由中而上、由上而次弟行于诸经百脉以奏其功矣。此为脾胃不强者立法，否则则固不必妄用甘温，反以固邪也。

肝不平则阳不密而阴不藏，鼓动怒号、伤折奔厉，非特肝之气血不平即各经气血亦失其平矣。惟白芍能泻不密之阳以就阴，又能敛不藏之阴以守阳，俾阴阳相抱不离，斯气血自和平不乱，而各经皆从之矣。故白芍者，乃和气血之本，而通利诸药，则仅治其标，两者相辅而行，斯无弊已。雄黄为治风寒暑湿诸结毒要药，厥阴离经之风毒，固非雄黄不散，湿热陷于肛门之结毒亦非雄黄不解，但非结毒不可妄用。

第二方服至三付，病已全愈，但神少、食稍多，腹胃均胀。

又方：白芍三钱　怀药五钱　茯苓三钱　砂仁二钱　桂枝一钱　沙参一两　白术五钱　牡蛎八钱制附片八钱　桂圆肉三钱　建曲二钱　柏子仁三钱　生姜三钱

三付，服毕精神还原。

李俊注：五行之之，一郁皆郁，不过有主从之分耳。痢疾为土金两郁，而本乎湿，湿从阳化则为热痢，从阴化则为寒痢，但热痢多寒痢少，又有寒热错杂者，然皆邪结于内，故其初皆忌参、芪之补，以防胀满，而阳郁者开之以辛温，寒甚者，胜之以辛热，则不拘也。惟湿为阴邪，其标虽热，其本则寒，故又有标热去而本寒见，宜辛甘温气血并补以善其后者。或标热甚而津液竭，宜甘苦寒，柔润育阴以调其偏者，以平为期也。此证服一二两方后，邪尽病除，而神少者，中上之气虚也；食多即胀者，中下之阳虚也，久痢无不伤血，气虚无以生血，自以气血并补为宜。

气生于阴中之阳，故用附子以补肾；血生于阳中之阴，故用沙参以补肺；中土主持上下以生气血，故用白术、怀药、茯苓以补脾，此或云或雨，为之有道也。营出中焦以奉生身，故用桂圆；血属于心，而心恶热，故用柏仁；俾如膏之雨，有所取资也。下焦之阳宜潜，故用牡蛎；中焦之阳宜运，故用建曲、砂仁；上焦之阳宜宣，故用桂枝、生姜，此或开或合，驭之有方也，肝喜动，白芍静之，合桂枝、生姜则又调和营卫也，夫药以和偏，原非日食所宜，此不啻为病者，另撰一五行矣。

《圣余医案诠解》

沈祖复

大市桥林姓，有烟霞癖，先寒热，继则腹痛，下痢红白，昼夜百余次，饮食不能下咽，气息奄奄。当时医士有汪党之称，茶集于崇安寺，议论此证。或主香连丸，或欲用驻车丸，或四磨饮。先生闻之，窃笑其误。明日来请诊视，脉细，舌干黄，曰："此久痢气阴两伤，时时登圊而无便者，此虚坐努责，非益气养阴不可！"用人参、白芍、丹皮、细生地等味，服之病大转机。前方扩充，数剂而愈。

木邑王燕庭医士之母年已古稀外，一日腹痛，下痢无度，神情倦怠。其孙文夔延先生诊视，脉细数，舌苔根浊而揹。先生曰："此痢不可与寻常病同治，大年正元早亏，食物不消，兼有积滞。"用人参须、枳实壳、花槟、神曲等。先生曰："此方非在尊府不开，痢疾忌补，补而且攻，未免招物议。"服后大便通利，腹痛亦止，竟两剂而愈。

以上出自《医验随笔》

方耕霞

张。湿热蕴于二肠为痢，新凉袭于表分为寒热，腹痛后重，苔白胸痞。目下便数软稀，而里积犹未化也。考古每以败毒散治夏秋之痢，为阳邪陷入阴分，提其下陷之邪仍从表分而出，况其痢且兼寒热者乎。姑尊此意立方，质之湘州先生以为然否？

败毒散去甘草、薄荷，加川连、青皮、楂肉、蔻仁。

自注：此方一服而愈。

薛。白痢匝月，今又腹痛，湿伤太阴，气分又受寒邪也。宗逆流挽舟法。

败毒散去甘草、薄荷，加青皮、白术、砂仁、楂炭、荷叶。

顾。红白痢两月余，仍然腹痛后重，苔白满布，湿热蕴结虽久，尚未宣化。但右脉弦细无神，杳不思谷，胃气正气索然矣。攻则碍正，补则碍邪，殊属两难。虽然藜藿之体，根底颇好，借箸而筹，究以撤邪为急，苟其邪去，何虑正虚，攻补虽殊，理无二致也。

败毒散去薄荷，加姜川连、肉桂、白芍、木香、砂仁。

王。风温犯肺为咳，下移大肠为痢，与夏秋湿热之痢有间。拟清化手阳明经。

桑叶　防风　牛蒡　黄芩　木香　茅根　前胡　杏仁　象贝　神曲　桔梗

梅。寒热四日，转为红痢，腹痛神倦，舌灰而腻，脉数而滑。此新凉引动伏邪，邪已化热，不能外达，转向内攻，腐液伤阴，变为红痢。必得表邪仍向外出，最为捷径。目今营已伤，里热颇炽，稚质体弱，虑热甚而增痉厥。然伏邪不出，犹强寇凭域，虽招徕劝抚，总无益于黎元。与其靡帑养痈，何如六师压境，惟临机应变，须得一善谋者斟酌行之。方可制胜耳。拟方候菊村先生酌议之。

败毒散去薄荷，加姜川连、木香、青皮、黄芩、白芍。

二诊：昨服喻氏逆挽法，汗出漐漐，红痢色淡，舌灰较化，病情颇有转机。今日诊治，如王濬既下益州，趁此锋利，须直捣石头城下，擒其枭师，方可解甲寝师，血方仍候菊村先生去取之。

前方加银花。

以上出自《倚云轩医话医案集》

凌奂

程左（六月），寒暑湿食互扰，阳明寒热，似渐渐无汗，泄邪隐成痢。痢下白积，更衣腹痛后重，脉弦滑而濡，舌苔黄腻。治宜和中导滞。

生米仁　煨木香　左金丸五分，拌　车前草　泽泻　广藿香　陈皮　木猪苓　赤苓　制川朴　楂炭　半夏曲

或用枳壳、大腹皮以疏泄之。

或加白蔻、煨姜以温之。

按：赤白痢初起，亦从此法，即胃苓合香连之变方也。以米仁代术，车前代桂通阳，余三味合之，即五苓散也。

卓顺兄（长桥头七月），暑湿侵脾，下痢红积，更衣腹痛后重，乍寒乍热，脉弦滑数。宜清解阳明。

煨葛根　煨木香　青蒿子　木猪苓　炒条芩　枳壳　炒丹皮　青荷梗　炒川连　楂炭　银花

或用白槿花。

或用白头翁汤。

或用淡芩、元明粉约三五分拌之。

以上出自《凌临灵方》

张锡纯

天津施某某，五十六岁，得噤口痢证。

病因：举家数口，寄食友家不能还乡，后友家助以资斧令还乡，道路又复不通，日夜焦思，频动肝火，时当孟秋，心热贪凉，多食瓜果，致患下痢。

证候：一日夜下痢十五六次，多带鲜血，后重甚剧，腹偶觉疼即须入厕，便后移时疼始稍愈，病已五日，分毫不能进食，惟一日之间强饮米汤数口。其脉左部弦而硬、右部弦而浮，其搏五至，心中发热常觉恶心。

诊断：此肝火炽盛，肝血虚损，又兼胃气挟热上逆，是以下痢甚剧，而又噤口不食也。当治以滋阴、清热、平肝、降胃之品。

处方：生杭芍一两　生怀山药一两　滑石七钱　白头翁五钱　秦皮三钱　碎竹茹三钱　甘草三钱　鸦胆子成实者五十粒，去皮

先用白糖水圝圝送服鸦胆子仁，再将余药煎汤一大盅，温服下。

复诊：将药如法服两剂，痢中已不见鲜血，次数减去三分之二。其脉左部较前和平、右部则仍有浮弦之象，仍然不能饮食，心中仍然发热，然不若从前之恶心，此宜用药再清其胃腑必然能食矣。

外方：生怀山药两半　生石膏两半，捣细　生杭芍六钱　白头翁四钱　秦皮二钱　甘草二钱

共煎汤一大盅，分两次温服。

效果：将药煎服一剂，即能进食，痢已不见，变作泄泻，日四五次，俾用生怀山药细末煮

作粥，少调以白糖服之，三日全愈。

或问：石膏为治外感实热之药，今此证未夹杂外感，何以方中亦用之？答曰：石膏为治阳明胃腑有实热者之圣药，初不论其为外感非外感也。盖阳明胃气以息息下行为顺，若有热则其气多不下行而上逆，因其胃气挟热上逆，所以多恶心、呕吐、不思饮食，若但知清其热而不知降其气，治之恒不易见效。惟石膏性凉质重（虽煎为汤，仍有沉重之力），其凉也能清实热，其重也能镇气逆，是以凡胃气挟实热上逆令人不思饮食者，服之可须臾奏效。若必谓石膏专治外感实热，不可用治内伤实热，则近代名医徐氏、吴氏医案中皆有重用石膏治愈内伤实热之案，何妨取以参观乎？

天津郑某某，年五旬，于孟秋得下痢证。

病因：连日劳心过度，心中有热，多食瓜果，遂至病痢。

证候：腹疼后重，下痢赤白参半，一日夜七八次，其脉左部弦而有力、右部浮而濡重按不实，病已八日，饮食减少，肢体酸软。

诊断：证脉合参，当系肝胆因劳心生热，脾胃因生冷有伤，冷热相搏，遂致成痢。当清其肝胆之热，兼顾其脾胃之虚。

处方：生怀山药一两　生杭芍一两　当归六钱　炒薏米六钱　金银花四钱　竹茹三钱，碎者　甘草三钱　生姜三钱

共煎汤一大盅，温服。

复诊：服药两剂，腹疼后重皆除，下痢次数亦减，且纯变为白痢。再诊脉左部已和平如常，而右部之脉仍如从前，斯再投以温补脾胃之剂当愈。

处方：生怀山药一两　炒薏米五钱　龙眼肉五钱　山楂片三钱　干姜二钱　生杭芍二钱

共煎汤一大盅，温服。

效果：将药煎汤服两剂痢遂痊愈。

说明：按欲温补其脾胃而复用芍药者，防其肝胆因温补复生热也。用山楂片者，以其能化白痢之滞，且与甘草同用则酸甘化合，实有健运脾胃之功效也。

沧县杨某某，年三十五岁，于季秋因下痢成肠溃疡证。

病因：因业商赔累歇业，心中懊侬，暗生内热，其肝胆之热，下迫致成痢疾。痢久不愈，又转为肠溃疡。

证候：其初下痢时，后重腹疼，一昼夜十七八次，所下者赤痢多带鲜血，间有白痢。延医治疗阅两月，病益加剧。所下者渐变为血水。杂以脂膜，其色腐败，其气腥臭，每腹中一觉疼即须入厕，一昼夜二十余次，身体羸弱，口中发干，心中怔忡，其脉左右皆弦细，其左部则弦而兼硬，一分钟九十二至。

诊断：此乃因痢久不愈，肠中脂膜腐败，由腐败而至于溃烂，是以纯下血水杂以脂膜，即西人所谓肠溃疡也。其脉象弦细者，气血两亏也。其左脉细而硬者，肝肾之阴亏甚也。其口干心中怔忡者，皆下血过多之所致也。此宜培养其气血而以解毒化瘀生新之药佐之。

处方：龙眼肉一两　生怀山药一两　熟地黄一两　金银花四钱　甘草三钱　广三七三钱，轧细

药共六味，将前五味煎汤，送服三七末一半，至煎渣再服时，仍送服其余一半。

方解：龙眼肉为补益脾胃之药，而又善生心血以愈怔忡，更善治肠风下血，治此证当为主

药。山药亦善补脾胃，而又能上益肺气下固肾气，其所含多量之蛋白质，尤善滋阴养血，凡气血两虚者，洵为当用之药。熟地黄不但补肾阴也，冯楚瞻谓能大补肾中元气，要亦气血双补之品也。此三味并用，久亏之气血自能渐复，气血壮旺自能长肌肉、排腐烂。又佐以金银花、甘草以解毒，三七以化瘀生新，庶能挽回此垂危之证也。

复诊：将药煎服三剂，病大见愈，一昼夜大便三四次，间见好粪，心中已不怔忡，脉象犹弦而左部不若从前之硬。因所服之药有效，遂即原方略为加减，又服数剂，其大便仍一日数次，血粪相杂，因思此证下痢甚久，或有阿米巴毒菌伏藏于内，拟方中加消除此毒菌之药治之。

处方：龙眼肉一两　生怀山药一两　熟地黄一两　甘草三钱　生硫黄八分，研细　鸦胆子成实者六十粒，去皮

药共六味，将前四味煎汤一大盅，送服鸦胆子、硫黄末各一半，至煎渣再服时，仍送服其余一半。

方解：方中用鸦胆子、硫黄者，因鸦胆子为治血痢要药，并善治二便下血；硫黄为除阿米巴痢之毒菌要药，二药并用，则凉热相济，性归和平奏效当速也。

三诊：将药煎服两剂，其大便仍血粪相杂一日数行。因思鸦胆子与硫黄并用虽能消除痢中毒菌，然鸦胆子化瘀之力甚大，硫黄又为润大便之药（本草谓其能使大便润、小便长，西人以硫黄为轻下药），二药虽能消除痢中毒菌，究难使此病完全除根，拟去此二药，于方中加保护脂膜固涩大便之品。

处方：龙眼肉一两　生怀山药一两　大熟地黄一两　赤石脂一两，捣细　甘草三钱　广三七三钱，轧细

药共六味，将前五味煎汤一大盅，送服三七细末一半，至煎渣再服时，仍送服其余一半。

效果：将药连服五剂，下血之证全愈，口中已不发干，犹日下溏粪两三次，然便时腹中分毫不疼矣。俾用生怀山药轧细末，每用两许煮作茶汤，调以白糖令适口，当点心服之，其大便久自能固。

以上出自《医学衷中参西录》

巢渭芳

访仙桥某，四十岁，左。泄痢三月，起居不慎，饮食渐减，腹痛红白兼下，日下六七次。拟和脾胃，调荣分为治。赤白芍、防风、青皮、藿梗、木香、谷芽、故纸、泽泻、茯苓、宣木瓜、红花炭、小朴、荷叶炭。

《巢渭芳医话》

赖松兰

滞下杂色，里急后重，咽嗌糜腐，舌干绛，齿燥垢，神疲气怯，脉弦数，尺部洪大，重按无力，此系暑湿阻遏肠胃，分清失司，积垢积湿而化热，暗铄阴液，阳明胃液无以上供也，证属噤口，理之棘手，鄙拟存阴泄热以扶胃阴。

吉林参　真川连　霍石斛　细生地　梗通草　淡竹叶　子芩炭　焦白芍　甘草梢　石莲肉煨木香　陈仓米　荷蒂

迭投存阴泄热兼顾胃阴之法，服之糜腐尽退，惟觉肠中漉漉，气攻如瘕，肠鸣后重，脉濡

细带弦，尺部沉静。显系脾胃升降不和，清浊因之混淆，故脾不能为胃行其津液，故浮阳上升，阴液暗耗。拟甘寒生津，以和胃阴，佐入泄脾调气，扶过白露再商他策。

参须　于术　白茯苓　扁豆皮　霍斛　橘白　生白芍　子芩炭　金铃子　煨木香　乌梅炭　佛手露　谷芽露

《赖松兰医案》

陈莲舫

练塘，某。阴吹带下，日渐减轻，仍发痢，下赤白，气坠不爽，两便皆为不利，脉象细弦。治以和养。

阿胶珠　蒲黄炭　野于术　凤凰衣　制丹参　净苦参　红枣　血余炭　炒侧柏　焦楂炭　煅牡蛎　生白芍　广陈皮

何。肠澼淹淹，腹痛不禁，阳明关闸洞开，脾胃亦弱，再以温养。

潞党参　官肉桂　菟丝子　焦楂炭　制香附　白茯苓　生白芍　野于术　补骨脂　煨木香　焦赤曲　广陈皮　黑车前　伏龙肝

沈。脾肾两虚，休息痢下赤白夹杂，脉象细弦。治以温养。

炒冬术　炮姜炭　补骨脂　大腹绒　炒香附　焦赤曲　炒党参　煨木香　菟丝子　广陈皮　生白芍　荷蒂

以上出自《莲舫秘旨》

邵兰荪

某。休息下痢，脉弦濡，跗浮脘闷，此湿热蕴蓄，宜和中清利。三月十七日

秦艽钱半　藿梗二钱　炒枳壳钱半　猪苓钱半　厚朴一钱　原滑石四钱　青木香七分　泽泻三钱　大腹皮三钱　冬瓜皮三钱　新会皮钱半

又：休息下痢，圊而不爽，脉涩滞，胃钝，湿热犹存，舌微白。宜和中清利。三月二十日

藿梗二钱　左金丸八分　川楝子三钱　大腹皮三钱　滑石四钱　炒枳壳钱半　赤苓三钱　石莲子三钱　厚朴一钱　广木香七分　新会皮钱半

清煎三帖。

史介生评：休息痢疾，多由病人贪食油腻，或由医者早投滋阴，以致湿热留恋、滞而不去。兹因湿热久蓄，伤及脾脏中气，中气一伤，则脾不能为胃行其津液，滋液郁滞，则不能润于大肠，所以圊而不爽。初方从藿朴胃苓汤，次则参用平肝和胃，此后尚须参用补气之品，庶奏桴鼓之应。

痢已带粪，脉细数，苔红稍淡，小溲略利，咽干音嘶，宜清热解毒，不致变幻，无虑。

马勃一钱　人中黄八分　原滑石四钱　白头翁一钱五分　银花三钱　川石斛三钱　生谷芽四钱　丹皮二钱　生白芍一钱五分　石莲子三钱　天花粉一钱五分　三帖

以上出自《邵氏医案》

何长治

席士兄，乙亥八月十四日申刻。血痢久，头眩心宕，脉软弱无力。关多步气屏络伤。当用温理。少食为要。

潞党参钱半　制于术三钱　炒山萸肉三钱　补骨脂二钱　广木香四分　酒炒白芍钱半　槐花炭钱半　泡吴萸四分　炙甘草三分　煅龙骨三钱　茯苓二钱　广陈皮一钱　砂仁壳六分　广艾绒五分

梅翁。己卯十月初一日巳刻。肠澼腹痛略舒，脉细软无力。关劳心过度，肝脾甚弱。须节养，少食为佳。

生黄芪钱半　制于术钱半　酒炒归尾钱半　广木香四分　炮黑姜四分　焦白芍钱半　煅牡蛎三钱　广陈皮八分　辰砂拌茯神三钱　山楂炭三钱　水炙甘草三分　炒枣仁二钱　砂仁末四分冲　藕节四枚

左。自秋燥起患滞下，继以肠红，今则血痢不止，日夜有十余行，痔坠不收，腹痛殊甚，后重疼痛。舌红，中间脱液，有白糜。艰于安睡，淹缠至今已一季余矣。诊脉左部细数而弱，重按无力；右寸软，关尺两部细数且弦不调。病从秋晚，因暑、湿、热，兼以气郁、食滞而致；夹热伤阴，肝脾气化失宣，肺失清肃。发为干哕，由下元滋化无权，热日炽，真阴日耗，噤口可虞也。勉拟滋阴清热，参以和肝一法，未知合否。

归尾　白芍　木香　山楂　赤苓　枳壳　炮黑姜　黄芩　地榆　丹参　甘中黄　青皮　酒炒枸橘李　藕节炭研冲

再诊：得畅下宿瘀，后重略舒；而脘闷，烦热上升，舌干红，奇渴引饮；脉细数无力。病由热积于下而起，得热升乃是正理。然上焦真精已耗，火极劫阴，有口糜干恶之坏病。拟养阴化热一法。

照前方去归尾、枳壳，加参须、扁豆衣。

三诊：红痢腹痛偶减，尚有十余行；腰胯酸疼不已，略能安眠；舌糜退而淡红无液；脉细数无力，寸关尤觉软弱。痢久肝无所制，致烦火铄阴，当此春令发升，调理非易也。踵育阴清热，参以化滞法。

生黄芪　制首乌　广木香　炒黄芩　丹参　青皮　归尾　炮姜　生白芍　地榆炭　辰砂拌茯神　甘中黄　棕榈皮　白蔻壳

左。肠澼腹胀，脉细涩。是脾不运化，滞积下焦。当用温里。

土炒茅术钱半　广木香五分　炮黑姜四分　山楂炭三钱　茯苓三钱　炒炽实钱半　焦白芍钱半　泡吴萸四分　煨肉果八分　广皮八分　砂仁末四分,冲　炒艾绒八分

左。和中以理滞下。

焦冬术钱半　煨木香五分　炒归尾钱半　香附炭三钱　尖槟榔钱半　生甘草四分　炮黑姜四分　炒黄芩钱半　焦白芍钱半　制首乌三钱　煨肉果钱半　荷叶一角

复诊：滞下虽减，而腹痛仍作。肝脾犹未和也。踵前法和理。

制首乌三钱　焦冬术钱半　炮黑姜四分　炒黄芩钱半　茯苓三钱　广陈皮八分　炒归尾二钱　焦白芍钱半　淮山药二钱　炒小茴香五分　荷叶一角

左。痢后元虚。腰痛骨楚，脉细涩。当从温理。忌生冷为妙。

炒党参_{钱半} 炒萸肉_{钱半} 焦白芍_{钱半} 白茯苓_{三钱} 炒青皮_{钱半} 炙草_{四分} 焦冬术_{钱半} 炮黑姜_{四分} 炒枣仁_{三钱} 炒怀膝_{三钱} 补骨脂_{钱半} 官桂_{五分} 砂仁壳_{六分}

左。滞下久，本元大伤。脉涩无力。老年患此，颇难取效。

焦冬术_{二钱} 煨木香_{五分} 茯苓_{三钱} 炒小茴香_{五分} 尖槟榔_{钱半} 煨黑姜_{四分} 焦白芍_{钱半} 泡吴萸_{四分} 广陈皮_{八分} 生甘草_{四分} 荷叶_{一角} 广藿香_{一钱}

赵，十月二十五日。劳倦肠澼，腹痛，脉细。当从温养。

焦冬术_{钱半} 炒党参_{钱半} 炙甘草_{四分} 煨肉果_{四分} 炮黑姜_{七分} 陈皮_{钱半} 焦白芍_{二钱} 煨木香_{五分} 制首乌_{二钱} 炒菟丝子_{二钱} 山萸肉_{钱半} 艾绒_{四分}

以上出自《何鸿舫医案》

王仲奇

李君，汉口路，六月十二日。腹痛、肠鸣，下痢有冻胶血膜，肛胀坠不爽，日有多起，且觉火热，舌苔黄糙，脉弦滑。此属肠澼，肠腑传化分泌不清，胃气苦浊，速以和中分利之。

佩兰_{三钱} 陈枳壳_{钱半，炒} 洗腹皮_{三钱} 川朴_{钱半，制} 杏仁_{三钱，去皮尖，杵} 白豆蔻_{一钱} 野茯苓_{三钱} 肉果_{钱半，煨} 银花_{三钱，炒炭} 条芩_{钱半，炒} 杭白芍_{二钱，炒} 马齿苋_{四钱} 莱菔英_{三钱}

二诊：六月十六日。肠澼下冻胶血膜已两月之久，腹痛，肠鸣，肛胀坠不爽，日有多起，舌黄糙厚腻，脉弦。肠脂内伤，传化分泌不清，仍以和中分利之。

生于术_{二钱} 茯苓_{三钱} 川桂枝_{钱半} 白芍_{二钱，炒} 禹余粮_{三钱，制，先煎} 蛇含石_{二钱，制先煎} 肉果_{钱半，煨} 佩兰_{三钱} 洗腹皮_{三钱} 莱菔英_{三钱} 荷叶蒂_{三个}

三诊：六月十九日。肠澼见愈，大便转硬，冻胶血膜稍有未净，肛胀里急微有未瘥，脉濡弦。守原意出入之。

生于术_{二钱} 野茯苓_{三钱} 川桂枝_{钱半} 白芍_{二钱，炒} 禹余粮_{三钱，制，先煎} 白扁豆_{三钱} 石菖蒲_{八分} 佩兰_{三钱} 杏仁_{三钱，去皮尖，杵} 肉果_{钱半，煨} 马齿苋_{三钱} 荷叶蒂_{三个}

四诊：六月廿三日。肠澼见瘥，大便转硬，然肠脂未固，仍有冻胶血膜，腰尻作酸，或如厕而迫不及待，脉濡弦。守原意出入。

生于术_{二钱} 茯苓_{三钱} 川桂枝_{钱半} 白芍_{二钱，炒} 升麻_{八分，炙} 柴胡_{钱半，炙} 青防风_{钱半，炙} 罂粟壳_{钱半} 禹余粮_{三钱，制，先煎} 肉果_{钱半，煨} 杏仁_{三钱，去皮尖，杵} 马齿苋_{四钱}

五诊：六月廿七日。肠澼日久，冻胶血膜未弭，腹中乍痛，肛或作坠，谷道自觉火热，腰尻作酸，如厕或仍迫不及待，脉弦滑。仍守原意为之。

生于术_{二钱} 茯苓_{三钱} 川桂枝_{钱半} 白芍_{二钱，炒} 贯众_{二钱，炒} 肉果_{钱半，煨} 诃子_{钱半，煨} 升麻_{一钱，炙} 柴胡_{钱半，炙} 海桐皮_{三钱} 杏仁_{三钱，去皮尖，杵} 罂粟壳_{钱半} 马齿苋_{四钱}

六诊：七月五日。肠澼，肛胀火热，仍有赤白黏膜，腰尻作酸，腹部欠适，肠腑传化失常，脉濡弦。守原意出入之。

生于术_{三钱} 茯苓_{三钱} 白扁豆_{三钱} 长麻_{一钱，炙} 柴胡_{钱半，炙} 诃子_{半钱，煨} 肉果_{钱半，煨} 罂粟壳_{钱半} 杏仁_{三钱，去皮尖，杵} 续断_{二钱，炒} 桔梗_{钱半，炒} 佩兰_{三钱} 莲蓬壳_{一钱}

七诊：七月十三日。肠澼已稀，赤白黏膜未弭，肛胀里急火热，腰尻作酸，纳食则腹胀难受，脉濡滑而弦。仍以分利、和中，兼固肠脂。

生于术二钱　茯苓三钱　洗腹皮三钱　诃子钱半，煨　肉果钱半，煨　杏仁三钱，去皮尖，杵　罂粟壳钱半　桔梗钱半，炒　陈枳壳钱半，炒　蛇含石二钱，制先煎　禹余粮三钱，制先煎　省头草三钱

黄童。松江。鼻窍常塞，前患衄血，鼻血既止，又下痢赤垢血膜，腹痛肠鸣，肛胀里急，日有多起，脉弦。治以清腑。

条芩炒　白芍炒　银花炒炭　石菖蒲　贯众炒　陈枳壳炒　佩兰　野茯苓　杏仁去皮尖，杵　马齿苋　莱菔英　香连丸分吞

二诊：腹痛下痢见愈，大便转硬，赤垢血膜行将净尽，肛胀里急亦瘥，惟胃纳未旺，脉濡滑。守原意以治。

淮山药炒　白扁豆　陈枳壳炒　银花炒炭　肉果煨　佩兰　茯苓　杏仁去皮尖　莱菔英　马齿苋　陈大麦炒，杵去粗皮　荷叶蒂

汪。八仙桥，八月廿六日。痢疾止涩太早，湿热濡滞于中，水气分泌不清，腹痛，便溏，面浮，足肿，速以宣导。务宜慎口，以防肿胀。

洗腹衣二钱　厚朴花钱半　茯苓三钱　陈枳壳钱半，炒　陈六神曲三钱，炒　青皮一钱，炒　白豆蔻六分　佩兰二钱　麦芽三钱，炒　莱菔子钱半，炒　陈匏皮三钱

二诊：八月廿八日。利疾兜涩太早，湿热熏蒸，气化不利，以致面浮、足肿，今浮肿较退，便仍溏而腹痛，舌则绛赤如火，且薄无苔，日昨曾作呕恶，呕出皆水。仍从肠胃治。

洗腹皮二钱　佩兰三钱　通草一钱　桑白皮一钱二分，炙　法半夏钱半　橘红衣一钱　带皮茯苓五钱　瞿麦二钱　白蔻壳六分　陈六神曲三钱，炒　青皮一钱，炒　莱菔英三钱

三诊：九月初二日。面容已较清爽，足肿亦经退尽，腹痛轻微，便溏未实，舌绛赤如火较前稍淡。仍从肠胃治。

佩兰二钱　洗腹皮二钱　橘红衣一钱　茯苓三钱　川石斛二钱　蒲公英三钱　法半夏一钱二分　陈枳壳钱半，炒　生苡仁三钱　陈大麦三钱，炒，杵去外层粗皮　莱菔英三钱　生熟谷芽各四钱

四诊：九月初六日。足肿已退，腹痛、便溏渐愈，舌绛赤较淡，形瘦容黄，腹有积痞。肝、脾、肠、胃并治。

干蟾皮六钱，炙　洗腹皮八钱　陈枳壳八钱，炒　陈六神曲二两，炒　蒲公英两半　鸡内金一两　茯苓二两　橘红衣八钱　白蔻壳四钱　省头草两半　使君子肉一两　陈大麦一两，炒

上药研细末，每早空心以开水冲服二钱或三钱。

徐。百老汇路，四月廿二日。始由泄泻，既转痢疾，虽经见愈，肠脂已伤，回旋失舒，腹痛牵引胁肋腰脊，气泄较快，脉濡弦。治以舒肠，参以运脾。

佩兰三钱　洗腹皮二钱　厚朴花钱半　陈枳壳钱半，炒　旋覆花二钱，布包　青皮钱半，炒　五灵脂二钱，炒去砂石　川楝子钱半，煨　陈六神曲三钱，炒　红花八分　陈大麦炒，杵去外层粗皮　白豆蔻一钱

二诊：四月廿六日。泄泻转痢，既愈之后，腹痛牵引胁肋腰脊，脉缓而弦。前以舒肠运脾稍安，守原意出入之。

生于术二钱　茯苓三钱　川桂枝钱半　白芍二钱，炒　佩兰三钱　白豆蔻一钱　红花八分　五灵脂二

钱，炒去砂石　萆薢一钱　川楝子钱半，煨　石菖蒲八分　陈六神曲三钱，炒　陈大麦炒，杵去外层粗皮

严右。北四川路，八月初六日。饮料、食物失洁，温滞相搏，分泌传导乱行，肠脂内伤，为腹痛滞下，里急、肛胀、有红白，稍有寒热，苔糙，脉弦。治以通腑导滞，毋使滋蔓。

槟榔二钱　陈枳壳钱半，炒　厚朴花钱半　佩兰三钱　青蒿二钱　条芩一钱二分，炒　楂饼三钱，炒　陈六神曲三钱，炒　杏仁三钱，去皮尖，杵　茯苓三钱　佛手柑一钱　莱菔英三钱　香连丸六分，分吞

二诊：八月十三日。滞下已止，腑气就和，腹痛、胃脘胀闷皆愈，热亦退净，惟经水适来，腰酸，头眩，带下频多。清其萌蘗，参以调荣可也。

泽兰二钱　续断二钱，炒　茯苓三钱　粉丹皮钱半，炒　条芩一钱，酒炒　白蒺藜三钱　绿萼梅八分　佛手柑一钱　全当归二钱　杭白芍二钱，酒炒　橘红衣一钱

汪。恺自迩路，初诊（佚）。

二诊：八月晦。热度较前稍低，脉搏亦稍见减，痢非纯红白冻，黄黑杂见，惟午后神识偶仍昏迷，舌中及后根仍糙。仍以清热逐秽，以通腑气，不添枝节，可望转机。

白头翁三钱　条芩钱半，炒　杭白芍钱半，炒　地榆三钱，炒　贯众二钱，炒　银花三钱，炒炭　槟榔二钱　全瓜蒌三钱，煨炭　枳实皮炒，钱半　石菖蒲八分　川连三分，炒　马齿苋五钱　荷叶蒂两个

三诊：九月朔。由食积泻，而为滞下，又由滞下渐泻，黄厚腻浊之苔业已退去，惟中积苔未尽，即病机欲减之征，脉弦稍滑。仍以通腑化浊，参以分利。

佩兰三钱　槟榔二钱　厚朴花一钱二分　陈枳壳钱半，炒　青皮一钱，炒　新会皮钱半　赤苓三钱　贯众二钱，炒　白豆蔻六分　山楂三钱，炒　麦芽二钱，炒　马齿苋四钱

四诊：九月初二日。神识较清，热未退尽，下仍滞涩不利，腹痛，肛胀里急，唇绛稍淡，目眦仍红，脉弦，苔糙微白。病机可望出险，守原意因势利导之。

白头翁三钱　条芩钱半，炒　北秦皮钱半　杭白芍二钱，炒　地榆三钱，炒　扁豆衣钱半　贯众二钱，炒　银花三钱，炒炭　川黄连三分，炒　全瓜蒌三钱，炒炭　杏仁三钱，去皮尖，杵　石菖蒲八分　石莲子三钱　马齿苋五钱

五诊：九月初七日。滞下渐解，垢积未除，唇绛渐淡，形瘦。容黄，皆病机减退之征；惟陈腐未尽，胃气仍未醒豁，能食而不知味，时仍打呃，食或不安，脉转缓和。仍以通和腑气，推陈致新可也。

贯众二钱　银花三钱，炒炭　黄芩钱半，炒　杭白芍二钱，炒　青防风一钱，炙　扁豆花钱半　野茯苓三钱　佩兰三钱　石莲子三钱　罂粟壳钱半　马齿苋五钱　陈芦穄三钱

谢。北四川路，五月九日。便后有血，既而有冻胶黏膜，少腹痛，肠脂内伤，回旋失舒，脉濡弦。舒肠、分利可也。

生于术二钱　野茯苓三钱　佩兰三钱　银花炒炭，三钱　陈枳壳钱半，炒　续断二钱，炒　地榆三钱，炒　杏仁二钱，去皮类，杵　罂粟壳钱半　肉果钱半，煨　杭白芍二钱，炒　荷叶三钱

二诊：五月十三日。便血、冻胶黏膜业已见弭，小溲较畅，胃纳如常，脉濡滑而弦。再以清腑、宣湿可也。

生于术二钱　野茯苓三钱　佩兰三钱　忍冬藤三钱　法半夏钱半　橘红衣一钱　杏仁三钱，去皮尖，杵　续断二钱，炒　陈枳壳钱半，炒　肉果钱半，煨　罂粟壳钱半　荷叶三钱

毛，浦东，初诊（佚）。

二诊：三月十日。久痢肠有烂疮，腹痛肠鸣，痛即如厕，里急作坠，仍有红垢血膜，脉濡弦。固肠参以分利。

地榆三钱，炒　忍冬藤三钱　条芩钱半，炒　杭白芍二钱，炒　佩兰三钱　贯众二钱，炒　陈枳壳钱半，炒　野茯苓三钱　禹余粮三钱，制，先煎　蛇含石二钱，制，先煎　肉果钱半，煨　马齿苋四钱

三诊：三月十四日。肠澼久痢，日来红垢虽不甚见，然黏膜未弭，腹痛较减，肠鸣未熄，脉软弦。仍以固肠，兼用分利。

禹余粮三钱，制，先煎　蛇含石二钱，制，先煎　肉果钱半，煨　光杏仁三钱，杵　野茯苓三钱　贯众二钱，炒　佩兰三钱　陈枳壳钱半，炒　紫地丁三钱　诃子一钱，煨　银花三钱，炒炭　马齿苋四钱

四诊：三月十八日。肠澼已久，日有数起，气泄亦有赤膜泄出，腹痛较瘥，肠鸣未熄，脉濡弦。仍以固肠，兼以分利。

禹余粮三钱，制，先煎　赤石脂二钱，煅，先煎　蛇含石二钱，制，先煎　贯众二钱，炒　肉果钱半，煨　诃子一钱，煨　茯苓三钱　杏仁三钱，去皮尖，杵　生于术二钱　罂粟壳钱半　马齿苋四钱　白芍二钱，炒　银花三钱，炒炭

五诊：三月廿二日。汤澼一日尚有三起，侵晨仍见红垢赤膜，腹痛虽瘥，肠鸣未止，日前腨腓转筋，致足肢酸软，脉濡弦。仍以固肠分利，参以舒筋。

禹余粮三钱，制，先煎　赤石脂二钱，煅，先煎　蛇含石二钱，制，先煎　野茯苓三钱　肉果钱半，煨　诃子一钱，煨　宣木瓜八分　川牛膝二钱　生于术二钱　川桂枝钱半　杭白芍二钱，炒　罂粟壳钱半　马齿苋四钱

六诊：三月廿六日。肠澼较愈，红垢未净，稍有腹痛，纳食则胀而欠舒，腨腓转筋见瘥，足肢行步乏力，脉软弦。仍以固肠分利可矣。

禹余粮三钱，制，先煎　赤石脂二钱，煅，先煎　蛇含石二钱，制，先煎　贯众二钱，炒　肉果钱半，煨　诃子一钱，煨　茯苓三钱　佩兰三钱　柴胡钱半，炙　杭白芍二钱，炒　罂粟壳钱半　马齿苋四钱

七诊：三月三十日。肠澼，冻胶、血膜未弭，腹仍痛，头眩，纳食则腹胀，脉濡弦。仍以固肠清腑。

禹余粮三钱，制，先煎　赤石脂二钱，煅，先煎　蛇含石三钱，制，先煎　贯众二钱，炒　诃子一钱，煨　肉果钱半，煨　野茯苓三钱　银花三钱，炒炭　罂粟壳钱半　杭白芍二钱，炒　荆芥钱半，炒炭　马齿苋四钱　荷叶蒂三个

八诊：四月五日。肠澼日久，仍有冻胶、血膜，日有数起，腹痛，纳食则胀，脉濡缓而弦。仍以固肠清腑，参以健脾。

禹余粮三钱，制，先煎　赤石脂二钱，煅，先煎　蛇含石二钱，制，先煎　罂粟壳钱半　生于术二钱　杭白芍三钱，炒　肉果钱半，煨　诃子一钱，煨　佩兰三钱　茯苓三钱　马齿苋四钱　陈六神曲三钱，炒　荷叶蒂三个

周右。高阳里，六月初十日。重身月将满足，腹痛肠澼，已延数月之久，且按日十余度之多，胎觉下坠，小溲亦滞涩不利，脉弦滑。仍当安其胎元，通其腑气。

生于术钱半　缩砂仁一钱　茯苓三钱　青子芩一钱二分，炒　白芍二钱，炒　青防风一钱，炙　陈枳壳钱半，炒　天仙藤一钱　禹余粮三钱，制，先煎　杏仁钱，去皮尖　罂粟壳钱半

二诊：六月十八日。腹痛肠澼较愈，小溲亦畅，日昨稍有气郁，胸脘欠适，或作嘈如饥，

脉弦滑。仍以原意通和肠胃；重身月将满足，不可尽剂，衰其大半即止。

生于术钱半　天仙藤一钱　橘红衣一钱　青防风一钱，炙　禹余粮二钱，制，先煎　肉果一钱，煨　青子芩一钱，炒　白芍二钱，炒　茯苓三钱　缩砂仁一钱　青皮一钱，炒

以上出自《王仲奇医案》

俞世球

庚戌医案，七月初十日诊。脉象沉迟，红痢一月，里急后重，舌苔滑白。按证乃受暑湿所致。以服鸦片烟灰，致暑热蕴蓄不出，延久必成休息。

杭白芍二钱，酒炒　制将军一钱五分　地榆炭二钱五分　全当归三钱　焦黄芩一钱五分　川黄连四分，姜汁炒　陈丁香五分，研末后入　焦山楂三钱　陈枳壳一钱五分，麸炒　天台桂子十粒

二十二日复二孙信，并附还陈观察门丁代求加减原方。并照原方加减，以汤剂改丸方，嘱令按服。

诃子七钱，面裹煨　制将军八钱　川黄连三钱，姜汁制　罂粟壳八钱，去蒂，蜜炙　地榆炭一两　陈枳壳七钱，麸炒　白芍药一两五钱，酒炒　条黄芩八钱，酒炒　厚肉桂三钱，去粗皮研末，勿见火　全当归二两　山楂肉一两二钱，炒焦色　广木香八钱，研末，勿见火

此证初患红痢，误服鸦片烟灰，非特收涩太早，几乎痛死。曾仿芍药汤法以救药，并祛除蕴积暑湿。据述服药病若失，停则复发，叩求恩赐加减。按此证业成休息，非丸药不能除根，照原方加诃子、粟壳，以肉桂易天台桂子，以木香易丁香，炼蜜为丸。每晨开水候温，吞下四钱。后予赴苏，陈观察门丁领此妇之子王某，登门磕头叩谢，云家母已服丸药痊愈矣，可见随处均可以救人也。志此以示子孙。

《摘录经验医案》

孙采邻

费天如内人，寒热滞下，色兼红白，表里俱病。昼病无度，腹痛点滴，脉象沉滞。乃暑湿之邪感于盛夏，发于秋后，又为寒凝食积，郁而成痢。不饥纳少，防有噤口之虞。

淡豆豉三钱　薤白三钱　广木香一钱，切　滑石三钱　大腹绒一钱　桔梗一钱　五谷虫一钱半，炙甘草六分　山楂肉三钱，炒　红曲三钱　广陈皮一钱半　煨姜三片

前方两剂，滞下全瘳。继用苡仁、扁豆、木香、陈皮、茯苓、炙草、藿梗、砂仁、鸡内金，养胃调脾，四剂而健。

《竹亭医案》

沈明生

吴君一令媳，患痢已四十余日，食少倦怠。原医者曰：日久困惫，当从补治无疑，可疑吾师独谓其染患以来，膏粱未尝一日去口，则旧积虽除新积复起，旋去旋生，形虽虚而证固实也。日虽久而积固新也，法治应与初证同。先进导滞丸三服，嗣同补消兼进，乃嘱其清虚调养，后，果全愈。由此观之，初中末三法有难尽拘，而望、闻、切之外不可废问，且吴俗有饱不死痢疾

一语。恣啖肥甘，唯恐不及，何异藉寇兵而资盗粮也。蔓延日久，驯至证实形虚，欲补形则碍证，欲攻实则虚其虚始也，求其多食而终至于不能食，良可悯也。因而叙师之法，并以诫夫世之患痢而不慎口腹者。

《鹤圃堂治验》

王堉

同乡张七兄名守秩，其夫人患痢疾，屡治不效。托其戚梁某转邀余视之，则年五十余，人甚枯瘦。诊其脉，浮数特甚。问发热否？曰，热甚。问，渴否？曰，渴甚。余曰，若然，则腹必胀痛也。曰，然。乃告张曰：外似虚，却是实证，非下之不可。张不然其说，曰，体素虚，况痢则愈虚，再下之恐不相宜，万一病不可补，微痢之可乎？余告以痢之无益，若再迟数日，恐内蕴攻胃，成噤口也。张不得已，嘱余开方。余以大承气汤进。归经数日，又请往视，余曰，此病当大效，何迟迟至是。问来人，则前方恐过峻，减去芒硝故也。乃告其来人曰，归语张某，不服芒硝，勿望余治也。来人归以实告，张勉强加芒硝服之，越半时腹中如坠，暴下如血块数次，病者气乏而卧，痢亦止矣。越日遣人又问，告曰，病已去，不必再下，但病实伤阴，以芍药汤和之，数剂则无误矣。归遂服芍药汤，半月而安。中秋备物作谢，言之始知其详。

《醉花窗医案》

顾恕堂

郑某，暑湿、食滞酿痢，里急，气滞不爽，痢下赤色，昼夜百余度，纳少吐蛔，脉芤数。阳明胃土残败，噤口厥脱之基也。

川连　槟榔　楂炭　乌梅　木瓜　冬米　枳实　木香　川朴　淡芩　荷蒂

又：痢经旬日，昨进酸苦泄热法，吐止痢减，略进稀粥，颇有转吉之机，尚防反复。

白头翁汤加荷簇散。

虞某，痢久阴伤，腰脊酸痛，命门火衰，真阳失藏。此即仲景釜底无火是也，仍从温下之法。

人参　小茴香　当归　补骨脂　五味子　鹿茸　菟丝子　杜仲　煨肉果　熟地

又：温下颇应，痢数减而腰痛缓。升补奇督是一定章程。

青囊班龙丸。

以上出自《横山北墅医案》

红杏村人

瞿左。脾受湿伤，清阳不克，上升下注为泻，腹中微痛，漉漉有声，脉数小舌红，不渴。势有转痢之端。

煨葛　防风根土炒　木香　淮药　青皮　芩　楂　枳壳　通草

又复：由泻转痢，为脾传肾，病情更进一层矣。所下之积，赤多白少，尤为自气及血之征。

脉数舌红，胃不思纳，体质素虚，曷可泛视。从仲景白头翁汤法主治。

白头翁　秦皮　黄连　黄芩　木香　枳壳　桔梗　山楂炭　荷叶边

又复：血痢已止，大便依然溏泄，谷气亦未加纳，肠间积滞虽有分化之机，胃之清阳尚乏升举之力。仍于调脾和胃之中佐以升清泄浊。

土炒白术　茯苓　淮药　白芍土炒　木香　新会　谷芽　荷叶　川斛

瞿左。暑湿挟滞停留肠胃，近感秋凉下趋为痢，其色纯红，肛门灼热，小溲不利，已逾两候，痢势不减。脉细数苔糙，渴不多饮。年尊之体唯恐因虚增变，仿仲景白头翁汤主治。

白头翁　秦皮　川连　川柏　木香　楂炭　扁豆衣　赤苓　通草　泽泻

又复：痢经两旬，其脾元之困惫与肾真之消乏自可不言而喻矣。幸赖质禀丰厚，素慎保养，是以谷食虽减，犹能强纳，胃气不至告败。今诊脉象虚数，而虚数之中颇具和缓之致，舌上陈腐化去，渐布新苔，证情有否转为泰之征。顾惟古稀年迈，气血向衰，窃恐虚波起于意外，宗前法加减。

白头翁　香连丸　秦皮　洋参元米炒　于术　扁豆衣　霍斛　赤苓　泽泻　荷蒂

又复：素惯脾泄，大便往往不实。中阳本虚，夏令湿热交蒸酿成红痢，已延三候，尚未痊可。脉象犹带虚数，舌苔化而未尽。胃纳不加，正虚邪恋，仍虑反复。

参苓白术散加白芍、乌梅、霍斛。

刘左。下痢而兼身热，固属表里并病。据述所下之滞赤白相间，内有宿垢，错杂并下昼夜二三十度，腹中虽不甚痛而有里急后重之势。脉弦数舌白苔黄。湿热邪滞，黏留肠胃，体质素弱，深虑淹缠转变。

葛根　川连　木香　淡芩　朴　槟榔　楂曲　苓　泽泻

又复：痢势较昨大减，身热亦从汗解，脉细弦数，舌色边尖红化根心黄糙。犹存余滞尚未清彻，胃虽思纳，食物切勿乱投。慎之！

香连丸　朴　楂肉　神曲　赤苓　白芍土炒　扁豆衣　滑石　谷芽

又复：昨议益胃调脾法，身热和而痢亦减，有表里分化之征。第嫌脉象尚带细数，舌苔虽化，津液未充。胃虽能纳，脾运未健，谷食仍当搏节。

香连丸合参苓白术散加白芍、川斛。

以上出自《医案》

袁焯

张小芬君病痢，下痢腹痛，里急后重，困苦不已，脉息滑数，与小承气汤合香连丸，加槟榔、木香。服后痛、痢俱止。但转为发热胸闷，是里气得通，而余病将从表解也。乃易方用小陷胸合小柴胡汤，去人参、甘草，加枳壳、桔梗、厚朴，得汗而解。唯腹中作胀，不思饮食，舌现白腻苔，复易方用平胃散加黄芩、苏梗、蔻仁、佩兰、苡仁等。两剂全瘳。

江某子十五岁，泻痢年余，面黄体瘦，食少作恶，舌光无苔，口干，头晕，心悸，脉细，每日犹泻十数次，所泻皆稀粪水。盖泻痢日久，肠胃中之脂液消亡，昔人所谓下多亡阴是也。

与大补元煎加黄芪、赤石脂、麦冬、玉竹，接服两剂，而泻利已减去十之六七，头晕、心悸亦平矣。再服数日痊愈。夫参、芪、熟地，为泻痢病最忌之药，盖补滞之品，能闭塞肠胃中之病毒，致人于危，而此独以补药奏功者，虚实异宜也。然亦惟纯虚无滞者，始可纯补，否则又当别论矣。

以上出自《丛桂草堂医案》

费承祖

江南徐州道李佑三之夫人，患赤白痢，肚腹作痛，里急后重，每日三四十行，恶寒发热，头痛口渴，饮食不进，势极危险，延余诊视。脉来浮弦数大。此暑湿内蕴，风寒外袭，清浊淆乱，升降失宜，治必表里双解。

防风一钱五分　荆芥一钱五分　葛根三钱　桔梗一钱　枳壳一钱　酒炒黄芩一钱　香连丸一钱，包　六一散三钱，包　酒炒木通一钱　神曲四钱　焦山楂三钱　赤芍一钱五分　荷叶一角

一剂汗出热退，下利腹痛皆止。

镇江董陶庵，患血痢半年，口燥喉干，胸脘觉冷，神倦力乏，脉来弦细。此热入厥阴，中虚停饮所致。治必苦泄厥阴蕴热，兼培中蠲饮，方能奏功。

酒炒黄柏一钱　酒炒黄连二分　白芍一钱五分　高丽参一钱　北沙参四钱　茯苓三钱　甘草五分　陈皮一钱　制半夏一钱五分　甜川贝三钱　生熟谷芽各四钱　冬瓜子四钱

连进二十剂而愈。

知崇明县事吴槿村，浙江进士，年近古稀，患赤白痢，日数十行，腹痛食少，心悸肢掣，势极危险，延余诊视。脉来弦细迟缓。外邪挟湿，两伤气血，清浊混淆于中，加以年高元气已虚，中无砥柱。倘泄邪而不兼补正，诚恐邪未清而正先脱，必须补正透邪，两面兼顾。

别直参一钱五分　粉葛根二钱　桔梗一钱　枳壳一钱　木通一钱五分　酒炒黄芩一钱　焦山楂三钱　赤茯苓三钱　甘草四分　焦谷芽四钱　荷叶一角

连进二剂，下痢腹痛即止，惟心悸腿酸，纳谷不多，邪退中虚已著，改用：

别直参三钱　白芍一钱五分　炙甘草五分　陈皮一钱　冬瓜子四钱　白茯苓二钱　大枣三枚

连进三剂而霍然。

常州余熙臣亲家，向有烟癖。患痢半年，饮食少进，肌肉消瘦，精神委顿，卧床难起。余诊其脉来沉弱，脾虚已极，中气砥柱无权，积湿无从宣化，非补脾燥湿，不能挽回。

吉林人参须一钱五分　赤苓三钱　大白术一钱　炙甘草三分　炒白芍一钱五分　陈皮一钱　焦茅术一钱　大枣三枚

嘱服三十剂，当可痊愈。一月后果如所言。

知阳湖县事梁鲲池，年逾六旬，患赤白痢，日十数行，腹痛口渴，肛脱下八寸许，坐卧不安，精神委顿，势甚可危。延余诊之，脉来细弦。外邪挟湿热，耗气灼营，清不升而浊不降，加以年高，气血皆虚，诚恐正不胜邪，邪势充斥三焦，正气即有外亡之虞。治必以驱邪为先，

上下分解，邪退即正气自安。

桔梗一钱　葛根二钱　甘草五分　桑叶一钱五分　丹皮二钱　赤芍一钱五分　木通一钱五分　赤苓三钱　焦山楂三钱　神曲三钱　酒炒黄芩一钱五分　银花三钱　车前子三钱

连进二剂。外用绿升麻三钱、当归三钱、枳壳三钱、甘草五钱、银花三钱，煎汤熏洗肛门，日四五次。下痢腹痛即止，脱肛亦收，惟口干，不思饮食。邪退津虚，法宜甘凉益胃。改用：

南沙参四钱　石斛三钱　白芍一钱五分　甘草三分　丹皮一钱五分　桑叶一钱　陈皮一钱　冬瓜子四钱　大麦冬三钱

进三剂，眠食如常。遂愈。

丹阳虞子坨，患恶寒发热，大便泄泻，不过感冒挟食。医误认为中寒，用回阳肉桂、炮姜，引热入厥阴，服后下痢鲜血，肛门痛如火烧。更医误认为阴虚，而用清补，西洋参、麦冬，禁锢邪热，服后彻夜不寐，烦躁头痛，势濒于危，延余往诊。脉来浮弦洪数，发热，鼻塞头痛，邪热自肺顺传于胃，无从外泄。下痢皆血，肛门热辣作痛，热入厥阴血分。当先清肺胃之邪，而后理厥阴之热。

桔梗一钱　黄芩一钱　葛根一钱　薄荷一钱　甘草五分　茯苓三钱　冬瓜子四钱　银花三钱　冬桑叶一钱五分　川通草一钱

连服二剂，汗出热退，鼻窍通，头痛止。改用：

白头翁一钱五分　秦皮一钱五分　黄柏一钱　川黄连三分　川石斛三钱　丹皮一钱五分　赤芍一钱五分　桑叶一钱　冬瓜子四钱

连服二剂，痢血、肛门灼痛即止。续进生津养胃二剂遂愈。

以上出自《费绳甫医话医案》

吴鞠通

乙丑四月二十七日，章氏，七十四岁。老年瘕泄，小腹坚痛，上连季胁，小便短赤之极，六脉洪数。法宜急开阴络，且令得小便，庶可痛减进食。

川楝子三钱　归须三钱　藏红花一钱　降香末三钱　良姜一钱五分　两头尖三钱　炒小茴香三钱　琥珀三分　薤白汁三匙，点　生香附三钱　口麝八厘，与琥珀研极细，冲

煮三杯，分三次服。

二十八日：六脉洪数，觉前更甚，于前方内去两头尖，加川黄连一钱。

二十九日：脉小则病退，较平人犹觉大也。

川楝子三钱　槟榔一钱五分　淡吴萸二钱　降香末三钱　青皮一钱五分　真雅连一钱　炒小茴香三钱　琥珀四分　藏红花八分　生香附三钱　归横须八分　口麝五厘，同研极细冲入

煮三杯，分三次服。

三十日：病势少减，惟呕恶不食，兼与和胃。

乌药二钱　制半夏三钱　槟榔一钱五分　归须二钱　降香末三钱　红花五分　川连一钱五分　淡吴萸三钱　血珀三分　青皮二钱　炒小茴香三钱　口麝五厘，与血珀同研极细冲

头煎八分两茶杯，二煎一茶杯，分三次服。

五月初一日：带下瘕聚，皆冲、任脉为病。数日来急通阴络，效已不少，但六脉洪数有力，

谨防下部生疮。凡疮皆属君火，泻心者必泻小肠，且胆无出路，必借小肠以为出路，小肠火腑，非苦不通。

芦荟一钱　龙胆草三钱　山连一钱五分　半夏三钱　川楝子三钱　青皮一钱五分　归须三钱　生香附三钱　琥珀三分　乌药二钱　淡吴萸三钱　槟榔二钱　口麝五厘，同研极细冲　小茴香三钱

煮三杯，分三次服。

初二日：今日脉虽小，而泄较多。

吴萸三钱，泡淡　降香末三钱　草薢三钱　良姜三钱　生香附三钱　乌药二钱　半夏二钱　川楝子三钱　归须二钱　青皮一钱五分　小茴香三钱广皮二钱

煮三杯，分三次服。

初三日：大瘕泄痛甚，且有瘀血积滞，法宜通阳和络。

吴萸三钱，泡淡　降香末三钱　红花五分　安桂一钱五分　川楝子三钱　琥珀三分　归须三钱　广木香二钱　生香附三钱　口麝五厘，同研极细冲　川椒炭三钱　青皮一钱五分　川连一钱五分

煮三杯，分三次服。

初四日：脉证俱减，惟胁胀呕恶，仍用前法而小变之。

川楝子三钱　安桂一钱五分　川椒炭三钱　降香末三钱　青皮二钱　生香附三钱　淡吴萸三钱　红花五分　广郁金二钱　小茴香三钱　广皮二钱　川黄连一钱五分

煮三杯，分三次服。

初五日：于前方内去川椒炭，再一帖。

初六日：老年久病，势已缓。且减其制，间服乌药散五分，不痛不服。

半夏六钱　炒小茴香五钱　川连一钱五分　全归三钱，土炒老黄色　川楝子三钱　吴萸一钱五分，泡淡　桂心一钱，研细冲　生香附三钱　广皮一钱　红花五分

煎二杯，分二次服。

初七日：老年久病，诸证悉减。未便纯任攻伐，议通补兼施，能入奇经者宜之。

炙龟板三钱　全归黄三钱，酒炒　小茴香三钱，少加黄酒炒黑　鹿角霜二钱　艾炭一钱　生香附三钱　枸杞子二钱，炒　砂仁一钱五分

煎二杯，分二次服。

梁，廿八岁。滞下白积，欲便先痛，便后痛减，责之有积，用温下法。

生大黄三钱，酒炒黑　厚朴三钱　槟榔尖一钱五分　熟附子三钱　枳实一钱五分　广木香一钱　炒白芍二钱　广皮二钱　炒云连一钱　炒黄芩二钱

水五杯，煮两杯，分二次服。

甲子十一月十八日，张，三十八岁。先泄而后滞下，脾虚传肾证为难治。

白芍二钱　黄芩炭一钱二分　雅连一钱二分，吴萸炒枯　猪苓三钱　川椒目三钱　厚朴二钱　泽泻三钱　生茅术三钱　良姜二钱　生苡仁二钱　广木香一钱五分　广皮一钱五分

水六杯，煮取二杯，渣再煮一杯，分三次服。

二十一日：先泄后滞下，古云难治，非一时可了，且喜脉弱，尚有生机。

白芍三钱，炒　真山连二钱，酒炒半枯　红曲二钱　黄芩二钱，酒炒　地榆炭三钱　归尾一钱　厚朴三钱，去白皮，姜汁炒　小枳实二钱，捣碎　广皮二钱　槟榔一钱五分

煎法如前。

廿三日：脉沉而有力，滞下胀痛太甚，便后少减，片时其痛仍然。议网开一面，用温下法。

生大黄五钱，酒炒黑　白芍三钱，酒炒半枯　广木香二钱　安边桂二钱，去粗皮净　黄芩三钱，酒炒半焦　小枳实二钱　红曲二钱　广皮炭二钱　真山连二钱，酒炒半焦　老厚朴三钱　归尾一钱五分　水五杯，煮成三杯，分三次服。

廿三日：于二十日方内加两头尖三钱。

廿四日：肾证复归于脾，用四苓合芩芍汤法。

茯苓皮五钱　猪苓五钱　生苡仁五钱　生茅术五钱　泽泻五钱　广木香一钱五分　焦白芍二钱　厚朴二钱　炒川连一钱五分　炒黄芩一钱五分　广皮一钱五分

水八杯，煮取三杯，分三次服。

廿五日：于前方内加白通草二钱。

廿六日：肝郁则小便亦不能通，此徒用四苓不效，议开阴络法。

猪苓三钱　小茴香三钱　归须二钱　泽泻三钱　川楝子一钱五分　琥珀三分，研冲　降香三钱　两头尖一钱　口麝五厘，研冲　桃仁三钱

煮三杯，分三次服。

廿七日：开阴络已效，于前方内加安边桂三分、郁金三钱、生香附三钱。

廿八日：九窍不和，皆属胃病，用开太阳、阖阳明，兼泻心法。

半夏六钱　茯苓皮三钱，连块　黄芩二钱　猪苓三钱　生苡仁三钱　厚朴一钱，姜汁炒　泽泻三钱　广木香一钱　青皮二钱　广皮二钱　炒川连一钱五分　干姜二钱

水五杯，煮取两杯，渣再煮一杯，分三次服。

廿九日：开太阳阖阳明，兼祛湿中之热。

姜半夏六钱　猪苓三钱　黄芩炭二钱　茯苓皮三钱　泽泻三钱　广木香一钱　生苡仁三钱　白芍二钱　真山连一钱五分　川草薢二钱　广皮二钱　白通草二钱

煮三杯，分三次服。

三十日：粪后带血，加黄土汤法。

半夏五钱　广木香一钱　灶中黄土六钱　草薢三钱　全归一钱五分　云茯苓皮三钱　炒白芍三钱　黄芩炭二钱　炒茅苍术三钱　厚朴二钱　广皮二钱

水五杯，煮取二杯，渣再煮一杯，分三次服。

十二月初一日：舌绛甚，胸中嘈杂无奈，喉且痛，粪中犹带血迹，议酸苦泄热法。

肉桂八分，去粗皮　黄芩三钱　生大黄片二钱，酒炒黑　桃仁八分　厚朴一钱五分　灶中黄土八钱　枳壳六分　神曲一钱五分　炒地榆炭一钱　槟榔八分　归尾一钱　净乌梅肉九枚　广皮七分　广木香八分

头煎二杯，二煎一杯，分三次服。服一帖。去大黄、肉桂，再服一二帖。

又：即于去大黄、肉桂方内，再去归尾、地榆、桃仁，加苍术一钱五分。

初二日：四苓合芩芍法，以小便短，口糜，犹有滞下也。

焦白芍二钱　半夏三钱　灶中黄土三钱　炒黄芩一钱五分　云茯苓皮三钱　猪苓三钱　当归一钱　净乌梅肉三钱　泽泻三钱　山连一钱五分

头煎两杯，分三次服。

初三日：少腹胀痛，不小便，仍系肝郁不主疏泄之故。

降香三钱　小茴香三钱，炒黑　归须二钱　桃仁三钱　黄芩炭二钱　琥珀五分　生香附三钱　两头尖

三钱　口麝五厘，同研冲　云连二钱，炒　薤白汁三滴

煮三杯，分三次服。

初四日：于前方内加广郁金二钱。

初五日：苦辛淡法，开下焦湿热，兼泻肝火。

草薢五钱　川楝子三钱　吴萸一钱五分，炒黑　生香附三钱　小茴香三钱，炒黑　通草二钱　云连三钱，炒黑　黄柏炭二钱

水五杯，煮取二杯，分二次服。

丁亥九月初九日，史。红白滞下，一月有余，痢疾之脉忌洪大，喜腹胀。此证腹不胀而脉洪大，所以难已，日久便滑而频数。清滞之中，兼与固下。

黄芩炭三钱　白芍三钱　真山连一钱五分　焦于术二钱　归须二钱　南楂炭二钱　广木香三钱　木瓜二钱　五味子一钱　肉果霜二钱　红曲二钱　乌梅肉三钱　丹皮炭三钱

煮三杯，分三次服。

十五日：滞下已久，六脉洪大，有阳无阴，前与重收阴气，而祛积滞即在收阴之中，以故脉见小而滞下少；现在两关独浮，有木陷入土之象，切忌恼怒助肝克脾伤胃，又忌生冷猪肉，滑大便而助湿邪。今日用药大意仍不能骤离前法，加入土中拔木兼补宗气。

高丽参三钱　白芍五钱，黄酒炒　广木香三钱　云苓块三钱　黄芩三钱，黄酒炒　南楂炭二钱　焦于术三钱　归须二钱　五味子一钱　肉果霜三钱　红曲二钱　乌梅肉三钱

浓煎三茶杯，分三次服。

戊子二月初七日，陈。休息痢本系不治之证，为其久久累赘，气血虚尽矣。此证且喜年轻形状，而又欲便先痛，便后痛减，陈积不行，尚可借手于一下，所谓网开一面也。金匮谓凡病至其年月日时复发者，当下之。

生大黄五钱，酒炒半黑　归须三钱　降香末三钱　上安桂二钱　槟榔二钱　广木香一钱五分　炒白芍三钱　真山连二钱　炒黄芩三钱　广皮三钱　乌梅肉五钱　红曲三钱

煮三杯，分六次服。

初八日：腹仍痛，照前方再服一帖。

初九日：再服一帖。

初十日：血分久痢，三用温下，陈积尚多，皆起于误补留邪在络之故，未便再用大下，恐致伤阴，暂用通阴络法，细搜络中闭锢之陈积，三日后再服：

化癥回生丹十丸，早、中、晚各服一丸，温开水和。

十七日：余邪留肝络中，一时难尽，切戒厚味以固之，药宜搜剔法。

降香末三钱　黄芩炭二钱　川椒炭三钱　南楂炭二钱　焦白芍三钱　广木香二钱　真山连八分　归须二钱　广皮炭三钱　丹皮炭三钱　红曲三钱　乌梅肉三钱

煮两大杯，分二次，午一杯，晚一杯。清晨空心服丸药一丸。

十八日：复诊于前方内去广皮，加白芍二钱、乌梅二钱，丸药，照常服。

十九日：久痢邪留肝络，绵绵不已，合苦辛搜络，无他谬巧，仍宗前法。

白头翁三钱，整　大黄三钱，酒炒黑　川椒炭三钱　焦白芍三钱　肉桂一钱五分　广木香三钱　黄芩炭二钱　归须二钱　南楂炭二钱　降香末三钱　山连一钱，姜汁炒枯　乌梅肉五钱

煮三杯，分三次服。丸药仍照前方。

以上出自《吴鞠通医案》

曹沧洲

某右。下痢起糜，脉细，舌黄，呃逆。病深矣，难治。

上川连四分，盐水炒　扁豆衣四钱　川石斛三钱　炒谷芽三钱　广木香一钱　赤芍三钱　石莲肉一钱半　荠菜花干三钱　苦参一钱半　带皮苓五钱　通草一钱

某右。病缠两月余，形危，脉无一不虚，先腰痛旋即腹痛，痛不可耐，近日下白痢，舌花白腻。口燥积虚之体，攻补两难，深恐猝然厥变。

漂白术一钱半　九制香附一钱半　六曲三钱　川断三钱，盐水炒　土炒白芍三钱　川楝子一钱半，酒炒　鸡内金三钱，炙去垢　金毛狗脊三钱　淡吴萸二分　延胡索一钱半　大腹皮三钱　桑枝五钱　三层茴香丸三钱，绢包

某左。红白痢，腹痛肛坠，脉濡细，不欲食。防转噤口。

上川连　淡芩　地枯萝　苦参　广木香　红曲　大腹皮　滑石　枳壳　楂炭　银花　秋水丸

某左。血痢并下，腹痛，近有寒热。宜表里兼治。

鲜藿梗　淡芩炭　红曲　滑石　青蒿　水炒银花　楂炭　泽泻　赤芍　炒槐花　地枯萝

某左。自荷夏以来，屡病寒热，此禀赋不足，表邪易于外乘所致。昨又壮热，热甚糊语，至今和而未解。口苦腻，胸腹如隔，大便未下，脉右弦数左细，舌白腻质红。外有感冒，内积痰湿滞，当表里分解。

大豆卷三钱　牛蒡三钱，炒研　炒六曲三钱　白杏仁三钱，去尖　桑枝五钱　杜藿梗三钱　炒竹茹一钱半　枳壳一钱半　楂炭二钱　赤芍三钱　莱菔子四钱，炒研　川通草一钱　白蒺藜四钱，炒去刺

二诊：表热毕解，暑湿凉滞，尚踞中焦，蒸为溏泄如痢，肛门支急，便行则松，小溲少，杳然不食，脉细软，舌黄垢。体虚病实，又值节令，虚不能补，补则更助病势，为今之计，总以作速去病为上，否则拖延时日，尤为可危。

漂白术一钱半　春砂仁五分，敲小粒后下　大腹皮三钱　连皮苓四钱　炒枳壳一钱半，麸炒　赤芍一钱半　荠菜花干三钱　广木香一钱　炒六曲四钱　莱菔叶三钱　扁豆衣三钱　通草一钱　焦麦芽五钱，包

三诊：脉细软，额部不暖，显系本体虚乏，但红痢初起，舌苔灰腻，口不干，得食作闷，腹部按之痛。湿热食滞，气机交阻之象，攻补两碍，然与其补滞标病，尚不如从早疏通之为得计也。

川朴花七分，去蒂　广木香七分　楂炭二钱　车前子三钱，炒，包　茯苓四钱　炙橘红一钱　地枯萝三钱　炒赤芍三钱　枳壳七分，开水磨冲　焦麦芽四钱　制半夏一钱半　炒红曲三钱　槟榔一钱半，切

四诊：下痢，昔人谓之滞下，言其有滞当下，所以有忌补忌涩之戒。虚体初痢，特不能大攻大下以伤正气耳。今痢势稍减，头面冷亦较减，稍下干粪，脐次仍拒按，口苦舌灰，齿血唇

燥，其为湿热滞蕴蒸无疑，惟左脉软甚，时正大节，不得不格外加慎。

上川连四分，酒炒　炙橘红一钱　朱茯苓四钱　楂炭三钱　焦麦芽四钱　广木香七分，磨汁冲　法半夏一钱半　川石斛四钱　莱菔子三钱　荠菜花一钱半　炒红曲三钱　枳壳七分，磨汁冲　车前子四钱，包　通草一钱

五诊：痢转溏泄，腹痛胸闷得瘥，胃纳式微，脉软弦数，面鼻作冷已止，病情渐有松机，但湿热尚非浅显，口干甜腻即其明征，尚需慎护起居，以冀早日奏功。

川朴花七分，去蒂　广木香七分　法半夏一钱半　莱菔叶三钱　扁豆衣三钱　炙鸡金三钱　焦麦芽五钱　炙橘红一钱　上川连三分，淡姜水炒　炒六曲三钱　朱茯苓四钱　车前子四钱，炒，绢包　川石斛四钱　荠菜花三钱

六诊：下痢之后，大便时腹中作痛，所下尚是溏薄不结，脉状软弦较前渐和，舌糙尖红。当疏和并进，俾脾运得健，湿滞彻清，庶无异日反复之虑。

川石斛四钱　白芍一钱半，春砂仁末四分炒　资生丸三钱，包　沉香曲三钱，包　生熟谷芽各五钱　南沙参三钱，炙　橘红一钱，炙　川通草一钱　大腹皮三钱　扁豆衣一钱半　法半夏一钱半　炙鸡金三钱　生米仁三钱

以上出自《吴门曹氏三代医验集》

曹南笙

某左。懈弛半月，脾肾复惫，脾败不主健运，纳食皆变痰沫。肾真失司纳气，水从上泛阻咽，皆痢伤浊壅变胀末传，脉见弦劲是无胃气，小愈变病最属不宜，入冬为藏阳之令，今阳渐溃散，阳液枯槁，渴不多饮、饮不解渴。治阳必用刚药其阴更涸矣，勉与脾、肾分调。

早服炒焦肾气丸。

午服参苓白术散加益智仁。

某右。初起无寒热即泻痢呕恶不食，乃噤口痢重病。夫暑邪之伤由口鼻吸气而入，邪与水谷交混，蒸变湿热，酿为积滞脓血，肠胃气窒，欲解不能通爽，遂致里急后重。香连苦辛理气导湿清热，初用颇是，皆缘劳碌之人非膏粱温养之质，淡薄积劳，中气易伤，四十日来积少痛缓，医称病解而食不下咽，不知饥饱，脉弦形衰，舌白不渴，日泻数行，全属胃倒气夺，中宫损极，下关不摄。谷不能咽，焉能承受汤药，药味气劣，胃衰必恶，久痢久泻，务在能食，古人非醒脾胃即安肾摄纳，再询粉浆入咽，或哽或噎，议上焦通其清阳；下焦固其滑脱，仿古方参苓白术散，以米饮日调服二次，间以不腻滑之物，食少勿多，示胃之所喜为补，得胃气渐醒，方能转危为安。

人参　焦术　茯苓　炙草　炒扁豆　苡仁　桔梗　砂仁　炮姜炭　肉豆蔻

各研细末，用香粳米饮汤调服一钱五分，日进两次。

以上出自《吴门曹氏三代医验集》

杜钟骏

两浙盐运使世振之都转杰，其太夫人年近八旬，夏秋之交患暑痢，红白杂下，日夜一百余

次，里急后重，腹痛如绞，心烦壮热，口渴舌干，溲少而热，眦角出血，六脉洪大而数。势极危险，予断为暑邪深入厥阴，伤及真液，为制白头翁汤合犀角地黄汤、益元散，加马齿苋等味。座有德某，略涉医书，见予方而诧曰：八十高年，不用理中、人参、白术等药以防其脱，而反以苦寒投之，得毋败其胃气而转噤口痢乎？且元气不支，有虚脱之虑，先生何胆之壮也？予曰：暑毒成痢，非苦寒无以清其暑热而坚其阴，若投参、术、干姜等味，何异抱薪救火，肠胃将热极而烂，津液必因灼而枯，其危可立而待也。今太夫人年虽高，而邪气方盛。经曰：邪气盛则实，非此苦寒重剂莫可挽回。无粮之师，利在速战，迁延时日，诚有虚脱之虑。世公闻予所论，深韪之，遂如法而进一帖，壮热退，痢稍畅，再帖，渴止烦平，痢减过半。仍以白头翁汤加阿胶、甘草、芩、芍、香、连等，又数帖，后重除，腹痛愈，日夜痢下十余次，痢中已带粪矣。仍以前法，损益为治，胃日加纳，第阴气重伤，虚热之象时时呈露，转以甘寒之品，如石斛、沙参、苡仁、山药之类，调理经月而愈，始终未进补药，纯以清暑护阴为主，竟获成功。若惑于俗见，投以参、术，养寇留邪，未有不迁延而毙者。非世公相信有素，虽有良法亦无所用之。

《药园医案》

陈良夫

李右。痢疾古称滞下，言其濡滞而下也。红白相兼为气营两伤，腹痛里急，其里邪之盛可知，脉弦、苔滑腻，治宜调气和营、清热化积。

香连丸　黄芩炭　山楂肉　块滑石　炒枳实　炒青皮　赤苓　炒当归　炒白芍　佛手片　车前子　砂壳

孙右。白痢宜调气，红痢宜和营，不易之治法也。红痢经久，间有白痢，腹痛里急，脉沉苔厚腻。湿热之邪尚盛，宜和营参以调气。

香连丸　当归炭　赤芍炭　制香附　银花炭　黄芩炭　陈皮　枳壳　赤苓　佛手　车前子

沈妻。初诊：红痢为营分有邪，较之白痢为重。次数颇多、腹阵痛而里急后重，纳食呆滞，脉象细滑兼弦，苔糙腻。湿热盛而积滞又多，伤及营分。姑以清疏和痢为治，必得腹痛递缓，次数减少为吉。

焦白芍　银花炭　青陈皮　佩兰叶　砂壳　广木香　佛手片　黄芩炭　炒丹皮　黑荆芥　益元散　吴萸炒川连

二诊：痢证原因大多是湿热积滞瘀结而成。进疏和方，痢次略减而其色仍红，腹痛里急，时或呕恶，脉细滑兼弦，苔糙腻黄。阳明湿热挟积滞而下迫，营分既伤，木气又来乘胃，只宜清疏为主治，必得纳增痢减为佳。

香连丸　银花炭　山楂肉　丹皮炭　炒秦皮　黄芩炭　青陈皮　砂壳　佛手片　炒枳壳　益元散　炒白芍

三诊：进清疏之剂，红痢已微，次数亦少，原是松象。惟有时气梗作痛，咳嗽寒热，脘闷泛恶，脉缓滑，苔黄腻满。拙见积滞渐去，阳明经之湿热尚盛，木气乘胃，易以宣化清疏并进。

青蒿梗　焦山栀　黄芩　滑石　赤苓　佛手片　川楝炭　枳壳　银花　泽泻　竹茹　吴萸炒川连

四诊：红痢渐淡，不时腹中气升，泛恶随之，午后略有身热，脉细滑，苔黄腻。湿热尚盛，木来乘土，阳明失于和降，且拟和中抑木，参清疏为治。

藿梗　郁金　炒山栀　炒银花　滑石　左金丸　大豆卷　炒橘白　条芩炭　赤苓　竹茹

五诊：昨投宣解清疏方，痢象和而身热亦凉，惟神疲纳少，脉来细滑，苔薄腻黄。阳明湿热虽分传上下而尚未尽达，再以和中化利为治。

黄芩炭　炒银花　炒白芍　佩兰叶　炒陈皮　石斛　赤苓　蔻壳　车前子　块滑石　炒橘白　炒米仁

朱男。痢疾为暑湿杂感之病，气分受伤者其色白，营分受伤者其色赤。深秋患痢，以能纳为吉，不纳为凶。若痢而兼血，证名疫痢，较之红痢尤剧，此皆先哲之言也。据述初起便薄，旋转血痢，日夜数十次，腹痛里急，本属暑湿伤营，肠胃同病，已非轻候。又况米粒不进，频频嗳恶，胃气逆而失降，恐增呃忒，脉来弦细数，舌干色黄。阴液极亏，浊邪盛而冲扰，有正不胜邪之虑。勉拟清疏之法。

左金丸　焦白芍　黄芩　炒橘白　赤苓　炒谷芽　石斛　银花炭　地榆炭　益元散　姜竹茹　建兰叶

姚男。初诊：痢疾古称滞下，言其濡迟而下也，大多属湿热积食瘀结而成。气分受伤者则痢白，营分受伤者则痢红，惟红痢多兼伏暑，若五色杂见，则为三脏俱伤，《内经》所谓五液注下是也。马元仪云，五脏之气血并伤，痢下五色。景岳云，痢久不止则精血脂膏悉从痢去。又云，痢必伤肾，肾阴既伤，斯恶象叠见，故前人又谓痢为险恶之证也。今始起赤白痢下，似属湿热下迫，然间或五色，腹不甚痛，所下不甚黏腻，其非实积可知，脉濡细数，舌本绛而苔花如糜，唇红齿燥，五心俱灼，脾气与肾液两亏，而邪热虚阳上熏下迫，实有正不能支之虑。痢疾忌见发热，体尚燥热，口干引饮，阴液有欲涸之势，将何恃而无恐耶！勉拟润养阴液，参以培土之品。

西洋参　炒当归　酸枣仁　炒白术　霍石斛　炒白芍　银花炭　佩兰叶　稆豆衣　香谷芽　辰茯神

二诊：人生全赖气血两端，气属阳，气壮则生神，血属阴，血旺则形盛。痢证尚未痊可，而形神递减，气阴两伤显然可见。景岳谓，久痢伤阳，则脾肾元神皆从下夺，伤阴则脏腑脂膏悉从下泄。叶氏又曰，白痢伤气，赤痢伤血，然气阴皆伤，前从脾土与肾液两亏，投以培中养液之法。痢次已减而色红尚黏，唇燥舌干，边苔如糜尚未退净，精神递能振刷，脉象细数。气与阴虽有来复之机，而液虚未充，脏腑尚失其灌溉。古云，痢疾所忌者见身热烦渴，今神烦灼热，纵能速去，而渴象未除，阴液未克上潮，不得信为稳妥也。考天士谓痢证以能纳为吉。前贤有云，人之气阴，依胃为养。又云，得谷者昌，失谷者凶。据述吸烟已增，而得食后痢必加多，脾升胃降尚未如恒，已耗之气阴难以遽复，尚存之气阴虑其复耗，《内经》有本急治本、标急治标之旨。此邪已微而正不能支，精神委顿，只得再以益气存阴合调养后天，旺其生发之源为治。

西洋参　霍石斛　炒阿胶　炒白术　炒白芍　炒橘白　炒麦冬　炒枣仁　辰茯神　银花炭　灯心

另以西洋参、霍石斛、燕窝煎汤时饮之。

金男。初诊：由便薄而转痢下，赤白并见，次数多而腹频痛。本属湿热积滞下迫阳明，气营两伤之象。延已三日，顷复骨节酸痛，莫名苦楚，纳呆嗳气，汗频泄而肢末欠暖，口干苔糙，舌中脱液，脉来沉细而弦。拙见是阳明浊邪充斥肆扰，尚未尽从外出，而气阴素弱，遂有正不胜邪之势。治本治标，处于两难，诚为棘手，且拟救天上化浊之法。

枫斗石斛　焦白芍　银花炭　辰滑石　新会皮　生地炭　泽泻　条芩炭　赤苓　谷芽　川楝炭

二诊：汗多则亡阳，下多则亡阴，古有明训也。昨投救正化浊之剂，肢末清冷依然如故，便次虽多而所下不甚黏腻，脘痞哕恶，骨节酸楚，且有躁扰之象，脉沉细，右手带弦，舌苔糙黄浮灰，面有晦色。阳明浊邪，运动厥阴风火，灼铄津液，卫外之阳与胃中之阳，不相承应，肢末之厥冷由是而来。且阴也者，所以营养百骸者也。液受邪灼，坐令胃热肝阳互相冲扰，深虑为痉为厥而多变态，勉再以养正为主，化浊为佐，必得肢暖泻止，气液来复为吉。

石斛　辰苓神　辰麦冬　条芩炭　炒竹茹　煅石决　扁豆衣　泽泻　川楝炭

另有枫斗石斛煎汤代茶。

三诊：人生气主护外，阴主营内，气即阳也，液即阴也。顷从气液两伤、邪热内扰议治，肢末稍温，便薄如水，仍或泛恶，气升欲咳，脉沉稍起，苔转糙黄。就证论证，气与阴已有来复之机，而胃热肝阳，尚在冲扰，姑再以前法主之。

石斛　辰麦冬　辰女贞　左金丸　云苓神　煅石决　焦白芍　川楝子　煅蛤壳　炒泽泻　谷芽

四诊：阳明为湿热稽留之所，痰本湿热所化，肺者贮痰之器也。昔人谓在表之阳肺气主之。又云，胃中之阳应乎在外。昨进润养肺胃，清化浊邪之剂，肢末已暖，便下似正，阴气阳气，业已来复，表里亦有通达之机，不可谓非佳兆也。惟哕恶频作，气升即咳，咳痰欠豁，腹鸣矢气，脉象弦滑，渐有起色，口干苔糙黄。拙见湿热留痰逗于肺胃两经，胃失和降，津液不克全复。拙以润肺清胃，参熄肝为治，冀其蕴邪徐退，肺胃之肃降有权，庶可渐入佳境。

北沙参　广郁金　海浮石　炒枳壳　霍石斛　玄参心　炙桑皮　煅石决　川贝母　左金丸　炒泽泻　辰灯心

五诊：肺胃之阴津液也。津受热伤，非清润之品无以生之。进润养清化方，哕恶渐减而咽燥口干，语言不亮，脘痞神疲，脉来弦滑带数，苔糙黄。乃肺胃津液尚未全复，痰热不从速达，肝阳乘之候也。当再以前法主治，徐图效力，不致反复为佳。

沙参　广郁金　炒枳壳　鲜石斛　天花粉　炒竹茹　玄参心　焦山栀　海浮石　生石决　炙桑皮　辰灯心

六诊：人之气阴，依胃为养，气足则神完，阴充则形盛。叠进顾正理邪，诸疴徐退而形神未复，胃纳不旺，咽道时有梗痛，苔糙黄，脉来弦滑带数，痰热余邪未克遽祛，气阴未能速复。且拟调养后天旺其生化，必得正气来复，斯余邪可从默化而无反复。

北沙参　制女贞　炒枳壳　焦谷芽　辰茯神　煅石决　鲜石斛　广郁金　天花粉　炒橘白　炒泽泻　辰灯心

另有燕窝、枫斗石斛煎汤代茶。

七诊：人之气阴，皆生于水谷精微。前宗此意立方，谷纳依然未旺，精神疲乏，口干少液，时或嘈杂，良由阴未复，后天生化尚乖，再以甘寒建中主治。

西洋参　天花粉　广郁金　辰麦冬　生石决　焦谷芽　新会白　霍石斛　辰茯神　辰灯心

炒泽泻

仍用燕窝、枫斗石斛煎汤代茶。

徐石年原按：此病时值炎暑，到平湖已在傍晚，病势危殆，次日晨间复视，证情已见动机，居停坚留，连住三夜，续服数剂，病遂趋安。

金女。初诊：痢疾为湿热之病，气分受伤者其色白，治宜攻下，血分受伤者其色红，昔人有忌下之说。痢经二日，赤白并见，腹痛里急，频频呕恶，甚则如呃，脉细滑数，苔糙腻。湿热积滞壅于阳明，急宜清疏推荡，不致呃甚为吉。

黄芩炭　银花炭　白芍炭　煨木香　白蔻壳　炒陈皮　甜石莲　滑石　焦六曲　赤苓　姜竹茹　吴萸炒川连

二诊：痢为险恶之证，痢次频仍，红多于白，腹痛呕恶，胸脘自觉壅塞，脉象左弦右细，苔糙厚。湿热盛而积滞又多，气营两伤，阳明之通降失职，邪势正在鸱张，恐多传变。

银花炭　炒秦皮　焦白芍　丹皮炭　煨木香　炒枳壳　甜石莲　大腹皮　佛手片　炒陈皮　焦六曲　吴萸炒川连

三诊：昔人云，红痢治宜和营为主，调气为佐。又云，发热、呕恶、呃逆为痢证所忌见。今痢下纯红，次数多而腹痛呕恶，甚则呃逆，神烦纳少，脉象中部弦滑，苔糙腻较昨略薄。营分积滞不克速达，势尚未稳，慎之。

白头翁　白芍炭　北秦皮　滑石　丹皮炭　银花炭　炒枳壳　竹茹　橘白　佛手　蔻壳　吴萸炒川连

四诊：红痢带血，先哲称为疫痢，已非轻候。杂以青黑二色，肝肾之阴液再伤，神烦口燥，呕恶频甚，目或上视，舌边色绛。种种现象均非痢疾所宜见，脉来细滑兼数，苔糙黄。正虚邪逗，风阳鼓动，有正不能支之虑也。勉以清养为主，熄风化浊为佐。

石斛　生地炭　炒白芍　侧柏炭　地榆炭　女贞子　西洋参　煅石决　辰茯神　熟枣仁　灯心　山萸肉　钩藤

另以柿蒂、石莲、竹茹煎汤代水。

五诊：疫痢治法昔人有忌攻下之说。景岳谓多服攻剂，脏腑脂膏悉从痢下。今血痢频甚，气臭而腥，神疲乏力，口干舌绛，脉来细数无力。拙见气阴大伤，邪势尚盛，所谓攻之不可，达之不复者是也。且拟扶正化邪，希冀万一，然恐无济于事也。

吉林参须　辰麦冬　生地炭　地榆炭　白芍　侧柏炭　建兰叶　泽泻　熟枣仁　茯神　辰灯心　石斛

六诊：痢下青黑，气腥而臭，最为险恶，是肝肾两伤也。进救正化邪法，腥气已微，青黑之色已净，而所下黏稠，赤、白、黄三色杂见，仍有噫恶，频吐谷物，神烦里急，脉细滑苔糙薄，舌边色绛。细参诸证，阴气有来复之机，阳明尚有积滞，再从前方增减。

吉林参须　霍石斛　焦谷芽　炒白芍　生地炭　银花炭　甜石莲　炒橘白　炒泽泻　滑石　灯心　辰茯神

七诊：叠进扶正化邪方，痢次已少，腹部微疼，足肿面浮，苔糙花，脉细滑。阴气渐能来复，余邪未净，当再从扶正以化余邪为治。

霍石斛　炒白术　黄芩炭　银花炭　生地炭　炒米仁　炒泽泻　茯苓神　炒白术　佛手片　滑石　灯心

八诊：急则治标，缓则治本，古有明训也。五色痢证，虽由于浊邪之极盛，而属于正伤者居多，治本治标当权从缓急。昨投顾正化浊法，痢次递减，间有黄水，而色仍杂见，神烦寐少，耳鸣腰酸，诊脉细数兼弦，苔糙浮灰，舌边色绛。拙见浊邪渐去而阴气大伤，心肝阳亢，所谓标本同病者是也。且拟扶正为主，化浊为佐，应手为吉。

炒白术　生地炭　霍石斛　焦白芍　山萸肉　地榆炭　石莲　辰茯神　稽豆衣　杜仲　灯心　吉林参须

九诊：心脾之阴血脉也，肝肾之阴真精也。痢血过多，真阴大伤，腰酸心悸，头眩耳鸣，由是而来矣。舌本中光，脉细数，纳食不旺。痢象未能遽净，其正伤而邪逗显然，爰再以清养和化治之。

霍石斛　生地炭　北沙参　制女贞　扁豆衣　佩兰叶　稽豆衣　云茯苓　谷芽　桑寄生　白蒺藜　杜仲

十诊：肝主藏血，脾主统血。痢血之后，肝脾两伤，便下溏而未实，不时泛恶，头疼耳鸣，腰酸目花，脉细带弦，舌光色红。阴血亏而肝脾失养，虚阳化风旋扰，治宜滋熄。

生地炭　稽豆衣　霍石斛　炒白芍　广郁金　煅石决　扁豆衣　云茯苓　桑寄生　竹茹　制女贞

十一诊：痢血之后，真阴必伤，迭进扶正化邪方，痢象悉除，纳虽少已有味，头眩耳鸣，不似前甚，脉来细数，舌仍光红。再拟滋养调摄，慎食为要。

西洋参　石斛　麦门冬　稽豆衣　炒白芍　制女贞　扁豆衣　白茯苓　香谷芽　炒橘白　灯心　石决明

另有燕窝、枫斗石斛煎汤代茶。

陆男。人之阴阳，本相抱而不离，气即阳也，血即阴也，阴欲下脱，阳上吸之则不脱；阳欲上浮，阴下涵之则不浮。痢后便溏，略带晶色，恐系正元下夺之象。肝属木，赖阴血以养之，阴液告竭，则木失涵而肆逆，于是气梗作痛。脾与胃皆属土，木强土弱，致胃纳脾运均失其职，斯纳食减而神更疲矣。且气阴两亏不能相抱，精神涣而不悴，恍惚之状，由此而来。舌绛是虚阳之亢，舌干为阴水之亏。总之此证阴竭于下，阳越于上，阴与阳不得交济，益气恐浮阳愈升，滋阴恐中气益馁矣。

潞党参　北沙参　酸枣仁　煅牡蛎　焦白芍　煅石决　潼蒺藜　麦门冬　乌梅肉　霍石斛　辰茯神　灯心

徐石年原按：此痢后服调理之剂，惜后数诊，医案均已散失。

以上出自《陈良夫专辑》

萧伯章

胡某，因携其子求诊，并谈及其妻近三四年来，每至霜降节，必发生痢疾，甚以为苦，不知所以。刻下时值七月，若至九月，难免不再患痢，届时当请屈驾诊治，铲除病根。余应之曰：可。至霜降时，胡果延诊，审视腹痛里急，赤白杂下，日夜二十余行，舌色鲜红，苔白而薄，身微恶寒，脉浮紧，自云先日食面受凉，遂而疾作，已两日矣。尚未服药，即与平胃散加羌活、防风、神曲、麦芽等味，以剪除新邪，二剂，外感已，继用大承气汤两剂，最后腹痛甚，下黑污臭粪极多，证减七八，恐其久蓄之积，根株未尽，复进大柴胡两剂，各恙皆平，乃以柴芍六君调理而愈，次年霜降时，疾不复作。仲景尝云：下利已瘥，至其年月日时复发者，以未尽故也。不诚然哉！

《遁园医案》

忍公

汪经既以术显，与邑士徐圣俞厚善。庆元乙卯重九日相遇于村店，临别曰：后二年当复会于县正，正恐不能从款尔。徐怪而诘之。汪云：尊夫人星数，到彼时必有脏腑之疾，当逢异人而安。及丁巳岁就馆县市士人家，汪果来访。阅两日得仆报，母患痢，母年七十六矣。正忧恼间，崇圣长老慧月闻之，急抄一方来。其方用罂粟壳七颗、乌梅七个、陈橘皮七片，皆如常法，而甘草七寸炙其半，生姜七片煨其半，黑豆四十九粒炒其半。用井水大碗，加小罐内，文武一熟煮而饮。徐即买药奔归家，已及三鼓，即治药。一服痛止，再服脱然。

《怪病神医录》

徐锦

子爵陈提军折柬招诊，案云：痢疾，古称滞下，以其逼迫恼人也。长夏暑湿触秋凉而发，不从表达而为里陷，故痢比疟较重。今诊脉数胸闷，口干身热，十七日不能畅汗，舌苔黄，泄泻不爽，腹痛后重，势非轻渺。葛根黄芩黄连汤加柴、枳、楂、苓、六一散、荷蒂。

再诊：腹痛稍缓，身热不退，舌尖绛，苔黄，胸痞，渴饮，溲短赤，此协热自痢也。暑邪深伏，防有劫津变幻。犀角、鲜地、青蒿、黄芩、葜根、枳壳、赤苓、杷叶、生草、芦根。服后，痢少缓，再以清涤之法调理而安。

虞山沈姓延诊，案云：痢经五月，阴气已伤，近增浮肿、纳减，舌白脉濡，形神倦怠，脾肾两衰，诸法不应，姑从温补。真武汤用干姜，加参、炙草、泽泻、煨葛、煨木香。

再诊：痢下稍稀，便带血积，囊肿如斗，足膝作胀，久痢入冬，脾肾伤矣。附子理中汤合补中益气，去芪，加木香、白芍、泽泻、茯苓神，四剂，囊肿渐消，转方以丸剂调理。

以上出自《心太平轩医案》

金子久

先痛后泻，肝病传脾，先泻后痢，脾病传肾。痢之为病，虚实各殊，夏秋得此，每属多实多湿，病久得此，每属多虚多寒，气伤及血，痢见红色，肠失关闸，痛痢无度。胃失容纳，饮食不进，寐有恍惚，心肾已失交济。舌有腐白，津液已失灌溉，左脉转形细弦，右脉仍形细涩。多泻脾伤，多痢肾伤，脾为万物之母，肾为万物之元，脾肾两经，关系根本。脾肾俱伤，根本俱竭，关闸从何而固？泄泻从何而止？气已下陷，设再行其气，后重岂不更甚乎？阴本消亡，若再通其滞，津液岂不愈竭乎？火者土之母，虚则补其母，立方拟用益火生土。务使火强则转运不消，土强则升降自如，添入堵截阳明，以固蓄漏卮。

别直参　补骨脂　五味子　炙甘草　禹余粮　淡吴萸　赤石脂　大熟地　伏龙肝　炮姜炭　煨肉果　奎白芍

　　大衍之年，阴气始衰，操劳之体，真元暗耗。脾家素所不足，遇感即有滞下。现因暑湿相乘，由气分而入脾营，酿成赤痢，间兼白积，临厕腹痛后重，小溲欠利。一经培土生津，痢行较减，但为日无多，其邪断难廓清。夫暑为熏蒸之气，最易销铄津液，而湿为重浊之邪，尤易窒滞气机，所以脘腹自觉满闷，咽喉曾起腐白，脉象左右滞涩，舌质燥而欠润。顷有体热，口渴索饮，显是邪热之炽盛，种种病状皆由真阴未病先虚，现在虚多邪实，攻补甚为牵制。当先急治其实，实者邪也，因邪亦能耗元，故从其标，俟诸暑邪廓清，气腑宣利，然后专用培元扶土。
　　白头翁　秦皮　吴萸炒川连　川柏　熟扁豆　银花　广木香　赤苓　采云曲　山楂炭　车前子　荷梗蒂

　　《内经》云肠澼下血，脉悬绝则死，滑大则生。痢有半月之久，顷诊左脉弦大，右部濡细，重按颇有断续。左脉弦大者非佳兆也，是厥阴挟热下痢之征也；右部濡细断续者，乃脾胃全无生气之机也。肛门如烙，血来如箭，挟热下痢，理有可征，肝不藏血，脾不统血，故痢血愈下愈多，中脘似觉满闷，胃纳所进式微，此肝火壅遏胃口，所谓噤口恶痢也。血去阴伤液耗，舌苔黑似烟熏，溲为闭塞欠利。仿仲景法以白头翁汤入固摄营阴以塞漏卮，培益坤土以资运纳，方冀得谷则昌，否则岌岌可危。
　　吴萸炒川连　禹余粮　白芍　于术　白头翁　丹皮　赤石脂　银花　新会皮　川柏　地栗　秦皮

　　暑湿热与血气混淆，酿成澼痢，痢见赤白，气血俱虚，临厕甚密，腹痛里急，脉象小滑而数，纳废呕恶，似属噤口痢也。当用培土和中，以冀得谷则昌，否则恐难治也。
　　熟于术　木香　秦皮　白头翁　上川连　广皮　姜半夏　车前子　制川朴　银花　山楂炭　鲜稻头

　　伏暑至深秋发现，其气道深远，留入肠腑，郁遏难伸，近挟食滞油腻，伤其脾胃，输运失职，食与伏邪互郁相结，酿成滞下，日夜无度，腹痛溲少，努责后重，脘满纳废，舌苔腻白，脉象左部弦紧，右手寸关独大，两尺柔弱。病起浃旬，脾少运行之权，胃失醒豁之机，清气不得上承，浊气焉能下降，证名噤口痢也。目下以胃气为要务，姑当辛芳醒胃，以冀得谷则昌，参入疏运腑气，以宣伏邪，务使通则不痛。
　　藿香梗　白豆蔻　煨木香　姜半夏　新会皮　采云曲　吴萸炒川连　川草薢　山楂炭　车前子　炒枳壳　炒于术
　　鲜稻穗、伏龙肝二味煎汤代水。

以上出自《金子久专辑》

丁泽周

　　王妪。寒热呕恶，饮食不进，腹痛痢下，日夜五六十次，赤白相杂，里急后重，舌苔腻布，脉象浮紧而数。感受时气之邪，袭于表分，湿热挟滞，互阻肠胃，噤口痢之重证。先宜解表导滞。

荆芥穗一钱五分　青防风一钱　淡豆豉三钱　薄荷叶八分　藿苏梗各一钱五分　仙半夏二钱　枳实炭一钱五分　苦桔梗一钱　炒赤芍一钱五分　六神曲三钱　焦楂炭三钱　生姜两片　陈红茶一钱

另：玉枢丹四分，开水先冲服。

二诊：得汗，寒热较轻，而痢下如故，腹痛加剧，胸闷泛恶，饮食不进，苔腻不化，脉象紧数。表邪虽则渐解，而湿热挟滞，胶阻曲肠，浊气上干，阳明通降失司，恙势尚在重途，书云：无积不成痢。再宜疏邪导滞，辛开苦降。

炒豆豉三钱　薄荷叶八分　吴萸三分，川雅连五分拌炒　枳实炭一钱　仙半夏二钱　炒赤芍一钱五分　酒炒黄芩一钱　肉桂心三分　生姜两片　青陈皮各一钱　六神曲三钱　焦楂炭三钱　大砂仁八分　木香槟榔丸三钱，包煎

三诊：寒热已退，呕恶亦减，佳兆也。而腹痛痢下，依然如故，脘闷不思纳谷，苔腻稍化，脉转弦滑，湿热滞尚留曲肠，气机窒塞不通。仍宜寒热并用，通行积滞，勿得因年老而姑息也。

仙半夏二钱　川连四分　酒炒黄芩一钱五分　炒赤芍二钱　肉桂心三分　枳实炭一钱　金铃子二钱　延胡索一钱　六神曲三钱　焦楂炭三钱　大砂仁八分，研　全瓜蒌三钱，切　生姜一片　木香槟榔丸四钱，包煎

四诊：痢下甚畅，次数已减，腹痛亦稀，惟脘闷不思纳谷，苔厚腻渐化，脉象濡数，正气虽虚，湿热滞尚未清澈，脾胃运化无权。今制小其剂，和中化浊，亦去疾务尽之意。

酒炒黄芩一钱五分　炒赤芍一钱五分　全当归一钱五分　金铃子二钱　延胡索一钱　陈皮一钱　春砂壳八分　六神曲三钱　炒谷麦芽各三钱　全瓜蒌四钱，切　银花炭三钱　荠菜花炭三钱　香连丸一钱，吞服

洪左。血痢及旬，日夜十余次，腹疼里急，身热晚甚，口干欲饮，舌前半糙绛，中后腻黄，脉象弦数。此乃阴液素亏，津乏上承，伏温在营，血渗大肠，肠中湿浊稽留，气机痞塞不通，证非轻浅。姑拟生津达邪，清营化浊。

鲜石斛三钱　淡豆豉三钱　金银花五钱　连翘壳三钱　白头翁三钱　北秦皮二钱　酒炒黄芩一钱五分　炒赤芍一钱五分　焦楂炭三钱　全瓜蒌四钱，切　枳实炭一钱　苦桔梗一钱　活芦根一尺，去节

二诊：昨投药后，诸恙不减，而反烦躁不寐，舌红绛，苔糙黑无津，脉弦数。伏温化热，由阳明而传于厥少二阴。厥阴为藏血之经，内寄相火，厥阴有热，则血溢沸腾，而下迫大肠，则为血痢；少阴为水火之脏，水亏火无所济，津液愈伤，神被热扰，则烦躁而不寐也。身热晚甚者，阳明旺于申西。阳明之温热炽盛也，温已化热伤阴，少火悉成壮火，大有吸尽西江之势！急拟黄连阿胶汤，滋少阴之阴；白头翁汤，清厥阴之热；银翘、花粉，解阳明之温。复方图治，犹兵家之总攻击也。勇往前进，以冀弋获。

阿胶珠二钱　川雅连四分　生甘草五分　白头翁三钱　鲜石斛四钱　连翘壳三钱　生赤白芍各一钱五分　酒炒黄芩一钱　北秦皮二钱　金银花四钱　粉葛根一钱五分　天花粉三钱　活芦根一尺，去节　生山楂三钱

三诊：服药后，已得安静，水火有既济之象，且有微汗，伏温有外解之势，血痢次数亦减，药已中肯，有转危为安之兆。惟阴液大伤，清津无以上供，齿垢唇燥，舌仍焦糙，口渴不欲饮，热在营分，蒸腾营气上升，故口渴而不欲饮也。脉弦数不静，守原法而出入一二，冀望津液来

复，邪热退却，由里及表，由营返气，始能入于坦途耳。

原方去葛根，加粉丹皮一钱五分、鲜生地四钱。

四诊：血痢大减，临晚身热亦去其半，舌黑糙已退，转为光红，唇燥口干，不思纳谷，脉濡数，阴液伤而难复，邪热退而未净也。仍拟生津清营，以和胃气。

鲜石斛三钱　天花粉三钱　生甘草五分　阿胶珠二钱　川雅连三分　白头翁三钱　酒炒黄芩一钱　赤白芍各一钱五分　嫩白薇一钱五分　炒银花四钱　广橘白一钱　生熟谷芽各三钱　活芦根一尺，去节

五诊：血痢止，潮热亦退，唇燥齿干，睡醒后口舌无津，谷食衰少，神疲委顿，脉濡数不静。阴液未复，津无上承，脾胃输化无权，生气受戕，人以胃气为本。今拟甘寒生津，养胃清热，以善其后。

西洋参一钱五分　鲜石斛三钱　生甘草五分　大麦冬二钱　炒银花三钱　嫩白薇一钱五分　广橘白一钱　生谷芽四钱　抱茯神三钱　生扁豆衣三钱　淮山药三钱　活芦根一尺，去节

吕右。经闭一载，营血早亏，今下痢赤白，已延三月，腹痛后重，纳谷衰少，形瘦骨立，舌光无苔，脉象濡细。据述未病喜食水果，既病又不节食，脾土大伤，中焦变化之血，渗入大肠，肠中湿浊互阻，积而为痢也。今拟温运脾胃，以和胃气，寒热并调，去其错杂。

炒潞党参一钱五分　熟附块一钱　炮姜炭六分　生白术三钱　清炙草六分　全当归二钱　炒赤白芍各一钱五分　肉桂心三分，泛丸吞服　焦楂炭三钱　大砂仁八分，研　阿胶珠一钱　戊己丸二钱，包煎　炒焦赤砂糖三钱

二诊：经治以来，血痢虽则轻减，而余恙如旧。舌边碎痛，恐起口糜之先端。谷食衰少，胃气索然。欲温中则阴分愈伤，欲滋养则脾胃益困，顾此失彼，棘手之证，难许完璧。专扶中土，以冀土厚火敛之意。

炒潞党三钱　生于术二钱　清炙草五分　炒淮药三钱　炮姜炭六分　全当归一钱五分　赤白芍各一钱五分，炒　御米壳三钱，炒　炒谷芽四钱　驻车丸三钱，包煎

吴左。年五十，阴气自半。肠中干燥，喜用西法灌肠，而转为下痢，色青如蓝，肛门时时坠胀，历五六日，片刻不能安适，谷食减少，舌中剥，边薄腻，脉虚弦，良由灌肠之时，风邪从肛门而入。风气通于肝，青为肝之色，风淫于肝，肝木乘脾，脾失健运之常，谷食入胃，不能生化精微，而变为败浊。见气从中鼓荡，驱败浊下注大肠，而为之下痢色青如蓝也。肛门坠胀者，中虚清气不升，经所谓中气不足，溲便为之变也。宜补中益气，去风化浊之治。

清炙黄芪三钱　炒防风一钱　清炙草六分　银柴胡一钱　蜜炙升麻五分　炒潞党一钱五分　全当归二钱　炒白芍一钱五分　苦桔梗一钱　陈皮一钱　炒焦赤砂糖三钱　山楂肉三钱　炒谷麦芽各三钱

此方一剂知，三剂已，接服归芍六君汤。

以上出自《丁甘仁医案》

徐奶奶。初起寒热泄痢，上为呕恶，脘腹作痛拒按，里急后重，今泄痢次数虽减，而腹痛依然，欲吐不吐，渴喜热饮，自汗肢冷。左脉弦小而数，右脉沉细，舌苔干白而腻。此乃邪陷三阴，虚阳逼津液而外泄，湿滞内阻曲肠，气机塞窒不通，厥气失于疏泄，脾胃运化无权。颇虑阳亡厥脱，勿谓言之不预。急拟参附回阳，龙蛎敛阳为主，寒热并用，去其错杂为佐，冀望阳气内藏，气和滞化，始能出险入夷。尚希明正。

吉林参须八分　熟附片六分　陈广皮一钱　煅牡蛎四钱　花龙骨三钱　带壳砂仁八分　仙半夏二钱　水炒川连三分　淡吴萸三分，同拌　焦楂炭三钱　金铃子二钱　延胡索一钱　炒扁豆衣三钱　浮小麦四钱

二诊：汗已止，四肢渐温，便泄痢亦止，惟胸闷泛恶，脘腹作痛，不能饮食，舌边红，中后薄腻。陷入三阴之邪，已得外达，湿滞内阻，肝失疏泄，脾胃运化失常，还虑变迁，今宜泻肝理气、和胃化浊。

炒赤白芍各钱半　金铃子二钱　延胡索一钱，炒　大腹皮二钱　朱茯神三钱　仙半夏二钱　左金丸六分，包　通草八分　陈广皮一钱　带壳砂仁八分　焦楂炭三钱　佛手八分

另服秘制定痛丸、神仁丹。

周左。感受外邪，湿邪郁于曲肠，煅炼成积，赤白痢日夜五六十次，腹痛里急后重，咳嗽呕恶，舌质红苔腻，脉象濡滑而数。姑拟疏邪化浊，通因通用之义。

炒黑荆芥钱半　银花炭三钱　炒赤芍二钱　青陈皮各一钱　全瓜蒌三钱，切　苦桔梗一钱　六神曲三钱　焦楂炭三钱　白头翁三钱　仙半夏钱半　生姜一片　陈红茶一钱　枳实导滞丸五钱，包煎

另给通痢散两包，两次开水冲服。

二诊：腹痛痢下次数已减，纳少泛恶，舌质红，苔腻黄，脉象濡数。伏邪湿热挟滞，郁于曲肠，气流行窒塞，再宜疏邪化浊，通因通用。

炒黑荆芥钱半　黄芩炭一钱　炒赤芍二钱　仙半夏二钱　青陈皮各一钱　陈红茶一钱　全瓜蒌三钱，切　苦桔梗一钱　银花炭三钱　焦楂炭三钱　六神曲三钱　白头翁三钱　春砂壳八分　生姜一片　枳实导滞丸一钱，包煎

夏奶奶。初起寒热，继则痢下，血多白少，腹痛里急后重，口干不多饮，纳少泛恶，舌中剥边薄黄，脉象左弦小而数、右滑数。客邪湿热郁于曲肠，煅炼成积；热郁血分，血渗大肠，证势非轻。姑拟白头翁汤加减。

白头翁三钱　北秦皮二钱　炒黄芩钱半　炒赤白芍各二钱　银花炭三钱　扁豆花三钱　全当归三钱　春砂壳八分　焦楂炭三钱　陈广皮一钱　苦桔梗一钱　戊己丸钱半，包煎　荠菜花炭三钱　竹茹钱半，炒

二诊：昨投白头翁汤以来，痢血次数略减，少腹痛亦轻，里急后重，口干不多饮，纳谷衰少，夜不安寐，舌花剥，苔薄腻黄。咽喉糜腐，客邪湿热郁于曲肠，气机流行窒塞，阴液暗伤，虚火上浮。恙势尚在重途，还虑呃逆之变，再宜和胃化浊、清营调气。

白头翁三钱　炒黄芩钱半　炒赤白芍各二钱　全当归二钱　银花炭三钱　扁豆衣三钱　苦桔梗一钱　焦楂炭三钱　春砂壳八分　陈广皮一钱　佩兰梗钱半　戊己丸一钱，包

荠菜花炭三钱、香谷芽露、野蔷薇花露各四两，龙脑薄荷一支，剪碎泡汤漱口。

三诊：痢下两候，血虽止，次数不减，里急后重，口干不多饮，纳谷减少，舌花剥，苔薄腻而黄，咽喉糜腐渐减，脉象濡数。此阴液已伤，虚火上浮，湿热滞郁于曲肠，气机窒塞。仍宜清胃养阴，而化湿浊。

南北沙参各二钱　川石斛三钱　炒黄芩钱半　大白芍二钱　银花炭三钱　炒扁豆衣三钱　全当归二钱　春砂壳八分　生甘草六分　甘桔梗一钱　水炒川连六分　焦楂炭三钱　荠菜花炭三钱　苦参子七粒，熟桂圆肉包吞

刘太太。便痢虽减未止，腹痛里急后重，口干不多饮，舌苔薄腻而黄，脉象左弦小而紧、

右濡迟，谷食衰少。此乃湿热滞留未楚，肝失疏泄，太阴健运失常，阳明通降失司，气阴暗伤，湿浊不化，颇虑口糜、呃逆之变。人以胃气为本，姑拟和胃化浊，疏肝理气，冀痢止能进饮食为幸，尚希明正。

银花炭三钱　炒赤白芍各二钱　全当归三钱　陈广皮一钱　春砂壳八分　苦桔梗一钱　焦楂炭三钱　炒谷麦芽各三钱　佩兰梗钱半　荠菜花炭三钱　炒扁豆衣三钱　金铃子二钱　炒元胡索八分　香连丸一钱，包煎

二诊：肠澼转为溏泄黄水，日夜五六次，腹痛隐隐，内热不思饮食，口干不多饮，脉象左弦小而数、右濡细，苔薄腻而黄。此脾阳胃阴两伤，肠中湿热滞留未楚，肝经气火内炽，还虑口糜、呃逆之变。今宜养胃健脾，兼化湿浊，冀望泄止能进谷食，方有转机。尚希明正。

炒怀药三钱　生白术二钱　炒扁豆衣三钱　赤茯苓三钱　银花炭三钱　炒赤白芍各二钱　陈广皮一钱　春砂壳八分　苦桔梗一钱　炒谷芽三钱　炒苡仁三钱　戊己丸一钱，包　干荷叶二角　银柴胡八分　佩兰梗钱半

韩右。脾弱欠运，肝失疏泄，脏中之湿浊留恋，休息痢赤白相杂；已延七八月，胸闷纳少，屡发寒热。宜温运太阴，泄肝化浊。

生白术三钱　炮姜炭四分　清炙草六分　土炒当归二钱　炒赤白芍各二钱　银柴胡一钱　陈广皮一钱　春砂壳八分　焦楂炭三钱　地榆炭钱半　驻车丸三钱，吞服

崔右。寒热渐退，痢下红多白少，苔薄腻黄，脉象濡滑而数。湿热滞郁于曲肠，煅炼成积。宜理脾和胃，而化湿浊。

炒黑荆芥一钱　炒赤芍二钱　银花炭三钱　陈广皮一钱　苦桔梗一钱　六神曲三钱　白头翁三钱　槐花炭三钱　地榆炭二钱　焦楂炭三钱　北秦皮二钱　条芩炭一钱　干荷叶一角

以上出自《丁甘仁医案续编》

程文松

黄大成，年三十八岁，木业，住新河口。

病名：暑湿痢转休息痢。

原因：上年夏秋，多食瓜果，致秋后暑湿成痢。医经数手，反转时作时止，而成休息久痢。

证候：赤痢时发时止，每逢夏月，大便鲜红，里急后重，时或不禁。

诊断：脉来软而不数，此由久痢伤中，脾不统血，血郁小肠，所以每逢夏月，客邪即乘虚而入，遂便鲜血，里急后重。医者不溯成痢之原因，由于贪食瓜果，仍一味芩、连、归、芍，致使淹缠年余，不能痊愈也。

疗法：欲通大肠之滞，必先开小肠之结，汤丸并进，用寿世篇内凤尾草法，用凤尾草清利小肠为君，陈仓米益气补中为臣，佐以煨生姜，使以连须葱白，皆所以消瓜果之陈积，然犹恐其无捷效，故又以叶天士醉乡玉屑丸，药汤送服。

处方：鲜凤尾草四株，先净　煨生姜三片　陈仓米二百粒　连须葱白三根

又方：醉乡玉屑丸。

生苍术一钱　川厚朴一钱　炒陈皮一钱　炙甘草五分　鸡内金钱半　砂仁壳五分　丁香柄四分

米糊丸，每次服三钱。

效果：二日便红止，四日里急后重除，七日痢不作而痊。

廉按：恣食瓜果，致痢久不愈而成休息者，余亦数见不甚少。然在小儿为最多，年壮者少。醉乡玉屑，确是对证之验方，见徐春甫医统，叶氏曾引用之以奏功，说见陆定圃冷庐医话，非叶氏自制验方也。凤尾草方，载前明万密斋保命歌括，主治赤白痢，而五色痢实证亦验。总之，医必查晰原因，对证发药，始能奏效，决不可用笼统之套方，贻误病人也。

《全国名医验案类编》

陈作仁

钱海亭，年三十五岁，直隶人，寓南昌城内。

病名：暑湿痢。

原因：炎暑酷热，纳凉饮冷，停湿内郁，积久化热，伤于阳明血分，致有斯疾。

证候：里急后重，欲便不便，滞下脓血，日数十次，发热畏寒，粒米不进，病势危急。

诊断：右关脉沉滑而数，证与脉象合参，此即内经之肠澼、便脓血也。

疗法：非表里兼治，恐难奏效，议以仲景黄芩汤加味法，以黄芩、白芍加柴胡，清解营卫，兼升阳为君，黄连、大黄清涤肠积为臣，木香、槟榔、厚朴理滞气为佐，山楂、陈仓米和胃为使，适有荷叶方盛，因加新荷叶，以助清解和胃之力也。

处方：细条芩三钱，酒炒　杭白芍五钱　竹叶柴胡二钱　川黄连钱半，吴萸水炒　生锦纹三钱，酒洗　花槟榔钱半　广木香八分　川厚朴钱半　山楂炭三钱　陈仓米六钱，炒　新荷叶包煎

效果：此方连进二剂，冷热已愈，痢亦减轻。仍照原方去柴胡、大黄、黄连，加当归身二钱、左金丸二钱，以药汤送下，接进二剂。至五日后，各证逐渐痊愈矣。

廉按：暑湿痢，初多噤口，由湿热郁滞胃脘，证必兼身热口渴、腹灼、目黄、面垢、舌苔黄浊，或兼寒热如疟，长沙黄芩汤加味，却是正治。然其所用药品，仍不出洁古芍药汤之范围。

《全国名医验案类编》

张锡纯

王剑秋，年四十。

病名：伏热痢。

原因：己未春远戍郑州，北人居南，夏日不堪溽暑，至孟秋病痢还奉，先入日人所设南满医院，医治旬日无效，遂来院求为诊治。

证候：其病先泄泻旬日，继变痢疾，赤白稠黏，腹疼重坠，一日夜十五六次，且自觉腹凉，恒用热水囊熨之。

诊断：脉弦有力，左部尤甚，知其下久阴虚，肝胆犹蕴有实热也。

疗法：因晓之曰，此证原无寒，不必熨以热水囊，投以滋阴清肝之品，病当立愈。

处方：怀山药一两，生　白头翁四钱　生白芍四钱　北秦皮三钱　生地榆三钱　生甘草二钱　旱三七三钱，细末　鸦胆子六十粒，去皮，拣成实者

药共八味，先用白糖水送服三七、鸦胆子（此药须囫囵吞不可嚼破）各一半，即将余六味

煎汤服。当日煎渣再服，亦先服所余之三七及鸦胆子（此方载拙著《衷中参西录》，名通变白头翁方，后论所以通变经方之义甚详，宜参观）。

效果：如法服药一剂，其痢即愈，又变为泻，日四五次。自言腹中凉甚，熨以热水囊则稍愈，急欲服温补之药。然其脉仍无寒象，乃为其再三恳求，心稍游移，少为开温补之品。服后仍变为痢，下坠腹疼如故，至斯，病者亦自知决非寒凉，遂又急服第一方一剂，痢又愈。继用调补脾胃，兼消食利水之品数剂，其泻亦愈。

廉按：厥阴热痢，丹溪谓之肝痢。此案用白头翁汤加减，清解热毒，兼滋阴血，确为稳健有效之良方。与金匮治产后下痢，虚极用白头翁加甘草阿胶汤，理法相同。

怀姓，年三十余，官署中车夫，住奉天白塔寺旁。

病名：热毒赤痢。

原因：因吸鸦片削去差事，归家懊憹异常，又患痢疾。

证候：初次所下之痢，赤白参半，继则纯下赤痢，继则变为腥臭，血水夹杂脂膜，或如烂炙，时时腹中切疼，心中烦躁，不能饮食。

诊断：其脉弦而微数，一呼吸约五至，重按有力，知其因懊憹而生内热，其热下移肠中，酿为痢疾。调治失宜，痢久不愈，肠中脂膜为痢所侵，变为溃疡性而下注。再久之则肠烂而穿，药无所施矣。今幸未至其候，犹可挽回。

疗法：当用治疮治痢之药，合并治之，以清热解毒，化瘀生肌，自然就愈。

处方：金银花一两　生白芍六钱　粉甘草三钱　旱三七三钱，细末　鸦胆子六十粒，去皮，拣成实者

共药五味，先将三七、鸦胆子，用白糖水各送服一半，即将余三味煎汤服。当日煎渣再服，亦先服所余三七及鸦胆子（此方载《衷中参西录》名解毒生化丹）。

效果：如法服药一剂，腹疼即止，脉亦和缓，所便已见粪色，次数亦减。继投以通变白头翁汤（见前痢疾案中），服两剂全愈。

廉按：此由瘀热生毒，肠中最易溃烂，如所下多似烂炙，色臭皆腐，时时切痛后重，即其明证，治必化腐生肌，以救肠中之腐烂。此方妙在鸦胆子、野三七两味，张君实验说明曰：东西医治痢之药，其解毒清血之力，远不如鸭蛋子（即鸦胆子），其防腐生肌之力，远不如野三七。且于挟虚之痢，而不知辅以山药、人参，于挟热之痢，而不知重用石膏，宜其视赤痢为至险之证，而治之恒多不收全功也。

以上出自《全国名医验案类编》

刘伦正

刘贯如，年四十八岁，住山东泰安东南乡黄道沟，现任河南某县知事。

病名：伏暑痢。

原因：酬应纷繁，夏令吸受暑气，迭次为饮食所遏，潜伏于肠胃膜原之间，至秋积热而变痢。

证候：下痢红白，里急后重，脘腹灼热，滞痛难忍。

诊断：六脉滑数有力，舌苔黄而厚腻。脉证合参，滑为食滞化热，数则伏暑化火，此《内经》所谓肠游便脓血也。脓色白而血色红，故名曰赤白痢。其所以成赤白痢者，热伤气分则下

白痢，热伤血分则下赤痢，热伤气血则赤白痢兼作矣。

疗法：无积不成痢，故用莱菔、枳壳、楂肉消食积为君；归、芍、川军行血涤肠为臣；木香、槟榔开降滞气，使瘀滞下行；黄芩、车前清利小便，使伏暑下泄，皆以为佐；甘草配白芍，和腹中以止痛，又和诸药以缓急，仿洁古老人行血则便脓愈，调气则后重除之法也。

处方：莱菔子四钱　花槟榔三钱　炒枳壳二钱　车前子三钱　净楂肉四钱　生甘草八分　生川军二钱，后入　青木香八分　油当归五钱　生白芍八钱　青子芩钱半

水煎服。

效果：初服一剂则痛减，次日又一剂则痢亦减，继用生萝卜汁、生荸荠汁、净白蜜三物，重汤炖十余沸温服，调理三日，痢止胃动而痊。

廉按：此仿张氏芍药汤加减，虽为初痢之常法，然惟体实者相宜，不可一概混用也。

《全国名医验案类编》

尹榘山

李书田之妻，年逾四旬，住山东省城。

病名：伏暑烟痢。

原因：素嗜鸦片，性善怒，近五六年，郁怒更甚，时犯肝气，常有两胁中脘少腹作疼等证。公元一九二二年秋，感滞下。

证候：面白微黄，体格不甚瘦弱，大便时中气下陷，腰腹坠痛，里急后重。

诊断：脉左手沉弦而紧，右手虚数，舌苔厚腻，黄白相兼，此内夹肝郁，兼受暑湿，感秋凉而发为肠澼也。按《内经》于肠澼一证，辨论生死脉象极详。巢氏《病源》则谓痢而赤白者，是热乘于血，血渗于肠内则赤；冷气入肠，搏肠间津液凝滞则白；冷热相交，故赤白相杂。或热甚而变脓血，冷甚而变青黑，皆由饮食不节，冷热不调，脾胃虚故变易多。时医惟王损庵一论，最得体要。曰："痢疾不外湿热二字，所受不外阳明一经，阳明为多气多血之府，湿阴邪也，湿胜于热，则伤阳明气分而为白痢；热阳邪也，热胜于湿，则伤阳明血分而为赤痢，湿热俱盛，则赤白俱见。"后之论者，谓夏月畏热贪凉，过食生冷，至大火西流，新凉得气，则伏阴内动，应时而感为痢疾。此特论内伤外感之病因，或如是也。然病属肠胃，乃寒热相搏而成，胃有沉寒，肠有积热，寒气凝结则腹痛，热性急迫则泄泻，乃热欲走而寒复留之，寒既结而热复通之，其里急后重，腹作绞痛，皆血气阴阳不能调和之故。况素嗜鸦片之人，偶感此证，更为加剧。日以灯头火熏灼肠胃，津液已耗，大便本难，兹复乘以邪热，而灯火肝火，相助为虐，烈焰肆威，肠胃何堪此苦楚，用轻剂则无效，用重剂则脾胃不堪，杯水车薪，有难乎为理者矣。情难坐视，竭尽绵力谨列治法于后。

疗法：妇人重肝血，以杭芍、当归活血为君；芩、连清热为臣；更用苍术、姜炭之渗湿散寒为佐；神曲、槟榔之治后重，龙骨收散气，木香开滞气以为使；末用升麻者，提清气之下陷，引用米豆者，解寒热之积毒，亦以保胃气也。

处方：生杭芍八钱　归尾五钱　酒条芩钱半　姜连一钱　茅苍术八分　龙骨五分　广木香五分　神曲钱半　尖槟榔一钱　升麻四分　炮姜炭八分　粳米一撮　黑豆一撮　米壳三钱

浸水煎服。

效果：每日二剂，二日后痢有数，渐带粪。又三四日，气不下陷，后重亦除，每日仅三四

行，继以理中汤加归、芍，引用陈仓米收功。

廉按：痢之一证，古名肠澼，又名滞下，以肠中先有积滞而后下也。自洋烟输入中国，凡吸洋烟而病痢者，名曰烟痢。病人先自胆怯，必求峻补速止。医者不知病理，每以漫补止涩而坏事。岂知吸烟之大便，每多燥结，平日有五六日一更衣者，有十余日而始一行者，而其所食，未必不与不吸烟者等，则其肠中之积垢，年深月久，可胜道哉，故必缓通润下而始安。但病家皆谓吸烟之体多虚，若再下之，难保其不暴脱。余直断之曰：医家病家之所误者，只在此句。盖积滞在内，脾不能为胃行其津液，胃有陈积未去，势必不能纳新，所以肌肉日削，外现之虚象百出。若得积垢一下，胃即能纳，脾即能运，何脱之有！惟病家见此虚象，一闻宜下，无不吐舌，此烟痢之所以难愈也。医者当委曲开导，得能转危为安，亦是救人之一端，切勿附和人意，漫补以杀人耳。此案宗张洁古芍药汤加减，妙在重用归、芍，润肠燥以破阴结，为治烟痢之主药，颇得李冠仙大归芍汤治痢之妙。

《全国名医验案类编》

陈务斋

林衡，年五十余岁。

病名：急性疫痢，西名赤痢。

原因：素因过食辛燥，脏腑郁热，肠胃发炎。诱因天气不佳，微菌飞扬，空气不洁，由口鼻吸受，直接传染。

证候：骤然恶寒发热，头痛口渴，四肢烦疼，腹中绞痛，大便下赤白痢，前急后重，日夜达数十次。继则全体大热不休，噤口粥饭不能下咽，食量全缺，口渴连连饮水，不能制止。排便之后，生剧烈之疼痛，肛门灼热。下痢则加多二倍，日夜达一百余次。排泄之物绝无粪色，俱是赤多白少，赤者系稀量之血水，白者脂膏之类。肌肉消瘦，形体枯黑，唇焦而裂，齿黑而枯，面黑目赤，气逆喘急，热臭非常，昼夜不眠，势甚猛烈。

诊断：诊左脉沉伏，右脉浮数已极，体温升腾达一百零四度，舌苔黑燥起刺。脉证合参，乃急性传染病之赤痢证也。查阅前医数方，或用驱风解毒喻氏仓廪汤加减，以助其炎燥，或用清润之剂仲景黄芩汤加味，而缓不济急，遂致酿成危急不治之证。余见一息尚存，岂能坐视，不得不立方援救。

疗法：急用大承气汤加味，取生军、芒硝、桃仁、滑石推荡大肠而除郁热为君；石膏、粉葛平阳明热燥，生津解肌为臣；黄柏、山栀、银花、生地、白芍泻心肝伏火，凉血败毒为佐；厚朴、枳实，下气宽中而除急重为使。一服后则平平，无加无减。将方每味再加倍，连二服后，则痛渴痢略减。将方每味再加二倍，连三服后，则泻稀量胶黄之粪数次。然后燥渴大减，急重已除，赤痢减少，日夜达数十次，食能下咽，略能睡眠。诊脉左右弦数，又用清热解毒厚肠汤，取生军、石膏、山栀、粉葛、黄连、银花、锦地罗、白芍、甘草、木香、地榆、归身、生地祛脏腑郁热，凉血败毒，平肝润燥，理气厚肠。连五服后，则燥渴更减，赤痢已除，惟泻黄白胶溏，日夜尚有十余次，食量略进。诊脉缓滑而弱，又用参归莲子汤，取其补气生津，活血润燥，运脾健胃，厚肠祛湿。连数服后，则燥渴已平，而泻痢更减，惟腹尚有微痛。诊脉滑滞，又用急止痛泻丸，取其运脾理气，平肝厚肠，降逆祛湿，利水导滞。

处方：大承气汤加减方。

生大黄六钱　川厚朴三钱　元明粉四钱　川枳实四钱　生石膏八钱，研细　生葛根一钱　滑石粉四钱，包煎　光桃仁三钱　生白芍八钱　川黄柏三钱　金银花三钱　鲜生地一两　焦山栀三钱

煎服后，将各味加倍，后再将各味加二倍。

次方：清热败毒厚肠汤。

生大黄五钱　生石膏八钱，研细　焦山栀四钱　生葛根二钱　川黄连三钱　大归身钱半　生白芍八钱　金银花三钱　锦地罗三列　广木香一钱　粉甘草一钱　地榆炭钱半　鲜生地八钱

煎服。

三方：参归莲子汤。

西洋参三钱　当归身二钱　生白芍三钱　开莲子四钱　淮山药五钱　云茯苓四钱　阿胶珠二钱　炒薏仁六钱　云楂肉三钱　南芡实五钱　闽泽泻二钱　粉甘草钱半

煎服。

四方：急止痛泻丸。

川黄连五钱　广木香三钱　延胡索三钱　生白芍四钱　茅苍术一钱　云茯苓六钱　川郁金三钱　藿香梗二钱　制香附二钱　良姜片一钱　川厚朴二钱　粉甘草一钱　罂粟壳四钱　闽泽泻四钱

共为细末，蜜丸，每重一钱，用好浓茶送服二丸。

效果：十日燥平渴止，痢减，急重除，食量略进。二十日痢止食进，元气已复。

说明：是年乙卯，噤口痢疾死亡者不少。所起症状无异，各人原因不同，而证有差异。施治不对证者，而证变乱复杂，多莫能救。是役余所治者，不下数百人，疗法亦不外如是，随证加减，亦无不愈。

廉按：此疫痢中之胃肠炎，其证最急而重。凡赤痢、赤白痢、五色痢等起病之初，属于实热性质者，则由病原菌所酿成病毒，充满于肠内，宜先之以通利剂扫荡腹内之郁毒，而后以调理剂作后疗法，乃为至当之顺序。若不先扫荡病毒，而惟下痢之是恐，先防遏之，则死于腹满热盛苦闷之下，是即由逆治致逆证者也。此时之逆证，与实证相一致。今观此案，可知其因证方药之所以然矣。

《全国名医验案类编》

丁与人

傅和卿之子，年三龄，住泰兴南门外东城脚。

病名：虚寒久痢。

原因：骨小肉脆，多食则胀，生质不足为因素，内伤生冷食滞为原因。

证候：下痢红白，延二十余日，面色㿠白，热郁腹胀，四肢不温，大孔不合，痢下无度。

诊断：查问经过情形，中医清热运化，既不得其窍要，元气已受蹂躏；西医灌肠攻下，胃气又被戕贼。西法中药，咸以痢无止法，目为成例，病状愈治愈重，中气日虚一日，是以脉沉微欲绝，舌薄无华，乃脾肾大虚之候，深恐虚风一动，脱竭堪虞。

疗法：勉用参附汤，甘温大补元气，力图挽救。

处方：别直参二钱，先煎炮附片钱半水一大碗，煎至对折，分四服，日夜各二次。

次诊：进参附汤，身热悉退，大孔亦合，痢下有节，阳气有鼓舞之意，无如舌色边尖红燥，口渴思饮，饮水不多，非特阳气被伤，阴分亦且受损，但补其阳，有孤阳独发之虑，拟以阴药

配之。

次方：别直参钱半　炮附片五分　生白芍二钱　水炙甘草八分　炒银花三钱　乌梅肉一钱

三诊：连进两剂，纳谷较多，痢下夹有薄粪，大肠得阳气以通，胃阳赖阴气以守。第腹痛未除，肠鸣漉漉，窃思水本无声，风荡则鸣，大肠为手阳明，胃为足阳明，均属中土，厥阴为风木之脏；木干土气，肠胃水湿荡之有声，加以白珠青色，木贼显然。拟以痛泻要方，扶土泻木，加鲜荷蒂以升清气，清升浊降，此经旨之微妙也。

三方：鹅颈天生术二钱　炒白芍二钱　防风一钱　新会皮钱半　银花炭三钱　鲜荷蒂两个，酒盅口大

效果：连服二剂，诸病悉退，谷食又增，继以调养脾胃。数剂后，喜跳动，精神比前尤足。

廉按：太阴主里，湿土用事，其脏性多阴少阳，过食生冷，伤脾阳而不能消积，积而不化，此寒痢之所由起也。医者不辨其致病之原因，而仍执清热攻荡之套方，再四投之，势必变证蜂起。尝见屡服黄连，虚阳逼外，而反发虚热、虚斑者；亦有虚寒内扰，忽发除中，反骤能食而即毙者；有频用大黄开肠洞泄，甚至大孔如洞，或发呃、吐蛔者；亦有大黄丸吞下，反胀闭不通，阴气上逆，而变中满、鼓胀、水肿者；凡此之类，未遑枚举。此案病逾两旬，手足不温，大孔不合，下痢无度，中气下陷，穷必及肾，势所必然。挽救之法，参附固所正用，此时关闸尽开，赤石脂、禹余粮，亦可加入。次方增芍、甘、银、梅，作甲己化土，酸甘敛阴之法，配合适度。妙在终用刘草窗法，以收全功，随机应变，可谓活泼泼地矣。

《全国名医验案类编》

杨德馨

高泰，年五十余岁，山东蓬莱县人。

病名：虚寒痢。

原因：先由寒郁食积化泻，继则由泻转痢，前医或用藿香正气散加减，或用行气兼苦寒药，皆无效，而病势转剧。

证候：胸满腹痛，饮食不欲咽，目虽赤，唇虽焦，而面色青白，昼夜下痢四十余次，神识昏沉，默默不语，病延二十余天，势已垂危。

诊断：两寸关脉大而无力，两尺沉细。脉证合参，热在上，寒在下，乃阴盛逼阳，阳不潜藏，真阳失守之危候，皆因屡投寒凉散剂，过伤脾肾所致也。

疗法：又可有四损不可正治之法，勉用白通汤加薤白，引火归原为君，佐人尿、猪胆汁，清上焦之浮热，力图救济，以尽人事。

处方：干姜三钱　黑附块二钱　炙甘草一钱　薤白二钱　人尿半茶盅　猪胆汁两滴，同冲

水煎凉服。

次诊：一剂服后，一夜只泻五六次。仍照原方服一剂，一日夜泻四五次。又服一剂而泻止，饮食能进，脉搏沉缓无力，是气血兼虚之象也。与人参健脾汤加减，以双补之。

次方：别直参三钱　生于术三钱　浙茯苓三钱　陈皮二钱　车前三钱　大熟地二钱　莲肉三钱　神曲三钱　焦楂三钱　甘草一钱

效果：服人参健脾汤八剂，调养半月而痊。

廉按：凡病皆有寒热虚实，首要辨明，随证治之，不独痢证为然也。如痢属于气血两虚者，多起于胃肠运化不足，非起于肠内聚积病毒者，宜乎虚冷者温化之，虚热者清润之，以调和胃

肠气液，为正当之治法。若仍执湿热积滞之例，妄谓不扫除腹内之病毒则病根不尽，宜投荡涤药以廓清之，则其病益急，莫知所止，每死于肉脱厥冷困惫之下，此即由误治致急证者也，此时之急证，与虚证相一致。今观此案，非明证之彰彰者乎。方用白通加味，乃回阳固脱之法，龙、牡、石脂、禹粮等品，亦可酌加，人参健脾，气血双补，善其后以调养而已。

《全国名医验案类编》

程文松

魏光祖，年逾四十三，湖南木商，住二道桥。

病名：伤寒夹痢。

原因：内受湿热积滞，外感风寒而发。

证候：恶寒发热，下痢腹痛。

诊断：脉左右皆弦大，舌苔黄白相兼。夫弦则为风，大则病进，脉证合参，此即俗称伤寒带痢疾也。由外来寒邪入于足太阳膀胱，而传足少阳胆，引动胃肠湿热，由足太阴脾而伤足厥阴肝，以致寒热之中，发生下痢腹痛。内经以痢属肝热，痛亦主肝，是厥阴与太少二阳之邪合而为病。况贵体生长湖南湘楚之间，其禀质非江苏吴地可比，医者未溯病家之禀质，地土有吴楚之分，仍一味用叶天士轻清之法，不敢用柴胡，所以未能应验也。

疗法：仿张长沙达表和里之法。用柴胡、葛根、桂枝达表为君，臣以黄芩、黄连、当归、白芍、川芎达里和营，佐以枳、桔开肺，使以羌、独搜肝，乃喻嘉言逆流挽舟之法，合仲景葛根黄芩黄连之意。

处方：川柴胡一钱　生白芍四钱　羌活五分　黄芩八分　独活五分　生葛根一钱　川芎八分　枳壳一钱　黄连四分　茯苓钱半　川桂枝一钱　油当归钱半　桔梗八分　甘草四分

效果：两剂热退痢止，诸病如失。

廉按：痢疾见头痛怕冷、身热无汗者，均属有表，当从汗解。如口舌不燥渴、胸腹不闷痛、舌或无苔、或淡白且滑，宜活人败毒散，每服五钱，日夜连进三五服，水煎热服取汗，汗透而痢便减。若见燥渴、唇舌红赤、舌上黄燥或滑、面色腻滞、心烦、小便热赤者，为湿温暑湿之邪，宜胃苓汤去桂，加香薷、薄荷、连翘、滑石、淡豆豉、六神曲等，连进三五服，得汗透而痢亦自止，此表分阴阳之两大法也。此而一误，为呕为呃，不寐不食，神昏耳聋而危矣。此案伤寒夹痢，方用活人败毒散加减，合仲景葛根芩连汤，仍不外喻氏仓廪汤之例，从逆流挽舟之法，足见学有根柢，处方合度。

《全国名医验案类编》

高纽云

邓文辉，年六十六岁，商界，江西。

病名：寒痢。

原因：年将古稀，每到夏秋，素嗜生冷瓜果，渐致阴寒凝血而便赤痢。

证候：下痢虽赤，而色反瘀晦稀淡，腹痛即坠，坠即欲便。

诊断：左脉细涩，右缓而迟，舌淡红润，苔白薄。此由脾胃虚寒，气虚不能摄血，血为寒凝，浸入大肠，故下赤痢，内经所谓"肾脉小搏沉，为肠澼下血"是也。

疗法：周慎斋先生曰：凡血色紫暗，当作冷痢治。今仿其法，用附子理中汤为君，使脾阳健而能统血，则血痢自止；臣以升麻、黄芪，升其阳以益气，俾其清气得升，则痛坠可除；佐以木香、陈皮之辛香，调气散结；使以当归之辛甘，调血和营，遵古人血脱益气、气为血帅之法。

处方：附片一钱　炮姜八分　西党参一钱　炒于术二钱　陈皮一钱　木香一钱　升麻三分　生黄芪一钱　酒炒当归钱半　炙黑甘草一钱

效果：每日服一剂，三剂赤痢减少，六剂各证皆瘥。

廉按：张路玉曰："前哲论痢，并以白沫隶之虚寒，脓血隶之温热。河间、丹溪从而和之，后世咸以为痢皆属热，即东垣之长于内伤脾胃者，亦认定脓血为热。岂知血色鲜紫浓厚者，信乎属热，若瘀晦稀淡或为玛瑙色者，为阳虚不能制阴而下，非温理其气则血不清，理气如炉冶分金，最为捷法。凡遇瘀晦清血诸痢，每用甘草、干姜专理脾胃，肉桂、茯苓专伐肾邪，效如桴鼓。"周慎斋曰："下痢血色如猪肝、如紫草、如苋菜汁者，非炮姜不治。理中汤去参，加肉桂、木香、肉果、乌梅，其效最速"云云。此案用附子理中汤加味，殆得周张二家之薪传欤。

《全国名医验案类编》

叶鉴清

鲍棠伯先生，年五十余。

病名：湿热痢。

原因：肠胃郁湿蕴热，又感寒积食致病。

证候：形寒热甚，神志不清，脘闷，面红，口干，上为呕吐，下为泄泻。

诊断：脉来弦数而促，舌苔满布垢厚，体温一百零四度半。此伏热郁湿互阻肠胃，近因表感新凉，内夹食滞触发，伏邪来势险重，防其昏闭变端。

疗法：表里俱病，肠胃邪滞充满，方中用薄荷、藿香发散表邪，槟榔、枳实、莱菔子、神曲消导里滞为君；半夏、陈皮和胃，楂炭消积为臣；郁金、通草宣泄，佩兰化浊为佐使，服一剂有效。

处方：广藿香二钱　花槟榔钱半　莱菔子三钱　焦楂炭三钱　广郁金钱半，生打　薄荷叶一钱，后下　生枳实钱半　焦建曲三钱　佩兰叶钱半　川通草一钱　制半夏二钱　陈皮钱半

次诊：寒热得汗稍减，便泄转为下痢红白均有，腹痛后重，澼澼不爽，口渴烦躁，头胀脘闷，泛恶频作，胃纳杳思，伏邪食滞，交阻肠胃，表里同病，舌苔黄白垢厚，脉促虽和，弦数尚甚，体温一百零三度。邪势奋张，殊难即解，神识虽清，还防昏陷及噤口变端，治再分化。

次方：广藿梗钱半　花槟榔钱半　青陈皮各一钱　焦麦芽四钱　制川朴一钱　生枳实钱半　赤苓四钱　焦楂炭三钱　煨木香八分　广郁金钱半，生打　制半夏钱半　莱菔子三钱

三诊：热势大减，痢下红白转甚，腹痛澼澼不爽，泛恶口苦，渴不多饮，舌苔垢厚，汗多头面，表邪较化，里邪正盛，脉来弦数，体温一百零度三。痢疾古称滞下，即湿热食滞滞着肠胃，气道因之不通，不通则痛，治宜宣通，佐以润滑。

三方：全当归五钱　莱菔子五钱　枳壳二钱　车前子四钱　青皮钱半　西赤芍三钱　花槟榔三钱　生甘草一钱　藿梗钱半　楂炭三钱

四诊：痢下较爽，粪积杂有，腹痛寒热稍和，泛恶亦减，略饮浆粥，口干苦，不喜多饮，脉数虽静，两关弦劲，舌苔黄厚。新受之表邪食滞，渐有化机，蕴积之伏湿郁热，尚留肠胃，黏腻之邪，一时不易肃清，治再疏化。

四方：全当归五钱　枳壳钱半　车前子四钱　藿梗钱半　焦楂炭三钱　花槟榔二钱　莱菔子四钱　青皮钱半　生甘草八分　扁豆花一钱　马齿苋三钱

五诊：表热已解，下痢腹痛均减，积少粪多，日夜尚有十余次，小溲较利，泛恶已平。皆邪退气通之佳兆也，脉来左弦数，右濡细数，舌苔较化，再以清化肠胃湿热、宣通气机治之。

五方：藿梗钱半　焦麦芽四钱　莱菔子三钱　赤苓四钱　通草一钱　大腹皮三钱　楂炭三钱　青陈皮各一钱　佩兰钱半　生熟米仁各三钱　扁豆花七钱　马齿苋三钱

六诊：下痢日夜七八次，积少粪多，腹痛大减。肠腑腻邪渐化，邪化气自流通，胃纳日展，脉来左弦较和，尚当清化。

六方：大腹绒三钱　扁豆衣钱半，炒　焦麦芽四钱　赤苓四钱　陈皮钱半　佩兰钱半　银花炭二钱　楂炭三钱　通草一钱　炒竹茹钱半　饭蒸荷叶一角

七诊：下痢尚有四五次，临便腹微痛，积少粪多，脘宇已宽，渴喜热饮，知味能食。运化犹迟，脉来柔软，湿热渐化，气机不健，治再和中，以彻余邪。

七方：川石斛三钱　大腹绒三钱　焦谷芽四钱　陈皮一钱　炒红枣三枚　扁豆衣钱半，炒　饭蒸木香五分　炒夏曲钱半　通草一钱　饭蒸荷叶一角

八诊：痢已止，便厚溏，腹不痛，日行二三次，小溲清长，知味能食。运化尚迟，脉来柔软，再以健脾和胃。

八方：淮山药钱半，焙　焦谷芽四钱　大腹皮二钱　炒竹茹钱半　炒红枣三枚　扁豆衣钱半，炒　饭蒸木香五分　炒夏曲钱半　陈皮一钱　饭蒸荷叶一角

九诊：大便两日未行，诸恙均和，胃纳已展，脉来柔软，饮食宜调匀。静养勿劳神，是病后调理无上妙法。

九方：焙山药二钱　焦谷芽四钱　茯神三钱　陈皮一钱　大红枣三枚　扁豆衣钱半，炒　饭蒸木香五分　糯稻根须三钱　炒竹茹钱半　炒夏曲钱半

十诊：大便干燥。向来肠液不充，近因痢后津伤气弱，宜健脾和胃中，参以润肠。

十方：吉林五分，另煎，冲　焦谷芽四钱　稽豆衣三钱　炒竹茹三钱　茯神三钱　淮山药三钱，生打　火麻仁三钱，炒　糯稻根须三钱　橘白一钱　红枣三枚

效果：六剂全愈。

廉按：湿热积滞，酿成秋痢为最多，夏令亦间有之，此案处方用药虽属寻常，然皆和平切病之品，其宗旨先立于无过，后求有功，江浙之间，其道盛行者，大都如斯。

《全国名医验案类编》

李竹溪

崔汝槐，年四十二岁。

病名：湿热痢。《内经》名为肠澼，后贤又名滞下。

原因：体质气虚，入夏多食瓜果，湿久化热，正不运邪，蕴结肠胃。

证候：痢下两旬，始则红白稠黏，继而转为黄积，腹痛下坠，饮食欠纳，形色索然，委顿

殊甚。问有几时？曾服药否？答已两旬，出方一帙。简阅一过，纯趋温补一派，收效如何？答云：红白已减，黄积复来，腹痛尤甚，且食减人疲。

诊断：勘脉细滑，按之有力，脉证合参，气质虽惫，脉未动摇，仍主通之，勿以久痢之言所惑。况通之一字，原非专指攻下而言，际此黄积滞下，腹痛尤甚，仍系湿热酝酿于中，中气不足，调剂无方，虽有补剂，其于痰何！上焦痰既不行，下脘热亦不泄，邪反逗留，正愈不立，当先剿而后抚，毋投鼠以忌器。

疗法：通则不痛，因君干姜、川连，一开一降；臣以茯苓、半夏，化湿祛痰；佐以甘草、扁豆衣、谷芽、六曲，调和脾胃，导浊升清；使以滑石，通利水道，俾三焦之湿热；咸得长驱而直决也。

处方：泡淡干姜五分　小雅连五分，吴萸水炒　云茯苓三钱　法半夏二钱　水炙黑草五分　白扁豆衣三钱，生　生谷芽三钱　六和曲三钱　西滑石三钱，包煎

河水煎服两剂。

次诊：前方两服，黄积减半，苔转淡黄且薄，腹痛亦微，小溲赤而且痛。是邪已化而下寻出路之征，奈中气式微，邪难速走，改以连理汤加味，培中泄邪。

次方：西潞参二钱，米炒　生于术一钱　干姜四分　水炙草四分　小川连五分，盐炒　云茯苓三钱　醋夏二钱　方通草一钱

河水煎，仍投两剂。

三诊：勘得黄积已止，左少腹仍形痛胀，溲短苔化。是湿流就下，热蓄膀胱，气机未化，改开太阳。

三方：瑶桂心四分　云茯苓四钱　猪苓二钱　生茅术一钱　建泽泻二钱　小川连五分，吴萸炒

开水一杯为引。河水煎滚，再下桂心，十余沸服。

四诊：少腹痛蠲，溲长苔净，惟余薄白，膈上欠舒，自觉停痰，得谷嗳气。乃邪退而中枢升降仍未调也。改以治中，兼输升降。

四方：西潞参三钱，米炒　焦白术一钱　云茯苓三钱　水炙草五分　广橘皮钱半　佩兰叶一钱　春砂仁四分　炒薏仁三钱　老生姜四分

河水一大盏，煎服。

效果：四服纳谷渐强，胸次豁然矣。

廉按：湿热成痢，前哲谓伤气分则为白痢，又称脾痢，伤血分则为赤痢，又称肝痢。用药之法，白耐刚而赤耐柔。此案红白痢后转黄积，凡湿热痢如此者多，方则用刚远柔，以其多伤气分，故末诊用钱氏异功散加味，纯属扶中健脾矣。

《全国名医验案类编》

孙文培

王得胜，年三十二岁。

病名：酒湿休息痢。

原因：平素嗜酒，劳力后感冒秋邪，不慎口腹，久不大解，服西药草麻油得解。表热虽退，大解日数十行，久之腹痛转痢，时作时止。

证候：痢下腹固痛，不痢亦痛甚，畏寒口渴，心悸欲呕，目窠下微肿，纠缠三载不愈。

诊断：审察征象，此为休息痢，惟病延三载，脾气未有不虚，虚则不能制水，目窠下微肿，《内经》谓水已成矣，腹痛者脾病也，《内经》谓脾喜温而恶寒，又谓寒则血凝泣，又谓寒气客于肠胃，厥逆上出，故痛而呕也。巢氏《病源》言休息痢者，胃脘有停饮也。本年五六月间，霪雨阴寒，逾月不止，人病泄利者居多，推原其故，即《内经》所谓湿多成五泄是也。大泄之后，津液随之下行，故渴。渴则饮水多，水停心下，故悸。诊脉两关沉滑，两尺寸俱不应指，舌苔灰黑而厚，断为中焦食积痰饮所致。法当下去肠胃宿垢，惟病久中气已虚，攻下则正气愈虚，恐有顾此失彼之虞，因思古人有补下治下制以急之训，急则气味厚，故用大剂以荡涤之。

疗法：汤丸并用，以温脾汤为法。潞党参性温补气，当归性温补血，用以为君；干姜除胃冷逐寒邪，黑附子补元阳散寒湿，用以为臣；甘草和诸药健脾胃，用以为佐；芒硝开积聚化停痰，大黄走而不守，用以为使。

处方：潞党参五钱　当归三钱　熟附片三钱　干姜一钱　炙甘草一钱

以上五味，先用长流水浓煎两小时后，再加入芒硝二钱、锦纹大黄三钱，微煎，见滚即行离火，温服一剂。

效果：服药后约一小时，即觉腹中雷鸣，大泻如倾盆，少顷又泻，至五六次，势渐缓。复诊用理中汤为治，服三剂，昼不泻而夜间仍泻五六次。复以理中汤临卧时，送服四神丸五钱，至十日而愈。

廉按：休息痢多因兜涩太早，积热未尽，加以调摄失宜，不能节食戒欲，所以时止时作。为之医者，但须审其病之新久虚实，或气分受伤，或气血并伤，参酌而治，对证发药可也。此案胃肠中气受伤，陈积留而不去，故用许学士温脾汤例，通补兼施，迨陈积已净，然后用理中合四神丸，纯乎温补摄纳，以奏全功。

《全国名医验案类编》

严绍岐

马山虎，年二十五岁，住百舍。

病名：伏暑痢夹房劳。

原因：素体阴虚，秋后伏暑夹食，酿变赤白痢。前胡姓医作脾痢治，用杏仁、广皮、川朴、枳壳、银花炭、香连丸、炒瓜蒌等，服两剂，下积颇多，赤多白少，而小腹大痛。改延王姓医，谓转入肝经，当作肝痢治。用当归、白芍、子芩、炙甘草、酒延胡、川楝子、柏子仁、炒茴香，小腹痛减，而赤痢如前，解出甚难。来邀予诊，已八月终矣。

证候：面现油光，喉痛口渴，少腹中有块顶起，喜人以两手用力按住，而赤痢乃下，肾囊缩入少腹。

诊断：脉弦，左尺独大，舌根黑。予诊毕，谓其祖母曰：凭证参脉，防病中不谨，夹有房劳。其祖母即询孙媳云：此事究竟有否？生命攸关，须实告。其孙媳哭而不答。予遂晓之曰：伏热伤气，房劳伤精，精气夺则虚，虚则防脱，勿谓言之不预也。

疗法：当以育阳潜阳为君，如熟地、归身、元参、淮药之类，然囊缩为入肝，肝不疏则囊亦不舒，故以吴茱萸温疏其肝为臣，佐以五味，从肝纳肾，使以肉桂，引火归原也。

处方：大熟地八钱　炙龟板四钱　白归身二钱　淮山药四钱，生　盐水炒吴茱萸一钱　紫瑶桂二分

拌捣北五味三十粒

效果：连进两剂，舌黑退而块隐，痢亦大减。继以霍石斛四钱，煎汤送黑地黄丸钱半，一日两次，以双调脾肾法，痢止胃动而痊。

廉按：先因伏暑伤阴，继因下多亡阴，终因房劳，直损真阴，证变舌黑囊缩，危险已极。方用大剂育阴潜阳，固属根治之正法，妙在用桂、萸、五味，温剂摄纳，导龙入海，此非时手所敢学步也。

钱绍荣，年三十七岁。

病名：湿热痢转休息痢。

原因：仲秋伏暑化痢，屡易多医，虽皆不敢用大黄荡涤肠胃，然俱以枳、朴、蒌仁、麻仁等通套药治痢，痢虽减而湿热未清，遽用生地、霍斛，滋养胃阴，从此时发时止，或止或发，遂酿变休息痢。延余诊时，正次年春分前一日。

证候：下痢日四五行，或六七度，解出甚艰，必多转矢气，积随能出，色如稠痰，休时粪如笔管，溺如米泔，胃虽能食，自觉无味。

诊断：脉弦滞且大，舌前半无苔，后根苔色灰腻。予断为湿热未净，伤及脾脏中气，中气伤则脾不能为胃行其津液，津液郁滞则不能下润于大肠，所以痢则解出甚艰，休时粪如笔管也，然与液枯肠燥者不同。

疗法：当用党参、升麻为君，提补其中气，以宣畅大肠；五苓，去桂，加川连为臣，祛其湿热；香砂、陈皮为佐，疏利其气，使以绵茵陈，通其湿热久郁之陈积也。

处方：升麻五分　拌炒潞党参五钱　川连七分　拌炒泗安苍术八分　赤苓四钱　猪苓二钱　泽泻二钱　青木香八分　带壳春砂八分　陈广皮钱半　绵茵陈三钱

效果：连服三剂，下痢遂畅，大便色转老黄，原方加鲜荷叶一钱、拌炒长须生谷芽一两，煎汤代水，又进三剂，痢止胃健，嗣以东垣调中益气汤加减，调理四剂而痊。

廉按：凡痢成休息者，半由病人贪食油腻，半由医者早投滋阴，以致湿热留连，滞而不去，其中又有在脾、在肝之区别。如其下痢多白，则湿热在脾；下痢多赤，则湿热在肝。盖白痢虽属大肠，而内关脾脏，赤痢虽属小肠，而内关肝脏，故用药白耐刚而赤耐柔也。

以上出自《全国名医验案类编》

钱苏斋

汪栽之，年四十，徽州人，寓苏城。

病名：暑毒赤痢。

原因：夏秋暑热，留于肠胃，得油腻积滞，或瓜果生冷，酝酿遏抑而成，病未发而不自觉也。

证候：发热一二日，口渴腹痛，由泻转痢，里急后重，澼澼不爽，滞下赤多自少，脓血相杂。

诊断：初病发热，脉弦苔黄，必有暑热；下痢赤白脓血，肠中必有溃疡；赤白多而粪少、腹痛者，肠中疮溃脓血由渐而下，故必里急后重，极力努挣，其滞方下少许也。其病类多发于夏秋，乃大小肠内皮疮溃证也。

疗法：须与排脓逐瘀之剂，非徒关乎食积也。予观仲景《金匮》治肠痈，用大黄牡丹汤，因得治痢之法，以凡属赤白下痢，皆系大小肠内皮生疮已溃之证，盖白而腻者为脓，赤而腻者为血，脓血齐下，其疮已溃可知，非排脓逐瘀，不足以去肠间之蕴毒。凡人皮肤生疮，以夏秋为多，痢亦犹是，故予治赤白痢，以大黄、丹皮、赤芍、楂炭排脓逐瘀为主，以黄连、木香、槟榔、枳实疏利泄降为佐，表热者加苏梗、藿香之类，湿重者加川朴、苍术之类，夹食者加莱菔、六曲之类，痛甚者加乌药、乳香之类，随宜酌用，其效颇速。予观昔人治痢验方，有用当归、枳壳二味者，治痢用血药，即此意也。

处方：秋水丸三钱，绢包　山楂炭四钱　川连七分　小枳实钱半　佩兰叶三钱　丹皮炭三钱　牛膝炭三钱　煨木香钱半　大腹绒钱半　焦六曲三钱　赤芍炭三钱　苏梗钱半　槟榔钱半　赤茯苓三钱

方中秋水丸，或改用制大黄及大黄炭，均可。俟脓血积滞畅下后，腹痛止，赤白净，然后改用实脾利水、生肌等药收功。

次方：真于术三钱　制半夏三钱　渐茯苓三钱　怀山药三钱　稽豆衣三钱　广陈皮一钱　粉泽泻三钱　生甘草五分　扁豆衣三钱　炒苡仁三钱　红枣肉一枚

效果：前方一二剂得畅下，腹痛止，赤自净，续进后方二三剂而愈。治夏秋赤白痢，用此法其效颇速，并无久延不愈，或成休息痢者。

廉按：学说参诸西医，处方仍选中药，从金匮大黄牡丹汤治肠痈，借证肠澼之便脓血，灵机妙悟，独得新诠，为中医学别开生面，真仲景之功臣也。

《全国名医验案类编》

吴宗熙

郑之光，年四十余岁，住汕头。

病名：赤痢转虚。

原因：素有烟癖，质本中寒，夏间偶食瓜果，冷气伤胃，忽患痢疾，红白杂下，久之纯下清血。

证候：大便纯下清血，少杂稀粕，日六七行，病延月余，面目萎黄，两足浮肿无力，唇赤如石朱。

诊断：六脉俱沉细数，两尺尤弱，舌无苔，红绛多津，此久痢气血两虚之证也。内经通评虚实论云："肠澼便血，身热则死，寒则生""肠澼下白沫，脉沉则生，脉浮则死"。盖久病而身热脉浮，因正虚邪盛，故必死也。身寒脉沉，正衰邪亦衰，故可治也。据西医论痢疾一证，谓由大肠发炎生疡，久则其粪中必杂有肝瘅肺瘅。此解与中医书由腑传脏之说，同其理也。今此证已由大肠受伤，延及肝、脾、肾，三经均受其病，是以清血下陷，虚阳上升，上而寒极似火，唇舌绛红，外而虚极似实，面足浮肿，危象种种，将兆戴阳。彼医者徒知见积治积，见血治血，殊不知积虽去而正虚，血下多而气陷。夫气即肾中真阳之所生也，真阳既衰，脏腑益寒，肝有血而不能藏，脾有血而不能摄，而血安得不频下哉。今所幸者，胃气尚存，脉象沉缓，正邪俱虚，温补无碍，生机即在是耳。

疗法：下焦滑脱，故君石脂、禹粮以涩之，脾虚不摄；故臣白术、炙草以补之，然气既下陷；非参、附无以振其式微之阳，血既受伤，非归、胶无以生其已亏之血，故用之为佐；但血去则阴火动，虚阳升，故用白芍，以清其虚热为使，此方仿金匮黄土汤之法，而加减其药味也。

处方：赤石脂四钱，研细　禹余粮四钱，研细　白术三钱　炙甘草二钱　白芍二钱五分　东洋参钱半　制附子一钱　当归二钱半　陈阿胶二钱半，烊冲

上药煎汤，日服一剂。

效果：五日而血止，原方去石脂、禹粮，加炙芪三钱，再服十余日，精神渐健，浮肿渐消，一月而复原矣。

廉按：古之肠澼下血，即今之所谓赤痢也。其证有实热，有虚热，有寒。此案系赤痢久病，从原因勘出虚寒，断语征引颇详，中西并参，方从金匮黄土汤加减，合赤石脂禹余粮汤，足为久患赤痢，体气虚寒者，树一标准。

《全国名医验案类编》

刘万年

姚其锐，年三十六岁，家小康，住山西太谷县城。

病名：疫痢末期。

原因：素有烟瘾，案牍烦劳，退后精神不支，当夏令痢疾盛行，忽染此病。

证候：下痢脓血参半，小腹疼痛，里急后重。经医七八位，时见小效，总不能全愈。至冬月肚腹不痛，痢亦微少，按之小腹有块，如李、如杏状，痢能便出，燥粪不下。延至正月初，形容羸瘦，饮食俱废。病者恐慌，更医数手，或下夺，或润肠，或滋补，全然无效。后用西医灌肠器导之，亦依然如故，始延愚诊视。

诊断：脉左右皆大而缓，西人谓痢为肠中生炎，此乃阳盛阴虚，伏火上炎，肺气失降，大便燥结所致。头不痛、口知味者，无外感之征也，口不干渴者，火在血分也。肺与大肠相表里，主制节周身之气，《素问·灵兰秘典论篇》曰："肺者相傅之官，治节出焉，大肠者传导之官，变化出焉。"肺气不降，大肠无由传导，以致凝结而成燥粪。《素问·阴阳应象大论篇》曰："燥胜则干。"由泻久亡阴，内水亏竭，譬如行舟无水，任凭推送，其何以行？

疗法：仿吴氏增液润肠法，以玄、地、二冬、阿胶、归、芍为君，大生津液，作增水行船之策；用钱氏泻白散加桑、杏为臣，使肺气肃降，推荡燥粪；佐以西参以助泻白散，降肺气之力，使以桔梗，开肺气以宽大肠。若用硝黄峻下，以治阴虚燥痢，深恐大便水泻，而中气亦随脱矣。

处方：大元参五钱　大生地四钱　原麦冬四钱　蜜炙桑皮三钱　地骨皮三钱　生甘草一钱　桔梗一钱　青子芩一钱　西洋参五钱，另炖　真阿胶五钱，烊冲　酒杭芍二钱　白归身二钱　淡天冬二钱　炒杏仁钱半

水煎热服，阿胶另烊化分冲。

效果：服药一剂，觉腹中似有行动之机。次日照原方加蜜炙枳壳钱半、生枇杷叶（去毛）五钱，服后约六点钟，忽然肛门矢气，喧响如擂鼓状，燥粪随下如石，如栗子大，用斧捣之，分毫不动。第三日服原方一剂，腹中燥粪始尽。至四日去黄芩，加鲜石斛，又服一剂，饮食能进，身体如常。后服叶氏益胃养阴法，平调而愈。

廉按：此疫痢，将愈未愈，下多亡阴，液枯肠燥之治法。若用于初起，大非所宜。故临证之时，查明证候之初中末，亦诊断者所必要也。

《全国名医验案类编》

王经邦

车昌前，年二十七岁，业商，住天台南乡桃花庄。

病名：急性疫痢。

原因：暑秽水毒，互结肠胃，均从火化，酝酿成疫。

证候：下痢纯红，腹痛，里急后重，昼夜百余次，溺短赤涩。

诊断：脉六部洪数搏指，按之有神，舌红苔黄。脉证合参，此乃暑毒夹秽，蕴蓄于内，若不急治，防骤有腐肠之变端也。

疗法：以贯众、银花、玉枢丹解毒痢为君，芩、连、柏清热为臣，荷叶、生芍消暑敛血为佐，玉泉、竹叶凉解大渴为使也。

处方：青子芩三钱　川黄连二钱　生川柏钱半　生白芍八钱　淡竹叶三钱　鲜荷叶一钱　玉泉散二钱，鲜荷叶包　玉枢丹五粒，研细，药汤调服

先用生贯众一两、济银花八钱，煎汤代水。

效果：一剂病减大半，再剂大势已平。原方略减用量，加鲜生地一两、鲜石斛五钱，清养胃阴而痊。

廉按：此是疫赤痢也，俗称烂肠瘟。前喻西昌治此证，重用生大黄四两，黄连、甘草各二两，以猛药直攻肠胃。此案但以平剂清解疫毒，方亦稳健着力，切合病情，贯众、玉枢丹，尤为解毒辟秽之要药。

《全国名医验案类编》

陈在山

夏万一之内人，素有肝郁气弱之病，今则微染时令，泻痢无度，不欲饮食，六脉皆虚，此刻虽系时令，仍照素常之证治之为是。

潞参　枣仁　香附　广皮　焦术　厚朴　炙草　醋芍　薏米　莲肉　扁豆　熟地　茨实　车前　大枣　竹叶

第二方：茯神　枣仁　郁金　木香　香附　潞参　焦术　当归　醋芍　熟地　炙草　远志蜜　莲肉　薏米　广皮

第三方：潞参　茅术　茯神　香附　薏米　陈皮　莲肉　木香　醋芍　熟地炭　汾草　远志蜜　紫朴　当归炙　枣仁炒　焦楂

夏万一之内人，服前方，觉饮食加餐，余证不效，加减前方治之。

香附炒　苍术炒　陈皮　莲肉　木香　潞参　焦楂　汾草　当归　醋芍　川朴　薏米　皮苓　白蔻　茨实炒　生姜

第五方：元胡炒　香附炒　醋芍　本党　木香　当归　熟地　焦术　莲子　薏米　炙草　枣仁　白蔻　川芎　灯心

第六方：茯神　郁金　元胡炒　香附炒　木香　枣仁炒　本党　归身　醋芍　薏米　贡术　炙草　川断　丝子　砂仁　川朴

第七方：茯神　寸冬　薏米　山药　醋芍　生地　莲子　当归　玉竹　广皮　汾草　节蒲　远志　金环　甘菊　灯心

夏万一之内人，服前方，诸证皆效，稍觉身体虚弱，仍照前方去生地、环斛，加熟地、芡实、贡术、川芎等服一剂，再议丸药一料。

茯神 节蒲 环斛 莲肉 苡米 醋芍 熟地 当归 玉竹 陈皮 汾草 香附 丹参 芡实 寸冬 川断 丝子 人参 木香

共末，蜜丸，三钱重。

夏万一之内人，服前丸药一料，颇有功效，议第二丸药方，续服。

香附炒 皮苓 当归 仁米 川芎 丹参 酒芍 汾草 白术炒 熟地 广皮 木瓜 南茴 木香 莲肉 潞参 山药 元胡炒 杜仲炭 柴朴 缩砂共为细末，蜜大丸

胡受天，骤然腹痛，泻痢不止，红白相兼，不思饮食，脉弦数无力，舌黄口渴，此温痢也。据说素有虚寒，温邪乘虚而入，冷热相交于肠胃之间酿成泻痢。先用当芍药汤加黄连汤治之。

服前方一剂，痛止痢轻，饮食少进，再用六君加导脾法。

潞参 茅术 皮苓 山药 薏米 扁豆 车前 川朴 木香 汾草 缩砂 生芍 姜连 生楂 枳壳 竹叶

以上出自《云深处医案》

曹惕寅

苏常朱镇守使部下石镇海连长，北人也，患时痢甚剧。诊于药局，并以投重剂为请。局医见其体丰病实，用药不疑，投以大黄、芒硝、枳实、槟榔、番泻叶等味，服后腹痛下痢转甚。翌日复方，又加重分量。不及终剂，而汗缀如珠。神昏懊憹，肢冷脉细，频频作恶，便如墨汁，所下极少，次数无度，势已危殆。家人来舍坚邀余诊。筹思再再，无着手处。因以耳附其腹，其声窒塞不堪。强启其齿，见其舌中苔映灰，边白垢，再按其脘，见于神昏之中，颇露拒按蹙额之状。呼吸细微，肢僵不语。余为之默然者久之，乃得其致病之理，致危之由。肥人暑湿夹痰滞而病痢下，常疾也，彼负其北方刚强之质，遽以猛烈之剂，并其在上未化之物，峻下过分，由是痰湿气滞团结胶固，上则不得泄于胃，下则不得通于肠，搅痛痹闷，不堪任受。加以肥人中虚，故更形不支。姑于无法中求法，相机应变，立方付之。橘红、法夏、苏梗、枳壳、鸡金、六曲、朱茯苓、车前子煎汤服。再将乌药、郁金磨冲，分次徐服。历约十六小时，始见由渐苏醒，索饮米汤。翌晨，望其神色之间，虽甚疲乏，尚属明了。乃于前方加保和丸五钱，药后下黑干粪不少。阅数日复以助运健脾益阴养胃之剂调养之，未及半月，即见复原。至中秋日，尚以饼饵相馈也。总之，治肠胃积滞病，不外疏运、攻下两法。积在脐上，仅宜疏运；积在脐下，始可疏下互进。否则，为祸必烈也。

天丰恒银楼韩介眉君太夫人，八旬余，患噤口痢。上则杳不思食，下则痢下粉糜，历经两旬，次数始由多而少，继转小溲不通，少腹胀急。高年气阴交竭，加以病久牵缠，舌苔光红，沉默昏睡。某君曾付以通利之剂，一无成效。因思小溲点滴不出，必以久病体乏，肾气不能行于膀胱。若仅治膀胱，徒作头痛医头之计耳。故不必治小肠，而专治肾。肾气开，小肠亦开。所谓补肾气，小便自行也。方用炒松、熟地、石莲肉、车前、泽泻、天冬、五味、党参、白果肉，另用肉桂三分，黄米饭糊丸，吞服。药服一剂，痢转淡黄，小溲通利。复方去肉桂丸。四

五日后，遂转清养之味。

以上出自《翠竹山房诊暇录稿》

傅松元

义泰当铺经理叶子吟，徽州休宁人也，与铺中之管包陈阆亭、钱房朱心阶，与余均友善。叶君年近古稀，素体甚健。忽患痢，一日夜百五十余次，剧痛异常。切其脉，弦滑而数，身热无汗，舌红苔黑。余诊毕，问朱陈二君曰："叶先生年虽高，体尚健，未知食何物而致积滞若是？"朱陈二君曰："典中餐膳，亦寻常耳，惟其家中自制之八珍糕，储藏甚多，渠常口嚼不止，未一月而罄六七升之多，前日又到一桶，随时开吃，岂因是耶？"余曰："是矣。中焦食积停滞，又感风寒，外邪郁遏，湿热内蒸，肠胃为之肿胀，食积瘀塞，不能下达，成此滞下之重证，故不堪其苦而大痛呼号，里急后重，身热舌黑，三焦表里俱病，老年人殊不易治。"朱陈固请立方，余曰："方非无法，但恐惊人。"朱陈曰："其家人须三日后方至，尽可放手为之，但须病减耳。"余即以生军、芒硝、枳实、厚朴、桂枝、桃仁、神曲、麦芽、菔子，为剂投之。此日复诊，黑苔半化，身热略退，痛痢减半，仍照前方，去芒硝，加川连为剂投之。第三日复诊，身热已解，舌黑未尽，痢又减半，仍用原方去桃仁、桂枝，其大黄改为制军，加煨葛根、白芍为剂投之。第四日复诊，舌黑尽退，痢又大减，脉略弦而不数，余乃改用西洋参、扁豆、厚朴、枳壳、白芍、牡蛎、香连丸等为方，嘱其连服二剂，并令渐进稀粥。适其子自南桥来，迎归寓所调养。见余前方大惊，知病已退，则又大喜。遂回家延他医调理，两月返店，体健如常。

王植山者，人和堂店主，七十余岁之老医也。患赤痢年余，痛不止，痢不停，食减无味，神困力瘦。邀余至其店，托以后事。余问既有病，何不治？植三云："药服数百剂，未尝一效，不识尚有治法否？"问其前此所服之方，疏散、和中、化积、消滞、止痛、涩肠、固脱，皆不应。余乃为用驻车丸改汤，加山药、杜仲、木香、乌梅、榴皮、粟壳，另加鲜椿根皮（打），取汁，一杯和服，只二剂，痛止红除。第二方去木香、椿根汁，加参、术、茯苓，五剂。一年余之痛痢，霍然而除。谁云虚泄痢之难治也。

以上出自《医案摘奇》

孔继菼

客问于予曰：君辨痢疾脉大身热之治，既闻命也。反而言之，若下痢不止，而脉细皮寒，则如之何？予曰：此在《内经》五虚之属也。经曰：五实死，五虚死。脉盛，皮热，腹胀，前后不通，闷瞀，此谓五实；脉细，皮寒，气少，泄痢前后，饮食不入，此谓五虚。其时有生者，浆粥入胃，泄利止，则虚者活。身汗，得后利，则实者活。此经之明训也。以此参之，可以知此证之治法矣。曰：请悉言之。予曰：脉细皮寒，非下痢之脉证也。细为气衰，寒则阳微。气衰阳微，已不能变化水谷，蒸血聚液，何得复有痢证？痢而有此，非见于久痢之余，则得于大病之后，皆至虚极危，十不保一之证也。何也？痢本内积有余之证，非不足之所生也。惟久痢之余，精气内夺；大病之后，脏气不守，是以脉细皮寒，犹然下痢。此时惟一补法，经曰：形不足者，温之以气；精不足者，补之以味。择气味具醇之品，酌轻重而并进之，痢得止，犹有转机，痢不止，补亦难为矣。若更泥补增滞，与一切疑实疑虚兼证，则万无一生。此间不容发之候，无俟迟回观望从容尝试者也。曰：脉细皮寒，为虚已甚，尚有何实之可疑？予曰：不然，吾固见有疑者。向在粮艘，一少女患痢，逾半载矣，其父抱以就诊。脉细皮寒，形体羸瘦。以其目尚有神，饮食能进，治以附子理中汤，加归、芍、云苓之属。一剂痢减，再剂而饮食倍进，痢全止矣。附舟有赵姓者，同帮之常医也，谓予曰：此治非愚所及，亦非愚所敢用。问其故。曰：此虽久痢，水谷错杂之中，红白始终不断，敢谓湿热已尽乎？小便甚少，浊而有滓，敢谓膀胱无火乎？口燥喉干，时时作渴，敢谓膈上不热乎？现在盛暑炎天，姜附之热，似在禁例，此尤愚所必不敢用者，君可谓有胆有识。予曰：人身一小天地也。盛夏之时，阳在外，阴在内，脏腑方苦无阳，姜附有何畏忌？以夏月而禁姜附，设冬月有伏温之疾，亦将置芩、连不用乎？药分四时，理之大概，此不容偏执不化者也。其余诸证，亦宜分别观之。夫痢红白滞下，湿热兼盛之病。当其盛也，水谷入口亦变红白；及其衰也，或为溏粪，或为糟粕。兹以久痢之故，水谷不能复变，脾胃之虚寒已极，湿热可谓无余矣，而犹不断红白者，阳陷不能复升，阴亏不能复守，脏气下溜，势成不返，大肠之垢尽，而脾脏之精华，亦被转挹旁吸而下，此所以水谷之中兼见红白，其实似痢而非痢也。五液注下，而命随之，而犹以为未尽之湿热，可乎？小便滞浊而少，极似膀胱有火，而在此女则不可以火论。经之言手太阴也，气虚则溺色变。夫小便由气化以出者也，气化盛则小便长，气化衰则小便短；长则多而澄清，短则少而浑浊；少极浊极，遂令其中无物而有物，非滓而似滓。此正肺气上衰，肾气下竭，阳不能熏蒸，阴不能浸润，以致膀胱零星之津，带胞宫之浊阴以出，虚寒不固之甚者也，而犹以为火，然乎？不然乎？口燥喉干而渴，极似膈上有热，而在此女则不得以热论。方书之言渴也，本有热盛消水，与津液不足之两途。热盛消水属实热，津液不足即虚寒。试思此女之津液，足乎？否乎？胃腑为生津之源，水谷且不能化，岂能化津以上行？大小肠为运津之主，脂垢且不能留，岂能留津以上奉？内水不足，不得不借外水以自润，而外水方入，又复由胃注肠，汩汩而去，正如开障决堤，下流顺而土流立涸，此所以口燥舌干，时时作渴也。而犹以为膈上之热，则误之甚者也。大抵此证之虚寒，不必以其兼证为断，也不必以其久痢为断，直以其脉细皮寒为断。而脉细皮寒之中，又以脉细为主断。假令其脉细而数，数且有力，虽久痢皮寒，其中定有伏热，便少、口燥等证，又当别论矣。惟其脉细而无力，是以毅然遂用姜、附。漙沱芜蒌之饥寒，非邓公薪火、冯公粥饭，则汉室难言中兴矣。此至平至稳之治，酌乎证，合乎脉，而亦不悖乎时令，岂别有神识，而浑身是胆也哉？赵姓乃称善。此即疑虚疑实之确证，予向日曾有是辨，君固以为疑，有何可疑乎？客乃喟然叹曰：疑也有理，而今而后，吾乃知认证之真未易也。

客谓予曰：痢之一证，吾今识之矣。初痢多属实热，久痢多属虚寒，其中有脉大身热，脉细皮寒，古人所称为难治者，得君之论，亦可通其变而济其穷，诚仁人君子溥利之言，嘉惠天下之苦心也。此外，尚有噤口一证，为害最烈，请更详之。予曰：噤口痢证，病情治法，俱详于方书，循途守辙，可以应世。予所论者，古人之所略也，此证何庸多言？曰：遵方用药，往往不效，何也？予曰：方必尽遵则泥矣。病殊人殊，岂容执一？虽然，不效之故，慎勿咎方，非方之不效，亦其法有未备也。无已，请为君言其法。夫噤口之痢，毒气上壅于胃口，其热也如蒸，其冲也如沸。得食则呕矣，得饮则呕也，而况于药之苦口。不食且哕也，不饮且哕也，而况于药之入咽。时医于此，不思委婉善治之术，而但曰：此某证，宜某方。急药以服之，药未尽而胃已上翻，绞姜汁以平之，姜未下而气已上逆。一剂不效，则彷徨虑矣，再剂不受，则悠然退避而去耳，天下有不坏之病乎哉？且夫乡曲偏壤之地，得药为难，富贵骄逸之家，服药不顺。一药呕而更市，动逾旦夕，更市更呕，时屡旷而不容其俟矣。一剂哕则再服早议改方，再服再哕，方屡改而失其宗矣。夫噤口至急之证也，其一定不易之治，又非可以朝凉而暮温也。届至急之势，待不及之援；舍一定之效，冀难必之益，以此图功，和缓不能。吾于此证，尝熟思而深计之，又屡试得效焉。非别有移情变志，神奇不可测之秘也，重剂而轻投，急药而缓进，何也？噤口之呕哕，万万不容不止，又万万不能遂止者也。取对证之药，煎之使盈升盈斗，进之止一合半合，即令入口即吐，而未服者尚多也，不旋时而又进矣。继进而又吐，而未服者仍尚多也，旋时而又进矣。进进不已，而药之入口者，渐吐渐缓，渐缓渐止，不觉而胃气顿开，食物并受矣。盖药汁虽出，而有余不尽之气味，流连喉间，熏炙胃腑，犹能解散其热毒，而降抑其逆气故也。顾非使其气味相续而不绝，岂能胜病奏功如此哉！且夫人情不可强也，定见不可歧也。谁非畏药之人，多储而少进之，俾知呕哕之不能遂平也，则时呕时哕而不患其苦。谁是知药之士，少进而多储之，俾知呕哕之止有此治也，则频呕频哕而不疑其非。此方外之法，治中之理，古人所未及著也，而今人之所未及察者，聊以补噤口一证之缺。至于药中品味，则遵古而变通之，是在临证之斟酌，不容以一言定也已。客曰：善，此真阅历之言。君用此法，治几人矣？予曰：是难遍举。有高姓者患此证，呕哕连绵，痢下甚窘，其脉大而数。方用芩、连、大黄、归、芍、枳、橘之属，令市二剂，多煎频服。至剂半而呕止矣，又半剂，痢亦渐止。后高姓之弟，病证如其兄而少缓，疏方亦二剂，服至半剂而呕止，药尽而痢遂全瘳。又予从甥，孩提也。下痢呕哕，如法治之，呕哕止，而予适他往。数日复返，则痢大下矣，兼之五心烦热、肛门不闭。盖呕止之后，饮食杂进，厚味助其热邪故也。急与清理，痢减热退，乃以补中益气汤服之，数剂，肛门乃收。其他不必悉述也，姑存此法，以告世之知医者可矣。

痢疾一证，古人言之详矣，或纯或驳，无暇遍议，惟称脉大身热为难治，后人遇此遂多推诿，不知此非古人之定论，亦其见有未及也。经之言脉也，曰：大为病进。仲景之言下痢也，曰：脉大者为未止。夫谓为病进，谓为未止，非谓其难治也。重以身热之故，遂确然断以难治，古人误矣。然断以难治，亦非谓其不可治也，若曰治之较难已耳。以难治之故，遂推诿而不治，今人抑又误矣。盖尝思之，脉大身热，外感之脉证也；红白滞下，肠胃之实积也。肠胃有积，自病肠胃，使其聚而不出，其邪气之冲越横行，容或有脉大身热之时。若已变而为痢，降而得下，则幽门、魄门一带，实积之去路，即是邪热之出路。一窍得通，浊气共凑，复何得冲越横行，蒸腾于肉腠，浮溢于经络，而令脉大身热乎？既以脉大身热，又何以知其必非外感，而归之痢之一证乎？且夫痢与外感，恒有之证也，亦非必不相兼之证也。恒有者而可以相兼，则又乌知其痢之时不适逢外感，表邪与里邪并盛，而后脉大身热乎？又乌知其脉大身热之时，非已有外感表邪触动里邪，而后因而下痢乎？此其故皆不可知也，而但曰痢云乎哉！窃以为遇此证者，不可心畏其难，只当表里兼治。身热，表证也，则清其在表之热；下痢，里证也，则攻其在里之滞。长沙之大柴胡，河间之通圣散，皆可仿佛其意而用之。若专从痢治，里证退而表热内陷，搏聚血液，复蒸为稠黏浊秽，鱼脑、猪肝之形，则愈下愈多，反成源源不绝之势，而难治者，真难治矣。夫伤寒之有表里证也，必先解表，而后攻里，恐表邪之内陷也。表邪内陷，即成里邪。里邪害重，表邪害轻。伤寒慎之，痢疾何独不然？或曰：脉大身热，似乎外感，然外感亦必有兼证，若无头身疼痛、畏恶风寒等证，亦可谓之外感乎？予曰：痢之重也，肠胃如焚，腹疼，里急后重，诸苦同时并见，里气失其常度也。里气既乱，表气亦因而不治。此时既无外感，周身亦无恬适之处，特不必其脉大身热耳。及乎风寒一至，不治之表气不能御之于外，既乱之里气不能拒之于中，腠理一透，乘虚直入，如水流湿，如火就燥，不旋踵而两邪接壤，合同而化，尽现热证，何必复徘徊关外，而为头身疼痛，畏恶风寒诸证乎？夫观理必求其通，论事勿拘于常。吾非谓痢之必有外感也，谓夫脉大身热近于表，而不近千里也。第以理论，里病者必累其表，苟无脉大身热之验，即头重身疼、畏风恶寒，谓之非外感，可也。表病者终归于里，既有脉大身热之证，即头身不疼，风寒无畏，谓之无外感，亦不可也。予以外感之恒例求之，泥矣。或曰：不然。脉大，阳明脉也；身热，阳明太阳证也。痢本胃腑、大小肠之病，即手太阳、手阳明与足阳明病也。足之阳明主肌肉，而手之太阳阳明通主一身之津液。痢之重者，其热由腑而迄于经，以致肌肉蒸烧，津液沸腾，故脉为之大，而身为之热也，必以外感之表证当之，斯为泥。予曰：诚如斯言，吾亦谓脉大身热即太阳阳明之证，顾不知太阳阳明之行于人身也，将谓之里乎，抑谓之表乎？必谓之里，是太阳阳明与肠胃为一也，古人何以分经脏？若谓之表，则肠胃自肠胃，而太阳阳明仍自太阳阳明也，何得混同论治乎？盖人之一身，躯壳之内皆里也，躯壳之外皆表也。以下痢之故，而热现于表，其热之盛也可知。此时无论有感无感，而一用外感之法，撤其热从外散；一用内治之法，清其邪从内去，表里分消，转眼可愈。较之治内遗外，坐令在经之热，循循内归，蒸血聚液，为痢不已者，其难易得失何如耶？是既脉大身热之本非外感，亦当以外感之法治之矣，而况于实有外感者乎？或曰：是则然矣。设久痢不已，形体羸瘦，而脉大身热，亦将从外感治乎？既有外感，容可以发散之药耗其血液乎？予曰：是又不然。吾尝遇此证矣，治之以养阴之剂，而酌加淡涩以固其肠。盖久痢而脉大身热，由于血液内涸，因而孤阳外浮。其脉虽大必无力，其身虽热必不甚，阴虚之确证也。初痢而脉大身热，明是表里同病，因而阳邪四炽，其脉之大必有力，其身虽热必不甚，阴虚之确证也。初痢而脉大身热，明是表里同病，因而阳邪四炽，其脉之大必有力，其身之热必甚重，邪实之明征也。邪实之于阴虚，有余不足之分，判若霄壤，治法岂容一例？惟阴极虚而邪又太实，则久病之躯，不慎风寒，真卢扁之所畏矣。顾此乃自不用命者之所为，几见痢之有此证哉！若初痢而脉大身热，自是常事，直可指挥奏功耳。或请其验。予曰：向在曲阜，从弟向黎患痢，一昼夜数十行，里急后重，内证甚迫，其脉浮大而数，身热有汗。予以柴、葛、荆、防、芩、连、归、芍、大黄治之。颜丈友庐见方疑曰：高手也，何方之杂？向黎曰：此所谓高也。取药服之，二剂而愈。予少女患痢，脉大而劲，身热如火。予曰：此证表重于里，急于发散，拟表解再治其痢。一剂得汗，表热退而痢亦止矣。又邓姓者，年逾七十，患痢月余，脉大身热。予于方中，君归、芍，臣荆、防，少佐芩、连，使以陈皮，数剂亦愈。又闻友人言，赵姓某，久痢不痊，延医诊视，以脉大身热辞不治，卒以痢死。使其以阴虚之法，少加表药以治之，乌在其必死乎！古人有未见到之言，而后人奉之，遂以误天下，此予之汲汲有是辨也。

以上出自《孔氏医案》

贺季衡

邵男。赤白痢无度，腹痛里急，脘闷作恶，寒热有汗，舌苔腐腻满布，脉沉滑。表里同病，宜导为先。

姜川连五分　上川朴八分　酒子芩一钱五分　大白芍二钱，吴茱萸三分拌炒　姜半夏一钱五分　藿香一钱五分　焦山楂四钱　炒枳壳二钱　粉葛根二钱　地榆炭四钱　赤苓四钱　生姜一片　青荷叶一角另：辟瘟丹一块。

二诊：赤白痢大减，脘闷作恶亦折，惟仍腹痛气坠，寒热不清，舌苔腐腻未化。表里同病，当再宣导。

姜川连四分　大白芍二钱，吴茱萸三分拌炒　酒子芩一钱五分　煨葛根二钱　炒枳壳二钱　焦山楂四钱　煨木香八分　上川朴八分　地榆炭三钱　赤苓四钱　大杏仁三钱　干荷叶一角

三诊：赤白痢虽减，而仍腹痛气坠，水道不利，加以迭日寒热，脉细数，舌苔黄腻。表里同病，久延非宜。

上川朴一钱　上川连五分　大白芍二钱，吴茱萸三分拌炒　粉葛根二钱　大杏仁三钱　焦山楂四钱　酒子芩二钱　正滑石五钱　云苓三钱　煨木香八分　炒枳壳一钱五分　荷叶一角

西男。水泄夹痢，腹痛里急，胸痞作恶，脉弦数鼓指，舌苔砂黄。暑湿内伏，又感新凉而来，势尚未化，亟为宣通。

上川连五分，酒炒　粉葛根一钱五分　大白芍二钱，吴茱萸三分拌炒　酒子芩一钱五分　煨木香八分　焦山楂三钱　正滑石五钱　炒枳壳一钱五分　赤苓四钱　大杏仁三钱　上川朴一钱　生姜一片

二诊：下痢已减，腹痛里急亦折，胸痞亦舒，作恶亦止，脉弦数亦安。惟舌根尚黄，暑湿积热未清，当再宣导。

上川连四分，酒炒　煨木香八分　焦山楂三钱　炒枳壳一钱五分　赤苓三钱　炒苡仁五钱　泽泻二钱　正滑石五钱　大白芍二钱，吴茱萸三分拌炒　扁豆衣二钱　荷叶一角

纪男。始而寒热三作，继之下痢赤色，或杂白垢，入夜发热无汗，脘闷作恶，舌苔糙黑满布，脉细数。伏邪伤阴，由表入里也，证非轻候。

上川连五分，酒炒　酒子芩一钱五分　白头翁五钱　银花炭四钱　焦楂肉三钱　大白芍二钱　炙甘草五分　正滑石五钱　赤苓四钱　地榆炭四钱　炒枳壳一钱五分　青荷叶一角

二诊：脘闷作恶及入夜发热俱退，舌苔灰黄满布亦减，惟下痢赤色之次数未少，或里急不爽，脉细数。阴分邪热初化，守原意出入可也。

白头翁五钱　焦楂炭四钱　赤苓四钱　酒子芩二钱　地榆炭四钱　大白芍二钱　炒枳壳二钱　大杏仁三钱　正滑石五钱　上川连五分　荷叶一角

三诊：今日舌苔又复灰黑满布，燥裂无津，口渴喜饮，下痢赤色如血，或杂燥粪，肠胃必积热积瘀。据舌苔论，须防别增波折。

生军三钱，酒炒　地榆炭四钱　焦楂炭四钱　炒枳壳二钱　酒子芩二钱　大白芍二钱　赤苓四钱　正滑石五钱　生甘草八分　白头翁五钱　荷叶一角

邹男。下痢渐爽，仍杂白垢，间或腹痛，脘闷胃呆，舌根仍黄腻，脉虚数。肠腑积蕴仍未清，不宜久延。

焦白术一钱五分　炒枳壳一钱五分　泽泻二钱　焦山楂三钱　炒苡仁五钱　焦六曲四钱　云苓三钱　海南子二钱　大白芍二钱，吴茱萸三分拌炒　酒子芩一钱五分　大杏仁三钱　生姜一片

二诊：下痢白垢已少，里急亦折，而仍腹痛，舌苔浮黄初化，脉尚数。肠腑积蕴甫化，仍当宣通。

炒茅术一钱五分　炒白术二钱　炒枳实一钱五分　酒子芩一钱五分　海南子二钱　焦山楂四钱　北秦

皮二钱　大白芍二钱，吴茱萸三分拌炒　泽泻二钱　正滑石五钱　炙甘草五分　生姜一片　干荷叶一角

三诊：下痢延久，或爽或不爽，腹中频痛，舌根久腻，脉小数而细。肠腑积蕴未清，而本元日伤，延非所宜也。

上川连四分，酒炒　炒茅术一钱五分　炒白术二钱　大白芍二钱，吴茱萸三分拌炒　焦山楂四钱　炒枳实一钱五分　煨木香八分　泽泻二钱　云苓三钱　青陈皮各一钱　大杏仁三钱　生姜一片

另：木香槟榔丸一两，分四包，每日两次，每次一包，开水送服。

四诊：久痢日减，腹痛里急未楚，胃纳未复，舌苔黄腻已化，脉小数少力。肠腑余浊将清，当为调中化浊。

炒白术二钱　煨木香八分　大白芍二钱，吴茱萸三分拌炒　炙甘草五分　北秦皮二钱　焦谷芽四钱　扁豆衣二钱　炙乌梅一钱　淮山药二钱，炒　石莲肉二钱

另：香砂六君丸三两，每日三钱，开水送服。

五诊：久痢秽浊虽少，而仍腹痛里急，胃纳久疲，舌苔化而复起，脉细无力。脾伤及肾，而余积未清，殊难着手。

淡苁蓉二钱　焦白术二钱　煨木香八分　正滑石五钱　泽泻二钱　赤苓四钱　炒枳壳二钱　大砂仁八分　炒苡仁五钱　北秦皮二钱　干荷叶一角

另：鸦胆子一百粒，如法用之。

六诊：久痢日来颇为通畅，肠腑积蕴已有下趋之机，腹痛里急俱折，而舌苔黄腻未清。未宜涩止，仍当通化。

焦白术二钱　煨木香八分　当归二钱　大白芍二钱　炒枳壳二钱　淡苁蓉二钱　北秦皮二钱　炙甘草五分　炒苡仁五钱　焦山楂四钱　荷叶一角

七诊：久痢日减，腹痛里急亦折，舌苔久腻亦化，独舌根尚黄厚，脉沉数右滑。肠腑积蕴就清，守原意出入可也。

淡苁蓉二钱　焦白术二钱　赤苓四钱　煨木香八分　焦山楂四钱　炒苡仁五钱　酒子芩一钱五分　炙甘草五分　大白芍二钱，吴茱萸三分拌炒　炒枳壳二钱　荷叶一角

八诊：久痢大减，腹痛里急亦折，舌苔久腻，胃纳日复，脉小数。肠腑余浊无多，守原意接进可也。

淡苁蓉二钱　北秦皮三钱　泽泻二钱　炒苡仁五钱　炙甘草五分　赤苓四钱　大白芍二钱，吴茱萸三分拌炒　酒子芩一钱五分　焦山楂四钱　煨木香八分　荷叶一角

九诊：久痢将止，腹痛里急亦安，舌苔久腻亦化，胃纳亦渐复，脉尚数。肠腑余积无多，当和中固下。

淡苁蓉二钱　焦白术二钱　泽泻二钱　炒苡仁五钱　酒子芩二钱　炒枳壳二钱　大白芍二钱，吴茱萸三分拌炒　煨木香八分　北秦皮二钱　炙甘草五分　石莲肉二钱

十诊：久痢将止，舌苔久腻亦化，间或尚有腹痛里急状，胃纳反减少，脉虚数。肠腑余浊将清，阴土亦伤之候，姑以和中化浊为事。

潞党参二钱　焦白术二钱　煨木香八分　大白芍二钱　炙甘草五分　北秦皮二钱　酒子芩二钱　泽泻二钱　焦谷芽四钱　煨肉果一钱五分　石莲肉二钱

十一诊：久痢已止，渐成条粪，舌苔久腻亦化，间或尚腹痛，胃纳未复，脉虚数细滑。肠腑余浊将清，脾肾之亏未复也，仍以调中为事。

潞党参二钱　炒白术二钱　煨木香八分　益智仁一钱五分，盐水炒　煨肉果一钱五分　大白芍二钱，吴

茱萸三分拌炒　　炙甘草八分　　焦谷芽四钱　　云苓三钱　　大砂仁八分　　炒枳壳二钱　　煨姜两片　　大枣三个

　　另：香砂六君丸二两、四神丸一两，和匀，每日三钱，开水送服。

　　十二诊：久痢已止，舌苔久腻亦化，胃纳亦复，惟仍气坠，间或齿痛，腹痛，脉虚数。气虚下陷，清阳不升所致。

　　潞党参三钱　　炙黄芪二钱　　焦白术二钱　　大白芍二钱　　云苓三钱　　大砂仁八分　　广木香八分　　青升麻七分　　炒枳壳一钱五分　　炙甘草八分　　煨姜两片　　大枣三个

　　余男。休息痢延久，刻从受暑湿而致甚立法，里急已松，腹痛未已，痢下仍如豆汁，或如鱼脑，脉沉滑，右手数，舌苔满腻初化。肠胃余浊未清，而脾肾之气已伤，当通涩兼施为事。

　　茅术炭一钱五分　　炒白术二钱　　大白芍二钱　　炒楂炭三钱　　煨木香八分　　炒枳壳一钱　　地榆炭一钱五分　　炙甘草五分　　炒苡仁五钱　　淡苁蓉二钱　　炒红曲三钱　　黄柏炭一钱五分　　荷叶一角

　　另：归芍六君丸一两五钱、四神丸一两五钱，和匀，每日三钱，开水送服。

　　二诊：休息痢腹痛已减，里急亦松，而仍赤色如豆汁，或如鱼脑，或带鲜血，幸胃纳已复，舌苔满腻日化，脉沉滑细数。阴土两伤，肠腑湿浊未尽，当剿抚兼施。

　　茅术炭一钱五分　　炒白术二钱　　北秦皮二钱　　白头翁一钱五分　　大白芍三钱　　地榆炭三钱　　煨木香八分　　焦楂炭三钱　　阿胶珠二钱　　当归一钱五分　　炙甘草五分　　炒红曲三钱　　荷叶一角

　　药后如大便中血色不减，原方加赤石脂四钱，荷叶包、刺孔。

以上出自《贺季衡医案》

赵文魁

　　郑左，40 岁。

　　暑湿蕴热外迫，内伤积滞不消，身热憎寒，腹中绞痛，大便有脓，气坠不畅，脉虽濡滑按之滑数。急用芳香升降，分化湿滞，仿逆流挽舟方法。

　　葛根二钱　　苏叶二钱　　炒官桂一钱　　炮姜一钱　　草豆蔻五分　　木香二钱　　赤芍三钱　　莱菔子三钱　　黄连二钱　　黄芩三钱　　焦三仙各三钱

　　按：本案属于暑湿夹滞，将成痢疾之证。夏秋之交，暑湿蕴蒸，人体消化功能呆滞，加之人们恣食生冷，每易损伤脾胃，致运化不及，湿邪积滞内停，此时再受外界暑湿，致卫气不开，三焦不利，暑湿与积滞相合，蕴郁不化，胶着不解，搏结于肠道，阻碍气机，腐败气血，脓血杂下，痢乃作矣。古人云："无积不化痢"，此之谓也。暑湿蕴热外迫，卫气不和，故见身热憎寒。湿热积滞阻于肠道，气机不通，故见腹中绞痛、大便气坠不畅。脉濡滑而数，说明暑湿蕴热兼有食滞。治疗当以解暑化湿导滞为急务，兼调气血，俟卫疏暑解湿化则热自清矣，痢焉不除？方用芳香祛暑、升降气机、分化湿滞之品，药力以疏解暑湿为主，与病势似相逆，故曰"逆流挽舟"之法。

　　方中葛根甘辛性凉，解肌发散，透暑外出，以暑解表散卫气宣畅，又能升发清阳，鼓舞脾胃清阳之气而止泻痢，故为逆流挽舟之主帅。苏叶辛温芳香，既能疏卫透表化湿，又能理气宽中和胃。黄芩、黄连苦寒清热燥湿，厚肠胃坚阴止痢。草豆蔻辛温而燥，温中行气，开中焦湿郁。木香辛苦温，其气芳香，性温通而行窜，长于行气导滞，健脾胃而止腹痛。炒官桂、炮姜，温中焦，散寒凝，开湿邪，以解除湿热裹结之势，又可温经止血。赤芍辛苦微寒，凉血散瘀而通脉。莱菔子、焦三仙消积导滞，疏通胃肠气机。本方辛苦并用，辛开苦降，调理气机，透邪外出。气血两调，"和血则便脓自愈，调气则后重自除"（《血证论·便脓》）。暑解湿化，热清滞消，气血和畅，痢难成矣。

《赵文魁医案选》

张山雷

朱左。病起血痢，今腹不痛而大便未正，时有血水，脉迟细。法宜补中行气。

炒潞党 7.5 克　焦冬术 4.5 克　广木香 1.8 克　台乌药 7.5 克　小青皮 7.5 克　炒阿胶 4.5 克　甘杞子 4.5 克　大元地 9 克　炒川柏 9 克　槐花米 7.5 克　带壳砂仁 1.2 克，打

二诊：血痢久缠，昨授补中，胃苏神振。但大便仍带淡红血水，脉迟，舌已生苔、中心一路光滑。仍宜补摄。

炒潞党 6 克　焦冬术 7.5 克　炒阿胶珠 4.5 克　砂仁末 1.2 克　同杵大元地 12 克　甘杞子 7.5 克　生西芪 7.5 克　广木香 2.4 克　小青皮 4.5 克　台乌药 4.5 克　炙甘草 1.2 克　炮姜炭 0.9 克　煨升麻 1.2 克

朱右。休息痢于今四年，腹尚作痛，仍有里急后重，而肛门紧窄，是湿热下注，且有内痔。脉沉分弦劲，舌根腻尖滑质淡，中气已伤，虚实兼证，用药分寸最宜斟酌。拟先和中行气，并泄直肠余蕴。

炒潞党 4.5 克　炒冬术 4.5 克　台乌药 4.5 克　广木香 1.8 克　小青皮 4.5 克　地榆炭 6 克　炮姜炭 1.5 克　生紫草 4.5 克　川柏皮 4.5 克　全当归 4.5 克　海南槟榔 2.4 克　赤芍 4.5 克

二诊：昨授和中运滞，胃纳知味，而后重未除。脉沉按固弦，轻按则弱，中虚已露，然舌颇白腻，余湿不化，是脾运不良，法需健脾以化余滞。四年宿恙，诚非仓猝可蠲，惟中州轻健，斯渐能康复矣。

炒潞党 4.5 克　炒冬茅术各 4.5 克　台乌药 4.5 克　广木香 1.8 克　炒白芍 6 克　海南槟榔 4.5 克　当归全 6 克　川黄连 2.4 克　生紫草 4.5 克　小青皮 4.5 克　枳实导滞丸 12 克，包煎

卓翁。素来大肠固涩之体而患滞下，本当大补中气而兼固涩封锁为治。奈参、术频投，始而似应，继则受劫一日来下次转多，挟红挟腻，询得秽气不盛，亦不觉热，腹痛大减，但知膜胀，其非实积已了然。脉沉小左手转实，右关弦劲，此土气柔弱，肝木胜之。舌后半虽有黄苔，前心一路光滑如磨，真阴耗象又是明征。病淹日久，正气日伤，殊虑棘手。况乎胃大呆，中州无健运之权。惟素体如是，除补中兜涩而外无他技，断不能与寻常实证宜于攻破者作一例观。兹商同吴先生议于补脾之中，稍参行气和肝，固涩下焦关闸，惟冀稍稍相应，方是转泰。希高贤商正。

老山别直参 4.5 克，另煨分冲　制野于术 4.5 克　陈枳壳 1.2 克　藕粉炒阿胶珠 4.5 克　川黄连 1.2 克，同炒　淡吴萸 10 粒　椿根皮 9 克　苦桔梗 6 克　赤石脂 15 克，包　白芍炭 12 克　广木香 2.4 克　金铃子肉 6 克　延胡索 2.4 克　贯众炭 4.5 克　煨升麻 1.2 克　带壳春砂仁 1.2 克，打　鸦胆子 14 粒，去壳，桂圆肉包，早、中晚各吞 14 粒

二诊：函述滞下较减，时如水泻，惟滞犹未净，胃纳渐苏，最为泰境。睡醒喉舌枯涩，明

是胃液大耗，舌心中光亦是明征。前议补中兜涩似有小效，法应踵步，参以养液。尚希吴先生同商致用。

老山别直参 4.5 克，另炖分冲　生大芪 4.5 克　北沙参 9 克　制野于术 6 克　陈枳壳 1.2 克，同炒　甘杞子 12 克　干霍石斛 12 克，先煎　藕粉炒阿胶珠 6 克　赤石脂 30 克，生打　禹余粮 30 克，2 味包煎　煨升麻 1.2 克　煨益智仁 1.2 克　木香 2.4 克　白头翁 9 克　炒白芍 9 克　鸦胆子 14 粒，仍如前法日服 3 次

以上出自《张山雷专辑》

范文甫

圆通和尚。腹痛下痢，里急后重，痢下赤白，湿热痢疾也。清浊淆乱，升降失常故尔。

柴胡 6 克　白芍 6 克　甘草 6 克　枳壳 6 克　薤白 30 克

二诊：痢下见瘥。四逆散加薤白 30 克。

邵老婆婆。湿热郁久成热痢，已一月有余。体疲乏力，脉细而数。前医以肉蔻、诃子、扁豆类治之，痢愈加重，腹痛，痢下皆是紫黑脓血，日下五十余行，烦热口渴，病势极危。

白头翁 9 克　北秦皮 9 克　黄柏 9 克　川连 9 克　阿胶珠 9 克

二诊：下痢稍减，津液愈耗，舌已见糜，虚甚之故也。

三诊：渐瘥，守前法。

白头翁 9 克　北秦皮 9 克　川连 9 克　黄芩 9 克　人参 9 克　霍山石斛 12 克　麦冬 9 克

四诊：痢下继续好转，脉仍细弱，舌红少苔，面色少华，元虚一时难复也。

莲子肉 9 克　人参 9 克　五味子 9 克　麦冬 9 克　杞子 9 克　枣仁 9 克　川连 6 克

慈城张某。患痢疾已数月，前医作湿热，愈治中气愈陷，日久气虚欲脱，肛门下坠，卧床不起，势濒于危。延余诊治，处方保元化滞汤，用生黄芪 60 克、滑石 30 克、白糖 30 克，二帖痢减。继之，进补中益气汤全方，重用黄芪、党参、升麻、柴胡。病者因出诊费用昂贵，询问是否可以多服几帖？余介绍当地名医郑纯甫先生诊治之。并告知证属气虚脾弱，大忌消导之品，以免耗伤元气，必须重用大剂补气扶元之药为要。郑诊治之后，仍用原方，略减参、芪用量，并参以广木香、砂仁。二帖之后，胸腹反觉不舒。郑再诊，认为余湿未尽，再减升提补气诸药之量，略加枳壳、泽泻，又服二帖。后重肛坠之证增剧，再请余至慈城诊视。余往，仍用大剂参、芪、升、柴。服药数剂，诸恙若失，已如常人矣。

蒋老太太。痢下赤白，为重药所伤，日下十余次，每日但进米粥几匙，脉沉而细。脾肾虚寒，关门不利故也。

诃子肉 9 克　炮姜 3 克　白术 9 克　甘草 3 克　党参 9 克

二诊：见效，尚需温补。

人参 3 克　南枣 1 枚　莲肉 3 粒，蒸熟服

沈老婆婆。下痢胃绝，切宜忌食，以候胃气。舌淡而润，上有痰阻，故咳而呕。

当归 18 克　白芍 18 克　槟榔 3 克　甘草 3 克　甘草 3 克　车前子 9 克　炒枳壳 9 克　炒莱菔子 9 克

吴茱萸3克　姜川连3克　桂枝3克

以上出自《范文甫专辑》

魏长春

冯子芳夫人，年四十余岁。六月三日诊。

病名：赤痢伤阴。

原因：素有淋病，阴分不足，新感暑温化痢，日久不痊，肠液受伤。

证候：身热口渴，下痢赤色，日泄数十次，神疲沉睡。

诊断：舌光鲜红，脉数。阴虚热痢，伤阴化燥证也。

疗法：用黄连阿胶鸡子黄汤加味，清痢育阴润燥。若用温涩，有变噤口不食之险。

处方：川连一钱　黄芩二钱　生白芍四钱　真阿胶三钱，另烊化冲　鸡子黄二枚　西洋参三钱　鲜石斛四钱

次诊：六月四日。左脉弦，右脉滑实，舌赤光亮，苔白花，渴饮内热，便痢未已。阴液消耗，用猪苓汤，合前方润剂治之。

次方：西洋参三钱　鲜石斛四钱　生白芍四钱　猪苓三钱　泽泻二钱　茯苓三钱　炒川连一钱　真阿胶四钱，另烊化冲

三诊：六月六日。舌红滑痢减，口润不渴，胃醒思纳，此佳兆也。用喻氏清燥救肺汤加减。

三方：冬桑叶三钱　枇杷叶五片　西洋参一钱　生甘草一钱　真阿胶三钱　鲜生地四钱　鲜石斛三钱　生牡蛎八钱　原麦冬三钱

效果：服药后痢止，胃苏病愈。

炳按：阴虚痢，治法甚稳，如久痢，及五色痢，阴伤者，此方法可通用之。

任阿玉之妻，年四十二岁。七月八日诊。

病名：风湿下痢。

原因：感风引动伏湿，中气不足，下陷成痢。

证候：寒热，便痢赤白，里急后重，腹痛口干。

诊断：脉软，舌苔白腻。证系湿重热轻，兼有表邪。

疗法：宗喻嘉言逆流挽舟法，用人参败毒散加减。

处方：羌活一钱　防风一钱　桔梗一钱　前胡一钱　党参二钱　茅术三钱　陈皮一钱　川朴五分　炙甘草一钱　枳实二钱　莱菔子八钱　米仁八钱

次诊：七月十三日。便痢较减。寒热未尽。脉缓，舌淡红，苔薄白，腹笥胀痛，用经方柴胡桂枝汤，扶元达邪。

次方：柴胡二钱　黄芩三钱　西党参三钱　炙甘草一钱　制半夏三钱　生姜一钱　红枣四个　桂枝一钱　白芍三钱

效果：服药后，热退胀消，胃苏病愈。

炳按：人参败毒散，加陈仓米，能治噤口痢，兼有表证者。

董恒翔君夫人，年六十岁。八月十六日诊。

病名：实热赤痢。

原因：高年血热火旺，夏秋伏暑，酝酿成痢。

证候：下痢赤色，腹痛后重，口干胸满，气促头汗，胃呆。

诊断：脉象弦数，舌红，苔黄腻。胃肠蕴热。肝亢阳盛，急性赤痢证也。

疗法：苦寒润肠，清肝解毒，白头翁汤合黄芩汤加减。

处方：白头翁三钱　北秦皮一钱　川柏三钱　川连一钱　黄芩五钱　生甘草一钱　炒白芍八钱　鲜生地八钱　玄参八钱　苦参二钱　天花粉八钱

次诊：八月十七日。痢下紫黑，腹痛后重，脉象弦滑，舌红，苔白腻，胸满气促，头汗口干。用苦寒清润法。

次方：葛根三钱　川连一钱　黄芩三钱　生甘草一钱　生白芍八钱　银花五钱　参三七一钱　苦参子三十料，去壳吞下　鲜生地八钱　天花粉八钱　郁李仁肉三钱　油当归四钱

三诊：八月十八日。身热未退。胃呆腹痛，痢色转黄，脉数，舌红，根苔厚，下痢虽差，热势未轻。仍宜苦寒清润法。

三方：生白芍八钱　黄芩八钱　生甘草三钱　参三七一钱　银花五钱　天花粉八钱　川连一钱　生石膏八钱　知母八钱　玄参八钱　瓜蒌仁五钱　郁李仁肉五钱

四诊：八月十九日。便痢数十次、色黄，腹痛，热未除，脉弦滑，舌红，苔薄。肠垢积滞未尽，仍宜清润。

四方：油当归五钱　生白芍八钱　生甘草三钱　参三七一钱　川连一钱　黄芩八钱　白头翁三钱　北秦皮三钱　川柏三钱　地榆炭三钱　石莲子三钱　桃仁八钱

五诊：八月二十一日。痢未止，腹剧痛，胃思纳，口渴，脉弦，舌苔黑腻。内热未尽，用升清导浊法。

五方：生黄芪一两　滑石一两　白糖一两　生白芍八钱　生甘草三钱　木香槟榔丸五钱

六诊：八月二十三日。痢下赤白黑黄，数色相杂，日泄二十余次，腹痛，脉弦滑，舌边尖白，根苔黑腻，胃呆口渴。用洁古芍药汤法下之。

六方：生白芍五钱　当归三钱　枳壳一钱　槟榔三钱　广木香一钱　生甘草二钱　郁李仁肉三钱　生大黄三钱　桂枝一钱　桃仁三钱　川连一钱　黄芩三钱　赤砂糖一两

七诊：八月二十五日。痢下次数已减。色转黄白，腹痛差，口渴，脉滑，舌边尖红，根苔黄厚。仍宗前法下之。

七方：生白芍五钱　枳壳三钱　生大黄三钱　黄芩三钱　川连一钱　生甘草一钱　郁李仁肉三钱　桃仁五钱　杜红花三钱　赤芍三钱　桔梗二钱　赤砂糖二两

八诊：八月二十七日。痢减痛差，内热清撤，胃苏思食，脉缓舌红，根苔薄黄。用李东垣补中益气汤，合黄芩汤调理之。

八方：生黄芪四钱　西党参三钱　炒冬术三钱　炙甘草一钱　升麻一钱　柴胡一钱　当归五钱　生白芍五钱　陈皮一钱　焦楂肉三钱　黄芩三钱　赤砂糖一两

效果：服后痢止，痛愈停药。

炳按：重药治大证，苟非胸有成竹，何能收此效果。

赵鑫祥君，年三十岁。八月十八日诊。

病名：赤痢夹虚。

原因：素体脾肾不足，夏月感受暑湿，潜伏肠胃，至秋化痢，曾服泻剂蓖麻油不效，病已两旬。

证候：赤痢里急后重，腹痛，胃纳锐减，小溲短少。

诊断：脉缓，舌苔厚腻，脉证合参，虚性赤痢证也。

疗法：扶元清热导滞，攻补并进。

处方：当归五钱　生白芍八钱　生甘草一钱　槟榔三钱　瓜蒌仁五钱　郁李仁肉三钱　川连一钱　葛根三钱　广木香一钱　炒于术三钱　防风三钱　生黄芪八钱

二方：八月十九日改方。昨夜胸满，痛泻八次，臭秽颇甚，泻后安寐，胃呆，舌苔黄腻，精神疲倦，小溲短少。续拟补中渗湿，和血并进。

生黄芪一两　滑石一两　白糖一两　桂枝一钱　猪苓三钱　泽泻三钱　茯苓三钱　于术三钱　当归八钱　生白芍八钱

二诊：八月二十日。脉缓，舌苔薄黄，痢差而色转黄，腹痛已止，胸脘亦畅。邪少虚多之证，用补中益气合黄芩汤治之。

三方：生黄芪六钱　西党参三钱　炒于术三钱　炙甘草一钱　升麻二钱　柴胡二钱　当归五钱　生白芍五钱　黄芩三钱　葛根三钱　枳壳一钱　生米仁八钱　焦山楂三钱

四方：八月二十二日改方。潮热退，胃苏，腹微隐痛，溲多寐安，舌苔黄中带黑，头眩便溏。用六君汤加味。

生黄芪五钱　西党参三钱　炒白术三钱　茯苓四钱　炙甘草一钱　陈皮一钱　制半夏三钱　白芍三钱　泽泻三钱

三诊：八月二十四日。痢瘥受惊，复有潮热，目睛微黄，痢下次数减少，色转老黄，溲长，脉弦滑，舌红苔黏白。用补中化滞法。

五方：橘皮一钱　西党参三钱　炒白术三钱　茯苓三钱　炙甘草一钱　钗石斛二钱　葛根三钱　广木香一钱　生白芍五钱　泽泻三钱　当归三钱　焦楂肉三钱

效果：服药后痢止胃醒，胸腹胀痛发热。此元气渐强，宿垢未清故也，拟钱氏白术散去藿香，加归芍左金丸，槟榔、枳壳、陈皮补中消滞，服后全愈。

炳按：此气虚痢，先后疗法亦妥。

以上出自《慈溪魏氏验案类编初集》

沈绍九

里急后重，滞下红白，白多红少，神疲纳减，手足发冷。由于中阳不足，寒湿滞于肠胃所致。行血则便脓自愈，调气则后重自除，拟芍药汤去芩、连，加温通之品。

制附片三钱，先煎　炮干姜二钱　肉桂一钱　芍药三钱　当归三钱　广木香一钱　槟榔二钱　炒枳壳二钱　大黄一钱，酒炒　炒莱菔子三钱

《沈绍九医话》

朱南山

上海同寿堂尼姑庵尼姑根芳，年已六十余岁，患痢疾，便下脓血，呕恶频作，不食数日，

神志模糊，奄奄一息，弥留床上已二日余。延先君诊治，认为证系湿热交阻，逆冲胃口，以致噤口不食；毒邪炽盛，导致神志昏迷。乃处双炭饮（金银花炭二钱、熟军炭八分、板蓝根五钱、赤芍三钱、白术二钱、鸡内金三钱、黄芩二钱、连翘二钱、陈皮一钱），嘱以小匙缓缓喂服。几匙入口，呕逆乃止；尽一剂，神志已清，呕恶停而下痢次数亦减；二剂后得以起坐，病好大半，复经调理而愈。

《近代中医流派经验选集》

刘云湖

病者：武昌上新河裕华里魏媪，年六十。

病因：痢久脾气衰弱，又新食糯丸。

证候：致遍身气胀，泄泻稀溏。

诊断：六脉衰微，右关尺更形渺茫，此真火垂绝之候。

疗法：与理中汤加补命火之药。

处方：正光结、冬术、故纸、炒谷芽各三钱，杭芍、熟附片、生益智、生山药各二钱，莱菔子一钱五，甘葛、炙草各一钱，大枣四枚。

效果：服三剂而愈。

理论：痢久由于脾气衰，盖老年真元不足，岂宜再食糯米汤圆以复伤其脾胃乎，须知先天、后天为人生立命之根本，右关弱气胀不食，是后天亏损；右尺微泻不禁，为先天式微，先后天两虚，是人生之大禁。泄泻稀溏，肾失启闭之司也。

方论：此方当以抚先后天之真气为主，光结、白术、谷芽、益智、山药、炙草，所以补后天之气也；熟附片、故纸、杭芍，所以固先天之真气也。先后天气固，再以甘葛宣阳而气化行。莱菔消滞而脾胃利，自然消化复常矣。

病者：孝感李某，年二十四，寓武昌裕华北里。

病因：腹痛下红痢。

证候：壮热自汗恶风，金以为痧疾，推拿刺打均无效。

诊断：愚诊脉弦数，舌苔黄滑，此受纱厂火炉中之热毒。兼感外风所致。

疗法：与清火散风解毒。

处方：土苓、二花、枯芩、扁豆、木通各三钱，藿香、丹皮各二钱，防风、泽泻各一钱五分，灯心草一只。

效果：一剂诸证悉退，惟里急后重未开。

接方：生山药、扁豆、白芍、炒麦芽、神曲各三钱，藿香二钱，桔梗、甘葛、广木香各一钱五分，小茴、炙草各一钱，粳米一撮。

效果：一服气迫稍减，彼欲求急效，误听人言，买西药泻盐下之，是夜少腹气坠，痛甚于前，欲利不能，不利不可，彻夜不宁，又请治于愚。

复诊：脉沉细数，神识虚软，讶而问之曰，不图病坏至此，必妄食伐脾之药也。其母以泻盐对。愚曰，脾气已虚。加以克伐，是重虚也。

三方：黄芩、扁豆、谷芽各三钱，生白芍二钱，黄连、桔梗、柴胡各一钱五分，广木香、炙草各一钱、小茴、升麻各八分。

效果：一剂后里急后重悉解，再不坠痛，微进饮食，愚令其慎口腹、节饮食，不旬日全安。

理论：凡为医者，须问其人之职业与嗜好，方可施其诊济之术，病者在裕华纱厂火炉旁工作，必其人素受火热之毒可知。自汗恶风，是新感风邪，火热内甚。而又暑风外袭，风火交扇，所以壮热也。腹痛是热邪内扰。昧者以为痧疾，妄用手术。又复下之以西药泻盐，将脾胃之气，消乏无几矣，西医不明气化，迁病硬干，如此可见一斑。

方论：首方解毒清热而兼以散风。次方调脾养液而兼以化滞。三方于清热化滞中兼以升阳。故凡诊病者，不虑其病之剧，而虑其治不得法。痢证初起，有表则表之，勿令表邪内陷，继则用以消导。若消导不了，宜于消导中加以宣法。所谓欲抑先扬者也然不可利其小便。利小便所以涸大肠也。

以上出自《临床实验录》

刘世祯

辛丑，同邑甘棠居长沙，患痢证，腹中痛甚，下赤痢不止，发热、口渴、唇焦，医治无效，驰书来浏告急。余往视，面色黑，气促，舌上苔黑无津液，证似有余。切其脉空而涩，乍缓乍急，且有下坠之势，知空涩因下血太多，下坠为元气下陷，且十余日未进饮食，胃气当衰少，用黄芪、阿胶、白术、人参、粟壳、沉香、升麻治之。服二三剂则下痢止，腹痛亦止，渐能饮食，脉转一味虚涩，改用黄芪、人参、当归、白术、干姜、粟壳，服七八剂即愈。此病证似阳而脉属阴，若泻之必死。

《医理探源》

汪逢春

林太太，三十二岁，五月二十五日，南所胡同。

禀质虚弱，经停一年有余，近因感受时邪，腹痛气坠，大便由泄转痢，舌苔黄厚，两脉细弦而弱。虚人实病，治之非易。姑以升阳和中。

煨葛根五分　全当归三钱　马齿苋三钱　贯众炭三钱　大豆卷三钱　扁豆衣三钱　香连丸三钱，布包　荷叶炭三钱　赤小豆三钱　料豆衣三钱　沉香屑三分　藕节炭三钱　生熟赤芍二钱　生熟麦谷芽各四钱

二诊：五月二十六日。

下痢不止，赤多白少，腹痛气坠后重，舌苔渐化，胃不思纳，渴饮不已，头晕，左脉弦滑。拟再以升阳和中。

煨葛根一钱　扁豆衣三钱　枯子芩三钱　生熟麦谷芽各四钱　赤小豆三钱　马齿苋三钱　贯众炭三钱　生熟赤芍三钱　全当归三钱　香连丸三钱，布包　沉香屑五分　赤苓四钱，建泻三钱布包

三诊：五月二十九日。

下痢渐减，已见粪滞，赤少白多，一临圊腹痛气坠，小溲色赤，舌苔白腻浮黄而厚。拟再以升阳和中。

煨葛根五分　马齿苋三钱　沉香屑五分　荷叶炭三钱　丝瓜络三钱　赤小豆三钱，全当归三钱同炒

枯子芩五钱　生熟麦谷芽各三钱　藕节炭三钱　香连丸三钱，布包　贯众炭三钱　焦苡米三钱　槟榔炭三钱

《泊庐医案》

周镇

　　严君己酉五十九岁。十月十五日，背寒腹痛，便痢后重，腹中疼痛。初下殷红挟积，翌日少腹痛，觉轰热，纯下鲜血，口渴少寐，小溲赤痛。脉左弦，右大无伦。是心营素亏，伏热内袭，血痢重证。用银花炭、白头翁、黄柏炭、白芍、楂炭、益元散、焦楸米、扁豆花、茉莉花、侧柏炭、槐花。香连丸，莱菔汁送下。十八日犹有轰热迫注，小溲色红，血痢日夜百余次，连宵失眠，脉弦右大。又疏凉血清伏热。槐花、鲜生地、白头翁、银花、秦皮、丹皮、赤白芍、金铃子、黑山栀、侧柏、扁豆花、百草霜、阿胶梅连丸。服后，痢之红色较淡，肛口之热较轻，然痢下如漏，肛脱不收，阳不藏而欲升，指搐自汗，溲赤少寐。伏热未清，阴虚阳升，气不收敛。十九日方：西洋参、茯神、白头翁、秦皮、金铃子、赤白芍、扁豆花、银花、槐花、真石莲、荷蒂、阿胶梅连丸。服后，血痢虽减，而血少风翔，腹中有声，颧红火升，沉迷不欲言。即守原方。廿一日指搐神烦已定，足亦温，寐少安，尻酸气滞，口气尚秽。与周仲尊商，进养胃阴、清伏热。西洋参、白芍、当归、川石斛、莱菔子、槟榔、银花、扁豆花、地榆、槐花。廿二日加茯神、枣仁。至廿四日上午，气升，颧红面赤又作，肛热作痛，按腹灼热。仍用十九日方意。直至廿八日，一夜便十余次，红少粪多，有虚坐努责，肛脱寐遗。进摄脾固肾。白芍、归身炭、菟丝饼、川断、石莲、炒松麦冬、山萸肉、杞子、扁豆花、煨木香、荷蒂。并食猪肚汤荠菜。廿九日下午，痢止，转泻黄沫未化菜食，似为中寒食不消之象。是养血扶正，虚阳渐敛。脉转沉细，气虚见征。转与薛君文元酌用党参、于术、益智、扁豆、木香、炙草、新会皮、玫瑰花、杞子、白芍、葛根、赤石脂等。脉渐振，便溏反二次。最后潘君德孚拟运脾和肝小剂，白芍、香橼皮、茯苓、大腹皮、焦谷芽、佛手花之类。胃旺便坚，日就康复矣。

　　谢蕙庭，五十八岁，住本街。富而嗜饮酒。夏令进补，且吃白木甚久。因构屋操劳心力。八月初，友人招饮，酒肴丰盛，又吃香蕉。先泻后痢（是秋疫痢颇多，一发拖延），红腻转为后重气滞，脉滑苔黄，湿热积滞盲肠，先宜搜剔蕴积。病因劳倦饮食伤脾，拟从醉乡玉屑增减，和脾运积。生于术三钱、制朴一钱、橘皮一钱、扁豆花钱半、红曲二钱、六一散（荷叶包）四钱、砂仁七分、乌药二钱、腹皮三钱、木香一钱、白芍二钱、蔻仁（研冲）三分。保和丸三钱，苦参子五十粒，冰糖汤送服。

　　复诊：痢仍红腻，粪积尚少。原方去六一散、扁豆花、乌药，加楂炭三钱、莱菔子四钱、荷叶（炒黄）四钱。木香导滞丸钱半，加苦参子如昨。

　　三诊：痢下红腻，积垢不多，腹痛溲少，不时嗳气，伤食征象。生于术三钱、制朴一钱、扁豆花二钱、白芍四钱、通草钱半、乌药钱半、木香一钱、大腹槟三钱、楂肉三钱、砂糖炒枯炭、醋炒玄胡三钱、地榆三钱、百草霜五钱。陆氏润字丸一钱，开水下。

　　四诊：解出黑积一团，余仍红腻。腹痛已挫，溲少神乏。脉象反大，苔白微黄。脾弱运迟，积停盲肠，肝木不舒之象。于术三钱、上朴七分、采芸曲二钱、广木香钱半、扁豆花钱半、扁豆皮五钱、大腹皮三钱、碧玉散（荷叶包）四钱、白头翁五钱、通草一钱、白芍三钱、乌药钱

半、沙参三钱、秦皮一钱。戊己丸三钱，苦参子如前数。伽楠香二分，血珀二分，研末，冲服。本日诸医指服藕汁一杯，服后舌苔白加厚，多方不化。

五诊：秽积续下，红亦转白，痢数大减，尚觉下滞，胃钝口腻，苔㿠。是寒涩反助湿滋，徒伤中阳也。于术三钱、上朴一钱、蔻仁（研冲）三分、扁豆花二钱、扁豆衣五钱、金铃炭钱半、白芍五钱、白头翁五钱、秦皮钱半、采芸曲三钱、通草钱半、橘皮一钱、野蔷薇花钱半、百草霜五钱、皂荚灰（绢包）四分、鲜佩兰二十片。香连丸一钱，空腹开水下。

六诊：昨又服仙方麦冬，苔更㿠腻。痢虽轻少，乍增烦懊，溲仍不多，脉右滑数。湿火熏蒸，深恐淹缠。拟清湿火，通火腑，化蕴积，固元气法。苍术四分、于术二钱、上朴八分、木通五分、淡竹叶三钱、广木香一钱、扁豆花四钱、扁豆衣四钱、白头翁三钱、白芍三钱、采芸曲三钱、通草八分、腹皮二钱、北沙参三钱、朱茯神三钱、六一散三钱。戊己丸二钱，开水下。

七诊：小溲已通，湿浊有通泄之机。昨日略觉多寐，烦懊未作，颧红已敛，痢数大减，脉弦数滑亦稍和，苔㿠略化，嗳气有痰。前方增损。苍术五分、于术二钱、朴花七分、淡竹叶三钱、木通五分、扁豆花二钱、扁豆衣三钱、槿树花三钱、蔻仁七分、木香一钱、白头翁四钱、白芍五钱、采芸曲二钱、腹皮三钱、茯神二钱、朱灯心二分。戊己丸钱半。

八诊：昨晚痢数又多，略能安寐，溲黄见多，苔腻㿠不化，脉弦退觉软，杳不思食。中虚湿浊余积犹滞。生于术三钱、朴花八分、陈皮一钱、广木香钱半、蔻仁六分、百草霜五钱、白头翁三钱、秦皮一钱、通草钱半、北沙参四钱、白芍三钱、生熟葛根各一钱、藕节炭一个、风米（绢包）二钱。

九诊：痢下垢积极秽，尚有十余次。已稍进粥，时犹嗳噫，溲通色黄。脉转虚细，苔㿠厚略灰。与心栽先生同议扶脾元，和肝安神，理湿浊为法。茯神三钱、于术钱半、陈香橼钱半、炒枣仁三钱、木香八分、通草八分、大腹皮二钱、范志曲三钱、生熟葛根各一钱、佛手钱半、朴花八分、生薏仁三钱。左金丸七分，先服。

十诊：痢下积垢，臭秽又少，尚有嗳气，稍进米饮燕汤，苔尖㿠稍化，仍灰滞，夜寐略多，脉濡兼数，较振。所期积垢畅解，不变虚象为幸。于术钱半、茯神三钱、炒枣仁三钱、生熟葛根一钱、通草一钱、陈香橼钱半、范志曲三钱、木香一钱、朴花八分、鲜佛手一钱、野蔷薇花八分、茉莉花四朵、绵茵陈二钱、鲜稻叶十支。左金丸八分。

十一诊：痢下秽积八次，夜觉撑胀，少寐嗳气，略进米饮燕汤，小溲觉热。脉象较有弦意，苔㿠弥漫，根厚罩灰。中虚湿浊不化，肝懵余积留恋。炒川贝母三钱、橘白一钱、竹茹盐水炒二钱、于术一钱、茯神三钱、炒枣仁三钱、白芍三钱、陈香橼钱半、通草一钱、莱菔缨三钱、百草霜（加鼠矢三钱，绢包）四钱、煨葛根钱半、煨木香八分。另血珀三分、皂荚灰一分、蔻仁二分、龙涎香五厘，研末，冲服。

十二诊：积垢日解八九次，夜间撑胀减，嗳噫烦闷，少寐，溲热色红。脉濡数，苔㿠罩灰，秽浊弥漫，余积留滞。拟和脾疏肝，芳香化浊法。于术八分、厚朴花九分、大腹皮二钱、新会皮一钱、炒川贝母三钱、生草果五分、通草一钱、茯神三钱、真石莲三钱、煨葛根二钱、陈香橼钱半、百草霜（加两头尖三钱，绢包）四钱、香稻叶十支。另蔻仁三分、雄黄一分、皂荚灰一分，研末，冲服。

十三诊：垢积日仅六次，矢气脱肛，夜间撑胀减，略觉多寐，烦闷转轻，溲红转淡。脉濡，苔腻微灰。再和中升气，芳香涤浊，而清余积。生于术钱半、真石莲三钱、采芸曲二钱、宋半夏三钱、新会皮一钱、朴花八分、生草果三分、通草一钱、大腹皮二钱、焦秫米二钱包、百草霜三钱、绿升麻（醋炒）六分、鸡内金二钱、香稻叶十支。香连丸一钱，开水送服。另皂荚灰一分、雄精一分、蔻仁三分，研末，冲服。

十四诊：痢仅四次，腻积矢气，脱肛溲黄，夜觉气闷，多覆微汗。脉濡左软，苔白腻罩灰。脾阳不振，湿浊不化；虽能略食，虚变须防。于术三钱、茯神三钱、炒枣仁三钱、白芍四钱、广皮一钱、通草一钱、扁豆花钱半、扁豆衣四钱、石莲三钱、朴花五分、绿升麻（醋炒）六分、浮小麦八钱、鸡内金四钱。另皂荚灰八厘、蔻仁二分、九香虫四分、雄精一分，研末，冲服。是晚体微厥，汗时泄，即嘱延张亮生君同诊。

十五诊：升举固下，痢仅四次。矢气脱肛，昨晚汗过背寒，肢厥，明系脾肾阳衰而呈脱象。脉濡带紧，左较虚软，苔白微始。夜卧尚安，米饮多进。痢减而呈虚脱，速宜扶元回阳，固下举脱（与亮生君同拟）。老山参须五分、熟附片三分、杭白芍（桂枝汤炒）三钱、山药四钱、扁豆花二十朵、扁豆衣三钱、鲜佩兰二十片、老山檀香一钱、抱木茯神三钱、淮小麦一两、左牡蛎一两、阳春砂仁二粒、炒焦枣仁三钱。驻车丸二钱，开水下。

十六诊：扶元回阳，汗出已少，子夜略有阴躁，肢厥微温，稍进饮食，痢只五次，小溲不多。脉紧疾略收，右较软弱；苔白灰退，有生动之色，质略红活。脾肾之阳复辟，自能驱逐阴沍之湿。惟矢气未已，气犹下脱，阳未全复。再与亮生兄同拟扶元回阳，安神固摄。老山参条（另煎冲）五分、熟附片三分、大有芪二钱、于术二钱、冬虫夏草五分、山萸肉二钱、补骨脂三钱、茯苓神各二钱、生鹿角五分、左牡蛎二两、春砂仁一粒。另上瑶桂四分、川连三分、黄檗二分，研末，泛丸，晒，分二次服。

十七诊：扶元回阳，固表安神，兼祛湿热，汗少厥回，阴躁未作，寐犹不酣，痢仅二次，矢气已减。脉左已起，右亦振卓，苔薄白润。时有呵欠。阴阳交纽，尚未全恢。再与亮生兄同拟扶元振阳，毓阴安神，固表兼清湿热为法。老台参条五分、熟附片三分、甘杞子三钱、生龙骨五钱、左牡蛎一两、大有芪二钱、于术（土炒）二钱、山萸肉三钱、茯苓神各三钱、鹿角胶（用鹿角霜烘成珠）钱半、冬虫夏草五分、石莲三钱、鸡子黄一枚、春砂仁二粒、炒荷蒂两枚。另上瑶桂四分、川连（姜汁炒）三分、盐水炒黄柏二分，研末，饭糊丸，分二次服。

十八余独诊：扶元振阳，养阴安神，并化湿浊，痢仅三次，阴躁不作，汗少未止，夜间肢暖，日间左手少暖，两足犹厥。左脉之软已振卓者，又转馁弱，苔薄。阳气难复如此。翌日秋分大节，虚脱堪虞。再拟扶元振阳，毓阴固表大剂，候政。老台参五分、血片鹿茸（研末）二分，参汤冲服。制附片五分、龟甲心刮白炙二钱、大有芪三钱、仙居术三钱、冬虫夏草八分、鹿角胶（蛤粉炒）二钱、五味子十四粒、龙齿骨三钱、煅牡蛎一两、甘杞子三钱、牛角鳃三钱、干河车二钱、青盐三分。另上瑶桂五分、川雅连三分姜汁炒，研末，泛丸，晒，姜汤送服。

十九诊：昨夜略有虚躁，手足转暖，痢止溏薄，饮食略进。左脉略起，按之无力，右脉圆活流利。今日秋分，虚象未增，可谓忻幸。再与亮生兄同商一方。老台参五分、熟附子三分、龟甲心刮白炙二钱、大有芪二钱、野于术三钱、鹿角胶（蛤粉炒）二钱，甘杞子三钱、龙骨三钱、煅牡蛎一两、茯苓神三钱、炒焦苡仁四钱、淮小麦八钱、白芍三钱、扁豆花二十朵、扁豆衣三钱。二剂。

廿诊：夜间少寐，有汗不多，足暖，日间尚厥，痢止溏薄。脉左弱无力，右部尚振，苔薄。痢而四逆，以回阳扶元而转机。痢久则阴伤，汗则心阴表阳两伤，宜守原旨。台参条七分、制附片三分、甘杞子三钱、大黄芪三钱、于术三钱、怀山药二钱、龟甲心五钱、山萸肉三钱、云苓神三钱、炒焦枣仁三钱、扁豆三钱、淮小麦一两、五味子五分、煅牡蛎一两、龙骨四钱、加龙眼肉七枚、湘莲十粒为引。二剂。

廿一诊：夜寐略酣，汗亦极少，足略不暖，便薄一次。脉虚，轻按稍弦，重按无力。阴阳两伤，阴阳失纽，而卫外之阳不固，再效方出入，以冀续应。台参条七分、于术三钱、怀山药三钱、桂枝四分、龙骨四钱、煅牡蛎一两、生绵芪三钱、云苓神三钱、甘杞子三钱、山萸肉三钱、炒枣仁四钱、乌梅一钱、淮小麦一两、龟鹿二仙胶（蛤粉炒）三钱。加湘莲十四粒，龙眼肉十枚为引。三剂。饮食调摄渐愈。痉后欲服膏滋，劝其服丸。以大剂扶元振阻、和阴化湿固阳之品，同猪大肠蒸捣丸，服之健康。

朱阿全子，年九岁，住茂新工房，丙寅年诊。向有黄病，夏由泻变痢五色。王医投砂仁、炮姜、煨葛等十余剂，不减。西医用药水针十七次，不瘥。至八月下旬，已二月矣。延诊。知痢以血多，兹加久热，腹灼如炉，痛而拒按，后重。脉软数，苔光。伏热挟积，留恋盲肠也。炒红曲二钱、滑石三钱、白头翁四钱、秦皮钱半、黄芩钱半、银花钱半、扁豆花钱半、槿树花钱半、炒荷叶二钱、地榆炭钱半、醋炒玄胡三钱。另萹草二两、鲜贯众一两、煎代水。脏连丸三钱，苦参子（去壳，去碎）三十粒，冰糖汤下。

复诊：身热自汗已减，腹痛痢下，后重拒按，脉数舌光，神情颓唐。素有宿伤黄病，便溏足肿，中气极虚。防其虚竭。北沙参二钱、生于术二、扁豆花钱半、扁豆衣三钱、白头翁四钱、秦皮钱半、白芍二钱、红曲二钱、百草霜四钱、刘寄奴三钱、地榆炭钱半、陈皮一钱、滑石二钱、荠菜花钱半、陈仓米三钱、山黄土二两。另鸡内金（炙）一具，玄胡钱半醋炒，研细末，开水调服。改方：溲秘，加血珀三分，研末加入。

三诊：里热未清，痢红较少，解下如肛门头脂肪一段，腹痛大减，次数亦减少，深恐肠烂虚脱之险。于术二钱、北沙参二钱、白头翁三钱、秦皮钱半、白芍二钱、地榆炭二钱、橘皮核二钱、两头尖四钱、百草霜四钱、扁豆花钱半、醋炒玄胡三钱、刘寄奴三钱、槿树花钱半、青蒿钱半、陈仓米（包）二钱、山黄土二两。另参三七五分、黑木耳一钱、牛角䚡煅二钱，研末，冰糖汤送服。脏连丸二钱，苦参子去壳去碎，冰糖汤送服。

四诊：痢数大减，日仅二次。烂肠未下，痛势亦缓，热将退净。脉数未泯，舌光质白，面黄。再扶脾运食，退热化湿。于术二钱、怀山药二钱、扁豆花钱半、川续断三钱、刘寄奴二钱、白芍二钱、赤石脂三钱、地榆炭二钱、白头翁三钱、秦皮钱半、百草霜四钱、茯苓二钱、槿树花钱半。另参三七五分、黑木耳一钱、雄精一分、皂荚灰三分，研细末，开水送服。二剂。改方：痢止转溏。去寄奴、秦皮、白头翁，加煨木香一钱、巴戟肉二钱、罂粟壳二钱、芡实三钱。去末药，加参苓白术丸三钱。朱系三房独子，痢止畏药，姑息辍药。越二旬，时有溏泻，不知医治，反多吃石榴、酸质一多，小便即少，遂至肿胀。

五诊：痢止转溏，正须补养，辍药两旬，多吃石榴，倏而溲秘腹满，睾丸足肿，茎垂屈曲不伸，小溲不能自解。述知初秋泻三十次，继以久痢，元阳衰败，水湿不行，深恐水上加喘之变。于术三钱、连皮苓三钱、泽泻二钱、小茴香四分、胡芦巴三钱、巴戟肉三钱、车前子四钱、制附片钱半、煨木香一钱、上安桂五分、两头尖四钱、五加皮三钱、姜皮五分、椒目五分。禹余粮二钱，开水下。一剂后茎垂肿者亦收。嗣后一以温命阳、奠中土为法，肿退泻止，各恙均愈。

白水荡荣某，种田养鱼。甲寅七月，其妻赤白痢下，肛痛痰多，胃钝不欲纳，有噤口之征。

他医以葛根或乌梅炒入木香，不应。自服烟泡，更不佳，乃来城就诊。脉数而左弦，苔白掯。初予滑石藿香汤、白头翁汤。询知纳减多日，乡医迫令食锅滞，以致如是，即嘱购血精南腿煮清汤食之。

复诊：胃稍苏，苔带灰。加石斛、银花、扁豆花、鲜藕、鲜莲子。向之数十次之痢，减至十余次。惟左腹素有痕块，起而作痛，痛则痢仍后重，且胀，时觉腹中热辣。肝阴不足，伏热未清也。即用石斛、丹皮、黑山栀、苁蓉、金铃、玄胡、白头翁、黄柏、两头尖、扁豆花、白芍。以陈关蛇、鲜藕、莲子，煎汤代水。另用外治，蓬术、香附、莱菔子、单桃仁、食盐、麸皮，炒，熨痕上。痛渐轻，胃开痢止而痊。

钱味青，四十二岁，中华轮局。素体阴亏，多痰肝旺，性嗜厚味海珍，膏粱之体，舟车就酬，受暑极重。壬戌七月十七日患痢，就普仁西医，以蓖麻油予服，并饮牛乳，不解粪便，至十九日延诊。腹痛赤痢，阴虚伏热，痢以夜重，一日约痢九十次。积停于肠，临圊多汗，身热起伏，心烦口渴。脉数，苔黄，口苦。暑邪极盛，宜清暑生津，调气导积。嘱服陆氏润字丸，积下。暑热蒸腾，又加七液丹。又惩于噤口不纳，气阴两亏，嘱蒸童鸡露以养胃。彻夜失眠，则用德药阿特灵，取其简捷。

案云：腹痛下痢白腻兼赤，后重，痛以少腹为重。脉濡数而滞，苔黄。暑湿积滞内蕴于肠，宜清热导积（以前直攻，徒泻，故改丸以缓导）。甜橘皮八分、缩砂仁三分、滑石三钱、白头翁四钱、淡子芩二钱、白芍二钱、扁豆花钱半、川楝子三钱、醋炒玄胡三钱、楂肉三钱、赤砂糖（炒炭）三钱、通草一钱、赤苓二钱。

复诊：下痢赤白，积仍不解，少腹攻痛，里热，圊时多汗。脉数，苔黄。暑湿积停阻盲肠，通则不痛，仿此例治。炒红曲二钱、黄芩二钱、六一散三钱、白头翁四钱、白芍三钱、莱菔子三钱、川楝子三钱、当归头二钱、全瓜蒌六钱、槿树花一钱、生甘草七分、皂荚灰五分。木香导滞丸二钱，开水下。翌日，因腹痛，延针科华君，用泻心、承气出入，仅泻黄水，正粪不下，而胃口陡呆，不欲食饮。

三诊：痢下赤白，医用直泻，仅泄黄水，痢数紧至每小时三次，不思纳谷，不能安眠。脉数，苔黄，口苦。邪积停蓄，浊气熏胃，噤口堪虞。拟苦辛咸润，滑利其积，缓导，痢可减也。白头翁三钱、川黄柏三钱、川楝子三钱、黄芩二钱、川石斛五钱、醋炒玄胡三钱、白芍三钱、益元散四钱、冬葵子三钱、鲜苁蓉八钱、莱菔子三钱、玄明粉四钱、归身三钱、鲜莲子十四粒。香连丸三钱，晨服。更衣丸三钱，午前一冰糖汤送下。

四诊：昨进润导，略解积滞，圊后肛口烘热。苔黄，口渴，脉弦而数。阴虚湿热积停蓄，胃气不醒，噤口重证。拟东风散加味。黄芩二钱、青皮一钱、白芍二钱、山楂炭三钱、白头翁四钱、桃仁泥三钱、枳壳一钱、黄柏二钱、丹皮三钱、石斛五钱、醋炒玄胡三钱、川楝子三钱、制香附二钱、鲜莲子二十粒。陆氏润字丸三钱（自制，内有皂角，可消膏粱油腻），香连丸一钱，去壳苦参子五十粒，清晨冰糖汤送服。童鸡蒸露饮（以后共用七只）。

五诊：昨进丸剂，垢积畅解，夜半仍多痢，失眠神乏，口渴味苦。热恋津耗，秽气上熏，故致败胃。拟煎剂清伏热，养胃液，仍用自制润字丸导积。北沙参七钱、霍石斛五钱、银花一两、楂炭三钱、丹皮二钱、白芍五钱、青皮一钱、桃仁三钱、醋炒玄胡三钱、枳壳一钱、白头翁三钱、黄柏三钱、茉莉花七朵、鲜莲子三十粒、淡芩二钱。香连丸一钱，去壳苦参子不碎者六十粒，晨服。润字丸三钱，午前服。

六诊：昨解秽积颇多，惟痢仍不少，心烦后重，痢以夜甚，痛剧失眠。脉仍弦数，苔黄尖绛。伏热挟积留恋，厥气不和，阳失潜藏，前法再参理气潜阳。北沙参七钱、霍石斛五钱、白头翁五钱、红曲二钱、黄芩二钱、秦皮一钱、白芍五钱、生地榆三钱、银花七钱、两头尖五钱、鲜苁蓉四钱、川朴七分、玫瑰花五朵。海蛇二两漂洗，煎汤代水。另血珀五分、石菖蒲根三钱、伽楠香一分、黑丑三分，研末，冲服。

七诊：昨日服药，闷烦大减，解便积时后重轻，痢赤白时后重剧，热时心烦，溲不独解，失眠依然。脉数弦，苔黄舌绛。伏热积滞，灼伤气液，再清暑养液，达邪导积。红曲二钱、辰滑石（鲜荷叶包）五钱、霍石斛五钱、广木香一钱、黄芩二钱、白芍五钱、生地榆三钱、白头翁三钱、车前子三钱、葛根七分、连蒂玫瑰花五朵、海蛇（漂淡）二两。磨槟榔五分、三七末（研）钱半，开水送服。清晨仍服香连丸一钱，苦参子去壳五十粒。又予七液丹，嘱于灼热心烦时开水化服。

八诊：昨日便积甚多，腹痛后重均缓，小溲自通，夜仍失眠，烦闷较减，痢间有矢气，红腻已少，按腹已柔。再清蕴暑余积。炒麦冬二钱、霍石斛四钱、黄芩二钱、白芍五钱、煨木香一钱、生地榆三钱、生蒲黄一钱、茯苓神二钱、法半夏三钱、白头翁三钱、葛根钱半、车前子五钱、荷蒂二枚。另三七末钱半，开水下。清晨用香连丸九分，苦参子五十粒去壳，同吞服。

九诊：下痢大减，腻少，见红点及水，夜寐已酣，溲尚不多，午前尚有烦闷，稀糜略进。再清伏热余积，参以升举固肠。霍石斛四钱、麦冬三钱、茯苓四钱、泽泻二钱、白芍五钱、黄芩二钱、广藿香二钱、扁豆衣一两、范志曲二钱、煨木香一钱、车前子四钱、地榆三钱、葛根钱半、荷蒂三枚。另三七钱半、黑木耳五分，炙研，开水送服。清晨仍进香连丸八分，苦参子去壳四十粒，同吞。

十诊：迩来痢红极少，粪解尚艰，髀关甚重且酸，小溲又秘，有时心烦，胃纳不馨。脉转濡数，舌红苔黄。再清养和中，调气化滞。黄芩炭二钱、白芍五钱、霍石斛四钱、麦冬二钱、大腹皮三钱、煨木香一钱、赤白苓二钱、泽泻二钱、车前子三钱、新会皮一钱、采芸曲钱半、生谷芽三钱、扁豆衣三钱、小温中丸二钱。二剂。另润肠丸一钱，间服。

十一诊：痢已大好，尚带腻沫，便解尚艰，溲通不畅，上午心烦，口苦略减，稍进饮食（陈米饭一小碗）。脉弦不和，苔黄尖红。气液已耗，余滞未撤也。金石斛五钱、野于术二钱、麦冬二钱、云苓五钱、柏子霜三钱、甜杏仁三钱、白芍五钱、大腹皮三钱、煨木香一钱、泽泻二钱、子芩钱半、鲜苁蓉五钱、生谷芽五钱、肉果四分（此味为其友圈除）。小温中丸二钱五分、去壳苦参子三十粒，同服。

十二诊：大便已畅，腹中尚有小痛，口微苦。脉弦较和，苔黄转白。余蕴将撤，饮食宜慎。金石斛四钱、野于术二钱、麦冬二钱、生山药三钱、杭白芍五钱、鸡内金三钱、范志曲二钱、甜杏仁三钱、枣核槟一钱、煨木香一钱、柏子霜三钱、白扁豆三钱、生谷芽三钱、鲜苁蓉五钱。小温中丸三钱。四剂。

十三诊：煎丸均合，溲多；服丸便转溏，热去津生，舌布新苔。前方去石斛、麦冬、柏子、杏仁、小温中丸，去枣、槟，改大腹皮，加砂仁、陈皮、菟丝饼、薏仁、资生丸。痢愈，谨食。一月后，较病前肥壮。

蒋阿大，住胡埭。戊寅二月十三日诊：腹痛下痢白腻，自服烟灰等塞止，已延二月。西术用灌肠法导积，下痢三十余次。向有外室，下虚，晕作欲脱，痢加紧，溲浓黄短少，食后脘胀，得矢气乃减。积滞盲肠，气阻不通，难于呆补。砂仁七分、陈皮一钱、红曲三钱、楂肉四钱、赤砂糖（炒枯炭）三钱、干莱菔三钱、乌药三钱、车前子四钱、木香钱半、百草霜五钱、大腹皮二钱、生地榆五钱、白头翁三钱、白芍七钱。又肉桂五分、川连四分、黄柏一钱，研末，泛丸，晒，另服。脏连丸三钱、苦参子五十粒，冰糖汤送服。四剂。

十七日诊：述知服前药后，便出硬积如团数块，臭秽异常，痛痢较减，再效方增损。白头翁三钱、秦皮一钱、生地榆四钱、银花四钱、白芍七钱、归身炭二钱、煨木香钱半、百草霜五钱、茜草炭四钱、金铃炭二钱、贯众炭二钱、荠菜花四钱、石莲三钱。山黄土八两、楮叶三两，煎汤代水。三剂。痢下白腻极少，溏积仍有数次，臭秽已减。改加牛角䚡（煅研）四钱，晨开水送服。三剂。垢溏又减，去贯众、石莲、荠菜花，加乌梅炭钱半、藕节炭二钱、炒黑樗白皮二钱。三剂。旋愈。

韩校根，年廿二岁，住阳明乡。痢轻三年，白腻肠痛，始因劳勘感寒，宿积留滞盲肠也。炮姜四分、煨木香八分，乌药二钱、楂肉四钱、赤砂糖（炒炭）四钱、莱菔干四钱、陈香橼钱半、白芍钱半、狗脊五钱、川断五钱、槿树花三钱、红曲三钱、干荷叶三钱、藁本三钱、蒺藜三钱。脏连丸二钱、驻车丸钱半、苦参子五十粒，冰糖汤下。四剂。

一月一日复诊：服药后，白痢较少，次数尚多。再为固肠摄下，以期底撤。广陈皮钱半、砂仁七分、百草霜五钱、炮姜三分、白槿花三钱、荠菜花四钱、白头翁四钱、秦皮一钱、白芍二钱、煨葛根钱半、荷叶蒂四枚、川断四钱、狗脊四钱。脏连丸二钱、苦参子四十粒，冰糖汤下。补中益气九钱半，晨服。

三日三诊：白痢次数已少，惟夜便溏薄，再固肠摄下。炮姜四分、砂仁七分、樗白皮三钱、百草霜五钱、广皮一钱、楂肉四钱、赤砂糖（炒炭）四钱、醋炙升麻七分、煨葛根二钱、荠菜花四钱、白芍二钱、白槿花三钱、骨碎补五钱、白头翁三钱、川断五钱、荷蒂四枚。驻车丸一钱、脏连丸二钱、苦参子二十粒，下午六时冰溏汤送服。

五日四诊：白痢已愈十之七，夜痢能移至黎明更佳。再升举固肠，健脾补中。党参二钱、醋炙升麻一钱、煨葛根二钱、百草霜五钱、广皮钱半、砂仁七分、川断五钱、骨碎补五钱、狗脊五钱、桂枝八分、白槿花三钱、樗白皮四钱、炮姜五分、制香附二钱、荷叶蒂三个。资生丸四钱、苦参子二十粒，晚餐前冰糖汤送服。

丸方案云：白痢三年，始因急路受寒，痢以夜作，劳力见沫，有时作痛。治经数旬，便稀三次。述知力乏病泄，头晕目糊。病久伤元，急宜健脾抑肝，固摄肠腑，且助阳气。黄精、白术、党参、采芸曲、茯苓、薏仁、砂仁、百草霜、卷柏、白芍（吴萸汤炒）、白头翁、葛根、骨碎补、石莲、鸡冠花、鸡内金、五加皮、藁本、豨莶、瓦楞子、木香、地榆、料豆、升麻（醋炙）、樗白皮、川断、白槿花、扁豆花、荠菜花、牛角䚡、鹿角、蔓荆子、车前、狗脊、广皮，研末，猪大肠一具，糖盐洗净，煮烂捣丸，晒。每服四钱。

管云泉母，年五十余。己未七月，患噤口痢，日夜百余次，腹痛拒按。脉濡数，苔腻㿠灰。伏热挟滞，内蕴肠腑。疏白头翁、秦皮、黄柏、红曲、滑石、通草、金铃子、玄胡、楂炭、川朴、茯苓、扁豆花、鲜莲子。另香连丸。外用三棱、莪术、红曲、楂肉末，食盐、麦皮炒，布包，熨脐腹痛处。痢较疏。复加木香导滞丸，便解甚畅，痢大减，渐进饮食而瘳。

以上出自《周小农医案》

方公溥

龚男。1938 年 12 月 4 日诊：湿热蕴滞大肠，腹痛频频，胀满不舒，下痢白滞不畅。法当导滞清肠。

制厚朴4.5克　炒枳实4.5克　广木香2.4克　花槟榔4.5克　飞滑石12克　小青皮4.5克　炒莱菔子9克　扁豆花9克　白芍药4.5克　车前子9克，包　炒麦芽9克

12 月 5 日复诊：下痢已觉轻减，腹痛腹胀亦见好转。药既应手，再与清理之方。

生白芍9克　条黄芩6克　生甘草2.1克　飞滑石12克，包　炒枳壳4.5克　花槟榔4.5克　制厚朴4.5克　小青皮4.5克　莱菔子6克　广木香3克　炒麦芽12克　通草梗2.4克

12 月 6 日三诊：腹痛，胀满已见好转，下痢已转溏便，小便欲解不畅。再与清泄之方。

广木香6克　大腹绒9克　炒莱菔子9克　炒栀子9克　飞滑石12克，包　小木通6克　赤茯苓9克　车前子9克，包　建泽泻9克　淡竹叶9克　炒麦芽10.5克

12 月 8 日四诊：腹胀又见不舒，小便渐畅仍带色赤。再拟宽胀利水。

大腹皮9克　炒莱菔子9克　赤茯苓9克　通草梗4.5克　建泽泻9克　广木香6克　飞滑石12克，包　新会皮4.5克　炒枳壳4.5克　通天草9克　制厚朴4.5克

林男。1938 年 7 月 7 日初诊：湿阻气滞，下痢黏白，日数十行，迁延日久，正虚汗多，脉数无神。证势非轻，防生变端，急与行气化湿、清肠导滞，稍佐扶正之品。

扁豆花9克　玉桔梗4.5克　白芍药9克　淡黄芩4.5克　茵陈草9克　光杏仁9克　鲜荷梗尺许　飞滑石9克　生甘草3　石莲子9克　金银花9克　淮小麦12克

7 月 8 日复诊：下痢次数较减，食欲较香，精神好转，脉濡，舌苔薄腻。药既应手，再宗前意扩充。

处方同前，除淮小麦、白芍、黄芩，加淮山药9克、杭菊花9克。

7 月 9 日三诊：下痢频数较前轻减。小溲亦见清长，夜卧亦安，纳食渐香，舌苔渐见滋润。再与清理之方。

白芍药9克　西秦皮9克　白头翁9克　扁豆衣9克　茵陈草9克　金银花9克　玉桔梗4.5克　光杏仁9克　川雅连2.4克　飞滑石9克，包　黄柏皮4.5克　生甘草3

7 月 10 日四诊：痢下次数和粪便渐转正常，精神渐佳，夜卧亦安，食欲较增，脉象、舌苔亦见转机。药既应手，再进一步清理。

处方同前，除生甘草、白芍药、飞滑石，加鲜荷梗（切碎）二尺，改川雅连4.5克。

7 月 11 日五诊：下痢次数大减，粪便渐转正常，小溲亦较清长。现拟调理之方。

处方同前，加甘草梢3克、通天草9克。

以上出自《方公溥医案》

翟竹亭

余姨丈王某，年五十二岁。素有鸦片瘾，于四月患痢，初得寒热往来，大便脓血，昼夜二十余次，里极窘迫，腹内疼痛，某医以为烟后痢，正中病者之惑。遂用罂粟壳、诃子、肉蔻、龙骨涩大肠之类，一剂而痢止。反加心胸胀满，腹内痛甚，闻食则呕，大便重坠，渴燥已极。

此时脾胃之脉沉滑有力，肺脉沉数，确系湿热、邪毒正盛，误投堵塞之药，古云"实其实而死者"即此类也。余用涤洗汤：生地15克、槟榔10克、月石10克、黄连6克、枳壳10克、大黄18克、芒硝10克、当归24克、木通6克、生地榆12克、黄芩10克、甘草6克，水煎服。一剂大便五六次，所下之物，如鱼脑烂肉，诸证稍轻，又投一帖，诸证全失。后改用调理脾胃之药，十余日而愈。

本城小西门内，曹玉，年三十余，素有烟瘾。五月间患休息痢三日，以为烟后痢，遂破老烟枪取膏，用开水冲服6克，痢虽止而心腹胀满，呕吐，饮食不进，业已四日。迎余诊治，六脉微细无神，知是鸦片之毒，深入脏腑，真气已败，不可救药，辞而不治，越三日而殁，殁后周身皆青。书此以为有烟瘾患痢，急于塞补者戒。

沙土岗楚姓妇，年近花甲。于大怒后，二月患痢，初病左胁大痛，饮食少进，所下尽是鲜血，寒热口苦，渴欲冷饮，每日夜五六次，每次下血约盅余。某医以为红痢，用治痢等药，三服无效。请余诊疗，肝脉弦数，脾脉细弱，此因怒气伤肝，木旺克土之故。经曰："肝藏血。"怒则肝叶开张，血不能藏，脾不能统，血流入大肠，大肠原非藏血之处，顺流而下，必然之势也。治宜平肝为本，健脾为标。方用酒白芍45克、当归30克、川芎12克、酒柴胡30克、青皮10克、广木香6克、香附10克、白术10克、山药10克、薏苡仁10克、扁豆10克、莲子10克、甘草6克，水煎服。一剂轻，两剂痊愈。

北门内杨姓妇人，年七旬，禀赋甚厚。六月患痢一月未瘳，某医用十全八珍等汤，服十帖不愈。请余诊治，六脉有力有神，年虽老确属实证。如贼在室，理应驱逐，用大承气汤一帖，泻下燥粪如核桃大五六枚，饮食大进，不治痢而痢自止。

王风山，西南苏木岗人。八月患痢，昼轻夜重，便时大肠脱出，小腹奇疼，冷汗如雨，面色晦暗，迎余诊治。六脉细弱，大虚之证，幸王某壮年可治。余创一方，曰补气固肠汤：熟地18克、西洋参6克、油桂6克、文蛤10克、诃子10克、煅龙骨10克、牡蛎10克、升麻4.5克、茯苓15克、炙甘草6克、白术12克、辽五味子12克，水煎服。一剂轻，二剂又轻，五剂痊愈。

以上出自《湖岳村叟医案》

章成之

陈幼。始下赤白痢，将及两旬，继则溏薄中夹有黏液。因营养缺乏太甚，目眊无所见，两足亦有浮肿状。此脾阳大虚之候。

炮附片9克　潞党参9克　赤石脂12克　肉豆蔻9克　生艾叶5克　乌梅丸9克　炮姜炭3克　淮山药9克　云苓12克

共研细末，每次取5克，稍加白糖，和入饮食中。

马弟。痧后半月，不慎饮食，滞下，里急后重，一昼夜数十行，有表证。

炒荆芥 5克　薤白头 9克　熟锦纹 3克　江枳实 9克　海南片 6克　制黑丑 5克　红茶 6克　神曲 9克　炒防风 6克　谷麦芽 9克　杏仁泥 12克　香连丸 2.4克，分2次吞

夏小。热与泻将及两月，腹部既不胀硬，则鉴别诊断在肺病与肠炎，病者虽咳，其外观不类结核，作肠炎论治。

葛根 9克　川连 1.2克　干荷叶 一角　白槿花 9克，包　黄芩 6克　升麻 3克　生地榆 9克　北秦皮 9克

徐幼。慢性痢日久，大便溏而频。此方温脾中兼有杀虫之意。

炮附块 3克　炮姜炭 2.4克　罂粟壳 2.4克　益智仁 6克　肉豆蔻 5克　生艾叶 3克　五味子 2.4克　诃子肉 3克　海南片 6克　苦参片 5克　川楝子 3克

李大弟。病泻数月之久，始则作白黏液，赤者则为近半月事。仲景乌梅丸能治久痢。

乌梅 15克　生艾叶 5克　海南片 6克　炮附块 5克　石榴皮 9克　陈红茶 6克　炒枯赤砂糖 9克

王幼。形瘦腹膨已久，验便有阿米巴原虫，数日来排便如浊涕，具有努责之意。

炮附子 5克　海南片 6克　杭白芍 9克　干蟾皮 2.4克　陈红茶 5克　石榴皮 6克　炙乌梅 5克　川楝子 9克　炮姜炭 3克　炒枯赤砂糖 9克

王幼。测体温 39.3℃，先泻黏液而赤，泻时攒眉苦目，可见其腹痛而努责。凡稚孩病痢，最能使正气衰沉。今见高热，而泪之缺少，脉之沉细，四肢之清冷，干呕，独头动摇。败象叠见，例属难瘳。

全当归 9克　杭白芍 9克　陈阿胶 18克　肉豆蔻 5克　粟壳 9克　川连 2.4克　炮附块 9克　潞党参 9克　煅牡蛎 30克，先煎

按：病痢高热，一般均当凉血解毒，今脉沉细、肢冷、干呕、独头动摇，都为正气不支而出现的败象；此热正为一线孤阳，预示"阴阳离决"之危，清凉之品决非所宜。故急用参、附以回阳救脱；牡蛎、白芍、阿胶以敛阴；肉蔻、粟壳以收涩。正气得复，再思祛邪，尚未为晚。况在温中少用黄连之苦寒，涩中采用当归之滑利，不徒为目下之痢疾腹痛投，亦为下一步祛邪之计。

朱男。喻嘉言治滞下之有表证者，用逆流挽舟法。今身热，下痢日三四行，临固有努责意，用其法表里两解。

荆防各 6克　玉桔梗 3克　薤白头 9克　前胡 6克　广木香 2.4克　炒扁豆衣 6克　川羌活 6克　枳实炭 6克　杭白芍 9克　干荷叶 3克　赤白苓各 6克

何男。大便溏泄，日十余次，临圊腹先痛，其痛多在脐下，病在肠可知。有恶寒发热之表证，当兼治其表。

粉葛根 9克　淡黄芩 6克　川连 1.2克　炒防风 6克　杭白芍 9克　小青皮 6克　白槿花 9克　飞滑石 9克，包　生甘草 3克　荷叶 1角

二诊：热退，但里急后重，泻不爽，有黏液。然则昨日之泄泻，实为滞下之前驱。

油当归9克　杏仁泥16克　郁李仁9克，打　生枳实9克　杭白芍9克　玉桔梗6克　炒防风9克　海南片9克　生艾叶4.5克

三诊：后重未除，不须用攻药，清其肠、消其炎是矣。

川黄柏4.5克　苦参片6克　樗白皮9克　白头翁9克　北秦皮9克　川连1.5克　银花9克　败酱草9克　马齿苋15克　杭白芍12克　粉甘草4.5克

余男。痢证初起，先当荡涤，有表证者，当并及之。

粉葛根9克　青防风9克　杭白芍9克　薤白头12克　生熟锦纹各6克　桔梗9克　槟榔9克　杏仁15克　荠菜花12克　香连丸4.5克，分2次吞

二诊：通之，痢之次数减少。腹仍痛，痛则欲泄，泄不爽。

熟锦纹9克　炒枳实9克　北秦皮9克　白槿花12克　白鸡冠花12克　当归9克　川楝子9克　戊己丸3克，分2次吞

三诊：腹痛减轻，便亦见爽，仍守原意出入。

熟锦纹9克　北秦皮9克　白槿花9克　白芍9克　香连丸3克，分2次吞　炒谷麦芽各12克

张男。排便是白冻，次数频繁，临圊先腹痛而努责。昨夜壮热如焚。无论其为肠炎抑为痢，总当迅速排去肠内容物。

郁李仁15克　杏仁泥24克　海南片9克　杭白芍9克　防风9克　羌活6克　薤白头12克　小青皮6克　延胡索12克　山楂肉15克　地枯萝12克

二诊：畅下后，第二步治法，唯单宁与炭类善其后。

乌梅4.5克　山楂炭12克　六神曲9克　枳实炭9克　百草霜12克　石榴皮9克　生艾叶4.5克　藕节5只　谷麦芽各9克

朱男。排便有白黏液，里急而后重不爽，其次数暮甚于昼。无论其为肠炎或痢，先当荡涤之。

熟锦纹9克　杏仁泥15克　生枳实9克　全瓜蒌12克　杭白芍9克　苦参片9克　六神曲9克　山楂炭12克　粉甘草3克　陈红茶9克

二诊：药后，大便次数反少，或者锦纹、红茶含有多量单宁之故。排便纯白者，今转为赤。凡赤，总是黏膜出血。

郁李仁15克，打　熟锦纹9克　白芍12克　荠菜花12克　秦皮9克　川黄柏9克　败酱草12克　粉甘草3克　飞滑石12克　香连丸4.5克，分2次吞　白槿花15克

三诊：便溏而爽，日一二次，色亦转黄，予香连丸、保和丸以巩固之。

任女。数欲圊而便不爽，未痢之先腹中痛，苔垢腻，可知内有所积。

熟锦纹4.5克　薤白头9克　杭白芍9克　江枳实9克　苦桔梗4.5克　花槟榔9克　莱菔子9克　焦六曲9克　焦麦芽9克

另：山楂炭9克，研细末，每次服3克，每日3次。

二诊：痢之次数已减，腹痛后重亦瘥；其便仍赤而黏，不可再攻。

北秦皮9克　地榆炭9克　川黄柏4.5克　马齿苋12克　白槿花12克　石榴皮9克　陈红茶9克
山楂炭12克　香连丸4.5克

王女。治痢大法，赤者属热当清，白者属寒当温，清者消其炎症，温者增加肠蠕动。赤白并有者，清温兼施。纯清者白头翁汤，纯温者附子理中汤。洁古之芍药汤，从二者脱胎而出。今予洁古芍药汤。

杭白芍15克　海南片9克　神曲12克　熟锦纹9克　山楂肉12克　粉草4.5克　香连丸4.5克，分3次吞　肉桂末1.5克，分3次吞

瞿男。临圊努责，在仲景称为后重，用苦寒以坚之。苦寒以坚之者，消炎之意也。参以金元用归芍和之之法，其力更宏。

黄柏炭6克　北秦皮12克　全当归9克　苦桔梗6克　香连丸3克　白槿花15克　山楂炭12克
杭白芍12克　焦六曲12克

二诊：后重十去八九，痢至尾声时，其便色青，消化功能尚未恢复。当以古人所称之和脾善后。

焦六曲6克　白术9克　太子参9克　炒麦芽6克　橘皮6克　清炙草2.4克　炒米仁15克　玄参9克　炒扁豆衣9克　煨益智6克　木香2.4克

李女。下腹痛颇剧，汗多肤冷，呕恶频频，舌红，脉沉细。此数者皆为痢证所忌，高年有此，虚脱之变，指顾间事耳。

炮附块9克　潞党参9克　全当归9克　杭白芍12克　杏仁18克　玄胡索90克　马齿苋9克　败酱草9克　苦参片4.5克　旋覆花9克，包　伏龙肝90克，煎汤代水

吴女。排便努责不爽，次数频，圊与否皆腹痛，重身不可猛攻。

郁李仁9克，打　熟锦纹9克　生枳实9克　花槟榔9克　白槿花12克　薤白头12克　杭白芍9克
桑寄生12克　粉甘草4.5克　炒枯赤砂糖12克

二诊：少腹剧痛，排便纯是白黏液，临圊努责甚久，怀子三月余，猛攻虑其伤胎。

杭白芍15克　白槿花15克　白头翁15克　北秦皮12克　桔梗9克　杏仁30克　全瓜蒌12克　细青皮9克　广木香3克　油当归12克　甘草4.5克　炒枯赤砂糖12克

三诊：腹痛已不如昨日之酸楚不可耐，但仍有白黏液，不爽。

白头翁15克　白槿花12克　北秦皮9克　荠菜花12克　苦参片9克　银花炭12克　桔梗9克　杭白芍15克　川楝子9克　粉甘草6克　杏仁泥15克

四诊：腹痛减轻，便亦畅爽，略带黏液。前方加减可矣。

白头翁12克　白槿花12克　银花炭12克　苦参片9克　秦皮9克　白芍12克　神曲9克　粉甘草3克

蒋女。因痢而早产，产后痢如故，入夜次数尤频。最堪注意者，身热缠绵迄于今。夫热为痢之大忌，何况产后。

白头翁9克，酒洗　杭白芍9克　全当归12克　五灵脂12克　糖炒山楂12克　北秦皮9克　白槿

花15克　姜川连0.9克　炒防风6克　荠菜花炭12克

二诊：药数服后，下痢之有二十余行者减其半，呕恶亦止，胃纳稍好。如此总是佳象。凡胎前下痢，产后不止，病延时日久，正气之衰弱不言可知，改拟三奇散。

生黄芪9克　蜜炙防风9克　杭白芍9克　白槿花12克　山楂炭9克　全当归9克　麸炒枳实9克　马齿苋15克　乌梅肉4.5克　伏龙肝30克　炒枯赤砂糖30克

焦男。舌边红中腻，却不成三角，病巢在肠之证，腹痛则欲泄，其色赤，壮热连作三日。

粉葛根9克　川连1克　杭白芍9克　淡黄芩6克　柴胡6克　生枳实9克　粉甘草3克　生地榆12克　白槿花9克　北秦皮9克　荷叶1角

钱男。滞下纯赤，一昼夜十数行，终日腹中作痛，临圊不爽利。

熟锦纹9克　海南片6克　郁李仁15克　桔梗9克　白槿花12克　北秦皮9克　败酱草9克　百草霜12克,包　陈红茶9克　戊己丸6克,分2次吞　山楂炭12克

二诊：服药后，即吐，其人反觉烦躁不安，痢仍不爽，且有热。

白槿花24克　香连丸6克,分2次吞　杭白芍12克　熟锦纹9克　杏仁泥30克　小青皮9克　陈红茶9克　青防风9克　百草霜12克

孙男。腹痛则欲泻，无后重感，所泻尽是血液，日夜达三十余次，曾两次住院急诊无效。

白头翁18克　北秦皮30克　川连3克　黄柏18克　马齿苋18克　白槿花18克　鱼腥草18克　延胡索18克　十灰丸12克,分2次吞

注：此案一药而愈。

陈女。体素不足，而病痢两周之久，今腹痛努责，便纯血水，神疲四肢不温，而体力更虚。

血余炭12克　阿胶珠12克　熟地黄15克　仙鹤草30克　赤石脂12克　炮附块6克　炮姜炭3克　绿升麻3克　粳米1撮　乌梅肉6克

另：别直参12克、黄芪30克，煎汤代茶。

欧阳女。热挫，下如故。其便色赤而稀如沫，腹剧痛。

白头翁12克　白槿花9克　香连丸4.5克,分2次吞　桃仁泥24克　生枳实9克　油当归15克　杭白芍9克　延胡索12克　炒荆防各4.5克　生地榆12克

二诊：依旧腹中剧痛，痛则冷汗出，临圊努责，而无所下。

熟锦纹9克　当归12克　炮附子9克　生艾叶6克　肉桂末1.2克,分2次吞　炮姜炭4.5克　薤白头12克　延胡索15克　制香附9克　陈红茶9克　糖炒山楂18克

三诊：滞下、痛、后重及次数皆差减，其脉虽尚数，有热象，但无须退热。

炮附块9克　炮姜炭6克　生艾叶6克　薤白头12克　杏仁泥24克　延胡索12克　苦桔梗9克　海南片9克　当归15克　乌梅9克　神曲9克　陈红茶9克

四诊：滞下因努责之故，多有胸脘痛者，神经痛也。脉见平，无碍。

炙乌梅9克　槟榔9克　石榴皮9克　川楝子9克　延胡索9克　山楂肉15克　神曲9克　当归12克　陈红茶9克

潘男。泄泻三日，转成赤黏液，腹剧痛外，有高热，其舌光。夫痢之为菌为原虫，在临床颇难鉴别。腹痛者和之，高热者清之，不爽者通之。

北柴胡9克　白头翁12克　金银花15克　马齿苋30克　败酱草15克　黄柏9克　苦参片9克　全当归9克　延胡索12克　桃仁泥24克　炒防风9克　陈红茶9克　香连丸9克，分2次吞

二诊：痢之次数频繁，外有高热者见挫，舌光红，便色赤，其质黏，腹痛不可按。此方减少其次数，而使其爽利。

白头翁15克　黄柏9克　马齿苋30克　苦参片9克　北秦皮12克　败酱草24克　川雅连1.8克，研末分2次吞　油当归15克　白芍12克　桃仁30克　陈红茶9克　炒枯赤砂糖9克

三诊：病势已呈尾声，除药调理外，宜慎饮食。

炒白术9克　茯苓9克　桔梗6克　焦神曲9克　焦山楂12克　苡仁9克　陈皮6克　炒谷麦芽各12克

肖男。便有红白黏液，临圊腹痛后重，予验方通痢散。

炮附子6克　杏仁泥15克　羌活6克　生熟锦纹4.5克　苍术9克　海南片6克　粉草3克

胡女。下赤白痢，日十余行，努责不爽，初起以油类下之。

郁李仁24克　杏仁泥30克　生枳实9克　油当归9克　槟榔9克　青皮6克　延胡索12克　川楝子9克　白芍9克　旋覆花9克，包　粉甘草3克　陈红茶9克

二诊：药后痛大定，红黏液亦除，但依旧临圊欠爽。

郁李仁18克　桔梗9克　杏仁泥2.4克　生枳实9克　熟大黄9克　槟榔9克　川楝子9克　白芍9克　陈红茶9克

三诊：大便色已转黄而质鹜溏，临圊见爽，日仅一二行。病十去八九，以下方调之。

白术9克　炒枳壳4.5克　槟榔6克　川楝子9克　白芍9克　茯苓9克　陈皮6克　焦六曲9克　焦山楂12克　陈红茶12克

汪男。泄泻转为白冻，有肠炎者，有痢者，古人不加区别，因其证候而治之。

熟锦纹9克　海南片6克　杏仁泥15克　生枳实9克　生艾叶4.5克　炮姜炭4.5克　薤白头9克　青防风6克　山楂肉炭12克　香连丸4.5克，分2次吞

谷弟。古人有红痢属热，白痢属寒；白属气，而赤属血，其说不可拘。赤痢有用附子者，白痢有用黄连者。前者镇痛，后者消炎，拘泥寒热便不可通。

大黄9克，酒炒　炮附子6克　当归12克　白芍9克　地榆9克　炮姜炭3克　杏仁24克　香连丸3克，分2次吞

王男。八年前曾病滞下，从此排便形扁而不爽，疑是瘢痕性肠狭窄。今少腹胀硬，按之剧痛。

海南片9克　生鸡金12克　五灵脂9克　川楝子9克　薤白头12克　莱菔子12克　小青皮9克　山楂肉12克　谷麦芽9克

二诊：考其满腹胀硬，按之痛，痛无定所，转矢气则舒。疑其气体蓄积，但气体蓄积之原

因亦甚繁。其便色黑而黏，量甚少。

　　熟锦纹9克　制香附9克　川楝子9克　蓬莪术9克　小青皮9克　薤白头12克　苦参片9克　莱菔子12克　山楂肉15克　谷麦芽9克

　　三诊：其痛并不满腹皆然，则病不在腹膜；痛处若重按，亦无所苦，是病灶在肠之实质。其范围：肠溃疡，慢性肠炎居多。

　　全当归15克　杭白芍9克　熟锦纹9克　桃仁泥24克　薤白头9克　川楝子9克　两头尖9克　皂角子9克，打　香橼皮9克　山楂肉9克

　　四诊：吸气则作咳，是大可玩味。大致腹之胀满，上迫胸膛。

　　黑白丑各4.5克　郁李仁15克，打　大戟4.5克　海南片6克　杭白芍9克　晚蚕沙12克，包　葶苈子9克　麦芽9克　糖炒山楂12克　大枣5枚

　　五诊：其主证，一则心下痞闷，一则少腹胀满如石，按之有痛处。叠用通便、破气，痞闷略失，胀满大减，而痛亦稍止。吾人据此经验，病者如便不爽利，以致腹壁紧张，按之硬者，十之六七为慢性阿米巴痢，而破气药多寓有杀虫之意。

　　海南片12片　黑白丑6克　十枣丸3克，分2次吞　续随子6克　皂角子9克　台乌药9克　小青皮6克　川楝子9克　山楂肉18克

　　六诊：叠用猛攻，少腹胀硬者十去其七，其痛亦除，验便有阿米巴痢疾原虫，然则下者亦驱虫之一法。自觉消化力迟钝，再拟消补兼施之法。

　　炮附子4.5克　生白术9克　淮山药9克　十枣丸3.6克，分2次吞　云苓9克　潞党参9克　炮姜炭4.5克　鸡内金9克　谷麦芽各9克

　　马男。病白痢二月于兹，日行七八次，甚则十余次，其质黏，腹不痛而不能自约，有时溲亦欲后。

　　炮附块6克　罂粟壳9克　炮姜炭6克　熟锦纹9克　海南片9克　乌梅4.5克　石榴皮9克　全当归9克　薤白头9克　川楝子9克　脏连丸9克，分2次吞

　　二诊：药三服，滞下次数减其半，其质亦不如往日之纯如白冻，但溏而黑，尚未得正常之便，依然不能自约。

　　炮附块9克　白槿花9克　海南片9克　罂粟壳15克　石榴皮12克　川楝子9克　脏连丸9克，分2次吞　升麻4.5克　生艾叶9克　车前子15克，包　木瓜9克

　　三诊：滞下两月之久，肠功能未有不伤者，故临圊不能自约而完谷不化。古人于此，多用温脾、附子理中加连。加连者，苦以坚之也。

　　炮附块12克　焦白术15克　炮姜炭9克　潞党参9克　川雅连1.8克，研末，分2次吞　粉甘草3克
　　另：乌梅丸，早晚各服6克。

　　四诊：二便不能自约，如不痛者，皆是虚证。其下迄今两月有半，仍有白冻，慢性痢之征兆也。

　　炮附块6克　诃子肉9克　升麻4.5克　炮姜炭4.5克　土炒党参9克　乌梅6克　生艾叶6克　石榴皮9克　威喜丸12克

　　五诊：经治，痢之日十余行者，今已三四行，虽白冻未除，亦稍能见粪。凡痢见粪则愈，而慢性原虫痢则否，古籍有休息之说，溲则便不能自约。

　　炮附块9克　生艾叶9克　罂粟壳12克　诃子肉3克　乌梅肉9克　苦桔梗4.5克　苦参片9克

石榴皮6克　陈红茶9克

另：早服补中益气丸9克，晚服千金驻车丸9克。

　　钱男。滞下三月之久，其腹痛逐渐消失，魄门胀急不舒，食物难消，而精神困顿。

附块15克　熟锦纹24克　苦桔梗12克　乌梅15克　槟榔12克　禹余粮24克　罂粟壳15克　薤白头15克　石榴皮24克　川连9克　诃子肉15克　苦参片15克　川楝子15克　黑丑15克

上药共研细末，蜜泛为丸，如桐子大，每服二十粒。

二诊：服丸剂，胀急减除其半。上见呕哕，下则腹胀，气体也。

薤白头9克　蓬莪术9克　晚蚕沙9克，包　尖槟榔6克　炮姜炭4.5克　莱菔子9克　神曲9克山楂炭12克

另：韭菜根炒猪肝食。

　　王男。越数日，排便如脓状而腹痛，迄今已年余，往日发作无表证，今寒热交作，此卒疾也。

青防风9克　荆芥6克　羌独活各4.5克　柴胡9克　生枳实9克　桔梗6克　当归9克　白芍9克大川芎6克　乌梅丸9克　炒枯赤砂糖9克，分2次冲

另：苦参子包桂圆肉，每次7～10粒，日二次。

二诊：腹痛剧，外邪罢，下亦频，而其脓如故。

油当归9克　炮附块9克　薤白头12克　苦参9克　川楝子9克　延胡索12克　桔梗9克　熟锦纹9克　杏仁泥18克　青防风9克　甘草3克

三诊：下如纯脓，将圊，腹部绞痛不可耐，一周时十数行。

炮附片9克　当归12克　海南片9克　白头翁9克　黄柏6克　白芍9克　炮姜炭6克　延胡索9克　薤白头12克　杏仁泥24克　陈红茶6克　石榴皮9克　炒枯赤砂糖9克，分2次冲

四诊：脓除，而腹之绞痛、临圊努责者亦罢。夫休息痢，原作辍无常，此不能决其根株。

薤白头15克　槟榔12克　生枳实9克　苦参片9克　制黑丑6克　石榴皮9克　白芍9克　苦桔梗6克　炮姜炭4.5克　炒枯赤砂糖9克，分2次冲

　　胡男。一周时，便仅四五行，此大佳事。少腹作胀，此因未服炭类，气体无由排泄。

炮附块9克　乌梅4.5克　罂粟壳15克　诃子肉9克　川楝子9克　苦参片9克　败酱草15克　槟榔9克　生地榆12克　当归12克　威喜丸12克，吞

二诊：便之次数又增加，但临圊不如往日之艰难，绞痛，排泄物纯是白黏液。

炮附块9克　生艾叶4.5克　炙乌梅4.5克　诃子肉9克　石榴皮9克　罂粟壳15克　延胡索9克苦参片9克　陈红茶9克　威喜丸12克　当归9克　炒枯赤砂糖12克，分2次冲

三诊：进温涩药，排便反爽，可见痢证用攻法，不可一成不变。

罂粟壳15克　全当归9克　延胡索9克　禹余粮24克　炙乌梅4.5克　诃子肉6克　生艾叶6克石榴皮9克　脏连丸6克，分2次服

四诊：病痢一月之久，而今已能见粪，病热渐入坦途。

全当时9克　海南片9克　炙乌梅4.5克　生地榆9克　熟锦纹9克　川楝子9克　罂粟壳12克戊己丸6克，吞　柿饼霜12克，分2次入

五诊：改方：熟锦纹 6 克，加白槿花 15 克、杭白芍 6 克。

六诊：后重腹痛，十去其八，已能见黄粪，但赤黏液不除。

炙乌梅 4.5 克　白槿花 18 克　黄柏 9 克　秦皮 9 克　滑石 15 克，包　生地榆 12 克　槐花 9 克　石榴皮 9 克　百草霜 12 克，包

七诊：病势虽成尾声，而终未根治，以现代观点，亦原虫未尽也。

海南片 9 克　乌梅 4.5 克　白槿花 15 克　北秦皮 9 克　制黑丑 6 克　川楝子 9 克　薤白头 12 克　生地榆 12 克　艾叶 4.5 克　石榴皮 9 克

朱男。休息痢，现代所谓慢性痢疾，有缠绵多年而不愈者。临圊有腹痛感，以汤剂荡之，以丸剂缓之。

海南片 9 克　杭白芍 9 克　熟锦纹 9 克　乌梅丸 9 克，分吞　薤白头 12 克　生枳实 9 克　苦桔梗 4.5 克　陈红茶 9 克

另服育肠圆加石榴皮。

贾女。腹隐痛，间日一更衣，或日行数次。将圊，腹更痛，圊后则痛止，其便爽利。平素稍进冷食，则脘腹皆痛。盖往者属寒，今者属气。

薤白头 12 克　橘青皮各 6 克　晚蚕沙 9 克，包　制香附 9 克　延胡索 9 克　焦枳实 9 克　神曲 9 克　肉豆蔻 9 克　焦麦芽 12 克　艾叶 6 克　炮附片 9 克

二诊：临圊少腹坠痛不可耐，圊后痛大定，但亦隐然不舒，一日便下四五行而溏，是肠病也。

熟锦纹 9 克　海南片 9 克　制香附 6 克　生枳实 9 克　薤白头 12 克　五灵脂 9 克　炮姜炭 6 克　制黑丑 6 克

三诊：攻之，腹痛大减，便亦调整。经过期不至，腰痛。

熟锦纹 9 克　当归 9 克　杭白芍 9 克　五灵脂 9 克，包　炮姜炭 4.5 克　桃仁 9 克　炒蒲黄 9 克　海南片 9 克　薤白头 12 克　炒丹皮 9 克　延胡索 9 克　大川芎 6 克

以上出自《章次公医案》

冉雪峰

魏某，湖北人，患暑温，继转赤痢，住某校附属医院治疗两月不愈，点滴坠痛，日五六十行，中气败坏，食不得下，频频干呕，舌绛津涸，入暮仍感热潮，精神颇觉恍惚，奄奄一息。魏乃出院，延予往诊。询得如上所述状，脉沉细而数，既坚搏，又弱涩。予曰：暑疟暑痢，证本不奇。但羁延日久，邪实正虚，无危险中反生出危险，现内之伏邪甚炽，外之余邪未净，固当权衡轻重，里急治里，寓清外于清里之中，勿使合邪内并是为要着，而以除热者救阴，坚阴者扶正，尤为定法中活法。此病邪实易去，正伤难复，能缓愈不能速愈，非四十日或一月不为功。拟方：白头翁三钱，青蒿梗一钱五分，薄荷梗五分，黄连、苦参各一钱五分，厚朴二钱，广木香一钱，炒地榆三钱，白芍六钱，甘草一钱，服一星期平平，似效不效，惟皮肤微似汗，暮热不作。原方去青蒿、薄荷，白头翁加为四钱，并加马齿苋四钱，续服一星期，坠痛锐减，痢减三之一。前方加知母、瓜蒌根各三钱，再服一星期，痢减三之二，脓血赤冻渐少，食思渐

佳。前方去苦参，白芍改为四钱，加归身四钱，生苡仁六钱，又服一星期，痢止，病已向愈，惟倦怠乏力，不能久坐步履。前方去马齿苋，减连、芩用量之半，守服十剂，精神食欲迭加，病渐愈。

张姓母女，湖北人，母患痢，未请医治疗。病延日重，时有胎已七月，在病中小产，痢病既重，小产出血又多，晕厥一次，奄奄不支，惶急延予往诊，据述下痢无度，日百数十行，坠痛特盛，常坐便桶上数小时不起。诊得皮肤冷沁，色夭不泽，气粗神倦，奄忽恍恍，脉微弱中兼劲数艰涩，病颇险迫，此痢之夹虚夹小产者。处方：当归八钱、芍药八钱、黄连一钱。黄芩、黄柏各一钱五分，广木香一钱，厚朴一钱五分，茯神四钱，琥珀末八分，蒲黄（炒半黑）三钱，香附末（炒半黑）三钱，生甘草一钱五分（参《傅青主女科》方而变通之），三剂，神志勉可安定，坠痛略有减意，出血减少，原方去蒲黄、香附，加白头翁三钱，又三剂，痢减三之一，神志较佳。前方当归减为四钱，去茯神、琥珀，加炒地榆一钱五分、阿胶（去滓烊化）三钱，续服一星期，痢减三之二，神志安好，食思更佳。再服一星期，诸证悉愈。讵母病方愈，女病又作，痢势程度，与乃母埒，因母病时，洗涤秽浊，扫除粪便，均其女为之，为一气之所传化，用白头翁汤，随病机斡旋加减，二星期愈。窃疟痢均多发病，但疟虽轻，转变瓢忽；痢虽重，颇有阶段次序。治痢较治疟为有程序，轻者二星期内可愈，较重四星期可愈，更重须月余方愈。若方药杂投，非任意攻下即急遽补塞，本是可治之证，竟成不治之疾，我见多多。微者逆之，甚者从之，通因通用，塞因塞用，古人早有明诫，当参酌病因、体质、有无并发症，以及病的转归。其所主，以平为期。

武昌雷某，受暑过重，患痢，赤白相兼，后重里急，自恃体健，带病工作，延至二星期，身体大损，乃请假回家治疗，行动艰难，不仅不能入厕所，并不能上马桶，惟仰靠一圈椅上，前覆单被，后近谷道处，垫一迭皮纸，每便时随扯出二三张，日夜几至百次，不可以数计，真是下痢无度。虽困惫若斯，而其人形色不变，一次能食发糕（米浆作）两个，证情复杂，殊耐探寻。拟方：白头翁四钱，黄连、苦参各一钱五分，黄柏三钱，厚朴二钱，广木香一钱，炒地榆三钱，当归、白芍各四钱，甘草一钱。三剂，坠痛渐减，次数亦减，便时比较通快，自觉小便亦有秘涩感，暑邪内搏，原方去当归，加滑石六钱（痢证忌开支河，但滑石是润利，不是燥利，且不是渗利，可代赤石脂用，故本经明著主身热泄澼）。又三剂，下痢锐减，红冻已少，小便亦比较畅利，前方去地榆、滑石，仍用当归，再加马齿苋四钱，守服一星期，痢愈十之七八，前方去苦参，加南沙参、瓜蒌根各三钱，再服一星期全愈（痢不用参、芪，此用沙参，因夹劳伤）。按此病者年轻体壮，历时又不甚久，何致困惫至不能行动，此盖病时强力工作（夹劳伤），又在乡间医疗失宜，然究之，虽为重证，不为坏证。外观此案与上案严重相等，细查比上案为轻。此为痢病而并夹劳伤，方用当归、白芍、沙参、瓜蒌根即是兼顾劳伤之意，否则芍药、蒌根当用，当归、沙参不必用也。

湖北王某之内侄，年约二十许，体质素不大健，患痢日久，下便赤白，里急后重，脱肛，一身肌肉消脱。予初诊时，病已造极，方入病室即秽臭难闻，见病者俯蹲床上，手足共撑，躬背如桥，瘦消不堪，脸上秽浊模糊，惟见两只黑眼，频频哀号，病象特异。扪之，皮肤炕炽蒸热，脉弱而数，舌上津少，所下如鱼脑、如败酱，无所不有，日百数十行，羁滞近两月，古人谓下痢身热脉数者死，况此子尪羸如此，热毒甚炽，阴液过伤，精华消磨殆尽，恐未可救。处方：白头翁四钱，杭芍六钱，黄连、苦参各一钱五分，黄芩三钱，广木香一钱，马齿苋四钱，甘草一钱，煎浓汁，日二服，夜一服。四日略安，前方黄连加为二钱，并加干姜四分，炒半黑。又四日，痢减三之一，平静，勉能安卧，效显著，前方加赤脂四钱、粳米八钱，守服一星期，痢减三之二，脱肛愈，勉可进食。后以黄芩芍药甘草汤加知母、瓜蒌根、麦冬、生谷芽等缓调善后，一月全愈，两月恢复健康。查痢病，仲景轻用白头翁汤，清热升陷；重用桃花汤，排脓血，疗溃伤，生肌（注家释为温涩者误）。上各方不过两方合裁，合两方为一治。痢以黄连为正药，兼用苦参者，黄连清心热，苦参乃清大肠热，补虚不用参、术，举陷无取升麻，均值得注意。干姜合黄连，可以杀虫灭菌，干姜合粳米，可以补虚复脉，白头翁不仅升清举陷，兼善清血解毒。中医治疗，调气血陷，实乃从整体疗法上着眼（喻嘉言谓逆流挽舟，对此颇有体会）。

以上出自《冉雪峰医案》

陆观虎

王周氏，女，52岁。

辨证：停滞痢。

病因：肠胃不和，兼有寒火。

证候：大便白冻带血。脉细弦。舌质红，苔浮黄腻。

治法：两和肠胃，兼化寒火。

处方：炒黄连6克　建曲炭15克　川通草4克　苏梗6克　山楂炭9克　扁豆衣9克,炒　广木香4克　七香饼9克,包煎　荷梗6克　制香附6克　香连丸6克

方解：以炒黄连、香连丸治其下痢，兼祛寒火。七香饼化内伏之寒湿而止痢。苏梗、木香、香附芳香化浊理气。山楂炭、建曲炭宣导化滞。扁豆衣补脾除湿消暑。通草利尿，兼祛湿热。荷梗通气。连服三剂，肠胃和，寒火化，病即消除矣。

郝某某，女，55岁。

辨证：寒火痢。

病因：饮食不节，冷热并进，外感寒邪以致肠胃失和。

证候：头晕发冷，气短腹痛，下坠大便带脓。脉细弦。舌质红，苔浮白微黄。

治法：和肠胃，化寒火。

处方：炒黄连6克　山楂炭9克　苏梗6克　荷梗6克　扁豆衣9克　广木香4克　陈皮9克　淡姜炭4克　炒青蒿9克　苦参9克　焦谷芽9克　大腹皮9克　银花炭9克

方解：木香、苏梗、青蒿、荷梗、大腹皮理气，消胀，止腹疼。淡姜炭、银花炭、炒黄连解表化寒火。扁豆衣、焦谷芽、山楂炭、陈皮扶脾和胃，消导化滞。苦参燥湿清热。

郑某某，郑，女，30。

辨证：寒火痢。

病因：肠胃不知，兼有寒火。

证候：胸痛腹痛，大便脓血，年余不止。脉细弦。舌质红，苔浮黄微白。

治法：理气化滞。

处方：苦参6克　木香3克　扁豆衣9克　荷梗6克　益元散9克，包　萸连6克　山楂炭9克　佩兰6克　苏梗6克　银花炭6克　陈皮6克

方解：佩兰芳香化浊。苏梗、木香、陈皮理气化郁和胃。炒萸连、苦参、银花炭化寒火，清肠中之湿热。扁豆衣健脾。山楂炭导滞。荷梗、益元散祛暑升清。

张某某，女，39岁。

辨证：暑邪下痢。

病因：暑天多饮生冷，兼感暑邪。

证候：怀孕四月，腹痛下坠，大便成痢，发冷发热。脉滑数。舌质红，苔浮黄。

治法：清暑祛滞。

处方：炒萸连6克　大腹皮9克　扁豆衣9克　苦参6克　淡芩炭4克　荷梗6克　焦稻芽9克　淡姜炭3克　鲜佩兰6克　银花炭9克　香连丸6克，包煎

方解：用鲜佩兰、扁豆衣、荷梗清暑祛冷热。淡芩炭、炒萸连、淡姜炭、银花炭以化寒火，清湿热。苦参、香连丸、大腹皮祛滞止腹痛。焦稻芽和胃化积。

二诊：腹痛下坠，大便下痢均减，冷热已退。脉细而弦。舌质红，苔浮黄。寒火见化。按原方去银花炭，加桑寄生9克以固胎元。

姜某某，男，24岁。

辨证：暑湿痢。

病因：劳碌蕴暑，贪食求凉，暑湿转痢。

证候：头痛发冷发热，腹痛下痢，红色，背痛。脉细数。舌质红，苔浮黄。

治法：清暑化滞利湿。

处方：鲜佩兰6克，后下　山楂炭6克　荷梗6克　炒萸连6克　苦参6克　白蒺藜9克，去刺，炒　银花炭9克　扁豆衣9克　香连丸6克，包煎　杭甘菊9克　炒青蒿9克　益元散9克，包煎　淡姜炭3克

方解：鲜佩兰、炒青蒿芳香化浊。扁豆衣、荷梗、益元散清暑利湿。蒺藜、菊花清上焦，止头痛。银花炭、苦参清肠胃祛湿热。炒萸连、香连丸、山楂炭、淡姜炭化寒火，去积滞，止腹痛。连服三剂，证即消失。

齐某某，男，24岁。

辨证：暑湿痢。

病因：夏秋暑热，留于胃肠，恣食荤腥油腻、瓜果、生冷酝酿而成。

证候：发热腹痛，大便下痢，白多赤少。脉细数。舌质红，苔浮黄腻。

治法：清暑化湿理气。

处方：鲜佩兰6克，后下　炒萸连6克　苦参9克　广木香3克　益元散9克，鲜荷叶包，刺孔　山楂炭9克　鲜荷梗6克　银花炭6克　扁豆衣9克　苏梗6克　鲜藿香6克，炒下

方解：佩兰、藿香清气退热、芳香化浊。苏梗、木香理气开郁。炒萸连、苦参、银花炭化寒火，清肠中之湿热。扁豆衣健脾。山楂炭消导化滞。荷叶梗、益元散消暑湿，升清阳。

李某某，男，43岁。

辨证：暑热痢。

病因：暑天喜食生冷，夹有积滞，成暑热痢。

证候：腹痛作坠。大便粉色，里急后重。脉细濡。舌质红，苔微黄。

治法：疏化导滞。

处方：炒黄连6克　山楂炭9克　枯黄芩炭6克　六一散9克,包　老苏梗6克　银花炭9克　扁豆衣9克　香连丸6克,包　广木香3克　大腹皮9克　荷梗6克

方解：炒黄连、香连丸、苏梗、木香分清浊，化滞止痛。枯芩炭、银花炭清血热化湿。扁豆衣、荷梗、六一散清暑热。山楂炭、腹皮宣导消胀。

刘某某，男，19岁。

辨证：湿热痢。

病因：夏秋之间，郁热蕴蒸，过食生冷而致。

证候：脘胀腹痛，大便稀带脓血，里急后重。脉细。舌质红，苔浮黄。

治法：疏化寒火，宣通肠胃。

处方：炒黄连6克　苦参6克　扁豆衣9克　荷梗6克　苏梗6克　葛根炭9克　益元散9克　腹皮9克　广木香3克　银花炭9克　山楂炭6克　炮姜炭3克

方解：炒黄连、苏梗、木香分清浊，疏郁滞。山楂炭消导。银花炭、苦参清湿热。益元散、荷梗祛暑利湿。炮姜、扁豆衣、大腹皮行气消胀。

郑某某，女，30岁。

辨证：热痢。

病因：积热内蕴，肠胃不和。

证候：胸脘发闷，腹痛，大便脓血年余，食时作呕。脉细弦。舌质红，苔浮黄微白。

治法：清化积热，兼和肠胃。

处方：炒黄连6克　山楂炭6克　广木香3克　苦参6克　银花9克　陈皮6克　苏梗6克　扁豆衣9克　益元散9克　制半夏9克　荷梗叶各6克　伏龙肝30克,先煎去渣,代水

方解：以炒黄连治其下痢。加苦参、银花清湿热而治大便脓血。山楂炭消食。伏龙肝、陈皮、半夏和胃止吐。苏梗、木香化浊，并止腹痛。扁豆衣补脾，除湿消暑。荷梗、叶升阳气。益元散渗湿祛暑。连用三剂，积热化，肠胃和，病愈矣。

张某某，33岁。

辨证：噤口痢。

病因：脾胃湿热壅塞所致。

证候：呕恶不能纳食，小便深黄而少，大便下痢。脉虚数。舌质绛，苔无津。

治法：清化湿热，两和肠胃。

处方：炒黄连6克　苦参6克　山楂炭9克　赤苓9克　石莲子9克　黄芩炭6克　赤白芍各6克　煨木香3克　焦稻芽9克　银花炭9克　扁豆衣花各9克　益元散9克,包煎　佩兰6克　荷叶梗各6克

方解：炒黄连清湿热而止呕恶。焦稻芽、佩兰、木香芳香理气而和脾胃。苦参大苦燥湿治痢。石莲子专治噤口痢，开胃进食。扁豆衣花调脾暖胃，升清降浊止痢。山楂炭、银花炭化脾

胃湿热之壅塞。黄芩炭、赤白芍止痢兼祛虚热。荷梗、荷叶升阳散郁，梗则通气。益元散、赤苓清湿热而利小便。使湿热化，脾胃和则胃口开，连服三剂，证已减轻，继服三剂，病渐向愈矣。

刘某某，男，31岁。

辨证：噤口痢。

病因：肠胃郁热，久而致心、肝两虚。

证候：脘堵下痢，呕恶不食，夜眠不安，头晕，心慌。脉细数。舌质红，苔薄黄。

治法：两补心、肝，泻肠胃郁热。

处方：白蒺藜9克，去刺，炒　黑豆皮9克　夜交藤9克　杭甘菊9克　扁豆衣9克　合欢皮9克　朱茯神9克　焦六曲9克　荷梗6克　远志肉6克　朱通草3克　石莲肉9克　杭白芍9克　炒条芩6克

方解：肠胃郁热下注而为痢，痢久致心、肝两虚，故治以朱茯神、远志肉、合欢皮、夜交藤补心安眠。杭甘菊、白蒺藜止头晕。加白芍补脾阴而泻肝火，亦止头晕。再加炒条芩可治痢疾。焦六曲、扁豆衣、黑豆皮两健肠胃。荷梗、通草通气，加朱砂拌并止心慌，而能安神。石莲肉开胃进食治噤口痢。白芍、条芩清肠胃郁热。共服七剂则愈。

以上出自《陆观虎医案》

赵海仙

素本脾阳不足，湿痰盘踞中宫，脘胁痛胀。辰因外感，愈觉滞下不清，白冻夹杂。脉象弦数。延及有年，治难骤效。

煨葛根一钱五分　西砂仁五分，研　粉甘草五分　制半夏一钱五分　广木香一钱　云茯苓三钱　川厚朴五分，炒　防风根一钱五分　福泽泻一钱五分　制苍术五分　广橘皮一钱五分　生姜一片　荷蒂三枚

滞下五色，且有燥粪，曲肠之浊阴失降，是其明征。所幸胸次稍舒，谷食稍进。但少腹痛胀，胀甚似坠，清阳不升，浊阴下降，显然可见。证延五旬，正阴未有不伤。然浊阴久羁肠间，又非降不可。脉象虚弦且滑。舌苔稍起。拟升清降浊法，补正祛邪，应手为妙。

参须二钱　煨葛根三钱　于白术三钱　姜汁半夏二钱　熟附片七分，童便浸　煨白芍二钱　云茯苓神各三钱　煨木香四分　砂仁壳七分　汉防己七分　生熟谷芽各一钱　白蔻衣一钱　防风根一钱五分　荷叶筋一小撮

连服升阳降浊、温通下焦法，胀痛渐减，大便秽浊甚多，燥粪渐软，脐右霍然，脐左未净。清阳有渐升之兆，浊阴有就降之机。但腹中漉漉有声，气道尚未通达，皆湿痰郁遏所致。脉象右关有神，左手尚未条达。至浮阳时越，心悸生烦，皆平素肝虚胆怯，痰湿内蕴之故。拟条达气道法，以冀进步。补剂缓图。

银蝴蝶三钱　云茯神二钱　橘皮络各七分，盐炒　砂仁壳八分　秫米一钱五分　益智仁一钱五分　五谷虫一钱五分　络石藤三钱　冬瓜子三钱　白蒺藜一钱五分　煨葛根三钱　生熟谷芽各一钱五分　法半夏三钱　荷叶筋一小撮

连服条达益气法，所便秽浊，不击而下，为数甚多。细思所便之色不改，终非了局。昨着太阳之气化不行，小便不利，甚为可虑。脉象右关尚调而无力。病延两月之久，早晚大雪节届，恐生风波。姑拟升阳益胃，获效乃吉。

太子参一钱五分　于白术一钱五分　制半夏三钱　建泽泻一钱　炙黄芪一钱五分　橘皮络各七分　粉甘草五分　嫩柴胡八分，水炒　防风根一钱五分　杭白芍二钱　川雅连四分，姜炒　荷蒂三枚　陈米一勺

另服乌梅丸。

昨进升阳益胃法，兼服乌梅丸，胀痛就减，便色转黄，殊属佳兆。但胸次时宽时闷，谷食不香，常觉痰多，脾阳健运，尚未得常，是其明征。脉象左右俱有条达之象。拟转输脾胃法，以冀气化得常为佳。

太子参一钱五分，另煎　冬瓜子四钱，土炒　生熟谷芽各五钱　白蔻衣一钱　益智仁一钱五分，盐水炒　云茯苓三钱

服诸方，理法甚当，余邪、余滞郁结，终非所宜。

川桂枝　生甘草　川厚朴姜炒　水炒柴胡　威灵仙　炒楂肉　法半夏　淡枯芩　草果　赤茯苓　潞党参　细枳实　鲜生姜　小红枣　鲜竹茹炒

经云："肾开窍于二阴。"久痢必伤肾脏。于是命火衰微，不能生化。脾土健闭之权失职，交寅分则腹痛而泄痢。脉象弦细无神。面色萎黄，已历半年之久。其为肾虚无疑。再延则阳败阴亏，恐生肿胀致变。拟通阳之剂，兼摄纳下焦之法治之。

破故纸一钱　台党参三钱　绵黄芪一钱　炙甘草五分　白蔻仁五分　五味子五分　绿升麻五分　熟附片一钱五分　吴茱萸四分　炒冬术一钱　赤石脂一钱五分　荷蒂三枚

以上出自《寿石轩医案》

叶熙春

陈，男，三十四岁。七月。昌化。身热痢下脓血，里急后重，日夜三四十次之多，呕恶不思纳谷，小溲短赤，脉象滑数，舌苔黄腻。湿热内蕴，宿食停滞，治拟清热导滞。

清炙白头翁12克　川连3克　煨南木香5克　川柏炭6克　秦皮6克　炙银花12克　制锦纹3克　炙当归9克　酒芍8克　槐米炭9克　山楂炭9克　炒枳实6克

二诊：前方进五剂后，热退，脓血不存，便转正常，亦无里急后重，呕止，渐思纳食，脉滑，苔色薄黄。再以清湿化热，以和肠胃。

广木香3克　炒川连1.8克　山楂炭6克　广陈皮6克　淡竹叶9克　清水豆卷9克　炒银花9克　炒谷芽15克　炒苡仁9克　炒枳壳5克　制川朴5克　鲜荷叶1角

周，男，五十六岁。八月。昌化。平素气阴不足，夏日受暑夹湿，中宫先虚，湿遏热伏。入秋以来，又伤饮食，而成肠澼。腹痛后重，赤白相兼，日夜有数十次之多，绵延半月未已，不思纳谷，恶哕频作，四肢不温，舌尖边干绛，苔黄燥，脉象细弦，阴液已伤，正气亦匮，厥脱堪虞。亟拟扶元养胃，以冀胃气得苏，生机可望。

野山杏林参须9克，先煎　清炙甘草5克　炒石莲子肉9克，包　米炒麦冬9克　炒白芍5克　炒当归6克　土炒于术5克　乌梅5克　淡苁蓉6克　鲜荷梗2尺　茯神15克　炒秫米15克，包　通草梗6克

二诊：前方服后，痢下次数减少，腹痛里急亦差，惟肛门尚觉坠痛，四肢转暖，知饥思食，胃气有来复之渐。但神形委顿如故，动辄自汗，口渴喜饮，舌苔稍润。痢久气阴大伤，一时

难复。

米炒西洋参9克，先煎　米炒麦冬9克　炙甘草5克　蛤粉炒阿胶9克　川连1.2克　土炒江西术5克　炒秫米15克，包　炒石莲肉9克，杵，包　土炒杭芍6克　忍冬藤12克　淡苁蓉6克

三诊：痢止，腹痛里急已除，自汗减少，口渴亦差，渐思进食，惟精神倦怠如故。再宗原法加减。

米炒西洋参6克，先煎　米炒江西术5克　云茯苓9克　米炒麦冬9克　霍石斛3克，先煎　炒杭芍5克　生谷芽15克　橘白5克　炙甘草5克　穞豆衣9克　炒苡仁9克　红藤9克

以上出自《叶熙春专辑》

施今墨

刘某某，32岁，男。患肠炎五年，经常发作，迄今未愈，半月前，病势加重，曾便出腐肉状物一块。近感食欲不振，消化不良，少腹作痛，便利红白之脓状物甚多，日行八九次，里急后重。苔薄白，舌质淡，脉象沉迟。

辨证立法：久痢多属虚寒，观察脉证，是属中阳不足，下焦虚寒，渐见滑脱之象。脾阳不振，胃气不和，则食欲不振，消化不良。以温补收涩为法，佐以理气燥湿之剂。

处方：青皮炭5克　赤石脂10克，禹余粮10克同布包　广皮炭5克　血余炭6克，晚蚕沙10克同布包　朱茯苓6克　苦参10克　朱茯神6克　吴萸5克，黄连5克同炒　米党参6克　苍术炭6克　椿根皮12克　煨肉果6克　白术炭6克　紫厚朴5克　干姜炭5克　五味子3克，打　破故纸6克　炙甘草3克

引用白粳米百粒布包入煎。

二诊：药服九剂，诸证均减，但矢气甚多。饮食已复正常。拟改服丸药收功。

处方：每日早服附子理中丸1丸。下午服七宝妙灵丹半瓶。夜临卧服四神丸6克。

三诊：服丸药十五天，大便日行一二次，脓血已少，希配丸药常服以巩固疗效。

处方：苦参60克　白头翁30克　川黄连30克　秦皮30克　禹余粮30克　赤石脂60克　附片30克　吴茱萸30克　云苓块30克　于术30克　浸苍术30克　椿皮炭30克　干姜30克　血余炭30克　煨肉果30克　党参90克　破故纸30克　五叶子30克　黄柏30克　石榴皮30克　朱茯神30克　薏仁60克，炒　炒银花30克　苦桔梗30克　炙甘草30克

共研末，怀山药500克，打糊为丸。每日早晚各服10克，白开水送下。

马某某，男，70岁。前日饮食不慎，骤患腹痛泄泻，一日四五次，腹痛即急如厕，便后有下坠感，微觉恶寒发热，食欲不振。舌苔薄白，脉象弦数。

辨证立法：年已七旬，脾胃本弱，饮食不洁，再受外感，则发寒热腹泻。水谷不分，病出中焦，脉象弦数，内蕴有热。即拟葛根黄芩黄连汤加味治之。

处方：酒黄芩6克　苍术炭6克　血余炭6克，炒车前子10克同布包　酒黄连5克　白术炭6克　煨葛根10克　焦内金10克　炙草梢3克　白通草5克　焦薏仁15克　炒香豉10克　赤小豆10克　赤茯苓10克

阴某某，男，23岁。患病已四年，经常大便下脓样物，腹痛重坠，屡治未效，食欲日渐不振，全身无力，时有脱肛现象，经人民医院检查诊断为慢性结肠炎。舌苔薄白，六脉濡弱。

辨证立法：病历四年，脾胃虚弱已甚，中气不足，形成脱肛。应以补中益气治之。

处方：炙黄芪12克　米党参10克　陈皮炭5克　当归身5克　炙升麻3克　焦薏仁20克　醋柴胡5克　苍术炭6克　杭白芍10克　晚蚕沙6克，血余炭10克同布包　白术炭6克　云苓块10克　炙甘草3克

二诊：前方服二剂，证与前同，未见效果，嘱以原方服四剂后再诊。

三诊：两次诊方共服六剂，已见效果，脱肛现象大为好转，体力较强，食欲亦增，大便仍有脓样物，腹仍时痛，下坠依然。前方加厚朴5克、葛根6克。

四诊：又服四剂，诸证更见好转，脱肛未发，重坠之感亦消，精神旺健，食欲日增，大便间或有脓样物，腹痛也轻，要求常服方。

处方：炙黄芪12克　米党参10克　云苓块10克　苍术炭6克　醋柴胡5克　白术炭6克　血余炭10克，赤石脂10克同布包　杭白芍10克　紫厚朴5克　川黄连5克　白薏仁12克　炙甘草3克　陈皮炭6克

每星期二三剂，至愈为度。

赵某某，男，42岁。自述十二年前曾患"鸡鸣泻"，每日晨醒即急入厕，久治未愈，亦未发展。五年前返乡，吃辣椒甚多，从此大便经常带血，久治不效，后经北京某医院诊断为阿米巴痢疾。治疗后，时轻时重。本年二月症状加剧，一日间大便曾达二三十次，里急后重，甚至腹急不可忍，矢气粪即排出。经用鸦胆子内服并煮水灌肠，大便次数减少，下血好转，但继续使用即不生效。目前，大便仍带血及黏液，日行五六次，有下坠感。舌苔薄白，六脉滑大。

辨证立法：脾肾俱虚，虚、实、寒、热纠结不清，久治而不愈。遇此等病，不宜墨守成法，理应活用，拟补脾虚、温肾阳、消导肠滞之法。

处方：白头翁6克　秦皮6克　椿根皮炭12克　赤石脂12克，血余炭6克同布包　川黄柏6克　黄连5克　干姜炭10克　苍术炭10克　山药25克　破故纸6克　石榴皮10克　米党参10克　阿胶珠12克　苦参10克　炙甘草6克

二诊：服药四剂，大便次数反多，日行八九次，非全脓血，兼有粪便，下坠感减轻。仍遵前法以白头翁汤、桃花汤，黄宾江之实肠丸合剂加味治之。

处方：川黄连5克　秦皮6克　赤石脂10克，血余炭10克同布包　川黄柏6克　干姜炭10克　白头翁6克　椿根皮炭12克　阿胶珠12克　米党参10克　怀山药25克　苍术炭6克　苦参10克　生地炭10克　熟地炭10克　石榴皮10克　炙甘草6克

三诊：前方服五剂，大便次数减少，日只二三次，下血色鲜，黏液甚少，大便通畅，已无下坠感，惟腰酸甚。药效渐显，法不宜变，略改药味再服。

处方：川杜仲6克　禹余粮10克，赤石脂10克同布包　川续断6克　吴萸5克，黄连5克同炒　破故纸10克　椿根皮炭12克　阿胶珠12克　五味子3克　石榴皮炭10克　炒地榆10克　苍术炭10克　炒苦参10克　生熟地炭各10克　米党参10克　炙甘草6克

四诊：药服五剂，其间有两日大便无脓血，正常粪便，为五年以来从未有之佳象，遂又再服五剂，大便每日只一二次，有时稍带黏液及血，要求配丸药，返乡常服。

处方：以第三诊处方，加四倍量研细末，山药360克打糊为丸，每日早晚各服10克，白开水送。

五诊：患者由西安来信云：服丸药五十日很见好，现已工作，大便每日一二次，软便居多，时尚微量出血，曾在西安医院多次检验大便，未见阿米巴原虫。复信，除再配一料丸药外，另

附一汤剂方作初充用。

处方：黑升麻3克　炙黄芪20克　椿根皮炭12克　黑芥穗6克　土炒白术10克　生熟地炭各15克　苦参10克　禹余粮10克，赤石脂10克同布包　阿胶珠12克　血余炭10克，晚蚕沙10克同布包　炒地榆10克　当归身6克　炙甘草10克　秦皮6克　石榴皮10克　仙鹤草炭15克

以上出自《施今墨临床经验集》

第三十四章　泄泻

胡慎柔

　　蒋怀劬，年六十。素吐白沫，已数十年矣。忽喉中有噎意，以延予诊治。曰：此脾胃虚寒也，宜用人参调补中气，彼辞以贫窭，自将白糖蔔汁熬化含吐。及六七日，则溏泄，日五六次，神亦劳倦，食亦不贪。延视之，六脉皆二至，来三五至则止，如雀啄之状。此元气大虚，不能嘘吸周回耳。用六君子加肉桂四分、吴萸二分、干姜二分。二剂，则脉连续而不止。又二剂，反加浮洪粗大，数七八至。发热、口碎、舌碎，乃虚阳上越之证，予思之，脉已犯难治之例，且吐沫不止，肾水泛，脾虚失统也。用缺，病亦稍退。稍劳即复，服数剂复减，再劳又如故。至两三月后，药亦不受，亦不效，五六日而殁。先贤云：粗大之脉难治。书此以证之。

《慎柔五书》

李用粹

　　申江邹邑候子舍，仲夏患泻，精神疲惫，面目青黄，因素不服药，迁延季秋。忽眩晕仆地，四肢抽搐，口斜唇动，遍体沐冷，面黑肚缩，六脉全无。署中幕宾通晓医理，各言己见。或曰：诸风掉眩，法宜平肝。或曰：诸寒收引，理应发散。议论纷纭，不敢投剂。延予决之曰：脾为升阳之职，胃为行气之府，坤土旺则清阳四布，乾健乖则浊阴蔽塞，此自然之理也。今泄泻即久，冲和耗散，所以脾元下脱，胃气上浮，阴阳阻绝而成天地之否，故猝然仆倒，所谓土空则溃也。况肝脾二经为相胜之脏，脾虚则木旺，肝旺则风生，故体冷面青，歪斜抽搐相因而致也。若误认风寒的候而用发表之方，恐已往之阳追之不返矣。宜急煎大剂参、附，庶为治本。合署惊讶，见予议论严确，乃用人参一两、熟附二钱、生姜五片煎就灌下。一二时手指稍温，至夜半而身暖神苏，能进米饮。后以理中、补中调理而安。

　　云间田二府封翁，久泻肉脱，少腹疼痛，欲食下咽，汨汨有声，才入贲门而魄门已渗出矣。或以汤药厚脾，或以丸散实肠，毫不见效，几濒于危，召予力救。望其色，印堂年寿夭而不泽。切其脉，气口六部细弱无神，则知清阳不升，原阴下陷，非但转输失职，将见闭藏倾败矣。盖肾者，胃之关也，脾之母也，后天之气。土能制先天之气，肾可生脾，良由坤土是离火所生，而艮木又属坎水所生耳。故饮食入胃，如水谷在釜，虽由脾土以腐熟，亦必藉少火以生气，犹之万物虽始于土，皆从阳气而生长，彼生生化化之气，悉属于一点元阳。所谓四大一身皆属金，不知何物是阳精也。惟命门火衰，丹田气冷，使脾脏不能运行精微，肠胃不能传化水谷，三焦无出纳之权，五阳乏敷布之导，升腾精华反趋下陷。故曰：泻久亡阴，下多亡阳，阴阳根本，悉归肾中。若徒知补脾，而不能补肾，是未明隔二之治也。宜用辛热之品缓补下焦，甘温之剂资培中土。譬之炉中加火而丹易盛，灯内添油而燃不息，真有水中火发，雪里花开之妙，何虑寒谷之不回春耶？遂用人参、白术、炮姜、炙甘草、熟附子煎成，调赤石脂末三钱与服，渐觉平安，十剂而痛止泄减，面色润泽，饮食增进。不一月而痊愈，乃蒙赐颐缱绻竟日而去。越明年春，田公觐还，父子重逢，喜出望外，不意过食瓜果，前证复发，竟难挽回，卒于仲夏庚寅日，可见木旺凌脾之验，毫发不爽也。

家君治江右太师傅继庵夫人，久泄不已，脉象迟微。微为阳衰，迟为阴胜，此脾土虚而真阳衰也。盖脾虚必补中，而后土旺，阳衰必温中，然后寒释。乃以四君子汤加姜、桂服二剂而畏寒如故，泄亦不减，知非土中之阳不旺，乃水中火不升也。须助少火之气上蒸于脾，方能障土之湿。遂用人参三钱、白术五钱、肉桂一钱、附子一钱，数帖渐瘥，后八味丸调理乃安。

分镇符公祖令嫒，久泻肉脱，肢体浮肿，大腹胀痛，便内赤虫形如柳叶，有口无目，更兼咳嗽烦躁，夜卧不寝，召予调治。符公曰：小女之疾起于夏间，因饮食不节，淹缠半载，服利水药，身肿不减，用参、芪等剂，胀闷益增。予细为审察，盖中央脾土，喜燥而恶湿，脏腑为根本生化源头，虽云至阴之地，实操升阳之权。盛暑之际，六阳外发，阴寒潜伏，加以浮瓜沉李，饮冷吞寒，使乾阳之气郁坤土之中，所以气滞而湿化，湿化而热生，湿热壅滞，转输不行，仓廪之精华下陷而为泄泻，久则清阳愈虚，浊阴愈盛，留于中州，则为腹胀，散于肌肉则为浮肿，上乘肺分则为咳嗽，况脾为诸阴之首，肝为风木之司，湿热盛则阴虚而烦躁夜争。肝风旺则遇湿而虫形生化。头绪虽多，不越木旺土衰之征。治当调脾抑肝，佐以升清降浊，使湿去土燥，病当渐去。用白术、茯苓、半夏、芍药、黄连、肉桂、干葛、柴胡、厚朴、乌梅、花椒等剂，调理而安。

燕山中丞刘汉儒，泄泻数日，医见肝脉弦急，认为火热。用苦寒平肝，反洞泄不已，筋挛少气。招家君往治，曰：此因寒气入腹，清阳不能上腾，即《素问》清气在下则生飧泄之意也。前医以肝脉高为火，予以肝脉盛为寒，盖寒束之脉每多见弦，先哲明训，班班可考，何得以寒为热耶？方以苍术、白术各二钱，羌活、防风各一钱，干葛、炮姜各八分，升麻、柴胡各五分，一剂而减。

柯霭宁，患吐血后，咳嗽连声，气喘吐沫，日晡潮热。服四物、知、柏后，兼服苏子、贝母、百部、丹皮之属，病热转剧。乞予治之，六脉芤冥，两足浮数，知为阴枯精竭而孤阳气浮，俾肺金之气不能归纳丹田，壮火之势得以游行清道，所以娇脏受伤，喘嗽乃发。理应六味丸加五味、沉香导火归源。但脾气不实，乃先以人参、白术、黄芪、山萸、山药各一钱五分，石斛、丹皮各一钱，五味子廿一粒，肉桂五分，服数十帖，大便始实。改用前方调养月余，咳嗽亦瘥。后三年，前病复发，信用苦寒，遂至不起。

以上出自《旧德堂医案》

王三尊

伤寒与时疫下利，皆用寒凉之药，未见有用温热而愈者。钱妇二十五岁，疫兼感寒，饮冷水太多，遂日夜泻五六遍，大小腹皆痛，痛甚则汗出，腹有水声，头痛，午后恶寒，右脉小数无力，左脉无力更甚。以疫邪未出。募原之脉原小，加以饮冷过度，则脉愈伏矣。舌白苔，渴饮。先以五苓散去桂加木香、草果一帖，痛除泻止，表邪终不解。继以小柴胡汤二帖而愈。仲景云：伤寒医下之，继得下利，清谷不止，身疼痛者，急当救里；后身疼痛，清便自调者，急当救表。救里宜四逆汤，救表宜桂枝汤。此因表未解而妄下，以致下利清谷不止。但里重于表，故先以四逆汤救其里。待里清便既调，表犹不解而身疼痛，仍以桂枝汤解其表也。兹证虽未误下，以多饮冷而下利，与寒药攻下何异？但未至清谷不止，且兼疫证，桂在所忌。故以五苓去桂加木香、草果，而不用四逆汤也。意谓痛甚则汗出而表必解。究竟不解者，一以痛出之汗里气闭结，终不若自汗调畅，而上下表里俱解；一以痛止初汗，只解外缚，而疫邪犹未能溃，故仍以小柴胡汤以达之。彼系太阳，故用桂枝汤；此系少阳兼疫，故用小柴胡汤。只取仲景救里救表之意，而不用其方也。又，储方兴，二十四岁，同时病疫，多食连渣生藕，且未禁食，致腹痛甚，汗出不时，但未至泻。予以二陈、槟榔、草果、厚朴一帖，痛止，复自汗而愈。钱妇兼感寒，故痛止，汗出，而犹用小柴胡汤，以解未尽之缚，兼以达疫方。方兴单系疫证，故痛一止而邪自外溃，不必用药解表，而自汗出愈也。此二证，若认为协热下利，而投以寒凉之剂，则殆矣。

内人素有脾泻、气痛二病，只可补脾行气，虽年久，不可用涩剂。涩则气愈结而痛，其痛居大小腹无常。治以香砂六君子汤，加以白芍补脾阴；芜荑散久积之气；肉桂、附子、吴萸、炮姜，大补脾肾之火以生土。须七八帖方能奏效。虽酷暑亦以是治之，数十年来皆如是。是知有是病，便用是药，不可因时改剂也。

吴妇，忽腹大痛大泻，医投以消滞行气之品，愈甚。予诊脉浮数，且兼表证，知为太阳阳明合病也。但仲景只云下利，并未言痛。然证与书，每每不能恰合，当以意消息得之。仍投以葛根汤，汗出而愈。

以上出自《医权初编》

沈璠

苏州齐门外蒋奶奶，寡居七载，劳心抑郁，肝气不能条达通畅，以致滞下腹痛后重，胸膈不宽而恶心。时当初夏，叶天士以为不足之证，而用人参、人乳等补剂。适余在吴门，延余诊视，门人杜良一同往，诊得脉息弦大带数，腹痛后重，肛门如火，口干气急，此肝家郁火，下注而为滞下，上升而呕恶，胸膈不宽。用黄芩芍药汤加厚朴、枳壳、香附、山栀、黄连、木通、滑石。一剂，腹痛顿除，饮食可进。连用四剂，痢止胸宽。复用香附、广皮、厚朴、枳壳、黄芩、黄连而病愈。

《沈氏医案》

北山友松

河州佐藤善性年七旬，舁病来寓求治于予。医士善龙相随，详言得药始末云："三年前，中元后，伤于冷面，吐泻交作。用香砂六君辈，吐止而泻未止。法眼山田元真以胃苓汤而泻止。厥后凡食冷食，或多食辄泻。元真以为脾胃虚弱，以补中益气汤，加砂仁、木香之类。凡五阅月，或止或泻，改用参苓白术散，以枣汤调下，泻未止而恶食，故停药月余。去秋请青木玄知老医，用六君、木香、升麻、柴胡服至八十帖许，昼间之泻虽止，夜来依旧泻二三次，腹胁作声漉漉，溏泄如冷水焉。乃去升、柴，加干姜，调理半年，颇不恶食，肠鸣虽已，夜泄自若。今春再请法眼元真主药，真曰：'老人久病不宜强责效验，须多服补养中气之药，自有平安之时。'又为之灸肺、脾、肾三俞各五十壮，待灸疮愈再报。前日壮数愈了，复报谓此二俞不可断灸疮也。所以然者，三脏虚甚，非特参术补药所能作效，而除其病根矣。善性然之。孟春始灸，孟夏报之，孟秋又报，其泻仍作，甚则夜三昼一，缓则夜行二次。自始至今，经三年所，其泄每夜无间断。故心甚疲困，面色青惨。年且七十，未知老病可能生乎？"予诊视其精明未陷，气息自苦，言虽轻微，语有收摄，脉之左手关尺弦微，右手三部沉中带弦。予问之曰："素有疝气乎？否乎？"曰无。又问："耐夏不耐冬乎？"曰然。予微笑曰："吾药能生，不死病也。"于是撮正传附余当归厚朴汤二帖，以与之，限今旦服至明旦尽二帖，再来诊视焉。次早复来求诊，其脉大抵相似于昨。其面有喜色焉，曰："每夜行圊二三，昨服贵剂，昨夜只通一度，且不觉冷，而只溏耳。自得病以来，饵药不缺人参矣。即今蒙赐之药，甚辣不可于口也。"予厉声曰："善性汝能酒乎？"曰否。予曰："汝既不饮，则砂糖与糍何如？"善性自知失言，唯唯而已。予曰："医者诊病撮药，与老吏据案结款相似，故临机会难容一针之私，岂可因口之好恶而失治病之机，乃丧百年之命乎？"性曰："三年之疾，一旦将瘳，喜而不胜，其所以错言者在乎是也，望先生谅之。"予遂与前剂二帖，照昨夜服之。次日脉色柔顺，因连与十五帖，泄泻止，面色润，饮食甘，起居便矣。后教善龙调剂黄芪建中汤，百十帖，而得痊愈。原方用良姜五两，官桂三两，当归、厚朴各二两，上锉每三钱水煎，食前服。余应奎云：治肝经受寒而色青，惨厥而泄利者用之。经曰：肾司闭藏，肝司疏泄。肝肾气虚为病泄泻何也？盖肾者，所处在下，大小二便之门户；而肝者，又为门户约束之具。肝肾气壮，则能闭能束，故不泄泻；肝肾气虚，则闭束失职，故泄泻也。又肝者，脾之贼，肝经正虚邪盛，未能制土，亦作泄泻，此当归厚朴汤所以实肝而止泻也。再按前方乃治心腹绞痛如刺，两胁支满烦闷，不可忍之高良姜汤也。四味中只当归用三两，余药数相同也，出《千金》心藏方中矣。予得余先生之教，凡有腹内久冷肠鸣泄痢，服补脾胃诸药不应，脉之沉弦缓小，证属肝经虚寒者，投之必见其效。因查本草诸说，唯张元素有入足太阴阳明经之言，无入足厥阴之说矣。大明氏有主治转筋泻痢之言者，盖兼入肝脾肾之谓乎？待明者辨之。

癸丑春仲小徒元贞报曰："有一野夫，年三十岁许，自天明至门，自诉亲父为患泄泻五十余日，先发寒热，不食，日夜泄五七度。因请医士调治二十日许，热虽退，而进些粒食则完谷不化，泄出原物，日将十次，或带血丝，或如泔浆。因求一医，又加腹痛，四体消瘦，不能起坐。又请一老医诊视，医曰痢疾也，泄泻变利，在法难治，固辞而去。举乡期之必死。兹因母氏痛哭云，尝闻纪州伯父僧某极言门下起死回生之盛德多多。以故母氏流涕云：'你为人子，岂无请医救亲之念乎？'某云：'苟有可为，舍身何惜。'母云：'你忘郤伯师常举当时明医乎？'某闻之，魂不附体，放下诸事，连夜飞跑，既至潭府。又无申诉之缘，坐以待旦，直至门开而已，且自因由乞怜于小子辈耳。"予闻之，出厅呼入相见。见其手足龌龊，粗衣褴褛，着麻裤，舍短刀，膝行俯首而进，徐徐诉自如此如此。予闻之曰："就你之言，病乃重耳，吾当拨暇便去。"渠大喜，随轿先导，直至鸟饲新家村也。父母闻之，含涕欢喜，亲眷莫不踊跃焉。茶罢为之诊视，一如其子之说。然其泄虽久，精明未坏，脉之浮弦而小。《脉要精微论》曰：病成而变者，风成为寒热。又曰：久风为飧泄。盖风从木化，久风不已，则脾土受伤而下利清谷，病名飧泄也。《阴阳应象大论》亦曰：春伤于风，夏生飧泄。亦此类也。且其乡，四至水田，一带大河，常流不断，其卑湿不待言也。因撮人参败毒散二钱五分一帖，内人参焙用五分，加陈粳米五分，生姜五分，水二盅，煎八分，作三次温服云。良久间其内人哭至吾前云："丈夫不幸将绝，而灵药亦难救济也。"予曰："何故乃尔？"内人云："即今药成，病夫如教服之，一口辄大吐逆，颜变足冷，唯待毙耳。"予忆药病投机，安有急变之理？毕竟煎法有弊，乃问曰："水洁净乎？"曰："净也。"曰："持药罐来看。"其子携至座前。予啜药一口，药极淡而有臭气，揭而视之，乃用旧小袋煎之也。袋小药多，筑而装之，又不先沸其汤，就生水急煎，故其恶臭也如此耳。予打开药囊，取出一新绢袋而与之，令将前药装于新囊之中，用苇薪煮之，命子伺候药成。令病人再服数口，病人服之曰："我胸开矣。"更服之，曰："我心快矣"。其妻子亲族大服予之定虑，乃叹曰："非神医，岂能知吾辈之误事乎。"予回时再撮五帖而与之，曰三日后再通好消息也。三日后，其子来报喜曰："愚父蒙台下神药，病痊十之八矣。"予详问始末，而后改用东垣清暑益气汤，每帖二钱五分，仍用人参五分，或去麦门、当归，或加粳米、粟米，出入增损，六十余帖告瘳焉。至今时馈尝新物色不绝，谓报德也。斯民也，身居野外，义胜士子者多矣。

纪州五旬男，经霜路十余日，因病后患不服水土。吐痰泻利，觉四肢怠倦，脉左关弦数、右弱。

初用方：生半夏　生陈皮　白茯苓　白术　人参　厚朴　藿香　青皮　白芥子　莱菔子　甘草

次用方：固真饮子。

终用方：三子养亲汤。

陈念祖

阴伤及阳。常患腹满便溏，入秋兼病滞下。系中宫气分不足，水谷之气易于聚湿。秽邪复从口鼻触入，致脾胃不和。拟以芳香逐秽，调养正气，毋令邪入为佳。

桔梗一钱五分　杏仁二钱，去皮尖　川朴一钱　橘红一钱　藿梗二钱　白蔻仁八分　郁金一钱　降香五分，磨冲

形体丰肥，乃水土禀质。脉沉缓，阳气少于运行，是以水谷蒸郁聚湿。下焦时有重着，经来色淡，亦水湿交混所致，食入稍有不运易致泄泻。若不加意调治，防有胀满之虑。

炒白术三钱　人参一钱五分　白茯苓三钱　陈皮一钱　防风二钱　羌活一钱　独活一钱　泽泻一钱　炙甘草五分

水同煎服。

掾史徐文淙妻卧病三年，身体羸瘦，畏寒战栗。后发热，得汗始解，脊背拘疼，腰膝软弱，

饮食不进，进则肠鸣作泻，心虚惊悸，胸肋气胀，畏风畏热，头眩目昏，月信愆期，莫知其病之原也。予诊其脉，朝诊之，已得其概。暮诊之，与初无异。书云：早晚脉同，病虽危而可疗。其脉左寸左关、右寸左尺，失其升降之常，惟脾肾二脉平和，知其病困久矣。徐子曰："寒热往来，战栗出汗，既汗乃解，得非疟乎？"予曰："久疟之脉，病来脉弦而大，病退脉静而弦小，兹脉早晚无异，岂得为疟？"徐予曰："病形羸瘦，闻响心惊，畏风畏热，自汗如雨，饮食不进，月信不行，得非产后弱疾乎？"予曰："虽有诸证，应乎四部之脉，脉体不失五行之象，且去来皆缓，而无沉小疾数之脉，何为弱也？"曰："经期已过三月，得非孕乎？"予曰："阴搏阳别，谓之有孕。今阴脉沉滞，阳脉不别，焉得有孕？"曰："饮食少进，即便泻出，非脾胃泄乎？"予曰："脾泄者饮食不化。今腹响一阵，泻一阵，粪皆黄水热下。此是火能化物，与脾何干？此正是气郁病也。气有余即是火，火与元气不两立，元气已亏，不可多药。今将脉证，开具于左，左心小肠属火，火本炎上，当脉大而散。今诊得心脉虽大而散，尤欠浮，不浮者何义？心为一身之主，藏神而生血，宜常静而不宜多动。人能静养，则心血充满，脉自浮大。若不能静养，事事搅乱，心无宁刻，斯神不安而血不充，血既不充，是以脉无力而不浮，怔忡、惊悸之病由之以生也。况诊至七八至，或十二三至，又往下关中一猎，有类以灰种火之状，此乃君火郁于下，而无离明之象也。据脉论证，当有胸中烦闷，蒸蒸然不安。蒸出自汗，则内稍静，而腠理不密，畏寒为验。左关肝胆属木，《脉经》云：宜弦细而长。兹诊得左关弦长而不细，又：虽长，不可出关。兹侵上寸部二分，推之于内，外见洪大有力，是肝气有余也。盖因火子郁于中，下不能承顺正化之源。木母太王，上助心火，中侮脾土。又肝藏血而生筋，病当头眩目昏，脊背项强，卒难转侧，背冷如水。甚则一点痛不可忍，下则腰膝软弱无力，脾胃不和等证为验。左尺肾与膀胱属水，经云：脉宜沉濡而滑。惟此部得其正，往来不匀，按不搏手，是无孕也。右寸肺与大肠属金，脉宜短涩而浮。兹沉滞而大，按三五至或十数至一结。结乃积深，脉沉是气，此正肺受火邪，气郁不行也。病当胸膈不利，或时闷痛，右肋胀满，饮食不便传送，大肠鸣泄等证为验。右关脾胃属土，其脉宜缓而大，此部虽然无力，犹不失其本体。右尺三焦、命门属相火，君火不得令，相火代君行令。书有云：命门还与肾脉同。盖谓右尺虽是火体，亦当沉静不宜浮大，此部浮取三焦，脉浮而无力，侵上脾胃，是君火郁于下，而相火升于上，侮其金也。病主气满，胸膈嘈杂，饮食不利等证为验。详六部脉证，惟左尺得体，肾为寿元根本尚固，右关脾土，为木所侮，虽是少力，然来去缓大而不弦。此五脏之源，生气犹存，无足虑也。予惟探其本源治之，先投以和中畅卫汤三剂，苏梗五分，香附（醋炒）一钱，抚芎八分，桔梗六分，苍术八分，神曲（炒）一钱，贝母八分，砂仁（研碎）三分，连翘（去子尖）六分，姜三片，水煎服。而肺脉浮起，胸肋豁然，诸证顿减。继以清中实表，固其腠理，月信太行，久积尽去，表里皆空，用阴补固真之剂，并紫河车丸，日进一服，月余痊愈。

以上出自《陈修园医案》

中神琴溪

一僧来请曰："贫道有奇疾，每岁三月五日，必患大泻者昼夜不知数，经三日而止。是以身体消削，天机尽绝，数日复故。今兹亦逼其期也，闻先生名手，故先期乞治。"先生诊之，六脉滑而数，按其心下悸。师顾门弟子谓曰："所谓时发热，自汗出而不已者，先其时发汗则愈。"又云："下利已瘥，至某年月日时复发者，以病不尽故也，当下之。斯人即是。"与大剂桃花加芒硝汤四帖，曰："先期五日当服之。"僧曰："诺。"后数月来谢曰："果有验。"

《生生堂治验》

程文囿

靖兄乃郎，年甫四龄，禀质向亏，夏冒暑邪，发热便泻。幼科金用清散消导之品，邪至匝旬，泻热如故，形疲气馁，食入作呕。医称邪滞未净，仍用前药，乃至食粥泻粥，饮药泻药。更医以为脾虚，投六君子汤不应，始来迂予。儿卧几上，阖目无神，脉细如丝。予曰："胃气告竭，慢惊欲来，不可为矣。"靖兄曰："固知病久属虚，然昨服六君补药，亦无灵效，何也？"予曰："病有倒悬之危，一缕千钧，焉能有济？考古人制六君子汤，原为平时调养脾胃而设，非为救急拯危而设也。且阅方内并无人参，仅用钱许党参，数分白术，而市中种术，味苦性烈，与苍术等，不能补脾，复有二陈消之，茯苓利之，欲求拨乱反正之功，真蚍蜉之撼大树矣。"靖兄曰："然则治当如何？"予曰："非真人参不可。盖参者枀也，与元气为枀赞也。鱼一刻无水即死，人一刻无气即亡，儿质本薄，泻久气伤，加以医药重戕胃气。经云：'食入则胃实而肠虚，食下则肠实而胃虚。'今肠胃通为一家，幽门阑门洞开不固，饮食入胃，不使少留，即从肠出。仓廪之官，废弛厥职，此诚危急存亡之秋，惟仗参力，急固其气，气不夺则命不倾，然须独用，始克见功，古有独参汤可法也。"靖兄闻言大悦，即恳立方。专用人参二钱，令分两次，米水煎服，热退泻稀，次日照方再进，便泻全止，啜粥不呕，更制八仙糕与服而痊。

诊脉细濡，恙经多时，始而便泻，继则下血，渐致食少欲呕，形疲心愦，药无灵效，略投辛温，血下即多，稍用清凉，饮食即减，辗转却难借箸。然，医贵变通，未可见病治病，印定眼目。经曰：湿多成五泻。病始于泻，脾虚酿湿。治湿固宜于燥，但脾为血之统，刚燥过剂，致动其血，内溢不已，阴络受伤，无如养阴之品恒多腻滞，又与脾胃欠合，此培其中州，抚其土母，不得不为之亚亚也。昔贤治血证，每以胃药收功，土厚自能胜湿耳。酌以淡养胃气，甘益脾阴，宗嘉禾饮。

服药数日，谷食稍增。视其病状与痢相似，即痢久正气未有不亏，亦当培养本元，资其生气。据述脘中如饥如嘈，是属下多亡阴，兼伤其气，观其得食则安，情已显露。方内参力加重，佐以乌梅，取其酸能生津，并可摄血。再考方书论久痢病根在大肠曲折之处，药言所不能到。有用至圣丹一方，余仿其法治验颇多，可备采择。

经云：阴络伤血内溢。然药用清热养阴而不效者何耶？经曰：营出中焦，中焦取汁变化而赤是谓血。中焦盖指胃而言。夫胃为水谷之海，气血俱多之经。药之浅者，饮食如常，旋去旋生；病之深者，谷少气衰，所生不偿所耗。脾与胃以膜相连，胃弱则生化无权，脾虚则统摄失职。书称不问阴阳与冷热，先将脾胃为调和。万物以土为根，元气以土为宅。议进归脾，理当如是。又述向有肝阳冲逆之恙，近兼举发。方内加入首乌，既可益阴，又可固摄，非熟地滋腻可比，乌梅畏酸不用亦可，但肠滑已久，须参涩以固脱。李先知云：下焦有病人难会，须用余粮赤石脂。

便稀食进，大有好机。病缠两月，气血受伤，以故尻骨酸楚，颊车乍痛，便时急坠，行动乏力。初议专培脾胃乃血脱益气之法，续进归脾乃虚则补母之方。李士材先生云：先天之本在肾，后天之本在脾，二脏安和，百骸皆治。今既食增泻减，脾胃已调，自当进加肾药。

治疗匝月，诸证均减，寝食俱安，精神渐长。体素阴亏，加以便血久伤阴络，屡服胃药，气分虽充，阴犹未复。金为生水之源，金燥不能生水是以上膈焦干，鼻痒咳呛。夫药随病转，移步换形，医如珠之走盘贵乎活泼。气不足便是寒，气有余便是火。改议养阴润肺，金水相生，津回燥自濡矣。

经言：虚邪贼风，避之有时。恙后体亏，加受外因，形寒头痛，脘闷欲呕，然舌无苔，脉不急，受邪知不甚重。正气不充，未可直行表散，治宜辅正驱邪。

外感已解，痔疮举发，肛痛便复见红。然每日便止一次，并不溏泻，此乃痔血，非前肠血可比，痔平血当自止。知饥能食，食后脘中微痛。按胃司受纳，脾主运化，脾健失职，运化较迟。若果食滞致痛，则饱闷当不饥矣。地黄益阴固妙，稍嫌其腻，不利于脾。暂商养胃调脾，复诊再筹进步。据谕向来冬春左畔畏风，夏秋上焦热闷，药投清散，服时虽效，过后依然。揣度其故，谅缘营卫失和，藩篱不固，邪之所凑，其气必虚，断无六淫之邪，久羁人身之理，使非探本寻源，徒泛治标无益。且俟新病瘥后再为图之。

下极为魄门，魄门亦为五脏使。痔血去多，阴亏阳冒，上焦燥热干咳，阳加于阴谓之汗。前则泻多纳少，故仿胃药收功，兹则大便如常，多食善饥，病情迥别。丹溪谓：男子阳常有余，阴常不足。阳主动，阴主静。理当育阴济阳，静以制动。据言：每届秋时即患咳嗽，服清润之剂颇验。目前感后恐有余邪，地黄滋腻似未可服。按质虚偶感，邪本无多，既已驱逐，谅无逗留。肺与大肠相表里，肠热上熏，肺燥则痒，痒则咳，此咳嗽之故，非关于风而实由于燥也。经云：燥者濡之。痔血、咳嗽，同归一途，无烦分治矣。

封翁年逾古稀，恙患泄泻，公郎迈伦兄善岐黄，屡进温补脾肾诸药，淹缠日久，泻总不止。招予诊视。谓迈兄曰："尊翁所患，乃泻久肠胃滑脱之候也。《十剂》云：补可去弱，涩可固脱，泻久元气未有不虚，但补仅可益虚，未能固脱。仲景云：理中者理中焦，此利在下焦，赤石脂禹余粮丸主之。李先知云：下焦有病人难会，须用余粮赤石脂。况肠胃之空，非此不能填，肠垢已去，非此不能复其黏着之性。喻西昌治陈彦质、浦君艺泻利久而不愈，用此奏奇功。"遂于原方内加入石脂、余粮，服之果效。

以上出自《杏轩医案》

李炳

是秋，余在省病肠澼，阻风燕矶，日数十利，痛苦实甚。俟至扬，迎翁诊之。余意用姜、附，或曰宜大黄也。翁曰："此表证，何澼？为暑淫血分耳，一药可愈。"用藿香、半夏之辈，加当归以入血，五谷虫以通大肠。一服而日夜之利尽除。惟鸡鸣后腹酸痛，连利数次。以告翁。翁以金银花治之，二服痊已。

有老人，年八十，病泄泻。他医用止泻药。翁诊之曰："非泻也，止泻则死。"令以鸡子入猪肪，煮之，服一百日。服至三十日，泻益甚。他医治其泻，泻止而食不能下。歙县金殿撰辅之为老人之戚，奇翁之方，仍令如翁言，复能食，又百日而泻自减。

以上出自《李翁医记》

齐秉慧

曾治毛天禄恶寒身蜷，四肢逆冷，下痢不止，命在须臾。其弟求治，予用黄芪一两，附子二钱，甘草二钱，干姜二钱，白术一两，茯苓五钱，水煎服。方名救逆止痢汤。一剂而逆回，二剂而痢止，三剂而痊愈。此证雷真君用参附汤。予因贫人无力购参，故易芪附汤加减亦效。盖芪附回元阳于顷刻，以追其散失之元阳，更祛其阴寒之气。白术、茯苓以分消水湿，而仍固其脾中之阳。干姜、甘草调和腹中，而使其热生于内，则外寒不祛而散，自然寒者不寒，蜷者不蜷，逆者不逆，痢者不痢矣。夫亦安有不愈者乎？

《齐有堂医案》

许琏

武林吉祥巷陈维和四岁小儿，仲秋患泄泻，已近一月，粒米不进盖五六日矣。腹痛口渴，泄亦无度，身热咳嗽，将成慢脾暑瘵。病已垂危，乃召余诊。方用清暑化积之品，以鲜荷叶、鲜芦根、黄连、黄芩、木香汁、甘草、橘红、莱菔子、鸡内金、车前子、益元散等，服两剂而证大减，计一日仅泻两三次。胃得安谷，嬉笑遂尔如常，惟食后犹患完谷不化，遂改用通补脾胃之部，如西洋参、荷叶蒂、茯苓、焦甘草、橘皮、木香、冬术、炒扁豆、石斛、谷芽、泽泻、五谷虫等，养胃阴而升脾阳。调理数剂，诸证悉愈。越数日，又重感暑邪，泄泻复作，身复发热，咳嗽气陷，乃专清暑邪，以荷叶、芦根、扁豆花、香连、谷芽、泽泻、益元散、绿豆皮等，调理数剂即愈。

定海西门外某，从沪上来，感受暑邪，热毒蕴结，身热如炽，大渴引饮，脉象洪数实大，舌苔黄厚浊腻。泄泻日百余次，粒米不进，已垂危而就诊于余。余谓暑热毒邪结于阳明，幸而大泻，邪有出路，不然肠腐胃烂，早已死矣。证虽危而无妨，但不可用止截之药，乃遵喻氏"通因通用"之法：黄连五钱，黄芩四钱，生甘草三钱，银花五钱，鲜竹叶一握，鲜荷叶一片，生大黄五钱，元明粉三钱，花粉四钱，作地浆水煎服，一剂而肠鸣大减。次日仅便十余次，热势亦缓。再进原方，减去大黄、元明粉。如此危证，只数剂而热退泻止，后以糜粥自养，不劳余药而瘳，亦幸事也。

以上出自《清代名医医话精华》

何世仁

呕泻蓄血，明阳络俱伤，气滞脾困，不克输津生新，下焦真气不充，清浊艰于升降，运谷无权，腹膨便溺，六脉软弱无力。理当温补，佐安神法，再视消息，附方呈政。

土炒制于术二钱　炙白芍二钱　炒枣仁三钱　菟丝二钱　橘叶三张　土炒归身一钱五分　云茯神二钱　川郁金一钱,切后入　泽泻一钱五分　焦谷芽四钱

十九日晚复诊，左脉弦动，略有烦躁，此肝阴亏而脾未输上供也。再拟醒脾化气，参用柔肝法。

土炒制于术一钱　归身一钱五分,酒炒　枣仁三钱　川郁金一钱　泽泻一钱五分　焦谷芽四钱　蛤粉

炒阿胶二钱　白芍二钱　茯神二钱　炙升麻四分　橘叶三张

二十一日，脉象两手均称条达，惟重按少力，可见中焦气机稍舒，命门真火未能摄水，脾阳不克运动，所以下体浮肿重滞，饮食能纳难化也。仍拟和肝胃，佐助元阳法。

炒黄西党三钱　茯神三钱　巴戟一钱五分，盐水炒　川郁金一钱，切后入　泽泻一钱五分　焦谷芽四钱　土炒于术二钱　枣红三钱　肉桂三分，去皮磨　炙升麻四分　橘叶三张

二十三日诊，腹胀不寐，脉反弦数，无疑木旺土衰，肝阴内亏所致。就证参脉，未敢骤补，此方暂服。

米饮炒制于术　归身　茯苓　川郁金　元米炒麦冬　赤豆三十粒　姜汁制半夏　白芍　藿香　淮牛膝　磨冲肉桂

二十五日诊，中不胜湿，湿化为热，其气不得快利，以致腐谷少权，二便不畅，脉象动静，以扶本为主，疏理为佐，拙方候政。

土炒制于术　归身　大腹绒　茯神　益智煨木香　白芍　炮姜　车前　肉桂

先曾失血，由络伤所致。现患咳呛脾泄，痰多肉削，中气不足之验。治宜涤痰健中，舍此无策。

制于术　淮山药　桑叶　北沙参　橘白　川石斛　茯苓　款冬　川贝母　炙草

再诊，冲呛不止比前减少，并脉象数势缓和，斯属佳境，但速愈不能。

炒生地　麦冬　川贝　元武板　丹皮　北沙参　橘红　杏仁　冬桑叶　青盐

以上出自《清代名医何元长医案》

黄凯钧

钱，二十，三日疟起匝月，旬日前后患晨泄，热重寒轻，胸闷不思纳食，两脉小数，舌苔微黄。此邪踞膜原，阳气下陷，治宜分理。

川郁金　厚朴　橘皮　茯苓　半夏　黄芩　柴胡　升麻　防风　葛根

一服泻止，又两服发轻如不知矣。又前投扶中升提，已得桴应，纳食大增，今但平理营卫，更须小心食物，弹指可愈。

半夏　橘皮　柴胡　知母　厚朴　茯苓　黄芩　红枣

盛，六一，便泄盗汗，腿软纳少而胀，脉弦涩，属木侮脾土。

蒸于术　白芍　茯苓　橘皮　丹皮　砂仁壳　党参　桑叶　炙草　淮麦　大枣

四帖痊愈。

退庵自记。乾隆己酉七月，患肢软倦怠，见风洒淅，后重便溏，此大肠之气下迫，由于肺气不宣，治须开畅手太阴，使脏气通达，腑气无有不利也。

杏仁三钱　桔梗一钱　防风一钱　广皮一钱，四味开畅肺气为君　楂肉三钱　黄芩一钱五分　槟榔一钱　郁金一钱二分　厚朴一钱，五味导滞开大肠之气为臣使

一服愈。

张，七九，阴阳错乱，吐泻并作，勺水不下，小水不通，口渴舌干，两脉虚不应手，证属险候，姑拟分清法，以观消息。

茯苓　猪苓　橘皮　厚朴　扁豆　广藿香　白芍炒　于术　半夏　钩藤

两服吐泻止。进稀粥，脉起应手，舌润筋舒，宜芳香醒胃，稼穑益脾。

党参　于术　茯苓　广皮　厚朴　扁豆　半夏　砂壳　炙草

以上出自《肘后偶钞》

王九峰

阳气者，若天与日，失其所则折寿而不彰，故天运当以日光明。人与天地相参，与日月相应。膻中为阳气之海，生化著于神明，命门为阳气之本，长养由于中土，故曰君火以明，相火以位。明即位之光，位即明之质。证本火亏不能生土，土虚无以生金。肺主百脉之气，脾乃生化之本，肾开窍于二阴，相火不振，膻中阴瞑。脾失斡旋，肺失治节，中土苦于阴湿。乌能敷布水湿，甚则濡泄，下注于二阴，是以大便溏薄，小水顿数，虚证蜂起。譬如久雨淋漓，土为水浸，防堤溃决，庶物乖违。益火之本，以消阴霾，离照当空，化生万物，阴平阳秘，精神乃治。

熟地　洋参　冬术　鹿胶　附子　肉豆蔻　白芍　补骨脂　诃子　吴萸　小茴香　龙骨

蜜丸。

复诊：投固肾温脾之剂，洞泄已而复作。证本火亏于下，土困于中，不能运化精微，致令升降失司，胃关不固。益火之源，以消阴霾，古之良法。反复者必有所因，自述多因怒发。怒属肝志，乙癸同源，肾主闭藏，肝司疏泄，怒则伤肝，木能克土，肾欲固而肝泄之，脾欲健而木克之，是以反复相因，绵历二载，非药不对证，盖草木之功，虽与性情争胜，是宜澄心息怒，恬淡虚无，辅以药饵，何忧不已。

熟地　洋参　冬术　木香　诃子肉　干姜　粟壳　附片　肉蔻　五味　吴萸　赤石脂　石榴皮　水泛丸。

脾统诸经之血，肾司五内之精。曾经三次血崩，七胎半产，脾肾久亏。脾与胃膜相连，为中土之脏，仓廪之官，容受水谷，则有坤顺之德，化生气血，则有乾健之功。中土受亏，化机失职，清不能升，浊不能降，乃见呕吐吞酸、肠鸣飧泄等证。乘脾之虚，戊邪传癸，遂成肠澼。肾气不支，澼势危殆，昼夜无度。五色相兼，呕哕大汗，绝食神迷，自服热涩之剂，正合局方之理，是以获愈。未能如故，脾肾两亏，肾兼水火之司，火愈虚不能生土，水虚子盗气于金。脾土乃肺金之母，大肠与肺相表里，辛金上虚，庚金失摄。土虚不能胜湿，肾虚胃关不固。且南方卑湿，脾土常亏，既失所生，又素不足，土弱金残，湿胜濡泄，是以每至夏令则必泄泻，所谓长夏善病洞泄寒中是矣。经旨为常人立论，尚且洞泄，而况脾肾久亏者乎？是以泻后虚证蜂起，自与众殊，所因年当少壮，能受峻补，病势一退，精神如故。然峻补之剂仅使可愈，未能杜源。近复一二月之间，或五志不和，饮食失宜，泄泻吞酸，怔忡惊悸等证立起。即以峻补之剂，投之立愈。已而复发，反复相仍，于兹四载。今年六月间，由忧劳病发，仍以前法治之立已。第药入则减，药返依然。洞泄日加，虚证叠见，怔忡惊悸，莫能自主。奔响腹胀，竟夜无眠，呕吐吞酸。时时欲便，非便即泻，泻则虚而不能支。欲便能忍，忍则数日方解，精神不败。盖肾主藏精，开窍于二阴，阴精不固，精不化气，气不归精，相火不振，君火失明，宗气上浮，心神昏瞑，怔忡惊悸，阴阳不交则不寝，土不制水故肠鸣。吞酸乃西金收气太过，呕吐是东木犯土有余，此皆火不归窟，气不依精使然，何以猝然颓败，倏尔神清，使非气火为病，安能迅速如此？治病必求其本，证本水亏于下，气不归精。屡服益火之剂，病势未能尽却者，以火能生土，亦能伤金。肺司百脉之气，气与火不两立，壮火食气，热剂过投，肺金受伤，元气孤浮无主，以故猝然疲败。补火固是治本之法，所夫在兼济肺标之急。今拟晨服三才，养心清肺育肾，以济心肺之标。晚服八味右归，益火生土以治受病之本。申服六君归脾，崇土生金，以杜致病之源。疗治标本杂殊，三法同归一体，冀其肾升肺降，中土畅和，二气两协于平。水火同居一窟，精升化气，气降归精，天地交通，何恙不已。

晨服煎方：三才汤加当归、柏子仁、炙草、五味、麦冬、洋参。

申服煎方：归脾汤加陈皮。

晚服丸方：附桂八味汤加杞子、菟丝子、鹿角胶、杜仲。蜜水为丸。

以上出自《王九峰医案》

顾金寿

杨。晨泄数年不止，腹不痛，饮食起居如常，服温下补火之剂，反增梦泄，小便短赤，脉形沉缓，两尺小数。此寒湿积于脾阴，久而化热，故温补不应。丹溪云：去湿而不利小便，非其治也。拟健脾利湿法。

制于术一钱五分　茯苓三钱　猪苓一钱　泽泻一钱　桂枝三分　川萆薢一钱五分　生薏米三钱　车前子一钱，炒　陈仓米一合，炒黄煎汤代水

又：服药小便渐长，晨起虽未泄，而濯濯肠鸣，仍有下坠之势。脉现寸关俱虚，两尺俱旺。此湿虽稍清，而清气已有下陷之象。正合薛新甫补中益气法。

人参五分　炙黄芪一钱　制于术一钱五分　茯苓三钱　煨葛根七分　桑叶一钱五分　橘白五分　炒薏米三钱　陈仓米一合，炒黄　煎汤代水，五服全愈。

伍。痢成休息，年余未痊，近因交夏而发，昼夜红白数十遍，腹痛溲少，以致神疲不寐，不能起动，所服调气利水之剂，病势愈增，兜塞无效。诊脉得沉弱之象，两尺尤甚，此久痢伤阴之证，非温调脾肾不可。

大熟地一两，砂仁炒　归身一钱五分，土炒黑　白芍一钱五分，桂酒炒　制黑附子五分　炒黑干姜五分　姜炒川连五分　煨肉果五分　赤茯苓三钱　炒山栀一钱五分

又：服昨剂，夜竟得寐，痛痢仅有数次，胃纳精神俱有起色，脉亦两尺渐起，惟舌觉微燥，渐觉思饮，已有向安之意，照昨方去干姜、附子，加大熟地五钱、人参七分、大麦冬一钱五分、蒸五味二分。

又：痛痢全愈，精神大振，已杖而可起，脉亦渐觉有神，再照前方加熟地五钱，五服豁然。

问：此二证，皆属久病淹缠，均得数剂而愈。何其速也。曰前证脾为湿困，并非五更泄泻。所服皆温补命门之药，年过五旬，尚无大碍，但未去病耳。用五苓以利其湿，调中以升其阳，所谓将欲升之，必先降之是也。机关一利，前此温补之药，皆得效灵于旦夕矣。后证壮年恃强，心肾久劳，又兼久痢伤阴，阴不足则寒生，治者以时交夏令，不敢用温，徒分利兜塞，焉能去

病，起手即用胃关煎加姜附，以温其脾胃，正如饥易为食，渴易为饮，自然阳回黍谷，见其舌干微渴，即去姜附之燥，又加生脉散生津益胃，以迎天时，岂有不速痊之理。虽一时幸中，亦由细心辨证而来。古人云：胆欲大而心欲细。旨哉，斯言也。

蔡。右脉弦大，按之却又沉滞，五更泄泻。昔人责之肾虚，今痛而泻，泻则痛止，正《内经》所谓痛随利减，为积滞也。且小便短赤而热，面色红中带黄，其为湿热久积无疑，痛无补法，此证是也。

制苍术一钱　茯苓二钱　猪苓一钱五分，桂枝汤炒　泽泻一钱　大白芍二钱，生炒各半　炙甘草五分　飞滑石三钱　厚朴六分，姜汁炒　生薏米三钱

又：昨服分利之剂，痛泻大减，脉象颇平，但嫌过沉，春令木宜条达，久郁益来克土，不可不防，拟土中疏木法。

大白芍二钱，生炒各半　甘草一钱，生实各半　宣木瓜一钱，酒炒　郁金五分　冬术一钱，土炒　茯苓三钱　生益智仁一钱　生南楂七分　生谷芽一两　煎汤代水。

又：右关较初春稍平，按之终不免细数，此胃肠少复，脾阴久伤，故泄泻之后，仍有积瘀，现跗肿舌垢，饮食非沸热不可。究系上虚寒，而下湿热。先用温脾利湿一法。

土炒冬术一钱五分　淡干姜五分　炙甘草三分　制黑附子四分　上瑶桂四分　茯苓二钱　猪苓一钱，麸炒　泽泻一钱，盐水炒　荜澄茄七分　炒桑枝三钱

又：脉虽沉，而数稍解，便溏虽减未止，思上寒下热之证，调治颇难。今用煎丸分治法。

炒松熟地四钱，沉香三分，磨汁拌入　冬术一钱五分，土炒　炒黑干姜五分　怀山药三钱　石莲肉一钱，炒黑　茯苓二钱　新会皮一钱　炙甘草五分　干荷叶三钱　陈仓米二钱

丸方：川连一钱，酒炒　紫厚朴七分，姜汁炒　椿根白皮三钱　广木香一钱，煨　制附子五分　上猺桂三分　茯苓二钱　泽泻一钱　生白芍二钱

上药治末，黑枣肉一两，同捣为丸，每服三钱，即以煎药送下。

又：脉证神情俱渐向安，惟五更一次，终不能免，寅卯系木旺之时，乘旺克土，与肾虚泄泻不同，照前方，加土中泻木法。

大熟地五钱，砂仁炒　冬术一钱五分，土炒　白芍一钱五分，桂酒炒　怀山药三钱　炒黑干姜四分　宣木瓜一钱　生薏米三钱　煨葛根四分　炙升麻三分　干荷叶三钱　陈仓米二钱

丸方：大熟地三两，砂仁炒　土炒冬术一两，炒　怀山药二两　川连三钱，酒炒　茯苓皮二两　紫厚朴八钱，姜汁炒　炒黑干姜五钱　制黑附子五分　广木香八钱，锉　上瑶桂三钱，锉　大白芍一两，酒炒　宣木瓜一两　金银花炭一两　椿根白皮一两　荷叶灰一两　煨肉果五钱

上药治末，先用黑枣肉四两，煨烂，连汁捣丸，每早晚淡盐开水送三钱。

问：五更泄泻，年过六旬，治以四神固下，似乎无误。今始用分消，既而培土抑木，竟得奏效，何也？曰：医者意也，五更泄泻，自是火不生土。今痛随利减，小便短赤，右尺不见败象，中有积滞无疑，且寅卯为木旺之时，肝强脾弱益显，四神固下，非但不能去积，并助肝邪，焉能见效耶？虚实之间，不可不辨。

徐妪。脉象沉缓而涩，湿积久而化热，脾胃两伤，泄泻之后，变为肠红，阴络已伤，兼右胁连脘作痛，胃纳渐减，法宜和脾胃，利湿热为治。

白术炭一钱　归身一钱五分，炒黑　稽豆皮一钱，炒黑　炒黑白芍一钱　荆芥穗灰五分　炙黑甘草五

分　茯苓皮三钱　炙荷叶灰一钱　炒黑枣皮一钱　橘叶十片

又：脉涩稍解，而沉缓如故，思脾络属太阴之脏，煎剂难骤见功。今煎丸并用，似乎可效。

炙黄芪二钱　西党参三钱　蜜炙升麻四分　陈皮白一钱　归身一钱五分，炒黑　于术一钱五分，炒黑　炙甘草五分　地榆炭一钱　侧柏叶炭七分　橘叶十片　煎好送服黑归脾丸三钱。

又：照前方加炒黑桑叶一钱、炒枯熟地三钱。

又：左脉极平，右脉尚嫌虚数，此血分已和，气分未能升举，故便血终未全止，再用升阳和阴一法。

人参五分　炙黄芪一钱　土炒于术一钱　归身一钱五分，炒黑　蜜炙升麻五分　炙黑甘草五分　地榆炭一钱五分　熟地黄四钱　白芍一钱五分　陈皮白一钱　槐米炭一钱五分　橘叶十片

丸方：西党参四两　炙黑黄芪二两　焦于术一两五钱　大熟地三两，砂仁炒　大白芍一两五钱，炒黑　炒黑归身三两　煨葛根一两五钱　地榆炭一两五钱　槐米炭一两五钱　侧柏叶炭八钱　干荷叶灰二两　米炒桑叶三两　炒黑芝麻三两　制半夏一两五钱　陈皮白八钱　茯苓三两　炙甘草五钱　川石斛三两

上药治末，炼蜜为丸，桐子大，每空心开水送四钱。

问：此证似与通和坊王证相同，治法稍变何也？曰：此妇饮酒多湿，且系暴病，不比前证，八年之久，元气下陷，故先为分利，后用升补，病有缓急，体有虚弱。此间进退出入，全在审证分辨，岂可执一耶？

以上出自《吴门治验录》

李文荣

常镇道刘名载，字竹湄，岭南人也。由山东济南府保举赴都，自都赴镇，于道光五年正月二十五日到任，二月初一谒圣庙行香。官属齐集，刘公言："身有久病未愈，欲请一儒医诊治，未知有否？"当有王惹山明府保举微名，谓文名久著，医理更深，惟不悬壶，必须礼请。刘公即烦王明府先容，随后差内使持帖延请，予因往诊。询其病情，乃泄泻，已阅四月，天未明泻起，至晚不过五六遍，而进京出京，一路医治，总无效验。予诊其脉，诸脉皆平，肺脉独大，按之见数。予曰："此肺移热于大肠，乃热泻也。"公曰："予一路来往，皆值冬寒，屡遇风雪，反至热泻乎？"予曰："据公言，当为寒泻；据脉象，实为热泻。右寸属肺，肺与大肠相表里，独见数大，故知其移热作泻也。脉象大于他脉数倍，自诊可知。且公一路所服，可系温燥药否？泄泻时可热而有声否？"公曰："皆然。"予曰："岂有寒泻服温燥而不减者？岂有在腹为寒，转出为热者？岂有寒泻急迫作声者？经云：暴注下迫，皆属下热！岂人只有寒泻而无热泻乎？"公自诊其脉，亦觉肺部独大。辨论既明，疑团尽释，予乃用天冬三钱，麦冬三钱，孩儿参三钱以养肺阴；加泻白散：地骨皮二钱，桑白皮一钱，甘草五分以泻肺热；又加茯苓三钱以为分利；山药五钱以顾脾胃。定方后，公问："可服几剂？"予曰："二剂后再诊。"公服一帖，日间泻止。惟余天明一泻；服二帖而天明之泻亦止。第三日，因公无暇，未请诊，亦未服药，而次日天明之泻又来，急请诊，问："何以故？"予曰："一百念日之恙可以一药而止，不能一药而除根。再服二帖，病当霍然。虽然，诊公之脉，沉部颇有数象，似乎尚有伏热，泻不难止，恐春气大透，木来生火，变生他证，须预为调治，未可大意。"公曰："予急欲赴扬关，月余乃还，再当请诊可也。"十日即返镇署，且急延余，称有重证。予往视，见其面左部自头至项，半边全行红肿，左目肿，合不能开，上下唇厚寸许，心烦意乱，自谓："此决定当告病去官。"予诊其脉，洪数

有力而无浮象。予慰之曰："无妨也！此证似乎大头天行，而实非也。此久有郁热，热郁成毒，春透木旺，借肝气发生。热毒上达，肝位于左，气由左升，故病在左。所喜六脉根本甚固，尚能胜病，月余可痊，毋庸告病而去。"于是用东垣普济消毒饮子而去其升、柴，以证无外感，火发于肝，延炽于胃，其势已甚，不敢再为升提也。且加犀角、羚羊角清肺胃以清肝，恐其上犯咽喉也。大便屡结异常，加调胃承气以下之。十日后火势渐平，肿亦渐消。知其血热阴伤，加丹皮、生地以凉之，每帖药计四五两，始多苦寒，继加甘凉，而总不用发散。其始尚用桔梗、薄荷二味，取其辛凉疏解，后并此而去之。证虽日减，而刘公见予每曰："我病莫非有风寒？先生何不散之？"予曰："无有也，不可散也。"嗣后跟随诸人见予至，故扬言曰："主人之病只要发散即愈，惜未发耳！"予若弗闻也者。惟每至署，见辕外有医轿一顶，密询之，乃李某也。其人虽医生，而不务医学，专务结交各衙门号房，巴结家人，希图引荐。今闻刘公有病，无门可入，访予方药不用辛散，乃扬言："一散即愈。"托其家人，耸动其主，以图进见。刘公虽未之信，而未免有疑，啧啧者所由来也。至二十日，证已痊愈，唯偏左头内尚觉沉闷。刘公向予叹曰："证虽承先生治好，但将来未免头风之患耳？"予问："何故？"曰："先生总未代我发散也！"予曰："诺！今日竟用发散何如？"公辗然色喜。予乃用小发散方，荆、防不过数分，尚另加监制，谓之曰："公恙实不可发散，服必无效，姑用之以除公疑。"又另开清凉养阴、镇摄肝风一方与之，曰："服前方平平则已，设有不适，再进此药则安。"次日进诊，公曰："予昨日了不得！"问："何故？"公曰："人人皆说予证当发散，而先生独不然。予因前泄泻，先生辨论精微，一药而愈，又不敢请他人；然心中实不能无疑也。昨见肯用发散，欣然煎服。不意服无片时，即觉火势一轰，似觉头面复欲大肿，头晕眼花，急忙伏枕，犹然难过。幸后方亦已煎成，服下始定。看来不能发散，诚如先生之言。然窃闻风善肿，风宜散，又闻有大头瘟，证属乎风火，亦用发散，而予证似之，其风火独不可散，何也？"予笑曰："公之恙非风火，乃火风也！风火者，因风主火，风为本，而火为标，散其风而火自平；火风者，火为本，风为标，泻其火而风自息。试观天地之道，热极生风，得大雨施行，天气清凉，而风亦顿息，俗所谓'煞风雨'也。今火风之证，若误作风火论治，妄用发散，譬如炉火已旺，而又以大扇扇之，火岂有不更炽者哉！公二十日来服寒凉重剂，统计约五六斤，而始进发散小剂，即如此火上头轰；若初起误进发散，将火势愀腾，焦灼肌肉，蔓延咽喉，虽有善者，奈之何哉！若夫大头瘟证，予岂不知？甚初起也，恶寒体重，头面俱肿，必兼表象。两目、鼻、面肿起者，阳明也；耳前后并额肿起者，少阳也；脑后、项下肿起者，太阳也。三阳多表证，故可先加表散。公恙初起，毫无恶寒、恶风，面肿于左，肝部也。公岭南人，地气温热，禀赋偏阳。京官十数年，饮食皆用煤火；官山东六年，亦用煤火，火毒积蕴已久。北地风土高寒，积而未发，今至江南，水土不同，又值春深肝旺，肝火冲起，久郁之火，上犯阳明，致成此证，故治法只宜消毒泻火。经所谓'高者抑之'，不可散也。"公曰："己病不知，经先生之论，恍然大悟。而今而后，直以性命相托！"调理十余日，头之沉闷亦愈。

《仿寓意草》

张千里

九里桥，徐，寒热参差，原属秋深晚发，迄今月余，余热蒸蒸，汗多，便溏，溺黄，脉小弦数，胸腹白疹续发未已，此湿热余邪尚未尽化，阻痹蒸郁腑阳，既未通降，则宿痞自然升逆，疏腑通阳，湿热渐化，则痞自渐和也。

西洋参一钱五分　杏仁三钱　稽豆衣三钱　泽泻一钱五分　广陈皮一钱五分　炒谷芽三钱　丹皮一钱五分　桑叶一钱五分　云茯苓三钱　白蒺藜二钱　左牡蛎三钱　芦根八寸

姚光祖按：简洁老当，方亦灵动。

《千里医案》

吴篪

周莲塘大司空，脉虚沉细，此命门阳衰，不能生土，致脾胃虚寒，土虚不能制湿，故食少痰多，呕恶泄泻，皆由阳虚气弱而然。当用附子理中丸加制半夏、茯苓、陈皮、石菖蒲，以姜汁打糊为丸，每食后服三钱，一月而愈。

大司马玉砚农，在口外感受寒湿，回京后，大便常年溏泻，食少迟于运化，卧则心跳不安，精神委顿。余诊之曰：脉沉迟细弱，由于气血两虚，真阳不足，思虑劳伤过度，以致命火渐衰，不能生土，而为脾胃虚寒，故食减便溏，神疲气怯也。宜服人参养荣汤，继以右归丸去当归，加人参、补骨脂、石菖蒲、远志、茯神，用枣肉为丸，以峻补元阳，兼养心气。服后则起居饮食胜常矣。

大京兆精汪时齐，患呕恶、膨胀、食少、痰多、大便溏泄、精神疲倦。诊右关细软，尺部沉弱，乃元阳不足，命门火衰，不能生土，脾土之真阴受伤，中州之冲和有损，致为虚寒之候也。宜服六君子加熟附、益智、石菖蒲，兼进附子理中汤，遂服数帖，诸证顿减。嗣以人参养荣汤加减为丸而瘥。

少宰文远皋，夏初泄泻，水谷不化，见食则恶。自服五苓散及大黄丸无效。诊脉虚弦滑，系饮食太过，肠胃受伤，致清气下降而不升，冲和之气不能化而令物完出。经曰：清气在下，则生飧泄。又曰：春伤于风，夏生飧泄也。即用升阳除湿汤，遂服四剂乃止。

朱素人醉饱贪凉，脱衣露卧，即吐泻交作，小便短涩，胸膈胀硬，不能躺卧。诊脉大滑数，此外有所感，内有所伤，纵肆酒果肥甘，湿热痰食壅滞上焦所致。宜先用烧盐熟水调服，以指探吐，即吐出宿食痰涎甚多。旋用葛花解酲汤，以温中利湿而瘥。

以上出自《临证医案笔记》

何书田

脾寒腹泻，累月不已，久必成臌。

制附子　炮姜炭　补骨脂　煨木香　陈皮　赤苓　焦白术　砂仁　菟丝子　炒苡仁　炙升麻

复诊：泄泻多年，脾肾之气早衰，安得不作胀耶！

制附片　炮姜炭　补骨脂　炒扁豆　茯苓　砂仁　焦白术　菟丝子　煨木香　淮山药

陈皮

溏泻久缠，神倦脉弱。此火衰土不运化之候。恐延来腹满，则不易治矣。

制附子　山萸肉　补骨脂　煨木香　炮姜　茯苓　大熟地　五味子　煨肉果　制于术　山药

产后年余，心脾肾俱亏，泄泻足肿，心宕气喘，脉数而促。不易治也。

制附子　炒熟地　炙五味　远志　山药　砂仁　制于术　山萸肉　补骨脂　茯神　炙草

复诊：下元气衰，用温补之剂而稍效。仍照前法加减，再得脾溏转结为幸。

制附子　制于术　补骨脂　炮姜炭　茯苓　潞党参　炒熟地　五味子　淮山药　陈皮

年近八旬，气虚失化，脘胀便溏；当从脾土调治。其余诸恙，且置缓图。

生白术　炒中朴　川郁金　白茯苓　陈皮　砂仁　生白芍　焦建曲　法半夏　煨木香　煨姜

以上出自《簳山草堂医案》

王孟英

沈君云峰令正，诞子后患身热痰嗽，白痦头疼，腹痛便溏，不饮口渴。医者治此碍彼，专事模棱。至九朝，余抵禾，视脉滑数，苔微黄，胎前感受冬温也。主以清解法，或疑有碍便溏。余曰：便溏为肺热之去路，设便闭则将喘逆矣。况夏间余尝治其胎前溺涩，群医渗利而不应，余专清肺而得手，今虽产后，体脏未更，兼有客热外侵，所谓有病则病受也。连服多剂，果即向安。

桐乡冯诒斋广文，年二十七岁。自上年患病，至今已十余枚，皆破而不敛，肌肉渐削，迨季夏渐形发热，而纳食阻膈，溲短便溏，气逆嗽痰，咽喉疼肿。诸医束手，秀水庄丈芝阶荐余诊之。脉数而左寸关兼弦大，是病由过扰心阳，兼伤谋虑，从前但从呆补，已成不治之证，近则吸受暑邪，犹日服滋填之剂，是以药造病也。是诒斋一见倾心，坚留数日。因谓其令兄静岩赞府曰：余仅许愈其新病也。以沙参、苡、斛、橘、半、蒿、薇、蛤壳、浮石、茯苓，煎吞香连丸。二剂而痛泻渐止，去香连加鳖甲。又二剂而热退，改用参、苓、橘、半、苡、蛎、石英、首乌、象牙屑、冬虫草等出入为方，卧时另制嚼化丸，以肃上焦痰滞。服四帖已能起榻，眠食皆安，余遂归。秋杪闻其没于鱼江外科家，少年博学，惜哉！余邮挽一联云："倾盖相知，讵成永诀；著书未竟，遽赴修文。"知渠方注顾亭林先生《肇域志》而即病也。其夫人即于秋杪起患赤痢，延至次年春杪，证已濒危。适余游鸳湖，往视之。昼夜三四十行，汛断肌消，少腹素有聚瘕，跃跃而动，气冲胸下，绞痛难堪，卧不能眠，饥不能食，口干舌绛，五热溺无，头项汗频，音低色夺，脉来细数，右软尺空。是久积忧劳，兼伤哀恸。真阴素弱，岂可与常痢同观。以沙参、熟地、黄连、黄柏、白头翁、秦皮、冬虫夏草、枸杞、橘核、白薇，用藕、苡、燕窝煮汤煎药，服二十剂。余游瀛洲转禾复诊，脉和痢减，安谷能眠，痛止溺行，面有华色。改用人参、熟地、龟甲、归身、黄连、黄柏、枸杞、白薇、薏苡、砂仁，以藕汤煎成，入阿胶烊服而愈。

沈君雪江令爱，黎里徐少岩刑部之媳也。胎前患泻，娩后不瘳，半载以来，诸药莫效。余按脉弦数而尺滑，询知带盛口干，腰酸咽痛，溲热善噫，肢冷畏烦。乃肝热而风行于胃，液走则阴血日亏。与白头翁汤加余粮、石脂、熟地、龟甲、竹茹、青蒿、砂仁，频服而痊。

鸳湖吴君小渔令宠，数年前因娩后啖生菜而患便泻，久治不愈。仲秋余视之，脉弦数。曰：此非菜之罪也，乃土受木乘，而频年温补，益广病机，头痛带多，脘疼食少，吐酸痰嗽，五热无眠，无非八脉无权，风阳偏盛。授宣养清潜之法而愈。继其令妹适岳氏者，久患带下，去冬崩血，赤白并行，延今不已，卧榻数月，金云无生理矣。余诊脉甚滑数，面赤口干。因问足冷乎？溲热乎？耳鸣无寐乎？向来辄服温补乎？皆曰然。幸能安谷，是药病也；幸涩之不止，药力尚有分势也。投以大剂清热坚阴之法，服数十剂。仲冬余复游禾，已能踵寓就诊矣。

七月中旬，余游檇李归，道出梅泾，吕君慎庵拉视沈则甫令正之恙。两年前曾患滞下，嗣后便泻不已，今夏更剧，每晨尤甚，后重肠鸣，不饥不渴，畏热无汗，胸闷时呕，夜不成眠，形消色悴，小溲通畅，脉软微弦，经事渐稀。乃中虚木侮，生化无权，气久虚而血将涸矣。若刚燥则助风阳，滋腻更增滑溜，议砥柱中流，回狂澜而镇风轮。以潞党参、山药、石脂、余粮各三钱，茯苓、白芍各一钱五分，煨诃子、橘皮各一钱，牡蛎八钱，乌梅肉炭八分，酒炒黄柏六分，熟附子、炙甘草各五分，甘澜水煎陈米汤煮药使浓厚，徐徐细呷，俾留恋中宫，不致直下为法。迨八月下旬，在曹霭山茂才处晤则甫云：前方服至四剂，病即愈，今已色华能食矣。因以诗什、芽茶为赠。次年冬，闻患寒热亡。

以上出自《归砚录》

赵菊斋仲媳，素患阴虚内热，时或咯血，去年孟英已为治愈。暨而汛事偶愆，孟英诊曰：病去而孕矣。今春娩后患泻，适孟英赴豫章之诊，专科进以温热之方，而咳嗽乃作。更医改授养营之剂，则滑泻必加。签药乩方，备尝莫效。比孟英归，投以甘（草）、（小）麦、大枣，配以（乌）梅、（黄）连之法，证渐轻减。继为其姻党尼之，多方蛮补，遂致腹胀减餐，日下数十行，皆莹白坚圆，如白蒲桃之形，上紫血丝。菊斋悔闷，仍乞援于孟英，予：仲景当归生姜羊肉汤，每剂吞鸦旦仁二十一粒，以龙眼肉为衣，果两服而便转为溏，痛即递减。再与温养奇经之龟甲、鹿（角）霜、（当）归、（茯）苓、（枸）杞、菟（丝子）、甘（草）、（白）芍、乌贼（骨）、苁蓉、蒲桃（干）、藕（肉）等，调理而痊。

某男子，患便血，医投温补，血虽止，而反泄泻浮肿。延及半年，孟英诊之，脉数舌绛。曰：此病原属湿热，温补反伤阴液。与（黄）芩、（黄）连、栀（子）、（白）芍、桑叶、丹皮、银花、石斛、楝实、冬瓜皮、鳖甲、鸡内金等药，旬余而愈。

孟英次女，八月廿三日，忽患痛泻，肢冷脉伏，崔某进附子理中汤加减，泻不止而苔黑唇燥，颇露热象，改投犀（角）、（石）斛、生脉散等药，形渐脱，又用桂附八味汤，遂于八月廿九日，舌焦如炭而逝。

噫！据此病情，是伏暑也。痧证霍乱，挟食者，必先去食。伤寒亦然。秦氏论之详矣，然竟有病始饱食之余，初非因食为患者，半痴尝云："既无枵腹待病之理，岂可专以攻消为治？故临证必审问慎思而明辨之，庶免颠预贻误之弊。

姚树庭，以古稀之年而患久泻，群医杂治不效。金以为不起矣。延至季秋，邀孟英决行期之早晚，非敢望愈也。孟英曰：弦象独见于右关，按之极弱，乃土虚木贼也。调治得法，犹可引年，何以遽尔束手乎？乃出从前诸方阅之，皆主温补升阳。曰：理原不背，义则未尽耳！如姜、附、肉蔻、骨脂之类，气热味辣，虽能温脏，反助肝阳，肝愈强，则脾愈受戕，且辛走气而性能通泄，与脱者收之之义大相刺谬，而鹿茸、升麻可治气陷之泄，而非斡旋枢机之品，至熟地味厚滋阴，更非土受木克、脾失健行之所宜。纵加砂仁酒炒，终不能革其腻滑之性，方方用之，无怪乎愈服愈泄。徒藉景岳"穷必及肾"为口实也。与异功散加山药、扁豆、莲子、乌梅、木瓜、芍药、蒺藜、石脂、余粮，服之果效，恪守百日，竟得康强，越三载，以他疾终。

某人，患晨泻有年，累治不效，春间尤甚。孟英按其脉，曰：汝虽苦于泻，而泻后腹中反觉舒畅乎？曰：诚然。苟不泄泻，又胀闷减食矣。而服四神、附、桂之药，其泻必加。此曷故也？曰：此非温升补涩之证，乃肝强脾弱，木土相凌。处一方令其常服，数帖即安，复竟无此恙也。方用白术、苡仁、黄连、楝实、桂枝、茯苓、木瓜、芍药、蒺藜、橘皮而已。

孔广愚司马，久患溏泻，而舌黑气短。自春徂冬，治而不愈。孟英视之，曰：劳心太过，阳烁其阴。人见其溏泻，辄与温中，不知肺受火型，气失清肃而短促于上，则水源不生，自然溺少而便泻矣。投以肃肺清心、凉肝滋肾之法，果得渐瘳。

杨氏妇，孀居患泻，久治不瘥。孟英曰：风木刑胃也。彼不之信，另招张某大进温补，乃至腹胀不食，夜热不眠，吐酸经秘，头痛如劈。复乞孟英视之。先投苦泄佐辛通以治其药，嗣以酸苦熄风安胃。匝月乃瘳，续与调补，汛至而康。

方氏女，久患泄泻脘痛，问兼齿痛，汛事不调，极其畏热，治不能愈。上年初夏，所亲崔映溪为延孟英诊之，体丰，脉不甚显而隐隐然弦且滑焉。曰：此肝强痰盛耳。然病根深锢，不可再行妄补。渠母云：溏泻十余年，本元虚极，广服培补，尚无寸效，再攻其病，岂不可虞？孟英曰：非然也。今之医者，每以漫无着落之虚字，括尽天下一切之病。动手辄补，举国如狂。目击心伤，可胜浩叹。且所谓虚者，不外乎阴与阳也。今肌肉不瘦，冬不知寒，是阴虚乎？抑阳虚乎？只因久泻，遂不察其脉证，而金疑为虚寒之病矣。须知痰之为病，最顽且幻，益以风阳，性尤善变。治必先去其病，而后补其虚，不为晚也。否则养痈为患，不但徒弗参药耳。母不之信，遍访医疗，千方一律，无非补药。至今秋颈下起一痰核，黄某敷之始平，更以大剂温补，连投百日，忽吐泄胶痰斗余而亡。予按：此痰饮滋蔓，木土相仇，久则我不敌彼，而溃败决裂，设早从孟英之言，断不遽死于今日也。

康康侯司马之夫人，泄泻频年，纳食甚少，稍投燥烈，咽喉即痛，经治多手，不能获效。孟英诊曰：脾虚饮滞，肝盛风生之候也。用（人）参、（白）术、橘（皮）、半（夏）、桂

（木）、茯（苓）、楝（实）、（白）芍、木瓜、蒺藜，投之渐愈。

今冬又患眩晕，头汗、面热、肢冷、心头似绞，呻吟欲绝。孟英以石英、苁蓉、牡蛎、（绿萼）梅、（茯）苓、蒺（藜）、楝（实）、（白）芍、旋覆为方，竟剂而康。

某，新秋陡患洞泻如注，即浑身汗出如洗，恹恹一息。孟英往勘，脉来沉细，身不发热，俨似虚寒之证。惟苔色黄腻，小溲全无。乃湿热病也。与桂苓甘露饮加厚朴，投匕而瘳。

慎氏妇，产后腹胀泄泻，面浮足肿。医与渗湿温补，月余不效，疑为蓐损。孟英视之：舌色如常，小溲通畅，宛似气虚之证。惟脉至梗涩，毫无微弱之形，因与丹参、滑石、泽兰、茯苓、茺蔚、蛤壳、桃仁、海蛇、五灵脂、豆卷，数月即瘳。

叶杏江仲郎，患发热泄泻，医治十七日不效，骨瘦如柴，音嘶气逆。所亲许芷卿，荐孟英诊之。脉数大渴，汗多苔黄。以竹叶石膏汤加减，十余剂渐以向愈，大便反极坚燥，继予滋养而康。

以上出自《王氏医案》

林佩琴

汤氏。初秋寒热吐泻，或以为感暑，用香薷饮；或以为霍乱，用藿香正气散。其家两置之。诊其脉濡而弱，烦热无汗，自利呕渴。予谓：湿甚则濡泻，今湿郁生热，热蒸更为湿，故烦而呕渴也，宜猪苓汤去阿胶主之。猪苓二钱，茯苓三钱，泽泻八分，滑石六分，加半夏钱半，薄荷梗八分，薏苡、煨姜各三钱，灯心六分。一服呕止泄稀，去滑石、煨姜、半夏，再加麦冬、山栀、车前。二剂而安。

曹。脉左濡，右关尺弦大，腹鸣则痛坠泄泻。前因怫悒，木制脾土，为中焦痞痛。服破气燥剂，再伤中气，每日晡少腹痛泄，下焦阴气又伤，急须甘缓和中，佐以温摄。潞参、炙草、白芍、茯苓、小茴、橘核（俱酒焙）、益智、木香（俱煨）、饴糖、红枣，十数剂，痛泻止。

于。五泄无不由湿，寓居斥卤，水味咸浊，便泻三年不止。凡运脾利湿，温肾补土，及升提疏利固涩诸法，毫不一效。今夏诊右脉寸微关滑，乃湿中伏热，大小腑清浊不分，火性急速，水谷倾注无余，脾失输精，肺苦燥渴，气不化液，肾不司关，所下污液，自觉热甚，或痛泄，或不痛亦泄，日夕数行，口干溺少，时想凉润。略用守补，即嫌胀满，可知气坠全是腑证。若清浊分，则泄泻渐已。煎方：茯苓、猪苓、车前、山栀、神曲、薏苡、大腹皮、乌梅、黄连，午前服。丸方：益智仁（煨）、补骨脂、南烛子、诃子、茴香、茯苓、山药、广皮、砂仁、半夏曲、杜仲、首乌、莲子，蒸饼为丸，晚服，至秋渐愈。

汤氏。冒暑重感新凉，寒热头晕，口干舌燥，呕泻不已，头汗齐颈而还。医用消导，转益烦渴，脉不数而滑大，此邪郁蒸痰。先挑姜汁止呕，用正气散加减。藿香、薄荷以辟恶，丹皮、栀、芩以解热，夏曲、煨姜以除痰，赤茯、猪苓、薏仁以利湿，花粉、麦冬以生津，一服汗凉脉和舌润矣。因有年体弱，明晨怯寒，手足微凉，此脾阳虚也。用理中汤，炮姜改煨姜，加砂仁、苓、薏、炙草，一剂呕泻止，手足和。但气微坠，宵分少寐，原方去煨姜，加茯神、炙芪、枣仁、白芍、升麻，一服而安。

潘。色苍嗜饮，助湿酿热，濡泻经年，脉寸关实大，岂温补升提所得效。细询平昔吞酸，去秋连发腿疡，明系湿邪蕴热，流注经络所致。治者不察，当夏令主火，仍以四神丸加炮姜、乌梅，补中汤加吴萸、肉果，愈服愈剧，致头晕口燥，气坠里迫，溺涩肛痛，皆火性急速证据，必清理湿热之邪，乃为按脉切理，仍当戒饮，毋谓六旬外久泻延虚也。四苓散加薏仁、车前子、麦冬、山栀、灯心，二服已效。加神曲、砂仁壳、枳椇子以理酒伤而泻稀，加黄芩、白芍而脉敛，后用参苓白术散加减而痊。

以上出自《类证治裁》

方南薰

陈某，年老脾虚，泄泻无度，恳黎友岸之问方于余。责其釜底火衰，元气不固，授以四神丸加益气健脾、扶阳固肾之药，一料而愈。盖肉豆蔻补戊土，破故纸补癸水，取戊癸化火，同为虚则补母之义。方用破故纸、五味子、肉豆蔻（面里煨去净油，不净则反泄）、吴茱萸（盐水炒），此四神丸也。余加北黄芪（酒炒）、党参（米炒）、白术（土炒）、山药（炒）、茯苓、小茴（炒）、益智仁、芡实米、鸡内金、谷芽（炒）、红枣（去皮核）一斤、煨姜（去皮），煎汤和丸，早晚开水吞服三钱。

南邑彭晓云先生，精神强壮，体胖身肥，中年偶有痰饮，随发随止，未有害也。今者将届六旬，脾阳渐衰，饮食生痰，凡有感冒，则咳嗽痰多，或食荤茹，则泄泻腹疼。延余诊治，左寸三部脉沉而迟，右寸三部脉细而弱，余曰："先生体素中寒，痰饮结为窠囊。夫痰之本，水也，水不润下而泛上，阳虚可知；土不克水而受制，脾弱更可知。治此以温中扶阳为第一义。盖脾中之阳气旺，则燥可去湿，而痰饮退舍；胃中之阳气旺，则饮食加餐，生血而不生痰；肾中之阳气旺，则釜底加薪，而真火不熄。若滋阴寒凉之品，败脾损胃，宜为一生所禁。"乃依方调治，泄泻止而痰咳稀，更服丸药以培补。从此百体顺昌，纳宠生子。先生素明天心，精于造命，乃为卜吉，以妥我先灵，其亦报施之巧矣。

陈某，泻利无度，不思饮食，形骸骨立，体倦恶寒，便清不渴，肢冷腹痛，知为虚寒，元气下陷，投以补中益气汤未止。所泻之物，红白相兼，纯是肠内膏脂，旋用芪附理中汤加肉桂、小茴、吴茱萸、砂仁、诃子肉、罂粟壳、破故纸、桔梗、艾绒（醋炒），八剂而愈。

汉阳吴瑶圃先生，候补江省。丁酉秋，入闱办公，抱病出，甫食即泄，昼夜无度。令嗣云卿知岐黄，以参苏饮加神曲、山楂投之，不效；又以藿香正气散、六和汤、四苓散等方投之，又不效；复投以六君子汤、理中汤加山药、芡实，亦不效，问治于余。切得人迎脉浮，《内经》云：春伤于风，夏生飧泄。虽非其时而理有可悟，投以桂枝汤去白芍，加防风、桔梗、生姜、红枣，煎成热服，下咽后，喷嚏百余声，接服二剂而泄泻止。盖先生在至公堂空廓之处，寝卧几席，风由鼻息而入，肺经吸受，下传脾胃，直趋大肠，以至食已即泄。今用桂枝汤和其营卫，使陷入风邪上升于肺，仍以鼻出，是治受病之源地。厥后，冢君与余遂成莫逆焉。

以上出自《尚友堂医案》

曹存心

身热，手心热，少力神倦，澼利脉濡。此脾阳下陷，阴火上乘。甘温能除大热，正为此等证设也。

补中益气汤加鳖甲。

诒按：此脾虚内热证也，用东垣法最合。

劳倦而招风湿，右脉濡小，左脉浮弦，舌苔薄白，溺赤便溏，肢体酸楚，神倦嗜卧，少纳口干。

升阳益胃汤：参、术、芪、草、夏、陈、苓、泽、羌、独、防、柴、连、芍、姜、枣。

加川朴、青皮。

诒按：此与前证略同，故用药亦相似。

大便作泻，小水又长，肝脾肾三经即有阴邪，亦可从此而消。何以隐癖尚踞于中，腹胀不和，是阳虚也。

四君子汤加黄芪、当归、桂枝、附子、陈皮、肉果、沉香、干姜、牡蛎、鳖甲、鸡内金。

原注：此启峻汤也，附子理中加黄芪、当归、肉果，比附子理中更进一层。

飧泄不由乎胃滞，即系乎阳弱，此乃兼而有之，脉迟，嗳腐脘痛。

附子理中汤合二陈汤，加川朴、吴萸、防风。

诒按：嗳腐脘痛，食滞颇重，拟去二陈加神曲、砂仁、莱菔子。

下利转泻，肾病传脾，脾因虚而受邪，温化为宜。

理中汤合四苓散，加陈皮、防风、伏龙肝。

诒按：由利转泻，或有因湿邪未净者。方中用四苓、伏龙肝，即此意否？

发热之余，腹痛便溏。表邪下陷也。

小柴胡汤加白芍、木香、茯苓、泽泻。

诒按：此时邪下陷之证。

以上出自《柳选四家医案》

桐泾桥孙。据述五更泄泻，叠进温通而罔效，病亦奇矣。诊得左关脉弦，弦主乎湿，亦主乎肝，右一部内，主乎脾。脾为土，肝为木，木乘土位。木乘土位，湿自不消，不消则脾为湿所浸淫，为重滞，为中宫痞，为少纳多痰。脾气被湿所累，既不能散津上归于肺，口舌常干，而但运湿下入于肠，大便自泄。病在肝脾而不在肾，明矣。拟治中连理辈，佐以缩脾法。俾得土中泻木，以使两和。

　于术　茯苓　党参　炙草　炮姜　川连　扁豆　草果　青皮　陈皮　葛根　砂仁

以上出自《延陵弟子纪要》

费伯雄

　某。脾虚泄泻。

　煨姜二片　补骨脂一钱　肉豆蔻八分　党参三钱　茯苓二钱　白术一钱　炙甘草五分　木香五分
砂仁一钱　广皮一钱

　另服丸方。

　党参五两　云苓三两　炙甘草五钱　野于术一两五钱，米泔水浸、土炒　肉豆蔻一两　补骨脂一两五钱，
核桃肉拌炒　陈广皮一两　制半夏一两五钱，艾汁炒　广木香八钱　赤石脂八两　炒苡仁五钱

　上药依法，取清水泛为丸，每早服三钱，开水送下。

　某。脾为湿土，以升为健；胃为燥土，以降为和。肝木横亘于中，上犯胃经，下克脾土，
以致胸腹不舒，甚则作吐作泻。宜柔肝和中化浊。

　当归身　白蒺藜　陈橘皮　川厚朴　焦白术　春砂仁　台乌药　云茯苓　佩兰叶　广木香
白檀香　广郁金　细青皮　金橘脯

　某。肠胃失和，胸闷泄泻。宜扶土和中。

　当归二钱，土炒　茯苓二钱　生熟苡仁各三钱　粉葛根二钱　小川朴一钱　炒枳壳一钱　青皮一钱
乌药一钱五分　白术一钱，土炒　桔梗一钱　车前子三钱　荷叶一角　荷蒂一枚　炒泽泻二钱

　某。肾为胃关，关门不利，聚水生湿，清浊不分，大便溏滑，经久不愈，纳谷不贪，胃气
不和。今宗温肾一法。

　破故纸　小茴香　炒苡仁　焦冬　白术　茯苓　川朴　陈皮　六神曲　木瓜　川椒目

　某。脾具坤静之德，而有乾健之能，此火一衰，不能腐熟水谷，则清浊难分，宜其腹痛便
泄。惟脉数不和，阴虚之体。宜脾肾两调。

　肉果　破故纸　吴萸　五味子　山药　冬术　扁豆　木香　云苓　生姜　红枣

以上出自《费伯雄医案》

李铎

　朱，五三，脉濡，畏寒，胸满，腹痛，泄泻是水，用香砂平胃散加防风、泽泻，二剂而愈。

　香附　砂仁　苍术　广皮　川朴　防风　泽泻　甘草

　李，二八，病后遭家难，悲哀过甚，痛泻交作，不饥不食，此木克土也。用痛泻要方加肉
桂、木瓜，一剂痛泄减半，二剂痊愈。

白术　防风　白芍　广皮　肉桂　木瓜

陈修园曰：《难经》有五泄之分，曰胃泄、脾泄、大肠泄、小肠泄、大瘕泄（即痢疾），其实不必泥也，总以虚实久暂为辨。

以上出自《医案偶存》

凤实夫

沈右。五载晨泻起自产后，兹则纳减腹膨，形瘦足浮，日甚一日。培中分利之药前医屡进，何以未见获效？询系每在五鼓必欲腹中雷鸣而切痛，晨起一泻之后痛除而竟日安然，脉形濡细。本非挟滞，其痛也始终不更，其泻也不专责于脾矣。产之时痧子杂来，产后五年中风痧频发，个中有奥妙焉，且不道破矣，俟同学见之一想。

白术钱半，土炒　荆芥炭一钱　防风一钱　煨肉果四分　丹皮炭一钱　桔梗一钱　霞天曲钱半，炒生甘草三分　赤小豆三钱　西湖柳炭钱半

复诊：五载之累，一朝顿释。盖晨泻一证腹中膨胀，则有之而必欲雷鸣切痛者特少，是以不专责于脾虚，而旁敲侧击庶得窥其真谛。信哉，临证之望闻问切四字，竟不可缺一也。兹既幻想见效，不必更以方药，就原方再服十剂可矣，拔其根矣。

《凤氏医案》

黄堂

徐，十七岁。起自风淫末疾，继为当脐作痛，恶寒且鸣且泄。经言湿多成五泄也。证经数载，年方壮盛，且值夏月，姑从风胜湿治。

羌活四苓汤加木瓜、葛根、木香、伏龙肝。汤煎。

二诊：前方有效。当脐为肝脾之部，遇寒则痛，痛则泄，再从土中泄木。

于术　淡吴萸　白芍　小茴香　赤苓　炙草　木香　锅巴汤代水。

《黄氏纪效新书》

雷丰

若耶倪某，患泻不瘳，来延丰治。阅前方，乃批：暴注下迫，皆属于热，用芩、连、芦、葛等药，未获中机。脉之，神门小弱，余皆弦缓，舌色少荣，苔白而薄，直倾无度，腹痛溺黄。就二便而论，似属火泻；就脉舌而论，大为不然。思《内经》谓肾脉小甚为洞泄，明是先天素弱，伏气深陷之征；余部弦缓，腹痛频频，木乘土位之候；溺黄者，挟湿也。此证虚中兼实，当补先后二天，兼以平肝渗湿。病者素谙医理，闻言叹服。遂用于术、党参、菟丝、故纸、防风、白芍、泽泻、云苓、煨葛、木香，荷叶为引，一日一剂，连服五朝，痛泻并愈。

羊城雷某，患泻无度，肌肉忽脱，脉象两关并弦。丰曰：未泻之先，腹必鸣痛，痛必便泻，泻必完谷。曰：然也。不知病在何经？曰：此肝风传脾，脾受其制，不能变化，《内经》名为飧泄，后贤称为胃风。见丰论证确切，即请撰方，乃用刘草窗痛泻要方，加吴萸、益智、煨葛、

木香、荷叶为引。服一剂，未臻大效，再加参、芪、姜、附，方服一剂，遂得小效，继服忽全瘥矣。

城南程某，平素略知医理，于立夏后一日，腹痛而泻，完谷不化，自疑昨日因饼所伤，又执治泻利小便之说，辄用五苓加消食之品，未效。来邀丰诊，诊得两关，一强一弱，气口之脉不紧。乃曰：非伤食也，是飧泄也，此因伏气致病，即《内经》所谓春伤于风，夏生飧泄之候。消食利湿，益使中虚，理当扶土泻木。即用理中汤加黄芩、白芍、煨葛、防风，连服三煎遂愈。

以上出自《时病论》

杨毓斌

姚崇阶孝廉，病八九日，医罔效。延予往，诊得微热，头汗蒸蒸如雨，身亦微润，面红，昏眩烦闷，坐卧不安，神识欠清，舌苔薄白，先日溏泄数次，脉象缓弱不振，两尺尤迟。宜先温中运脾，使阳气得振，免致结伏内陷。时戊戌三月初九日。

姜制半夏四钱　姜汁炒川朴一钱五分　麦炒枳实二钱　炒小茴一钱五分　焦谷芽三钱

外用香附末、白芥子、元胡粉各三钱，开口椒一钱，和盐炒热，布包熨胸及腹。

次诊，人事大清，声音稍振，仿前意进步。

干姜一钱　姜半夏三钱　麦炒枳实二钱　缩砂仁一钱　桂心五分　炒蒌实三钱　煅牡蛎二钱　焦谷芽五钱

汗敛，胸腹痛觉松动，转矢气稍畅，苔仍板白。

干姜　炙川朴　肉桂　缩砂仁　炒香附　六神曲　枳壳　煅牡蛎　须谷芽

精神大振，胸腹积痛移向下，时转矢气，耳亦不聋，小腹微胀，而舌苔仍板腻未腐。病者与家人总以不得大便，未免养邪，交请下之，勉与太极丸一粒，不应与更衣丸二钱，得溏解。告之曰：此非正粪，迫于药耳。要知苔未腐，究不以下为合法。仍当温运，俟其瓜熟自落为稳，且证已愈六七，大事无碍，何必强迫，徒伤正气，反易生事。因仿前意出入，三服，遂获全瘥。

宋姑泄泻应期验案。每逢长夏泄泻，腹胀，或痛或不痛，四肢烦热，甚则烦心，周身蒸热，呕吐，不思食，口淡，有时而渴，早晨泻较甚。杂投理中平胃、利湿扶脾、舒郁涩肠等剂，不效。易以苦坚，腹加痛；投以补火升提，咽喉痛；佐以补中，食不下。历诸医，卒无效。绵延至秋始愈。如是五年，应期不爽。爰制丸方授之，令于初夏日服四五钱，两料未罄，而积年痼疾全愈，永不复发矣。志之以证不谬。

丸方：野白术一两　云茯苓一两五钱　盐水炒补骨脂六钱　桂枝六钱　牡蛎一两五钱　炮紫干姜五钱　生杭白芍一两　炙甘草五钱　饴糖二两五钱　为丸。

梁亚甫醮尹尊阃。肝旺气弱，咳血愈后，久泄不已，胁胀，腹痛下坠，脉右弦滑而浮，左弦涩。用调肝胃、健中固下为治，遂愈。

米炒青防风　棉芪　白芍　赤石脂　抱茯神　煨木香　乌梅炭　五味子　焦谷芽

以上出自《治验论案》

温载之

友人刘星圃患泄泻之证。被医误治变为痢疾，小便不通，缠绵匝月。竟有一医认为水结，恣用甘遂、甘草，并杂以他药十余味，凑为一剂。病家谓："听闻甘遂与甘草相反，人虚如此，今可同服乎？"医云："此名经方，非此不行。"信而服之。仅服一次，即直泻不止，几乎气脱，势甚危殆。始延余诊。视见其气息奄奄，六脉沉细无力，左尺浮芤，右尺沉伏。余曰："病由肾命火衰，水泛无归。今又被妄下，肾命之火愈衰，急宜温固。"遂用四神丸以温之，一剂泻止溺通。次用真武汤以回阳镇水。随用健脾补火之剂，大有转机，每餐能食饭一碗。因久病尚弱，殊又另延市医王某，谓其阴虚，大加滋阴之品龟板、首乌等味，服一剂即气喘胸高，不思饮食。复延余往诊。其六脉虚小，阳气全消，譬犹一星之火猝被水浇，已经渐灭，不能复燃。余辞不治。再延他医，三日而卒。噫！此中殆有数欤？

余姻戚金仲常，年五十余，其体素弱。于夏日，陡患泄泻之证，日数十行。医用治泻时方，即藿香正气散之类，全不应效。气微欲脱，奄奄待毙，延余诊视。审其六脉全无，四肢冰冷，两目重闭，人事不知，僵卧于床，惟胸前微温而已。儿女环泣，求余挽救。八旬老母痛不欲生。余曰："此阴霾用事，阳微欲脱之候。病危如斯，勉尽人力，然非重剂不可。"即用附子理中汤：潞党二两，焦术二两，附片一两五钱，干姜二两，炙甘草一两，浓煎频灌。只要药能下咽，交过今夜子时，尚有几希之望。次日晨早，复延余往。见其肢暖目开，欲语气微。家人辈述及昨夜将药煎浓，连灌数次，幸能下咽。腹中漉漉有声。到天明时，其目始开。审其脉，略现细微。今照原方再服一剂。次日见其身能转侧，合家共庆复生，随用温中固气，调理月余而瘳。此病之生非余意料所及，若非重剂，断难挽回。昔人云病重药轻如以莛击钟，病轻药重如以杵挑灯。诚然！

以上出自《温病浅说温氏医案》

叶德培

一人年将五十，身体肥健，素患肠风下血已十余载矣。去冬因思虑忧郁，忽然下血数斗，后又下如尘水，或如猪脂状，延至今春。所纳之食，汩汩下行，不得停留变化，甚至直出如箭，以致肛门脱出数寸，每以热汤浴之，睁叫托入，顷之去后，其肛复脱。一昼夜下痢二十余行，苦不可言，面色浮肿，天然不泽，唇焦口干，鼻孔煤黑，右寸浮大，重按无力，脾脉软弱。

昨服一剂，药后内邪消去，但手太阳之脉洪数，此胃气未服也。今宜扶胃养脾为主，勿亟亟于治痢，痢亦自止。

白术炭　白蔻　紫朴　黄柏　广皮　木香　甘草　茯苓　神曲　锅巴　建莲　泽泻

脉渐缓弱，嗽减痛止，胸脘亦宽，平昔木旺土衰，久患脾泄，中气大亏，若饮食杂投，诸证复增，愈难调摄。须慎之。

橘红一钱　杏仁钱半　枳壳一钱　柴胡八分　黄芩钱半　花粉钱半　知母一钱　楂炭三钱　六曲钱半
灯草三尺

肝脉渐平，胃脉反见滑大，此皆饮食不调之故。

麦冬三钱　元参一钱　花粉钱半　山栀仁钱半　橘红一钱　杏仁一钱　枳壳一钱　楂炭一钱　灯心

三尺

服二帖，去楂肉，加泽泻。

《龙砂八家医案》

陈虬

己卯秋试，寓杭城广兴巷陆家。陆本世族，庚申之乱，举家殉难。近唯一子一孙，孙方三岁，病飧泄寒热年余，因乞医治。面色㿠白，目青，手鱼络脉粗大。检视前方，皆补脾利水之剂，予谛视良久，曰："此儿病本不重，医重之耳！久风成飧泄，实指此病而言。"盖风气通乎肝，肝风内扇，而克脾土，故寒热飧泄，面白目青而络脉粗大也。医误为脾虚作泄，强行补涩，风气愈不得上升，所以经年不解也。若果脾虚作泄，断无三龄婴孩，而能经岁不死者。法当疏肝散风，可立愈也。乃以麻黄一钱，先煎去上沫，再入北防风六分，归身三分，川芎二分，甘菊三分，白术六分，升麻三分。共作一剂，煎服而飧泄顿愈。乃于前方去麻黄、升麻，而加生芪七分，酒炒芍六分，得微汗而寒热亦止。

《蛰庐诊录》

朱增藉

吾友谭君新伯，患滞下旬日，多方调治不应。余至时腹痛，呕逆，里急后重，坐不离圊。就诊之，脉弦细，神疲力竭，刻难忍过。细思脉证，必是中枢不运，升降失职。法宜扶阳培土，使中气有权，升降自如则愈，遂主黄芽汤加桂枝、半夏。饮入于胃，听中气之旋转，领桂枝以升清阳，则后重无虑。领半夏以降浊阴，则呕逆自止。因腹痛更加砂仁，醒脾胃而疏滞气。果一服而效。不日间，族求一患此证，因调治失宜，腹胀两便不通，势危急，求治余，亦是中枢不运，清阳下陷，升清而浊自降，用前方去半夏立效。

黄坤载黄芽汤

人参三钱　茯苓二钱　干姜二钱　甘草二钱，炙　水煎温服。

按：此乃黄氏得意之方，从理中汤化裁之。去白术之壅滞，易茯苓之淡渗，参草养胃阴，姜苓扶脾阳，阴阳合德，中极乃运，道家所谓黄芽生处坎离交也。

《疫证治例》

陈菊生

《内经》论泄泻，或言风，或言湿，或言热，或言寒，又言清气在下，则生飧泄，要皆以脾土为生，然泻久未有不伤肾者，且肾伤，又有阴阳之异，肾阴伤，人皆知之，肾阳伤，人每忽焉。辛卯夏，余客济南，奇太守病发热恶寒，头痛身痛，腹满便泄，旬有余日，来延余诊。脉大而缓，舌苔白腻，知是内伤寒湿，并非外感风寒，用理中汤加苍术、附片等味，数服而愈。丙申夏，余入都，杨艺芳观察病泄泻，日夕十数次，饮食减少，烦躁不安，延余往诊，脉数，尺尤实，知是暑湿为患，惟年逾花甲，以顾正气为要，先合三黄汤、六一散加白术、陈皮、砂仁为方，二剂，便泄顿止，即改用补益法，不数日而康健如恒，若未病然。秋初，陶端翼主政之子，年十二，大便溏泄，已经数月，食少气弱，病情颇剧，问治于余，切其脉，濡而缓，知是气血两虚，由虚致寒，用补中益气汤加熟地、牛膝、附子、干姜，数十剂而治愈。此三证，一为寒，一为热，一则脾伤及肾为阳虚。寒者温之，热者清之，阳虚者补之。治泻常法，所谓人皆知之者也。至人所忽焉不察者，则有养阴一法。丙申冬，余将出都，有陈姓室，患泄数月，每日必泻五六次，医以为脾土虚寒，用白术以补土，附子以回阳，木香以止泻，便泄如故，而面烧口燥足冷、饮食减少、夜寐不安等证迭见，大似上热下寒，阳虚重证。余切其脉，两寸微甚，左关尺濡迟少神，右关尺滑数有力，乃知证系阴虚，非阳虚也。遂用生地炭壹两、炒怀药、酸枣仁、丹皮、白芍、牛膝数钱，炙草、砂仁、黄柏数分，人参、煨葛根各一钱为方。一剂，泻愈三分之二，脉象俱和；再剂，夜寐安，口燥润；三四剂，饮食甘，面烧平，两足俱温。或问病情奚似，余曰："此证如灯膏然，阳为灯，阴为膏，右关尺为灯，左关尺为膏，脉有力为灯有余，脉无神为膏不足。前用术、附等药，譬如膏欲尽而频挑其灯，灯火上炎，膏脂下竭，因见上热下寒之假象，使再燥脾补火，势必膏尽灯灭，阴竭阳亡。余为益阴以称阳，阴复其元，阳得所附，诸证以平，脉象亦起。所谓膏之沃者，灯自光也。"渠又问用药法，余曰："治病无成法，随时论证，随证论治而已。如必以古法绳之，此即六味地黄汤、补中益气汤合用之意乎？以六味益阴为君，故重用地黄；以补中益气为佐，故不用黄芪，以方中有人参，故用六味汤而去山茱，以方中有地黄，故用补中汤而去当归，恐真阴不固，加黄柏以坚之，恐清阳下陷，加葛根以升之。盖葛根一味，为泄痢圣药，昔张石顽治虚损证，欲用补中益气方者，往往以葛根代升柴，缘升柴劫阴，阴伤者禁用故也。此制方之微权也。"

《诊余举隅录》

张乃修

章左，向有肠红，兹则每晨便泄之后，仍见干粪，胃气日行困顿。脉左虚弦，右濡滑，关部三十余至一动。此由肝阴不足，脾气虚损，肝不足则血不收藏，脾亏损则鼓旋乏力。由是而水湿之气不能分泄，混入肠中，所以每奎黎明阳气发动之时，水湿之气傍流而下。脾与胃以膜相连，脾虚则胃弱，理固然也。拟连理汤出入。

野于术二钱，土炒　上广皮一钱，土炒　云茯苓四钱　川雅连二分，姜汁炒　防风根一钱，炒　炒薏仁四钱　炮姜五分　滑石块三钱　泽泻一钱五分　荷叶边二钱

二诊：温藏清腑，注泄已止。右脉濡滑较退。的是中气虚而脾土之阳气不足，肝阴亏而大肠之湿热有余。刻下大便溏燥不调，脾气未复耳。前法参入分消，盖祛湿即所以崇土也。

野于术土炒　炒薏仁四钱　整砂仁四粒　真建曲二钱　防风根一钱，炒　云茯苓五钱　木猪苓二钱　泽泻一钱五分　炮姜三分，川连一分五厘炖冲入

三诊：右脉滑象渐退，溲亦渐利。湿热有外泄之机。特胃纳不醒，当和中芳运。

于术炒　制半夏　真建曲　生熟薏仁　谷芽炒　云茯苓　上广皮　广藿根　省头草　泽泻

某某，头痛身热便泄。邪郁而气机下陷也。

煨木香五分　泽泻一钱五分　川芎一钱　羌独活各一钱　茯苓三钱　上陈皮一钱　砂仁七分，后下　桔梗一钱　前胡一钱五分　柴胡五分

二诊：痛已止，身热便泄未定。再调气泄湿。

川朴一钱　蔻仁七分　藿香三钱　猪茯苓各二钱　生熟苡仁各二钱　广皮一钱　通草一钱　滑石四钱

枳实炭一钱　木香一钱　泽泻一钱五分

三诊：身热已退，便泄亦减。再为疏通。

制川朴　范志曲　南楂炭　台乌药　茯苓　青陈皮　枳实炭　木香煨　薏仁炒

聂左，素体湿甚，兹则由胀满而致便泄，色如败酱，得泄转松，然中脘有形，气冲嗳噫，胃呆少纳，时易汗出。脉象濡软而滑，苔白质腻，口味带甜。由此湿热内蕴，脾土不能转旋，水谷不能分化，尽注于肠，肝木从而暗动，恐致呃忒。拟和中运脾，兼泻腑浊。

六一散三钱，包　省头草二钱　炒红曲二钱　土炒陈皮一钱　生熟苡仁各二钱　白茯苓二钱　广木香四分　小温中丸三钱　川雅连四分，吴萸二分煎汁拌炒

二诊：投剂之后，解出极为臭秽，府中之浊，得从外泄，而自利仍不稀疏。昨尚和平，今又腹中胀满，甚至有形上冲，直抵中脘，则恶心嗳噫，最为难堪，抚之摩之，有形方能降下。口甜干腻，苔白转黄，脉象转滑，关部独弦。湿热内蕴，清浊之气，不司升降，土气既滞，木气遂郁，致横暴之气，肆逆莫制。望六之年，恐正不胜病。《金匮》厥阴篇中每用苦辛酸，即遵其旨。

川雅连六分　生甘草三分　淡子芩一钱五分，酒炒　车前子一钱五分　杭白芍三钱　白茯苓三钱　生熟木香各二分　土炒广皮二钱　淡干姜三分　省头草二钱

王右，少腹胀满，腹中不和，痛泻止而复作，面色微浮，足跗带肿。肝强土弱，木乘土位。拟柔肝培土，以御肝木。

于潜术一钱五分，木香三分煎汁炒　木瓜皮一钱五分，炒　当归二钱，炒黑　白芍一钱五分，土炒　防风七分，炒　甘草五分，炙黑　菟丝子三钱，盐水炒　上瑶桂三分，去粗皮，研，后入

二诊：面浮已退，色稍华泽，腹中痛胀略松，而便泄不止，泄时气甚酸秽。肝为刚脏，在五行为木，在五味为酸，木旺土衰，即此可见。再培土抑木。脾弱则生痰，以化痰参之。

奎党参三钱　甘草四分，炙　广陈皮一钱　炮姜五分　于术二钱，炒　淡吴萸四分　云茯苓三钱　制半夏三钱　杭白芍三钱，与吴萸同炒　伏龙肝七钱，煎汤代水

沈右，产后气血亏损，不能制伏肝木，以致木乘土位，饮食稍一过节，辄作便泄，中脘作痛，噫出腐气。脉象细弦，舌苔腻浊。肝强土弱。拟温中运中，所谓将欲升之，必先降之也。

炒木瓜皮一钱五分　云茯苓二钱　上广皮一钱　炒杭白芍一钱五分　白蒺藜三钱　煨益智仁八分　炒薏仁三钱　砂仁四钱　川朴一钱

二诊：温中运中，脉证相安。肝强土弱，脾胃升降失常，所以上则噫腐气，下则便溏泄。脾宜补，胃宜通，拟养脏疏腑。

整砂仁盐水炒，二粒　炒于潜术二钱　炒东白芍一钱五分　炒半夏曲二钱　炒木瓜皮一钱　上广皮一钱　白蒺藜三钱　白茯苓三钱　黑大枣三枚

以上出自《张聿青医案》

王旭高

王。病后脾虚气滞，浮肿食少，大便溏泄，法当温脾。

党参　茯苓　泽泻　木香　冬术　炮姜　茯神　神曲　砂仁　谷芽

王。脾虚气陷，肛门先发外疡。疡溃之后，大便作泻，迄今一月有余。自云下部畏冷，而两脉弦硬不柔，此谓牢脉，证属阴虚。法以温中扶土，升阳化湿。

党参　防风根　炮姜　陈皮　冬术　川芎　破故纸　砂仁　神曲

四神丸一两，资生丸二两，和服。日三钱，开水送。

渊按：虽从阴虚而起，目前脾虚阳弱，不得不先治之。

以上出自《王旭高临证医案》

姚龙光

谈鸿钧，年三十余，为人谨慎和平，精明爽直，在镇城外开铜锡器铺，抱恙年余，历治罔效，就诊于予，云：初病似痢非痢，日夜约五六次溏粪兼水，至今未愈，腹胀微痛，气时下坠，身体倦怠，手足软弱，心中悒悒不乐，饮食减少，胸有酸水，凡食后历两刻则酸气上犯心，如浸入醋中，若再进食则酸止，一二刻而复作，见风亦然，故恶食畏风，无法可免，自为虚，医者亦认为虚，然补亦不效，不知何故？予视其厚润微黄之舌苔，淡紫之舌本，诊得沉滑有力之尺脉，因告之曰：贵体壮伟丰厚，既未戕贼伤身，又无客邪剧病，焉得遽虚？此必水气积伏下焦也，肝肾被郁，舌多紫色，热邪则紫兼红，阴邪则紫兼黑，今淡紫兼黑，苔厚而潮，面色且又晦暗，定是水积肝肾部位而兼溢入经络也，两尺脉沉滑有力，亦阴邪盘踞肝肾之征，肝以困而上逆，肾以郁而下泄，肝困则疏泄失职，故有上逆之势，肾郁则闭藏失职，故有下泄之虞，所以《伤寒论》以吐逆为厥阴经证，下利为少阴经证也。阁下土气深厚，气滞而湿化为水，肝因水困则性喜冲逆，水为热蒸，随木气以化，酸即随木火以上逆，惟食入则酸水被厌而暂止，及食下行则反助其焰而加剧，其所以吐不出者，因气滞而阻于胸膈之间，不能上及于喉也。风木一气，若受外风则内风同气相应，风性升腾，水必与俱，而心如浸醋矣。肾主二便，水气伤肾，则肾不能藏而下粪水，其水行不畅，不能由大便尽去者，亦因气滞窍闭，无扫除之力也，此非重剂不能奏功。予为措方，毋示人而为之訾议耳。乃用苍术四钱，大黄、防己各三钱，葶苈子二钱，川椒（盐水炒）、黄连各一钱，全用燥烈刚猛之味，直入下焦趋水，定能取效。服一剂，历十二时畅行大便一次，服两剂，历七八时畅行大便二次，服三剂，历一二时畅行大便三次，其所下尽如胶水，又有红水约行去半桶，臭恶不堪，腹内爽快，知饥欲食，肢体有力，进食当风，胸无酸气，年余痼疾，三日去之，欣喜异常。为复诊，似尚未净，吾易方调理，嘱之三五日后再来诊视，恐积去未清，宜再下也，后却未来，当已痊愈。

《崇实堂医案》

柳宝诒

姜。泻久伤脾，纳谷胀闷，苔白，脉濡细。法当和中培土。

白术炭　炮姜炭　木香　砂仁　川朴　广陈皮　鸡内金　泽泻　茯苓　白芍　六神曲　通草　荷梗

张。两手寸关俱弦，内热泄泻，舌色偏红。虚体兼挟时感，用轻剂疏解。

南沙参　桔梗　青蒿　白薇　豆卷　枳壳　郁金　神曲　木香　通草　荷叶

黄。暑秽之邪，阻结不化。泄泻脘闷，肢指清冷，欲作霍乱之象。舌色嫩红，胃阴先伤，又当兼顾。

广藿梗　木瓜_{酒炒}　白扁豆_炒　茯苓　枳实　焦六曲　砂仁　川朴　佩兰　通草　川石斛　煨木香　荷梗　玉枢丹

向。伤暑泄泻，中土虚疲。刻下气陷跗肿，饮泛作咳，皆中虚之病。舌红，苔微浊，胃阴亦伤。当以培脾养胃法调理。

于术　茯苓皮　大腹皮　炙鸡金　生熟神曲_各　春砂仁　川石斛　白芍_{土炒}　广木香　北沙参_{炒黄}　苡仁　枇杷叶　荷叶

马。脾气久虚，泄泻不止。脉象左手数而带弦，兼有木气不和。当于温中法之内，稍参泄木之意。

炒党参　炒于术　炮姜炭_{蜜水拌炙}　炙甘草　炙鸡金　白芍_{土炒}　炒怀药　砂仁　木瓜_{酒炒}　煨姜　荷蒂　四神丸_{包，入煎}　炒谷麦芽

唐。五更泄泻，脉象弱细，面浮腹痛，腰脊不和，均偏于左。病属肝、脾、肾三经受伤，理宜温养。惟近因新感，时作寒热。舌苔薄黄而腻，中焦浊邪不化。当先清理中宫。

于术　煨木香　炒枳壳　炙鸡金　春砂仁　苡仁　白芍_{土炒}　茯苓皮　石决明　煨肉果　归身炭　荷蒂_{炒焦}

二诊：晨泄未止，腰痛耳鸣，皆属虚象，理宜温补。惟舌苔根板浊不化，中宫必有浊积所停，未便遽投滋养，拟方先与培中疏化。

于术　炙鸡金　白芍_{土炒}　枳实炭　砂仁　煨木香　白茯苓　煨肉果　楂肉炭　大腹绒　川石斛　煨姜　荷蒂

三诊：晨泄较减，而便溏不爽。中焦气机窒滞不化，故舌苔黄腻不退。便血宿恙复发，脾营为湿热所困，不能统血。当疏化中焦浊热，以除致病之原；佐以和中清营，气血两调，俾宿疾得以向愈。

于术　炒苡仁　枳壳_炒　煨木香　炙鸡金　归身炭　白芍_{土炒}　红曲炭　春砂仁　煨肉果荷叶_炒　生熟神曲

卜。先患寒热气哕，其声连续不爽，与中焦呃逆不同。旬日以来，便溏腹痛如痢，呃逆乃止。此邪机深伏下焦，不能由胃而上透，转由肠而下泄，查病机即属虚陷之象。况多汗肢寒，阳气馁弱。论治当以温托为是，惟舌质偏红，苔色浮白，脉象弦数，中焦又有湿热内结，未可专用温补。拟方温下以托邪，清胃以除热，两面兼顾，或可转机。

东白芍_{川熟附煎汁，拌炒}　原石斛　广郁金川雅连_{鲜石菖蒲打汁，拌炒}　煨木香　枳壳_炒　焦楂炭　春砂仁　黑山栀　淡豆豉　焦六曲　姜竹茹

以上出自《柳宝诒医案》

马文植

金坛，冯右。木旺土衰，胸腹不畅，由来已久。客夏腹痛便泄，迄今未愈。脾肾气陷，门户不藏，阴火上升，口舌红碎，食则痛，难饮食，胃纳虽强，而脾气日渐下趋，恐有土败木贼之虑。清则碍脾，燥则助热，甚难着手。拟用扶土兼养胃生阴之法治之。

参须　淮山药　佩兰　黑料豆　牡蛎　茯苓　芡实　鸡金　于术　神曲　石斛　橘饼　干荷叶

二诊：脾泄稍减，惟腹胀后重不松，口糜如故。清阳下陷，脾之阴火不藏。拟养胃生阴，升举脾阳。

参须　广皮　醋炒柴胡　山药　益智仁　牡蛎　荷蒂　于术枳壳一钱五分，炒　云苓　神曲　芡实　霍石斛　黑料豆

三诊：脾元较固，腹胀后重亦松，口舌红碎，痛难饮咽，右脉已平，左关尺浮大不敛，阴损阳浮，清燥两难。拟甘平养胃生阴，以敛虚阳。

淮山药　参须　茯苓　霍石斛　北沙参　川贝　牡蛎　黑料豆　荷蒂　生地炭　粉草　广皮白　炒丹皮　毛燕

四诊：泄泻虽减，而脾土未和，腹鸣气窜，肺胃有热，呛咳咽痛，口舌红碎。脾喜温燥，肺喜清润，清则碍下，燥则碍上，极难用药。仍拟甘平扶土，兼清肺胃。

北沙参　淮山药　川贝　黑料豆　丹皮　蔗皮　麦冬　石斛　甘草　芡实　大生地　玄参
另：生附子一钱、麝香三厘，合捣烂贴足底。

五诊：左脉浮大已减，龙雷之火稍平，口舌红碎稍清，大便如旧，夜分呛咳，又复见血，阴虚火浮于肺。拟滋水制阳，兼清肺胃。

生地　丹皮　北沙参　石决明　大贝　麦冬　川石斛　淮山药　玉露霜　青黛拌蛤粉　玄参　广皮　藕

六诊：叠进滋水制阳，左脉已平，肺胃游火较退，舌鲜绛已清，破碎未痊，大便较实，俱属佳兆。仍养阴以清肺胃。

原方加羚羊角五分，去石决明。

《马培之医案》

某。夏秋寒热便泄，罗氏立败毒一法，实则加大黄以去积，虚则佐人参以补正，不食参以陈仓米以治噤，后贤喻氏导其方，以为挽回扁舟于狂澜逆流之中，经腑同治之妙法。是证虚而纳少，寒而且热，咳嗽痰多，便泄腹痛。病机方宜，犹为吻合。三剂以来，热退三舍，泄止两日，诚为美事。讵意今午小溲忽无，大便又泄。脉舌固然如旧，形神自觉稍支，此又肺胃痰饮所困，治节顿失，肃化少司。膀胱为下游，大肠为表腑，一则气化无从，一则传导不分，虽有肺病，实脾病也。盖脾为坤土，肺为乾金。天地不泰，则五谷不登；子母不顾，则家室不振。人之元气，源肺而生长在脾，加以癖嗜烟霞，肺伤已甚，纳少痰多，脾虚不堪，固有一线之转机，难定制鼎之勋绩。但扁舟犹未依岸，又经波折，虚中生变，实属意中。再疏一方，帮图转机。

南北沙参　范志曲　泽泻　青蒿　赤猪苓　竹二青　郁金　生姜　炙甘草　桑叶　生熟谷芽荷叶包煎　前胡

转方加：豆卷、枇杷叶、木香。

《务存精要》

刘子维

某之母，肚痛，吐泻，胃不食，口干无味。

花椒二钱　干姜五钱　白术一两，土炒　广木香一钱　生军二钱　山药五钱　砂仁三钱　生沙参八钱
白芍三钱　建曲三钱　茯苓二钱　生姜五钱　甘草八钱

五付，服二付吐泻，痛皆止，三付痊愈。

李俊注：此脾胃虚而有宿食也。外无发热、恶寒、头痛之表，内无口渴、尿赤之里，且心不烦，四肢不冷，亦无上下偏盛之寒热，权衡虚实邪正，吐为胃阳虚，泻为脾阳虚，肚痛则不通也。凡霍乱皆起于不通，不通之极，则溃裂横决以逞，故吐泻并作。而不通之故，则不外宿食、停饮或寒湿、湿热结邪窒碍于中，以致正虚之脾胃不得升降，然吐泻则邪出、痛止，必然之势。此证之邪不因吐泻而去，痛不因吐泻而减，盖由宿食根深，与寒湿纠结而不解也。《经脉别论》言：脾气散精于肺。《脉度篇》言：脾和则口知五谷。兹既脾胃失职以致上吐下泻而不食，口干无味等证皆绪余矣。

《伤寒论》曰：霍乱寒多不用水者，理中丸主之。《金匮要略》曰：下利不欲饮食者，此有宿食也，当下之。故此方用理中汤补脾温胃，建运于中，以治虚；建曲、大黄化宿食，涤肠胃，以治实。而生姜之散寒开郁，花椒之温中下气，茯苓之渗湿化气，广香、砂仁之调中快气，皆吐泻痛之辅治药也。夫痛分虚实，喜按者为虚，拒按者为实。此证本脾胃两虚，而攻实乃用大黄，其拒按可知，若白芍、淮药之入肝脾，强内守则所以安定藏气者也。

吴萸、花椒均有温中、下气、除寒湿痹痛之长，而所下之气，亦均为寒湿郁气，非但寒而不湿者也。然吴萸下气，由脾胃而及于肝；花椒下气，由肺脾而极于肾。则寒湿郁气之溃于肝者宜吴萸，冲于肾者宜花椒，可无疑义。至寒湿之辨，则以舌苔滑腻为凭，而在肝在肾，则以舌边或舌根为凭，又当辨之以脉及六经证象，庶无遗误。吴茱萸汤为治厥阴寒湿郁气上冲于头之方，大建中汤为治少阴寒湿郁气上冲于胃之方，观此则知。吴萸、花椒之用各异，若但寒而不湿则内寒、外寒、气分、血分，均有专药，又无取于二物矣。

《圣余医案诠解》

余听鸿

昭文广文杨翁云，其兄脾泄便溏日久，服药无效，后有医传一方，云以山芋一个，约半斤，用黄土调烂包好，置灶内煨熟，去泥去皮食之，每日一个。依法行之，约食三四月，而脾气已健，大便亦坚。余思山芋一物，色黄而味甘淡，气香，黄属土，甘入脾，淡去湿，以土包之，以土助土也，以火煨之，以火生土也。此等平淡之方而去疾者，妙在空灵，直在有意无意之间耳。为医立方，能到如此平淡，亦不易耳。

《余听鸿医案》

方耕霞

老诚。肝脾同病，少腹阵痛必在夜分，清晨洞泻，面色萎黄，肌无淖泽，血病及气，调治不易，宜和肝脾。

土炒白术钱半　土炒白芍钱半　大砂仁一钱，盐水炒，后下　炒枳壳钱半　半夏曲二钱，包　云茯苓三钱　土炒当归钱半　炒广皮钱半　煨木香五分　炙鸡金一钱　泽泻二钱，盐水炒　川通草五分　姜竹茹钱半　补中益气丸钱半，绢包

自注：此肝脾调理法，补而不峻，看似平淡，实纯正有效之方。

复诊：木横土弱，痰滞又阻，腹中痛，面无华色，晨必洞泄，未老而土已衰，难治之证，宜消补同进，当知自爱。

制香附钱半　广郁金钱半　煨木香五分　半夏曲钱半　青陈皮各一钱，醋盐水炒　云茯苓三钱　台乌药一钱　焦六曲三钱，包　炒枳壳钱半　土炒白芍钱半　苏梗钱半　川通草五分　补中益气丸钱半，包　姜竹茹钱半

陆。肾泄之病，究竟脾肾阳衰所致。非益火之源，不足治也。

党参　于术　山药　五味子　补骨脂　砂仁　炮姜　炙草　肉果　吴萸　茯苓　红枣

花。客秋痢后，延成脾泄未愈。今又转为下痢稀水，脉弦带数，此肠胃本伤，湿热再结，恐治之不易，姑拟标本兼顾。

独活　升麻　防风　白术　归身炭　枳壳　木香　砂仁　赤苓　荷叶蒂　驻车丸

再诊：前进升清阳以养营分，未能全效，良以病久脾伤，未能骤复。宗前法参以益脾之品。

党参　归身　防风　木香　诃子　阿胶　白术　白芍　升麻　茯神　粟壳　荷蒂

周。泄泻起于霍乱之后，此中气升降失常也。治之非易。

党参　白术　升麻　木香　滑石　茯苓　柴胡　扁豆　陈皮　麦冬　煨姜

再诊：宗东垣意其病见减，清阳之气下陷可知，仍从前法损益。

六君子去半夏，加白芍、羌活、升麻、防风、干姜、黄柏、麦冬、车前子、红枣。

李。胃气不和，木来侮土，不呕而泻，因脾中先有湿热，将欲下行，随势尽趋于下。脉数苔白，余邪未楚，宜和胃化痰，轻以取之。

广郁金钱半　炒枳壳钱半　宋半夏钱半　焦六曲三钱，包　飞滑石白蔻仁五分，同打，四钱，包　青陈皮各一钱　姜汁山栀三钱　炒苡米四钱　赤苓四钱　广藿梗钱半　川通草五分　大连乔三钱　姜竹茹钱半

自注：一帖愈。

以上出自《倚云轩医话医案集》

凌奂

陈（六月），暑湿互扰阳明，又加瓜果伤脾，脾胃不和，肠鸣泄泻，次数甚多，脘闷腹胀，口苦溺赤，脉右弦滑，治宜和中导滞。

生米仁   扁豆衣   半夏曲   白蔻仁   车前草   制川朴   煨木香_{左金丸五分拌}   赤苓   焦六曲 广藿香   新会皮   木猪苓   泽泻

或用胃苓汤原方亦可。

《凌临灵方》

张锡纯

天津胡某某，年四十二岁，于孟秋得泄泻兼灼热病。

病因：其兄因痢病故，铺中之事及为其兄殡葬之事，皆其一人经理，哀痛之余，又兼心力俱瘁，遂致大便泄泻，周身发热。

症状：一日夜泻十四五次，将泻时先腹疼，泻后疼益甚，移时始愈，每过午一点钟，即觉周身发热，然不甚剧，夜间三点钟后，又渐愈，其脉六部皆弱，两尺尤甚。

诊断：按此证系下焦虚寒及胸中大气虚损也。盖下焦寒甚者，能迫下焦之元阳上浮，胸中大气虚甚者，恒不能收摄，致卫气外浮，则元阳之上浮与卫气之外浮相并，即可使周身发热。其发在过午者，因过午则下焦之阴寒益盛，而胸中大气益虚也。胸中大气乃上焦之阳气，过午阴盛，是以大气益虚。此本虚寒泄泻之证，原不难治，而医者因其过午身热，皆不敢投以温补，是以屡治不愈。拟治以大剂温补之药，并收敛其元阳归其本源，则泄泻止而灼热亦愈矣。

处方：白术_{五钱，炒}   熟怀地黄_{一两}   生怀山药_{一两}   净萸肉_{五钱}   干姜_{三钱}   乌附子_{三钱}   生杭芍_{三钱}   云苓片_{二钱}   炙甘草_{三钱}

共煎汤一大盅，温服。

复诊：服药一剂，身热即愈，服至三剂，泄泻已愈强半，脉象亦较前有力，遂即原方略为加减俾再服之。

处方：白术_{六钱，炒}   熟怀地黄_{一两}   生怀山药_{一两}   净萸肉_{五钱}   龙眼肉_{五钱}   干姜_{四钱}   乌附子_{四钱}   云苓片_{二钱}   炙甘草_{三钱}

效果：将药连服十余剂，病遂痊愈。

说明：大队温补药中复用芍药者，取其与附子并用，能收敛元阳归根于阴，且能分利小便，则泄泻易愈也。至后方去芍药者，因身已不热，元阳已归其宅，且泄泻已就愈，仍有茯苓以利其小便，无须再用芍药也。

天津钱姓幼男，年四岁，于孟秋得温热兼泄泻，病久不愈。

病因：季夏感受暑温，服药失宜，热留阳明之腑，久则灼耗胃阴，嗜凉且多嗜饮水，延至孟秋，上热未清，而下焦又添泄泻。

症状：形状瘦弱已极，周身灼热，饮食少许则恶心欲呕吐。小便不利，大便一昼夜十余次，多系稀水，卧不能动，哭泣无声，脉数十至且无力（四岁时，当以七至为正脉）。指纹现淡红色，已透气关。

诊断：此因外感之热久留耗阴，气化伤损，是以上焦发热懒食，下焦小便不利而大便泄泻也。宜治以滋阴清热、利小便兼固大便之剂。

处方：生怀山药_{一两五钱}   滑石_{一两}   生杭芍_{六钱}   甘草_{三钱}

煎汤一大盅，分数次徐徐温服下。

方解：此方即拙拟滋阴清燥汤也。原方生山药是一两，今用两半者，因此幼童瘦弱已极，气化太虚也。方中之义，山药与滑石同用，一利小便，一固大便，一滋阴以退虚热，一泻火以除实热。芍药与甘草同用，甘苦化合，味近人参，能补益气化之虚损。而芍药又善滋肝肾以利小便，甘草又善调脾胃以固大便，是以汇集而为一方也。

效果：将药连服两剂，热退泻止，小便亦利，可进饮食，惟身体羸瘦不能遽复。俾用生怀山药细末七八钱许，煮作粥，调以白糖，作点心服之。且每次送西药百布圣一瓦，如此将养月余始胖壮。

以上出自《医学衷中参西录》

巢渭芳

何某，丹邑人，乔居孟城。少时经营得利，浪情过度；至中年家道中落，意气遽伤。秋后晚餐毕，腹痛泄如注，欲吐不得，脉伏，头额汗少。邀渭诊，时将三鼓，虑难救，以参附回阳，加煅龙骨、乌药，方煎次，已脱矣。

《巢渭芳医话》

陈莲舫

海宁，程。种种病情，属气痹营亏。脘胀飧泄，渐至腹膨，头眩心悸，又发风块。脉息细涩，右滑，属气虚生痰，营虚生风。防风痰用事为偏枯，气壅凝滞为膨胀。奇经日渐超前，更为虚乏。拟调气和中。

吉林须　宋半夏　白蒺藜　桑寄生　抱茯神　桑麻丸　大丹参鸭血炒　真獭肝　广陈皮　远志肉　潼蒺藜　梧桐花　黑料豆　荷边

童。飧泄久虚，肝肾受伤，肢骱酸痛，两目羞明，脉息细弦，上实下虚，治以和降。
西洋参　白茯苓　白蒺藜　抱茯神　黑料豆　夜明砂　湘莲肉　野于术　炒夏曲　潼蒺藜
生白芍　制萸肉　密蒙花　荷边

朱。脾肾两虚，脘腹攻痛，溏稀无度，遂致形寒形热，神疲少纳，脉息细涩，治以温养。
西党参　安肉桂　补骨脂　法半夏　黑车前　荷蒂　野于术　淡吴萸　菟丝子　新会皮
生白芍　红枣

颉苏兄。脘腹攻痛，痛必作泻，昼夜溏稀，必有数行，脉象细弦，以和脾肾，先调肝气。
高丽参　安肉桂　菟丝子　煨肉果　广木香　焦建曲　白茯苓　檀香　野于术　补骨脂
川杜仲　赤石脂　大腹皮　霞天曲　炒泽泻　红枣

许。脾肾两虚，肝气不调，每晨作泻，腹胀较松，脉象细涩，致气不摄营，月事超前，带亦频至，治以固养。
野于术　补骨脂　川杜仲　煨木香　炒夏曲　白茯苓　炒当归　菟丝子　沙苑子　生白芍

广陈皮　代代花　红枣

倪。便血已止，夏秋伏邪，便溏肌灼，治以分泄。

生白术　炒夏曲　川石斛　生谷芽　扁豆衣　干佩兰　白茯苓　新会皮　生白芍　焦米仁
银柴胡　红枣

张。泄泻渐减，口渴肢肿，气阴两伤，脉象濡细，治以疏和。

生白术　川楝子　川石斛　石莲肉　焦米仁　陈皮　白茯苓　生白芍　炒夏曲　炒粟壳
炒泽泻　红枣　荷蒂

以上出自《莲舫秘旨》

邵兰荪

苔微白，脘闷，大便忽泻，脉细左弦，寒热交作，呛咳肢楚，胃钝小溲乍赤。宜活人败毒散加减治之。

酒炒柴胡一钱　羌活一钱五分　桔梗一钱五分　范曲三钱　前胡一钱五分　独活一钱五分　枳壳一钱五分
丝通草一钱五分　川芎一钱　赤苓三钱　厚朴一钱五分　三帖。

安昌夏。舌滑白，脉弦细，便溏，患小便不多，脘闷，气冲欲呕。藉猪苓汤加减。三月十三日。

猪苓钱半　广藿香二钱　仙半夏钱半　大腹皮三钱　泽泻二钱　滑石四钱　左金丸八分　玫瑰花五朵　茯苓四钱　厚朴一钱　香附三钱　清煎四帖。

又：湿热未清，腹中胀闷，脉涩滞，便泻。仍宜猪苓汤加减。

猪苓钱半　藿香梗二钱　大腹皮三钱　左金丸八分　泽泻三钱　滑石四钱　制香附三钱　佛手花八分　清煎四帖。

史介生评：《内经》曰：湿盛则濡泄。《难经》曰：湿多成五泄。兹以脾盛而脾胃失于健运，不能渗化。方从猪苓汤加减，以藿、朴、香附、玫瑰等味，芳香燥湿。二苓、泽泻，健脾佐运；半夏、佐金，和胃宽胸；腹皮、滑石，泄湿利溲。前后二方，大旨相通，即古人所谓利小便即是实大便之意。

虫痛尿白悉差，脉混滞，大便仍滑。脾土失运，宜防疳患。

乌梅一个　滑石四钱　蟾蜍干一钱，去头　炒谷芽四钱　厚朴八分　广木香六分　炒五谷虫三钱　扁豆壳三钱　炒车前三钱　生白芍一钱五分　丝通草一钱五分　三帖。

以上出自《邵氏医案》

何长治

左。劳倦，虚热作泻，脉芤。当从肝脾两经柔养。

制首乌三钱　焦白芍钱半　煨木香五分　淮山药二钱　沉香曲钱半　陈皮八分　焦冬术二钱　生黄

芪二钱　炮黑姜四分　炒苡仁三钱　生甘草四分

　　加荷叶一角。

　　左。向有怔忡之根。迩年时发泄泻腹痛，下之不畅，下后必精神疲惫，间有头晕，脉左部关尺细数，寸部微弱，右三部细数不调。病属思虑伤脾，脾不健运；下焦亦复木郁，气滞失化，恐延气虚中满。当此秋暑，似宜从肝脾和理；入冬可进温养。夜膳仍宜少食，管见祈裁用之。

　　生芪　制术　当归身　广木香　炮姜　白芍　吴萸　炒芩　楂炭　煨肉果　水炙甘草　炒青皮　砂仁壳　酒炒枸橘李

　　复诊：秋燥退，清肃令行。

　　党参　制于术　炒菟丝　木香　破故纸　黑姜　白芍　水炙甘草　辰砂拌茯神　炒山萸肉　吴茱萸　炒青皮　砂仁末冲　荔枝肉

　　左。暑、湿、食交结，发为洞泄，脉涩。暂从疏化。忌生冷，少食为要。

　　焦茅术钱半　广藿梗钱半　广木香五分　茯苓三钱　山楂炭三钱　生甘草四分　制川朴一钱　炮黑姜四分　真建曲二钱　炒黄芩钱半　老苏梗钱半　炒青皮钱半　酒炒枸橘李一枚，打　加白蔻壳六分。

以上出自《何鸿舫医案》

王仲奇

　　边先生。肾亏脾弱，少火未能生气，中少健运之力，下失输化之权，大便恒溏，腹中微痛。脉濡缓而弦。脾为后天之本，肾乃先天之根，姑两治之。

　　潞党参三钱　淮山药三钱　煨肉果一钱五分　巴戟天三钱　赤石脂三钱，包　鹿角屑二钱　露天曲四钱　生于术三钱　补骨脂二钱　淫羊藿三钱　禹余粮三钱，制　胡芦巴一钱五分　泡吴萸六分

《近代中医流派经验选集》

　　钟君，马霍路，八月廿七日。早年嗜饮，胃腑有伤，非但谷难腐熟，而水气之分泌乖乱失常，其始呕水，并呕黄苦，脘中痛，盖胃气瞥滞，幽门不适，胆汁亦逆流而上也，幸而未成饮癖，呕吐旋愈。近来又有肠鸣、晨泻之患，病机又下流转趋于肠，久恐累及肾命为五更泻，则殊非所宜矣。

　　于术钱半，炒　茯苓三钱　益智仁一钱　青防风一钱，炙　肉果一钱，煨　鸡距子三钱　法半夏钱半　新会皮钱半　沉香曲钱半，炒　蒲公英三钱　佩兰三钱

　　二诊：九月十五日，晨泻已愈，肠鸣时仍有之，惟所进水谷仍难磨化，肾命有亏，脾元尚少鼓动运行也，脉濡滑。早年嗜饮，尝呕水，并呕黄苦，一呕盈盘，如倾筐倒箧，幸而旋愈，未成饮癖，仍从脾、肾调理。

　　于术钱半，炒　沉香曲钱半，炒　巴戟天钱半　鸡距子三钱　茯苓三钱　补骨脂钱半，炒　肉果钱，煨　益智仁一钱　广木香六分　佩兰三钱　蒲公英三钱

　　关右，镇江，九月初二日。肝气不达，疏泄失舒，脾元受侮，肠胃传化失常，腹痛，嗳气

酸腐，便溏泻而不爽，中有气癖，乍起乍伏，腰酸，少腹作坠，头眩，苔黄糙而中剥，脉弦。经行迟而日多，时断时续，肝、脾、肠、胃并病，蔓延防干血。

于术一钱二分，炒　益智仁一钱　茯苓三钱　泡吴萸六分　肉果一钱，煨　续断二钱，炒　青防风一钱，炙　禹余粮二钱，制先煎　娑罗子二钱　广木香八分　沉香曲钱半，炒　泽兰三钱

二诊：九月初六日。腹痛向瘥，溏泻、肠鸣未愈，仍嗳噫气逆，惟酸腐已除，纳食仍觉逆气作梗，腰酸，头眩，脉濡弦。以疏肝运脾，舒肠调胃可也。

于术钱半，炒　益智仁一钱　茯苓三钱　青防风一钱，炙　肉果一钱，煨　禹余粮三钱，制先煎　泡吴萸六分

徐，宝山，九月初一日。咳嗽咳剧欲呕，腹痛便溏，日有数起，痛时有气癖作梗，形瘦，脉弦。治以肃肺舒肠；饮啖宜慎，否则防劳也。

鸡内金二钱，炙　益智仁八分　白芍二钱，炒　法半夏一钱二分　橘红衣一钱　生苡仁三钱　茯苓三钱　于术一钱，蒸　百部八分，蒸　款冬花钱半，炙　使君子肉钱半　罂粟壳钱半

二诊：九月初十日，腹痛向瘥，溏泻较减，日来咳嗽又剧，剧则欲呕，形瘦，脉弦。肺、肠并病，殊虑劳怯，仍宜节食慎啖为要。

鸡内金二钱，炙　益智仁八分　杭白芍二钱，炒　苡仁三钱，炒　百部八分，蒸　款冬花钱半，炙　紫菀钱半　茯苓三钱　罂粟壳钱半　旋覆花钱半，布包　使君子肉钱半　陈大麦三钱，炒杵去外层粗皮

三诊：九月十九日，腹痛溏泻已愈，形色略强，咳嗽未休，咳剧仍欲呕恶，脉濡弦。仍以保肺，兼以舒肠健胃。

生苡仁三钱　橘红衣一钱　茯苓三钱　杏仁二钱，去皮尖　款冬花钱半，炙　紫菀钱半　百部八分，蒸　金钗斛二钱　罂粟壳钱半　鸡内金二钱，炙　使君子肉钱半　陈六神曲三钱，炒　陈大麦三钱，炒杵去外层粗皮

四诊：十月初二日，腹痛溏泻获瘥，唯大便一日一次、两次无定，形色较强，咳嗽咳剧欲呕，脉软弦。再从太阴、阳明调理。

于术一钱，蒸　白芍二钱，炒　益智仁八分　茯苓三钱　生苡仁三钱　法半夏钱半　橘红衣一钱　金钗斛二钱　紫菀钱半　款冬花钱半，炙　百部八分，蒸　陈六神曲三钱，炒　使君子肉钱半

五诊：十月廿日，腹痛溏泻获愈，形色较起，咳嗽未罢，脉濡弱微弦。健脾舒肠，兼肃肺气。

于术一两，蒸　白芍一两，炒　茯苓二两　益智仁六钱　肉果五钱，煨　鸡内金两半，炙　金钗斛两半　橘红衣六钱　款冬花两半，炙　苡仁二两，炒　百部八钱，蒸　陈六神曲三两，炒　陈大麦二两，炒去粗皮　使君子肉两半，生熟各半　石榴根五钱

上药研为细末，米饮法丸，每早空心以开水送下三钱。

周童，白克路，六月初四日。大便溏泻，体育不长，是素来饮食失节，伤其脾胃，日来因感时气及饮料失洁，又患肠鸣濡泻，腹乍痛，有微热。应以和中分利，先清其标。

洗腹皮二钱　白豆蔻六分　厚朴花一钱　佩兰三钱　藿香八分　陈枳壳钱半，炒　陈六神曲三钱，炒　新会皮钱半　通草一钱　茯苓三钱

二诊：六月初七日，时行湿邪，腹痛、肠鸣、濡泻见愈，脾元健运向来委顿，体育不长，大便溏泻，近来尚一日两起，脉濡弦。据云口腔内时有白疮。仍以调中运脾，分泌清浊。

于术一钱，炒　茯苓三钱　益智仁八分　青防风一钱，炙黑　鸡内金二钱，炙　干蟾皮八分，炙　陈六神曲三钱，炒　蒲公英三钱　佩兰二钱　宣木瓜二钱　使君子肉钱半　荷叶三钱，米炒

三诊：六月十八日，小肠分泌清浊，为受盛化物之府，大便一日两起或一起，已较前稍硬，似病机稍愈，脾元略健。脉濡弦。如能节食慎啖，亦可渐见充长。

于术一钱，炒　茯苓三钱　益智仁八分　青防风一钱，炙　杭白芍二钱，炒　佩兰三钱　鸡内金二钱，炙　干蟾皮一钱，炙　肉果八分，煨　宣木瓜一钱　陈六神曲三钱，炒　陈大麦三钱，炒杵去粗皮　使君子肉钱半

四诊：七月十一日，形色稍强，脾元略健，清浊分泌渐复常度，便溏转硬，纳食较增，惟腹中偶有微痛。再以健运脾元，以利气机。

于术一钱，炒　杭白芍二钱，炒　青防风一钱，炙　陈六神曲三钱，炒　鸡内金二钱，炙　肉果八分，煨　缩砂仁八分　广皮钱半　佩兰三钱　茯苓三钱　益智仁八分　使君子肉钱半　石榴根皮四分

五诊：七月廿二日，腹痛获愈，便溏转实，纳食较增，形色稍强。再拟原意制丸，健脾胃，充肌肤。

于术一两，炒　鸡内金二两，炙　白芍两半，炒　青防风六钱，炙　宣木瓜六钱　陈六神曲二两，炒　使君子肉两半　南瓜子两半，炒　石榴皮三钱　益智仁六钱　蒲公英两半　陈大麦两半，炒去粗皮

上药研细末，米饮法丸，每早开水送下三二钱。

金，戈登路，七月廿七日。耄耋之年，精神矍铄，松柏之姿，难能可贵。脉来弦缓而滑，来去悠扬。近日来便溏或泻，肛间时有作坠欲遗之状，此盖得之饮食失和，脾失健运，清阳下陷不举，久则恐耗及肾命元阳耳，亦未可疏忽也。

于术一钱二分，蒸　白芍二钱，炒　肉果一钱，煨　禹余粮三钱，制先煎　青防风一钱，炙黑　陈六神曲三钱，炒　茯苓三钱　罂粟壳钱半　益智仁八分　谷芽四钱，炒

二诊：八月初一日，高年气虚，脾失健运，清阳不举，日前溏泻，肛间作坠欲遗，今已轻愈，惟清浊分泌未清，气不化津，大便未实，口舌稍觉作干，脉弦缓而滑。仍以升阳健脾，分泌清浊可也。

于术一钱二分，蒸　白芍二钱，炒　益智仁八分　茯苓三钱　肉果八分，煨　青防风八分，炙黑　苡仁三钱，炒　罂粟壳钱半　宣木瓜一钱　橘红衣一钱　荷叶三钱，米炒　金钗斛二钱

脾运委顿，清阳不升，阳明失阖，便泻一周时有十余起，溏泻中或带燥粪，色萎不泽，肢酸乏力，脉濡弦。升清、实脾、厚肠可也。

于术二钱，炒　茯苓三钱　当归二钱　白芍二钱，炒　柴胡一钱，炙　升麻四分　罂粟壳钱半　海桐皮三钱　禹余粮三钱，制先煎　蛇含石二钱，制先煎

二诊：清阳不升，脾运不健，水谷精微无以敷布，便泻或带燥粪，一周时有十余起，肢酸乏力，色萎不泽，脉濡弦缓。仍以升清、运脾、厚肠。

于术二钱，炒　茯苓三钱　罂粟壳钱半　升麻六分　柴胡一钱，炙　肉果霜钱半　禹余粮三钱，制先煎　赤石脂二钱，煅先煎　蛇含石二钱，制先煎　上肉桂三分，后下　陈芦襟三钱

三诊：色萎稍起，较有津泽，便泻未瘥，或带黏膜，脾运委顿，肠脂不固，清阳不升，阳明失阖，脉缓而滑。守原意以治。

于术二钱，炒　茯苓三钱　罂粟壳钱半　赤石脂三钱，煅先煎　禹余粮三钱，制先煎　蛇含石二钱，煅

先煎　上肉桂三分，后下　升麻六分　柴胡一钱，炙　橡斗托一钱　诃子一钱，煨　肉果钱半，煨

　　周太太，山海关路。始由食滞，肠胃传化乖乱，腹痛、肠鸣、便泻，日有数起，近日痛虽见轻，总欠舒适，耳鸣，神疲，脉弦缓，夜眠失安。治以温中、舒肠、调胃。
　　苍术漂　川朴制　青皮炒　新会皮　吴萸泡　广木香　缩砂仁　陈六神曲炒　肉果煨　佩兰荜茇　陈大麦炒去粗皮
　　二诊：大便不调，或硬或溏，腹中仍欠舒适，或有形作梗起伏，耳仍鸣响，脉濡弦。仍以运脾、舒肠可也。
　　肉果煨　吴萸泡　陈六神曲炒　补骨脂炒　巴戟天　川朴制　缩砂仁　佩兰　佛手柑　茯苓红花　陈大麦炒杵去粗皮
　　三诊：便溏转硬，腹中间仍作痛，痛则有形起伏，显由脾运未健，肠回尚有失舒，耳仍鸣响，脉濡涩而弦。守原运脾、舒肠可也。
　　肉果煨　吴萸泡　补骨脂炒　巴戟天　生于术　白芍炒　川楝子煨　益智仁炒　沉香曲炒　茯苓　红花　陈大麦炒杵去外层粗皮
　　四诊：大便已调，腹痛见瘥，耳鸣亦静，惟肠回蠕动起伏微有未适，脉濡缓而弦。守原意为之。
　　肉果煨　吴萸泡　补骨脂炒　巴戟天　生于术　白芍炒　五灵脂炒去砂石　益智仁炒　茯苓　佛手柑　红花　陈大麦炒杵去外层粗皮

　　刘，南市，八月十六日。湿滞相搏，分泌传导失常，大便泻，小溲少，曾发寒热，近日外热已解，而口、鼻气出尚热，脉弦，苔黄腻，泻时肛微胀。防转滞下，速以宣导分利之。
　　佩兰三钱　赤苓三钱　蒲公英三钱　青蒿二钱　厚朴花钱半　法半夏钱半　白蒺藜三钱　陈枳壳钱半，炒　青皮一钱，炒　陈六神曲三钱，炒　洗腹皮二钱
　　二诊：八月廿二日，便泻已瘥，肛胀亦舒，口、鼻气出尚有微热，目赤而痛，头眩且胀，腰酸，脉弦，苔黄。再以清泄少阳。
　　夏枯草　冬桑叶二钱　白蒺藜三钱　粉丹皮钱半，炒　条芩一钱二分，炒　蕤仁二钱，去皮尖　青防风一钱，炙　红花八分　蝉退八分　晚蚕沙二钱　陈枳壳钱半，炒
　　另以硼砂二钱，泡水洗眼。

　　赵君。蒙古路，五月五日。始由食滞，传化分泌不清，已将旬日，脾钝肠急，腹痛，肠鸣，溏泄，脉濡缓而弦。治以升清、运脾、舒肠可也。
　　于术二钱，炒　陈枳壳钱半，炒　洗腹皮三钱　茯苓三钱　佩兰三钱　肉果一钱，煨　陈六神曲三钱，炒　白豆蔻一钱　缩砂仁钱半　广皮二钱　陈大麦三钱，炒杵去粗皮　荷叶三钱
　　二诊：五月七日。食滞之后，脾运委顿，清阳不升，腹痛较瘥，肠鸣、溏泄未已，日来在于深夜，恐入五更泻一途，咳嗽，脉濡弦。仍以升清、运脾、舒肠可也。
　　生于术二钱　茯苓三钱　川桂枝钱半　杭白芍二钱，炒　肉果钱半，煨　青防风一钱，炙　陈六神曲三钱，炒　白豆蔻一钱　白扁豆二钱　佩兰三钱　罂粟壳钱半　荷叶三钱

　　屠右，望平街，五月二日。食伤饮冷，肠腑传化失常，肠鸣，泄泻，脘痛，嗳逆，甚则呕

吐，连日遗泄，形瘦，容晦，脉濡弦。速以分利和中。

佩兰三钱　藿香一钱　洗腹皮二钱　陈枳壳钱半，炒　川朴钱半，制　白豆蔻一钱　缩砂仁钱半　茯苓三钱　法半夏钱半　陈六神曲三钱，炒　新会皮二钱

二诊：五月五日。泄泻获愈，肠鸣已熄，惟小溲仍少，腹痛，脘闷，食入饱闷难受，脉软弦。再以舒肠、运脾、健胃。

于术二钱，炒　茯苓三钱　佩兰三钱　洗腹皮三钱　白豆蔻一钱　藿香一钱　陈枳壳钱半，炒　川朴钱半，制　陈六神曲三钱，炒　新会皮二钱　猪苓三钱　陈大麦三钱，炒杵去粗皮

陈，梵王渡。脾元健运委顿，肠胃消化传导易于失常，大便或秘或泻，近十余日来连感痧气，一再腹痛吐泻，兹诊脉弦缓，舌苔淡薄。且以和中分利之，尚须节食慎啖为妙。

法半夏钱半　白豆蔻六分　新会皮钱半　佩兰三钱　藿香八分　青防风一钱，炙黑　蒲公英三钱　宣木瓜一钱　茯苓三钱　陈六神曲三钱，炒

二诊：吐泻之后，虽病机向愈，清浊升降尚有未和，头眩，胸闷气抑喜太息，脉濡缓。治以通降肠胃，以利气机。

藿香八分　佩兰三钱　杏仁三钱，去皮尖　橘红衣一钱　法半夏钱半　白豆蔻六分　茯苓三钱　宣木瓜八分　佛手花六分　薄荷梗四分

程右，白克路，七月廿一日。倏忽脘腹绞痛，上呕苦辣黄水，下则便泻有暴注下迫之状，寒热，肢麻，舌苔黄糙而厚。时邪兼滞，乱于肠胃，惟重身六月，尤宜谨慎毋忽，切勿强进谷食，资寇兵以赍粮盗。

佩兰三钱　藿香一钱　陈枳壳钱半，炒　法半夏钱半　洗腹皮二钱　厚朴花一钱　茯苓三钱　蒲公英三钱　子芩一钱，炒　白豆蔻六分　橘叶三钱

二诊：七月廿三日。呕泻已住，脘腹痛减未瘳，今晨尚作呕恶，热未退尽，舌苔黄糙略薄。腑中余邪未清，守原意小其制。

佩兰叶三钱　藿香一钱　苏梗钱半　佛手柑一钱　法半夏钱半　新会皮钱半　条芩一钱，炒　茯苓三钱　白豆蔻六分　前胡钱半　洗腹皮二钱

胡右，南码头，六月初十日。暑湿挟滞，清浊相干，乱于肠胃，腹痛，上呕下泻，啮钱如酥饼，四肢拘急，腨腓筋吊不舒，汗出如雨淋漓，肢冷如冰，舌苔黄糙，脉细近伏。以芳香宣达之，忌进谷食。

香薷一钱　厚朴花钱半　法半夏钱半　藿香一钱　佩兰三钱　贯众二钱，炒　白豆蔻六分　川桂枝一钱　茯苓三钱　洗腹皮三钱　宣木瓜一钱　广皮钱半　辟瘟丹一块，研冲　雄黄钱半，打水煎药

二诊：六月十一日。筋吊虽舒，清厥未回，汗泄仍多，舌黄糙，脉沉弦。病势仍在危险中，未病前据云曾饮冰，以芳香佐苦温透之。

香薷一钱　厚朴花钱半　泡吴萸八分　川桂枝钱半　槟榔二钱　青皮钱半，炒　白豆蔻八分　省头草三钱　宣木瓜一钱　茯苓三钱　佛手柑钱半　贯众钱半，炒　晚蚕沙三钱

三诊：六月十二日。病势渐减，惟秽浊之气伏而未尽透，内觉烦热，四肢清冷。仍以苦温淡渗，参以芳香透之。

鲜佩兰三钱　厚朴花钱半　法半夏钱半　陈枳壳钱半，炒　通草一钱　茯苓三钱　白豆蔻八分　贯

众三钱，炒　香薷四分　茵陈二钱　橘叶八分　六神曲三钱，炒　徽州六月雪二钱

四诊：六月十八日。病机向愈，咳嚏转侧少腹仍痛，今面微浮，劲间有结核。再以宣气舒肠，以通阳明。

佩兰三钱　藿香一钱　陈枳壳钱半，炒　杏仁三钱，去皮尖　茯苓三钱　连翘二钱　橘红衣一钱　冬桑叶二钱　夏枯草三钱　红花八分　通草一钱

陈，博物院路，七月十二日。暑湿伏气，乘新凉伤食而发，清浊相干，肠胃乖乱，腹痛，上呕下泻，呕出黄苦胆汁，舌苔黄糙，脉弦，肢指俱热。从时疫治法，分其清浊，通降腑气，以冀应机。

鲜佩兰三钱　法半夏钱半　制川朴钱半　藿香一钱　茯苓五钱　陈枳壳钱半，炒　槟榔二钱　贯众钱半，炒　条芩一钱，炒　蒲公英三钱　陈六神曲三钱，炒

二诊：七月十三日。暑湿伏气与食滞相搏，清浊相干，肠胃乖乱，胆汁迫而外泄，腹痛，上呕下泻，呕出黄苦，今呕已平，泻尚未已，惟昨有红色，今则红已获愈，热势仍炽，舌苔黄糙而干，脉弦数。仍以逐秽清腑退热。

鲜佩兰三钱　鲜菖蒲一钱　法半夏钱半　贯众二钱，炒　条芩一钱二分，炒　银花三钱，炒　槟榔二钱　蒲公英三钱　天花粉三钱　茯苓四钱　滑石三钱，包　左金丸六分，吞

三诊：七月十四日。舌苔黄糙已较融化，但未退薄，是腑中浊滞湿热郁蒸行将见退，为欲解之机，痛泻稍减，时或干呕，夜卧不安。仍守原意，因其势而利导之。

法半夏钱半　全瓜蒌三钱　槟榔二钱　川黄连六分，炒　条芩一钱二分，炒　枳实皮钱半，炒　茯苓四钱　新会皮钱半　鲜佩兰三钱　鲜菖蒲八分　蒲公英三钱　旋覆花二钱，布包

四诊：七月十七日。便溺分泌已渐清爽，腑气就和，干呕亦平，舌苔黄糙灰腻化而未净，热尚未退。湿热秽浊濡滞未清，盖亦强弩之末也。守原意小其制。

法半夏钱半　茯苓三钱　条芩一钱，炒　藿香一钱　佩兰三钱　陈枳壳钱半，炒　青蒿三钱　槟榔二钱　通草一钱　蒲公英三钱　莱菔英三钱　荷叶杆三钱

五诊：七月廿日。病后饮料食物失洁，又染时痢，腹痛滞下不爽，黄带红垢，或带有水，舌根稍有积苔，脉弦。治以荡涤通腑可也。

广木香六分　川黄连四分，炒　槟榔二钱　贯众钱半，炒　厚朴花钱半　茯苓三钱　陈枳壳钱半，炒　南山楂三钱，炒　佩兰三钱　石菖蒲六分　莱菔英三钱

六诊：七月廿二日。呕泻之后，大便又秘，分泌传导失常，湿浊留邪濡滞，舌苔黄积未退，日前尚有微热，大便已行，气觉稍舒，而今晨又忽遗泄，则肾胃相关之故。脉濡弦。清通腑气，化浊渗湿可也。

法半夏钱半　川草薢三钱　洗腹皮二钱　杏仁三钱，去皮尖　猪苓二钱　茯苓四钱　陈六神曲三钱，炒　佩兰三钱　通草一钱　新会皮钱半　蒲公英三钱　谷芽四钱，炒

七诊：七月廿三日。滞下积垢虽去，腑气未和，腹痛肛胀作坠，头脑昏蒙不清，脉濡缓。通调腑气，以展清阳。

广木香六分　陈枳壳钱半，炒　槟榔二钱　全瓜蒌三钱，炒炭　薤白二钱　佩兰三钱　石菖蒲八分　茯苓三钱　干葛二钱，煨　杏仁三钱，去皮尖　青防风一钱，炙　荷叶蒂两个

八诊：八月初二日。四肢酸软，起立头眩，皆病后体虚精力未复应有之象，惟大便未畅，无病时恒带白冻，今则有赤胶黏沫。再清余邪，佐以调理可也。

于术一钱，蒸　杏仁二钱，去皮尖　白芍二钱，炒　地榆三钱，炒　银花二钱，炒　陈枳壳钱半，炒　白蒺藜三钱　茯苓三钱　金钗斛二钱　没实子六分　槐米二钱，炒

以上出自《王仲奇医案》

王堉

又有银商，忘其名，夏得痢疾，医家以为火，用承气汤下之，逐日下数十次。又一医以为虚，补之，痢不止而胸满腹胀，委顿不起。司事者惧其死，邀伊表兄某引之出铺，在寺中赁一屋居之，又十余日医药罔效。其表兄已为市殓具矣。一日午饭后其表兄来请曰：舍亲病至重，恐不能起，闻阁下脉理清真，欲枉驾，以决生死，如可苟延半月，拟即遣之还家，较胜殁于旅舍也。余随而往视，屋中臭不可近，急命移置他处，见其合眼蒙眬，转侧之，并不知矣。提腕而诊之，俱微弱沉细，然至数匀称，惟右关独大，按之搏指。乃曰：此病因食积致痢，初医下其火，未去其食也。此时必肚腹膨胀，醒时见食作呕，病虽危，不惟不即死，并可生也。其表兄曰：果尔，请治之。乃以平胃散加神曲、麦芽等类进之，至夜解下秽物极多，腹平而知人矣。越日视之，脉小而气虚，因以真人养脏汤固其痢，三剂而痢止，略进食矣。因继以人参养荣丸半月而健。余当其病时曾见二次，不识其人，越两月，有以靴帽等踵门而谢者，不知何人，入门自称乃前病痢者也。叩头不起，谢曰：蒙先生再生之恩，不惟病愈，且健壮胜于往日，衔环结草所不惜也。余却其物而善遣之。

大同同年姜验熊，入京赴京兆试，与余同寓三忠祠，文酒谈宴甚相得也。秋初阴雨经旬，兼北人不耐潮湿，一日友人招饮，归来渴甚，饮水过当，越日而泻，日经数十次，颇觉困惫。乃自市补中益气汤提补之。次早，则头晕呕逆，腹痛身热，午后高卧不起。余叩其门，乃曰：今日病甚。余曰：夏月得泻疾，可去腹中糟粕，何必过计。姜乃以所服之药告。余曰：君何贸贸若此？姜曰：曾忆家君得泻疾，服此甚效，兹则增剧，实所不解。余曰：尊大人必年老气虚，中气不摄，日久滑泻，故以补中益气提之无不效者。君饮水过度，清浊不分，小便不通，水皆从大便而出，急宜疏利，乃反提之，若大便再不通，则腹鼓身肿，成大证矣。遂遣仆买胃苓丸二两，令以姜水送之。次日而小便通，又次日而水泻止矣。

以上出自《醉花窗医案》

红杏村人

陈左，肝木乘脾，脾阳下陷则脘腹作痛，痛甚则便泄似痢，时多干沃，谷气日减，不唯脾阳困顿，而胃阴亦从暗耗。脉左弦搏右偏数大，舌苔黄涩花剥。久延之下津液大伤，正阴并损。刻交秋分大节，不起虚波乃吉。

洋参姜汁炒　小川连　吴萸　木香　楂肉　通草　白芍土炒　青皮　霍斛　乌梅

又复：昨议柔肝和胃、崇土培木法，毫不应手，干呕不止，肠鸣洞泄，神志烦乱，杳不思纳，脉仍弦数，按之益觉无神，苔黄干裂起刺。脾元告惫，胃阴告竭，肝阳从中潜扰，土败木贼，何恃而不恐？

参　术　茯神　炙草　扁豆　山药　白芍　霍斛　楂　乌梅

又复：频投化肝和胃、奠安中土法，沃势稍平，便泄略减，谷气仍不思纳。窃惟人之元气全赖五谷充养，今脾病不能为胃行其津液，更兼肝阳乘侮滋扰，上则为痞为呕，下则腹痛便溏，推其致疾之因，皆由脾胃升降失常，生冷不节所致。诊脉左弦数右寸偏大，苔刺微化，扪之终属无液。吸烟之体，中气素亏，仓廪空匮，新谷不登，秋分伊迩，虚变不测。

参　麦　术　五味　炙草　白芍　霍斛　山药　秫米　花粉

又复：久病之脉，古称宜小，久病中虚，尤称纳谷为宝。是证已延月外，而脉尤弦数，粒米不入于口，噫气自多，脐右耕痛，便泄不止。悉属肝阳上潜，脾元下陷之征。精气无依，谷神失守，正气不支，深虑变增仓猝。

旋覆代赭汤去半夏，加归、芍、茯神、猩绛、川斛、谷芽、麦冬、五味。

《医案》

袁焯

卢谷山年近六旬，患泄泻，由夏炳如先生介绍邀诊。脉息小弱，两手俱冷，精神疲倦，此脾胃气虚、阳气衰弱之病，乃用理中汤加山药、木香。接服两剂，精神较好，能进饮食。原方加肉桂四分，枸杞子二钱，又服二剂，手稍转温，泄泻已止，但头眩殊甚，原方去姜、桂，加熟地，接服三日，头眩较减而手仍冷。复于原方中加鹿角胶、黄芪服两剂后，精神始觉爽健，惟手终不暖。盖高年真火已衰，非旦夕所能奏功。乃嘱购鹿茸半具研末，每日服五厘，用高丽参三钱煎汤和服。卢君遂托友在沪购办参茸，如法服之，半月后返闽。今年春间，卢君复来镇江，言鹿茸甚有效，现在精神甚好，而手亦转温，今担任"赖大有皮丝烟"号经理云云。大凡积虚之病，皆须悠久成功，而尤必藉血肉有情之品，始易奏效。鹿性纯阳，能补人身阳气，茸生于首，兼能补脑，故有此特效也。

《丛桂草堂医案》

费承祖

某，外感风邪，挟食滞混乱清浊，升降失常，大便泄泻，少腹作痛，头眩且胀，口干苔白，脉来弦细。虚体受邪，必以祛邪为先，外解风寒，内消食滞，清浊自分，邪退正安，河间治法不外乎此。治宜泄邪消食，升清降浊。

老苏梗一钱五分　嫩桔梗一钱　粉葛根二钱　六神曲四钱　江枳壳一钱　生甘草五分　赤茯苓二钱　冬瓜子四钱　川通草五分　车前子二钱　川石斛三钱　香连丸一钱　生熟谷芽各四钱　荷叶一角

二诊，进泄邪消食、升清降浊法，发热已退，邪从外泄，惟内陷肠胃之邪，因体虚气弱难于外透，挟食滞耗气灼营，泄泻转为痢疾，红白俱下，少腹作痛，舌苔白腻，口不作干，脉来弦细。脉证相参，正虚邪陷，非养正透邪，下痢安有止期？证势非可轻视。治宜补散兼行，佐以消导。

嫩桔梗一钱　粉葛根三钱　生甘草五分　荆芥穗一钱　赤茯苓二钱　生白术一钱　吉林参须一钱　焦山楂三钱　六神曲三钱　江枳壳一钱　大腹皮二钱　陈广皮一钱　青防风一钱　荷叶一角　茅苍术一钱

三诊，湿热已化，清升浊降，下痢已止，大便虽溏颇畅，前日恶寒发热，风邪乘虚而入，遏抑荣卫，内热口干，余邪未清，胃失降令，脉来弦滑。治宜清余邪，甘润和胃。

淡豆豉三钱　黑山栀二钱　川石斛三钱　赤茯苓三钱　冬瓜子四钱　生甘草五分　大贝母三钱　广皮白八分　鲜荷梗五寸　生熟谷芽各四钱

《费绳甫医话医案》

吴鞠通

乙酉四月十五日，陶，四十五岁。久泄脉弦，自春而来，古谓之木泄，侮其所胜也。

柴胡三钱　云苓块五钱　广皮三钱　桂枝三钱　姜半夏五钱　生姜五钱　猪苓三钱　炙甘草二钱　大枣三枚，去核　泽泻三钱　煮三杯，分三次服。

十九日：泄泻已减于前，方内加炒苍术三钱。前后共服十三帖全愈。

五月初六日：前曾木泄，与小柴胡汤十三帖而愈。向有粪后便血，乃小肠寒湿之证；现在脉虽弦而不劲，且兼缓象，大便复溏，不必柴胡法矣，转用黄土汤法。去柔药，避其滑润。

灶心土四两　云苓块五钱，连皮　熟附子三钱　炒苍术五钱　黄芩炭二钱　广皮炭二钱　煮三碗，分三次服。

十二日：湿多成五泄，先与行湿止泄，其粪后便血，少停再议。

云苓六钱，连皮　生苡仁五钱　桂枝五钱　猪苓五钱　茅苍术四钱　广皮四钱　泽泻五钱　广木香二钱　煮三杯，分三次服。以泄止为度。

八月初六日：胃不开，大便溏，小便不畅，脉弦。

云苓皮五钱　柴胡一钱　白蔻仁一钱　生苡仁五钱　猪苓三钱　广橘皮二钱　姜半夏三钱　泽泻三钱　煮三杯，分三次服。

乙酉五月十九日，陆氏，二十七岁。六脉弦细，面色淡黄，泄则脾虚，食少则胃虚，中焦不能建立，安望行经？议先与强土。

云苓块三钱　半夏三钱　藿香梗二钱　益智仁一钱　苡仁二钱　白蔻皮一钱　广木香一钱五分　苏梗一钱五分　广皮炭一钱五分　煮三杯，分三次服。

廿八日：右脉宽泛，缓也；胃口稍开，泄则加添，小便不通。加实脾利水。

云苓块五钱，猪苓三钱，泽泻二钱，生苡仁五钱，加在前方内。

六月十八日：前方服十四帖。泄止，胃稍醒，脘中闷，舌苔滑，周身痹痛，六脉弦细而沉。先与和胃，治痹在后。

生苡仁五钱　桂枝三钱　益智仁一钱五分　姜半夏五钱　杏仁三钱　藿香梗三钱　白蔻仁二钱　防己三钱　广橘皮三钱　煮三杯，分三次服。

以上出自《吴鞠通医案》

曹南笙

某右。中年清阳日薄，忽然脘中痞闷，乃清阳不自转送，酒肉湿浊之气得以凝聚矣。遇饮溏泄，湿伤脾胃，胃阳微，仲景法以轻剂宣通其阳，若投破气开降，最伤阳气，有格拒之害。

苓桂术甘汤。

某左。平素操持积劳，五志之火易燃，上则鼻窍堵塞，下有肛痔肠红，冬春温邪是阳气发越，邪气乘虚内伏，所伏之邪非比暴感发散可解。况劳倦内伤之体，病经九十日，足跗日肿，大便日行五六次，便黏腻黄赤紫滞，小便不利，必随大便而稍通。此肾关枢机已废，肠腑失司，所进水谷，脾胃不主运行，酿湿坠下，转为瘀腐之形，正当土旺入夏，脾胃主气，此湿热内淫由乎脾肾日伤，一误再误必致变。现腹满，左脉缓涩，是久病阴阳之损，右脉弦大，岂是有余形质之滞。仲景云弦为胃减，大则病进，亦由阳明脉络渐弛，守中治中，有妨食滋满之弊。大旨中宜运通，下宜分利，必得小溲自利，腑气开阖始有转机，若再延绵月余，夏至阴生便难力挽矣。

四苓加椒目、厚朴、益智、广皮白。

二诊：服分消方法，五日泻减溺通，足跗浮肿未消，要知脾胃久困，湿热滞浊无以运行，所进水谷其气蒸变为湿，湿胜多成五泻。欲使湿去必利小便，然渗利太过，望六之年，又当虑及下焦久病，入夏正脾胃司令，脾脏宜补则健，胃腑宜疏自清，扶正气、驱湿热，乃消补兼施治法。

资生丸，晚服，用炒米汤送下。

人参　广皮　防己　厚朴　茯苓　生术　神曲　泽泻　黄连　吴萸

早服煎药。

某右。能食不化，腹痛泄泻，若风冷外乘，肌肉着冷，其病顷刻即至，上年用石刻安肾丸，初服相投，两旬不效，知是病在中焦不必固下矣。自述行走数十里未觉衰倦，痛处绕脐，议用治中法，足太阴阳明主治。

生于术　生茅术　生益智　淡干姜　胡芦巴　茯苓　木瓜　荜茇

以上出自《吴门曹氏三代医验集》

曹沧洲

某右。吐泻六日，败象齐备，今日泻势稍减，肢冷得暖，气急亦平，脉软，舌红干，神气迷蒙，终恐发厥骤变，小效不足恃也。

白术　左牡蛎　公丁香　车前子　茯苓　真风斛　六曲　白芍　台参须　乌梅　代赭石　焦麦芽

某左。下痢水多粪少，腹痛，表热，当表里两解。

上川连五分，姜水炒　广藿梗二钱　六曲四钱　广木香七分　枳壳七分，二味磨冲　酒炒枯芩一钱半　干佩兰三钱　楂炭三钱　赤芍三钱　防风一钱半　车前子四钱，包

某右。大便闭结，尤易溏泄，此脾运不健也。

川石斛四钱　炙鸡金三钱　川断三钱　炒谷芽五钱　陈皮一钱　大腹皮三钱　生米仁四钱　桑枝一两　法半夏一钱半　五加皮一钱半　瓜蒌皮三钱　茯苓四钱

某左。运化不健，大便溏泄，脉细，治在中焦。

漂白术一钱半　炙鸡金三钱　六曲四钱　大腹皮三钱，洗　煨木香一钱　橘红一钱　资生丸四钱　炒谷芽五钱，包　茯苓五钱　法半夏一钱半　生米仁四钱

以上出自《吴门曹氏三代医验集》

陈良夫

王女。初起脘腹阵痛，继遂吐泻交作，得食即翻，不能取嚏，形寒头痛，脉来浮滑，苔糙腻。此表分受寒，湿邪阻遏中气，致脾胃升降失司，表里三焦，均失宣通。拟以疏运中宫、通达气机立法治之。

藿香　佩兰叶　苏叶梗　石菖蒲　法半夏　制川朴　佛手片　青陈皮　白杏仁　台乌药　左金丸

陈男。阳明为受盛之区，暑湿浊邪，必归阳明。便下如水，烦渴欲饮，小便短赤，脉濡缓，苔黄腻。此暑湿与秽浊，留恋阳明，宜清疏化利。

香连丸　黄芩　银花炭　青蒿炭　佩兰叶　赤猪苓　六一散　砂壳　煨木香　制香附　木通　青陈皮

朱男。初诊：脾胃为后天根本，脾气欲其健旺，胃气欲其和降。痢后便溏，未能遽止，纳食呆而口时干，且有哕恶，精神颇形疲乏，脉细滑，舌光色红，根苔糙黄。脾气胃液，已受耗损，湿热余邪滞而不化，后天生生之机，殊难足恃，且拟扶脾养胃为法。

霍石斛　炒白芍　炒白术　炒橘白　白茯苓　焦六曲　扁豆衣　炒米仁　仙半夏　银花炭　香谷芽　淮山药

二诊：人之气阴，皆生于水谷精微。进扶脾养胃法，便薄略实，精神稍振，哕恶已除而粥饮未能充旺，脉濡细，舌仍光红，根苔花糙如糜，脾气胃阴俱形匮乏，证势尚未妥洽，再从补脾健胃主治。

霍石斛　炒白术　炒白芍　淮山药　白茯苓　炒橘白　香谷芽　米炒麦冬　扁豆衣　熟枣仁

三诊：进补养脾胃之剂，便薄已实，纳谷渐增，后天生化之机，业已发动，不可谓非佳境也。惟精神未能振作，脉苔如前，又腰部或觉酸楚，气阴亏而未复，再拟从本议治。

霍石斛　炒冬术　炒白芍　淮山药　云苓神　香谷芽　炒米仁　米炒麦冬　山萸肉　炒橘白　扁豆衣

四诊：百病以胃气为本，方书又有初泻伤脾，久泻伤肾之说。前从调理脾胃主治，便下如常，谷纳渐旺，后天生发之机，已属可恃。惟尻部时或酸楚，脉来濡细，舌光，气阴渐复，再以培补脾肾阳气为治。

潞党参　炒白术　炒白芍　炒川断　香谷芽　霍石斛　山萸肉　米炒麦冬　淮山药　六神曲　煨诃子

胡女。随痛随利，嗳腐纳少，木乘土也。脉细苔黄，且少腹自觉重滞，怀麟之体，但恐胎元欲坠耳。拟以和脾安木，合保胎治之。

炒白术　炒白芍　金石斛　淮山药　炒黄芩　制半夏　姜竹茹　炒陈皮　制香附　白茯苓　炒川断　厚杜仲　香谷芽

胡男。便薄不实，大多属脾经湿胜，久泻不止，黎明时便次较频，腹痛喜按，乃肾阳之衰也。脉沉细，苔白，舌淡，当宜补火以生土。

炒白术　炒肉桂　熟附子　补骨脂　胡芦巴　煨木香　砂仁　佛手片　白茯苓　淡吴萸　五味子

以上出自《陈良夫专辑》

萧伯章

陈某，年五十，患泄泻，医治益剧已两月矣，仅余皮骨，延余过诊。肚腹不作胀痛，舌色淡红，苔白而薄，时以开水漱口而不欲咽，脉微缓，阅前方如温燥固涩升补，关于脾肾两家成方，服之殆遍。意其下多亡阴，以八味丸少合四神丸为汤，服之不应，改用景岳胃关煎，熟地五钱，山药、扁豆（均不炒）各三钱，炙草一钱，炮姜一钱，吴茱萸五分，白术（不炒）二钱。煎水二杯，初服一杯，即十愈七八，再一杯，即痊愈。考景岳方下自注，治脾肾虚寒作泻，或甚至久泻腹痛不止，冷痢等证。陈氏修园谓于苦燥辛温剂中，君以熟地，不顾冰炭之反，便注云治脾肾虚寒作泻，陋甚。然如上证百方不应，服之竟若此神效者，其故安在？穷思方中地黄，《神农本经》云：气味甘寒，填骨髓、长肌肉。叶天士注云：气寒入足少阴肾经，味甘入足太阴脾经，肾主骨，益肾则水足而骨髓充，脾主肌肉，润脾则土滋而肌肉丰。询属确论，后人取以蒸晒，名曰熟地，则甘寒变为甘平，以之濡养脾阴尤为相宜，况辅以山药、扁豆、甘草之甘平，则滋生脾阴之力量更为雄厚，而又合以吴茱萸、干姜、白术之温燥，不嫌其与滋养脾阴之品相妨碍者，盖以人身阴阳互为其根，故《内经》云：阴平阳秘，精神乃治。上证脾阴不足，以配阳，故温燥药百无一效。如但见脾阴不足，注意填补而不知兼顾脾阳，亦背岐轩平秘之旨，病必不服。但其中分量，最宜斟酌，不可颠倒，尝谓仲景桂附八味为维系肾经阴阳之方，景岳兹方于维系脾经阴阳，系期而暗合，奈见不及此。故方下所注，不知分别，名以胃关。盖取肾为胃关之义，亦未吻合。陈氏虽斥为陋，亦知其有可用处，故《医学从众录》中尝采其方，亦无发明，兹故不揣固陋，聊撼一得，并更易方名，订正药品分量，附载于后，阅者谅之。

附养脾互根汤，治脾经阴阳失其平秘，久泻不愈，服温燥固涩升补不应者，一服知，二服已。

熟地五钱　山药　扁豆各三钱，均不炒　炙甘草一钱　炮干姜一钱　吴茱萸五分　白术二钱，不炒

《遁园医案》

金子久

积食伤脾，挟湿阻气，脾伤则运迟，湿胜则成泻，升降之机失司，清浊之气欠分。夫中焦主泌别清浊者，中焦脾胃既窒，不独清浊混淆，而大肠小肠膀胱亦受其病。盖胃为六腑之总司，因小肠居于巨虚下廉，大肠居于巨虚上廉，此二穴皆在三里穴之下，故大肠小肠皆禀受其气，

而膀胱之气化亦赖中气之运行，胃气不循常度，则六腑为之欠利。大肠不畅则里急后重，小肠不利则溲溺艰少，膀胱不司则少腹作胀，气乱于中，腹筒鸣动，患起浃旬，纳谷式微，乃津液虽未戕害，其真气已受屠伤，易曰：履端于始，序则不愆，升已而降，降已而升，如环无端，主化万物。盖胃为水谷之海，饮食入胃而精气先输脾归肺，行春夏之令，乃清阳为天者也，升已而降，下输膀胱，行秋冬之令，乃浊阴为地者也，设或升降乖违，不病而自病焉，求之于此，则知履端之义。顷诊脉象左右均得弦细，重按根基颇欠流利，舌根脱苔，中甚黄腻，腻为浊邪，黄为湿热，调治之道，未便偏补偏攻，攻则清气易陷，补则浊气易升，且湿浊为黏腻之性，最难骤然廓清，如再酿蒸，防成滞下，为今之计，当分清浊为上策，调行腑道为辅佐，务使清者升、浊者降，则泄泻不治而自止，腑阳通、脾气运则湿浊不攻而自罢。

江西术　云神曲　川萆薢　广皮　姜半夏　扁豆　车前子　赤白苓　广木香　葛根　阳春砂　谷芽

三岁稚子，仅进乳汁，脾胃势必娇嫩，湿邪乘虚蟠聚，湿愈胜，脾愈虚，健运之机必失其度，升降之机亦有窒碍，忽水泻，忽溏薄，绵延二旬，次数日甚，自昨至今，遍数减少，手指厥冷已将过肘，足趾不温已经越膝，顷刻间稍觉温暖，左指纹已越辰关，脉数促，苔薄腻，土既不足，木将乘侮，治法和阴阳之逆乱，参用分清浊之混淆，调脾土以熄肝木。

米炒于术　仙半夏　广皮　扁豆　钩钩　车前草　茯神　神曲　桂枝　炒白芍　炒苡仁　木香　姜炒竹茹

二诊：后天失培，乳汁酿湿，脾家输运失灵，胃家宣通失司，清浊因之混淆，阴阳因之逆乱，忽有大便溏薄，忽有更衣泄泻，下而不多，色见深黄，身体不甚壮健，四肢不甚温暖，左指纹隐而不见，右指纹露而带紫，脉濡数且大，舌质黄且绛，溏泄淹缠已越两旬。脾愈伤，胃愈弱，消磨更失常度，纳食间有呃逆，和阴阳之逆乱，调脾胃之升降。

米炒于术　炒扁豆　茯苓神　山楂炭　神曲　新会皮　苡仁　桂枝　炒白芍　仙半夏　冬瓜子　木香　鲜莲子

遗泄起于少年，乃先天肾之早亏也，便溏由来未久，是后天脾之亦亏也。年已四秩，阴气自半，半者谓营阴卫气半就其衰也。阴不足则生内热而舌剥，阳不足则生外寒而形拘，时或耳鸣，风阳不得潜藏，多梦少寐，肝魂失其归宁，纳谷易停，脾阳输运失权，谷食渐减，胃气醒豁失机，受病之机由于操持经营，真阴先伤，卫阳翕然从之，春夏病瘥，秋冬病剧，脉象左手关弦尺虚，右关脾胃部分似带缓大，当用双补脾肾，两益营卫。

桂枝炒白芍　龙骨　牡蛎　巴戟天　肉果　于术　枣仁　胡桃　炒补骨脂　防风　黄芪　麦冬　丹参　别直参

以上出自《金子久专辑》

丁泽周

朱右。形瘦色苍，木火体质，血亏不能养肝，肝气横逆，犯胃则呕，克脾则泻，泻久阴伤，津无上潮，口干舌光，经闭四月，脉象弦细，延即成损。拟敛肝柔肝，扶土和中。

炙乌梅四分　陈木瓜五钱　大白芍一钱五分　云茯苓三钱　生白术三钱　炒淮药三钱　陈皮一钱

紫丹参二钱　炒诃子皮五钱　炒御米壳五钱　灶心黄土四钱　焦谷芽四钱

陈米汤煎。

十剂后，呕泻均止，加炒潞党二钱。

《丁甘仁医案》

李景林督办子。初起寒热往来，继则大便溏泄，次数甚多，腹痛隐隐，里急后重，纳谷衰少，泛泛呕恶，汗多肢冷，舌苔灰腻而黄，口干不多饮，面色萎黄，腿足浮肿，脉象左部弦小而数，右部濡数无力。此乃少阳之邪，陷入太阴，脾不健运，清气下陷，湿浊郁于曲肠。颇虑正不胜邪，致生虚脱之变。仲圣云：里重于表者，先治其里，缓治其标。姑拟理中汤加减，温运太阴而化湿浊，尚希明正。

炒潞党参二钱　熟附片八分　土炒于术二钱　云茯苓三钱　仙半夏二钱　陈广皮一钱　炮姜炭五分炙粟壳二钱　六神曲三钱　带壳砂仁八分　炒谷麦芽各三钱　戊己丸一钱二分，包　灶心黄土四钱，荷叶包煎

二诊：初起寒热往来，继则大便溏泄，次数甚多，腹内响鸣，肛门坠胀，纳谷减少，口干不多饮，面色萎黄，腿足浮肿，舌苔薄腻而黄，脉象左弦小，右濡滑无力。此乃少阳之邪陷入太阴，脾不健运，清气下陷，湿浊不化。还虑正气不支，致生变迁。再宜温运太阴而化湿浊；佐入分利，利小便正所以实大肠也。尚希督帅裁政。

炒潞党参二钱　熟附子块一钱　炮姜炭六分　六神曲三钱　炒怀药三钱　云猪苓各三钱　陈广皮一钱　炒车前子三钱　土炒于术二钱　仙半夏二钱　大腹皮二钱　香连丸钱半，包　炙粟壳三钱　灶心黄土四钱，包

吴右。肝旺脾弱，运化失常，便溏屡发，脘痛纳少，头眩眼花，脉象弦细。宜抑肝扶脾。

炙乌梅五分　焦白芍二钱半　云茯苓三钱　生白术二钱　炒怀药三钱　炒扁豆衣三钱　煨木香五分禹余粮三钱　春砂壳八分　六神曲三钱　炙粟壳三钱　炒谷芽三钱　炒苡仁三钱　干荷叶一角

姚太太。受寒挟湿停滞，太阴阳明为病，清不升而浊不降，以致胸闷泛恶，腹鸣泄泻。舌苔薄腻，脉象濡迟，纳谷不香。宜和中化浊，分理阴阳。去其浊，即所以升其清；利小便，即所以实大便。

藿香梗钱半　陈广皮一钱　仙半夏二钱　赤猪苓各三钱　大腹皮二钱　制小朴一钱　白蔻仁八分春砂壳八分　炒车前子三钱　六神曲三钱　焦楂炭三钱　佩兰梗钱半　干荷叶一角　生姜二片

徐右。感邪停滞，太阴阳明为病，腹痛便泄，纳少泛恶，头痛且胀。先宜疏邪和中而化滞。

炒黑荆芥一钱　炒防风八分　薄荷炭八分　藿香梗一钱　赤猪苓各三钱　陈广皮一钱　大腹皮二钱炒扁豆衣三钱　六神曲三钱　焦楂炭三钱　春砂壳八分　炒车前子三钱　干荷叶一角

周左。感邪停滞，脾胃运化失常，胸闷纳少，曾经便溏，舌苔薄腻，脉象濡滑。宜和胃理脾。

炒黑荆芥一钱　藿香梗钱半　陈广皮一钱　赤茯苓三钱　炒扁豆衣三钱　仙半夏二钱　福泽泻二钱通草八分　炒谷麦芽各三钱　佩兰梗钱半　生熟苡仁各三钱

徐右。脾肾两亏，清气不升，便溏已久，腿足酸楚，头眩神疲，形瘦色萎，脉象濡细，恙根已深，非易图功，先宜扶土和中。

炒党参一钱　炒怀药三钱　云茯苓三钱　生于术三钱　炒扁豆衣三钱　炙粟壳三钱　熟附片七分　煅牡蛎二钱　花龙骨二钱　六神曲三钱　象贝母三钱　干荷叶一角

赵左。泄泻止而复作，清晨泛恶，湿滞未楚，脾胃运化失常，再宜理脾和胃，芳香化湿。

藿香梗钱半　陈广皮一钱　仙半夏二钱　佩兰梗钱半　制小朴一钱　大腹皮二钱　六神曲三钱　焦楂炭三钱　煨木香五分　春砂壳八分　炒车前子三钱　赤猪苓各三钱　荷叶一角

吕左。脾弱欠运，湿滞未楚，肝气横逆，胸闷不舒，腹鸣便泄，脉象左弦右濡。宜温运太阴而化湿滞。

生白术二钱　炮姜炭四分　熟附片六分　炒补骨脂钱半　云茯苓三钱　陈广皮一钱　大腹皮二钱　炒怀药三钱　六神曲三钱　煨木香八分　带壳砂仁八分　煨益智钱半　灶心黄土三钱，干荷叶包

以上出自《丁甘仁医案续编》

萧琢如

黄君，年三十岁。

病名：秋燥泄泻。

原因：秋病燥泄，日数十度，身热微咳。以粗阅医书，初服消散药，不应。继进疏利，亦不应。易以温补升提，病势愈剧，特来延诊。

证候：形容惨晦，焦急不堪，舌苔淡白而薄，杂露红点。

诊断：脉浮而虚。余曰：此等证候，从前名家，惟喻嘉言知之，有案可稽。若时医则无从问津，服药不对，宜其愈治愈乖也。

疗法：仿喻治吴吉长乃室救误之方，病者犹疑信参半，乃命家人就邻舍取喻氏书，请为指示。余为检出受阅，并告以屡试屡验，切勿疑阻自误。

处方：陈阿胶三钱，烊冲　生桑皮五钱　地骨皮五钱　苦桔梗钱半　青子芩二钱　生甘草一钱

效果：连服七剂，平复如初。

廉按：肺为时令燥气所伤，初但身热微咳，消散疏利，劫伤肺气，已为非法，温补升提，更谬，反使肺气闭锢，则肺中之燥热无处可宣，势必下移于大肠，肠胃之津液随泻而泄，故形容惨晦，焦急不堪。今以清金润燥之剂，洁流清源，上下兼治，不止泻而泻反自止。方从喻案脱化而来，故前哲验案，不可不悉心研究也。

《全国名医验案类编》

何拯华

陈丽生，年三十岁。

病名：风泄。

原因：暮春外感风邪，不服药而病愈，至首夏顿病飧泄。

证候：肠鸣腹痛，一痛即泻，泻多完谷，溺清而短。

诊断：脉弦而缓，左强右弱，苔薄白滑。凭脉断证，即《内经》所谓"春伤于风，夏生飧泄"也。腹痛而泻出完谷者，肝横乘脾也。故经云："脾病者，虚则腹满肠鸣，飧泄食不化。"

疗法：初用刘氏术、芍、陈、防等止其痛泻为君，佐川芎升散其伏风，炒麦芽消化其完谷；继用五味异功散升补脾阳为君，佐以白芍、煨姜酸苦泄肝。

处方：炒于术二钱　陈广皮一钱　川芎一钱　煨防风一钱　生白芍钱半　生麦芽钱半，荷叶一钱，剪碎拌炒

次方：炒党参钱半　浙茯苓钱半　炒白芍二钱　煨姜五分　炒于术二钱　新会白一钱　清炙草六分

效果：进第一方两剂，痛泻大减，惟肢懈无力，胃纳甚鲜，进第二方三剂，痛泻止而胃气健。终用饭焐莲子，每日嚼十四粒，调养七日而痊。

廉按：风泄即肠风飧泄，《内经》所云"久风为飧泄"。此证甚多，医者往往误认为食积化泻，或误认为湿积所致，而不知伏风之为病，以致邪气留连，乃为洞泄，不可挽回者数见不鲜。此案引经证医，探源用药，妙在刘草窗法，确是飧泄专方，用多奏效。接方用钱氏异功散加味，惬合清气在下则生飧泄之经旨。故为医者，不可不精究《内经》也。

《全国名医验案类编》

张尧询

欧阳晏氏，年逾五旬。

病名：热泻。

原因：体素虚寒，喜服温补。缘去秋朝香南岳，途中炎热，日饮冷水解渴，及归遂得泻病，迄今秋历岁有余矣。

证候：每夜二鼓，腹痛即泻，泻后痛止，三四五鼓，每鼓辄痛，每痛辄泻，痛不喜按，每夜五六次，日三四次，口苦渴，咳多痰，小便短，卧不安，气息欲绝。

诊断：脉细滑而数，按之鼓指。以脉参证，为热泻也。经曰：时感于寒则受病，微则为咳，甚者为泻为痛。形寒饮冷则伤肺。夫饮冷即内伤寒，伤肺病微为咳，伤脾病甚为泻为痛。以肺主咳嗽，脾主飧泄也。此指初受寒即病泻痛者，其为寒泻寒痛可知。追寒积久化为热湿，脾恶湿，传入大肠即泻，当脐而痛，其为热泻热痛亦可知。乃医因年老体素虚寒，辄用温补，理虽近似，殊不知愈补愈泻，愈温愈热，为大谬也。若再误治，则阴将亡而命立倾矣。

疗法：养阴止泻，因用白芍、甘草为君，救阴缓中而除痛，用阿胶、川贝、瓜蒌为臣，养血润燥而豁痰，用茯神、苡米、芡实为佐，去湿利水而补脾，用伏龙肝、灯草为使，涩肠和胃而清水道，然不补气无以生津，用洋参以长精神而辅正气，并用气血冲和之人乳冲服之。

处方：东白芍五钱　甘草二钱　真阿胶二钱，烊，冲　川贝母三钱　瓜蒌根三钱　南芡实三钱　薏苡三钱　辰茯神三钱　西洋参五分　伏龙肝一撮　灯草一握　人乳二小瓢，冲服

效果：二剂泻痛减，三剂心神安，咳痰亦少，调养半月，病遂如失。

廉按：热泻兼痛，乃肝阳乘脾之候。方用芍、草为君。遵内经酸泄甘缓之法，余药亦面面顾到，看似平常，实则颇费心机。

《全国名医验案类编》

吴宗熙

郑友嘉，年十二岁。

病名：积热化泻。

原因：初因伤暑发热，腹痛水泻。服济众水而泻止，热与痛更甚。继服香薷饮，病益增剧。改服白虎汤等药，亦不觉其效，病延七八天。

证候：午后热甚，夜分谵语，舌苔黄厚焦燥，口渴引饮，脐腹绞痛。

诊断：脉沉滑数，右手重按实而有力，此阳明实证，化为痛泻也。《伤寒论》曰："阳明病，谵语有潮热，反不能食者，肠中有燥屎五六枚也。"盖胃有支络上通于心，故热盛蒸心则为谵语，燥屎在大肠则腹痛，夜分潮热者，阳明旺于申酉之时也。初因伤暑自泻，邪有去路，乃其吉兆。反遽止之，留于肠胃，劫烁津液。苟非急于救阴，则燎原之势，安能遏乎！

疗法：仿三一承气汤加减，经云："热淫于内，治以咸寒，火淫于内，治以苦寒。"故君大黄之苦寒以泻热，臣芒硝之咸寒以软坚，更佐甘草之和，以缓硝黄直下之性，俾肠胃积热皆得从容下行，复使以枳实行气宽中，直达幽门，俾积热速从大肠排泄也。

处方：生大黄三钱　粉甘草钱半　芒硝四钱　枳实一钱

上药三味，先煎去滓，再纳芒硝，更上火微煎令沸，分二次温服。

次诊：服后三小时，大便下坚粪数枚，再服余药，少顷秽粕杂下，腹痛顿止，是夜谵语不作。余热未净，改用甘寒退热法。

复方：生石膏三钱　白知母二钱半　甘草五分　粳米一百粒　淡竹叶二钱　生芦根三钱　原麦冬三钱　煎汤，日服一剂。

效果：三日而痊，稀粥淡养数天，平复如常。

廉按：积热化泻，夏令最多，必先通因通用，此为自然疗法。若反其道而行之，变证百出，病势之常也。此案辨证处方，颇有胆识，学者深可为则。

《全国名医验案类编》

尹榘山

徐鉴秋，年近五旬，嗜烟。

病名：风湿飧泄。

原因：眠食无节，秋初夜间乘凉庭中，忽闻邻有盗警，狂奔村外，匿田禾中，因感风湿，患泄泻不止。

证候：面黄瘦黧黑，飧泄数月，医治罔效。药甫入口，旋即泻出，夜稍闭目，则遗矢满床，因之四肢疲乏，腰膝酸痛，形衰气短，目花耳鸣，种种败象毕露。

诊断：脉两寸虚大微数，两关浮弦而空，尺细弱无力。脉证合参，此飧泄日久，脾肾两虚之候也。前医不求病因，不论体质，始用克伐分利之药，继以温燥蛮补之剂，久之脾土愈衰，肾水亦竭。幸而两尺脉弱而不小，手足尚温，头面无虚汗之发，胃中尚容谷少许。《内经·论疾诊尺篇》云："飧泄脉小者，手足寒难已。"兹据各现象观之，尚不难治。

疗法：因用莲子、芡实、山药、人参，甘淡之品以补脾气为君，且莲子、芡实皆生水中，性涩不燥，补脾而不伤肾；更以补骨脂、菟丝子、巴戟、覆盆、五味等酸甘微辛者，化阴以补肾阳为臣；牛膝、木瓜、山萸肉，皆舒肝之品，可以为佐；再加升阳祛风药如升麻、柴胡、羌独活，均以为使。大剂浓煎，调赤石脂末，顿服。

处方：莲子肉三钱　南芡实三钱　淮山药二钱，炒　人参钱半　补骨脂二钱　巴戟天二钱，去心　菟丝子二钱，制　五味子三十粒　覆盆子一钱　川牛膝一钱　宣木瓜钱半　山萸肉钱半　升麻五分　川柴胡一钱　羌独活各八分

外用赤石脂二钱，煅为末，调服。

效果：服二三剂泄止，余证亦减，惟觉稍闷。后于原方内，去升、柴、羌独活、赤石脂，加陈皮一钱、广木香三分，服四五剂，旬日痊愈。

廉按：飧泄原属于风，风木一盛，土必受戕，脾气因而下陷，升补之法，正宜用也，惟牛膝、羌独宜删。

《全国名医验案类编》

萧惠俦

钟曾氏，年五十七岁，体强。

病名：风寒洞泄。

原因：平素体强，春间小受感冒，不耐服药。越旬余，病变溏泄，缠绵至于秋初。

证候：气亏色白，瞑卧小安，匙水下咽，须臾泄去，泄时必欠而呕，呕而晕。

诊断：脉沉细如蛛丝，或有或无，脉证合参，此为洞泄转变之证。然审其所因，则自肝邪始。盖所受感冒，正《内经》所云："以春甲乙伤于风者为肝风。"未经疏散，乘其不胜，袭入仓廪而为殃。故经又云："久风入中，则为肠风飧泄。"乃纠缠日久，中焦无汁变化，血日以衰，气无所附，中因不守而病变。医又以枳朴等触犯虚虚，累及肾气，致使幽阑洞澼，将肠胃素所积蓄尽数掀空。兹所幸者，宁卧尚有时间，足征其禀赋丰厚，二气未肯遽离。不然年老久病之躯，一经呕泄，立即打破昆仑，尚何有救药之余地乎？因是断为可治。

疗法：用参、术、苓、草补虚升提为君；然肝主渗泄，不敛戢，肝风病根终莫能去，因用萸、梅治肝以为臣；加入木瓜、五味、白芍等，收摄脾胃肾耗散之气以为佐；合和浓煎，调二石之末，以止下焦之脱而为使。一昼夜宜尽二剂，少少与之，频频卧服。盖病势已造其极，缓则难以图功，少则不至顿下，频则药力无间，卧则药可少留。

处方：高丽参三钱　漂于术三钱　白茯苓三钱　炙甘草二钱　乌梅三枚　山茱萸二钱　宣木瓜二钱　五味子二钱　杭白芍二钱　赤石脂末三钱　禹余粮末三钱

又方：生台党四钱　漂于术三钱　明附片三钱

效果：次日即能出厅理事，就诊脉亦转，诸证悉退，饮食略进，遂定第二方，嘱其多服莫间。

廉按：久泻伤脾，自当以补摄为主，此案方法，更见周到。

《全国名医验案类编》

叶鉴清

戴某，年约三旬。

病名：湿泻，即濡泻。

原因：因受潮湿，脾胃两伤所致。

证候：泄泻经年，腹中微痛，或竟不痛，胸痞胃困，有时泛恶，小溲赤短，神倦不振。

诊断：脉来右部濡小，左尚和平，舌腻口淡，此湿胜脾胃，病名濡泄。此即《难经》所云"湿多成五泄"者是也。

疗法：际兹霉令，湿热用事，当从胃苓汤法治。方中茅术、厚朴芳香燥湿为君，麦芽、米仁健脾佐运，半夏、陈皮和胃宽胸为臣，腹绒、佩兰泄湿宣通为佐，余均淡渗利溲为使。昔贤云，利小便即是实大便也，服两剂当大效。

处方：甜茅术一钱，米泔水浸　陈皮钱半　猪苓三钱　焦米仁四钱　大腹皮三钱　茯苓四钱　制川朴八分　姜半夏钱半　焦麦芽四钱　通草一钱　炒泽泻钱半

次诊：泄泻虽止，大便尚形厚溏，脘闷泛恶较和，溺淡而长，胃纳亦展，此湿邪退舍，中阳渐振之佳兆也。口微作渴，舌腻化，边尖红，良由操劳过度，心营素亏，刚燥不宜过剂，右脉较起，法再和中化湿。

次方：法半夏钱半　陈皮钱半　焦麦芽四钱　焦米仁四钱　浙茯苓三钱　通草一钱　大腹皮三钱　扁豆衣钱半，炒　佩兰叶钱半　炒泽泻钱半　大红枣三枚，炒

三诊：服三剂，胃纳已展，大便得实，舌苔化，尖亦淡，惟食后运化犹迟，时作嗳气，胃主纳食，脾主运化，脉来濡软有神，治再益气调中。

三方：生于术钱半，炒　淮山药二钱，炒　云茯苓三钱　焦谷芽四钱　大腹皮三钱　小枳实一钱，炒　法半夏钱半　陈皮钱半　扁豆衣钱半，炒　佛手片一钱　红枣三枚

效果：此方服五帖全愈。

廉按：案亦人所能为，而层次井然，有条不紊，亦是可取。

《全国名医验案类编》

陈在山

曲毓东，五八，山东黄邑人，于孟夏偶染时令，腹痛泄泻，渴而恶食，六脉弦数有力，舌苔黄厚，呻吟不已。知是湿久化热，夹温作泻之证。自述于去冬曾患此证，经王医荆山，用温燥之药加生姜汁治愈，不意今夏犯时，奈王医远出，昨延某医，亦用此法，罔效，未悉何故，余视墙上所贴之药方，乃干姜、党参、藿香之类，曰：大错大错，按此次之泻，非比去冬之证，去冬是虚寒作泻，今夏乃湿热为灾，以时气之不同，更谙脉象之各异耳，此乃邪侵脾土之证，若以温燥理湿热，岂非火上增油乎！言至此，病人点首颇有赞许之意，令余速为处方，拟用清温利湿之剂。

茅术　双花　皮苓　车前　生芍　紫朴　连召　桑叶　陈皮　甘草　薄荷　仁米　枳壳　天水散　竹叶

第二付加条芩、寸冬、生地。

服前方二剂，病势霍然大愈，惟脾胃虚弱，再拟健脾法。

皮苓　苍术　花粉　仁米　车前　柴朴　甘草　广皮　枳壳　莲肉　生芍　山药炒　白术炒　石斛　大枣

杨发云，七十，素多肝郁，小腹有形，上冲作痛，现因痛湿侵脾，每五更作泻，诊脉弦缓有力，拟用平肝健脾兼利湿之剂。

苍术　车前　广皮　皮苓　台乌　山药　肉蔻　米壳　木香　枳壳　醋芍　川朴　莲肉　焦楂　故纸　生姜

第二方去台乌、枳壳，加南茴、吴萸、缩砂。

第三方去肉蔻、故脂、米壳，加潞参、炙草、官桂，服一剂，全愈。

王福堂，六十，忽然腹痛作泻，六脉沉缓无力，舌白口渴等，证都属寒湿之象。因身羁外乡，不便服药，但求简治可也。余用自制消积健脾散数付，服后全愈。

以上出自《云深处医案》

傅松元

吴仰山，泰和典当之伙也。一日清晨，该典使人邀余，至则该典经理张少云谈仰山昨夜大便，泻至四十遍，今天明至此，又十四遍矣，曾服小方二，皆不中病。少云喜谈方药，讲究医书，又常施药，邻近有病，必研究病原，考察方论，今同事仰山有病，更为注意。余切其脉，洪数而右寸甚急，身热而自觉畏寒，舌绛无苔，渴饮不彻。余乃谓少云曰："仰山之病，是火泻也，望勿疑余方之怪。"少云云："君殆将用三黄乎，即请开方。"余书麻黄、葛根、石膏、连翘、车前、牡蛎、桑皮、麦冬、白芍、甘草，麻六分，葛三钱，膏一两，六剂一帖。少云持方，踟蹰曰："水泻服此，其理安在？"余曰："肺热移于大肠，则洞泄，方虽新奇，谅无不效。"少云勉从之。明日复邀余诊，至则见仰山在啜粥。余问昨夜泻几遍？仰山云："服药后泻止，于昨夜安眠一觉，及醒，天已明矣，但腹甚饥，此已第二餐。"顷之，少云至，询及昨日之方，出于何书？余曰："是《内经》也。"少云云："《内经》圣有是方？"余曰："秋令燥金，肺主之。今秋亢燥，燥气化火，火克金，必伤肺，肺受燥火之灼烁，必求助于水。肺热，并心亦热，肺与大肠，心与小肠，两相表里。心移热于小肠，必肺移热于大肠，胃受水气，不能升液滋润肺系，所以肺布叶举，水气直达下焦，而为洞泄。经云暴注下迫，皆属于热。又云火郁发之。此其义也。"

《医案摘奇》

孔继菼

张太守谔亭先生，终养在籍。病泄泻，阅二岁，屡招未暇往。甲寅仲春，病甚。予自马莲亭家往视，见几上一纸。书云：前二年病泄，诸药不效，用大黄得愈。去岁又泄，用大黄不愈，用椿皮得痊。今岁又泄，用椿皮亦不效。予问此先生书乎？长公觐光曰：然。予曰：好时如何？曰：二年来，大约泄时多，不泄时少。及就诊，脉大而空，浮取甚劲，可六至。予曰：此证虚寒，非温不可。先生曰：予过饮得病，本属湿因，倾泻下半桶，血与水参，倾出皆红，非热安得泻血？且脉近六至，是为数脉，非热脉安得数？不如大利小便为正治。适先生已开利小便方，请更详之。予笑诺。出，见方置案头，胃苓汤也。予问先生小便少否？长公曰：不少。曰：已利，何必再利？长公具纸请更立方。予曰：老先生已有成见，若不辨明即立方，安肯用药？即为辩曰：泄泻一证，本属湿热，故多发于夏秋之间。先生此证，因过饮而得，尤属湿热无疑，故诸药不效，用大黄乃愈，以大黄能涤荡湿热故也。然泻经数月，湿热已减，复经大黄推荡，湿热有何不尽？徒以久泄之后，脾胃受伤，克削之余，正气难复，故时泄时止。延至次年，必用椿皮之涩，乃能强固一时，而脾胃之元气甚虚，而复者仍如前也，故不旋时而泄又作，泄作而虚者又虚矣。直至今日，熟腐之力少，转运之力微，幽门阑门之间，汨汨直下，已成坦途，岂复涩剂所能固？椿皮之不复奏功，固其宜也。当此之时，治法何待复商？又欲以小便一支，分大便之正溜，夫泄泻利小便，为暴病者言耳；且为小便不利者言耳。今小便本利，原非举州都之气化，尽归传导一途，岂能挽肠胃之受盛，尽入膀胱而下？而又泻经数载，利小便之药，不能上助胃阳，难免下损肾阴。夫肾，胃之关也，久泻伤阴，肾已损矣。损而又损，关门不更无扃键乎？此利小便一说，所以不可复用矣。先生又自云：脉数。夫先生之脉，乃紧脉，非数脉也。数与紧不以至数分，而以形象辨，故数脉六至，紧脉亦可以六至。数脉或大或小，必近于滑疾；紧脉或长或短，必兼乎弦劲。数与紧之形象，如黑白之不相混；数与紧之主病，如冰炭之不容洴。今以为数则属热，其为泻当有稠黏腥秽，里急后重之证，是为滞下。今以为紧则属寒，其为泻则澄澈清冷，奔注急下之证，是为洞下。今试问先生之泻，滞下乎？洞下乎？而脉之六至者，近于滑疾乎？抑兼见弦劲乎？以此参之，可知先生之脉属紧，不属数矣。先生又云：顷间大泻，血与水俱，非热不应有此。夫阳络伤则血外溢，阴络伤则血内溢。下血原不尽属热征，即因热下血，亦与粪俱，不与水俱，否则单圊脓血。今血与水俱，正寒因也。仲景著《金匮》曰：小肠有寒者必便血。此意人多不解。盖小肠，丙火也，有火以化气，则气不滞；有气以载血，则血归经。今小肠虚寒，不能化气，以致奉养之精，不复收摄入隧，混入糟粕，与水俱下，危矣！揆厥由来，总以脾胃之气陷而不举，其传变乃至此极也，尚作热治可乎？夫病势难以悬断，病机可以理求。大抵先生此病，始由湿热，及用大黄，而热已平，及复泻仍作热治，而虚乃起。虚之久，而寒从内生。泻成熟路，愈泻愈虚，愈虚愈寒，虚寒交迫，以至今日。当急理脾胃之阳，兼补肝肾之阴。然阴药亟投，又必滑而增泻，惟坎中一点真火，实为生土之根，须于建中补脾之外，培补真元，俟泄泻全止，调养既久，然后阴阳平补，徐冀康复。寻常治泻诸法，不可用也。案既立，呈之先生，先生讶曰：尚有如许曲折，予安能知？亟请疏方，并挽久坐。予曰：无暇也，越日再来。及再至，先生服二剂，泻已止矣。相见甚喜。太先生亦出谢，手持前案，反复吟诵。且曰：仓猝挥笔，立成数百言，不惟病机晓畅，亦且文澜翻腾，平日学养，于此可见。予逊谢。先生请善后术，予乃为增减前方，嘱再服数剂。越半载，又见先生，言前证不作，但苦中气下陷。予曰：中下俱虚，安得不陷？前言阴阳平补，犹未及也。立丸药一方，先生服未尽，会遭大故。予在曲阜二岁，不及晤，遂以他疾卒。明年，长公觐光亦殁。噫！三载之间，祖子孙三世相继，盛衰之际，可慨也夫！

《孔氏医案》

赵文魁

五月初八日，臣张仲元、赵文魁请得老佛爷脉息，左关沉弦，右寸关滑而近数，表感已解，内热渐轻，惟胃气欠和，蓄滞不清，以致大便下痢，右腹中作疼。谨拟和胃分利之法调理。

炒杭芍三钱　东楂肉四钱　葛根二钱　黄连一钱,研　炒薏米三钱　炒扁豆三钱　桑叶三钱　甘草二钱引用猪苓三钱。

按：清初名医喻西昌治痢用逆流挽舟方法，这是中医治疗痢疾的最有效方法，《内经》中总论及治病求本，这就是本。古人每云：无积不化痢，痢无补法，治痢必先疏卫升阳、开郁导滞。若表气不和，内有积滞，蕴蓄不化，必发为痢。今人治痢每用苦寒，想以清热消炎为主，甚至有以土霉素、黄连素等为治痢之要药。不知中医治病必求其本，病乃积滞与表邪内郁，凡暑热外不能从表解，必内郁化热而发痢病也。

从本病例来看，虽是五月（农历）天气初热，若饮食失慎，可致蕴热内停。证属外受热邪，内有湿滞。老佛爷脉象左关沉弦，右寸关滑而近数，也说明表邪已解，内热未清，夹有蓄滞，胃气不和，故化而成痢。方中用葛根升阳明而解表邪，热郁与表闭全能因升阳解表而病解。用黄连苦泄心热，苦坚其阴而止泄祛暑。以桑叶清热而祛风，辅葛根疏解消化之不足。山楂肉是化肉食之良药，老佛爷以食肉为主，故当用之以化。芍药、甘草以缓急解除腹痛。用猪苓清化湿邪而降浊也。

《赵文魁医案》

张山雷

张左。大少腹时常作响，或悠悠而痛，得冷食辄溏泻，苔薄舌质淡，脉细涩无神。本是劳倦伤脾之人，因痛而脾更伤，当温中扶土，以仿理中法。

潞党参9克　炙甘草4.5克　淡干姜2.1克　炒冬术9克　淡吴萸1.2克　白茯苓9克　煨肉果3克
炒白扁豆12克

于左。病起冷雨淋身，寒湿不化，驯致萎黄乏力，腹胀脘痛，脉细且迟，大腑溏泻，舌尖白腻。法用东垣意，参理中导湿。

潞党参4.5克　生西芪4.5克　炒车前9克　明附片2.4克　炮姜炭1.2克　煨升麻1.2克　怀牛膝4.5克　炒柴胡1.2克　焦苍术4.5克　生延胡4.5克　带壳砂仁2粒　小青皮4.5克　带皮苓9克　天台乌药4.5克

二诊：脾阳受困，中脘膨胀。两投温养，其势稍松，脉前细迟，今已转弦，舌尖红后半白腻。仍宜温中运脾。

炒西潞党4.5克　高良姜1.2克　煨肉果2.1克　炒柴胡1.2克　台乌药4.5克　煨益智仁4.5克
枳实炭2.1克　楂肉炭6克　金铃子6克　延胡6克　九节菖蒲1.2克　带壳白蔻仁2粒　陈皮4.5克

三诊：木郁侮土，中脘膜胀。两授温养，痛定而反见水泄，脉右细弦，左手甚软，舌根转黄浮。治宜调和木土。

炒茅术4.5克　枳实炭1.2克　炒西潞党4.5克　煨益智3克　九菖蒲2.1克　北细辛0.9克　高良姜1.2克　陈皮4.5克　广木香3克　带壳紫蔻仁2粒，打入

陈兄。溏泄多时，近则黎明脘痛泛恶，辄至晕厥，冷汗直流，胃纳尚可，脉弦而涩，舌质㿠白。暂以温纳为先。

炒贡潞6克　炒姜炭1.5克　明附片4.5克　淡吴萸1.2克　合炒川雅连1.2克　生打代赭石6克
制半夏4.5克　广木香2.4克　台乌药4.5克　鸡内金2.1克　广皮4.5克　生延胡4.5克　生牡蛎18

春砂仁 1.2 克

二诊：大府溏泄，中脘结痛，呕吐发厥冷汗。前授温中和肝，其应颇捷，但停药两月，旧恙复然。脉至弦涩，舌苔白，根本大伤。仍守前法。

炒贡潞 6 克　生淮山药 6 克　炮姜炭 1.8 克　广木香 2.4 克　台乌药 4.5 克　明附片 4.5 克　川雅连 1.2 克，同炒　淡吴萸 1.2 克　生延胡 4.5 克　云茯苓 4.5 克　制半夏 4.5 克　苏木 6 克　代赭石 9 克　紫石英 9 克　净萸肉 6 克　广皮 4.5 克

许左。纳食即吐，水饮亦然，不纳水谷者十余天，加以水泄日十余度。身热不撤，脉虚数无伦，舌㿠白无华，亦无苔。明是阴盛于内，格阳于外，姑议附子理中加减。

原附块 4.5 克　炮姜 2.4 克　川连 1.2 克　吴萸 2.4 克　炒党参 2.4 克　郁金 4.5 克　椒红 20 粒　乌梅炭 1.2 克　焦橘红 1.2 克　姜夏 4.5 克　砂仁壳 1.2 克　肉果 1.5 克，去油

二诊：昨方服后，竟吐止且纳粥饮，泄亦减，夜仅二次，今早又水泄一次。脉左静右尚数大，喉舌觉干，舌尖转红，中心白亦化，微露燥象，身热昨夜亦退，今早仍热而势减，恐午后热尚炽也。议转掞，参和胃阴。盖吐泄旬余，中州脾胃已两惫也。病尚可危，冀能步入佳境为吉。

北沙参 6 克　炒党参 3 克　明附片 3 克　川连 1.2 克　吴萸 1.5 克　炮姜 1.2 克　象贝 6 克　仙露夏 6 克　带皮苓 9 克　原枝金石斛 9 克　焦白术 4.5 克　郁金 4.5 克　肉果 2.4 克　乌梅炭 0.9 克

三诊：昨日午后及夜泄不再作，今早泄下一次。八时来诊，脉静左右调匀，沉分亦起，外热全退，舌光现红，根仍白腻有燥象，自知燥渴而不能引饮。

党参 4.5 克　炮姜 1.2 克　冬术 4.5 克　炙甘草 1.2 克　淡附片 1.8 克　杞子 6 克　沙参 6 克　吴萸 0.9 克　川连 0.9 克　牡蛎 15 克　法半夏 4.5 克　肉果 1.8 克　原石斛 9 克　赤石脂 9 克　禹余粮 9 克　砂仁壳 1.2 克

四诊：耳聋身热是中虚无主，浮阳上升。再进理中加味，热较减而未已，胃纳一碗稀饭，脉浮数，舌光无苔，少少浮垢，尖边虽红亦是假热。

党参 4.5 克　炮姜 1.8 克　冬术 4.5 克　藿香 4.5 克　佩兰 4.5 克　木香 1.5 克　谷芽 4.5 克　当归 6 克　白芍 6 克　陈皮 4.5 克　砂仁 1 粒　牡蛎 1.8 克

先生自按：药后热净胃加，诸证就绪。此人先病发热，闻医者先投防风、荆芥之类，遂吐不止，继则清热，乃患水泄，致身尤热而吐泄不已，乃来兰就诊。

吴右。胃病七八年，近更腹痛胸痞，上吐下泻，脉迟软弱，舌苔白燥。

干姜 2.4 克　椒红 14 粒　乌梅 1.2 克　细辛 1.2 克　郁金 4.5 克　宋半夏 6 克　蒌皮 3 克　高良姜 1.8 克　附片 3 克　白芍 6 克　茯苓皮 9 克　川连 0.9 克　吴萸 1.2 克　乌药 4.5 克　青陈皮各 2.4 克

以上出自《张山雷专辑》

朱应征

舒右。下利新愈，脾阴受伤，纳谷不多，腹时作痛，气血不宣，两脉滑数，亟宜调和荣卫，兼事清理。

生熟谷芽　鲜荷梗　洗腹绒　净连翘　苏藿梗　白方通　广郁金　益智仁　云茯苓　云茯

神　赤白芍　香连丸

复诊：昨方一进，症状平平，两脉数象稍减，滑则如故，胃风鼓荡，肝阳过旺，肢腿酸胀，职是故也，平风和胃为主。

左金丸　秦艽　青防风　骨碎补　炒枳实　云茯神　荷叶蒂　生谷芽　桑寄生　伏龙肝淬煎红柴胡　净连翘　蜜僵蚕　霜桑叶　车前子

三诊：胃阳稍振，纳谷较佳，而头部尚有晕闷，心中时烦，便仍青色，脉象两关俱渐平，仍宜和胃平肝，诸证自减退矣。

川续断　红柴胡　石决明　莲心炭　生谷芽　荠菜花　蜜志肉　炒枳壳　大秦艽　左金丸骨碎补　桑寄生　伏龙肝　霜桑叶

四诊：肠澼愈后，稍不慎食，复见腹中不适，便稀青绿，兼头晕闷，两脉仍滑疾，疾虽见减，根未全除，仍以清理为合。

象贝母　白木槿花　霜桑叶　赤白芍　橘白络　生谷芽　莱菔子　半夏曲　清宁丸　猪茯苓　蜜僵蚕　淡吴萸　白方通

《淞滨实验录》

范文甫

上海一名贾。年卅余，形气壮实，饮食如常，而苦于泄泻，日五六次，已五月余。遍历名医，投清利、峻攻、固涩、温脾、温肾之剂皆无效果。邀余至上海往诊。余按其脉，右寸独紧，其余皆平，呼吸略气促，便意迫急。余曰：此乃肺移热于大肠之候也。肺与大肠相表里，肺有余热则下移大肠，大肠受之，则为暴注下利。前医治病，未求其本，故而不效也。投以麻杏石甘汤，麻黄用9克。药后当夜得微汗，次日余按其脉，右寸转平。告曰："此将愈之兆也。"果然，即日泄泻停止。五月之病，安然而愈。

陈阿瑞。患泄泻年余，时溏时泻，日三五次。每于饭后欲便，肛门重坠，胸腹胀满。前医皆用理气疏肝、补肾固涩、健脾和胃，皆不效。其实，此胀虚气填塞之故也。肛门下坠，中气下陷也。宜用益气升清，健脾扶元。

黄芪30克　白术15克　陈皮3克　升麻6克　柴胡6克　党参9克　甘草3克　当归6克

二诊：好多，大便日一二次。

黄芪45克　白术15克　党参15克　柴胡6克　升麻6克　甘草3克　陈皮3克

三诊：将愈矣，守前法。

黄芪30克　白术15克　党参15克　柴胡6克　升麻6克　甘草3克　陈皮3克　淡附子6克

一人苦于肾泻，看遍名医，花钱无数，年半不愈，舌绛而脉弦，召余诊。余查《本草》，其中记述：有一孝子为其老父患肾泻而苦恼，祷告诸神，是夜，梦神告之曰独服海参可愈，试之果验。此法借神托梦，虽属荒谬，而海参补肾益血，可治泄泻，不妨试之。余劝其煨服红旗海参，未服半斤而愈。

以上出自《范文甫专辑》

魏长春

茅子元，年八岁。民国二十一年七月四日诊。

病名：肠炎热泻。

原因：入学读书，途中奔走，吸受暑热，杂食瓜果，积于肠中，暴注下迫。

证候：泄泻如注，灼热异常，渴欲饮冷，烦叫不宁，摩擦皮肤，发现紫色。

诊断：脉数，舌红苔黄黏，俗谓霍乱，实属急性肠炎。

疗法：用葛根芩连汤加减，清暑退热。

处方：葛根三钱　川连一钱　黄芩三钱　鲜荷叶一角　益元散五钱　连翘三钱　紫金锭二块，研细化服　淡豆豉三钱　焦山栀三钱　天花粉三钱

次诊：七月五日。脉滑舌红，热减未尽，泄泻未已，渴饮溲长，仿昌阳泻心汤法。

次方：鲜石菖蒲一钱　鲜荷叶一角　益元散五钱　葛根三钱　黄芩三钱　川连一钱　车前子三钱　大腹皮三钱　米仁八钱　银花五钱　连翘五钱

三诊：七月六日。暴注下迫，皆属于热，昨泻三十余次，自觉灼热，渴饮潮热，脉象滑数，舌红边尖绛，苔黄白糙。目光有神，内蕴暑湿，下注大肠，拟白头翁汤合黄芩汤，清解肠胃之炎。

三方：白头翁五钱　北秦皮五钱　川柏三钱　黄芩八钱　川连二钱　生白芍八钱　银花五钱　生甘草二钱　滑石五钱　参三七一钱，研细吞　天花粉五钱

四诊：七月七日。泻差，脉弦，舌红润苔薄滑，胃呆潮热未退，用升麻葛根汤，合黄芩汤加减。

四方：升麻一钱　葛根五钱　生白芍五钱　黄芩五钱　生甘草一钱　泽泻三钱　赤苓三钱　大腹皮三钱　车前子三钱　天花粉三钱　银花三钱

五诊：七月八日。泻止热退溲黄，脉缓舌红苔化，胃思纳食，宜清理肠胃余邪。

五方：橘红一钱　赤苓四钱　泽泻三钱　米仁八钱　猪苓三钱　钩藤三钱　枳壳一钱　佛手一钱　川石斛三钱

效果：服后胃强停药。

炳按：余治暴注下迫热泻，每用升麻葛根汤合三黄解毒汤，每一剂知，二剂已也。

张阿甫之妻，年二十九岁。民国二十一年三月二十三日诊。

病名：伤寒胁痛热利。

原因：本元素亏，饮食酿痰，新感寒邪化热，病起八日，迄未稍差。

证候：咳嗽气促痰黏，筋络牵制，引及胁痛，协热下利清水，身热口渴。

诊断：脉象洪数，舌苔灰腻，中气不足，湿痰化热。

疗法：用葛根芩连汤，合旋覆代赭汤。解表清热，化痰镇逆，加花粉、白芍润燥敛阴清肺。

处方：葛根三钱　黄芩二钱　炙甘草一钱　川连一钱　红枣四个　旋覆花三钱，包煎　代赭石五钱　西党参三钱　制半夏三钱　生姜汁一小匙，冲　天花粉五钱　炒白芍三钱

二方：三月二十四日改方。据述服药后，气促较平，胁痛未止，协热下利肠垢，腹痛口渴，经水适来，拟葛根芩连汤，合黄芩汤加味治之。

前方去旋覆花、代赭石、党参、半夏、姜汁，加白头翁三钱，秦皮三钱，银花三钱，牛蒡

子三钱。

次诊：三月二十五日。气平，精神稍振。脉软，舌淡苔白，黏腻带灰。口黏腹痛，经来颇多，内热已退，下利未止。用小柴胡汤加味，扶元补中，化痰祛湿。

三方：柴胡一钱　黄芩二钱　西党参二钱　炙甘草一钱　制半夏三钱　生姜一钱　红枣四个　茯苓三钱　米仁八钱　川朴一钱　枳壳一钱

效果：服药后，泻止痛差，病愈。

炳按：协热下利，乃胃肠积热，下利必稀水，应用芩连坚阴，芍药敛阴，皆属相对之药，惟参枣腻补，尚须斟酌用之。

杨桩圃君，年三十三岁。民国二十二年二月二十九日诊。

病名：气虚咳泻。

原因：素患遗精，时易感冒，元气不足可知，新感寒邪，兼夹油腻，下陷泄泻。

证候：泄泻清水，头痛形寒潮热，咳嗽痰黏。

诊断：脉滑舌苔黄黏，内伤外感证也。

疗法：用玉屏风散，合葱豉二陈，和卫达表，升清止泻。

处方：生黄芪五钱　防风二钱　炒白术三钱　陈皮一钱　制半夏三钱　带皮苓四钱　炙甘草一钱　葱白七个　淡豆豉五钱

次诊：二月三十日。脉缓，舌红，苔薄黄，泄泻差，口不渴，咳痰溲少，头眩作痛，寒热遗精，用小柴胡汤加味，和解治之。

次方：柴胡二钱　黄芩三钱　西党参二钱　炙甘草一钱　生牡蛎四钱　天花粉三钱　葛根三钱　制半夏三钱　生姜一钱　红枣四个　炒白术三钱　焦楂肉三钱

三诊：三月一日。脉缓，舌淡红苔化，热退便溏，胃气略展，口气秽臭，虚中夹实之证。用东垣补中益气汤加减。

三方：生黄芪四钱　西党参三钱　白术四钱　炙甘草一钱　升麻一钱　柴胡一钱　陈皮一钱　葛根三钱　焦楂肉三钱　桂枝一钱　炒白芍二钱

四诊：三月三日。脉缓，舌红苔化，便实胃醒，微有头眩，中气稍健，用脾肾两补之法。

四方：生黄芪四钱　西党参三钱　炒白术三钱　炙甘草一钱　益智仁三钱　木瓜一钱　炒白芍二钱　吴茱萸一钱　泽泻二钱　杞子三钱　淡附子一钱　升麻一钱　柴胡一钱

效果：服后诸恙皆愈，拟调补脾肾方善后。

炳按：因肺脾气虚，上咳上泻，先以暖脾益肺，继以调补脾肾为归纳，学有本源也。

家母，谢太夫人，年五十六岁。

病名：寒泻。

原因：昨夜卧后，因照看门户，起床受寒，清晨暴泻。

证候：神倦面黄，泄泻清水，而腹不痛。

诊断：脉象滑大，舌淡红润，苔色薄黄。气虚寒泻证也。

疗法：用玉屏风散，合桂枝汤加味，温中健脾。

处方：生黄芪四钱　防风一钱　炒白术三钱　桂枝一钱　红枣四个　炒白芍三钱　炙甘草一钱　生姜一钱　吴茱萸三分

效果：服后泻止，停药渐痊。

炳按：太阴暴中寒邪，泄泻清水，温中散寒，脾肾温暖，泄泻自止。

以上出自《慈溪魏氏验案类编初集》

沈绍九

腹泻一月有余，气短神疲，纳减运难，四肢发凉，脉沉而迟，久泻中气大伤，用理中法。

制附片三钱，先煎　党参三钱　白术三钱　干姜一钱　炙甘草一钱　茯苓三钱　益智仁三钱　灶心黄土二两，煮水去渣熬药

湿困脾阳，运化失权，导致泄泻，腹痛肠鸣，苔白脉弱，当予温化。

藿香三钱　白术三钱　厚朴二钱　大腹皮二钱　木香一钱　砂仁一钱五分　茯苓三钱　肉桂一钱　炒泽泻二钱　煨生姜一钱

发热恶寒，既吐且泻，脘胀腹痛。由于外受暑邪，内伤生冷，表里同病，脾胃俱伤，应予解表和中。

香薷一钱　厚朴二钱　炒扁豆三钱　黄连一钱　木香一钱　藿香三钱　砂仁一钱五分　高良姜一钱

以上出自《沈绍九医话》

邓云章

王某某，男，35岁。

面色黄暗，四肢倦怠，恶心，厌油腻，大便溏泄，小便黄，头晕目眩，矢气较多且下午较著。脉濡弦缓，苔白薄。因脾主四肢，脾阳不足，湿困于脾，拟健脾利湿，方用加味六君子汤。

党参三钱　白术三钱　云苓四钱　陈皮二钱　蔻仁二钱　半夏二钱　鸡内金三钱　甘草二钱　薏米四钱

五剂，水煎服。

服五剂后症状明显变化，前方加重健脾，减轻利湿，连服十剂告愈。

《宝鸡市老中医经验选编》

曹颖甫

昔与章次公诊广益医院庖丁某，病下利，脉结代，次公疏炙甘草汤去麻仁方与之。当时郑璞容会计之戚陈某适在旁，见曰：此古方也，安能疗今病？次公忿与之争。仅服一剂，即利止脉和。盖病起已四十余日，庸工延误，遂至于此。此次设无次公之明眼，则病者所受苦痛，不知伊于胡底也。

按：本案与前案同例，惟一加麻仁，一去麻仁，均具深意，古方不能疗今病，逼肖时医口吻，第不知何所据而云然。

《经方实验录》

刘云湖

病者：吕裁缝，年五十余，黄冈人，寓武昌上新河文光里。

病因：以卖水为营业，家贫以勤劳自励，虽盛暑烈日中，不稍憩息，或挑水甚忙，恒忍饥不食，以致暑热伤气。

证候：陡发泄泻，一泻不起，数人舁回寓中，精神恍惚，语言不明，请愚诊之。

诊断：六脉如无，愚曰此脱证也。

疗法：与复脉二甲汤之类加减之。

处方：生山药、净枣皮各四钱，西纹党、川木瓜、炙远志各三钱，瓜蒌壳二钱五，甜冬术、抱木神、精熟地各二钱，生龙牡、炙甘草一钱五，桂圆肉一钱。

效果：一剂稍有转机，复诊脉沉伏，中微有动象，大渴烦热气上冲，与滋阴养气。

接方：熟地、枣皮、生白芍、生山药、赭石、生米仁、黄芩各二钱，正光结、甜冬术、云苓、故纸、天麦冬、天花粉各一钱五，净枣皮、炙甘草各一钱，湘连五粒。

效果：服二剂，静养旬日而安。

理论：家贫以卖水为业，可谓苦极矣，况终日忙甚，不肯憩息，忍饥以工作，以忍饥气馁之躯作操劳之事，而体内之自然疗能已消磨殆尽，况暑热承袭而入，能不起特殊之变化乎？然何以暑热伤气，不发生于上焦，而独发为泄泻也？盖劳苦工作之忍饥受饿之体，当时因无暇回寓，而又暑热压迫，只得买香瓜、西瓜之类，以冀止渴，又可充饥，以支持百忙中之工作，贫民算记，大抵如此，初不料其一蹶不起也。盖暑热工作中，冷瓜入胃，暂时之口腹虽称凉爽，而胃中之炎焰早已抑遏而下注。此即清阳下陷之理由，亦即泄泻大作之由来也。

此证与前证虽同为暑热泄泻，然较前证为重，前证虽泄泻过久，致清阳无所营养，而为神识恍惚，语言不明，而六脉尚浮芤，已露暑热伤气之本象（伤暑之脉多浮芤）。此证一蹶不起，六脉如无，是真阳告脱矣。故脉之有无，关系正气之存否。医者当于此处属意焉。

方论：此二证泄泻是因暑而泄泻也。因暑热中劳力而泄泻者也。暑热者宜清暑，劳力者宜扶正。故二证均宜用参。前用柴葛，所以升下陷之阳气也；此用龙牡，所以固阴阳之脱离也。此证更用生山药、枣皮，所以回中州之真阳也。山药生用，含有蛋白质，其性稍涩，能吸收津液，亦可恢复吸收机能。加以枣皮温肝，更能增益生生之气。接方因大渴烦热，水素既已下注，暑热因而炎旺，故用熟地、二冬、花粉以增液除烦也。然大泻之后，阴液告竭，循环器无所营养，因而停整，故六脉如无，加桂圆、云神，以宁养心神益营气也。

或问大泻之后，正气已下脱矣，何能用赭石以下坠，不益愈增其脱乎？答曰：此证因暴泻之后，正气无所营养，因而上越，变为喘渴，而次方不易入口，入口即呕，是正气横于胸中而不下。虽有参芍营养之剂，难于获效，故必借赭石以引导，使之归根，则阳可入阴，正气亦复原位矣。赭石多用则坠力大，少用不过藉为引导，亦不损伐正气矣。

病者：武昌裕华里吴恒升之老妪，年七十余。

病因：痢久变泻。

证候：泄泻不止，气喘身痛，求饮无度，其媳扶坐几上，替捶腰膝，犹不能久耐。

诊断：脉疾数而细，此亡阴证也。

疗法：与黄连阿胶汤，加二甲复脉等合治之。

处方：熟地四钱，冬术、阿胶、火麻仁、桂圆各三钱，归身、麦冬各二钱，黄连一钱五分，生龙牡、炙草各一钱。

效果：一剂舌润津生，诸证向愈，惟腹痛不可忍，或因龙牡固涩过甚，当以和中，与小建中汤加减之。

接方：白芍、火麻仁、阿胶、饴糖各三钱，冬术二钱五，归身二钱，桂枝、炙草各一钱。

效果：二剂而安。

理论：张景岳曰：凡《内经》有言飧泄者，有言濡泄者，皆泄泻也，有言肠澼者，即下痢也，然痢之初作，必由于泻，此泻之与痢，本为同类，但泻浅而痢深，泻轻而痢重，泻由水谷不分，出于中焦，痢以脂血伤败，病在下焦，然病实相关，不可不兼察以为治也。此证由痢而变泻，比较由泻而痢，大不同矣。盖由泻而痢，水谷之分泌过甚，引起湿热发炎。故称由浅而深，由轻而重，以脂膜败坏也。今此证由痢而泻，脂膜既已败坏，内液无所封闭，故排樋而出，其证较泻而后痢为更重矣。诚以垂暮之年，正气不能收摄，任阴液之下注也。气喘是阳无依附，气上亢也。身痛是细胞中无营养液。渴饮无度，是津液下夺，求水以自救也。腰膝喜得捶按，不能久耐，亦阴液竭而内形空虚也。

方论：痢久而变泻，当然因时热之毒，治疗不甚得法，或专用下剂，或过服辛厚等药，以耗劫其阴液，使肾关不固而然也。首方以柔养阴液，用黄连阿胶合二甲复脉，加以熟地、二冬，从水中取火，回津液于无何有之乡。次方以建中汤调理脾气，交互阴阳，复自然之常态。故二方均适当也。

以上出自《临床实验录》

汪逢春

孙左，六十八岁，八月二十三日。

左脉滑大而数，按之无力，右部细弦而涩。大便溏泻，昼夜五六次，小溲短少，非大便时不通，肛门气坠，饮食减少。老年人气亏，湿热下注。拟以升其不足，泄其有余。

绿升麻七分，川连七分同炒　土盐白术四钱　扁豆衣三钱　干荷梗尺许　煨葛根一钱　淡吴萸钱五，盐水炒　焦苡米四钱　大腹皮三钱，洗净　枯芩炭钱五　炮姜炭七分　连皮苓一两　生熟赤芍钱五　香砂六君子丸五钱，布包　建泻片二钱　全当归三钱

二诊：八月二十六日。

药后泄泻渐减，饮食亦增。气坠脱肛，舌苔白腻，左脉虚大，右部细濡。老年人气营两亏，湿热下注。前法小效，拟再以开其不足，调和中下两焦。

绿升麻一钱，川连七分同炒　淡吴萸钱五，盐水炒　炒姜炭七分　范志曲四钱，布包　煨葛根一钱　土炒白术三钱　扁豆衣三钱　干荷梗尺许　枯芩炭钱五　连皮苓四钱　建泻三钱　焦苡米一两　潞党参五钱，白米三钱同炒透　粉甘草一钱　全当归三钱

《泊庐医案》

周镇

屠洪生室，年三十六岁。甲戌患肝木乘脾泻，用痛泻要方加桂枝、木瓜、车前、苓、泻、

木香、蒺藜、禹余粮、戊己丸。泄止。越数日赴宴，酒食油腻，多吃水果，泻复作。投药复愈。再投丸方一料，全愈。按：连育七胎，血虚肝旺，乘胃呕吐，乘脾泄泻，头晕少寐，不饥脘阻，目重，气喉项大，四肢无力，无一不是肝病。宜培土抑木，宁神息风。参、术、秋、半、苓、神、菟丝、桂枝、橘叶、山药、扁豆、楂肉、归身、芎、芍、蒺藜、天麻、绿萼梅、首乌、料豆、乌梅、合欢花、杜仲、远志、狗脊、甘松、香附、乌药、木瓜、牡蛎、蛤壳、藿梗、桔梗、玄胡、泽泻、牛膝、石莲、赤石脂、益智、蔻仁、川连、麦芽、芡实、车前、百草霜、诃子、川断，研末，用霞天曲煮糊丸如桐子大，晒。每晨晚餐前各服四钱。禁水果及易滑肠食物。

陈盘生，五十余岁，小本营生。己未七月初三感疫，吐泻数次，肢冷脉伏，腹中作痛。进藿、橘、黄、连、苓、通、乌药、降香、晚蚕沙、木瓜、薏仁、丝瓜络、荷梗，吐而未受。针灸者嘱进薄荷、西瓜汁，泻止，吐不定。初四日诊：右脉已见，腹痛止，略有嗳气。即嘱停止瓜汁，嘱进酱油汤少许，不吐，再进药。前方去乌药、降香、木瓜，加泽、车、木通、银花。嘱将药煎成头煎二煎，相和缓服。初五日诊：呕略减，小溲亦通甚少，胸闷懊烦。两脉均起，苔白。是暑热内蕴，气机未通也。益元散、鲜菖蒲、川连、丝瓜络、绿豆衣、通草、车前子炭、枳实、白芍、茯苓、法半夏、郁金、薏仁、三合济生丸。嗣后吐泻愈。后三日欲食，嘱以酱油煮莱菔，少食风米汤，调治渐愈。此人衰孱，当疫毒泻时，临圊则晕，似不望幸而竟愈者，其室看护之力也。

以上出自《周小农医案》

方公溥

柳男。10月30日诊，胃气未健，脘闷嗳逆，消化力弱，大便溏薄，治以健脾培中，参以固涩之品。

潞党参15克　野于术9克　水炙草4.5克　广木香4.5克　炒麦芽12克　缩砂仁4.5克，打，后入　御米壳9克　赤石脂12克　益智仁9克　新会皮4.5克　宋半夏9克　生绵芪9克　生姜三片　大枣三枚

11月6日复诊：投以健脾培中固涩之剂，食欲较香，精神未振，便溏已止，药既见功，再进一步调理。

别直参3克，另炖冲入　土炒野于术9克　云茯苓9克　生绵芪12克　炒淮山药12克　缩砂仁4.5克，打　水炙草4.5克　新会皮4.5克　煨木香3克　御米壳4.5克　香谷芽12克

张女。五月三十日诊，暑湿交阻，胸闷，腹泻，腰酸，肢楚，精神困倦，脉濡，舌苔白腻，法拟健脾渗湿。

漂冬术9克　白扁豆9克　炒苡仁9克　赤茯苓9克　新会皮4.5克　大腹皮9克　香谷芽9克　广藿香9克　制川朴6克　焦建曲9克　炒泽泻9克　制半夏6克

六月二日复诊：泄泻已不复发，胃纳渐增，体渐康复，惟腰部酸楚未平，带下频频，再从前议参以强腰束带。

处方同前，除白扁豆、苡仁、藿香、腹皮，加淮山药9克、全当归9克、淮牛膝9克、桑寄生9克。

另厚杜仲9克，淮牛膝9克，猪脊骨适量，煎浓汤服之。

郭男。1938 年 7 月 1 日诊，时邪痧气，腹痛泄泻，呕逆频甚，寒热乍发，疟势严重。急与芳香化浊。

鲜藿香9克　制厚朴4.5克　半夏曲9克　大腹皮9克　赤茯苓9克　扁豆花9克　香白芷9克　紫苏梗9克　新会皮4.5克　梗通草3克　焙车前9克, 包

7月2日复诊：寒热已解，呕逆亦平，腹痛颇甚，滞下不爽，防转痢疾迁延，再拟泄热导滞。

白芍药9克　条黄芩6克　生甘草3克　制厚朴4.5克　小青皮4.5克　炒枳实4.5克　飞滑石12克, 包　扁豆花9克　鲜藿梗9克　花槟榔4.5克　香连丸3克, 另吞, 开水送下

7月3日三诊：下痢黏滞已除，已转溏粪，轻微腹痛，病势好转，再与导滞清肠。

处方同前，除鲜藿梗，加焦山楂9克、单桃仁9克。

以上出自《方公溥医案》

孔伯华

周妇，九月初五日。脾家湿滞，孕及六月时曾患子泻，渗化之剂愈后，近又复作。腹痛即下，黎明即作，胎气渐深，脾运更差，仍当消补渗化并用。

生牡蛎三钱, 布包先煎　云苓皮四钱　炒山药三钱　土炒乌药二钱　橘核三钱　芡实三钱　炒秫米三钱　炒枳壳钱二分　小川连钱二分　土炒陈皮钱五分　土白术三钱　炒大腹绒钱　盐水炒杜仲炭二钱　车前子三钱, 布包　知母三钱　甘草五分　炒丝瓜络一钱

金匮肾气丸八分（布包煎）。

潘男，九月十七日。脾家湿困，水谷不化，时作腹痛，呕吐泄泻，脉滑细而濡，亟宜渗醒温化，以启脾土。

云苓皮四钱　炒莱菔子三钱　炒六曲三钱　淡干姜一钱　炒秫米四钱　炒枳实一钱　陈皮二钱　乌药三钱　川厚朴一钱　厚附片二钱, 黄连钱同炒　盐泽泻二钱　猪苓三钱　炙甘草一钱　大枣二枚　谷芽四钱

二诊：九月二十日。原方加大熟地三钱、山萸肉三钱，干姜改五分。

三诊：九月二十六日。连晋前方药，腹泻已止，肝家盛而气逆，时或聚痛，纳物较增，舌赤稍盛，六脉较前稍数，再为变通前方。

云苓皮四钱　清半夏四钱　焦六曲三钱　猪苓三钱　炒秫米四钱　紫丹参三钱　土炒台乌药三钱　盐水炒泽泻三钱　生牡蛎三钱, 布包先煎　炒莱菔子三钱　广陈皮二钱　盐水炒橘核三钱　山萸肉三钱　炒谷芽三钱　炒稻芽三钱　炙甘草一钱　厚朴一钱　熟地三钱　生姜一大片　大枣二枚　大腹绒钱半

萧妇，八月二十七日。湿滞在中，兼有外感，头晕寒热，滞下日行十余次，后重亦甚，脉象弦滑而数，宜清疏导滞。

鲜芦根两　上川连钱半　地骨皮三钱　滑石块四钱　冬桑叶三钱　炒枳实钱半　台乌药三钱　车前子三钱, 布包　川黄柏三钱　炒莱菔子三钱　焦六曲三钱　盐橘核四钱　忍冬花四钱　鲜荷叶一个　杏仁泥三钱　薄荷叶钱半

以上出自《孔伯华医集》

张汝伟

翁佐，年五十六，无锡。脾肾两亏，中气不足，大便稀水，不能约束，已有半载。腹中隐痛，一痛即泄。脉来濡弱，苔布白腻。消、化、升、涩等法，均无效。姑拟温中补摄，用四神归脾法，脾胃同治。

补骨脂　炒绵芪　炒潞党　炒白芍各三钱　焦白术　新会皮　炒泽泻各二钱　淡吴萸六分　煨升麻一钱　薄官桂四分，后下

二诊：服四神归脾法后，腹中仍胀满而隐痛，小溲略多，大便之泄水，依然不止。惟说明这半年来，所泄之水，全系清水，色带红，并无粪下，可见中有燥屎，有如热结旁流。前法既不效，再拟一补一消，使肠中积粪渐渐排出乃安。改用化滞理气，通火腑法。

麸炒枳壳　川楝子各钱半　焦六曲　带子腹皮　猪赤苓　炒白芍各三钱　焦白术　炒广皮　炒泽泻各二钱　白蔻仁五分　薄官桂四分，后下

三诊：前方服后，暴注下迫之势更剧，神气疲乏，舌白而渴，尖微红，其象似热伏湿中，关闸尽撤。少腹胀满，似较轻减，神气有脱陷之气势。姑拟塞漏卮，运脾和中，标本并治之。

野于术　淮山药　车前子　石榴皮　诃子皮　猪赤苓　焦神曲各三钱　赤石脂四钱，包　春砂壳五分，同炙鸡内金三钱，打　五味子一钱　广木香五分

本证始末：此证共诊三次，连易三方无效，结果又易数位医生诊治，亦无效而死。过后同张慕歧老医生研究此证，据说是阿米巴痢疾，中有细菌作祟，如用中药鸦胆子仁（即苦参子）定有效。惜余当时不作痢治。而阿米巴痢疾，究竟中医何名，也应深切研究，录之，以供出阅历经验不到之处。

杨右，年三十八，上海。肝阳下泄，侮及脾土，腹如雷鸣，洞泄不止者，已有半载，入夜尤甚。上则头晕目花，心中懊恼，莫可名状。手心烙热，两足如冰，痰多带下，腰脊酸楚，诸病百出。脉来细弱，苔绛少液，阴阳两亏。宜先护阳治泄，漏卮不塞，诸病难除。

土炒白术　淮山药　焦神曲　炒苡仁各三钱　炒广皮　川楝子　枳实炭各钱半　煨益智三钱春砂仁后下，五分　煨姜一片　红枣三枚

二诊：进护阳止泻法后，洞泄已止，心悸略宁，余证均减。惟是素体血亏，湿重，肝脾不和，故仍时见懊恼，余无别证。苔薄黄腻。宜再从肝守津回，怡悦心脾之法为治。

淮小麦　淮山药　山萸肉　茯苓神辰砂拌　山栀姜汁炒　越鞠丸包　象川贝各三钱　仙半夏二钱炒广皮　炙甘草八分　红枣五个

本证始末：此为成慎之之妹，八·一三之变，家遭多故，悒郁不舒。半载以还，针药杂施，耗费千金，病益加甚。经伟一方，仅服二剂，而泄泻止。转方数剂，而诸恙均安。入冬为开膏方，益臻康健。此可征中药力量，只需对证处方，真可立竿见影之速也。

方义说明：经曰：二阳之病发心脾，有不得隐曲，在女子为不月。此证亦属于隐曲者，故第一方以健脾和胃、疏肝化滞为方，以煨姜之温养，红枣之健脾，而泄泻止。转方以解郁化痰中，佐以健脾和中，不专以碍补，而能收速效，可为用药之取法也。

以上出自《临证一得》

章成之

陈女。泄泻始则爽利，继则如滞下状。临圊腹痛，病在大肠；后重乃大肠之炎症波及直肠所致。

炒枳实9克 炒白芍9克 苦桔梗9克 海南片9克 熟锦纹9克 细青皮9克 薤白头9克 山楂炭18克 炒枯赤砂糖9克

汤女。泄泻日四五行，泄不爽，腹隐痛，苔白。此肠部发生吸收故障，古人属诸脾有寒。

炮附块4.5克 杭白芍9克 熟锦纹6克 炒防风6克 薤白头9克 生艾叶4.5克 炒枳实9克 山楂肉9克 地枯萝9克

徐男。恶寒发热，三日后更见腹痛、泄泻。喻氏逆流挽舟之法，本为下痢夹表而设，其实治泄泻亦可用。

荆芥4.5克 防风4.5克 粉葛4.5克 春柴胡4.5克 升麻2.4克 川羌活9克 白芷4.5克 桔梗3克 枳实炭9克 大腹皮9克 神曲9克 煨姜2片 山楂末9克, 分二次吞

沈女。黎明泄泻，多属肠痨。此病多在青年，不易速愈。

土炒党参9克 野于术9克 云茯苓12克 扁豆衣9克 五味子4.5克 芡实12克 蒸百部9克 清炙草3克

另：炮附块9克，炮姜9克，煨益智9克，诃子肉9克，肉豆蔻9克，罂粟壳9克，乌梅肉9克，共研细末，每服3克，一日三次。

毛男。病泄泻四周不能愈，多则七八次，少则二三次，其便溏而臭。凡泄泻而有热者，均不宜固涩。

淡子芩9克 炒白芍9克 粉甘草3克 黑防风9克 煨木香4.5克 陈皮4.5克 飞滑石9克, 包 车前子12克 白槿花12克

另：山楂炭18克，研细末，每服3克，一日三次。

原注：服此之后，一剂知，二剂已。

陈幼。长夏善病洞泄寒中，盖暑令胃酸减少，消化不良，一也；受寒之机会较多，二也；恣食生冷，三也。泄泻昼夜数十行，水分消耗太甚，厥逆之变，即在目前。

炮附块6克 炮姜炭2.4克 煨益智9克 焦六曲9克 山楂炭9克 乌梅肉2.4克 干荷叶1角 伏龙肝18克, 包

王男。两旬以来，腹痛阵作，自诉得之于感寒之后，痛时即欲大便，其便先硬而后溏；其痛得温暖则舒，得矢气亦舒。口唇干燥，不欲食，时感怯冷。当温脾肾之阳。

附子6克 炮姜9克 薤白头9克 青皮9克 白术12克 桂心1.8克 益智仁12克 云苓18克

二诊：服药期间，腹痛瘥可；停药三天，其痛复作。昨日工作较忙，其痛更剧，且于清晨五时泄泻二次，坚持前法勿失。

附块 6 克　白术 9 克　炮姜 9 克　薤白头 12 克　乌药 9 克　云苓 18 克　紫桂 3 克　木瓜 12 克　艾叶 9 克

另：附子理中丸 72 克，每服 6 克，日二次。

三诊：腹泻腹痛已基本上好转，体力尚未恢复。

附块 6 克　白术 9 克　紫桂 3 克　党参 9 克　艾叶 9 克　云苓 12 克　炮姜 6 克　薤白头 9 克　木瓜 9 克　扁豆衣 12 克

马男。病历四月，大便溏色黄，医院诊断为慢性肠炎。脉弱苔白，脾肾两补。

炮附块 9 克　潞党参 9 克　焦白术 9 克　云苓 12 克　绿升麻 2.4 克　煨益智 9 克　淮山药 9 克　谷麦芽各 9 克　炮姜炭 3 克　清炙草 3 克　四神丸 9 克，分二次吞

二诊：药后大便次数减少，质亦稍厚。再予理中汤合四神丸复方，腹痛加木香之属。

米炒党参 12 克　生白术 9 克　淡吴萸 6 克　广木香 3 克　淮山药 15 克　破故纸 9 克　清炙草 3 克　白茯苓 12 克　肉豆蔻 4.5 克

钱男。往日之便秘者，今反多泄，恶寒而下肢冷，真阳式微也。

炮附子 9 克　胡芦巴 9 克　细辛 2.4 克　益智仁 9 克　破故纸 9 克　鹿角霜 12 克　炮姜炭 3 克　巴戟天 9 克　仙灵脾 9 克　肉豆蔻 9 克　生艾叶 4.5 克　肉桂末 1.2 克，分三次吞

韩男。便溏六月之久，多作于朝暮。往是暴注下迫，不能自约，近则有努责意。面萎黄，一月前曾经两足浮肿。

炮附块 4.5 克　生白术 9 克　薤白头 9 克　海南片 6 克　杭白芍 9 克　潞党参 9 克　炮姜炭 2.4 克　清炙草 3 克　川楝子 9 克　乌梅丸 12 克，分二次吞

俞女。肠结核之泄泻，用温阳药能治标。至于足肿，则是心脏衰弱，合并营养缺乏，古人称为脾败。

附块 9 克　山药 12 克　益智仁 6 克　补骨脂 9 克　当归 6 克　御米壳 6 克　白术 9 克　带皮苓 9 克　山萸肉 9 克　巴戟 9 克　五味子 6 克　芡实 12 克

陈女。服琼玉膏而泄，脾不能吸收故也。在肺病最忌有此，进一层便是肠痨。此证有甘温、甘寒两大法，今用甘温。

附块 9 克　土炒党参 9 克　云苓 9 克　五味 6 克　天竺子 10 克　炙草 3 克　炮姜 6 克　生白术 9 克　山药 12 克　百部 9 克　仙鹤草 9 克

潘男。壮热面红，目赤，临风洒然恶寒。所苦尤在腹痛则欲泄，次数之繁，不可胜计。平日久卧湿地，寒湿内伏，已非一朝一夕。

生麻黄 2.4 克　炮附片 9 克　青陈皮各 4.5 克　细辛 2.4 克　防风 6 克　杭芍 12 克　生苍术 9 克　柴胡 6 克　生枳实 9 克　粉草 3 克

孙女。腹痛则欲泄，此肠病也，不外受寒、伤食而来。

荆防风各4.5克　炮姜炭2.4克　桂枝2.4克，后下　紫苏叶6克　青皮6克　乌药4.5克　小茴香4.5克　神曲9克　生艾叶3克　枳实炭9克　杭白芍9克

袁男。泄泻数月之久，初起腹中痛，历一月后，绝不作痛；比来其次数甚于清晨，进温脾固涩之方，丝毫无效。尝见慢性痢疾有作此状者。

石榴皮9克　炮姜炭4.5克　川楝子9克　伏龙肝30克，煎汤代水　薤白头12克　生艾叶6克　炮附片9克　宣木瓜9克　陈红茶9克

另：乌梅丸9克，日服二次。

黄幼。泄泻次数太繁，水分丧失，容易中毒昏沉，呕吐惊厥。

粉葛根9克　川黄连1克　白槿花6克　黄芩3克　杭白芍5克　樗白皮6克　扁豆衣9克　银花炭9克　百草霜12克，包　干荷叶1角

二诊：水分缺乏太甚，小便滴沥，可虑之至，改予葛根黄芩黄连加芍汤合五苓散。此变法也。

粉葛根9克　黄连1.5克　桂枝2.4克，后下　黄芩5克　杭芍6克　生白术9克　泽泻9克　赤猪苓各9克　甘草2.4克　干荷叶1角

冯幼。便有溏液而努责，一昼夜数十行。即此已非稚孩所能胜任，何况再见高热。

马齿苋12克　白槿花12克　白归身9克　荠菜花9克　焦六曲9克　望江南9克　鲜菖蒲9克　黄柏炭5克　广玉金5克

陈幼。排便有白黏液，日四五行，历六十日不稍减。

炮附块3克　焦白术9克　肉豆蔻2.4克　淮山药9克　吴萸1.8克　潞党参9克　木香槟榔丸5克，包　破故纸6克　粉甘草3克

二诊：其主证在腹之膨胀，其便有黏液，将毕，兼有赤冻。古人多因证施治，肠炎或阿米巴痢，而其方皆能适应。

海南片6克　石榴皮6克　五谷虫6克　川楝子5克　苦参片2.4克　山楂肉9克　杭白芍6克　莱菔子5克　生鸡金5克　神曲9克

钱弟。大便溏而色绿，古人以溏为脾虚，绿为肝热。所谓虚，所谓热，皆是用药之假定指标（其人腰部胀而硬）。

生白术9克　制香附9克　香白芷6克　川雅连0.6克　北秦皮9克　生地榆9克　云苓9克　晚蚕沙9克，包　白槿花9克　干荷叶1角

庞幼。主证热而泄泻，其泄是水，苦以坚之。

粉葛根12克　川连1.5克　赤苓9克　银花炭12克　淡黄芩6克　飞滑石12克　嫩白薇9克　荷叶1角

二诊：药后，便反秘，腹隐痛。

海南片6克　郁李仁3克　杭白芍6克　生枳实5克　糖炒山楂9克　熟锦纹3克　皂角子3克

晚蚕沙 5克，包　玉桔梗 2.4克　香连丸 2.4克，吞服

三诊：下五六行，无赤黏液，亦不后重。下之，前后腹皆隐痛。

小茴香 5克　生艾叶 6克　熟锦纹 5克　杭白芍 12克　六曲 9克　枳实炭 6克　晚蚕沙 9克，包
香连丸 5克，分二次吞

四诊：下三四行，下则肛为之脱，赤白黏液尚未尽除，此可通涩并进。

锦纹 5克　白芍 12克　五味子 3克　白槿花 12克　生艾叶 6克　乌梅 9克　诃子肉 9克　海南片 6
克　炒防风 6克　炒枯赤砂糖 12克

另：罂粟壳 12克　五倍子 15克　石榴皮 15克

陈红茶，煎汤熏洗肛门。

五诊：大便次数减少，日一二行，下则肛脱如故，带白色黏液，再守原意，佐以益气。

白芍 12克　乌梅 9克　五味子 3克　补骨脂 9克　诃子肉 9克　海南片 6克　炒谷芽 12克　炒枯赤
砂糖 12克　炒苡仁 12克　黄芪 12克　甘草 5克

六诊：便泄日仍一二行，带有黏液少许，病情已尾声，予丸剂，参苓白术散、乌梅丸交
替服。

黄弟。凡一切痢疾皆无呕吐，呕吐是中毒反射作用，古人有噤口之说。下之开始，迄于今
兹，纯系白冻，颇类西籍所说之赤痢。因其有精神症状（其来也骤），以下方治之。

全当归 12克　苦参片 6克　石菖蒲 9克　荠菜花 12克　粉甘草 3克　杭白芍 9克　马齿苋 12克
远志肉 5克　杏仁泥 12克

二诊：察其便之情态，尚难定其真性赤痢。其所以神态迷蒙，目上视，手瘈，饮食中毒也。

黑丑 3克　马齿苋 9克　苦参片 6克　山楂炭 9克　锦纹 6克　黄柏 6克　荠菜花炭 9克　银花炭 6
克　六神曲 9克　地枯萝 9克

陈幼。大便溏而腹痛，感寒兼伤食积。

五谷虫 6克　制黑丑 2克　杭白芍 5克　小青皮 5克　百草霜 9克，包　炒防风 5克　焦白术 9克

按：外感风寒，内伤食积，为痛泻之由来。方用痛泻要方、苏梗散风寒，和胃整肠；更用
黑丑、枳实通下，推荡积滞。

马幼。多食则多泄，其排泄物依旧是红白冻，此非痢。

炮附片 9克　土炒党参 9克　粉甘草 3克　炒防风 9克　炮姜炭 3克　生白术 9克　川雅连 1克

冯幼。稚孩吮乳期病痢者极少，其所以便溏而后重者，炎症波及直肠故也。

枳实 6克　香连丸 1.5克　陈红茶 2.4克　白槿花 6克　荠菜花炭 6克　焦六曲 6克　杭白芍 6克
苦桔梗 3克

二诊：据述临圊依然后重，后重总是直肠炎症未消。古人于此证无热者，多用归芍以和之。

全当归 6克　生白芍 6克　苦桔梗 6克　苦杏仁 12克　荠菜花炭 6克　白槿花 6克　焦六曲 6克
薤白头 12克　粉甘草 2.4克　炒枯赤砂糖 9克

又：陈红茶、地榆各 20克，煎汤熏洗肛门。

虞幼。大便溏如水，有属炎症者，有属肠失吸收者。唯炎症当见腹痛，而便有黏液或白沫，今非是。

升麻2.4克　神曲6克　赤石脂6克　百草霜6克　苍术6克　山楂炭9克　禹余粮6克　荷叶1角

徐幼。肠炎多能引起高热，四逆散、芩连汤是标本并治之法。另用炭类，制止发酵，吸收水分。咳加苏子、橘红。

柴胡2.4克　枳实3克　黄芩5克　焦楂炭6克　白芍6克　甘草1.5克　香连丸3克　百草霜5克　苏子5克　橘红2.4克

叶幼。肠炎与痢，从形态上可以鉴别，腹痛为二者所共有。今便溏有泡沫，肠炎也。

熟军3克　苏梗5克　神曲6克　香连丸3克　红茶5克　杭芍6克　青皮3克　艾叶3克　百草霜5克

叶幼。肠炎之热，多起伏无定，然则仲景之小柴胡汤，其适应证亦在消化系。

柴胡3克　黄芩6克　神曲6克　百草霜5克　甘草1.5克　半夏3克　党参6克　苦参6克　红茶3克　生姜1片

沈幼。便多白沫，为肠炎之的证。假使肠热病，其便当如浆汁而稀，按其腹痛，更为肠炎之表现。

白头翁6克　白槿花6克　枳实炭3克　神曲6克　百草霜3克　北秦皮6克　银花炭6克　山楂炭6克　荷叶1角　红茶3克

以上出自《章次公医案》

王文选

赵某某，男，3岁。1957年4月25日初诊。

患儿泄泻黄水，泄而不爽，腹有微痛，肛门灼热，面红有垢，脉数，指纹紫，舌红苔中厚。此属热入大肠，为热泄之证。治当升提下陷，清肠内热，渗利小便，一剂而愈。处方：

黄芪3克　连翘3克　二花3克　升麻1.5克　柴胡1.5克　羌活3克　川朴3克　桔梗3克　甘草1.5克　泽泻3克

灯心引。

《中医医案医话集锦》

陆观虎

李某某，男，56岁。

辨证：暑风（便泄）。

病因：外感暑风，过食生冷。

症状：发冷发热，头痛，腹泻作痛，纳呆。脉细濡。舌质红，苔浮黄腻而裂。

治法：祛暑风，和肠胃。

处方：鲜佩兰6克，后下　青蒿9克　益元散9克，鲜荷叶包，刺孔　炒萸连6克　大腹皮6克　鲜荷梗6克　杭甘菊6克　扁豆衣9克，炒　陈皮6克，水炙　山楂炭9克　鲜藿香9克，后下

方解：以鲜佩兰、鲜藿香芳香化浊辟秽，兼祛暑风。杭菊清风清热止头痛。青蒿祛冷烧。炒萸连祛寒火止腹泻，加大腹皮止腹痛。山楂炭、扁豆衣、陈皮健脾和胃。益元散、鲜荷梗祛暑渗湿，利水通气升阳。

尚某某，女，25岁。

辨证：泄泻。

病因：肠胃不和。

症状：便稀，腹痛，脘痛，纳呆，泛恶，气短，头晕，月水二月余未至。脉细数而滑。舌质红，苔浮黄。

治法：理气和胃，佐以保胎。

处方：鲜佩兰6克，后下　炒陈皮6克　桑寄生9克，炒　炒萸连6克　淡子芩6克　代代花3克　杭白芍9克，炒　焦稻芽15克　大腹皮9克　佛手6克　香橼皮6克

方解：用炒黄连、杭白芍（即戊己丸）祛寒水以止泄。鲜佩兰芳香和胃。焦稻芽、陈皮、香橼皮消食和胃。加佛手、代代花理气而止泛恶。淡子芩、桑寄生用以保胎。大腹皮行气止腹痛。

许某某，男，40岁。

辨证：泄泻。

病因：食积水停，痰凝气滞。

症状：腹胀不舒，纳呆，大便溏黏。脉细弦。舌苔黄而垢。

治法：疏利食积。

处方：焦稻芽15克　大腹皮6克　荷梗6克　苏梗6克　山楂炭9克　扁豆衣9克　广木香3克　六曲炭9克　陈皮6克，水炙　制半夏6克　保和丸9克，包

方解：以苏梗、木香芳香理气和胃以通腑气。陈皮、半夏和胃兼化痰凝。山楂炭、六曲炭、保和丸消食导滞，治大便之溏黏。荷梗通气。大腹皮消腹胀。焦稻芽、扁豆衣健脾和胃。

二诊：服药后依然腹胀不舒，并增拧痛，腰酸阴囊作痛，大便仍溏。脉舌如前，食积腹下。仍按前方去荷梗、陈皮、半夏、扁豆衣，加小茴香6克治少腹胀拧痛，兼止阴囊痛；云茯苓9克渗湿益气；杜仲9克以止腰酸；苡米9克利湿健脾。

及某某，男，31岁。

辨证：泄泻。

病因：食积水停，肠胃不和。

症状：头晕，腹痛便稀二三次，纳食不化。脉细弦。舌质红，苔腻。

治法：消积利水。

处方：白蒺藜9克，去刺炒　葛根炭3克　扁豆衣9克　杭甘菊9克　山楂炭6克　荷梗6克　炒萸连6克　银花炭6克　陈皮6克，水炙　苦参6克　大腹皮6克　焦稻芽15克　川通草3克

方解：白蒺藜、杭甘菊治头晕。炒萸连、苦参、银花炭治其大便稀。山楂炭消导食积。大腹皮止腹痛。葛根炭止便稀。焦稻芽、陈皮、扁豆衣健脾和胃。荷梗通气止泻。通草通气兼能利水。

孙某某，女，19岁。
辨证：泄泻。
病因：水停肠胃，清浊不分。
症状：大便稀水，腹胀痛，纳食无味。脉细数。舌质红，苔白微黄。
治法：健脾行气，疏利食水。
处方：苏梗6克　山楂炭9克　扁豆衣9克　炒萸连6克　建曲炭9克　荷梗6克　广木香3克　葛根炭6克　大腹皮9克　焦稻芽15克　陈皮6克
方解：以苏梗、木香芳香理气治腹部胀痛。炒萸连、葛根炭止大便稀水。山楂炭、健曲炭消导食积。焦稻芽、陈皮、扁豆衣和胃健脾。大腹皮治腹胀痛。荷梗通气止泻。

韩某某，男，51岁。
辨证：泄泻。
病因：寒湿不化，肠胃失和。
症状：腹痛泄泻二月余，脘痛经久，脉沉细。舌苔白腻。
治法：祛寒化湿。
处方：炒萸连6克　山楂炭9克　扁豆衣9克　苏梗6克　六曲炭9克　荷梗6克　广木香3克　大腹皮9克　猪赤苓各6克　淡姜炭3克　保和丸9克,包　葛根炭3克　苦桔梗3克
方解：以苏梗、木香芳香和胃止其脘腹之痛。山楂炭、六曲炭、保和丸助消化以和肠胃。扁豆衣健脾。葛根炭、苦桔梗、炒萸连寒温并用而偏温以止其泄泻。淡姜炭祛寒湿之腹痛。猪赤苓渗湿。荷梗通气以分清浊。
二诊：腹痛已减，泄泻二月余渐轻，脘痛已止，惟觉发凉喜按，肠胃见和，寒湿已化。
处方：炒萸连3克　大腹皮9克　陈皮6克　苏梗6克　淡姜炭6克　扁豆衣9克　广木香3克　葛根炭3克　荷梗3克　苦参6克　山楂炭9克　焦稻芽9克　小茴香9克,炒
方解：于前方去猪赤苓、保和丸、六曲炭、苦桔梗。加苦参治其湿泻。小茴香止寒湿腹痛。焦稻芽、陈皮开胃。

吴某某，男，39岁。
辨证：泄泻。
病因：久泄道滑，兼有寒火。
症状：大便稀水日次多，十余年不止，纳少，腹隐隐作痛，头晕，耳鸣，消瘦，体虚弱，咳嗽，唇部生疮。脉细濡。舌质红，苔黄浮腻。
治法：祛寒清火。
处方：炒萸连6克　白蒺藜9克,去刺炒　杭甘菊6克　山楂炭9克　银花炭6克,酒洗　大腹皮6克　扁豆衣9克　荷梗6克　云磁石9克　苦参9克　生枇杷叶6克,拭毛包　焦稻芽15克　保和丸6克,包

方解：白蒺藜、杭甘菊、云磁石用以治头晕、耳鸣，唇部生疳之伏火。炒黄连、苦参祛其寒火。焦稻芽开胃以增饮食。山楂炭、银花炭、保和丸和肠胃消积食以止其便稀。以枇杷叶止咳。扁豆衣、荷梗健脾通气并以止泄。大腹皮消胀以止腹痛。

二诊：服药二剂后大便仍稀次多，纳增，唇疳见消，咳嗽已减。仍腹鸣作攻。恙经十余年，徐徐求效，本前方加减。

处方：炒黄连6克　诃子肉6克　炒扁豆衣9克　葛根炭3克　大腹皮9克　荷梗6克　苦桔梗3克，水炒　淡姜炭3克　生枇杷叶6克，拭毛包　苦参6克　大枣3枚

方解：因头晕耳鸣已止，唇疳见消，故去白蒺藜、杭甘菊、云磁石。因纳食已增，积食见化，故去焦稻芽、山楂炭、银花炭、保和丸。针对久泻道滑，改用葛根炭、桔梗、诃子肉、淡姜炭、大枣升提生津、温健脾阳之品，以复脾运化之权。

霍某某，女，22岁。

辨证：泄泻。

病因：便泄日久，幽门道滑，积虚挟寒。

症状：便稀三月余不止，腹痛作鸣发胀，少气、乏力。脉沉细。舌白腻。

治法：理气祛寒。

处方：苏梗6克　淡姜炭3克　扁豆衣9克　广木香3克　小茴香9克　炒黄连6克　大腹皮6克　代代花3克　苦参6克　荷梗6克

方解：用苏梗、木香、代代花芳香理气治其腹痛鸣胀。加炒黄连、苦参、淡姜炭一寒一热，止其便泄。加大腹皮祛其腹痛胀。扁豆衣醒脾。荷梗通气止泄。小茴香祛寒气而止腹痛。

二诊：腹痛作鸣，发胀持续未解，大便仍稀次多，脉舌如前，仍属寒气未化。

处方：苏梗6克　葛根炭3克　扁豆衣9克　广木香3克　淡姜炭3克　荷梗6克　小茴香6克，炒　炒黄边6克　大腹皮9克　苦参6克　代代花3克

方解：仍本前方加葛根炭止便稀。

三诊：便稀已减，腹痛鸣仍胀，寒气见化。再本前方去小茴香，加山楂炭消食导滞。

四诊：便稀已止，腹痛亦减，寒气见化，少气、乏力有所改善。脉稍有力，舌腻退。

处方：炒黄连6克　大腹皮9克　陈皮6克　苏梗6克　代代花3克　广木香3克　葛根炭3克　扁豆衣9克　山楂炭9克

方解：药后便稀已止，腹痛亦减，寒气见化。即原方内去苦参、淡姜炭、荷梗。加陈皮以疏导脾胃气机。

王某某，男，31岁。

辨证：泄泻。

病因：脾虚湿滞，肠胃不固。

症状：大便溏泄多水，腹痛，素有痔疮。脉细弦。舌质红，苔微白。

治法：燥脾和胃。

处方：云茯苓9克　荷梗6克　淡姜炭3克　焦苡米3克　炒黄连6克　槐花炭6克　陈皮丝6克　扁豆衣9克　大腹皮9克　七香饼30克，包　益元散9克，包

方解：以炒黄连、七香饼治其大便溏泄。淡姜炭、大腹皮并治腹痛。槐花炭以治痔疮。扁

豆衣、陈皮健脾和胃。云苓、苡米、益元散渗湿清热。加荷梗通气以止泻。

刘某某，女，51 岁。

辨证：泄泻。

病因：素体心肾交亏，脾虚失职。

症状：大便稀，纳食不香，脘堵烧心，失眠头痛心悸，腰酸。脉细弦。舌质红，苔浮黄。

治疗：理气健脾，补肾宁心。

处方：炒萸连6克　山楂炭6克　荷梗6克　苏梗6克　银花炭6克　扁豆衣9克　广木香3克
陈皮丝6克　杭白芍9克　炒枣仁9克　杜仲炭6克

方解：用苏梗、广木香芳香理气治脘堵。黄连、白芍（戊己丸）、银花炭以止大便稀。炒枣仁补心肾以安神止心悸。扁豆衣健脾。荷梗通气，杜仲止腰酸。陈皮开胃。山楂炭消食。

王某某，女，42 岁。

辨证：泄泻。

病因：肾虚心脾失和。

症状：五更泄泻，微坠，头晕，心悸气短。脉细濡。舌质红，苔浮腻。

治法：两和心脾。

处方：朱茯神9克　炒枣仁9克　生决明14克，杵　远志肉6克，去心尖　炒萸连6克　朱通草3克
杭甘菊9克　杭白芍9克　扁豆衣9克　荷梗9克　黑豆衣9克

方解：用炒萸连合杭白芍即是戊己丸，能止便泄。扁豆衣、黑豆衣补肾镇心。朱茯神、远志肉、炒枣仁以治心悸气短。杭甘菊、生决明止头晕。荷梗、通草通气止泄。加朱砂拌亦是止悸之法。

二诊：头晕发胀，心悸均减，气短便泄已止，心肾两虚，脾肠见和，羌经年余。

处方：朱茯神9克　炒枣仁9克　左牡蛎9克，煅　远志肉6克，去心炙　炒赤芍6克　扁豆衣9克
白蒺藜9克，去刺炒　生决明12克，杵　黑豆衣9克　杭甘菊9克　益母草9克　二剂共研细末，炼蜜
为丸，每服6克，盐水送下，每天一服。

方解：药后头晕发胀，心悸均减，气短便泄坠止，仍本前法中去炒萸连、朱通草、杭白芍、荷梗，加入白蒺藜疏肝风，左牡蛎之介类潜阳，赤芍清肝散瘀均是一派止头晕之药，益母草调经，黑豆衣补肾镇心。配制丸药，调理心肾及和脾肠，病渐复原矣。

以上出自《陆观虎医案》

施今墨

刘某某，男，41 岁。便溏，近两年，日行四五次，便前后腹部隐痛，当发病后四五个月，曾经协和医院检查为功能性肠蠕动过速，如厕频频，而大便不爽，颇以为苦。苔白薄，舌质淡，脉象濡弱，右关独甚。

辨证立法：经云"湿多成五泄"。但久泄则伤脾，右关濡弱，舌淡苔白即为脾虚湿寒之征。《金匮要略》云："脾气衰则鹜溏"。故以温中健脾利湿，兼防滑脱为法治之。

处方：川附片10克　淡干姜5克　禹余粮10克，白石脂10克同布包　米党参10克　炙甘草6克　紫

厚朴5克　云苓块12克　茅苍术10克　焦薏仁20克　怀山药30克，打碎炒

二诊：服药八剂，腹痛见轻，而腹泻次数未减，便亦较前畅快，因服汤药不便，要求丸方常服。

处方：早服参苓白术丸10克，午服七宝妙灵丹半瓶，晚服附子理中丸1丸。

三诊：服丸药一月，溏泻次数减少，有时大便正常，腹痛消失，但时作胀。仍用丸药收功。

处方：早服香砂六君子丸10克，下午服七宝妙灵丹半瓶，晚服附子理中丸1丸、四神丸6克，交替服用。

唐某某，男，44岁。四月前曾患急性肠炎，日久不愈，又成慢性腹泻，多则日行十余次，少则四五次，屡治无效。目前，如厕频频，二便量少而不畅，左下腹隐痛，且有硬块，口渴而不思饮。舌苔垢腻，脉象濡滑。

辨证立法：急性肠炎，治之不及时，日久难愈，久泻脾弱，运化失职，消化力减，口渴而不思饮，湿重之故，法应健脾利湿、消积行气。

处方：苍术炭6克　白术炭6克　晚蚕沙6克，血余炭6克同布包　海浮石10克，醋煅瓦楞子25克同布包　焦薏仁20克　香附米6克　姜厚朴5克　莱菔子6克　云苓块6克　车前草10克　莱菔英6克　滑石块6克　旱莲草10克　炒萸连各5克　广皮炭6克　白通草5克　炙草梢3克　焦内金10克

二诊：服药三剂，感觉非常舒适，遂又连服六剂。胀满减轻，大便每日三四次，腹痛已愈，食欲增进，但觉气短头晕。前方去内金、车前草、旱莲草、白通草，加党参10克，苏梗5克，桔梗5克。

三诊：前方服六剂，大便稀软，有时可成条状，日行一二次。晚间感觉腹胀，左下腹中硬块，触之较前柔软，亦不疼痛。

处方：苍术炭6克　白术炭6克　血余炭6克，禹余粮10克同布包　海浮石10克，醋煅瓦楞子25克同布包　米党参10克　云苓块12克　紫厚朴5克　炒萸连各5克　诃子肉6克　藿香梗5克　苦桔梗5克　炙草梢3克

姚某某，男，43岁。时届仲夏，贪食冷物，昨晚露宿院中，夜间骤然腹痛如绞，遂即洞泻，由晨至午如厕七次之多，畏冷身热，全身乏力。舌苔白厚，脉象濡数。

辨证立法：仲夏湿盛，暑气熏蒸，过食生冷，复感夜寒，遂致洞泻。急拟祛暑燥湿法治之。

处方：苏梗5克　苍术炭6克　益元散10克，炒车前子10克同布包　藿梗5克　白术炭6克　炒香豉10克　桑叶6克　紫厚朴6克　陈皮炭10克　炙草3克　炒薏仁15克　葱根3枚　生姜5片

朱某某，男，69岁。病已年余，大便溏泻，每日少则一二次，多则五六次，近来食后觉胀，腹部喜热，别无其他症状。舌质淡，苔色白，六脉均沉软。

辨证立法：年届古稀，气血已衰，久患溏泻，脾胃均弱，腹部喜热，是属寒象。拟四君理中汤并和胃固肠法治之。

处方：米党参10克　干姜炭5克　云苓块10克　苍术炭6克　白术炭6克　血余炭6克，禹余粮10克同布包　晚蚕沙6克，左金丸6克同布包　紫厚朴5克　怀山药25克　御米壳12克　焦远志10克　炙甘草3克

二诊：服药四剂，大便一日一次，仍溏，胃部仍胀。前方去米壳，加壳砂仁5克，陈皮炭

6 克。

三诊：前方又服四剂，试停药二日而大便次数并未增多，已不溏泻，成为软便，疗效甚显，要求配丸方以资巩固。

处方：怀山药60克　御米壳30克　焙内金30克　云苓块30克　淡干姜15克　紫厚朴15克　广皮炭15克　淡吴萸15克　米党参30克　川黄连15克　川附片30克　建莲肉30克　血余炭30克　苍术炭30克　野于术30克　炙甘草15克

共研细末，荷叶两张煎水，六神曲60克打糊共合为丸如米粒大，每日早晚各服6克，白开水送下。

四诊：丸药服四十日，效果甚好，大便迄未溏泻，有时饮食不甚注意，腹部即感不适，大便不成条状，消化力尚弱。前方去米壳、附片、干姜，加莲肉60克再服一个月。

吴某某，男，29岁。四年前曾患腹泻，未经医生治疗，服成药数日，腹泻次数减少。以后逐渐形成晨醒即急入厕便泻一次。初不介意，近两年则感体力日虚，消化无力，有时恶心，小便短少。舌苔白垢，六脉沉弱。

辨证立法：鸡鸣之泻是属肾虚，肾司二便，故有便泻溲少。六脉沉弱，虚寒之征；舌苔白垢，寒湿不化，拟理中汤合四神丸加味治之。

处方：破故纸6克　五味子3克　炒萸连各5克　肉豆蔻6克　米党参10克　川附片5克　苍术炭6克　赤茯苓12克　白术炭6克　赤小豆12克　血余炭6克，禹余粮10克同布包　干姜炭5克　炙甘草3克

二诊：服药二剂，无变化，证如前，药力未及，前方姜、附各加5克。

三诊：服药十剂，见效，大便时间已可延至中午如厕，仍属溏便。体力较好，食欲增进，已不恶心，小溲也多，改用丸剂。

处方：七宝妙灵丹，早晚各服半瓶，服二十日。

四诊：服七宝妙灵丹不如服汤药时效果明显，大便一日一次，仍溏泻，肠鸣不适，拟甘草干姜茯苓白术汤合四神丸治之。

五诊：前方服七剂，大便每日一次已成软粪，肠鸣止，食欲强，拟用丸方收功。

处方：每日早服四神丸10克，晚临卧服附子理中丸1丸。

于某某，女，63岁。曾患急性胃肠炎，调理不当，病转慢性。现在大便泄泻，日行七八次，腰冷胃寒，腹痛里急，心悸气短，食后则停滞膜胀，两胁不舒，食欲不振，夜寐不安，时自汗出，小便短黄。舌淡苔白，六脉沉弱。

辨证立法：清阳不升，大便作泻，浊气在上，两胁膜胀，升降失常，脾胃不和，纳食虽少，犹停滞胃脘不消，胃不和则夜寐不安。腰为肾府，腰冷则属肾阳虚。阳虚卫气不固自汗出。湿郁小肠，腹痛里急，舌淡苔薄，六脉沉弱，均为虚寒之象。拟以理中温阳为法。

处方：生龙骨12克　苍术炭6克　生牡蛎12克　白术炭6克　血余炭6克，禹余粮10克同布包　白通草5克　紫厚朴5克　浮小麦30克　川杜仲10克　米党参10克　五味子5克　川续断10克　炒远志10克　干姜炭5克　焦薏仁20克　炙草梢3克

二诊：服药二剂，大便转溏，次数已减，余证均轻，仍以前方加力。

处方：苍术炭3克　云茯苓10克　白术炭3克　云茯神10克　禹余粮10克，血余炭6克同布包　生龙骨12克　川续断6克　淡干姜5克　生牡蛎12克　川杜仲6克　紫厚朴5克　五味子3克　怀山药25

克　米党参10克　川附片6克　炙草梢3克　荷梗1尺

三诊：前方服四剂，见效，又因腹部受寒，便泻复作，仍遵前法加减。

处方：云茯苓10克　车前子10克　苍术炭10克　云茯神10克　车前草10　白术炭10克　肉豆蔻6克　米党参10克　血余炭6克，禹余粮6克同布包　破故纸6克　炒远志10克　五味子3克　怀山药25克　川附片6克　干姜5克　川厚朴5克　吴萸6克　草梢3克

四诊：服药六剂极效。每日溏便一二次，小便少色黄，余证均基本消失。

处方：车前草12克　云茯苓10克　血余炭6克，晚蚕沙6克同布包　旱莲草12克　云茯神10克　厚朴花6克　冬白术6克　玫瑰花6克　煨肉果6克　吴萸3克，黄连3克同炒　浮小麦30克　炒薏仁25克　五味子3克　炒枳壳5克　白通草5克　破故纸6克　炒远志10克　炙草梢3克

五诊：服药十七剂，诸证悉除，拟改服丸药，常服巩固疗效。

处方：每日早服七宝妙灵丹20粒，晚服附子理中丸1丸。

丛某某，女，25岁。产后调摄不当，四个月以来，大便溏泻，每日四五次，腹不痛不坠。最近一个月，大便时屡屡下血，色黑。曾赴医院检查，云非内痔，但直肠有破溃处。饮食尚好，睡眠正常。舌有薄苔，六脉濡数。

辨证立法：溏泻四月，脾虚之象，大便下血，肠络受损，拟健脾止血固肠法。

处方：苍术炭6克　赤石脂10克，禹余粮10克同布包　血余炭6克，炒红曲6克同布包　白术炭6克　木耳炭10克　黑升麻3克　柿饼炭30克　黑芥穗炭10克　吴萸5克，黄连5克同炒　阿胶珠12克　炒地榆10克　炒槐米10克　炙甘草6克

二诊：服药三剂，大便次数依然，血已减少，前方加怀山药25克，米壳12克。

三诊：前方服六剂，下血已止，大便次数减至每日一二次，微溏，时见软便，饭后胃脘膜胀，以四君子汤、赤石脂禹余粮丸、左金丸之合剂治之。

处方：米党参10克　云茯苓10克　诃子肉10克　苍术炭6克　赤石脂10克，禹余粮10克同布包　血余炭10克，左金丸6克同布包　白术炭6克　怀山药25克　紫厚朴5克　炙甘草6克

以上出自《施今墨临床经验集》

第三十五章　便秘

胡慎柔

汤如玉母，怀七月而生，后每大便甚艰，须二三时方安，百治不效。予谓：肺肠气血不能吹送，欲来不来，乃脾虚也，脾主信，欲来不来，无信也。当补脾肺，使各施其令，而吹嘘之气自如，调理数月而愈。

《慎柔五书》

程从周

汪仲玉乃政，筠川之次媳也。年二十岁，体素弱。初受妊时，方九月而胎已息于内，幸而临盆无恙。三月后，因大便艰难，久坐净桶受寒，以致头痛发热。即有孕平时大便结燥，数日一行，甚艰涩。其为血少可知，且更衣用力，亦为劳倦内伤。乃医未察，而用羌防解表之剂，汗出转增，大热，烦乱不安，心内惶惶，似无张主。家人更替登榻扶抱，稍无人倚靠，则晕厥不堪，六脉虽大而无力，此盖虚之极也。乃重用参芪大补之剂而安眠，数剂而痊愈。

《程茂先医案》

沈璠

浙江西新城李益书，平素服八味丸、归脾汤，数年后胸中痰火郁结，大便五六日一解，头面烘热而红，此因桂附太多，积热于胃，炼津液成痰，脉息数大，用清火疏理之药，病热稍减，然苦于大便燥结，胸腹如燎，此郁火不能外达，用凉膈散一两，以泻其郁火。十月初旬用药起，至次年正月下旬，腹中舒畅，肛门不热，复服滋阴降火之剂而愈。

《沈氏医案》

任贤斗

任贵祯，病挟虚伤寒，中焦寒湿最盛，病时外证发热恶寒，内证恶心泄泻。因寒盛于中，迫阳飞走，上则口渴舌干，下则尿黄孔热，药用理中回阳，病愈后，大便闭结胀急，欲解而不能。察其饮食强健，神气亦壮，颜色光采，脉平和有神，而大便闭结者何也？因思口舌与胃脘切近，热药入胃，阳气即返，而渴止舌润，若广肠与胃甚远，胃脘虽得温药，难返走下之阳，是被迫走下之阳郁久而成热矣。故今闭结胀急而不能解，但此时气已壮，神已健，凉药可以无碍，宜用十补一清之法，乃与当归、枳壳、淮膝、大黄（酒炒）、火麻仁，每味三钱，浓煎，辰时服药，申时便通，腹畅神爽而全安。

《瞻山医案》

陈念祖

肺金受湿热之邪，口渴胸满，食少，大便闭，宗东垣清燥法。

黄芪二钱　苍术一钱五分，米泔浸炒　炒白术一钱五分　陈皮五分　生地黄一钱　麦门冬一钱　人参五分　白茯苓一钱　猪苓一钱　泽泻一钱　当归身二钱　黄柏五分，炒　炒川连五分　柴胡五分　升麻三分　五味子三分　炙甘草五分

水同煎服。

风秘，大小便阻，脉来浮数。拟润燥搜风，并以利气者佐之。

制大黄三钱　大麻仁二钱　枳壳一钱　山萸肉二钱　郁李仁二钱　淮山药二钱　菟丝子一钱，酒炒　槟榔一钱　车前子一钱五分　牛膝一钱五分　独活一钱

高年血液枯耗，内燥风生，春令风木上僭，土气必衰。阳明诸脉不主约束筋骨，是以尻门筋掣作痛，甚则足筋挛缩，大便时苦艰燥。兹用微咸微苦之味以先理其阴分，方列后：

鲜生地六钱　川石斛二钱　阿胶三钱　寒水石一钱　天门冬一钱分五　人中白一钱

以上出自《南雅堂医案》

一儒官仲秋末，患便闭证。初因小便时闭，服五苓散、八正散、益元散，俱不效。一医诊得二尺俱无脉，作下元阴虚水涸，用八味丸治之，日一服。服三日，大便亦闭，口渴咽干，烦潎不睡，用脾约丸、润肠丸，小便一日数十次，惟点滴而已，大便连闭十日，腹满难禁。众议急用三一承气汤下之，服后微利，随闭。又加小腹绕脐满痛，复用舟车丸、遇仙丹，每空心一服，日利三五次，里急后重，粪皆赤白，如此半月，日夜呻吟，惟饮清米饮，及茶盏许。九月终，请予诊治。诊得两寸沉伏有力，两关洪缓无力，两尺不见。予曰："关尺无尽，病在膈上，此思虑劳神，气秘病也。"以越鞠汤投之，香附（醋炒）一钱，苏梗六分，连翘六分，苍术八分，神曲一钱，甘草三分，桔梗四分，黄芩八分，枳壳五分，山栀六分，抚芎六分，水煎服。服一盏，嗳气连出，再一盏大小便若倾，所下皆沉积之物，浑身稠汗。因进姜汤一盏，就榻熟睡，睡觉觅粥，进二盏。次早复诊，六脉无恙，调理气血，数日痊愈。

《陈修园医案》

中神琴溪

一娼年二十，大便一滴不通者三年。饮食动止，犹无异常为之，费巴豆、大黄、芒硝诸药数斤，而皆不应。先生按其腹，虽甚硬，然无有如燥屎及块物一应手者，即作调胃承气加葱白汤与之，便利遂不失节。

调胃承气加葱白汤方：于调胃承气汤方内加葱白大者十个。

《生生堂治验》

程文囿

曩议和中通腑，大便解后，痞闷渐舒，谷食稍进，时候寒暄不常，质虚最宜加感，以致寒

热愈而复作。日来寒象虽除，热犹未净，脉虚近急，是属节外生枝，尚非本证变幻，特元亏未复，腠理空疏，起居最宜谨慎。若谓此番寒热不关外感，全属内伤，则是阴阳两虚，奇经为病，不应急骤至此，且内伤之寒热，当在日晡，日日如是，不能偶然，其状洒淅，亦不若此之重。据理推详，似当不类。现在大便又复旬余未解，腹中虽无所苦，总觉欠舒，呆补惟恐不受。所以然者，病由湿凝气滞而起，医药庞杂，胃腑欠和，输化失职故耳。淡养胃气，甘益脾阴，参以润肠，不至蹭蹬再生，自可渐跻佳境。

复诊便虽半月未圊，腹无所苦，下不嫌迟，毋庸呕呕。日前感复，寒热作后，至今申刻仍有微潮。热时口渴，汗出始退，固属余波未清，但热久津液必伤。商进养阴，阴血下润则便通，非徒退热已也。

感证反复，热盛阴伤，肠枯便结，叠进养阴濡液，热退餐加，脉急已平，神采渐转。据述昨午便圊，燥粪依然，努挣艰难，足见病魔经久。元气受亏，津液未充，便通犹防复闭。按：救阳气当用建中，救阴液须投复脉。宗《千金方》法，佐以人乳、团鱼、燕窝，血肉有情。且俟液复虚回，胃强脾健，再议善后之图。

郑媪年逾古稀，证患便闭，腹痛肛胀，寝食俱废，已经两旬，诸治不应。延诊以下为嘱，切脉虚细而涩。谓曰："此虚闭也。一补中益气汤足矣，何下为。"服药两日，便仍不通。自言胀痛欲死，刻不可耐，必欲下之。予曰："下法吾非不知，但年高病久，正气亏虚，下后恐其脱耳。"媪曰："与其胀闭而死，莫若脱之为快。"因忆《心悟篇》云：病有不可下，而又不可以不下，下之不得其法，多致误人。沉思良久，于前汤内加入制大黄三钱，仿古人寓攻于补之意。饮后肠鸣矢气，当晚便解结粪数枚，略能安卧。次日少腹尚痛，知其燥矢未净，仍用前方，大黄分两减半，再剂便行。两次先硬后溏，痛止食进而愈。夫补中益气汤，原无加大黄之法，此虽予之创见，然医贵变通，固不容胶柱鼓瑟也。

以上出自《杏轩医案》

李炳

鲍席芬尊人，病咽不能食，厚币迎吴中医顾雨田，费千金以方示翁。翁曰：服之，夜必烦。果如其言，吴医惭愧去。翁曰：此阳结也，宜重剂下之。署大黄一两，其家未敢尽剂。明日，翁诊曰：服药，宜必效。不效者，未全服也。仍署大黄一两。促服之，一药而能食。

《李翁医记》

王九峰

气虚不能传送，液耗不能濡润。气主煦之，血主濡之。肾司二阴，胃司九窍。肾水承制五火，肺金运行诸气。气液不足濡润，肝阳木旺，中阳转输失职，血燥肠干，故大便不解，病呕不舒，通夜不寐。拟生脉散行肺金之治节，滋肾水之源流。冀其清肃令行，肝胃自治，证不拘方，因人而施。运行之妙，存乎一心，公议为是，尚祈钧鉴。

生脉散加川蜜。

二诊：昨进生脉散，夜得少寐，今仍痛呕。虽体气素旺，然病将三月之久，脾胃已困，肝阳独旺。肝在声为呼。胃气愈逆，不能纳谷，转输愈钝，大便不行。肝为刚脏，非柔不和；胃为食廪，非谷不养。肝气郁极化火，火灼阴液为痰，痰凝气结，幻成实象，非食积壅滞可比，公议仍以。

生脉散加半夏。

三诊：痛呕不止，饮食不进，大便不行，水不滋木，火灼阴液。两阳合明之气未能和洽，故上入下不能出，中脘气不舒也。此时惟宜壮水清金，两和肝胃。木欲实，金以平之；甘苦急，甘以缓之。水能生木，土能安水。肝和则胃开纳谷，胃开则安寐便解。此不治痛而痛自止，不通大便而大便自通之法也。生脉散合金匮大半夏汤加甘麦大枣法。

生脉散合金匮大半夏加甘麦、大枣。

四诊：腑气虽通未畅，脏气虽和，痛尚未止，总由肝气横逆。夫肝属木，赖肾水滋营。不思饮食者，胃阳不展，土受木制故也。胃为阳土，非阴不和。究其病源，皆缘平昔肝阳内炽，耗损肾阴，以致水亏于下，莫能制火。火性上炎，与诸阳相率为患。王道之法，惟有壮水之主以镇阳光，俾水能济火，则肝自平，胃自开，痛自止矣。

六味地黄合生脉散，加甘草、小麦、半夏、粟壳、黑枣、川蜜。

五诊：木喜条达，郁则侮土，性藉水济，涸则心烦口燥。母病及子，胃气由阳而开，肝木得肾阴而养，中阳贵健运，金令宜清肃。大便通，大肠之气已顺。呕痛止，阳明之气已和。惟胃气未开，尚不思食，乃病久气馁，中阳胃不清和，阴液未能透发。养肝和胃，益气生津，俾二气各守其乡，庶免变生之患。

六味地黄汤合生脉散。

《王九峰医案》

张千里

湖州杨长夏，右颧发疡，原属阳明湿火上蒸，不与降而与升，则非但阳明腑气不降，而厥阴之湿火亦因之上升，以致右足大趾痛，气逆由足及腹上至脘胁膜胀，皮肤间轰轰如虫行，减食、消渴，口苦舌黄，脉弦而数，显属胃不降而肝反升，宜通宜降，勿因高年，遽投腻补，究宜凭脉证以去病，去病即所以顾正也，病属易治，虽纠缠已久，勿忧之。

鲜生地五钱　云苓二钱　川楝子两枚　大腹皮二钱　白蒺藜二钱　小川连三分　米仁三钱　丝瓜络三钱　丹皮一钱五分　青皮八分　泽泻一钱五分　佛手柑两片

姚光祖按：按语去病即所以顾正，却是名言。

又：肝阳挟湿，循络上行，由足大趾循腿入腹，犯胃过膈抵咽，甚或头面肩背都为气焰所及，肝经之循腹本有两路，一由中抵膈，一循阴器毛际旁连少腹两胯也。汗多少寐，烦躁膜胀，舌黄口渴，足冷皆由肝气挟湿，未能清化，以致易升而难降也。今脉之弦象稍有柔和之意，数象已退，大便渐有溏意而尚欠通畅，此时总宜调肝化湿，主通主降，慎勿因寝食未和，体气倦怠，遽投填补，经月工夫，当必渐臻安吉。

归须一钱五分　川楝子两枚　泽泻一钱五分　云茯苓三钱　米仁三钱　小茴香一钱　白蒺藜二钱　丝瓜络三钱　川连三分　青皮八分　橘核一钱五分

又：叠投辛温苦渗以通腑化滞，非但诸证不退，而大便反加燥结者，良由时际秋深，当王之燥气必胜于长夏湿热之余气，以致肺、胃、大肠之结涩者，益形虚燥，燥则津气皆涩而不行。

凡肺、胃、大肠之主乎通降者既不循职，肝脾之主乎升者益升矣。今脉得滑大弦搏，舌边黄燥而中心光，口燥胃钝，胁腹胀痛，宜滋养肺胃之津气，以通润大肠为主，肠通则胃和，胃和则痰湿驳杂之气皆可顺流而降也。

西洋参一钱五分　杏仁二钱　橘皮一钱五分　火麻仁二钱　旋覆花一钱五分　包苏子一钱五分　米仁二钱　柏子仁三钱　鲜石斛三钱　白蒺藜二钱　蛤壳三钱

姚光祖按：按语妙。

《千里医案》

何书田

过饱，脾胃郁遏，引动疝气，腹胀呃逆，饮即呕吐。此下不通反于上也，病热甚重。得解乃为转机。

川连吴萸拌炒　炒小朴　旋覆花　川楝子　川郁金　陈皮　淡干姜　炒枳实　代赭　瓜蒌仁　炒青皮　竹茹

复诊：大便虽解，而未得畅，腹鸣气攻，脉象弦紧。防其腹大。

川连姜汁炒　炒川朴　郁金　蒌仁　半夏　香橼　淡干姜　炒枳实　莱菔　木香　广藿砂仁

又复：大便得解，腹中渐松，但六脉弦紧搏大。肝脾犹未和也。

川连姜汁炒　焦茅术　陈皮　法半夏　砂仁　大腹绒　淡干姜　炒枳实　赤苓　广藿香　车前　焦饭滞

年逾六旬，气不足而营液内亏。大便闭结，欲解而不得下；两尺脉沉微无力。当从下元温润之。

潞党参　大熟地　淡苁蓉　炒怀膝　沉香汁　炒半夏蜜水拌　油当归　柏子仁　白茯神

复诊：高年真水不足，两便所以艰涩也。

上肉桂　炒熟地　生归身　苁蓉　麦冬　茯苓　肥知母　炒黄柏　山萸肉　枸杞　山药

丸方：肉桂　知母　炒黄柏　苁蓉　山药　茯苓　车前　党参　萸肉　炒熟地　枸杞　怀膝　泽泻

蜜水泛丸。

平素操劳，吸伤真水，以致水不涵肝，肝患频作；更衣艰涩，纳少作胀；脉象细弱无神。终由津液失化，手足阳明不通快也。拟和润燥法。

炙龟板　白当归　柏子霍　怀膝盐水炒　茯苓　元米　陈阿胶　淡苁蓉　黑芝麻　金石斛　枣仁　人乳

以上出自《簳山草堂医案》

王孟英

余虽挈眷回籍，而会垣戚友，未能恝然置之，故时往寓焉。今岁六月初二日雇船返里，欲避暑月应酬之繁也。嗣因亢旱河涸，舟楫不通，或以肩舆相招，余畏长途而却之。中秋后，河渐通，乃二十夜梦先慈以不必晋省为训，初谓心有所忆也。至九月下旬，欲展墓于皋亭山，因赴杭视弟妹，舟人忘备白米，强啖冬春米饭一餐，遂腹胀不饥。越日抵寓，身渐发热，徐君亚枝为余多剂清化，至十六日始解极坚燥矢，解后大渴喜饮，少顷则倾囊而吐，吐则气自少腹上涌，味极酸苦，甚至吐蛔。赵君笛楼诊云：十六日不食，中已大虚，一解之后，更无砥柱，故肝木乘而冲侮也。投参、苓、椒、梅、萸、连、橘、半、茹、姜等，四剂吐止，稍进饮食，然肌肉削尽，寐则肢惕，而稍一展动，则络痛异常，大解必旬日一行，极其艰涩。扶病而归，两跗皆肿，自知虚不易复，而性不受药，遂啖肥浓。至冬杪肿消，而大便始润，津液易夺而难复如此！且稍或烦劳，即作寒热。至次年三月，各恙始休，而步履如常，惟肌肉不能复旧，以脾主四肢，胃主肌肉，而束骨利机关也。余脾胃素弱，故畏药如虎，稍有恶劣之气者，饮之即吐，若吞丸药，则不能克化，生冷硬物，概不敢尝，最奇者冬春米饭之气，亦所素畏，偶食之辄小病，而未有如此之剧者，嗣后不敢略试矣。且深悔不遵先慈梦示，遂息影穷乡，不复寓省，乃不知者径目余为神仙中人，盖余能安其痴也，而吴越之间，亦未尝不偶游焉。次年夏游武林，晤许贯之茂才，见其令爱璟姑，患痞膨聚气，云起于桐乡外家食冬春米饭也。可见人之脾胃，有同于我者矣。

《归砚录》

高氏妇，因戒鸦片（烟）而服外洋丸药，诸无所苦，惟便秘不通。医治两月，迄不能下。仍能安谷，而面赤龈胀欲挑。每以银针嵌入齿缝，而拔出时银色已如煤黑。孟英诊脉，滑数。与犀角、石膏、（芒）硝、（大）黄、升麻、蜣螂为剂，和以鲜银花汁一杯，服后，夜间登圊三四行，而病去及半，再与清解化毒而痊。

黄履吉，患痛（呕）吐，孟英已为治愈。仲冬复发，他医药之，已七日不进谷矣。二便秘涩，形肉遽消，再托孟英诊之。与旋（覆）、赭（石）、（竹）茹、（茯）苓、（吴）萸、（黄）连、柿蒂、楝（实）、延胡等药，一剂知，三剂愈。

姚欧亭，初夏偶患大泻，后苦脾约，更旬始一更衣，既而匝月一行，极其艰滞，而先硬后溏，汗出神惫。年逾六秩，步履蹇滞。虽广服人乳及润导诸药，率不效。间或纳食如哽，呕吐酸辣，六脉迟软，苔色白润，不渴，小便清长，腹无胀痛。此中气不足，"溲便为之变"也。岂肠燥便秘，可以润药濡之哉？既不宜润，更不可下，以中虚开阖无权，恐一开而不复阖，将何如耶？亦不可升提，盖吐酸食哽，已形下秘上冲之势，又素吸洋烟，设一阖而竟不开，又将何如耶？爰以（人）参、菊（花）、半（夏）、旋（覆）、（白）芍、鸡金、木瓜、枇杷叶为方，服六剂，更衣两次，解四弹丸，又三剂，解出十五六丸，又三剂，下九丸而始畅。并不坚燥。亦无溏矢，毫不怯力，是药证已符，为留调理法而别。

设或吐酸食哽，则暂用（人）参、（黄）连、橘（皮）、半（夏）、旋（覆）、（竹）茹、苏叶、枇杷叶、紫石英以清肃镇息之。

沈东屏，年逾八秩，患腹胀便秘。孟英诊曰：耄年脉实。天畀独厚。证属阳结，法宜清火。予西洋参、石膏、白芍、知母、花粉、桑皮、橘皮、枳壳、甘草，送更衣丸，四剂而愈。设投别药，势必迁延而败（然而即使被误药而败），人亦谓其天年之得尽，断不料其药治之误也。后四年，始殁。

以上出自《王氏医案》

林佩琴

张。当春脉弦，肝木乘土，噫气，大便艰少，常欲入厕，皆肝气忽升忽降致之。青皮、旋覆花、降香、白芍、牡蛎、炙草、当归、半夏（姜汁制）。二服噫气平，大便不结，惟睾丸注痛，加橘核（酒炒）。服全瘳。

李氏。腑失传送，胁痛脘胀便艰，皆气机阻窒为患。宜先导其腑气。用杏仁、苏梗、厚朴、郁金、橘白、郁李仁、当归，四服痛胀止。兼令服牛乳，便亦通润。后左胁钻痛，得汤浴则止，乃肝气滞由脏及腑。用麸皮炒熨，兼用延胡（酒炒）、白芍（炒）、当归、金橘皮煎汤，降香、木香俱磨汁服而平。

族妇。大便旬余一行，或劝服大黄，艰秘益甚，两尺沉大，此清气陷下也。用补中益气汤去柴胡、白术，加桃杏二仁，数服而复常。

朱。八旬，公车抵都，途次委顿，浃旬，苦不得便。脉洪大，右尺虚。予谓大肠主液，此阳明液干，热秘象也。宜润肠丸。因高年血液燥热，仿东垣润燥汤。用生熟地黄、麻仁、桃仁、当归、红花，蜜冲服，效。

房兄。病后便秘脉虚，于润补剂中参升降法。潞参、熟地黄、当归、升麻、杏仁，服愈。熟地可加倍两许用。

石氏。老年风秘，兼痔血肿痛，脉洪而虚。用滋燥养营汤，加荆介（醋炒）、地榆（酒炒）、胡麻、升麻、苁蓉（蒸），炼蜜为丸，服效。

龚氏。食入脘胀，微渴，便苦燥，腑气阻，津液不行。胃病治肝，误用牡蛎、赭石敛镇，兼乌药、香附辛温，痞聚更增，下壅益甚，脉沉而快。药忌温涩劫液阻隧，主辛滑通润，于腑病为宜。当归、杏仁、郁李仁、蒌仁（俱研）、橘白、苏梗、枳壳、淡苁蓉，韭白汁冲。数服愈。

张氏。气攻胸脘胀痛，身热口干便秘，寸脉浮长，关小数，此肺脾郁久化热，致津液不行，故便燥而艰也。用苦降法，枇杷叶、郁金汁、枳壳、杏仁、百合、麦冬、蒌霜、郁李仁，生蜜冲入。数服而平。

以上出自《类证治裁》

方南薰

张秀慧妻春月得病，大热便闭，绝食七日，舌黑唇焦，神昏僵卧，呼之不应，举家号泣，治棺相待。余因游览，偶过其门，迎入诊视。尺脉只一丝未绝，面红如醉，遂以大承气汤加生地服之，下结粪数枚，四肢稍动，方能言语，复以滋阴生血之药连进旬余，乃得复旧。

《尚友堂医案》

蒋宝素

经以北方黑色，入通于肾，开窍于二阴。后阴秘结三十余日，现在前阴亦闭，涓滴皆无。少腹膜胀不堪名状，所服三承气、通幽汤、更衣丸及猪胆蜜导法，利小便五苓、七正、八正、蟋蟀、藏葱、陈麦菱、西瓜子壳等杂进，均皆无效。危急之秋，无方可拟，勉用医话仓公火剂汤，冀其一得。

　　倭国石硫黄二钱　火硝一钱　巴豆三粒

　　上三味，千里长流水煎，冷服。

　　昨进医话仓公火剂汤，二便争出有声，浑如炮轰，诸证悉平，神奇难信。用药用兵，任医任将，专精之力，一至于此。书不云乎，药不瞑眩，厥疾不瘳，此之谓也。再以金匮肾气加减，以善其后。

　　大熟地　粉丹皮　福泽泻　怀山药　山萸肉　怀牛膝　制附子　油肉桂　车前子　淡苁蓉　枸杞子

　　脉证虽平，大便三旬不解，呕吐，不能纳谷，非反胃可比。乃留邪宿滞，凝结肠胃之中，前路未服下药故也。吴氏所谓下格危证。勉拟医话中承气汤加参挽之。

　　生大黄　元明粉　枳实　人参

　　昨进中承气加参，大解紫黑恶臭结粪颇多，呕吐竟止，陈米清汤亦受，向愈有机。再以医话归芍二陈，用和中胃。

　　当归身　赤芍　赤茯苓　炙甘草　制半夏　新会皮　炒谷芽　六和神曲

　　肾主二阴，胃司九窍。肾水承制诸火，肺金运行诸气，气液不足濡润肝肠，木横中伤，转输失职，血燥肠干，大便不解，痛呕不舒，通宵不寐。生脉散上行肺金治节，下滋肾水之源，清肃令行，肝胃自治。病不拘方，因人而使，运用之妙，存乎一心。公议如是，敬呈钧鉴。

　　人参　大麦冬　北五味子

　　昨进生脉散，夜得少寐，今仍痛呕。禀赋虽充，然病将三月之久，脾胃必受其困。肝木犹旺，必犯中土，胃气愈逆，饮食不进。转输愈钝，大便愈结。肝为将军之官。怒则克土，郁则化火。火旺痰生，痰凝气阻，幻生实象，非食积壅滞可下也。公议仍以生脉散加以大半夏汤。

　　人参　大麦冬　北五味子　制半夏　白蜂蜜

　　昨进生脉散合大半夏汤，痛呕仍未止，饮食仍不进，大便仍不解。总由水不涵木，火烁阴消，两阳合明之气，未能和洽，故上不入，下不出，中脘痛、呕不舒也。此时准宜壮水清金，两和肝胃。木欲实，金当平之。肝苦急，甘以缓之。水能生木，土能安木。肝和则痛定胃开，胃开则安寐便解。此不治痛而痛止，不通便而便通。仍以生脉散合大半夏法加以三才汤。

　　人参　大麦冬　北五味子　制半夏　天门冬　大生地　川白蜜

昨进生脉、三才、参、蜜、半夏，大便虽通未畅，痛尚未止。总因肝气横逆。夫肝木赖肾水以滋荣，究其原委，皆缘平昔肝阳内炽，耗损肾阴，驯致水亏于下，莫能制火，火性炎上，上与诸阳相率为患。王道之法，惟有壮水之主，以镇阳光。水能济火又能涵木，木火平宁，则胃开食进，痛自止矣。再以六味、生脉主之。

大生地　粉丹皮　建泽泻　怀山药　云茯苓　山萸肉　人参　大麦冬　五味子

昨进六味、生脉，大获效机。大便通，大肠之气已顺。痛呕止，阳明之气已和。中阳贵建明，金令宜清肃，仍以六味、生脉专滋金水二脏之源。水能生木，金能平木，俾春生之气，萃于一身，自能勿药有喜。

大熟地　牡丹皮　建泽泻　怀山药　云茯苓　山萸肉　人参　大麦冬　五味子　当归身怀牛膝　枸杞子

水叠丸。早晚各服三钱，淡盐汤下。

以上出自《问斋医案》

费伯雄

某。大便硬结，胸闷腹胀已松。前法进治。

当归二钱　丹参二钱　香附二钱　云苓二钱　青皮一钱　乌药二钱　淡苁蓉三钱　鲜首乌四钱　法半夏一钱　大麻仁二钱　怀牛膝二钱　川朴一钱　生熟谷芽各三钱　广皮一钱　砂仁一钱

某。食进脘中，难下大便，气塞不爽，肠中攻痛，此为肠痹。

大杏仁　枇杷叶　郁金　全瓜蒌　山栀　香豆豉

另服肠气方：

川军二两，酒制九次　上沉香六钱　桃仁六钱，去皮尖、去油　乌药一两　硼砂二钱，腐水煮、炒

共为末，每服三钱，五更时舌上舔津送下。

原注：慕抚军天颜太史，曾患肠气，得此方，服之而愈。

某。交春患病失调，延至长夏，正气大亏，津竭肠枯，大便燥结，欲解不解，内热腹痛，形瘦，六脉虚数无神，势极危险。且拟养阴润燥，以冀天造。

西洋参二钱　青蒿一钱五分　陈皮一钱　郁李仁三钱　麦冬二钱　炒白芍一钱五分　法半夏一钱五分神曲三钱　炒川楝三钱　生熟谷芽各三钱　荸荠三枚　海蜇五钱，漂清

复诊：中脘较舒，惟大便硬结。宜和营化浊。

全当归　大丹参　怀牛膝　广木香　川厚朴　江枳壳　瓜蒌仁　川郁金　小青皮　合欢皮福橘饼　降香片　陈广皮　佩兰叶

以上出自《费伯雄医案》

李铎

宛木翁后案，冬月十一日诊。大病愈后，不节饮食，面有浮气，胸胁少腹皆胀闷，身半以下酸痹，喜捶摩，诊右关脉独实大搏指，显系气郁兼积滞为病，断非虚气也。且舌苔厚白，中

心带黄，又属淫邪蕴积于中，又五日不更衣，亦宜一解。据此而论，非宣通消下法，不能除此陈气，所谓欲求南风，须开北牖，依理则放胆攻之，必效也。方具后。

香附　牵牛　槟榔　厚朴　西大黄　元明粉　甘草　水煎服。

此方服一剂，先下坚粪如弹丸数块，次下垢滞不少，胸腹气胀少宽，面上浮气亦减，夜卧甚安。次日减去大黄，将药水吞沉香滚痰丸一钱，连日投二帖，腹胀已除十七，徐以调气舒郁之剂调之，诸证悉平，自后安康无恙。以花甲逾三之老人，抱半载之沉疴，形羸神疲，医者必作虚气看，万不敢作实气治，乃竟以峻攻克削之药，克收全功，实先天之厚，乃寿之征也。然非将脉证确实审究，又安敢轻试哉。

司马命立案以示后学，故不厌烦冗而记之，视彼不察脉证，而妄投攻下者，大有径庭矣。

辛酉夏五，余避乱于上兜村，治一人大小便秘，腹胀如鼓，叫喊不绝声，求救于余。执烛视之，睛突鼻黄，额汗如珠，势甚危殆。山村深夜急切无处购药，无可措手，耿耿不寐，忽忆江氏《类案·水肿门》一法，魏之琇注曰：可通治淋病及大小便不通。试令取田螺、大蒜、车前草和捣如膏，做大饼，覆于脐上，食顷二便皆通，腹胀渐消，不药而愈。

按：此证因小便不通而胀，实非鼓胀，故二便一通，其胀自散矣。

王氏妇，年三十余，患秘结，大小便不通，已经五六日，杂投通利淡渗之药罔效。延余诊之，脉沉极，病者自述前后阴肿胀，手不可近，近之则愈痛，闻其声壮，及察其形气、病气俱实，与桃仁承气汤加红花一剂，果暴下而愈。

曾治一老人，体虚气弱，胃不欲食，口燥舌干，津液衰乏，脏腑燥结。此属虚秘，用黄芪五钱，陈皮钱半，麻子仁二钱，苏子一钱，杏仁二钱，白蜜半酒盏，水煎，空心服，一剂下燥粪数块，再进一剂脏腑通畅，胃纳思食，诸病悉除矣。

又治一老人，身躯肥盛，火衰痰结，大便秘涩，服润肠丸、搜风顺气汤皆不应，余用半硫丸一两，分四次服，始通利。可见便闭一证，未可一律通下，当究人之老少，气之强弱，病之虚实耳。

老人虚秘一证，若误作是火是燥，恣用苦降清润等药，即变生不测。_{寿山}

以上出自《医案偶存》

凤实夫

陈左。脾肾之阳素亏，醉饱之日过勤，腹痛拒按，自汗如雨，大便三日未行，舌苔垢腻，脉形数实。此由湿热食滞团结于内，非下不通，而涉及阳虚之体，非温不动。许学士温下法原从仲圣大实痛之例化出，今当宗之。

制附子_{五分}　淡干姜_{五分}　炒枳实_{钱半}　上肉桂_{四分}　制川朴_{八分}　生大黄_{三钱，后下}

复诊：大腑畅行，痛止汗收，神思向倦而脉转虚细，拟养胃和中。

北沙参_{三钱}　生甘草_{三分}　焦扁豆_{三钱}　炒白芍_{一钱}　粉丹皮_{钱半}　橘白_{一钱}　川石斛_{四钱}

《凤氏医案》

温载之

友人保襄臣之圉人张茌，人极壮健。因夏日刈草，途遇暴雨，周身尽湿。因而寒闭，数日不大便。医认为火，用承气汤以下之。仍然不通，两目反为发赤。尚谓火重，不能即通，还须再下。但人极困惫，饮食不思，睡床呻吟。余往坐谈，怪而问之。述其所以。余曰："何妨请我一治。"欣然乐从。诊其六脉，沉细兼迟。余曰："误矣，此乃寒闭，并非火结。所服承气汤是以水投水，何以能下？"余用麻黄附子细辛汤、外加干姜以温之。遂谓："明日即能大便矣！"服之果然。随用理中汤调理而愈。

《温病浅说温氏医案》

陈菊生

大便不通，有风秘、痰秘、热秘、冷秘、实秘、虚秘之分。风痰实热，可用润肠丸、控涎丹、四顺清凉饮等方；若冷而虚，当用四神丸之类。壬辰七月，余至天津，杨鹤年之室，病大便不通，旬有余日，人见舌苔微黄，唇口微焦，拟用下药，来延余诊。切其脉，沉而迟。余曰："沉迟为里寒，寒甚则水冻冰凝，投以大剂热药，犹恐不及，若之何下之乎？"人曰："时当夏秋，似非冬月可比，大火炎炎，何至中寒若此？"余答曰："舍时从证，古有明文，如谓燥热时必无寒证，则严寒时当无热证，昔仲景制大小承气汤，何以治冬令伤寒？可知夏热冬寒者，时之常；而冬不必热，夏不必寒者，病之变。至唇舌焦黄，又真寒似热之假象，倘误认为热，投以硝、黄，势将不救。"王太仆曰："承气入胃，阴盛以败。"其斯之谓欤！用四逆汤、四神丸意，并加当归、半硫丸为方，三剂，便闭依然，主人讶甚，嘱余改方，余曰："坚冰凝结，非用火煎熬，至六七昼夜之长，其冻不解。"仍前方倍与之，又三剂，夜半，腹中忽痛，大便始通，时有识者愕然曰："如此炎热，吾谓热中者必多，不料此证腹中，一寒至此。然则君子何恃履霜，始知坚冰之至哉！"后于热剂外，又佐补剂，调治月余而安。使误认实热，用清下法，寒者必冰结愈坚，虚者即取快一时，来日必复秘愈甚，欲再通之，虽炽石亦难为功。可不慎哉！

《诊余举隅录》

张乃修

某某，年近古稀，腿股软弱，兹则大便不解。六脉细涩。血液枯燥。宜养血润肠。

鲜苁蓉一两，洗　火麻仁三钱　甜杏仁三钱　松子仁三钱　当归二钱　柏子仁三钱，去油　牛膝三钱，炒　鲜首乌六钱　生山药二钱

二诊：便虽畅行，而肠液枯燥，但食而不便者，又三日矣。再滋润咸降。

火麻仁三钱　杭白芍一钱五分　生熟草各一分五厘　当归二钱　生山药三钱　麦冬一钱五分，炒　鲜苁蓉六钱，洗　杞子三钱，炒　黑元参二钱　牛膝三钱，炒　枇杷叶四片，去毛

三诊：大便渐调。再润肠养血，参以补气。

西党参　当归　生山药　火麻仁　生熟谷芽　野于术　白芍　柏子仁　炒杞子　炒牛膝

邱右，形寒里热，腹膨不舒，腰酸气坠，大便坚硬，欲解不解。木旺肠枯。拟养营润肠。

鲜苁蓉七钱　瓜蒌仁四钱　甘杞子三钱　怀牛膝三钱　白蜜二钱，冲　大麻仁三钱　光杏仁三钱　金铃子一钱五分　杭白芍一钱五分

二诊：大便渐通，腹膨较舒，而少腹偏左仍觉板滞。的是木旺气化为火，脏阴日亏，腑阳日燥。再养血润肠，以清气火。

细生地四钱　大麦冬三钱　生白芍二钱　郁李仁三钱　白蜜二钱，冲　大元参四钱　火麻仁三钱　柏子仁三钱　甘杞子三钱　更衣丸二钱，先服

三诊：大便通行，腹胀板滞已化。肝木纵横之气，化而为火，暗铄阴津，频带口渴。宜甘凉清养。

杭白芍一钱五分　川石斛四钱　生甘草三分　白茯苓三钱　青果二枚　川楝子一钱五分　大天冬二钱　干橘叶二钱　白蒺藜二钱　左金丸五分

四诊：口渴稍定，大便仍然艰燥。还是气火有余。

川石斛四钱　甜杏仁三钱　川楝子一钱五分　茯苓三钱　南花粉二钱　大天冬三钱　干橘叶一钱五分　白芍一钱五分，酒炒　更衣丸三钱，先服

五诊：大便已经畅行，胀满已退，口渴大减。然舌苔仍然花糙。气化为火，劫烁阴津，不能遽复。再降气火而育阴津。

阿胶珠二钱　细生地四钱　生甘草三分　大天冬三钱　橘叶一钱五分　川雅连三分　天花粉二钱　川楝子一钱五分　杭白芍一钱五分

奚某，用介宾先生化肝煎法，原欲其化气化火，化有为无也。乃下坠之气，依然不松。脉关弦，右部微滑。良以浊在腑中，浊不得泄，致肝木之气不能和谐。暂不破泄腑浊，以观动静如何。

冬瓜子　光杏仁　生苡仁　青芦管　小温中丸三钱，药汤送下

二诊：胀气稍舒，大便未解。

冬瓜子　云茯苓　光杏仁　盐竹茹　青芦管　枇杷叶　小温中丸

三诊：气之攻筑，虽退十三，而胀坠不舒，仍所不免，大便艰涩。浊得渐泄，而肾虚木旺，再进金匮润补法。

炒全当归三钱　生姜三片　精羊肉一两五钱，煎汤去油沫代水煎药

四诊：泄浊之后，坠气较松。然肛门仍觉不能收摄，气冲作呛。脉细带涩。腑浊虽得稍泄，而病久肾虚，阴不固涩，以此而呛咳不退。再摄其阴。

炒熟地　五味子　光杏仁　当归炭　砂仁　菟丝子盐水炒　青蛤散　制半夏　广皮

以上出自《张聿青医案》

王旭高

鲍。半月不大便，证交十二日，神昏舌煤，齿垢干枯。阳明邪火极炽，少阴阴液已亏，肠中宿垢不下，邪热无从出路。不下恐火盛劫液而痉厥，下之恐亡阴而呃脱。极难著笔，姑备一方。

犀角　鲜生地　生大黄　茯神　当归　菖蒲　大生地　连翘　枳实　麦冬　竺黄　元明粉

渊按：一面养阴彻热，一面通腑最稳当。硝、黄宜轻用。

又：便解三次，神气渐清，舌煤已化。今拟生津。

鲜石斛—两　川贝二钱　茯神三钱　元参三钱　生甘草五分　麦冬三钱　竺黄钱半　竹茹—钱　北沙参—两　大生地—两　甘蔗皮—两

赵。脉沉数，手足冷，胸闷食少，脾胃衰弱。大便干燥者，肠中之津液枯也。法当温中土，润大肠，仿菟丝子丸加减。

吴茱萸　淡苁蓉　花槟榔　怀牛膝　砂仁　柏子仁　川熟附　陈皮　菟丝子　茯苓　怀山药

渊按：槟榔一味，取其沉降直达下焦，引领辛润诸药至大肠耳，非欲其破滞气也。

又：前方加火麻仁、郁李仁、当归。

以上出自《王旭高临证医案》

姚龙光

汪济舟，本徽籍，迁居扬州多年，吉安分消盐局司事也。抱病三四月未愈，就治于余，曰：近半月中口不能食，亦不知饥，精神疲惫，胸闷腹胀痛，大便久闭，烦热多汗，卧不安寐，口渴身倦，诸多不爽，难以言喻，自觉非下不可，诊其脉左弦数，右滑数，尺脉圆大如筋，到指有力，三五至一止，片刻复来，类促脉而非促脉，舌苔黄燥而厚秽，余曰：此因思虑伤脾，气滞而郁，痰火甚重，枢运无权，气机皆塞，虽用硝黄下之不能通也，若勉强通之，脏真反损，其祸滋深，吾为清热利气，大便不求通而自通，方以枳壳、贝母、桑白皮、黄连、黄芩、知母、滑石、青皮、丹皮、槟榔，磨汁冲服，二剂而便通热退，胀痛皆消，脉亦和柔，惟弦脉未退，为去槟榔、枳壳、桑白皮，加青蒿、白芍、生甘草、生地、丹参，调理而愈。又曰：前服陈姓方内有大黄八钱，便未能通，何故？余曰：吾前已言之，幸大便未行耳。

《崇实堂医案》

柳宝诒

都。燥屎下结于大肠，浊气化火，渐得上逆。脉细数，舌中微黄。中焦稍有湿热，但非大便通行，则湿浊终无外泄之路。阻结在肠，与在胃之可以攻泄者不同。拟用宽肠润腑之剂，兼用导法以通之。

鲜首乌　紫菀　枳壳　瓜蒌仁　杏仁　桔梗　鲜生地　元参　淡黄芩　芦根

另：更衣丸开水送下。

常。肝气郁结，陷于下焦，腑气不能下行。脐下胀满，大解不通。木郁化火，上刑肺金，则咳嗽口干。当与泄肝，畅气，润肺，通腑。

紫菀　苏子　黑山栀　瓜蒌仁皮各　延胡索　枳壳　橘核　金铃子酒炒　白芍土炒　春砂仁　沉香　香橼皮

加减：如服后大便仍不通，另用更衣丸钱半，开水送下。

以上出自《柳宝诒医案》

马文植

江阴，林左。脾肾两亏，木邪克土，胸腹腰胁走窜作痛，大便个月未解，粪坚如栗，谷食少减，脉沉右弱。阳微，浊阴窃居下焦，阴液干涸，证势非轻。当以温润通幽。

当归一钱五分　小茴一钱　云苓三钱　柏子仁三钱　淡苁蓉三钱　潞党参二钱　炒白芍一钱五分　广皮一钱　炙草四分　煨姜二片　饴糖三钱

二诊：进温润通幽，胸腹痛止。惟大便个月未行，谷食又减，脾乏生气，阴津不布，肠胃燥干，颇有关格之虑。还宜温润。

原方加柏子仁（研）三钱，再服半硫丸二钱，开水过口。

三诊：胸腹痛愈过半，大便亦畅。惟脾肾之虚未复，仍当温养。

大熟地三钱　潞党参二钱　当归二钱　炒小茴三分　枸杞子三钱　炒白芍一钱五分　淡苁蓉三钱　炙草四分　炒杜仲三钱　云苓二钱　广皮一钱　煨姜二片　红枣三枚

《马培之医案》

沈祖复

西门凌君企周有烟癖，四旬未便，而饮食如故。彼自服燕医生泻丸，始三粒，继服六粒，后一日服至二十丸，竟不得便。延先生诊视，曰："此肠胃干枯燥结极矣！"用五仁汤，大黄六七钱，元明粉二钱，仍不效。再用泻叶三钱煎汤，以磨生大黄钱半，一日服三次。后腹中攻撑，先下燥栗粪，又下干结硬粪无数。先生曰："此非一日所能尽也，须三五日方能下清。"前方加减，连服三日，约有桶许，然后用参、术等调治，其便如常。

中书馆笔店杨某之母，年八十，气血已亏，神倦目闭，脉数有力，舌质薄白，自觉心脏罅裂，气机下陷而不上升，大便不解，下唇起一小泡，手背作胀，服冰瓜而渴不解。先生曰："此心经有火，肠胃有实热也。"用川连五分，生石膏七钱，连翘四钱，生山栀三钱，淡芩钱半，盐半夏二钱，辰滑石五钱，鲜荷叶一角，金银花露二两，鲜佛手钱半，全瓜蒌四钱，光杏仁二钱。此证先生与源同往，见其外状，并无热象，亦为烦躁，唯下唇起泡，渴喜饮冷，故毅然而处此方，一剂竟霍然！

以上出自《医验随笔》

何长治

劳心，心气不摄，木火上越。头眩心悸，艰于大便；舌干黄燥，右部脉弦紧不调。恐延风闭之候。

当归身钱半　炒山栀钱半　秦艽钱半　辰茯神三钱　肥知母钱半　白蒺藜二钱　细生地三钱　怀牛膝三钱　煅龙齿三钱　远志肉钱半　甘菊花钱半　生甘草四分　佛手柑七分　大麦仁三钱

左。劳思伤脾，不克运化。致纳食艰消，更衣闭滞，脉细软无力。服下导过多，恐延虚闭之候。

制于术钱半　制川朴八分　炮黑姜四分　广木香五分　炒小茴香五分　酒炒归尾钱半　炒怀膝三钱　老苏梗钱半　酒白芍钱半　炮吴萸四分　炒麦芽三钱　焦建曲三钱　陈皮八分　砂仁壳六分

以上出自《何鸿舫医案》

王仲奇

陆少奶奶。三月廿九日。肠胃属腑，传化物而不藏，故其气以下行为顺，便秘难解，腑失通和，胃气翳滞，清空失清，胃脘痞闷，纳食尤觉难受，头眩胀痛，咽间梗阻，夜寐不安，脉濡弦。治以清利可也。

法半夏钱半　全瓜蒌钱半　川黄连四分，炒　陈枳壳钱半，炒　射干钱半　山豆根钱半　玉苏子二钱　皂角子二钱　冬葵子三钱　夏枯草三钱　旋覆花二钱，布包　橘叶三钱

二诊：四月二日。便秘已通，夜眠较安，惟逆气仍未降和，腹或胀或痛或觉火热，咽塞梗阻，头脑眩晕，丹溪谓："气有余便是火"也。脉濡滑而弦。仍以宣和、清利可矣。

法半夏钱半　全瓜蒌三钱　川黄连四分，炒　陈枳壳钱半，炒　紫荆皮三钱　射干一钱　白蒺藜三钱　野茯苓三钱　旋覆花二钱，布包　杏仁三钱，去皮尖杵　冬葵子三钱　皂角子二钱　橘叶三钱

黄。古拔路，七月初八日。阳明之气以下行为顺，通降失常，腑气翳滞，大便数日一解，尚不能畅，肠间乍鸣，胸脘梗塞，不食不饥，动或眩晕，脉弦。通降阳明腑气可也。

薤白二钱　全瓜蒌三钱　法半夏钱半　枳实皮钱半，炒　旋覆花二钱，包　藿香八分　苏梗钱半　佩兰三钱　佛手柑一钱　沉香曲一钱二分，炒　红花八分　桃仁钱半，去皮尖杵　杏仁三钱，去皮尖杵

二诊：七月廿二日。大便业已通畅，清浊气乱未和，肠间乍鸣，脘闷、嗳逆、头眩、腰酸、背胀，脉小弦。通和腑气，兼荣脏络。

法半夏钱半　全瓜蒌三钱　佩兰三钱　佛手柑一钱　白蒺藜三钱　茯苓三钱　续断二钱，炒　陈六神曲三钱，炒　旋覆花二钱，布包　宣木瓜一钱　益智仁一钱　杭白芍二钱，炒　十大功劳叶二钱

小肠回旋叠积，位居环脐腹中，职司变化受盛。脾肾阳困，气不运行，火府亦呆滞不通，以致脐腹胀闷，体常畏冷，大便秘结。考诸经旨，以小肠附隶于左尺，则知小肠受盛变化，当然与肾有连带关系也。姑与温润运通一法。

锁阳　红花　全当归　枳壳炒　火麻仁杵　石菖蒲　桃仁杵去皮尖　砂仁　川楝子煨　沉香曲炒　陈大麦炒杵去外层粗皮

以上出自《王仲奇医案》

王堉

薛鹤亭侍御名鸣皋，陵川人，古道照人。在吏部时掌选事，胥吏不敢欺以隐。后作御使，数条奏忤上旨，而公正无阿，识者服焉。甲寅夏，其夫人患大便不通，医士或以为实热，投承气汤不效；或以为肠燥，投火麻仁亦不效；或以为食滞，投平胃散，通而旋塞。延余治之。诊其六脉微弱，右关尤甚，右尺脉如丝。乃曰：此脾虚不能转运故也。遂立四君平胃汤，重用潞参至一两。鹤翁曰：病苦不通，塞之不转剧乎？余曰：君不识此。《内经》云："塞因塞用"。盖人大小二便，全凭中气转运，中气不摄，则泄泻；中气太虚，则不能下送。夫人之病，非不欲

大便，盖欲便而不下也。今以四君提其中气，平胃散调其胃气，再不通者，吾不复为此矣。晚即照方服之，次早即便数下，肚腹空虚，精神爽健，早餐已进三碗矣。午后来信云：贱内之病，已十去八九，何神妙若是，昨日之言，思之不得其解，愿暇时一请教也。次日即来拜谢。余曰：君未读医书，诚难细喻。譬如布囊盛物，非提其口，则物难下也。人之脾胃，何独不然。鹤翁曰：闻所未闻，今乃知大便不通之不无虚证也。遂与余为至交焉。

《醉花窗医案》

费承祖

两江总督刘岘庄，大便艰难，或数日不解，眠食因此不安，延余诊视，脉来沉细而弦。此气血皆虚，诸经失润。治必培补气血，润泽大肠。

吉林参一钱　当归二钱　苁蓉三钱　枸杞子三钱　柏子仁二钱　麦冬三钱　陈皮一钱　人乳一杯，冲服

连进十剂，颇见效验，即以此方常服而安。

广东周佐庭，素来大便燥结，因大解时努力气坠，致小溲不通，少腹作痛，势极危险，急延余诊。脉来细涩。此营阴两亏，诸经失润，又复气虚下陷，气化不行。

先以大田螺一个，车前草一株，捣烂加麝香三分，贴脐上水分穴。顷刻小溲即通，腹痛亦止。

别直参二钱　西洋参二钱　当归二钱　苁蓉三钱　枸杞二钱　麦冬三钱　麻仁三钱　杏仁三钱　陈皮一钱　瓜蒌仁三钱　柏子仁二钱

连服十剂，大便通畅而痊。

宁波徐莲芳，能食知味，惟食后转觉饱胀异常，大便燥结，必八九日始一更衣。余诊其脉沉滑，全是痰结在中，耗津液而阻气机。

沙参四钱　麦冬三钱　枳壳一钱　橘红一钱　半夏一钱五分　蒌仁三钱　杏仁三钱　薤白头三钱　白苏子三钱　当归二钱　竹茹二钱　荸荠五枚　陈海蜇五钱

进五剂，便通胀减。前方加吉林参须五分、象贝母三钱，连服十剂而愈。

以上出自《费绳甫医话医案》

曹沧洲

某右。营虚肠燥，大便六日不行，脉微弦。法当养营滋液，以利大肠。

鲜生地四钱　淡苁蓉三钱　甘杞子一钱半　清阿胶一钱半，海蛤粉炒　鲜首乌四钱　柏子仁四钱　火麻仁泥七钱　茯神五钱　黑芝麻四钱　瓜蒌仁四钱　橘白一钱　油当归三钱

某左。湿滞气机交结，脘腹痛，大便闭结，当疏导下之。

四制香附一钱半　五灵脂一钱半　六曲三钱　元明粉一钱半，后下　川楝子一钱半，小茴香同炒　车前子三钱　楂炭三钱　火麻仁一两，研如泥　醋炒延胡索一钱半　炙鸡金四钱，去垢　莱菔子四钱　青木香

一钱半

外治方：食盐　生姜　葱头　莱菔子　香附子　水一两和打炒熨。

某右。膏方。

血液衰少，不克和调五脏，洒陈六腑，由是脾弱则不能为胃行其津液而为口干，肾虚则失所司而二便难，刻当收藏之时必须培补所虚，以长血液之源。

老山参须五钱，另煎收膏入　水梨膏一两，收膏入　陈皮一两　潞党参二两，炒香　川石斛二两　盐半夏二两　大生地四两　金毛脊三两，炙去毛　炙鸡金二两，去垢　大熟地四两，海蛤粉拌　黑芝麻二两　沉香曲三两，绢包　杜仲三两　淡苁蓉三两　陈佛手一两，去心研末为膏　柏子仁三两　川断三两　川贝母二两　清阿胶一两半，绍酒浸为膏入　油当归二两　首乌藤三两　龟板胶一两半，绍酒浸为膏　茯苓四两　白蜂蜜一两半

净河水浸透，浓煎三度去渣入阿胶、龟板胶、雪梨膏、川贝末、白蜂蜜以及参汁，烊化收膏，每日开水化服一瓦匙。

某右。便闭，小溲少，少腹痛，腰痛，脉弦。宜疏通导下以解寒滞气机。

麻仁丸四钱包　五灵脂一钱半　两头尖二钱，包　淡吴萸三分，盐水炒　沉香曲三钱，包　川楝子一钱半，小茴香五分同炒　车前子四钱，包　青木香一两，切　莱菔子四钱，研　延胡索一钱半，醋炒　枸橘二钱，切　泽泻三钱

玉枢丹末二分入姜汁少许开水化服。

葱头一两　莱菔子一两　生姜一两　生香附一两　食盐一两，打和炒丝布包熨之

以上出自《吴门曹氏三代医验集》

肖琢如

从叔多昌，年四十余岁。

病名：寒燥阴结。

原因：初患大便不利，医者每以滋润药服之，久之小便亦不利，肚腹饱胀渐上，胸膈亦痞满不舒，饮食不入，时时欲呕。前后服药已数月，疾益剧。最后有一医，谓当重用硝黄大下，连进三剂，大小便益闭塞不通，身体益困疲不支。余适自馆归，两家距离半里许，促往诊。

症状：面色惨晦，形羸骨瘦，起居甚艰，舌苔厚而灰白。

诊断：切脉沉迟而紧，呼余告曰：自得疾以来，医药屡更，而势转殆，吾其不起矣。即命家人将先后服方，逐一送阅毕。余曰：药均大错，幸而最后所服硝黄，未至腹痛泄泻，否则必无今日，然而危矣。多叔骇问曰：药乃如此错乎？当疾初起时，非但医以为火，余心中亦自以为火，有火服硝黄，正是对病下药，未泄泻者，窃疑药力未到耳。余笑曰：否否。此证药与病反，诸医无一知者，何怪老叔，迄今图之，病虽危险，尚有力救，但恐老叔不能坚信，摇于旁议，中道变更，反使余代他人受过，则不敢举方，以于事无济也。多叔曰：吾自分死矣，他医之方，试之殆遍，今尔为吾立方，不论何药，死亦甘休，断不致听他人异议，在他人亦从何置议。余唯唯。

疗法：大剂破阴通阳，温散寒结，以急救之。

处方：乌附—两五钱　北姜—两五钱　老生姜—两　粉甘草—两五钱　煎就冷服。

写方甫毕，多叔曰：如此猛烈热药，分量又极重，入口岂能下咽。余曰：入口不甚辣，后当自知，可无赘言，嘱其煎成冷服，每日当尽三剂，少必两剂，切勿疑畏自误。窃窥多叔犹有难色，即促速购药，余当在此守服，保无他虞。顷之药至，即嘱其子用大罐多汲清水，一次煎好，去渣俟冷，分三次进服。

次诊：前方究以疑畏，不敢频进，至夜仅服完一剂。次早呕少止，膈略舒，可进糜粥。是日服药始敢频进，尽两剂，其明日呕已止，胸膈顿宽，索糜粥，食如常人。余因语之曰：今日当不复疑余药矣。即应声曰：甚善甚善，当督服，求速愈。

三诊：余因馆事未便久旷，病根深锢，恐难克日收效，又于原方外加半硫丸二两，每日清晨用淡姜汤送下三钱，分三日服完而归。

效果：归后第四日，天甫明，即遣人召。入门握余手曰：得毋骇乎，余乃示尔喜信耳。自相别之次日，见先日服药三剂，吞丸三钱，毫无热状，腹胀亦稍宽舒，食量加，体愈畅。除服汤三剂外，遂将丸药之半，分三次吞服，功效益著，其明日又如前汤丸并进，丸药完矣。今天未明，而腹中作响，似欲更衣者，即命小儿扶如厕，小便先至，大便随出，先硬后溏，稠黏不断，顷刻约半桶，病如失矣。所以急于告者，使尔放心。即留晨餐。

说明：多叔早废书，性聪明，通达事理，席间问余，此证究何缘致之，前此许多医药，何以日剧，贤侄方为向来所未经见，何以如此神效，愿闻其详。余曰：兹理深奥，即粗知医者，尚难语此，既承下问，请浅浅取譬，即得大要。人身肠胃，犹人家之阴沟，胸膈犹堂室然。病由内脏阳气式微，犹之天寒地冻也。试观冬月人家阴沟冰结，水道不通，求通之法，必俟赤日当空，自然冰释，此理妇孺咸知，医者反茫然罔觉。初以润药，是益之霜露，则阴沟冰结愈固，无怪二便不通，肚腹满胀也。继进硝黄，是重以霰雪，阴沟既不通，层累而上，势必漫延堂室，是即阴霾上逼，由肚腹而累及胸膈，遂至咽喉亦形闭塞，时而作呕也。今余以辛温大剂频服，使锢阴中复睹阳光，坚冰立泮，获效所以神速。多叔掀髯抚掌曰：然哉！然哉！遂为立通脉四逆加人参汤，善后而别。别后一月复见迎，笑曰：前此大病几死，微贤侄必无幸矣，可称神技。

廉按：大便闭结，食少脉微，谓之阴结，前哲多以半硫丸治之而愈。此案初方，大剂破阴通阳，虽为温散寒结，实则救硝黄寒泻之误，服尽两剂，呕止胸宽，而大便仍闭，后加半硫丸二两，每日姜汤送下三钱，丸药完而大便随出，则其阴结之所以得通者，全在温润大肠之硫黄也明矣。丁氏《化学实验新本草》云：硫黄用其大服，则可为泻药，寻常用之作轻泻药，又可与别种泻药相和多服。吾国古医书均以硫黄为有毒，且大热，用为壮阳药，皆因硫黄内含有信石所致。若已经化学分析之纯硫黄，则无毒，且不热，可为轻泻药。奉劝吾国药肆，欲制半硫丸以应用，务必购析出砒毒之纯硫黄，方可内服，否则恐遭不测，用硫黄者其注意之。

《全国名医验案类编》

沈奉江

凌企周，忘其年。

病名：燥结肠枯。

原因：素有烟癖，四旬未便，而饮食如故。

症状：据述自服燕医生补丸，始三粒，继服六粒，后一日服至二十丸，竟不得便。

诊断：脉右沉实，舌苔焦黄干厚，此肠胃干枯，燥结极矣。

疗法：非大剂润下不能通，调胃承气合五仁汤主之。

处方：生锦纹六钱　元明粉二钱　瓜蒌仁五钱, 杵　松子仁三钱, 杵　柏子仁三钱, 杵　炒麻仁四钱, 杵　光桃仁九粒, 杵　清炙草八分

次诊：叠进两煎，仍不效。改用泻叶三钱，煎汤以磨生大黄钱半，一日服三次。服后腹中攻撑，先下燥栗粪，又下干结硬粪。余曰：此非一日所能尽也，须三五日，方能下清。

效果：前方加减，连服三日，约有桶许，然后用参、术等调治，其便如常。

廉按：大便艰秘，多日不通，由于实积者，服燕补丸三粒至五粒，其便即通；由于燥结者，服麻仁脾约丸三钱至四钱，其便亦通；如皆不通，遍服他药无效者，尝重用蓖麻子油两许，便遂通下，其人并不觉瞑眩，为通肠结之要药。此案初方，重用大黄之荡涤胃肠，元明粉之润燥软坚，佐以五仁之滑以去著，润以养窍，而便仍不通者，以其皆无催促大肠蠕动之能力也。迨改用泻叶三钱，而大便始通，为其性能增进大肠之蠕动，又能增添胆汁（胆汁注于肠者多则大便易通），所以善通大便燥结，为缓下之品，实无猛烈之性，不至伤人气分，故现今名医，每喜用泻叶以通便，而不敢重用硝黄，招人畏忌者，良有以也。

《全国名医验案类编》

张锡纯

刘敷陈，年四十余。

病名：燥结。

原因：素有习惯性便闭，今因天气温燥而发病。

症状：饮食行至下脘，复转而吐出，无论服何药亦如此，且其处时时切疼，上下不通者已旬日。

诊断：脉右浮涩沉实。涩主血郁而结，沉实主胃肠燥结，且舌苔黄厚而干，尤为阳明腑实之现状。

疗法：硝菔通结汤以润降之。

处方：用朴硝六两，与鲜莱菔片同煮，至莱菔烂熟捞出，又添生片再煮，换至六七次。要用莱菔七八斤，将朴硝咸味，借莱菔提之将尽。余浓汁四茶杯，每次温饮一杯，两点钟一次，以便通为度。

效果：饮至三次，其结已开，大便通畅而痊。其女公子适患痢疾，俾饮其余，痢疾亦愈。

说明：软坚通结，朴硝之所长也，然其味咸性寒，若遇燥结甚实者，少用之则无效，多用之则咸寒太过，损肺伤肾。其人素有劳疾，或下元虚寒者，尤非所宜，惟与莱菔同煎数次，则朴硝之咸味尽被莱菔提出，莱菔之汁浆尽与朴硝融化。夫莱菔味甘，性微温，煨熟食之，善治劳嗽短气，其性能补益可知。取其汁与朴硝同用，其甘温也可化朴硝之咸寒，其补益也可缓朴硝之攻破，若脉虚不任通下，可加野台参之大力者以为之扶持保护，然后师有节制，虽猛悍亦可用也。按：用朴硝炼玄明粉法，原用莱菔，然此法今人不讲久矣。至药坊所鬻者，乃风化硝，非玄明粉也。今并载其法，以备参考。实心救人者，亦可照法炼之，以备施用。其法于冬至后，用洁净朴硝十斤，白莱菔五斤切片，同入锅中，用水一斗五升，煮至莱菔烂熟，将莱菔捞出。用竹筛一个，铺绵纸两层，架托于新缸之上，将硝水滤过。在庭露三日，其硝凝于缸边，将余

水倾出晒干，将硝取出。用砂锅熬于炉上，融化后，搅以铜铲，熬至将凝，用铲铲出，再装以瓷罐，未满者寸许，盖以瓦片。用钉三个，钉地作鼎足形，钉头高二寸，罐置其上。用砖在罐周遭砌作炉形，多留风眼，炉砖离罐三寸。将木炭火置于炉中，罐四围上下都被炭火壅焙，以煅至硝红为度。次日取出，再用绵纸铺于静室地上，将硝碾细。用绢罗筛于纸上厚一分，将户牖皆遮蔽，勿透风，三日后取出，其硝洁白如粉，轻虚成片，其性最能降火化痰，清利脏腑，怪证服之可瘳，狂躁用之即愈，搜除百病，安敛心神。大人服二三钱，小儿服五分至一钱，用白汤或葱汤融化，空心服之。服药之日，不宜食他物，惟饮稀粥，服二三次后，自然精神爽健，脏腑调和，津液顿生，百病如失矣。惟久病泄泻者，服之不宜。

廉按：此大肠燥证也，先由胃积热生燥，继则大肠津液枯槁，肠中宿垢秘结，大腑旬余不通，适阳明燥气加临，五液内燔，肺津无以滋润，不能润达肠腑，传导之官，失其常度，遂致窒滞不宣，气不下通，方用硝蒎通结汤，润燥通便，俾得热结下行，津液渐复，便自通畅，为大肠燥结证，别创一便贱良方，惟用量太重，必北方风气刚强者，始为合度，若南方风气柔弱者，减十之九，方可服用。案后说明，颇有理由，制朴硝法，绝妙。

《全国名医验案类编》

何拯华

周茂莲，年三十二岁。

病名：燥结。

原因：素有习惯性便闭，现受深秋风燥，其闭益甚。前医用五仁橘皮汤，不应，特来邀诊。

症状：腹胀便结，旬余不通，胃气已钝，喜饮而不喜食。

诊断：脉右沉滞，左弦涩，舌苔黄腻带焦。此由气为燥郁，不能布津，下输于肠，肠乃燥结而痹也。

疗法：内外兼治，外治先用蜜煎导以引之，葱熨法以运之，内治仿丹溪开肠痹法，用蒌、薤、桔梗开提上窍为君，使上焦燥郁通畅，肺气下降，胃气自随之以运行，且以元明精及白蜜润降下窍为臣，以枳实为佐使，速通幽门以宽其肠气，气机一通，大便自解，又何必峻下为能乎？

处方：生姜四分　拌捣全瓜蒌六钱　干薤白二钱，白酒洗，捣　苦桔梗钱半　小枳实钱半　元明精三钱　净白蜜一两，开水冲两汤碗，代水煎药

外治方：蜜煎导法。

用净白蜜煎成如膏子，一二时许，将皂荚、麝香、细辛为末，和蜜捻成条子，放入谷道中，其便即通。

又方：葱白熨法。

大葱白四斤，切作细丝，干米醋。多备待用。

将葱白丝和醋炒至极热，分作两包，乘热熨脐上，凉则互换，不可间断。其凉者仍可加醋少许，再炒热，然炒葱时，醋之多少，须加斟酌，以炒成布包后，不至有汤为度。熨至六点钟，其结自开。

次诊：一剂而腹胀稍宽，频放矢气，再剂而下燥粪如羊屎者五六枚，肛门痛裂，焦苔虽退，黄糙依然，脉虽渐转流利，而肠中尚有余积，又以雪羹缓通以肃清之。

次方：漂淡陈海蛇四两　大地栗六个　开水两碗，煎成一碗，乘热服之。

效果：连服两日，大便如红酱者三次，余积已尽。后用鲜石斛三钱，松子仁三十粒，调养胃气，三日后胃能消谷而痊。

廉按：凡津液素亏者，胃肠本燥，大便每多秘结，适逢秋燥伤肺，气机不宣，则大便益不通矣。若用承气猛攻，往往水泻洞泄，中气愈伤，津液益干，而燥矢不下，每致液涸动风，险证丛生。今仿丹溪翁开肠痹法，使上焦舒畅，则下焦自通泰矣，又何劳峻下哉！

《全国名医验案类编》

贺季衡

李男。腿痛已久，便闭不通，两腿麻痹，脉沉滑而细，舌苔滑白。此肝肾两亏，痰湿阻于气道所致。

淡苁蓉四钱　川厚朴一钱　川楝子一钱五分　油当归二钱　大白芍二钱，吴萸五分拌炒　南木香八分　青陈皮各一钱　郁李仁四钱　炒茅术一钱五分　鲜薤白四钱，杵　生姜一片　皂角子一钱

二诊：用温润立法，便闭已通，腹痛亦止，而两腿麻痹如故，前连少腹，后及尾闾，两部俱肝肾所司之地。其为肝肾久亏，脾家痰湿，先阻于气道，继流于经隧无疑。

淡苁蓉四钱　淮牛膝一钱五分　当归二钱，酒炒　青木香八分　块苓四钱　大白芍二钱，吴萸五分拌炒　鹿角霜一钱五分　川杜仲四钱　茅白术各一钱五分　青陈皮各一钱　九香虫一钱

赵男。二便秘结者半月有奇，服硝黄而不效。少腹硬梗，腰似束带，胸痞不舒，食入易吐，切脉虚滑小数，两尺兼缓，舌心腻黄。此肾液久亏，不能开窍于二阴，痰浊久阻肠胃，肺气不能下降故也。与热秘者大相径庭。

咸苁蓉四钱　郁李仁四钱　火麻仁四钱　冬葵子四钱　淡天冬三钱　大杏仁三钱　金苏子一钱五分，炒　新会皮一钱　油当归二钱　皂角子一钱　炒枳壳二钱　推车虫两对　麻仁丸四钱，入煎

二诊：昨从叶氏温润肾阳立法，胸膺渐舒，少腹硬梗已减，而大便仍未见通，小溲亦短涩不利，食入仍吐，脉小数，舌苔转白。肠胃痰湿渐有化机，以原方再谋进步可也。

咸苁蓉四钱　川厚朴一钱　金苏子一钱五分，炒　姜半夏一钱五分　干薤白四钱，杵　云苓三钱　冬葵子四钱　炒枳壳二钱　郁李仁四钱　推车虫两对　白蜜五钱，冲　姜汁五滴

另：半硫丸三钱，开水送服。

三诊：从叶氏温润肾阳，佐以化痰一法，大腑通而未畅，呕吐已止，胸膺渐舒，就能纳谷，脉之沉分转数，舌黄转白。痰滞已具下趋肠腑之兆，当再以温润通之。

淡苁蓉四钱　干薤白四钱，杵　炒枳实二钱　冬葵子四钱　牵牛子二钱　川厚朴一钱　青陈皮各一钱　郁李仁四钱　火麻仁四钱　法半夏一钱五分　推车虫两对

四诊：迭进温润肾阳，以化痰湿之剂，大便闭结已通，小溲亦利，呕吐亦止，胸膺渐舒，就能纳谷，脉转沉滑，两寸且缓，舌根尚腻。此肾阳已司其职，能开窍于二阴，而脾家顽痰积湿，尚苦未尽也。

上川朴一钱　干薤白四钱　云苓三钱　法半夏一钱五分　炒谷芽四钱　淡苁蓉四钱　大麦冬二钱　泽泻二钱　冬瓜子四钱　炒枳壳二钱　新会皮一钱　生姜一片

五诊：迭进温润下元，以化痰湿之剂，大便闭结已润，少腹痞满亦退，胃纳亦增，脉亦步

起，已具转机。再当润养，以善其后。

南沙参四钱　油当归三钱　淡苁蓉四钱　干薤白四钱,杵　大白芍二钱　炒谷芽四钱　新会皮一钱　炒枳壳二钱　冬瓜子四钱　柏子仁四钱　皂角子一钱

尹男。心肾之阴不足，阳气不能下达，分泌无权，便难气坠，魄门撑痛，小溲勤短，热数作痛，两足或肿，脉浮弦，舌红。当通阳化浊，分利肠腑。

淡苁蓉三钱　青升麻七分　泽泻一钱五分　淮牛膝一钱五分　川楝子一钱五分　台乌药一钱　川黄柏一钱五分,盐水炒　云苓三钱　净车前四钱,盐水炒　滋肾丸三钱,开水先下

二诊：从叶香岩温润化浊一法化裁，阳气渐能下达，分泌尚乏其权，是以溲时则后重如欲登厕状，溺管痛，会阴穴如火燎，脉弦滑，舌红，面绯。心肾之阴暗亏，守原意更增育阴摄下之品。

淡苁蓉三钱　青升麻七分　鹿角霜三钱　川黄柏一钱五分,盐水炒　大生地五钱　川楝子二钱　云苓三钱　淮牛膝二钱,盐水炒　川杜仲三钱　小茴香七分,盐水炒　青盐五分

三诊：两进叶香岩温润化浊法，溺管痛、会阴如火燎者俱退，惟便结未利，腰俞尚或痛，脉弦细，舌红。肝肾之阴气未复，守原意步增固下。

大生地五钱　川杜仲二钱　淮牛膝一钱五分　云苓三钱　川黄柏一钱五分,盐水炒　女贞子三钱　旱莲草三钱　潼沙苑三钱,盐水炒　鹿角霜三钱　泽泻一钱五分　桑寄生三钱

徐女。气坠于下，尾闾作胀，便结不润，小溲艰涩不利，左少腹或胀满，越日必寒热一次，得汗则解，头眩气怯，脉沉细而滑，舌红中黄。荣卫不调。肝肾之气逆而不和也。业经已久，势无速效可图。

当归三钱　潼白蒺藜各三钱　淮牛膝一钱五分　炙黄芪三钱　淡苁蓉三钱　炙甘草五分　川楝子一钱五分　云苓三钱　大白芍二钱,桂枝三分拌炒　柴胡五分　青升麻五分　海参肠二钱,酒洗

另：补中益气丸三两，每服三钱，开水下。

李女。湿浊凝结，腑阳不通，便结，少腹痛，气从上逆，脉滑数，舌白。当化湿通幽。

油当归二钱　火麻仁四钱　云苓三钱　炒枳壳二钱　干薤白四钱,杵　藏红花八分　冬瓜子四钱　青陈皮各一钱　郁李仁四钱　全瓜蒌五钱　皂角子一钱

刘男。湿火随气运而下陷，二便坠急已久，既经洗肠，而坠如故，胸无阻滞，脉弦数而细，舌苔浮黄薄垢。当升举清阳，以化湿浊。

当归二钱　大白芍二钱　云苓三钱　泽泻二钱　炒枳壳二钱　台乌药一钱　陈橘皮一钱,盐水炒　青升麻八分　炙甘草五分　淮牛膝一钱五分　滋肾丸二钱,开水过口

二诊：升清泄浊，大腑渐通，小水亦利，坠急之势遂减，脉之数象渐平，舌苔浮黄初化。余浊未清，守原意出入。

炒茅术一钱五分　青升麻八分　炙甘草五分　泽泻一钱五分　云苓三钱　大白芍二钱　川黄柏一钱五分　炒苡仁五钱　陈橘皮一钱　冬瓜子四钱　皂角子十粒

三诊：升清化浊，小水已利，而大腑又复不通，频频坠胀，脉复见数，舌根黄垢。肠腑余浊未清，当再通化。

全瓜蒌五钱　鲜薤白四钱,杵　火麻仁四钱　炒枳壳二钱　泽泻二钱　大杏仁三钱　正滑石五钱

云苓三钱　方通草八分　脾约麻仁丸四钱，开水另服

四诊：小水大腑俱通而仍坠胀不已，魄门紧闭，脉沉数，舌苔糙黄。肠腑湿浊未清，当再通导。

油当归二钱　火麻仁四钱　淮牛膝一钱五分　炒枳壳一钱五分　泽泻一钱五分　大杏仁三钱　台乌药一钱　瓜蒌皮四钱　赤苓四钱　独角蜣螂两对

另：三物备急丸十四粒，开水下。

五诊：日来二便已通，魄门紧闭已张，惟仍气坠，舌根燥黄。肠腑余浊尚多，当再宣利。

焦白术二钱　炒枳壳二钱　炙甘草五分　泽泻一钱五分　台乌药一钱　炒苡仁五钱　淮牛膝一钱五分　云苓三钱　青升麻八分　陈橘皮一钱　大杏仁三钱

孙男。脾肾两亏，气又不固，阴津不能滋润，肠腑为之缩小，大便艰难，粪如羊矢，小溲勤短。高年患此，非可轻视。拟益气养阴，滋润肾燥。

淡苁蓉四钱　菟丝子四钱　覆盆子四钱　云苓三钱　黑料豆四钱　当归二钱　潞党参三钱　破故纸四钱　炒白术二钱　淮山药三钱，炒

以上出自《贺季衡医案》

魏长春

余林发君，年五十五岁。民国二十二年一月十九日诊。

病名：便闭眩晕。

原因：曩年经商日本，传染梅毒，治愈之后，余毒内蕴，春令阳升之时，常患头痛。

证候：便闭发热，头痛眩晕。

诊断：脉弦滑，舌绛。梅毒蕴于血分，上攻则头晕，外散则发热，内蕴则便闭。

疗法：育阴解毒泻火，毒清则诸病自愈矣。

处方：生龟板一两　生鳖甲八钱　生牡蛎八钱　玄参八钱　生甘草一钱　龙胆草三钱　丹皮二钱　生白芍五钱　天花粉五钱　知母三钱　川柏三钱　元明粉三钱

次诊：一月二十一日。便解热退，头眩而痛，胃强溲长，用解毒潜阳法。

次方：生龟板一两　生鳖甲八钱　生牡蛎八钱　鲜首乌五钱　全瓜蒌五钱　玄参五钱　生石决明四钱　天花粉三钱　桑叶三钱　钩藤三钱　丹皮二钱　生甘草一钱　天麻一钱

三诊：一月二十三日。头眩复剧，便闭脉弦、舌红。梅毒内蕴，再宜降下。

三方：生龟板一两　生白芍八钱　黑大豆五钱　川芎五钱　天花粉五钱　桑叶三钱　黄菊花三钱　女贞子三钱　白薇三钱　旱莲草三钱　元明粉三钱　丹皮二钱　生大黄二钱　生甘草一钱

效果：服药得泻，火降病愈。

炳按：梅疮结毒，能直升头面，有攻牙、攻鼻、冲巅顶、作头痛等证，皆宜泻火解毒，领导下行，从二便而出。

《慈溪魏氏验案类编初集》

沈绍九

腹胀且痛，大便十余日不解，小便少，苔白厚腻，脉濡缓，此湿邪阻滞气机，大肠传导失

职所致。六腑以通为用，治宜宣通。

藿香三钱　白蔻壳二钱　大腹皮二钱　厚朴二钱　炒枳壳二钱　木香一钱　檀香一钱　草薢二钱　通草一钱　陈皮一钱五分

《沈绍九医话》

曹颖甫

甘右。初诊：阳明病，十四日不大便，阙上痛，谵语，手足濈然汗出，脉滑大，宜大承气汤。

生川军五钱，后入　枳实四钱　川朴钱半　芒硝三钱，冲服

二诊：下经三次，黑而燥，谵语如故，脉大汗出，前方加石膏、知母。

石膏一两，知母五钱，加入前方中。

三诊：两次大下，热势渐平，惟下后津液大伤，应用白虎加人参汤，无如病家贫苦，姑从生津着意。

生石膏五钱　知母三钱　生草二钱　天花粉一两　北沙参一两　元参三钱　粳米一撮，先煎

拙巢注：此证当两次下后，脉仍洪大，舌干不润，竟以津液枯竭而死，可悲也。

沈宝宝。病延四十余日，大便不通，口燥渴，此即阳明主中土，无所复传之明证。前日经用泻叶下后，大便先硬后溏，稍稍安睡，此即病之转机。下后，腹中尚痛，余滞未清，脉仍滑数，宜调胃承气汤小和之。

生川军二钱，后入　生甘草三钱　芒硝一钱，冲

门人张永年述其戚陈姓一证，四明医家周某用猪胆汁导法奏效，可备参究。其言曰：陈姓始病咯血，其色紫黑，经西医用止血针，血遂中止。翌日病者腹满，困顿日甚。延至半月，大便不行。始用蜜导不行，用灌肠法，又不行。复用一切通大便之西药，终不行。或告陈曰：同乡周某良医也。陈喜，使人延周，时不大便已一月矣。周至，察其脉无病，病独在肠。乃令病家觅得猪胆，倾于盂，调以醋，借西医灌肠器以灌之。甫灌入，转矢气不绝。不逾时，而大便出。凡三寸许，掷于地，有声，击以石，不稍损。乃浸以清水，半日许，盂水尽赤。乃知向日所吐之血，本为瘀血，因西医用针止住，反下结大肠，而为病也。越七日，又不大便，复用前法，下燥矢数枚，皆三寸许，病乃告瘥。予于此悟蜜煎导法惟证情较轻者宜之。土瓜根又不易得。惟猪胆汁随时随地皆有。近世医家弃良方而不用，为可惜也。

予尝诊江阴街肉庄吴姓妇人，病起已六七日，壮热，头汗出，脉大，便闭，七日未行，身不发黄，胸不结，腹不胀满，惟满头剧痛，不言语，眼张，瞳神不能瞬，人过其前，亦不能辨，证颇危重。余曰：目中不了了，睛不和，燥热上冲，此《阳明篇》三急下证之第一证也。不速治，病不可为矣。于是遂书大承气汤方与之。

大黄四钱　枳实三钱　川朴一钱　芒硝三钱

并嘱其家人速煎服之，竟一剂而愈。盖阳明燥气上冲巅顶，故头汗出，满头剧痛，神识不清，目不辨人，其势危在顷刻。今一剂而下，亦如釜底抽薪，泄去胃热，胃热一平，则上冲燥

气因下无所继，随之俱下，故头目清明，病遂霍然。非若有宿食积滞，腹胀而痛，壮热谵语，必经数剂方能奏效，此缓急之所由分。是故无形之气与有形之积，宜加辨别，方不至临诊茫然也。

徐左。小便已，阴疼，此本大肠燥气，熏灼膀胱，《伤寒论》所谓宜大承气汤之证也。而治之不当，服某种丸药，以致大便日滞，小便转数，阴疼如故，足腿酸，上及背脊俱酸。而胃纳不减者，阳明燥气用事也。阙上略痛，阳明余热为病也。右脉滑大，仍宜大承气汤。惟虚者不可重虚，姑宜葛根芩连汤加绿豆，以清下陷之热，而兼消丸药之毒。

葛根一两五钱　淡芩三钱　川连一钱　绿豆一两　生草一钱

按：吾师所谓小便已阴疼，宜大承气汤者，义详《伤寒发微》。

本汤之加绿豆，与葛根汤之加粳米，有异曲同工之妙。

本证当用大承气汤，以其虚，故退一步用葛根芩连汤。前案，以其实，故进一步合承气法。能进者病以速愈，能退者疾乃无危。夫进退之法，兵家之事也，今吾于医术亦云。且凡百证治皆然，第于本案发之。

血热壮盛之人，遇天时酷蒸，往往以多汗而胃中化燥。始则大便不行，继则口燥饮冷。夏令伏阴之体，饮冷太暴，或且转为下利。究之利者自利，胃中燥实依然不去，故仍宜用大承气汤以下之。予子湘人辛未六月在红十字会治一山东人，亲见之。一剂后，不再来诊，盖已瘥矣。壬申六月，复见此人来诊。诊其脉，洪大而滑疾，已疏大承气汤方治矣。其人曰：去岁之病承先生用大黄而愈，湘人告以亦用大黄，其人欣然持方去，不复来，盖又瘥矣。又江阴街烟纸店主严姓男子，每年七月上旬，大便闭而腹痛，予每用调胃承气汤。无不应手奏效。

按：此又天时之关系于疾病者也，吾人但知其理足矣。至疏方用药，仍当一以脉证为依归，设在盛夏遇真寒之霍乱证，脉伏肢冷，吾知四逆又为必用之方矣。

以上出自《经方实验录》

翟竹亭

余姨母五十五岁，患噎膈证，自觉咽喉间有物挡塞，吐之不出，咽之不下，气上冲逆，嘈杂难受，饮食减少，形容憔悴，日吐痰涎约碗许。招余诊治，诊得胃脉沉实有力，肺脉洪大，此是子母俱实之证。肺主肃杀下降，脾主津液，肺气不降，则脾之津液不能独行，津液化为痰涎。究其本源，实因大肠之燥而成，余用大承气汤服一帖，大解二次，下干粪三十余枚，坚硬如石子，病去二三。又服二帖，燥粪已尽，后见溏便，诸证十全。此证倘作真噎膈治之不愈，死者无言，医者不醒，必归咎于命。命之一字，乃医家藉口，以谢病人，告无过者也。

《湖岳村叟医案》

孔伯华

杨男，八月二十日。津液不敷，旧患便秘，迭经攻下，渐成脏结。盖肺主二便，肝主疏泄，右寸两关，脉见洪实，当从肝肺两经治之。

鲜石斛四钱，劈先煎　黛蛤粉两，包先煎　杏仁泥三钱　全栝楼一两，元明粉钱同拌　苏子霜二钱　旋覆花二钱，布包　代赭石三钱　郁李仁四钱　生枳实二钱　川柴胡二分　炙升麻一分　肥知母三钱　脏连丸三钱，分吞

二诊：八月二十六日。原方加莱菔子四钱、淡苁蓉钱半。

三诊：九月初四日。便秘误于攻下，遂成脏结，幽阑两门皆实，气机不能升举，晋前方药，大便能利而仍不畅，脉仍弦实，再依前方加减。

鲜石斛五钱，劈先煎　黛蛤散两，包先煎　石决明八钱，生研先煎　旋覆花三钱，布包　代赭石三钱　淡苁蓉三钱　川柴胡四分　炙升麻二分　郁李仁四钱　苏子霜二钱　土炒全当归三钱　土炒杭白芍四钱　炒莱菔子四钱　鸡内金三钱　生枳实二钱　知母三钱　脏连丸三钱，分吞

《孔伯华医集》

章成之

朱女。平素有顽固性便秘，恒旬日更衣，而其量亦少。每日服丸剂，一周后方每日皆有，然不畅，噫气胸痞，昨日大便量稍多，而腹痛大作，饮食后胃脘亦胀痛不已。

广木香2.4克　杭白芍9克　晚蚕沙9克　薤白9克　小青皮9克　台乌9克　莱菔子12克　苏梗9克　谷麦芽9克

王女。大便秘结，数日不下，胸脘痛，手不可近。得之怫逆之后。下之痛当已。

熟大黄4.5克　台乌药9克　沉香曲9克　槟榔片9克　焦枳实9克　广木香3克　杏仁泥15克　莱菔子9克，研

周男。左目赤、目胞肿，夙有便秘。今大便不爽，口有臭味。夫病在上取之下。

草决明15克　芜蔚子15克　赤芍9克　生大黄9克，后下　粉丹皮9克　菊花9克　桃仁泥12克　黄连上清丸9克，分3次吞

高女。平素有习惯性便秘，此番六日未大便。大凡暴秘可泻，久秘不可泻。泻药只能取快一时，停药则其秘如故。面色不华，脉软，用药以振奋肠机能。

全当归12克　生白术9克　薤白9克　生麦芽12克　木香6克　生鸡金9克　杭白芍12克　炙草3克　半硫丸9克，分3次吞

二诊：无效，肠之蠕动陷于麻痹状态，予千金温脾饮。

党参9克　干姜3克　熟大黄9克　清炙草3克　炮附块6克　全当归12克　元明粉9克，分3次冲

任男。热六日，其热不甚壮，而神色有迷蒙状。不更衣六日，时作呕，苔垢腻。此阳明腑实证，当急下存阴。

全当归9克　杭白芍9克　全瓜蒌12克　生锦纹6克　制厚朴2.4克　生枳实9克　姜半夏9克　莱菔子12克　石菖蒲9克　元明粉12克，分2次冲

卢女。高年便秘，津枯而肠燥也。

当归 12 克　桑椹子 15 克　杏仁泥 24 克　黑芝麻 15 克　杭白芍 9 克　火麻仁 12 克　制首乌 12 克　糖炒山楂 9 克

刘女。头眩眼花，体力薄弱已甚。四日以来，大便艰难，临圊数小时亦不得下。

首乌 30 克　麦冬 9 克　桑椹子 12 克　柏子仁 12 克　油当归 9 克　黑芝麻 15 克

以上出自《章次公医案》

张汝伟

邵左，年二十四，宁波。胸痞满，作胀，大便不通，致身热无汗，屡投疏表，汗仍不出，改进攻下，便亦不下，已十余日矣。诊脉濡弦，头晕晕然而不痛，苔腻而根黄。此湿热之气，弥漫于肠胃，非可纯作外感治，宜轻宣化湿治之。

广藿梗　焦枳实　地枯萝　鸡苏散 包　车前子 包　平胃丸 包　大腹皮各三钱　佩兰梗　广郁金各钱半　白蔻仁五分，研冲

二诊：湿热之气，经宣化而松动，大便已通，颇畅。胸痞遂除，身热亦退，下午略有形寒，此少阳之气，未能条达，宜再疏肝化湿以和之。

制苍术　炒枳壳　青陈皮　广郁金　广藿梗各钱半　青蒿梗　沉香粉　肥知母　益元散各三钱　白蔻仁五分，后下

本证始末：邵君，宁波籍，其家在常熟，本人在镇江某银行服务，患病后，由镇来沪求治。诊二次，服药三剂，寓沪一星期而去。

方义说明：方案上书身热无汗，已十余日，何能由镇来沪？此身热，非外感之热，乃满身肌肤灼热之象，所以头不痛而晕，所苦者，大便不通耳。这二方，无通便之药，而大便得通者，用轻可去实，旁敲侧击之法耳，一方化湿，一方利气，一方通小便，犹之乎各个击破，而肠气得以下降，此通便之又一法也。

袁右，年六十三，镇海。肝阴不足，肝阳素旺之体。上则头晕目眩，如坐舟中，有天翻地覆之象。下则大便不通，小溲短少，中西峻下之药，服之不通，脉来右部小数而散乱，左部细弦，舌光苔剥，神糊耳鸣，大有阳飞阴竭之兆，即大便猝通，亦虑阴阳相脱之险，拟温养补中，交泰和阴之法。

老山人参一钱　制熟地三钱　灵磁石四钱，同打　生铁落一两，先煎　生白芍五钱　淡附子　淡苁蓉　制首乌　柏子仁各三钱　石决明一两　生龙齿五钱，先煎　更衣丸包，一钱

二诊：服前方后五小时，即见大便，二煎服后，又通一次颇畅，头晕遂平，思食，纳谷馨香，精神明朗，惟二太阳刺痛，拟前方加入直入少阴之品。

前方中加入甘枸杞三钱，北细辛四分。

本证始末：此证起病至余诊时，已有十余日，病家欲望大便之通，医家所用枳实、槟榔、大小承气，及西药阿罗粉、消导丸、果子盐等，而大便终不能通，乃见如案上所述病象。上列二方，服后，三天中诸恙均痊。

方义说明：此证之大便不通，犹之乎天寒水冻，舟楫不行之故，故用人参以扶正气，熟地、白芍、首乌以固阴，铁落、磁石、决明、龙齿下降，苁蓉温润，更衣泄营，故能见效。便通后，

两太阳刺痛，虚火上逆，用细辛直达少阴以透达之，枸杞温润以和之，所以能诸证悉平。

以上出自《临证一得》

冉雪峰

胡姓妇女，年七旬晋四，体瘦神健，年高液衰，大便坚，夏月伤暑，兼感凉，医者满纸参、芪、术、苓，内外合邪，搏于少阳如疟状。更医，不知邪在腠理膈间属少阳，误为入腑属阳明。迎合病者意旨，下之，邪势内陷，胸胁痞满，气逆撞痛，液枯神怯，循衣摸床，势急矣，已集家族备后事。闻名延予诊，脉数劲急，又参伍不调，七八至或十余至一止，疑其亡阴，查其舌，果如去油猪腰，无津，证属不治，静思，得其可治数端：伤寒，若已吐下、发汗、温针、谵语，柴胡证罢，此为坏证，此病虽误下，无谵语，午后发热，柴胡证未罢，可治者一；又阳明病，心下硬满者，不可攻之，攻之利遂不止者死，此病虽误攻下，利数次即止，无一泻不止现象，可治者二；一部《伤寒论》，纯为救津液，审察津液存亡之法，尤注意小便，小便利者，其人可治，此病尚有小便，内液未尽夺，可治者三。盖亡阴固在不治，而阴未尽亡则尚在可治之列。救治奈何？凡柴胡证下之，若柴胡证不罢者，复与柴胡汤，此病大好在柴胡证未罢，但单热不寒，与柴胡证治有别。用后贤清解少阳，兼清热保津法，热去，转用大剂甘寒润沃之剂，二剂津回舌润，自大便一次，神志清楚，惟胸膈痞痛，气逆上冲残在，仿泻心汤意，去其大苦，一剂气稍下，膈稍舒，然舌上津液复去，急改清润养液，津液既足，则大便自然通畅，正气既充，余邪自不容留，劝安服清养肺胃之剂收功。此病虽获全愈，然已大费周折矣。

《冉雪峰医案》

陆观虎

王某某，女，29岁。

辨证：便秘。

病因：寒气郁结。

症状：大便不下，溺涩而白，脘堵腹痛，腰痛。脉沉迟，左关弦。舌质白，苔浮黄。

治法：理气、润便。

处方：苏梗6克　瓜蒌皮仁各9克　荷梗6克　木香3克　淡姜炭3克　代代花3克　车前子3克，包　沉香曲6克　佛手3克　大腹皮9克　川杜仲9克，蒸

方解：以苏梗、广木香、沉香曲理气和胃，治其脘堵腹痛。加瓜蒌皮仁润便。杜仲治腰痛。荷梗通气。佛手、代代花舒肝气可止腹堵。加大腹皮并止腹痛。车前子利小便。淡姜炭温中祛寒而治腹痛。

王某某，男，24岁。

辨证：便秘。

病因：风食郁结。

症状：头晕、纳呆，口有臭味，大小便不利，已经十余天。脉细数。舌质红，苔黄腻布刺。

治法：疏风清热，化食利便。

处方：白蒺藜9克　山楂炭9克　泽泻6克,土炒　杭甘菊6克　建曲炭9克　川通草3克　焦稻芽15克　丝瓜络6克　火麻仁9克,杵　炒黄芩6克　瓜蒌仁皮各9克

方解：以山楂炭、建曲炭消食和胃。火麻仁、瓜蒌仁皮润大便。泽泻、通草渗湿利水。焦稻芽开胃。黄芩清肺与大肠之热。白蒺藜疏肝风。杭甘菊清风热，利头目，治头晕。丝瓜络通络。

杨某某，女，46岁。

辨证：便秘。

病因：过食辛热厚味，火邪伏于肠胃血中。

症状：便秘腹鸣，阵热自汗。脉数。舌质红，苔薄黄。

治法：清伏热和肠胃。

处方：焦稻芽15克　建曲炭6克　大腹皮9克　杭甘菊9克　山楂炭9克　左牡蛎9克,煅包　云茯苓6克　陈皮6克,水炙　保和丸6克,包煎　石决明9克,敲包　瓜蒌皮仁各9克

方解：以瓜蒌皮仁治便秘。建曲炭、山楂炭、保和丸助消化。焦稻芽、陈皮开胃。大腹皮治腹鸣。杭甘菊、生石决明清伏热，潜阳以止阵热。左牡蛎清热止自汗。云苓渗湿利水。

张某某，男，34岁。

辨证：便秘。

病因：外感风邪化热，里传肠胃。

症状：发冷、头晕、泛恶、咳嗽、唇干，鼻涕发黏，大便不通。脉细濡。舌质红，苔薄黄。

治法：清郁热，润肠燥。

处方：冬瓜子9克,杵　炒青蒿6克　生枇杷叶9克,拭毛包　杭甘菊6克　炒栀子9克　山楂炭9克　炒竹茹6克　石决明12克　川通草3克　粉丹皮6克,水炒　瓜蒌皮仁各9克,杵

方解：以瓜蒌皮仁润便。山楂炭消导。栀子、丹皮清热。青蒿祛发冷，亦即清内热。竹茹、杷叶治泛恶，冬瓜子止咳。甘菊清风热而止头晕。决明平肝潜阳亦治头晕。

范某某，女，41岁。

辨证：便秘。

病因：暑湿互滞。

症状：便燥不下，脘满，少腹坠痛，发冷发热，月水三月未至。脉细数。舌质红，苔黄腻。

治法：祛暑热，润大便。

处方：鲜佩兰6克,后入　大腹皮9克　炒栀子6克　焦稻芽9克　淡子芩6克　杭白芍6克,炒　上川连3克　陈皮6克　寄生9克,炒　瓜蒌仁皮各9克

方解：以鲜佩兰、陈皮、焦稻芽芳香和胃，止脘满、少腹坠痛。大腹皮消胀止腹痛。杭白芍柔肝兼补脾阴。瓜蒌皮仁润便、利便。寄生化湿保胎。子芩、栀子、上川连清三焦之热，治其冷烧兼化湿热。

杨某某，男，64岁。

辨证：便秘。

病因：热蕴肠胃。

症状：大便干燥不下，脘腹胀满而鸣，牙痛。脉细数。舌质红，苔浮黄。

治法：清热润肠。

处方：上川连 3 克，水炒　焦苡米 12 克　炒栀子 6 克　连翘 6 克　炒赤芍 6 克　川通草 3 克　净银花 9 克　大腹皮 9 克　陈皮丝 6 克　云茯苓 6 克　瓜蒌皮仁各 9 克，杵

　　方解：以连翘、银花轻宣散结、解毒。川连、栀子清中焦与三焦之热。赤芍泻肝散瘀，治其牙痛。加瓜蒌皮仁润大便。大腹皮消胀满。陈皮和胃消胀。云苓、苡米、通草渗湿利尿。

某某，男，29 岁。

辨证：便秘。

病因：湿热郁于肠胃，食水不化。

症状：下午发冷发热，纳呆口干，大便七八天未下，乏力。脉弦细。舌苔薄腻而干。

治法：化湿热，和肠胃。

处方：佩兰叶 6 克　炒青蒿 9 克　瓜蒌皮仁各 9 克，杵　焦稻芽 15 克　炒黄芩 6 克　火麻仁 9 克，杵　云茯苓 9 克，后入　炒栀子 9 克　更衣丸 9 克，包煎　焦苡米 12 克　光杏仁 9 克，杵　制厚朴 6 克　制半夏 6 克　上川连 3 克　白蔻仁 6 克，杵　猪赤苓各 9 克

　　方解：以瓜蒌仁皮、火麻仁、更衣丸润大便。栀子、黄芩、青蒿清其内热与发冷。焦稻芽、佩兰、白蔻仁芳香和胃。杏仁降肺气而滑肠。厚朴、半夏和胃消胀。因口干恐其太燥，故加上川连清中焦漫热，以救其燥。焦苡米、猪赤苓、云苓均是渗湿利水之品。

梁某某，女，20 岁。

辨证：便秘。

病因：湿热郁于肠胃，水谷不化。

症状：纳呆吐沫，大便三天未下。脉细。舌质红，苔黄腻。

治法：化湿润燥。

处方：焦稻芽 15 克　建曲炭 9 克　炒栀子 6 克　云茯苓 6 克　山楂炭 9 克　川通草 2 克　焦苡米 9 克　陈皮 6 克　火麻仁 9 克，杵　制半夏 6 克　瓜蒌皮仁各 6 克

　　方解：以建曲炭、山楂炭消食导积。加火麻仁、瓜蒌皮仁润大便。焦稻芽、半夏、陈皮和胃并化湿痰。以川通草、苡米、云茯苓渗湿利水。加栀子清三焦之热。

俞某某，女，47 岁。

辨证：便秘。

病因：肠胃升降失常，谷气不行。

症状：大便三五日不行，下坠腹痛，腰酸，心悸。脉细弦。舌质红，苔浮黄。

治法：理气消导。

处方：苏梗 6 克　山楂炭 9 克　瓜蒌皮仁各 9 克　广木香 6 克　大腹皮 6 克　代代花 6 克　焦稻芽 9 克　建曲炭 6 克　火麻仁 9 克，杵

　　方解：以苏梗、木香芳香理气。山楂炭、建曲炭之消导。加瓜蒌皮、火麻仁之润便。代代花、佛手舒气。陈皮、焦稻芽开胃。

赵某某，男，55 岁。

辨证：便秘。

病因：肠胃气滞，纳食不化。

症状：腹痞且痛，便坠不通，纳食不化。脉细。舌质红，苔浮黄。

治法：理气和胃。

处方：苏梗 6 克　沉香曲 6 克，包　猪赤苓各 6 克　广木香 3 克　鸡内金 9 克，炒炭　泽泻 3 克　焦稻芽 15 克　青陈皮 3 克　大腹皮 9 克　焦苡米 12 克　荷梗 3 克

方解：以苏梗、木香、沉香曲芳香理气，治其腹痞且痛。青陈皮、大腹皮治纳食不舒便坠。焦苡米、猪赤苓、泽泻渗湿利水。荷梗通气。焦稻芽、鸡内金和胃化食。

傅某某，女，38 岁。

辨证：便秘。

病因：胃有食滞不化。

症状：大便数日一行，排出困难，脘腹结疼，不能直腰。脉细。舌质红，苔薄黄。

治法：消食润便。

处方：焦稻芽 15 克　焦六曲 9 克　炒白芍 9 克　苏梗 6 克　山楂炭 9 克　扁豆衣 9 克，炒　广木香 3 克　大腹皮 6 克　荷梗 6 克　陈皮 6 克　瓜蒌皮仁各 9 克，杵

方解：以苏梗、木香理气。加山楂炭、焦六曲消食磨积，可治脘腹之疼。再加扁豆衣、陈皮、焦稻芽和胃健脾开胃。荷梗、杭白芍敛阴通气。大腹皮行气，消胀止腹疼。食消便润肠胃自和矣。

郭某某，女，35 岁。

辨证：便秘。

病因：血虚肝旺。

症状：大便三天一次，身疼，头疼而晕，耳重听作鸣，小产后一月零六天。脉细弦。舌质淡，苔薄黄。

治法：清肝养血，通便。

处方：白蒺藜 9 克，去刺炒　大贝母 6 克，去心　海风藤 9 克　杭甘菊 6 克　炒赤芍 9 克　川通草 3 克　石决明 12 克，打　丝瓜络 6 克，炙　瓜蒌皮仁各 9 克，杵　上川连 3 克　忍冬藤 9 克　当归 9 克　益母草 9 克　杭白芍 9 克

方解：以白蒺藜疏肝风。杭甘菊清风热，利头目。赤芍泻肝散瘀。石决明潜阳平肝。以上诸药均治其头痛晕、耳重听作鸣等证。海风藤舒筋活络，治其身疼。大贝母清热痰而散结。瓜蒌皮仁通大肠。川通草利水通水通乳。当归、杭白芍、益母草养血补血敛阴，共治血虚肝旺。

田某某，女，45 岁。

辨证：便秘。

病因：血枯而燥。

症状：头晕，心悸纳少，便秘，月水四月未至。脉沉实。舌质红，苔浮黄。

治法：滋补肝肾，补血养荣，兼理肠。

处方：沙苑子 9 克　大贝母 9 克，去心　石决明 12 克，杵　杭甘菊 9 克　炒枣仁 9 克　淡子芩 6 克　上川连 3 克，水炒　陈皮 6 克　瓜蒌皮仁各 9 克　大生地 9 克，砂仁拌　焦稻芽 15 克　当归 9 克　杭白芍 9 克，炒　益母草 9 克

方解：以甘菊、石决明、上川连平肝阳，清肝热，治其头晕。炒枣仁宁心，治心悸。焦稻芽、陈皮开胃，可增纳食。大生地泻火生津而益。加砂仁拌，恐其腻胃。淡子芩清大肠之热。大贝母化热痰而散结。益母草、沙苑子平补肝肾。当归、白芍与大生地共奏养血敛阴调冲任之效。

二诊：头晕已减，心悸亦减，左臂作疼，背酸沉，大便又四天未下，纳少脘闷，月水四月未至。

处方：朱茯神 9 克　炒枣仁 9 克　石决明 9 克　远志肉 6 克　大贝母 9 克　瓜蒌皮仁各 9 克　杭甘菊 9 克　陈皮 6 克　火麻仁 9 克，杵　当归 9 克　郁李仁 9 克　丝瓜络 6 克　焦稻芽 15 克　白芍 9 克　益母草 9 克

方解：一诊药后，头晕心跳均减。仍本前法。去川连加砂仁末拌大生地、潼蒺藜（即沙苑子）

三诊：头晕心跳见轻，左臂仍疼，背酸沉，大便下而干燥，纳少脘闷，月水四月未至。

处方：朱茯神 9 克　生石决明 12 克，敲　珍珠母 9 克　远志肉 6 克，去心炙　杏仁 9 克，炒　瓜蒌皮仁各 9 克，杵　杭甘菊 9 克　杭白芍 9 克　炒黄芩 6 克　火麻仁 9 克　陈皮 6 克，水炙　当归 9 克　益母草 9 克

方解：去焦稻芽、大贝母、丝瓜络、郁李仁。加珍珠母之介类潜阳、平肝、化痰结，治其头晕。

四诊：头晕心悸渐止，左臂发酸痛止，背酸沉，大便仍燥，纳增，脘闷，月水仍未至。

处方：朱茯神 9 克　石决明 12 克　瓜蒌皮仁各 6 克，杵　远志肉 6 克，去心炙　炒枣仁 9 克　火麻仁 9 克，杵　杭甘菊 9 克　焦稻芽 15 克　郁李仁 9 克　陈皮 6 克　代代花 3 克　当归 9 克　白芍 9 克　益母草 9 克

方解：四诊药后，头又发晕，心悸减，原方去珍珠母，加焦稻芽、代代花舒肝气。郁李仁润大便。

冯某某，女，27 岁。

辨证：便秘。

病因：产后亡血，血气再损。

症状：大口吐血，心悸纳少，腰痛，面色苍白无华。大便秘结，四五天一次，产后月水一月未至。脉细濡。舌淡，苔黄。

治法：止血生津。

处方：鲜生地 9 克　藕节炭 9 克　炒枣仁 9 克　仙鹤草 9 克　莲房炭 9 克　淡子芩 6 克　朱茯神 9 克　杜仲炭 9 克　桑寄生 9 克，炒　远志肉 6 克　瓜蒌皮仁各 9 克，杵

方解：藕节炭、莲房炭、仙鹤草速止其大口吐血。鲜生地凉血止血生津。加瓜蒌皮仁润便。朱茯神、远志、炒枣仁治心悸。淡子芩清肺与大肠之热。寄生、杜仲养血滋肾生液可止腰疼，交通心肾以宁心。

谢某某，男，47岁。

辨证：便秘。

病因：寒湿互滞于肠。

症状：腹痛喜温喜按，喜热饮，便燥不下。脉沉迟。舌质红，苔浮白。

治法：祛寒利湿，行气润便。

处方：焦稻芽9克　瓜蒌皮仁各9克　荷梗6克　苏梗6克　大腹皮6克　佩兰6克　木香3克
焦苡米12克　猪赤苓各6克　淡姜炭3克　云苓6克

方解：以苏梗、木香、大腹皮加淡姜炭行气以通肠祛寒气。用瓜蒌仁皮润便。焦苡米、云
茯苓、猪赤苓健脾胃以行滞利湿。焦稻芽、佩兰消食和胃。荷梗通气升清降浊。

以上出自《陆观虎医案》

施今墨

王某某，女，60岁。近二三年来，大便秘结，每三五日始一行，少腹胀痛有坠感，曾服泻
药，反觉不适，食不甘味，睡眠尚好。苔薄白质淡，脉沉缓，尺脉甚弱。

辨证立法：年事已高，体力衰弱，肠血少，蠕动缓，因此大便结，非火盛之象，肾司二便，
肾虚则无力排出。拟补肾虚润燥结法。

处方：淡大云30克　莱菔子6克　胡桃肉30克　炒皂角子10克，晚蚕沙10克同布包　莱菔英6克
火麻仁15克　油当归12克　紫油朴5克　桃杏仁各6克　柴胡5克　苏桔梗各5克　杭白芍10克　炒枳
壳5克

二诊：服药七剂，大便已通畅三次，少腹胀痛减，惟食欲欠佳，宜升清阳降浊阴。

处方：北柴胡5克　苦桔梗5克　青皮炭5克　杭白芍10克　野于术5克　广皮炭5克　莱菔子6
克　大腹子6克　紫厚朴5克　莱菔英6克　大腹皮6克　炒枳壳5克　云苓块12克　佩兰叶6克　焙
内金10克　杏仁泥10克

三诊：服药六剂，大便一日一次，已属正常，腹不胀，食欲增，拟丸方巩固。

处方：按第一诊处方加五倍剂量，炼蜜为丸，每丸重10克，早晚各一丸。

刘某某，女，55岁。便秘六七年，经常燥结，五六日一行，屡治未愈，由去冬病势加重，
腹中冷，背痛，食少，食即胸满闷胀。舌淡苔薄，脉沉滞而细。

辨证立法：脾气不升，胸满闷胀。胃气不降，便结不润，虚人血少津亏，非属火郁结燥。
脉证相合，当宜缓通油润。拟以养阴润燥为法治之。

处方：薤白头10克　郁李仁10克　全瓜蒌20克　晚蚕沙10克，炒皂角子6克同布包　火麻仁20克
桃仁6克　砂仁3克　玫瑰花6克　杏仁6克　蔻仁3克　厚朴花6克　北沙参12克　炒枳壳5克　野
于术5克　细丹参12克　生谷芽10克　生麦芽10克

二诊：服药六剂，食欲渐增，大便好转，小溲多，背痛已轻，但饭后仍有胸腹胀之感，前
方加减治之。

处方：薤白头10克　莱菔子6克　全瓜蒌20克　莱菔英6克　代赭石12克，旋覆花6克同布包　炒
枳壳5克　砂蔻仁各3克　刀豆子12克　野于术5克　桃李仁各6克　苦桔梗5克　火麻仁15克　紫油
朴5克　焦内金10克　北沙参12克　广皮炭6克

三诊：前方连服四剂甚效，大便已趋正常，仍遵前方增损收功。

处方：薤白头 10 克　莱菔子 6 克　全瓜蒌 20 克　莱菔英 6 克　炒皂角子 10 克，晚蚕沙 10 克同布包　炒枳壳 5 克　厚朴花 6 克　柏子仁 10 克　野于术 5 克　玫瑰花 6 克　火麻仁 15 克　酒丹参 12 克　焙内金 10 克　油当归 10 克

　　左某某，女，44 岁。胸闷不思食，胃部时痛，口干不欲饮，饮后即胀，心悸气短，呕逆吐酸，大便干燥，数日一行，小便不爽，病已经年，时愈时发，痛苦异常。舌质淡红，脉象滞涩。

辨证立法：综合脉证，系由气机不调，胃气不降，津液不行，肠失传导所致。即《金匮翼》所谓之"气内滞而物不行也"。以理气行滞兼利二便为法治之。

处方：半夏曲 6 克　代赭石 12 克，旋覆花 6 克同布包　建神曲 6 克　晚蚕沙 10 克，炒皂角子 10 克同布包　云茯苓 6 克　干薤白 6 克　佛手花 6 克　云茯神 6 克　全瓜蒌 24 克　玫瑰花 6 克　姜川朴 5 克　炒枳壳 5 克　炒远志 10 克　冬瓜子 12 克　青皮炭 5 克　莱菔子 6 克　冬葵子 12 克　陈皮炭 5 克　莱菔英 6 克　川郁金 10 克　炙草梢 3 克

二诊：服药二剂，胃疼止，大便隔日一行，胸胁苦满，呕逆吐酸仍旧，拟用前方加减之。

处方：半夏曲 6 克　云茯苓 6 克　代赭石 12 克，旋覆花 6 克同布包　建神曲 6 克　云茯神 6 克　冬瓜子 12 克　莱菔子 6 克　吴茱萸 0.6 克，黄连 3 克同炒　冬葵子 12 克　莱菔英 6 克　姜川朴 5 克　炒枳壳 5 克　炒远志 10 克　砂蔻仁各 3 克　川郁金 10 克　苦桔梗 5 克　陈柿蒂 6 克　焦内金 10 克　炙草梢 3 克

三诊：服药三剂，收效极大，症状基本消失，有时尚觉胸闷胃胀，心悸气短，拟改丸药常服。

处方：以二诊汤药方三倍量，共研细面，炼蜜为丸，每丸重 6 克，每日早晚各服一丸。

以上出自《施今墨临床经验集》